MANUAL DE TOXICOLOGIA CLÍNICA

Organizadores Associados

Ilene B. Anderson, PharmD
Clinical Professor of Pharmacy, University of California, San Francisco;
Senior Toxicology Management Specialist, California Poison Control System,
San Francisco Division

Neal L. Benowitz, MD
Professor of Medicine
and Chief, Division of Clinical Pharmacology and Toxicology,
University of California, San Francisco;
Associate Medical Director,
California Poison Control System,
San Francisco Division

Paul D. Blanc, MD, MSPH
Professor of Medicine and Chief, Division of Occupational and Environmental Medicine,
University of California, San Francisco

Richard F. Clark, MD, FACEP
Professor of Medicine,
University of California, San Diego;
Director, Division of Medical Toxicology
and Medical Director,
California Poison Control System,
San Diego Division

Thomas E. Kearney, PharmD, ABAT
Professor of Clinical Pharmacy,
University of California, San Francisco;
Managing Director,
California Poison Control System,
San Francisco Division

Susan Y. Kim-Katz, PharmD
Clinical Professor of Pharmacy,
University of California, San Francisco;
Senior Toxicology Management Specialist,
California Poison Control System,
San Francisco Division

Alan H. B. Wu, PhD
Professor of Laboratory Medicine,
University of California, San Francisco;
Chief, Clinical Chemistry Laboratory
San Francisco General Hospital

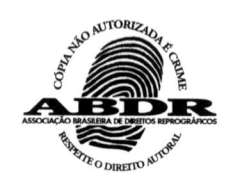

M294　Manual de toxicologia clínica / Organizador, Kent R. Olson ; [Organizadores associados, Ilene B. Anderson ... et al.] ; tradução: Denise Costa Rodrigues, Maria Elisabete Costa Moreira ; revisão técnica: Rafael Linden. – 6. ed. – Porto Alegre : AMGH, 2014.
　　　xviii, 813 p. ; 21 cm.

　　　Revisão técnica da Tabela II-51 realizada por Paulo Luiz de Oliveira.
　　　ISBN 978-85-8055-265-2

　　　1. Toxicologia. 2. Intoxicação. 3. Veneno e envenenamento. I. Olson, Kent R.

CDU 615.9

Catalogação na publicação: Ana Paula M. Magnus – CRB 10/2052

6ª Edição

MANUAL DE TOXICOLOGIA CLÍNICA

Organizador
KENT R. OLSON
Clinical Professor of Medicine and Pharmacy,
University of California, San Francisco;
Medical Director, California Poison Control System,
San Francisco Division

Tradução:

Denise Costa Rodrigues
Maria Elisabete Costa Moreira

Revisão técnica:

Rafael Linden
Farmacêutico.
Mestre em Ciências Farmacêuticas pela Universidade Federal do Rio Grande do Sul.
Doutor em Biologia Celular e Molecular pela Pontifícia Universidade Católica do Rio Grande do Sul.
Professor titular da Universidade Feevale.

Reimpressão 2022

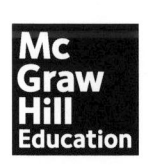

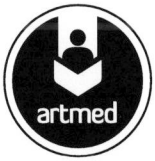

AMGH Editora Ltda.
2014

Obra originalmente publicada sob o título *Poisoning and drug overdose*, 6th Edition
ISBN 0071668330 / 978007166833

Original edition copyright ©2012, The McGraw-Hill Global Education Holdings, LLC., New York, New York 10020. All rights reserved.

Portuguese language translation copyright ©2014, AMGH Editora Ltda, a Grupo A Educação S.A. company. All rights reserved.

Gerente editorial: *Letícia Bispo de Lima*

Colaboraram nesta edição:

Editora: *Daniela de Freitas Louzada*

Arte sobre capa original: *VS Digital*

Preparação de originais: *Sandra da Câmara Godoy*

Leitura final: *Caroline Castilhos Melo e Sabrina Mello Souza*

Revisão Técnica da Tabela II-51 realizada por *Paulo Luiz de Oliveira*

Editoração: *Techbooks*

Nota

A medicina é uma ciência em constante evolução. À medida que novas pesquisas e a experiência clínica ampliam o nosso conhecimento, são necessárias modificações no tratamento e na farmacoterapia. Os autores desta obra consultaram as fontes consideradas confiáveis, em um esforço para oferecer informações completas e, geralmente, de acordo com os padrões aceitos à época da publicação. Entretanto, tendo em vista a possibilidade de falha humana ou de alterações nas ciências médicas, os leitores devem confirmar essas informações com outras fontes. Por exemplo, e em particular, os leitores são aconselhados a conferir a bula de qualquer medicamento que pretendam administrar, para se certificar de que a informação contida neste livro está correta e de que não houve alteração na dose recomendada nem nas contraindicações para o seu uso. Essa recomendação é particularmente importante em relação a medicamentos novos ou raramente usados.

Reservados todos os direitos de publicação, em língua portuguesa, à
AMGH EDITORA LTDA., uma parceria entre GRUPO A EDUCAÇÃO S.A. e McGRAW-HILL EDUCATION
Av. Jerônimo de Ornelas, 670 – Santana
90040-340 – Porto Alegre – RS
Fone: (51) 3027-7000   Fax: (51) 3027-7070

É proibida a duplicação ou reprodução deste volume, no todo ou em parte, sob quaisquer formas ou por quaisquer meios (eletrônico, mecânico, gravação, fotocópia, distribuição na Web e outros), sem permissão expressa da Editora.

Unidade São Paulo
Av. Embaixador Macedo Soares, 10.735 – Pavilhão 5 – Cond. Espace Center
Vila Anastácio – 05095-035 – São Paulo – SP
Fone: (11) 3665-1100   Fax: (11) 3667-1333

SAC 0800 703-3444 – www.grupoa.com.br

IMPRESSO NO BRASIL
PRINTED IN BRAZIL

Autores

Aaron Schneir, MD
Assistant Professor, Division of Medical Toxicology, Department of Emergency Medicine, University of California Medical Center, San Diego
aschneir@ucsd.edu
Seção II: Óxido Nitroso

Alan Buchwald, MD
Consultant in Medical Toxicology and Medical Director, Occupational Health Center, Dominican Santa Cruz Hospital, Santa Cruz
Albuchwald055@pol.net
Seção II: Cobre

Alan H. B. Wu, PhD
Professor, Department of Laboratory Medicine, University of California, San Francisco
wualan@labmed2.ucsf.edu
Seção I: Exame Toxicológico

Alicia Minns, MD
Assistant Clinical Professor of Medicine, Department of Emergency Medicine, University of California, San Diego
Seção II: Bário; Isoniazida

Allyson Kreshak, MD
Medical Toxicology Fellow, Emergency Medicine, Division of Medical Toxicology, University of California, San Diego
Seção II: Etanol; Fósforo

Anthony S. Manoguerra, PharmD
Professor of Clinical Pharmacy and Associate Dean, Skaggs School of Pharmacy and Pharmaceutical Sciences, University of California, San Diego
amanoguerra@ucsd.edu
Seção II: Ferro

Ben T. Tsutaoka, PharmD
Assistant Clinical Professor, School of Pharmacy, University of California, San Francisco; Toxicology Management Specialist, California Poison Control System, San Francisco Division
btsutaoka@calpoison.org
Seção II: Benzodiazepinas; Agentes Sedativos Hipnóticos; Seção III: Nitrito de Sódio e Nitrito Amílico; Vasopressina

Beth H. Manning, PharmD
Assistant Clinical Professor, School of Pharmacy, University of California, San Francisco; Toxicology Management Specialist, California Poison Control System, San Francisco Division
bmanning@calpoison.org
Seção II: Anticolinérgicos; Anti-Histamínicos

Binh T. Ly, MD, FACMT, FACEP
Professor of Emergency Medicine; Director, Medical Toxicology Fellowship Program, Division of Medical Toxicology; Director, Emergency Medicine Residency Program; Department of Emergency Medicine, University of California, San Diego; California Poison Control System
bly@ucsd.edu
Seção II: Fluoreto de Hidrogênio e Ácido Fluorídrico; Cloreto de Metileno; Seção III: Cálcio

Charlene Doss
School of Pharmacy, University of California, San Francisco
Seção II: Antissépticos e Desinfetantes

Chi-Leung Lai, PharmD
Assistant Clinical Professor of Pharmacy, University of California, San Francisco; Assistant Clinical Professor of Medicine, University of California Medical Center, Davis; Toxicology Management Specialist, California Poison Control System, Sacramento Division
clai@calpoison.org
Seção II: Ácido Bórico, Boratos e Boro

Chris Camilleri, DO
Volunteer Clinical Faculty, Internal Medicine, University of California, Davis Medical Center, Shingle Springs
Seção II: Benzeno

Christian Tomaszewski, MD
Professor of Clinical Medicine, Department of Emergency Medicine, University of California, San Diego
Seção II: Antagonistas dos Canais de Cálcio; Seção III: Emulsão Lipídica

Christine A. Haller, MD
Assistant Professor of Medicine and Laboratory Medicine, University of California, San Francisco; California Poison Control System, San Francisco Division; San Francisco General Hospital
dchaller@worldnet.att.net
Seção II: Produtos Fitoterápicos e Alternativos

Craig Smollin, MD
Assistant Professor of Emergency Medicine, Associate Director, California Poison Control System, San Francisco Division
Seção II: Glifosato; Fenitoína

Cyrus Rangan, MD
Assistant Medical Director, California Poison Control System, San Francisco Division; Director, Toxics Epidemiology Program, Los Angeles County Department of Health Services; Attending Staff, Children's Hospital, Los Angeles
crangan@calpoison.org
Seção II: Clonidina e Fármacos Relacionados

Darren H. Lew, PharmD
Toxicology Management Specialist, California Poison Control System, Fresno/Madera Division
dlew@calpoison.org
Seção II: Pesticidas com Hidrocarbonetos Clorados

David A. Tanen, MD
Assistant Program Director and Research Director, Emergency Medicine Department, Naval Medical Center, San Diego
dtanen@yahoo.com
Seção II: Agentes Biológicos de Guerra; Agentes Químicos de Guerra

Delia A. Dempsey, MD, MS
Assistant Adjunct Professor of Pediatrics, Medicine, and Clinical Pharmacy, University of California, San Francisco; Assistant Medical Director, California Poison Control System, San Francisco Division
ddempsey@medsfgh.ucsf.edu
Seção I: Considerações Especiais em Pacientes Pediátricos; Seção II: Brometos; Brometo de Metila; Pentaclorofenol e Dinitrofenol

Derrick Lung, MD, MPH
Medical Toxicology Fellow, California Poison Control System, San Francisco Division; University of California, San Francisco
Seção II: Agentes Cáusticos e Corrosivos; Hidrocarbonetos; Seção III: Carnitina (Levocarnitina)

AUTORES **vii**

Eileen Morentz
Poison Information Provider, California Poison Control System, San Francisco Division morentz@calpoison.org
Seção II: Produtos de Uso Doméstico Atóxicos ou Minimamente Tóxicos

F. Lee Cantrell, PharmD
Assistant Clinical Professor, School of Pharmacy, University of California, San Diego and San Francisco; Interim Director, California Poison Control System, San Diego Division
fcantrel@ucsd.edu
Seção II: Hormônio da Tireoide; Seção III: Cipro-Heptadina; Deferoxamina; Ácido Fólico; Inanrinona (Antiga Anrinona)

Fabian Garza, PharmD
School of Pharmacy, University of California, San Francisco; Toxicology Management Specialist, California Poison Control System, Fresno/Madera Division
fgarza@calpoison.org
Seção III: Azul de Metileno

Freda M. Rowley, PharmD
Assistant Clinical Professor of Pharmacy, University of California, San Francisco; Toxicology Management Specialist, California Poison Control System, San Francisco Division
frowley@calpoison.org
Seção II: Anticonvulsivantes mais Recentes; Seção III: Iodeto (Iodeto de Potássio, KI)

Frederick Fung, MD, MS
Clinical Professor of Occupational Medicine, University of California, Irvine; Medical Director, Occupational Medicine Department and Toxicology Services, Sharp Rees-Stealy Medical Group, San Diego
fred.fung@sharp.com
Seção II: Tetracloreto de Carbono e Clorofórmio; Radiação (Ionizante)

G. Patrick Daubert, MD, FACEP
Associate Medical Director, Sacramento Division, California Poison Control System; Division of Emergency Medicine, Kaiser Permanente, South Sacramento Medical Center, Sacramento
Seção II: Acônito e outros Desbloqueadores de Canais de Sódio

Gary W. Everson, PharmD
Toxicology Management Specialist, California Poison Control System, Fresno/Madera Division
geverson@calpoison.org
Seção II: Fenol e Compostos Relacionados; Seção III: Manitol

Grant D. Lackey, PharmD, PhD, CSPI, FASCP
Assistant Clinical Professor of Medicine, University of California, Davis; Assistant Clinical Professor of Medicine, University of California, San Francisco; Toxicology Management Specialist, California Poison Control System, Sacramento Division
glackey@calpoison.org
Seção II: Fármacos Antipsicóticos, Incluindo Fenotiazinas; Seção III: Fenitoína e Fosfenitoína

Ilene B. Anderson, PharmD
Clinical Professor, School of Pharmacy, University of California, San Francisco; Senior Toxicology Management Specialist, California Poison Control System, San Francisco Division
iba@calpoison.org
Seção II: Botulismo; Cânfora e outros Óleos Essenciais; Dextrometorfano; Etilenoglicol e outros Glicóis; Lomotil e outros Antidiarreicos; Metanol; Varfarina e Rodenticidas Relacionados

Janet Weiss, MD
Director of Toxicology, TheToxDoc, Berkeley, California
toxdoc@yahoo.com
Seção II: Dibrometo de Etileno; Tolueno e Xileno

Jay Schrader, CPhT
Poison Information Provider, California Poison Control System, San Francisco Division jschrader@calpoison.org
Seção II: Produtos de Uso Doméstico Atóxicos ou Minimamente Tóxicos

Jeffrey Fay, PharmD
Assistant Clinical Professor, Department of Pharmacy, University of California, San Francisco; Toxicology Management Specialist, California Poison Control System, Fresno/Madera Division
jfay@calpoison.org
Seção II: Vasodilatadores

Jeffrey R. Suchard, MD, FACEP
Assistant Clinical Professor, Director of Medical Toxicology, Department of Emergency Medicine, University of California Medical Center, Irvine
jsuchard@uci.edu
Seção II: Aranhas

Jo Ellen Dyer, PharmD
Clinical Professor, Department of Pharmacy, University of California, San Francisco; Senior Toxicology Management Specialist, California Poison Control System, San Francisco Division
jdyer@calpoison.org
Seção I: Considerações Especiais na Avaliação de Agressões Facilitadas por Fármacos; Seção II: Azida Sódica; γ-Hidroxibutirato

Joanne M. Goralka
Toxicology Management Specialist, Department of Clinical Pharmacy, University of California, Sacramento
Seção III: Ondansetrona; Propofol

John Balmes, MD
Professor, Department of Medicine, University of California, San Francisco; Chief, Division of Occupational and Environmental Medicine, San Francisco General Hospital jbalmes@medsfgh.ucsf.edu
Seção II: Asbesto; Formaldeído; Gases Irritantes; Mofos; Fosgênio; Dióxido de Enxofre

Jon Lorett, PharmD
Toxicology Management Specialist, Department of Clinical Pharmacy, University of California, San Francisco
jlorett@calpoison.org
Seção II: Xarope de Ipeca

Joshua Nogar, MD
Medical Toxicology Fellow, Emergency Medicine, Division of Medical Toxicology, University of California, San Diego
Seção II: Fluoreto de Hidrogênio e Ácido Fluorídrico; Cloreto de Metileno Seção III: Cálcio

Joyce Wong, PharmD
Emergency Medicine Clinical Pharmacist, Pharmaceutical Services, San Francisco General Hospital
Seção II: Diuréticos; Vitaminas; Seção III: Naloxona e Nalmefeno

Judith A. Alsop, PharmD, DABAT
Health Sciences Clinical Professor, School of Pharmacy, University of California, San Francisco; Clinical Professor of Medicine, School of Medicine, University of California, Davis
jalsop@calpoison.org
Seção II: Vegetais; Seção III: Metoclopramida; Ondansetrona; Potássio; Propofol

Kathleen Birnbaum, PharmD
Toxicology Management Specialist, Department of Clinical Pharmacy, University of California, San Francisco
kbirnbaum@calpoison.org
Seção III: Insulina; Leucovorina Cálcica

Kathryn H. Meier, PharmD
Assistant Clinical Professor, School of Pharmacy, University of California, San Francisco; Toxicology Management Specialist, California Poison Control System, San Francisco Division
kmeier@calpoison.org
Seção II: Dapsona; Fluoreto; Magnésio; Seção III: Hidroxocobalamina

Kathy Marquardt, PharmD, DABAT
Associate Clinical Professor, School of Pharmacy, University of California, San Francisco; Associate Clinical Professor, School of Medicine, University of California, Davis; Senior Toxicology Management Specialist, California Poison Control System, Sacramento Division
kmarquardt@calpoison.org
Seção II: Cogumelos; Cogumelos do tipo Amatoxina

Karl A. Sporer, MD
Associate Clinical Professor, University of California, San Francisco; Attending Physician, San Francisco General Hospital
ksporer@sfghed.ucsf.edu
Seção II: Tétano; Seção III: Toxoide Tetânico e Imunoglobulina

Kelly P. Owen, MD
Fellow, Department of Emergency Medicine, University of California, Davis, Sacramento
Seção II: Iodo

Kent R. Olson, MD, FACEP, FACMT, FAACT
Clinical Professor of Medicine and Pharmacy, University of California, San Francisco; Medical Director, California Poison Control System, San Francisco Division
olson@calpoison.org
Seção I: Avaliação e Tratamento de Emergência; Seção II: Paracetamol; Monóxido de Carbono; Inalação de Fumaça; Teofilina; Seção III: Oxigênio e Oxigênio Hiperbárico; Seção IV: Resposta Clínica de Emergência a Incidentes com Materiais Perigosos; Riscos Tóxicos dos Produtos Químicos Industriais e Ocupacionais

Lada Kokan, MD
Assistant Clinical Professor, Department of Pharmacology, University of California, San Francisco
lada.kokan@telus.net
Seção II: Inibidores da Monoaminoxidase

Leslie M. Israel, DO, MPH
Associate Clinical Professor of Occupational Medicine, University of California, Irvine lisrael@uci.edu
Seção II: Cádmio

Lisa Wu, MD
Clinical Instructor, Department of Emergency Medicine, University of California, San Francisco
lisawu5@hotmail.com
Seção II: Amantadina; Dietilamida do Ácido Lisérgico e outros Alucinógenos

Mark E. Sutter, MD
Assistant Professor, Department of Emergency Medicine, University of California, Davis, Sacramento
Seção II: Colchicina

Mark J. Galbo, MS
Environmental Toxicologist, School of Pharmacy, University of California, San Francisco; Poison Information Specialist, California Poison Control System, San Francisco Division
mjgalbo@calpoison.org
Seção II: Naftaleno e Paradiclorobenzeno; Agentes Químicos de Guerra

Michael A. O'Malley, MD, MPH
Associate Clinical Professor, School of Medicine, University of California, Davis maomalley@ucdavis.edu
Seção II: Herbicidas Clorofenoxi (2,4-D)

Michael J. Kosnett, MD, MPH
Associate Clinical Professor of Medicine, Department of Clinical Pharmacology and Toxicology, University of Colorado Health Sciences Center, Denver
michael.kosnett@uchsc.edu
Seção II: Arsênio; Arsina; Chumbo; Mercúrio; Seção III: BAL (Dimercaprol); EDTA-Cálcio (EDTA Dissódico de Cálcio, Edetato Dissódico de Cálcio, Versenato Dissódico de Cálcio); Succímero (DMSA); Unitiol (DMPS)

Michael J. Matteucci, MD
Assistant Clinical Professor and Medical Toxicology Fellow, Department of Medicine, University of California, San Diego; Attending Physician, University of California Medical Center, San Diego; Attending Physician, Naval Medical Center, San Diego
mmatteucci@ucsd.edu
Seção II: Álcool Isopropílico

Michael J. Walsh, PharmD
Assistant Clinical Professor, School of Pharmacy, University of California, San Francisco; Toxicology Management Specialist, California Poison Control System, Sacramento Division
mwalsh@calpoison.org
Seção II: Detergentes

Neal L. Benowitz, MD
Professor of Medicine and Chief, Division of Clinical Pharmacology and Toxicology, University of California, San Francisco; Associate Medical Director, California Poison Control System, San Francisco Division
nbenowitz@medsfgh.ucsf.edu
Seção II: Anestésicos Locais; Fármacos Antiarrítmicos; Antidepressivos Gerais (Não Cíclicos); Antidepressivos Tricíclicos; Bloqueadores β-Adrenérgicos;Cafeína; Antagonistas dos Canais de Cálcio; Digoxina e Outros Glicosídeos Cardíacos; Cocaína; Derivados do Ergot; Lítio; Maconha; Inibidores da Monoaminoxidase; Nicotina; Nitratos e Nitritos; Nitroprussida; Fenciclidina e Cetamina; Pseudoefedrina, Fenilefrina e outros Descongestionantes; Quinidina e outros Fármacos Antiarrítmicos do Tipo IA; Quinina; Vacor (PNU); Seção III: Dopamina; Epinefrina; Norepinefrina

Olga F. Woo, PharmD
Associate Clinical Professor of Pharmacy, University of California, San Francisco
2tao.olga@gmail.com
Seção II: Agentes Antibacterianos; Agentes Antivirais e Antirretrovirais

Patil Armenian, MD
Medical Toxicology Fellow, California Poison Control System, San Francisco Division, University of California, San Francisco
Seção II: Fenciclidina e Cetamina

Patricia Hess Hiatt, BS
Administrative Operations Manager, California Poison Control System, San Francisco Division
phiatt@calpoison.org
Seção IV: Riscos Tóxicos dos Produtos Químicos Industriais e Ocupacionais

Paul A. Khasigian, PharmD
Toxicology Management Specialist, California Poison Control System, University of California, San Francisco, Madera
Seção II: Fosfina e Fosfetos; Piretrinas e Piretroides

Paul D. Blanc, MD, MSPH
Professor of Medicine, and Chief, Division of Occupational and Environmental Medicine, University of California, San Francisco
Paul.blanc@ucsf.edu
Seção II: Dissulfeto de Carbono; Cianeto; Isocianatos; Manganês; Febre do Fumo Metálico; Metemoglobina; Óxidos de Nitrogênio; Seção IV: Avaliação do Paciente com Exposição Química Ocupacional; Riscos Tóxicos dos Produtos Químicos Industriais e Ocupacionais

R. David West, PharmD
Toxicology Management Specialist, California Poison Control System, Fresno/Madera Division
dwest@calpoison.org
Seção III: Magnésio

R. Steven Tharratt, MD, MPVM
Professor of Medicine and Anesthesiology, Chief, Division of Pulmonary, Critical Care and Sleep Medicine, University of California, Davis, Sacramento
rstharratt@ucdavis.edu
Seção II: Amônia; Cloro; Seção IV: Resposta Clínica de Emergência a Incidentes com Materiais Perigosos

Rais Vohra, MD
Assistant Professor, Department of Emergency Medicine, University of California, San Francisco–Fresno
raisvohra@hotmail.com
Seção II: Antimônio e Estibina; Inseticidas de Carbamato e Organofosforados

Raymond Ho, PharmD
Toxicology Management Specialist, California Poison Control System, San Francisco Division
rho@calpoison.org
Seção III: Antitoxina Botulínica; Flumazenil; Tiossulfato de Sódio

Richard F. Clark, MD
Professor of Medicine, University of California, San Diego; Director, Division of Medical Toxicology, University of California Medical Center, San Diego; Medical Director, California Poison Control System, San Diego Division
rfclark@ucsd.edu
Seção II: Hymenoptera; Peixe-Leão e outros Scorpaenidae; Escorpiões; Picada de Cobra; Seção III: Antiveneno para Crotalíneos (Cascavel); Antiveneno para Latrodectus mactans (Viúva-Negra); Antiveneno para Micrurus fulvius (Cobra-Coral) e Antivenenos Exóticos

Richard J. Geller, MD, MPH
Associate Clinical Professor of Emergency Medicine, University of California, San Francisco; Medical Director, California Poison Control System, Fresno/Madera Division
Seção II: Dissulfiram; Paraquat e Diquat; Selênio; Seção III: Atropina e Glicopirrolato; Pralidoxima e outras Oximas

S. Todd Mitchell, MD, MPH
Dominican Hospital, Watsonville, California
Seção III: Silimarina ou Cardo-Mariano (Silybum marianum)

Sam Jackson, MD, MBA
Global Safety Officer, Amgen Global Safety, Biotechnology Company, San Francisco, California
Seção III: Bloqueadores Neuromusculares

Sandra Hayashi, PharmD
Assistant Clinical Professor, School of Pharmacy, University of California, San Francisco; Toxicology Management Specialist, California Poison Control System, San Francisco Division
shayashi@calpoison.org
Seção II: Bloqueadores da Angiotensina e IECAS; Seção III: Azul da Prússia

Sean Patrick Nordt, MD, PharmD, DABAT
Assistant Professor of Clinical Emergency Medicine and Director, Seção of Toxicology, Department of Emergency Medicine, University of Southern California, Keck School of Medicine, Los Angeles
Seção II: Estricnina

Shaun D. Carstairs, MD
Assistant Professor, Department of Emergency Medicine, Uniformed Services University of the Health Sciences, San Diego
Seção II: Bifenilas Policloradas; Tricloroetano, Tricloroetileno e Tetracloroetileno

Stephen C. Born, MD, MPH
Associate Clinical Professor, Division of Occupational and Environmental Medicine, University of California, San Francisco
sborn@sfghoem.ucsf.edu
Seção II: Dioxinas, Óxido de Etileno

Stephen W. Munday, MD, MPH, MS
Assistant Clinical Professor, Department of Family and Preventive Medicine, University of California, San Diego; Assistant Director of Outpatient Medicine, Medical Toxicologist, Sharp Rees-Stealy Medical Group, San Diego
stephen.munday@sharp.com
Seção II: Sulfeto de Hidrogênio

Steve Offerman, MD
Assistant Professor, Department of Emergency Medicine, University of California, Davis
steve.offerman@gmail.com
Seção II: Fluoroacetato

Susan Y. Kim-Katz, PharmD
Professor of Clinical Pharmacy, University of California, San Francisco; Senior Toxicology Management Specialist, California Poison Control System, San Francisco Division susank@calpoison.org
Seção II: Agentes Antidiabéticos; Agentes Antineoplásicos; Estimulantes β_2-Adrenérgicos; Intoxicação Alimentar: Bacteriana; Intoxicação por Alimentos: Peixes e Moluscos; Medusas e outros Cnidários; Salicilatos; Relaxantes Musculares

Tanya M. Mamantov, MD
Medical Toxicology Fellow, Department of Medicine, University of California, San Francisco
Seção II: Fréons e Hálons; Seção III: DTPA

Thanjira Jiranantakan, MD
Medical Toxicology Fellow, California Poison Control System, University of California, San Francisco, USA; Instructor, Preventive and Social Medicine Department, Siriraj Hospital Faculty of Medicine, Mahidol University, Thailand
Seção II: Etilenoglicol e outros Glicóis; Metotrexato; Lítio

Thomas E. Kearney, PharmD, DABAT
Professor of Clinical Pharmacy, University of California, San Francisco; Managing Director, California Poison Control System, San Francisco Division
pcctk@calpoison.org
Seção II: Carbamazepina e Oxcarbamazepina; Ácido Valproico; Seção III: Introdução; Acetilcisteína (N-Acetilcisteína); Fármacos Antipsicóticos (Haloperidol, Droperidol, Olanzapina e Ziprasidona); Benzodiazepínicos (Diazepam, Lorazepam e Midazolam); Benzotropina; Bicarbonato de Sódio; Bromocriptina; Carvão Ativado; Cimetidina e outros Bloqueadores H2; Dantroleno; Diazóxido; Anticorpos Digoxina-Específicos; Difenidramina; Esmolol; Etanol; Fomepizol; Glucagon; Glicose; Isoproterenol; Labetalol; Lidocaína; Metocarbamol; Azul de Metileno; Morfina; Bloqueadores Neuromusculares; Nicotinamida (Niacinamida); Nifedipina; Nitroprussiato; Octreotida; Penicilamina; Pentobarbital; Fenobarbital; Fentolamina; Fisostigmina e Neostigmina; Propranolol; Protamina; Piridoxina (Vitamina B6); Tiamina (Vitamina B1); Vitamina K1 (Fitonadiona)

Thomas J. Ferguson, MD, PhD
Associate Clinical Professor of Internal Medicine, University of California, Davis; Medical Director, Cowell Student Health Center, University of California, Davis
tjferguson@ucdavis.edu
Seção II: Cromo; Tálio

Thomas R. Sands, PharmD
Assistant Clinical Professor, School of Pharmacy, University of California, San Francisco; Associate Clinical Professor, School of Medicine, University of California, Davis; Toxicology Management Specialist, California Poison Control System, Sacramento Division
tsands@calpoison.org
Seção II: Bromatos; Cloratos

Timothy E. Albertson, MD, MPH, PhD
Professor of Medicine, Medical Pharmacology and Toxicology, University of California Medical Center, Davis; Medical Director, California Poison Control System, Sacramento Division
tealbertson@ucdavis.edu
Seção II: Anfetaminas; Barbitúricos; Cloroquina e outras Aminoquinolinas; Dextrometorfano; Opiáceos e Opioides

Winnie W. Tai, PharmD
Assistant Clinical Professor of Pharmacy, University of California, San Francisco; Toxicology Management Specialist, California Poison Control System, San Francisco Division
tai@calpoison.org
Seção II: Metaldeído; Fármacos Anti-Inflamatórios Não Esteroides

Yao-Min Hung, MD, MPH
Attending Physician, Department of Internal Medicine, Long Cyuan Veterans Hospital, Kaohsiung City, Taiwan
Seção II: Ácido Oxálico

Prefácio

Manual de toxicologia clínica apresenta informações práticas para o diagnóstico e tratamento de emergências relacionadas a fármacos e produtos químicos.
O livro está dividido em quatro seções e um índice, cada uma identificada por uma aba preta na margem direita. A **Seção I** traz detalhes sobre tratamento de emergência, incluindo coma, hipotensão e outras complicações comuns; diagnóstico físico e laboratorial; e métodos de descontaminação e eliminação de venenos. A **Seção II** fornece informações completas sobre 150 fármacos e venenos. A **Seção III** descreve o uso e os efeitos colaterais de aproximadamente 60 antídotos e fármacos terapêuticos. A **Seção IV** descreve o tratamento clínico de derramamentos e exposições ocupacionais a produtos químicos e inclui uma tabela com mais de 500 desses produtos. O **Índice** é abrangente e apresenta referências cruzadas.
O livro foi elaborado para possibilitar que o leitor passe rapidamente de uma seção a outra, obtendo a informação necessária de cada uma. Por exemplo, ao tratar um paciente com intoxicação por isoniazida, o leitor encontrará informações específicas sobre toxicidade da isoniazida na **Seção II**, conselhos práticos para a descontaminação do intestino e tratamento de complicações, como convulsões, na **Seção I**, e informações detalhadas sobre dosagem e efeitos colaterais para o antídoto piridoxina na **Seção III**.

AGRADECIMENTOS

O sucesso da 1ª e da 2ª edições deste livro não teria sido possível sem os esforços conjuntos da equipe, corpo docente e colegas do San Francisco Bay Area Regional Poison Control Center, a quem sou profundamente grato. Desde a sua criação, este livro foi um projeto feito por e para nosso centro de intoxicações; consequentemente, todos os *royalties* de sua venda foram para o fundo de operações do nosso centro e não para qualquer organizador ou autor.
Em janeiro de 1997, quatro centros de controle de intoxicações independentes uniram seus talentos para se tornarem o San Francisco Bay Area Regional Poison Control System, administrado pela University of California, em São Francisco. Com a 3ª, a 4ª e a 5ª edições, o livro tornou-se um projeto de nosso sistema estadual, trazendo novos autores e organizadores.
Em nome dos autores e organizadores desta nova edição, meus sinceros agradecimentos a todos aqueles que contribuíram para uma ou mais das cinco primeiras edições:

Aaron Schnier, MD
Alan Buchwald, MD
Amy Kunihiro, MD
Andrew Erdman, MD
Anthony S. Manoguerra, PharmD
B. Zane Horowitz, MD
Belle L. Lee, PharmD
Ben Tsutaoka, PharmD
Beth Manning, PharmD
Binh T. Ly, MD
Brent R. Ekins, PharmD
Brett A. Roth, MD
Bruce Bernard, MD
Charles E. Becker, MD
Chi-Leung Lai, PharmD
Chris Dutra, MD
Christine A. Haller, MD
Christopher R. Brown, MD
Chulathida Chomchai, MD

Cindy Burkhardt, PharmD
Colin S. Goto, MD
Cyrus Rangan, MD
Darrem Lew, PharmD
David A. Tanen, MD
David L. Irons, PharmD
David P. Betten, MD
Delia Dempsey, MD
Dennis J. Shusterman, MD, MPH
Diane Liu, MD, MPH
Donna E. Foliart, MD, MPH
Eileen Morentz
Evan T. Wythe, MD
F. Lee Cantrell, PharmD
Fabian Garza, PharmD
Frank J. Mycroft, PhD, MPH
Freda M. Rowley, PharmD
Frederick Fung, MD
Gail M. Gullickson, MD

Gary Everson, PharmD
Gary Joseph Ordog, MD
Gary Pasternak, MD
Georgeanne M. Backman
Gerald Joe, PharmD
Grant D. Lackey, PharmD
Gregory Cham, MD
Howard E. McKinney, PharmD
Ilene Brewer Anderson, PharmD
James David Barry, MD
James F. Buchanan, PharmD
Janet S. Weiss, MD
Jay Schrader
Jeffrey R. Jones, MPH, CIH
Jeffrey R. Suchard, MD
Jennifer Hannum, MD
Jo Ellen Dyer, PharmD
John Balmes, MD
John D. Osterloh, MD
John H. Tegzes, VMD
John P. Lamb, PharmD
Jonathan Wasserberger, MD
Josef G. Thundiyil, MD, MPH
Judith A. Alsop, PharmD
Karl A. Sporer, MD
Kathleen Birnbaum, PharmD
Kathryn H. Keller, PharmD
Kathryn H. Meier, PharmD
Kathy Marquardt, PharmD
Kent R. Olson, MD
Kerry Schwarz, PharmD
Leslie Isreal, DO, MPH
Manish Patel, MD
Margaret Atterbury, MD
Mark J. Galbo, MS
Mary Tweig, MD
Matthew D. Cook, MD
Michael A. Miller, MD
Michael J. Walsh, PharmD
Michael Kosnett, MD
Michael O'Malley, MD, MPH
Michael T. Kelley, MD
Nancy G. Murphy, MD
Neal L. Benowitz, MD
Olga F. Woo, PharmD
Patricia H. Hiatt, BS
Paul D. Blanc, MD, MSPH
Paul D. Pearigen, MD
Peter H. Wald, MD, MPH
Peter Yip, MD
R. David West, PharmD
R. Steven Tharratt, MD
Randall G. Browning, MD, MPH
Richard F. Clark, MD
Richard Lynton, MD
Rick Geller, MD
Rita Lam, PharmD
Robert L. Goldberg, MD
S. Alan Tani, PharmD
Saralyn R. Williams, MD
Shelly Lam, PharmD
Shireen Banerji, PharmD
Shoshana Zevin, MD
Stephen Born, MD
Stephen W. Munday, MD, MPH, MS
Steve Offerman, MD
Summon Chomchai, MD
Susan Y. Kim, PharmD
Terry Carlson, PharmD
Thomas E. Kearney, PharmD
Thomas J. Ferguson, MD, PhD
Thomas R. Sands, PharmD
Timothy D. McCarthy, PharmD
Timothy E. Albertson, MD, PhD
Timothy J. Wiegand, MD
Walter H. Mullen, PharmD
Winnie W. Tai, PharmD
Yao-min Hung, MD

Somos igualmente gratos pelos inúmeros comentários e sugestões recebidos de colegas, alunos e da equipe editorial da McGraw-Hill, que nos ajudaram a melhorar o livro a cada edição.

Kent R. Olson, MD, FACEP, FACMT, FAACT

Sumário

Seção I. Avaliação global e tratamento 1
Esta Seção apresenta uma abordagem passo a passo para avaliação e tratamento do coma, convulsões, choques e outras complicações comuns de intoxicação, e o uso apropriado da descontaminação gástrica e procedimentos da diálise.

Seção II. Venenos e fármacos específicos: diagnóstico e tratamento 69
Em ordem alfabética, esta Seção lista fármacos específicos e venenos, assim como a fisiopatologia, dose e nível tóxico, apresentação clínica, diagnóstico e tratamentos específicos associados a cada substância.

Seção III. Fármacos terapêuticos e antídotos 440
Esta Seção apresenta as descrições de fármacos terapêuticos e antídotos vistos nas Seções I e II, incluindo sua farmacologia, indicações, efeitos adversos, interações entre fármacos, dosagem recomendada e formulações.

Seção IV. Toxicologia ambiental e ocupacional 565
Esta Seção descreve a abordagem para incidentes com materiais perigosos, a avaliação de exposições ocupacionais e os efeitos tóxicos, propriedades físicas e limites de exposição em ambientes de trabalho de mais de 500 produtos químicos industriais.

Índice 693
O índice inclui nomes genéricos, químicos e comerciais de inúmeros fármacos e outros produtos.

SEÇÃO I. Avaliação Global e Tratamento

▶ AVALIAÇÃO E TRATAMENTO DE EMERGÊNCIA
Kent R. Olson, MD

Embora possa não parecer que estejam agudamente doentes, todos os pacientes intoxicados devem ser tratados como se tivessem uma intoxicação potencialmente fatal. A Figura I-1 fornece uma lista de verificação da avaliação de emergência e os procedimentos de tratamento. Informações mais detalhadas sobre o diagnóstico e o tratamento para cada etapa da emergência são referenciadas por página e apresentadas imediatamente após a lista de verificação.

Ao tratar casos suspeitos de intoxicações, **deve-se revisar rapidamente a lista de verificação** para determinar a abrangência das intervenções apropriadas e **começar o tratamento necessário de salvamento de vida**. Se forem necessárias mais informações para qualquer etapa, deve-se procurar as páginas citadas para uma discussão detalhada de cada tópico. Embora a lista de verificação seja apresentada em um **formato sequencial**, muitas etapas podem ser realizadas **simultaneamente** (p. ex., manejo da via aérea, administração de naloxona e glicose e lavagem gástrica).

VIA AÉREA

I. **Avaliação.** O fator mais comum que contribui para a morte por sobredosagem de fármacos ou intoxicação é a perda dos reflexos de proteção da via aérea com sua subsequente obstrução causada por língua flácida, aspiração pulmonar do conteúdo gástrico ou parada respiratória. Em todos os pacientes intoxicados, deve-se suspeitar de via aérea potencialmente comprometida.
   A. **Pacientes que estão acordados** e falando são suscetíveis de ter os reflexos da via aérea íntegros, mas devem ser rigorosamente monitorados, porque a piora da intoxicação pode resultar em uma rápida perda de controle da via aérea.
   B. **Em um paciente letárgico ou obtundido**, a resposta à estimulação da nasofaringe (p. ex., o paciente reage à colocação de uma via aérea nasal?) ou a presença de um reflexo de tosse espontânea pode proporcionar uma indicação indireta da capacidade do paciente de proteger a via aérea. Se houver qualquer dúvida, é melhor realizar entubação endotraqueal (ver a seguir).
II. **Tratamento.** Otimizar a posição da via aérea e realizar a entubação endotraqueal se necessário. O uso precoce de naloxona (p. 529) ou flumazenil (p. 507) pode despertar um paciente intoxicado com opioides ou benzodiazepínicos, respectivamente, e evitar a necessidade de entubação endotraqueal. (**Nota**: O flumazenil **não** é recomendado, exceto em circunstâncias muito seletas, pois seu uso pode precipitar convulsões.)
   A. **Posicionar o paciente e limpar a via aérea.**
      1. **Otimizar a posição da via aérea** para forçar a língua flácida para frente e maximizar a abertura da via aérea. As seguintes técnicas são úteis. **Atenção: Não** realizar manipulação do pescoço caso haja suspeita de que ele esteja lesionado.
         a. Colocar o pescoço e a cabeça na **posição de "cheirar"**, com o pescoço flexionado para a frente e a cabeça estendida.
         b. Aplicar a **"manobra de tração da mandíbula"** para criar o movimento para a frente da língua sem flexionar ou estender o pescoço. Puxar a mandíbula para frente, colocando os dedos de cada mão sobre o ângulo da mandíbula, logo abaixo das orelhas. (Esse movimento também provoca um estímulo doloroso no ângulo da mandíbula, cuja resposta reflete a profundidade do coma do paciente.)
         c. Colocar o paciente em uma **posição de cabeça para baixo, do lado esquerdo**, que possibilita que a língua caia para a frente e secreções ou vômito escorram para fora da boca.

VIA AÉREA (p. 1)
- Verificar reflexo de vômito/tosse
- Posicionar o paciente
- Limpar/aspirar via aérea

→ Entubação endotraqueal? (p. 4)

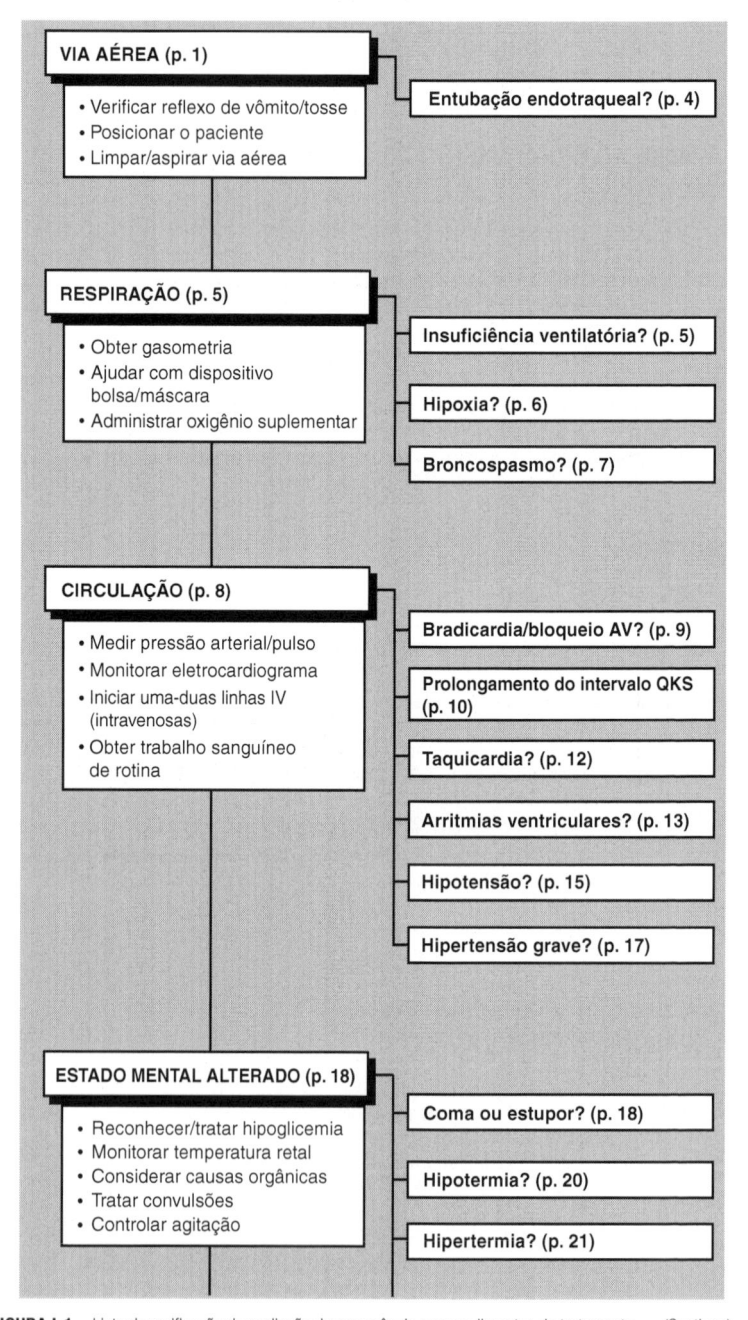

RESPIRAÇÃO (p. 5)
- Obter gasometria
- Ajudar com dispositivo bolsa/máscara
- Administrar oxigênio suplementar

→ Insuficiência ventilatória? (p. 5)
→ Hipoxia? (p. 6)
→ Broncospasmo? (p. 7)

CIRCULAÇÃO (p. 8)
- Medir pressão arterial/pulso
- Monitorar eletrocardiograma
- Iniciar uma-duas linhas IV (intravenosas)
- Obter trabalho sanguíneo de rotina

→ Bradicardia/bloqueio AV? (p. 9)
→ Prolongamento do intervalo QKS (p. 10)
→ Taquicardia? (p. 12)
→ Arritmias ventriculares? (p. 13)
→ Hipotensão? (p. 15)
→ Hipertensão grave? (p. 17)

ESTADO MENTAL ALTERADO (p. 18)
- Reconhecer/tratar hipoglicemia
- Monitorar temperatura retal
- Considerar causas orgânicas
- Tratar convulsões
- Controlar agitação

→ Coma ou estupor? (p. 18)
→ Hipotermia? (p. 20)
→ Hipertermia? (p. 21)

FIGURA I-1 Lista de verificação da avaliação de emergência e procedimentos de tratamento. *(Continua)*

MANUAL DE TOXICOLOGIA CLÍNICA 3

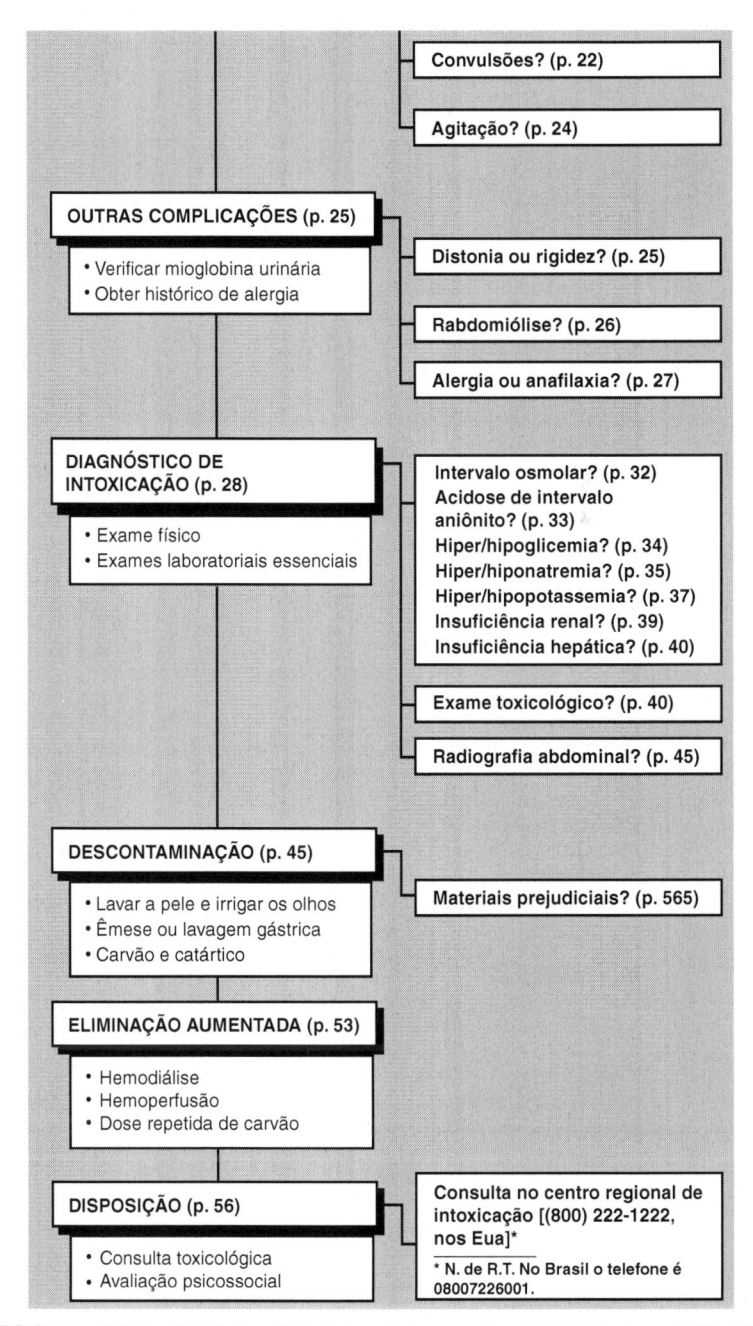

```
                    ┌─ Convulsões? (p. 22)
                    │
                    ├─ Agitação? (p. 24)
                    │
OUTRAS COMPLICAÇÕES (p. 25)
• Verificar mioglobina urinária   ├─ Distonia ou rigidez? (p. 25)
• Obter histórico de alergia      │
                                  ├─ Rabdomiólise? (p. 26)
                                  │
                                  └─ Alergia ou anafilaxia? (p. 27)
```

DIAGNÓSTICO DE INTOXICAÇÃO (p. 28)
- Exame físico
- Exames laboratoriais essenciais

Intervalo osmolar? (p. 32)
Acidose de intervalo aniônito? (p. 33)
Hiper/hipoglicemia? (p. 34)
Hiper/hiponatremia? (p. 35)
Hiper/hipopotassemia? (p. 37)
Insuficiência renal? (p. 39)
Insuficiência hepática? (p. 40)

Exame toxicológico? (p. 40)

Radiografia abdominal? (p. 45)

DESCONTAMINAÇÃO (p. 45)
- Lavar a pele e irrigar os olhos
- Êmese ou lavagem gástrica
- Carvão e catártico

Materiais prejudiciais? (p. 565)

ELIMINAÇÃO AUMENTADA (p. 53)
- Hemodiálise
- Hemoperfusão
- Dose repetida de carvão

DISPOSIÇÃO (p. 56)
- Consulta toxicológica
- Avaliação psicossocial

Consulta no centro regional de intoxicação [(800) 222-1222, nos Eua]*

*N. de R.T. No Brasil o telefone é 08007226001.

FIGURA I-1 Lista de verificação da avaliação de emergência e procedimentos de tratamento. *(Continuação)*

A **B**

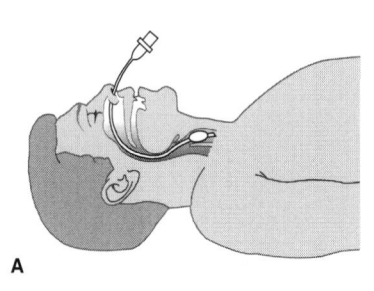

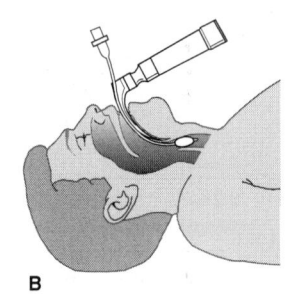

FIGURA I-2 Duas vias para entubação endotraqueal. **A:** Entubação nasotraqueal. **B.** Entubação orotraqueal.

2. Se a via aérea ainda não estiver patente, examinar a orofaringe e **remover qualquer obstrução ou secreções** por aspiração, por meio de uma varredura com o dedo ou com uma pinça de Magill.
3. A via aérea também pode ser mantida com **dispositivos orofaríngeos ou nasofaríngeos artificiais.** Esses dispositivos são colocados na boca ou no nariz para levantar a língua e empurrá-la para frente. São apenas medidas temporárias. Um paciente que consegue tolerar uma via aérea artificial sem queixa provavelmente precisa de um tubo endotraqueal.

B. **Realizar entubação endotraqueal** se houver equipe disponível treinada para o procedimento. A entubação da traqueia fornece proteção mais confiável da via aérea, impedindo obstrução e reduzindo o risco de aspiração pulmonar de conteúdo gástrico, e possibilitando ventilação mecânica assistida. No entanto, não é um procedimento simples e *deve ser tentado somente por aqueles com formação e experiência.* As complicações incluem vômitos com aspiração pulmonar; traumatismo local da orofaringe, nasofaringe e laringe; entubação inadvertida do esôfago ou de um brônquio fonte, e falha para entubar o paciente após parada respiratória ter sido induzida por um bloqueador neuromuscular. Existem duas vias para entubação endotraqueal: nasotraqueal e orotraqueal.

1. **Entubação nasotraqueal.** Na entubação nasotraqueal, um tubo mole e flexível é passado através do nariz e para dentro da traqueia, utilizando uma técnica "cega" (Figura I-2A).
   a. **Vantagens**
      (1) Pode ser realizada em um paciente consciente ou semiconsciente sem necessidade de paralisia neuromuscular.
      (2) Uma vez colocada, geralmente é mais bem tolerada do que um tubo orotraqueal.
   b. **Desvantagens**
      (1) Perfuração da mucosa nasal com epistaxe.
      (2) Estimulação de vômitos em um paciente obtundido.
      (3) O paciente deve estar respirando espontaneamente.
      (4) É anatomicamente mais difícil em lactentes devido à epiglote anterior.
2. **Entubação orotraqueal.** Na entubação orotraqueal, o tubo é introduzido através da boca do paciente para dentro da traqueia sob visão direta (Figura I-2B) ou com o auxílio de um bougie.
   a. **Técnica**
   b. **Vantagens**
      (1) Realizado sob visão direta, tornando a entubação esofágica acidental menos provável.
      (2) Risco insignificante de sangramento.
      (3) O paciente não precisa estar respirando espontaneamente.
      (4) Maior taxa de sucesso do que aquela alcançada por via nasotraqueal.

c. **Desvantagens**
(1) Frequentemente requer paralisia neuromuscular, ocasionando um risco de parada respiratória fatal se a entubação não for bem-sucedida.
(2) Requer a manipulação do pescoço, o que pode causar lesões na medula espinal caso o paciente também tiver tido traumatismo cervical.

C. **Dispositivos extraglóticos da via aérea.** O papel dos mais recentes e avançados equipamentos para a via aérea, como, por exemplo a máscara laríngea (ML) em pacientes vítimas de intoxicação ou superdosagem de fármacos, não é conhecido; embora esses dispositivos sejam mais fáceis de inserir do que os tubos endotraqueais, especialmente em alguns pacientes com via aérea "difícil", eles não fornecem uma proteção adequada contra a aspiração pulmonar do conteúdo gástrico e não podem ser utilizados em pacientes com edema da laringe ou laringospasmo.

RESPIRAÇÃO

Junto com os problemas na via aérea, as dificuldades respiratórias são a principal causa de morbidade e mortalidade em pacientes com intoxicação de fármacos. Os pacientes podem ter uma ou mais das seguintes complicações: insuficiência ventilatória, hipoxia e broncospasmo.

I. **Insuficiência ventilatória**
A. **Avaliação.** A insuficiência ventilatória tem múltiplas causas, incluindo insuficiência dos músculos ventilatórios, depressão central do impulso respiratório e pneumonia grave ou edema pulmonar. Exemplos de fármacos e toxinas que causam insuficiência ventilatória e os mecanismos causadores estão listados no Quadro I-1.
B. **Complicações.** Insuficiência ventilatória é a causa mais comum de morte em pacientes intoxicados.
1. A hipoxia pode resultar em danos cerebrais, arritmias cardíacas e parada cardíaca.
2. A hipercarbia resulta em acidose, que pode contribuir para arritmias, especialmente em pacientes com superdosagens de antidepressivos de salicilato ou tricíclicos.
C. **Diagnóstico diferencial.** Descartar o seguinte:
1. Pneumonia bacteriana ou viral.
2. Encefalite viral ou mielite (p. ex., poliomielite).
3. Lesão traumática ou isquêmica da medula espinal ou do sistema nervoso central (SNC).
4. Tétano, que causa rigidez dos músculos da caixa torácica.
5. Pneumotórax.
D. **Tratamento.** Obter medições da gasometria. Estimar rapidamente a adequação de ventilação do nível de PCO_2; obnubilação com uma PCO_2 elevada ou crescente (p. ex., > 60 mm Hg) indica necessidade de ventilação assistida. *Não* esperar até que o paciente tenha apneia ou até que a PCO_2 esteja acima de 60 mm para começar a ventilação assistida.

QUADRO I-1 Fármacos e toxinas selecionados que causam insuficiência ventilatória[a]

Paralisia dos músculos ventilatórios	Depressão do impulso respiratório central
Bloqueadores neuromusculares	Anti-histamínicos
Estricnina e tétano (rigidez muscular)	Antidepressivos tricíclicos
Gases nervosos de guerra	Barbitúricos
Nicotina	Clonidina e outros agentes simpatolíticos
Organofosfatos e carbamatos	Etanol e alcoóis
Picada de cobra	Fenotiazinas e fármacos antipsicóticos
Saxitoxina ("maré vermelha")	Gama-hidroxibutirato (GHB)
Tetrodotoxina	Opioides
Toxina botulínica (botulismo)	Sedativos hipnóticos

[a] Adaptado em parte, com autorização, de Olson KR, Pentel PR, Kelly MT: Physical assessment and differential diagnosis of the poisoned patient. *Med Toxicol* 1987;2:52.

1. Ajudar a respirar manualmente com um dispositivo bolsa-válvula-máscara, ou bolsa-válvula-tubo endotraqueal até que o ventilador mecânico esteja pronto para uso.
2. Se não realizada ainda, **realizar a entubação endotraqueal**.
3. **Programar o respirador** para o volume corrente (em geral 15 mL/kg), frequência (geralmente 12-15 incursões/min) e concentração de oxigênio (geralmente 30-35% para iniciar). Monitorar a resposta do paciente para as configurações do respirador frequentemente, obtendo-se os valores de gasometria. *Nota:* Em pacientes intoxicados por salicilato com acidose grave e taquipneia compensatória acentuada, o respirador deve ser programado para coincidir com a ventilação-minuto elevada do paciente. Caso contrário, qualquer aumento da PCO_2 e consequente queda do pH sanguíneo do paciente pode aumentar drasticamente os níveis de salicilato, com consequências desastrosas.
   a. Se o paciente tiver alguma ventilação espontânea, a máquina pode ser configurada para possibilitar que o paciente respire espontaneamente, apenas com ventilação mandatória intermitente (geralmente 10-12 incursões/min).
   b. Se o tubo endotraqueal tiver sido colocado apenas para proteção da via aérea, pode-se deixar o paciente respirar totalmente de forma espontânea com névoa de oxigênio *blow-by* (peça em T).

II. **Hipoxia**
   A. **Avaliação.** Os exemplos de fármacos ou toxinas que causam a hipoxia são apresentados no Quadro I-2. A hipoxia pode ser causada pelas seguintes condições:
   1. **Insuficiência de oxigênio** no ar ambiente (p. ex., deslocamento de oxigênio por gases inertes).
   2. **Perturbação da absorção de oxigênio** por meio do pulmão (p. ex., resultante de pneumonia ou edema pulmonar).
      a. **Pneumonia.** A causa mais comum de pneumonia em pacientes com superdosagem é a aspiração pulmonar do conteúdo gástrico. A pneumonia também pode ser causada pela injeção IV de material estranho ou bactérias, aspiração de destilados de petróleo ou inalação de gases irritantes.
      b. **Edema pulmonar.** Todos os agentes que podem causar pneumonia química (p. ex., gases irritantes e hidrocarbonetos) também podem causar edema pulmonar. Isso geralmente envolve uma alteração da permeabilidade nos capilares pulmonares, resultando em edema pulmonar **não cardiogênico** (síndrome do desconforto respiratório agudo [SDRA]). No edema pulmonar não cardiogênico, a pressão capilar pulmonar em cunha (que reflete a pressão de enchimento do ventrículo esquerdo) é geralmente nor-

QUADRO I-2 Causas selecionadas de hipoxia[a]

Gases inertes	Pneumonia ou edema pulmonar não cardiogênico
Dióxido de carbono	Aspiração de conteúdo gástrico
Metano e propano	Aspiração de hidrocarbonetos
Nitrogênio	Cloro e outros gases irritantes
Edema pulmonar cardiogênico	Cocaína
Antagonistas de receptor β	Dióxido de nitrogênio
Antidepressivos tricíclicos	Etclorvinol (IV e oral)
Quinidina, procainamida e disopiramida	Etilenoglicol
Verapamil	Fármacos sedativos hipnóticos
Hipoxia celular	Fosgênio
Cianeto	Fumaça do mercúrio ("febre da fumaça metálica")
Metemoglobinemia	Inalação de fumaça
Monóxido de carbono	Opioides
Sulfemoglobinemia	Paraquat
Sulfeto de hidrogênio	Salicilatos
	Vapor de mercúrio

[a] Ver também Quadro I-1.

mal ou baixa. Em contrapartida, o edema pulmonar **cardiogênico** causado por fármacos depressores cardíacos é caracterizado por baixo débito cardíaco com pressão capilar pulmonar elevada.

3. **Hipoxia celular**, que pode estar presente apesar de um valor normal de gasometria.
   a. Intoxicação **por monóxido de carbono** (p. 326) e **metemoglobinemia** (p. 319) pode limitar gravemente a ligação do oxigênio à hemoglobina (e, por conseguinte, a capacidade de transporte de oxigênio do sangue) sem alterar a PO_2, porque a determinação da gasometria de rotina mede o oxigênio dissolvido no plasma, mas não mede o teor de oxigênio real. Em tais casos, apenas a medição direta da saturação de oxigênio com um cooxímetro (não o seu cálculo a partir da PO_2) irá revelar a redução da saturação da oxiemoglobina. **Nota**: A oximetria de pulso convencional dá resultados falsamente normais ou imprecisos e não é confiável. Um dispositivo mais novo de oximetria de pulso (o cooxímetro de pulso Masimo) pode estimar concentrações de carboxiemoglobina e metaemoglobina, mas sua precisão e sensibilidade são incertas.
   b. Intoxicação por **cianeto** (p. 184) e por **sulfeto de hidrogênio** (p. 378) interfere na utilização de oxigênio celular, resultando na captação reduzida do oxigênio pelos tecidos, e pode provocar saturação de oxigênio venoso anormalmente elevada.

B. **Complicações**. Hipoxia significativa ou prolongada pode resultar em danos no cérebro e arritmias cardíacas.

C. **Diagnóstico diferencial.** Descartar o seguinte:
   1. Amostragem errônea (p. ex., medição inadvertida de gases de sangue venoso em vez de gasometria).
   2. Pneumonia bacteriana ou viral.
   3. Contusão pulmonar causada por trauma.
   4. Infarto agudo do miocárdio com falha da bomba.

D. **Tratamento**
   1. **Corrigir hipoxia.** Administrar oxigênio suplementar, tal como indicado, com base na PO_2 arterial. Entubação e ventilação assistida podem ser necessárias.
      a. Se há suspeita de intoxicação por monóxido de carbono, administrar oxigênio a 100% e considerar oxigênio hiperbárico (p. 539).
      b. Ver também guias de tratamento para o cianeto (p. 184), sulfeto de hidrogênio (p. 378) e metemoglobinemia (p. 319).
   2. **Tratar a pneumonia.** Obter amostras de escarro e iniciar antibioticoterapia adequada quando houver evidência de infecção.
   3. **Tratar edema pulmonar.**
      a. Evitar a administração excessiva de líquido. A avaliação do estado de volume por ultrassom ou canulação da artéria pulmonar e medições da pressão capilar em cunha podem ser necessárias para orientar a terapia hídrica.
      b. Administrar oxigênio suplementar para manter a PO_2 de, pelo menos, 60-70 mmHg. A entubação endotraqueal e a utilização de ventilação com pressão expiratória final positiva (PEEP) pode ser necessária para manter oxigenação adequada.

III. **Broncospasmo**
   A. **Avaliação.** Exemplos de fármacos e toxinas que causam broncospasmo estão listados no Quadro I-3. O broncospasmo pode resultar do seguinte:
      1. **Lesão irritante direta** causada por inalação de gases ou por aspiração pulmonar de destilados de petróleo ou do conteúdo estomacal.

QUADRO I-3	Fármacos e toxinas selecionados que causam broncospasmo
Antagonistas de receptor β	Inalação de fumaça
Aspiração de hidrocarbonetos	Isocianatos
Brevetoxina	Organofosfatos e outras anticolinesterases
Cloro e outros gases irritantes	Poeiras particuladas
Fármacos que causam reações alérgicas	Sulfitos (p. ex., nos alimentos)

2. **Efeitos farmacológicos** de toxinas (p. ex., organofosfatos ou inseticidas de carbamatos ou antagonistas β-adrenérgicos).
3. **Hipersensibilidade** ou reações alérgicas.
B. **Complicações.** Um broncospasmo grave pode resultar em hipoxia e insuficiência ventilatória. A exposição a elevadas concentrações de gases irritantes podem levar à asma ("síndrome de disfunção reativas da via aérea" [RADS – Reactive airway dysfunction syndrome]).
C. **Diagnóstico diferencial.** Descartar o seguinte:
  1. Asma ou outras doenças broncoespáticas preexistentes.
  2. Estridor causado por lesão da via aérea superior e edema (edema da via aérea progressivo pode resultar na obstrução aguda da via aérea).
  3. Obstrução da via aérea por corpo estranho.
D. **Tratamento**
  1. Administrar oxigênio suplementar. Auxiliar a ventilação e realizar entubação traqueal se necessário.
  2. Remover o paciente da fonte de exposição a qualquer gás irritante ou outro agente agressor.
  3. Interromper imediatamente qualquer tratamento com antagonista β-adrenérgico.
  4. Administrar broncodilatadores:
     a. Estimulante do receptor β_2 aerossolizado (p. ex., albuterol [2,5-5 mg] em nebulizador). Repetir conforme necessário, ou administrar 5-15 mg como tratamento de nebulização contínua durante 1 hora (crianças: 0,3-0,5 mg/kg/h).
     b. Brometo de ipratrópio em aerossol, de 0,5 mg a cada 4-6 horas, especialmente se houver suspeita de estimulação colinérgica excessiva.
     c. Para via aérea reativa, considerar corticosteroides inalatórios ou orais.
  5. Para pacientes com broncospasmo e broncorreia causada por intoxicação por organofosfato, carbamato ou outro inibidor de colinesterase, administrar atropina (p. 454) IV. O brometo de ipratrópio (ver item 4.b supracitado) também pode ser útil.

CIRCULAÇÃO

I. **Avaliação geral e tratamento inicial**
  A. **Verificar a pressão arterial, a pulsação e o ritmo.** Realizar ressuscitação cardiopulmonar (RCP) se não houver pulso e realizar suporte avançado de vida em cardiologia (SAVC) para arritmias e choque. *Nota*: Alguns fármacos utilizados em SAVC podem ser ineficazes ou perigosos em pacientes com doenças cardíacas induzidas por fármacos ou intoxicação. Por exemplo, procainamida e outros tipos de fármacos antiarrítmicos são contraindicados em pacientes com superdosagem de antidepressivos tricíclicos ou outro bloqueador do canal de sódio, e atropina e isoproterenol são ineficazes em pacientes com intoxicação por antagonista do receptor β.
  B. **Iniciar monitoração eletrocardiográfica (ECG) contínua.** Arritmias podem complicar uma variedade de *overdoses* de fármacos, e todos os pacientes com intoxicação farmacológica potencialmente cardiotóxica devem ser monitorados no departamento de emergência ou na unidade de terapia intensiva por pelo menos 6 horas após a ingestão.
  C. **Assegurar acesso venoso.** As veias antecubital ou do antebraço são geralmente fáceis de serem canuladas. Locais alternativos incluem as veias femoral, subclávia, jugular interna e outras veias centrais. O acesso às veias centrais é tecnicamente mais difícil, mas possibilita a medição da pressão venosa central e a colocação de um marca-passo ou linhas na artéria pulmonar. O acesso **intraósseo** (IO) também pode ser utilizado em situações de emergência.
  D. **Coletar sangue** para exames de rotina (p. 31).
  E. **Iniciar infusão IV** de soro fisiológico normal (NS), glicose a 5% em soro fisiológico (D_5NS), dextrose a 5% em metade de NS (D_5W cloreto de sódio a 0,45%) ou glicose a 5% em água (D_5W) com velocidade para manter a via aberta; para crianças, utilizar glicose a 5% em um quarto de NS (D_5W cloreto de sódio a 0,25%). Se o paciente for hipotenso (p. 15), NS ou outra solução cristaloide isotônica é preferida.

MANUAL DE TOXICOLOGIA CLÍNICA 9

QUADRO I-4 Fármacos e toxinas selecionados que causam bradicardia ou bloqueio atrioventricular[a]

Agentes colinérgicos ou vagotônicos	Agentes simpatolíticos
Fisostigmina, neostigmina	Antagonistas do receptor β
Glicosídeos digitálicos	Clonidina
Organofosfatos e carbamatos	Opioides
Fármacos depressores da membrana	**Outros**
Antidepressivos tricíclicos	Antagonistas de cálcio
Encainida e flecainida	Carbamazepina
Propranolol	Fenilpropanolamina e outros agonistas α-adrenérgicos
Quinidina, procainamida e disopiramida	Lítio
	Propoxifeno

[a]Adaptado em parte, com autorização, de Olson KR et al: *Med Toxicol* 1987;2:71.

F. Em pacientes graves (p. ex., hipotensos, obtundidos, convulsivos ou comatosos), **colocar um cateter de Foley** na bexiga, coletar urina para exames de rotina e toxicológicos e medir o débito urinário de hora em hora.

II. Bradicardia e bloqueio atrioventricular (AV)

A. Avaliação. Exemplos de fármacos e toxinas que causam bradicardia ou bloqueio AV e seus mecanismos estão listados no Quadro I-4.

1. Bradicardia e bloqueio AV são características comuns de intoxicação por antagonistas de cálcio (p. 123) e fármacos que deprimem o tônus simpático ou aumentam o tônus parassimpático (p. ex., digoxina). Essas condições também podem resultar de intoxicação grave com fármacos depressores da membrana (bloqueador de canal de sódio) (p. ex., antidepressivos tricíclicos, quinidina e outros tipos de agentes antiarrítmicos Ia e Ic).

2. Bradicardia ou bloqueio AV também podem ser uma resposta reflexa (reflexo barorreceptor) à hipertensão induzida por agentes α-adrenérgicos, tais como fenilpropanolamina e fenilefrina.

3. Em crianças, a bradicardia é comumente causada por comprometimento respiratório e geralmente responde a ventilação e oxigenação.

B. Complicações. Bradicardia e bloqueio AV frequentemente causam hipotensão, que pode progredir para parada cardíaca assistólica.

C. Diagnóstico diferencial. Descartar o seguinte:

1. Hipotermia.
2. Isquemia ou infarto do miocárdio.
3. Anormalidade eletrolítica (p. ex., hipercalemia).
4. Distúrbio metabólico (p. ex., hipotireoidismo).
5. Origem fisiológica, que resulta de uma resposta dos barorreceptores à hipertensão, uma frequência de pulso intrinsecamente lenta (comum em atletas) ou uma reação vasovagal aguda.
6. Reflexo de Cushing (causado por hipertensão intracraniana grave).

D. Tratamento. *Não* tratar a bradicardia ou o bloqueio AV, a menos que o paciente esteja sintomático (p. ex., exiba sinais de síncope ou hipotensão). *Nota*: A bradicardia ou mesmo o bloqueio AV podem ser um reflexo barorreceptor de proteção para diminuir a pressão sanguínea de um paciente com hipertensão grave (ver item VII adiante).

1. Manter uma via respiratória aberta e auxiliar a ventilação (p. 1-4) se necessário. Administrar oxigênio suplementar.
2. Reaquecer pacientes com hipotermia. Uma bradicardia sinusal de 40-50 bpm é comum quando a temperatura do corpo é de 32-35°C e retornará ao normal com o aquecimento deste.
3. Administrar atropina, 0,01-0,03 mg/kg, IV (p. 454). Se ela não for bem-sucedida, utilizar isoproterenol, 1-10 μg/min, IV (p. 518), titulado para a taxa desejada, ou usar um marca-passo transcutâneo ou transvenoso de emergência.

QUADRO I-5 Fármacos e toxinas selecionados que causam prolongamento de intervalo QRS[a]

Antidepressivos tricíclicos	Glicosídeos digitálicos (bloqueio cardíaco completo)
Bupropiona	Hiperpotassemia
Cloroquina e agentes relacionados	Lamotrigina
Cocaína (alta dose)	Propoxifeno
Difenidramina (alta dose)	Propranolol
Encainida e flecainida	Quinidina, procainamida e disopiramida
Fenotiazinas (tioridazina)	Venlafaxina

[a]Adaptado em parte, com autorização, de Olson KR et al: *Med Toxicol* 1987;2:71.

    4. Usar os seguintes antídotos específicos, se for o caso:
       a. Para superdosagem de antagonista do receptor β, administrar glucagon (p. 511).
       b. Para digoxina, digitálicos ou intoxicação por glicosídeos cardíacos, administrar fragmentos de anticorpos Fab (p. 445).
       c. Para superdosagem de fármacos antidepressivos tricíclicos ou depressores da membrana, administrar bicarbonato de sódio (p. 464).
       d. Para superdosagem de antagonista de cálcio, administrar cálcio (p. 473), terapia de hiperinsulinemia-euglicemia (p. 515) ou resgate intralipídico (p. 491).

III. Prolongamento do intervalo QRS
    A. Avaliação. Exemplos de fármacos e toxinas que causam prolongamento do intervalo QRS estão listados no Quadro I-5.
       1. Prolongamento do intervalo QRS de mais de 0,12 segundo nas derivações no membro (Figura I-3) indica fortemente intoxicação grave por antidepressivos tricíclicos (p. 135) ou outros fármacos depressores da membrana (p. ex., quinidina [p. 364], flecainida [p. 239], cloroquina [p. 192] e propranolol [p. 551]). O desvio do eixo para a direita dos 40 milissegundos terminais do ECG, o que é facilmente reconhecido como uma onda R tardia na

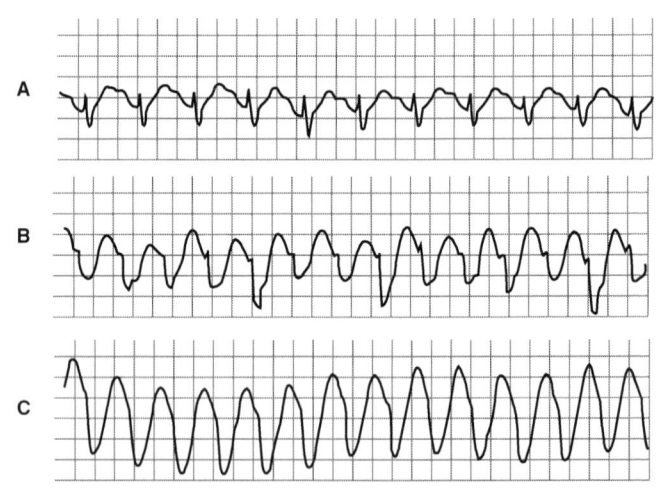

FIGURA I-3 Intervalo QRS alargado provocado por superdosagem de antidepressivos tricíclicos. **A:** Condução intraventricular tardia resulta em intervalo QRS prolongado (0,18 s). **B** e **C:** Taquicardia supraventricular com alargamento progressivo dos complexos QRS simula taquicardia ventricular. (Modificada e reproduzida, com autorização, de Benowitz NL, Goldschlager N: Cardiac disturbances in the toxicologic patient. In: Haddad LM, Winchester JF [editores]: *Clinical Management of Poisoning and Drug Overdose*, p 71. WB Saunders, 1983.)

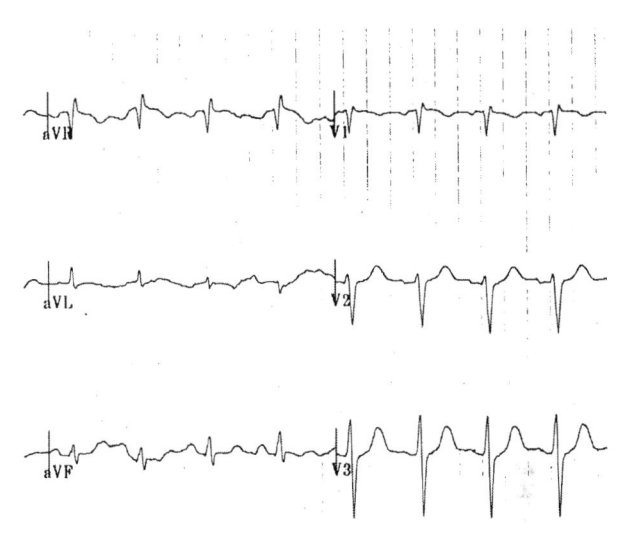

FIGURA I-4 Desvio de eixo direito dos 40 milissegundos terminais, facilmente reconhecido como onda R tardia em aVR.

derivação aVR, pode preceder o alargamento de QRS em pacientes com intoxicação por antidepressivo tricíclico (Figura I-4).
2. O prolongamento do intervalo QRS também pode resultar de um ritmo de escape ventricular em um paciente com bloqueio cardíaco completo (p. ex., de digitálicos, intoxicação com antagonista do cálcio ou doença cardíaca intrínseca).

B. Complicações. Prolongamento do intervalo QRS em pacientes com intoxicação por medicamento antidepressivo tricíclico ou similar é muitas vezes acompanhado por hipotensão, bloqueio AV e convulsões.

C. Diagnóstico diferencial. Descartar o seguinte:
1. Doença intrínseca do sistema de condução (bloqueio de ramo ou bloqueio cardíaco completo) causada por doença arterial coronariana. Verificar um ECG antigo se disponível.
2. Síndrome de Brugada.
3. Hiperpotassemia com toxicidade cardíaca crítica pode aparecer como um padrão de "onda senoidal" com complexos QRS acentuadamente largos. Estes são geralmente precedidos por picos de ondas T (Figura I-5).

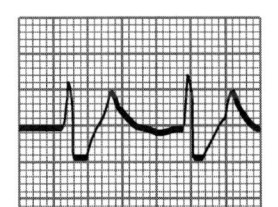

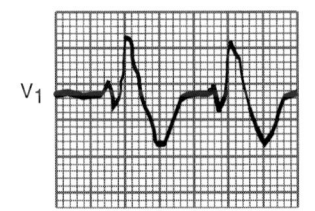

FIGURA I-5 Eletrocardiograma de um paciente com hiperpotassemia. (Modificada e reproduzida, com autorização, de Goldschlager N, Goldman MJ: Effect of drugs and electrolytes on the eletrocardiogram. In: Goldschlager N, Goldman MJ [editores]: *Electrocardiography: Essentials of Interpretation*, p 199. Appleton & Lange, 1984.)

aVF V_3 V_6

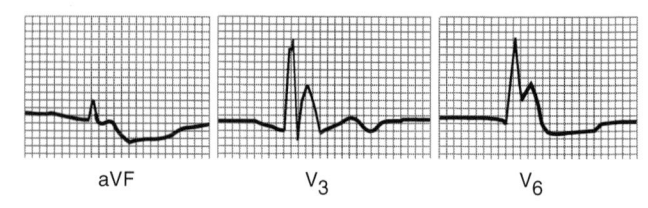

FIGURA I-6 Eletrocardiograma de um paciente com hipotermia, mostrando ondas J proeminentes. (Modificada e reproduzida, com autorização, de Goldschlager N, Goldman MJ: Miscellaneous abnormal electrocardiogram patterns. In: Goldschlager N, Goldman MJ [editores]: *Electrocardiography: Essentials of Interpretation*, p 227. Appleton & Lange, 1984.)

    4. Hipotermia com uma temperatura central inferior a 32°C frequentemente provoca uma deflexão de QRS extraterminal (onda J ou onda de Osborne), resultando em uma aparência de QRS alargado (Figura I-6).
  D. Tratamento
    1. Manter a via aérea e auxiliar na ventilação se necessário (p. 1-4). Administrar oxigênio suplementar.
    2. Tratar a hiperpotassemia (p. 37) e a hipotermia (p. 20) se elas ocorrerem.
    3. Tratar o bloqueio AV com atropina (p. 454), isoproterenol (p. 518) e um marca-passo se necessário.
    4. Para superdosagem de antidepressivo tricíclico ou outro fármaco bloqueador do canal de sódio, administrar bicarbonato de sódio, 1-2 mEq/kg, IV, em bólus (p. 464), repetindo conforme necessário.
IV. Taquicardia
  A. Avaliação. Exemplos de fármacos e toxinas que causam taquicardia e os seus mecanismos estão listados no Quadro I-6.
    1. Taquicardia sinusal e taquicardia supraventricular são muitas vezes causadas por estimulação simpática excessiva ou inibição do tônus parassimpático. A taquicardia sinusal também pode ser uma resposta reflexa a hipotensão ou hipoxia.
    2. Taquicardia sinusal e taquicardia supraventricular acompanhada por prolongamento do intervalo QRS (p. ex., com a intoxicação por antidepressivos tricíclicos) podem ter a aparência de taquicardia ventricular (ver Figura I-3).
  B. Complicações. Taquicardia sinusal simples (frequência cardíaca < 140 bpm) raramente é consequência de hemodinâmica; crianças e adultos saudáveis toleram facilmente frequências

QUADRO I-6   Fármacos e toxinas selecionados que causam taquicardia[a]

Agentes simpatomiméticos	Agentes anticolinérgicos
Anfetaminas e derivados	Anti-histamínicos
Cafeína	Antidepressivos tricíclicos
Cocaína	Atropina e outros anticolinérgicos
Efedrina e pseudoefedrina	Cogumelos *Amanita muscaria*
Fenciclidina (PCP)	Diversas plantas (p. 392)
Teofilina	Fenotiazinas
Agentes que causam hipoxia celular	**Outros**
Agentes oxidantes (metemoglobinemia)	Abstinência de etanol ou de fármaco sedativo hipnótico
Cianeto	vasodilatadores (taquicardia reflexa)
Monóxido de carbono	Hormônio da tireoide
Sulfeto de hidrogênio	

[a]Adaptado, com autorização, de Olson KR et al: *Med Toxicol* 1987;2:71.

de até 160-180 bpm. No entanto, frequências rápidas contínuas podem resultar em hipotensão, dor torácica, isquemia miocárdica ou síncope.
C. **Diagnóstico diferencial.** Descartar o seguinte:
   1. Perda de sangue oculto (p. ex., causada por hemorragia gastrintestinal ou traumatismo).
   2. Perda de líquidos (p. ex., provocada por gastrite ou gastrenterite).
   3. Hipoxia.
   4. Febre e infecção.
   5. Infarto do miocárdio.
   6. Ansiedade.
   7. Doença do sistema de condução intrínseca (p. ex., síndrome de Wolff-Parkinson-White).
D. **Tratamento.** Se a taquicardia não estiver associada a hipotensão ou a dor no peito, observação e sedação (especialmente para intoxicação estimulante) são geralmente adequadas.
   1. Para taquicardia induzida por simpaticomimética induzida taquicardia, administrar esmolol, 0,025-0,1 mg/kg/min, IV (p. 494). *Nota*: Se a taquicardia for acompanhada por hipertensão, adicionar um vasodilatador (ver Seção VII.D.2 adiante).
   2. A taquicardia induzida por anticolinérgico pode responder à fisostigmina (p. 505) ou à neostigmina, mas taquicardia isolada raramente é uma indicação para o uso desses fármacos. Além disso, em pacientes com superdosagem de antidepressivos tricíclicos, depressão aditiva de condução por esses fármacos pode resultar em bradicardia grave, bloqueio cardíaco ou assistolia.

V. **Arritmias ventriculares**
   A. **Avaliação.** Exemplos de fármacos e toxinas que causam arritmias ventriculares são listados no Quadro I-7.

QUADRO I-7 Fármacos e toxinas selecionados que causam arritmias ventriculares[a]

Taquicardia ou fibrilação ventricular
Anfetaminas e outros agentes simpatomiméticos
Antidepressivos tricíclicos
Cafeína
Cocaína
Fenotiazinas
Fluoreto

Glicosídeos digitálicos
Hidrato de cloral
Solventes hidrocarbonetos aromáticos
Solventes hidrocarbonetos clorados ou fluorados
Teofilina

Prolongamento de QT com risco bem documentado de torsade de pointes[b]
Amiodarona
Astemizol
Bepridil
Cisaprida
Claritromicina
Cloroquina
Clorpromazina
Disopiramida
Dofetilida
Domperidona
Droperidol
Eritromicina
Esparfloxacina
Halofantrina
Haloperidol

Ibutilida
Inseticidas organofosforados
Levometadil
Mesoridazina
Metadona
Pentamidina
Pimozida
Probucol
Procainamida
Quinidina
Sotalol
Tálio
Terfenadina
Tioridazina
Trióxido de arsênio

[a] Referências: Olson KR et al: *Med Toxicol* 1987;2:71; and Arizona Center for Education and Research on Therapeutics: Drugs With Risk of Torsades de Pointes. http://www.torsades.org. Acessado em 3 de março, 2010.
[b] Torsade de pointes pode deteriorar para fibrilação ventricular e parada cardíaca.

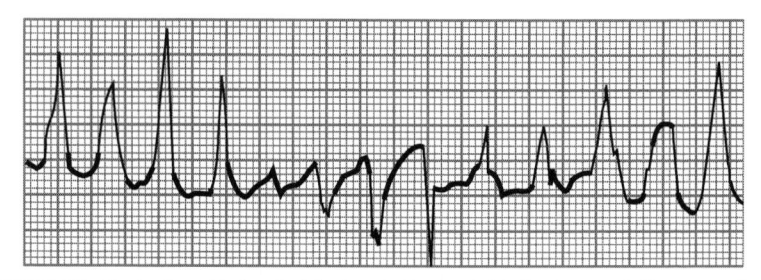

FIGURA I-7 Taquicardia ventricular polimórfica (torsade de pointes). (Modificada e reproduzida, com autorização, de Goldschlager N, Goldman MJ: Effect of drugs and electrolytes on the electrocardiogram. In: Goldschlager N, Goldman MJ [editors]: *Electrocardiography: Essentials of Interpretation,* p 197. Appleton & Lange, 1984.)

1. Irritabilidade ventricular é comumente associada a estimulação simpática excessiva (p. ex., causada por cocaína ou anfetaminas). Pacientes intoxicados por hidrocarbonetos clorados, fluorados ou outros podem ter aumento da sensibilidade miocárdica aos efeitos arritmogênicos de catecolaminas.
2. Taquicardia ventricular também pode ser uma manifestação de intoxicação por um antidepressivo tricíclico ou outro fármaco bloqueador do canal de sódio, embora, com esses fármacos, seja difícil distinguir a verdadeira taquicardia ventricular da taquicardia sinusal ou supraventricular acompanhada por prolongamento do intervalo QRS (ver Figura I-3).
3. Agentes que causam **prolongamento do intervalo QT** (QTc > 0,43 segundo em homens, > 0,45 segundo em mulheres) podem produzir taquicardia ventricular "atípica" (torsade de pointes). **Torsade de pointes** é uma taquicardia ventricular polimórfica em que o eixo parece girar continuamente (Figura I-7); também pode ser causada por hipopotassemia, hipocalcemia ou hipomagnesemia.

B. **Complicações.** Taquicardia ventricular em pacientes com pulso pode estar associada a hipotensão ou pode deteriorar em taquicardia ventricular sem pulso ou fibrilação ventricular.

C. **Diagnóstico diferencial.** Descartar as seguintes causas possíveis de extrassístoles ventriculares, taquicardia ventricular ou fibrilação ventricular:
   1. Hipoxemia.
   2. Hipopotassemia.
   3. Acidose metabólica.
   4. Isquemia ou infarto do miocárdio.
   5. Distúrbios eletrolíticos (p. ex., hipocalcemia, hipomagnesemia) ou distúrbios congênitos que podem causar prolongamento do intervalo QT e torsade de pointes.
   6. Síndrome de Brugada.

D. **Tratamento.** Realizar RCP, se necessário, e seguir as orientações-padrão do SAVC para o manejo de arritmias, com a ressalva de que os fármacos antiarrítmicos do tipo la **não** devem ser usados, especialmente se houver suspeita de superdosagem de fármacos antidepressivos tricíclicos ou bloqueadores do canal de sódio.
   1. Manter a via aérea aberta e auxiliar a ventilação se necessário (p. 1-4). Administrar oxigênio suplementar.
   2. Corrigir distúrbios acidobásicos e eletrolíticos.
   3. **Para fibrilação ventricular,** aplicar imediatamente contrachoque de corrente contínua a 3-5 J/kg. Repetir duas vezes se não houver resposta. Continuar RCP se o paciente ainda estiver sem pulso e administrar epinefrina, repetir contrachoques, amiodarona e/ou lidocaína como recomendado nas diretrizes do SAVC.
   4. **Para taquicardia ventricular em pacientes sem pulso,** administre imediatamente a batida precordial ou aplique contrachoque com corrente direta sincronizado a 1-3 J/kg. Se isso não for bem-sucedido, inicie RCP e aplique contrachoque a 3-5 J/kg; administre

amiodarona e/ou lidocaína e contrachoques repetidos como recomendado nas diretrizes do SAVC.
5. **Para taquicardia ventricular em pacientes com pulso,** usar lidocaína, 1-3 mg/kg, IV (p. 522), ou amiodarona, 300 mg, IV, ou 5 mg/kg em crianças. *Não* usar procainamida ou outros agentes antiarrítmicos de tipo la. Para suspeita de sensibilidade do miocárdio causada por hidrato de cloral ou halogenados ou hidrocarbonetos aromáticos, usar esmolol, 0,025-0,1 mg/kg/min, IV (p. 494), ou propranolol, 0,5-3 mg, IV (p. 551).
6. **Para superdosagem de fármaco antidepressivo tricíclico ou outro bloqueador do canal de sódio,** administrar bicarbonato de sódio, 1-2 mEq/kg, IV (p. 464), em bólus repetido, até que o intervalo QRS estreite ou o pH do soro exceda 7,7.
7. **Para taquicardia "atípica" ou ventricular polimórfica (torsade de pointes),** fazer o seguinte:
    a. Administrar sulfato de magnésio, IV, 1-2 g, em adultos, durante 20-30 minutos (p. 523).
    b. Usar sobrestimulação ou isoproterenol, 1-10 µg/min, IV (p. 518), para aumentar a frequência cardíaca (isso torna a repolarização mais homogênea e suprime a arritmia).

VI. Hipotensão
A. Avaliação. Exemplos de fármacos e toxinas que causam hipotensão e os seus mecanismos são listados no Quadro I-8.
1. Desarranjos fisiológicos que resultam em hipotensão incluem perda de volume devido a vômitos, diarreia ou sangramento; depleção de volume aparente causada por venodilatação, dilatação arteriolar, depressão da contratilidade cardíaca e arritmias que interferem no débito cardíaco; e hipotermia.
2. Perda de volume, venodilatação e dilatação arteriolar provavelmente resultam em hipotensão com taquicardia reflexa. Em contrapartida, hipotensão acompanhada por bradi-

QUADRO I-8 Fármacos e toxinas selecionados que causam hipotensão[a]

HIPOTENSÃO COM BRADICARDIA RELATIVA	HIPOTENSÃO COM TAQUICARDIA
Agentes simpatolíticos	**Perda de líquido ou terceiro espaço**
Antagonistas do receptor β	Agentes sedativos hipnóticos
Bretílio	Arsênio
Clonidina e metildopa	Cogumelos que contêm amatoxina
Hipotermia	Colchicina
Opioides	Ferro
Reserpina	Hipertermia
Tetra-hidrozolina e oximetazolina	Intoxicação por veneno de cobra
Fármacos depressores da membrana	Sulfato de cobre
Encainida e flecainida	**Dilatação venosa ou arteriolar periférica**
Quinidina, procainamida e disopiramida	α antagonistas (doxazosina, prazosina, terazosina
Propoxifeno	Agonistas do receptor β$_2$ (p. ex., albuterol)
Propranolol	Antagonistas do cálcio (nifedipina, amlodipino, nicardipino)
Antidepressivos tricíclicos	Antidepressivos tricíclicos
Outros	Cafeína
Agentes sedativos hipnóticos	Fenotiazinas
Antagonistas do cálcio (verapamil, diltiazem)	Hipertermia
Fluoreto	Minoxidil
Organofosfatos e carbamatos	Nitritos
Tilmicosina	Nitroprussiato de sódio
	Quetiapina
	Teofilina

[a]Adaptado em parte, com autorização, de Olson KR et al: *Med Toxicol* 1987;2:57.

cardia deve sugerir intoxicação por agentes simpatolíticos, depressores da membrana, antagonistas de cálcio ou glicosídeos cardíacos ou presença de hipotermia.
B. Complicações. Hipotensão grave ou prolongada pode causar necrose tubular renal aguda, lesão cerebral e isquemia cardíaca. A acidose metabólica é um achado comum.
C. Diagnóstico diferencial. Descartar o seguinte:
  1. Hipotermia, que resulta em uma diminuição da taxa de metabolismo e demandas reduzidas de pressão arterial.
  2. Hipertermia, que causa dilatação arteriolar e venodilatação e depressão direta do miocárdio.
  3. Perda de líquido causada pela gastrenterite.
  4. Perda de sangue (p. ex., por traumatismo ou hemorragia gastrintestinal).
  5. Infarto do miocárdio.
  6. Sepse.
  7. Lesão da medula espinal.
D. Tratamento. Felizmente, a hipotensão geralmente responde prontamente à terapia empírica com líquidos IV e a baixas doses de fármacos vasoativos (p. ex., dopamina, norepinefrina). Quando a hipotensão não desaparece após medidas simples, uma abordagem sistemática deve ser seguida para determinar a causa da hipotensão e selecionar o tratamento adequado.
  1. Manter a via aérea aberta e auxiliar a ventilação se necessário (p. 1-4). Administrar oxigênio suplementar.
  2. Tratar arritmias cardíacas que podem contribuir para a hipotensão (frequência cardíaca < 40-50 bpm ou > 180-200 bpm [p. 9-13]).
  3. Hipotensão associada a hipotermia muitas vezes não será aliviada com terapia hídrica de rotina, mas a pressão vai normalizar rapidamente no reaquecimento do paciente. A pressão arterial sistólica de 80-90 mmHg é esperada quando a temperatura do corpo é de 32ºC.
  4. Administrar desafio hídrico IV com NS, 10-20 mL/kg, ou outra solução cristaloide.
  5. Administre dopamina, 5-15 μg/kg/min (p. 486). Observar que a dopamina pode ser ineficaz em alguns pacientes com depleção de estoque neuronal de catecolaminas (p. ex., devido à superdosagem de dissulfiram [p. 225], reserpina ou antidepressivos tricíclicos [p. 135]) ou naqueles em que os receptores α-adrenérgicos podem estar bloqueados (antidepressivos tricíclicos, fenotiazinas). Em tais casos, a norepinefrina, 0,1 μg/kg/min, IV (p. 536) ou a fenilefrina (p. 500) podem ser mais eficazes.
  6. Considerar antídotos específicos:
     a. Bicarbonato de sódio (p. 464) para superdosagem de antidepressivo tricíclico ou outro bloqueador de canal de sódio.
     b. Glucagon (p. 511) para superdosagem de receptor β.
     c. Cálcio (p. 473) para superdosagem de antagonista de cálcio.
     d. Propranolol (p. 542) ou esmolol (p. 494) para superdosagem de teofilina, cafeína ou metaproterenol ou outro β-agonista.
  7. Outros tratamentos:
     a. Hipotensão grave devido à intoxicação por antagonista do cálcio ou bloqueador β pode responder à terapia com hiperinsulinemial-euglicemia (p. 515).
     b. Resgate Intralipídico (p. 491) pode ser útil para cardiotoxicidade grave devido a medicamentos lipossolúveis (p. ex., bupivacaína, verapamil, bupropiona).
     c. Se houver suspeita de insuficiência suprarrenal, administrar corticosteroides (p. ex., hidrocortisona, 100 mg, IV, a cada 8 horas).
  8. Se medidas empíricas para restabelecer a pressão arterial forem malsucedidas, avaliar o estado de volume e a contratilidade cardíaca com ultrassom à beira do leito ou inserir um monitor de pressão venosa central (PVC) ou cateter de artéria pulmonar para determinar se outros líquidos IV serão necessários e para medir o débito cardíaco (DC) e calcular a resistência vascular sistêmica (RVS):

$$RVS = \frac{80 \, (PAM^* - PVC)}{DC}$$

Selecionar outra terapia com base no seguinte:
   a. Se a pressão venosa central ou a pressão em cunha da artéria pulmonar permanecer baixa, administrar mais líquidos IV.
   b. Se o débito cardíaco for baixo, administrar mais dopamina ou dobutamina.
   c. Se a resistência vascular sistêmica for baixa, administrar norapinefrina, 4-8 μg/min (p. 536), ou fenilefrina (p. 500).

VII. **Hipertensão**
   A. **Avaliação.** A hipertensão arterial é frequentemente negligenciada em pacientes intoxicados por fármacos e muitas vezes não é tratada. Muitos jovens têm pressão arterial normal na faixa de 90/60 a 100/70 mm Hg; nessa pessoa, uma elevação brusca para 170/100 mm Hg é muito mais importante (e potencialmente catastrófica) do que a mesma elevação da pressão arterial em uma pessoa mais velha com hipertensão crônica. Exemplos de fármacos e toxinas que causam hipertensão estão listados no Quadro I-9. A hipertensão pode ser causada por uma variedade de mecanismos:
   1. Anfetaminas e outros fármacos afins causam hipertensão e taquicardia por meio de estimulação simpática generalizada.
   2. Agentes α-adrenérgicos seletivos causam hipertensão com bradicardia reflexa (mediada por barorreceptores) ou mesmo bloqueio AV.
   3. Agentes anticolinérgicos causam hipertensão leve, com taquicardia.
   4. Substâncias que estimulam os receptores colinérgicos nicotínicos (p. ex., organofosfatos) podem inicialmente causar taquicardia e hipertensão, seguida mais tarde por bradicardia e hipotensão.
   5. A abstinência de sedativos hipnóticos, álcool, opioides ou clonidina pode causar hipertensão e taquicardia.
   B. **Complicações.** Hipertensão grave pode resultar em hemorragia intracraniana, dissecção da aorta, infarto do miocárdio e insuficiência cardíaca congestiva.

QUADRO I-9 Fármacos e toxinas selecionados que causam hipertensão[a]

HIPERTENSÃO COM TAQUICARDIA	**Agentes anticolinérgicos**[b]
Agentes simpatomiméticos generalizados	Anti-histamínicos
Anfetaminas e derivados	Antidepressivos tricíclicos
Cocaína	Atropina e outros anticolinérgicos
Efedrina e pseudoefedrina	**Outros**
Epinefrina	Abstinência de etanol e de fármacos sedativos hipnóticos
Inibidores da monoaminaoxidase	Nicotina (estágio inicial)
Levodopa	Organofosfatos (estágio inicial)
LSD (dietilamida do ácido lisérgico)	
Maconha	
HIPERTENSÃO COM BRADICARDIA OU BLOQUEIO ATRIOVENTRICULAR	
Clonidina, tetra-hidrozolina e oximetazolina[c]	Fenilpropanolamina
Derivados do ergot	Metoxamina
Fenilefrina	Norepinefrina

[a] Adaptado em parte, com autorização, de Olson KR et al: *Med Toxicol* 1987;2:56.
[b] A hipertensão em geral é branda e associada a níveis terapêuticos ou ligeiramente supraterapêuticos. A *overdose* pode causar hipotensão, especialmente com tricíclicos.
[c] A hipertensão frequentemente é transitória e seguida por hipotensão.

* N. de R.T. PAM = Pressão arterial média.

C. **Diagnóstico diferencial.** Descartar o seguinte:
1. Hipertensão idiopática (que é comum na população em geral), sem, no entanto, uma história prévia de hipertensão, que não deve ser inicialmente assumida como causa do aumento da pressão arterial.
2. Feocromocitoma ou outros tumores paraganglionares que secretam epinefrina, norepinefrina ou ambos são raros, mas potencialmente letais. Eles normalmente causam ataques paroxísticos de hipertensão, cefaleia, transpiração e palpitações.
3. Aumento da pressão intracraniana causado por hemorragia espontânea, traumatismo ou outras causas. Isso pode resultar em hipertensão com bradicardia reflexa (reflexo de Cushing).

D. **Tratamento.** Uma redução rápida da pressão arterial é desejável, desde que não resulte em hipotensão, que pode potencialmente causar um infarto cerebral isquêmico em pacientes mais velhos com doença vascular cerebral. Para um paciente com hipertensão crônica, diminuir a pressão diastólica para 100 mmHg é aceitável. No entanto, para um jovem cuja pressão arterial diastólica normal é de 60 mmHg, a pressão diastólica deverá ser reduzida para 80 mmHg.
1. **Para hipertensão com pouca ou nenhuma taquicardia**, usar fentolamina, 0,02-0,1 mg/kg, IV (p. 504), ou nitroprussiato, 2-10 μg/kg/min, IV (p. 534).
2. **Para hipertensão com taquicardia**, adicionar ao tratamento do item 1 anterior, propranolol, 0,02-0,1 mg/kg, IV (p. 551), ou esmolol, 0,025-0,1 mg/kg/min, IV (p. 494), ou labetalol, 0,2-0,3 mg/kg, IV (p. 519). *Atenção*: Não usar propranolol ou esmolol sem um vasodilatador no tratamento de crises hipertensivas; antagonistas dos receptores β podem paradoxalmente piorar a hipertensão, porque qualquer vasoconstrição α-mediada não apresenta oposição quando a vasodilatação β_2-mediada é bloqueada.
3. **Se a hipertensão for acompanhada por um exame neurológico focalmente anormal** (p. ex., hemiparesia), realizar tomografia computadorizada (TC) o mais rapidamente possível. Em um doente com um acidente vascular cerebral, a hipertensão geralmente não deve ser tratada, a menos que complicações específicas da pressão elevada (p. ex., insuficiência cardíaca ou isquemia cardíaca) estejam presentes. Consultar um neurologista ou um neurocirurgião.

ESTADO MENTAL ALTERADO

I. **Coma e estupor**
A. **Avaliação.** A diminuição do nível de consciência é a complicação grave mais comum da superdosagem ou intoxicação por fármacos. Exemplos de fármacos e toxinas que causam coma estão listados no Quadro I-10.
1. O coma é mais frequentemente um resultado de depressão global do sistema de ativação reticular do cérebro, causada por agentes anticolinérgicos, fármacos simpatolíticos, depressores generalizados do SNC ou toxinas que resultam em hipoxia celular.
2. O coma às vezes representa um fenômeno pós-ictal depois de uma convulsão induzida por fármaco ou toxina.
3. O coma também pode ser causado por lesão cerebral associada a infarto ou sangramento intracraniano. Sugere-se lesão cerebral pela presença de déficits neurológicos focais, que é confirmada por TC.
B. **Complicações.** O coma frequentemente é acompanhado por depressão respiratória, que é uma das principais causas de morte. Outras condições que podem acompanhar ou complicar o coma incluem hipotensão (p. 15), hipotermia (p. 20), hipertermia (p. 21) e rabdomiólise (p. 26).
C. **Diagnóstico diferencial.** Descartar o seguinte:
1. Traumatismo craniano ou outras causas de hemorragia intracraniana.
2. Níveis anormais de glicemia, sódio ou outros eletrólitos. A hipoglicemia é uma causa comum de estado mental alterado.
3. Hipoxia.
4. Hipotireoidismo.
5. Insuficiência hepática ou renal.

MANUAL DE TOXICOLOGIA CLÍNICA 19

QUADRO I-10 Fármacos e toxinas selecionados que causam coma ou estupor[a]

Depressores do sistema nervoso central geral	Hipoxia celular
Ácido valproico	Azida sódica
Agentes sedativos hipnóticos	Cianeto
Anti-histamínicos	Metemoglobinemia
Anticolinérgicos	Monóxido de carbono
Antidepressivos tricíclicos	Sulfeto de hidrogênio
Barbituratos	**Outros mecanismos ou mecanismos desconhecidos**
Benzodiazepínicos	Agentes hipoglicemiantes
Carbamazepina	Brometo
Etanol e outros alcoóis	Diquat
Fenotiazinas	Dissulfiram
GHB (gama-hidroxibutirato)	Fármacos anti-inflamatórios não esteroides (AINEs)
Agentes simpatolíticos	Fenciclidina (PCP)
Clonidina, tetra-hidrozolina e oximetazolina	Lítio
Metildopa	Salicilatos
Opioides	

[a]Adaptado em parte, com autorização, de Olson KR et al: *Med Toxicol* 1987;2:61.

6. Hipertermia ou hipotermia ambiental.
7. Infecções graves, como encefalite e meningite.

D. Tratamento

1. Manter aberta a via aérea e auxiliar a ventilação se necessário (p. 1-4). Administrar oxigênio suplementar.
2. Considerar a administração de glicose, tiamina, naloxona e, possivelmente, flumazenil.
   a. **Glicose.** Todos os pacientes com perturbação da consciência devem receber glicose concentrada, a menos que a hipoglicemia seja descartada com uma determinação imediata da glicose à beira do leito. Utilizar uma veia segura e evitar extravasamento; glicose concentrada é altamente irritante para os tecidos. As doses iniciais incluem o seguinte:
      (1) Adultos: glicose, 50 mL (25 g), IV.
      (2) Crianças: glicose a 25%, 2 mL/kg, IV.
   b. **Tiamina.** A tiamina é administrada para prevenir ou tratar a síndrome de Wernicke, que resulta de deficiência de tiamina em pacientes alcoólatras e outros com suspeita de deficiências de vitaminas. Não é administrada rotineiramente em crianças. Administrar tiamina, 100 mg, na solução IV ou IM (p. 557).
   c. **Naloxona.** Todos os pacientes com depressão respiratória devem receber naloxona (p. 529); se o paciente já estiver entubado e estiver sendo artificialmente ventilado, a naloxona não é imediatamente necessária e pode ser considerada um fármaco diagnóstico e não um fármaco terapêutico. *Atenção*: Embora a naloxona em si não tenha atividade depressora do SNC e normalmente possa ser administrada de maneira segura em doses elevadas, pode precipitar abstinência abrupta de opioides. Se uma anfetamina ou cocaína foi injetada ou consumida junto com heroína, a reversão da sedação induzida por opioides pode desmascarar hipertensão, taquicardia ou psicose mediada por estimulante. Além disso, edema pulmonar agudo é, por vezes, temporariamente associado à reversão abrupta da naloxona da intoxicação por opioides.
      (1) Administrar naloxona, 0,2-0,4 mg, IV (também pode ser administrada IM ou através de uma linha intraóssea).
      (2) Se não houver resposta dentro de 1-2 minutos, administrar 2 mg, IV.
      (3) Se ainda não houver resposta e a *overdose* de opioides for altamente suspeita pela história ou pelo quadro clínico (pupilas minúsculas, apneia ou hipotensão), administrar naloxona, até 10-20 mg, IV.
   d. Considerar **flumazenil** se benzodiazepínicos forem a única causa de suspeita do coma e não houver contraindicações (p. 507). *Atenção*: A utilização de flumazenil

pode precipitar convulsões em pacientes que são dependentes de benzodiazepínicos ou que tenham coingerido um fármaco convulsivante ou veneno.
3. Normalizar a temperatura do corpo (ver "Hipotermia" [p. 20] e "Hipertermia" [p. 21]).
4. Se houver qualquer dúvida sobre traumatismo do SNC ou acidente vascular cerebral, realizar TC da cabeça.
5. Se houver suspeita de meningite ou encefalite, realizar uma punção lombar e tratar com antibióticos apropriados.

II. **Hipotermia**
  A. **Avaliação.** A hipotermia pode simular ou complicar a superdosagem de fármacos e deve ser suspeitada em todos os pacientes em coma. Exemplos de fármacos e toxinas que causam hipotermia estão listados no Quadro I-11.
  1. A hipotermia é geralmente causada por exposição a baixa temperaturas ambiente em um paciente com mecanismos de resposta de termorregulação embotadas. Fármacos e toxinas podem induzir hipotermia, causando vasodilatação, inibindo a resposta de tremores, diminuindo a atividade metabólica ou causando perda de consciência em um ambiente frio.
  2. Um paciente cuja temperatura é inferior a 30°C pode parecer estar morto, com uma pulsação ou pressão arterial quase indetectável e sem reflexos. O ECG pode revelar uma deflexão terminal anormal (onda J ou onda de Osborne [ver Figura I-6]).
  B. **Complicações.** Pelo fato de haver uma redução generalizada da atividade metabólica e menor demanda de fluxo sanguíneo, a hipotermia é comumente acompanhada de hipotensão e bradicardia.
  1. Hipotensão ligeira (pressão sanguínea sistólica de 70-90 mmHg) em um paciente com hipotermia não deve ser tratada agressivamente; excesso de líquidos IV pode causar excesso de líquidos, reduzindo ainda mais a temperatura.
  2. Hipotermia grave (temperatura < 28-30°C) pode causar fibrilação ventricular intratável e parada cardíaca. Isso pode ocorrer de maneira abrupta, como, por exemplo, quando o paciente é movido ou reaquecido muito rapidamente ou quando uma RCP é realizada.
  C. **Diagnóstico diferencial.** Descartar o seguinte:
  1. Sepse.
  2. Hipoglicemia.
  3. Hipotireoidismo.
  4. Insuficiência suprarrenal.
  5. Deficiência de tiamina.
  D. **Tratamento**
  1. Manter aberta a via aérea e auxiliar a ventilação se necessário (p. 1-4). Administrar oxigênio suplementar.
  2. Pelo fato de a frequência de pulso poder ser profundamente lenta e fraca, realizar uma avaliação cardiológica cuidadosa antes de supor que o paciente está em parada cardíaca. *Não* tratar bradicardia, pois ela desaparece com o reaquecimento.
  3. A não ser que o paciente esteja em parada cardíaca (assistolia ou fibrilação ventricular), reaquecê-lo lentamente (com cobertores, líquidos IV aquecidos e inalação de névoa aquecida) para evitar arritmias de reaquecimento.
  4. Para os pacientes em parada cardíaca, agentes antiarrítmicos usuais e contrachoque de corrente contínua são frequentemente ineficazes até que a temperatura central esteja acima de 30-32°C. Realizar RCP e iniciar reaquecimento interno ativo (p. ex., lavagem

QUADRO I-11 Fármacos e toxinas selecionados que causam hipotermia[a]

Barbituratos	Fenotiazinas
Etanol e outros alcoóis	Agentes sedativos hipnóticos
Agentes hipoglicêmicos	Antidepressivos tricíclicos
Opioides	Vasodilatadores

[a] Adaptado em parte, com autorização, de Olson KR et al: *Med Toxicol* 1987;2:60.

pleural, gástrica ou peritoneal com líquidos aquecidos; circulação extracorpórea). Para fibrilação ventricular refratária, bretílio, 5-10 mg/kg, IV, era recomendado no passado, mas o fármaco não está mais disponível nos Estados Unidos.*

5. Massagem cardíaca aberta, com irrigação quente direta do ventrículo, ou circulação extracorpórea parcial pode ser necessária em pacientes com hipotermia em parada cardíaca que não respondem ao tratamento anteriormente descrito.

6. Se o paciente estiver hipoglicêmico, administrar glicose e tiamina (p. 19).

7. Se houver suspeita de insuficiência suprarrenal, coletar sangue para um nível de cortisol sérico e administrar 100 mg de hidrocortisona IV.

III. **Hipertermia**

A. **Avaliação.** Hipertermia (temperatura > 40°C) pode ser uma complicação catastrófica de intoxicação por uma variedade de fármacos e toxinas (Quadro I-12). Ela pode ser causada pela produção de calor excessivo resultante de convulsões contínuas, rigidez ou outra hiperatividade muscular; taxa metabólica aumentada; dissipação de calor deficiente secundária à transpiração diminuída (p. ex., agentes anticolinérgicos) ou distúrbios hipotalâmicos.

1. **Síndrome neuroléptica maligna (SNM)** é um distúrbio hipertérmico observado em alguns pacientes que tomam antipsicóticos e é caracterizado por hipertermia, rigidez muscular (muitas vezes tão grave que é chamada de rigidez em "cachimbo de chumbo"), acidose metabólica e confusão.

2. A **hipertermia maligna** é uma doença hereditária que causa hipertermia grave, acidose metabólica e rigidez após a administração de alguns agentes anestésicos (mais comumente succinilcolina e anestésicos inalatórios).

3. **Síndrome da serotoninérgica** ocorre principalmente em pacientes que tomam inibidores da monoaminoxidase (IMAOs) (p. 282), que também tomam fármacos que aumentam a serotonina, como meperidina, fluoxetina ou outros inibidores seletivos de recaptação da serotonina (ISRSs; ver "Antidepressivos" [p. 132]), e caracteriza-se por irritabilidade, rigidez muscular e mioclonia (especialmente dos membros inferiores), diaforese, instabilidade autonômica e hipertermia. Também pode ocorrer em pessoas que tomaram uma superdosagem ou uma combinação de ISRSs, mesmo sem o uso concomitante de IMAOs.

B. **Complicações.** Quando não tratada, a hipertermia grave provavelmente resulta em hipotensão, rabdomiólise, coagulopatia, insuficiência cardíaca e renal, lesão cerebral e morte. Os sobreviventes frequentemente têm sequelas neurológicas permanentes.

QUADRO I-12 Fármacos e toxinas selecionados que causam hipertermia[a]

Excesso de hiperatividade, rigidez muscular ou convulsões	Comprometimento da dissipação do calor ou de termorregulação
Amoxapina	Amoxapina
Anfetaminas e derivados (incluindo MDMA)	Agentes anticolinérgicos
Antidepressivos tricíclicos	Anti-histamínicos
Cocaína	Antidepressivos tricíclicos
Fenciclidina (PCP)	Fenotiazinas e outros agentes antipsicóticos
Inibidores da monoaminoxidase	**Outros**
Lítio	Abstinência de etanol ou de fármacos sedativos hipnóticos
LSD (dietilamida do ácido lisérgico)	Febre da fumaça de metal
Maprotilina	Hiperpirexia por esforço
Aumento da taxa metabólica	Hipertermia maligna
Dinitrofenol e pentaclorofenol	Síndrome neuroléptica maligna (SNM)
Hormônio da tireoide	Síndrome serotonérgica
Salicilatos	

[a] Adaptado em parte, com autorização, de Olson KR et al: Med Toxicol 1987;2:59.

* N. de R.T. Bretílio também não está disponível comercialmente no Brasil.

C. **Diagnóstico diferencial.** Descartar o seguinte:
   1. Abstinência de fármaco sedativo hipnótico ou etanol (*delirium tremens*).
   2. Hiperpirexia por esforço ou ambiental.
   3. Tireotoxicose.
   4. Meningite ou encefalite.
   5. Outras infecções graves.
D. **Tratamento. Resfriamento imediato e rápido** é essencial para evitar a morte ou danos cerebrais graves.
   1. Manter aberta a via aérea e auxiliar a ventilação se necessário (p. 1-4). Administrar oxigênio suplementar.
   2. Administrar líquidos IV que contenham glicose e administrar um bólus de glicose concentrada (p. 510) se o paciente estiver hipoglicêmico.
   3. Controlar rapidamente as convulsões (ver adiante), a agitação (p. 24) ou a rigidez muscular (p. 25).
   4. Iniciar resfriamento externo com esponja tépida (morna) e uso de ventilador. Esse método evaporativo é o mais eficiente de resfriamento.
   5. É frequente ocorrerem tremores com o resfriamento externo rápido, e isso pode gerar ainda mais calor. Alguns médicos recomendam clorpromazina para cessar o tremor, mas esse agente pode diminuir o limiar convulsivo, inibir a transpiração e causar hipotensão. É preferível utilizar um benzodiazepínico, como diazepam, 0,1-0,2 mg/kg, IV, lorazepam, 0,05-0,1 mg/kg, IV, ou midazolam, 0,05-0,1 mg/kg, IV ou IM (p. 560), ou usar paralisia neuromuscular (ver a seguir).
   6. O meio mais rapidamente eficaz e confiável de abaixamento da temperatura é a paralisia neuromuscular. Deve-se administrar um agente não despolarizante (p. 466), como o vecurônio, 0,1 mg/kg, IV. *Atenção*: O paciente vai parar de respirar; deve-se estar preparado para ventilar e fazer entubação endotraqueal.
   7. **Hipertermia maligna.** Se a rigidez muscular persistir apesar da administração de bloqueadores neuromusculares, deve-se suspeitar de um defeito no nível da célula muscular (ou seja, hipertermia maligna). Administrar dantroleno, 1-10 mg/kg, IV (p. 481).
   8. **Síndrome neuroléptica maligna (SNM).** Considerar bromocriptina (p. 471).
   9. **Síndrome da serotonérgica.** Relatos de casos anedóticos sugerem benefício com ciproeptadina (Periactina), 12 mg, por via oral (VO) inicialmente, seguidos de 4 mg por hora, por 3-4 doses (p. 480). Clorpromazina, 25-50 mg, IV, também tem sido utilizada.

IV. **Convulsões**
A. **Avaliação.** As convulsões são uma das principais causas de morbidade e mortalidade por superdosagem de fármacos ou intoxicação. As convulsões podem ser simples e breves ou múltiplas e contínuas, e podem resultar de uma variedade de mecanismos (Quadro I-13).
   1. Convulsões generalizadas em geral resultam em perda de consciência, frequentemente acompanhada por mordedura da língua e incontinência fecal e urinária.
   2. Outras causas da hiperatividade ou rigidez muscular (p. 25) podem ser confundidas com convulsões, especialmente se o paciente também estiver inconsciente.
B. **Complicações**
   1. Qualquer convulsão pode causar comprometimento da via aérea, resultando em apneia ou aspiração pulmonar.
   2. Convulsões múltiplas ou prolongadas podem causar acidose metabólica grave, hipertermia, rabdomiólise e lesão cerebral.
C. **Diagnóstico diferencial.** Descartar o seguinte:
   1. Qualquer distúrbio metabólico grave (p. ex., hipoglicemia, hiponatremia, hipocalcemia ou hipoxia).
   2. Traumatismo craniano com lesão intracraniana.
   3. Epilepsia idiopática.
   4. Abstinência de álcool ou de fármaco sedativo hipnótico.
   5. Hipertermia por esforço ou ambiental.

MANUAL DE TOXICOLOGIA CLÍNICA 23

QUADRO I-13 Fármacos e toxinas selecionados que causam convulsões[a]

Agentes adrenérgicos simpatomiméticos	Antidepressivos e antipsicóticos
Anfetaminas e derivados (incluindo MDMA)	Abstinência de etanol ou de fármacos sedativos hipnóticos
Cafeína	
Cocaína	Ácido mefenâmico
Efedrina	Amoxapina
Fenciclidina (PCP) Fenilpropanolamina	Antidepressivos tricíclicos
Teofilina	Brometo de metila
Outros	Bupropiona
Ácido bórico	Chumbo e outros metais pesados
Agentes colinérgicos (carbamatos, nicotina, organofosfatos)	Estricnina (opistótono e rigidez)
	Fenilbutazona
Antagonistas do receptor β (primariamente propranolol; não relatado para atenolol, metoprolol, pindolol ou practolol)	Fenóis
	Fenotiazinas
	GHB (gama-hidroxibutirato) Isoniazida (INH)
Anti-histamínicos (difenidramina, hidroxizina)	Haloperidol e butirofenonas
Cânfora	Lamotrigina
Carbamazepina	Lidocaína e outros anestésicos locais
Cicutoxina (cicuta aquática) e outras toxinas vegetais	Lítio
Citrato	Loxapina, clozapina e olanzapina
DEET (dietiltoluamida) (rara)	Meperidina (metabólito normeperidina)
Etilenoglicol	Metaldeído
Fipronil	Metanol
Fluoreto	Piroxicam
Foscarnet	Salicilatos
Hidrocarboneto clorado	Venlafaxina e outros inibidores de recaptação de serotonina
Hipoxia celular (p. ex., monóxido de carbono, cianeto, sulfeto de hidrogênio)	
	Tiagabina
	Tramadol

[a]Adaptado em parte, com autorização, de Olson KR et al: *Med Toxicol* 1987;2:63.

6. Infecção do SNC, como meningite ou encefalite.
7. Convulsões febris em crianças.

D. Tratamento

1. Manter a via aérea aberta e auxiliar a ventilação se necessário (p. 1-4). Administrar oxigênio suplementar.
2. Administrar naloxona (p. 529) caso se suspeite que as convulsões sejam causadas por hipoxia resultante de depressão respiratória associada a opioide.
3. Verificar se há hipoglicemia e administrar glicose e tiamina como para o coma (p. 19).
4. Usar um ou mais dos seguintes anticonvulsivantes. ***Atenção***: Os anticonvulsivantes podem causar hipotensão, parada cardíaca ou parada respiratória se administrados muito rapidamente.
   a. Diazepam, 0,1-0,2 mg/kg, IV (p. 460).
   b. Lorazepam, 0,05-0,1 mg/kg, IV (p. 460).
   c. Midazolam, 0,1-0,2 mg/kg, IM (útil quando o acesso IV é difícil), ou 0,05-0,1 mg/kg, IV (p. 460).
   d. Fenobarbital, 10-15 mg/kg, IV; infusão lenta durante 15-20 minutos (p. 503).
   e. Pentobarbital, 5-6 mg/kg, IV; infusão lenta durante 8-10 minutos, em seguida, infusão contínua a 0,5-3 mg/kg/h, titulada para efeito (p. 504).
   f. Propofol, 2-2,5 mg/kg, IV (crianças: 2,5-3,5 mg/kg), em incrementos de infusão (40 mg de cada vez, em adultos) IV a cada 10-20 segundos até o efeito desejado (p. 548).
   g. Fenitoína, 15-20 mg/kg, IV; infusão lenta durante 25-30 minutos (p. 502). ***Nota***: A fenitoína é ineficaz para convulsões causadas por teofilina e é considerada o anticonvulsivante de *última* escolha para a maioria das convulsões induzidas por fármacos.

5. Verificar imediatamente a **temperatura** retal ou timpânica e resfriar o paciente rapidamente (p. 22) se a temperatura for superior a 40ºC. O método mais rápido e confiavelmente eficaz de controle da temperatura é a paralisia neuromuscular com vecurônio, 0,1 mg/kg, IV (p. 466), ou outro bloqueador neuromuscular não despolarizante. *Atenção*: Se a paralisia for utilizada, o paciente deve ser entubado e ventilado; além disso, deve-se monitorar o eletrencefalograma para atividade convulsiva cerebral contínua, porque as convulsões musculares periféricas não são mais visíveis.
6. Usar os seguintes antídotos específicos, caso estejam disponíveis:
   a. Piridoxina (p. 544) para isoniazida (INH; p. 301).
   b. Pralidoxima (2-PAM, p. 546) ou atropina (p. 454), ou ambos, para inseticidas organofosforados ou carbamatos (p. 285).

V. **Agitação, delirium ou psicose**
   A. **Avaliação.** Delírio, agitação ou psicose podem ser causados por uma variedade de fármacos e toxinas (Quadro I-14). Além disso, esses sintomas podem resultar de um distúrbio funcional do pensamento ou de encefalopatia metabólica causada por doença clínica.
   1. Psicose funcional ou agitação e psicose induzida por estimulantes são normalmente associadas a um sensório íntegro, e as alucinações são predominantemente auditivas.
   2. Com encefalopatia metabólica ou delírio induzido por fármacos, geralmente há alteração do sensório (manifestada por confusão ou desorientação). As alucinações, quando ocorrem, são predominantemente visuais. O delírio anticolinérgico é muitas vezes acompanhado por taquicardia, pupilas dilatadas, rubor, pele e membranas mucosas secas, diminuição do peristaltismo e retenção urinária.
   B. **Complicações.** Agitação, especialmente se acompanhada por comportamento hipercinético e luta, pode resultar em hipertermia (p. 21) e rabdomiólise (p. 26).
   C. **Diagnóstico diferencial.** Descartar o seguinte:
   1. Distúrbio metabólico grave (hipoxia, hipoglicemia ou hiponatremia).
   2. Abstinência de álcool ou de fármaco sedativo hipnótico.
   3. Tireotoxicose.
   4. Infecção do SNC, como meningite ou encefalite.
   5. Hipertermia induzida por esforço ou ambiental.
   D. **Tratamento.** Às vezes, o paciente pode ser acalmado com palavras tranquilizadoras e redução de ruído, luz e estimulação física. Se isso não for rapidamente eficaz, controlar rapidamente o paciente para determinar a temperatura retal ou timpânica e iniciar o tratamento de resfriamento rápido e outros, se necessário.

QUADRO I-14 Fármacos e toxinas selecionados que causam agitação, delírio ou confusão[a]

Predomínio de confusão ou delírio	Agitação ou psicose
Abstinência do etanol ou de fármacos sedativos hipnóticos	Anfetaminas e derivados
	Cafeína
Agentes anticolinérgicos	Cicloserina
Amantadina	Cocaína
Anti-histamínicos	Dextrometorfano
Brometo	Esteroides (p. ex., prednisona)
Chumbo e outros metais pesados	Fenciclidina (PCP)
Cimetidina	Inibidores seletivos de recaptação da serotonina (ISRSs)
Dissulfiram	LSD (dietilamida do ácido lisérgico)
Monóxido de carbono	Maconha
Levodopa	Mercúrio
Lidocaína e outros anestésicos locais	Procaína
Lítio	Teofilina
Salicilatos	

[a]Adaptado em parte, com autorização, de Olson KR et al: *Med Toxicol* 1987;2:62.

MANUAL DE TOXICOLOGIA CLÍNICA   25

1. Manter a via aérea aberta e auxiliar a ventilação se necessário (p. 1-4). Administrar oxigênio suplementar.
2. Tratar a hipoglicemia (p. 35), a hipoxia (p. 6) ou outros distúrbios metabólicos.
3. Administrar uma das seguintes benzodiazepinas:
   a. Midazolam, 0,05-0,1 mg/kg, IV, ao longo de 1 minuto, ou 0,1-0,2 mg/kg, IM (p. 460).
   b. Lorazepam, 0,05-0,1 mg/kg, IV, ao longo de 1 minuto (p. 460).
   c. Diazepam, 0,1-0,2 mg/kg, IV, ao longo de 1 minuto (p. 460).
4. Considerar o uso de um agente antipsicótico:
   a. Ziprasidona, 10-20 mg, IM, ou olanzapina, 5-10 mg, IM (p. 498).
   b. Agentes antipsicóticos mais antigos que muitas vezes são utilizados para agitação incluem droperidol, 2,5-5 mg, IV, ou haloperidol, 0,1-0,2 mg/kg, IM ou IV, em 1 minuto (p. 498). *Nota*: Não administrar sal de *decanoato* de haloperidol por via intravenosa.
   Atenção: Tanto o droperidol como o haloperidol causaram prolongamento do intervalo QT e taquicardia ventricular polimórfica (torsade de pointes) e devem ser evitados ou usados com grande cautela em pacientes com prolongamento do intervalo QT preexistente ou com toxicidade de agentes conhecidos por prolongar o intervalo QT.
5. Para *delirium* agitado induzido por anticolinérgico, considerar o uso de fisostigmina, 0,5-1 mg, IV (p. 505). *Atenção*: Não usar em pacientes com superdosagem de antidepressivos tricíclicos ou bloqueador do canal de sódio se houver evidência de um distúrbio de condução cardíaca (p. ex., intervalo QRS prolongado).
6. Se a hipertermia ocorre como resultado de hiperatividade muscular excessiva, indica-se paralisia musculoesquelética. Usar vecurônio, 0,1 mg/kg, IV (p. 522), ou outro bloqueador neuromuscular não despolarizante. *Atenção*: Deve-se estar preparado para ventilar e entubar endotraquealmente o paciente após a paralisia muscular.

OUTRAS COMPLICAÇÕES

I. Distonia, discinesia e rigidez
   A. **Avaliação**. Exemplos de fármacos e toxinas que causam movimentos anormais ou rigidez estão listados no Quadro I-15.
   1. **Reações distônicas** são comuns com doses terapêuticas ou tóxicas de muitos agentes antipsicóticos e com alguns antieméticos. Acredita-se que o mecanismo de gatilho dessas reações esteja relacionado com o bloqueio central da dopamina. As distonias geralmente consistem em rotação do pescoço forçada, involuntária e muitas vezes dolorosa (torcicolo), protrusão da língua, extensão da mandíbula ou trismo. Outros distúrbios

QUADRO I-15   Fármacos e toxinas selecionados que causam distonias, discinesias e rigidez[a]

Distonia	Discinesias
Estricnina	Agentes anticolinérgicos
Fenciclidina (PCP)	Anfetaminas
Fenotiazinas (proclorperazina)	Anti-histamínicos
Haloperidol e butirofenonas	Antidepressivos tricíclicos
Hipertermia maligna	Cafeína
Inibidores da monoaminoxidase	Carbamazepina
Lítio	Carisoprodol
Metaqualona	Cetamina
Metoclopramida	Cocaína
Picada de aranha viúva negra	GHB (gama-hidroxibutirato)
Rigidez	Inibidores seletivos da recaptação da serotonina (ISRSs)
Síndrome neuroléptica maligna	Levodopa
Tétano	Lítio
Ziprasidona e outros agentes antipsicóticos atípicos	PCP

[a]Adaptado em parte, com autorização, de Olson KR et al: *Med Toxicol* 1987;2:64.

de movimento extrapiramidais ou parkinsonianos (p. ex., esfregar os dedos indicador e polegar, bradicinesia e fácies em máscara) também podem ser observados com esses agentes.
2. Em contrapartida, as **discinesias** são geralmente movimentos corporais repetitivos rápidos que podem envolver pequenos grupos musculares localizados (p. ex., arremesso da língua, mioclonia focal) ou podem consistir em atividade hipercinética generalizada. A causa não é o bloqueio de dopamina, mas, mais comumente, o aumento da atividade da dopamina central ou o bloqueio dos efeitos colinérgicos centrais.
3. A **rigidez** também pode ser observada com algumas toxinas e pode ser causada por efeitos do SNC ou estimulação da medula espinal. Síndrome neuroléptica maligna e síndrome serotonérgica (p. 21) são caracterizadas por rigidez, hipertermia, acidose metabólica e um estado mental alterado. A rigidez observada com hipertermia maligna (p. 21) é causada por um defeito no nível da célula muscular e pode não ser revertida com o bloqueio neuromuscular.
B. **Complicações.** Rigidez muscular sustentada ou hiperatividade pode resultar em rabdomiólise (p. 26), hipertermia (p. 21), insuficiência ventilatória (p. 5) ou acidose metabólica (p. 33).
C. **Diagnóstico diferencial.** Descartar o seguinte:
1. Rigidez catatônica causada por transtorno de pensamento funcional.
2. Tétano.
3. Acidente vascular cerebral.
4. Encefalopatia pós-anóxica.
5. Parkinsonismo idiopático.
D. **Tratamento**
1. Manter aberta a via aérea e auxiliar a ventilação se necessário (p. 1-4). Administrar oxigênio suplementar.
2. Verificar a temperatura retal ou timpânica e tratar a hipertermia (p. 21) rapidamente se a temperatura for superior a 40°C.
3. **Distonia.** Administrar um agente anticolinérgico como a difenidramina (p. 485), 0,5-1 mg/kg, IM ou IV, ou benzotropina (p. 467), 1-4 mg, IM, em adultos. Seguir esse tratamento com a terapia oral por 2-3 dias.
4. **Discinesia.** Não tratar com agentes anticolinérgicos. Em vez disso, administrar um sedativo, como diazepam, 0,1-0,2 mg/kg, IV (p. 460), lorazepam, 0,05-0,1 mg, IV ou IM, ou midazolam, 0,05-0,1 mg/kg, IV, ou 0,1-0,2 mg/kg, IM (p. 460).
5. **Rigidez.** Não tratar com agentes anticolinérgicos. Em vez disso, administrar um sedativo (ver item 4 diretamente anterior) ou fornecer terapia farmacológica específica da seguinte maneira:
a. Dantroleno (p. 481) para hipertermia maligna (p. 21).
b. Bromocriptina (p. 471) para a síndrome neuroléptica maligna (p. 21).
c. Benzodiazepínicos ou antiveneno *Latrodectus* (p. 451) para uma picada de aranha viúva negra (p. 141).

II. **Rabdomiólise**
A. **Avaliação.** Necrose da célula muscular é uma complicação comum da intoxicação. Exemplos de fármacos e toxinas que causam rabdomiólise estão listados no Quadro I-16.
1. As causas de rabdomiólise incluem imobilização prolongada sobre uma superfície dura, convulsões excessivas ou hiperatividade muscular, hipertermia e efeitos citotóxicos diretos do fármaco ou toxina (p. ex., monóxido de carbono, colchicina, *Tricholoma* e cogumelos *Russula*, e alguns venenos de serpentes).
2. O diagnóstico é feito ao encontrar urina Hematest-positivo com pouco ou nenhum eritrócito íntegro ou nível sérico elevado de creatinaquinase (CK).
B. **Complicações.** A mioglobina liberada pelas células musculares lesionadas pode precipitar nos rins, causando necrose tubular aguda e insuficiência renal. Isso é mais provável quando o nível sérico de CK excede vários milhares de UI/L e se o paciente estiver desidratado. Com rabdomiólise, hiperpotassemia, hiperfosfatemia, hiperuricemia e hipocalcemia graves também podem ocorrer.

MANUAL DE TOXICOLOGIA CLÍNICA   27

QUADRO I-16   Fármacos e toxinas selecionados que causam rabdomiólise

Hiperatividade, rigidez ou convulsões musculares excessivas	Outros mecanismos ou mecanismos desconhecidos
Anfetaminas e derivados	Cicuta
Antidepressivos tricíclicos	Cogumelos (algumas espécies de *Amanita, Russula, Tricholoma*)
Clozapina e olanzapina	
Cocaína	Colchicina
Convulsões causadas por uma variedade de agentes	Doença de Haff (toxina desconhecida encontrada nos peixes do Báltico, peixe-búfalo)
Estricnina	
Fenciclidina (PCP)	Etanol
Inibidores de monoaminoxidase	Etilenoglicol
Lítio	Fármacos para colesterol do grupo das estatinas (p. ex., cerivastatina) Traumatismo
Tétano	
	Genfibrozila
	Herbicidas clorofenóxi
	Hipertermia causada por uma variedade de agentes
	Hipopotassemia
	Imobilidade prolongada (p. ex., coma decorrente de superdosagem de fármaco depressor do sistema nervoso central)
	Monóxido de carbono

C. Diagnóstico diferencial. A hemólise que conduz a hemoglobinúria também pode produzir urina Hematest-positivo.

D. Tratamento

1. Recuperar agressivamente o volume em pacientes desidratados. Então, estabelecer uma taxa de fluxo constante de urina (3-5 mL/kg/h) com líquidos IV. Para rabdomiólise maciça acompanhada por oligúria, considerar também um bólus de manitol, 0,5 g/kg, IV (p. 525).
2. Alguns clínicos alcalinizam a urina adicionando 100 mEq de bicarbonato de sódio para cada litro de glicose a 5%. (Urina ácida pode promover a deposição de mioglobina nos túbulos.)
3. Prestar cuidados de apoio intensivos, incluindo hemodiálise, se necessário, para a insuficiência renal aguda. A função renal é normalmente recuperada em 2-3 semanas.

III. Reações anafiláticas e anafilactoides

A. Avaliação. Exemplos de fármacos e toxinas que causam reações anafiláticas ou anafilactoides são apresentados no Quadro I-17. Essas reações são caracterizadas por broncospasmo e permeabilidade vascular aumentada, que pode levar a edema de laringe, erupção cutânea e hipotensão.

QUADRO I-17   Fármacos e toxinas selecionados que causam reações anafiláticas ou anafilactoides

Reações anafiláticas (mediadas por IgE)	Reações anafilactoides (não mediadas por IgE)
Alimentos (castanhas, peixe, molusco)	Acetilcisteína (quando administrada IV)
Antissoro (antivenenos)	Escombroide
Extratos de alérgeno para imunoterapia	Hemoderivados
Penicilinas e outros antibióticos	Meio de contraste iodado
Picadas de *Himenoptera* e outros insetos	Opioides (p. ex., morfina)
Vacinas	Tubocurarina
Outras reações ou não classificadas	
Exercício	
Sulfitos	
Tintura de tartrazina	

1. **Anafilaxia** ocorre quando um paciente com imunoglobulina E (IgE) específica do antígeno ligada à superfície de mastócitos e basófilos é exposto ao antígeno, que desencadeia a liberação de histamina e de vários outros compostos vasoativos.
2. **Reações anafilactoides** também são causadas pela liberação de compostos ativos dos mastócitos, mas não envolvem a sensibilização prévia ou mediação por meio de IgE.
B. **Complicações.** Reações anafiláticas ou anafilactoides graves podem resultar em obstrução laríngea, parada respiratória, hipotensão e morte.
C. **Diagnóstico diferencial.** Descartar o seguinte:
   1. Ansiedade com síncope vasodepressora ou hiperventilação.
   2. Efeitos farmacológicos do fármaco ou toxina (p. ex., reação à procaína com penicilina procaína).
   3. Broncospasmo ou edema de laringe proveniente da exposição a gás irritante.
D. **Tratamento**
   1. Manter aberta a via aérea e auxiliar a ventilação se necessário (p. 1-4). Entubação endotraqueal pode ser necessária se o inchaço da laringe for grave. Administrar oxigênio suplementar.
   2. Tratar hipotensão com líquidos IV cristaloides (p. ex., soro fisiológico) e colocar o paciente em posição supina.
   3. Administrar epinefrina (p. 493) como segue:
      a. Para reações brandas a moderadas, administrar 0,3-0,5 mg por via subcutânea (SC; crianças: 0,01 mg/kg até o máximo de 0,5 mg).
      b. Para reações graves, administrar um bólus de 0,05-0,1 mg, IV, a cada 5 minutos, ou administrar uma infusão a partir de uma taxa de 1-4 µg/min e titulação para cima, conforme necessário.
   4. Administrar difenidramina (p. 485), 0,5-1 mg/kg, IV, ao longo de 1 minuto. Seguir com a terapia oral por 2-3 dias. Um bloqueador de histamina2 (H_2), como ranitidina (p. 478), 150 mg, IV, a cada 12 horas, também é útil.
   5. Administrar um corticoide, como hidrocortisona, 200-300 mg, IV, ou metilprednisolona, 40-80 mg, IV.

DIAGNÓSTICO DE INTOXICAÇÃO

O diagnóstico e o tratamento da intoxicação frequentemente devem ser realizadas, sem os resultados de exames toxicológicos extensos. Felizmente, na maioria dos casos, o diagnóstico pode ser feito utilizando-se cuidadosamente os dados recolhidos a partir da história, exame físico direcionado e de testes de laboratório comumente disponíveis.

I. **História.** Embora frequentemente pouco confiáveis ou incompletos, a história de ingestão pode ser muito útil se obtida de maneira cuidadosa.
   A. Perguntar ao paciente sobre todos os medicamentos tomados, como aqueles isentos de prescrição, os fitoterápicos e as vitaminas.
   B. Perguntar aos membros da família, amigos e equipe paramédica sobre qualquer medicamento prescrito ou isento de prescrição que se saiba ser utilizado pelo paciente ou por outras pessoas da casa.
   C. Obter quaisquer medicamentos disponíveis ou parafernália farmacológica para exame posterior, mas deve-se manuseá-los com muito cuidado para evitar intoxicação por contato com a pele ou por contato inadvertido com agulha com potencial para transmissão de vírus da hepatite B ou vírus da imunodeficiência humana (HIV).
   D. Verificar com a farmácia onde os medicamentos encontrados com o paciente foram obtidos para determinar se outros medicamentos prescritos foram obtidos no mesmo local.

II. **Exame físico**
   A. **Achados gerais.** Realizar um exame cuidadosamente direcionado, enfatizando os principais achados físicos que podem revelar uma das "síndromes autonômicas" comuns. Variáveis im-

MANUAL DE TOXICOLOGIA CLÍNICA   29

TABELA I-1 Síndromes autonômicas[a,b]

	Pressão arterial	Frequência de pulso	Tamanho da pupila	Sudorese	Peristaltismo
α-adrenérgica	+	–	+	+	–
β-adrenérgica	±	+	±	±	±
Adrenérgica mista	+	+	+	+	–
Anticolinérgica (antimuscarínica)	±	+	+	– –	– –
Colinérgica mista	±	±	– –	+	+
Muscarínica	–	– –	– –	+	+
Nicotínica	+	+	±	+	+
Simpatolítica	–	–	– –	–	–

[a]Legenda para os símbolos: + = aumentado; + + = acentuadamente aumentado; – = reduzido; – – = acentuadamente reduzido; ± = efeito misto, sem efeito ou imprevisível.
[b]Adaptada, com autorização, de Olson KR et al: *Med Toxicol* 1987;2:54.

portantes no exame físico autônomo incluem pressão arterial, pulsação, tamanho da pupila, sudorese e atividade peristáltica. As síndromes autonômicas estão resumidas na Tabela I-1.

1. **Síndrome α-adrenérgica.** Hipertensão com bradicardia reflexa é característica de síndrome α-adrenérgica. As pupilas geralmente ficam dilatadas. (Exemplos: fenilpropanolamina e fenilefrina.)
2. **Síndrome β-adrenérgica.** Vasodilatação β_2-mediada pode causar hipotensão. Taquicardia é comum. (Exemplos: albuterol, metaproterenol, teofilina e cafeína.)
3. **Síndrome mista α e β-adrenérgica.** A hipertensão é acompanhada por taquicardia. As pupilas estão dilatadas. A pele fica suada, embora as membranas mucosas fiquem secas. (Exemplos: cocaína e anfetamina.)
4. **Síndrome simpatolítica.** A pressão arterial e a pulsação estão diminuídas. (Exceções: antagonistas dos receptores periféricos α podem causar hipotensão com taquicardia reflexa; agonistas α_2 podem causar vasoconstrição periférica com hipertensão transitória.) As pupilas são pequenas, frequentemente bastante reduzidas. Geralmente o peristaltismo é reduzido. (Exemplos: agonistas α_2 de ação central [clonidina e metildopa], opioides e fenotiazinas.)
5. **Síndrome colinérgica nicotínica.** A estimulação de receptores nicotínicos nos gânglios autonômicos ativa os sistemas parassimpático e simpático, com resultados imprevisíveis. Uma estimulação excessiva frequentemente leva a bloqueio de despolarização. Assim, a taquicardia inicial pode ser seguida de bradicardia, e as fasciculações musculares podem ser seguidas por paralisia. (Exemplos: nicotina e bloqueador neuromuscular despolarizante succinilcolina, que atuam sobre os receptores nicotínicos no músculo esquelético.)
6. **Síndrome colinérgica muscarínica.** Os receptores muscarínicos estão localizados nos órgãos do sistema parassimpático. Sua estimulação provoca bradicardia, miose, sudorese, hiperperistalse, broncorreia, chiado, salivação excessiva e incontinência urinária. (Exemplo: betanecol.)
7. **Síndrome colinérgica mista.** Pelo fato de ambos os receptores – nicotínicos e muscarínicos – serem estimulados, podem-se observar efeitos mistos. As pupilas em geral são mióticas (de tamanho pontiforme). A pele fica suada e a atividade peristáltica é aumentada. As fasciculações são uma manifestação da estimulação nicotínica da junção neuromuscular e podem progredir para fraqueza muscular ou paralisia. (Exemplos: inseticidas organofosforados e carbamatos e fisostigmina.)
8. **Síndrome anticolinérgica (antimuscarínica).** Taquicardia com hipertensão é comum. As pupilas ficam muito dilatadas. A pele fica avermelhada, quente e seca. O peristaltismo é reduzido e a retenção urinária é comum. Os pacientes podem ter movimentos

QUADRO I-18 Causas selecionadas de mudanças no tamanho da pupila[a]

PUPILAS CONTRAÍDAS (MIOSE)	PUPILAS DILATADAS (MIDRÍASE)
Agentes simpatolíticos	**Agentes simpatomiméticos**
Ácido valproico	Anfetaminas e derivados
Clonidina	Cocaína
Fenotiazinas	Dopamina
Opioides	Inibidores de monoaminoxidase
Tetra-hidrozolina e oximetazolina	LSD (dietilamida do ácido lisérgico)
Agentes colinérgicos	Nicotina[b]
Fisostigmina	**Agentes anticolinérgicos**
Inseticidas de carbamato	Anti-histamínicos
Nicotina[b]	Antidepressivos tricíclicos
Organofosfatos	Atropina e outros anticolinérgicos
Pilocarpina	Carbamazepina
Outros	Glutetimida
Azia	
Hemorragia subaracnoide	
Infarto pontino	

[a] Adaptado em parte, com autorização, de Olson KR et al: *Med Toxicol* 1987;2:66.
[b] Nicotina pode fazer as pupilas dilatarem (raro) ou contraírem (comum).

espasmódicos ou coreoatetoides mioclônicos. O delírio agitado é comum, e pode ocorrer hipertermia. (Exemplos: atropina, escopolamina, benztropina, anti-histamínicos e antidepressivos; todos esses fármacos são primariamente antimuscarínicos.)

B. **Achados oculares**
1. **O tamanho da pupila** é afetado por uma série de medicamentos que atuam no sistema nervoso autônomo. O Quadro I-18 lista as causas comuns de miose e midríase.
2. **Nistagmo** de olhar horizontal é comum com uma variedade de fármacos e toxinas, incluindo barbitúricos, álcool, carbamazepina, fenitoína e envenenamento por escorpiões. Fenciclidina (PCP) pode causar nistagmo horizontal, vertical e até mesmo rotatório.

C. **Neuropatia.** Uma variedade de medicamentos e venenos pode causar neuropatia sensorial ou motora, geralmente após exposição repetida crônica (Quadro I-20). Alguns agentes (p. ex., arsênio e tálio) podem causar neuropatia após uma única grande exposição.

D. **Achados abdominais.** A atividade peristáltica é comumente afetada por fármacos e toxinas (ver Tabela I-1).
1. Íleo pode também ser causado por **fatores mecânicos**, tais como lesão do trato gastrintestinal, com perfuração e peritonite ou obstrução mecânica ou por corpo estranho ingerido.
2. Distensão abdominal e íleo também podem ser uma manifestação de **infarto agudo do intestino**, uma complicação rara, mas catastrófica, que resulta de uma hipotensão prolongada ou vasospasmo da artéria mesentérica (causada, p. ex., por derivados do ergot ou anfetaminas). Radiografias ou TC podem revelar ar na parede intestinal, na árvore biliar ou na veia hepática. Os níveis séricos de fósforo e fosfatase alcalina estão frequentemente elevados.
3. Vômitos, principalmente com hematêmese, pode indicar a ingestão de uma substância corrosiva.

E. **Achados na pele**
1. **Sudorese** ou ausência de transpiração pode fornecer um indício de uma das síndromes autonômicas (ver Tabela I-1).
2. **Pele vermelha** pode ser causada por intoxicação por monóxido de carbono, toxicidade do ácido bórico, queimaduras químicas em decorrência de substâncias corrosivas ou hidrocarbonetos, ou agentes anticolinérgicos. Também pode resultar de vasodilatação (p. ex., fenotiazinas ou interação dissulfiram-etanol).

TABELA I-2 Causas selecionadas de neuropatia

Causa	Comentários
Acrilamida	Neuropatia axonal distal sensorial e motora
Agentes antineoplásicos	Vincristina – mais fortemente associada (p. 80)
Agentes antirretrovirais	Inibidores nucleosídeos da transcriptase reversa (p. 93)
Arsênio	Neuropatia axonal mista predominantemente sensorial (p. 144)
Chumbo	Neuropatia axonal mista predominantemente motora (p. 179)
Dimetilaminopropionitrila	Neuropatia sensorial urogenital e distal
Dissulfeto de carbono	Neuropatia axonal distal sensorial e motora (p. 224)
Dissulfiram	Neuropatia axonal distal sensorial e motora (p. 225)
Etanol	Neuropatia axonal distal sensorial e motora (p. 233)
Inseticidas organofosforados	Agentes específicos apenas (p. ex., triortocresilfosfato)
Isoniazida (INH)	Prevenível com coadministração de piridoxina (p. 309)
Mercúrio	Compostos orgânicos de mercúrio (p. 311)
Metil *n*-butil cetona	Atua como *n*-hexano via metabólito 2,5-hexanediona
n-Hexano	Neuropatia axonal distal sensorial e motora (p. 662)
Nitrofurantoína	Neuropatia axonal distal sensorial e motora
Óxido nitroso	Neuropatia axonal sensorial com perda de propriocepção (p. 338)
Paralisia por carrapato	Paralisia flácida ascendente após picadas por várias espécies de carrapatos
Piridoxina (vitamina B_6)	Neuropatia sensorial com dosagem excessiva crônica (p. 544)
Selênio	Polineurite (p. 375)
Tálio	Neuropatia axonal distal sensorial e motora (p. 379)
Tulidora (*K humboldtiana*)	Neuropatia desmielinizante do gado e humana (p. 409)

3. **Coloração pálida** com sudorese é frequentemente causada por agentes simpatomiméticos. A palidez local intensa deve sugerir possível vasospasmo arterial, tal como o causado pelo derivado do ergot (p. 209) ou por algumas anfetaminas (p. 121).

4. **Cianose** pode indicar hipoxia, sulfemoglobinemia ou metemoglobinemia (p. 319).

F. **Odores.** Inúmeras toxinas podem ter odores característicos (Tabela I-3). No entanto, o odor pode ser sutil e pode ser mascarado pelo cheiro de vômito ou por outros odores do ambiente. Além disso, a capacidade de cheirar um odor pode variar; por exemplo, apenas cerca de 50% da população em geral consegue sentir o odor de "amêndoa amarga" do cianeto. Assim, a ausência de um odor não garante a ausência da toxina.

III. **Exames laboratoriais clínicos essenciais.** Exames laboratoriais clínicos simples e imediatamente disponíveis podem fornecer indícios importantes para o diagnóstico de intoxicação e podem direcionar a investigação para exames toxicológicos específicos.

A. **Exames de rotina.** Os exames a seguir são recomendados para a triagem de rotina do paciente com superdosagem:

TABELA I-3 Alguns odores comuns causados por toxinas e fármacos[a]

Odor	Fármaco ou toxina
Acetona	Acetona, isopropílico álcool
Alho	Arsênio (arsina), organofosfatos, selênio, tálio
Amêndoas amargas	Cianeto
Aromático pungente	Cicutoxina (cicuta aquática)
Cenouras	Etclorvinol
Gaultéria	Hidrato de cloral, paraldeído
Naftalina	Metilsalicilato Naftaleno, paradiclorobenzeno
Ovos podres	Sulfeto de hidrogênio, estibina, mercaptanos, fármacos sulfa antigos
Picante ou semelhante ao da pera	

[a]Adaptada em parte, com autorização, de Olson KR et al: *Med Toxicol* 1987;2:67.

QUADRO I-19 Causas de intervalo osmolar elevado[a]

Acetona	Insuficiência renal sem diálise
Álcool isopropílico	Magnésio
Cetoacidose alcoólica grave, cetoacidose diabética ou acidose lática	Manitol
	Metaldeído
Dimetilsulfóxido (DMSO)	Metanol
Etanol	Propilenoglicol
Etil éter	Tinturas de contraste osmótico
Etilenoglicol e outros glicóis de baixo peso molecular	

[a] Intervalo osmolar = osmolalidade medida − calculada. Normal = 0 ± 5–10 (ver texto). Osmolalidade calculada = 2[Na] + [glicose]/18 + [ureia]/2,8. Na (sódio sérico) em mEq/L; glicose e ureia (ureia) em mg/dL.

Nota: A osmolalidade pode ser medida como falsamente normal se um osmômetro de ponto de vaporização for usado em vez do dispositivo do ponto de congelamento, porque os alcoóis voláteis serão evaporados com a ebulição.

1. Osmolalidade sérica medida e cálculo do intervalo osmolar.
2. Eletrólitos para determinação do sódio, potássio e intervalo amônico
3. Glicose sérica.
4. Ureia e creatinina para avaliação da função renal.
5. Transaminases hepáticas (AST, ALT) e testes de função hepática.
6. Hemograma completo.
7. Exame de urina para verificar cristalúria, hemoglobinúria ou mioglobinúria.
8. ECG.
9. Nível sérico de paracetamol e níveis de etanol.
10. Teste de gravidez (mulheres em idade fértil).

B. Osmolalidade sérica e intervalo osmolar. A osmolalidade sérica pode ser medida no laboratório com o osmômetro de depressão do ponto de congelamento ou osmômetro de calor de vaporização. Em circunstâncias normais, a osmolalidade do soro medida é de aproximadamente 290 mOsm/L e pode ser calculada a partir dos resultados dos exames de sódio, glicose e ureia. A diferença entre a osmolaridade calculada e a osmolalidade medida no laboratório é o intervalo osmolar (Quadro I-19). ***Nota:*** Os estudos clínicos sugerem que o intervalo osmolar normal pode variar de −14 a +10 mOsm/L. Assim, as diferenças osmolares pequenas podem ser difíceis de se interpretar.

1. Causas de intervalo osmolar elevado (ver Quadro I-19)
    a. O intervalo osmolar pode ser aumentado na presença de substâncias de baixo peso molecular, tais como etanol, outros alcoóis e glicóis, sendo que qualquer uma delas pode contribuir para a osmolalidade medida, mas não para a calculada. A Tabela I-4 descreve como estimar os níveis de álcool e glicol utilizando o intervalo osmolar.
    b. Um intervalo osmolar acompanhado de intervalo aniônico deve imediatamente sugerir intoxicação por metanol ou etilenoglicol. ***Nota:*** Um intervalo osmolar falsamente nor-

TABELA I-4 Estimativa dos níveis de álcool e glicol a partir do intervalo osmolar[a]

Álcool ou glicol	Peso molecular (mg/mmol)	Fator de conversão[b]
Acetona	58	5,8
Álcool isopropílico	60	6
Etanol	46	4,6[c]
Etilenoglicol	62	6,2
Metanol	32	3,2
Propilenoglicol	76	7,6

[a] Adaptada, com autorização, de Ho MT, Saunders CE (editores): *Current Emergency Diagnosis & Treatment*, 3rd ed. Appleton & Lange, 1990.
[b] Para obter nível sérico estimado (em mg/dL), multiplicar o intervalo osmolar pelo fator de conversão.
[c] Um estudo clínico (Purssell RA et al: *Ann Emerg Med* 2001;38:653) descobriu que um fator de conversão de 3,7 era mais preciso para estimar a contribuição do etanol para o intervalo osmolar.

mal apesar da presença de alcoóis voláteis pode resultar da utilização de um método de entalpia da vaporização para medir a osmolalidade, porque os alcoóis irão evaporar antes de o ponto de ebulição do soro ser atingido.

2. **Diagnóstico diferencial**
   a. Elevação combinada de intervalo osmolar e intervalo aniônico também pode ser observada com cetoacidose alcoólica grave ou cetoacidose diabética devido ao acúmulo de ânions não medidos (beta-hidroxibutirato) e substâncias osmoticamente ativas (acetona, glicerol e aminoácidos).
   b. Pacientes com insuficiência renal crônica que não são submetidos a hemodiálise podem ter um intervalo osmolar elevado devido ao acúmulo de solutos de baixo peso molecular.
   c. Falsa elevação do intervalo osmolar pode ser causada pelo uso de um tubo de amostra inapropriado (tampa lilás, ácido etilenodiaminotetracético [EDTA]; tampa cinza, fluoreto-oxalato; tampa azul, citrato, ver Tabela I-6).
   d. Um intervalo osmolar falsamente elevado pode ocorrer em pacientes com hiperlipidemia grave.
3. O **tratamento** depende da causa. Se houver suspeita de intoxicação por etilenoglicol (p. 235) ou metanol (p. 318), com base em intervalo osmolar elevado não decorrente de etanol ou de outros alcoóis e na presença de acidose metabólica, terapia antidotal (p. ex., fomepizol [p. 509] ou etanol [p. 496]) e hemodiálise podem ser indicadas.

C. **Acidose metabólica com intervalo aniônico.** O intervalo aniônico normal de 8-12 mEq/L é responsável por ânions não medidos (p. ex., fosfato, sulfato e proteínas aniônicas) no plasma. A acidose metabólica geralmente é associada a um intervalo aniônico elevado.
1. **Causas de intervalo aniônico elevado (Quadro I-20)**
   a. Uma acidose com ânion intervalo aniônico geralmente é causada por um acúmulo de ácido lático, mas também pode ser causada por outros ânions de ácidos não mensuráveis, tais como formiato (p. ex., intoxicação por metanol), glicolato ou oxalato (p. ex., intoxicação por etilenoglicol) e beta-hidroxibutirato (em pacientes com cetoacidose).
   b. Em qualquer paciente com um intervalo aniônico elevado, verificar também o intervalo osmolar; uma combinação de intervalo aniônico e intervalo osmolar elevados sugere intoxicação por metanol ou etilenoglicol. ***Nota:*** Elevação de intervalo osmolar e aniônico combinados também pode ser observada em cetoacidose alcoólica grave e até mesmo cetoacidose diabética.

QUADRO I-20 Fármacos e toxinas selecionados que causam acidose por intervalo aniônico elevado[a,b]

Acidose láctica	Outros além de acidose láctica
Agonistas do receptor β-adrenérgico	5-Oxoprolinúria e outras acidúrias orgânicas
Azida sódica	Ácido valproico
Cafeína	Ácidos orgânicos e minerais exógenos
Cianeto	Álcool benzílico
Convulsões, choque ou hipoxia	Cetoacidose alcoólica (beta-hidroxibutirato)
Fármacos antirretrovirais	Cetoacidose diabética
Ferro	Etilenoglicol (ácido glicólico e outros ácidos)
Isoniazida (INH)	Formaldeído (ácido fórmico)
Metformina e fenformina	Ibuprofeno (ácido propiônico)
Monóxido de carbono	Metaldeído
Paracetamol (níveis > 600 mg/L)	Metanol (ácido fórmico)
Propofol (alta dose, crianças)	Salicilatos (ácido salicílico)
Salicilatos	
Sulfeto de hidrogênio	
Teofilina	

[a]Intervalo aniônico = [Na] − [Cl] − [HCO$_3$] = 8–12 mEq/L.
[b]Adaptado em parte, com autorização, de Olson KR et al: *Med Toxicol* 1987;2:73.

c. Pode ocorrer um intervalo aniônico estreito com uma *overdose* de brometo ou nitrato, sendo que ambos podem aumentar o nível sérico de cloreto medido por alguns instrumentos de laboratório. Além disso, concentrações elevadas de lítio, cálcio ou magnésio irão estreitar o intervalo aniônico devido à relativa redução da concentração sérica de sódio ou a presença dos seus sais (carbonato, cloreto).

2. **Diagnóstico diferencial.** Descartar o seguinte:
   a. Causas comuns de acidose láctica, como hipoxia e isquemia.
   b. Depressão falsa do bicarbonato no soro e medições de PCO_2, que podem ocorrer a partir de enchimento incompleto do tubo para a coleta de sangue Vacutainer de tampa vermelha.
   c. Depressão falsa das medições de PCO_2 e bicarbonato calculado, que pode resultar de excesso de heparina, quando a gasometria é obtida (0,25 mL de heparina em 2 mL de sangue falsamente diminui a PCO_2 em cerca de 8 mmHg e o bicarbonato em cerca de 5 mEq/L).
   d. Falsa elevação do lactato sérico, devido a glicólise anaeróbica no tubo de amostra de sangue antes da separação e do ensaio.

3. **Tratamento**
   a. Tratou a causa subjacente da acidose.
      (1) Tratar convulsões (p. 22) com anticonvulsivantes ou com paralisia neuromuscular.
      (2) Tratar hipoxia (p. 6) e hipotensão (p. 15) caso ocorram.
      (3) Tratar intoxicação por metanol (p. 318) ou etilenoglicol (p. 235) com fomepizol (ou etanol) e hemodiálise.
      (4) Tratar intoxicação por salicilato (p. 373) com diurese alcalina e hemodiálise.
   b. O tratamento da acidemia em si geralmente não é necessário, a menos que o pH seja inferior a 7-7,1. Na verdade, a acidose leve pode ser benéfica, promovendo a liberação do oxigênio para os tecidos. No entanto, a acidemia pode ser prejudicial na intoxicação por salicilatos ou antidepressivos tricíclicos.
      (1) Na intoxicação por salicilato (p. 373), a acidemia aumenta a entrada de salicilato no cérebro, devendo ser evitada. A alcalinização da urina promove a eliminação de salicilato.
      (2) Em uma *overdose* de antidepressivos tricíclicos (p. 135), a acidemia aumenta a cardiotoxicidade. Deve-se manter o pH sérico em 7,45-7,5 com bólus de bicarbonato de sódio.

D. **Hiperglicemia e hipoglicemia.** Uma variedade de medicamentos e estados patológicos podem causar alterações no nível sérico de glicose (Quadro I-21). O nível sanguíneo de glicemia do paciente pode ser alterado pelo estado nutricional, pelos níveis endógenos de insulina e função endócrina e hepática e pela presença de vários fármacos ou toxinas. Se a administra-

QUADRO I-21 Causas selecionadas de alterações da glicose sérica

Hiperglicemia	Hipoglicemia
Administração de glicose	Agentes hipoglicemiantes orais sulfonilureia
Agonistas do receptor β_2-adrenérgico	Akee (verde)
Corticosteroides	Distúrbios endócrinos (hipopituitarismo, doença de Addison,
Diabetes melito	mixedema)
Diazóxido	Estreptozocina
Diuréticos tiazídicos	Intoxicação por ácido valproico
Epinefrina circulante excessiva	Intoxicação por etanol (especialmente pediátrico)
Glucagon	Intoxicação por propranolol
Intoxicação por cafeína	Intoxicação por salicilato
Intoxicação por ferro	Insuficiência hepática
Intoxicação por teofilina	Insuficiência renal
Vacor (raticida também conhecido como pirinuron)	Insulina
	Jejum
	Pentamidina

ção de insulina for suspeita de ser a causa da hipoglicemia, devem-se obter os níveis séricos de insulina e de peptídeo-C; um nível baixo de peptídeo-C, na presença de um nível elevado de insulina, sugere uma fonte exógena.

1. A **hiperglicemia**, especialmente se for grave (> 500 mg/dL [28 mmol/L]) ou sustentada, pode resultar em desidratação e desequilíbrio eletrolítico causados pelo efeito osmótico de excesso de glicose na urina; além disso, a transferência de água do cérebro para o plasma pode resultar em coma hiperosmolar. Mais comumente, a hiperglicemia, em casos de intoxicação ou superdosagem de fármaco, é leve e transitória. Uma hiperglicemia significativa ou prolongada deve ser tratada se não desaparecer espontaneamente ou se o paciente for sintomático.

   a. Se o paciente tiver alteração do estado mental, manter a via aérea aberta, auxiliar com ventilação, se necessário, e administrar oxigênio suplementar (p. 1-4).

   b. Substituir déficits hídricos com soro fisiológico IV ou outra solução cristaloide isotônica. Monitorar os níveis séricos de potássio, que podem cair drasticamente à medida que a glicemia é corrigida, e administrar potássio suplementar conforme necessário.

   c. Corrigir distúrbios acidobásicos e eletrolíticos.

   d. Administrar insulina regular, 5-10 U IV inicialmente, seguida por infusão de 5-10 U/h, enquanto se monitoram os efeitos sobre o nível sérico de glicose (crianças: administrar 0,1 U/kg inicialmente e, depois, 0,1 U/kg/h [p. 515]).

2. A **hipoglicemia**, se for grave (glicemia < 40 mg/dL [2,2 mmol/L]) e sustentada, pode rapidamente causar lesão cerebral permanente. Por esse motivo, sempre que se suspeitar de hipoglicemia como causa de convulsões, coma ou alteração do estado mental, indica-se tratamento empírico imediato com glicose.

   a. Se o paciente tiver alteração do estado mental, manter a via aérea aberta, aplicar ventilação, se necessário, e administrar oxigênio suplementar (p. 1-4).

   b. Se estiver disponível, realizar testes rápidos de glicemia à beira do leito (atualmente possível na maioria dos setores de emergência).

   c. Se a glicemia estiver baixa (< 60-70 mg/dL [3,3-3,9 mmol/L]) ou se os testes à beira do leito não estiverem disponíveis, administrar concentrado de glicose a 50%, 50 mL IV (25 g). Em crianças, administrar glicose 25%, 2 mL/kg (p. 510). Em crianças pequenas, alguns médicos usam glicose a 10%.

   d. Em pacientes subnutridos ou alcoólicos, administrar também 100 mg IM ou IV, para tratar ou prevenir a síndrome de Wernicke aguda.

   e. Para hipoglicemia causada por superdosagem de sulfonilureia oral (p. 80), considerar terapia com antídotos com octreotida (p. 537) ou, se a octreotida não estiver disponível, diazóxido (p. 484).

E. **Hipernatremia e hiponatremia**. Distúrbios do sódio ocorrem com pouca frequência em pacientes intoxicados (ver Quadro I-22). É mais comum serem associados a estados patológi-

QUADRO I-22 Fármacos e toxinas selecionados associados à alteração do sódio sérico

Hipernatremia	Hiponatremia
Abuso de catárticos	Diuréticos
Terapia com lactulose	Iatrogênica (terapia hídrica IV)
Terapia com lítio (diabetes insípido nefrogênico)	Potomania de cerveja
Manitol	Síndrome da perda de sal cerebral (p. ex., após traumatismo)
Gastrenterite (muitos venenos)	
Superdosagem de sódio ou sal	Síndrome da secreção inadequada do hormônio antidiurético (ADH):
Ácido valproico (divalproex sódico)	Amitriptilina
	Clofibrato
	Clorpropamida
	Fenotiazinas
	MDMA (*ecstasy*)
	Oxitocina

cos subjacentes. O hormônio antidiurético (ADH) é responsável pela concentração de urina e prevenção de perda de excesso de água.

1. A **hipernatremia** (sódio sérico > 145 mEq/L) pode ser causada por ingestão excessiva de sódio, perda excessiva de água livre ou comprometimento da capacidade renal de concentração.

    a. **Desidratação com função renal normal.** Transpiração excessiva, hiperventilação, diarreia ou diurese osmótica (p. ex., hiperglicemia ou administração de manitol) podem causar perda de água desproporcional. A osmolalidade urinária é geralmente maior do que 400 mOsm/kg, e a função do ADH é normal.

    b. **Comprometimento da capacidade de concentração renal.** O excesso de água livre é perdido na urina, e a osmolalidade da urina é geralmente inferior a 250 mOsm/L. Isso pode ser causado por uma disfunção hipotalâmica com produção reduzida de ADH (diabetes insípido [DI]) ou por comprometimento da resposta renal ao ADH (DI nefrogênico). O DI nefrogênico tem sido associado à terapia de longo prazo com lítio, bem como a superdosagem aguda.

2. **Tratamento da hipernatremia.** O tratamento depende da causa, mas, na maioria dos casos, o paciente é hipovolêmico e precisa de líquidos. *Atenção*: *Não* reduzir o nível sérico de sódio muito rapidamente, porque o desequilíbrio osmótico pode causar desvio excessivo de líquido para as células do cérebro, resultando em edema cerebral. A correção deve ocorrer em 24-36 horas; o sódio sérico deve ser reduzido em cerca de 1 mEq/L/h.

    a. **Hipovolemia.** Administrar NS (cloreto de sódio a 0,9%) para restaurar o volume; em seguida, mudar para a metade de NS em glicose (cloreto de sódio a 0,45% em D_5W).

    b. **Sobrecarga de volume.** Trata-se com uma combinação de líquido isento de sódio ou de baixo teor de sódio (p. ex., glicose a 5% ou cloreto de sódio a 0,25% em D_5W) e um diurético de alça, como a furosemida, 0,5-1 mg/kg, IV.

    c. **DI nefrogênico induzido por lítio.** Administrar líquidos (ver item 2.a supracitado). Descontinuar o tratamento com lítio. Pode-se observar melhora parcial com administração por via oral de indometacina, 50 mg, 3 vezes por dia, e hidroclorotiazida, 50-100 mg/dia. (*Nota*: As tiazidas podem também prejudicar a depuração renal do lítio.)

3. A **hiponatremia** (sódio sérico < 130 mEq/L) é uma anormalidade eletrolítica comum e pode resultar de uma variedade de mecanismos. A hiponatremia grave (sódio sérico < 110-120 mEq/L) pode resultar em convulsões e estado mental alterado.

    a. A **pseudo-hiponatremia** pode resultar de um deslocamento de água a partir do espaço extracelular (p. ex., hiperglicemia). O sódio plasmático cai cerca de 1,6 mEq/L para cada aumento de 100 mg/dL (5,6 mmol/L) na glicose. O volume reduzido relativo de água no sangue (p. ex., hiperlipidemia ou hiperproteinemia) também pode produzir pseudo-hiponatremia se dispositivos mais antigos forem usados (emissão de chama), mas isso é improvável com os atuais eletrodos de medição direta.

    b. A **hiponatremia com hipovolemia** pode ser causada por perda de volume excessivo (sódio e água), que é parcialmente substituído por água livre. Para a manutenção do volume intravascular, o corpo secreta ADH, o que provoca a retenção de água. Um nível de sódio na urina menor do que 10 mEq/L sugere que o rim está tentando apropriadamente compensar as perdas de volume. Um nível elevado de sódio na urina (> 20 mEq/L) implica perda de sal renal, que pode ser causado por diuréticos, insuficiência suprarrenal ou nefropatia. A síndrome de perda de sal foi relatada em alguns pacientes com traumatismo craniano ("síndrome da perda de sal cerebral").

    c. A **hiponatremia com sobrecarga de volume** ocorre em condições como insuficiência cardíaca congestiva e cirrose. Embora o sódio corporal total esteja aumentado, os barorreceptores sentem um volume circulante inadequado e estimulam a liberação de ADH. O nível de sódio na urina é normalmente menor do que 10 mEq/L, a menos que o doente tenha sido tratado com diuréticos.

    d. A **hiponatremia com volume normal** ocorre em uma variedade de situações. Medição de osmolalidades de soro e urina pode ajudar a determinar o diagnóstico.

(1) **Síndrome de secreção inapropriada de ADH (SIADH).** O ADH é secretado de maneira independente do volume ou da osmolalidade. As causas incluem neoplasias malignas, doença pulmonar, lesões graves na cabeça e alguns fármacos (ver Quadro I-22). A osmolalidade do soro é baixa, mas a osmolalidade da urina é inapropriadamente elevada (> 300 mOsm/L). A ureia sérica geralmente é baixa (< 10 mg/dL [3,6 mmol/L]).

(2) **Polidipsia psicogênica,** ou ingestão compulsiva de água (geralmente > 10 L/dia), provoca redução de sódio no soro devido à ingestão excessiva de água livre e porque o rim excreta sódio para manter a euvolemia. O nível de sódio na urina pode ser elevado, mas a osmolalidade da urina é apropriadamente baixa, porque o rim está tentando excretar o excesso de água, e a secreção de ADH é suprimida.

(3) **Potomania da cerveja** pode resultar de ingestão crônica diária excessiva de cerveja (> 4 L/dia). Geralmente ocorre em pacientes com cirrose que já têm níveis elevados de ADH.

(4) Outras causas de hiponatremia euvolêmica incluem hipotireoidismo, estado pós--operatório e reações idiossincráticas aos diuréticos (geralmente tiazídicos).

4. **Tratamento da hiponatremia.** O tratamento depende da causa, do estado do volume do paciente e, mais importante, da condição clínica do paciente. *Atenção*: Evitar correção excessivamente rápida do sódio, porque uma lesão cerebral (mielinólise pontina central) pode ocorrer se o sódio for aumentado em mais de 25 mEq/L nas primeiras 24 horas. Obter medições frequentes dos níveis de sódio no soro e na urina e ajustar a velocidade de infusão, conforme necessário, para aumentar o sódio sérico para não mais que 1-1,5 mEq/h. Agendar consulta com um nefrologista o mais rapidamente possível. **Para pacientes com hiponatremia profunda** (sódio sérico < 110 mEq/L), acompanhado de coma ou convulsões, administrar soro fisiológico hipertônico (cloreto de sódio a 3%), 100-200 mL.

a. **Hiponatremia com hipovolemia.** Substituir o volume perdido com NS (cloreto de sódio a 0,9%). Se houver suspeita de insuficiência suprarrenal, administrar hidrocortisona, 100 mg, a cada 6-8 horas. Soro fisiológico hipertônico (cloreto de sódio a 3%) raramente é indicado.

b. **Hiponatremia com sobrecarga de volume.** Restringir água (0,5-1 L/dia), e tratar a doença subjacente (p. ex., insuficiência cardíaca congestiva). Se diuréticos forem administrados, *não* permitir ingestão excessiva de água livre. Soro fisiológico hipertônico é perigoso nesses pacientes; se ele for utilizado, administrar também furosemida, 0,5-1 mg/kg, IV. Considerar hemodiálise para reduzir o volume e restaurar o nível de sódio.

c. **Hiponatremia com volume normal.** Pacientes assintomáticos podem ser tratados conservadoramente com restrição hídrica (0,5-1 L/dia). Bebedores psicogênicos compulsivos de água podem ter de ser contidos ou afastados de todas as fontes de água, incluindo lavatórios e vasos sanitários. Demeclociclina (um antibiótico de tetraciclina, que pode produzir DI nefrogênico), 300-600 mg, duas vezes por dia, pode ser usada para tratar SIADH crônica suave; o início da ação pode necessitar de uma semana. Para os pacientes com coma ou convulsões, administrar soro fisiológico hipertônico (3%), 100-200 mL, junto com furosemida, 0,5-1 mg/kg.

F. **Hiperpotassemia e hipopotassemia.** Uma variedade de fármacos e toxinas pode causar alterações graves no nível sérico de potássio (Quadro I-23). Os níveis de potássio dependem da ingestão e liberação de potássio (p. ex., a partir dos músculos), do uso de diuréticos, do funcionamento adequado da bomba de ATPase, do pH do soro e da atividade β-adrenérgica. Alterações nos níveis séricos de potássio nem sempre refletem o ganho ou a perda total do corpo, mas podem ser causadas por mudanças intracelulares (p. ex., acidose leva o potássio para fora das células, mas a estimulação β-adrenérgica leva-o para dentro das células).

1. A **hiperpotassemia** (potássio sérico > 5 mEq/L) produz fraqueza muscular e interfere na condução cardíaca normal. Ondas T pontiagudas e intervalos PR prolongados são os primeiros sinais de cardiotoxicidade. Hiperpotassemia crítica produz intervalos QRS alargados, bloqueio AV, fibrilação ventricular e parada cardíaca (ver Figura I-5).

QUADRO I-23 Fármacos e toxinas selecionados e outras causas de alteração do potássio sérico[a]

Hiperpotassemia	Hipopotassemia
Acidose	Alcalose
Antagonistas do receptor β	Bário
Flúor	Cafeína
Glicosídeos digitálicos	Césio
Inibidores da enzima de conversão da angiotensina (IECAs)	Diuréticos (crônicos)
Insuficiência renal	Epinefrina
Lítio	Fármacos β-adrenérgicos
Potássio	Teofilina
Rabdomiólise	Tolueno (crônico)

[a]Adaptado em parte, com autorização, de Olson KR et al: *Med Toxicol* 1987;2:73.

    a. Hiperpotassemia causada por **intoxicação por flúor** (p. 256) é geralmente acompanhada de hipocalcemia.
    b. **Intoxicação por digoxina ou outro glicosídeo cardíaco** associada à hiperpotassemia é uma indicação para a administração de anticorpos Fab específicos para digoxina (p. 445).
2. Tratamento de hiperpotassemia. Um nível de potássio superior a 6 mEq/L é uma emergência médica; um nível mais elevado do que 7 mEq/L é crítico.
    a. Monitorar o ECG. Prolongamento de QRS indica intoxicação cardíaca crítica.
    b. Administrar cloreto de cálcio a 10%, 5-10 mL, ou gliconato de cálcio a 10%, 10-20 mL (p. 473) se houver sinais de toxicidade cardíaca crítica, tal como complexos QRS largos, ondas P ausentes e bradicardia.
    c. Bicarbonato de sódio, 1-2 mEq/kg, IV (p. 464), conduz potássio rapidamente nas células e reduz os níveis do soro.
    d. Glicose mais insulina também promovem o movimento intracelular de potássio. Administrar glicose a 50%, 50 mL (25% de glicose, 2 mL/kg em crianças), e insulina regular, 0,1 U/kg IV.
    e. Agonistas β_2-adrenérgicos inalatórios, como albuterol, também aumentam a entrada de potássio nas células e podem fornecer um método rápido suplementar de redução dos níveis séricos de potássio.
    f. Sulfonato de poliestireno de sódio (SPS; Kayexalate), 0,3-0,6 g/kg por via oral, em 2 mL de sorbitol a 70% por quilograma, é eficaz na remoção de potássio do corpo, mas leva várias horas.
    g. A hemodiálise reduz rapidamente os níveis séricos de potássio.
3. A **hipopotassemia** (potássio sérico < 3,5 mEq/L) pode causar fraqueza muscular, hiporreflexia e íleo. Pode ocorrer rabdomiólise. O ECG mostra ondas T planas e ondas U proeminentes. Na hipopotassemia grave, podem ocorrer bloqueio AV, arritmias ventriculares e parada cardíaca.
    a. Com intoxicação por **teofilina, cafeína** ou β_2-**agonista**, um desvio intracelular de potássio pode produzir um nível sérico de potássio muito baixo com estoques corporais totais normais. Os pacientes geralmente não têm sintomas graves ou sinais de ECG de hipopotassemia e não é necessária terapia agressiva com potássio.
    b. Com intoxicação por **bário** (p. 155), a hipopotassemia profunda pode levar à fraqueza muscular respiratória e à parada cardíaca e respiratória; portanto a terapia intensiva com potássio é necessária. Até 420 mEq foram administrados em 24 horas.
    c. A hipopotassemia resultante da **terapia com diuréticos** pode contribuir para arritmias ventriculares, especialmente aquelas associadas à intoxicação crônica com glicosídeos digitálicos.
4. Tratamento da hipopotassemia. A hipopotassemia leve (potássio, 3-3,5 mEq/L) geralmente não é associada a sintomas graves.

MANUAL DE TOXICOLOGIA CLÍNICA 39

QUADRO I-24 Exemplos de fármacos e toxinas e outras causas de insuficiência renal aguda

Efeito nefrotóxico direto	Metais pesados (p. ex., mercúrio)
Aciclovir (tratamento crônico, de alta dose)	Paracetamol
Ácido etilenodiaminotetracético (EDTA)	**Hemólise**
Analgésicos (p. ex., ibuprofeno, fenacetina)	Agentes oxidantes (especialmente em pacientes com
Antibióticos (p. ex., aminoglicosídeos)	deficiência de glicose-6-fosfato desidrogenase
Bromatos	[G6PD])
Ciclosporina	Arsina
Cloratos	Naftaleno
Cogumelos *Amanita phalloides*	**Rabdomiólise** (ver também QUADRO I-16)
Cogumelos *Amanita smithiana*	Anfetaminas e cocaína
Cogumelos da espécie *Cortinarius*	Coma com imobilidade prolongada
Etilenoglicol (glicolato, oxalato)	Estado epilético
Foscarnet	Estricnina
Hidrocarbonetos clorados	Fenciclidina (PCP)
Indinavir	Hipertermia

   a. Administrar cloreto de potássio VO ou IV. Ver p. 545 para as doses e taxas de infusão recomendadas.

   b. Monitorar potássio sérico e ECG para detectar sinais de hiperpotassemia decorrente de terapia de potássio em excesso.

   c. Se a hipopotassemia for causada por tratamento com diuréticos ou perda de líquido gastrintestinal, medir e repor outros íons, como magnésio, sódio e cloreto.

G. **Insuficiência renal.** Exemplos de fármacos e toxinas que causam insuficiência renal são listados no Quadro I-24. A insuficiência renal pode ser causada por uma ação nefrotóxica direta do veneno ou por precipitação tubular maciça aguda de mioglobina (rabdomiólise), hemoglobina (hemólise) ou cristais de oxalato de cálcio (etilenoglicol), ou pode ser secundária a um choque causado por perda de sangue ou de líquido ou colapso cardiovascular.

   1. **Avaliação.** A insuficiência renal é caracterizada por um aumento progressivo dos níveis de creatinina sérica e ureia, normalmente acompanhada por oligúria ou anúria.

      a. A concentração de creatinina sérica em geral sobe cerca de 1-1,5 mg/dL/dia (88-132 mcmol/L/dia) após falha renal total anúrica.

      b. Um aumento mais abrupto deve sugerir ruptura muscular rápida (rabdomiólise), que aumenta a carga de creatina e também resulta em níveis séricos elevados de CK, que podem interferir na determinação do nível de creatinina sérica.

      c. Pode-se observar oligúria antes de ocorrer insuficiência renal, especialmente com hipovolemia, hipotensão ou insuficiência cardíaca. Nesse caso, o nível de ureia é geralmente elevado fora de proporção em relação ao nível de creatinina no soro.

      d. **Uma falsa elevação do nível de creatinina** pode ser causada por nitrometano, álcool isopropílico e cetoacidose causada por interferência no método laboratorial colorimétrico habitual. A ureia permanece normal, o que pode ajudar a distinguir a elevação de creatinina falsa da verdadeira.

   2. **Complicações.** A primeira complicação de insuficiência renal aguda é a hiperpotassemia (p. 37); isso pode ser mais pronunciado se a causa da insuficiência renal for rabdomiólise ou hemólise, sendo que ambas liberam grandes quantidades de potássio intracelular para a circulação. As complicações tardias incluem acidose metabólica, delírio e coma.

   3. **Tratamento**

      a. Evitar insuficiência renal, se possível, por meio da administração de tratamento específico (p. ex., acetilcisteína para superdosagem de paracetamol [apesar de benefício incerto para essa complicação], quelação por anti Lewisita britânica [LBA; dimercaprol] para intoxicação por mercúrio e líquidos IV para rabdomiólise ou choque).

      b. Monitorar o nível sérico de potássio frequentemente e tratar hiperpotassemia (p. 37) caso ela ocorra.

QUADRO I-25 Exemplos de fármacos e toxinas que causam lesão hepática

2-Nitropropano	Ferro
Acetamonofeno	Fósforo
Ácido valproico	Halotano
Arsênio	Kava-kava
Bifenilas policloradas (PCBs)	Niacina (formulação de liberação prolongada)
Cobre	Óleo de poejo
Cogumelos *Amanita phalloides* e semelhantes	Pirrolizidínicos (ver "Vegetais" [p. 392])
Cogumelos *Gyrometra*	Tálio
Dimetilformamida	Tetracloreto de carbono e outros hidrocarbonetos
Etanol	clorados
Fenol	Troglitazona

    c. Não administrar potássio suplementar e evitar catárticos ou outros medicamentos que contenham magnésio, fosfato ou sódio.
    d. Realizar hemodiálise conforme necessário.
H. Insuficiência hepática. Uma variedade de medicamentos e toxinas pode causar lesão hepática (Quadro I-25). Mecanismos de toxicidade incluem lesão hepatocelular direta (p. ex., cogumelos *Amanita phalloides* e outros relacionados [p. 201]), criação metabólica de um intermediário hepatotóxico (p. ex., paracetamol [p. 69] ou tetracloreto de carbono [p. 384]) e doença hepática veno-oclusiva (p. ex., alcaloides pirrolizidínicos; ver "Vegetais", p. 392).
    1. Avaliação. Evidências laboratoriais e clínicas de hepatite frequentemente demoram de 24-36 horas após exposição ao veneno para se tornarem aparentes. Então, os níveis de aminotransferase (AST, ALT) sobem acentuadamente e podem cair para o normal nos próximos 3-5 dias. Se o dano hepático for grave, as medidas da função hepática (p. ex., bilirrubina e tempo de protrombina) vão continuar a agravar-se depois de 2-3 dias, mesmo quando os níveis de aminotransferases voltarem ao normal. Acidose metabólica e hipoglicemia geralmente indicam um prognóstico ruim.
    2. Complicações
        a. Uma função hepática anormal pode resultar em hemorragia excessiva devido à produção insuficiente de fatores de coagulação dependentes de vitamina K.
        b. A encefalopatia hepática pode levar ao coma e à morte, geralmente dentro de 5-7 dias, em decorrência de insuficiência hepática maciça.
    3. Tratamento
        a. Evitar lesões hepáticas, se possível, por meio da administração de tratamento específico (p. ex., acetilcisteína para superdosagem de paracetamol).
        b. Obter níveis basais e diários de aminotransferase, bilirrubina, glicose e de tempo de protrombina.
        c. Prestar cuidados de apoio intensivo para insuficiência hepática e encefalopatia (p. ex., glicose para hipoglicemia, plasma fresco congelado ou concentrados de fator de coagulação para coagulopatia ou lactulose para encefalopatia).
        d. O transplante de fígado pode ser o único tratamento eficaz quando a necrose hepática maciça resulta em encefalopatia grave.
IV. Exame toxicológico.* Para maximizar a utilidade do laboratório de toxicologia, é necessário entender o que o laboratório pode e não pode fazer e como o conhecimento dos resultados irá afetar o paciente. Um exame abrangente de sangue e urina tem pouco valor prático no tratamento inicial do paciente intoxicado, principalmente devido ao longo tempo necessário para se obter os resultados. No entanto, análises toxicológicas específicas e os níveis quantitativos de determinados medicamentos podem ser extremamente úteis. Antes de se solicitar qualquer exame, deve-se fazer sempre estas duas perguntas: (1) Como o resultado do exame irá alterar a abordagem ao tratamento? e (2) O resultado do exame pode ser devolvido a tempo de influenciar positivamente a terapia?

---

* N. de R.T. Por Alan Wu, PhD.

QUADRO I-26 Fármacos geralmente incluídos em um exame de urina abrangente[a]

Alcoóis	**Fármacos sedativos hipnóticos**
Acetona	Barbituratos[c]
Álcool isopropílico	Benzodiazepínicos[c]
Etanol	Carisoprodol
Metanol	Etclorvinol
Analgésicos	Glutetimida
Paracetamol	Hidrato de cloral
Salicilatos	Meprobamato
Anticonvulsantes	Metaqualona
Carbamazepina	**Estimulantes**
Fenitoína	Anfetaminas[c]
Fenobarbital	Cafeína
Primidona	Cocaína e benzoilecgonina
Anti-histamínicos	Estricnina
Benztropina	Fenciclidina (PCP)
Clorfeniramina	**Antidepressivos tricíclicos**
Difenidramina	Amitriptilina
Pirilamina	Desipramina
Triexifenidil	Doxepina
Opioides	Imipramina
Codeína	Nortriptilina
Dextrometorfano	Protriptilina
Hidrocodona	**Fármacos cardíacos**
Meperidina	Diltiazem
Metadona	Lidocaína
Morfina	Procainamida
Oxicodona[b]	Propranolol
Pentazocina	Quinidina e quinina
Propoxifeno	Verapamil
Fenotiazinas	
Clorpromazina	
Proclorperazina	
Prometazina	
Tioridazina	
Trifluoperazina	

[a]Fármacos mais recentes de qualquer categoria podem não ser incluídos no exame.
[b]Depende da solicitação do exame.
[c]Nem todos os fármacos dessa classe são detectados.

A. **Limitações de exames toxicológicos.** Devido ao longo tempo de resposta (1-5 dias), à falta de disponibilidade, aos fatores de confiabilidade e ao baixo risco de morbidade grave com o tratamento clínico de apoio, estima-se que a triagem toxicológica afete o tratamento em menos de 15% de todos os casos de intoxicação ou superdosagem de fármacos.

1. Embora os imunoensaios para exames de fármacos na urina estejam amplamente disponíveis, sejam pouco dispendiosos e tenham tempos de resposta rápidos, alguns ensaios sofrem de falta de sensibilidade a alguns membros de uma classe de fármacos, enquanto outros ensaios produzem resultados falso-positivos para análogos estruturais e fármacos que, por si só, não fazem parte de uma classe de fármacos específica. Em muitos outros casos, não existem imunoensaios disponíveis.

2. Exames toxicológicos abrangentes ou painéis podem procurar especificamente por apenas 40-100 fármacos entre os mais de 10 mil possíveis fármacos ou toxinas (ou 6 milhões de produtos químicos). Contudo, esses 40-50 fármacos (Quadro I-26 e Tabela I-5) são responsáveis por mais de 80% das superdosagens.

TABELA I-5 Fármacos comumente incluídos em um painel hospitalar de "uso abusivo de fármacos"[a]

Fármaco	Janela de tempo de detecção para doses recreacionais	Comentários
Anfetaminas	2 dias	Frequentemente negligencia MDA ou MDMA. Muitos falso-positivos (ver Tabela I-6).
Barbitúricos	Menos de 2 dias para a maioria dos fármacos, até 1 semana para fenobarbital	
Benzodiazepínicos	2-7 dias (varia com o fármaco específico e a duração do uso)	Pode não detectar triazolam, lorazepam, alprazolam e outros fármacos mais recentes.
Cocaína	2 dias	Detecta o metabólito benzoilecgonina.
Etanol	Menos de 1 dia	
Fenciclidina (PCP)	Até 7 dias	Ver Tabela I-6.
Maconha (tetra--hidrocanabinol [THC])	2-5 dias após único uso (mais longo para uso crônico)	
Opioides	2-3 dias	Opioides sintéticos (meperidina, metadona, propoxifeno, oxicodona) frequentemente não são detectados. Exames separados para metadona algumas vezes são oferecidos.

[a]Os laboratórios frequentemente realizam apenas alguns desses exames, dependendo de qual setor de emergência os solicita e os padrões locais de uso do fármaco na comunidade. Além disso, resultados positivos em geral não são confirmados com um segundo exame mais específico; assim, falso-positivos podem ser relatados.

3. Para detectar muitos fármacos diferentes, exames abrangentes geralmente incluem vários métodos com ampla especificidade e sensibilidade, e podem ser precários para alguns fármacos (resultando em resultados analíticos falso-negativos). No entanto, alguns medicamentos presentes em quantidades terapêuticas podem ser detectados no exame, mesmo que não estejam causando nenhum sintoma clínico (falso-positivos clínicos).
4. Pelo fato de muitos agentes não serem nem procurados nem detectados durante um exame de toxicologia (Quadro I-27), um resultado negativo nem sempre exclui a intoxicação; o valor preditivo negativo do exame é de apenas cerca de 70%. Em contrapartida, um resultado positivo tem um valor preditivo de cerca de 90%.

QUADRO I-27 Fármacos e toxinas não comumente incluídos nos painéis de triagem toxicológica de emergência[a]

Ácido valproico
Agentes antiarrítmicos
Agentes antipsicóticos (mais recentes)
Agentes hipoglicemiantes
Alcaloides do ergot
Antagonistas do cálcio (mais recentes)
Antagonistas do receptor β (menos o propranolol)
Antibióticos
Antidepressivos (mais recentes)
Anti-hipertensivos
Benzodiazepinas (mais recentes)
Borato
Brometo
Cianeto
Colchicina
Diuréticos
Etilenoglicol
Fentanil e outros derivados opiáceos
Fluoreto
Formiato (ácido fórmico, decorrente de intoxicação por metanol)
Gases anestésicos
Gases nocivos
Glicosídeos digitálicos
IMAOs
Isoniazida (INH)
Lítio
LSD (dietilamida do ácido lisérgico)
Solventes e hidrocarbonetos
Teofilina
Toxinas de plantas, fungos e microbiológicas
Vasodilatadores
Vasopressores (p. ex., dopamina)

[a]Muitos deles estão disponíveis separadamente como testes específicos.

MANUAL DE TOXICOLOGIA CLÍNICA

TABELA I-6 Interferências nos exames toxicológicos de sangue e urina

Fármaco ou toxina	Método[a]	Causas de nível falsamente aumentado
Amitriptilina	LCAE, CG	Ciclobenzaprina.
Anfetaminas (urina)	CG[c]	Outras aminas estimulantes voláteis (mal identificadas). A espectrometria de massa CG mal distingue d-metanfetamina de l-metanfetamina (encontrado no inalador Vicks).
	IE[c]	**Todos os ensaios** são reativos a metanfetamina e anfetamina, bem como a fármacos que são metabolizados gerando anfetaminas (benzfetamina, clobenzorex, famprofazona, femproporex, selegilina). O **ensaio policlonal** é sensível a aminas simpatomiméticas de reação cruzada (efedrina, fenfluramina, isometepteno, MDA, MDMA, fentermina, fenmetrazina, fenilpropanolamina, pseudoefedrina e outros análogos da anfetamina); fármacos não estimulantes de reação cruzada (bupropiona, clorpromazina, labetalol, ranitidina, sertralina, trazodona, trimetobenzamida). O **ensaio monoclonal** é reativo a d-anfetamina e d-metanfetamina; além disso, muitos têm alguma reatividade para MDA e MDMA.
Antidepressivos tricíclicos	IE	Carbamazepina e quetiapina.
Benzodiazepinas	IE	Oxaprozina. Observe que muitos ensaios com benzodiazepinas apresentam resultados **falso-negativos** para fármacos que não são metabolizados para oxazepam ou nordiazepam (p. ex., lorazepam, alprazolam e outros).
Cetonas	EF	Acetilcisteína, ácido valproico, captopril, levodopa. Nota: O método Acetest é principalmente sensível a ácido acetoacético, que pode ser baixo em pacientes com cetoacidose alcoólica. Um ensaio específico para ácido beta-hidroxibutírico é um marcador mais confiável para a avaliação precoce de acidose e cetose.
Cianeto	EF	Tiossulfato.
Cloreto	EF, EQ	Brometo (interferência variável).
Creatinina	SC[b]	Cetoacidose (pode aumentar a creatinina até 2-3 mg/dL em métodos sem classificação); álcool isopropílico (acetona); nitrometano (até 100 vezes de aumento da creatinina medida com a utilização de reação de Jaffe); cefalosporinas; creatina (p. ex., com rabdomiólise).
	EZ	Creatina, metabólito de lidocaína, 5-fluorouracil, "combustível" nitrometano.
Digoxina	IE	Substâncias endógenas semelhantes à digoxina em recém-nascido e em pacientes com estados hipervolêmicos (cirrose, insuficiência cardíaca, uremia, gravidez) e com insuficiência renal (até 0,5 ng/mL); glicosídeos vegetais ou animais (bufotoxinas; Chan Su*; oleândro); após administração de anticorpo digoxina (Fab) (com testes que medem 9 digoxina sérica total); presença de heterófilos ou anticorpos antimurinos humanos (até 45,6 ng/mL relatado em um caso).
	IEEM	Concentrações de digoxina sérica **falsamente baixas** durante a terapia com espironolactona, canrenona.
Etanol	EF[b]	Outros alcoóis, cetonas (por métodos de oxidação).
	EZ	Álcool isopropílico; pacientes com lactato desidrogenase (LDH).
Etilenoglicol	EZ	Outros glicóis, triglicerídeos elevados.
	CG	Propilenoglicol (também pode **reduzir** o nível de etilenoglicol).
Fenciclidina (urina)	IE[c]	Muitos falso-positivos relatados: clorpromazina, dextrometorfano, difenidramina, doxilamina, ibuprofeno, imipramina, cetamina, meperidina, metadona, tioridazina, tramadol, venlafaxina.
Ferro	EF	Deferoxamina causa 15% de redução da capacidade total de ligação ao ferro (TIBC). Tubo Vacutainer de tampa lilás contém EDTA, que baixa o ferro total.

* N. de R.T. Medicamento tradicional chinês.

(Continua)

TABELA I-6 Interferências nos exames toxicológicos de sangue e urina *(Continuação)*

Fármaco ou toxina	Método[a]	Causas de nível falsamente aumentado
Glicose	Qualquer método	O nível de glicose pode cair para até 30 mg/dL/h quando o transporte para o laboratório é atrasado. (Isso não ocorre se a amostra for coletada em tubo de tampa cinza.)
Isopropanol	CG	Desinfetante da pele que contém álcool isopropílico usado antes de venopunção (altamente variável, geralmente trivial, mas até 40 mg/dL).
Lítio	FC, EF	Tubo para amostra Vacutainer de tampa verde (pode conter heparina de lítio) pode causar elevação acentuada (até 6-8 mEq/L).
	EF	Procainamida e quinidina podem produzir 5-15% de elevação.
Metadona (urina)	IE	Difenidramina, verapamil e disopiramida.
Metemoglobina	EF	Sulfemoglobina (positivo cruzado ~ 10% por cooxímetro); azul de metileno (dose de 2 mg/kg aprsenta falso-positivos transitórios de 15% de nível de metemoglobina); hiperlipidemia (nível de triglicerídeos de 6.000 mg/dL podem resultar em falsa metemoglobina de 28,6%).
		Nível falsamente reduzido com redução espontânea *in vitro* para hemoglobina no tubo Vacutainer (~ 10%/h). Analisar dentro de 1 hora.
Morfina/codeína (urina)	IE[c]	Opioides de reação cruzada: hidrocodona, hidromorfona, monoacetilmorfina, morfina proveniente da ingestão de semente de papoula. Também rifampicina e ofloxacina e outras quinolonas em IE diferentes. Nota: Metadona, oxicodona e muitos outros opioides frequentemente não são detectados por triagem rotineira de opiáceo e podem requerer diferentes imunoensaios específicos.
Osmolalidade	Osm	Tubo Vacutainer de tampa lilás (EDTA) para amostra (15 mOsm/L); tubo de tampa cinza (fluoreto de oxalato) (150 mOsm/L); tubo de tampa azul (citrato) (10 mOsm/L); tubo de tampa verde (heparina de lítio) (teoricamente, até 6-8 mOsm/L).
		Falsamente normal se utilizado método de pressão de vapor (alcoóis são volatilizados).
Paracetamol	EF[b]	Salicilato, salicilamida, metilsalicilato (cada um vai aumentar o nível do paracetamol em 10% do seu nível em mg/L); bilirrubina; fenóis; insuficiência renal (cada aumento de 1 mg/dL na creatinina pode aumentar o nível de paracetamol em 30 mg/L).
	CG, IE	Fenacetina.
	LCAE[b]	Cefalosporinas, sulfonamidas.
Salicilato	EF	Fenotiazinas (urina), diflunisal, cetose,[c] salicilamida, metabólitos de salicilato acumulados em pacientes com insuficiência renal (~ 10% de aumento).
	EZ	Paracetamol (ligeira elevação do salicilato).
	IE, EF	Diflunisal.
	EF	Nível reduzido ou alterado de salicilato: bilirrubina, fenilcetonas.
Teofilina	IE	Superdosagem de cafeína; metabólitos de teofilina acumulados por insuficiência renal.
Tetra-hidrocanabinol (THC, maconha)	IE	Pantoprazol, efavirenz, riboflavina, prometazina, anti-inflamatórios não esteroides (dependendo do imunoensaio).

[a]EQ = eletroquímico; EQ = eletroquímico; FE = fotometria de chama; CLAE = cromatografia líquida de alta eficiência; IEEM = Imunoensaio enzimático de micropartículas; CCD = cromatografia em camada delgada; EZ = enzimático; EC = emissão de chamas; CG = cromatografia gasosa (interferências, principalmente com métodos mais antigos); CLAE = cromatografia líquida de alto desempenho, na Seção II p. 201; IE = imunoensaio; MEIE = imunoensaio enzimático de micropartículas; SQ = espectroquímico; TLC = cromatografia de camada fina.
[b]Metodologia incomum, não mais realizada na maioria dos laboratórios clínicos.
[c]Mais comum com exame de urina. A confirmação por um segundo teste é necessária. Nota: O exame de urina é por vezes afetado por adulteração intencional para evitar a detecção de drogas (ver texto).
* N. de R.T. Medicamento tradicional chinês.

5. A especificidade dos exames toxicológicos é dependente do método e do laboratório. A presença de outros fármacos, metabólitos de fármacos, estados de doença ou amostragem incorreta pode causar resultados errôneos (Tabela I-6).

B. A **adulteração** da urina pode ser tentada por pessoas submetidas a testes farmacológicos obrigatórios para evitar a detecção de drogas. Os métodos utilizados incluem diluição (água ingerida ou adicionada) e adição de ácidos, bicarbonato de sódio, água sanitária, sais de metais, sais de nitrito, glutaraldeído ou clorocromato de piridínio. A intenção é inativar, seja quimicamente ou biologicamente, o imunoensaio de triagem inicial para produzir um teste negativo. O sucesso da adulteração varia conforme o agente utilizado e o tipo de imunoensaio. Os laboratórios que realizam rotineiramente exame de urina para os programas de vigilância de drogas frequentemente têm métodos para testar a existência de alguns adulterantes, bem como indicadores de ensaio que sugerem possíveis adulterações.

C. Usos para triagens toxicológicas
1. A **análise abrangente** de urina e de sangue deve ser realizada sempre que o diagnóstico de morte cerebral estiver sendo considerado a fim de se descartar a presença de fármacos depressores comuns, que podem resultar em uma perda temporária da atividade do cérebro e simular a morte cerebral. Exames toxicológicos podem ser usados para confirmar a impressão clínica durante a hospitalização e podem ser inseridos no registro médico-legal permanente. Isso pode ser importante se houver suspeita de homicídio, ataque ou abuso infantil.
2. **Exames seletivos** (p. ex., "drogas de uso abusivo"), com tempos de resposta rápidos, são frequentemente usados para confirmar impressões clínicas e podem ajudar no encaminhamento do paciente. Os resultados positivos podem precisar ser verificados por um teste de confirmação com um segundo método, dependendo das circunstâncias.

D. Abordagem de exames toxicológicos
1. Comunicar suspeitas clínicas ao laboratório.
2. Obter amostras de sangue e urina na admissão, em casos excepcionais, e fazer com que o laboratório armazene-os temporariamente. Se o paciente recuperar-se rapidamente, as amostras podem ser descartadas.
3. A urina é geralmente a melhor amostra para triagem qualitativa ampla. Amostras de sangue devem ser guardadas para possível exame quantitativo, mas o sangue não é uma boa amostra para a triagem de vários medicamentos comuns, como agentes psicotrópicos, opioides e estimulantes.
4. Decidir se um nível de sangue quantitativo específico pode ajudar nas decisões de tratamento (p. ex., uso de um antídoto ou diálise; Tabela I-7). Níveis quantitativos são úteis apenas se houver uma correlação previsível entre o nível sérico e os efeitos tóxicos.
5. Um centro de controle regional de venenos (1-800-222-1222, nos EUA*) ou um consultor toxicológico pode prestar assistência ao considerar determinadas etiologias farmacológicas e na seleção de exames específicos.

V. **Radiografias abdominais** podem revelar comprimidos radiopacos, preservativos preenchidos com fármacos ou outro material tóxico.
A. A radiografia é útil somente em caso positivo; estudos recentes sugerem que alguns tipos de comprimidos são previsivelmente visíveis (Quadro I-28).
B. *Não* se deve tentar determinar a radiopacidade de um comprimido colocando-o diretamente na placa de raios X. Isso, muitas vezes, produz um resultado falso-positivo por causa de um efeito de contraste do ar.

DESCONTAMINAÇÃO

I. **Descontaminação de superfície**
A. **Pele.** Agentes corrosivos lesionam a pele rapidamente e devem ser removidos imediatamente. Além disso, muitas toxinas são facilmente absorvidas por meio da pele, e a absorção sistêmica

---

* N. de R.T. No Brasil, o número é 0800-7226001.

TABELA I-7 Níveis quantitativos específicos e potenciais intervenções[a]

Fármaco ou toxina	Intervenção potencial
Acetominofeno	100% oxigênio
Ácido valproico	Acetilcisteína
Carbamazepina	Anticorpos específicos de digoxina
Carboxiemoglobina	Alcalinização, hemodiálise
Digoxina	Azul de metileno
Etanol	Baixo nível indica busca por outras toxinas
Etilenoglicol	Carvão em doses repetidas, hemoperfusão
Ferro	Carvão em doses repetidas, hemoperfusão
Lítio	Hemodiálise
Metanol	Hemodiálise, carvão em doses repetidas
Metemoglobina	Quelação com deferoxamina
Salicilato	Terapia com etanol ou fomepizol, hemodiálise
Teofilina	Terapia com etanol ou fomepizol, hemodiálise

[a] Para orientação específica, ver capítulos isolados na Seção II.

pode ser evitada apenas com uma ação rápida. A Tabela II-6 (p. 104) lista vários agentes químicos corrosivos que podem apresentar toxicidade sistêmica, e muitos deles são facilmente absorvidos por meio da pele.

1. Deve-se ter cuidado para não se expor ou expor outros profissionais de saúde a substâncias potencialmente contaminantes. Usar equipamento de proteção (luvas, avental e óculos de proteção) e lavar as áreas expostas rapidamente. Entrar em contato com um centro de controle regional de venenos para obter informações sobre os perigos dos produtos químicos envolvidos; na maioria dos casos, os prestadores de cuidados de saúde não estão em risco pessoal significativo para contaminação secundária, e medidas simples, como aventais do

QUADRO I-28 Fármacos e venenos radiopacos[a]

Geralmente visíveis
Carbonato de cálcio (Tums)
Chumbo e tinta contendo chumbo
Comprimidos de ferro
Comprimidos de potássio
Corpos estranhos metálicos
Subsalicilato de bismuto (Pepto-Bismol)

Às vezes/pouco visíveis
Acetazolamida
Arsênio
Bronfeniramina e dexbronfeniramina
Bussulfano
Cloreto de sódio
Fósforo
Hidrato de cloral
Meclizina
Perfenazina com amitriptilina
Preparações com revestimento entérico ou de liberação prolongada (altamente variável)
Proclorperazina
Sulfato de zinco
Tiamina
Tranilcipromina
Trifluoperazina
Trimeprazina

[a] Referência: Savitt DL, Hawkins HH, Roberts JR: The radiopacity of ingested medications. *Ann Emerg Med* 1987;16:331.

TABELA I-8 Alguns agentes tópicos utilizados em casos de exposição química da pele[a]

Agente químico corrosivo	Tratamento tópico
Ácido hidrofluórico	Compressas de cálcio
Ácido oxálico	Compressas de cálcio
Fenol	Óleo mineral ou outro óleo; álcool isopropílico
Fósforo (branco)	Sulfato de cobre a 1% (de cor azul, em grânulos incrustados, facilita a remoção mecânica)

[a]Referência: Edelman PA: Chemical and electrical burns. In: Achauer BM (editor): *Management of the Burned Patient*, p. 183-202. Appleton & Lange, 1987.

setor de emergência e luvas simples para exames fornecem proteção suficiente. Para radiação e outros incidentes de materiais perigosos, ver também a Seção IV (p. 565).

2. Remover a roupa contaminada e lavar as áreas expostas com grandes quantidades de água ou soro fisiológico morno. Lavar cuidadosamente atrás das orelhas, sob as unhas e nas dobras da pele. Usar sabonete e xampu para substâncias oleosas.

3. Raramente há necessidade de neutralização química de uma substância derramada sobre a pele. Na verdade, o calor gerado por neutralização química pode potencialmente criar uma lesão pior. Algumas das poucas exceções a essa regra estão listadas na Tabela I-8.

B. Olhos. A córnea é particularmente sensível a agentes corrosivos e solventes de hidrocarbonetos, que podem rapidamente lesionar a sua superfície e causar cicatrizes permanentes.

1. Agir rapidamente para evitar danos graves. Lavar os olhos expostos com grandes quantidades de água corrente morna ou soro fisiológico. Se estiver disponível, primeiramente instilar colírio anestésico local no olho para facilitar a irrigação. Retirar as lentes de contato da vítima, caso ela as esteja usando.

2. Colocar a vítima em decúbito dorsal sob uma torneira ou usar tubos IV para direcionar uma corrente de água por meio da ponte nasal até o aspecto medial do olho. Usar pelo menos 1 L para irrigar cada olho.

3. Se a substância agressora for um ácido ou uma base, verificar o pH das lágrimas da vítima e continuar a irrigação se o pH permanecer anormal.

4. Não instilar solução de neutralização na tentativa de normalizar o pH; não há evidências de que esse tratamento funcione, podendo, ainda, lesionar o olho.

5. Depois da irrigação completa, verificar as superfícies da conjuntiva e da córnea cuidadosamente para detecção de evidência de lesão de espessura total. Realizar um exame de fluoresceína do olho usando corante de fluoresceína e lâmpada de Wood para revelar uma possível lesão da córnea.

6. Pacientes com lesão grave na córnea ou conjuntiva devem ser encaminhados para um oftalmologista imediatamente.

C. Inalação. Agentes que lesionam o sistema pulmonar podem ser gases ou vapores agudamente irritantes e podem ter sinais de alerta efetivos ou pobres (p. 269).

1. Deve-se ter cuidado para não expor a si ou a outros prestadores de cuidados a gases ou vapores tóxicos sem a proteção respiratória adequada (p. 568).

2. Remover a vítima da exposição e administrar oxigênio umidificado suplementar se disponível. Auxiliar com ventilação se necessário (p. 1-4).

3. Observar atentamente para detecção de evidências de edema do trato respiratório superior, que é revelado por voz rouca e estridor e pode evoluir rapidamente para obstrução completa da via aérea. Realizar entubação endotraqueal dos pacientes que apresentam evidências de comprometimento progressivo da via aérea.

4. Observar, também, se há edema pulmonar não cardiogênico de início tardio resultante de uma ação mais lenta de algumas toxinas (p. ex., óxido de nitrogênio, fosgênio), que podem levar várias horas para surgir. Os primeiros sinais e sintomas incluem dispneia, hipoxemia e taquipneia (p. 269).

II. Descontaminação gastrintestinal. Há controvérsias sobre a função do esvaziamento gástrico e do carvão ativado para descontaminar o trato gastrintestinal no caso de ingestão de venenos. Há pouco apoio na literatura médica para procedimentos de esvaziamento do intestino, e estudos mostram que, após um atraso de 60 minutos ou mais, só uma pequena proporção da dose ingerida é removida por êmese induzida ou lavagem gástrica. Além disso, estudos sugerem que, no paciente com superdosagem típica, a administração oral simples de carvão ativado sem esvaziamento anterior do intestino é provavelmente tão eficaz quanto a sequência tradicional de esvaziamento intestinal seguido por carvão vegetal. No entanto, para muitos pacientes com superdosagem que ingeriram uma dose não tão grande, uma substância relativamente não tóxica ou um fármaco que é rapidamente absorvido, é ainda questionável se o carvão ativado faz diferença no resultado.

Entretanto, existem algumas circunstâncias em que a descontaminação intestinal agressiva pode ser potencialmente salvadora da vida e é aconselhada, mesmo depois de mais de 1-2 horas. Os exemplos incluem ingestão de fármacos altamente tóxicos (p. ex., antagonistas do cálcio, colchicina), ingestão de fármacos não adsorvidos em carvão (p. ex., ferro, lítio), ingestão de grandes quantidades de um medicamento (p. ex., 150-200 comprimidos de ácido acetilsalicílico) e ingestão de produtos de liberação prolongada ou com revestimento entérico.

A. Êmese. Xarope de ipeca para induzir êmese não é mais o tratamento de escolha para as ingestões. Pode ser empregado em situações raras, quando se espera que o tratamento clínico seja adiado por mais de 60 minutos, quando o paciente está acordado e *se a ipeca puder ser administrada alguns minutos após a ingestão*. A ipeca não é mais usada nos serviços de emergência por causa da pronta disponibilidade do carvão ativado. Depois da administração do xarope de ipeca, geralmente ocorrem vômitos dentro de 20-30 minutos. Se a ingestão tiver ocorrido há mais de 30-60 minutos antes da administração de ipeca, o vômito não é eficaz. Além disso, vômitos persistentes após o uso de ipeca provavelmente adiam a administração de carvão ativado (ver item C mais adiante).

1. Indicações
   a. Tratamento pré-hospitalar precoce de determinadas (ver "Contraindicações" a seguir) intoxicações orais potencialmente graves, particularmente em casa, imediatamente após a ingestão, quando as outras medidas (p. ex., carvão ativado) não estão disponíveis e o tempo de transporte para um centro médico pode ser prolongado (p. ex., > 1 hora).
   b. Possivelmente útil para remover os agentes ingeridos não adsorvidos pelo carvão ativado (p. ex., ferro, lítio, potássio). No entanto, a maioria desses casos é preferencialmente tratada com irrigação completa do intestino (ver adiante).

2. Contraindicações
   a. Paciente prostrado, comatoso ou convulsivo.
   b. Ingestão de uma substância suscetível de causar aparecimento de depressão do SNC ou convulsões dentro de um curto espaço de tempo clínico (p. ex., opioides, agentes sedativos hipnóticos, antidepressivos tricíclicos, cânfora, cocaína, isoniazida ou estricnina).
   c. Ingestão de um agente corrosivo (p. ex., ácidos, álcalis ou agentes oxidantes fortes).
   d. Ingestão de um hidrocarboneto alifático simples (p. 275). Esses hidrocarbonetos provavelmente causam pneumonite se aspirados, mas, em geral, não causam intoxicação sistêmica após entrarem no estômago.

3. Efeitos adversos
   a. Vômitos persistentes podem atrasar a administração de carvão ativado ou de antídotos orais (p. ex., acetilcisteína).
   b. Vômitos vigorosos prolongados podem resultar em gastrite hemorrágica ou em uma laceração de Mallory-Weiss.
   c. Os vômitos podem promover a passagem do material tóxico para o intestino delgado, aumentando a absorção.
   d. Sonolência ocorre em cerca de 20%, e diarreia, em 25% das crianças.
   e. O uso repetido diariamente (p. ex., pacientes com bulimia) pode resultar em distúrbios eletrolíticos, bem como em arritmias cardíacas e miocardiopatia, devido ao acúmulo de alcaloides cardiotóxicos.

4. Técnica. Utilizar apenas xarope de ipeca, não o extrato líquido (que contém concentrações muito mais elevadas de emético e alcaloides cardiotóxicos).

a. Administrar 30 mL de xarope de ipeca por via oral (15 mL para crianças menores de 5 anos, 10 mL para crianças menores de 1 ano; não é recomendado para crianças com menos de 6 meses). Depois de 10-15 minutos, dar 2-3 copos de água (não há consenso sobre a quantidade de água ou o tempo de administração).
   b. Se não ocorrer êmese após 20 minutos, uma segunda dose de ipeca pode ser administrada. Fazer o paciente sentar-se ou mover-se, porque isso, algumas vezes, estimula o vômito.
   c. Uma solução de sabão em água pode ser usada, como uma alternativa emética. Usar apenas lavagem padrão das mãos com sabão líquido, duas colheres de sopa em um copo de água. *Não* usar detergente em pó para lavar roupas ou lava-louças ou concentrado líquido para lavar louças; esses produtos são corrosivos. Não há outra alternativa aceitável para o xarope de ipeca. Estimulação digital manual, sulfato de cobre, água salgada, água de mostarda, apomorfina e outros eméticos não são seguros e não devem ser usados.

B. Lavagem gástrica. A lavagem gástrica é utilizada apenas ocasionalmente nos serviços de emergência dos hospitais. Embora haja pouca evidência clínica para apoiar a sua utilização, a lavagem gástrica é provavelmente um pouco mais eficaz do que a ipeca, especialmente para substâncias líquidas recentemente ingeridas. No entanto, não remove confiavelmente comprimidos não dissolvidos ou fragmentos de comprimido (em especial produtos de liberação prolongada ou com revestimento entérico). Além disso, o procedimento pode retardar a administração de carvão ativado e pode acelerar a circulação de fármacos e venenos para o intestino delgado, especialmente se o paciente estiver em decúbito dorsal ou em posição de decúbito direito. A lavagem gástrica não é necessária para ingestões pequenas a moderadas da maioria das substâncias se o carvão ativado puder ser administrado imediatamente.

1. Indicações
   a. Para remover fármacos líquidos e sólidos e venenos ingeridos, quando o paciente tomou uma *overdose* maciça ou ingeriu uma substância particularmente tóxica. A lavagem tem maior probabilidade de eficácia se iniciada dentro de 30-60 minutos após a ingestão, embora possa ainda ser útil várias horas após a ingestão de agentes que retardam o esvaziamento gástrico (p. ex., salicilatos, opioides ou fármacos anticolinérgicos).
   b. Para administrar carvão ativado e irrigar todo o intestino em pacientes não dispostos ou incapazes de engolir.
   c. Para diluir e remover líquidos corrosivos do estômago e esvaziar o estômago na preparação para endoscopia.

2. Contraindicações
   a Pacientes prostrados, comatosos ou convulsivos. Pelo fato de que pode perturbar a fisiologia normal do esôfago e os mecanismos de proteção da via aérea, a lavagem gástrica deve ser usada com cautela em pacientes prostrados cujos reflexos da via aérea estejam embotados. Nesses casos, a entubação endotraqueal com um tubo endotraqueal balonado deve ser realizada antes para proteger a via aérea.
   b. Ingestão de comprimidos de liberação prolongada ou com revestimento entérico. (Devido ao tamanho da maioria dos comprimidos, é improvável que a lavagem devolva comprimidos intactos, mesmo por meio de uma mangueira orogástrica de 40 F.) Nesses casos, a irrigação intestinal total (ver adiante) é preferível.
   c. O uso de lavagem gástrica após a ingestão de uma substância corrosiva é controverso; alguns gastrenterologistas recomendam que a inserção de um tubo gástrico e a aspiração de conteúdo gástrico sejam realizadas o mais rapidamente possível após a ingestão cáustica líquida para remover o material corrosivo do estômago e para preparar para endoscopia.

3. Efeitos adversos
   a. Perfuração do esôfago ou do estômago.
   b. Sangramento nasal decorrente de traumatismo durante a passagem do tubo.
   c. Entubação traqueal acidental.

d. Vômitos que resultam em aspiração pulmonar do conteúdo gástrico em um paciente prostrado e sem proteção da via aérea.

4. **Técnica**
  a. Se o paciente estiver profundamente prostrado, proteger a via aérea por meio de entubação da traqueia com um tubo endotraqueal balonado.
  b. Colocar o paciente na posição de decúbito lateral esquerdo. Isso ajuda a evitar que o material ingerido seja empurrado para dentro do duodeno durante a lavagem.
  c. Inserir uma sonda gástrica grande por meio da boca ou do nariz e até o estômago (36-40 F [tamanho do cateter] em adultos; um tubo menor é suficiente para a remoção de líquidos tóxicos ou se a administração simples de carvão vegetal é tudo o que se pretende). Verificar a posição do tubo com insuflação de ar enquanto se ausculta com um estetoscópio posicionado no estômago do paciente.
  d. Retirar o máximo de conteúdo estomacal possível. Se o veneno ingerido for um produto químico tóxico que pode contaminar a equipe do hospital (p. ex., cianeto, inseticida organofosforado), tomar medidas para isolá-lo imediatamente (p. ex., usar uma unidade independente de aspiração de parede).
  e. Administrar carvão ativado, 60-100 g (1 g/kg; ver item C a seguir), pelo tubo antes de iniciar a lavagem para começar a adsorção do material que pode entrar no intestino durante o procedimento de lavagem.
  f. Instilar água ou soro fisiológicos mornos, alíquotas de 200 e 300 mL, e remover por gravidade ou aspiração ativa. Utilizar alíquotas repetidas até um total de 2 L ou até que o retorno esteja livre de comprimidos ou de material tóxico. *Atenção:* A utilização de volumes excessivos de líquido de lavagem ou água de torneira pode resultar em hipotermia ou desequilíbrio eletrolítico em lactentes e crianças em tenra idade.

C. O **carvão ativado** é um material em pó altamente adsorvente, feito a partir de uma destilação de polpa de madeira. Devido à sua grande área superficial, é altamente eficaz na adsorção da maioria das toxinas quando administrado em uma proporção de cerca de 10:1 (carvão de toxina). Apenas algumas toxinas são precariamente absorvidas em carvão (Quadro I-29), e, em alguns casos, isso irá requerer uma proporção mais elevada (p. ex., para cianeto, uma razão de cerca de 100:1 será necessária). Estudos em voluntários que utilizaram doses não tóxicas de substâncias diversas sugerem que o carvão ativado administrado isoladamente, sem esvaziamento gástrico anterior, é tão ou até mais eficaz que os procedimentos de êmese e lavagem para reduzir a absorção do fármaco. No entanto, não há estudos clínicos prospectivos, randomizados e bem delineados demonstrando sua eficácia em pacientes intoxicados. Como resultado, alguns toxicologistas desaconselham seu uso rotineiro.

1. **Indicações**
  a. É utilizado após a ingestão para limitar a absorção do fármaco a partir do trato gastrintestinal, se puder ser administrado de maneira segura e em um período de tempo razoável após a ingestão.
  b. O carvão é frequentemente administrado mesmo que a substância nociva possa não ser bem adsorvida pelo carvão, uma vez que outras substâncias podem ter sido coingeridas.

QUADRO I-29 Fármacos e toxinas precariamente adsorvidos por carvão ativado[a]

Ácidos minerais	Fluoreto
Álcalis	Lítio
Cianeto[b]	Matais pesados (variável)
Etanol e outros alcoóis	Potássio
Etilenoglicol	Sais inorgânicos (variável)
Ferro	

[a] Alguns estudos foram realizados para determinar a adsorção *in vivo* dessas e de outras toxinas por carvão ativado. A adsorção também pode depender do tipo e da concentração específica de carvão.
[b] O carvão deve ainda ser administrado, porque doses usuais de carvão (60-100 g) irão adsorver doses letais ingeridas de cianeto (200-300 mg).

QUADRO I-30 Diretrizes para administração de carvão ativado

Geral
O risco de intoxicação justifica o risco da administração de carvão. O carvão ativado pode ser administrado em um período de 60 minutos a partir da ingestão.[a]

Pré-hospitalar
O paciente está alerta e cooperativo.
O carvão ativado sem sorbitol está imediatamente disponível.
A administração de carvão não irá atrasar o transporte para um centro de atendimento.

Hospitalar
O paciente está alerta e cooperativo, ou o carvão ativado será administrado via tubo gástrico (supondo que a via respiratória esteja íntegra ou protegida).

[a] O tempo após a ingestão durante o qual o carvão continua sendo uma modalidade eficaz de descontaminação não foi estabelecido com certeza em ensaios clínicos. Para fármacos com absorção intestinal lenta ou irregular, ou para aqueles com efeitos anticolinérgicos ou opioides ou outros efeitos farmacológicos que podem retardar o esvaziamento gástrico para o intestino delgado, ou para fármacos em uma formulação de liberação modificada, ou após ingestões maciças que podem produzir uma massa ou bezoar de comprimido, é apropriado administrar o carvão mais de 60 minutos após a ingestão ou mesmo várias horas após a ingestão.

    c. Doses orais repetidas de carvão ativado podem aumentar a eliminação de alguns fármacos a partir da corrente sanguínea (p. 56).
  2. Contraindicações. Íleo sem distensão não é uma contraindicação para uma dose única de carvão, mas novas doses devem ser suspensas. O carvão não deverá ser administrado a um paciente sonolento, a menos que a via aérea esteja devidamente protegida.
  3. Efeitos adversos
    a. A obstipação ou impactação intestinal e bezoar de carvão são potenciais complicações, especialmente se doses múltiplas de carvão forem administradas.
    b. Distensão do estômago com um risco potencial para aspiração pulmonar, especialmente em um paciente sonolento.
    c. Muitos produtos contendo carvão, disponíveis comercialmente, também contêm sorbitol, na forma de suspensões pré-misturadas. Mesmo doses únicas de sorbitol muitas vezes causam cólicas estomacais e vômitos, e doses repetidas podem causar mudanças hídricas graves para o intestino, diarreia, desidratação e hipernatremia, especialmente em crianças pequenas e idosos.
    d. Pode ligar-se a acetilcisteína coadministrada (não clinicamente significativo).
  4. Técnica. (Ver Quadro I-38 para obter orientações sobre o uso pré-hospitalar e hospitalar).
    a. Administrar suspensão aquosa de carvão ativado (sem sorbitol), 60-100 g (1 g/kg), por via oral ou por sonda gástrica.
    b. Uma ou duas doses adicionais de carvão ativado podem ser administradas em intervalos de 1 ou 2 horas, para assegurar uma descontaminação adequada do intestino, particularmente após a ingestão de grandes quantidades. Em casos raros, até 8 ou 10 doses repetidas podem ser necessárias para se atingir a relação desejada de 10:1 de carvão e veneno (p. ex., após a ingestão de 200 comprimidos de ácido acetilsalicílico); nessas circunstâncias, as doses devem ser administradas ao longo de um período de várias horas.
D. Catárticos. Ainda há controvérsia sobre o uso de catárticos para acelerar a eliminação de toxinas a partir do trato gastrintestinal. Alguns toxicologistas ainda usam catárticos rotineiramente ao administrarem carvão ativado, embora existam poucos dados para comprovar a sua eficácia.
  1. Indicações
    a. Para melhorar o trânsito gastrintestinal do complexo toxina-carvão, diminuindo a probabilidade de dessorção da toxina ou o desenvolvimento de um "bezoar de carvão."
    b. Para acelerar a passagem de comprimidos de ferro e outras ingestões não adsorvidas pelo carvão.
  2. Contraindicações
    a. Íleo ou obstrução intestinal.
    b. Catárticos que contêm sódio ou magnésio não devem ser utilizados em pacientes com sobrecarga de líquidos ou com insuficiência renal respectivamente.

c. Não há papel para catárticos à base de óleo (anteriormente recomendado para intoxicação para hidrocarboneto).
3. **Efeitos adversos**
    a. Perda de líquidos grave, hipernatremia e hiperosmolaridade podem resultar de uso excessivo ou de doses repetidas de catárticos.
    b. Hipermagnesemia pode ocorrer em pacientes com insuficiência renal que recebem catárticos à base de magnésio.
    c. Cólicas abdominais e vômitos podem ocorrer, especialmente com sorbitol.
4. **Técnica**
    a. Administrar o catártico de escolha (citrato de magnésio a 10%, 3-4 mL/kg, ou 70% de sorbitol, 1 mL/kg), junto com o carvão ativado ou misturado como uma lama. Evitar o uso de produtos comercialmente disponíveis que contenham associação de carvão mais sorbitol, porque eles têm uma quantidade maior do que a desejável de sorbitol (p. ex., 96 g de sorbitol/50 g de carvão).
    b. Repetir com metade da dose original se não houver fezes de carvão após 6-8 horas.
E **Irrigação intestinal total.** A irrigação intestinal total tornou-se um método aceito para a eliminação de determinados fármacos e venenos do intestino. A técnica faz uso de uma solução cirúrgica de limpeza do intestino contendo um polietilenoglicol não absorvível em uma solução eletrolítica equilibrada, que é formulada para passar por meio do trato intestinal sem ser absorvida. Essa solução é administrada em altas taxas de fluxo para lavar o conteúdo intestinal por volume absoluto.
1. **Indicações**
    a. Ingestões grandes de ferro, lítio ou outros fármacos pouco adsorvidos por carvão ativado.
    b. Ingestões elevadas de comprimidos de liberação prolongada ou comprimidos com revestimento entérico contendo ácido valproico (p.ex., Depakote), teofilina (p.ex., Theo-Dur), ácido acetilsalicílico (p.ex., Ecotrin), verapamil (p.ex., Calan SR), diltiazem (p.ex., Cardizem CD) ou outros fármacos perigosos.
    c. Ingestão de corpos estranhos ou de pacotes ou preservativos com fármacos. Embora ainda haja controvérsia sobre a descontaminação ideal do intestino para "mulas" (pessoas que ingerem pacotes com drogas apressadamente para esconder provas incriminatórias), a gestão prudente envolve várias horas de irrigação de todo o intestino acompanhada por carvão ativado. Exames de imagem de acompanhamento podem ser indicados para pesquisar pacotes retidos caso a quantidade de fármaco ou a sua embalagem sejam algo preocupante.
2. **Contraindicações**
    a. Íleo ou obstrução intestinal.
    b. Paciente prostrado, comatoso ou convulsivo, a menos que a via respiratória esteja protegida.
3. **Efeitos adversos**
    a. Náusea e inchaço.
    b. Regurgitação e aspiração pulmonar.
    c. O carvão ativado pode não ser tão eficaz quando administrado com irrigação total do intestino.
4. **Técnica**
    a. Administrar solução para preparação do intestino (p. ex., CoLyte ou GoLytely), 2 L/h, por sonda gástrica (crianças: 500 mL/h ou 35mL/kg/h), até que o efluente retal esteja claro.
    b. Alguns toxicologistas recomendam a administração de carvão ativado, 25-50 g, a cada 2-3 horas, enquanto a irrigação total do intestino está sendo realizada, caso o medicamento ingerido for adsorvido pelo carvão.
    c. Deve-se estar preparado para um grande volume de fezes em um período de 1-2 horas. Passar um tubo retal ou, de preferência, fazer o paciente sentar-se em um vaso sanitário.
    d. Parar a administração após 8-10 L (crianças: 150-200 mL/kg) se não aparecer nenhum efluente retal.
F **Outros agentes orais de ligação.** Outros agentes de ligação podem ser administrados em determinadas circunstâncias para aprisionar toxinas no intestino, embora o carvão ativado seja

MANUAL DE TOXICOLOGIA CLÍNICA 53

TABELA I-9 Agentes de ligação oral selecionados

Fármaco ou toxina	Agente(s) de ligação
Cálcio	Azul da prússia
Digitoxina[a]	Bicarbonato de sódio
Ferro	Demulcentes (clara de ovo, leite)
Hidrocarbonetos clorados	Fosfato sódico de celulose
Lítio	Greda de pisoeiro, bentonita
Metais pesados (arsênio, mercúrio)	Resina de colestiramina
Paraquat[a]	Resina de colestiramina
Potássio	Sulfonato de poliestireno sódico (Kayexalate)
Tálio	Sulfonato de poliestireno sódico (Kayexalate)

[a] O carvão ativado também é muito eficaz.

o adsorvente eficaz mais amplamente utilizado. A Tabela I-9 lista alguns agentes de ligação alternativos e a (s) toxina (s) para os quais eles podem ser úteis.

G. Remoção cirúrgica. Ocasionalmente, pacotes ou preservativos com drogas, comprimidos intactos ou concreções de comprimidos persistem apesar da lavagem gástrica agressiva ou da lavagem total do intestino, e a remoção cirúrgica pode ser necessária. Nesses casos, deve--se consultar um centro de controle regional de intoxicações ou um médico toxicologista para aconselhamento.

ELIMINAÇÃO AUMENTADA

As medidas para aumentar a eliminação de fármacos e toxinas foram excessivamente enfatizadas no passado. Embora seja um objetivo desejável, a eliminação rápida da maioria dos fármacos e toxinas geralmente não é prática e pode não ser segura. Uma compreensão lógica de como a farmacocinética é aplicada à toxicologia (toxicocinética) é necessária para o uso adequado de procedimentos de remoção aumentada.

I. Avaliação. Três questões cruciais que devem ser respondidas:
  A. O paciente precisa reforçar a remoção? Deve-se fazer as seguintes perguntas: Como é que o paciente está se saindo? O cuidado de suporte vai possibilitar que o paciente se recupere totalmente? Existe um antídoto ou outro medicamento específico que possa ser usado? Indicações importantes para o aumento da remoção do fármaco incluem o seguinte:
   1. Intoxicação obviamente grave ou crítica com uma condição de deterioração apesar de cuidados de suporte máximos (p. ex., *overdose* de fenobarbital com hipotensão intratável).
   2. A via normal ou usual de eliminação está prejudicada (p. ex., *overdose* de lítio em um paciente com insuficiência renal).
   3. O paciente ingeriu uma dose letal conhecida ou tem um nível letal no sangue (p. ex., teofilina ou metanol).
   4. O paciente tem problemas clínicos subjacentes que podem aumentar os riscos de um coma prolongado ou de outras complicações (p. ex., doença pulmonar obstrutiva crônica grave ou insuficiência cardíaca congestiva).
  B. O fármaco ou a toxina está acessível para o procedimento de remoção? Para que um medicamento esteja acessível para remoção por procedimentos extracorpóreos, ele deve estar localizado principalmente dentro da corrente sanguínea ou no líquido extracelular. Se ele for amplamente distribuído nos tecidos, provavelmente não será facilmente removido.
   1. O volume de distribuição (Vd) é um conceito numérico que fornece uma indicação da acessibilidade do fármaco:

   Vd = volume aparente em que o fármaco é distribuído
   = (quantidade de medicamento no corpo)/ (concentração plasmática)
   = (mg/kg)/ (mg/L) = L/kg

   Um medicamento com um Vd muito grande tem uma concentração plasmática muito baixa. Em contrapartida, um fármaco com um Vd pequeno é potencialmente muito aces-

QUADRO I-31 Volume de distribuição de alguns fármacos e venenos

Vd grande (> 5-10 L/kg)	Vd pequeno (< 1 L/kg)
Antidepressivos	Alcoóis
Digoxina	Carbamazepina
Fenciclidina (PCP)	Fenobarbital
Fenotiazinas	Lítio
Lindano	Salicilato
Opioides	Teofilina

sível por meio de procedimentos de remoção extracorpórea. O Quadro I-31 listas alguns volumes de distribuição comuns.

2. **Ligação às proteínas.** Fármacos altamente ligados às proteínas têm baixas concentrações livres de fármacos e são difíceis de serem removidos por diálise.

C. **O método irá funcionar?** O procedimento de remoção extrai de maneira eficiente as toxinas do sangue?

1. A **depuração (CL)** é a taxa na qual um determinado volume de líquido pode ser "depurado" da substância.

   a. A CL pode ser calculada a partir da razão de extração por meio da máquina de diálise ou coluna de hemoperfusão, multiplicada pela taxa de fluxo sanguíneo. A equação é a seguinte:

   $$CL = \text{taxa de extração} \times \text{taxa de fluxo sanguíneo}$$

   b. Uma medição de CL urinária bruta pode ser útil para estimar a eficácia da terapia hídrica para melhorar a eliminação renal de substâncias não secretadas ou absorvidas pelo túbulo renal (p. ex., lítio):

   $$CL \text{ renal} = \text{taxa de fluxo urinário} \times \frac{\text{nível de fármaco na urina}}{\text{nível de fármaco no soro}}$$

   Nota: As unidades de depuração são mililitros por minuto. Depuração não é o mesmo que taxa de eliminação (miligramas por minuto). Se a concentração no sangue for pequena, a quantidade real de fármaco removida também o será.

2. **CL total** é a soma de todas as fontes de depuração (p. ex., excreção renal, mais metabolismo hepático e excreção respiratória e da pele, mais diálise). Se a contribuição da diálise for pequena em comparação com a taxa total de depuração, o procedimento contribuirá pouco para a taxa total de depuração (Tabela I-10).

3. A **meia-vida** ($T_{1/2}$) depende do volume de distribuição e da depuração:

   $$T_{1/2} = \frac{0,693 \times Vd}{CL}$$

   em que a unidade de medição de Vd é litros (L) e a de CL é litros por hora (L/h).

II. **Métodos disponíveis para a eliminação aumentada**

A. **Manipulação urinária.** Esses métodos requerem que o rim seja um contribuinte significativo para a depuração total.

1. A diurese forçada pode aumentar a taxa de filtração glomerular, e o aprisionamento de íons por meio de uma manipulação do pH urinário pode aumentar a eliminação de fármacos polares.

2. A alcalinização é comumente utilizada para superdosagem de salicilato, mas a diurese "forçada" (produção de volumes de urina de até 1 L/h) geralmente não é usada, devido ao risco de sobrecarga de líquidos.

B. **Hemodiálise.** O sangue é retirado de uma veia grande (geralmente uma veia femoral) com um cateter de dupla luz e bombeado por meio do sistema de hemodiálise. O paciente deve receber medicação anticoagulante para evitar a coagulação do sangue no dialisador. Fárma-

MANUAL DE TOXICOLOGIA CLÍNICA 55

TABELA I-10 Eliminação de fármacos e toxinas selecionados[a]

Fármaco ou toxina	Volume de distribuição (L/kg)	Depuração corporal usual (mL/min)	Depuração relatada por Diálise (mL/min)	Hemoperfusão[b] (mL/min)
Ácido fórmico (metabólito do metanol)			198-248	
Ácido valproico	0,1-0,5	10	23	55
Álcool isopropílico	0,7	30	100-200	NHP[c]
Amitriptilina	6-10	500-800	NHD[c]	240[d]
Brometo	0,7	5	100	ND
Carbamazepina	1,4-3	60-90	59-100[e]	80-130
Digitoxina	1,5	4	10-26	ND
Digoxina	5-10	150-200	NHD[c]	90-140
Etanol	0,7	100-300	100-200	NHP[c]
Etclorvinol	2-4	120-140	20-80	150-300[d]
Etilenoglicol	0,6-0,8	200	100-200	NHP[c]
Fenobarbital	0,5-1	2-15	144-188[f]	100-300
Fenitoína	0,5-0,8	15-30	NHD	76-189
Glutetimida	2,7	200	70	300[d]
Lítio	0,7-1,4	25-30	50-150	NHP[c]
Meprobamato	0,75	60	60	85-150
Metanol	0,7	40-60	100-200	NHP[c]
Metaqualona	2,4-6,4	130-175	23	150-270
Metformina	80 L[f]	491-652[g]	68-170	56[h]
Metotrexato	0,5-1	50-100	ND	54
N-acetilprocainamida (NAPA)	1,4	220	48	75
Nadolol	2	135	46-102	ND
Nortriptilina	15-27	500-1.000	24-34	216[d]
Paracetamol	0,8-1	400	120-150	125-300
Paraquat	2,8	30-200	10	50-155
Pentobarbital	0,65-1	27-36	23-55	200-300
Procainamida	1,5-2,5	650	70	75
Salicilato	0,1-0,3	30	35-80	57-116
Teofilina	0,5	80-120	30-50	60-225
Tiocianato (metabólito do cianeto)			83-102	
Tricloroetanol (hidrato de cloral)	0,6-1,6	25	68-162	119-200

[a]Adaptado em parte de Pond SM: Diuresis, dialysis, and hemoperfusion: indications and benefits. *Emerg Med Clin North Am* 1984; 2:29, e Cutler RE et al: Extracorporeal removal of drugs and poisons by hemodialysis and hemoperfusion. *Ann Rev Pharmacol Toxicol* 1987; 27:169.
[b]Os dados de hemoperfusão são principalmente para hemoperfusão de carvão.
[c]Abreviaturas: ND = não disponível; NHD = não hemodialisável; NHP = não hemoperfundível.
[d]Os dados são para hemoperfusão de resina XAD-4.
[e]Depurações menores (14-59 mL/min) relatadas com equipamentos mais antigos de diálise; diálise mais recente de alto fluxo pode produzir depurações de 59 mL/min até estimados 100 mL/min (com base em relatos de casos).
[f]A literatura relata que o Vd da metformina varia amplamente.
[g]A depuração de metformina é acentuadamente reduzida em pacientes com insuficiência renal (108-130 mL/min).
[h]Depuração por hemofiltração venovenosa contínua (CVVH).
[i]Depurações menores que 60-75 mL/min relatadas com equipamento de diálise mais antigos; diálise mais recente de alto fluxo pode produzir depurações de 144-188 mL/min (Palmer BF: *Am J Kid Dis* 2000; 36:640).

QUADRO I-32 Alguns fármacos removidos por doses repetidas de carvão ativado[a]

Cafeína	Fenobarbital
Carbamazepina	Fenitoína
Clordecona	Nadolol
Dapsona	Salicilato
Digitoxina	Teofilina
Fenilbutazona	

[a]Nota: Baseado em estudos com voluntários. Existem poucos dados sobre o benefício clínico na *overdose* de fármaco.

cos e toxinas fluem passivamente por meio da membrana semipermeável em direção a um gradiente de concentração em uma solução de diálise (eletrólito e tampão). Anormalidades hídricas e eletrolíticas podem ser corrigidas simultaneamente.

1. As taxas de fluxo de até 300-500 mL/min podem ser conseguidas, e as taxas de depuração podem chegar a 200-300 mL/min ou mais. A remoção do medicamento depende da taxa de fluxo – fluxo insuficiente (i.e., devido à formação de coágulos) irá reduzir a depuração proporcionalmente.

2. As características do fármaco ou toxina que aumentam sua capacidade de extração incluem tamanho pequeno (peso molecular < 500 dáltons), solubilidade em água e baixa ligação proteica.

3. *Nota*: Unidades de diálise menores, portáteis, que usam uma coluna de resina ou filtro para reciclar um menor volume de dialisado ("minidiálise"), não removem os fármacos ou venenos com eficiência e não devem ser usadas.

C. Hemoperfusão. Com a utilização de equipamento e acesso vascular semelhantes ao de hemodiálise, o sangue é bombeado diretamente por meio de uma coluna que contém um material adsorvente (carvão ou resina Amberlite). Pelo fato de o fármaco ou a toxina estar em contato direto com o material adsorvente, o tamanho do fármaco, a solubilidade em água e a ligação à proteína são fatores limitantes menos importantes. A anticoagulação sistêmica é necessária, muitas vezes em doses mais altas do que as usadas para hemodiálise, e trombocitopenia é uma complicação comum. Atualmente, poucos centros de diálise têm o equipamento para a hemoperfusão, e o procedimento raramente é realizado.

D. Diálise peritoneal. O líquido dialisado é infundido na cavidade peritoneal, através de um cateter transcutâneo, e é drenado, e o procedimento é repetido com dialisado fresco. A parede do intestino e o revestimento peritoneal servem como membrana semipermeável.

1. A diálise peritoneal é mais fácil de ser realizada do que a hemodiálise ou a hemoperfusão e não necessita de anticoagulação, mas é apenas cerca de 10-15% eficaz devido a razões de extração precárias e a taxas de fluxo mais lentas (taxas de depuração de 10-15 mL/min).

2. No entanto, a diálise peritoneal pode ser realizada de maneira contínua, 24 horas por dia; uma diálise peritoneal de 24 horas com troca de dialisado a cada 1-2 horas é aproximadamente igual a 4 horas de hemodiálise.

E. Terapia de substituição renal contínua (p. ex., hemofiltração arteriovenosa contínua [CAVH], hemofiltração venovenosa contínua [CVVH], hemodiafiltração arteriovenosa contínua [CAVHDF] ou hemodiafiltração venosa contínua [CVVHDF]) tem sido sugerida como uma alternativa à hemodiálise convencional, quando a necessidade de remoção rápida do fármaco é menos urgente. Como a diálise peritoneal, esses procedimentos estão associados a taxas de depuração mais baixas, mas têm a vantagem de ser minimamente invasivos, sem qualquer impacto significativo sobre a hemodinâmica, e podem ser realizados "continuamente" durante muitas horas. Contudo, o seu papel no tratamento da intoxicação aguda continua incerto.

F. Dose repetida de carvão ativado. Doses repetidas de carvão ativado (20-30 g ou 0,5-1 g/kg, a cada 2-3 horas) são administradas por via oral ou através de sonda gástrica. A presença de uma suspensão de carvão ativado em todos os vários metros da luz intestinal reduz as concentrações de sangue por meio da interrupção da recirculação êntero-hepática ou enteroentérica do fármaco ou toxina, um modo de ação bastante distinto da adsorção simples de comprimidos ingeridos, mas não absorvidos. Essa técnica, fácil e não invasiva, mostrou reduzir a meia-vida do fenobarbital, da teofilina e de vários outros fármacos (Quadro I-32). No entanto, não foi demonstrado em testes clínicos que a técnica altere o resultado para o paciente. *Atenção:* A repetição da dose de carvão pode causar distúrbio hidreletrolítico grave secundário a diarreia de grande volume, especialmente se forem usadas suspensões pré-misturadas de carvão-sorbitol. Além disso, não deve ser usado em pacientes com íleo ou obstrução.

MANEJO DO PACIENTE

I. **Alta do setor de emergência ou internação em unidade de terapia intensiva?**
   A. Todos os pacientes com superdosagem potencialmente grave devem ser observados por pelo menos 6-8 horas antes da alta ou transferência para um local não clínico (p. ex., psiquiátrico). Se sinais ou sintomas de intoxicação se desenvolverem durante esse tempo, a internação para observação adicional e tratamento é necessária. *Atenção:* Cuidado com complicações tardias decorrentes da absorção lenta de medicamentos (p. ex., decorrente de concreção de comprimido ou bezoar ou preparações de liberação prolongada ou com revestimento entérico). Nessas circunstâncias, justifica-se um período mais longo de observação. Se níveis específicos de fármacos forem determinados, devem ser obtidos níveis séricos repetidos para certificar-se de que eles estão diminuindo como o esperado.
   B. A maioria dos pacientes internados devido a intoxicação ou superdosagem de fármacos exigirá observação em uma unidade de terapia intensiva, embora isso dependa do potencial para complicações cardiorrespiratórias graves. Qualquer paciente com intenção suicida deve ser mantido sob observação.
II. **Consulta a um centro regional de controle de intoxicações, nos EUA: 1-800-222-1222*.** Deve-se consultar um centro regional de controle de intoxicações para determinar a necessidade de mais observações, internação, administração de antídotos ou fármacos terapêuticos, seleção de exames laboratoriais adequados ou decisões sobre a remoção extracorpórea. Um toxicologista clínico experiente geralmente está disponível para consulta imediata. Um número de telefone gratuito único está em funcionamento em todo os EUA e irá conectá-lo automaticamente ao centro regional de controle de intoxicações.
III. **Avaliação psicossocial**
   A. **Consulta psiquiátrica em caso de risco de suicídio.** Todos os pacientes com intoxicação intencional ou superdosagem de fármacos devem ser submetidos a uma avaliação psiquiátrica para intenção suicida.
      1. Não é adequado dar alta a um paciente potencialmente suicida do setor de emergência sem uma avaliação psiquiátrica cuidadosa. A maioria dos estados dispõe de medidas** para o médico propor permanência psiquiátrica de emergência, forçando os pacientes involuntários a permanecer sob observação psiquiátrica por até 72 horas.
      2. Pacientes que ligam de casa após uma ingestão intencional devem sempre ser encaminhados para um serviço de emergência para avaliação clínica e psiquiátrica.
   B. **Abuso infantil** (ver também adiante) **ou abuso sexual**
      1. As crianças devem ser avaliadas atentando-se para a possibilidade de que a ingestão não tenha sido acidental. Às vezes, os pais ou outros adultos intencionalmente dão sedativos ou tranquilizantes às crianças para controlar seu comportamento.
      2. Intoxicações acidentais também podem justificar encaminhamento a serviços sociais. Ocasionalmente, as crianças obtêm estimulantes ou outros fármacos de uso abusivo que são deixados pela casa. Ingestões repetidas sugerem comportamento parental excessivamente despreocupado ou negligente.
      3. A superdosagem intencional por uma criança ou adolescente deve levantar a possibilidade de abuso físico ou sexual. Meninas adolescentes podem ter superdosagem devido a uma gravidez indesejada.

---

* N. de R.T. No Brasil, o número de telefone disponibilizado é 0800-7226001.

** N. de R.T. Estas medidas não são aplicáveis no Brasil, sendo necessária a concordância do paciente ou responsáveis legais.

IV. **Superdosagem em pacientes grávidas**
   A. Em geral, é prudente verificar se há gravidez em qualquer mulher jovem com superdosagem ou intoxicação por fármacos. Uma gravidez indesejada pode ser uma causa de superdosagem intencional, ou preocupações especiais podem ser levantadas sobre o tratamento da paciente grávida.
   B. A indução de vômitos com xarope de ipeca é provavelmente segura no início da gravidez, mas vômitos prolongados não são bem-vindos, especialmente no terceiro trimestre. A lavagem gástrica ou o carvão ativado por via oral é preferível em todos os trimestres.
   C. Algumas toxinas são conhecidas por serem teratogênicas ou mutagênicas (ver adiante e Tabela I-13, p. 62). No entanto, os efeitos adversos sobre o feto estão geralmente associados à utilização crônica repetida em oposição à exposição aguda, única.

▶ **CONSIDERAÇÕES ESPECIAIS EM PACIENTES PEDIÁTRICOS**
Delia A. Dempsey, MD, MS

A maioria das chamadas para os centros de controle de intoxicações envolve crianças menores de 5 anos de idade. Felizmente, as crianças representam uma minoria dentre as intoxicações graves que requerem tratamento hospitalar de emergência. As ingestões mais comuns na infância envolvem substâncias não tóxicas ou doses não tóxicas de fármacos ou de produtos potencialmente tóxicos (p. 255).

A Tabela I-11 lista causas importantes de intoxicação infantil grave ou fatal, que incluem suplementos de ferro (p. 254); antidepressivos tricíclicos (p. 135); medicamentos cardiovasculares, tais como digitálicos (p. 219), antagonistas do receptor β (p. 161) ou antagonistas de cálcio (p. 123); salicilato de metila (p. 373) e hidrocarbonetos (p. 275).

I. **Populações de alto risco.** Dois grupos de idade estão comumente envolvidos em intoxicações pediátricas: crianças entre 1 e 5 anos de idade e adolescentes.
   A. **Ingestões em crianças na primeira infância e em tenra idade** geralmente resultam de exploração oral. A ingestão acidental em crianças menores de 6 meses de idade ou entre as idades de 5 anos e a adolescência é rara. Em crianças pequenas, deve-se considerar a possibilidade de administração intencional por uma criança mais velha ou um adulto. Em crianças em idade escolar, suspeitar de abuso ou negligência como uma razão para a ingestão e, em adolescentes, suspeitar de uma tentativa de suicídio.
   B. **Em adolescentes e adultos jovens**, as *overdoses* geralmente são suicidas, mas podem também resultar de abuso ou experimentação de drogas. Razões subjacentes comuns para as tentativas de suicídio de adolescentes incluem gravidez, abuso sexual, físico ou mental; insucesso escolar; conflito com colegas; conflito com orientação homossexual; uma perda súbita ou grave; alcoolismo ou uso de drogas ilícitas. Qualquer adolescente que faz uma tentativa ou gesto de suicídio necessita de avaliação psiquiátrica e acompanhamento.
II. **Prevenção de intoxicações.** Crianças com uma ingestão acidental apresentam maior risco de uma segunda ingestão do que a população pediátrica em geral. Após um incidente, as estratégias de prevenção precisam ser revisadas. Se a família não entende as instruções ou é o segundo incidente de intoxicação, considerar uma avaliação da casa por um enfermeiro de saúde pública ou profissional de cuidados de saúde para que o ambiente seja seguro para crianças.
   A. A casa da criança, a creche e as casas que ela comumente visita (p. ex., de avós e outros familiares) preparadas para oferecer um ambiente seguro. Medicamentos, produtos químicos e produtos de limpeza devem ser guardados fora do alcance das crianças ou em armários trancados. Não se devem armazenar produtos químicos em recipientes destinados a alimentos, nem guardá-los nos mesmos armários. Lugares comuns onde as crianças encontram medicamentos incluem bolsas ou mochilas de visitantes e mesas de cabeceira.
   B. **Usar recipientes resistentes a crianças** para armazenar medicamentos com ou sem prescrição. No entanto, recipientes resistentes a crianças não são à prova de crianças; eles apenas diminuem o tempo que leva para uma criança determinada abrir o recipiente.
   C. **Erros de medicação** são uma causa evitável de ferimentos graves ou morte em crianças, especialmente aquelas com menos de 1 ano de idade. Os erros são comumente associados a volumes muito pequenos (dose < 1 mL) ou erros de dosagem de 10 vezes. Em um estudo, as principais

TABELA I-11 Exemplos de venenos pediátricos potentes[a]

Fármaco ou veneno	Dose potencialmente fatal em uma criança de 10 kg na primeira infância
Ácido selênico (oxidação negra)	Uma tragada
Antiarrítmicos	
Flecainida	Um ou dois comprimidos de 150 mg
Quinidina	Dois comprimidos de 300 mg
Antidepressivos tricíclicos	
Desipramina	Dois comprimidos de 75 mg
Imipramina	Um comprimido de 150 mg
Antipsicóticos	
Clorpromazina	Um ou dois comprimidos de 200 mg
Tioridazina	Um comprimido de 200 mg
Benzocaína	2 mL de gel a 10%
Bloqueadores do canal de cálcio	
Nifedipina	Um ou dois comprimidos de 90 mg
Verapamil	Um ou dois comprimidos de 240 mg
Cânfora	5 mL de óleo a 20%
Cloroquina	Um comprimido de 500 mg
Difenoxilato/atropina (Lomotil)	Cinco comprimidos de 2,5 mg
Ferro	Dez comprimidos com miligramagem para adulto
Hidrocarbonetos (p. ex., querosene)	Uma tragada (se aspirado)
Lindano	Duas colheres de chá (10 mL)
Metilsalicilato	< 5 mL de óleo de gaultéria
Opiáceos	
Codeína	Três comprimidos de 60 mg
Hidrocodona	Um comprimido de 5 mg
Metadona	Um comprimido de 40 mg
Morfina	Um comprimido de 200 mg
Sulfonilureias hipoglicêmicas	Um comprimido de gliburida de 5 mg
Teofilina	Um comprimido de 500 mg

[a]Referências: Bar-Oz B, Levichek Z, Koren G: Medications that can be fatal for a toddler with one tablet or teaspoonful: a 2004 update. *Paediatric Drugs* 2004;6 (2):123-126; Koren G: Medications which can kill a toddler with one teaspoon or tablet. *Clin Toxicol* 1993;31 (3):407; Osterhoudt K: *Toxtalk* 1997;8 (7); Litovitz T, Manoguerra A: Comparison of pediatric poisoning hazards: an analysis of 3.8 million exposure incidents. *Pediatrics* 1992;89 (6): 999.

causas de morte devido a erros de medicação em crianças foram as seguintes: paracetamol, preparações para tosse e gripe (especialmente aqueles que contêm opiáceos), fosfenitoína, metoclopramida, lidocaína viscosa, difenoxilato/atropina, morfina, digoxina e fenilbutirato de sódio.

III. **Abuso de crianças.** Considerar a possibilidade de que a criança tenha recebido intencionalmente o fármaco ou a toxina, ou de que a exposição seja causada por negligência. A maioria dos estados exige que todos os profissionais de saúde relatem casos suspeitos de abuso ou negligência, mostrando que essa não é uma decisão arbitrária, mas uma *obrigação legal de denunciar qualquer incidente suspeito*.* Os pais ou responsáveis devem ser informados de maneira direta e sem julgamento de que um relatório será realizado devido a esta obrigação dessa obrigação legal. Em casos graves, o relatório de suspeita de abuso deve ser feito antes de a criança ser liberada, e os serviços locais de proteção da criança devem decidir se é seguro liberar a criança para os pais ou

---

* N. de R.T. No Brasil, conforme o Estatuto da Criança e do Adolescente, os profissionais de saúde também devem denunciar suspeitas de abusos ou maus-tratos às autoridades competentes, particularmente aos conselhos tutelares e juizados da infância.

TABELA I-12 Sinais vitais pediátricos[a]

Idade	Frequência respiratória (incursões/min)	Frequência cardíaca (bpm)	Pressão arterial (mmHg)			
			Limite inferior	Média	Limite superior	Grave
Recém-nascido	30-80	110-190	52/25	50/55[b]	95/72	110/85
1 mês	30-50	100-170	64/30	85/50	105/68	120/85
6 meses	30-50	100-170	60/40	90/55	110/72	125/85
1 ano	20-40	100-160	66/40	90/55	110/72	125/88
2 anos	20-30	100-160	74/40	90/55	110/72	125/88
4 anos	20-25	80-130	79/45	95/55	112/75	128/88
8 anos	15-25	70-110	85/48	100/60	118/75	135/92
12 anos	15-20	60-100	95/50	108/65	125/84	142/95

[a]Referências: Dieckmann RA, Coulter K: Pediatric emergencies. In: Saunders CE, Ho MT (editors): *Current Emergency Diagnosis & Treatment*, 4th ed, p 811. Appleton & Lange, 1992; Gundy JH: The pediatric physical exam. In: Hoekelman RA et al (editors): *Primary Pediatric Care*, p 68. Mosby, 1987; Hoffman JIE: Systemic arterial hypertension. In: Rudolph AM et al (editors): *Rudolph's Pediatrics*, 19th ed, p 1438. Appleton & Lange, 1991; Liebman J, Freed MD: Cardiovascular system. In: Behrman RE, Kleigman R (editors): *Nelson's Essentials of Pediatrics*, p 447. WB Saunders, 1990; Lum GM: Kidney and urinary tract. In: Hathaway WE et al (editors): *Current Pediatric Diagnosis & Treatment*, 10th ed, p 624. Appleton & Lange, 1991.
[b]Faixa de pressão arterial média no primeiro dia de vida.

responsáveis. Em situações pouco claras, a criança pode ser internada para "observação" para dar tempo de os serviços sociais fazerem uma avaliação rápida. Os pontos a seguir devem alertar a equipe médica para a possibilidade de abuso ou negligência:

A. A história não faz sentido ou não soa verdadeira, ou muda com o tempo, ou pessoas diferentes contam histórias diferentes.
B. A criança não é deambulante (p. ex., uma criança com menos de 6 meses de idade). Nesse caso, deve-se analisar cuidadosamente de que maneira a criança teve acesso ao fármaco ou à toxina.
C. A criança tem mais de 4-5 anos de idade. Ingestões acidentais são raras em crianças mais velhas, e a ingestão pode ser um sinal de abuso ou negligência.
D. O fármaco ingerido foi um calmante (p. ex., haloperidol ou clorpromazina), uma droga de uso abusivo (p. ex., cocaína ou heroína), um sedativo (diazepam) ou etanol, ou os pais estão intoxicados.
E. Há um longo intervalo entre o horário da ingestão e o horário que a criança é levada para avaliação médica.
F. Há sinais de abuso físico ou sexual ou negligência: hematomas múltiplos ou incomuns; um osso quebrado ou queimaduras; uma criança muito suja, despenteada ou uma criança com afeição embotada ou comportamento indiferente ou inadequado.
G. Há uma história de episódios repetidos de intoxicações possíveis ou documentadas, ou história de abuso anterior.
H. Síndrome de Munchausen por procuração: fármacos ou toxinas são dadas para que a criança simule doença. Na maioria das vezes, o agressor é a mãe, muitas vezes com formação médica. Esse é um diagnóstico raro.

IV. Avaliação clínica. A avaliação física e laboratorial é essencialmente a mesmo que para os adultos. Contudo, sinais vitais normais variam com a idade (Tabela I-12).

A. Frequência cardíaca. Os recém-nascidos podem ter frequências cardíacas normais de até 190 bpm, e crianças de 2 anos de idade, de até 120 bpm. Taquicardia anormal ou bradicardia sugerem a possibilidade de hipoxemia, além de inúmeros fármacos e venenos que afetam o e o ritmo cardíacos (ver Quadros I-4 [p. 9] a I-7 [p. 13]).

B. A **pressão arterial** é um sinal vital muito importante em uma criança intoxicada. O manguito de pressão sanguínea deve ser de tamanho adequado; manguitos demasiadamente pequenos podem elevar falsamente a pressão. As pressões arteriais de lactentes são difíceis de serem medidas por auscultação, mas são facilmente obtidas por Doppler.

    1. Em geral, as crianças têm uma pressão mais baixa do que a dos adultos. No entanto, a pressão sanguínea baixa, no contexto de uma intoxicação, deve ser considerada como

normal somente quando a criança está alerta e ativa, comporta-se de maneira adequada e tem perfusão periférica normal.
   2. A hipertensão idiopática ou essencial é rara em crianças. A pressão arterial elevada pode indicar uma condição aguda, embora a pressão arterial sistólica possa estar transitoriamente elevada se a criança estiver chorando ou gritando vigorosamente. A menos que se conheça a pressão arterial no momento basal de uma criança, os limites superiores à normalidade devem ser considerados como "elevados". A decisão para tratar a pressão arterial elevada deve ser tomada individualmente, a partir da situação clínica e da toxina envolvida.
V. **Recém-nascidos** apresentam problemas específicos, como farmacocinética exclusiva e abstinência potencialmente grave devido à exposição pré-natal a fármacos.
   A. **Farmacocinética neonatal.** Recém-nascidos (< 1 mês) e lactentes (1-12 meses) são exclusivos em termos de perspectiva toxicológica e farmacológica. A absorção, a distribuição e a eliminação do fármaco são diferentes daquelas de crianças mais velhas e adultos. Dosagem incorreta, passagem transplacentária próxima do momento do nascimento, aleitamento materno, absorção cutânea e intoxicação intencional são as vias potenciais de exposição tóxica. De particular importância são a absorção aumentada da pele e a eliminação reduzida do fármaco, o que pode levar à toxicidade após exposição relativamente suave.
      1. **Absorção pela pele.** Os recém-nascidos têm uma proporção muito elevada de área de superfície em relação ao peso corporal, o que os predispõe à intoxicação pela absorção percutânea (p. ex., hexaclorofeno, ácido bórico ou alcoóis).
      2. A **eliminação** de muitos fármacos (p. ex., paracetamol, muitos antibióticos, cafeína, lidocaína, morfina, fenitoína e teofilina) é prolongada em recém-nascidos. Por exemplo, a meia-vida da cafeína é de aproximadamente 3 horas em adultos, mas pode ser maior do que 100 horas em recém-nascidos.
   B. A **abstinência neonatal de fármacos** pode ocorrer em lactentes com exposição pré-natal crônica a drogas ilícitas ou terapêuticas. O início é geralmente dentro de 72 horas após o nascimento, mas um início pós-natal de até 14 dias foi relatado. Os sinais normalmente começam no berçário, e os lactentes não recebem alta até que estejam clinicamente estáveis. No entanto, com a alta precoce do berçário tornando-se a norma, um lactente em abstinência pode primeiramente apresentar-se a um serviço de emergência ou clínica de cuidados intensivos. A apresentação pode ser muito leve, com cólicas, ou muito grave, com convulsões de abstinência ou diarreia profunda.
      1. **Opioides** (especialmente metadona e heroína) são a causa mais comum de sintomas graves de abstinência neonatal de fármacos. Outros fármacos para os quais foi relatada síndrome de abstinência incluem fenciclidina (PCP), cocaína, anfetaminas, antidepressivos tricíclicos, fenotiazinas, benzodiazepínicos, barbituratos, etanol, clonidina, difenidramina, lítio, meprobamato e teofilina. O levantamento cuidadoso da história farmacológica a partir da mãe deve incluir drogas ilícitas, álcool e medicamentos (incluindo os isentos de prescrição e dependentes de prescrição) e se ela está amamentando.
      2. As **manifestações de abstinência neonatal dos opioides** incluem incapacidade para dormir, irritabilidade, tremores, desconsolo, choro estridente e incessante, hipertonia, hiper-reflexia, espirros e bocejos, lacrimejamento, sucção desorganizada, má alimentação, vômitos, diarreia, taquipneia ou dificuldade respiratória, taquicardia, disfunção autonômica, sudorese, febre e convulsões. Morbidade e mortalidade por abstinência de opioides não tratada podem ser significativas e comumente resultar de perda de peso, acidose metabólica, alcalose respiratória, desidratação, desequilíbrio eletrolítico e convulsões. A abstinência é um diagnóstico de exclusão; imediatamente se deve descartar sepse, hipoglicemia, hipocalcemia e hipoxia e considerar hiperbilirrubinemia, hipomagnesemia, hipertireoidismo e hemorragia intracraniana. As convulsões não costumam ocorrer como a única manifestação clínica de abstinência de opioides.
      3. O **tratamento da abstinência neonatal de opioides** é principalmente de suporte e inclui enfaixamento, embalar a criança, providenciar um quarto silencioso, oferecer pequenas refeições frequentes com uma fórmula de alto teor calórico e líquidos IV se necessário. Uma variedade de medicamentos tem sido utilizada, como morfina, paregórico, tintura de ópio, diazepam, lorazepam, clorpromazina e fenobarbital. Existem inúmeros

TABELA I-13 Fármacos e substâncias químicas que representam risco ao feto ou à gravidez

Nome do fármaco	Categoria do FDA[a]	Recomendação ou comentários[b]
Ácido p-aminossalicílico	C	Risco (terceiro trimestre)
Ácido valproico	D	Risco (terceiro trimestre)
Agentes antidiabéticos orais	C	A insulina é o agente preferido para o tratamento do diabetes durante a gravidez. Agentes antidiabéticos orais cruzam a placenta – risco de hipoglicemia grave no recém-nascido
Agentes antineoplásicos citotóxicos	C/D/X	Procurar fármacos isoladamente. Apenas a categoria X é fornecida na tabela. As recomendações variam amplamente
Agentes retinoides	X	Contraindicado (qualquer trimestre)
Amantadina	C	Contraindicado (primeiro trimestre)
Aminoglutetimida (anticonvulsivante)	D	Sem dados
Aminopterina	X	Contraindicado (qualquer trimestre)
Amiodarona	D	Risco (terceiro trimestre)
Analgésicos agonistas-antagonistas narcóticos	B ou C/D	Risco (terceiro trimestre)
Analgésicos agonistas narcóticos	B ou C/D	Risco (terceiro trimestre): categoria D – risco associado a uso prolongado ou a altas doses a termo
Anfetamina	C	Risco (terceiro trimestre)
Antagonistas do receptor da angiotensina II	C/D	Risco (segundo e terceiro trimestres)
Antagonistas narcóticos (exceto naloxona)	D	Risco (terceiro trimestre) ou nenhum dado; usar naloxona
Antidepressivos	C	Risco (terceiro trimestre)
Azatioprina	D	Risco (terceiro trimestre)
Azul de metileno, intra-amniótico	C/D	Contraindicado (segundo e terceiro trimestres)
Barbitúricos	C ou D	A recomendação por fármaco varia de "provavelmente compatível" a "risco" (primeiro e terceiro trimestres)
Benzfetamina	X	Contraindicado (qualquer trimestre)
Benzodiazepinas	D/X	A recomendação varia por agente de "baixo risco" (dados de animais) até "contraindicados" (qualquer trimestre). Procurar agentes individualmente
Bexaroteno	X	Contraindicado (qualquer trimestre)
Bloqueadores β-adrenérgicos	C/D	Risco (segundo e terceiro trimestres)
Brometos, anticonvulsivantes	D	Risco (terceiro trimestre)
Canamicina	D	Risco (terceiro trimestre)
Carbamazepina	D	Compatível: benefícios >> riscos
Carbarsona, arsênio 29%	D	Contraindicado (qualquer trimestre)
Carbimazol	D	Risco (terceiro trimestre); usar propiltiouracil (PTH).
Chenodiol	X	Contraindicado (qualquer trimestre)
Ciguatoxina		Contraindicado (qualquer trimestre)
Claritromicina	C	Alto risco (dados em animais)
Clomifeno (agente para fertilidade)	X	Contraindicado (qualquer trimestre)
Clonazepam, anticonvulsivante	D	Baixo risco (dados em animais)
Cocaína, uso sistêmico	C/X	Contraindicado (qualquer trimestre; uso tópico liberado)
Colchicina	D	Risco (dados em animais)

(continua)

MANUAL DE TOXICOLOGIA CLÍNICA   63

TABELA I-13 Fármacos e substâncias químicas que representam risco ao feto ou à gravidez   (*Continuação*)

Nome do fármaco	Categoria do FDA[a]	Recomendação ou comentários[b]
Corticosteroides	C/D	Recomendação varia de compatível, a benefícios >> riscos, até risco no terceiro trimestre. Procurar agentes isoladamente
Derivados de coumarina	D/X	Contraindicado (qualquer trimestre)
Di-hidroergotamina	X	Contraindicado (qualquer trimestre)
Diazóxido	C	Risco (terceiro trimestre)
Diuréticos	B ou C/D	Compatível, mas não usar para hipertensão gestacional (categoria D)
Ecstasy (metilenedioxi--metanfetamina, MDMA)	C	Contraindicado (qualquer trimestre)
Edrofônio	C	Risco (terceiro trimestre)
Eletricidade	D	Risco (terceiro trimestre); natimorto associado a choques relativamente fracos
Epinefrina	C	Risco (terceiro trimestre)
Ergotamina	X	Contraindicado (qualquer trimestre)
Eritromicina (sal de estolato)		Toxicidade hepática em mulheres grávidas. Outros sais são compatíveis
Estreptomicina	D	Risco (terceiro trimestre)
Etanol	D/X	Contraindicado (qualquer trimestre)
Etotoína	D	Compatível (benefícios >> riscos)
Fármacos anti-inflamatórios não esteroides (AINEs, dose completa de ácido acetilsalicílico)	B ou C/D	Risco (primeiro e terceiro trimestres)
Fenciclidina	X	Contraindicado (qualquer trimestre)
Fenfluramina	C	Contraindicado (qualquer trimestre)
Fenilefrina	C	Risco (terceiro trimestre)
Fenitoína	D	Compatível: benefícios >> riscos
Fensuximida	D	Risco (terceiro trimestre)
Fentermina	C	Contraindicado (qualquer trimestre)
Flucitosina	C	Contraindicado (primeiro trimestre)
Fluconazol ≥ 400 mg/dia	C	Risco (terceiro trimestre)
Flufenazina	C	Risco (terceiro trimestre)
Fluorouracil	D/X	Contraindicado (primeiro trimestre)
Hidrato de terpina	D	Contraindicado (qualquer trimestre) devido ao teor de etanol
Hormônios androgênicos	X	Contraindicado (qualquer trimestre)
Hormônios estrogênicos	X	Contraindicados (qualquer trimestre)
Hormônios progestogênicos	D ou X	Contraindicado (qualquer trimestre)
Inibidores da enzima conversora da angiotensina (IECAs)	C/D	Risco (segundo e terceiro trimestres)
Inibidores de HMG-CoA[c] redutase: todos os fármacos dessa classe	X	Contraindicado (qualquer trimestre)
Iodeto[125]I e [131]I (radiofarmacológicos)	X	Contraindicado (qualquer trimestre) – remove tireoide fetal
Iodo e compostos que contêm iodeto, como agentes tópicos, expectorantes e diagnósticos	D/X	Varia desde contraindicado (qualquer trimestre) até risco (segundo e terceiro trimestres). Bócio e hipotireoidismo fetal e neonatal

(*continua*)

TABELA I-13 Fármacos e substâncias químicas que representam risco ao feto ou à gravidez (*Continuação*)

Nome do fármaco	Categoria do FDA[a]	Recomendação ou comentários[b]
Leflunomida	X	Contraindicado (qualquer trimestre)
Lenalidomida (análogo potente da talidomida)	X	Contraindicado (qualquer trimestre)
Leuprolida	X	Contraindicado (qualquer trimestre)
Lítio	D	Risco (terceiro trimestre)
LSD (dietilamida do ácido lisérgico)	C	Contraindicado (qualquer trimestre)
Maconha	X	Contraindicado (qualquer trimestre)
Maleato de metilergonovina, derivado do ergot	C	Contraindicado (qualquer trimestre)
Mefobarbital, anticonvulsivante	D	Compatível: benefícios >> riscos
Menadiol, menadiona	C	Risco (terceiro trimestre)
Menadiol, menadiona, vitamina K_3	C	Risco (terceiro trimestre)
Meprobamato	D	Contraindicado (primeiro trimestre)
Metaqualona	D	Nenhum dado
Metaraminol	C	Risco (segundo e terceiro trimestres)
Metimazol	D	Risco (terceiro trimestre); usar propiltiouracil (PTH).
Metotrexato	X	Contraindicado (qualquer trimestre)
Mifepristona, RU 486	X	Contraindicado (qualquer trimestre)
Misoprostol (oral)	X	Contraindicado (qualquer trimestre)
Misoprostol: baixa dose para amadurecimento cervical	X	Baixo risco (dados de humanos)
Naloxona	B	Compatível
Norepinefrina	D	Risco (terceiro trimestre)
Parametadiona	D	Contraindicado (primeiro trimestre)
Penicilamina	D	Risco (terceiro trimestre)
Plicamicina, mitramicina	X	Contraindicado (primeiro trimestre)
Podofilox, podofilo	C	Contraindicado (qualquer trimestre)
Primidona	D	Risco (terceiro trimestre)
Quinina, antimalárico	D/X	Risco (terceiro trimestre)
Quinolona, antibiótico	C	Artropatia em animais imaturos
Raiz de mirtilo (erva)	C	Risco (terceiro trimestre) – usado para estimular o parto
Ribavirina, antiviral	X	Contraindicado (qualquer trimestre)
Sulfonamidas	C/D	Risco (terceiro trimestre)
Tacrolimus	C	Risco (terceiro trimestre)
Talidomida e análogos	X	Contraindicado (qualquer trimestre)
Tamoxifeno	D	Contraindicado (qualquer trimestre)
Tetraciclinas, todas	D	Contraindicado (segundo e terceiro trimestres)
Tramadol	C	Risco (terceiro trimestre)
Tretinoína: doses tópicas	C	Baixo risco (dados de humanos)
Triantereno	C/D	Risco (qualquer trimestre) – antagonista fraco do ácido fólico e categoria D para uso na hipertensão gestacional
Trimetadiona	D	Contraindicado (primeiro trimestre)
Trimetafana	C	Contraindicado (qualquer trimestre)

(*continua*)

MANUAL DE TOXICOLOGIA CLÍNICA 65

TABELA I-13 Fármacos e substâncias químicas que representam risco ao feto ou à gravidez *(Continuação)*

Nome do fármaco	Categoria do FDA[a]	Recomendação ou comentários[b]
Trimetoprima	C	Risco (terceiro trimestre)
Vacina contra catapora (vírus vivo atenuado)	X	Epidemia: compatível (benefícios >> riscos); em outros casos, risco (terceiro trimestre)
Vacina contra caxumba (vivo atenuado)	C	Contraindicada (qualquer trimestre)
Vacina contra encefalite equina venezuelana, VEE TC-84 (vírus vivo atenuado)	X	Contraindicada (qualquer trimestre) – evitar desde 1-2 meses antes da gravidez até após o parto
Vacina contra febre amarela (vírus vivo atenuado)	D	Epidemia: compatível (benefícios >> riscos). Em outros casos, evitar desde 1-2 meses antes da gravidez até após o parto
Vacina contra rubéola (vírus vivo atenuado)	C/D	Contraindicada (qualquer trimestre) – evitar de 1-2 meses antes da gravidez até após o parto
Vacina contra sarampo (vivo atenuado)	C	Contraindicada (qualquer trimestre) – evitar 1-2 meses antes da gravidez até depois do parto
Vacina contra varicela (vírus vivo atenuado)	C	Contraindicada (qualquer trimestre) – evitar desde 1-2 meses antes da gravidez até após o parto
Varfarina	D/X	Contraindicada (qualquer trimestre)
Vidarabina, antiviral	C	Teratogênico em animais
Vitamina A	A/X	Contraindicado (qualquer trimestre) em doses maiores do que a RDA[c] do FDA
Vitamina D	A/D	Compatível, exceto para doses maiores que a RDA[c] do FDA
Voriconazol	D	Teratogênico em animais
Zonisamida, anticonvulsante	C	Teratogênico em animais

[a] Categorias do FDA (ver também p. 362): A, estudo controlado não mostrou nenhum risco; B, sem evidência de risco em seres humanos; C, risco não pode ser descartado; D, evidência positiva de risco; X, contraindicado durante a gravidez.
[b] Dados de Briggs GG, Freeman RK, Yaffe SJ: *Drugs in Pregnancy and Lactation: A Reference Guide to Fetal and Neonatal Risk*, 8th ed. Lippincott Williams & Wilkins, 2008. Todas as recomendações são baseadas em dados obtidos a partir de testes em humanos. Os dados obtidos a partir de animais são citados apenas se não houver dados humanos disponíveis e dados em animais mostrarem toxicidade grave em múltiplas espécies. Risco: os dados obtidos em humanos sugerem risco; a exposição durante a gravidez deve ser evitada, a menos que os benefícios do fármaco superem os riscos. Contraindicado (a): dados de exposição em humanos indicam que o fármaco não deve ser utilizado durante a gravidez. O período indicado entre parênteses indica os momentos durante a gravidez em que o fármaco é contraindicado ou representa risco: Qualquer: indica que a contraindicação vale para qualquer momento durante a gravidez.
[c] Abreviaturas: FDA, Food and Drug Administration; HMG-CoA, hidroximetilglutaril coenzima A hepática; IDA, ingestadiária aceita.

sistemas de pontuação de abstinência para avaliar a de opioides de maneira objetiva e tratá-la. A pontuação e o tratamento de um recém-nascido na abstinência deve ser supervisionado por um neonatologista ou pediatra experiente em abstinência neonatal.

VI. Gravidez e fármacos ou produtos químicos. Estimativas da porcentagem de anomalias congênitas e resultados adversos na gravidez atribuíveis a medicamentos não isentos de prescrição, produtos químicos, hipertermia e faixa de radiação ionizante situam-se na faixa de menos de 1 a 5%, dependendo do autor.

A. Os efeitos adversos de fármacos e produtos químicos na gravidez são dose e tempo-dependentes. A interrupção da gravidez não deve ser considerada após exposição a um medicamento contraindicado sem uma análise cuidadosa do risco real. Mesmo com a exposição a teratogênicos bem documentados (p. ex., ácido valproico), a maioria dos fetos expostos não é afetada.

B. Os efeitos adversos do medicamento ou do produto químico sobre a gravidez ou o feto podem incluir impedimento da implantação (p. ex., fármacos anti-inflamatórios não esteroides [AINEs]), morte fetal (p. ex., azul de metileno intra-amniótico), malformações (p. ex., talidomida), efeitos fisiológicos adversos pós-natais (p. ex., hipoglicemiantes orais) e resultados adversos aparentes apenas alguns anos após o nascimento (p. ex., dietilestilbestrol). Com alguns fármacos que têm uma meia-vida muito longa (p. ex., ribavirina, retinoides), a cessação da exposição durante meses antes da concepção é necessária.

C. Para obter um atendimento clínico que ajude na determinação do risco para uma gravidez de uma exposição específica, entrar em contato, nos EUA, com **Motherisk** (*www.motherisk.org*, 1-416-813-6780). O Motherisk é um serviço de consulta por telefone, com sede em Toronto, no Canadá, que fornece informações baseadas em evidências e se dedica ao estudo da segurança ou ao risco de medicamentos, produtos químicos e doenças durante a gravidez e a lactação.

D. A Tabela I-13 lista as **classificações de gravidez do Food and Drug Administration (FDA)** de fármacos e produtos químicos (ver também Tab. III-1). Alguns medicamentos têm mais de uma categoria para a gravidez porque a categoria muda com o trimestre ou porque há divergência entre diferentes fabricantes/autoridades. A melhor fonte única de dados sobre o efeito de fármacos na gravidez e lactação é Briggs GG, Freeman RK, Yaffe SJ: *Drugs in Pregnancy and Lactation: A Reference Guide to Fetal and Neonatal Risk*, 7th ed. Lippincott Williams & Wilkins, 2005. Os autores reuniram dados de medicamentos individuais em monografias. Além das categorias de gravidez do FDA, os autores fazem recomendações a respeito do uso com base em sua revisão da literatura. Os medicamentos que se encontram nas categorias D ou X, ou que têm uma recomendação de "risco" ou "contraindicação" por Briggs e colaboradores estão incluídos na Tabela I-13. Os fármacos que são rotulados pelo FDA nas categorias D ou X ainda podem ser considerados compatíveis com a gravidez se os benefícios para a mãe superarem os riscos para o feto (benefício materno >> risco fetal). Anticonvulsivantes selecionados enquadram-se nessa categoria.

► CONSIDERAÇÕES ESPECIAIS NA AVALIAÇÃO DE AGRESSÕES FACILITADAS POR FÁRMACOS

Jo Ellen Dyer, PharmD

Desde 1996, os relatos de agressões facilitadas por fármacos têm aumentado. Os fármacos podem ser usados para deixar a vítima indefesa ou inconsciente, de modo que o agressor pode cometer um estupro ou roubo. Os efeitos amnésicos de muitos dos medicamentos usados muitas vezes deixam pouca ou nenhuma lembrança dos eventos, tornando a investigação e a repressão do suspeito mais difíceis.

I. **Populações de alto risco** incluem mulheres ou homens solteiros, que estejam viajando ou sejam recém-chegados a uma área e estejam sem companhia. A administração do medicamento pode ocorrer em um bar ou clube quando a vítima vai ao banheiro ou aceita uma garrafa ou bebida já aberta. Em uma série de casos autorrelatados, metade das vítimas relatou encontro com o agressor em um lugar público, e mais de 70% das vítimas conheciam o agressor (p. ex., um amigo ou um colega).

II. **Medicamentos usados.** Contrariamente à crença popular de que "drogas específicas de estupro" estão envolvidas nesses crimes, uma variedade de fármacos com efeitos depressores amnésicos ou do sistema nervoso central (SNC) pode ser usada para facilitar o ataque, incluindo opioides, anestésicos, benzodiazepinas, outros fármacos sedativos hipnóticos, relaxantes musculoesqueléticos, anticolinérgicos, alucinógenos, clonidina e, evidentemente, etanol (Tabela I-14).

A. Note-se que muitos desses fármacos também são comumente usados para "ficar acordado" e podem ser sido autoadministrados pela vítima para essa finalidade.

B. As benzodiazepinas são frequentemente selecionadas pelo seu efeito amnésico anterógrado, que está relacionado com a sedação, mas é distinto desta. A força dos efeitos amnésicos pode ser prevista a aumentar com a dose, a rapidez de seu aparecimento, o caráter lipofílico e a redistribuição lenta a partir do SNC.

III. Vias de administração sub-reptícias

A. Bebida: comprimido, gelo, líquido em conta-gotas.

TABELA I-14 Exemplos de substâncias detectadas na urina de vítimas de agressões facilitadas por fármacos

Fármaco	Duração comum de detecção na urina[a]
Anfetaminas	1-3 dias
Barbitúricos	2-7 dias
Benzodiazepinas	2-7 dias
Benzoilecgonina	1-2 dias
Canabinoides	2-5 dias (uso único)
Carisoprodol	1-2 dias[b]
Cetamina	1-2 dias[b]
Ciclobenzaprina	1-2 dias[b]
Clonidina	1-2 dias[b]
Difenidramina	1-2 dias[b]
Etanol	Menos de 1 dia
Escopolamina	1-2 dias[b]
Hidrato de cloral	1-2 dias[b]
γ-hidroxibutirato (GHB)	Menos de 1 dia[b]
Meprobamato	1-2 dias[b]
Opioides	2-3 dias

[a] Estimativa de duração de detecção, com uso de métodos mais sensíveis do que o exame farmacológico típico. A detecção real dependerá do metabolismo individual, da dose e da concentração na amostra. Além disso, os ensaios variam em sensibilidade e especificidade dependendo do laboratório, de modo que é importante consultá-lo para obter informações definitivas.
[b] Informações específicas não disponíveis; duração fornecida como estimativa.

    B. Fumaça: aplicada a um cigarro ou maconha.
    C. Ingestão: *brownie*, gelatina, frutas, outros alimentos.
    D. Seringa vaginal: fármaco em gel contraceptivo.
    E. Disfarçado como outro fármaco.
IV. Avaliação clínica. Se as vítimas apresentarem-se logo após a agressão, elas podem ainda estar sob a influência do fármaco e parecer inadequadamente desinibidas ou relaxadas para a situação. Infelizmente, as vítimas muitas vezes apresentam-se muitas horas, dias ou mesmo semanas após a ocorrência da agressão, tornando a coleta de evidências físicas e bioquímicas muito mais difícil. Determinar a evolução temporal dos efeitos do fármaco com estimativa da última memória e da primeira recordação pode fornecer informações úteis para os investigadores.
    A. Fazer perguntas abertas, para evitar sugerir sintomas para uma vítima que pode estar tentando preencher um lapso de memória.
    B. Realizar um exame completo e manter a cadeia de custódia legal para quaisquer amostras obtidas.
V. Laboratório. O tempo de análise laboratorial pode ser crucial, pois as taxas de eliminação comumente utilizadas de medicamentos sedativos e amnésicos variam, e algumas podem ser bastante curtas. A coleta imediata de amostras de toxicologia é importante para evitar a perda de provas. Para um serviço que lida com agressões ou abuso sexual, é importante conferir com antecedência com o laboratório para que seja claramente entendido que tipo de teste será realizado. O laboratório pode, então, desenvolver uma estratégia de testes (quais testes utilizar, a sequência de testes e confirmações, bem como o nível de sensibilidade e especificidade). Esse serviço deve ser idealmente parte da aplicação da lei. Note-se que maioria dos laboratórios clínicos não tem a capacidade de documentar a cadeia de custódia, muitas vezes necessária no processo penal.
    A. Sangue. Coletar 10 a 30 mL de amostra o mais rapidamente possível e dentro de 24 horas após a suposta agressão. Centrifugar a amostra e o plasma ou soro congelado para análise

futura. A avaliação farmacocinética dos vários níveis sanguíneos pode permitir estimativas de evolução no tempo, nível de consciência e quantidade ingerida.

B. **Urina.** Coletar uma amostra de 100 mL, se estiver dentro de 72 horas após a ingestão suspeita, e congelar para análise. (**Nota:** Flunitrazepam [Rohypnol] pode ser detectado por até 96 horas.)

C. **Cabelo.** Coletar quatro mechas de cerca de 100 fios cada uma a partir do vértice posterior próximo do couro cabeludo, 4 a 5 semanas após a agressão, e marcar a extremidade da raiz. A análise do cabelo pode tornar-se um complemento útil à análise farmacológica convencional de sangue e urina. Atualmente, no entanto, poucos laboratórios forenses realizam análise de cabelos, e métodos juridicamente fundamentados e valores são necessários para uma exposição única ao fármaco.

D. **Análise** (ver Tab. I-14). Laboratórios hospitalares que fazem testes toxicológicos de rotina têm estratégias e níveis de detecção diferentes e podem não detectar fármacos usados para facilitar a agressão sexual. Exames toxicológicos rápidos (p. ex., exames de "drogas de abuso") *não detectarão* todas as benzodiazepinas comumente disponíveis ou outros depressores do SNC (p. ex., cetamina, γ-hidroxibutirato e carisoprodol), que são medicamentos populares de abuso. Pode ser necessário contratar serviços especiais por meio de laboratórios nacionais de referência, laboratórios do Estado, ou o escritório médico local do examinador para identificar medicamentos menos comuns usados para a agressão e detectar níveis muito baixos de fármacos que permanecem em casos de apresentação tardia.

VI. O **tratamento** da intoxicação baseia-se nos efeitos clínicos do(s) fármaco(s) envolvido(s). A avaliação e o tratamento dos efeitos relacionados aos fármacos isoladamente são detalhados na Seção II deste livro. Além disso, as vítimas muitas vezes precisam de apoio psicológico e aconselhamento e do envolvimento de autoridades policiais. Se a agressão envolver um menor de idade, a lei estadual em geral exige o relato a serviços de proteção à criança e policiais.

LIVROS DIDÁTICOS GERAIS E OUTRAS REFERÊNCIAS EM TOXICOLOGIA CLÍNICA

Dart RC et al (editors): *Medical Toxicology*, 3rd ed. Lippincott Williams & Wilkins, 2004.
Ford M (editor): *Clinical Toxicology.* WB Saunders, 2000.
Goldfrank LR et al (editors): *Goldfrank's Toxicologic Emergencies*, 9th. ed. McGraw-Hill, 2010.
Haddad LM, Winchester JF, Shannon M (editors): *Clinical Management of Poisoning and Drug Overdose*, 3rd ed. WB Saunders, 1998.
Poisindex [sistema computadorizado de informações sobre tóxicos, disponível em CD-ROM ou aplicações para *mainframe*, atualizado trimestralmente]. Micromedex [atualizado trimestralmente]. Medical Economics.

SITES SELECIONADOS DA INTERNET

American Academy of Clinical Toxicology: http://www.clintox.org
American Association of Poison Control Centers: http://www.aapcc.org
American College of Medical Toxicology: http://www.acmt.net
Agency for Toxic Substances and Disease Registry: http://www.atsdr.cdc.gov
Animal Poison Control Center: http://www.aspca.org
Centers for Disease Control: http://www.cdc.gov
Food and Drug Administration: http://www.fda.gov
National Institute on Drug Abuse: http://www.nida.nih.gov
National Pesticide Information Center: http://www.npic.orst.edu
PubMed: http://www.ncbi.nlm.nih.gov
QT Prolonging Drugs: http://www.qtdrugs.org
Substance Abuse and Mental Health Services Administration: http://workplace.samhsa.gov
Base de dados TOXNET: http://toxnet.nlm.nih.gov/index.html

SEÇÃO II. Venenos e fármacos específicos: diagnóstico e tratamento

▶ ÁCIDO BÓRICO, BORATOS E BORO
Chi-Leung Lai, PharmD

O ácido bórico e o borato de sódio têm sido usados há muitos anos em uma variedade de produtos como antissépticos e como agentes fungistáticos em talcos de bebê. O pó de ácido bórico (99%) ainda é usado como pesticida contra formigas e baratas. No passado, a aplicação repetida e indiscriminada de ácido bórico na pele rachada ou esfolada resultou em muitos casos de intoxicação grave. Também ocorreram epidemias após a adição equivocada de ácido bórico a uma fórmula infantil ou em uma preparação alimentar. Embora hoje a toxicidade crônica raramente ocorra, a ingestão aguda em casa por crianças é mais comum.

Outros compostos que contêm boro e apresentam toxicidade semelhante incluem óxido de boro e ácido ortobórico (sassolite).

I. Mecanismo de toxicidade
  A. O mecanismo da intoxicação por borato é desconhecido. O ácido bórico não é altamente corrosivo, porém é irritante para as membranas mucosas. Ele age provavelmente como um veneno celular geral. Os sistemas orgânicos mais comumente afetados são pele, trato GI, cérebro, fígado e rins.
  B. Farmacocinética. O volume de distribuição (Vd) é de 0,17 a 0,50 L/kg. A eliminação ocorre principalmente pelos rins, e 85 a 100% de uma dose podem ser encontrados na urina durante 5 a 7 dias. A meia-vida de eliminação é de 12 a 27 horas.

II. Dose tóxica
  A. A dose tóxica oral única **aguda** é altamente variável, porém há registro de intoxicação grave com 1 a 3 g em recém-nascidos, 5 g em crianças e 20 g em adultos. Uma colher de sopa de ácido bórico a 99% contém 3 a 4 g. A maior parte das ingestões acidentais em crianças resulta em pouca ou nenhuma toxicidade.
  B. A ingestão **crônica** ou a aplicação na pele irritada é muito mais séria do que a ingestão única aguda. Toxicidade grave e óbito ocorreram em bebês que ingeriram 5 a 15 g formulação durante vários dias; os níveis séricos de borato observados foram 400 a 1.600 mg/L.

III. Apresentação clínica
  A. Após absorção oral ou dérmica, os sintomas iniciais são GIs, com vômito e diarreia. O vômito e as fezes poderão apresentar uma coloração verde-azulada. Poderão ocorrer desidratação significativa e insuficiência renal, levando ao óbito, causado por choque profundo.
  B. Sintomas neurológicos de hiperatividade, agitação e choque poderão ocorrer precocemente.
  C. Um eritema eritrodérmico (aparência de "lagosta fervida") é acompanhado por esfoliação após 2 a 5 dias. Alopecia total foi observada.

IV. O **diagnóstico** é obtido com base na história de exposição, presença de gastrenterite (possivelmente com vômito verde-azulado), erupção eritematosa, insuficiência renal aguda e níveis séricos elevados de borato (embora estes não estejam normalmente disponíveis nos laboratórios clínicos).
  A. Níveis específicos. Níveis séricos ou sanguíneos de borato em geral não estão disponíveis e poderão não se correlacionar precisamente com o nível de intoxicação. A análise de borato no soro pode ser obtida pelo National Medical Services (1-215-657-4900) ou outros grandes laboratórios comerciais regionais. Os níveis séricos ou sanguíneos de referência variam com a dieta, porém são normalmente inferiores a 7 mg/L. O nível sérico de boro pode ser estimado dividindo-se o valor de borato sérico por 5,72.
  B. Outras análises laboratoriais úteis incluem eletrólitos, glicose, ureia, creatinina e exame de urina.

V. **Tratamento**
A. **Emergência e medidas de apoio**
1. Manter uma via aérea aberta e fornecer ventilação quando necessário (p. 1-7).
2. Tratar coma (p. 18), choque (p. 22), hipotensão (p. 16) e insuficiência renal (p. 38) caso ocorram.
B. **Fármacos e antídotos específicos.** Não existem antídotos específicos.
C. **Descontaminação** (p. 45). O carvão ativado não é muito eficiente. Considerar a lavagem gástrica em casos de ingestões maciças.
D. **Eliminação aumentada**
1. A **hemodiálise** é eficaz e indicada após ingestões maciças e como tratamento de apoio da insuficiência renal. A diálise peritoneal não é considerada eficaz para aumentar a eliminação em bebês.
2. Um estudo animal mostrou excreção urinária elevada de ácido bórico com N-acetilcisteína. Não existem registros desse tratamento em casos humanos.

▶ ÁCIDO OXÁLICO
Kent R. Olson, MD e Yao-Min Hung, MD

O ácido oxálico e os oxalatos são usados como clareadores, limpadores de metais, removedores de ferrugem, na síntese química e no tingimento do couro. Um sabão em pó contendo sachês de ácido oxálico e permanganato de potássio foi considerado o causador de uma epidemia de autointoxicações fatais no Sri Lanka. Sais de oxalato solúveis e insolúveis são encontrados em diversas espécies vegetais.

I. **Mecanismo de toxicidade**
A. **Soluções de ácido oxálico** são altamente irritantes e corrosivas. A ingestão e a absorção de oxalato causam hipocalcemia aguda resultante da precipitação do sal insolúvel oxalato de cálcio. Os cristais de oxalato de cálcio podem, em seguida, depositar-se no cérebro, no coração, nos rins e em outras regiões, causando lesão sistêmica grave.
B. O sal **insolúvel oxalato de cálcio** encontrado na *Dieffenbachia* e em vegetais semelhantes não é absorvido, porém causa irritação da membrana mucosa local.

II. **Dose tóxica.** A ingestão de 5 a 15 g de ácido oxálico foi fatal. O limite recomendado no local de trabalho pela ACGIH (TLV-TWA) para o vapor de ácido oxálico é de 1 mg/m^3 por um período médio de 8 horas. O nível considerado imediatamente perigoso à vida ou à saúde (IDLH) é de 500 mg/m^3.

III. **Apresentação clínica.** A toxicidade poderá advir do contato com a pele ou com os olhos, de inalação ou ingestão.
A. O **contato agudo com a pele ou com os olhos** causa irritação e queimação, que poderão levar à lesão corrosiva séria em casos de exposição e concentração elevadas.
B. A **inalação** pode causar dor de garganta, tosse e desconforto respiratório. Amplas exposições poderão levar a pneumonite química ou edema pulmonar.
C. A **ingestão** de oxalatos solúveis poderá resultar em fraqueza, tetania, convulsões e parada cardíaca devido à hipocalcemia profunda. O intervalo QT poderá estar prolongado e poderão ser observados defeitos variáveis de condução. Cristais de oxalato podem ser encontrados no exame de urina. Cristais de oxalato insolúveis não são absorvidos; porém, podem causar irritação e intumescimento da orofaringe e do esôfago.

IV. O **diagnóstico** é obtido com base na história de exposição e em evidências de efeitos locais ou sistêmicos ou cristalúria de oxalato.
A. **Níveis específicos.** Os níveis séricos de oxalato não estão disponíveis.
B. **Outras análises laboratoriais úteis** incluem eletrólitos, glicose, ureia, creatinina, cálcio, monitoramento do ECG e exame de urina.

V. **Tratamento**
A. **Emergência e medidas de apoio**
1. Proteger a via aérea (p. 1), que poderá ficar agudamente intumescida e obstruída após ingestão ou inalação significativas. Administrar oxigênio suplementar e fornecer ventilação, quando necessário (p. 1-7).

2. Tratar coma (p. 18), convulsão (p. 22) e arritmias (p. 10-15), caso ocorram.
3. Monitorar o ECG e os sinais vitais por pelo menos 6 horas após exposição significativa e internar pacientes sintomáticos em uma UTI.
B. **Fármacos específicos e antídotos.** Administrar **solução de cálcio** a 10% (cloreto ou gliconato) para contra-atacar a hipocalcemia sintomática (p. 473).
C. **Descontaminação** (p. 45)
   1. **Oxalatos insolúveis** em vegetais. Enxaguar as áreas expostas. Em caso de ingestão, diluir com água natural; não induzir vômito, nem administrar carvão.
   2. **Soluções fortes comerciais de oxalato ou de ácido oxálico.** Lavar imediata e copiosamente com água. *Não* induzir vômito devido ao risco de agravamento da lesão corrosiva; como alternativa, oferecer água para diluir e, na chegada ao hospital, realizar a lavagem gástrica.
   3. **Vegetais contendo oxalatos solúveis.** Tentar precipitar o oxalato ingerido no estômago administrando cálcio (cloreto ou gliconato de cálcio, 1 a 2 g, ou carbonato de cálcio [Tums], vários comprimidos) VO ou via tubo nasogástrico. A eficiência do carvão ativado é desconhecida.
D. **Eliminação aumentada.** Manter fluxo urinário de alto volume (3 a 5 mL/kg/h) para auxiliar a prevenção da precipitação de oxalato de cálcio nos túbulos. O oxalato é removido por hemodiálise, porém as indicações para esse tratamento não estão estabelecidas.

▶ ÁCIDO VALPROICO
Thomas E. Kearney, PharmD

O ácido valproico (Depakene ou Depakote [divalproato de sódio]) é um anticonvulsivante estruturalmente singular. É usado no tratamento de crises de ausência, crises parciais complexas e convulsões generalizadas e é agente secundário no estado epilético refratário. Ele também é usado normalmente na profilaxia e no tratamento de episódios maníacos agudos e outros transtornos afetivos, síndromes de dor crônica e profilaxia da enxaqueca.

I. **Mecanismo de toxicidade**
   A. O ácido valproico é um ácido carboxílico de cadeia ramificada (pKa = 4,8) e de baixo peso molecular (144,21) que eleva os níveis do neurotransmissor inibidor ácido γ-aminobutírico (GABA) e prolonga e recuperação dos canais de sódio inativados. Essas propriedades podem ser responsáveis pela sua ação depressora geral do SNC. O ácido valproico também altera o metabolismo dos ácidos graxos, com comprometimento da beta-oxidação mitocondrial e interrupção do ciclo da ureia, podendo causar hiperamonemia, hepatotoxicidade, distúrbios metabólicos, pancreatite, edema cerebral e depressão da medula óssea. Alguns desses efeitos podem estar associados à deficiência de carnitina.
   B. **Farmacocinética**
      1. O ácido valproico é rápida e completamente absorvido pelo trato GI. Ocorre atraso na absorção da preparação Depakote (divalproato de sódio) devido à sua fórmula de liberação continuada, bem como à conversão intestinal do divalproato em duas moléculas de ácido valproico.
      2. Em níveis terapêuticos, o ácido valproico se encontra altamente ligado à proteína (80 a 95%) e confinado primariamente ao espaço extracelular, com um pequeno (0,1 a 0,5 L/kg) volume de distribuição (Vd). Nos casos de superdosagem e quando os níveis excedem 90 mg/L, ocorre a saturação dos sítios proteicos de ligação, acarretando maior circulação da fração livre do ácido valproico e Vd mais amplo.
      3. O ácido valproico é metabolizado predominantemente pelo fígado e sofre certo grau de recirculação hepática. A meia-vida de eliminação é de 5 a 20 horas (média de 10,6 horas). No caso de superdosagem, a meia-vida poderá ser prolongada, sendo de até 30 horas (existem registros de casos de até 60 horas, porém eles ocorreram devido à absorção tardia). Um nível superior a 1.000 mg/L poderá não retornar à faixa terapêutica

por pelo menos 3 dias. Além disso, metabólitos ativos (p. ex., o neurotóxico ácido 2-en--valproico e o hepatotóxico ácido 4-en-valproico) advindos das vias de beta-oxidação e ômega-oxidação poderão contribuir para a toxicidade prolongada ou tardia.

II. **Dose tóxica.** A dose diária usual para adultos é de 1,2 a 1,5 g para atingir níveis terapêuticos séricos de 50 a 150 mg/L, e a dose diária máxima sugerida é de 60 mg/kg. Ingestões agudas superiores a 200 mg/kg estão associadas ao alto risco de depressão significativa do SNC. A mais baixa dose fatal publicada é de 15 g (750 mg/kg) em uma criança de 20 meses, porém pacientes adultos sobreviveram após ingestões de 75 g.

III. **Apresentação clínica**
   A. **Superdosagem aguda**
   1. A ingestão aguda normalmente causa desconforto GI, depressão variável do SNC (confusão, desorientação, obtundação e coma com insuficiência respiratória) e, ocasionalmente, hipotensão com taquicardia e intervalo QT prolongado. As pupilas poderão apresentar miose, e o perfil poderá se parecer com o da intoxicação por opiáceo. A parada respiratória tem sido associada à intoxicação grave e a morbidade e mortalidade advindas da intoxicação por ácido valproico parecem estar relacionadas principalmente à hipoxia e à hipotensão refratária.
   2. Convulsões paradoxais podem ocorrer em pacientes com distúrbios convulsivos preexistentes.
   3. Aumentos transitórios dos níveis de transaminases têm sido observados na ausência de evidências de toxicidade hepática. A hiperamonemia com encefalopatia tem sido observada com níveis terapêuticos e, nos casos de superdosagem, sem outras evidências de disfunção hepática. A hiperamonemia também poderá estar associada a um risco mais elevado de edema cerebral.
   4. Em casos de concentrações séricas muito elevadas (> 1.000 mg/L) após ingestões maciças, outras anormalidades metabólicas e eletrolíticas podem ser observadas, incluindo acidose de intervalo aniônico aumentada, hipocalcemia e hipernatremia.
   5. Outras complicações ou sequelas tardias (dias após a ingestão) associadas à intoxicação grave podem incluir mielossupressão, atrofia do nervo ótico, edema cerebral, edema pulmonar não cardiogênico, anúria e pancreatite hemorrágica.
   B. **Efeitos adversos da terapia crônica com ácido valproico** incluem insuficiência hepática (pacientes de alto risco são pacientes com menos de 2 anos, que estejam recebendo múltiplos anticonvulsivantes ou que apresentem outras complicações neurológicas de longo prazo) e ganho de peso. A hepatite não está relacionada com a dose, porém tem sido observada nos casos de superdosagens agudas fatais. Alopecia, aplasia de hemácia, trombocitopenia e neutropenia têm sido associadas tanto à intoxicação aguda quanto à intoxicação crônica pelo ácido valproico.
   C. O ácido valproico é um **teratógeno humano** conhecido.

IV. **O diagnóstico** se baseia na história de exposição e nos achados característicos de depressão do SNC e distúrbios metabólicos. O diagnóstico diferencial é amplo e inclui a maioria dos depressores do SNC. A encefalopatia e a hiperamonemia poderão mimetizar a síndrome de Reye.
   A. **Níveis específicos.** Obter nível sérico estatístico do ácido valproico. Deverão ser obtidas determinações seriadas, particularmente após a ingestão de preparações contendo divalproato (Depakote), devido ao potencial de absorção tardia. Níveis máximos têm sido registrados em até 18 horas após a superdosagem por Depakote e poderão demorar mais ainda a serem atingidos após a ingestão de fórmulas de liberação estendida (p. ex., Depakote ER).
   1. Em geral, níveis séricos superiores a 450 mg/L estão associados a sonolência ou obtundação, e níveis superiores a 850 mg/L estão associados a coma, depressão respiratória e distúrbios metabólicos. Entretanto, parece haver fraca correlação dos níveis séricos com o prognóstico. Além disso, os exames poderão ou não incluir metabólitos.
   2. A morte por intoxicação aguda pelo ácido valproico tem sido associada a concentrações de pico de 106 a 2.728 mg/L, porém foi registrada a sobrevivência de um paciente com concentração de pico de 2.120 mg/L.

B. **Outras análises laboratoriais úteis** incluem eletrólitos, glicose, ureia, creatinina, cálcio, amônia (*nota:* usar tubos coletores de sangue de tampa cinza/oxalato para prevenir falsa elevação da amônia devida à quebra do aminoácido *in vitro*), aminotransferases hepáticas, bilirrubina, tempo de protrombina, lipase ou amilase, osmolalidade sérica e intervalo osmolar (ver p. 32; níveis séricos > 1.500 mg/L poderão aumentar o intervalo osmolar em ≥ 10 mOsm/L), gasometria arterial ou oximetria, monitoramento do ECG e hemograma. O ácido valproico pode levar a uma determinação falso-positiva da cetona na urina.

V. **Tratamento**
 A. **Emergência e medidas de apoio**
  1. Manter via aérea aberta e fornecer ventilação quando necessário (p. 1-7). Administrar oxigênio suplementar.
  2. Tratar coma (p. 18), hipotensão (p. 16) e convulsão (p. 22) caso ocorram. Há alguns relatos do uso de corticosteroides, hiperventilação, barbitúricos e agentes osmóticos para tratar o edema cerebral.
  3. Tratar acidose, hipocalcemia e hipernatremia se forem graves e sintomáticas.
  4. Monitorar os pacientes por pelo menos 6 horas após a ingestão e por até 12 horas após a ingestão de Depakote (divalproato de sódio) devido ao potencial de absorção tardia.
 B. **Fármacos específicos e antídotos.** Não existem antídotos específicos. A naloxona (p. 529) tem sido responsável pelo aumento da excitação, porém, de forma inconsistente, tendo seu maior benefício em pacientes com níveis séricos de ácido valproico de 185 a 190 mg/L. A L-carnitina (p. 475) tem sido usada para tratar a hiperamonemia induzida pelo ácido valproico e a hepatotoxicidade. Embora os dados sobre os prognósticos clínicos não sejam conclusivos, ela parece apresentar um perfil seguro de reação adversa.
 C. **Descontaminação** (p. 45)
  1. Administrar carvão ativado se as condições forem apropriadas (ver Quadro I-30, p. 51). A lavagem gástrica não será necessária após ingestões pequenas a moderadas se o carvão ativado tiver sido administrado prontamente.
  2. Ingestões moderadamente amplas (p. ex., > 10 g) teoricamente necessitarão de doses extras de carvão ativado para manter a proporção carvão-fármaco desejada de 10:1. O carvão não deve ser administrado de uma só vez, mas em quantidades repetidas de 25 a 50 g durante as primeiras 12 a 24 horas.
  3. A realização da **irrigação intestinal total** (p. 52) poderá ser de grande ajuda no caso de ingestões maciças de produtos de liberação continuada, como o divalproato (Depakote ou Depakote ER).
 D. **Eliminação aumentada** (p. 53). Embora o ácido valproico se encontre altamente ligado à proteína em níveis séricos terapêuticos, a saturação desse tipo de ligação na superdosagem (a ligação cai para 35% a 300 mg/L) torna o ácido valproico propenso a ser tratado com métodos de remoção aumentada. Tais procedimentos deverão ser considerados nos pacientes intoxicados por ácido valproico que apresentem altos níveis séricos (p. ex., > 850 mg/L) associados à intoxicação grave (p. ex., coma e instabilidade hemodinâmica).
  1. **Hemodiálise e hemoperfusão.** O procedimento de hemodiálise poderá levar à redução de 4 a 10 vezes da meia-vida de eliminação em pacientes com superdosagem e representa o método de escolha. A diálise também corrige distúrbios metabólicos, remove metabólitos de ácido valproico e amônia e está associada a um aumento nos níveis de carnitina livre. Ainda não se sabe se o uso de dialisadores de alta eficiência e/ou alto fluxo é mais vantajoso. A hemoperfusão com carvão (isolada ou em série com a hemodiálise) tem sido usada com depurações semelhantes às observadas com hemodiálise e está sujeita à saturação da coluna. Entretanto, a disponibilidade de colunas de hemoperfusão poderá ser limitada.
  2. A **terapia de substituição renal contínua** (**CRRT**, do inglês *continuous renal replacement therapy*), como a hemofiltração arteriovenosa contínua (HAVC), a hemofiltração venovenosa contínua (HFVVC) e a hemodiafiltração venovenosa contínua (HDFVVC), é algumas vezes preferida nos casos de pacientes hemodinamicamente instáveis, porém alcança depurações registradas inferiores.

3. **Doses repetidas de carvão ativado.** Teoricamente, doses repetidas de carvão ativado podem aumentar a depuração, interrompendo a recirculação êntero-hepática, porém não existem dados controlados para confirmar ou quantificar esse benefício. Outro benefício é o aumento da descontaminação GI após ingestão ampla ou maciça, pois doses isoladas de carvão são inadequadas para adsorver todo o fármaco ingerido.

► ACÔNITO E OUTROS DESBLOQUEADORES DE CANAIS DE SÓDIO
G. Patrick Daubert, MD

A aconitina é provavelmente o mais conhecido desbloqueador de canal de sódio e é conhecida como capuz-de-frade ou veneno-de-lobo (*Aconitum napellus*). Outros desbloqueadores de canais de sódio incluem a veratridina do heléboro-verde ou falso (gênero *Veratrum*), graianotoxinas da azaleia e rododendro (*Rhododendron* ssp.), árvore-da-morte (*Zigadenus*) e louro-da-montanha (*Kalmia latifolia*).

A aconitina tem sido encontrada em diversos medicamentos fitoterápicos chineses, principalmente no *chuanwu* e *caowu*. A maioria dos casos de intoxicação aguda resulta da ingestão de ervas contendo aconitina. As graianotoxinas têm sido amplamente divulgadas como responsáveis por intoxicações em regiões onde o mel é produzido a partir de espécies de *Rhododendron*. A veratridina tem sido historicamente utilizada tanto em inseticidas como em medicamentos.

Os sintomas de intoxicação por desbloqueadores de canais de sódio incluem dormência, formigamento dos lábios e língua, bradicardia ou pulso irregular, gastrenterite, insuficiência respiratória e estimulação do nervo vago. A principal preocupação no controle da intoxicação aguda é o controle das arritmias letais.

I. **Mecanismo de toxicidade**
   A. Essas toxinas ativam primariamente os canais de sódio dependentes de voltagem. São alcaloides diterpenoides lipossolúveis, o que os permite acessar o sítio de ligação do canal de sódio inserido na membrana plasmática, onde se ligam preferencialmente ao estado aberto do canal. Atuam sobre os nervos e membranas musculares pela ativação persistente do canal no potencial de membrana de repouso.
   B. Os desbloqueadores dos canais de sódio causam pós-despolarizações precoces e retardadas nos miócitos ventriculares, que podem ser devidas às concentrações intracelulares elevadas de cálcio e sódio. Isso pode explicar os registros de taquicardia biventricular e *torsade de pointes* em pacientes com intoxicação por aconitina.

II. **Dose tóxica**
   A. A quantidade e a composição de alcaloides vegetais são os principais fatores determinantes da gravidade da intoxicação e variam amplamente com as diferentes espécies, com o período da colheita e com o método de processamento. A dose letal de aconitina é de 0,22 mg/kg para camundongos e de cerca de 2 mg VO para humanos.

III. **Apresentação clínica**
   A. A intoxicação leva a uma combinação de toxicidades cardiovascular e neurológica. O aparecimento de sintomas ocorre entre 3 minutos e 2 horas, mas o comum é que seja entre 10 a 20 minutos. Sintomas iniciais podem incluir espirros, diaforese, calafrios, fraqueza, dormência dos membros e perioral e parestesias, seguidas por vômitos, diarreia, bradicardia com bloqueio cardíaco de primeiro grau ou bradicardia juncional, arritmias (incluindo *torsade de pointes*), hipotensão, depressão respiratória e do sistema nervoso central (SNC) e choques.
   B. O óbito é geralmente devido às arritmias ventriculares. Um achado eletrocardiográfico característico, porém raro, é a taquicardia ventricular bidirecional, semelhante à observada com digoxina e com outros esteroides cardíacos.
   C. Em um estudo retrospectivo de 17 pacientes que ingeriram aconitina fitoterápica, o tempo de recuperação dos pacientes medianamente intoxicados foi de 1,5 a 2 dias, enquanto os pacientes com complicações cardiovasculares, incluindo taquicardia ventricular, recuperaram-se em 7 a 9 dias.
   D. A hiperventilação que leva à alcalose respiratória pode ser observada como consequência do efeito central da aconitina sobre o centro medular.

IV. O **diagnóstico** da intoxicação pelo desbloqueador de canal de sódio deveria ser considerado em qualquer indivíduo com aparecimento súbito de parestesias, fraqueza e taquicardia ventricular.
   A. **Níveis específicos.** O diagnóstico é feito com base em uma história de exposição. É improvável que testes laboratoriais rotineiros sejam úteis. Os níveis sanguíneos e urinários de aconitina, veratridina e graianotoxinas podem ser obtidos por cromatografias líquida e gasosa com espectrometria de massa.
   B. **Outras avaliações úteis** incluem eletrocardiograma, eletrólitos e glicose.
V. **Tratamento**
   A. **Emergência e avaliações de apoio.** O tratamento é terapeuticamente desafiador e baseado primariamente em dados de registros de casos. Pacientes que ingeriram vegetais com alcaloides de aconitina deverão ser monitorados, mesmo que estejam inicialmente assintomáticos.
      1. Proteger a via aérea e monitorar a ventilação (p. 1-7) quando necessário.
      2. Tratar bradicardia (p. 9), hipotensão (p. 16), coma (p. 18) e choque (p. 22) quando ocorrerem.
      3. A amiodarona é um fármaco de primeira linha para o tratamento da taquicardia ventricular.
      4. O magnésio deverá ser utilizado no controle do *torsade de pointes* induzido pela aconitina.
   B. **Fármacos específicos e antídotos.** Nenhum.
   C. **Descontaminação**
      1. Uma dose única de carvão ativado deverá ser considerada em pacientes que se apresentarem em até 1 hora após a ingestão e apresentarem uma via aérea intacta ou protegida. A lavagem gástrica não é necessária após ingestões pequenas a moderadas se o carvão ativado puder ser oferecido prontamente.
      2. A irrigação intestinal total não foi avaliada no tratamento das ingestões de *Aconitum* ou de outros desbloqueadores de canais de sódio. Devida à rápida absorção desses alcaloides diterpenoides, ela não é recomendada.
   D. **Eliminação aumentada.** Esses compostos são rapidamente absorvidos e metabolizados pelo corpo, e não se espera que métodos extracorpóreos de eliminação aumentem sua eliminação. As moléculas provavelmente não são dialisáveis devido à sua alta liofilicidade (resultando em grandes volumes de distribuição).

▶ AGENTES ANTIBACTERIANOS
Olga F. Woo, PharmD

A classe de fármacos antibióticos proliferou imensamente desde o primeiro uso clínico da sulfonamida em 1936 e da produção maciça de penicilina em 1941. Em geral, os efeitos prejudiciais resultaram de reações alérgicas ou de superdosagem IV inadvertida. A toxicidade severa causada por uma única ingestão aguda é rara. A Tabela II-1 lista os agentes antibacterianos mais recentes e comuns que têm sido associados a efeitos tóxicos significativos.

I. **Mecanismo de toxicidade.** Os mecanismos precisos que baseiam os efeitos tóxicos variam com o agente e não são bem conhecidos.
   A. Em alguns casos, a toxicidade é causada por uma variedade de efeitos farmacológicos, enquanto, em outros casos, reações alérgicas ou idiossincráticas são as responsáveis.
   B. Algumas preparações IV podem conter conservantes, como álcool benzílico ou grandes quantidades de potássio ou sódio.
   C. Interações farmacológicas podem aumentar os efeitos tóxicos por inibição do metabolismo do antibiótico.
   D. O prolongamento do intervalo QT e o *torsade de pointes* (taquicardia ventricular atípica) emergiram como sérios efeitos de macrolídeos ou quinolonas, quando usados isoladamente ou interagindo com outros medicamentos.

II. **Dose tóxica.** A dose tóxica é altamente variável, dependendo do agente. Reações alérgicas fatais poderão ocorrer após doses subterapêuticas em indivíduos hipersensíveis.

III. **Apresentação clínica.** Após superdosagem oral aguda, a maioria dos agentes causa apenas náuseas, vômito e diarreia. Características específicas da toxicidade estão descritas na Tabela II-1.

TABELA II-1 Fármacos antibacterianos

Fármaco	Meia-vida[a]	Dose tóxica ou nível sérico	Toxicidade
Ácido nalidíxico	1,1-2,5 h	50 mg/kg/dia	Choque, alucinações, confusão; distúrbios visuais; acidose metabólica; hipertensão intracraniana
Aminoglicosídeos			Ototoxicidade para as células cocleares e vestibulares; nefrotoxicidade causando lesão tubular proximal e necrose tubular aguda; bloqueio neuromuscular competitivo, caso seja administrado rapidamente por via IV com outros fármacos bloqueadores neuromusculares. O limiar para os efeitos tóxicos varia com o fármaco e com o esquema de dosagem
Amicacina	2-3 h	> 35 mg/L	
Canamicina	2-3 h	> 30 mg/L	
Estreptomicina	2,5 h	> 40-50 mg/L	
Gentamicina	2 h	> 12 mg/L	
Neomicina		0,5-1 g/dia	
Tobramicina	2-2,5 h	> 10 mg/L	
Antipseudomonas Penicilinas, Carbenicilina	1,0-1,5 h	> 300 mg/kg/dia ou > 250 mg/L	Distúrbios hemorrágicos devidos ao comprometimento funcional das plaquetas; hipopotassemia. Risco de maior toxicidade em pacientes com insuficiência renal
Mezlocilina	0,8-1,1 h	> 300 mg/kg/dia	
Piperacilina	0,6-1,2 h	> 300 mg/kg/dia	
Ticarcilina	1,0-1,2 h	> 275 mg/kg/dia	
Bacitracina		Desconhecida	Ototoxicidade e nefrotoxicidade
Carbapenemas		Crônica; > 1 g a cada 6 h	Reações de hipersensibilidade; choque associado à disfunção renal e a doses elevadas
Doripenem	1 h		
Ertapenem	4 h (2,5 h na faixa etária de 3 meses-12 anos)		
Imipenem/cilastatina	1 h		
Meropenem	1 h		
Cefalosporinas Cefazolina Cefalotina	90-120 min	Desconhecida	Convulsões observadas em pacientes com insuficiência renal; coagulopatia associada à cefazolina
Cefaclor	0,6-0,9 h		Neutropenia
Cefaloridina		6 g/dia	Necrose tubular proximal
Cefamandol Cefmetazol Cefoperazona Cefotetan Moxalactam	30-60 min 72 min 102-156 min 3-4,6 h 114-150 min	3-4 mg/L	Um caso de hepatite sintomática. Todos esses antibióticos apresentam a cadeia lateral N-metiltetrazoletiol, que poderá inibir a aldeído desidrogenase para causar uma interação semelhante ao dissulfiram com o etanol (p. 225) e coagulopatia (inibição da produção de vitamina K)
Ceftriaxona	4,3-4,6 h; excreção extensa na bile	Bólus IV durante < 3-5 min	Pseudolitíase ("depósito da vesícula biliar"). Deverá ser administrada por via IV durante 30 minutos
Cloranfenicol	4 h	> 40 mg/L	Leucopenia, reticulocitopenia, colapso circulatório (síndrome do "bebê cinza")
Dapsona	10-50 h	No máximo 100 mg em uma criança de 18 meses de idade	Metemoglobinemia, sulfemoglobinemia, hemólise; acidose metabólica; alucinações, confusão; hepatite (p. 206)

(Continua)

TABELA II-1 Fármacos antibacterianos (*Continuação*)

Fármaco	Meia-vida[a]	Dose tóxica ou nível sérico	Toxicidade
Daptomicina	8-9 h	Crônica	Lipopeptídeo cíclico. Disponível apenas como injeção. Poderá causar dor muscular, fraqueza ou elevação assintomática do nível de CK
Espectinomicina	1,2-2,8 h		Toxicidade aguda não registrada
Etambutol		15 mg/kg/dia	Neurite óptica, cegueira para as cores vermelho e verde, neuropatia periférica
Etionamida	1,92 ± 0,27 h	Crônica	Hipotireoidismo, hipoglicemia, fotossensibilidade, efeitos neurotóxicos
Gramicidina		Desconhecida	Hemólise
Isoniazida (INH)	0,5-4 h	1-2 g VO	Convulsões, acidose metabólica (p. 33); hepatotoxicidade e neuropatia periférica com uso crônico
Lincomicina, clindamicina	4,4-6,4 h 2,4-3 h	Desconhecida	Hipotensão e parada cardiopulmonar após a rápida administração IV
Linezolida	4,5-5,5 h	Relacionada à duração (> 2 semanas)	Trombocitopenia, anemia; neuropatia periférica. A linezolida é um inibidor da monoaminoxidase (p. 282)
Macrolídeos			Podem prolongar o intervalo QT e levar ao *torsade de pointes* (taquicardia ventricular atípica)
Azitromicina	68 h	Crônica	É o macrolídeo menos provável para induzir *torsade de pointes* em estudos animais
Claritromicina	3-4 h	Crônica	
Diritromicina	44 h (entre 16-55 h)	Crônica	Hepatotoxicidade
Eritromicina	1,4 h	Desconhecida	Dor abdominal; hepatotoxicidade idiossincrática pelo sal do estolato. Administração superior a 4 g/dia poderá causar tinido, ototoxicidade
Tilmicosina (fármaco de uso veterinário)	Óbito poderá ocorrer em 1 h	Dose tóxica mínima desconhecida, porém 1-1,5 mL (300-450 mg) causou sérios sintomas	Cardiotóxica: taquicardia, contratilidade reduzida, parada cardíaca
Metronidazol	6-14 h	5 g/dia	Choque; em doses terapêuticas, poderá causar interação semelhante ao dissulfiram com o etanol (p. 225)
Tinidazol	12-14 h	Crônica	Choque, neuropatia periférica
Nitrofurantoína	20 min	Desconhecida	Hemólise em pacientes deficientes em G6PD
Penicilinas			
Ampicilina, amoxicilina	1,5 h e 1,3 h	Desconhecida	Insuficiência renal aguda causada por deposição de cristal
Meticilina	30 min	Desconhecida	Nefrite intersticial, leucopenia
Nafcilina	1 h	Desconhecida	Neutropenia
Penicilina	30 min	10 milhões UI/dia IV (6 g) ou LCS > 5 mg/L	Choque com dose única elevada ou doses crônicas excessivas em pacientes com disfunção renal

(*Continua*)

TABELA II-1 Fármacos antibacterianos *(Continuação)*

Fármaco	Meia-vida[a]	Dose tóxica ou nível sérico	Toxicidade
Pirazinamida	9-10 h	40-50 mg/kg/dia por período prolongado	Hepatotoxicidade, hiperuricemia
Pirimetamina	2-6 h	Agudo ≥ 300 mg Crônica	Choque Deficiência de ácido fólico, efeitos hematológicos, reações de hipersensibilidade
Polimixinas			
Polimixina B	4,3-6 h	30.000 unidades/kg/dia	Nefrotoxicidade e bloqueio neuromuscular não competitivo
Polimixina E		250 mg, IM, em uma criança de 10 meses	
Quinolonas			Poderão lesar a cartilagem em crescimento, causando tendinite e ruptura de tendão; hemólise em pacientes com deficiência de G6PD; exacerbação da miastenia grave; insuficiência renal aguda, hepatotoxicidade. Alguns agentes poderão prolongar o intervalo QT. Choque e disglicemia em populações suscetíveis
Ciprofloxacino	4 h		Cristalúria associada a doses superiores à máxima diária e à urina alcalina. Inibe CYP1A2
Esparfloxacino	16-30 h	Crônica	Associada ao prolongamento do intervalo QT e ao *torsade de pointes*. Fotossensibilidade (usar pelo menos FPS 15 nas áreas expostas ao sol)
Gatifloxacina	7-14 h	Hipoglicemia ou hiperglicemia dentro de 6 e 5 dias de terapia, respectivamente	Registros de casos de hepatite colestática induzida e alucinações. Hipoglicemia ou hiperglicemia. Os produtos parenterais e orais foram retirados do mercado dos EUA
Levofloxacino	6-8 h	Crônica	Neuropatia periférica irreversível, hepatotoxicidade, comprometimento da visão, pseudotumor cerebral, anemia hemolítica autoimune; interações com suplementos naturais e fitoterápicos poderão causar cardiotoxicidade
Lomefloxacino	8 h		Fototoxicidade, choque
Norfloxacino	3-4 h		Cristalúria associada a doses superiores à máxima diária e à urina alcalina
Ofloxacina	7,86 ± 1,81 h	Crônica	Psicotoxicidade
Trovafloxacino	9,1-12,2 h		Pancreatite e hepatite aguda (óbitos registrados). Alatrofloxacino é a forma IV do trovafloxacino. Retirado do mercado (dos EUA).
Rifampina	1,5-5 h	100 mg/kg/dia	Edema facial, prurido; dor de cabeça, vômito, diarreia; urina e lágrimas vermelhas. Antibióticos da classe da rifamicina são indutores das enzimas citocromo P-450 hepáticas, especialmente CYP3A
Sulfonamidas		Desconhecida	Insuficiência renal aguda causada por deposição de cristal

(Continua)

TABELA II-1 Fármacos antibacterianos (Continuação)

Fármaco	Meia-vida[a]	Dose tóxica ou nível sérico	Toxicidade
Telavancina	8 ± 1,5 h	Crônica	Nefrotóxica; pode causar prolongamento de QTc, urina espumosa, síndrome do "homem vermelho"; interfere nos testes de coagulação
Tetraciclinas	6-12 h	> 1 g/dia em bebês	Hipertensão intracraniana benigna. Produtos de degradação (p. ex., receitas vencidas) são nefrotóxicos, podendo causar síndrome semelhante à de Fanconi. Alguns produtos contêm sulfitos. Podem causar descoloramento ou lesão nos dentes em desenvolvimento
		> 4 g/dia na gravidez ou > 15 mg/L	Fígado gordo agudo
Demeclociclina	10-17 h	Crônica	Diabetes insípido nefrogênico
Minociclina	11-26 h	Crônica	Sintomas vestibulares
Tigeciclina	37-67 h	Crônica	É uma glicilciclina (análoga da minociclina). Pode causar lesão fetal. Disponível apenas como injeção IV
Trimetoprima	8-11 h	Desconhecida	Depressão da medula óssea, metemoglobinemia, hiperpotassemia
Vancomicina	4-6 h	> 80 mg/L	Ototóxica e nefrotóxica. Hipertensão, erupção/rubor cutâneo (síndrome do "homem vermelho") associados à rápida administração IV

[a] Função renal normal.
IV, intravenoso (a); CK, creatina quinase; G6PD, glicose-6-fosfato desidrogenase; IM, intramuscular; LCS, líquido cefalorraquidiano; VO, via oral.

IV. O **diagnóstico** é geralmente obtido com base na história de exposição.
   A. **Níveis específicos.** Em geral, os níveis séricos dos antibióticos mais comumente utilizados estão disponíveis. Esses níveis são particularmente úteis para prever efeitos tóxicos de **aminoglicosídeos** e **vancomicina**.
   B. **Outras análises laboratoriais úteis** incluem hemograma, eletrólitos, glicose, ureia e creatinina, testes de função hepática, exame de urina, ECG (incluindo intervalo QT) e nível de metemoglobina (para pacientes com superdosagem de dapsona).
V. **Tratamento**
   A. **Emergência e medidas de apoio**
      1. Manter uma via aérea aberta e fornecer ventilação quando necessário (p. 1-7).
      2. Tratar coma (p. 18), choque (p. 22), hipotensão (p. 16), anafilaxia (p. 27) e hemólise (ver "Rabdomiólise", p. 26) caso ocorram.
      3. Substituir as perdas de fluido resultantes da gastrenterite com cristaloides IV.
      4. Manter o fluxo urinário estável com fluidos para aliviar a cristalúria a partir de superdosagens de sulfonamidas, ampicilina ou amoxicilina.
   B. **Fármacos específicos e antídotos**
      1. Intoxicação por **trimetoprima**: Administrar **leucovorina** (ácido folínico [p. 520]). O ácido fólico não é eficaz.
      2. Superdosagem de **dapsona** (ver também p. 206): Administrar **azul de metileno** (p. 457) para metemoglobinemia sintomática.
      3. Tratar superdosagem de **isoniazida** (INH) (p. 301) com **piridoxina** (p. 544).

C. **Descontaminação** (p. 45). Administrar carvão ativado VO caso as condições sejam apropriadas (ver Quadro I-30, p. 51). A lavagem gástrica não será necessária após ingestões leves a moderadas caso o carvão ativado possa ser administrado prontamente.
D. **Eliminação aumentada.** A maioria dos antibióticos é excretada de forma inalterada pela urina, portanto a manutenção do fluxo urinário adequado é importante. O papel da diurese forçada não é conhecido. A hemodiálise não costuma ser indicada, exceto talvez para o caso de pacientes com disfunção renal e um nível elevado de um agente tóxico.
   1. Hemoperfusão com carvão remove eficientemente o **cloranfenicol** e é indicada após uma superdosagem severa com alto nível sérico e acidose metabólica.
   2. A **dapsona** passa pela recirculação êntero-hepática e é eliminada mais rapidamente com repetidas doses de carvão ativado (p. 56).

▶ **AGENTES ANTIDIABÉTICOS**
Susan Kim-Katz, PharmD

Recentes avanços levaram a um drástico aumento na quantidade e no tipo de fármacos utilizados para controlar o diabetes. Esses agentes podem ser divididos amplamente em fármacos parenterais e orais. A Tabela II-2 lista os diversos agentes antidiabéticos disponíveis. Outros fármacos e venenos também podem causar hipoglicemia (ver Quadro I-21, p. 34).
I. **Mecanismo de toxicidade**
   A. **Agentes parenterais**
      1. **Insulina.** A glicose sanguínea é reduzida diretamente pelo estímulo da captação e do metabolismo celular da glicose. A captação da glicose pela célula é acompanhada por um deslocamento intracelular de potássio e magnésio. A insulina também promove a formação de glicogênio e a lipogênese. Todos os tipos de **insulina** são administrados por via parenteral (uma fórmula nasal foi suspensa mundialmente em 2007) e todos produzem efeitos semelhantes àqueles da insulina endógena. Eles diferem entre si na antigenicidade e no aparecimento e na duração do efeito.
      2. **Análogos da amilina.** A **pranlintida** é um análogo sintético da amilina, um hormônio peptídico sintetizado e excretado pelas células β do pâncreas junto com a insulina durante o período pós-prandial. A amilina retarda o esvaziamento gástrico e suprime a secreção de glucagon.
      3. **Análogos da incretina.** As incretinas são hormônios, como o peptídeo-1 semelhante ao glucagon (GLP-1) e o polipeptídeo insulinotrópico dependente de glicose (GIP, do inglês *glucose-dependent insulinotropic polypeptide*), que são liberados pelos intestinos em resposta à captação de glicose oral para aumentar a secreção de insulina e proporcionar outros efeitos glicorregulatórios.
         a. A **exenatida** é um mimético de GLP-1 que melhora o controle glicêmico por meio de uma combinação de mecanismos.
         b. A **liraglutida**, um análogo da GLP-1 humana, é um agonista do receptor de GLP-1. O estímulo dos receptores de GLP-1 nas células β pancreáticas leva ao aumento da liberação de insulina na presença de concentrações elevadas de glicose, enquanto a secreção de glucagon é bloqueada.
   B. **Agentes orais**
      1. As **sulfonilureias** reduzem a glicose sanguínea primeiramente estimulando a secreção pancreática de insulina endógena e, em segundo lugar, aumentando a sensibilidade do receptor à insulina periférica e reduzindo a glicogenólise.
      2. As **meglitinidas** também aumentam a liberação pancreática de insulina e, em caso de superdosagem, podem causar hipoglicemia.
      3. **Biguanidas.** A metformina reduz a produção hepática de glicose (gliconeogênese) e a absorção intestinal de glicose, enquanto eleva a captação e a utilização da glicose periférica. Ela não estimula a liberação de insulina. Uma **acidose láctica** severa é um efeito

colateral raro, porém potencialmente fatal, da metformina (e de sua antecessora fenformina, não mais disponível nos EUA). Ocorre principalmente em pacientes com insuficiência renal, alcoólatras ou em idade avançada, e foi observada após a injeção de agentes iodinados em exames de contraste, levando à insuficiência renal aguda.
4. **Inibidores da α-glicosidase** retardam a digestão de carboidratos ingeridos, reduzindo as concentrações pós-prandiais de glicose no sangue.
5. **Glitazonas** reduzem a liberação de glicose hepática e melhoram a resposta da célula--alvo à insulina. A hepatotoxicidade tem sido registrada na terapia crônica com todos os fármacos desta classe e levou à retirada da troglitazona do mercado dos EUA.
6. **Inibidores da dipeptidil peptidase-4 (DDP-4).** Os hormônios da incretina são rapidamente inativados pela enzima DDP-4. A inibição dessas enzimas produz níveis ativos de incretina prolongados e elevados, levando ao aumento da liberação de insulina e à redução dos níveis circulatórios de glucagon de forma glicose-dependente.
7. Embora não seja provável que as biguanidas, os inibidores da α-glicosidase, as glitazonas e os inibidores de DDP-4 causem hipoglicemia após uma superdosagem aguda, eles poderão contribuir para os efeitos hipoglicêmicos das sulfonilureias, meglitinidas ou insulina. A metformina inibe a gliconeogênese, e existem alguns poucos registros da ocorrência de hipoglicemia após superdosagem por esse agente isolado.
C. **Farmacocinética** (ver Tabs. II-8 e II-52).

II. **Dose tóxica**
A. **Insulina.** Coma hipoglicêmico grave e sequelas neurológicas permanentes ocorreram após injeções de 800 a 3.200 UI de insulina. A insulina administrada VO não é absorvida e não é tóxica.
B. **Pranlintida.** Não se espera a ocorrência de hipoglicemia causada pelo fármaco isoladamente, porém é possível quando administrado simultaneamente com outros agentes hipoglicêmicos. Uma dose de 10 mg em voluntários saudáveis causou náuseas, vômito, vasodilatação e tontura.
C. **Exenatida.** Uma dose de 10 μg em voluntários saudáveis não induziu hipoglicemia.
D. Uma superdosagem de 17,4 mg de **liraglutida** (10 vezes a dose máxima recomendada) induziu náuseas e vômitos severos. A hipoglicemia não foi observada.
E. **Sulfonilureias.** A toxicidade depende do agente e da quantidade total ingerida. A toxicidade também poderá ocorrer devido às interações medicamentosas, levando ao comprometimento da eliminação do agente oral.
1. **A ingestão de um único tablete** de clorpropamida (250 mg), glipizida (5 mg) ou de gliburida (2,5 mg) causou, em cada um dos casos, hipoglicemia em crianças de 1 a 4 anos de idade. Dois tabletes de 500 mg de aceto-hexamida causaram coma hipoglicêmico em um adulto. Em um indivíduo não diabético de 79 anos de idade, o coma hipoglicêmico foi causado pela administração de uma dose de 5 mg de gliburida.
2. **Interações** com os seguintes fármacos poderão elevar o risco de hipoglicemia: outros agentes hipoglicêmicos, fluoroquinolonas (gatifloxacina e levofloxacino), sulfonamidas, propranolol, salicilatos, clofibrato, probenecida, pentamidina, ácido valproico, dicumarol, cimetidina, IMAOs e álcool. Além disso, a ingestão simultânea de álcool poderá produzir, ocasionalmente, uma interação semelhante ao dissulfiram (p. 225).
3. **Insuficiência hepática** ou **renal** poderá comprometer a eliminação do fármaco e levar à hipoglicemia.
F. **Meglitinidas.** Uma dose de 4 mg de **repaglinida** produziu hipoglicemia em um indivíduo não diabético de 18 anos de idade. A ingestão de 3.420 mg de **nateglinida** levou um adulto não diabético à hipoglicemia durante 6 horas.
G. **Metformina.** Um idoso de 83 anos de idade sofreu acidose láctica 9 horas após a ingestão de 25 g de metformina e também foi observada a ocorrência de acidose láctica e colapso cardiovascular fatal em um indivíduo de 33 anos de idade 4 horas após a ingestão de 35 g. Ingestões pediátricas de até 1.700 mg foram bem toleradas.

III. **Apresentação clínica**
A. O aparecimento da **hipoglicemia** poderá ser retardado, dependendo do agente utilizado e de sua via de administração (i.e., SC vs. IV). Manifestações de hipoglicemia incluem agitação, confusão, coma, choque, taquicardia e diaforese. Os níveis séricos de potássio e magnésio

TABELA II-2 Fármacos antidiabéticos[a]

Agente	Aparecimento (h)	Pico (h)	Duração[b] (h)	Hipoglicemia[c]
Análogo da amilina				
Acetato de pranlintida (Symlin)		0,3-0,5	3	N
Análogos da incretina				
Exenatida (Byetta)		2	6-8	+/−
Liraglutida (Victoza)		8-12	(Meia-vida, 13 h)	+/−
Biguanida				
Metformina		2	(Meia-vida, 2,5-6 h)	+/−
Glitazonas (tiazolidinedionas)				
Pioglitazona (Actos)		2-4	(Meia-vida, 3-7 h)	N
Rosiglitazona (Avandia)		1-3,5	(Meia-vida, 3-4 h)	N
Inibidores da α-glicosidase				
Acarbose (Precose)		ND (< 2% de uma dose oral absorvida sistemicamente)		N
Miglitol (Glyset)		2-3	(Meia-vida, 2 h)	N
Inibidores da dipeptidil peptidase-4				
Saxagliptina (Onglyza)			(Meia-vida, 2,5 h)	N
Sitagliptina (Januvia)		1-4	(Meia-vida, 12,4 h)	N
Insulinas				
Insulina aspart (Novolog)	0,25	1-3	3-5	S
Insulina de zinco (Lente)	1-2	8-12	18-24	S
Insulina detemir (Levemir)	1	6-8	20	S
Insulina glargina (Lantus)	1,5	Efeito prolongado	22-24	S
Insulina glulisina (Apidra)	0,3	0,6-1	5	S
Insulina isofano (NPH)	1-2	8-12	18-24	S
Insulina lispro (Humalog)	0,25	0,5-1,5	6-8	S
Insulina prolongada de zinco (ultralente)	4-8	16-18	36	S
Insulina protanina-zinco (PZI)	4-8	14-20	36	S
Insulina rápida de zinco (semilente)	0,5	4-7	12-16	S
Insulina regular	0,5-1	2-3	8-12	S
Meglitinidas				
Nateglinida (Starlix)	0,25	1-2	(Meia-vida, 1,5-3 h)	S
Repaglinida (Prandin)	0,5	1-1,5	(Meia-vida, 1-1,5 h)	S
Sulfonilureias				
Aceto-hexamida	2	4	12-24	S
Clorpropamida	1	3-6	24-72[b]	S

(Continua)

MANUAL DE TOXICOLOGIA CLÍNICA   83

TABELA II-2 Fármacos antidiabéticos[a] *(Continuação)*

Agente	Aparecimento (h)	Pico (h)	Duração[b] (h)	Hipoglicemia[c]
Gliburida (forma micronizada)	0,5	4 (2-3)	24[b]	S
Glimepirida	2-3		24	S
Glipizida (forma de liberação prolongada)	0,5 (2-3)	1-2 (6-12)	< 24 (45)	S
Tolazamida	1	4-6	14-20	S
Tolbutamida	1	5-8	6-12	S

[a]Ver também Tabela II-52, p. 414.
[b]A duração dos efeitos hipoglicêmicos após superdosagem poderá ser muito maior, especialmente com gliburida, clorpropamida e produtos de liberação prolongada (há registro de um caso de 45 horas de duração em uma criança de 6 anos de idade após ingestão de glipizida de liberação prolongada).
[c]Hipoglicemia provável após uma superdosagem aguda como agente isolado.
N, não; S, sim; ND, não disponível

também podem estar reduzidos. **Nota:** Em pacientes que estejam recebendo agentes bloqueadores β-adrenérgicos (p. 161), muitas das manifestações de hipoglicemia (taquicardia, diaforese) poderão estar mascaradas ou ausentes.

B. **A acidose láctica** por metformina ou fenformina poderá se iniciar com sintomas inespecíficos, como mal-estar, vômitos, mialgias e desconforto respiratório. Hipotermia e hipotensão foram observadas na acidose induzida pela metformina. A taxa de mortalidade para a acidose láctica grave tem sido tão alta quanto 50%.

IV. **Diagnóstico.** Deve-se suspeitar de superdosagem envolvendo sulfonilureia, meglitinida ou insulina em qualquer paciente com hipoglicemia. Outras causas de hipoglicemia a serem consideradas incluem ingestão de álcool (especialmente em crianças) e insuficiência hepática fulminante.

A. **Níveis específicos**
   1. Concentrações séricas de diversos agentes podem ser determinadas em laboratórios toxicológicos comerciais, porém são de pouca utilidade no tratamento clínico agudo.
   2. A insulina animal administrada de forma exógena pode ser distinguida da insulina endógena (i.e., em um paciente com hipoglicemia causada por insulinoma) por determinação do peptídeo-C (presente na secreção da insulina endógena).

B. **Outras análises laboratoriais úteis** incluem glicose, eletrólitos, magnésio e etanol. Em caso de suspeita de metformina ou fenformina, deve-se obter o nível de lactato no sangue venoso (tubo coletor de tampa cinza).

V. **Tratamento.** Observar os pacientes assintomáticos por um mínimo de 8 horas após a ingestão de uma sulfonilureia. Devido à probabilidade da ocorrência de um retardo no aparecimento da hipoglicemia, caso o paciente tenha recebido alimento ou glicose IV, é prudente observar as crianças durante toda a noite ou, como alternativa, assegurar-se de que, em casa, sejam feitas avaliações da glicemia capilar na ponta do dedo com frequência por até 24 horas.

A. **Emergência e medidas de apoio**
   1. Manter uma via aérea aberta e fornecer ventilação quando necessário (p. 1-7).
   2. Tratar o coma (p. 18) e o choque (p. 22) caso ocorram.
   3. Obter os níveis de glicemia capilar na ponta do dedo a cada 1 a 2 horas até que se estabilizem.

B. **Fármacos específicos e antídotos**
   1. Se o paciente for hipoglicêmico, administrar **glicose** concentrada (p. 510) VO ou IV. Em adultos, fornecer dextrose 50% ($D_{50}W$), 1 a 2 mL/kg; em crianças, usar dextrose 25% ($D_{25}W$), 2 a 4 mL/kg. Administrar repetidos bólus de glicose e dextrose 5 a 10% (D_5-D_{10}) conforme for necessário para que sejam mantidas as concentrações séricas normais de glicose (60 a 110 mg/dL).

2. No caso de pacientes com superdosagem de uma sulfonilureia ou de meglitinida, considerar o uso de **octreotida** (p. 537) se as infusões de dextrose a 5% não mantiverem as concentrações de glicose satisfatórias.
3. Em geral, é necessário manter as concentrações séricas de glicose acima de 90 a 100 mg/ dL durante as primeiras 12 horas de terapia ou mais para prevenir a hipoglicemia recorrente. Entretanto, quando a hipoglicemia estiver resolvida (geralmente em 12 a 24 horas após a ingestão) e o paciente não mais necessitar de infusões de dextrose, deve-se permitir que as concentrações séricas de glicose se normalizem. Acompanhar intimamente os níveis séricos de glicose durante várias horas após a última dose de dextrose.
4. A acidose láctica causada por biguanidas pode ser tratada com criteriosas doses de bicarbonato de sódio. A administração excessiva de bicarbonato poderá piorar a acidose intracelular.

C. **Descontaminação** (p. 45)
1. **Agentes orais.** Administrar carvão ativado VO se as condições forem apropriadas (ver Quadro I-30, p. 51). A lavagem gástrica não será necessária após ingestões leves a moderadas se o carvão ativado for administrado prontamente.
2. **Insulina.** A insulina ingerida VO não é absorvida e não produz toxicidade, o que torna a descontaminação do intestino desnecessária.

D. **Eliminação aumentada**
1. **Sulfonilureias.** A alcalinização da urina (p. 54) aumenta a eliminação renal de clorpropamida. A diurese forçada e os procedimentos de diálise não proporcionam os benefícios conhecidos para outros agentes hipoglicêmicos. O alto grau de ligação à proteína das sulfonilureias sugere que os procedimentos de diálise não são normalmente eficazes. Entretanto, a hemoperfusão com carvão reduziu a meia-vida sérica da clorpropamida em um paciente com insuficiência renal.
2. A **metformina** é removida por hemodiálise, o que também poderá ajudar a corrigir a acidose láctica grave. A hemofiltração venosa contínua também tem sido recomendada (uma meia-vida de 11,3 horas e um *clearance* de 56 mL/min foram registrados em uma superdosagem fatal).

▶ AGENTES ANTINEOPLÁSICOS
Susan Kim-Katz, PharmD

Devido à natureza citotóxica inerente à maioria dos agentes antineoplásicos quimioterapêuticos, as superdosagens costumam ser extremamente tóxicas. Esses agentes são classificados em 10 categorias (Tabela II-3). Ao contrário dos erros iatrogênicos, têm sido registradas relativamente poucas superdosagens agudas por esses agentes. Agentes radiológicos não estão incluídos neste capítulo, e o arsênio será discutido na p. 144.

I. **Mecanismo de toxicidade.** Em geral, os efeitos tóxicos são extensões das propriedades farmacológicas desses fármacos.
A. **Agentes alquilantes.** Esses fármacos atacam sítios nucleofílicos do DNA, levando à alquilação e ao *cross-linking* e, dessa maneira, inibindo a replicação e a transcrição. A ligação às porções de RNA ou de proteína parece contribuir pouco para os efeitos citotóxicos.
B. **Antibióticos.** Esses fármacos intercalam-se entre os pares de bases do DNA, inibindo a síntese de RNA dirigida pelo DNA. Outro mecanismo potencial pode ser a geração de radicais livres citotóxicos.
C. **Antimetabólitos.** Esses agentes interferem em vários estágios da síntese de DNA. Por exemplo, o metotrexato liga-se reversivelmente à di-hidrofolato redutase, impedindo a síntese de nucleotídeos de purina e pirimidina.
D. **Agentes de demetilação do DNA.** A hipermetilação do DNA é uma característica comum de alguns cânceres, particularmente de mielodisplasias. A hipometilação poderá conferir efeitos citotóxicos diretos, bem como alterações de expressão gênica, que poderão impedir a progressão da doença.
E. **Hormônios.** Os hormônios esteroides regulam a síntese de proteínas esteroide-específicas. O exato mecanismo da ação antineoplásica é desconhecido.

MANUAL DE TOXICOLOGIA CLÍNICA 85

TABELA II-3 Fármacos antineoplásicos

Fármaco	Sítio(s) principal(is) de toxicidade[a]	Comentários
Agentes alquilantes		
Altretamina	G+, N+, M+	Neuropatia sensorial periférica reversível.
Bendamustina HCl	An+, D++, G+, M++	Reações dermatológicas potencialmente fatais. Ficar atento à síndrome de lise do tumor.
Bussulfano	D+, En+, G+, M+, N+, P++	Fibrose pulmonar, insuficiência da suprarrenal com uso crônico. Superdosagem aguda de 2,4 g foi fatal em uma criança de 10 anos de idade, e 140 mg levaram uma criança de 4 anos à pancitopenia. Altas doses causam coma e choque. A hemodiálise pode ser eficaz.
Carmustina (BCNU)	D+, Ex+, G++, H+, M+, P+	Rubor, hipotensão e taquicardia com injeção IV rápida.
Ciclofosfamida	Al++, C+, D+, En+, G++, M++, R+	Disfunção ventricular esquerda severa, transaminite moderada após 16.200 mg durante 3 dias. Hemodiálise pode ser eficaz. Mesna e N-acetilcisteína têm sido usadas experimentalmente para reduzir a cistite hemorrágica.
Clorambucil	D+, G+, H+, M+, N++	Choque, confusão e coma registrados após superdosagem. Superdosagem agudas de 0,125 a 6,8 mg/kg em crianças causaram choque em até 3 a 4 horas após a ingestão. Há supressão da medula óssea com > 6,5 mg/kg. Nível sérico máximo atingindo 0,8 hora após a dose oral. Não dialisável.
Dacarbazina	Al+, An+, En+, G++, H+, M+, N++	Pode produzir síndrome semelhante à gripe. Fotossensibilidade registrada.
Estramustina	En±, G±, H±, M±	Apresenta fraca atividade estrogênica e alquilante.
Ifosfamida	Al++, M++, N++, G++, R++	Cistite hemorrágica, sonolência, confusão, alucinações, estado epilético e coma observados durante a terapia. Hemodiálise e hemoperfusão combinadas reduzem os níveis séricos em 84%. O azul de metileno pode proteger contra a encefalopatia e tratá-la.
Lomustina (CCNU)	Al+, G+, H+, M+, P+	Trombocitopenia, leucopenia, aumentos do fígado e dos linfonodos observados após superdosagem. 1.400 mg recebidos durante uma semana foram fatais para um adulto. Nível máximo em 1 a 4 horas após dose oral.
Mecloretamina	D+, Ex++, G++, M++, N+	Poderá ocorrer linfocitopenia em 24 horas. Observar a hiperuricemia.
Melfalano	An+, G+, M+, N+, P+	Hemodiálise poderá ser eficaz, embora de necessidade questionável (meia-vida normal de apenas 90 minutos). Nível máximo em 1 hora após dose oral.
Temozolomida	Al+, G+, M+, N+	Superdosagem de 5.500 mg durante 2 dias causou pancitopenia entre 1 e 4 semanas. Nível plasmático máximo em 1 hora após dose oral.
Tiotepa (trietilenotiofosforamida, TSPA, TESPA)	An+, G++, M++	Há supressão da medula óssea em (em geral, bastante severa).
Agentes de metilação do DNA		
Azacitidina	En+, G++, H+, M++, N+, R+	Toxicidade neuromuscular (p. ex., fraqueza, fragilidade muscular, letargia, coma) observada. Observar o fluido e anormalidades dos eletrólitos.
Decitabina	D+, En+, G+, M++	Hiperglicemia e anormalidades de eletrólitos comuns.

(Continua)

TABELA II-3 Fármacos antineoplásicos *(Continuação)*

Fármaco	Sítio(s) principal(is) de toxicidade[a]	Comentários
Nelarabina	G+, M+, N++, P+	Paralisia, choque, coma e síndromes semelhantes à de Guillain-Barré foram registrados durante o tratamento.
Androgênio		
Testolactona	En±, G±	Toxicidade improvável após superdosagem aguda isolada.
Antiandrogênios		
Flutamida, bicalutamida, nilutamida	En+, G+, H+, P+ (nilutamida)	Ginecomastia. O metabólito anilina da flutamida causou metemoglobinemia (p. 280). Ingestão de 13 g de nilutamida não mostrou evidências de toxicidade.
Antibióticos		
Bleomicina	An++, D++, G+, P++	Toxicidade pulmonar (p. ex., pneumonite, fibrose) em cerca de 10% dos pacientes. Alta concentração de oxigênio inalado poderá piorar a lesão. Reação febril em 20 a 25% dos pacientes.
Dactinomicina (actinomicina D)	Al++, D+, Ex++, G++, M++, N+	Dosagem 10 vezes superior à dose máxima em uma criança de 1 ano levou à hipotensão severa, pancitopenia, insuficiência renal aguda, coreoatetose. Altamente corrosiva para tecidos moles.
Daunorrubicina	Al+, An+, C++, Ex++, G++, M++	Cardiomiopatia congestiva poderá ocorrer após dose total acumulada > 600 mg/m^2.
Doxorrubicina	Al+, An++, C++, D+, Ex++, G++, M++, N+	Cardiotoxicidade e cardiomiopatia poderão ocorrer após dose total acumulada > 450 mg/m^2. Arritmias após superdosagem aguda. A hemoperfusão poderá ser eficaz. Dexrazoxano é administrado para cardioproteção e extravasamento.
Epirrubicina	Al+, C++, Ex++, G++, M++	Morte por insuficiência múltipla de órgãos registrada em uma mulher de 63 anos de idade após dose única de 320 mg/m^2. O risco de insuficiência cardíaca congestiva aumenta abruptamente após dose acumulada de 900 mg/m^2.
Idarrubicina	Al+, C+, Ex++, G++, M++	Poderão ocorrer arritmias agudas fatais e insuficiência cardíaca congestiva.
Mitomicina	Al+, C+, D+, Ex++, G++, H+, M++, P+, R+	Síndrome hemolítico-urêmica registrada com doses terapêuticas.
Mitoxantrona	An+, C+, Ex+, G++, M++	Quatro pacientes morreram de leucopenia severa e infecção após superdosagem. Houve cardiomiopatia reversível em um caso de superdosagem. A hemoperfusão foi ineficaz.
Valrubicina	M++	Usada intravesicalmente, porém muito mielotóxica quando absorvida de maneira sistêmica.
Anticorpos monoclonais		
Alentuzumabe	An+, C+, D+, G+, M++	Pode causar pancitopenia severa prolongada. Há sério risco de infecções fatais oportunistas ou bacterianas. Reações de infusão fatais podem ser por síndrome de lise do tumor.
Bevacizumabe	C+, G++, M+, N+, P+, R+	Hemorragias severas e fatais, incluindo perfuração GI, deiscência da ferida, hemoptise, até 5 vezes mais frequente do que nos grupos-controle. A hipertensão é comum e, algumas vezes, severa.

(Continua)

MANUAL DE TOXICOLOGIA CLÍNICA 87

TABELA II-3 Fármacos antineoplásicos *(Continuação)*

Fármaco	Sítio(s) principal(is) de toxicidade[a]	Comentários
Cetuximabe	An++, D++, G+, N+, P+	Reação de infusão potencialmente fatal em 3% dos pacientes. Nível baixo de Mg^{2+} é comum.
Gentuzumabe ozogamicina	An+, G+, H+, M++, P+	Associados à doença hepática veno-oclusiva.
Ibritumomabe tiuxetano	An++, D+, Ex+, G+, M++, P+	Administrado com fármaco radiomarcado. Foram registradas reações de infusão severas fatais.
Panitumumabe	An++, D++, G+, P+	Possível reação de infusão severa. Observar os baixos níveis de K^+ e Mg^{2+}.
Rituximabe	An++, C+, D++, G+, M+, P+, R++	Há possibilidade de reação de hipersensibilidade severa fatal. A síndrome da lise do tumor foi causada por insuficiência renal aguda. Reações mucocutâneas potencialmente fatais foram registradas.
Tositumomabe	An++, En+, G+, M++	Administrada com complexo radiomarcado iodo--tositumomabe. Pode causar hipotireoidismo.
Trastuzumabe	An++, C++, G+, P+	Poderá precipitar a insuficiência cardíaca congestiva. Reações de infusão e hipersensibilidade severa fatal foram registradas.
Antiestrogênios		
Tamoxifeno, toremifeno, fulvestrante	Al±, D±, En±, G±	Efeitos tóxicos agudos improváveis. Tremores, hiper--reflexia, marcha instável, prolongamento de QT na terapia com tamoxifeno de alta dose.
Antimetabólitos		
Capecitabina	C+, D+, G+, M+	Pró-fármaco, convertido em 5-fluorouracil. Síndrome mão-pé é comum. Nível máximo em 1 a 1,5 hora após dose oral.
Citarabina	An+, En+, G++, H+, M+, N++, P++	Síndrome da citarabina: febre, mialgia, dor óssea, rubor, mal-estar. Síndrome do vazamento capilar com SDRA em 16% dos casos. A disfunção cerebral poderá ser severa.
Cladribina	An+, D+, M++, N++, R++	Paraparesia/quadriparesia irreversível observada em altas doses.
Clofarabina	C+, D+, G++, H+, M++	Síndrome da resposta inflamatória sistêmica, possível vazamento capilar.
Floxuridina	Al+, G++, M++	Profármaco do 5-fluorouracil.
Fludarabina	G+, M++, N++, P+	Cegueira, choque, coma, morte em altas doses. Nível máximo 1 hora após uso oral.
5-Fluorouracil	Al+, C+, D+, G++, M++, N+	Foi observada síndrome cerebelar aguda. Parada cardíaca e morte súbita ocorreram durante a terapia. Poderá ocorrer vasoespasmo coronariano com angina. A vistonuridina é um antídoto específico (ver texto). Nível máximo em 30 minutos após dose oral (porcentagem absorvida altamente variável).
Gencitabina	An+, D+, G+, H+, M+, P++, R+	Pode causar broncospasmo e SDRA severa.
6-Mercaptopurina	D+, G+, H++, M+	A hemodiálise remove o fármaco, porém de necessidade questionável (meia-vida: 20 a 60 minutos). Uma criança de 22 meses de idade que ingeriu 86 mg/kg apresentou neutropenia grave. Nível mínimo em 11 dias. Nível máximo 1 hora após dose oral.

(Continua)

TABELA II-3 Fármacos antineoplásicos *(Continuação)*

Fármaco	Sítio(s) principal(is) de toxicidade[a]	Comentários
Metotrexato (p. 34)	Al+, D+, G++, H+, M++, N+, P+, R+	Nível sérico máximo em 1 a 2 horas após dose oral. Ácido folínico (leucovorina [p. 520]) é um antídoto específico. Hemoperfusão questionável eficaz. Alcalinização urinária e repetidas doses de carvão poderão ser úteis.
Pemetrexede	An+, D+, G++, H+, M++, P+	Antagonista do ácido fólico. A leucovorina poderá ser útil. Pacientes poderão receber doses diárias de vitamina B_{12} e ácido fólico.
Pentostatina	C+, D+, G+, H+, M+, N++, P+, R++	Depressão do SNC convulsões e coma observados em altas doses.
Rasburicase	An++, G+, M+	Hemólise em pacientes deficientes em G6PD. Registro de metemoglobinemia.
6-Tioguanina	G+, H+, M+, R+	Mielossupressão reversível após dose oral de 35 mg/kg. Nível máximo em 8 horas após dose oral. Hemodiálise provavelmente ineficaz devido à rápida incorporação intracelular.
Análogos de hormônios liberadores de gonadotrofina		
Goserelina, histrelina, leuprolida, triptorelina	En+	Efeitos tóxicos agudos improváveis. Aumento inicial do hormônio luteinizante e do hormônio estimulador do folículo.
Complexos de platina		
Carboplatina	An+, G++, H+, M++, R+	Neuropatia periférica em 4 a 10% dos pacientes. Mortes por insuficiências hepática e renal; trombocitopenia; anemia hemolítica microangiopática trombótica. Diálise precoce poderá ser eficaz.
Cisplatina	An+, G++, H+, M+, N+, P+, R++	Ototóxica, nefrotóxica. Uma superdosagem IV aguda de 750 mg foi fatal. A boa hidratação é essencial. A plasmaférese poderá ser útil. A hemodiálise não é eficaz. Amifostina, NAC e tiossulfato de sódio têm sido sugeridos para reduzir os efeitos citotóxicos.
Oxaliplatina	An+, Ex+, G++, M+, N++	Neuropatia em 74%. Superdosagem de 500 mg IV levou ao óbito por insuficiência respiratória e bradicardia.
Estrogênio		
Dietilestilbestrol		Toxicidade improvável após superdosagem aguda.
Hormônios		
Inibidores da proteína tirosina quinase		
Dasatinibe	C+, D+, G+, M++, P+	Alto risco de retenção severa de fluido e hemorragia. Prolongamento de QT observado. Nível máximo em 0,5 a 6 horas após dose oral.
Erlotinibe	D+, G+, H+, P++	Insuficiência pulmonar intersticial fatal foi registrada. Superdosagens de 1.000 mg em indivíduos saudáveis e de até 1.600 mg em pacientes com câncer foram toleradas. Nível máximo em 4 horas após dose oral.
Everolimus	An+, D+, En+, G+, H+, M+, P+	Hiperglicemia e hiperlipidemia são comuns. Pneumonite não infecciosa fatal foi observada. Nível máximo em 1 a 2 horas após dose oral.
Gefitinibe	D+, G+, H+, P++	Insuficiência pulmonar intersticial foi registrada em 1% dos pacientes foi fatal em metade dos casos. Nível máximo em 3 a 7 horas após dose oral.

(Continua)

MANUAL DE TOXICOLOGIA CLÍNICA 89

TABELA II-3 Fármacos antineoplásicos *(Continuação)*

Fármaco	Sítio(s) principal(is) de toxicidade[a]	Comentários
Imatinibe	D+, G+, H+, M+, P+	Retenção de fluido, edema e espasmos musculares são comuns. Superdosagem aguda de 6.400 mg causou vômito severo, redução transitória de neutrófilos e transaminite branda. Nível máximo em 2 a 4 horas após dose oral.
Lapatinibe	C+, D+, G+, H+, M+, P+	Redução da fração de ejeção do ventrículo esquerdo e prolongamento de QT observados. Nível máximo em 4 horas após dose oral.
Nilotinibe	C+, D+, H+, M++	Causa prolongamento de QT. Nível máximo em 3 horas após dose oral.
Sorafenibe tosilato	Al+, C+, D+, G+, M+	Hipertensão e síndrome mão-pé são comuns. Há risco aumentado de hemorragia. Nível máximo em 3 horas após dose oral.
Sunitinibe	C+, D+, En+, G+, H+, M+	Disfunção ventricular esquerda (15%), eventos hemorrágicos (18 a 26%). Nível máximo em 6-12 horas após dose oral.
Tensirolimus	An+, D+, En+, G+, H+, M+, P+, R+	Hiperglicemia é comum.
Inibidores da topoisomerase		
Irinotecano	G++, M+, P+	Diarreia severa. Síndrome colinérgica durante a infusão.
Topotecana	Al+, G+, M++, P+	Trombocitopenia severa e anemia são comuns. Aumento de quatro vezes no *clearance* durante a hemodiálise em um paciente com insuficiência renal. Nível máximo em 1 a 2 horas após dose oral.
Inibidores de aromatase		
Anastrozol, exemestano, letrozol	En+, G±, M+ (exemestano)	Efeitos tóxicos agudos improváveis. Não foi observada toxicidade por superdosagem aguda de 62,5 mg de letrozol. A leucitose ocorre 1 hora após ingestão de 25 mg de exemestano por uma criança.
Inibidores mitóticos		
Docetaxel	Al+, An+, C+, D++, G+, M++, N+	Retenção severa de fluido e edema em 6 a 9% dos pacientes.
Etoposide	Al+, An+, G+, M++, P+	Mielossupressão como principal toxicidade. Reação distônica registrada. Nível máximo em 1,3 hora após dose oral.
Ixabepilona	Al+, G+, M++, N++	Neuropatia periférica comum.
Paclitaxel	Al++, An++, C+, G+, M++, N+	Reações de hipersensibilidade severa, incluindo registro de óbito. Poderão ocorrer hipotensão, bradicardia, anormalidades no ECG e anormalidades de condução. Foi registrado infarto do miocárdio fatal em 15 horas de infusão.
Teniposide	An+, Ex+, G+, M++	Há um registro de morte súbita por hipotensão e arritmias cardíacas. Hipotensão por injeção IV rápida.
Vimblastina	Ex++, G+, M++, N+	Mielossupressão, íleo, ADH e neuropatia periférica registrados após superdosagem. Substituição de plasma usada após superdosagem. Substituição de plasma após superdosagem. Fatal quando administrada por via intratecal.

(Continua)

TABELA II-3 Fármacos antineoplásicos (Continuação)

Fármaco	Sítio(s) principal(is) de toxicidade[a]	Comentários
Vincristina	Ex++, G+, M±, N++	Choque retardado (em até 9 dias), dele coma registrados após superdosagens. Fatal quando administrada por via intratecal. Leucovorina, piridoxina e ácido glutâmico (500 mg, 3× ao dia, VO) podem reduzir a incidência de neurotoxicidade.
Vinorelbina	D+, Ex++, G+, M++, N+, P+	Granulocitopenia severa, constipação/íleo paralítico observados. Nível máximo em 1 a 2 horas após dose oral.
Miscelânea		
Aldesleucina (interleucina 2)	C++, D+, En+, G+, M+, N+, P+, R+	Normalmente leva à síndrome do vazamento capilar, resultando em hipotensão severa.
Asparaginase	An++, En+, G+, H++, N++, R+	Diátese hemorrágica, hiperglicemia, pancreatite.
BCG (intravesical)	G+	*Mycobacterium bovis* atenuado. Irritação da bexiga, sintomas comuns semelhantes à gripe. Risco de sepse em pacientes imunocomprometidos.
Bexaroteno	D+, En+, G+, M+, N+	Sérias anormalidades lipídicas e da tireoide, pancreatite fatal durante a terapia. Nível máximo em 2 a 4 horas após dose oral.
Bortezomibe	C+, G+, M+, N+	Neuropatia periférica e hipotensão ortostática foram registradas. Óbito por superdosagem causado por hipotensão e trombocitopenia.
Denileucina diftitox	An++, C+, D+, G+, H+, M+, N+	Pode causar síndrome de vazamento capilar (hipoalbuminemia, edema, hipotensão). Há perda de acuidade visual em 4% dos pacientes.
Estreptozocina	En+, G++, H+, M+, R++	Destrói células β pancreáticas, pode produzir diabetes melito agudo. Niacinamida (p. 532) poderá ser eficaz na prevenção da destruição das células das ilhotas. Toxicidade renal em $2/3$ dos pacientes.
Hidroxiureia	Al+, D+, G+, H+, M++	Leucopenia e anemia são mais comuns do que trombocitopenia. Nível máximo em 1 a 4 horas após dose oral. É provável que a hemodiálise não seja eficaz devido à alta ligação à proteína.
Levamisol	G+, M+, N+	Poderá apresentar efeitos nicotínicos e muscarínicos em receptores colinérgicos. Foram registradas gastrenterite, tontura e dor de cabeça após dose de 2,5 mg/kg. Óbito após ingestão de 15 mg/kg por uma criança de 3 anos de idade e 32 mg/kg por um adulto. Há vários registros de agranulocitose por cocaína adulterada com levamisol. Nível máximo em 1,5 a 2 horas após dose oral.
Mitotano	Al+, D+, En++, G++, N++	Supressão da suprarrenal; é essencial a substituição de glicocorticoides durante o estresse.
Pegaspargase	An++, G+, H+, N+	Diátese hemorrágica por baixos níveis de fibrinogênio e antitrombina III. Incidência de pancreatite em 18% durante o tratamento.
Porfimer	D+, G+, P+	É utilizado em conjunto com fototerapia; há risco de fotossensibilidade.

(Continua)

MANUAL DE TOXICOLOGIA CLÍNICA 91

TABELA II-3 Fármacos antineoplásicos *(Continuação)*

Fármaco	Sítio(s) principal(is) de toxicidade[a]	Comentários
Procarbazina	An+, D+, En+, G++, M++, N++	Atividade inibidora da monoaminoxidase. Interação com etanol semelhante à do dissulfiram. Coma e choque durante a terapia.
Tretinoína	An+, C+, D+, G+, H+, M+, N+, P+	Síndrome do ácido retinoico em ~25% dos pacientes com leucemia pró-mielocítica aguda: febre, dispneia, infiltrados pulmonares e efusões pleurais ou pericárdicas. Há registro de trombose de múltiplos órgãos fatal. Superdosagem oral aguda de 1.000 mg em um adulto de 31 anos de idade causou apenas diarreia. Nível máximo em 1 a 2 horas após dose oral.
Trióxido de arsênio		Ver Arsênio, p. 144.
Vorinostate	C+, G+, M+, P+	Risco de embolia pulmonar e anemia. Pode prolongar QT. Nível máximo em 4 horas após dose oral.
Progestinas		
Medroxiprogesterona, megestrol	An±, En+, G±	Efeitos tóxicos agudos improváveis. Poderão induzir porfiria em pacientes suscetíveis. Observar a insuficiência da suprarrenal com o uso crônico de megestrol.

[a]Al, alopecia; An, anafilaxia, alergia ou febre do fármaco; C, cardíaco; D, dermatológico; En, endócrino; Ex, risco de extravasamento; GI, gastrintestinal; H, hepático; M, mielossupressivo; N, neurológico; P, pulmonar; R, renal; +, severidade branda a moderada; ++, toxicidade severa; ±, mínima.
IV, intravenosa; SDRA, síndrome do desconforto respiratório agudo; G6PD, glicose-6-fosfato desidrogenase; SNC, sistema nervoso central; ECG, eletrocardiograma; ADH, síndrome da secreção inapropriada de hormônio antidiurético; VO, via oral; NAC, *N*-acetilcisteína.

F. Inibidores mitóticos. Esses agentes atuam de várias formas para inibir a mitose ordenada, interrompendo, portanto, a divisão celular.

G. Anticorpos monoclonais são dirigidos contra antígenos específicos ou superexpressos em células cancerosas. Os anticorpos podem ser diretamente citotóxicos ou podem ser usados para liberar radionuclídeos ou citotoxinas para as células-alvo.

H. Complexos que contêm **platina** produzem *cross-linkings* platina-DNA inter e/ou intrafita.

I. Inibidores da tirosina quinase possuem atividade antineoplásica por meio de vários mecanismos, como o bloqueio da interação quinase-substrato, inibindo o sítio de ligação trifosfato de adenosina da enzima e bloqueando os receptores extracelulares de tirosina quinase nas células tumorais.

J. Inibidores da topoisomerase inibem a topoisomerase I, uma enzima que relaxa a torção da hélice do DNA durante a replicação. O complexo de clivagem normalmente formado entre o DNA e a topoisomerase I é estabilizado por esses fármacos, originando quebras na fita simples de DNA.

K. Miscelânea. As ações citotóxicas de outros fármacos antineoplásicos resultam de uma variedade de mecanismos, incluindo bloqueio de síntese de proteínas e inibição da liberação de hormônios.

L. Farmacocinética. A maioria dos agentes antineoplásicos é rapidamente absorvida, com níveis máximos alcançados em 1 a 2 horas de ingestão. Como resultado da rápida incorporação intracelular e do aparecimento retardado da toxicidade, os valores farmacocinéticos são geralmente de pouca utilidade no controle da superdosagem aguda.

II. Dose tóxica. Devido à natureza altamente tóxica desses agentes (exceto dos hormônios), a exposição (inclusive a doses terapêuticas) deve ser considerada potencialmente séria.

III. Apresentação clínica. Os sistemas orgânicos afetados pelos diversos agentes estão listados na Tabela II-3. Os sítios mais comuns de toxicidade são os sistemas GI e hematopoiético.

A. A **leucopenia** é a manifestação mais comum de depressão da medula óssea. Trombocitopenia e anemia também podem ocorrer. A morte poderá resultar de infecções severas ou de diátese hemorrágica. Com agentes alquilantes, as contagens sanguíneas mais baixas ocorrem

de 1 a 4 semanas após a exposição, enquanto que com antibióticos, antimetabólitos e inibidores mitóticos, elas ocorrem de 1 a 2 semanas após a exposição.
B. A toxicidade **gastrintestinal** também é muito comum. Náuseas, vômito e diarreia geralmente acompanham a administração terapêutica e poderão ocorrer gastrenterite ulcerativa e perda intensa de fluido. Um pré-tratamento com aprepitanto (Emend) e dexametasona é normalmente usado para regimes altamente emetogênicos.
C. A **síndrome da resposta inflamatória sistêmica (SIRS) ou síndrome do vazamento capilar** devido à liberação de citocina pode se manifestar por taquipneia, taquicardia, hipotensão e edema pulmonar. Agentes citotóxicos também podem causar a **síndrome da lise do tumor** (hiperuricemia, hiperpotassemia, insuficiência renal) como uma consequência da lise rápida de células malignas e liberação de componentes intracelulares.
D. A eritrodisestesia palmar-plantar (**síndrome mão-pé**), eritema doloroso das palmas das mãos e solas dos pés que pode progredir para parestesia, está geralmente associada a capecitabina, citarabina, docetaxel, doxorrubicina, fluorouracil e sunitinibe.
E. O **extravasamento** de alguns fármacos antineoplásicos no sítio da injeção IV pode causar lesão local severa, com degradação e necrose cutânea. Fármacos que se ligam aos ácidos nucleicos do DNA, como as antraciclinas (p. ex., daunorrubicina, doxorrubicina), causam morte celular local direta e levam, mais provavelmente, a um comprometimento severo.
IV. O **diagnóstico** normalmente é obtido com base na história. Como alguns dos mais sérios efeitos tóxicos podem ser retardados até alguns dias após a exposição, os sinais e os sintomas clínicos iniciais poderão não ser drásticos.
   A. **Níveis específicos.** Em geral, estão indisponíveis. Para o metotrexato, ver "Metotrexato" (p. 321).
   B. **Outras análises laboratoriais úteis** incluem hemograma com diferencial, contagem de plaquetas, eletrólitos, glicose, ureia e creatinina, enzimas hepáticas e tempo de protrombina. A avaliação eletrocardiográfica pode ser indicada para agentes cardiotóxicos, e testes de função pulmonar são indicados para os agentes com toxicidade pulmonar conhecida.
V. **Tratamento**
   A. **Emergência e medidas de apoio**
      1. Manter uma via aérea aberta e fornecer ventilação quando necessário (p. 1-7).
      2. Tratar coma (p. 18), choque (p. 22), hipotensão (p. 16) e arritmias (p. 10-15) caso ocorram.
      3. Tratar náuseas e vômitos com ondansetrona (p. 538) ou metoclopramida (p. 527). Considerar a adição de uma benzodiazepina (p. 460). Tratar perdas de fluido causadas por gastrenterite com fluidos cristaloides IV.
      4. A **depressão da medula óssea** deverá ser tratada com a assistência de um hematologista ou oncologista experiente. Transfusões de bolsas de hemácias e plaquetas poderão ser úteis no caso de anemia severa, e os fatores estimulantes de colônias hematopoiéticas poderão ser úteis na neutropenia.
      5. **Extravasamento.** Interromper imediatamente a infusão e aspirar todo o fluido possível, aplicando pressão negativa na seringa. Tratamentos específicos estão listados a seguir. A intervenção cirúrgica poderá ser necessária.
         a. Injeção local com **tiossulfato de sódio** poderá ser útil para o extravasamento de **carboplatina, carmustina, cisplatina, ciclofosfamida, dacarbazina (solução concentrada), epirrubicina, mecloretamina, mitomicina** e **oxaliplatina**. Misturar 4 mL de tiossulfato de sódio em solução a 10% com 6 mL de água estéril para injeção e injetar 5 mL da mistura no local do extravasamento.
         b. Aplicação tópica de **dimetilsulfóxido (DMSO)** 99% (ou 50%, se estiver imediatamente disponível) poderá ser benéfica para **carboplatina, cisplatina, daunorrubicina, doxorrubicina, epirrubicina, idarrubicina, ifosfamida** e **mitomicina**. Aplicar 1,5 mL com um cotonete em uma área da pele duas vezes maior do que o tamanho da área de infiltração, a cada 6 a 8 horas, durante 7 a 14 dias (não cobrir). Uma solução de DMSO 99% está disponível na Edwards Lifesciences Research Medical (1-800-453-8432).*

---

* N. de R. T. Serviço norte-americano, não disponível no Brasil.

MANUAL DE TOXICOLOGIA CLÍNICA 93

c. Injeção local com **hialuronidase** poderá ajudar a difundir o fármaco através do espaço intersticial e aumentar a sua absorção sistêmica. Reconstituir com soro fisiológico normal e injetar 150 a 900 UI por via SC ou intradérmica. O uso poderá ser benéfico para **carmustina, etoposide, paclitaxel, teniposide, vimblastina, vincristina** e **vinorelbina**. Não usar no caso de extravasamento de doxorrubicina ou outras antraciclinas.

d. Totect (Estados Unidos) e Savene (Europa), nomes comerciais do **dexrazoxano***, estão aprovados para o tratamento do extravasamento de antraciclinas: **daunorrubicina, doxorrubicina, epirrubicina** e **idarrubicina**. Administrar uma infusão IV de 1.000 mg/m^2 de área de superfície corporal (máximo: 2.000 mg) por 1 a 2 horas, em até 6 horas após o extravasamento. Repetir a mesma dose 24 horas depois, seguida de 500 mg/m^2 (máximo: 1.000 mg) 48 horas após a primeira dose. Não usar DMSO em pacientes que estejam recebendo dexrazoxano.

e. Para a maioria dos agentes quimioterapêuticos, aplicar **compressas frias** no sítio do extravasamento por 15 minutos, 4 vezes ao dia, durante 2 a 3 dias. Não usar compressas frias para dactinomicina (poderá causar flebite) ou alcaloides de vinca (p. ex., vimblastina, vincristina).

f. Aplicar **compressas mornas**/bolsa quente intermitentemente (15 a 30 minutos, 4 vezes ao dia), por 1 a 2 dias, especificamente para **etoposide, teniposide, vimblastina, vincristina** e **vinorelbina**. Não aplicar calor no caso de antraciclinas. A aplicação tanto de compressas quentes quanto frias tem sido recomendada para **carmustina, docetaxel, oxaliplatina** e **paclitaxel**.

g. Não existe justificativa para a injeção de hidrocortisona ou bicarbonato de sódio.

B. **Fármacos específicos e antídotos.** Poucos tratamentos ou antídotos estão disponíveis (ver Tab. II-3).

1. A **amifostina** é aprovada para redução da toxicidade renal acumulada pelo uso de cisplatina. Também tem sido usada para a neurotoxicidade induzida pela cisplatina e para a granulocitopenia induzida pela ciclofosfamida.
2. O **dexrazoxano** é indicado para proteger contra a cardiotoxicidade associada à doxorrubicina e pode ser protetora contra outras antraciclinas (epirrubicina, idarrubicina e mitoxantrona).
3. A **mesna** está aprovada para a profilaxia da cistite hemorrágica induzida pela ifosfamida.
4. A **vistonuridina**, um pró-fármaco da uridina, está aprovada para o tratamento de superdosagem por 5-fluoruracil. Contatar Wellstat Therapeutics no telefone 1-443-831-5626.**

C. **Descontaminação** (p. 45). Administrar carvão ativado VO se as condições forem apropriadas (ver Quadro I-30, p. 51). A lavagem gástrica não será necessária após ingestões leves e moderadas se o carvão ativado for administrado prontamente.

D. **Eliminação aumentada.** Devido à rápida incorporação intracelular da maioria desses agentes, a diálise e outros procedimentos de remoção extracorpóreos em geral não são eficazes (ver Tab. II-3 para exceções).

▶ **AGENTES ANTIVIRAIS E ANTIRRETROVIRAIS**
Olga F. Woo, PharmD

Fármacos antivirais são usados para uma variedade de infecções, incluindo herpes, hepatites B e C e *influenza*. A infecção pelo vírus da imunodeficiência humana (HIV, do inglês *human immuno deficiency virus*) foi inicialmente registrada em 1981. A pesquisa por um tratamento eficaz anti-HIV foi iniciada em 1987 com a zidovudina (AZT) como agente único. Em 1994, foi introduzido o primeiro inibidor de protease, o saquinavir. Mais agentes e diferentes classes de agentes antirretrovirais foram desenvolvidos mais tarde (Tab. II-4).

O uso de combinações de fármacos antivirais com diferentes mecanismos de ação em regimes de terapia antirretroviral altamente ativa (HAART, do inglês *highly active, artiretroviral therapy*) melhorou significativamente a sobrevivência de pacientes com infecção pelo HIV. Novas fórmulas combinadas de

---
* N. de R. T. No Brasil, cardioxane.
** N. de R. T. Não disponível atualmente no Brasil.

TABELA II-4 Fármacos antivirais e antirretrovirais

Fármaco	Meia-vida	Dose tóxica ou nível sérico	Toxicidade
Antagonista do receptor de quimiocina			
Maraviroque	14-18 h	Crônica	Possível toxicidade cardíaca e hepática; níveis de colesterol elevados.
Fármacos antivirais			
Aciclovir	2,5-3,3 h	Crônica	Terapia crônica de alta dose causou cristalúria, insuficiência renal e leucopenia. Foram observados coma, choque, insuficiência renal após grandes superdosagens agudas. Alucinações e confusão após administração IV.
Carboxilato de oseltamivir	6-10 h		Delirium, alucinações.
Cidofovir	2,5 h	16,3 e 17,4 mg/kg (registros de casos)	Nenhuma disfunção renal foi registrada após tratamento com probenecida e hidratação IV.
Entecavir	128-149 h	Crônica	Dor de cabeça, nasofaringite, tosse, pirexia, dor abdominal superior, fadiga, diarreia, acidose láctica, hepatomegalia.
Fanciclovir	2-2,3 h	—	Pró-fármaco metabolizado a penciclovir ativo.
Foscarnet	3,3-4 h	1,14-8 vezes a dose recomendada (média: 4 vezes)	Choque, comprometimento renal. Um paciente apresentou choque e morreu após receber 12,5 g por dia durante 3 dias.
Ganciclovir	3,5 h (IV) 4,8 h (VO)	Adultos: 5-7 g ou 25 mg/kg IV	Neutropenia, trombocitopenia, pancitopenia, creatinina sérica aumentada; 9 mg/kg IV provocou choque; 10 mg/kg por dia, IV, causaram hepatite. Crianças: 1 g em vez de 31 mg em uma criança de 21 meses de idade não apresentou efeito tóxico; uma criança de 18 meses recebeu 60 mg/kg IV, foi tratada com transfusão de substituição e não apresentou efeito; uma criança de 4 meses recebeu 500 mg, foi tratada com diálise peritoneal e não apresentou efeito; 40 mg em um bebê de 2 kg causou hepatite.
Penciclovir			Metabolismo intracelular extensivo.
Ribavirina	298 h	Ingestão aguda de até 20 g	Anemia hemolítica, neutropenia, trombocitopenia; ideias suicidas.
Trifluridina		15-30 mg/kg IV	Toxicidade reversível na medula óssea registrada após 3 a 5 cursos de tratamento IV. A absorção sistêmica é irrelevante após instilação oftálmica. É improvável que a ingestão do conteúdo de um frasco (7,5 mL, 75 mg) cause qualquer efeito adverso.
Valaciclovir			Pró-fármaco prontamente convertido a aciclovir.
Valganciclovir	4 h		Rapidamente convertido a ganciclovir.

(Continua)

MANUAL DE TOXICOLOGIA CLÍNICA 95

TABELA II-4 Fármacos antivirais e antirretrovirais *(Continuação)*

Fármaco	Meia-vida	Dose tóxica ou nível sérico	Toxicidade
Vidarabina	Desaminação rápida ao metabólito ara-hipoxantina, cuja meia-vida é de 2,4-3,3 h	Crônica 1-20 mg/kg/dia, IV, por 10 a 15 dias	Náuseas, vômito, diarreia, tontura, ataxia, tremor, confusão, alucinações, psicose; Hct, Hb, contagem de leucócitos e plaquetas reduzidos; AST, ALT, LDH aumentados. Fracamente absorvida VO; nenhuma toxicidade esperada a partir da ingestão de um frasco (3,5 g, 105 mg).
Zanamivir	2,5-5,1 h		Broncospasmo.
Inibidor da integrase			
Raltegravir	9 h	Crônica	Problemas musculares, síndrome de Stenvens-Johnson, ideias suicidas; efeitos adversos raros com doses inferiores a 1.600 mg.
Inibidor de fusão			
Enfuvirtida	3,8 ± 0,6 h	Crônica	Risco aumentado de ocorrência de uma pneumonia bacteriana; infecção no local da injeção (abscesso, celulite). Não inibe as enzimas citocromo P-450.
Inibidores da protease			Dislipidemias, resistência à insulina (diabetes melito), hepatotoxicidade, lipodistrofia; osteoporose.
Amprenavir	7,1-10,6 h	Crônica	Diarreia, náuseas, parestesias perioral/oral, exantema. Produto líquido contém propilenoglicol.
Atazanavir	6,5-7,9 h	Crônica	Normalmente causa bilirrubina elevada e prolongamento do intervalo PR, dependendo da concentração e da dose.
Darunavir	15 h (CYP3A)	Crônica	Hepatotoxicidade; doses de 3,2 g toleradas sem efeitos adversos. Administrado em combinação com ritonavir, o que limita o seu metabolismo e a elevação dos níveis do fármaco.
Fosamprenavir	7,7 h	Crônica	Contém uma porção sulfonamida. Normalmente ocorre exantema cutâneo; aparecimento usual em 11 dias, duração de 13 dias. Há um caso de síndrome de Stevens-Johnson. Poderá ocorrer hemorragia espontânea em hemofílicos.
Indinavir	1,8 h	Crônica	Hiperbilirrubinemia, cálculo renal, náuseas.
Lopinavir	5-6 h	Crônica	Diarreia, náuseas, colesterol, triglicerídeos e GGT elevados. Solução contém 42,4% de álcool.
Nelfinavir	3-5 h	Crônica	Diarreia, náuseas, vômito. O etilmetano sulfonato produzido durante o processo de fabricação é um teratogênico e carcinogênico em potencial.
Ritonavir	2-4 h	Crônica	Diarreia, náuseas, vômito, interações farmacológicas significativas.

(Continua)

TABELA II-4 Fármacos antivirais e antirretrovirais (Continuação)

Fármaco	Meia-vida	Dose tóxica ou nível sérico	Toxicidade
Saquinavir	?	Crônica	Dor abdominal, diarreia, náuseas; comprometimento fetal durante o primeiro trimestre de gravidez. Possível interação entre o fármaco e o alho, reduzindo as concentrações sanguíneas.
Tipranavir	5,5 h	Crônica	Risco aumentado de hepatotoxicidade em pacientes com hepatites B ou C crônicas.
Inibidores nucleosídeos da transcriptase reversa (INtRs) ou nucleotídeos (INtRs)			Acidose láctica, toxicidade mitocondrial, hepatotoxicidade.
Abacavir	1,54 ± 0,63 h	Crônica	Diarreia, náuseas, vômito; hipersensibilidade (reações fatais registradas); parestesia perioral.
Adefovir	7,5 h	≥ 60 mg/dia	Nefrotoxicidade.
Didanosina (ddI)	1,5 ± 0,4 h	Crônica	Diarreia, pancreatite, neuropatia periférica, sobrecarga de sal com produto tamponado.
Entricitabina (FTC)	10 h	Crônica	Acidose láctica e hepatomegalia severa com esteatose.
Estavudina (d4T)	1,15 h (IV) e 1,44 h (VO)	Crônica	Esteatose hepática, acidose láctica, neuropatia periférica.
Lamivudina (3TC)	5-7 h	Crônica	Dores de cabeça, náuseas.
Telbivudina	15 h	Crônica	Miopatia, neuropatia periférica.
Tenofovir[a]	17 h	Crônica	Diarreia, flatulência, náuseas e vômito.
Zalcitabina (ddC)	1-3 h	Crônica	Úlceras orais, neuropatia periférica.
Zidovudina (AZT)	0,5-1,5 h	Crônica	Anemia, fadiga, dores de cabeça, náuseas, neutropenia, neuropatia, miopatia.
Inibidores não nucleosídeos da transcriptase reserva (INNTRs)			Hepatotoxicidade, exantemas.
Delavirdina	5,8 h (faixa, 2-11 h)	Crônica	Hepatotoxicidade, exantemas.
Efavirenz	40-76 h	Crônica	Efeitos no SNC: confusão, descontrole, tontura, alucinações, insônia, sonolência, sonhos vívidos.
Etravirina	40 ± 20 h	Crônica	Reações severas cutâneas e de hipersensibilidade.
Nevirapina	45 h, dose única; 25-30 h, doses múltiplas	Crônica	Hepatotoxicidade, exantemas.

[a] O tenofovir é um inibidor da transcriptase reversa de nucleotídeo (INtTRs).
IV, intravenoso; VO, via oral; SNC, sistema nervoso central; Hct, hematócrito; Hb, hemoglobina; AST, aspartato aminotransferase; ALT, alamina aminotransferase; LDH, lactato desidrogenase; GGT, γ-glutamil transferase.

múltiplos fármacos têm sido desenvolvidas para reduzir o número de comprimidos que devem ser tomadas por dia e aumentar a adesão aos regimes de tratamento.

Fármacos antivirais/retrovirais que são metabolizados principalmente via sistema da isoenzima hepática citocromo P-450 podem estar associados às interações clinicamente significativas com outros fármacos e suplementos alimentares (p. ex., erva-de-são-joão, alho).

I. Mecanismo de toxicidade. O mecanismo responsável pelos efeitos tóxicos varia com o agente e é geralmente uma extensão do seu efeito farmacológico.

    A. A **neurotoxicidade** pode resultar da inibição da DNA polimerase mitocondrial e da função celular mitocondrial alterada.

    B. Esteatose hepática, **acidose láctica severa** e **lipodistrofia** podem ser devidas à inibição da DNA polimerase-γ, que depleta o DNA mitocondrial e os cofatores das flavoproteínas, comprometendo o transporte de elétrons e causando disfunção mitocondrial. A formação do RNA mitocondrial também poderá estar inibida.

C. A deposição de cristal do aciclovir no lúmen tubular, levando a uma nefropatia obstrutiva, pode causar **insuficiência renal aguda**. O indinavir é fracamente hidrossolúvel e pode se precipitar no rim, causando pedras renais e nefrite intersticial.
D. Outras toxicidades sérias que se desenvolvem após o uso crônico de vários desses agentes incluem depressão da medula óssea, diabetes melito, hepatotoxicidade, acidose láctica, lipodistrofia, miopatias e rabdomiólise, pancreatite, neuropatia periférica, insuficiência renal e choque.

II. **Dose tóxica.** Ingestões agudas de um único fármaco são raras, e a toxicidade tem sido, em geral, branda. Entretanto, a toxicidade crônica poderá ocorrer com frequência.
  A. **Aciclovir.** A terapia crônica de alta dose tem causado cristalúria e insuficiência renal. Um paciente que sofreu uma ingestão aguda de 20 g se recuperou. Uma criança de 1,5 dia e outra de 2 anos de idade recuperaram-se de superdosagens acidentais envolvendo 100 mg/kg, 3× dia, durante 4 dias, e 800 mg, IV, respectivamente.
  B. **Atazanavir.** Evidências laboratoriais de hiperbilirrubinemia são comuns e não são dose-dependentes. A anormalidade é reversível quando o fármaco é interrompido.
  C. **Cidofovir.** Dois adultos que receberam superdosagens de 16,3 e 17,4 mg/kg, respectivamente, foram tratados com hidratação IV e probenecida e não apresentaram efeitos tóxicos.
  D. **Efavirenz.** Uma mulher de 33 anos de idade que ingeriu 54 g desenvolveu sintomas maníacos e recuperou-se após 5 dias.
  E. **Enfuvirtida.** Esse fármaco é administrado por injeção, e os pacientes costumam desenvolver reações no local desta (p. ex., abscessos, celulite, nódulos e cistos).
  F. **Fosamprenavir** é um pró-fármaco hidrossolúvel do amprenavir que normalmente causa reações cutâneas. Esse fármaco contém uma porção sulfonamida e deve-se ter cautela em pacientes com alergia às sulfonamidas. A ocorrência da síndrome de Stevens-Johnson potencialmente fatal foi comunicada ao fabricante.
  G. **Foscarnet.** Um adulto que recebeu 12,5 g por 3 dias desenvolveu choque e morreu. Adultos que receberam 1,14 a 8 vezes (média de 4 vezes) as doses recomendadas desenvolveram choque e comprometimento renal.
  H. **Ganciclovir.** Todos os registros de toxicidade ocorreram após a administração IV. As doses que produziram efeitos tóxicos após doses crônicas elevadas ou superdosagem IV aguda inadequada foram variadas. Nenhum efeito tóxico foi observado em dois adultos que receberam 3,5 g e 11 mg/kg, respectivamente, com 7 doses durante 3 dias. Entretanto, doses únicas de 25 mg/kg e 6 g, ou doses diárias de 8 mg/kg por 4 dias ou 3 g por 2 dias, causaram neutropenia, granulocitopenia, pancitopenia e/ou trombocitopenia. Um adulto e um bebê de 2 kg desenvolveram hepatite após receber doses de 10 mg/kg e 40 mg, respectivamente. Um adulto desenvolveu choque após uma dose de 9 mg/kg, e outros apresentaram níveis séricos elevados de creatinina após doses de 5 a 7 g.
  I. **Indinavir.** Pacientes com superdosagens crônicas e agudas, de até 23 vezes a dose diária recomendada de 2.400 mg, que levaram à nefrite intestinal, ao cálculo renal ou à disfunção renal aguda, recuperaram-se após terapia de fluido IV.
  J. **Nevirapina.** A ingestão de 6 g relatada por um adulto foi benigna.
  K. **Ribavirina.** Ingestões agudas de até 20 g não foram fatais, porém os efeitos hematopoiéticos foram mais severos do que aqueles associados às doses terapêuticas.
  L. **Zidovudina.** Superdosagens agudas têm sido brandas com ingestões inferiores a 25 g.

III. **Apresentação clínica.** Sintomas GIs são comuns após doses terapêuticas e são mais notáveis após uma superdosagem aguda. Características específicas de toxicidade estão descritas na Tabela II-4. A **acidose láctica**, normalmente severa e algumas vezes fatal, tem sido registrada com o uso de fármacos antirretrovirais, particularmente os inibidores nucleosídeos da transcriptase reserva (INTRs).

IV. O **diagnóstico** é normalmente obtido com base na história de exposição. Alterações inexplicadas do estado mental, déficits neurológicos, perda de peso e anormalidades renais ocorreram após a administração errônea de aciclovir, sobretudo em pacientes pediátricos.
  A. **Níveis específicos.** Os níveis séricos desses agentes não estão normalmente disponíveis e não têm sido úteis para a predição dos efeitos tóxicos.

B. **Outras análises laboratoriais úteis** incluem hemograma, eletrólitos, glicose, ureia, creatinina, testes de função renal e exame de urina. A avaliação dos níveis plasmáticos de lactato e da gasometria arterial é recomendada em caso de suspeita de acidose láctica.

V. **Tratamento**
   A. **Emergência e medidas de apoio**
      1. Manter uma via aérea aberta e fornecer ventilação quando necessário.
      2. Tratar coma (p. 18), choque (p. 22), hipotensão (p. 16), *torsade de pointes* (p. 14), rabdomiólise (p. 26) e anafilaxia (p. 27) caso ocorram.
      3. Repor perdas de fluidos resultantes de gastrenterite com cristaloides IV.
      4. Manter o fluxo urinário estável com fluidos IV para aliviar a cristalúria e a disfunção renal reversa.
      5. Tratar a acidose láctica com doses maciças de bicarbonato de sódio e com a suspensão do fármaco responsável.
   B. **Fármacos específicos e antídotos.** Não existem antídotos específicos para esses agentes. Casos anedóticos de pacientes com acidose láctica severa sugerem que a deficiência de vitamina pode ser um fator contribuinte para o desenvolvimento de uma condição potencialmente fatal. Riboflavina (50 mg/dia) e/ou tiamina (100 mg, 2×/dia) podem ser benéficas em caso de níveis baixos.
   C. **Descontaminação** (p. 45). Administrar carvão ativado VO se as condições forem apropriadas (ver Quadro I-30, p. 51). A lavagem gástrica não será necessária após ingestões leves a moderadas se o carvão ativado for administrado prontamente.
   D. **Eliminação aumentada.** As poucas superdosagens registradas com esses agentes têm sido benignas ou associadas a toxicidades brandas. A hemodiálise pode remover 60% da carga corporal total de aciclovir e cerca de 30% de entricitabina durante 3 horas. Entretanto, a eliminação aumentada ainda não foi avaliada ou empregada após superdosagens agudas.

▶ AGENTES BIOLÓGICOS DE GUERRA

David Tanen, MD

Armas biológicas têm sido usadas desde a Antiguidade, com casos documentados que remontam até o século VI a.C., quando os assírios envenenaram os poços com ergot. No final da década de 1930 e início de 1940, o exército japonês (Unidade 731) fez experiências com prisioneiros de guerra na Manchúria com agentes biológicos, que se acredita terem acarretado pelo menos 10 mil mortes. Embora, em 1972, mais de 100 nações tenham assinado a Convenção de Armas Biológicas (do inglês, *Biological Weapons Convention* – BWC), tanto a antiga União Soviética quanto o Iraque admitiram a produção de armas biológicas, e muitos outros países são suspeitos de dar continuidade a seus programas. Atualmente, as armas biológicas são consideradas as mais baratas e fáceis de serem produzidas para destruição em massa. Alguns agentes (Tab. II-5) provavelmente utilizados incluem *Bacillus anthracis* (antraz), *Yersinia pestis* (peste), toxina do *Clostridium botulinum* (botulismo), *Variola major* (varíola) e *Francisella tularensis* (tularemia). Todos esses agentes podem ser facilmente preparados para a dispersão aérea.

O efeito de uma arma biológica sobre uma população foi demonstrado em um ataque na costa leste dos EUA em setembro de 2001. Esporos de antraz foram despachados pelo correio e foram responsáveis por 11 casos de inalação e 12 casos da forma cutânea da doença. Mesmo na pequena escala observada nessa ocorrência, o efeito sobre a saúde pública foi enorme, e um número estimado de 32 mil pessoas receberam tratamento profilático com antibiótico.

I. **Mecanismo de toxicidade**
   A. Os esporos de **antraz** penetram nas defesas do corpo por inalação para o interior dos alvéolos terminais ou por penetração da pele ou da mucosa GI exposta. Em seguida, são fagocitados pelos macrófagos e transportados aos linfonodos, onde ocorre a germinação (esse processo leva até 60 dias). As bactérias multiplicam-se e produzem duas toxinas: "fator letal" e "fator de edema". O fator letal produz necrose local e toxemia estimulando a liberação do fator de necrose tumoral e de interleucina-1β dos macrófagos.
   B. A bactéria causadora da **peste** (*Y. pestis*) penetra nas defesas do corpo ou por inalação para o interior dos alvéolos terminais ou pela picada de inseto infectado. A disseminação ocorre

TABELA II-5 Agentes biológicos de guerra (selecionados)

Agente	Forma de transmissão	Período de latência	Efeitos clínicos
Antraz	Os esporos podem ser inalados ou ingeridos ou atravessar a pele. Não ocorre transmissão entre indivíduos, portanto não é necessário o isolamento de pacientes. A dose letal é estimada em 2.500-50.000 esporos.	Geralmente 1-7 dias, porém, pode chegar a 60 dias	*Inalado:* febre, mal-estar; dispneia, tosse não produtiva, mediastinite hemorrágica; choque. *Ingerido:* náuseas, vômito, dor abdominal, hematêmese ou hematoquezia, sepse. *Cutâneo:* mácula ou pápula avermelhada indolor progredindo em alguns dias para úlcera, levando à escara; adenopatia; quando não tratado, poderá levar à sepse. *Tratamento:* ciprofloxacino, outros antibióticos (ver texto); vacina contra o antraz.
Enterotoxina B estafilocócica	Enterotoxina produzida pelo *Staphylococcus aureus*; pode ser inalada ou ingerida.	Aparecimento precoce em 3-4 horas; duração de 3-4 dias	Febre, calafrios, mialgia, tosse, dispneia, dor de cabeça, náuseas, vômito; aparecimento comum de sintomas em 8-12 horas após a exposição. *Tratamento:* de apoio. As vítimas não são contagiosas, por isso não necessitam de isolamento. Vacina e imunoterapia são eficientes em animais.
Febres hemorrágicas virais	Há várias vias, incluindo picadas de insetos ou artrópodes, manipulação de tecidos contaminados e transmissão entre indivíduos.	Variável (até 2-3 semanas)	Ebolavírus, vírus de Marburg, arenavírus, hantavírus, muitos outros; doença febril grave multissistêmica com choque, *delirium*, convulsão, coma e hemorragia difusa para o interior da pele, dos órgãos internos e dos orifícios corporais. *Tratamento:* nenhum. Isolar as vítimas e fornecer tratamento de apoio.
Micotoxina T-2	Poeira ou aerossol líquido pegajoso amarelo (chamada de "chuva amarela" na década de 1970) são pouco solúveis em água.	Minutos a horas	Toxinas tricotecenas altamente tóxicas podem causar desconforto da pele em queimação; náuseas, vômito e diarreia, algumas vezes com sangue; fraqueza, tontura e dificuldade para caminhar; dor torácica e tosse; sangramento gengival e hematêmese; hipotensão; vesículas e bolhas cutâneas, equimose e necrose. A exposição dos olhos causa dor, lacrimejamento e vermelhidão. Leucopenia, granulocitopenia e trombocitopenia foram registradas. *Tratamento:* de apoio. Descontaminação rápida da pele com água abundante e sabão; considerar o uso de um *kit* militar de descontaminação cutânea.
Peste	Inalação de bactérias em aerossol ou inoculação via picada de inseto ou ferida. As vítimas são contagiosas via gotas respiratórias. Dose tóxica: 100-500 organismos.	1-6 dias	Após a exposição ao aerossol, a maioria das vítimas desenvolverá a forma pulmonar: mal-estar, febre alta, calafrios, dor de cabeça; náuseas, vômito, dor abdominal; dispneia, pneumonia, insuficiência respiratória; sepse e insuficiência múltipla de órgãos. Lesões cutâneas necróticas escuras podem resultar da disseminação hematogênica. Pústulas cutâneas são improváveis a não ser que a bactéria seja inoculada através da pele (p. ex., mordida de pulga, ferimento). *Tratamento:* tetraciclinas, aminoglicosídeos, outros antibióticos (ver texto); vacina indisponível.

(Continua)

TABELA II-5 Agentes biológicos de guerra (selecionados) (Continuação)

Agente	Forma de transmissão	Período de latência	Efeitos clínicos
Ricina	Derivada da mamona (*Ricinus communis*); pode ser dispersa como pó ou dissolvida em água e poderá ser inalada, ingerida ou injetada.	Aparecimento em 4-6 horas; óbito geralmente em 3-4 dias	Náuseas, vômito, dor abdominal e diarreia, geralmente com sague. Não é bem absorvida por via oral. Toxicidade grave, como colapso cardiovascular, rabdomiólise, insuficiência renal e morte, provavelmente após injeção. Dose letal por injeção estimada em 5-20 µg/kg. A inalação poderá causar congestão, dificuldade respiratória, pneumonite. *Tratamento*: de apoio. Não é contagiosa, por isso não requer isolamento das vítimas. Imunização profilática com toxoide ricina e tratamento passivo após a exposição com anticorpo antirricina têm sido registrados em animais.
Toxinas botulínicas	Toxina em aerossol ou adicionada ao alimento ou à água. Superfícies expostas podem estar contaminadas com a toxina. Dose tóxica: 0,01 µg/kg para inalação e 70 µg para ingestão.	Horas a poucos dias	Ver p. 165. Paralisia simétrica flácida descendente com paralisia bulbar inicial (ptose, diplopia, disartria, disfagia) progredindo para fraqueza muscular do diafragma e parada respiratória; boca seca e visão embaçada devido ao bloqueio dos receptores muscarínicos pela toxina. Toxina não penetra na pele intacta; porém, é absorvida pelas membranas mucosas ou por feridas. *Tratamento*: antitoxina botulínica (p. 447).
Tularemia	Inalação de bactérias em aerossol, ingestão ou inoculação via picada de carrapato ou mosquito. Pele e roupas contaminadas. Sem registro de transmissão entre indivíduos. Dose tóxica: 10-50 organismos, quando inalados.	3-5 dias (média: 1-14 dias)	Inalação: febre, calafrios, garganta inflamada, fadiga, mialgias, tosse não produtiva, linfadenopatia hilar, pneumonia com hemoptise e insuficiência respiratória. Pele: úlcera, adenopatia regional dolorosa, febre, calafrios, dor de cabeça, mal-estar. *Tratamento*: doxiciclina, aminoglicosídeos, fluoroquinolonas (ver texto); vacina em investigação.
Variola	Vírus transmitido por roupas, pele exposta e aerossol. As vítimas são mais contagiosas a partir do início do exantema. Dose tóxica: 100-500 organismos.	7-17 dias	Febre, calafrios, mal-estar, dor de cabeça e vômito, seguidos 2-3 dias após por eritema maculopapular com início na face e na mucosa oral, espalhando-se para tronco e pernas. Vesículas pustulares encontram-se geralmente no mesmo estágio de desenvolvimento (ao contrário da-se da varicela). Ocorre morte em aproximadamente 30% dos casos devido à toxemia generalizada. *Tratamento*: vacina vaccínia, imunoglobulina (ver texto).

pelos vasos linfáticos, onde as bactérias se multiplicam, levando à necrose dos linfonodos. Bacteriemia, septicemia e endotoxemia resultam em choque, coagulopatia e coma. Historicamente, a peste ficou famosa como a "Peste Negra" nos séculos XIV e XV, quando matou 20 a 30 milhões de pessoas na Europa.
- C. As **toxinas botulínicas** não podem penetrar na pele intacta, porém podem ser absorvidas por meio de feridas ou superfícies de mucosa. Uma vez absorvidas, as toxinas são levadas às terminações nervosas pré-sinápticas nas junções neuromusculares e nas sinapses colinérgicas, onde se ligam irreversivelmente, prejudicando a liberação de acetilcolina.
- D. As partículas do vírus da **varíola** alcançam o trato respiratório inferior, atravessam a mucosa e chegam aos linfonodos, onde se multiplicam e causam uma viremia que, posteriormente, irá se espalhar e se multiplicar no baço, na medula óssea e nos linfonodos. Ocorre uma viremia secundária, e o vírus se espalha para a derme e para a mucosa oral. A morte advém da toxemia associada aos complexos imunes circulantes e aos antígenos solúveis da varíola.
- E. **Tularemia.** As bactérias *F. tularensis* geralmente causam infecção pela exposição aos fluidos corporais de animais infectados ou por meio da picada de carrapatos ou mosquitos. Bactérias em aerossol também poderão ser inaladas. Uma necrose inicial supurada focal é seguida pela multiplicação de bactérias no interior dos macrófagos e pela disseminação para linfonodos, pulmão, baço, fígado e rins. Nos pulmões, as lesões progridem para a consolidação da pneumonia e formação de granuloma, podendo levar à fibrose intersticial crônica.

II. As **doses tóxicas** variam, porém são, em geral, extremamente baixas. Apenas 10 a 50 organismos *F. tularensis* podem causar tularemia, e menos de 100 μg de toxina botulínica pode levar ao botulismo.

III. **Apresentação clínica** (ver Tab. II-5 e o *website* do CDC na sessão de terrorismo biológico e químico, em http://www.bt.cdc.gov)
- A. O **antraz** pode se apresentar em três diferentes formas: para inalação, cutâneo e GI. O antraz inalado é extremamente raro, e qualquer caso poderá levantar a suspeita de ataque biológico. O antraz cutâneo em geral sucede a exposição a animais infectados e é a forma mais comum, com mais de 2 mil casos registrados a cada ano. O antraz GI é raro e advém da ingestão de carne contaminada.
- B. **Peste.** Embora a peste se espalhe tradicionalmente por insetos infectados, programas de armas biológicas tentaram aumentar o seu potencial, desenvolvendo técnicas para utilizar aerossol. Dependendo da forma de transmissão, existem duas formas de peste: bubônica e pneumônica. A forma *bubônica* seria vista após disseminação das bactérias por insetos infectados em uma população (ela foi investigada pelos japoneses na década de 1930, na Manchúria). Após disseminação por aerossol, a forma predominante seria a *pneumônica*.
- C. A intoxicação por **botulismo** é descrita de maneira mais detalhada na p. 154. Os pacientes poderão se apresentar com visão embaçada, ptose, dificuldade para engolir ou falar e boca seca, com fraqueza muscular progressiva, levando à paralisia flácida e à parada respiratória em 24 horas. Como as toxinas agem irreversivelmente, a recuperação poderá levar meses.
- D. A infecção por **varíola** causa mal-estar generalizado e febre devida à viremia, seguidos por erupção pustular difusa característica, na qual a maioria das lesões se encontra no mesmo estágio de desenvolvimento.
- E. **Tularemia.** Após a inalação, as vítimas poderão desenvolver sintomas inespecíficos, os quais são parecidos com os sintomas observados em qualquer doença respiratória, incluindo febre, tosse não produtiva, dor de cabeça, mialgias, garganta inflamada, fadiga e perda de peso. A inoculação cutânea causa úlcera, linfadenopatia regional dolorosa, febre, calafrios, dor de cabeça e mal-estar.

IV. **Diagnóstico.** O reconhecimento de um ataque por armas biológicas será feito provavelmente de forma retrospectiva, com base em investigações epidemiológicas. Indicadores específicos poderão incluir pacientes que se apresentam com infecções exóticas ou não endêmicas, surtos localizados de uma doença particular e presença de animais infectados na região onde o surto estiver ocorrendo. Um exemplo histórico foi o padrão de doença disseminada pelo vento e a proximidade de morte em animais, que ajudou a provar que o surto de antraz em Sverdlovsk (na antiga União Soviética), em 1979, foi causado pela liberação dos esporos de antraz a partir de uma planta que funcionou como arma biológica.

A. **Antraz**
1. Realizar coloração de Gram e culturas de fluido das vesículas e do sangue. Testes diagnósticos rápidos (ensaio de imunoabsorção ligado à enzima [Elisa], reação em cadeia da polimerase [PCR, do inglês *polymerase chain reaction*]) estão disponíveis em laboratórios de referência nacional.
2. Radiografias de tórax poderão revelar linfadenopatia no mediastino.

B. **Peste**
1. Realizar coloração de Gram de sangue, líquido cerebrospinal, aspirado de linfonodo ou escarro. Outros testes diagnósticos incluem teste de fluorescência direta com o anticorpo e PCR para detecção do antígeno.
2. Radiografias de tórax poderão revelar opacidades bilaterais em placas ou consolidadas.

C. **Botulismo** (ver também p. 165)
1. Essa toxina poderá estar presente nas membranas da mucosa nasal e ser detectada por Elisa em 24 horas após a inalação. Amostras refrigeradas de soro, fezes ou aspirado gástrico poderão ser enviadas ao CDC ou aos laboratórios especializados de saúde pública que possam realizar um bioensaio em camundongos.
2. A eletromiografia (EMG) poderá revelar velocidade de condução nervosa normal, função normal dos nervos sensoriais, padrão de potenciais motores breves de pequena amplitude e, mais distintamente, resposta aumentada ao estímulo repetitivo, geralmente observada apenas a 50 Hz.

D. O vírus da **varíola** pode ser isolado do sangue ou das feridas e pode ser observado por microscopia ótica como corpos de Guarnieri ou por microscopia eletrônica. Culturas de células e PCR também poderão ser realizadas.

E. **Tularemia**
1. Obter culturas de sangue e escarro. A *F. tularensis* poderá ser identificada por exame direto de secreções, exsudatos ou amostras de biópsia com o uso de fluorescência direta de anticorpos ou de colorações imuno-histoquímicas. A sorologia poderá confirmar o diagnóstico de forma retrospectiva.
2. Radiografias de tórax poderão revelar evidências de opacidades com efusões pleurais, consistentes com pneumonia.

V. **Tratamento.** Contatar a **linha telefônica de emergência de 24 horas do Centers for Disease Control and Prevention (CDC) no número 1-770-488-7100** (nos EUA) para assistência de diagnóstico e tratamento.

A. **Emergência e medidas de apoio**
1. Fornecer tratamento de apoio agressivo. Tratar hipotensão (p. 16) com fluidos IV e vasopressores e insuficiência respiratória (p. 5) com ventilação assistida.
2. **Isolar** os pacientes com suspeita de peste, varíola ou febres hemorrágicas virais, pois poderão ser altamente contagiosos. O isolamento do paciente não será necessário nos casos de suspeita de antraz, botulismo ou tularemia, pois a transmissão de um indivíduo para outro não é provável. Entretanto, os profissionais de saúde deverão usar sempre as precauções universais.

B. **Fármacos específicos e antídotos**
1. Antibióticos são indicados em casos de suspeita de antraz, peste ou tularemia. As três bactérias costumam ser suscetíveis às fluoroquinolonas, às tetraciclinas e aos aminoglicosídeos. Os seguintes fármacos e dosagens são recomendados como *tratamento empírico inicial*, além dos resultados de cultura e testes de sensibilidade (ver também *MMWR* 2001 Oct 26;50(42):909-919, disponível na internet, no *site* http://www.cdc.gov/mmwr/preview/mmwrhtml/mm5042a1.htm).
   a. **Ciprofloxacino**, 400 mg, IV, a cada 12 h (crianças: 20-30 mg/kg/dia, até 1 g/dia).
   b. **Doxiciclina**, 100 mg, VO ou IV, a cada 12 h (crianças 45 kg: 2,2 mg/kg). **Nota:** A doxiciclina poderá descolorir os dentes de crianças com menos de 8 anos.
   c. **Gentamicina**, 5 mg/kg, IM ou IV, 1×/dia, ou estreptomicina.

d. Os antibióticos deverão ser administrados por 60 dias em pacientes com infecção por antraz. A **profilaxia antibiótica pós-exposição** é recomendada após a exposição a antraz, peste e tularemia.
e. Antibióticos **não** são indicados nos casos de botulismo ingerido ou inalado; aminoglicosídeos poderão piorar a fraqueza muscular (p. 165). Tratar com **antitoxina botulínica** (p. 447).
2. **Vacinas.** As vacinas contra antraz e varíola podem ser usadas antes da exposição e também na profilaxia pós-exposição. Um toxoide botulínico pentavalente (ABCDE) está sendo usado atualmente em laboratoristas em alto risco de exposição. **Não** é eficiente para profilaxia pós-exposição. Não existem atualmente vacinas disponíveis para peste, tularemia e febres hemorrágicas virais.
C. **Descontaminação.** *Nota:* As roupas e a pele dos indivíduos expostos poderão estar contaminadas com esporos, toxinas ou bactérias. Os socorristas e profissionais de saúde deverão tomar precauções para evitar a contaminação secundária.
1. Remover toda a roupa potencialmente contaminada e lavar o paciente exaustivamente com água e sabão.
2. Diluir alvejante (0,5%) e amônia é um procedimento eficiente para limpar as superfícies possivelmente contaminadas com vírus e bactérias.
3. Todas as roupas deverão ser lavadas com água quente e alvejante.
D. **Eliminação aumentada.** Tais procedimentos não são relevantes.

▶ AGENTES CÁUSTICOS E CORROSIVOS
Derrick Lung, MD, MPH

Uma grande variedade de agentes químicos e físicos pode causar lesão corrosiva. Eles incluem ácidos minerais e orgânicos, álcalis, agentes oxidantes, desnaturantes, alguns hidrocarbonetos e agentes que causam reações exotérmicas. Embora o mecanismo e a gravidade da lesão possam variar, as consequências da lesão da mucosa e das cicatrizes permanentes são compartilhadas por todos esses agentes.
As **baterias em botão** são pequenas, em forma de disco, usadas em relógios, calculadoras e câmeras. Elas contêm sais metálicos cáusticos, como o cloreto de mercúrio, que podem causar lesão corrosiva.

I. **Mecanismo de toxicidade**
A. **Ácidos** causam necrose imediata do tipo coaguladora, que cria uma escara que, por sua vez, tende a autolimitar a lesão posterior.
B. Em contraste, **álcalis** (p. ex., Drano) causam uma necrose liquefeita, com saponificação e penetração contínua para o interior dos tecidos mais profundos, levando a uma lesão extensa.
C. **Outros agentes** podem atuar por alquilação, oxidação, redução ou desnaturação das proteínas celulares ou pela destruição das gorduras dos tecidos da superfície.
D. As **baterias em botão** causam lesão por efeitos corrosivos, resultando na liberação dos sais metálicos corrosivos, pelo impacto direto do corpo estranho em forma de disco e, possivelmente, pela liberação local de corrente elétrica no local do impacto.

II. **Dose tóxica.** Não existe dose ou nível tóxico específico, porque a concentração de soluções corrosivas e a potência dos efeitos cáusticos variam amplamente. Por exemplo, enquanto a concentração do ácido acético na maioria dos vinagres domésticos é de 5 a 10%, a do "vinagre russo" pode chegar a 70%. O pH ou a concentração da solução pode indicar o potencial para causar lesão grave. Um pH inferior a 2 ou superior a 12 aumenta o risco de lesão; no caso dos álcalis, a titulação da alcalinidade (concentração da base) é uma melhor forma de prever o efeito corrosivo do que a avaliação do pH. A lesão também está relacionada com o volume ingerido e com a duração da exposição.

III. **Apresentação clínica**
A. A **inalação** de gases corrosivos (p. ex., cloro e amônia) pode causar lesão no trato respiratório superior, com estridor, rouquidão, respiração com chiado e edema pulmonar não cardiogênico.

Os sintomas respiratórios poderão ser retardados após a exposição aos gases com baixa solubilidade em água (p. ex., dióxido de nitrogênio e fosgeno [p. 270]).
B. Exposição dos **olhos** ou da **pele** aos agentes corrosivos resulta em dor imediata e vermelhidão, seguidas por formação de bolhas. Conjuntivite e lacrimejamento são comuns. Podem ocorrer queimaduras espessas e cegueira.
C. A **ingestão** de corrosivos pode causar dor oral, disfagia, sialorreia e dor na garganta, no tórax ou no abdome. A perfuração esofágica ou gástrica poderá ocorrer, acompanhada por dor severa torácica ou abdominal, sinais de irritação peritoneal ou pancreatite. A radiografia poderá evidenciar ar livre no mediastino ou no abdome. Poderão ocorrer hematêmese e choque. A acidose sistêmica poderá ser observada após a ingestão de ácido, podendo ser causada parcialmente pela absorção de íons hidrogênio. A escarificação do esôfago ou do estômago poderá levar a um estreitamento permanente e à disfagia crônica.
D. A **toxicidade sistêmica** pode ocorrer após a inalação, a exposição da pele ou a ingestão de uma variedade de agentes (Tabela II-6).
E. **Baterias em botão** em geral causam lesão grave apenas se ficarem impactadas no esôfago, levando à perfuração da aorta ou do mediastino. A maioria dos casos envolve baterias grandes (25 mm de diâmetro). Se a bateria em botão alcançar o estômago sem impactar o esôfago, ela passará pelas fezes em alguns dias, na maioria das vezes, sem causar danos.
IV. O **diagnóstico** é obtido com base na história de exposição a um agente corrosivo e em achados característicos na pele, nos olhos ou irritação ou vermelhidão da mucosa e na presença de lesão no trato GI. Vítimas com lesões oral ou esofágica sempre apresentam baba ou dor ao engolir.
A. **Endoscopia.** É improvável que haja lesão esofágica ou gástrica após a ingestão se o paciente for completamente assintomático, porém estudos repetidos mostram que um pequeno número de pacientes apresentará lesão na ausência de queimaduras orais ou disfagia aparente. Por essa razão, muitas autoridades recomendam a endoscopia para todos os pacientes, independentemente dos sintomas.
B. **Radiografias** de tórax e de abdome geralmente revelam baterias em botão impactadas. Radiografias planas e TC também podem evidenciar a presença de ar no mediastino devido à perfuração esofágica ou de ar abdominal livre por perfuração gástrica.
C. **Níveis específicos.** Ver o agente químico específico. Os níveis de mercúrio na urina têm sido encontrados elevados após a ingestão de bateria em botão.
D. **Outras análises laboratoriais úteis** incluem hemograma, eletrólitos, glicose, gasometria arterial e imagem radiográfica.

TABELA II-6 Agentes corrosivos com efeitos sistêmicos (causas selecionadas)[a]

Agente corrosivo	Sintomas sistêmicos
Formaldeído	Acidose metabólica, intoxicação por formato (p. 261)
Ácido hidrofluórico	Hipocalcemia, hiperpotassemia (p. 261)
Ácido oxálico	Hipocalcemia, insuficiência renal (p. 70)
Ácido pícrico	Lesão renal
Ácido tânico	Lesão hepática
Cloreto de metileno	Depressão do sistema nervoso central, arritmias cardíacas, convertido em monóxido de carbono (p. 189)
Fenol	Convulsão, coma, lesões hepática e renal (p. 252)
Fósforo	Lesões hepática e renal (p. 264)
Nitrato de prata	Metemoglobinemia (p. 319)
Paraquat	Fibrose pulmonar (p. 321)
Permanganato	Metemoglobinemia (p. 319)

[a] Referência: Edelman PA: Chemical and electrical burns. In: Achauer BM (editor): *Management of the Burned Patient*, p. 183-202. Appleton & Lange, 1987.

V. Tratamento
A. Emergência e medidas de apoio
1. **Inalação.** Fornecer oxigênio suplementar e observar com atenção sinais de obstrução progressiva da via aérea ou edema pulmonar não cardiogênico (p. 6-7).
2. **Ingestão**
   a. A avaliação da **via aérea** é primordial. A entubação precoce deverá ser considerada para evitar a obstrução progressiva da via aérea por edema orofaríngeo.
   b. Por outro lado, se tolerados, fornecer água ou leite imediatamente para ser bebido. Administrar **antieméticos** (p. ex., ondansetrona 8 mg, IV, em adultos, ou 0,15 mg/kg em crianças [p. 538]) para prevenir lesão esofágica adicional por êmese.
   c. Em caso de suspeita de perfurações esofágica ou gástrica, realizar consulta cirúrgica ou endoscópica imediatamente.
   d. Pacientes com mediastinite ou peritonite necessitam de antibióticos de amplo espectro e tratamento agressivo para hemorragia e choque séptico.

B. Fármacos e antídotos específicos. Para a maioria dos agentes, não existe antídoto específico (ver p. 257 para queimaduras pelo ácido hidrofluórico e p. 252 para queimaduras por fenol). No passado, os corticosteroides foram usados por muitos médicos na esperança de reduzir as escoriações, porém esse tratamento se provou ineficaz. Além disso, os esteroides podem ser prejudiciais para um paciente com perfuração porque mascaram os sinais iniciais da inflamação e inibem a resistência à infecção.

C. Descontaminação (p. 45). *Atenção:* A equipe de salvamento deverá usar equipamentos apropriados para respiração e proteção da pele.
1. **Inalação.** Afastar do local de exposição; fornecer oxigênio suplementar quando disponível.
2. **Pele e olhos.** Remover todas as roupas; lavar a pele e irrigar os olhos copiosamente com água ou soro fisiológico.
3. **Ingestão**
   a. **Pré-hospitalar.** Se tolerados, oferecer imediatamente água ou leite. *Não* induzir o vômito, nem administrar soluções neutralizantes de pH (p. ex., vinagre diluído ou bicarbonato).
   b. **Hospitalar.** O uso da **lavagem gástrica** para remover o material corrosivo é controverso, porém provavelmente benéfico no caso de ingestão aguda de líquido corrosivo e, de qualquer forma, será necessário após a endoscopia. Usar um tubo flexível e macio e lavar com repetidas alíquotas de água ou soro fisiológico, checando com frequência o pH das lavagens.
   c. Em geral, *não* se deve administrar carvão ativado, pois poderá interferir na visibilidade da endoscopia. O carvão poderá ser apropriado caso o agente ingerido possa causar toxicidade sistêmica significativa.
   d. **Baterias em botão** alojadas no esôfago devem ser removidas imediatamente por endoscopia para prevenir a perfuração rápida. As baterias no estômago ou no intestino não deverão ser removidas, a menos que apareçam sinais de perfuração ou obstrução.

D. Eliminação aumentada. Em geral, esses procedimentos não são úteis (ver o agente químico específico).

▶ AGENTES QUÍMICOS DE GUERRA
Mark Galbo, MS e David A. Tanen, MD

A guerra química possui uma longa história, que alcançou seu ápice durante a Primeira Guerra Mundial, com o uso de cloro, fosgênio e gases de mostarda. Mais recentemente, o Iraque usou agentes químicos na sua guerra com o Irã e contra seu próprio povo curdo. Em 1995, Aum Shinrikyo, uma seita terrorista, liberou o gás de nervos sarin no sistema do metrô de Tóquio durante a hora do *rush*.

Agentes químicos de guerra se dividem em grupos baseados nos seus mecanismos de toxicidade (Tab. II-7): gases de nervos, agentes vesicantes ou formadores de bolhas, sanguíneos ou cianetos, que in-

TABELA II-7 Agentes químicos de guerra (selecionados)

Aparência	Pressão de vapor e concentração no ar saturado (a 25°C)	Persistência no solo	Doses tóxicas (para um indivíduo de 70 kg)	Comentários (ver texto para descrições clínicas adicionais)
Gases de nervos (inibidores da colinesterase; ver texto e p. 285)				
Tabun (GA)	Líquido incolor a marrom de odor levemente frutado	0,07 mmHg 610 mg/m^3 Volatilidade baixa	1-1,5 dia	CL_{50}: 400 mg·min/m^3 DL_{50} na pele: 1 g	Aparecimento rápido dos sintomas; meia-vida de envelhecimento: 13-14 h.
Sarin (GB)	Líquido incolor e inodoro	2,9 mmHg 22.000 mg/m^3 Altamente volátil	2-24 h	CL_{50}: 100 mg·min/m^3 DL_{50} na pele: 1,7 g	Aparecimento rápido dos sintomas; meia-vida de envelhecimento: 3-5 h.
Soman (GD)	Líquido incolor com odor frutado ou canforado	0,4 mmHg 3.060 mg/m^3 Moderadamente volátil	Relativamente persistente	CL_{50}: 50 mg·min/m^3 DL_{50} na pele: 350 mg	Aparecimento rápido dos sintomas; meia-vida de envelhecimento: 2-6 min.
VX	Líquido inodoro de incolor a cor de palha	0,0007 mmHg 10,5 mg/m^3 Volatilidade muito baixa	2-6 dias	CL_{50}: 10 mg·min/m^3 DL_{50} na pele: 10 mg	Aparecimento rápido dos sintomas; meia-vida de envelhecimento: 48 h.
Vesicantes				
Mostarda de enxofre* (HD)	Líquido amarelo-pálido a marrom-escuro	0,011 mmHg 600 mg/m^3 Volatilidade baixa	2 semanas-3 anos	CL_{50}: 1.500 mg·min/m^3 DL_{50}: 100 mg/kg	O aparecimento da dor ocorre horas após a exposição; bolhas cheias de fluido.
Fosgênio oxima (CX)	Sólido ou líquido cristalino incolor de odor intensamente irritante	11,2 mmHg 1.800 mg/m^3 Moderadamente volátil	2 h	CL_{50}: 3.200 mg·min/m^3 DL_{50}: desconhecida	Dor imediata, lesão tecidual em segundos; formação de massa sólida.
Lewisita (L)	Líquido oleoso incolor a âmbar ou marrom com odor de gerânio	0,58 mmHg 4.480 mg/m^3 Volátil	Dias	CL_{50}: 1.200 mg·min/m^3 DL_{50}: 40-50 mg/kg	Dor imediata, lesão tecidual em segundos a minutos; bolhas cheias de fluido.

* N. de R.T. Conhecido também pelo nome "gás mostarda."

Agentes de controle de manifestações (lacrimôgeneos)

CS (*clorobenzideno malonitrila*)	Pó cristalino branco com forte odor de pimenta	0,00034 mmHg 0,71 mg/m^3 Volatilidade muito baixa	Variável	LC$_{50}$ 60.000 mg·min/m^3 Dose incapacitante: Cl$_{50}$ 3-5 mg·min/m^3	Dor no olho intensa e rápida e blefarospasmo; formigamento na pele ou sensação de queimação; duração de 30-60 min após a remoção da exposição.
CN (mace*, cloroacetofenona)	Sólido ou pó com odor de flor de maçã	0,0054 mmHg 34,3 mg/m^3 Volatilidade baixa	Curta	LC$_{50}$ 7-14.000 mg·min/m^3 Dose incapacitante: IC$_{50}$ 20-40 mg·min/m^3	
DM (difenilamina arsina)	Substância cristalina inodora verde-amarelada	4,5 × 10^{-11} mmHg – Insignificante – Praticamente não volátil	Persistente	LC$_{50}$: 11-35.000 mg·min/m^3 Dose incapacitante: IC$_{50}$ 22-150 mg·min/m^3 Náuseas e vômito: 370 mg·min/m^3	Aparecimento tardio (min); irritação, tosse incontrolável e dificuldade respiratória; vômito e diarreia poderão durar horas.

Cianetos (p. 184)

Cianeto de hidrogênio (AC)	Gás com odor de amêndoas amargas ou caroço de pêssego	630 mmHg 1.100.000 mg/m^3 Gás mais leve que o ar	< 1 h	LC$_{50}$: 2.500-5.000 mg·min/m^3 LD$_{50}$ na pele: 100 mg/kg	Cianeto gasoso de ação rápida.
Cloreto cianogênio (CK)	Gás ou líquido incolor	1.230 mmHg 2.600.000 mg/m^3 Densidade do gás maior que a do ar	Não persistente	LC$_{50}$: 11.000 mg·min/m^3	Irritante para olhos e pulmões, podendo causar edema pulmonar tardio.

Agentes incapacitantes (ver texto)

Fontes: *Medical Management of Chemical Casualties Handbook*. Chemical Casualty Care Office, Medical Research Institute of Chemical Defense, US Army Aberdeen Proving Ground, 1995; e *Textbook of Military Medicine: Medical Aspects of Chemical and Biological Warfare*. US Army, 1997. Disponível gratuitamente na internet após registro em https://ccc.apgea.army.mil/products/handbooks/books.htm.
CL$_{50}$ concentração letal mediana; Cl$_{50}$ concentração incapacitante mediana; DL$_{50}$ dose letal mediana.
* N. de R.T. Mace é uma marca de gás lacrimogêneo

duzem choque e incapacitantes. Os sintomas do momento da apresentação e as circunstâncias clínicas poderão ajudar a identificar o agente e apontar o tratamento eficaz, bem como a descontaminação adequada.
I. **Mecanismo de toxicidade**
   A. **Gases de nervos** incluem GA (tabun), GB (sarin), GD (soman), GF e VX. Esses poderosos agentes organofosforados causam inibição da acetilcolinesterase e consequente estímulo excessivo muscarínico e nicotínico (p. 285).
   B. **Agentes vesicantes ou formadores de bolhas.** As mostardas de nitrogênio e enxofre atuam hipoteticamente alquilando o DNA celular e depletando a glutationa, levando à peroxidação de lipídeos pelos radicais livres de oxigênio; a lewisita combina-se com as porções tiol em diversas enzimas e também contém arsênico trivalente.
   C. **Agentes que induzem choque** incluem cloro e agentes lacrimogêneos. Esses gases e vapores são altamente irritantes para as membranas mucosas. Além disso, alguns poderão se combinar com a umidade da via aérea para formar radicais livres que levam à peroxidação de lipídeos das paredes celulares. O fosgênio causa menos irritação aguda, porém poderá levar à lesão pulmonar tardia (p. 265).
   D. **Cianetos** (**agentes sanguíneos**) incluem cianeto, cianeto de hidrogênio e cloreto de cianogênio (p. 184). Esses compostos possuem alta afinidade pelas metaloenzimas, como a citocromo aa3, desregulando, portanto, a respiração celular e levando ao desenvolvimento de uma acidose metabólica.
   E. **Agentes incapacitantes.** Uma variedade de agentes tem sido considerada, incluindo: agentes anticolinérgicos fortes, como BZ e escopolamina (ver "Anticolinérgicos", p. 129); estimulantes, como anfetaminas e cocaína; alucinógenos, como o LSD (p. 215); e depressores do SNC, como os opioides (p. 334). Um tipo de gás fentanil misturado a um anestésico inalado pode ter sido usado pelas autoridades russas em 2002, na tentativa de liberar indivíduos que estavam sendo mantidos como reféns em um teatro de Moscou.
II. As **doses tóxicas** variam amplamente e também dependem das propriedades físicas dos agentes, bem como da via e da duração da exposição. Independentemente do mecanismo de toxicidade da arma química, é importante considerar os seguintes itens:
   A. **Estado físico do agente químico.** Agentes liberados em aerossol e em partículas maiores em geral apresentam maior persistência e podem se acumular nas superfícies. Os gases tendem a se expandir, enquanto os líquidos vaporizados poderão retornar ao estado líquido em um ambiente mais frio, levando ao risco potencial de exposição dérmica tardia. O uso de espessantes de alto peso molecular para reduzir a evaporação de substâncias tem levado ao aumento na persistência do agente.
   B. **Volatilidade.** Agentes altamente voláteis (p. ex., cianeto de hidrogênio) transformam-se rapidamente em vapor e podem ser facilmente inalados, enquanto agentes químicos de baixa volatilidade (p. ex., VX) podem permanecer no ambiente por longos períodos.
   C. **Fatores ambientais.** A presença de vento e chuva pode reduzir a eficiência da liberação de armas químicas, aumentando a dispersão e a capacidade de diluição. A temperatura fria pode reduzir a formação de vapor, mas aumentar a persistência da forma líquida de alguns agentes. Gases e vapores mais densos que o ar podem se acumular em áreas mais baixas.
   D. **Decomposição do agente** (ver Tab. II-7). Alguns agentes de guerra produzem produtos intermediários tóxicos quando expostos a ambientes ácidos. O GA pode produzir cianeto de hidrogênio e monóxido de carbono. GB e GD produzem fluoreto de hidrogênio em condições ácidas. A lewisita é corrosiva para o aço e, em condições não alcalinas, pode se decompor em arsenato trissódico. VX forma o produto tóxico EA2192 quando sofre hidrólise alcalina.
III. **Apresentação clínica**
   A. **Gases de nervos** são compostos organofosforados inibidores poderosos da colinesterase (p. 285). Sintomas de estimulação excessiva muscarínica e nicotínica incluem dor abdominal, vômito, diarreia, salivação excessiva, sudorese, broncospasmo, secreções pulmonares abundantes, fraqueza e fasciculações musculares e parada respiratória. Convulsões, bradicardia ou taquicardia poderão estar presentes. A desidratação grave poderá advir da perda de volume causada por sudorese, vômito e diarreia.

B. **Agentes vesicantes ou formadores de bolhas.** O tempo de aparecimento dos sintomas dependerá do agente, da via e do grau de exposição.
1. A vesiculação cutânea é a principal causa de morbidade, podendo levar à lesão tecidual grave.
2. A exposição ocular causa lacrimejamento, coceira e queimação e poderá causar lesão grave da córnea, conjuntivite crônica e ceratite. Em geral, cegueira permanente não é observada.
3. Efeitos pulmonares incluem tosse e dispneia, pneumonite química e bronquite crônica.
C. **Agentes que induzem choque** podem causar graus variáveis de irritação das membranas mucosas, tosse, dificuldade respiratória e pneumonite química. A exposição ao fosgênio também pode se apresentar com edema pulmonar tardio, que pode ser grave e, algumas vezes, fatal.
D. **Cianetos** causam tontura, dispneia, confusão, agitação e fraqueza, com obtundação progressiva, chegando, inclusive, ao coma. Convulsão e hipotensão seguidas de colapso cardiovascular poderão ocorrer rapidamente. Os efeitos tendem a ser do tipo "tudo ou nada" no caso de exposição a um gás, de modo que se espera que os pacientes que sobrevivem às lesões iniciais se recuperem.
E. **Agentes incapacitantes.** As características clínicas dependem do agente (ver Item I.E supracitado).
1. **Anticolinérgicos.** Apenas 1,5 mg de escopolamina pode causar *delirium*, coordenação ruim, estupor, taquicardia e visão embaçada. O BZ (3-quinuclidinil benzilato, ou QNB) é aproximadamente três vezes mais potente do que a escopolamina. Outros sinais incluem boca seca, pele avermelhada e pupilas dilatadas.
2. **LSD** e alucinógenos similares causam pupilas dilatadas, taquicardia, estímulo do SNC e graus variáveis de distorção emocional e perceptiva.
3. **Estimulantes do SNC** podem causar psicose aguda, paranoia, taquicardia, sudorese e convulsão.
4. **Depressores do SNC** em geral causam sonolência e depressão respiratória (a apneia representa um sério risco).
IV. O **diagnóstico** se baseia principalmente nos sintomas, bem como nas condições em que ocorreu a exposição.
A. **Níveis específicos**
1. **Gases de nervos.** A atividade colinesterásica nas hemácias e no plasma encontra-se deprimida, porém a interpretação poderá ser dificultada devido à ampla variabilidade individual e à ampla faixa normal (p. 285).
2. **Agentes pulmonares e vesicantes.** Não existem avaliações específicas de sangue ou urina que venham a ser úteis no diagnóstico ou no tratamento.
3. **Cianetos.** Os níveis de cianeto estarão elevados, porém o teste rápido não está imediatamente disponível. Deve-se suspeitar de intoxicação por cianeto quando um paciente apresentar acidose metabólica grave, especialmente se a saturação venosa mista de oxigênio for superior a 90%.
B. **Outras análises laboratoriais úteis** incluem hemograma, eletrólitos, glicose, ureia, creatinina, gasometria arterial, amilase/lipase e transaminases hepáticas, radiografia de tórax e monitoramento do ECG. Além disso, deve-se obter os níveis de lactato sérico e a saturação venosa mista de oxigênio, em caso de suspeita de intoxicação por cianeto (p. 184).
C. **Métodos de detecção.** O exército desenvolveu diversos equipamentos para detectar agentes químicos de guerra normalmente conhecidos encontrados sob as formas líquida e gasosa. Esses equipamentos incluem sistemas individuais de detecção para o uso de soldados, como os **papéis M8** e **M9**, que identificam gases de nervos ou agentes vesicantes persistentes ou não persistentes. Esses testes são sensíveis, porém não específicos. *Kits* de detecção mais sofisticados para agentes químicos, como os ***kits*** **M256** e **M256A1**, que podem identificar um número maior de líquidos ou gases, também se encontram disponíveis. Os sistemas que monitoram as concentrações de vários agentes no ar também estão sendo usados, como o CAM (Chemical Agent Monitor), o ICAM (Improved Chemical Agent Monitor) e o ACADA (Automatic Chemical Agent Detector/Alarm) do exército norte-americano. A complexidade e a portabilidade variam amplamente entre os métodos de detecção: o papel pode simplesmente indicar que um agente está presente, enquanto o *Chemical Biological Mass Spectrometer*

Block II analisa amostras do ar com um espectrômetro de massa. O desenvolvimento adicional desses sistemas está em andamento, tanto no setor privado quanto no governamental/militar.

V. **Tratamento.** Para assistência especializada no controle de exposições a agentes químicos e para acessar antídotos farmacêuticos que possam ser necessários, contatar a agência de saúde estatal ou local ou um centro de controle de intoxicação local (1-800-222-1222)*. Além disso, em caso de suspeita de um ato de terrorismo, contatar o Federal Bureau of Investigation (FBI).**

A. **Emergência e medidas de apoio.** *Atenção:* Socorristas e profissionais de saúde deverão tomar medidas para prevenir o contato direto com a pele ou com as roupas das vítimas contaminadas, pois poderá resultar em contaminação secundária e doença grave (ver Seção IV, p. 567-568).
1. Manter via aérea aberta e fornecer ventilação quando necessário (p. 1-7). Administrar oxigênio suplementar. Monitorar cuidadosamente os pacientes; o comprometimento das vias aéreas pode levar à obstrução súbita e à asfixia. A fraqueza muscular causada pelos gases de nervos pode causar parada respiratória abrupta. O edema pulmonar tardio pode advir da exposição a gases menos solúveis, como o fosgênio (p. 265).
2. Tratar hipotensão (p. 16), convulsão (p. 22) e coma (p. 18) caso ocorram.

B. **Fármacos específicos e antídotos**
1. **Gases de nervos** (p. 285)
   a. **Atropina.** Inicialmente, administrar 0,5 a 2 mg, IV (p. 454), e repetir a dose quando necessário. Doses iniciais também poderão ser administradas por via IM. A indicação de maior importância clínica para a administração continuada de atropina é a dificuldade respiratória persistente ou a broncorreia. *Nota:* A atropina reverterá os efeitos muscarínicos, porém não os nicotínicos (fraqueza muscular).
   b. A **pralidoxima** (2-PAM, Protopam [p. 546]) é um antídoto específico para os agentes organofosforados. Deverá ser administrada imediatamente para reverter a fraqueza muscular e as fasciculações, com dose inicial em bólus de 1 a 2 g (20 a 40 mg/kg em crianças), IV, durante 5 a 10 minutos, seguida de infusão contínua (p. 519). Ela é mais eficaz quando iniciada precocemente, antes da fosforilação irreversível da enzima, porém ainda poderá ser benéfica quando administrada mais tardiamente. Doses iniciais poderão ser administradas por IM, caso o acesso IV não esteja imediatamente disponível. *Nota:* As oximas, como HI-6, obidoxima e P2S, prometem melhor reativação das colinesterases no cenário da exposição aos gases de nervos. A disponibilidade dessas oximas nos EUA é atualmente muito limitada.
   c. **Diazepam.** A terapia anticonvulsiva poderá ser benéfica mesmo antes do aparecimento da convulsão, devendo ser realizada logo que se tenha conhecimento da exposição. A dose inicial de diazepam é de 10 mg, IM ou IV, para pacientes adultos (0,1 a 0,3 mg/kg em crianças). Ver p. 460.
2. **Agentes vesicantes.** Tratar primariamente como queimadura química (p. 103).
   a. A antilewisita britânica (BAL [p. 458]), um agente quelante usado no tratamento da intoxicação por arsênio, mercúrio e chumbo, foi desenvolvida originalmente para o tratamento de exposições à lewisita. O uso tópico de BAL tem sido recomendado nos casos de exposição de olhos e pele à lewisita; entretanto, as preparações para uso ocular e dérmico não se encontram amplamente disponíveis.
   b. Doadores de enxofre, como o tiossulfato de sódio, têm se mostrado promissores em modelos animais de exposições à mostarda, quando administrados antes ou logo após uma exposição. O papel desses antídotos em exposições humanas não está claro.
3. **Agentes que causam choque.** O tratamento é principalmente sintomático, com o uso de broncodilatadores quando necessário, no caso de dificuldade respiratória. A hipoxia deverá ser tratada com oxigênio umidificado, porém deve-se proceder com cautela no

---

* N. de R.T. No Brasil, ligar para 0800-722-6001, que é o número do Disque Intoxicação, serviço criado pela Agência Nacional de Vigilância Sanitária (Anvisa)

** N. de R.T. No Brasil, contatar a Polícia Federal

tratamento da exposição maciça a fosgênio ou cloreto, pois a administração excessiva de oxigênio poderá piorar a peroxidação de lipídeos causada pelos radicais livres de oxigênio. Os esteroides são indicados para os pacientes com doença reativa básica das vias aéreas.
4. **Cianetos** (p. 184). A **hidroxocobalamina** (Cyanokit [p. 513]) quela o cianeto para formar a cianocobalamina (vitamina B_{12}), que é, em seguida, excretada por via renal. A dose inicial é de 5 g (2 frascos), administrados por via IV, durante 15 minutos. A dose pediátrica é de 70 mg/kg. Se a hidroxocobalamina não estiver disponível, o medicamento mais antigo **Pacote de antídoto para cianeto** (*Taylor Pharmaceuticals*) poderá ser usado em seu lugar. Ele consiste em **nitritos** de amil e sódio (p. 533), que produzem metemoglobina, a qual capta cianeto, e em **tiossulfato** de sódio, que acelera a conversão de cianeto em tiocianato.
5. **Agentes incapacitantes**
   a. O *delirium* anticolinérgico poderá responder à fisostigmina (p. 505).
   b. A toxicidade estimulatória e as reações ruins aos alucinógenos poderão responder ao lorazepam, ao diazepam e a outros benzodiazepínicos (p. 460).
   c. Tratar a suspeita de superdosagem por opioides com naloxona (p. 529).
C. **Descontaminação. *Nota:*** Os socorristas deverão usar roupas apropriadas para proteção química, já que alguns agentes podem penetrar por roupas e luvas de látex. Deverão ser usadas luvas protetoras para os agentes butílicos, especialmente na presença de agentes derivados da mostarda. Preferencialmente, uma equipe bem-treinada, especializada em materiais nocivos, deverá realizar a descontaminação inicial, antes que seja feito o transporte a uma unidade de tratamento de saúde (ver Seção IV, p. 570-571). A descontaminação do equipamento e dos materiais expostos também poderá ser necessária, mas poderá ser difícil, porque esses agentes podem persistir ou mesmo se polimerizar nas superfícies. Atualmente, os métodos primários de descontaminação são a remoção física e a desativação química do agente. Gases e vapores geralmente não necessitam de descontaminação posterior além da simples remoção física da vítima do ambiente tóxico. É improvável que a desgaseificação cause problemas, a menos que a vítima esteja totalmente mergulhada em um líquido volátil.
   1. A **remoção física** envolve remoção das roupas, remoção a seco da contaminação grosseira e enxágue da pele e dos olhos expostos com quantidades copiosas de água. O ***kit* M291** utilizado pelo exército norte-americano para descontaminação individual nos campos de batalha usa resinas de troca iônica e adsorventes que incrementam a remoção física dos agentes químicos antes da diluição e da desativação química. Ele consiste em uma bolsa com seis lenços individuais impregnados com um pó à base de resina. O ***kit* M258A1** contém dois tipos de embalagens para a remoção de agentes químicos líquidos, um para os gases de nervos do tipo G (Embalagem 1) e outro para o gás de nervos VX e para o líquido mostarda (Embalagem 2).
   2. **Desativação química de agentes químicos.** Os gases de nervos contêm geralmente grupos organofosforados e são sujeitos à desativação por hidrólise, enquanto a mostarda e o VX contêm porções de enxofre sujeitas à desativação pelas reações de oxidação. Têm sido usados vários métodos químicos na promoção dessas reações.
      a. **Oxidação.** O hipoclorito de sódio ou o cálcio diluído (0,5%) podem oxidar os agentes químicos suscetíveis. Essa solução alcalina é útil tanto para os compostos organofosforados quanto para os agentes derivados da mostarda. ***Atenção:* Soluções de hipoclorito diluídas não deverão ser usadas para descontaminação ocular ou para irrigação de feridas que envolvem a cavidade peritoneal, o cérebro ou a medula espinal.** É usada uma solução de hipoclorito a 5% para o equipamento.
      b. **Hidrólise.** A hidrólise alcalina de gases de nervos que contêm fósforo é um meio eficaz de descontaminação dos indivíduos expostos a esses agentes (VX, tabun, sarin e soman). O hipoclorito diluído é levemente alcalino. O simples uso de água com sabão para lavar uma área também poderá tornar a hidrólise mais lenta.
D. **Eliminação aumentada.** Não existem benefícios a partir desses procedimentos para o tratamento de doenças causadas por agentes químicos de guerra.

▶ AGENTES SEDATIVOS HIPNÓTICOS

Ben T. Tsutaoka, PharmD

Agentes sedativos hipnóticos são amplamente utilizados no tratamento da ansiedade e da insônia. Como grupo, eles representam um dos medicamentos prescritos com mais frequência. Barbitúricos (p. 153), benzodiazepínicos (p. 158), anti-histamínicos (p. 126), relaxantes do músculo esquelético (p. 371), antidepressivos (p. 132 e 135) e agentes anticolinérgicos (p. 129) são discutidos em outras partes deste livro. Este tópicos e a Tabela II-8 lista alguns dos agentes hipnóticos usados com menos frequência.

I. **Mecanismo de toxicidade.** O exato mecanismo de ação e a farmacocinética (ver Tab. II-52, p. 414) variam para cada agente. O principal efeito tóxico que causa intoxicação grave ou morte é a depressão do sistema nervoso, que leva ao coma, à parada respiratória e à aspiração pulmonar do conteúdo gástrico.

II. **Dose tóxica.** A dose tóxica varia consideravelmente entre os fármacos e também depende amplamente da tolerância individual e da presença de outras substâncias, como o álcool. No caso da maioria desses fármacos, a ingestão de 3 a 5 vezes a dose comum do hipnótico levará ao coma. Entretanto, a ingestão simultânea de álcool ou de outros fármacos poderá levar ao coma após a ingestão de doses menores, enquanto indivíduos que usam, de maneira crônica, grandes quantidades desses fármacos podem tolerar doses agudas muito maiores.

III. **Apresentação clínica.** A superdosagem por qualquer um desses fármacos poderá causar sonolência, ataxia, nistagmo, estupor, coma e parada respiratória. O coma profundo poderá acarretar ausência de reflexos, pupilas fixas e atividade eletrencefalográfica deprimida ou ausente. A ocorrência de hipotermia é comum. A maioria desses agentes reduz a motilidade gástrica e o tônus muscular. A hipotensão após superdosagem maciça é causada principalmente por depressão da contratilidade cardíaca e, em menor grau, pela perda de tônus venoso.

A. O **hidrato de cloral** é metabolizado gerando tricloroetanol, que também apresenta atividade depressora do SNC. Além disso, o tricloroetanol pode sensibilizar o miocárdio para os efeitos das catecolaminas, levando a arritmias cardíacas.

B. A **buspirona** pode causar náuseas, vômito, sonolência e miose. Não foram reportados óbitos.

C. O **etclorvinol** possui um odor pungente, algumas vezes descrito como semelhante ao de pera, e o fluido gástrico geralmente apresenta uma coloração rosa ou verde, dependendo da fórmula da cápsula (cápsulas de 200 e 500 mg são vermelhas; cápsulas de 750 mg são verdes).

TABELA II-8 Agentes sedativos hipnóticos[a]

Fármaco	Dose oral comum de hipnóticos por adultos (mg)	Dose letal aproximada (g)	Concentração tóxica (mg/L)	Meia-vida usual[b] (h)
Buspirona	5-20	Desconhecida	–	2-4
Etclorvinol	500-1.000	5-10	>10	10-20
Glutetimida	250-500	10-20	>10	10-12
Hidrato de cloral	500-1.000	5-10	>20[c]	8-11[d]
Meprobamato	600-1.200	10-20	>60	10-11
Metaqualona	150-250	3-8	>5	20-60
Metiprilona	200-400	5-10	>10	7-11
Paraldeído	5-10 mL	25 mL	>200	6-7
Rameltron	8	Desconhecida	–	1-2,6

[a] Ver também "Anticolinérgicos" (p. 129), "Anti-histamínicos" (p. 126), "Barbitúricos" (p. 153), "Benzodiazepínicos" (p. 158) e "Relaxantes musculares" (p. 371).
[b] A meia-vida na superdosagem poderá ser consideravelmente mais longa.
[c] A concentração tóxica é medida pelo metabólito tricloroetanol.
[d] Meia-vida do metabólito tricloroetanol.

D. A **glutetimida** produz midríase (pupilas dilatadas) e outros efeitos colaterais anticolinérgicos, e os pacientes podem experimentar coma prolongado e cíclico ou flutuante. Algumas vezes, a glutetimida é administrada em combinação com a codeína ("cargas"), que poderá produzir efeitos opioides.
E. O **meprobamato** tem sido considerado responsável pela formação de bezoares de comprimidos nos casos de superdosagem maciça, necessitando ocasionalmente de remoção cirúrgica. A hipotensão é mais comum com o uso desse agente do que com outros sedativos hipnóticos. O meprobamato é o metabólito do relaxante de músculo esquelético carisoprodol (p. 371).
F. A **metaqualona** é incomum entre os agentes sedativos hipnóticos por causar, com frequência, hipertonicidade muscular, clônus e hiper-reflexia.
G. O **ramelteon** é um agonista do receptor de melatonina. Pode causar depressão branda do SNC. Não foram registrados óbitos.
IV. O **diagnóstico** geralmente se baseia na história de ingestão, porque as manifestações clínicas são bastante inespecíficas. A hipotermia e o coma profundo podem fazer o paciente parecer morto; portanto, uma avaliação cuidadosa deverá preceder o diagnóstico de morte cerebral. O hidrato de cloral é radiopaco e poderá ser visível nas radiografias abdominais planas.
  A. **Níveis específicos** e teste qualitativo de urina encontram-se geralmente disponíveis em laboratórios comerciais de toxicologia, porém são raramente úteis no tratamento de emergência.
   1. Os níveis dos fármacos nem sempre se correlacionam com a gravidade da intoxicação, especialmente em pacientes que apresentam tolerância ao fármaco ou que tenham ingerido outros fármacos ou álcool. Além disso, logo após a ingestão, os níveis sanguíneos poderão não refletir as concentrações cerebrais.
   2. Alguns agentes (p. ex., hidrato de cloral) possuem metabólitos ativos cujos níveis poderão se correlacionar melhor com o estado da intoxicação.
  B. **Outras análises laboratoriais úteis** incluem eletrólitos, glicose, etanol sérico, ureia, creatinina, gasometria arterial, ECG e radiografia de tórax.
V. **Tratamento**
  A. **Emergência e medidas de apoio**
   1. Manter via aérea aberta e fornecer ventilação quando necessário (p. 1-7). Administrar oxigênio suplementar.
   2. Tratar coma (p. 18), hipotermia (p. 20), hipotensão (p. 16) e edema pulmonar (p. 7) caso ocorram.
   3. Monitorar os pacientes por pelo menos 6 horas após a ingestão porque poderá ocorrer absorção tardia. Pacientes que ingeriram **hidrato de cloral** deverão ser monitorados por pelo menos 18 a 24 horas, devido ao risco de arritmias cardíacas. As taquiarritmias causadas pela sensibilização do miocárdio podem ser tratadas com **propranolol** (p. 551), 1 a 2 mg IV, ou **esmolol** (p. 494), 0,025 a 0,1 mg/kg/min IV.
  B. **Fármacos específicos e antídotos.** O flumazenil (p. 507) é um antagonista específico de receptores dos benzodiazepínicos. Ele não é eficaz para os fármacos listados nesta seção.
  C. **Descontaminação** (p. 45). Administrar carvão ativado se as condições forem apropriadas (ver Quadro I-30, p. 51). A lavagem gástrica não será necessária após ingestões pequenas a moderadas se o carvão ativado tiver sido administrado prontamente.
  D. **Eliminação aumentada.** Devido à extensa distribuição tecidual, a diálise e a hemoperfusão não são eficazes para a maioria dos fármacos deste grupo.
   1. Repetidas doses de carvão poderão aumentar a eliminação de glutetimida (que sofre recirculação êntero-hepática) e meprobamato, embora não tenham sido realizados estudos para documentar a eficiência clínica.
   2. O meprobamato possui um Vd relativamente pequeno (0,7 L/kg), e a hemoperfusão poderá ser útil no coma profundo complicado por hipotensão intratável.
   3. A hemoperfusão com resina tem sido considerada parcialmente eficaz no caso de superdosagem por etclorvinol.

► ÁLCOOL ISOPROPÍLICO
Michael J. Matteucci, MD

O álcool isopropílico é amplamente utilizado como solvente, antisséptico e normalmente está disponível para uso doméstico como solução de 70% (álcool para assepsia). Ele costuma ser ingerido por alcoólatras como um substituto barato para bebidas alcoólicas. Ao contrário dos outros substitutos comuns do álcool – o metanol e o etilenoglicol –, o álcool isopropílico não é metabolizado gerando ácidos orgânicos altamente tóxicos, não levando, portanto, a uma acidose profunda do intervalo aniônico. Os hospitais algumas vezes adicionam corante azul ao álcool isopropílico para distingui-lo dos outros líquidos claros; esse fato levou os viciados a se referirem a ele como "céu azul".

I. **Mecanismo de toxicidade**
   A. O álcool isopropílico é um potente depressor do SNC, e a intoxicação por ingestão ou inalação poderá levar ao coma e à parada respiratória. Ele é metabolizado, gerando acetona (dimetilcetona), o que poderá contribuir para prolongar a depressão do SNC.
   B. Doses muito grandes de álcool isopropílico poderão causar hipotensão secundária à vasodilatação e, possivelmente, depressão miocárdica.
   C. O álcool isopropílico é irritante para o trato GI e normalmente causa gastrite.
   D. **Farmacocinética.** O álcool isopropílico é bem absorvido em 2 horas e rapidamente se distribui pela água do corpo (Vd de 0,6 L/kg). Ele é metabolizado (meia-vida de 3 a 7 horas) pela álcool desidrogenase, gerando acetona.

II. **Dose tóxica.** O álcool isopropílico é 2 a 3 vezes mais potente do que o etanol como depressor do SNC.
   A. **Ingestão.** A dose tóxica oral é de aproximadamente 0,5 a 1 mL/kg de álcool para assepsia (álcool isopropílico a 70%), porém varia dependendo da tolerância do indivíduo e se foi ingerido qualquer outro tranquilizante. Foram observadas fatalidades após a ingestão de 240 mL por adultos, porém pacientes que ingeriram até 1 L se recuperaram com tratamento de apoio.
   B. **Inalação.** O odor do álcool isopropílico pode ser detectado em uma concentração de 40 a 200 ppm no ar. O limite recomendado para o local de trabalho (TLV-TWA da ACGIH) é de 400 ppm (983 mg/m^3) em um período médio de 8 horas. O nível no ar considerado imediatamente perigoso à vida ou à saúde (IDLH) é de 2.000 ppm. A toxicidade tem sido observada em crianças após banhos com esponjas de álcool isopropílico, provavelmente como resultado da inalação e não da absorção cutânea.

III. **Apresentação clínica.** A intoxicação assemelha-se à embriaguez causada pelo etanol, com fala arrastada, ataxia e estupor, seguidos, nos casos de ingestões maciças, por coma, hipotensão e parada respiratória.
   A. Devido às propriedades gástricas irritantes do álcool isopropílico, dor abdominal e vômito são comuns, e hematêmese poderá ocorrer ocasionalmente.
   B. A acidose metabólica poderá ser observada, porém normalmente é branda. O intervalo osmolar é, em geral, elevado (p. 32). A creatinina sérica poderá apresentar-se falsamente elevada (p. ex., 2 a 3 mg/dL) devido à interferência no método laboratorial.
   C. O álcool isopropílico é metabolizado, gerando **acetona**, o que contribui para a depressão do SNC e proporciona um odor distinto na respiração (já o metanol e o etilenoglicol e seus metabólitos tóxicos são inodoros). A acetona também é encontrada em removedores de esmalte e é amplamente utilizada como solvente na indústria e em laboratórios químicos.

IV. O **diagnóstico** se baseia geralmente na história de ingestão e na presença de um intervalo osmolar elevado, na ausência de acidose grave e no odor característico do álcool isopropílico ou de seu metabólito, a acetona. Cetonemia e cetonúria podem estar presentes em 1 a 3 horas após a ingestão.
   A. **Níveis específicos.** Os níveis séricos de álcool isopropílico e acetona são obtidos normalmente a partir dos laboratórios comerciais de toxicologia. O nível sérico também pode ser estimado pelo cálculo do intervalo osmolar (ver Quadro I-19, p. 32). Níveis de álcool isopropílico superiores a 150 mg/dL normalmente induzem o coma, porém pacientes com níveis de até 560 mg/dL sobreviveram com tratamento de apoio e diálise. Os níveis séricos de acetona poderão estar elevados.
   B. **Outras análises laboratoriais úteis** incluem eletrólitos, glicose, ureia, creatinina (poderá estar falsamente elevada), osmolalidade sérica e intervalo osmolar e gasometria arterial ou oximetria.

V. **Tratamento**
A. **Emergência e medidas de apoio**
1. Manter uma via aérea aberta e fornecer ventilação quando necessário (p. 1-4). Administrar oxigênio suplementar.
2. Tratar coma (p. 18), hipotensão (p. 16) e hipoglicemia (p. 34), caso ocorram.
3. Internar e observar os pacientes sintomáticos por pelo menos 6 a 12 horas.
B. **Fármacos específicos e antídotos.** Não existe antídoto específico. A terapia com fomepizol ou etanol *não* é indicada porque o álcool isopropílico não produz um metabólito que seja um ácido orgânico tóxico.
C. **Descontaminação** (p. 45). Como o álcool isopropílico é absorvido rapidamente após a ingestão, não é provável que os procedimentos de esvaziamento gástrico sejam úteis no caso de ingestão pequena (uma ou duas deglutições) ou em caso de terem se passado mais de 30 minutos. No caso de ingestão maciça e recente, considerar a realização do procedimento de aspiração do conteúdo gástrico com um pequeno tubo flexível.
D. **Eliminação aumentada**
1. A **hemodiálise** remove de maneira eficiente o álcool isopropílico e a acetona, porém é raramente indicada, porque a maioria dos pacientes pode ser controlada apenas com o tratamento de apoio. A diálise deverá ser considerada quando os níveis forem extremamente altos (p. ex., > 500 a 600 mg/dL), caso a hipotensão não responda aos fluidos e vasopressores e no caso de insuficiência renal aguda.
2. Hemoperfusão, doses repetidas de carvão e diurese forçada não são eficazes.

▶ **AMANTADINA**
Lisa Wu, MD

A amantadina (Symmetrel)* é um agente antiviral, cujas propriedades dopaminérgicas a tornam eficiente no tratamento da doença de Parkinson e na profilaxia contra os efeitos colaterais parkinsonianos dos agentes neurolépticos. Embora ela não seja mais recomendada para o tratamento ou a profilaxia da gripe devido à sua resistência, tem sido estudada como um tratamento potencial para hepatite C, doença de Huntington, lesão cerebral ou encefalopatia e dependência de cocaína. Seus efeitos na superdosagem aguda têm sido associados a choque, arritmias e morte. A abstinência da amantadina também tem sido associada à síndrome maligna neuroléptica.

I. **Mecanismo de toxicidade**
A. Acredita-se que a amantadina aumente os níveis de dopamina nos sistemas nervosos central e periférico, aumentando a liberação de dopamina e impedindo a sua recaptação. Ela também age como um antagonista não competitivo no receptor *N*-metil-D-aspartato (NMDA). Ela bloqueia os canais de sódio e potássio nos miócitos cardíacos, levando ao prolongamento de QT e a intervalos QRS mais largos. Além disso, apresenta propriedades anticolinérgicas, especialmente em caso de superdosagem.
B. **Farmacocinética.** A absorção máxima ocorre em 1 a 4 horas; o volume de distribuição (Vd) é de 4 a 8 L/kg. Sua eliminação renal acontece com uma meia-vida de 7 a 37 horas (ver também Tab. II-52, p. 414).

II. **Dose tóxica.** A dose tóxica não foi determinada. Como a eliminação da amantadina depende quase exclusivamente da função renal, pacientes com insuficiência renal podem desenvolver intoxicação com doses terapêuticas.

III. **Apresentação clínica**
A. A **intoxicação por amantadina** causa agitação, alucinações visuais, pesadelos, desorientação, *delirium*, fala arrastada, ataxia, mioclonia, tremor e, algumas vezes, choque. Manifestações anticolinérgicas incluem boca seca, retenção urinária e midríase. Também foi observada insuficiência renal aguda obstrutiva devido à retenção urinária. Podem ser encontradas alterações dos intervalos no eletrocardiograma (ECG), como o prolongamento de QT e o alarga-

---

* N. de R. T. Nome comercial nos EUA.

mento de QRS. As arritmias ventriculares, incluindo *torsade de pointes* (p. 13) e contrações ventriculares prematuras, podem ocorrer. A amantadina também tem sido considerada uma causa da insuficiência cardíaca.
- B. **A abstinência da amantadina,** seja após o uso terapêutico padrão ou no período que se segue a uma superdosagem aguda, poderá levar à hipertermia e à rigidez semelhante à síndrome maligna neuroléptica (p. 21).
- IV. O **diagnóstico** é estabecido com base em uma história de ingestão aguda ou por meio da observação do conjunto de sintomas e sinais supramencionados em um paciente que esteja recebendo amantadina.
  - A. **Níveis específicos** não se encontram prontamente disponíveis. Quando disponíveis, níveis séricos de amantadina acima de 1,5 mg/L têm sido associados à toxicidade.
  - B. **Outras análises laboratoriais úteis** incluem eletrólitos, ureia, creatinina, creatina quinase (CK) e ECG.
- V. **Tratamento**
  - A. **Emergência e medidas de apoio**
    1. Manter uma via aérea aberta e fornecer ventilação quando necessário (p. 1-4).
    2. Tratar coma (p. 18), choque (p. 22), arritmias (p. 13) e hipertermia (p. 21) caso ocorram.
    3. Monitorar um paciente assintomático por pelo menos 8 a 12 horas após a ingestão aguda.
  - B. **Fármacos específicos e antídotos.** Não existe antídoto conhecido. Embora algumas das manifestações de citotoxicidade sejam causadas pelos efeitos anticolinérgicos da amantadina, a fisostigmina não deverá ser utilizada caso haja evidência de distúrbio da condução cardíaca (p. ex., QRS largo).
    1. Tratar as **taquiarritmias** com lidocaína ou amiodarona (em caso de complexo amplo) ou com β-bloqueadores (em caso de complexo estreito), como o propranolol (p. 551) e o esmolol (p. 494). Usar amiodarona com cautela em pacientes com prolongamento de QT.
    2. A **hipertermia** requer medidas urgentes de esfriamento (p. 21) e poderá responder à terapia farmacológica específica com dantroleno (p. 481). Quando a hipertermia ocorre no contexto da abstinência de amantadina, alguns defendem o seu próprio uso como terapia.
  - C. **Descontaminação.** Administrar carvão ativado VO caso as condições sejam apropriadas (ver Quadro I-30, p. 51). A lavagem gástrica não é necessária após ingestões pequenas a moderadas caso o carvão ativado possa ser oferecido prontamente.
  - D. **Eliminação aumentada.** A amantadina não é removida eficientemente por diálise, porque o VD é muito grande (4 a 8 L/kg). Em um paciente sem função renal, a diálise poderá ser tentada para remover uma parte do fármaco.

▶ AMÔNIA

R. Steven Tharratt, MD, MPVM

A amônia é amplamente usada como refrigerante, fertilizante e como agente de limpeza residencial e comercial. A amônia anidra (NH_3) é um gás altamente irritante e bastante hidrossolúvel. Ela também é um ingrediente importante na produção ilícita de metanfetamina. Soluções aquosas de amônia podem ser fortemente alcalinas, dependendo de sua concentração. Soluções para uso doméstico em geral contêm 5 a 10% de amônia, porém as soluções comerciais podem conter entre 25 a 30% ou mais. A adição de amônia ao cloro ou a soluções de hipoclorito produzirá gás cloramina, uma substância irritante com propriedades semelhantes às do cloro (p. 190).
- I. **Mecanismo de toxicidade.** O gás amônia é altamente hidrossolúvel e rapidamente produz um efeito corrosivo alcalino em contato com tecidos úmidos (mucosas), como os existentes nos olhos e no trato respiratório superior. A exposição às soluções aquosas causa lesão alcalina corrosiva nos olhos, na pele ou no trato gastrintestinal (GI) (ver "Agentes cáusticos e corrosivos", p. 103).
- II. **Dose tóxica**
  - A. **Gás amônia.** O odor da amônia é detectável em 3 a 5 ppm, e indivíduos sem máscara protetora experimentam irritação respiratória com 50 ppm, geralmente abandonando a área. A irritação ocular é comum com 100 ppm. O limite de exposição recomendado para a área de

trabalho (TLV-TWA da ACGIH)* para o gás anidro de amônia é de 25 ppm como uma média avaliada em 8 horas, e o limite de exposição permitido da (PEL) OSHA** como média avaliada em 8 horas é de 50 ppm. O nível considerado imediatamente perigoso à vida ou à saúde (IDLH) é de 300 ppm. As *Emergency Response Planning Guildelines*, (ERPG – Normas de Planejamento da Resposta de Emergência) sugerem que a exposição por até 1 hora a 25 ppm cause apenas efeitos brandos e transitórios à saúde.
B. **Soluções aquosas.** Soluções aquosas diluídas de amônia (p. ex., < 5%) raramente causam queimaduras sérias, porém são moderadamente irritantes. Soluções industriais mais concentradas de limpeza (p. ex., 25 a 30% de amônia) possuem maior probabilidade de causar lesão corrosiva séria.
III. **Apresentação clínica.** Manifestações clínicas dependerão do estado físico e da via de exposição.
A. **Inalação do gás amônia.** Os sintomas aparecem rapidamente devido à elevada hidrossolubilidade da amônia e incluem queimação imediata dos olhos, do nariz e da garganta, acompanhada de tosse. Com a exposição severa, o edema da via aérea superior poderá causar rapidamente obstrução dessas vias, e esta precedido por tosse intensa, e esta precedida por rouquidão e estridor.
B. **Ingestão de soluções aquosas.** A queimação imediata da boca e da garganta é comum. No caso de soluções mais concentradas, é possível que ocorram queimaduras sérias esofágicas e gástricas e as vítimas poderão apresentar disfagia, salivação e dor intensa na garganta, no tórax e no abdome. Poderá ocorrer hematêmese e perfuração do esôfago ou do estômago. A ausência de queimadura oral não exclui a ocorrência de lesão significativa esofágica ou gástrica.
C. **Contato da pele ou dos olhos com gás ou solução.** Poderão ocorrer sérias queimaduras corrosivas alcalinas.
IV. O **diagnóstico** é feito com base em uma história de exposição e descrição do odor típico da amônia, acompanhada por típicos efeitos irritantes ou corrosivos nos olhos, na pele e no trato respiratório superior ou GI.
A. **Níveis específicos.** Os níveis sanguíneos de amônia poderão estar elevados (normal: 8 a 33 μmol/L), porém não são indicadores de toxicidade. Deverão ser realizados testes estatísticos, já que os níveis de amônia aumentam após a coleta sanguínea devido à quebra de proteínas.
B. **Outras análises laboratoriais úteis** poderão incluir eletrólitos, gasometria arterial ou oximetria de pulso e radiografias torácicas.
V. **Tratamento**
A. **Emergência e medidas de apoio.** O tratamento depende do estado físico da amônia e da via de exposição.
1. **Inalação do gás amônia**
a. Observar cuidadosamente sinais de obstrução progressiva da via aérea superior e entubar logo no início, quando necessário (p. 4).
b. Administrar oxigênio suplementar umidificado e broncodilatadores no caso de respiração ofegante (p. 7). Tratar o edema pulmonar não cardiogênico (p. 7) caso ocorra.
c. Pacientes assintomáticos ou fracamente sintomáticos poderão ser liberados após um breve período de observação.
2. **Ingestão de solução aquosa.** Se uma solução de 10% ou mais tiver sido ingerida ou se existir qualquer sintoma de lesão corrosiva (disfagia, salivação ou dor), realizar uma endoscopia flexível para avaliar a presença de lesão gástrica ou esofágica severa. Obter radiografias de tórax e abdome para investigar o ar livre no abdome e mediastino, que sugerirá perfuração esofágica ou GI.

---

* N. de R. T. O Threshold limit value-time weighted average (TLU-TWA), definido pela American Conference of Governmental Industrial Higienists (ACGIH), representa o limiar de exposição ambiental a um determinado agente químico, calculado com a média das concentrações do agente ponderada pelo tempo de exposição.

** N. de R. T. O Permissible Exposure Limit (PEL) é definido pela Occupational Safety and Health Administration (OSHA) do governo dos EUA como concentrações máximas aceitáveis de agentes químicos no ambiente de trabalho. A OSHA também define concentrações de agentes químicos no ar que podem causar morte ou efeitos adversos imediatos ou permanentes, bem como impedir a retirada do ambiente, denominados Immediately Dangerous to Life or Health (IDLH).

3. **Exposição ocular.** Após irrigação do olho, realizar o exame de fluoresceína e encaminhar o paciente a um oftalmologista caso haja evidência de lesão na córnea.
B. **Fármacos específicos e antídotos.** Não existem antídotos específicos para essas ou outras queimaduras cáusticas comuns. O uso de cortiscosteroides, no caso de ingestões corrosivas alcalinas, tem sido considerado ineficaz e poderá ser prejudicial em pacientes com perfuração ou infecção séria.
C. **Descontaminação** (p. 45)
  1. **Inalação.** Afastar imediatamente a exposição e fornecer oxigênio suplementar, quando disponível.
  2. **Ingestão**
     a. Oferecer água imediatamente pela boca para diluir a amônia. *Não* induzir vômitos, pois tal medida poderá agravar os efeitos corrosivos. *Não* tentar neutralizar a amônia (p. ex., com uma solução ácida).
     b. A lavagem gástrica poderá ser útil para remover a solução cáustica líquida do estômago (nos casos de ingestão deliberada de grandes quantidades) e para preparar para a endoscopia; usar um tubo pequeno e flexível e introduzi-lo delicadamente para evitar lesão à mucosa comprometida.
     c. *Não* usar carvão ativado; ele não absorve a amônia e poderá obscurecer a visão do endoscopista.
  3. **Pele e olhos.** Remover a roupa contaminada e lavar a pele exposta com água. Irrigar os olhos expostos com grandes quantidades de água morna ou soro fisiológico (p. 47).
D. **Eliminação aumentada.** A diálise ou outros procedimentos para aumentar a eliminação não são válidos.

▶ ANESTÉSICOS LOCAIS
Neal L. Benowitz, MD

Anestésicos locais são amplamente utilizados para fornecer anestesia via injeção local SC, em aplicação tópica na pele e nas membranas mucosas e em bloqueios nervosos epidural, espinal e regional. Além disso, a lidocaína (p. 522) é usada por via IV como um agente antiarrítmico, e a cocaína (p. 196) é uma droga popular de abuso. Os agentes utilizados normalmente são divididos em dois grupos químicos: grupo éster e grupo amida (Tab. II-9).

A toxicidade dos anestésicos locais (além da cocaína) é normalmente induzida pela superdosagem terapêutica (i.e., doses excessivas para bloqueios nervosos locais), aceleração inadvertida de infusões IV (lidocaína) ou injeção acidental de produtos usados para diluição (p. ex., lidocaína 20%) em vez da formulada para administração direta (solução a 2%). A injeção aguda de lidocaína também tem sido usada como método de homicídio.

I. **Mecanismo de toxicidade**
A. Anestésicos locais ligam-se aos canais de sódio nas fibras nervosas, bloqueando o sódio, em geral responsável pela condução nervosa e, consequentemente, aumentando o limiar para a condução e reduzindo ou bloqueando reversivelmente a geração do impulso. Em concentrações terapêuticas, esse processo leva à anestesia local. Em altas concentrações, esses procedimentos poderão levar às toxicidades cardiovascular e do SNC.
B. A bupivacaína parece ser mais cardiotóxica do que outros anestésicos locais, com um intervalo tóxico-terapêutico muito estreito e com vários registros de colapso cardiovascular imediato. Além de bloquear o canal de sódio, a bupivacaína inibe a carnitina acetiltransferase, que é essencial para o transporte dos ácidos graxos, levando à disfunção mitocondrial, que é considerada como contribuinte para a sua cardiotoxicidade.
C. Além disso, alguns anestésicos locais (p. ex., benzocaína, prilocaína, lidocaína) têm sido implicados na metemoglobinemia (p. 319).
D. **Farmacocinética.** Com injeção SC local, os níveis sanguíneos máximos são alcançados em 10 a 60 minutos, dependendo da vascularidade do tecido e da adição de um vasoconstritor,

TABELA II-9 Anestésicos locais

Anestésico	Meia-vida normal	Dose única máxima para adultos[a] (mg)
Grupo éster		
Benzocaína[b]		ND
Benzonatato[c]		200
Butacaína[b]		ND
Butamben[b]		ND
Cloroprocaína	1,5-6 min	800
Cocaína[b]	1-2,5 h	ND
Hexilcaína[b]		ND
Procaína	7-8 min	600
Proparacaína[b]		ND
Propoxicaína		75
Tetracaína	5-10 min	15
Grupo amida		
Articaína	1-2 h	500
Bupivacaína	2-5 h	400
Dibucaína		10
Etidocaína	1,5 h	400
Levobupivacaína	1-3 h	300
Lidocaína	1,2 h	300
Lidocaína com epinefrina	2 h	500
Mepivacaína		400
Prilocaína		600
Ropivacaína		225
Outros (não possuem grupo éster ou amida)		
Diclonina[b]		ND
Pramoxina[b]		ND

[a] Dose única máxima para infiltração subcutânea. N/A, não disponível.
[b] Usado apenas para anestesia tópica.
[c] Administrado por via oral como antitussígeno.

como a epinefrina. Os fármacos de **função éster** são hidrolisados rapidamente pela colinesterase plasmática e apresentam meias-vidas curtas. Os fármacos de **função amida** são metabolizados pelo fígado, apresentam uma maior duração de efeito e poderão se acumular depois de repetidas doses em pacientes com insuficiência hepática. Para outros valores cinéticos, ver Tabela II-52, p. 414.

II. **Dose tóxica.** A toxicidade sistêmica ocorre quando os níveis cerebrais excedem um determinado limiar. Níveis tóxicos podem ser alcançados com uma única dose alta SC, com rápida injeção IV de uma dose menor ou pelo acúmulo do fármaco em repetidas doses. As doses únicas máximas recomendadas por via SC dos agentes comuns estão listadas na Tabela II-9. Com anestesia regional IV, doses tão baixas quanto 1,4 mg/kg para lidocaína e 1,3 mg/kg para bupivacaína causaram choque, e doses tão pequenas quanto 2,5 mg/kg para lidocaína e 1,6 mg/kg para bupivacaína causaram parada cardíaca.

III. **Apresentação clínica**
   A. A toxicidade devida aos **efeitos dos anestésicos locais** inclui anestesia prolongada e, raramente, déficits motores ou sensoriais permanentes. Anestesia espinal pode bloquear os

nervos para os músculos respiratórios, causando parada respiratória, ou pode causar bloqueio simpático, levando à hipotensão.

B. A toxicidade resultante da **absorção sistêmica** dos anestésicos locais afeta mais comumente o SNC, com dor de cabeça, confusão, parestesias periorais, fala arrastada, movimentos musculares, convulsões, coma e parada respiratória. Efeitos cardiotóxicos incluem hipotensão, parada sinusal, alargamento do complexo QRS, bradicardia, bloqueio atrioventricular, taquicardia/fibrilação ventricular e assistolia. A parada cardíaca devida à bupivacaína em geral é refratária ao tratamento normal.

C. **Metemoglobinemia** (ver também p. 319) poderá ocorrer após exposição a benzocaína, prilocaína ou lidocaína.

D. **Reações alérgicas** (broncospasmo, urticária e choque) são raras e ocorrem quase exclusivamente com os anestésicos locais do grupo éster. O metilparabeno, usado como conservante em algumas embalagens de doses múltiplas, pode ser a causa de algumas reações de hipersensibilidade detectadas.

E. Características de toxicidade por **cocaína** são discutidas na p. 196.

IV. O **diagnóstico** é obtido com base em uma história de uso de anestésico local e características clínicas típicas. O aparecimento repentino de confusão, fala arrastada ou convulsões em um paciente que esteja recebendo infusão de lidocaína para arritmias deverão sugerir toxicidade por esse fármaco.

A. **Níveis específicos.** Níveis séricos de alguns anestésicos locais podem confirmar o seu papel na produção de efeitos tóxicos suspeitos, porém esses níveis deverão ser obtidos imediatamente, pois caem depressa.

 1. Concentrações séricas de lidocaína superiores a 6 a 10 mg/L são consideradas tóxicas.

 2. A lidocaína é geralmente detectada em exame toxicológico abrangente da urina como resultado do seu uso como anestésico local (p. ex., em pequenos procedimentos no setor de emergência) ou como um agente de bloqueio no abuso de drogas.

B. **Outras análises laboratoriais úteis** incluem eletrólitos, glicose, ureia e creatinina, monitoramento do ECG, gasometria arterial ou oximetria de pulso e nível de metemoglobina (benzocaína).

V. **Tratamento**

A. **Emergência e avaliações de apoio**

 1. Manter a via aérea aberta e fornecer ventilação quando necessário (p. 1-7).

 2. Tratar coma (p. 18), choque (p. 22), hipotensão (p. 16), arritmias (p. 13) e anafilaxia (p. 27) caso ocorram. O fornecimento de circulação extracorpórea (p. ex., bomba de balão ou *bypass* cardiopulmonar parcial) para o apoio de curto prazo de pacientes após superdosagem maciça aguda com solução de lidocaína a 20% ou administração intravascular inadvertida de bupivacaína.

 3. Monitorar sinais vitais e ECG por pelo menos 6 horas.

B. **Fármacos específicos e antídotos.** A terapia com **emulsão lipídica intravenosa** (Intralipid) pode aumentar o retorno da circulação espontânea após parada cardíaca causada por bupivacaína, levobupivacaína, ropivacaína ou mepivacaína. Administrar um bólus de 1,5 mL/kg de Intralipid a 20%, repetido até duas vezes, quando necessário, seguido de uma infusão de 0,25 a 0,50 mL/kg/h por 30 a 60 minutos.

C. **Descontaminação**

 1. **Exposição parenteral.** A descontaminação não é factível.

 2. **Ingestão** (p. 47). Administrar carvão ativado VO, caso as condições sejam apropriadas (ver Quadro I-30, p. 51). A lavagem gástrica não será necessária após ingestões pequenas a moderadas caso o carvão ativado possa ser fornecido prontamente.

D. **Eliminação aumentada.** Como a lidocaína apresenta um volume de distribuição moderado, a hemoperfusão é potencialmente benéfica, particularmente após uma superdosagem maciça ou quando a eliminação metabólica estiver comprometida devido a colapso circulatório ou insuficiência hepática grave.

▶ ANFETAMINAS
Timothy E. Albertson, MD, MPH, PhD

A **dextroanfetamina** (Dexedrine)* e o **metilfenidato** (Ritalina)* são usados para o tratamento da narcolepsia e para os distúrbios de déficit de atenção em crianças. A **metanfetamina** (*crank***, *speed*), a 3,4-**metilenodioximetanfetamina** (MDMA; *ecstasy*), a **parametoxianfetamina** (PMA) e diversos outros derivados da anfetamina (ver também "Dietilamida do ácido lisérgico [LSD] e outros alucinógenos", p. 215), assim como alguns fármacos prescritos, são utilizados como estimulantes e alucinógenos ilícitos. O *ice* é uma forma tragável de metanfetamina. Os precursores da metanfetamina, como a fenilpropanolamina, a efedrina e outros descongestionantes liberados, serão discutidos na p. 362. Alguns fármacos relacionados à anfetamina (benzfetamina, dietilpropiona, fendimetrazina, fenmetrazina e fentermina) são comercializados como medicamentos anoréxicos, prescritos como redutores de peso (Tab. II-10). A **fenfluramina** e a **dexfenfluramina** são comercializadas como medicamentos anoréxicos, mas foram retiradas do mercado norte-americano em 1997 devido às preocupações, com seu uso a longo prazo, a respeito da sua toxicidade pulmonar.

A **catinona** (encontrada na fruta *Catha edulis*), a **metcatinona** e a **mefedrona** (4-metilmetcatinona) são fármacos quimicamente relacionados com efeitos semelhantes à anfetamina. Análogos mais novos, como a 3,4-metilenodioxipirovalerona e vários derivados da metcatinona, estão se tornando drogas de abuso populares, geralmente vendidas pela internet como "**sais de banho**", sob denominações do tipo "onda

TABELA II-10 Fármacos prescritos semelhantes à anfetamina[a]

Fármaco	Indicações clínicas	Dose típica para adultos (mg)	Meia-vida (h)[b]
Atomoxetina[c]	Hiperatividade	40-120	3-4
Benzfetamina	Anorexia	25-50	6-12
Dexfenfluramina (retirada do mercado dos EUA em 1997)***	Anorexia	15	17-20
Dextroanfetamina	Narcolepsia, hiperatividade (em crianças)	5-15	10-12
Dietilpropiona	Anorexia	25, 75 (liberação continuada)	2,5-6
Fendimetrazina	Anorexia	35, 105 (liberação continuada)	5-12,5
Fenfluramina (retirada do mercado dos EUA em 1997)***	Anorexia	20-40	10-30
Fenmetrazina	Anorexia	25, 75 (liberação continuada)	8
Fentermina	Anorexia	8, 30 (liberação continuada)	7-24
Mazindol	Anorexia	1-2	10
Metanfetamina	Narcolepsia, hiperatividade (em crianças)	5-15	4-15
Metilfenidato	Hiperatividade (em crianças)	5-20	2-7
Modafinil[c]	Narcolepsia, distúrbio do sono por troca de turno de trabalho, apneia do sono	100-600	15
Pemolina	Narcolepsia, hiperatividade (em crianças)	18,7-75	9-14

[a] Ver também Tabela II-21 ("Alucinógenos"), p. 216.
[b] Meia-vida variável, dependente do pH da urina.
[c] Não é uma anfetamina, porém possui algumas propriedades estimulantes.

---

* N. de R. T. Nomes comerciais nos EUA.
** N. de R. T. Nome popular nos EUA para metanfetamina.
*** N. de R. T. No Brasil, estes fármacos foram proscritos em 2000.

de marfim", "pulo", "bolhas", "vaca maluca" e "miau-miau". A **atomoxetina** é um inibidor específico da recaptação da norepinefrina aprovado como um não estimulante alternativo para o tratamento do transtorno de déficit de atenção e hiperatividade (TDAH). O **modafinil** é um estimulante não anfetamínico usado no tratamento da narcolepsia, distúrbios do sono associados à troca de turno de trabalho, e na apneia do sono.

I. **Mecanismo de toxicidade**

   A. **Anfetaminas e fármacos relacionados** ativam o sistema nervoso simpático via estimulação do SNC, liberação periférica de catecolaminas, inibição da recaptação neuronal de catecolaminas e inibição da monoaminoxidase. As anfetaminas, sobretudo MDMA, PMA, fenfluramina e dexfenfluramina, também causam a liberação de serotonérgica e bloqueiam a sua captação neuronal. Os vários fármacos desse grupo apresentam diferentes perfis de ação sobre a catecolamina e a serotonérgica, originando níveis distintos de estímulos periférico e sobre o SNC.

   B. O **modafinil** é um estimulante não anfetamínico. Seu mecanismo de ação é desconhecido, porém os níveis de dopamina, norepinefrina, serotonérgica, histamina e glutamato no SNC ficam aumentados, enquanto que os de ácido γ-aminobutírico (GABA) são reduzidos. A **atomoxetina** é um inibidor específico da recaptação da norepinefrina.

   C. **Farmacocinética.** Todos esses fármacos são bem absorvidos VO e apresentam grandes volumes de distribuição (Vd = 3 a 33 L/kg), exceto a pemolina (Vd = 0,2 a 0,6 L/kg), e costumam ser extensamente metabolizados pelo fígado. A excreção da maioria das anfetaminas é altamente dependente do pH da urina, sendo mais rapidamente eliminadas em uma urina ácida (ver também Tab. II-52, p. 414).

II. **Dose tóxica.** Esses fármacos geralmente apresentam um baixo índice terapêutico, com níveis de toxicidade muito pouco superiores às doses usuais. Entretanto, pode-se desenvolver um alto grau de tolerância após o uso repetido. A ingestão aguda de mais de 1 mg/kg de dextroanfetamina (ou uma dose equivalente de outros fármacos; ver Tabela II-10) deveria ser considerada como potencialmente fatal.

III. **Apresentação clínica**

   A. **Efeitos agudos** da intoxicação sobre o **SNC** incluem euforia, loquacidade, ansiedade, ausência de repouso, agitação, psicose, choque e coma. Poderá ocorrer hemorragia intracraniana devido à hipertensão ou à vasculite cerebral.

   B. **Manifestações periféricas agudas** incluem sudorese, tremor, fasciculação e rigidez muscular, taquicardia, hipertensão, isquemia aguda do miocárdio e infarto (mesmo na presença de artérias coronárias normais). A injeção inadvertida intra-arterial poderá causar vasospasmo e consequente gangrena; esse fato também ocorreu com o uso oral de DOB (2,5-dimetóxi-4--bromoanfetamina; ver "Dietilamida do ácido lisérgico [LSD] e outros alucinógenos", p. 215).

   C. O **óbito** pode ser causado por arritmia ventricular, estado epilético, hemorragia intracraniana ou hipertermia. A **hipertermia** resulta frequentemente de convulsões e hiperatividade muscular e poderá causar lesão cerebral, rabdomiólise e insuficiência renal mioglobinúrica (p. 21).

   D. **Efeitos crônicos** do abuso da anfetamina incluem perda de peso, cardiomiopatia, hipertensão pulmonar, alterações dentárias, comportamento estereotípico (p. ex., beliscar a pele), paranoia e psicose paranoide. Distúrbios psiquiátricos poderão persistir por dias ou semanas. Após a interrupção do uso habitual, pacientes poderão experimentar fadiga, hipersonia, hiperfagia e depressão por vários dias.

   E. O uso prolongado (geralmente 3 meses ou mais) de fenfluramina ou dexfenfluramina em combinação com fentermina ("fen-fen") tem sido associado a um risco elevado de hipertensão pulmonar e doença cardíaca valvular fibrótica (primariamente aórtica, mitral e de regurgitação tricúspide). A patologia da doença valvular é idêntica à observada na síndrome carcinoide.

   F. A fabricação ilícita de metanfetamina poderá expor o "químico" e sua família a várias substâncias tóxicas, incluindo agentes corrosivos, solventes e metais pesados.

IV. O **diagnóstico** em geral é feito com base em uma história de uso de anfetamina e em características clínicas de intoxicação por um fármaco simpaticomimético.

   A. **Níveis específicos.** As anfetaminas e vários fármacos relacionados podem ser detectados em amostras gástricas e urinárias, confirmando, assim, a exposição. Entretanto, níveis séricos quantitativos não se correlacionam intimamente com a gravidade dos efeitos clínicos e, em geral, não se encontram disponíveis. Os derivados da anfetamina e aminas adrenérgicas podem protagonizar reações cruzadas em imunoensaios (ver Tab. I-6, p. 43), e a distinção do fármaco específico poderá requerer testes confirmatórios (p. ex., com cromatografia de camada fina, cromatografia gasosa [CG] ou CG/espectrometria de massa). A selegilina (um fármaco usado na doença de Parkinson) é metabolizada gerando *l*-anfetamina e *l*-metanfetamina, e o Clobenzorex (um fármaco anorexígeno vendido no México*) é metabolizado gerando anfetamina; esses fármacos podem fornecer um resultado positivo para anfetaminas em amostras de urina e sangue testadas por imunoensaios (a menos que seja utilizado um ensaio com um anticorpo monoclonal específico contra a anfetamina) ou por CG/espectrometria de massa (a menos que seja usada uma coluna ou derivado quiral específico). A anfetamina, a metanfetamina e a MDMA podem ser procuradas no fio de cabelo e por cromatografia líquida-espectrometria de massa.

B. **Outras análises laboratoriais úteis** incluem eletrólitos, glicose, ureia e creatinina, CK, exame de urina, teste de urina para hemoglobina oculta (positivo em pacientes com rabdomiólise com mioglobinúria), ECG e monitoramento do ECG e tomografia computadorizada (TC) da cabeça (em caso de suspeita de hemorragia). A ecocardiografia e o cateterismo do lado direito do coração poderão ser úteis na detecção de doença valvular ou hipertensão pulmonar.

V. **Tratamento**
A. **Emergência e medidas de apoio**
 1. Manter uma via aérea aberta e fornecer ventilação quando necessário (p. 1-7).
 2. Tratar agitação (p. 24), choque (p. 22), coma (p. 18) e hipertermia (p. 21) caso ocorram.
 3. Monitorar continuamente a temperatura, outros sinais vitais e o ECG por um tempo mínimo de 6 horas.
B. **Fármacos específicos e antídotos.** Não existem antídotos específicos.
 1. **Agitação.** As benzodiazepinas (p. 460) são geralmente suficientes, embora possam ser adicionados agentes antipsicóticos (p. 498) quando necessário.
 2. A **hipertensão** (p. 17) é melhor tratada com sedação e, se não for eficiente, com a administração de um vasodilatador parenteral, como a fentolamina (p. 504) ou a nitroprussida (p. 534).
 3. Tratar as **taquiarritmias** (p. 12) com propranolol (p. 551) ou esmolol (p. 494). **Nota:** A hipertensão paradoxal poderá ocorrer devido a efeitos do tipo α-adrenérgicos, quando a vasodilação mediada por β_2 for bloqueada; deve-se estar preparado para administrar um vasodilatador (ver Item B.2 supracitado) quando necessário.
 4. Tratar o **vasospasmo arterial** conforme descrito para os derivados do ergot (p. 209).
C. **Descontaminação.** Administrar carvão ativado VO quando as condições forem apropriadas (ver Quadro I-30, p. 51). A lavagem gástrica não será necessária após ingestões pequenas a moderadas caso o carvão ativado possa ser fornecido prontamente. Considerar a irrigação de todo o intestino e doses repetidas de carvão após a ingestão de cápsulas preenchidas com drogas (p. ex., traficantes que transportam drogas ilegalmente dentro do próprio corpo).
D. **Eliminação aumentada.** A diálise e a hemoperfusão não são eficazes. A administração repetida de carvão não foi estudada. A eliminação renal de dextroanfetamina pode ser aumentada pela acidificação da urina, porém essa medida não é recomendada devido ao risco de agravamento da nefrotoxicidade da mioglobinúria.

▶ **ANTAGONISTAS DOS CANAIS DE CÁLCIO**
Christian A. Tomaszewski, MD e Neal L. Benowitz, MD

Os antagonistas dos canais de cálcio (também conhecidos como bloqueadores dos canais de cálcio ou antagonistas do cálcio) são amplamente utilizados no tratamento de angina de peito, espasmo coronariano, hipertensão, cardiomiopatia hipertrófica, arritmias cardíacas supraventriculares, fenômeno de Raynaud e enxaqueca. A toxicidade causada por antagonistas do cálcio pode ocorrer com o uso terapêutico (geralmente devido à doença básica de condução cardíaca ou às interações medicamentosas) ou como resultado de superdosagem acidental ou intencional. As superdosagens por antagonistas do cálcio são

---
* N. de R.T. Este fármaco não está disponível no Brasil ou nos EUA.

frequentemente fatais e importantes fontes de mortalidade induzida por fármaco. Uma dose de apenas um comprimido pode ser potencialmente fatal em uma criança pequena.

I. **Mecanismo de toxicidade.** Os antagonistas do cálcio reduzem a entrada de cálcio pelos canais celulares do tipo L, atuando primariamente sobre o músculo liso vascular e o coração. Eles causam vasodilatação coronariana e periférica, contratilidade cardíaca reduzida, condução nodal atrioventricular reduzida e depressão da atividade do nódulo sinusal. A redução da pressão sanguínea por meio de uma queda na resistência vascular periférica poderá ser compensada pela taquicardia reflexa, embora essa resposta reflexa seja em geral enfraquecida por efeitos depressores sobre a atividade AV e do nódulo sinusal. Além disso, esses agentes são venenos metabólicos que causam um aumento da dependência do coração pelo metabolismo de carboidratos, em vez dos ácidos graxos livres usuais. Esse efeito tóxico é completado pela inibição da liberação de insulina pancreática, tornando difícil para o coração usar esses carboidratos durante o choque.

    A. Em doses terapêuticas, as di-hidropiridinas (anlodipino, felodipino, isradipina, nicardipina, nifedipina e nisoldipina) atuam primariamente sobre os vasos sanguíneos (causando vasodilatação), enquanto as fenilalquilaminas (verapamil) e as benzodiazepinas (diltiazem) também atuam sobre o coração, reduzindo a contratilidade e a taxa cardíaca. Em caso de superdosagem, essa seletividade poderá ser perdida.

    B. Bepridil e mibefradil apresentam efeitos semelhantes ao verapamil sobre o coração, inibindo o canal de sódio rápido e apresentando atividade antiarrítmica do tipo III. Eles possuem efeitos pró-arrítmicos, especialmente na presença de hipopotassemia. Eles não são mais vendidos nos EUA, nem no Brasil.

    C. A nimodipina possui uma ação maior sobre as artérias cerebrais e é usada para reduzir o vasospasmo após hemorragia subaracnóidea recente.

    D. Importantes **interações medicamentosas** podem levar a toxicidade. Há maior probabilidade de ocorrer hipotensão em pacientes que estejam recebendo β-bloqueadores, nitratos ou ambos, especialmente se estiverem hipovolêmicos após terapia diurética. Pacientes que estejam recebendo disopiramida ou outros fármacos cardioativos depressores e aqueles com doença miocárdica grave básica também se encontram em risco de sofrer hipotensão. Antibióticos macrolídeos, suco de *grapefruit* e outros inibidores da enzima CYP3A4 do citocromo P-450 podem elevar os níveis sanguíneos de diversos antagonistas do cálcio. Bradiarritmias potencialmente fatais podem ocorrer quando β-bloqueadores e verapamil são administrados simultaneamente, e foi observada assístole após a administração parenteral. O propranolol também inibe o metabolismo do verapamil. Foi observada a ocorrência de rabdomiólise fatal com a administração simultânea de diltiazem e estatinas.

    E. **Farmacocinética.** A absorção é retardada com preparações de liberação contínua, e o aparecimento da toxicidade poderá demorar várias horas. A maioria desses agentes é altamente ligada a proteínas e apresenta amplos volumes de distribuição. Eles são eliminados principalmente via extenso metabolismo hepático, e a maioria sofre remoção inicial substancial. Em um registro sobre dois pacientes com superdosagem de verapamil (níveis séricos de 2.200 e 2.700 ng/mL), as meias-vidas de eliminação foram de 7,8 e 15,2 horas (ver também Tabela II-52, p. 414).

II. **Dose tóxica.** As doses diárias terapêuticas usuais para cada agente estão listadas na Tabela II-11. A proporção toxicoterapêutica é relativamente pequena e poderá ocorrer toxicidade grave com doses terapêuticas. Qualquer dose superior à faixa terapêutica usual deverá ser considerada como potencialmente fatal. Observar que muitos dos agentes comuns estão disponíveis em fórmulas de liberação contínua, o que poderá levar ao atraso do aparecimento ou à toxicidade sustentada.

III. **Apresentação clínica**
    A. As características primárias da intoxicação por antagonistas do cálcio são **hipotensão** e **bradicardia**.
        1. A hipotensão pode ser causada por vasodilatação periférica, contratilidade cardíaca reduzida, taxa cardíaca diminuída ou uma combinação das três condições.
        2. A bradicardia poderá advir de bradicardia sinusal, bloqueio AV de segundo ou de terceiro grau ou de parada sinusal com ritmo juncional.

TABELA II-11 Antagonistas do cálcio

Fármaco	Dose diária usual para adultos (mg)	Meia-vida de eliminação (h)	Sítio(s) primário(s) de atividade[a]
Anlodipino	2,5-10	30-50	V
Bepridil[b]	200-400	24	M, V
Diltiazem	90-360 (VO) 0,25 mg/kg (IV)	4-6	M, V
Felodipino	5-30	11-16	V
Isradipina	5-25	8	V
Nicardipina	60-120 (VO) 5-15 mg/h (IV)	8	V
Nifedipina	30-120	2-5	V
Nisoldipina	20-40	4	V
Nitrendipino	40-80	2-20	V
Verapamil	120-480 (VO) 0,075-0,15 mg/kg (IV)	2-8	M, V

[a] Toxicidade principal: M, miocárdica (contratilidade reduzida, bloqueio atrioventricular); V, vascular (vasodilatação).
[b] Removido do mercado nos Estados Unidos e não disponível no Brasil.
VO, via oral; IV, intravenoso.

3. A maioria dos antagonistas do cálcio não afeta a condução intraventricular, de modo que a duração de QRS em geral não é afetada. O intervalo PR poderá ser prolongado mesmo com doses terapêuticas de verapamil. Bepridil e mibefradil prolongam o intervalo QT e podem causar arritmias ventriculares, incluindo *torsade de pointes* (p. 14), tendo sido, por isso, removidos do mercado nos EUA.

B. **Manifestações não cardíacas** de intoxicação incluem náuseas e vômito, estado mental anormal (estupor e confusão), acidose metabólica (provavelmente resultante da hipotensão) e hiperglicemia (devido ao bloqueio da liberação de insulina). A hipoinsulinemia prejudica a captação de glicose pelo miocárdio, reduzindo, portanto, a contratilidade e contribuindo para a hipotensão. Em um estudo, o grau de hiperglicemia foi correlacionado com a gravidade da superdosagem.

IV. **Diagnóstico.** Os achados de hipotensão e bradicardia, particularmente com parada sinusal ou bloqueio AV, na ausência de prolongamento do intervalo QRS, devem sugerir uma intoxicação por antagonista do cálcio. O diagnóstico diferencial deverá incluir β-bloqueadores e outros fármacos simpatolíticos. A presença de hiperglicemia deverá, em seguida, estreitar o diferencial para sugerir toxicidade por antagonista do cálcio.

A. **Níveis específicos.** Os níveis séricos ou sanguíneos do fármaco não se encontram amplamente disponíveis. Diltiazem e verapamil podem ser detectados no teste toxicológico abrangente da urina.

B. **Outras análises laboratoriais úteis** incluem eletrólitos, glicose, ureia, creatinina, gasometria arterial ou oximetria e monitoramento cardíaco e do ECG.

V. **Tratamento**

A. **Emergência e medidas de apoio**

1. Manter uma via aérea aberta e fornecer ventilação quando necessário (p. 1-7).
2. Tratar coma (p. 18), hipotensão (p. 16) e bradiarritmias (p. 10) caso ocorram. O uso de *bypass* cardiopulmonar para dar tempo ao metabolismo hepático foi observado em um paciente com intoxicação maciça por verapamil. A atropina (p. 454) e o *marca-passo* cardíaco, embora com sucesso variável, podem ser considerados como contribuintes para a hipotensão no caso de bradiarritmias.
3. Monitorar os sinais vitais e o ECG por pelo menos 6 horas após a ingestão relatada de compostos de liberação imediata. Os produtos de liberação contínua, especialmente verapamil, requererão um período mais longo de observação (24 horas para varapamil, 18 horas para os demais). Internar pacientes sintomáticos por pelo menos 24 horas.

B. **Fármacos e antídotos específicos**
1. **O cálcio** (p. 473) reverte a depressão da contratilidade cardíaca em alguns pacientes, porém não afeta a depressão do nódulo sinusal ou a vasodilatação periférica e apresenta efeitos diversos sobre a condução nodal AV. Administrar **cloreto de cálcio** a 10%, 10 mL (0,1 a 0,2 mL/kg), IV, ou **gluconato de cálcio** a 10%, 20 a 30 mL (0,3 a 0,4 mL/kg), IV. Repetir a cada 5 a 10 minutos, quando necessário. Em registros de casos, foram administradas doses altas de 10 a 15 g por 1 a 2 horas e de 30 g por 12 horas sem toxicidade aparente pelo cálcio. O cloreto de cálcio deverá ser administrado apenas por meio de uma via central ou de uma via IV periférica segura devido ao seu potencial para necrose cutânea.
2. A terapia de **hiperinsulinemia/euglicemia** (HIE) é eficaz em modelos animais de intoxicação grave e tem tido sucesso em múltiplos registros de casos humanos. O possível mecanismo é a correção da hipoinsulinemia induzida pelo antagonista do cálcio, levando à melhora do metabolismo celular dos carboidratos que, por sua vez, eleva a contratilidade do miocárdio. Como o cálcio, o tratamento HIE provavelmente não reverterá a vasodilatação induzida pelo antagonista do cálcio, o bloqueio da condução ou a bradicardia.
   a. Um bólus de **insulina**, 0,5 a 1 U/kg (p. 515), é seguido por uma infusão de 0,5 a 1 U/kg/h. Para evitar hipoglicemia, o paciente recebe um bólus inicial de **glicose** (25 g ou 50 mL de $D_{50}W$; crianças: 0,5 g/kg na forma de $D_{25}W$), seguido por bólus adicionais e infusões para manter a glicose sérica entre 100 a 200 mg/dL.
   b. Os níveis de açúcar sanguíneo deverão ser checados a cada 30 a 60 minutos, e a hipopotassemia poderá necessitar de correção.
3. A terapia com **emulsão lipídica intravenosa** (ELI) (p. 491) mostrou-se promissora em recentes estudos animais e em alguns registros de casos de intoxicação grave por verapamil. A dose usual é um bólus IV de 100 mL (1,5 mL/kg) de Intralipid 20% (preparação normalmente usada para hiperalimentação), que pode ser repetido a cada 5 a 10 minutos, por pelo menos 3 doses. O bólus poderá ser acompanhado por uma infusão contínua do fármaco a 0,25 a 0,5 mL/kg/min durante 1 hora.
4. A **epinefrina** (p. 493) possui tanto efeitos α-adrenérgicos quanto β-adrenérgicos e poderá aliviar a hipotensão e a bradicardia. Poderá ser iniciada a 0,5 mg/h, IV, em adultos.
5. O **glucagon** (p. 511) sabidamente eleva a pressão sanguínea em pacientes com hipotensão refratária e também poderá ajudar nos casos com bradiarritmias. Poderá ser iniciado como um bólus de 5 mg em adultos (0,05 mg/kg), repetido em 10 minutos caso não haja resposta, observando-se o vômito, que poderá ocorrer.

C. **Descontaminação** (p. 45). Considerar carvão ativado VO caso as condições sejam apropriadas (ver Quadro I-30, p. 52). No caso de ingestões maciças de uma preparação de liberação contínua, considerar a irrigação intestinal total (p. 51), além das doses repetidas de carvão (p. 56).

D. **Eliminação aumentada.** Devido à extensa ligação à proteína e aos amplos volumes de distribuição, a diálise e a hemoperfusão não são eficazes.

▶ ANTI-HISTAMÍNICOS

Beth Manning, PharmD

Os anti-histamínicos (antagonistas do receptor H_1) são comumente encontrados em medicamentos liberados e prescritos usados para doenças de locomoção, controle de coceiras relacionadas à alergia, cuidado dos sintomas de gripe e tosse e como soníferos (Tab. II-12). A intoxicação aguda por anti-histamínicos mostra sintomas muito semelhantes àqueles observados nos casos de intoxicação por anticolinérgicos. Os bloqueadores do receptor H_2 (cimetidina, ranitidina e famotidina) inibem a secreção de ácido gástrico, mas, por outro lado, não compartilham efeitos com os agentes H_1, não produzem intoxicação significativa e não serão discutidos aqui. Produtos de combinação comuns contendo anti-histamínicos incluem Actifed, Allerest, Contac, Coricidin, Dimetapp, Dristan, Drixoral, Excedrin PM, Nyquil, Nytol, Pamprin, PediaCare, Tavist, Triaminic, Triaminicol, Unisom (Fórmula de Alívio Duplo) e Vicks (Fórmula Pediátrica 44).*

---
* N. de R. T. Nomes comerciais nos EUA.

TABELA II-12 Anti-histamínicos

Fármaco	Duração usual de ação (h)	Dose única usual para adultos (mg)	Sedação
Alquilaminas			
Acrivastina	6-8	8	+
Bronfeniramina	4-6	4-8	+
Clorfeniramina	4-6	4-8	+
Dexbronfeniramina	6-8	2-4	+
Dexclorfeniramina	6-8	2-4	+
Dimetindeno	8	1-2	+
Feniramina	8-12	25-50	+
Pirrobutamina	8-12	15	+
Triprolidina	4-6	2,5	+
Etanolaminas			
Bromodifenidramina	4-6	12,5-25	+++
Carbinoxamina	3-4	4-8	++
Clemastina	10-12	0,67-2,68	++
Difenidramina	4-6	25-50	+++
Difenilpiralina	6-8	5	++
Dimenidrinato	4-6	50-100	+++
Doxilamina	4-6	25	+++
Feniltoloxamina	6-8	50	+++
Etilenodiaminas			
Pirilamina	4-6	25-50	++
Tenildiamina	8	10	++
Tripelenamina	4-6	25-50	++
Fenotiazinas			
Metdilazina	6-12	4-8	+++
Prometazina	4-8	25-50	+++
Trimeprazina	6	2,5	+++
Piperazinas			
Buclizina	8	50	
Cetirizina	24	5-10	+/−
Ciclizina	4-6	25-50	+
Cinarizina	8	15-30	+
Flunarizina	24	5-10	+
Hidroxizina	20-25	25-50	+++
Levocetirizina	24	5	+
Meclizina	12-24	25-50	+
Outros			
Astemizol[a]	30-60 dias	10	+/−
Azatidina	12	1-2	++
Cipro-heptadina	8	2-4	+
Desloratadina	24	5	+/−
Fenindamina	4-6	25	+/−

(continua)

TABELA II-12 Anti-histamínicos *(Continuação)*

Fármaco	Duração usual de ação (h)	Dose única usual para adultos (mg)	Sedação
Fexofenadina	24	60	+/−
Loratadina	> 24	10	+/−
Terfenadina[a]	12	60	+/−

[a] Retirado do mercado dos EUA devido à ocorrência de síndrome de QT prolongada e taquicardia ventricular atípica semelhante à *torsade de pointes*.

I. **Mecanismo de toxicidade**
   A. Anti-histamínicos bloqueadores de H_1 são estruturalmente relacionados à histamina e antagonizam seus efeitos sobre os sítios do receptor H_1. Possuem efeitos anticolinérgicos (exceto os agentes "não sedativos": cetirizina, desloratadina, fexofenadina, levocetirizina e loratadina). Eles também podem estimular ou deprimir o SNC, e alguns agentes (p. ex., difenidramina) apresentam efeitos anestésicos locais e depressores de membrana em altas doses.
   B. **Farmacocinética.** A absorção de um fármaco poderá ser retardada devido aos efeitos farmacológicos desses agentes sobre o trato GI. Os volumes de distribuição geralmente são amplos (3 a 20 L/kg). As meias-vidas de eliminação são altamente variáveis, desde 1 a 4 horas para a difenidramina até 7 a 24 horas para muitas outras (ver também Tab. II-52, p. 414).
II. **Dose tóxica.** A dose oral fatal estimada de difenidramina é de 20 a 40 mg/kg. Em geral, a toxicidade ocorre após a ingestão de 3 a 5 vezes a dose diária normal. Crianças são mais sensíveis aos efeitos tóxicos dos anti-histamínicos do que os adultos. Os agentes não sedativos estão associados a uma menor toxicidade. Espera-se que até 300 mg de loratadina induza apenas pequenos efeitos sobre crianças.
II. **Apresentação clínica**
   A. Uma superdosagem leva a muitos sintomas semelhantes àqueles causados pela intoxicação por anticolinérgicos: tontura, pupilas dilatadas, pele seca e avermelhada, febre, taquicardia, *delirium*, alucinações e movimentos mioclônicos ou coreoatetoides. Poderão ocorrer convulsões, rabdomiólise e hipertermia no caso de uma superdosagem grave, e foram registradas complicações como insuficiência renal e pancreatite.
   B. Superdosagens **maciças de difenidramina** têm causado alargamento de QRS e depressão miocárdica, de forma semelhante à superdosagem causada por antidepressivos tricíclicos (p. 135).
   C. **Prolongamento do intervalo QT** e taquicardia ventricular atípica semelhante à de *torsade de pointes* (p. 14) têm sido associados a níveis séricos elevados de **terfenadina** ou **astemizol**. Ambos foram removidos do mercado nos EUA.*
IV. O **diagnóstico** é geralmente obtido com base na história de ingestão e, em geral, pode ser prontamente confirmado pela presença de uma síndrome anticolinérgica típica. O teste toxicológico abrangente da urina detectará os antihistamínicos mais comuns.
   A. **Níveis específicos** normalmente não estão disponíveis ou não são úteis.
   B. **Outras análises laboratoriais úteis** incluem eletrólitos, glicose, CK, gasometria arterial ou oximetria de pulso e monitoramento do ECG (difenidramina, terfenadina ou astemizol).
V. **Tratamento**
   A. **Emergência e medidas de apoio**
      1. Manter uma via aérea aberta e fornecer ventilação quando necessário (p. 1-7).
      2. Tratar coma (p. 18), choque (p. 22), hipertermia (p. 21) e taquicardia ventricular atípica (p. 14) caso ocorram.
      3. Monitorar o paciente por pelo menos 6 a 8 horas após a ingestão.
   B. **Fármacos específicos e antídotos.** Não existem antídotos específicos para superdosagem de anti-histamínicos. Assim como no caso de intoxicação por anticolinérgicos (p. 129), a **fisostigmina** tem sido usada para o tratamento de *delirium* severo ou taquicardia. Entretanto, como as superdosagens por anti-histamínicos apresentam um maior risco de choque e taqui-

---

* N. de R. T. No Brasil, estas substâncias foram retiradas do mercado pela Agência Nacional de Vigilancia Sanitária (Anvisa).

cardia de amplo complexo, a fisostigmina não é recomendada rotineiramente. O **bicarbonato de sódio** (p. 464), 1 a 2 mEq/kg, IV, poderá ser útil para a depressão miocárdica e para o prolongamento do intervalo QRS após uma superdosagem maciça de difenidramina.

C. Descontaminação (p. 45). Administrar carvão ativado VO se as condições forem apropriadas (ver Quadro I-30, p. 51). A lavagem gástrica não será necessária após ingestões leves a moderadas se o carvão ativado for administrado prontamente. Devido à motilidade GI reduzida, os procedimentos de descontaminação do intestino poderão ser úteis, mesmo nos pacientes que se apresentam tardiamente.

D. Eliminação aumentada. Hemodiálise, hemoperfusão, diálise peritoneal e doses repetidas de carvão ativado não são eficazes na remoção de anti-histamínicos.

▶ ANTICOLINÉRGICOS

Beth H. Manning, PharmD

A intoxicação por anticolinérgicos poderá advir de uma ampla variedade de medicamentos, prescritos ou liberados, e por vários vegetais e cogumelos. Fármacos comuns que possuem atividade anticolinérgica incluem anti-histamínicos (p. 126), antipsicóticos (p. 245), antiespasmódicos, relaxantes musculares (p. 371) e antidepressivos tricíclicos (p. 135). Produtos comuns compostos da combinação de fármacos anticolinérgicos incluem Atrohist, Donnagel, Donnatal, Tabletes Dentários de Hyland, Lomotil, Motofen, Ru--Tuss, Urised e Urispas.* Os medicamentos anticolinérgicos comuns estão descritos na Tabela II-13. Vegetais e cogumelos que contêm alcaloides anticolinérgicos incluem trombeta (*Datura stramonium*), beladona (*Atropa belladonna*) e agário-das-moscas (*Amanita muscaria*).

I. Mecanismo de toxicidade

A. Os agentes anticolinérgicos antagonizam competitivamente os efeitos da acetilcolina nos receptores centrais e muscarínicos periféricos. As glândulas exócrinas, como aquelas respon-

TABELA II-13 Fármacos anticolinérgicos[a]

Aminas terciárias	Dose única usual para adultos (mg)	Aminas quaternárias	Dose única usual para adultos (mg)
Anisotropina	50	Isopropamida	5
Atropina	0,4-1	L-Hiosciamina	0,15-0,3
Benztropina	1-6	Mepenzolato	25
Biperideno	2-5	Metantelina	50-100
Brometo de ipratrópio	ND[b]	Metescopolamina	2,5
Clidínio	2,5-5	Oxibutinina	5
Cloreto de tróspio	20	Oxifenciclimina	10
Darifenacina	7,5-15	Prociclidina	5
Diciclomina	10-20	Propantelina	7,5-15
Escopolamina	0,4-1	Succinato de solifenacina	5-10
Flavoxato	100-200	Tiotrópio	ND[c]
Fesoterodina	4-8	Tolterodina	2-4
Glicopirrolato	1	Tridiexetil	25-50
Hexocíclio	25	Triexifenidil	6-10

[a] Esses fármacos atuam principalmente nos receptores colinérgicos muscarínicos e, algumas vezes, são mais propriamente referidos como fármacos antimuscarínicos.
[b] Não usados por via oral; disponíveis para inalação, com dose fixa, em solução a 0,02% e em *spray* nasal a 0,03%.
[c] Fornecidos como cápsulas de 18 μg para inalação.

---

* N. de R. T. Nomes comerciais nos EUA.

sáveis pelo suor e pela salivação, e o músculo liso são principalmente afetados. A inibição da atividade muscarínica no coração leva à taquicardia.
- **B.** Aminas terciárias, como a atropina, são bem distribuídas ao SNC, enquanto as aminas quaternárias, como o glicopirrolato, apresentam um efeito central menor.
- **C. Farmacocinética.** A absorção poderá ser retardada devido aos efeitos farmacológicos desses fármacos sobre a motilidade GI. A duração dos efeitos tóxicos poderá ser bastante prolongada (p. ex., a intoxicação por benztropina poderá persistir por 2 a 3 dias; ver também Tab. II-52, p. 414).
- **II. Dose tóxica.** A faixa de toxicidade é altamente variável e imprevisível. A dose de atropina potencialmente letal tem sido estimada como superior a 10 mg em adultos. A ingestão de 30 a 50 sementes de trombeta tem sido registrada como causadora de toxicidade significativa. Doses de até 360 mg de cloreto de tróspio produziram batimento cardíaco aumentado e boca seca, porém não apresentou nenhum outro tipo de toxicidade em adultos saudáveis.
- **III. Apresentação clínica.** A síndrome anticolinérgica é caracterizada por pele morna, seca e avermelhada; boca seca; midríase; *delirium*; taquicardia; íleo e retenção urinária. Movimentos mioclônicos espasmódicos e coreoatetose são comuns e poderão levar à rabdomiólise. Poderão ocorrer hipertermia, coma e parada respiratória. Os choques são raros com os agentes antimuscarínicos puros, embora possam ocorrer em decorrência de outras propriedades farmacológicas do fármaco (p. ex., antidepressivos tricíclicos e histaminas).
- **IV.** O **diagnóstico** é obtido com base em uma história de exposição e na presença de características típicas, como pupila dilatada e pele avermelhada. Uma dose experimental de fisostigmina (ver a seguir) poderá ser usada para confirmar a presença de toxicidade anticolinérgica; a rápida reversão dos sinais e sintomas é consistente com o diagnóstico.
  - **A. Níveis específicos.** As concentrações nos fluidos corporais geralmente não se encontram disponíveis. Os agentes usuais liberados (OTC, do inglês *over-the-counter*) são normalmente detectados no teste toxicológico abrangente da urina, porém não são encontrados nos painéis de testes rápidos de drogas de abuso disponíveis em ambientes hospitalares.
  - **B. Outras análises laboratoriais úteis** incluem eletrólitos, glicose, CK, gasometria arterial ou oximetria de pulso e monitoramento do ECG.
- **V. Tratamento**
  - **A. Emergência e medidas de apoio**
    1. Manter uma via aérea aberta e fornecer ventilação quando necessário (p. 1-7).
    2. Tratar hipertermia (p. 20), coma (p. 18), rabdomiólise (p. 26) e choque (p. 22), caso ocorram.
  - **B. Fármacos específicos e antídotos**
    1. Uma pequena dose de **fisostigmina** (p. 505), 0,5 a 2 mg em adultos, poderá ser oferecida a pacientes com toxicidade grave (p. ex., hipertermia, *delirium* grave ou taquicardia). *Atenção:* A fisostigmina poderá causar bloqueio AV, assistolia e choque, especialmente em pacientes com superdosagem de antidepressivos tricíclicos.
    2. A **neostigmina** (p. 505), um inibidor da colinesterase de ação periférica, poderá ser útil no tratamento do íleo induzido por anticolinérgicos.
  - **C. Descontaminação** (p. 45). Administrar carvão ativado VO se as condições forem apropriadas (ver Quadro I-30, p. 51). A lavagem gástrica não será necessária após ingestões leves a moderadas se o carvão ativado for administrado prontamente. Devido à motilidade GI reduzida, os procedimentos de descontaminação intestinal poderão ser úteis, mesmo nos pacientes com apresentação tardia.
  - **D. Eliminação aumentada.** Hemodiálise, hemoperfusão, diálise peritoneal e doses repetidas de carvão não são eficientes na remoção dos agentes anticolinérgicos.

▶ ANTICONVULSIVANTES MAIS RECENTES
Freda M. Rowley, PharmD

Desenvolvidos para o tratamento dos distúrbios de choque generalizados e parciais, esses anticonvulsivantes de segunda geração estão tendo um uso mais amplo no tratamento de síndromes das dores neuropáticas e crônicas; distúrbios de humor, incluindo doença bipolar; e profilaxia da enxaqueca. O aparecimento de sérios efeitos adversos com o uso terapêutico de felbamato (anemia aplástica, insuficiência hepática) e vigabatrina (déficits permanentes do campo visual) levou às restrições estabelecidas para seus usos. As características de vários desses fármacos estão listadas na Tabela II-14.

I. **Mecanismo de toxicidade.** Os anticonvulsivantes suprimem a excitação neuronal por meio de um destes quatro mecanismos principais.

A. **Bloqueio dos canais de sódio dependentes de voltagem** por lamotrigina, zonisamida e felbamato.

B. **Bloqueio dos canais de cálcio dependentes de voltagem** por gabapentina, levetiracetam e zonisamida.

C. **Inibição das aminas excitatórias.** A lamotrigina inibe a liberação de glutamato por meio dos efeitos dos canais de sódio sobre as membranas pré-sinápticas. O felbamato é um antagonista competitivo do glutamato pelo receptor *N*-metil-D-aspartato (NMDA).

D. **Aumento do ácido γ-aminobutírico (GABA).** A tiagabina inibe o transportador de GABA GAT-1, impedindo a recaptação pelos neurônios pré-sinápticos. A vigabatrina inibe a GABA transaminase, bloqueando o metabolismo de GABA. A gabapentina é um análogo de GABA que não apresenta atividade conhecida sobre os receptores de GABA.

E. **Farmacocinética** (ver Tabs. II-6 e II-52).

II. A **dose tóxica** varia de acordo com cada medicamento. Um menino de 4 anos de idade apresentou um choque tônico-clônico de 10 minutos após a ingestão de 52 mg (3 mg/kg) de **tiagabina**. A ingestão de 91 g de **gabapentina** por um adulto levou a tontura, fala arrastada e nistagmo, que se resolveu após 11 horas. Um homem de 26 anos de idade ingeriu 1.350 mg de **lamotrigina** e apresentou nistagmo, ataxia, taquicardia e um intervalo QRS de 112 milissegundos, porém nunca desenvolveu choque; seu nível de lamotrigina após 3 horas foi de 17,4 mg/L (nível terapêutico: 2,1 a 15 mg/L).

TABELA II-14 Fármacos anticonvulsivantes (mais recentes)

Fármaco	Meia-vida usual de eliminação (h)	Dose diária usual (mg/dia)	Efeitos tóxicos potenciais registrados
Felbamato	20-23	1.800-4.800	Depressão branda do SNC, nistagmo, ataxia; taquicardia; náuseas e vômito; cristalúria retardada (> 12 h), hematúria, disfunção renal
Gabapentina	5-7	900-3.600	Sonolência, tontura, ataxia, mioclonia, fala arrastada, diplopia; taquicardia, hipotensão ou hipertensão; diarreia
Lamotrigina	22-36	200-500	Letargia, tontura, ataxia, estupor, nistagmo, hipertonia, choque; hipotensão, taquicardia, prolongamento de QRS; náuseas e vômito; hipopotassemia; hipersensibilidade: febre, erupção cutânea (síndrome de Stevens--Johnson), hepatite, insuficiência renal
Levetiracetam	6-8	1.000-3.000	Tontura, ataxia
Tiagabina	7-9	30-70	Sonolência, confusão, agitação, tontura, ataxia, tremor, clono, choque, estado epiléptico
Topiramato	21	200-600	Sedação, confusão, fala arrastada, ataxia, tremor, ansiedade, agitação, choque; hipotensão; acidose metabólica hiperclorêmica de intervalo não aniônico
Vigabatrina	4-8	2.000-4.000	Sedação, confusão, coma, agitação, *delirium*, distúrbios psicóticos (alucinações visuais, paranoia)
Zonisamida	50-68	100-400	Sonolência, ataxia, agitação; bradicardia, hipotensão; depressão respiratória

III. **Apresentação clínica.** Ver Tabela II-14.
IV. O **diagnóstico** é obtido com base na história de ingestão ou será suspeito em qualquer paciente que esteja recebendo essas medicações e se apresente com estado mental alterado, ataxia ou choque.
   A. **Níveis específicos.** Os níveis séricos podem ser solicitados aos laboratórios de referência, porém, em geral, não estarão disponíveis a tempo de torná-los úteis para as decisões de emergência.
   B. **Outras análises laboratoriais úteis** incluem eletrólitos, glicose, creatinina sérica (gabapentina, topiramato), hemograma (felbamato), aminotransferases hepáticas, bilirrubina (felbamato) e monitoramento do ECG (lamotrigina).
V. **Tratamento**
   A. **Emergência e medidas de apoio**
      1. Manter uma via aérea aberta e fornecer ventilação quando necessário (p. 1-7). Administrar oxigênio suplementar.
      2. Tratar o estupor e o coma (p. 18) caso ocorram. Proteger o paciente da autoflagelação secundária à ataxia.
      3. Tratar a agitação e o *delirium* (p. 24) caso ocorram.
      4. Monitorar os pacientes assintomáticos por um mínimo de 4 a 6 horas. Internar pacientes sintomáticos por pelo menos 24 horas após ingestões de lamotrigina, felbamato, topiramato ou zonisamida.
   B. **Fármacos específicos e antídotos.** Não existem antídotos específicos. O bicarbonato de sódio (p. 464) poderá ser útil no caso de prolongamento do intervalo QRS induzido por lamotrigina.
   C. **Descontaminação** (p. 45). Administrar carvão ativado VO se as condições forem apropriadas (ver Quadro I-30, p. 51). A lavagem gástrica não será necessária após ingestões leves a moderadas se o carvão ativado for administrado prontamente.
   D. **Eliminação aumentada.** A hemodiálise é eficiente na remoção de **gabapentina** e **topiramato**, porém as manifestações clínicas são geralmente sensíveis às medidas de apoio, tornando desnecessários os procedimentos para remoção aumentada.

▶ ANTIDEPRESSIVOS GERAIS (NÃO CÍCLICOS)
Neal L. Benowitz, MD

Diversos antidepressivos não cíclicos estão disponíveis. Eles podem ser classificados como inibidores seletivos da recaptação da serotonérgica (ISRSs), incluindo fluoxetina (Prozac), sertralina (Zoloft), citalopram (Celexa), escitalopram (Lexapro), paroxetina (Paxil) e fluvoxamina (Luvox); inibidores seletivos da recaptação de serotonérgica-norepinefrina (ISRSNs), incluindo venlafaxina (Effexor), desvenlafaxina (Pristiq) e duloxetina (Cymbalta); inibidores da recaptação de norepinefrina-dopamina (IRNDs), incluindo bupropiona (Wellbutrin); e outros, incluindo trazodona (Desyrel) e mirtazapina (Remeron), sendo o último um antidepressivo tetracíclico. A bupropiona também é comercializada com o nome de Zyban, utilizado para a interrupção do tabagismo. Em geral, esses fármacos são muito menos tóxicos do que os **antidepressivos tricíclicos** (p. 129) e os **inibidores da monoaminoxidase (IMAOs)** (p. 282), embora possam ocorrer, ocasionalmente, sérios efeitos colaterais, como choque, hipotensão e síndrome serotoninérgica. Os antidepressivos não cíclicos e tricíclicos estão descritos na Tabela II-15.

I. **Mecanismo de toxicidade**
   A. A maioria dos agentes causa depressão do SNC. A bupropiona é um estimulante que também pode causar choque, provavelmente relacionado à inibição da recaptação de dopamina e norepinefrina.
   B. Trazodona e mirtazapina produzem bloqueio α-adrenérgico periférico, que poderá levar à hipotensão e ao priapismo.
   C. Os inibidores da recaptação da serotonérgica, como fluoxetina, citalopram, sertralina, paroxetina, fluvoxamina, venlafaxina e trazodona, podem interagir uns com os outros, com o uso crônico de um IMAO (p. 282) ou com dextrometorfano (p. 212), produzindo a **"síndrome serotoninérgica"** (ver adiante e p. 21).
   D. Nenhum dos fármacos deste grupo apresenta efeitos anticolinérgicos significativos.

TABELA II-15 Antidepressivos

	Dose usual diária para adultos (mg)	Efeitos do neurotransmissor[a]	Toxicidade[b]
Antidepressivos tricíclicos			
Amitriptilina	75-200	NE, 5-HT	A, H, QRS, Ch
Amoxapina	150-300	NE, DA	A, H, Ch
Clomipramina	100-250	NE, 5-HT	A, H, QRS, Ch
Desipramina	75-200	NE	A, H, Ch
Doxepina	75-300	NE, 5-HT	A, H, QRS, Ch
Imipramina	75-200	NE, 5-HT	A, H, QRS, Ch
Maprotilina	75-300	NE	A, H, QRS, Ch
Nortriptilina	75-150	NE	A, H, QRS, Ch
Protriptilina	20-40	NE	A, H, QRS, Ch
Trimipramina	75-200	NE, 5-HT	A, H, QRS, Ch
Fármacos não cíclicos mais recentes			
Bupropiona	200-450	DA, NE	Ch
Citalopram	20-40	5-HT	Ch, SS
Desvenlafaxina	50	5-HT, NE	Ch, SS
Duloxetina	30-180	5-HT, NE	Ch, SS
Escitalopram	10-30	5-HT	Ch, SS
Fluoxetina	20-80	5-HT	Ch, SS
Fluvoxamina	50-300	5-HT	Ch, SS
Mirtazapina	15-45	α_2	Ch
Nefazodona	100-600	5-HT, α_2	H
Paroxetina	20-50	5-HT	Ch, SS
Sertralina	50-200	5-HT	Ch, SS
Trazodona	50-400	5-HT, α_2	H, Ch, SS
Venlafaxina	30-600	5-HT, NE	Ch, SS
Inibidores da monoaminoxidase	Ver p. 282		

[a]α_2, bloqueador do receptor α_2-adrenérgico central; DA, inibidor da recaptação de dopamina; 5-HT, inibidor da recaptação de serotonérgica; NE, inibidor da recaptação de norepinefrina.
[b]A, efeitos anticolinérgicos; H, hipotensão; QRS, prolongamento QRS; SS, síndrome serotoninérgica; Ch, choque.
Esta tabela foi atualizada com a ajuda de Elizabeth Birdsall, PharmD.

E. **Farmacocinética.** Esses fármacos apresentam amplos volumes de distribuição (Vd = 12 a 88 L/kg), exceto a trazodona (Vd = 1,3 L/kg). A maioria é eliminada pelo metabolismo hepático (ver também Tab. II-52, p. 414). Fluoxetina e paroxetina são potentes inibidoras de CYP2D6, enzima citocromo P-450 metabolizadora de fármaco, levando a diversas interações farmacológicas potenciais.

II. **Dose tóxica.** Os antidepressivos não cíclicos geralmente apresentam um amplo índice terapêutico, podendo ser toleradas doses 10 vezes superiores à dose terapêutica usual sem causar toxicidade séria. A bupropiona pode causar choque em alguns pacientes com superdosagens moderadas ou até com doses terapêuticas, particularmente em indivíduos com uma história de distúrbios de choque.

III. **Apresentação clínica**
  A. **Sistema nervoso central.** A apresentação usual após superdosagem de ISRS inclui ataxia, sedação e coma. Poderá ocorrer depressão respiratória, especialmente com ingestão simultânea de álcool ou outras drogas. Esses agentes, particularmente a bupropiona, podem

causar perturbação, ansiedade e agitação. O tremor e o choque são comuns com o uso de bupropiona, mas podem ocorrer ocasionalmente após superdosagem de ISRS, particularmente citalopram, assim como do ISRSN venlafaxina.

B. Efeitos **cardiovasculares** normalmente não são fatais, embora a trazodona possa causar hipotensão e hipotensão ortostática, a bupropiona e os ISRNs possam causar taquicardia sinusal e hipertensão, e o citalopram e o escitalopram possam causar bradicardia sinusal com hipotensão. O citalopram também poderá levar ao prolongamento do intervalo QT e ao *torsade de pointes*. A superdosagem grave de venlafaxina tem sido associada ao prolongamento dos intervalos QRS e QT e aos distúrbios de condução cardíaca.

C. A **síndrome serotoninérgica** (p. 21) é caracterizada por uma tríade de características clínicas: hiperatividade neuromuscular (hiper-reflexia, clono induzido ou espontâneo, clono ocular, rigidez, calafrio); instabilidade autonômica (taquicardia, hipertensão, diaforese, hipertermia, midríase, tremor); e alterações do estado mental (agitação, ansiedade, confusão, hipomania).

    1. Essa reação poderá ser observada quando um paciente que estiver recebendo um IMAO (p. 282) ingerir um ISRS. Devido à longa duração dos efeitos dos IMAOs, essa reação poderá ocorrer em dias ou até semanas após a interrupção de qualquer regime de tratamento.

    2. Essa síndrome também tem sido descrita em pacientes que receberam uma superdosagem de um único ISRS ou ISRSN, um ISRS com meperidina, anfetaminas e derivados (p. ex., metilenodioximetanfetamina [MDMA]), dextrometorfano, linezolida ou combinações de vários ISRSs e/ou ISRSNs. A Food and Drug Administration (FDA) emitiu um alerta sobre o risco de ocorrer a síndrome serotoninérgica com a combinação de triptanos e ISRSs, porém a causa ainda é desconhecida.

IV. Diagnóstico. Deve-se suspeitar de uma superdosagem de antidepressivo não cíclico em pacientes com uma história de depressão que desenvolva letargia, coma ou choque. Como esses agentes raramente afetam a condução cardíaca, o prolongamento do intervalo QRS deverá sugerir uma superdosagem por antidepressivos tricíclicos (p. 135).

  A. Níveis específicos. Exames de sangue e urina não se encontram rotineiramente disponíveis e não são úteis para o tratamento de emergência. Não é provável que esses fármacos apareçam em um teste rápido de "abuso de drogas" e poderão ou não aparecer em um teste abrangente toxicológico, dependendo do laboratório.

  B. Outras análises laboratoriais úteis incluem eletrólitos, glicose, gasometria arterial ou oximetria de pulso e monitoramento do ECG.

V. Tratamento

  A. Emergência e medidas de apoio

    1. Manter uma via aérea aberta e fornecer ventilação quando necessário (p. 1-7). Administrar oxigênio suplementar.

    2. Tratar coma (p. 18), hipotensão (p. 16), hipertensão e choque (p. 22) caso ocorram.

    3. No caso da síndrome serotoninérgica branda (p. 21), benzodiazepinas poderão ser usadas para o controle da agitação e do tremor. Síndrome serotoninérgica grave com hipertermia requer hospitalização e medidas agressivas de resfriamento, que em geral incluem paralisia neuromuscular e entubação endotraqueal.

  B. Fármacos específicos e antídotos. No caso de suspeita de síndrome serotoninérgica, registros anedóticos e uma série de casos mostram benefícios a partir da cipro-heptadina (p. 481), 12 mg, VO ou por tubo nasogástrico, seguidos por 3 a 4 doses de 4 mg a cada hora. A clorpromazina, 25 a 50 mg, IV, também tem sido recomendada.

  C. Descontaminação (p. 45). Administrar carvão ativado VO se as condições forem apropriadas (ver Quadro I-30, p. 51). A lavagem gástrica não será necessária após ingestões leves a moderadas se o carvão ativado for administrado prontamente.

  D. Eliminação aumentada. Em geral, devido à extensa ligação proteica e aos amplos volumes de distribuição, a diálise, a hemoperfusão, a diálise peritoneal e repetidas doses de carvão não são medidas eficazes.

► ANTIDEPRESSIVOS TRICÍCLICOS

Neal L. Benowitz, MD

Antidepressivos tricíclicos tomados em superdosagem por pacientes suicidas representam uma causa substancial das hospitalizações e das mortes por intoxicação. Os antidepressivos tricíclicos comumente disponíveis estão descritos na Tabela II-15. A amitriptilina também é comercializada em combinação com clordiazepóxido (Limbitrol) ou perfenazina (Etrafon ou Triavil). A **ciclobenzaprina** (Flexeril), um relaxante muscular de ação central (p. 371), está estruturalmente relacionada com os antidepressivos tricíclicos, porém exibe efeitos cardiotóxicos mínimos e variáveis sobre o SNC. **Antidepressivos não cíclicos mais recentes** são discutidos na pág. 132. Os **inibidores da monoaminoxidase** serão discutidos na p. 282.

I. **Mecanismo de toxicidade.** A toxicidade dos antidepressivos tricíclicos afeta primeiramente os sistemas cardiovascular e nervoso central.
   A. **Efeitos cardiovasculares.** Diversos mecanismos contribuem para a toxicidade cardiovascular.
      1. Efeitos anticolinérgicos e inibição da recaptação neuronal de catecolaminas levam à taquicardia e à hipertensão branda.
      2. Bloqueio α-adrenérgico periférico causa vasodilatação e contribui para a hipotensão.
      3. Efeitos depressivos sobre a membrana (semelhantes à quinidina) causam depressão do miocárdio e distúrbios de condução cardíaca por inibição dos canais de sódio rápidos que iniciam o potencial de ação da célula cardíaca. A acidose respiratória ou metabólica poderá contribuir para a citotoxicidade por inibição posterior do canal de sódio rápido.
   B. **Efeitos sobre o sistema nervoso central.** Esses efeitos resultam, em parte, da toxicidade anticolinérgica (p. ex., sedação e coma), porém o choque é provavelmente resultante da inibição da recaptação da norepinefrina ou da serotonérgica no cérebro ou de outros efeitos centrais.
   C. **Farmacocinética.** Os efeitos anticolinérgicos desses fármacos podem retardar o esvaziamento gástrico, resultando em absorção lenta ou deficiente. A maioria desses fármacos é extensamente ligada aos tecidos corporais e às proteínas do plasma, resultando em volumes de distribuição muito amplos e em meias-vidas de eliminação longa (ver Tabs. II-7 e II-52). Os antidepressivos tricíclicos são metabolizados primariamente pelo fígado, com apenas uma pequena fração sendo excretada inalteradamente pela urina. Os metabólitos ativos podem contribuir para a toxicidade; diversos fármacos são metabolizados, gerando outros antidepressivos tricíclicos bem conhecidos (p. ex., amitriptilina gera nortriptilina, imipramina gera desipramina).
II. **Dose tóxica.** A maior parte dos antidepressivos tricíclicos apresenta um estreito índice terapêutico, de modo que até doses inferiores a 10 vezes a dose diária terapêutica poderá produzir intoxicação grave. Em geral, a ingestão de 10 a 20 mg/kg é potencialmente fatal.
III. **Apresentação clínica.** A intoxicação por antidepressivos tricíclicos poderá levar a qualquer uma das três síndromes tóxicas principais: efeitos anticolinérgicos, efeitos cardiovasculares e choque. Dependendo da dose e do fármaco, os pacientes poderão apresentar alguns ou todos esses efeitos tóxicos. Os sintomas geralmente têm início em 30 a 40 minutos após a ingestão, mas poderão ser retardados devido à absorção intestinal lenta ou deficiente. Pacientes que estão inicialmente acordados poderão perder a consciência de forma abrupta ou desenvolver choque sem avisos.
   A. Efeitos **anticolinérgicos** incluem sedação, *delirium*, coma, pupilas dilatadas, pele e membranas mucosas secas, sudorese reduzida, taquicardia, sons intestinais reduzidos ou ausentes e retenção urinária. O espasmo muscular mioclônico é comum na intoxicação anticolinérgica e poderá ser confundido com a atividade do choque.
   B. A toxicidade **cardiovascular** manifesta-se com condução cardíaca anormal, arritmias e hipotensão.
      1. **Achados eletrocardiográficos** típicos incluem taquicardia sinusal com prolongamento de intervalos PR, QRS e QT. Uma onda R terminal proeminente é normalmente observada na derivação aVR. Vários graus de bloqueio AV podem ser observados. Um padrão da síndrome de Brugada (depressão arqueada do segmento ST em V_1-V_3 em associação com um bloqueio do ramo direito) também tem sido observado.
         a. Prolongamento do complexo QRS para 0,12 segundo ou mais, uma onda R terminal de 3 mm ou mais em aVR e uma proporção onda R terminal/onda S de 0,7 ou mais

em aVR são indicadores ligeiramente confiáveis de toxicidades sérias cardiovascular e neurológica (exceto no caso da amoxapina, que leva ao choque e ao coma sem alteração do intervalo QRS).

   b. Taquicardia sinusal acompanhada pelo prolongamento do intervalo QRS poderá lembrar taquicardia ventricular (ver Fig. I-3, p. 10). A taquicardia ventricular verdadeira e a fibrilação também poderão ocorrer.

   c. Taquicardia ventricular polimórfica ou atípica (*torsade de pointes*; ver Fig. I-7, p. 14) associada ao prolongamento do intervalo QT poderá ocorrer com doses terapêuticas, porém é realmente rara em casos de superdosagem.

   d. O desenvolvimento de bradicardias em geral indica um coração severamente intoxicado e representa um prognóstico ruim.

2. A **hipotensão** causada por venodilatação é comum e geralmente branda. Em casos gravas, a hipotensão resulta da depressão miocárdica e poderá ser refratária ao tratamento; alguns pacientes morrem por choque cardiogênico intratável progressivo. O edema pulmonar também é comum nas intoxicações graves.

C. **Choques** são comuns devidos à toxicidade dos antidepressivos tricíclicos e poderão ser recorrentes ou persistentes. A hiperatividade muscular do choque e do espasmo mioclônico, combinada com sudorese reduzida, poderá levar à hipertermia severa (p. 21), resultando em rabdomiólise, lesão cerebral, insuficiência multissistêmica e morte.

D. A **morte** por superdosagem de antidepressivos tricíclicos geralmente ocorre poucas horas após a internação e poderá resultar de fibrilação ventricular, choque cardiogênico intratável ou estado epilético com hipertermia. A morte súbita tem sido ocasionalmente registrada alguns dias após a recuperação, porém, em todos esses casos, foram encontradas evidências de toxicidade cardíaca contínua nas 24 horas antecedentes à morte.

IV. **Diagnóstico**. Deve-se suspeitar de intoxicação por antidepressivos tricíclicos em qualquer paciente com letargia, coma ou choque, acompanhados por prolongamento do intervalo QRS ou de uma onda R terminal em uma aVR superior a 3 mm.

A. **Níveis específicos**

1. Níveis plasmáticos de alguns dos antidepressivos tricíclicos podem ser avaliados por laboratórios clínicos. Concentrações terapêuticas costumam ser inferiores a 0,3 mg/L (300 ng/mL). Concentrações totais do fármaco parental e de seus metabólitos ≥ 1 mg/L (1.000 ng/mL) normalmente estão associadas a intoxicações sérias. Em geral, níveis plasmáticos não são utilizados em tratamentos de emergência porque o intervalo QRS e as manifestações clínicas são indicadores de toxicidade confiáveis e obtidos de forma mais imediata.

2. A maior parte dos tricíclicos é detectada no teste toxicológico abrangente de urina. Algumas técnicas imunológicas rápidas estão disponíveis e apresentam uma reatividade cruzada suficientemente ampla para detectar diversos tricíclicos. Entretanto, o uso desses ensaios para a seleção rápida no laboratório do hospital não é recomendada porque podem não detectar alguns fármacos importantes e fornecer resultados falso-positivos para outros (p. ex., ciclobenzaprina ou difenidramina) que estejam presentes em concentrações terapêuticas. Como a difenidramina é amplamente utilizada, fornece muito mais resultados falso-positivos do que verdadeiros em relação aos antidepressivos tricíclicos, levando a uma significativa ambiguidade diagnóstica.

B. **Outras análises laboratoriais úteis** incluem eletrólitos, glicose, ureia, creatinina, CK, exame de urina para mioglobina, gasometria arterial ou oximetria, ECG de 12 derivações e monitoração contínua do ECG e radiografia torácica.

V. **Tratamento**

A. **Emergência e medidas de apoio**

1. Manter uma via aérea aberta e fornecer ventilação quando necessário (p. 1-7). *Atenção:* Poderá ocorrer parada respiratória abruptamente e sem aviso.

2. Tratar coma (p. 18), choque (p. 22), hipertermia (p. 21), hipotensão (p. 16) e arritmias (p. 13-15) caso ocorram. *Nota:* **Não** utilizar procainamida ou outro tipo de agente antiarrítmico de classes la ou lc no caso de taquicardia ventricular, porque esses fármacos poderão agravar a toxicidade.

3. Considerar o compasso cardíaco no caso de bradiarritmias e bloqueio AV de alto grau e ultrapassá-lo no caso de *torsade de pointes*.
4. Suporte mecânico da circulação (p. ex., *bypass* cardiopulmonar) poderá ser útil (com base nos registros anedóticos) para estabilizar pacientes com choque refratário, dando tempo ao corpo para eliminar parte do fármaco.
5. Caso o choque não seja imediatamente controlado com anticonvulsivantes usuais, paralisar o paciente com um bloqueador neuromuscular (p. 466) para impedir a hipertermia, que poderá posteriormente induzir o choque, e a acidose láctica, que agrava a cardiotoxicidade. ***Nota:*** A paralisia cessa as manifestações musculares do choque, porém não apresenta efeito sobre sua atividade cerebral. Após a paralisia, será necessário monitoramento eletrencefalográfico (EEG) para avaliar a eficácia da terapia anticonvulsiva.
6. Monitorar continuamente a temperatura, outros sinais vitais e o ECG em pacientes assintomáticos por um tempo mínimo de 6 horas e internar pacientes para tratamento intensivo por pelo menos 24 horas caso haja quaisquer sinais de toxicidade.

B. **Fármacos específicos e antídotos**
1. Em pacientes com prolongamento do intervalo QRS ou hipotensão, administrar **bicarbonato de sódio** (p. 464), 1 a 2 mEq/kg, IV, e repetir o necessário para manter o pH arterial entre 7,45 e 7,55. O bicarbonato de sódio poderá reverter os efeitos depressores de membrana, por meio da elevação das concentrações extracelulares de sódio e também de um efeito direto sobre o pH pelo canal de sódio rápido. O cloreto de sódio hipertônico apresenta efeitos similares em estudos animais e em alguns registros de casos humanos.
2. Quando a cardiotoxicidade persiste apesar do tratamento com bicarbonato de sódio, o uso de **lidocaína** poderá ser considerado, embora as evidências em humanos ainda sejam limitadas. A lidocaína compete com os antidepressivos tricíclicos pela ligação no canal de sódio, porém se liga durante um menor período de tempo, podendo, portanto, reverter algum bloqueio do canal de sódio.
3. No caso de superdosagem grave por clomipramina, o uso da terapia com **emulsão lipídica IV** tem sido registrado como benéfico em alguns casos (p. 491).
4. A hiperventilação, por induzir uma alcalose respiratória (ou reverter a acidose respiratória), também poderá ser benéfica, porém funciona apenas transitoriamente e pode provocar choque.
5. Embora a **fisostigmina** fosse defendida no passado, ela ***não*** deve ser administrada rotineiramente a pacientes com intoxicação por antidepressivos tricíclicos; ela pode agravar distúrbios de condução, causando assistolia; pode prejudicar posteriormente a contratilidade miocárdica, piorando a hipotensão; e pode contribuir para o choque.

C. **Descontaminação** (p. 45). Administrar carvão ativado VO se as condições forem apropriadas (ver Quadro I-30, p. 51). A lavagem gástrica não será necessária após ingestões leves a moderadas se o carvão ativado for administrado prontamente, mas deverá ser considerada no caso de ingestões maiores (p. ex., > 20 a 30 mg/kg).

D. **Eliminação aumentada.** Devido à intensa ligação aos tecidos e às proteínas, levando a um amplo volume de distribuição, a diálise e a hemoperfusão não são eficientes. Embora repetidas doses de carvão tenham sido registradas como responsáveis pela aceleração da eliminação de antidepressivos tricíclicos, os dados não são convincentes.

▶ ANTIMÔNIO E ESTIBINA

Rais Vohra, MD

O **antimônio** (Sb) é um elemento-traço versátil amplamente utilizado para o endurecimento da fusão de metais leves; na composição da borracha; como principal componente retardador da combustão (5 a 20%) em plásticos, têxteis e vestuário; e como um agente tingidor em corantes, vernizes, tintas e esmaltes. A exposição à poeira e à fumaça do antimônio também poderá ocorrer durante a mineração e o refinamento de minérios, na manufatura de vidros e no descarte de armas de fogo. Compostos antimoniais pentavalentes orgânicos (estibogliconato de sódio e antimoniato de meglumina) são normalmente usados em todo o mundo como fármacos antiparasitários. Medicamentos estrangeiros ou caseiros podem conter tartarato de potássio e antimônio ("tártaro emético"), que foi amplamente utilizado nos séculos passados como emético e purgante. A **estibina** (hidreto de antimônio, SbH_3) é um gás incolor com odor de ovos podres, produzido como um subproduto quando minérios contendo antimônio ou resíduos de fornos são tratados com ácido.

I. **Mecanismo de toxicidade.** O mecanismo de toxicidade do antimônio e da estibina não é conhecido. Como esses compostos são quimicamente relacionados ao arsênico e ao gás arsina, respectivamente, suas formas de ação poderão ser semelhantes.

    A. Compostos **antimoniais** provavelmente atuam se ligando a grupos sulfidrila, aumentando o estresse oxidativo e inativando enzimas fundamentais. A ingestão de antimoniais também é corrosiva para as membranas mucosas do trato GI.

    B. A **estibina**, assim como a arsina, pode causar hemólise. Ela também é um gás irritante.

II. **Dose tóxica**

    A. A dose oral letal de **antimoniais da ACGIH** metálicos em ratos é de 100 mg/kg de peso corporal; os óxidos trivalentes e pentavalentes são menos tóxicos, com a dose letal mediana (DL_{50}) em ratos oscilando entre 3.200 a 4.000 mg/kg de peso corporal. O valor-limiar no local de trabalho da American Conference of Governmental Industrial Hygienists (TLV-TWA da ACGIH) para o antimônio é de 0,5 mg/m^3, com uma média ponderada de tempo de 8 horas. O nível no ar considerado como imediatamente perigoso à vida ou à saúde (IDLH) é de 50 mg/m^3.

    B. O TLV-TWA da ACGIH para a **estibina** é de 0,1 ppm, com uma média ponderada de tempo de 8 horas. O nível no ar considerado como IDLH é de 5 ppm.

III. **Apresentação clínica**

    A. A **ingestão aguda de antimônio** causa náuseas, vômito, gastrite hemorrágica e diarreia ("cólera da estibina"). Poderão ocorrer hepatite e insuficiência renal. A morte é rara quando o paciente sobrevive à gastrenterite inicial. As arritmias cardíacas (incluindo *torsade de pointes*), pancreatite, insuficiência renal, crise aplástica e artralgias têm sido associadas ao uso de estiboglicanato para o tratamento de infecções parasitárias.

    B. A **inalação aguda do gás estibina** causa hemólise aguda, levando a anemia, icterícia, hemoglobinúria e insuficiência renal.

    C. A **exposição crônica à poeira e à fumaça do antimônio** no local de trabalho representa o tipo mais comum de exposição e pode levar a dor de cabeça, anorexia, pneumonite/pneumoconiose, úlceras pépticas e dermatite (manchas de antimônio). Foi registrada morte súbita provavelmente resultante de um efeito cardiotóxico direto em trabalhadores expostos ao trissulfeto de antimônio. Com base em evidências de genotoxicidade *in vitro* e no teste limitado de carcinogenicidade em roedores, o trióxido de antimônio tem sido considerado como carcinogênico (IARC 2B)*.

       1. Em 2009, o Centers for Disease Control and Prevention investigou um conjunto de sintomas neurológicos inespecíficos em bombeiros na Flórida, concluindo que os uniformes antichamas contendo antimônio não causaram alterações clínicas ou laboratoriais consistentes com a toxicidade do elemento.

       2. Uma suspeita ligação causal entre o antimônio e a síndrome da morte súbita do lactente (SMSL) foi contestada.

IV. O **diagnóstico** é obtido com base em uma história de exposição e em uma apresentação clínica típica.

    A. Níveis específicos. Os níveis de antimônio na urina são normalmente inferiores a 2 µg/L. Os níveis séricos e do sangue total não são confiáveis e não são mais utilizados. As concentrações da urina correlacionam-se fracamente com a exposição no local de trabalho, porém a exposição a concentrações aéreas superiores ao TLV-TWA aumentará os níveis urinários. O antimônio urinário encontra-se elevado após a exposição ao disparo de armas de fogo. A análise do cabelo não é recomendada devido ao risco de contaminação externa. Não há nível antimonial tóxico estabelecido após exposição à estibina.

    B. Outras análises úteis incluem hemograma, hemoglobina livre de plasma, lactato desidrogenase (LDH, do inglês *lactante dehydrogenase*) sérica, haptoglobina livre, eletrólitos, ureia, creatinina, exame de urina para hemoglobina livre, aminotransferases hepáticas, bilirrubina,

---

* N. de R. T. IARC é o acrônimo para International Agency for Reseach on Cancer. A classificação 2B indica que a substância é possivelmente carcinogênica para humanos.

tempo de protrombina e ECG de 12 derivações. A radiografia torácica é recomendada para o caso de exposições respiratórias crônicas.

V. **Tratamento**
   A. **Emergência e medidas de apoio**
      1. **Antimônio.** Poderá ser necessária a reanimação com grandes volumes de fluido IV no caso de choque causado por gastrenterite (p. 16). As anormalidades nos eletrólitos deverão ser corrigidas e poderão ser necessárias medidas de apoio intensivas para pacientes com insuficiência múltipla de órgãos. Realizar monitoramento cardíaco contínuo e tratar o *torsade de pointes*, caso ocorra (p. 14).
      2. **Estibina.** Poderá ser necessária transfusão sanguínea após hemólise intensa. Tratar a hemoglobinúria com fluidos e bicarbonato, como para rabdomiólise (p. 26).
   B. **Fármacos específicos e antídotos.** Não há antídoto específico. O *british anti-lewisite* (BAL; dimercaprol), o ácido dimercaptossuccínico (DMSA) e o ácido dimercaptopropanossulfônico (DMPS) têm sido propostos como queladores do antimônio, embora os dados em relação à intoxicação humana sejam conflitantes. Não se espera que a terapia de quelação seja eficaz para a estibina.
   C. **Descontaminação** (p. 45)
      1. **Inalação.** Remover o paciente da exposição e fornecer oxigênio suplementar quando disponível. Proteger a equipe de salvamento da exposição.
      2. **Ingestão** de sais de antimônio. O carvão ativado é provavelmente ineficaz devido à sua fraca adsorção ao antimônio. A lavagem gástrica poderá ser útil se for realizada logo após a ingestão maciça.
   D. **Eliminação aumentada.** Hemodiálise, hemoperfusão e diurese forçada **não** são eficazes na remoção do antimônio ou da estibina. A transfusão de substituição poderá ser eficiente no tratamento da hemólise intensa causada pela estibina.

▶ ANTISSÉPTICOS E DESINFETANTES
Charlene Doss e Kent R. Olson, MD

Os **antissépticos** são aplicados ao tecido vivo para matar ou prevenir o crescimento de microrganismos. Os **desinfetantes** são aplicados a objetos inanimados para destruir microrganismos patogênicos. Apesar da falta de evidências rigorosas de que eles previnam infecções, são amplamente utilizados nos cuidados da casa, na indústria de alimentos e nos hospitais. Este capítulo descreve a toxicidade causada por **clorexidina, glutaraldeído, hexilresorcinol, peróxido de hidrogênio, ictamol** e **permanganato de potássio**. Esses agentes são normalmente usados como soluções diluídas que, em geral, causam pouca ou nenhuma toxicidade. O hexilresorcinol é comumente encontrado nas pastilhas para a garganta. O ictamol é encontrado em muitas pomadas de uso tópico. Descrições da toxicidade de outros antissépticos e desinfetantes aparecem em outras partes deste livro, incluindo os seguintes: hipoclorito (p. 190), iodo (p. 298), álcool isopropílico (p. 114), mercurocromo (p. 311), fenol (p. 252) e óleo de pinho (p. 275).

I. **Mecanismo de toxicidade**
   A. A **clorexidina** é normalmente encontrada nos cremes dentais, enxaguatórios bucais, limpadores de pele e em uma variedade de cosméticos. Muitas preparações também contêm álcool isopropílico. A absorção sistêmica dos sais de clorexidina é mínima. A ingestão de produtos com uma concentração inferior a 0,12% provavelmente não causa nada além de uma pequena irritação, porém concentrações maiores poderão causar lesão corrosiva.
   B. O **glutaraldeído** (pH 3 a 4) é usado para desinfetar equipamentos médicos, como conservante de tecidos e, topicamente, como antifúngico, e é encontrado em algumas soluções de raios X. É altamente irritante para a pele e para o trato respiratório e tem causado dermatite de contato alérgica com repetidas exposições.
   C. O **hexilresorcinol** está relacionado com o fenol, mas é muito menos tóxico, embora soluções de base alcoólica apresentem propriedades vesicantes.
   D. O **peróxido de hidrogênio** é um agente oxidante, porém é muito instável e rapidamente se degrada em oxigênio e água. A geração do gás oxigênio em cavidades fechadas do corpo pode potencialmente causar distensão mecânica, que leva à perfuração gástrica ou intestinal,

bem como embolização gasosa arterial ou venosa. O peróxido de hidrogênio é encontrado em muitos produtos dentários, incluindo soluções de bochecho e clareadoras de dentes, desinfetantes de pele, produtos de cabelo e removedores de cera do ouvido, e possui muitos usos industriais. Na medicina veterinária, é usado para induzir a êmese.

E. O **ictamol** (ictiol, octonossulfonato) contém aproximadamente 10% de enxofre na forma de sulfonatos orgânicos e é queratolítico para os tecidos.

F. O **permanganato de potássio** é um oxidante, e sua forma cristalina e soluções concentradas são corrosivas devido à liberação de hidróxido de potássio quando o permanganato de potássio entra em contato com a água.

II. **Dose tóxica**
   A. Espera-se que ingestões de **clorexidina** inferiores a 4% causem irritação, e a ingestão de 150 mL de uma solução a 20% causou comprometimento esofágico e lesão hepática.
   B. A dose letal de **glutaraldeído** é estimada entre 5 a 50 g/kg. A aplicação tópica de soluções a 10% pode causar dermatite, e soluções a 2% causaram lesão ocular.
   C. O **hexilresorcinol** é usado em alguns anti-helmínticos, em doses de 400 mg (para crianças de 1 a 7 anos de idade) a 1 g (para crianças mais velhas e adultos). A maioria das pastilhas contém apenas 2 a 4 mg.
   D. O **peróxido de hidrogênio** está disponível para uso doméstico em soluções de 3 a 5% e causa apenas irritação branda na garganta e no estômago com a ingestão de menos de 28 g. Entretanto, a embolização gasosa ocorreu com baixas concentrações usadas em irrigações cirúrgicas. Concentrações acima de 10% são encontradas em algumas soluções de tintura capilar e são potencialmente corrosivas. A maioria dos óbitos registrados tem sido associada à ingestão de peróxido de hidrogênio não diluído a 35%, comercializado como "terapia de hiperoxigênio" em lojas de alimentos saudáveis ou como "grau alimentício" na indústria.
   E. Soluções de **permanganato de potássio** de força superior a 1:5.000 podem causar queimaduras corrosivas.

III. **Apresentação clínica.** A maioria das ingestões antissépticas de baixa concentração é benigna, e a irritação branda é autolimitada. Poderão ocorrer vômito espontâneo e diarreia, sobretudo após a ingestão de um grande volume.
   A. Exposição às soluções antissépticas **concentradas** podem causar queimaduras corrosivas sobre a pele e as membranas mucosas e poderão ocorrer lesões orofaríngeas, esofágicas ou gástricas. Edema de glote tem sido observado após a ingestão de permanganato de potássio concentrado.
   B. O permanganato também poderá causar **metemoglobinemia** (p. 319).
   C. A ingestão de **peróxido de hidrogênio** poderá causar distensão gástrica e, raramente, perfuração. A lesão corrosiva severa e a **embolia gasosa** têm sido registradas após a ingestão de formas concentradas e poderão ser causadas pela entrada de gás pela mucosa gástrica lesada ou pela liberação do gás oxigênio pela circulação venosa ou arterial.

IV. O **diagnóstico** é obtido com base em uma história de exposição e na presença de desconforto GI brando ou de lesão corrosiva clara. Soluções de permanganato de potássio são púrpuras, e a pele e as membranas mucosas em geral estão tingidas de marrom-escuro.
   A. **Níveis específicos.** Os níveis dos fármacos nos fluidos corporais geralmente não são úteis ou não estão disponíveis.
   B. **Outras análises laboratoriais úteis** incluem eletrólitos, glicose, nível de metemoglobina (pela exposição ao permanganato de potássio) e radiografia do quadrante superior direito do tórax (em caso de suspeita de perfuração gástrica).

V. **Tratamento**
   A. **Emergência e medidas de apoio**
      1. Em pacientes que tenham ingerido soluções concentradas, monitorar o inchamento da via aérea e proceder à entubação, quando necessária.
      2. Consultar um gastroenterologista em relação a uma possível endoscopia após ingestões de agentes corrosivos como peróxido de hidrogênio e permanganato de potássio concentrados. A maioria das ingestões é benigna, e a irritação branda é autolimitada.

3. Considerar o tratamento com **oxigênio hiperbárico** para o caso de embolia gasosa associada à ingestão de peróxido concentrado.
B. **Fármacos específicos e antídotos.** Não existem antídotos específicos disponíveis para os efeitos irritantes ou corrosivos. Em caso de **metemoglobinemia**, administrar azul de metileno (p. 457).
C. **Descontaminação** (p. 45)
  1. **Ingestão** de agentes corrosivos concentrados (ver também p. 103)
     a. Diluir imediatamente com água ou leite.
     b. *Não* induzir o vômito devido ao risco de lesão corrosiva. Realizar lavagem gástrica cuidadosamente.
     c. O uso de carvão ativado e de catárticos provavelmente não é eficaz. Além disso, o carvão poderá interferir na visão do endoscopista do esôfago e do estômago em casos de suspeita de lesão corrosiva.
  2. **Olhos e pele.** Irrigar os olhos e a pele com quantidades copiosas de água morna. Remover a roupa contaminada.
D. **Eliminação aumentada.** Métodos de eliminação aumentada não são nem necessários, nem eficientes.

▶ ARANHAS
Jeffrey R. Suchard, MD

Milhares de espécies de aranhas são encontradas em todo o mundo e quase todas possuem glândulas de veneno conectadas às presas nas grandes estruturas pareadas semelhantes a mandíbulas, conhecidas como quelíceras. Felizmente, muito poucas aranhas apresentam presas longas e fortes o suficiente para penetrar na pele humana. Nos EUA, essas aranhas incluem espécies de *Latrodectus* (viúva-negra) e *Loxosceles* (aranha-marrom), **tarântulas** (nome comum dado a várias espécies de aranhas de grande porte) e outras.

As queixas dos pacientes sobre "picadas de aranhas" são muito mais comuns do que as picadas reais de aranhas. Lesões cutâneas não explicadas, especialmente as que apresentam um componente necrótico, são em geral atribuídas às aranhas, especialmente à aranha-marrom solitária. Os profissionais de saúde deverão considerar as causas alternativas na ausência de história clínica convincente na apresentação. Várias lesões ditas "picadas de aranha" são, na verdade, infecções, senso uma causa comum o *Staphylococcus aureus* resistente à meticilina (MRSA, do inglês *methicillin-resistant* staphylococcus aureus) adquirido na comunidade.

As espécies de *Latrodectus* (viúvas-negras) são ubíquas nos EUA continental, e a fêmea pode ser responsável por envenenamentos sérios com raros casos fatais. As viúvas-negras constroem suas teias caóticas em lugares escuros, geralmente próximos à habitação humana, em garagens, pilhas de lenha, banheiros externos e móveis de exterior. O tamanho do corpo da aranha é de 1 a 2 cm e, caracteristicamente, apresenta-se em negro brilhante com sinal em forma de ampulheta vermelho a vermelho-alaranjado no abdome ventral. A viúva-marrom (*Latrodectus geometricus*) foi recentemente introduzida no sul da Califórnia e se espalhou ao longo da costa do Golfo do México, desde a Flórida até o Texas. Essa aranha possui marcas variegadas cobreadas, marrons e pretas, também com marca em forma de ampulheta avermelhada no abdome, e o envenenamento acarreta os mesmos efeitos clínicos dos ocasionados pelas viúvas-negras.

Loxosceles reclusa (aranha-marrom solitária) é encontrada apenas nas regiões central e setentrional dos EUA (p. ex., Missouri, Kansas, Arkansas e Tennessee). Raros espécimes individuais foram encontrados em outras áreas, porém são clandestinos de navios que partiram das áreas endêmicas. Outras espécies de *Loxosceles* podem ser encontradas no deserto da região sudoeste, embora apresentem a tendência a causar envenenamentos menos sérios. Os hábitos noturnos de caça e o temperamento solitário das aranhas levam ao contato raro com os humanos, e as picadas são, em geral, de natureza defensiva. A aranha apresenta 1 a 3 cm de comprimento e coloração de marrom-clara a marrom-escura, com marca característica em forma de violino no dorso do cefalotórax.

Tarântulas raramente são responsáveis por envenenamentos significativos, porém podem ocasionar picada dolorosa devido ao seu grande porte. As tarântulas também possuem pelos urticantes que podem ser esfregados nos predadores e que causam irritação intensa na mucosa. Indivíduos que têm a tarântula como animal de estimação desenvolvem oftalmia nodosa quando esses pelos ficam retidos em suas córneas, geralmente quando estão limpando as gaiolas das aranhas.

I. **Mecanismo de toxicidade.** As aranhas utilizam suas presas ocas (quelíceras) para injetar seus venenos, os quais contêm diversas toxinas proteicas e polipeptídicas, que parecem ter o papel de induzir uma rápida paralisia na vítima e auxiliar na digestão.

A. O veneno da aranha *Latrodectus* (viúva) contém *alfa-latrotoxina*, que induz a abertura de canais de cátions inespecíficos, levando a um aumento do influxo de cálcio e à liberação indiscriminada de acetilcolina (na placa terminal motora) e norepinefrina.

B. O veneno da *Loxosceles* (aranha-marrom) contém uma variedade de enzimas digestivas e esfingomielinase D, que é citotóxica e atrai quimiotaticamente os leucócitos para o local da picada e também desempenha um papel na produção de sintomas sistêmicos, como a hemólise.

II. **Dose tóxica.** Os venenos das aranhas são, em geral, toxinas extremamente potentes (muito mais potentes do que a maioria dos venenos de cobra), porém a dose injetada é extremamente pequena. O tamanho da vítima poderá ser uma variável importante.

III. **Apresentação clínica.** As manifestações do envenenamento são muito distintas, dependendo das espécies.

A. As picadas de *Latrodectus* (viúva-negra) podem produzir sinais locais, oscilando entre eritemas brandos e lesão-alvo de poucos centímetros de tamanho com um local de punção central, uma região interna esbranquiçada e um anel eritematoso externo.

1. A picada, em geral, é inicialmente dolorosa, mas poderá progredir sem que seja notada. Ela quase sempre se torna dolorida em 30 a 120 minutos. Em torno de 3 a 4 horas, aparecem fisgadas dolorosas e fasciculações musculares na extremidade envolvida. Essas fisgadas progridem de forma centrípeta em direção ao tórax, às costas ou ao abdome e podem produzir rigidez, fraqueza, dispneia, dor de cabeça e parestesia. O envenenamento pela viúva-negra pode mimetizar um infarto do miocárdio ou um caso agudo de abdome cirúrgico. Os sintomas podem aumentar e diminuir e costumam persistir por 12 a 72 horas.

2. Sintomas comuns adicionais poderão incluir hipertensão, diaforese regional, agitação, náuseas, vômito e taquicardia.

3. Outros sintomas menos comuns incluem leucocitose, febre, *delirium*, arritmias e parestesia. Raramente, poderá ocorrer crise hipertensiva ou parada respiratória após envenenamento grave, principalmente em vítimas muito jovens ou muito velhas.

B. Picadas de *Loxosceles* são mais conhecidas por causarem úlceras cutâneas que se curam lentamente, uma síndrome geralmente chamada de "aracnidismo necrótico".

1. O envenenamento normalmente produz sensação de queimação dolorosa no local da picada em 10 minutos; porém, poderá ser retardado. Durante as próximas 1 a 12 horas, forma-se uma lesão do tipo "olho-de-boi", que consiste em um anel esbranquiçado envolvido por um anel de equimose. A lesão inteira poderá apresentar de 1 a 5 cm de diâmetro. Nas próximas 24 a 72 horas, desenvolve-se úlcera necrótica indolente que poderá demorar várias semanas até curar. Entretanto, na maioria dos casos, a necrose é limitada, e a cura acontece rapidamente.

2. Alterações sistêmicas poderão ocorrer nas primeiras 24 a 48 horas e não se correlacionam necessariamente com a gravidade da úlcera. As manifestações sistêmicas incluem febre, calafrios, mal-estar, náuseas e mialgias. Em casos raros, podem ocorrer hemólise intravascular e coagulopatia intravascular disseminada.

C. **Outras aranhas.** As picadas da maioria das outras espécies de aranhas apresentam mínimas consequências clínicas. As picadas de poucas espécies podem causar sintomas sistêmicos brandos a moderados (mialgias, artralgias, dor de cabeça, náuseas e vômito). Assim como ocorre com as picadas de diversos artrópodes, poderá ser observada uma reação inflamatória local autolimitada, e qualquer porta aberta na pele poderá ser berço de uma infecção secundária. Além das aranhas *Loxosceles*, algumas outras espécies têm sido consideradas responsáveis por úlceras necróticas (p. ex., *Phidippus spp.* e *Tegenaria agrestis*), mas tais associações são questionáveis.

IV. O **diagnóstico** normalmente se baseia na apresentação clínica característica. As marcas das picadas de todas as aranhas, com exceção das tarântulas, costumam ser muito pequenas para que sejam facilmente visualizadas, e a vítima poderá não sentir a picada ou não ter visto a aranha. As aranhas (especialmente a aranha-marrom solitária) têm más reputações que excedem muito o perigo real que representam para os humanos, e os pacientes poderão atribuir uma ampla variedade de lesões cutâneas e outros problemas a picadas de aranha. Muitos outros artrópodes e insetos também produzem pequenas feridas pontuais, dor, coceira, vermelhidão, edema e até úlceras necróticas. Os artrópodes que efetuam seu repasto sanguíneo em mamíferos são muito mais propensos a picar humanos do que as aranhas. Várias outras condições médicas podem causar úlceras cutâneas necróticas, incluindo infecções bacterianas, virais e fúngicas e distúrbios vasculares, dermatológicos e até mesmo artificiais. Portanto, qualquer diagnóstico prospectivo de "picada de aranha-marrom solitária" requer pesquisa cuidadosa. A menos que o paciente forneça história confiável como testemunho, leve o animal responsável para identificação (não apenas qualquer aranha encontrada em torno de casa) ou apresente manifestações sistêmicas que demonstrem claramente o envenenamento por aranha, as evidências serão, na melhor das hipóteses, circunstanciais.
    A. Níveis específicos. A detecção da toxina sérica é usada de maneira experimental, porém não está comercialmente disponível.
    B. Outras análises laboratoriais úteis
        1. *Latrodectus.* Eletrólitos, cálcio, glicose, creatina quinase (CK) e ECG (no caso de dor torácica).
        2. *Loxosceles.* Hemograma, ureia e creatinina. Em caso de suspeita de hemólise, a avaliação da haptoglobina e o teste da urina para sangue oculto (positivo no caso de hemoglobina livre) são úteis; repetir diariamente por 1 a 2 dias.
V. Tratamento
    A. Emergência e medidas de apoio
        1. Geral
            a. Limpar a ferida e aplicar compressas frias ou bolsas de gelo intermitentes. Tratar a infecção caso ocorra.
            b. Fornecer a profilaxia para o tétano quando indicada.
        2. Envenenamento por *Latrodectus*
            a. Monitorar as vítimas por pelo menos 6 a 8 horas. Como os sintomas geralmente aumentam e diminuem, poderá parecer que os pacientes estão se beneficiando de qualquer terapia oferecida.
            b. Manter via aérea aberta e fornecer ventilação quando necessário (p. 1-7), e tratar a hipertensão grave (p. 17) caso ocorra.
        3. Envenenamento por *Loxosceles*
            a. Internar os pacientes com sintomas sistêmicos e monitorar o aparecimento de hemólise, insuficiência renal e outras complicações.
            b. A estratégia comum para o tratamento da ferida em casos de aracnidismo necrótico é esperar e observar. A maioria dessas lesões irá se curar com mínima intervenção em algumas semanas. A adoção de medidas de tratamento-padrão da ferida é indicada, e as infecções secundárias deverão ser tratadas com antibióticos caso ocorram. O procedimento cirúrgico e o enxerto de pele poderão ser indicados nos casos de feridas grandes e/ou que se curem muito lentamente; entretanto, a excisão cirúrgica profilática precoce do local da picada não é recomendada.
    B. Fármacos específicos e antídotos
        1. *Latrodectus*
            a. A maioria dos pacientes irá se beneficiar dos analgésicos opiáceos, como a **morfina** (p. 528), e, em geral, são internados por 24 a 48 horas para controlar a dor nos casos graves.
            b. O espasmo muscular tem sido tratado com **cálcio IV** (p. 473) ou com relaxantes musculares, como o **metocarbamol** (p. 526). Entretanto, essas terapias costumam ser ineficazes quando usadas isoladamente.

c. O antiveneno contra *Latrodectus mactans* (p. 451) é rapidamente eficiente, porém não é usado com frequência porque a terapia sintomática é, em geral, adequada e também devido ao pequeno risco de anafilaxia. Ele é indicado para os pacientes seriamente doentes, idosos ou pediátricos que não respondam à terapia convencional para a hipertensão, espasmos musculares ou desconforto respiratório e no caso de vítimas grávidas com ameaça de parto prematuro. O antiveneno contra *Latrodectus* é mais utilizado rotineiramente em outros países, incluindo Austrália e México. A percepção do risco de anafilaxia pode ser superestimada nos EUA. Um antiveneno mais recente de fragmento F(ab), que pode representar um risco ainda menor para a ocorrência da anafilaxia, encontra-se atualmente em investigação.
2. **Loxosceles.** O tratamento do aracnidismo necrótico tem sido de difícil avaliação devido à inerente dificuldade do diagnóstico preciso.
   a. A dapsona tem se mostrado promissora na redução da gravidade de úlceras necróticas em registros de casos específicos, porém não se mostrou eficaz em modelos animais controlados.
   b. Os esteroides não são, em geral, recomendados.
   c. Não existe antiveneno comercialmente disponível nos EUA.
   d. O uso de oxigênio hiperbárico tem sido proposto para os casos de úlceras necróticas significativas, porém os resultados de estudos em animais são confusos e não existem dados suficientes para recomendar o seu uso.
C. **Descontaminação.** Essas medidas não são aplicáveis. Não foram provados benefícios a partir da excisão precoce, algumas vezes de caráter popular, das picadas de *Loxosceles*, com a finalidade de prevenir a formação de úlcera necrótica.
D. **Eliminação aumentada.** Esses procedimentos não são aplicáveis.

► ARSÊNIO

Michael J. Kosnett, MD, MPH

Os compostos arseniacais são encontrados em um grupo seleto de produtos industriais, comerciais e farmacêuticos. O uso de arsênio como conservante da madeira em aplicações industriais (p. ex., deques marítimos e esteios utilitários) representam $2/3$ do consumo doméstico, porém o amplo uso anterior em tábuas de madeira novas vendidas para propósitos residenciais (p. ex., deques, cercas, estruturas de brinquedos) terminou com uma proibição voluntária ocorrida no final de 2003, nos EUA. As peças tratadas com arsênio usadas nas estruturas residenciais e em objetos criados antes de 2004 não foram oficialmente retiradas do mercado. Praticamente todo o arsênio de pesticidas e herbicidas nos EUA foi retirado do mercado, com exceção do uso limitado de arsonato de metano monossódico (MSMA) como herbicida. Compostos de fenilarsênio são usados como aditivos de alimentação para aves e suínos, e o dejeto de aves, usado como melhoramento do solo, pode conter baixos níveis de arsênio solúvel. O trióxido de arsênio administrado por via IV foi reintroduzido na farmacopeia norte-americana em 2000 e é usado como fármaco para a quimioterapia do câncer. O arsênio inorgânico é usado na produção de ligas não ferrosas, semicondutores e certos tipos de vidro. O arsênio inorgânico pode ser algumas vezes encontrado em remédios e tônicos populares, sobretudo os de origem asiática. A água de poços artesianos pode estar contaminada por arsênio inorgânico a partir de depósitos geológicos naturais, e níveis elevados de arsênio podem ser encontrados em resíduos e sedimentos de minas e cinzas de carvão. A arsina, um gás hidreto de arsênio, será discutida na p. 148.

I. **Mecanismo de toxicidade.** Os compostos arseniacais podem ser orgânicos ou inorgânicos e poderão conter o elemento na sua forma pentavalente (arsenato) ou trivalente (arsenito). Uma vez absorvidos, os arsênios exercem seus efeitos tóxicos por meio de múltiplos mecanismos, incluindo a inibição de reações enzimáticas vitais para o metabolismo celular, a indução de estresse oxidativo e a alteração da expressão gênica e da transdução de sinal celular. Embora o arsenito e o arsenato passem por biotransformação *in vivo* nas suas formas menos tóxicas pentavalentes monometil e dimetil, existem evidências de que o processo também forma um maior número de compostos metilados trivalentes tóxicos.
   A. **Compostos arseniacais solúveis**, que são bem absorvidos após ingestão ou inalação, representam maior risco para a intoxicação aguda humana.

B. **A poeira de arseniacais inorgânicos** (p. ex., trióxido de arsênio) pode exercer efeitos irritantes sobre a pele e as membranas mucosas. Dermatite de contato também tem sido observada. Embora a pele seja uma via de absorção minoritária para a maioria dos compostos arseniacais, a toxicidade sistêmica resultou de acidentes industriais envolvendo exposição percutânea a formulações líquidas altamente concentradas.

C. O agente químico de guerra **Lewisita** (dicloro [2-clorovinil] arsina) é um líquido vesicatório volátil que causa irritação intensa imediata e necrose nos olhos, na pele e na via aérea (ver também p. 105).

D. Arsenato e arsenito são **carcinógenos humanos conhecidos**, tanto por ingestão quanto por inalação.

II. **Dose tóxica.** A toxicidade dos compostos arseniacais varia consideravelmente de acordo com o estado da valência, a composição química e a solubilidade. Os seres humanos são geralmente mais sensíveis do que outros animais aos efeitos agudos e crônicos dos compostos arseniacais.

A. **Compostos arseniacais inorgânicos.** Em geral, o arsênio trivalente (As^{3+}) é 2 a 10 vezes mais tóxico em termos agudos do que o arsênio pentavalente (As^{5+}). Entretanto, a superexposição a qualquer uma das formas produz um padrão similar de efeitos, requerendo a mesma estratégia e o mesmo tratamento clínico.

1. A ingestão aguda de apenas 100 a 300 mg de um composto arseniacal trivalente solúvel (p. ex., arsenito de sódio) pode ser fatal.
2. O menor nível observado para o efeito agudo (LOAEL)* na toxicidade humana é de aproximadamente 0,05 mg/kg, uma dose associada a desconforto GI em alguns indivíduos.
3. A morte atribuída às arritmias malignas tem sido registrada após dias a semanas de regimes quimioterápicos contra o câncer, nos quais foi administrada uma dose IV de 0,15 mg/kg/dia.
4. A ingestão repetida de cerca de 0,04 mg/kg/dia pode levar ao desconforto GI e a efeitos hematológicos após semanas a meses e à neuropatia periférica após 6 meses a alguns anos. Exposições crônicas mais curtas, de aproximadamente 0,01 mg/kg/dia, podem levar às alterações cutâneas características (inicialmente pigmentação pontual, acompanhada por anos de hiperceratose palmar-plantar) após intervalos de 5 a 15 anos.
5. O Conselho Nacional de Pesquisa dos Estados Unidos (2001) estimou que a ingestão crônica de água contendo arsênio a uma concentração de 10 μg/L pode estar associada a um altíssimo risco de câncer durante a vida, superior a 1: 1.000. O período de latência para o desenvolvimento de câncer induzido por arsênio é provavelmente de uma década ou mais.

B. **Arsênio orgânico.** Em geral, compostos organoarseniacais pentavalentes são menos tóxicos do que os compostos organoarseniacais trivalentes ou do que os compostos arseniacais inorgânicos. Organismos marinhos podem conter grandes quantidades de arsenobetaína, um composto trimetilado orgânico que é excretado inalterado na urina e que não produz efeitos tóxicos conhecidos. Os arsenoaçúcares (derivados do dimetilarsinoil ribosídeo) estão presentes em alguns animais marinhos e de água doce (p. ex., moluscos bivalves) e em algas marinhas (p. ex., algas normalmente usadas na comida asiática).

III. **Apresentação clínica**

A. A **exposição aguda** ocorre mais comumente após intoxicação por ingestão acidental, suicida ou deliberada. Uma única dose maciça produz um conjunto de sinais e sintomas multissistêmicos que surgem ao longo de horas a semanas.

1. **Efeitos gastrintestinais.** Após um período de minutos a horas, a lesão capilar difusa leva à gastrenterite hemorrágica. Náuseas, vômito, dor abdominal e diarreia líquida são comuns. Embora os sintomas GI proeminentes possam desaparecer em 24 a 48 horas, efeitos multissistêmicos graves ainda poderão surgir.
2. **Efeitos cardiovasculares.** Em casos graves, o grande aumento de fluidos no terceiro espaço combinado com a perda de fluido por gastrenterite podem levar a hipotensão, taquicardia, choque e morte. Acidose metabólica e rabdomiólise podem estar presentes. Após um período de 1 a 6 dias, poderá ocorrer uma segunda fase de cardiomiopatia congestiva, edema pulmonar cardiogênico ou não cardiogênico e arritmias cardíacas iso-

---

* N. de R. T. LOAEL é o acrônimo para *lowest observable adverse effect level.*

ladas ou recorrentes. O prolongamento do intervalo QT poderá estar associado à arritmia ventricular do *torsade de pointes.*
3. **Efeitos neurológicos.** O estado mental poderá estar normal ou poderá ocorrer letargia, agitação ou *delirium.* O *delirium* ou a obtundação podem durar de 2 a 6 dias. Choques generalizados poderão ocorrer, porém são raros. A neuropatia periférica axonal sensório-motora simétrica poderá evoluir de 1 a 5 semanas após a ingestão aguda, tendo início com disestesias distais dolorosas, particularmente nos pés. Poderão ocorrer fraqueza ascendente e paralisia, levando, em casos graves, à quadriplegia e à insuficiência respiratória neuromuscular.
4. **Efeitos hematológicos.** Pancitopenia, sobretudo leucopenia e anemia, desenvolvem-se caracteristicamente em 1 a 2 semanas após a ingestão aguda. Uma eosinofilia relativa poderá estar presente e poderão ser observados pontilhamentos basofílicos das hemácias.
5. **Efeitos dermatológicos.** Achados que surgem ocasionalmente após um período de 1 a 6 semanas incluem descamação (particularmente envolvendo palmas e solas), exantema maculopapular difuso, edema periorbital e herpes-zóster ou herpes simples. Estrias brancas transversais nas unhas (linhas de Aldrich-Mees) podem aparecer meses após uma intoxicação aguda.

B. A **intoxicação crônica** também está associada aos efeitos multissistêmicos, que poderão incluir fadiga e mal-estar, gastrenterite, leucopenia e anemia (ocasionalmente megaloblástica), neuropatia periférica sensorial predominante, elevação das transaminases hepáticas, hipertensão portal não cirrótica e insuficiência vascular periférica. Distúrbios e cânceres cutâneos poderão ocorrer (ver a seguir) e um número crescente de evidências epidemiológicas liga a ingestão crônica de arsênio a um risco aumentado de hipertensão, mortalidade cardiovascular, diabetes melito e insuficiência respiratória crônica não maligna. Fatores genéticos que afetam a metilação do arsênio, particularmente aqueles associados a uma porcentagem elevada de ácido monometilarsônico (MMA) urinário, podem aumentar o risco de doença crônica relacionada com o arsênio.
1. **Lesões cutâneas,** que aparecem gradualmente em um período de 1 a 10 anos, iniciam com um padrão característico de pigmentações pontuais ("pingo de chuva") no colo e em extremidades, seguidas após vários anos pelo desenvolvimento de alterações hiperceratóticas de palmas e solas. Lesões cutâneas podem ocorrer após doses inferiores àquelas causadoras de neuropatia ou anemia. O câncer de pele relacionado ao arsênio, que inclui carcinoma de célula escamosa, doença de Bowen e carcinoma da célula basal, é caracteristicamente multicêntrico e ocorre em áreas não expostas ao sol.
2. **Câncer.** A inalação crônica eleva o risco de câncer de pulmão. A ingestão crônica representa uma causa estabelecida de cânceres de pulmão, bexiga e pele.

IV. O **diagnóstico** geralmente é obtido com base em uma história de exposição combinada a um padrão típico de sinais e sintomas multissistêmicos. Deve-se suspeitar de intoxicação aguda por arsênio em um paciente com aparecimento súbito de dor abdominal, náuseas, vômito, diarreia líquida e hipotensão, particularmente quando seguidos por um padrão crescente de disfunção cardíaca retardada, pancitopenia e neuropatia periférica. Acidose metabólica e CK elevada podem ocorrer no início do curso de casos graves. Alguns compostos arseniacais, particularmente aqueles de menor solubilidade, são radiopacos e podem ser visíveis em uma radiografia abdominal plana.

A. **Níveis específicos.** Nos primeiros 2 a 3 dias após a intoxicação sintomática aguda, a excreção total de arsênio em 24 horas é um excesso de alguns milhares de microgramas (amostra pontual da urina $>$ 1.000 μg/L) e, dependendo da gravidade da intoxicação, poderá não retornar aos níveis basais ($<$ 50 μg em uma amostra de 24 horas ou $<$ 30 μg/L em uma amostra pontual) em várias semanas. A análise da amostra pontual da urina é normalmente suficiente para os propósitos diagnósticos.
1. **Ingestão de frutos do mar,** que podem conter grandes quantidades de compostos organoarseniacais não tóxicos, como a arsenobetaína e os arsenoaçúcares, podem elevar "falsamente" os valores de arsênio urinário *total* em até 3 dias. A avaliação do arsênio urinário por um laboratório capaz de registrar a concentração de arsênio inorgânico e de seus metabólitos humanos primários, o MMA e o ácido dimetilarsínico (DMA), poderá ser, algumas vezes, de grande ajuda; a concentração basal da soma do arsênio orgânico, MMA e DMA é geralmente inferior a 20 μg/L na ausência de ingestão recente de frutos do mar. (No National Health

and Nutrition Examination Survey [NHANES – Estudo Investigativo Nacional sobre Nutrição e Saúde] da 2003-2004 da população geral norte-americana, os valores da mediana e do percentil de 95% foram 6,0 e 18,9 µg/L, respectivamente.) É importante ressaltar que, embora a arsenobetaína seja excretada sem alterações na urina, os arsenoaçúcares, que são abundantes nos moluscos bivalves e nos frutos do mar, são metabolizados parcialmente gerando DMA, bem como espécies tioarsêniacias metiladas recentemente reconhecidas. Entre os alimentos terrestres, o arroz contém naturalmente concentrações relativamente altas de arsênio (embora se encontre em geral em concentrações < 1 ppm).

2. Os **níveis sanguíneos** são bastante variáveis e raramente contribuem para o diagnóstico da intoxicação por arsênio e para o tratamento de pacientes capazes de produzir urina. Embora o arsênio do sangue total, normalmente inferior a 5 µg/L, possa estar elevado no início da intoxicação aguda, poderá voltar rapidamente ao nível normal, apesar da persistência da excreção urinária elevada e da continuação dos sintomas.

3. **Concentrações elevadas de arsênio nas unhas ou nos cabelos** (normalmente < 1 ppm) poderão ser detectadas em certas amostras segmentares durante meses após a normalização dos níveis da urina, mas deverão ser interpretadas com cuidado devido à possibilidade de contaminação externa.

B. **Outras análises laboratoriais úteis** incluem hemograma com diferencial e esfregaço à procura de pontos basofílicos, eletrólitos, glicose, ureia e creatinina, enzimas hepáticas, CK, exame de urina, ECG e monitoramento de ECG (com atenção particular ao intervalo QT) e radiografias de tórax e de abdome.

V. **Tratamento**
A. **Emergência e medidas de apoio**
1. Manter uma via aérea aberta e fornecer ventilação quando necessário (p. 1-7).
2. Tratar coma (p. 18), choque (p. 16) e arritmias (p. 10-15) caso ocorram. Devido à associação do arsênio com intervalos QT prolongados, evitar quinidina, procainamida e outros agentes arrítmicos do tipo Ia. As fenotiazinas não devem ser administradas como antieméticos ou antipsicóticos devido à sua habilidade em prolongar o intervalo QT e baixar o limiar do choque.
3. Tratar hipotensão e perda de fluido com o uso agressivo de soluções cristaloides IV, junto com agentes vasopressores quando necessários, para manter a pressão sanguínea e otimizar a saída da urina.
4. Apoio e observação domiciliar prolongados são indicados para pacientes com intoxicação aguda significativa, pois as complicações cardiopulmonares e neurológicas podem ser retardadas por vários dias. Recomenda-se o monitoramento cardíaco contínuo além de 48 horas em pacientes com sintomas persistentes ou evidências de distúrbio cardiovascular relacionado à toxina, incluindo anormalidades no ECG ou qualquer grau de insuficiência cardíaca congestiva.

B. **Fármacos específicos e antídotos.** Tratar seriamente os pacientes sintomáticos com *agentes queladores*, que apresentaram benefícios terapêuticos nos modelos animais de intoxicação aguda por arsênio quando administrados prontamente (i.e., de minutos a horas) após a exposição. O tratamento não deverá ser atrasado durante os dias necessários para se obter confirmações específicas dos laboratórios.

1. O **unitiol*** (ácido 2,3-dimercaptopropanossulfônico, DMPS, Dimaval* [p. 560]), um análogo hidrossolúvel do dimercaprol (BAL) que pode ser administrado por via IV, possui o perfil farmacológico mais favorável para o tratamento da intoxicação aguda por arsênio. Embora os dados publicados sejam esparsos, uma dose sugerida é a de 3 a 5 mg/kg, a cada 4 horas, por infusão IV lenta, durante 20 minutos. Nos EUA, o fármaco é disponibilizado por meio de farmacêuticos magistrais.

2. O **dimercaprol** (BAL, antilewisita britânica, 2,3-dimercaptopropanol [p. 458]) é o agente quelante de segunda escolha, no caso de o unitiol não estar imediatamente disponível. A

---

* N. de R. T. Unithiol e Dimaval são nomes comerciais nos EUA do DMPS.

dose inicial é de 3 a 5 mg/kg por injeção IM profunda, a cada 4 a 6 horas. Queimaduras na pele e nos olhos por lewisita podem ser tratadas com injeções tópicas de dimercaprol.

3. Uma vez que os pacientes estejam hemodinamicamente estáveis e os sintomas GI tenham desaparecido, a quelação parenteral pode ser substituída pela quelação oral com **unitiol oral** ou **succímer* oral** (DMSA, ácido 2,3-dimercaptossuccínico [p. 555]). Uma dose sugerida de unitiol é a de 4 a 8 mg/kg, VO, a cada 6 horas. Como alternativa, administrar succímer 7,5 mg/kg, VO, a cada 6 horas, ou 10 mg/kg, VO, a cada 8 horas.

4. A interrupção terapêutica da quelação é pouco conhecida. No caso da quelação como tratamento da intoxicação aguda sintomática, uma estratégia empírica poderia ser a de continuar o tratamento (inicialmente parenteral e, em seguida, VO) até que os níveis urinários totais de arsênio sejam inferiores a 500 µg/24 h (ou < 300 µg/L em amostra única), níveis inferiores àqueles associados aos sintomas evidentes em adultos com envenenamento agudo. Como alternativa, a quelação oral poderá ser mantida até que os níveis urinários totais de arsênio alcancem os níveis basais (< 50 µg/24 h ou < 30 µg/L em amostra única). A importância da quelação para o tratamento de uma neuropatia estabelecida (ou prevenção de uma neuropatia incipiente) não foi provada.

C. **Descontaminação** (p. 45). Administrar carvão ativado VO se as condições forem apropriadas (ver Quadro I-30, p. 51). Entretanto, considerar que os estudos em animais e *in vitro* sugerem que o carvão ativado possui uma afinidade relativamente fraca pelos sais de arsênio inorgânico. Considerar a lavagem gástrica no caso de ingestão maciça.

D. **Eliminação aumentada.** A hemodiálise poderá ser benéfica em pacientes com insuficiência renal concomitante, porém, em outras situações, contribui minimamente para o *clearance* do arsênio. Não há evidências conhecidas da importância de diurese, hemoperfusão ou de repetidas doses de carvão.

▶ **ARSINA**

Michael Kosnett, MD, MPH

A arsina é um gás hidreto incolor (AsH$_3$) formado quando o arsênio entra em contato com o hidrogênio ou com agentes redutores em solução aquosa. Normalmente, a exposição ao gás arsina ocorre em operações de fusão ou em outros setores industriais, quando minérios, ligas ou objetos metálicos que contêm arsênio entram em contato com soluções ácidas (ou ocasionalmente alcalinas) e a arsina recém-formada é liberada. A arsina também é usada como uma impureza na indústria dos microeletrônicos.

I. **Mecanismo de toxicidade.** A arsina é um potente agente hemolítico. Pesquisas recentes sugerem que a hemólise ocorre quando a arsina interage com o oxi-heme da hemoglobina para formar um intermediário ativo que altera o fluxo iônico através da membrana e eleva drasticamente o cálcio intracelular. *Nota:* O arsenito e outras formas oxidadas do arsênio **não** causam hemólise. A deposição de quantidades maciças de hemoglobina no túbulo renal pode causar insuficiência renal aguda. A hemólise maciça também diminui a liberação sistêmica de oxigênio e cria o estresse hipóxico, e a arsina e/ou seus produtos reativos exercem efeitos citotóxicos diretos sobre múltiplos órgãos.

II. **Dose tóxica.** A arsina é a forma mais tóxica do arsênio. Os níveis-padrão de exposição aguda (AEGLs, do inglês *acute exposure guideline levels*), recentemente desenvolvidos pela US Environmental Protection Agency e pelo National Research Council, indicam que os efeitos incapacitantes (AEGL-2) podem ocorrer após 30 minutos de exposição a ≥ 0,21 ppm, 1 hora de exposição a ≥ 0,17 ppm ou 8 horas de exposição a ≥ 0,02 ppm. Efeitos letais ou potencialmente letais (AEGL-3) podem ocorrer após 30 minutos de exposição a ≥ 0,63 ppm, 4 horas de exposição a ≥ 0,13 ppm ou 8 horas de exposição a ≥ 0,06 ppm. O nível considerado pelo National Institute for Occupational Safety and Heatth (NIOSH; 1994) como imediatamente perigoso à vida ou à saúde (IDLH) é de 3 ppm. O limiar do odor de 0,5 a 1,0 ppm possui propriedades insuficientes para o alerta.

---

* N. de R. T. Succimer é o nome comercial nos EUA do DMSA.

III. **Apresentação clínica**
   A. **Efeitos agudos.** Como o gás arsina não é fortemente irritante, a inalação **não causa sintomas imediatos.** Aqueles expostos a altas concentrações podem algumas vezes detectar um odor semelhante ao de alho, porém ficam mais inconscientes da presença de uma exposição significativa. Na maioria dos acidentes industriais envolvendo a arsina, a exposição nociva ocorreu durante o período de 30 minutos a algumas horas.
   B. Após um **período latente de 2 a 24 horas** (dependendo da intensidade da exposição), ocorre a hemólise maciça, juntamente com os sintomas iniciais, que podem incluir mal-estar, dor de cabeça, febre ou calafrios e dormência ou frieza nas extremidades. Poderão ocorrer queixas GI concomitantes de náuseas, vômito e dores musculares no abdome, flanco e região lombar. Nas exposições severas, podem ocorrer colapso cardiovascular súbito e morte em 1 ou 2 horas.
   C. A **hemoglobinúria** confere uma coloração vermelho-escura à urina, e a pele poderá apresentar uma coloração de cobre, bronze ou "ictérica", que poderá ser atribuída à hemoglobina plasmática elevada.
   D. Oligúria e **insuficiência renal aguda** ocorrem normalmente em 1 a 3 dias após a exposição e representam um aspecto importante da morbidade relacionada à arsina.
   E. Uma minoria dos pacientes pode desenvolver agitação e *delirium* em 1 a 2 dias após a apresentação.
   F. A **intoxicação crônica por arsina**, uma condição raramente relatada, tem sido associada a dor de cabeça, fraqueza, encurtamento da respiração, náuseas, vômito e anemia.
IV. **Diagnóstico.** Deve-se suspeitar de intoxicação por arsina em um paciente que se apresente com surgimento abrupto de hemólise, hemoglobinúria e oligúria progressiva. Uma história de trabalho consistente ou outra provável fonte de exposição aumenta o índice de suspeita, mas nem sempre está aparente.
   A. **Níveis específicos.** Os níveis de arsênio na urina e no sangue total podem estar elevados, porém raramente estão disponíveis em tempo para contribuir para o diagnóstico imediato e o tratamento. As concentrações de arsênio no sangue total em pacientes com intoxicação grave por arsina oscilaram de algumas centenas a milhares de microgramas por litro.
   B. **Outras análises laboratoriais úteis**
      1. Nas primeiras horas após a exposição aguda, o hemograma poderá estar normal ou revelar apenas redução moderada de hematócrito ou hemoglobina. Entretanto, em cerca de 12 a 36 horas, esses valores diminuirão progressivamente, com os níveis de hemoglobina caindo para até 5 a 10 g/100 mL. O esfregaço do sangue periférico pode revelar fragmentação e formas anormais dos eritrócitos, incluindo as características "células fantasmas", nas quais uma membrana alargada circunda um interior pálido ou vazio. A leucocitose é comum. A avaliação da hemoglobina *plasmática ou sérica* poderá guiar o tratamento (ver a seguir).
      2. O exame de urina inicial será normalmente heme-positivo, porém com o exame microscópico revelando a formação de poucas hemácias. Mais tarde, com a progressão da oligúria, ocasionalmente aparecerá um sedimento ativo de urina com hemácias e aglomerados. A avaliação quantitativa da hemoglobina na urina poderá aumentar até 3 g/L durante a hemólise significativa e, em alguns casos, poderá exceder 10 g/L.
      3. A bilirrubina sérica poderá apresentar elevações brandas a moderadas (p. ex., 2 a 5 mg/dL) durante as primeiras 48 horas, com apenas um leve aumento nas aminotransferases hepáticas.
      4. Elevações na ureia e na creatinina sérica sugerirão insuficiência renal aguda.
V. **Tratamento**
   A. **Emergência e medidas de apoio**
      1. Fornecer **hidratação** IV vigorosa, quando necessário, **diurese osmótica com manitol** (p. 525) para manter a saída de urina e reduzir o risco de insuficiência renal hemoglobinúrica aguda.
      2. Registros clínicos indicam que a **transfusão imediata de substituição com sangue total** representa uma intervenção terapêutica fundamental e deverá ser iniciada em pacientes com níveis plasmáticos ou séricos de hemoglobina ≥ 1,5 g/dL e/ou sinais de insuficiência renal ou necrose tubular aguda precoce. Devido ao atraso pelo tempo necessário para se

conseguir sangue compatível, a possível necessidade de transfusão de substituição em pacientes significativamente expostos deverá ser antecipada logo após a sua apresentação.

3. A hemodiálise poderá ser necessária para tratar a insuficiência renal progressiva, porém não substitui a transfusão de substituição que, ao contrário da hemodiálise, remove os complexos arsênio-hemoproteínas, que provavelmente contribuem para o estado hemolítico instalado.

B. **Fármacos específicos e antídotos**
   1. A pouca experiência clínica com a quelação na intoxicação aguda por arsina é inconclusiva, porém estudos experimentais em animais e *in vitro* sugerem que é razoável iniciar o tratamento com **dimercaprol** (BAL, antilewisita britânica [p. 458]), um quelante relativamente lipossolúvel, em pacientes que se apresentam em até 24 horas após a exposição. A dose de dimercaprol durante as primeiras até 24 horas é de 3 a 5 mg/kg a cada 4 a 6 horas por injeção IM profunda.
   2. Após 24 horas, considerar a quelação com os agentes queladores dimercapto-hidrossolúveis: **DMPS** oral ou parenteral (p. 560) ou **DMSA** oral (Chemet [p. 555]).
   3. Notar que a recomendação do uso de Bal no lugar do DMPS ou do DMSA durante as fases iniciais da intoxicação é válida apenas para a arsina e difere da recomendação da quelação para a intoxicação causado por outros arseniacais inorgânicos, quando o uso inicial de DMPS é favorecido.
   4. A quelação é de certa eficácia e não deverá substituir ou retardar as medidas de apoio vigorosas supradescritas.

C. **Descontaminação.** Remover a vítima da exposição. Inicialmente, os respondedores deverão usar equipamento de respiração autônoma (SCBA, do inglês *self-contained breathing apparatus*) para protegê-los de qualquer arsina restante no ambiente.

D. **Eliminação aumentada.** Conforme já mencionado, a **transfusão de substituição imediata com sangue total** é útil em pacientes com evidências de hemólise ativa significativa ou insuficiência renal progressiva. O sangue total do doador deverá ser infundido por uma via central na mesma intensidade da remoção do sangue do receptor por uma veia periférica, ou poderão ser consideradas as técnicas que usam separadores celulares automatizados para substituir tanto eritrócitos quanto plasma.

▶ **ASBESTO**

John R. Balmes, MD

Asbesto é a denominação dada a um grupo de silicatos naturais – crisotilo, amosita, crocidolita, tremolita, actinolita e antofilita. A exposição ao asbesto é uma causa bem documentada de fibroses pleural e pulmonar, câncer pulmonar e mesotelioma, doenças que poderão aparecer muitos anos após a exposição.

I. **Mecanismo de toxicidade.** A biopersistência nos pulmões é uma propriedade fundamental das fibras de asbesto inaladas maiores que 5 micrômetros (fibras menores são mais facilmente eliminadas dos pulmões) e está associada a indução de fibrose, câncer pulmonar e mesotelioma maligno em modelos murinos. A exposição a fibras longas de asbesto ativa o receptor do fator de crescimento epidérmico (EGF, do inglês *epidermal growth factor*) e as vias de sinalização intracelular, levando à proliferação celular. Também foi mostrado que as fibras de asbesto interferem fisicamente no aparelho mitótico. O tabagismo eleva o risco de câncer pulmonar em indivíduos expostos ao asbesto.

II. **Dose tóxica.** Um limiar seguro de exposição ao asbesto não foi estabelecido. Equilibrando os riscos potenciais à saúde com a prática de controle do local de trabalho, o padrão federal de asbesto da atual Occupational Safety & Health Administration (OSHA) estabeleceu um limite de exposição permitido (PEL)* de 0,1 fibra por centímetro cúbico (fibra/cm^3) como uma média calculada para 8 horas. Nenhum trabalhador deverá ser exposto a concentrações superiores a 1 fibra/cm^3 por mais de 30 minutos.

---

* N. de R. T. Ver segunda nota da página 117.

III. **Apresentação clínica.** Após um período latente de 15 a 20 anos, o paciente poderá desenvolver uma ou mais das seguintes síndromes clínicas:
   A. A **asbestose** é uma doença fibrosante dos pulmões de progressão lenta. O comprometimento pulmonar resultante da restrição pulmonar e da diminuição das trocas gasosas é comum.
   B. **Placas pleurais** envolvem apenas a pleura parietal e são normalmente assintomáticas, porém representam uma característica da exposição ao asbesto. Em raros casos, ocorre restrição pulmonar significativa resultante de fibrose pleural grave envolvendo as superfícies parietal e visceral (espessamento pleural difuso).
   C. **Efusões pleurais** podem ocorrer em até 5 a 10 anos após a exposição e, em geral, não são reconhecidas como advindas do asbesto.
   D. O **câncer pulmonar** é uma causa comum de morte em pacientes com exposição ao asbesto, sobretudo nos fumantes. O **mesotelioma** é uma malignidade que pode afetar a pleura ou o peritônio. A incidência de **câncer gastrintestinal** poderá ser maior nos trabalhadores expostos ao asbesto.
IV. O **diagnóstico** é obtido com base na história de exposição ao asbesto (em geral, pelo menos 15 a 20 anos antes do aparecimento dos sintomas) e na apresentação clínica de uma ou mais das síndromes supradescritas. A radiografia torácica evidencia opacidades arredondadas, irregulares e pequenas distribuídas principalmente nos campos pulmonares inferiores. Poderão estar presentes placas pleurais, espessamento difuso ou calcificação. Os testes de função pulmonar revelam redução da capacidade vital e da capacidade pulmonar total e comprometimento da difusão do monóxido de carbono.
   A. **Testes específicos.** Não existem testes específicos para sangue ou urina.
   B. **Outras análises laboratoriais úteis** incluem radiografia torácica, gasometria arterial e testes de função pulmonar.
V. **Tratamento**
   A. **Emergência e medidas de apoio.** Deverá ser dada ênfase à **prevenção** da exposição. Todos os que trabalham com asbesto deverão ser instruídos a parar de fumar e a observar criteriosamente as medidas de controle do local de trabalho.
   B. **Fármacos específicos e antídotos.** Não existem.
   C. **Descontaminação** (p. 45)
      1. **Inalação.** Indivíduos expostos à poeira do asbesto e aqueles que auxiliam as vítimas deverão usar equipamento protetor, incluindo respiradores apropriados e jalecos e bonés descartáveis. O ato de umedecer qualquer material seco ajudará a prevenir a sua dispersão no ar como poeira.
      2. **Exposição da pele.** O asbesto não é absorvido pela pele. Entretanto, poderá ser inalado da pele ou das roupas; a remoção das roupas e a lavagem da pele, portanto, são recomendadas.
      3. **Ingestão.** A ingestão do asbesto não é reconhecida como prejudicial; portanto, a descontaminação não é necessária.
   D. **Eliminação aumentada.** Não existem regras para esses procedimentos.

▶ **AZIDA SÓDICA**
Jo Ellen Dyer, PharmD

A **azida sódica** é um sólido branco cristalino altamente tóxico. Ela tornou-se amplamente utilizada nos *airbags* dos automóveis; a sua decomposição explosiva em gás nitrogênio proporciona rápido insuflamento do *airbag*. Além disso, a azida sódica é usada na produção de explosivos de azida metálica e como conservante em laboratórios. Atualmente não possui uso médico, porém, devido aos seus potentes efeitos vasodilatadores, tem sido avaliada como um agente hipertensivo.
   I. **Mecanismo de toxicidade**
      A. O mecanismo de toxicidade da azida é desconhecido. Como a cianida e o sulfeto de hidrogênio, a azida inibe as enzimas respiratórias que contêm ferro, como o citocromo oxidase, levando à asfixia celular. No SNC, ocorre a elevação da transmissão excitatória. A azida também é um potente vasodilatador direto.

B. Embora soluções neutras sejam estáveis, a acidificação converte rapidamente o sal de azida em **ácido hidrazoico**, sobretudo na presença de metais sólidos (p. ex., tubos de drenagem). Os vapores do ácido hidrazoico são fortes e explosivos (em altas concentrações). A toxicidade aguda desse ácido tem sido comparada com a do cianeto de hidrogênio e a do sulfeto de hidrogênio.

II. **Dose tóxica.** Embora sejam encontrados vários gramas de azida nos *airbags* dos automóveis, ela é completamente consumida e convertida em nitrogênio durante o processo de insuflamento explosivo, e não foi registrada toxicidade após a exposição aos equipamentos acionados.

A. **Inalação.** Sintomas de irritação ou odor forte não representam um alerta adequado de toxicidade. O limite máximo recomendado para o local de trabalho (TLV-C da ACGIH)* é de 0,29 mg/m^3 de azida sódica e 0,11 ppm de ácido hidrazoico. Concentrações no ar tão baixas quanto 0,5 ppm podem levar a irritação da membrana mucosa, hipotensão e dor de cabeça. Um químico que inspirou intencionalmente um vapor com solução de ácido hidrazoico superior a 1% apresentou hipotensão, colapso e recuperou-se após 15 minutos, apresentando dor de cabeça residual. Trabalhadores envolvidos na produção de azida de chumbo, expostos a concentrações de 0,3 a 3,9 ppm no ar, apresentaram dor de cabeça, fraqueza, palpitações e irritação branda dos olhos e do nariz, além de uma queda na pressão sanguínea. Funcionários de laboratório que trabalham próximos a um analisador de enxofre que emite concentrações de vapor de 0,5 ppm apresentaram sintomas de obstrução nasal sem detecção de odor forte.

B. **Absorção dérmica.** Trabalhadores industriais que manipularam azida sódica bruta apresentaram dor de cabeça, náuseas, fraqueza e hipotensão, mas não se sabe se a exposição ocorreu por absorção cutânea ou inalação. Uma explosão de um tambor de descarte de metal contendo uma solução de azida sódica a 1% causou queimaduras em 45% da área de superfície corporal e levou à toxicidade típica da azida em um período de tempo semelhante ao da ingestão oral; coma e hipotensão desenvolveram-se em 1 hora, seguidos de acidose metabólica refratária, choque e morte após 14 horas.

C. **Ingestão.** Diversas intoxicações sérias ou fatais ocorreram como resultado da ingestão de grandes quantidades de soro fisiológico ou água destilada de laboratórios contendo 0,1 a 0,2% de azida sódica como conservante.

1. A ingestão de alguns gramas pode levar à morte em 1 a 2 horas.
2. A ingestão de 700 mg levou ao infarto do miocárdio após 72 horas. A ingestão de 150 mg produziu encurtamento da respiração, taquicardia, agitação, náuseas, vômito e diarreia em 15 minutos; em seguida, polidipsia, alterações na onda T do ECG, leucocitose e dormência durante 10 dias.
3. Doses de 0,65 a 3,9 mg/dia por até 2,5 anos foram usadas experimentalmente como anti-hipertensivo. O efeito hipotensivo ocorreu em 1 minuto. A dor de cabeça foi a única queixa apresentada por esses pacientes.

III. **Apresentação clínica**

A. **Irritação.** Exposição à poeira ou ao gás pode originar conjuntivas avermelhadas e irritação brônquica ou nasal que poderá progredir para edema pulmonar.

B. **Toxicidade sistêmica.** Tanto a inalação quanto a ingestão estão associadas a uma variedade de sintomas sistêmicos que dependem da dose. No início do processo, ocorrem hipotensão e taquicardia, que podem evoluir para bradicardia, fibrilação ventricular e infarto do miocárdio. Sintomas neurológicos incluem dor de cabeça, agitação, rubor facial, perda de visão, desânimo, fraqueza, hiperreflexia, choque, coma e insuficiência respiratória. Náuseas, vômito, diarreia, diaforese e acidose láctica também aparecem durante o curso da doença.

IV. **O diagnóstico** é obtido com base na história de exposição e na apresentação clínica.

A. **Níveis específicos.** Níveis séricos ou sanguíneos específicos não estão rotineiramente disponíveis. Um simples teste qualitativo pode ser usado com o pó ou com materiais sólidos: a azida forma um precipitado vermelho na presença de cloreto férrico (usar luvas e proteção respiratória quando lidar com a azida).

---

* N. de R. T. o TLV-C (Threshold limit value-ceiling), definido pela ALGIH, indica o limiar de exposição a um agente químico na forma de uma concentração ambiental do agente que jamais pode ser ultrapassada.

MANUAL DE TOXICOLOGIA CLÍNICA 153

B. Outras análises laboratoriais úteis incluem eletrólitos, glicose, gasometria arterial ou oximetria de pulso e ECG.

V. Tratamento. *Atenção:* Casos envolvendo ingestão severa de azida são potencialmente perigosos para os profissionais da área de saúde. No ambiente ácido do estômago, os sais de azida são convertidos em ácido hidrazoico, que é altamente volátil. Deve-se isolar rapidamente todo o vômito ou realizar lavagens gástricas e manter o paciente em uma área bem ventilada. Usar o equipamento de proteção respiratória apropriado, quando disponível; a equipe deverá ser treinada para usá-lo. Efetuar o descarte da azida com cautela. Quando em contato com metais pesados, incluindo o cobre ou o chumbo encontrados nos canos de água, as azidas derivadas do metal formam-se e podem explodir.

    A. Emergência e medidas de apoio

        1. Proteger a via aérea e fornecer ventilação quando necessário (p. 1-7). Inserir uma linha IV e monitorar ECG e sinais vitais.

        2. Tratar coma (p. 18), hipotensão (p. 16), choque (p. 22) e arritmias (p. 10-15) caso ocorram.

    B. Fármacos específicos e antídotos. Não há antídoto específico.

    C. Descontaminação (p. 45)

        1. Inalação. Remover a vítima da área de exposição e fornecer oxigênio suplementar quando disponível. Os profissionais deverão usar equipamentos de respiração adequados e roupas protetoras contra agentes químicos.

        2. Pele. Remover e embalar a roupa contaminada e lavar as áreas afetadas copiosamente com água e sabão.

        3. Ingestão. Administrar carvão ativado. (A afinidade do carvão pela azida não é conhecida.) Considerar a lavagem gástrica no caso de a apresentação ocorrer logo após a ingestão. Observar o Item *Atenção* supracitado; isolar todo o vômito ou realizar lavagens gástricas para evitar exposição ao ácido hidrazoico volátil.

    D. Eliminação aumentada. Não há regras para diálise ou hemoperfusão na intoxicação aguda por azida.

▶ BARBITÚRICOS
Timothy E. Albertson, MD, MPH, PhD

Os barbitúricos têm sido utilizados como hipnóticos e como agentes sedativos para a indução de anestesia e para o tratamento de epilepsia e estados epiléticos. Eles têm sido amplamente substituídos por fármacos mais recentes. Em geral, são divididos em quatro grupos principais de acordo com sua atividade farmacológica e uso clínico: de **ação ultrarrápida**, de **ação rápida**, de **ação intermediária** e de **ação longa** (Tab. II-6). *Produtos de associação comuns* contendo barbitúricos incluem Fiorinal (50 mg de butalbital) e Donnatal (16 mg de fenobarbital).* Os produtos de eutanásia veterinária geralmente contêm barbitúricos, como o pentobarbital.

I. Mecanismo de toxicidade

    A. Todos os barbitúricos causam **depressão da atividade neuronal** generalizada no cérebro. A interação com um receptor de barbiturato aumenta o fluxo de cloreto mediado pelo ácido γ-aminobutírico (GABA), levando à inibição sináptica. A hipotensão que decorre do uso de altas doses é causada pela depressão do tônus simpático central, bem como pela depressão direta da contratilidade cardíaca.

    B. A **farmacocinética** varia de acordo com o agente e o grupo (ver Tabs. II-13 e II-52, p. 414).

        1. Barbitúricos de ação ultrarrápida são altamente lipossolúveis e penetram rapidamente no cérebro para induzir anestesia e, em seguida, são rapidamente redistribuídos para outros tecidos. Por essa razão, a duração do efeito é muito mais curta do que a meia-vida de eliminação desses compostos.

        2. Barbitúricos de ação longa são distribuídos mais lentamente e possuem longas meias-vidas de eliminação, tornando-os úteis para o tratamento da epilepsia com dose

---
* N. de R. T. Associações não disponíveis no Brasil.

TABELA II-16 Barbitúricos

Fármaco	Meia-vida de eliminação terminal usual (h)	Duração de efeito usual (h)	Dose hipnótica usual, adultos (mg)	Nível tóxico mínimo (mg/L)
Ação ultrarrápida				
Metoexital	3-5	< 0,5	50-120	> 5
Tiopental	8-10	< 0,5	50-75	> 5
Ação rápida				
Pentobarbital	15-50	> 3-4	50-200	> 10
Secobarbital	15-40	> 3-4	100-200	> 10
Ação intermediária				
Amobarbital	10-40	> 4-6	65-200	> 10
Aprobarbital	14-34	> 4-6	40-160	> 10
Butabarbital	35-50	> 4-6	100-200	> 10
Butalbital	35		100-200	> 7
Ação longa				
Fenobarbital	80-120	> 6-12	100-320	> 30
Mefobarbital	10-70	> 6-12	50-100	> 30

única diária. A primidona (Mysoline)* é metabolizada gerando fenobarbital e feniletilmalonamida (PEMA); embora o fenobarbital de ação longa contribua para apenas cerca de 25% dos metabólitos, ele apresenta a atividade anticonvulsiva mais alta.

II. **Dose tóxica.** A dose tóxica de barbitúricos varia amplamente e depende do fármaco, da via e da taxa de administração e da tolerância de cada paciente. Em geral, a toxicidade é esperada quando a dose excede 5 a 10 vezes a dose hipnótica. Usuários crônicos ou viciados poderão apresentar uma surpreendente tolerância aos efeitos depressivos.

   A. A **dose oral** potencialmente fatal dos agentes de ação rápida, como o pentobarbital, é de 2 a 3 g, comparada com 6 a 10 g para o fenobarbital.

   B. Foram registrados alguns óbitos em mulheres jovens que sofreram aborto terapêutico após terem recebido **injeções IV** rápidas de apenas 1 a 3 mg de metoexital por quilograma.

III. **Apresentação clínica.** O aparecimento de sintomas depende do fármaco e da via de administração.

   A. Letargia, fala arrastada, nistagmo e ataxia são comuns nos casos de intoxicação branda a moderada. Com doses mais elevadas, hipotensão, coma e parada respiratória ocorrem com frequência. Em coma profundo, as pupilas costumam ficar pequenas ou em posição média; o paciente poderá perder toda a atividade reflexa e parecer morto.

   B. A **hipotermia** é comum em pacientes em coma profundo, sobretudo se a vítima tiver sido exposta a um ambiente frio. Hipotensão e bradicardia normalmente acompanham a hipotermia.

IV. O **diagnóstico** geralmente é obtido com base em uma história de ingestão e deverá ser suspeito em qualquer paciente epilético com estupor ou coma. Embora sejam observadas bolhas na pele em alguns casos de superdosagem por barbitúricos, elas não são consideradas específicas desses fármacos. Outras causas de coma também deverão ser consideradas (p. 18).

   A. **Níveis específicos** de fenobarbital em geral se encontram imediatamente disponíveis nos laboratórios clínicos dos hospitais; concentrações superiores a 60 a 80 mg/L normalmente estão associadas a coma, e aquelas superiores a 150 a 200 mg/L, à hipotensão grave. Nos casos dos barbitúricos de ações rápida e intermediária, é provável que ocorra o coma quando a concentração sérica exceder 20 a 30 mg/L. Os barbitúricos são facilmente detectados no exame toxicológico rotineiro da urina.

   B. **Outras análises laboratoriais úteis** incluem eletrólitos, glicose, ureia, creatinina, gasometria arterial ou oximetria de pulso e radiografia torácica.

---

* N. de R. T. No Brasil, Mysoline, Epidona e Primidon.

V. Tratamento

A. Emergência e medidas de apoio
1. Proteger a via aérea e fornecer ventilação quando necessário (p. 1-7).
2. Tratar coma (p. 18), hipotermia (p. 20) e hipotensão (p. 16) caso ocorram.
B. Fármacos específicos e antídotos. Não há antídoto específico.
C. Descontaminação (p. 45). Administrar carvão ativado VO se as condições forem apropriadas (ver Quadro I-30, p. 51). A lavagem gástrica não será necessária após ingestões leves a moderadas se o carvão ativado for administrado prontamente.
D. Eliminação aumentada
1. A **alcalinização** da urina (p. 54) eleva à eliminação urinária do fenobarbital, e de nenhum outro barbitúrico. A sua importância na superdosagem aguda não é conhecida e poderá contribuir potencialmente para a sobrecarga de fluido e edema pulmonar.
2. **Doses repetidas de carvão ativado** comprovadamente reduzem a meia-vida do fenobarbital e de seus metabólitos, mas os dados são conflitantes no que diz respeito a seus efeitos sobre a duração do coma, o tempo até a ventilação mecânica e o tempo até a extubação.
3. A **hemodiálise** ou a hemoperfusão podem ser necessárias no caso de pacientes gravemente intoxicados que não estejam respondendo ao tratamento de apoio (i.e., com hipotensão intratável). A hemofiltração venosa contínua tem sido responsável por acelerar a eliminação.

▶ BÁRIO
Alicia B. Minns, MD

intoxicação por bário são raras e geralmente resultam de contaminação acidental de fontes alimentares, ingestão suicida ou exposição ocupacional por inalação. Intoxicação maciça acidental ocorreu devido à adição de carbonato de bário à farinha e à contaminação do sal de mesa.

O bário é um metal alcalino terroso denso que existe na natureza como um cátion bivalente em combinação com outros elementos. Os sais de bário hidrossolúveis (acetato, carbonato, cloreto, fluoreto, hidróxido, nitrato e sulfeto) são altamente tóxicos, enquanto o sal insolúvel, sulfato de bário, não é tóxico por ser fracamente absorvido. Os sais de bários solúveis são encontrados em cremes depilatórios, fogos de artifício, vernizes cerâmicos e raticidas e também são usados na fabricação de vidro e em corantes têxteis. O sulfeto e o polissulfeto de bário também podem produzir a toxicidade do sulfeto de hidrogênio (p. 378). O bário também pode se difundir no ar durante os processos de mineração e refinamento, a queima de carvão e gás e a produção de compostos de bário. As indústrias de óleo e gás usam compostos de bário para produzir graxa lubrificante, que lubrificam as máquinas que perfuram rochas.

I. Mecanismo de toxicidade

A. A **intoxicação sistêmica por bário** é caracterizada por hipopotassemia profunda, levando às paradas respiratória e cardíaca. O bário é um bloqueador competitivo dos canais de potássio, interferindo na saída de potássio intracelular para fora da célula. Os íons de bário também podem ser responsáveis por um efeito direto sobre o músculo esquelético ou sobre a transmissão neuromuscular. No trato GI, o bário estimula a secreção de ácido e de histamina e o peristaltismo.

B. inalação de sais de bário inorgânicos insolúveis pode causar baritose, uma pneumoconiose benigna. Foi registrado um óbito a partir da inalação de peróxido de bário. A detonação de estifinato de bário causou intoxicação grave por inalação e absorção dérmica.

C. Farmacocinética. Após a ingestão, sais de bário solúveis são rapidamente absorvidos pela mucosa digestiva. Uma fase de redistribuição rápida é seguida por uma lenta queda nos níveis de bário, com uma meia-vida entre 18 horas a 3,6 dias. O meio de eliminação predominante é pelas fezes, com a eliminação representando entre 10 a 28%. O bário é irreversivelmente armazenado nos ossos.

II. Dose tóxica. A dose tóxica oral mínima dos sais de bário solúveis é indeterminada, porém pode ser tão baixa quanto 200 mg. A faixa das doses letais vai de 1 a 30 g para sais de bário solúveis, porque a absorção é influenciada pelo pH gástrico e pelos alimentos ricos em sulfato. Pacientes sobreviveram a ingestões de 129 e 421 g de sulfeto de bário. A US Environmental Protection Agency

(EPA) estabeleceu uma dose de referência oral para o bário de 0,07 mg/kg/dia. Um nível de 50 mg/m^3 pode ser considerado como IDLH.

III. **Apresentação clínica.** A intoxicação aguda manifesta-se de 10 a 60 minutos com uma variedade de sintomas incluindo vômito, desconforto epigástrico, diarreia aquosa severa, salivação e fraqueza. Esses sintomas são logo seguidos por hipopotassemia profunda e fraqueza do músculo esquelético, que progride para paralisia flácida dos membros e músculos respiratórios e arreflexia. Também podem ocorrer arritmias ventriculares, hipofosfatemia, midríase, comprometimento da acomodação visual, mioclonia, hipertensão, convulsões, rabdomiólise, insuficiência renal aguda e coagulopatia. Acidose láctica profunda e depressão do SNC também poderão estar presentes. Com maior frequência, os pacientes permanecem conscientes mesmo quando gravemente intoxicados.

IV. O **diagnóstico** é obtido com base em uma história de exposição, acompanhada por hipopotassemia rapidamente progressiva e fraqueza muscular. Uma radiografia abdominal plana pode detectar material radiopaco, porém a sensibilidade e a especificidade da radiografia para as ingestões de bário não foram determinadas.
   A. **Níveis específicos.** Os níveis séricos de bário não se encontram imediatamente disponíveis. Podem ser avaliados por uma variedade de técnicas, e níveis superiores a 0,2 mg/L são considerados anormais.
   B. **Outras análises laboratoriais úteis** incluem eletrólitos, ureia, creatinina, fósforo, gasometria arterial ou oximetria de pulso e monitoramento contínuo do ECG. Avaliar com frequência os níveis séricos de potássio.

V. **Tratamento**
   A. **Emergência e medidas de apoio**
      1. Manter uma via aérea aberta e fornecer ventilação quando necessário (p. 1-7).
      2. Tratar as perdas de fluido da gastrenterite com cristaloides IV.
      3. Utilizar um monitor cardíaco e obervar o paciente atentamente por pelo menos 6 a 8 horas após a ingestão.
   B. **Fármacos específicos e antídotos.** Administrar **cloreto de potássio** (p. 545) para tratar hipopotassemia sintomática ou grave. Grandes doses de potássio poderão ser necessárias (foram administradas doses de até 420 mEq por 24 horas). Usar fosfato de potássio em caso de o paciente apresentar hipofosfatemia.
   C. **Descontaminação** (p. 45)
      1. O carvão ativado não se liga ao bário e não é recomendado, a menos que se tenha suspeita ou certeza da ingestão de outros agentes.
      2. Realizar a lavagem gástrica no caso de uma ingestão maciça recente.
      3. **Sulfato de magnésio ou sulfato de sódio** (adultos, 30 g; crianças, 250 mg/kg) poderão ser administrados VO para precipitar o bário ingerido como sal de sulfato insolúvel. A administração IV de sulfato de magnésio ou de sulfato de sódio não é aconselhável, pois poderá causar precipitação de bário nos túbulos renais, levando à insuficiência renal.
   D. **Eliminação aumentada.** A hemodiálise tem sido associada à rápida melhora clínica e a uma redução mais rápida da meia-vida do bário em diversas descrições. Em um registro de caso, a hemofiltração venosa contínua (CVVHDF, do inglês *continuous venovenous hemodiafiltration*) foi utilizada com sucesso, reduzindo a meia-vida do bário em um fator de 3, levando à recuperação neurológica completa em 24 horas. Qualquer um dos métodos de eliminação aumentada deverá ser considerado para qualquer paciente gravemente envenenado que não responda à correção de hipopotassemia.

▶ **BENZENO**

Kent R. Olson, MD e Chris Camilleri, DO

O benzeno, um líquido claro volátil de odor aromático acre, é um dos agentes químicos industriais mais amplamente utilizados. Ele é um subproduto da gasolina e é usado como solvente industrial e como intermediário químico na síntese de vários materiais. O benzeno pode ser encontrado em corantes, plásticos, inseticidas e em muitos outros materiais e produtos. Em geral, não está presente em produtos de uso doméstico.

I. **Mecanismo de toxicidade.** Como outros hidrocarbonetos, o benzeno pode causar uma pneumonia química se for aspirado. Ver p. 275 para uma discussão geral sobre a toxicidade dos hidrocarbonetos.
   A. Uma vez absorvido, o benzeno causa depressão do SNC e poderá sensibilizar o miocárdio aos efeitos arritmogênicos de catecolaminas.
   B. O benzeno também é conhecido pelos seus efeitos crônicos sobre o sistema hematopoiético, que se acredita serem mediados por um metabólito intermediário tóxico reativo.
   C. O benzeno é um carcinógeno humano conhecido (Categoria AI da ACGIH e Grupo 1 da IARC).

II. **Dose tóxica.** O benzeno é absorvido rapidamente por inalação e ingestão e, em uma extensão limitada, por via percutânea.
   A. A ingestão aguda de 2 mL poderá produzir neurotoxicidade, e uma ingestão de apenas 15 mL levou ao óbito.
   B. O limite recomendado para o local de trabalho (TLV-TWA da ACGIH) para o **vapor** do benzeno é de 0,5 ppm (1,6 mg/m^3) em uma média de 8 horas. O limite de exposição a curto prazo (STEL)* é de 2,5 ppm. O nível considerado como imediatamente perigoso à vida e à saúde (IDLH) é de 500 ppm. Uma única exposição a 7.500 até 20.000 ppm poderá ser fatal. A exposição crônica a concentrações aéreas bem inferiores ao ponto de percepção do odor (2 ppm) está associada à toxicidade hematopoiética.
   C. O nível máximo de contaminante (MCL, do inglês *maximum contaminant level*) em água definido pela EPA é de 5 ppb.

III. **Apresentação clínica**
   A. A **exposição aguda** pode causar efeitos imediatos sobre o SNC, incluindo dor de cabeça, náuseas, tontura, tremor, convulsões e coma. Os sintomas de toxicidade ao SNC deverão estar aparentes imediatamente após a inalação ou em 30 a 60 minutos após a ingestão. A inalação grave poderá advir da sensibilidade aumentada do miocárdio às catecolaminas. O benzeno pode causar queimaduras químicas na pele no caso de exposição intensa ou prolongada.
   B. Após **exposição crônica**, poderão ocorrer distúrbios hematológicos, como pancitopenia, anemia aplástica e leucemia mieloide aguda e suas variantes. Ele é suspeito como causa de leucemia mieloide crônica, leucemia linfoide crônica, mieloma múltiplo, doença de Hodgkin e hemoglobinúria paroxística noturna. Existe uma associação não comprovada entre a exposição ao benzeno e a leucemia linfoblástica aguda, a mielofibrose e os linfomas. Foram registradas anormalidades cromossômicas, embora não tenham sido descritos efeitos sobre a fertilidade em mulheres após a exposição ocupacional.

IV. O **diagnóstico** da intoxicação por benzeno é obtido com base em uma história de exposição e nos achados clínicos típicos. No caso de toxicidade hematológica crônica, as contagens de eritrócitos, leucócitos e trombócitos poderão se elevar inicialmente e, em seguida, cair, após o aparecimento da anemia aplástica.
   A. **Níveis específicos.** *Nota:* A fumaça de um cigarro contém 60 a 80 µg de benzeno; um fumante típico inala 1 a 2 mg de benzeno por dia. Isso pode confundir as avaliações da exposição a baixos níveis de benzeno.
      1. Os níveis de fenol na urina podem ser úteis para o monitoramento da exposição ao benzeno no local de trabalho (se a dieta for cuidadosamente controlada para os produtos fenólicos). Um valor de fenol superior a 50 mg/L em uma amostra única de urina sugere exposição ocupacional excessiva. Os ácidos *trans*-mucônico e *S*-fenilmercaptúrico (SPMA, do inglês *S-phenylmercapturic acid*) urinários são indicadores mais sensíveis e específicos da exposição a baixos níveis de benzeno, porém, em geral, não estão prontamente disponíveis. O SPMA na urina normalmente é inferior a 15 µg/g de creatinina.
      2. O benzeno também pode ser avaliado no ar expirado em até 2 dias após a exposição.

---

* N. de R.T. O TLV-STEL, *short term exposure limit*, refere-se a valores máximos de exposição ambiental no local de trabalho a um determinado agente químico, que podem ser atingidos no máximo durante 15 minutos, em uma média ponderada pelo tempo, durante uma jornada de trabalho de 8 horas. Os valores TLV-STEL são aplicados em conjunto com o TLV-TWA.

3. Os níveis sanguíneos de benzeno ou de seus metabólitos não são clinicamente úteis, exceto após uma exposição aguda. Níveis normais são inferiores a 0,5 µg/L.
B. **Outras análises laboratorias úteis** incluem hemograma, eletrólitos, ureia, creatinina, testes de função hepática, monitoramento do ECG e radiografia torácica (em caso de suspeita de aspiração).

V. **Tratamento**
 A. **Emergência e medidas de apoio**
  1. Manter uma via aérea aberta e fornecer ventilação quando necessário (p. 1-7).
  2. Tratar coma (p. 18), choque (p. 22), arritmias (p. 10-15) e outras complicações caso ocorram.
  3. Ser cauteloso com o uso de qualquer agente β-adrenérgico (p. ex., epinefrina, albuterol) pela possibilidade de ocorrência de disrritmias devidas à sensibilização do miocárdio.
  4. Monitorar os sinais vitais e o ECG por 12 a 24 horas após exposição significativa.
 B. **Fármacos e antídotos específicos.** Não existe antídoto específico.
 C. **Descontaminação** (p. 45)
  1. **Inalação.** Deslocar imediatamente a vítima para local de ar puro e fornecer oxigênio quando disponível.
  2. **Pele e olhos.** Remover as roupas e lavar a pele; irrigar os olhos expostos com quantidades copiosas de água ou soro fisiológico.
  3. **Ingestão** (p. 47). Administrar carvão ativado VO caso as condições sejam apropriadas (ver Quadro I-30, p. 51). Considerar aspiração gástrica com um tubo pequeno flexível em caso de ingestão ampla (p. ex., > 150 a 200 mL) e ocorrida nos 30 a 60 minutos anteriores.
 D. **Eliminação aumentada.** Diálise e hemoperfusão não são eficientes.

▶ BENZODIAZEPINAS
Ben Tsutaoka, PharmD

A classe farmacológica das benzodiazepinas inclui diversos compostos que variam amplamente em sua potência, duração de efeito, presença ou ausência de metabólitos ativos e uso clínico (Tab. II-17). Três não benzodiazepinas – eszopiclona, zaleplona e zolpidem – apresentam efeitos clínicos semelhantes e estão aqui incluídas. Em geral, a morte por superdosagem de benzodiazepinas é rara, a menos que os fármacos sejam combinados com outros agentes depressores do SNC, como etanol, opioides e barbitúricos. Agentes potentes mais recentes de ação rápida têm sido considerados como causa única de morte em casos forenses recentes.

I. **Mecanismo de toxicidade.** As benzodiazepinas aumentam a ação do neurotransmissor inibidor ácido γ-aminobutírico (GABA). Elas também inibem outros sistemas neuronais por mecanismos muito pouco conhecidos. O resultado é a depressão generalizada de reflexos espinais e do sistema ativador reticular. Esta pode levar ao coma e à parada respiratória.
 A. A parada respiratória é mais provável no caso de benzodiazepinas mais recentes de ação rápida, como triazolam (Halcion), alprazolam (Xanax)* e midazolam (Versed)**. Também foi observada com o uso de zolpidem (Ambien)***.
 B. Parada cardiopulmonar ocorreu após ingestão rápida de diazepam, possivelmente devido aos efeitos depressores do SNC ou devido aos efeitos tóxicos do diluente propilenoglicol.
 C. **Farmacocinética.** A maior parte desses agentes está ligada à proteína (80 a 100%). O tempo necessário para atingir o nível sanguíneo máximo, as meias-vidas de eliminação, a presença ou ausência de metabólitos ativos e outros valores farmacocinéticos estão mostrados na Tabela II-52 (p. 414).

---
* N. de R.T. No Brasil, Frontal, Apraz.
** N. de R.T. No Brasil, Dormonid.
*** N. de R.T. No Brasil, Stilnox.

TABELA II-17 Benzodiazepinas

Fármaco	Meia-vida (h)	Metabólito ativo	Dose oral para adultos (mg)
Alprazolam	6,3-26,9	Não	0,25-0,5
Clonazepam	18-50	Não	0,5-2
Clorazepato	40-120^a	Sim	3,75-30
Clordiazepóxido	18-96^a	Sim	5-50
Diazepam	40-120^a	Sim	5-20
Estazolam	8-28	Não	1-2
Eszopiclona^c	6	Não	2-3
Flunitrazepam	9-30	Não	1-2
Flurazepam	47-100^a	Sim	15-30
Lorazepam	10-20	Não	2-4
Midazolam	2,2-6,8	Sim	1-5^b
Oxazepam	5-20	Não	15-30
Quazepam	70-75^a	Sim	7,5-15
Temazepam	3,5-18,4	Não	15-30
Triazolam	1,5-5,5	Não	0,125-0,5
Zaleplona^c	1	Não	5-20
Zolpidem^c	1,4-4,5	Não	5-10

^{a}Meia-vida do metabólito ativo, ao qual podem ser atribuídos os efeitos.
^{b}Intramuscular ou intravenosa.
^{c}Não benzodiazepina, porém com mecanismo de ação e efeitos clínicos semelhantes, que podem ser revertidos com flumazenil.

II. **Dose tóxica.** Em geral, a razão toxicoterapêutica das benzodiazepinas é muito alta. Por exemplo, superdosagens de diazepam VO têm sido registradas com o excesso de 15 a 20 vezes a dose terapêutica sem depressão séria de consciência. Entretanto, a parada respiratória ocorreu após a ingestão de 5 mg de triazolam e após a injeção rápida IV de diazepam, midazolam e muitas outras benzodiazepinas. Da mesma forma, a ingestão de outro fármaco com propriedades depressoras do SNC (p. ex., etanol, barbitúricos, opioides) provavelmente produzirá efeitos adicionais.

III. **Apresentação clínica.** O aparecimento da depressão do SNC pode ser observado em 30 a 120 minutos da ingestão, dependendo do composto. Podem ocorrer letargia, fala arrastada, ataxia, coma e parada respiratória. Em geral, pacientes com coma induzido por benzodiazepinas apresentam hiporreflexia e pupilas pequenas ou semicerradas. Hipotermia poderá ocorrer. As complicações sérias são mais prováveis quando outros fármacos depressores são ingeridos.

IV. O **diagnóstico** normalmente é obtido com base na história de ingestão ou de injeção recente. O diagnóstico diferencial deverá incluir outros agentes hipnóticos sedativos, antidepressivos, antipsicóticos e narcóticos. O coma e as pupilas pequenas não respondem à naloxona, mas poderão ser revertidos com a administração de flumazenil (ver adiante).

A. **Níveis específicos.** Os níveis séricos do fármaco geralmente são obtidos a partir dos laboratórios toxicológicos comerciais, porém raramente têm valor no tratamento de emergência. As análises qualitativas de sangue e urina podem fornecer rápida confirmação da exposição. Imunoensaios são sensíveis às benzodiazepinas que são metabolizadas, gerando oxazepam (p. ex., diazepam, clordiazepóxido e temazepam), porém não detectam as benzodiazepinas mais recentes ou aquelas em baixas concentrações.

B. **Outras análises laboratoriais úteis** incluem glicose, gasometria arterial e oximetria de pulso.

V. **Tratamento**
A. **Emergência e medidas de apoio**
1. Proteger a via aérea e fornecer ventilação quando necessário (p. 1-7).
2. Tratar coma (p. 18), hipotensão (p. 16) e hipotermia (p. 20) caso ocorram. A hipotensão em geral responde prontamente à posição de supinação e à injeção IV de fluidos.

B. **Fármacos e antídotos específicos.** O **flumazenil** (p. 507) é um antagonista específico do receptor da benzodiazepina, que pode rapidamente reverter o coma. Entretanto, como a superdosagem por benzodiazepina por si só raramente é fatal, ainda não foi estabelecido o papel do flumazenil no tratamento de rotina. Ele é administrado por via IV com uma dose inicial de 0,1 a 0,2 mg, repetida, quando necessário, até um máximo de 3 mg. Ele apresenta algumas desvantagens importantes:
1. Poderá induzir choque em pacientes que ingeriram simultaneamente medicamentos com atividade pró-convulsiva.
2. Poderá induzir abstinência aguda, incluindo choque e instabilidade autônoma, em pacientes dependentes de benzodiazepinas.
3. É comum uma nova sedação quando o fármaco é eliminado após 1 a 2 horas e, em geral, são necessárias doses repetidas ou uma infusão contínua.
C. **Descontaminação** (p. 45). Considerar carvão ativado caso a ingestão tenha ocorrido nos 30 minutos anteriores e outras condições sejam apropriadas (ver Quadro I-30, p. 51). A lavagem gástrica não é necessária após ingestões pequenas a moderadas se o carvão ativado tiver sido administrado prontamente.
D. **Eliminação aumentada.** A diurese, a diálise ou a hemoperfusão não desempenham função alguma. As doses repetidas de carvão não foram analisadas.

▶ BIFENILAS POLICLORADAS
Shaun Carstairs, MD

As bifenias policloradas (PCBs) representam um grupo de compostos hidrocarbonetos clorados, anteriormente muito utilizados como indutores de altas temperaturas nos transformadores e em outros equipamentos elétricos; também eram encontrados nos papéis para cópia sem carbono e em algumas tintas. Desde 1974, nos EUA, todas as suas utilidades foram confinadas a sistemas fechados. A maior parte das intoxicações por PCBs resultam de exposições ocupacionais crônicas, e os sintomas de aparecimento tardio representam a primeira indicação da ocorrência de uma exposição. Em 1977, a EPA baniu a posterior fabricação de PCBs por elas serem supostamente carcinogênicas e altamente persistentes no ambiente. As exposições primárias ocorrem a partir do vazamento de transformadores e de outros equipamentos elétricos – de locais de descarte perigosos e do ambiente – e a partir da ingestão de água, peixe ou carnes contaminadas.

I. **Mecanismo de toxicidade.** As PCBs são irritantes para as membranas mucosas. Quando queimadas, podem produzir compostos muito mais tóxicos, como as dibenzodioxinas policloradas (PCDDs) e os dibenzofuranos policlorados (PCDFs [p. 222]). É difícil estabelecer os efeitos específicos da intoxicação por PCBs, pois estão quase sempre contaminadas por pequenas quantidades desses compostos. As PCBs e, particularmente, os contaminantes PCDD e PCDF, são mutagênicos e teratogênicos, sendo considerados prováveis carcinógenos humanos.

II. **Dose tóxica.** As PCBs são bem absorvidas por todas as vias (pele, inalação e ingestão) e são amplamente distribuídas na gordura; a bioacumulação ocorre até mesmo com exposição a baixos níveis.
  A. **Inalação.** As PCBs são irritantes brandas da pele em níveis no ar de 0,1 mg/m^3 e muito irritantes a 1 mg/m^3. Os limites recomendados pela ACGIH no local de trabalho (TLV-TWA) são de 0,5 mg/m^3 (para PCBs com 54% de cloro) e 1 mg/m^3 (para PCBs com 42% de cloro) por um período médio de 8 horas. O nível considerado como imediatamente perigoso à vida ou à saúde (IDLH) para cada tipo é de 5 mg/m^3.
  B. **Ingestão.** A ocorrência de toxicidade aguda após ingestão é improvável; a dose letal oral moderada (DL_{50}) é de 1 a 10 g/kg.

III. **Apresentação clínica**
  A. A **exposição aguda às PCBs** pode causar irritação de pele, olhos, nariz e garganta.
  B. A **exposição crônica** pode causar **cloracne** (lesões acneiformes císticas encontradas predominantemente na face, na região posterior do pescoço, nas axilas, na região cervical e no abdome); o aparecimento geralmente ocorre em seis semanas ou mais a partir da exposição.

Poderão ser observadas pigmentação da pele, porfiria, transaminases hepáticas elevadas e anomalias do hormônio da tireoide. Estudos epidemiológicos sugerem que a exposição às PCBs pode estar associada aos efeitos neurocomportamentais nos recém-nascidos e nas crianças. Outros efeitos incluem peso de nascimento reduzido e efeitos no sistema imune dos bebês, resultantes de transmissão transplacentária ou amamentação por mães expostas a elevados níveis de PCBs. Existem evidências de que PCBs induzem atividade estrogênica adversa em neonatos do sexo masculino.
- IV. O **diagnóstico** geralmente é obtido com base na história de exposição e na presença de cloracne ou de transaminases hepáticas elevadas.
  - A. **Níveis específicos.** Os níveis de PCBs no soro e na gordura têm pouca relação com os efeitos na saúde. Concentrações séricas de PCBs geralmente são inferiores a 20 μg/L; níveis superiores poderão indicar exposição, mas não necessariamente toxicidade.
  - B. **Outras análises laboratoriais úteis** incluem ureia, creatinina e enzimas hepáticas.
- V. **Tratamento**
  - A. **Emergência e medidas de apoio**
    1. Tratar o broncospasmo (p. 7) caso ele ocorra.
    2. Monitorar a elevação das enzimas hepáticas, cloracne e sintomas oculares, GIs e neurológicos inespecíficos.
  - B. **Fármacos específicos e antídotos.** Não existem antídotos específicos.
  - C. **Descontaminação** (p. 45)
    1. **Inalação.** Remover a vítima da exposição e fornecer oxigênio suplementar quando disponível.
    2. **Pele e olhos.** Remover as roupas contaminadas e lavar a pele exposta com água e sabão. Irrigar copiosamente os olhos expostos com água morna ou soro fisiológico.
    3. **Ingestão.** Administrar carvão ativado se as condições forem apropriadas (ver Quadro I-30, p. 51). A lavagem gástrica não será necessária após ingestões pequenas a moderadas se o carvão ativado tiver sido administrado prontamente.
  - D. **Eliminação aumentada.** Não existe relevância nos procedimentos de diálise, hemoperfusão ou no uso de doses repetidas de carvão ativado. Fármacos eliminadores de lipídeos (p. ex., clofibrato e resinas) foram sugeridos, porém não existem dados suficientes para recomendá-los. A administração de olestra, um substituto da gordura que não é absorvido, foi descrita para o caso de intoxicação por dioxina (p. 222), porém os dados em humanos são limitados.

▶ BLOQUEADORES β-ADRENÉRGICOS
Neal L. Benowitz, MD

Os agentes bloqueadores β-adrenérgicos são amplamente utilizados no tratamento de hipertensão, arritmias, angina de peito, insuficiência cardíaca, enxaquecas e glaucoma. Muitos pacientes com superdosagem por β-bloqueadores apresentarão doenças cardiovasculares básicas ou receberão outros medicamentos cardioativos, sendo que ambas as situações poderão agravar a superdosagem pelos β-bloqueadores. De particular interesse são as ingestões combinadas com os bloqueadores de cálcio ou com os antidepressivos tricíclicos. Uma variedade de β-bloqueadores está disponível, com efeitos farmacológicos e usos clínicos diversos (Tabela II-18).
- I. **Mecanismo de toxicidade.** O bloqueio β-adrenérgico excessivo é comum na superdosagem causada por todos os fármacos dessa categoria. Embora a especificidade do receptor β seja observada com baixas doses, ela é perdida no caso de superdosagem.
  - A. **Propranolol, acebutolol**, e outros agentes com efeitos depressores de membrana (semelhantes à quinidina) reduzem em seguida a contratilidade e a condução miocárdica e podem estar associados às taquiarritmias ventriculares. O propranolol também é lipossolúvel, o que aumenta a penetração no cérebro, podendo levar ao choque e ao coma.
  - B. **Pindolol, acebutolol** e **pembutolol**, agentes com atividade β-agonista parcial, podem causar taquicardia e hipertensão.

TABELA II-18 Bloqueadores β-adrenérgicos

Fármaco	Dose diária usual para adultos (mg/24 h)	Cardiosseletivo	Depressor de membrana	Agonista parcial	Meia-vida normal (h)
Acebutolol	400-800	+	+	+	3-6
Alprenolol	200-800	0	+	++	2-3
Atenolol	50-100	+	0	0	4-10
Betaxolol[a]	10-20	+	0	0	12-22
Bisoprolol	5-20	+	0	0	8-12
Carteolol	2,5-10	0	0	+	6
Carvedilol[c]	6,25-50	0	0	0	6-10
Esmolol[b]		+	0	0	9 min
Labetalol[c]	200-800	0	+	0	6-8
Levobunolol[a]		0	0	0	5-6
Metoprolol	100-450	+	+/−	0	3-7
Nadolol	80-240	0	0	0	10-24
Oxprenolol	40-480	0	+	++	1-3
Pembutolol	20-40	0	0	+	17-26
Pindolol	5-60	0	+	+++	3-4
Propranolol	40-360	0	++	0	2-6
Sotalol[d]	160-480	0	0	0	7-18
Timolol[a]	20-80	0	0	+/−	2-4

[a] Também disponível como preparação oftálmica.
[b] Infusão intravenosa.
[c] Também possui atividade bloqueadora α-adrenérgica.
[d] Atividade antiarrítmica de classe III.

 C. Sotalol, que também possui atividade antiarrítmica do tipo III, prolonga o intervalo QT de forma dose-dependente e poderá causar *torsade de pointes* (p. 14) e fibrilação ventricular.
 D. Labetalol e **carvedilol** apresentam atividades bloqueadoras α e β-adrenérgicas não seletivas combinadas. E o **nebivolol** é um antagonista seletivo $β_1$ com propriedades vasodilatadoras não mediadas pelo bloqueio α. Com esses fármacos, a vasodilação direta poderá contribuir para a hipotensão em caso de superdosagem.
 E. Farmacocinética. A absorção máxima ocorre em 1 a 4 horas, porém poderá demorar muito mais com preparações de liberação contínua. Os volumes de distribuição são geralmente amplos. A eliminação da maior parte dos agentes é pelo metabolismo hepático, embora nadolol, atenolol e carteolol sejam excretados inalterados pela urina e o esmolol seja rapidamente inativado pelas esterases das hemácias (ver também Tabela II-52, p. 414).
 II. Dose tóxica. A resposta à superdosagem por β-bloqueadores é altamente variável, dependendo da doença médica de base ou de outras medicações. Pacientes suscetíveis poderão apresentar reações graves ou até fatais às doses terapêuticas. Não existem normas claras, porém a ingestão de apenas 2 a 3 vezes a dose terapêutica (ver Tabela II-18) pode ser considerada potencialmente fatal para todos os pacientes.
 III. Apresentação clínica. A farmacocinética dos β-bloqueadores varia consideravelmente, e a duração da intoxicação poderá oscilar entre minutos e dias.
  A. Distúrbios cardíacos, incluindo bloqueio cardíaco de primeiro grau, hipotensão e bradicardia, são as manifestações mais comuns da intoxicação. O bloqueio atrioventricular de alto grau, distúrbios de condução intraventricular, choque cardiogênico e assístole podem ocorrer por superdosagem grave, especialmente com fármacos depressores de membrana, como o

propranolol. O ECG geralmente mostra uma duração normal de QRS com intervalos PR aumentados; o alargamento de QRS ocorre no caso de intoxicação intensa. O prolongamento de QT e o *torsade de pointes* podem ocorrer com o uso do sotalol.

   B. A toxicidade do sistema nervoso, incluindo convulsões, coma e parada respiratória, é comumente observada com o uso de propranolol e outros fármacos depressores de membrana e lipossolúveis.

   C. O broncospasmo é mais comum em pacientes com asma preexistente ou doença broncospásmica crônica.

   D. Hipoglicemia e **hiperpotassemia** podem ocorrer.

IV. O **diagnóstico** é obtido com base na história de ingestão, acompanhada por bradicardia e hipotensão. Outros fármacos que podem causar uma apresentação semelhante após superdosagem incluem fármacos simpatolíticos e anti-hipertensivos, digitais e bloqueadores de canais de cálcio.

   A. Níveis específicos. A avaliação dos níveis séricos de β-bloqueadores pode confirmar o diagnóstico, porém não contribui para o tratamento de emergência e não se encontra rotineiramente disponível. Metoprolol, labetalol e propranolol podem ser detectados nos testes toxicológicos abrangentes da urina.

   B. Outras análises laboratoriais úteis incluem eletrólitos, glicose, ureia, creatinina, gasometria arterial, ECG de 12 derivações e monitoramento do ECG.

V. Tratamento

   A. Emergência e medidas de apoio

     1. Manter uma via aérea aberta e fornecer ventilação quando necessário (p. 1-7).

     2. Tratar coma (p. 18), choque (p. 22), hipotensão (p. 16), hiperpotassemia (p. 37) e hipoglicemia (p. 34) caso ocorram.

     3. Tratar a bradicardia com glucagon, conforme discutido a seguir e, se necessário, com atropina, 0,01 a 0,03 mg/kg, IV; isoproterenol (iniciar com 4 μg/min e aumentar a infusão quando necessário); ou marca-passo cardíaco.

     4. Tratar broncospasmo com broncodilatadores nebulizados (p. 7).

     5. Monitorar continuamente os sinais vitais e o ECG por pelo menos 6 horas após a ingestão.

   B. Fármacos e antídotos específicos

     1. Bradicardia e hipotensão resistentes às medidas listadas anteriormente devem ser tratadas com **glucagon**, 5 a 10 mg em bólus, repetido quando necessário e seguido por uma infusão de 1 a 5 mg/h (p. 511). O uso de **epinefrina** (infusão IV inicial de 1 a 4 μg/min e titulada para que o efeito seja obtido [p. 493]) também poderá ser útil. **Insulina de alta dose** combinada à terapia com glicose (ver também p. 515) mostrou ser benéfica em estudos animais e em registros de casos de intoxicação por β-bloqueadores. Terapia com emulsão lipídica IV (p. 491) foi de ajuda após superdosagens por propranolol, atenolol e nebivolol em estudos animais e em alguns casos registrados.

     2. Distúrbios de condução do complexo QRS alargado e hipotensão associada causados pela intoxicação por depressores de membrana poderão responder ao **bicarbonato de sódio**, 1 a 2 mEq/kg, como administrado nos casos de superdosagem por antidepressivos tricíclicos (p. 464).

     3. A taquicardia ventricular polimórfica do *torsade de pointes*, associada ao prolongamento de QT advindo da intoxicação por sotalol, pode ser tratada com infusão de **proterenol**, **magnésio** ou **overdrive pacing** (p. 14). A correção da hipopotassemia poderá trazer grande benefício.

   C. Descontaminação (p. 45). Considerar carvão ativado VO caso as condições sejam apropriadas (ver Quadro I-30, p. 51). A lavagem gástrica não é necessária após ingestões pequenas a moderadas se o carvão ativado tiver sido administrado prontamente. Considerar a irrigação intestinal total no caso de ingestões maciças envolvendo fórmulas de liberação continuada.

   D. Eliminação aumentada. A maioria dos β-bloqueadores, especialmente os fármacos mais tóxicos, como o propranolol, são altamente lipofílicos e possuem um amplo volume de distribuição. No caso daqueles com um VD relativamente pequeno associado a meia-vida longa ou baixo *clearance* intrínseco (p. ex., acebutolol, atenolol, nadolol e sotalol), a hemoperfusão, a hemodiálise ou doses repetidas de carvão poderão ser eficazes.

► **BLOQUEADORES DA ANGIOTENSINA E IECAS**

Sandra A. Hayashi, PharmD

Os inibidores da enzima conversora da angiotensina (IECAs) e os bloqueadores do receptor de angiotensina (RA) são amplamente utilizados para o tratamento de pacientes com hipertensão ou insuficiência cardíaca e de pacientes que tenham sofrido infarto do miocárdio. Atualmente, pelo menos 10 IECAs e 7 bloqueadores de RA são comercializados nos EUA.

I. **Mecanismo de toxicidade**
  A. IECAs reduzem a vasoconstrição e a atividade da aldosterona por meio do bloqueio da enzima que converte angiotensina I em angiotensina II. Bloqueadores de RA inibem diretamente a ação da angiotensina II.
  B. Todos os IECAs, exceto captopril e lisinopril, são pró-fármacos que precisam ser convertidos em suas moléculas ativas (p. ex., enalapril é convertido em enalaprilat) após administração oral.
  C. Acredita-se que o angioedema e a tosse associados aos IECAs sejam mediados pela bradicinina, que normalmente é degradada pela enzima conversora da angiotensina (ECA). Entretanto, tais sinais também têm sido registrados em associação aos bloqueadores de RA, que não alteram a eliminação de bradicinina.
  D. **Farmacocinética** (ver também Tab. II-52). O volume de distribuição (Vd) dos IECAs é ligeiramente baixo (p. ex., 0,7 L/kg para o captopril). Os fármacos parentais são rapidamente convertidos em seus metabólitos ativos, com meias-vidas de 0,75 a 1,5 hora. Os metabólitos ativos possuem meias-vidas de eliminação de 5,9 a 35 horas. Os bloqueadores de RA têm meias-vidas de 5 a 24 horas; a losartana possui um metabólito ativo.

II. **Dose tóxica.** Foi observada apenas uma toxicidade branda como resultado da maior parte das superdosagens registradas com até 7,5 g de captopril, 440 mg de enalapril (nível sérico de 2,8 mg/L após 15 horas) e 420 mg de lisinopril. Um homem de 75 anos de idade foi encontrado morto após ingerir cerca de 1.125 mg de captopril e apresentou um nível sérico *post-mortem* de 60,4 mg/L. Um indivíduo de 33 anos de idade sobreviveu a um nível de captopril de 5,98 mg/L. Uma mulher de 45 anos de idade recuperou-se sem sequelas após a ingestão intencional de 160 mg de candesartano cilexetil com várias outras drogas. Uma menina de 2,5 anos de idade ingeriu 2 mg/kg de perindopril e experimentou uma queda de pressão sanguínea assintomática transitória para 65/45 mmHg aproximadamente 4 horas depois. Um menino de 14 meses de idade ingeriu 15 mg/kg de irbesartano e, 1 hora após a ingestão, não conseguiu mais ficar em pé, apresentando hipotensão branda, porém 3 horas mais tarde estava agindo normalmente e foi liberado para voltar para casa.

III. **Apresentação clínica**
  A. A **hipotensão**, que normalmente responde à terapia de fluido, tem sido observada após superdosagem aguda. Também pode ocorrer bradicardia.
  B. A **hiperpotassemia** tem sido observada durante o uso terapêutico, especialmente em pacientes com insuficiência renal e naqueles recebendo fármacos anti-inflamatórios não esteroides.
  C. Os **efeitos mediados pela bradicinina** em pacientes recebendo doses terapêuticas de IECAs incluem **tosse** seca (geralmente branda, porém persistente e preocupante) e **angiedema agudo**, envolvendo normalmente língua, lábios e face, que poderá levar a uma obstrução fatal da via aérea.

IV. O **diagnóstico** é obtido com base em uma história de exposição.
  A. **Níveis específicos.** Os níveis sanguíneos estão imediatamente disponíveis e não se correlacionam com os efeitos clínicos.
  B. **Outras análises laboratoriais úteis** incluem eletrólitos, glicose, ureia e creatinina.

V. **Tratamento**
  A. **Emergência e medidas de apoio.** Monitorar pressão sanguínea e batimentos cardíacos por 6 horas após a ingestão. Caso se desenvolva hipotensão sintomática ou significativa, observar por pelo menos 24 horas.
    1. Caso ocorra hipotensão, tratá-la com posição de supinação e fluidos IV (p. 156). Vasopressores raramente são necessários.

2. Tratar o angiedema com as medidas usuais (p. ex., difenidramina, corticosteroides) e interromper o IECA.
Mudar a medicação para um bloqueador de RA pode não ser apropriado, já que o angiedema também tem sido observado com esses agentes.
3. Tratar a hiperpotassemia (p. 37) caso ocorra.
B. **Fármacos específicos e antídotos.** Não existe antídoto específico.
C. **Descontaminação** (p. 45). Administrar carvão ativado VO caso as condições sejam apropriadas (ver Quadro I-30, p. 51). A lavagem gástrica não será necessária após ingestões pequenas a moderadas se o carvão ativado puder ser oferecido prontamente.
D. **Eliminação aumentada.** A hemodiálise poderá remover esses fármacos de forma eficiente, mas não é provável que seja indicada clinicamente.

▶ BOTULISMO
Ilene B. Anderson, PharmD

Médicos alemães identificaram inicialmente o botulismo no final do século XVIII, quando pacientes desenvolveram uma doença geralmente fatal após ingerir salsichas estragadas. Atualmente, estão estabelecidas cinco síndromes clínicas distintas: **botulismo por alimentos**, **botulismo infantil**, **botulismo de feridas**, **botulismo por colonização intestinal em adultos** e **botulismo iatrogênico**. O botulismo por alimentos, a forma mais bem conhecida, resulta da ingestão de toxinas pré-formadas em vegetais enlatados conservados de maneira inapropriada, peixes ou carnes. Nas últimas décadas, também se observou o botulismo por alimentos não enlatados. Exemplos incluem alho fresco em óleo de oliva, cebolas em conserva, tortas de carne ou peru, batatas cozidas, saladas de batata, peixe branco defumado, peito de peru e embutido de peru.

I. **Mecanismo de toxicidade**
   A. O botulismo é causado por uma neurotoxina termolábil (botulina) produzida pela bactéria *Clostridium botulinum*. Diferentes cepas da bactéria produzem sete exotoxinas distintas: A, B, C, D, E, F e G; os tipos A, B e E são os mais frequentemente envolvidos nas doenças humanas. A toxina botulínica liga-se irreversivelmente aos terminais nervosos colinérgicos e impede a liberação de acetilcolina pelo axônio. Ocorre forte fraqueza muscular, e a morte é causada por insuficiência respiratória. Os sintomas podem demorar a surgir, porém costumam progredir rapidamente. A toxina não cruza a barreira hematencefálica.
   B. Esporos botulínicos são comuns na natureza e, exceto no caso de bebês (e em raras situações em adultos), a sua ingestão não é prejudicial. Entretanto, em um ambiente anaeróbio com um pH entre 4,6 a 7, os esporos germinam e produzem a toxina botulínica. Os esporos são relativamente termoestáveis, porém podem ser destruídos pelo cozimento sob pressão a uma temperatura de pelo menos 120°C por 30 minutos. A toxina é termolábil e pode ser destruída pela fervura a 100°C por 10 minutos ou pelo aquecimento a 80°C por 20 minutos. Os nitritos adicionados às carnes e alimentos inibem o crescimento dos clostrídios.

II. **Dose tóxica.** A toxina botulínica é extremamente potente. Uma única prova do alimento contaminado (cerca de 0,05 μg de toxina) pode ser fatal.

III. **Apresentação clínica**
   A. O **botulismo por alimentos** clássico ocorre após a ingestão de toxina pré-formada em alimentos contaminados. Os sintomas iniciais são inespecíficos e podem incluir náuseas, vômito, garganta inflamada e desconforto abdominal. O aparecimento de sintomas neurológicos é normalmente retardado para 12 a 36 horas, porém poderá variar de algumas horas até 8 dias. Quanto mais precoce o aparecimento dos sintomas, mais grave será a doença. Diplopia, ptose, pupilas com reação lenta, disartria, disfagia, disfonia e outras falhas dos nervos cranianos podem ocorrer, seguidas por paralisia descendente simétrica progressiva. A atividade mental do paciente permanece clara e não há perda sensorial. As pupilas poderão estar dilatadas e não reativas ou normais. Uma fraqueza profunda envolvendo os músculos respiratórios poderá levar à insuficiência respiratória e ao óbito.
   B. O **botulismo infantil**, o tipo mais frequentemente documentado, é causado pela ingestão de esporos botulínicos (e não da toxina pré-formada), seguida pela produção *in vivo* da toxina (em

geral, dos tipos A e B) no intestino imaturo do bebê. Os fatores de risco incluem idade inferior a 1 ano, amamentação no peito e ingestão de xarope de milho ou mel (que normalmente contêm esporos botulínicos). Também ocorreu em bebês que tomaram chá de camomila. A doença é caracterizada por hipotonia, constipação, taquicardia, dificuldade para se alimentar, controle fraco da cabeça e redução da emissão de sons, do ato de sugar e dos reflexos de deglutição. Ele raramente é fatal e os bebês geralmente recuperam-se em 4 a 6 semanas.

C. O **botulismo de feridas** ocorre quando os esporos contaminam uma ferida, germinam no ambiente anaeróbio e produzem a toxina *in vivo* que, em seguida, é absorvida de forma sistêmica, levando à doença. Ocorre com maior frequência em viciados em drogas IV que injetam a droga por via SC e não por via IV, particularmente aqueles que usam a heroína "tarja preta". Ele também foi observado em raros casos de fraturas abertas, abscessos dentários, lacerações, feridas de punção, feridas de armas de fogo e sinusite. As manifestações clínicas são semelhantes àquelas descritas para o botulismo por alimentos, embora, em geral, náuseas e vômitos não estejam presentes; pode ocorrer febre. Manifestações de botulismo ocorrem após um período de incubação de 1 a 3 semanas.

D. O **botulismo por colonização intestinal em adultos** ocorre, raramente, após a ingestão de esporos botulínicos (e não da toxina pré-formada). Como no botulismo infantil, os esporos germinam no trato intestinal e a toxina é produzida *in vivo*. As condições que predispõem os pacientes a essa forma rara de botulismo incluem história de cirurgia GI extensa, ácidos biliares ou gástricos reduzidos, íleo e terapia prolongada com antibióticos, o que altera a flora GI.

E. O **botulismo iatrogênico** ocorre após a injeção de toxina botulínica do tipo A (Botox e preparações concentradas não licenciadas) para fins cosméticos ou no tratamento de blefaroespasmo, estrabismo, espasticidade ou hiperidrose axilar. As complicações registradas incluem fraqueza muscular, diplopia, astenia, disfagia, dispneia e estridor. O aparecimento de sintomas é esperado em 1 a 2 dias após a exposição e poderá persistir por meses.

IV. O **diagnóstico** é obtido com base em um alto índice de suspeita no caso de qualquer paciente que apresente garganta inflamada seca, achados clínicos de paralisia do nervo craniano descendente e história de exposição (p. ex., ingestão de alimentos enlatados em casa, "picadas" de drogas ou tratamento com toxina botulínica do tipo A). O teste eletromiográfico (EMG) poderá revelar baixos potenciais de ação muscular de amplitude uniforme em resposta ao estímulo nervoso repetitivo de baixa frequência, enquanto o estímulo nervoso repetitivo de alta frequência leva a potenciais de ação muscular de amplitude crescente. Entretanto, os achados de EMG podem sofrer alterações ao longo do tempo e diferem entre os diversos grupos musculares, não devendo, portanto, ser definitivos para o diagnóstico. O diagnóstico diferencial inclui miastenia grave, síndrome de Eaton-Lambert, a variante Miller-Fisher da síndrome de Guillain-Barré, síndrome da morte súbita do lactente (SMSL), intoxicação por magnésio, intoxicação paralisante por moluscos e paralisia relacionada ao carrapato (p. ex., *Dermacentor andersoni*).

A. Níveis específicos. O diagnóstico é confirmado pela determinação da toxina no soro, nas fezes, no aspirado gástrico ou em uma ferida. Embora esses testes sejam úteis para a investigação de saúde pública, não podem ser usados para determinar o tratamento inicial, porque a análise leva mais de 24 horas para ser realizada. Deve-se coletar soro, fezes, pus da ferida, vômito, conteúdo gástrico e alimento suspeito para pesquisa da toxina pelo departamento de saúde local ou estadual. Os resultados do teste microbiológico podem ser negativos devido aos níveis de toxina serem inferiores ao nível de detecção ou por coleta ou armazenamento impróprios.

B. Outras análises laboratoriais úteis incluem eletrólitos, glicose sanguínea, gasometria arterial, eletromiografia e líquido cefalorraquiadiano (LCS), em caso de suspeita de infecção do SNC.

V. Tratamento
A. Emergência e medidas de apoio
1. Manter uma via aérea aberta e fornecer ventilação quando necessário (p. 1-7). Pacientes com uma capacidade vital inferior a 30% provavelmente necessitarão de entubação e suporte ventilatório.
2. Avaliar a gasometria arterial e observar com atenção a fraqueza respiratória; poderá ocorrer parada respiratória abrupta.

B. **Fármacos e antídotos específicos**
  1. **Botulismo por alimentos, de feridas, por colonização intestinal em adultos e iatrogênico**
     a. **A antitoxina botulínica** (p. 464) liga-se à toxina livre circulante e impede a progressão da doença; no entanto, ela não reverte manifestações neurológicas estabelecidas. É mais eficiente quando administrada 24 horas após o aparecimento dos sintomas. Contatar o departamento de saúde local ou estadual ou o Centers for Disease Control em Atlanta, Geórgia, para obter a antitoxina. A antitoxina não é armazenada pela farmácias hospitalares.
     b. **A guanidina** aumenta a liberação de acetilcolina no nervo terminal, porém não foi demonstrada sua eficiência clínica.
     c. No caso de **botulismo de feridas**, é indicado o tratamento com antibiótico (p. ex., penicilina) junto com o debridamento e a irrigação da ferida. Os aminoglicosídeos devem ser evitados, pois podem exacerbar o bloqueio neuromuscular.
  2. **Botulismo infantil**
     a. O **BabyBIG (imunoglobulina intravenosa [humana]) contra o botulismo** [p. 447]) é indicado para o tratamento do botulismo infantil causado pelas toxinas do tipo A ou B em pacientes com menos de 1 ano de idade. Para saber como obter **BabyBIG**, contatar o Centers for Disease Control, em Atlanta, Geórgia. Na Califórnia, contatar o State Departament of Health Services*.
     b. Antibióticos não são recomendados, exceto para o tratamento de infecções secundárias. Os catárticos não são recomendados.
  C. **Descontaminação** (p. 45). Administrar carvão ativado VO caso as condições sejam apropriadas (ver Quadro I-30, p. 51).
  D. **Eliminação aumentada.** Não há função descrita para a eliminação aumentada; a toxina liga-se rapidamente às terminações nervosas, e qualquer toxina livre pode ser prontamente detoxificada com antitoxina.

▶ **BROMATOS**

Thomas R. Sands, PharmD

A intoxicação por bromato foi mais comum durante as décadas de 1940 e 1950, quando o bromato foi um ingrediente popular nos neutralizadores para penteados permanentes. Substâncias menos tóxicas substituíram os bromatos em *kits* de uso doméstico, porém as intoxicação continuaram a ocorrer ocasionalmente por produtos profissionais (neutralizadores permanentes de ondas foram ingeridos em tentativas de suicídio por cabeleireiros profissionais). Padarias comerciais em geral usam sais de bromato para melhorar a textura do pão, e os bromatos são componentes do material de fusão para alguns explosivos. O açúcar contaminado por bromato foi a causa de uma epidemia registrada de intoxicação.

I. **Mecanismo de toxicidade.** O mecanismo não é conhecido. O íon bromato é tóxico para a cóclea, levando à perda auditiva irreversível, e nefrotóxico, causando necrose tubular aguda. Os bromatos podem ser convertidos em ácido hidrobrômico no estômago, causando gastrite. Os bromatos também são agentes oxidantes fortes capazes de oxidar a hemoglobina, resultando em metemoglobina.
II. **Dose tóxica.** A ingestão aguda de 200 a 500 mg de bromato de potássio por quilograma provavelmente causará intoxicação séria. A ingestão de 59 a 118 mL de solução de bromato de potássio a 2% causou toxicidade grave em crianças. Acredita-se que o sal de sódio seja menos tóxico.
III. **Apresentação clínica**
  A. Nas primeiras 2 horas após a ingestão, as vítimas desenvolvem sintomas GIs, incluindo vômito (ocasionalmente hematêmese), diarreia e dor epigástrica. Esta pode ser acompanhada de agitação, letargia, coma e convulsões.

---

* N. de R.T. No Brasil, consultar o Centro de Informações Toxicológicas mais próximo, por meio do telefone 0800-722-6001.

B. Uma fase assintomática de algumas horas poderá ocorrer antes que se desenvolva insuficiência renal aparente. A anúria é normalmente aparente em 1 a 2 dias após a ingestão; a insuficiência renal poderá ser irreversível.
C. Tinido e surdez sensório-neural irreversível ocorrem entre 4 a 16 horas após a ingestão em adultos, porém a surdez poderá ser retardada por alguns dias em crianças.
D. Hemólise e trombocitopenia foram registradas em alguns casos pediátricos.
E. Metemoglobinemia (p. 319) foi observada, porém é rara.
IV. O **diagnóstico** é obtido com base na história de ingestão, especialmente quando acompanhada por gastrenterite, perda de audição ou insuficiência renal.
A. **Níveis específicos.** Bromatos podem ser reduzidos a brometos no soro, porém os níveis de brometo não se correlacionam com a gravidade da intoxicação. Existem testes qualitativos para bromatos, porém as concentrações séricas não se encontram disponíveis.
B. **Outras análises laboratoriais úteis** incluem hemograma, eletrólitos, glicose, ureia, creatinina, exame de urina, audiometria e metemoglobina (via análise de cooximetria).
V. Tratamento
A. Emergência e medidas de apoio
1. Manter uma via aérea aberta e fornecer ventilação quando necessário (p. 1-7).
2. Tratar coma (p. 18) e choque (p. 22), caso ocorram.
3. Repor as perdas de fluido, tratar os distúrbios eletrolíticos causados por vômito e diarreia e monitorar a função renal. Realizar hemodiálise, quando necessário, como tratamento da insuficiência renal.
B. Fármacos e antídotos específicos
1. O **tiossulfato de sódio** (p. 529) pode teoricamente reduzir o bromato a íon brometo, menos tóxico. Existem poucos dados que sustentam o uso do tiossulfato, porém é benigno na dose recomendada. Administrar solução de tiossulfato a 10%, 10 a 50 mL (0,2 a 1 mL/kg), IV.
2. Tratar a metemoglobinemia com **azul de metileno** (p. 457).
C. **Descontaminação** (p. 45). O bicarbonato de sódio (*baking soda*), 1 colher de sopa em 236 mL de água VO, pode impedir a formação de ácido hidrobrômico no estômago. Em caso de ingestões recentes, considerar a lavagem gástrica com uma solução de bicarbonato de sódio a 2% para impedir a formação de ácido hidrobrômico no estômago. O carvão ativado também poderá ser administrado.
D. **Eliminação aumentada.** O íon bromato pode ser removido por hemodiálise, porém esse tratamento não foi avaliado cuidadosamente. Como os bromatos são primariamente excretados por via renal, iniciar a hemodiálise no início do curso de uma ingestão maciça documentada poderá ser uma terapia prudente para impedir a perda irreversível de audição e a insuficiência renal.

▶ BROMETO DE METILA

Delia A. Dempsey, MS, MD e Timur S. Durrani, MD, MPH, MBA

O brometo de metila, um potente agente alcalinizante, é um gás inodoro, incolor, extremamente tóxico, usado como pesticida para solo, em alimentos perecíveis, contêineres de carga e prédios. Ele também é usado na indústria química. Os campos ou prédios a serem dedetizados são evacuados e cobertos com uma lona gigante e o gás é introduzido. Após 12 a 24 horas, a lona é removida e a área é ventilada e, em seguida, testada para a presença residual de brometo de metila antes da reocupação. O brometo de metila é uma fonte importante de bromo, destruidor da cama de ozônio na atmosfera, e a maior parte de sua produção e uso foi planejada para ser encerrada por volta de 2005 nos países desenvolvidos e de 2015 nos países em desenvolvimento; entretanto, ainda está sendo usado nos EUA devido às isenções de uso crítico da EPA.

I. Mecanismo de toxicidade
A. O brometo de metila é um agente alquilante inespecífico potente com afinidade especial por grupos sulfidrila e amina. Dados limitados indicam que a toxicidade é o resultado da alquilação direta de componentes celulares (p. ex., glutationa, proteínas ou DNA) ou da formação de

metabólitos tóxicos a partir da glutationa metilada. Dados em animais indicam claramente que a sua toxicidade não é advinda do íon brometo.
B. **Farmacocinética.** O brometo de metila inalado é distribuído rapidamente para todos os tecidos e metabolizado. Em estudos animais subletais, aproximadamente 50% são eliminados como dióxido de carbono exalado, 25% são excretados pela urina e pelas fezes e 25% ficam ligados aos tecidos como grupo metila. A meia-vida de eliminação do íon brometo é de 9 a 15 dias.
II. **Dose tóxica.** O brometo de metila é três vezes mais denso do que o ar, pode se acumular em áreas baixas e escapar por canos ou condutos a partir de prédios dedetizados para o interior de estruturas adjacentes. Ele poderá se condensar em estado líquido em temperaturas baixas (3,6°C) e, em seguida, vaporizar-se quando a temperatura aumentar. O gás do brometo de metila não possui características de alerta, portanto geralmente a cloropicrina (2%) lacrimejante é adicionada. Entretanto, a cloropicrina possui uma pressão de vapor distinta e poderá se dissipar em uma taxa diferente, limitando suas características de alerta.
   A. A **inalação** é a via mais importante de exposição. O limite de exposição no local de trabalho recomendado pela ACGIH por um período médio de 8 horas (TLV-TWA) é de 1 ppm, (3,9 mg/m^3). Os efeitos tóxicos geralmente são observados em níveis de 200 ppm, e o nível no ar considerado imediatamente perigoso à vida ou à saúde (IDLH) é de 250 ppm. O NIOSH considera o brometo de metila um potencial carcinógeno ocupacional.
   B. Podem ocorrer irritação e absorção **cutâneas**, causando queimaduras e toxicidade sistêmica. O brometo de metila pode penetrar na roupa e em algum equipamento protetor. O gás retido nas roupas e em botas de borracha pode representar uma fonte de exposição dérmica prolongada.
III. **Apresentação clínica**
   A. **Efeitos irritantes agudos** nos olhos, nas membranas nas mucosas e na via aérea superior são atribuídos à cloropicrina lacrimogênea adicionada. (Exposições letais poderão ocorrer sem aviso, caso a cloropicrina não tenha sido adicionada.) A exposição cutânea moderada pode levar à dermatite e, em casos graves, a queimaduras químicas.
   B. **Efeitos sistêmicos agudos** geralmente são retardados em 2 a 24 horas. A toxicidade inicial poderá incluir mal-estar, distúrbios visuais, dor de cabeça, náuseas, vômito e tremor, que poderá progredir para convulsão intratável e coma. O óbito poderá ser causado por insuficiência respiratória fulminante com edema pulmonar não cardiogênico ou complicações de estado epilético. A exposição subletal poderá levar a sintomas semelhantes aos da gripe, queixas respiratórias ou efeitos crônicos.
   C. **Sequelas neurológicas crônicas** podem advir da exposição crônica ou de exposição aguda subletal. Um amplo espectro de problemas neurológicos e psiquiátricos pode ocorrer de forma reversível (meses a anos) ou irreversível. Eles incluem agitação, *delirium*, demência, sintomas psiconeuróticos, psicose, distúrbios visuais, vertigem, afasia, ataxia, neuropatias periféricas, movimento mioclônico, tremores e convulsões.
IV. O **diagnóstico** se baseia na história de exposição ao composto e na apresentação clínica.
   A. **Níveis específicos.** Os níveis de brometo em pacientes sob exposição aguda ao brometo de metila se situam em geral bem abaixo da faixa tóxica para o bromismo e poderão estar apenas levemente elevados em comparação com os níveis de indivíduos não expostos (ver "Brometos", p. 170). Os níveis séricos não tóxicos de brometo não descartam a intoxicação por brometo de metila. Níveis de proteínas ou DNA metilados têm sido investigados como possíveis biomarcadores para a exposição ao brometo de metila.
   B. **Outras análises laboratoriais úteis** incluem eletrólitos, glicose, ureia e creatinina. Em caso de desconforto respiratório, avaliar também a gasometria arterial ou oximetria e a radiografia torácica.
V. **Tratamento**
   A. **Emergência e medidas de apoio**
      a. Administrar oxigênio suplementar e tratar broncospasmo (p. 7), edema pulmonar (p. 7), convulsões (p. 22) e coma (p. 18), caso ocorram. A convulsão intratável em geral prediz um prognóstico fatal. Considerar a indução do coma por barbitúricos com um agente de ação rápida como o pentobarbital (p. 542) e consultar um neurologista assim que possível.
      b. Monitorar os pacientes pelo tempo mínimo de 6 a 12 horas para detectar o desenvolvimento de sintomas tardios, incluindo convulsões e edema pulmonar não cardiogênico.

B. **Fármacos específicos e antídotos.** Teoricamente, a N-acetilcisteína (NAC [p. 441]) ou o dimercaprol (BAL [p. 458]) podem oferecer um grupo sulfidrila reativo para se ligar ao brometo de metila livre, embora nenhum dos dois agentes tenha sido cuidadosamente testado. Foram observados dois resultados completamente distintos nos casos de dois pacientes submetidos à mesma exposição, porém com atividades diferentes da glutationa transferase, sugerindo que a NAC seja possivelmente a responsável pela exacerbação da toxicidade. Atualmente, nenhum agente pode ser recomendado.

C. **Descontaminação** (p. 45). Uma equipe adequadamente treinada deverá usar equipamento de respiração autônoma e roupas para proteção química antes de ingressar nas áreas contaminadas. A ausência de efeitos irritantes devidos à cloropicrina não garante que a entrada seja segura na ausência de proteção.

1. Remover as vítimas da exposição e administrar oxigênio suplementar quando disponível.
2. Caso a exposição seja ao brometo de metila líquido, remover a roupa contaminada e lavar a pele afetada com água e sabão. Irrigar olhos expostos copiosamente com água ou soro fisiológico.

D. **Eliminação aumentada.** Não existem benefícios a partir desses procedimentos.

► BROMETOS

Delia A. Dempsey, MD

O brometo foi usado como sedativo e anticonvulsivo eficaz e, até 1975, foi o ingrediente principal em produtos isentos de prescrição médica, como o Bromo-Seltzer e o Nervine do Dr. Miles*. Os brometos ainda são usados para tratar epilepsia em cachorros. O bromismo (intoxicação crônica por brometo) já foi comum, contribuindo para 5 a 10% das internações nos hospitais psiquiátricos. Atualmente ele é raro, porém alguns casos continuam a ser observados em todo o mundo devido às medicações contendo brometo. Exemplos recentes incluem os seguintes: Cordial de Monell, medicação usada para tratar dores de dentes e cólicas por bromismo infantil (Estados Unidos); pipobroman/Vercyte/Amedel, agente alquilante usado para policitemia vera (Reino Unido); e bromovaleriureia/bromisoval, usado como analgésico (Taiwan). O brometo ainda é encontrado em produtos químicos fotográficos, em algumas águas de poço, em hidrocarbonetos que contêm brometo (p. ex., metilbrometo, dibrometo de etileno, halotano) e em alguns refrigerantes que contêm óleo vegetal bromado. Alimentos fumigados com brometo de metila podem conter algum brometo residual, porém as quantidades são muito pequenas para causar toxicidade.

I. **Mecanismo de toxicidade**
   A. Os íons brometo substituem os íons cloreto em diversos sistemas de transporte de membrana, particularmente no sistema nervoso. O brometo é preferencialmente reabsorvido em relação ao cloreto no fígado. Até 30% do cloreto pode ser substituído no corpo. No caso de altos níveis de brometo, o efeito depressor de membrana prejudica progressivamente a transmissão neuronal.
   B. **Farmacocinética.** O Vd do brometo é de 0,35 a 0,48 L/kg. A meia-vida é de 9 a 12 dias, e a bioacumulação ocorre no caso de exposição crônica. O *clearance* é de cerca de 26 mL/kg/dia, e a eliminação é renal. O brometo é excretado no leite materno. Ele atravessa a placenta, e o bromismo neonatal tem sido observado.

II. **Dose tóxica.** A dose terapêutica de brometo para adultos é de 3 a 5 g. Um óbito foi registrado após a ingestão de 100 g de brometo de sódio. O consumo crônico de 0,5 a 1 g por dia pode causar bromismo.

III. **Apresentação clínica.** O óbito é raro. A superdosagem oral aguda normalmente causa náuseas e vômito por irritação gástrica. A intoxicação crônica pode levar a uma variedade de efeitos neurológicos, psiquiátricos, GIs e dermatológicos.
   A. As manifestações **neurológicas** e **psiquiátricas** são multiformes e incluem ansiedade, irritabilidade, ataxia, confusão, alucinações, psicose, fraqueza, estupor e coma. Antigamente, o bromismo foi responsável por 5 a 10% das internações nos hospitais psiquiátricos.

* N. de R.T. Não disponíveis no Brasil.

B. Os efeitos **gastrintestinais** incluem náuseas e vômito (ingestão aguda), e anorexia e constipação (uso crônico).
C. Os efeitos **dermatológicos** incluem erupções acneiformes, pustulares e eritematosas. Até 25% dos pacientes são afetados.
IV. **Diagnóstico.** Considerar o bromismo no caso de qualquer paciente confuso ou psicótico com um alto nível sérico de cloreto e um intervalo aniônico baixo ou negativo. O **nível sérico de cloreto em geral se encontra falsamente elevado** devido à interferência do brometo no teste analítico; o grau de elevação varia com o instrumento.
   A. **Níveis específicos.** Os ensaios não estão imediatamente disponíveis na maioria dos laboratórios clínicos. O brometo sérico endógeno normalmente não excede 5 mg/L (0,06 mEq/L). O limiar de detecção pelos métodos usuais é de 50 mg/L. Os níveis terapêuticos são de 50 a 100 mg/L (0,6 a 1,2 mEq/L); níveis superiores a 3.000 mg/L (40 mEq/L) poderão ser fatais.
   B. **Outras análises laboratoriais úteis** incluem eletrólitos, glicose, ureia, creatinina e radiografia abdominal (o brometo é radiopaco).
V. **Tratamento**
   A. **Emergência e medidas de apoio**
      1. Manter uma via aérea aberta e fornecer ventilação quando necessário (p. 1-7).
      2. Tratar o coma (p. 18) caso ocorra.
   B. **Fármacos e antídotos específicos.** Não existe antídoto específico. Entretanto, a administração de cloreto promoverá a excreção de brometo (ver a seguir).
   C. **Descontaminação** (p. 45). Após uma ingestão maciça recente, realizar uma lavagem gástrica. O carvão ativado não adsorve íons brometo inorgânicos, porém poderá adsorver brometos orgânicos.
   D. **Eliminação aumentada.** O brometo é eliminado completamente pelos rins. A meia-vida no soro pode ser reduzida drasticamente com fluidos e carga de cloreto.
      1. Administrar **cloreto de sódio** IV com soro fisiológico a 0,5 normal (cloreto de sódio a 0,45%) em uma taxa suficiente para estimular a eliminação urinária de 4 a 6 mL/kg/h. A **furosemida**, 1 mg/kg, poderá auxiliar a excreção urinária.
      2. A **hemodiálise** é eficiente e pode ser indicada para pacientes com insuficiência renal ou toxicidade grave. A hemoperfusão não é eficaz.

► CÁDMIO

Leslie M. Israel, DO, MPH

O cádmio (Cd) é encontrado em minérios de sulfito, junto com o zinco e o chumbo. A exposição é comum durante a mineração e a fundição de zinco, cobre e chumbo. A forma metálica do Cd é usada na galvanoplastia devido às suas propriedades anticorrosivas, os sais metálicos são usados como pigmentos e estabilizadores de plásticos, e as ligas de Cd são usadas em soldagem e nas baterias de níquel-cádmio. As soldas de Cd nas pipas d'água e os pigmentos de Cd em olarias podem ser fontes de contaminação de água e alimentos ácidos.

I. **Mecanismo de toxicidade.** O Cd inalado é pelo menos 60 vezes mais tóxico do que sua forma ingerida. Fumaças e poeiras podem causar pneumonite química tardia e levar a edema pulmonar e hemorragia. O Cd ingerido é um irritante do trato GI. Uma vez absorvido, o Cd liga-se à metalotioneína e é filtrado pelos rins, onde poderá ocorrer lesão do túbulo renal. O Cd é um conhecido carcinógeno humano (IARC 1).
II. **Dose tóxica**
   A. **Inalação.** O valor limiar recomendado pela ACGIH (TLV-TWA) para exposição aérea à poeira e à fumaça do Cd é de 0,01 (fração inalável) a 0,002 (poeiras respiráveis) mg/m^3, em uma média de tempo de 8 horas. A exposição a 5 mg/m^3 inalados durante 8 horas pode ser letal. O nível considerado imediatamente perigoso à vida ou à saúde (IDLH) para as poeiras ou fumaças de Cd é de 9 mg de Cd por m^3.
   B. **Ingestão.** Os sais de Cd em soluções de concentrações superiores a 15 mg/L podem induzir vômito. A dose oral letal é superior a 150 mg.

C. **Água.** A EPA estabeleceu um limite de segurança de 0,005 mg/L na água potável.
III. **Apresentação clínica**
   A. O **contato direto** pode causar irritação ocular ou cutânea local. Não existem dados sobre a absorção dérmica do Cd em humanos.
   B. A **inalação aguda** pode causar tosse, dispneia, dor de cabeça, febre e, quando severa, pneumonite química e edema pulmonar não cardiogênico em 12 a 36 horas após a exposição.
   C. A **inalação crônica** pode levar a bronquite, enfisema e fibrose. A inalação crônica em altos níveis está associada ao câncer de pulmão (IARC 2000).
   D. A **ingestão aguda** de sais de Cd causa náuseas, vômito, cólicas abdominais e diarreia, algumas vezes sanguinolenta, em minutos após a exposição. Os óbitos após a ingestão oral resultam de choque ou insuficiência renal aguda.
   E. A **ingestão crônica** tem sido associada à lesão renal e aos efeitos sistêmicos esqueléticos. A contaminação ambiental da comida e da água na bacia japonesa do Rio Jinzu, nos anos 1950, resultou em uma doença endêmica dolorosa chamada *itai-itai* ("ai-ai").
IV. O **diagnóstico** é obtido com base na história de exposição e na presença de queixas respiratórias (após inalação) ou de gastrenterite (após ingestão aguda).
   A. **Níveis específicos.** Os níveis de Cd no sangue total podem confirmar a exposição recente; níveis normais, em não fumantes não expostos, são inferiores a 1 μg/L. Muito pouco Cd é excretado pela urina até que sua ligação ao rim seja ultrapassada ou que ocorra comprometimento renal. Os valores urinários de Cd são normalmente inferiores a 1 μg/g de creatinina. Avaliações da microproteinúria tubular (β_2-microglobulina, proteína de ligação ao retinol, albumina e metalotioneína) são usadas para monitorar os efeitos iniciais e tóxicos do Cd sobre os rins.
   B. **Outras análises laboratoriais úteis** incluem hemograma, eletrólitos, glicose, ureia, creatinina, gasometria arterial ou oximetria e radiografia torácica.
V. **Tratamento**
   A. **Emergência e medidas de apoio**
      1. **Inalação.** Monitorar a gasometria arterial e obter radiografia torácica. Observar por pelo menos 6 a 8 horas e tratar a respiração ofegante e o edema pulmonar (p. 7-8) caso ocorram. Após exposição significativa, poderá ser necessário observar por 1 a 2 dias a possível ocorrência de edema pulmonar não cardiogênico de aparecimento tardio.
      2. **Ingestão.** Tratar a perda de fluido causada pela gastrenterite com fluidos cristaloides IV (p. 16).
   B. **Fármacos e antídotos específicos.** Não existem evidências de que a terapia de quelação seja eficaz, embora diversos agentes quelantes tenham sido usados após a superexposição aguda. BAL, penicilamina e ácido etilenodiamino tetra-acético (EDTA) são contraindicados devido ao risco aumentado de lesão renal.
   C. **Descontaminação**
      1. **Inalação.** Remover a vítima da exposição e fornecer oxigênio suplementar quando disponível.
      2. **Ingestão** (p. 47). Realizar lavagem gástrica após ingestão significativa. A eficácia do carvão ativado é desconhecida.
      3. **Pele e olhos.** Remover a roupa contaminada e lavar a pele exposta com água. Irrigar os olhos expostos com quantidades copiosas de água morna ou soro fisiológico (p. 47).
   D. **Eliminação aumentada.** Não existem efeitos causados pela diálise, pela hemoperfusão ou por repetidas doses de carvão.

▶ **CAFEÍNA**

Neil L. Benowitz, MD

A cafeína é a substância psicoativa mais amplamente utilizada. Além de sua conhecida presença no café, no chá, em refrigerantes e no chocolate, ela está disponível em diversos medicamentos orais prescritos e isentos de prescrição e como associação injetável de cafeína e benzoato de sódio (ocasionalmente usada em casos de apneia neonatal). A cafeína é amplamente utilizada como anorexígena, analgésica, diurética

MANUAL DE TOXICOLOGIA CLÍNICA 173

e inibidora do sono. Formas herbais da cafeína, incluindo erva-mate, guaraná (*Paullinia cupana*), noz-de-cola (*Cola nitida*) e extrato de chá-verde, são constituintes comuns de suplementos alimentares "termogênicos", que são amplamente utilizados para perder peso e aumentar o desempenho atlético (ver também p. 358). A cafeína é ocasionalmente combinada em tabletes com outros estimulantes, como a metilenodioximetanfetamina (MDMA). Embora a cafeína possua um amplo índice terapêutico e raramente cause toxicidade séria, existem muitos casos documentados de intoxicações acidental, suicida e iatrogênica, alguns levando ao óbito.

I. **Mecanismo de toxicidade**
   A. A cafeína é uma trimetilxantina intimamente relacionada com a teofilina. Ela age primariamente por inibição seletiva de receptores de adenosina. Além disso, em caso de superdosagem, ocorre considerável estímulo β_1 e β_2-adrenérgico secundário à liberação de catecolaminas endógenas.
   B. **Farmacocinética.** A cafeína é rápida e completamente absorvida VO, com um Vd de 0,7 a 0,8 L/kg. Sua meia-vida de eliminação é de cerca de 4 a 6 horas, porém pode variar de 3 horas em fumantes saudáveis até 10 horas em não fumantes; após superdosagem, a meia-vida poderá atingir até 15 horas. Em bebês com menos de 2 a 3 meses de idade, o metabolismo é extremamente lento, e a meia-vida poderá exceder 24 horas (ver também Tabela II-52, p. 414). A cafeína é metabolizada no fígado pelo citocromo P-450 (CYP), primariamente pela isoenzima CYP1A2, e está sujeita às várias interações farmacológicas potenciais, incluindo inibição por contraceptivos orais, cimetidina, norfloxacino e álcool. O tabagismo (e a maconha) acelera o metabolismo da cafeína.

II. **Dose tóxica.** A dose oral letal registrada é de 10 g (150 a 200 mg/kg), embora tenha sido documentado um caso de sobrevida após uma ingestão de 24 g. Em crianças, a ingestão de 35 mg/kg poderá levar à toxicidade moderada. O café contém 50 a 200 mg (o chá, 40 a 100 mg) de cafeína por xícara, dependendo de como ele é torrado. No-Doz* e outros inibidores do sono em geral contêm aproximadamente 200 mg por comprimido. Suprimentos alimentares "termogênicos", que são vendidos como bebidas energéticas (p. ex., Red Bull), barras, cápsulas, comprimidos ou gotas líquidas, contêm o equivalente a 40 a 200 mg de cafeína por dose, seja como extrato vegetal concentrado ou cafeína sintética.

III. **Apresentação clínica**
   A. Os sintomas iniciais da intoxicação **aguda** por cafeína são geralmente anorexia, tremor e ansiedade, acompanhados de náuseas, vômito, taquicardia e agitação. Nos casos de intoxicação séria, podem ocorrer *delirium*, choque, taquiarritmias supraventriculares e ventriculares, hipopotassemia e hiperglicemia. A hipotensão é causada por vasodilatação excessiva mediada por β_2 e é caracterizada por baixa pressão diastólica e ampla pressão de pulso. A ingestão de suplementos dietéticos contendo cafeína tem sido associada à morte súbita em indivíduos com bulimia ou abuso de laxantes, mais provavelmente devido ao agravamento por hipopotassemia. A intoxicação por cafeína ocasionalmente causa rabdomiólise e insuficiência renal aguda.
   B. A ingestão **crônica** de cafeína de alta dose pode levar ao "cafeinismo" (nervosismo, irritabilidade, ansiedade, tremores, contrações musculares, insônia, palpitações e hiper-reflexia).

IV. O **diagnóstico** é sugerido pela história de exposição à cafeína ou pela variedade dos seguintes sintomas: náuseas, vômito, tremor, taquicardia, choque e hipopotassemia (considerar também teofilina [p. 381]).
   A. **Níveis específicos.** Os níveis séricos de cafeína não estão rotineiramente disponíveis nos laboratórios hospitalares, porém poderão ser determinados em laboratórios toxicológicos de referência. Alguns hospitais pediátricos podem oferecer a avaliação da cafeína para monitorar o uso terapêutico em neonatos. Concentrações tóxicas podem ser detectadas por reação cruzada com ensaios de teofilina (ver Tabela I-6, p. 44). Consumidores de café apresentam níveis de cafeína entre 1 a 10 mg/L, e níveis superiores a 80 mg/L foram associados ao óbito. O nível associado à alta probabilidade de sofrer choque é desconhecido.
   B. **Outras análises laboratoriais úteis** incluem eletrólitos, glicose e monitoramento do ECG.

V. **Tratamento**
   A. **Emergência e medidas de apoio**
      1. Manter uma via aérea aberta e fornecer ventilação quando necessário (p. 1-7).

---
* N. de R.T. Produto disponível no EUA com 200 mg de cafeína por comprimido.

2. Tratar o choque (p. 22) e a hipotensão (p. 16) caso ocorram. Ansiedade extrema ou agitação podem responder a benzodiazepinas, como lorazepam IV (p. 460).
3. A hipopotassemia normalmente é resolvida sem tratamento, porém poderá necessitar de tratamento nos casos de intoxicações graves, pois poderá contribuir para arritmias potencialmente fatais.
4. Monitorar o ECG e os sinais vitais por pelo menos 6 horas após a ingestão.
B. **Fármacos e antídotos específicos.** β-bloqueadores revertem efetivamente os efeitos cardiotóxicos e hipotensores por meio do estímulo β-adrenérgico excessivo. Tratar taquiarritmias e hipotensão com **propranolol** IV, 0,01 a 0,02 mg/kg (p. 551), ou **esmolol**, 0,025 a 0,1 mg/kg/min (p. 494), iniciando com doses baixas e titular até que o efeito seja atingido. Devido à meia-vida curta e à cardiosseletividade, o esmolol é preferido em casos de taquiarritmias em pacientes normotensos. Se houver necessidade de fármacos vasopressores, a vasopressina (p. 562) ou a fenilefrina (p. 500) são recomendadas para evitar os efeitos depressivos do potássio das catecolaminas.
C. **Descontaminação** (p. 45). Administrar carvão ativado VO caso as condições sejam apropriadas (ver Quadro I.30, p. 51). A lavagem gástrica não é necessária após ingestões pequenas a moderadas se o carvão ativado tiver sido administrado prontamente.
D. **Eliminação aumentada.** Repetidas doses de carvão ativado (p. 56) poderão aumentar a eliminação de cafeína. Pacientes gravemente intoxicados (com choque múltiplo, taquiarritmias significativas ou hipotensão intratável) poderão necessitar de hemodiálise ou hemoperfusão com carvão (p. 55).

► CÂNFORA E OUTROS ÓLEOS ESSENCIAIS
Ilene B. Anderson, PharmD

A cânfora é um dos diversos óleos essenciais (óleos voláteis) derivados de produtos vegetais naturais que foram usados por séculos como rubefacientes tópicos para fins analgésicos e antipruriginosos (Tabela II-19). A cânfora e outros óleos essenciais são encontrados em remédios isentos de prescrição, como BenGay, Vick VapoRub e Campho-Penique. Além disso, a cânfora é usada para propósitos religiosos, espirituais, aromáticos, na medicina popular e como inseticida, em geral na forma de pó ou cubo. Os efeitos tóxicos ocorreram principalmente quando óleos essenciais foram intencionalmente administrados VO para fins terapêuticos e em ingestões pediátricas acidentais.

I. **Mecanismo de toxicidade.** Após uso tópico, óleos essenciais produzem hiperemia dérmica, acompanhada de uma sensação de conforto; porém, se ingeridos, podem gerar toxicidade sistêmica. A maioria dos óleos essenciais causa estímulo ou depressão do SNC. A **cânfora** é um estimulante do SNC que leva ao choque logo após a ingestão. O mecanismo básico é desconhecido, entretanto foi observada uma redução transitória na condutância ativada pela hiperpolarização no caso de intoxicação humana. A cânfora é absorvida rapidamente pelo trato GI e metabolizada pelo fígado. Não se sabe se seus metabólitos contribuem para a toxicidade.

II. **Dose tóxica.** Intoxicações graves e mortes foram observadas em crianças após ingestão de apenas 1 g de cânfora. Isso é equivalente a apenas 10 mL de Campho-Phenique ou 5 mL de óleo canforado (20%). Foi registrada a recuperação de um adulto após a ingestão de 42 g. As concentrações de outros óleos essenciais oscilam de 1 a 20%; doses de 5 a 15 mL são consideradas potencialmente tóxicas.

III. **Apresentação clínica** (ver também Tabela II-19)
   A. **Oral.** Manifestações de superdosagem oral **aguda** geralmente ocorrem em 5 a 30 minutos após a ingestão. A queimação da boca e da garganta ocorre imediatamente, seguida por náuseas e vômito. A cânfora causa normalmente o aparecimento repentino de choque em 20 a 30 minutos após a ingestão. Podem ocorrer ataxia, sonolência, tontura, confusão, ansiedade, *delirium*, tremor muscular e coma. A aspiração poderá levar à pneumonite. O óbito poderá advir da depressão do SNC e da parada respiratória ou ser secundário ao estado epiléptico. Existem registros de miocardite, hepatite granulomatosa e morte após a intoxicação **crônica** por cânfora.

MANUAL DE TOXICOLOGIA CLÍNICA   175

TABELA II-19   Óleos essenciais[a]

Nome	Comentários
Cânfora	Dose tóxica infantil: 1 g (ver texto).
Guaiacol	Não é tóxico.
Mentol	Um álcool derivado de diversos óleos de menta. A ingestão pode causar irritação da mucosa oral, vômito, tremor, ataxia e depressão do SNC.
Noz-moscada	Óleo de mirística. Usado como alucinógeno e sabidamente causador de efeitos semelhantes à anfetamina; 2 a 4 colheres de sopa de nozes-moscadas moídas podem causar efeitos psicogênicos. Sintomas: dor abdominal, vômito, letargia, *delirium*, tontura, agitação, alucinações, miose ou midríase, taquicardia e hipertensão. Há registros fatais com a ingestão simultânea de flunitrazepam.
Óleo de absinto	Absinto. Podem ocorrer euforia, letargia, confusão, agitação, alucinações, choque, rabdomiólise, insuficiência renal, bradicardia, arritmias.
Óleo de bétula	Contém metilsalicilato a 98% (equivalente a 1,4 g de ácido acetilsalicílico por mililitro; ver "Salicilatos", p. 373).
Óleo de canela	Um potente agente sensibilizante que causa eritema, dermatite e estomatite. Um menino de 7,5 anos de idade ingeriu 60 mL, o que levou a irritação oral, vômito, diplopia, tontura e depressão do SNC, resolvidos em 5 horas.
Óleo de cravo	Contém eugenol a 80 a 90%. Podem ocorrer acidose metabólica, depressão do SNC, choque, coagulopatia e hepatotoxicidade após ingestão aguda. Ocorreu insuficiência hepática fulminante em um menino de 15 meses de idade após a ingestão de 10 mL. *N*-acetilcisteína poderá ser benéfica na prevenção ou no tratamento da hepatotoxicidade. Fumar cigarros de cravo pode causar traqueobronquite irritante e hemoptise.
Óleo de eucalipto	Contém eucaliptol a 70%. A dose tóxica é de 5 a 10 mL. A ingestão causa queimação epigástrica, vômito, hipoventilação, ataxia, choque ou depressão rápida do SNC.
Óleo de gaultéria	Contém metilsalicilato a 98% (equivalente a 1,4 g de ácido acetilsalicílico por mililitro; ver "Salicilatos", p. 373).
Óleo de lavanda	Dor de cabeça branda, constipação e ginecomastia reversível (em meninos na pré-puberdade) foram registradas com aplicação dérmica crônica.
Óleo de melaleuca	Óleo do arbusto do chá. A dose tóxica infantil é de 10 mL. Sedação, confusão, ataxia e coma são observados após a ingestão. O aparecimento acontece em 30 a 60 minutos. Dermatite de contato com contato dérmico.
Óleo de menta	Contém mentol a 50%. Há registros de irritação da mucosa oral, queimação e raras úlceras bucais. A injeção IV ocasionou coma, cianose, edema pulmonar e SDRA. Pode haver dermatite de contato alérgica com exposição dérmica. A instilação nasal em um bebê de 2 meses levou a dispneia, estridor, hiperextensão, coma e acidose metabólica.
Óleo de poejo	A toxicidade é moderada a severa com ingestão superior a 10 mL. Podem ocorrer vômito, cólica abdominal, síncope, coma, necrose hepática centrilobular, degeneração tubular renal, coagulação intravascular disseminada, insuficiência múltipla de órgãos e morte. A *N*-acetilcisteína poderá ser eficaz na prevenção de necrose hepática.
Timol	Usado como antisséptico (ver "Fenol", p. 252). Pode causar dermatite de contato alérgica.

[a]Informação derivada principalmente de registros de casos, em geral, sem confirmação laboratorial documentada ou detalhada. SNC, sistema nervoso central; SDRA, síndrome do desconforto respiratório agudo.

B. A exposição **dérmica** poderá levar a reações alérgicas. O contato cutâneo prolongado poderá resultar em queimadura.
C. O **ato de fumar** (p. ex., cigarros de cravo) ou inalar óleos essenciais pode causar traqueobronquite.
D. A injeção IV (p. ex., óleo de menta) pode causar edema pulmonar ou síndrome do desconforto respiratório agudo (SDRA).

IV. O **diagnóstico** é obtido com base em uma história de exposição. O odor pungente da cânfora e de outros óleos voláteis em geral é perceptível.
A. **Níveis específicos** não estão disponíveis.
B. **Outras análises laboratoriais úteis** incluem eletrólitos, glicose, aminotransferases hepáticas e gasometria arterial (caso o paciente esteja comatoso ou em estado epilético).
V. **Tratamento**
A. **Emergência e medidas de apoio**
 1. Manter uma via áerea aberta e fornecer ventilação quando necessário (p. 1-7).
 2. Tratar choque (p. 22) e coma (p. 18) caso ocorram.
B. **Fármacos e antídotos específicos.** Não existem antídotos específicos para a cânfora. A *N*-acetilcisteína (p. 441) poderá ser eficaz na prevenção de lesão hepática após ingestão de óleo de poejo e cravo.
C. **Descontaminação** (p. 45). Administrar carvão ativado VO caso as condições sejam apropriadas (ver Quadro I-30, p. 51). A lavagem gástrica não é necessária após ingestões pequenas a moderadas se o carvão ativado tiver sido administrado prontamente.
D. **Eliminação aumentada.** Os volumes de distribuição da cânfora e de outros óleos essenciais são extremamente amplos e é improvável que qualquer procedimento de remoção aumentado eliminará quantidades significativas de cânfora. Registros de casos pouco documentados recomendaram hemoperfusão.

▶ CARBAMAZEPINA E OXCARBAMAZEPINA

Thomas E. Kearney, PharmD

A **carbamazepina** (Tegretol), um iminostilbeno composto, foi introduzido, nos EUA, em 1974, para o tratamento de neuralgia do trigêmeo. Ela tornou-se um fármaco de primeira linha para o tratamento de distúrbios de choque complexos parciais e generalizados e teve seu uso expandido para os casos de síndromes da dor, doenças psiquiátricas e reações de abstinência de drogas. A **oxcarbamazepina** (Trileptal) foi aprovada pelo FDA dos EUA em 2000 e é o 10-ceto análogo da carbamazepina. É considerado um pró-fármaco com um metabólito principal, 10,11-di-hidro-10-hidroxicarbazepina (derivado mono-hidróxi [MHD]), que é responsável por seus principais efeitos tóxicos e terapêuticos, semelhantes aos da carbamazepina.
I. **Mecanismo de toxicidade**
A. **Carbamazepina:** A maior parte das manifestações tóxicas parece estar relacionada com seus efeitos anticolinérgicos e depressores do SNC. Ela também altera a função cerebelar vestibular do tronco cerebral. Além disso, provavelmente por sua estrutura química ser semelhante ao antidepressivo tricíclico imipramina, a superdosagem aguda por carbamazepina pode causar choque e distúrbios de condução cardíaca.
B. **Oxcarbamazepina** é um depressor do SNC e parece não possuir o perfil de toxicidade da carbamazepina. Esse fato pode ser atribuído à taxa limitada de produção do metabólito ativo e da falta de um metabólito epóxido tóxico. A exceção pode ser uma hiponatremia dilucional nefrogênica relacionada com a dose.
C. **Farmacocinética** (ver também Tabela II-52, p. 414)
 1. A **carbamazepina** é lenta e erraticamente absorvida pelo trato GI, e os níveis máximos podem ser retardados por 6 a 24 horas, particularmente após uma superdosagem (absorção contínua por até 96 horas tem sido registrada com preparações de liberação estendida). A exceção pode vir das fórmulas de dosagem em suspensão oral, cuja absorção pode ser rápida, com os sintomas ocorrendo em 30 minutos após a ingestão. Ela encontra-se 75 a 78% ligada a proteínas com um Vd de cerca de 1,4 L/kg (até 3 L/kg após superdosagem). Até 28% de uma dose são eliminados pelas fezes e ocorre reciclagem êntero-hepática. O fármaco parental é metabolizado pelo citocromo P-450 e 40% são convertidos ao seu 10,11-epóxido, que é tão ativo quanto o composto parental. A meia-vida de eliminação é variável e sujeita à autoindução das enzimas do citocromo P-450; a meia-vida da carbamazepina é de cerca de 18 a 55 horas (inicialmente) até 5 a 26 horas (com o uso a longo prazo). A meia-vida do metabólito epóxido é de aproximadamente 5 a 10 horas.

2. A **oxcarbamazepina** é bem-absorvida pelo trato GI (biodisponibilidade > 95%) e metabolizada rapidamente (meia-vida de 1 a 5 horas), gerando seu metabólito ativo, MHD, com níveis máximos alcançados em 1 a 3 horas e 4 a 12 horas, para os metabólitos parental e ativo, respectivamente. O metabólito ativo encontra-se 30 a 40% ligado a proteínas, tem um Vd de 0,8 L/kg e uma meia-vida de 7 a 20 horas (média de 9 horas). O metabólito ativo não está sujeito à autoindução.

II. **Dose tóxica**
   A. **Carbamazepina** Uma ingestão aguda superior a 10 mg/kg leva a um nível sanguíneo superior à faixa terapêutica de 4 a 12 mg/L. A dose diária máxima recomendada é de 1,6 a 2,4 g para adultos (35 mg/kg/dia em crianças). O óbito ocorreu após a ingestão de 3,2 a 60 g por um adulto, porém foi registrada uma sobrevivência após uma ingestão de 80 g. Ocorreu toxicidade potencialmente fatal após a ingestão de 5,8 a 10 g por adultos e 2 g (148 mg/kg) por uma criança de 23 meses de idade.
   B. **Oxcarbamazepina.** A dose terapêutica diária recomendada é de 0,6 a 1,2 g para adultos (8 a 10 mg/kg/dia em crianças, até 600 mg/dia) até um máximo de 2,4 g/dia (que é pouco tolerada). A ingestão de 30,6 g por um adulto e de 15 g por uma criança de 13 anos levou apenas à depressão branda do SNC. Um adulto necessitou de entubação endotraqueal após a ingestão de 42 g. Entretanto, um adulto que ingeriu 3,3 g durante terapia com oxcarbamazepina desenvolveu sintomas cardiovasculares e do SNC.

III. **Apresentação clínica**
   A. **Carbamazepina**
      1. Ataxia, nistagmo, oftalmoplegia, distúrbios do movimento (discinesia, distonia), midríase e taquicardia sinusal são comuns nos casos de superdosagem branda a moderada. Em casos de intoxicações mais sérias, podem ocorrer mioclonia, choque (incluindo estado epilético), hipertermia, coma e parada respiratória. Bloqueio AV e bradicardia foram registrados, particularmente em pessoas mais velhas. Com base na sua semelhança estrutural aos antidepressivos tricíclicos, a carbamazepina pode causar prolongamento de QRS e do intervalo QT e depressão miocárdica; entretanto, em registros de casos de superdosagem, o alargamento de QRS raramente excede 100-120 milissegundos e é geralmente transitório.
      2. Após uma superdosagem aguda, manifestações de intoxicação podem ser retardadas por várias horas devido à absorção errática. O coma cíclico e o rebote de sintomas podem ser causados pela absorção continuada a partir de um comprimido, bem como pela circulação êntero-hepática do fármaco.
      3. O uso crônico tem sido associado a depressão da medula óssea, hepatite, doença renal, cardiomiopatia, hiponatremia e dermatite esfoliante. A carbamazepina também tem sido relacionada a síndromes de rigidez e hipertermia (p. ex., síndrome maligna neuroléptica e síndrome serotoninérgica) em combinação com outros fármacos.
   B. **Oxcarbamazepina.** Os efeitos colaterais primários e os sintomas de superdosagem estão relacionados ao SNC (sonolência, ataxia, diplopia, tinido, tontura, tremor, dor de cabeça e fadiga). A toxicidade por superdosagem aguda pode ser minimizada devido à produção limitante do metabólito tóxico, MHD. O estado epilético foi registrado em pacientes com retardo mental grave. Também existe um registro de distonia relacionada à dose (crise oculogírica). Os efeitos relacionados com o sistema cardiovascular (bradicardia e hipotensão) foram observados após uma ingestão de 3,3 g. A hiponatremia significativa (mais comumente associada a altas doses, pacientes mais velhos, uso concomitante de outros medicamentos associados a hiponatremia e polidipsia) pode ser uma causa que contribui para o choque e o coma associados à oxcarbamazepina. Reações de hipersensibilidade — exantema, eosinofilia e leucopenia — foram observadas e apresentam 25 a 35% de reatividade cruzada com a carbamazepina.

IV. O **diagnóstico** é obtido com base na história de exposição e nos sinais clínicos, como ataxia e estupor e, no caso da carbamazepina, taquicardia.
   A. **Níveis específicos.** Obter o nível sérico padrão de carbamazepina e repetir a avaliação dos níveis a cada 4 a 6 horas para descartar a absorção retardada ou prolongada.

1. Níveis séricos de carbamazepina superiores a 10 mg/L estão associados a ataxia e nistagmo.

É provável a ocorrência de intoxicação grave (coma, depressão respiratória, choque) com níveis séricos superiores a 40 mg/L, embora exista baixa correlação entre os níveis e a gravidade dos efeitos clínicos.

2. O metabólito epóxido da carbamazepina poderá ser produzido em altas concentrações após superdosagem. Ele é quase equipotente e poderá apresentar uma extensão variável de reação cruzada em alguns imunoensaios com a carbamazepina.

3. A carbamazepina pode produzir um resultado de teste falso-positivo para antidepressivos tricíclicos na seleção de fármacos.

4. A ingestão de doses de 15, 30,6 e 42 g de **oxcarbamazepina** levou a níveis máximos de 7,9, 31,6 e 12,45 mg/L do fármaco parental e de 46,6, 59 e 65,45 mg/L do metabólito ativo, MHD, respectivamente. Essas ingestões não excederam o dobro da faixa terapêutica (10 a 35 mg/L) no caso do metabólito ativo, MHD, e foram retardadas em 6 a 8 horas.

B. **Outras análises laboratoriais úteis** incluem hemograma, eletrólitos (sódio, em particular), glicose, gasometria arterial ou oximetria e monitoramento do ECG.

V. **Tratamento**

A. **Emergência e medidas de apoio**

1. Manter uma via áerea aberta e fornecer ventilação quando necessário (p. 1-7). Administrar oxigênio suplementar.
2. Tratar choque (p. 22), coma (p. 18), hipertermia (p. 21), arritmias (p. 13), hiponatremia (p. 36) e distonias (p. 25) caso ocorram.
3. Pacientes assintomáticos deverão ser observados por um tempo mínimo de 6 horas após a ingestão e por pelo menos 12 horas se tiverem recebido uma preparação de liberação prolongada. Observar que a depressão do SNC, consequente à intoxicação por oxcarbamazepina, poderá progredir por 24 horas devido à produção prolongada do metabólito ativo.

B. **Fármacos e antídotos específicos.** Não existem antídotos específicos. Não é conhecida a função do bicarbonato de sódio (p. 464) no prolongamento de QRS. A fisostigmina **não** é recomendada no caso de toxicidade anticolinérgica.

C. **Descontaminação** (p. 45). Administrar carvão ativado VO caso as condições sejam apropriadas (ver Quadro I-30, p. 51). A lavagem gástrica não é necessária após ingestões pequenas a moderadas se o carvão ativado tiver sido administrado prontamente. No caso de ingestões maciças de carbamazepina, considerar doses adicionais de carvão ativado e, possivelmente, a irrigação intestinal total (p. 52).

D. **Eliminação aumentada**

1. **Carbamazepina.** Em contraste com os antidepressivos tricíclicos, o Vd da carbamazepina é pequeno, tornando-a acessível aos procedimentos de remoção aumentada. Esses procedimentos deverão ser considerados em pacientes intoxicados por carbamazepina com níveis séricos elevados (p. ex., > 40 mg/L) associados à intoxicação grave (p. ex., estado epilético, cardiotoxicidade) que não responda ao tratamento-padrão.

    a. **Repetidas doses de carvão ativado** poderão aumentar a depuração da carbamazepina em até 50%, assim como impedir a absorção sistêmica de massas de comprimidos (farmacobezoares) no trato GI. Entretanto, poderá ser difícil a administração segura em um paciente com obnubilação e íleo, e não foi claramente demonstrado algum benefício em relação à morbidade ou à mortalidade.

    b. A **hemoperfusão com carvão** é altamente eficaz para a carbamazepina e pode ser indicada no caso de intoxicação grave. Entretanto, a disponibilidade de colunas de hemoperfusão poderá ser limitada.

    Novas técnicas de **hemodiálise**, com o uso de dialisadores de alta eficiência (alta *depuração* da ureia) e alto fluxo (alta permeabilidade), foram sabidamente eficientes. A hemofiltração venosa contínua (CVVHDF), com e sem aumento da albumina, também tem sido usada e recomendada como uma modalidade alternativa.

    c. A diálise peritoneal não remove carbamazepina de maneira eficiente.

    d. A substituição de plasma tem sido usada em crianças com intoxicação por carbamazepina.

2. Oxcarbamazepina. A farmacocinética de seu metabólito ativo, MHD, a torna teoricamente amena para a diálise, devido à sua baixa ligação à proteína e ao seu pequeno volume de distribuição. Entretanto, casos atuais de superdosagem sugerem que o tratamento de apoio é suficiente e que os sintomas potencialmente perigosos são improváveis.

▶ CHUMBO
Michael J. Kosnett, MD, MPH

O chumbo é um metal maleável e macio, obtido principalmente pela fundição primária e refinamento de ligas naturais ou pela difundida prática da reciclagem e fundição secundária de produtos de chumbo fragmentados. A reciclagem corresponde a quase 85% do consumo doméstico de chumbo, aproximadamente 85% do que é usado nas baterias de ácido-chumbo. O chumbo é usado para pesos e proteção radioativa, e ligas de chumbo são usadas na fabricação de canos, revestimento de cabos, prata, bronze e aço, munição e solda (predominantemente equipamentos elétricos e radiadores automotivos). Compostos de chumbo são adicionados como pigmentos, estabilizadores ou ligantes em tintas, cerâmicas, vidro e plástico.

Embora o uso do chumbo nas tintas domésticas tenha sido reduzido desde a década de 1970, o uso industrial de tintas à base de chumbo resistentes à corrosão continua, e a exposição em alto nível poderá advir da renovação de imóveis, jateamento de areia, queimadas ou demolição. A corrosão de encanamentos de chumbo em casas mais antigas pode aumentar a concentração de chumbo na água da torneira. Crianças mais novas encontram-se particularmente em risco pela ingestão repetida de poeira doméstica contaminada por chumbo, de solo do quintal, resíduos de tintas ou de levar à boca adereços de brinquedos ou outros itens decorativos contendo chumbo. As crianças também podem ser expostas ao chumbo levado para dentro de casa pelas roupas de trabalho contaminadas usadas pelos adultos. O consumo regular de carne de caça abatida com munição de chumbo e contaminada com seus resíduos pode elevar o nível sanguíneo de chumbo acima dos níveis basais, particularmente em crianças.

A exposição ao chumbo poderá ocorrer a partir do uso de cerâmicas esmaltadas com chumbo ou de reservatórios para preparo ou armazenamento de alimentos e bebidas. Certos medicamentos populares (p. ex., os medicamentos mexicanos *azarcon* e *greta*, o remédio dominicano *litargirio* e algumas preparações aiurvédicas indianas) podem conter altas concentrações de sais de chumbo.

A legislação de proteção ao consumidor estabelecida em 2008 reduziu a concentração de chumbo permitida nas tintas e em outras coberturas de superfícies para o uso do consumidor para 0,009% (90 ppm)*. Em 2011, o conteúdo de chumbo dos produtos infantis não mais excedeu 100 ppm.

I. Mecanismo de toxicidade

A. A toxicidade multissistêmica do chumbo é mediada por diversos mecanismos, incluindo inativação ou alteração de enzimas e outras macromoléculas, ligando-as aos radicais sulfidrila, fosfato ou carboxila, e interação com cátions essenciais, principalmente cálcio, zinco e ferro. Poderão ocorrer alterações patológicas nas membranas celulares e mitocondriais, na síntese e na função de neurotransmissores, na síntese do heme, no estado redox da célula e no metabolismo de nucleotídeos. Impactos adversos sobre os sistemas nervoso, renal, GI, hematopoiético, reprodutor e cardiovascular poderão advir desses mecanismos.

B. Farmacocinética. A inalação de vapor de chumbo ou de outras partículas finas solúveis leva à absorção pulmonar rápida e extensa, representando a principal, porém não a única, via de exposição na indústria. A exposição não industrial ocorre principalmente por ingestão, particularmente em crianças, que absorvem 45 a 50% do chumbo solúvel, comparados com cerca de 10 a 15% absorvidos pelos adultos. Após a absorção, o chumbo é distribuído pelo sangue (onde 99% ficam ligados aos eritrócitos) aos diversos tecidos, incluindo o transporte transplacentário para o feto e o transporte para o SNC por meio da barreira hematencefálica. A depuração do chumbo pelo corpo segue um modelo cinético multicompartimental, consistindo em compartimentos "rápidos" no sangue e nos tecidos moles (meia-vida de 1 a 2 meses) e compartimentos lentos nos ossos (meia-vida de anos a décadas). Aproximadamente 70% da excreção do chumbo ocorre pela urina, com quantidades menores sendo eliminadas pelas fe-

---

* N. de R.T. Segundo a Lei nº 11.762, de 1º de agosto de 2008, a concentração máxima de chumbo ans tintas comercializadas no Brasil é de 600 PPM.

zes, e quantidades mínimas, pelos cabelos, pelas unhas e pelo suor. Mais de 90% da carga de chumbo em adultos e mais de dois terços da carga em crianças jovens ocorrem no esqueleto. A redistribuição lenta do chumbo a partir dos ossos para os tecidos moles pode elevar a sua concentração sanguínea por meses a anos após um paciente com exposição crônica a altas doses ter sido retirado de fontes externas. Em pacientes com elevada carga óssea de chumbo, estados patológicos associados ao rápido *turnover* ósseo ou à desmineralização, como o hipertireoidismo e a osteoporose imobilizadora, levaram à intoxicação sintomática por chumbo.

II. **Dose tóxica**
   A. A absorção **dérmica** do chumbo inorgânico é mínima, porém poderá ser substancial no caso de compostos de chumbo orgânicos, que também poderão causar irritação cutânea.
   B. **Ingestão.** Em geral, a absorção dos compostos de chumbo é diretamente proporcional à solubilidade e inversamente proporcional ao tamanho da partícula. A absorção GI de chumbo é aumentada pela deficiência de ferro e pelo baixo teor de cálcio na alimentação. A absorção poderá aumentar substancialmente em um estado de jejum.
      1. A intoxicação sintomática aguda é rara após uma exposição isolada, porém poderá ocorrer em horas após a ingestão de alguns gramas de compostos solúveis de chumbo ou dias após a retenção GI de objetos de chumbo deglutidos, como pesos de pesca e pesos de cortina.
      2. Não foi estabelecido, em estudos, um limiar de baixa dose para os efeitos subclínicos adversos do chumbo. Estudos epidemiológicos recentes em crianças observaram efeitos do chumbo sobre a função cognitiva com níveis sanguíneos inferiores a 5 μg/dL, e outros estudos sugerem que os níveis basais de exposição ao chumbo nas últimas décadas podem estar associados à hipertensão em alguns adultos. A média geométrica da concentração sanguínea de chumbo nos EUA durante 2003 e 2004 foi estimada em 1,43 μg/dL; a ingestão alimentar basal de chumbo pode estar na faixa de 1 a 4 μg/dia.
      3. O nível de ação para o chumbo na água potável, determinado pela Agência de Proteção Ambiental (EPA, do inglês *Environmental Protection Agency*) dos EUA, é de 15 ppb (partes por bilhão). Entretanto, a meta do nível máximo de contaminantes (MCL, do inglês *maximum contaminant level*) na água potável é de 0 ppb, e a EPA não estabeleceu uma "dose de referência" para o chumbo devido à falta de um limiar de baixa dose para os efeitos adversos.
   C. **Inalação.** A exposição desprotegida a níveis maciços de chumbo no ar (> 2.500 μg/m^3) encontrada em explosões abrasivas, soldas ou superfícies metálicas cortantes cobertas com tinta contendo chumbo representa um risco agudo e levou à intoxicação sintomática em períodos de um dia a poucas semanas. O limite de exposição permitido (PEL) no local de trabalho pela OSHA para as poeiras e vapores de chumbo inorgânico é de 50 μg/m^3 em um período médio de 8 horas. O nível considerado como imediatamente perigoso à vida ou à saúde (IDLH) é de 100 mg/m^3.

III. **Apresentação clínica.** A toxicidade multissistêmica do chumbo apresenta um espectro de achados clínicos oscilando da intoxicação visível potencialmente fatal aos efeitos subclínicos súbitos.
   A. A **ingestão aguda** de quantidades muito grandes de chumbo (gramas) pode causar dor abdominal, anemia (geralmente hemolítica), hepatite tóxica e encefalopatia.
   B. A **exposição subaguda ou crônica** é mais comum do que a intoxicação aguda.
      1. Efeitos **constitucionais** incluem fadiga, mal-estar, irritabilidade, anorexia, insônia, perda de peso, redução da libido, artralgias e mialgias.
      2. Efeitos **gastrintestinais** incluem dor abdominal espasmódica (cólica do chumbo), náuseas, constipação ou (menos comumente) diarreia.
      3. Manifestações do **sistema nervoso central** oscilam desde comprometimento da concentração, dor de cabeça, coordenação visuomotora reduzida e tremor até encefalopatia visível (uma emergência potencialmente fatal caracterizada por *delirium* agitado ou letargia, ataxia, convulsões e coma). A exposição crônica de bebês e crianças a baixos níveis pode levar à diminuição da inteligência e ao comprometimento do desenvolvimento neurocomportamental, crescimento reduzido e acuidade auditiva reduzida. Estudos recentes em adultos sugerem que o chumbo pode acentuar o declínio na função cognitiva relacionado com a idade.
      4. Efeitos **cardiovasculares** da exposição crônica ao chumbo incluem elevação da pressão sanguínea e risco elevado de hipertensão. Estudos recentes detectaram elevada mortalidade cardiovascular em populações cujos níveis sanguíneos de chumbo a longo prazo estavam provavelmente na faixa de 10 a 25 μg/dL.

5. **A neuropatia motora periférica**, que afeta principalmente as extremidades superiores, pode causar intensa fraqueza do músculo extensor ("queda do punho").
6. Efeitos **hematológicos** incluem anemia normocrômica ou microcítica, que pode ser acompanhada por pontilhado basofílico. A hemólise poderá ocorrer após exposição aguda ou subaguda a altas doses.
7. Efeitos **nefrotóxicos** incluem disfunção tubular aguda reversível (incluindo aminoacidúria semelhante à Fanconi em crianças) e fibrose intersticial crônica. Poderão ocorrer hiperuricemia e gota.
8. **Prognósticos reprodutivos adversos** podem incluir produção reduzida ou aberrante de esperma, aumento na taxa de aborto, parto prematuro, idade gestacional reduzida, baixo peso ao nascimento e desenvolvimento neurológico comprometido.

C. **Inalação repetida e intencional de gasolina com chumbo** levou a ataxia, espasmo mioclônico, hiper-reflexia, *delirium* e convulsões.

IV. **Diagnóstico.** Embora a encefalopatia manifesta ou a cólica abdominal associada a uma atividade suspeita possa sugerir imediatamente o diagnóstico de intoxicação grave por chumbo, os sintomas inespecíficos e sinais multissistêmicos associados a intoxicações branda ou moderada poderão ser confundidos com uma doença viral ou com outro distúrbio. Considerar a intoxicação por chumbo em qualquer paciente com achados multissistêmicos que incluam dor abdominal, dor de cabeça, anemia e, menos comumente, neuropatia motora, gota e insuficiência renal. Considerar a encefalopatia por chumbo em qualquer criança ou adulto com *delirium* ou convulsões (especialmente com anemia simultânea) e intoxicação crônica por chumbo em qualquer criança com déficits neurocomportamentais ou retardos de desenvolvimento.

A. **Níveis específicos.** O nível de **chumbo no sangue total** é o indicador mais útil da exposição ao chumbo. As relações entre os níveis sanguíneos de chumbo e os achados clínicos têm sido normalmente baseados na exposição subaguda ou crônica, e não em altos valores transitórios, que podem surgir imediatamente após a exposição aguda. Além disso, poderá ocorrer considerável variabilidade individual. *Nota: Amostras sanguíneas de chumbo devem ser colhidas e armazenadas em seringas e tubos **livres de chumbo** (tubos "metais-traço" ou tubos de interrupção azul royal contendo heparina ou EDTA).*

1. Níveis sanguíneos de chumbo são inferiores a 5 µg/dL em populações sem exposição ocupacional ou ambiental específica. Níveis entre 1 e 25 µg/dL têm sido associados a reduções subclínicas da inteligência e ao comprometimento do desenvolvimento neurocomportamental em crianças expostas no útero ou no início da infância. A dose-resposta para a redução do QI é log-linear, de forma que a perda do QI por µg/dL é mais acentuada em baixas doses. Estudos em adultos indicam que concentrações sanguíneas de chumbo de longo prazo na faixa de 10 a 25 µg/dL (e possivelmente inferiores) representam um risco de hipertensão e podem contribuir possivelmente para o declínio na função cognitiva relacionado com a idade.
2. Níveis sanguíneos de chumbo entre 25 a 60 µg/dL podem estar associados a dor de cabeça, irritabilidade, dificuldade de concentração, tempo de reação reduzido e outros efeitos neuropsiquiátricos. Anemia poderá ocorrer, e uma redução subclínica da condução nervosa motora poderá ser detectada.
3. Níveis sanguíneos de 60 a 80 µg/dL podem estar associados a sintomas GIs e a efeitos renais subclínicos.
4. Com níveis sanguíneos superiores a 80 µg/dL, poderá ocorrer séria intoxicação manifesta, incluindo dor abdominal (cólica de chumbo) e nefropatia. A encefalopatia e a nefropatia geralmente estão associadas a níveis superiores a 100 µg/dL.

B. Elevações na **protoporfirina eritrocítica livre (FEP**, do inglês *free erythrocyte protoporphyrin*) ou da **zinco protoporfirina (ZPP)** (> 35 µg/dL) refletem a inibição da síntese de heme induzida pelo chumbo. Como apenas os eritrócitos que se encontram em formação ativa, e não os maduros, são afetados, as elevações seguem a exposição ao chumbo em poucas semanas. Altos níveis sanguíneos de chumbo na presença de um nível normal de FEP ou ZPP sugere uma exposição muito recente. A elevação da protoporfirina não é específica do chumbo e também poderá ocorrer em caso de deficiência de ferro. Os níveis de protoporfirina não são sensíveis à exposição de baixo nível (níveis sanguíneos de chumbo < 30 µg/dL).

C. A **excreção urinária de chumbo** aumenta e diminui mais rapidamente do que o chumbo sanguíneo. Na "*Fourth National Report on Human Exposure to Environmental Chemicals*" do CDC (http://www.cdc.gov/exposurereport), a média geométrica da concentração urinária de chumbo em indivíduos com idade igual ou superior a 6 anos foi de 0,6 µg/L. Normalmente, a excreção urinária basal de chumbo para a população geral é inferior a 5 µg/dia. Vários protocolos empíricos que avaliam a excreção urinária de chumbo por 6 ou 24 horas após desafio com cálcio-EDTA têm sido desenvolvidos para identificar indivíduos com carga corporal de chumbo elevada. Entretanto, como o chumbo quelável reflete o chumbo dos tecidos moles, que, na maioria dos casos, já se correlaciona satisfatoriamente com o chumbo sanguíneo, os desafios de quelação raramente são indicados na prática clínica.
D. A **avaliação do chumbo nos ossos pelo exame** não invasivo *in vivo* de **fluorescência de raio X**, um teste em geral disponível nos laboratórios de pesquisa, poderá fornecer o melhor índice da exposição cumulativa de chumbo a longo prazo e de sua carga corporal total.
E. **Outros testes.** Achados laboratoriais inespecíficos que comprovam o diagnóstico de intoxicação por chumbo incluem anemia (normocítica ou microcítica) e pontilhamento basofílico dos eritrócitos, uma pista útil, porém insensível. A exposição aguda a altas doses algumas vezes poderá estar associada à azotemia transitória (ureia e creatinina sérica elevadas) e à elevação branda e moderada das aminotransferases séricas. A ingestão recente de tintas com chumbo, vernizes, *chips* ou objetos sólidos de chumbo poderá ser visível nas radiografias abdominais. TC ou RMN do cérebro em geral revela edema cerebral em pacientes com encefalopatia por chumbo. Como a deficiência de ferro aumenta a absorção do chumbo, o estado do ferro deverá ser avaliado.

V. **Tratamento**
A. **Emergência e medidas de apoio**
  1. Tratar convulsão (p. 22) e coma (p. 18), caso ocorram. Fornecer fluidos adequados para manter o fluxo urinário (idealmente entre 1 a 2 mL/kg/h), porém evitar super-hidratação, que poderá agravar o edema cerebral. Evitar as fenotiazinas no caso de *delirium*, pois poderão reduzir o limiar da convulsão.
  2. Pacientes com pressão intracraniana elevada poderão se beneficiar de corticosteroides (p. ex., dexametasona, 10 mg, IV), e manitol (0,25 a 1,0 g/kg, IV, como uma solução de 20 a 25%).
B. **Fármacos específicos e antídotos.** O tratamento com agentes queladores reduz as concentrações sanguíneas de chumbo e aumenta a sua excreção urinária. Embora a quelação tenha sido associada ao alívio de sintomas e à redução da mortalidade, ensaios clínicos controlados que demonstram a sua eficácia estão ausentes e *as recomendações de tratamento têm sido amplamente empíricas.*
  1. **Encefalopatia.** Administrar **cálcio-EDTA** IV (p. 489). Alguns clínicos iniciam o tratamento com uma única dose de antilewisita britânica (**BAL**) (p. 458), seguida, 4 horas mais tarde, pela administração concomitante de cálcio-EDTA e BAL.
  2. **Sintomáticos sem encefalopatia.** Administrar **succímero** oral (DMSA, p. 555) ou **cálcio-EDTA** parenteral (p. 489). O cálcio-EDTA é preferido como tratamento inicial quando o paciente apresenta toxicidade GI grave (p. ex., cólica do chumbo) ou quando a concentração sanguínea de chumbo é extremamente elevada (p. ex., > 150 µg/dL). O **unitiol** (p. 560) pode ser considerado uma alternativa ao DMSA.
  3. **Crianças assintomáticas com níveis sanguíneos elevados de chumbo.** O CDC recomenda o tratamento de crianças com níveis iguais ou superiores a 45 µg/dL. Usar **succímero** oral (DMSA, p. 555). Um amplo ensaio randomizado, duplo-cego, controlado por placebo, realizado em crianças com concentrações sanguíneas de chumbo entre 25 e 44 µg/dL, não mostrou evidências de benefício clínico.
  4. **Adultos assintomáticos.** O tratamento usual é a remoção da exposição e a observação. Considerar o **succímero** oral (DMSA, p. 555) no caso de pacientes com níveis fortemente elevados (p. ex., > 80-100 µg/dL).
  5. Embora a D-**penicilamina** (p. 541) represente um tratamento oral alternativo, poderá estar associada a mais efeitos colaterais e à diurese de chumbo menos eficiente.
  6. **Monitoramento do chumbo sanguíneo durante a quelação.** Obter o nível sanguíneo de chumbo imediatamente antes da quelação e reavaliar em 24 a 48 horas após o início

do processo para confirmar que os níveis estão sendo reduzidos. Rever as medições em 1 dia e de 7 a 21 dias após a quelação para avaliar a extensão do rebote no nível sanguíneo de chumbo associado à sua redistribuição a partir dos reservatórios elevados dos ossos e/ou da possibilidade de nova exposição. Cursos adicionais de tratamento e investigação posterior das fontes de exposição poderão ser necessários.

C. **Descontaminação** (p. 45)
1. **Ingestão aguda.** Considerando que mesmo pequenos itens (p. ex., uma lasca de pintura ou um gole de um verniz contendo chumbo) poderão conter dezenas a centenas de miligramas de chumbo, a descontaminação do intestino é indicada após a ingestão aguda de praticamente qualquer substância que contenha chumbo.
   a. Administrar carvão ativado (embora a eficácia seja desconhecida).
   b. Se o material com chumbo ainda estiver visível na radiografia abdominal após o tratamento inicial, considerar a irrigação intestinal total (p. 52).
   c. Considerar a remoção endoscópica ou cirúrgica dos corpos estranhos de chumbo que apresentem retenção GI prolongada.
2. **Munição de caça, estilhaços e balas contendo chumbo** presentes no interior ou nas adjacências de um espaço sinovial ou de um espaço preenchido com fluido, como um pseudocisto paravertebral ou uma bursa subcapsular, deverão ser removidos cirurgicamente quando possível, particularmente quando associados a evidências de absorção sistêmica de chumbo.

D. **Eliminação aumentada.** Não existem benefícios a partir de diálise, hemoperfusão ou doses repetidas de carvão. Entretanto, no caso de pacientes anúricos com insuficiência renal crônica, um estudo limitado sugere que o cálcio-EDTA combinado com a hemofiltração ou com a hemodiálise de alto fluxo podem aumentar a depuração de chumbo.

E. **Outras avaliações necessárias.** Remover o paciente da fonte de exposição e instituir medidas de controle para prevenir intoxicação reincidente. Demais indivíduos possivelmente expostos (p. ex., companheiros de trabalho, ou irmãos ou colegas de crianças pequenas) deverão ser avaliados imediatamente.
1. **Bebês e crianças.** O CDC não recomenda mais a avaliação universal do chumbo sanguíneo para crianças de baixa renda ou elegíveis pela Medicaid*, e sim orienta autoridades estaduais e locais a dirigir a pesquisa para os grupos específicos de crianças na área de mais alto risco de apresentar níveis sanguíneos elevados de chumbo. Normas detalhadas para o tratamento de casos de crianças com níveis sanguíneos de chumbo elevados são encontradas nos seguinte *website* da CDC: www.cdc.gov/nceh/lead/CaseManagement/caseManage_main.htm. O estudo *Preventing Lead Poisoning in Young Children* de 2005 do CDC (www.cdc.gov/nceh/lead/publications/PrevLeadPoisoning.pdf) conservou o valor de 10 μg/dL como nível sanguíneo de chumbo preocupante, porém chamou a atenção para impactos adversos em níveis inferiores e convocou para a prevenção primária.
2. **Adultos com exposição ocupacional**
   a. Os padrões federais da OSHA para trabalhadores expostos ao chumbo fornecem normas específicas para o monitoramento periódico do chumbo sanguíneo e vigilância médica (www.osha-slc.gov/OshStd_toc/OSHA_Std_toc_1910.html). Sob os padrões industriais gerais, os trabalhadores deverão ser removidos da exposição caso uma única medida do nível sanguíneo de chumbo exceda 60 μg/dL ou se a média de três medições consecutivas exceder 50 μg/dL. No caso de trabalhadores de construções, será necessária a remoção caso uma única medição exceda 50 μg/dL. Os trabalhadores não deverão voltar ao trabalho até que o nível sanguíneo de chumbo tenha retornado a 40 μg/dL e quaisquer manifestações clínicas de toxicidade tenham sido resolvidas. A quelação profilática é proibida. Os padrões da OSHA dizem que os trabalhadores removidos do trabalho devido a níveis sanguíneos de chumbo elevados terão seus rendimentos totais e benefícios mantidos.
   b. Os parâmetros da remoção médica nos padrões da OSHA resumidos aqui foram estabelecidos no final da década de 1970 e estão desatualizados se forem considerados

---

* N. de R.T. O Medicaid é o programa de saúde pública federal dos EUA.

os atuais níveis sanguíneos basais e a recente preocupação sobre os prejuízos da exposição a níveis inferiores. A explicitação dos padrões dá poder aos médicos para ordenar a remoção médica no caso de níveis sanguíneos de chumbo inferiores. Atualmente, pode ser prudente e viável para os empregadores manter os níveis sanguíneos de chumbo dos trabalhadores abaixo de 20 μg/dL e, possivelmente, abaixo de 10 μg/dL. Em 2005, a Association of Occupational and Environmental Clinics (www.aoec.org) aprovou as "Medical Management Guidelines for Lead-Exposed Adults" (Normas de Controle Médico para Adultos Expostos ao Chumbo), que trata a proteção do trabalhador de forma mais estrita do que os atuais padrões da OSHA. Sob o regulamento da EPA efetivado em 2010, os contratantes que realizam projetos de reformas, reparos e pinturas, que espalham tintas contendo chumbo nas residências, creches e escolas construídas antes de 1978, deverão ser certificados e seguir práticas específicas de trabalho a fim de prevenir a contaminação pelo chumbo.

c. O CDC recomenda que mulheres grávidas que apresentem concentrações sanguíneas de chumbo iguais ou superiores a 5 μg/dL sofram redução da exposição, recebam aconselhamento nutricional e realizem testes de acompanhamento e que mulheres grávidas com concentrações iguais ou superiores a 10 μg/dL sejam removidas da exposição ocupacional ao chumbo.

▶ CIANETO
Paul D. Blanc, MD, MSPH

O cianeto* é uma substância química altamente tóxica com uma variedade de empregos, incluindo síntese química, análise laboratorial e cobertura metálica. As nitrilas alifáticas (acrilonitrila e propionitrila) usadas na fabricação de plásticos são metabolizadas gerando cianeto. O fármaco vasodilatador nitroprussiato libera cianeto quando exposto à luz ou por meio de seu metabolismo. Fontes naturais de cianeto (amidalina e muitos outros glicosídeos cianogênicos) são encontradas em caroços de damasco, mandioca e muitas outras plantas e sementes, algumas das quais poderão ser importantes, dependendo das práticas etnobotânicas. A acetonitrila, um solvente que foi componente de alguns removedores artificiais de colas de unhas, foi responsável por diversos óbitos infantis.

O **cianeto de hidrogênio** é um gás facilmente gerado por meio da mistura de ácido e sais de cianeto e também é um produto intermediário comum de combustão da queima de plásticos, lãs e muitos outros produtos naturais e sintéticos. A intoxicação por cianeto de hidrogênio é uma causa importante de morte em incêndios estruturais, e a exposição deliberada ao cianeto (por meio dos sais de cianeto) permanece como importante instrumento de homicídio e suicídio. A cianamida de hidrogênio, uma substância química da agricultura usada como regulador vegetal, é uma potente toxina que inibe a aldeído desidrogenase, porém não atua como análoga ao cianeto.

I. **Mecanismo de toxicidade.** O cianeto é um asfixiante químico; por meio da ligação ao citocromo oxidase celular, ele bloqueia a utilização aeróbia do oxigênio. O cianeto não ligado é detoxificado a tiocianato pelo metabolismo, um composto muito menos tóxico, que é excretado pela urina.

II. **Dose tóxica**
   A. A exposição ao **gás cianeto de hidrogênio** (HCN), mesmo quando a baixos níveis (150 a 200 ppm), poderá ser fatal. O nível no ar considerado como imediatamente perigoso à vida ou à saúde (IDLH) é de 50 ppm. O limite legal de exposição permitida (PEL) pela OSHA para o HCN é de 10 ppm. O limite máximo recomendado no local de trabalho (TLV-C da ACGIH) é de 4,7 ppm (5 mg/m^3 para os sais de cianeto). O cianeto em solução é bem absorvido pela pele.
   B. A **ingestão** por adultos de apenas 200 mg de sais de sódio ou potássio poderá ser fatal. Soluções de sais de cianeto podem ser absorvidas pela pele intacta.

---

* N. de R.T. Um evento de intoxicação coletiva com cianeto de grandes proporções ocorreu em 27 de janeiro de 2013 na cidade de Santa Maria-RS, em decorrência de um incêndio não controlado que atingiu materiais de revestimento interno da boate Kiss. A grande maioria dos 242 óbitos relacionados ao incêndio foram atribuídos a intoxicação combinada por cianeto e monóxido de carbono.

C. A intoxicação aguda por cianeto é relativamente rara com infusão de nitroprussida (nas taxas normais de infusão) ou após a ingestão de sementes contendo amidalina (a menos que tenham sido pulverizadas).

III. Apresentação clínica. O aparecimento abrupto de efeitos tóxicos profundos após a exposição é a característica da intoxicação por cianeto. Os sintomas incluem dor de cabeça, náuseas, dispneia e confusão. Síncope, convulsões, coma, respiração dificultosa e colapso cardiovascular surgem rapidamente após a exposição maciça.

A. Poderá ocorrer um breve retardo se o cianeto for ingerido como um sal, se estiver em uma cápsula ou se houver comida no estômago.

B. O aparecimento tardio (minutos a horas) também poderá ocorrer após a ingestão de nitrilas e glicosídeos cianogênicos derivados de vegetais, porque o metabolismo ao cianeto será requerido.

C. Sequelas neurológicas crônicas poderão acompanhar a intoxicação grave por cianeto, consistente com lesão anóxica.

IV. O **diagnóstico** é obtido com base na história de exposição ou na presença de sinais e sintomas rapidamente progressivos. A **acidose láctica** grave está geralmente presente no caso de exposição significativa. A **medição da saturação do oxigênio venoso** poderá estar elevada devido ao bloqueio do consumo de oxigênio celular. O odor clássico de "amêndoa amarga" do cianeto de hidrogênio poderá ser notado ou não, em parte devido à variabilidade genética na capacidade de detectar o odor.

A. Níveis específicos. As determinações dos níveis de cianeto são raramente utilizadas no tratamento de emergência, pois não podem ser realizadas com a rapidez necessária para influenciar o tratamento inicial. Além disso, elas devem ser interpretadas com cautela devido a vários fatores técnicos complicadores.

1. Níveis de sangue total superiores a 0,5 a 1 mg/L são considerados tóxicos.

2. Fumantes de cigarro poderão apresentar níveis de até 0,1 mg/L.

3. A infusão rápida de nitroprussida poderá produzir níveis tão altos quanto 1 mg/L, acompanhados de acidose metabólica.

B. Outras análises laboratoriais úteis incluem eletrólitos, glicose, lactato, gasometria arterial, saturação mista do oxigênio venoso e carboxi-hemoglobina (por oximetria, caso o paciente tenha sido exposto à inalação da fumaça).

V. Tratamento

A. Emergência e medidas de apoio. Tratar todos os casos de exposição ao cianeto como potencialmente fatais.

1. Manter uma via aérea aberta e fornecer ventilação quando necessário (p. 1-7). Administrar oxigênio suplementar.

2. Tratar coma (p. 18), hipotensão (p. 16) e convulsões (p. 22) caso ocorram.

3. Iniciar uma via IV e monitorar os sinais vitais do paciente e o ECG cuidadosamente.

B. Fármacos específicos e antídotos

1. O **pacote antídoto anticianeto** convencional consiste em amil e **nitritos** de sódio (p. 533), que produzem metemoglobinemia captadora de cianeto, e **tiossulfato** de sódio (p. 558), que acelera a conversão do cianeto em tiocianato.

a. Quebrar uma pérola de **nitrito amílico** sob o nariz da vítima e administrar **nitrito de sódio**, 300 mg, IV (6 mg/kg para crianças; não exceder 300 mg). Diminuir a dose em caso de anemia (p. 524). *Atenção:* A metemoglobinemia induzida por nitrito poderá ser extremamente perigosa ou até letal. O nitrito não deverá ser administrado se os sintomas forem brandos ou se o diagnóstico for duvidoso, especialmente em caso de suspeita de intoxicação concomitante por monóxido de carbono.

b. Administrar **tiossulfato de sódio**, 12,5 g, IV (p. 558). O tiossulfato é relativamente benigno e poderá ser administrado empiricamente mesmo que o diagnóstico seja duvidoso. Ele também poderá ser útil em minimizar a toxicidade da nitroprussida.

2. O antídoto alternativo mais promissor é a **hidroxocobalamina** (p. 513). Há muito tempo disponível na Europa, tornou-se mais recentemente disponível nos EUA como Cyanokit.

a. Em caso de intoxicação aguda, administrar 5 g de hidroxocobalamina (crianças: 70 mg/kg) por infusão IV, durante 15 minutos.

b. Nos casos graves, uma segunda administração poderá ser considerada.
c. Na profilaxia da toxicidade do cianeto a partir da nitroprussida, a dose recomendada de hidroxocobalamina é de 25 mg/h por infusão IV.
3. O **edetato de dicobalto** também é usado fora dos EUA.
4. O **oxigênio hiperbárico** não possui função comprovada no tratamento da intoxicação por cianeto.
C. **Descontaminação** (p. 46). *Atenção:* Evitar contato com sais ou soluções contendo cianeto e evitar a inalação de vapores advindos do vômito (que poderão emanar gás cianeto de hidrogênio).
1. **Inalação.** Remover as vítimas da exposição ao cianeto de hidrogênio e fornecer oxigênio suplementar quando disponível. Cada profissional deverá usar um equipamento respiratório individual de pressão positiva e, quando possível, roupas para proteção química.
2. **Pele.** Remover e isolar todas as roupas contaminadas e lavar as áreas afetadas copiosamente com água e sabão.
3. **Ingestão** (p. 47). Embora o carvão possua uma afinidade relativamente baixa pelo cianeto, se ligará de maneira eficiente às doses normalmente ingeridas (p. ex., 100 a 500 mg).
a. **Pré-hospitalar.** Administrar imediatamente carvão ativado quando disponível e se o paciente estiver acordado. *Não* induzir o vômito, a menos que a vítima esteja a mais de 30 minutos de um posto médico e que o carvão não esteja disponível.
b. **Hospitalar.** Inserir imediatamente um tubo gástrico e administrar carvão ativado e, em seguida, realizar a lavagem gástrica. Fornecer carvão ativado adicional e um catártico após a lavagem.
D. **Eliminação aumentada.** Não foram definidas funções para a hemodiálise ou para a hemoperfusão no tratamento da intoxicação por cianeto. A hemodiálise poderá ser indicada no caso de pacientes com insuficiência renal que tenham desenvolvido altos níveis de tiocianato durante uma terapia estendida com nitroprussida.

▶ CLONIDINA E FÁRMACOS RELACIONADOS
Cyrus Rangan, MD

A **clonidina** e os inibidores adrenérgicos que atuam a nível central **guanabenzo, guanfacina** e **metildopa** são normalmente utilizados para o tratamento de hipertensão. A clonidina também tem sido usada para aliviar os sintomas de privação de nicotina e opioides. A superdosagem por clonidina poderá ocorrer após a ingestão de comprimidos ou a aplicação de adesivos cutâneos de longa duração. A **oximetazolina**, a **nefazolina** e a **tetra-hidrozolina** são descongestionantes nasais e da conjuntiva que podem causar toxicidade idêntica à da clonidina. A **tizanidina** é um agente quimicamente relacionado usado para o tratamento de espasticidade muscular. A **apraclonidina** e a **brimonidina**, preparações oftálmicas para o tratamento de glaucoma e hipertensão ocular, podem causar intoxicação por ingestão e por absorção sistêmica após administração tópica.

I. **Mecanismo de toxicidade.** Todos esses agentes reduzem o fluxo simpático central por estimular os receptores pré-sinápticos (inibidores) α_2-adrenérgicos no cérebro.
A. A **clonidina**, a **oximetazolina** e a **tetra-hidrozolina** também podem estimular os receptores α_1 periféricos, levando à vasoconstrição e à hipertensão transitória.
B. O **guanabenzo** é estruturalmente semelhante à guanetidina, um bloqueador ganglionico. A **guanfacina** está intimamente relacionada com o guanabenzo e possui atividade agonista α_2 mais seletiva do que a clonidina.
C. A **metildopa** poderá posteriormente reduzir o fluxo simpático por meio do metabolismo levando a um falso neurotransmissor (α-metilnorepinefrina) ou pela redução da atividade da renina plasmática.
D. A **tizanidina** está estruturalmente relacionada com a clonidina, porém apresenta baixa afinidade pelos receptores α_1.
E. **Farmacocinética.** O aparecimento dos efeitos é rápido (30 minutos) após a administração oral de clonidina. Ao contrário da metildopa, esses fármacos apresentam amplos volumes de distribuição (ver também Tabela II-52, p. 414).

II. **Dose tóxica**
   A. **Clonidina.** Um tablete de apenas 0,1 mg de clonidina produziu efeitos tóxicos em crianças; entretanto a administração de 10 mg compartilhadas por duas meninas gêmeas de 34 meses de idade não foi letal. Adultos sobreviveram a ingestões agudas de até 100 mg. Não foram registradas fatalidades após superdosagens agudas, porém uma criança apresentou comprometimento neurológico permanente após uma parada respiratória.
   B. **Guanabenzo.** Desenvolveu-se toxicidade branda em adultos que ingeriram 160 a 320 mg e em uma criança de 3 anos de idade que ingeriu 12 mg. Foi observada toxicidade grave em uma criança de 19 meses de idade que ingeriu 28 mg. Uma criança de 3 anos apresentou sintomas moderados após a ingestão de 480 mg. Todas essas crianças recuperaram-se após 24 horas.
   C. **Guanfacina.** Desenvolveu-se toxicidade grave em uma mulher de 25 anos de idade que ingeriu 60 mg. Um menino de 2 anos de idade ingeriu 4 mg e ficou letárgico em 20 minutos, porém o pico do efeito hipotensivo ocorreu 20 horas mais tarde.
   D. **Metildopa.** Uma dose superior a 2 g em adultos é considerada tóxica, e foi registrada a morte de um adulto após a ingestão de 25 g. Entretanto, uma pessoa sobreviveu após uma ingestão de 45 g. A dose terapêutica de metildopa para crianças é de 10 a 65 mg/kg/dia e espera-se que a dose mais elevada cause sintomas brandos.
   E. **Brimonidina e apraclonidina.** Episódios recorrentes de falta de reatividade, hipotensão, hipotonia, hipotermia e bradicardia foram observados em um bebê de 1 mês recebendo dose terapêutica de brimonidina. Um bebê de 2 semanas apresentou depressão respiratória grave após receber a instilação de uma gota em cada olho. Ambas as crianças recuperaram-se com o tratamento de apoio em menos de 24 horas. A ingestão de apraclonidina por uma menina de 6 anos de idade levou à depressão respiratória, necessitando de entubação por curto período, seguido de recuperação sem mais ocorrências.
III. **Apresentação clínica.** As manifestações de intoxicação resultam da depressão simpática generalizada e incluem constrição pupilar, letargia, coma, apneia, bradicardia, hipotensão e hipotermia. A hipertensão paradoxal causada pelo estímulo dos receptores α_1 periféricos pode ocorrer com clonidina, oximetazolina e tetra-hidrozolina (e possivelmente guanabenzo) e é, em geral, transitória. O aparecimento de sintomas ocorre normalmente em 30 a 60 minutos, embora os efeitos máximos possam ocorrer mais de 6 a 12 horas após a ingestão. A recuperação total é comum em 24 horas. Em um caso raro de superdosagem maciça, um homem de 28 anos que ingeriu acidentalmente 100 mg de cloridina em pó apresentou uma intoxicação de três fases durante 4 dias: hipertensão inicial, seguida por hipotensão e, em seguida, uma reação de abstinência com hipertensão.
IV. **Diagnóstico.** Deve-se suspeitar de intoxicação em pacientes com pupilas puntiformes, depressão respiratória, hipotensão e bradicardia. Embora a superdosagem por clonidina possa mimetizar uma superdosagem por opioides, ela normalmente não reage à administração de naloxona.
   A. **Níveis específicos.** Níveis séricos do fármaco normalmente não estão disponíveis e não são clinicamente úteis. Esses fármacos em geral não são detectados no teste toxicológico abrangente da urina.
   B. **Outras análises laboratoriais úteis** incluem eletrólitos, glicose e gasometria arterial ou oximetria.
V. **Tratamento.** Os pacientes normalmente se recuperam em 24 horas com tratamento de apoio.
   A. **Emergência e medidas de apoio**
      1. Proteger a via aérea e fornecer ventilação quando necessário (p. 1-7).
      2. Tratar coma (p. 18), hipotensão (p. 16) e bradicardia (p. 9) caso ocorram. Eles normalmente se resolvem com tratamentos de apoio, como fluidos, atropina e dopamina. A hipertensão é geralmente transitória e não requer tratamento. Tratar a letargia e a depressão respiratória inicialmente com estímulo tátil intermitente. A ventilação mecânica poderá ser necessária em alguns pacientes.
   B. **Fármacos específicos e antídotos**
      1. A **naloxona** (p. 529) tem sido responsável por reverter sinais e sintomas da superdosagem por clonidina, porém isso não foi confirmado. O estímulo aparente após a adminis-

tração de naloxona poderá advir da inibição competitiva com endorfinas e encefalinas. Entretanto, como a superdosagem mimetiza a intoxicação por opioides, a naloxona é indicada pela possibilidade de narcóticos também terem sido ingeridos.

2. A tolazolina, um antagonista do receptor α_2 central, foi previamente recomendada, porém sua resposta foi altamente variável, **não** devendo, portanto, ser usada.

C. **Descontaminação** (p. 45). Administrar carvão ativado VO se as condições forem apropriadas (ver Quadro I.30, p. 51). A lavagem gástrica não será necessária após ingestões leves a moderadas se o carvão ativado for administrado prontamente. Considerar a irrigação intestinal total após a ingestão de adesivos cutâneos de clonidina.

D. **Eliminação aumentada.** Não há evidências de que os procedimentos de remoção aumentada sejam eficazes.

▶ CLORATOS

Thomas R. Sands, PharmD

O clorato de potássio é componente de algumas cabeças de fósforo; o clorato de bário (ver também p. 137) é usado na fabricação de fogos e explosivos; o clorato de sódio ainda é um ingrediente fundamental em alguns pesticidas usados na agricultura comercial; e outros sais de clorato são usados na produção de corantes. Compostos mais seguros e eficazes substituíram o clorato na pasta de dentes e nos antissépticos bucais. O envenenamento por clorato é semelhante à intoxicação por bromato (p. 150), porém os cloratos são mais propensos a causar hemólise intravascular e metemoglobinemia.

I. **Mecanismo de toxicidade.** Os cloratos são potentes agentes oxidantes e também atacam os grupos sulfidrila, particularmente nas hemácias e nos rins. Os cloratos levam à formação de metemoglobina e aumentam a fragilidade das membranas das hemácias, o que pode levar à hemólise intravascular. A insuficiência renal é provavelmente causada por uma combinação de toxicidade celular direta e hemólise.

II. **Dose tóxica.** A dose tóxica mínima em crianças não está estabelecida, porém é estimada entre 1 g para bebês até 5 g para crianças maiores. Crianças podem ingerir até 1 a 2 caixas de fósforo sem efeito tóxico (cada cabeça de fósforo pode conter 10 a 12 mg de clorato). A dose letal para adultos foi estimada em 7,5 g em um caso, porém provavelmente está mais próxima de 20 a 35 g. Uma mulher de 26 anos de idade sobreviveu a uma ingestão de 150 a 200 g.

III. **Apresentação clínica.** Dentro de minutos a horas após a ingestão, podem ocorrer dor abdominal, vômito e diarreia. A metemoglobinemia (p. 319) é comum. Hemólise maciça, hemoglobinúria e necrose tubular aguda podem ocorrer durante 1 a 2 dias após a ingestão. A coagulopatia e a lesão hepática foram observadas.

IV. O **diagnóstico** é obtido com base na história de exposição e na presença de metemoglobinemia (via cooximetria) e hemólise.

A. **Níveis específicos.** Os níveis sanguíneos não estão disponíveis.

B. **Outras análises laboratoriais úteis** incluem hemograma, haptoglobina, hemoglobina plasmática livre, eletrólitos, glicose, ureia, creatinina, bilirrubina, nível de metemoglobina, tempo de protrombina, aminotransferases hepáticas e exame de urina.

V. **Tratamento**

A. **Emergência e medidas de apoio**

1. Manter uma via aérea aberta e fornecer ventilação quando necessário (p. 1-7).
2. Tratar coma (p. 18), hemólise, hiperpotassemia (p. 37) e lesões renal (p. 38) ou hepática (p. 39) se ocorrerem.
3. A hemólise maciça poderá requerer transfusões sanguíneas. Para prevenir a insuficiência renal resultante do depósito de hemoglobina livre nos túbulos renais, administrar fluidos IV e bicarbonato de sódio.

B. **Fármacos e antídotos específicos**

1. Tratar a metemoglobinemia com solução a 1% de **azul de metileno** (p. 457), 1 a 2 mg/kg (0,1 a 0,2 mL/kg). O azul de metileno é sabidamente mais eficaz quando usado

precocemente em casos brandos, porém possui pouco efeito em casos graves nos quais já tenha ocorrido hemólise.
2. **O tiossulfato de sódio** IV (p. 558) pode inativar o íon clorato e tem sido considerado útil em relatos informais. Entretanto, não foi clinicamente testado. A administração como fluido de lavagem poderá produzir potencialmente algum sulfeto de hidrogênio, sendo, portanto, contraindicada.
C. **Descontaminação** (p. 45). Administrar carvão ativado VO caso as condições sejam apropriadas (ver Quadro I-30, p. 51). A lavagem gástrica não é necessária após ingestões pequenas a moderadas se o carvão ativado tiver sido administrado prontamente. *Nota:* O vômito espontâneo é comum após ingestão significativa.
D. **Eliminação aumentada.** Os cloratos são eliminados principalmente pelo rim; a eliminação poderá ser acelerada por hemodiálise, especialmente em pacientes com insuficiência renal. A transfusão de substituição e a diálise peritoneal têm sido usadas em alguns casos.

▶ CLORETO DE METILENO

Binh T. Ly, MD

O cloreto de metileno (diclorometano, DCM) é um líquido incolor volátil de odor semelhante ao do clorofórmio. Tem grande variedade de usos industriais, muitos dos quais se baseiam nas suas propriedades como solvente, incluindo removedores de tintas, produtos farmacêuticos, de limpeza e polidores de metais, produção de substrato para filmes, dedetização na agricultura e fabricação de plásticos. Ele não é encontrado na natureza. O cloreto de metileno é metabolizado, gerando monóxido de carbono *in vivo* e pode produzir fosgênio, cloro ou cloreto de hidrogênio por combustão.

I. **Mecanismo de toxicidade**
   A. **Efeitos de solvente.** Como outros hidrocarbonetos, o DCM é um irritante das membranas mucosas, dissolve a gordura do epitélio cutâneo e pode sensibilizar o miocárdio pelos efeitos arritmogênicos das catecolaminas.
   B. **Efeitos anestésicos.** Como outros hidrocarbonetos halogenados, o DCM pode causar depressão do SNC e anestesia geral.
   C. O **monóxido de carbono** (CO) é gerado *in vivo* durante o metabolismo por oxidases de função mista (CYP2E1) no fígado. Níveis elevados de carboxi-hemoglobina (COHb) podem ser tardios e prolongados, com níveis de COHb registrados de até 50% (ver também "Monóxido de carbono", p. 326).
   D. O cloreto de metileno é um **carcinógeno humano suspeito** (IARC Grupo 2B [p. 582]).

II. **Dose tóxica.** A toxicidade poderá ocorrer após inalação ou ingestão.
   A. **Inalação.** O limite de exposição permissível (PEL) é de 25 ppm para um período médio de 8 horas. O limite de exposição no local de trabalho recomendado pela ACGIH (TLV-TWA) é de 50 ppm (174 mg/m^3) para um turno de 8 horas, que poderá levar a um nível de COHb de 3 a 4%. O nível no ar considerado IDLH é de 2.300 ppm. O limite do odor é de aproximadamente 100 a 200 ppm.
   B. **Ingestão.** A dose tóxica aguda VO é de aproximadamente 0,5 a 5 mL/kg.

III. **Apresentação clínica**
   A. A **inalação** é a via mais comum de exposição e poderá causar irritação nas membranas mucosas e na pele, e também náuseas, vômito e dor de cabeça. A exposição ocular pode causar irritação da conjuntiva. A exposição intensa poderá levar a edema pulmonar ou hemorragia, arritmias cardíacas e depressão do SNC com parada respiratória.
   B. A **ingestão** pode causar lesão corrosiva no trato GI e intoxicação sistêmica. Foram registradas lesões renal e hepática e pancreatite.
   C. A **exposição dérmica** pode causar dermatite ou queimaduras químicas, e sintomas sistêmicos poderão advir da absorção cutânea.
   D. A **exposição crônica** poderá causar toxicidade na medula óssea, no fígado e nos rins. O cloreto de metileno é um carcinógeno conhecido para os animais e suspeito para os humanos (IARC Grupo 2B).

IV. O **diagnóstico** é obtido com base na história de exposição e na apresentação clínica.
A. **Níveis específicos**
1. Níveis de **carboxi-hemoglobina** deverão ser obtidos em série, pois os seus níveis máximos poderão ser tardios.
2. Os níveis de **cloreto de metileno** no ar expirado e no sangue ou na urina poderão ser obtidos para avaliar a exposição no local de trabalho, mas não são úteis para o tratamento clínico.
B. **Outras análises laboratoriais úteis** incluem hemograma, eletrólitos, glicose, ureia, creatinina, aminotransferases hepáticas e monitoramento do ECG.
V. **Tratamento**
A. **Emergência e medidas de apoio**
1. Manter via aérea aberta e fornecer ventilação quando necessário (p. 1-7).
2. Administrar oxigênio suplementar e tratar coma (p. 18) e edema pulmonar (p. 7), caso ocorram.
3. Monitorar o ECG por pelo menos 4 a 6 horas e tratar as arritmias (p. 10-15), caso ocorram. Evitar o uso de catecolaminas (p. ex., epinefrina, dopamina), que poderão precipitar arritmias cardíacas. Taquiarritmias causadas pela sensibilização do miocárdio poderão ser tratadas com **esmolol** (p. 494), 0,025 a 0,1 mg/kg/min, IV, ou **propranolol** (p. 551), 1 a 2 mg, IV.
4. Em caso de suspeita de lesão corrosiva após a ingestão, consultar um gastrenterologista com relação a uma possível avaliação endoscópica.
B. **Fármacos específicos e antídotos.** Administrar **oxigênio** a 100% por máscara de encaixe apertado ou tubo endotraqueal, caso o nível de COHb esteja elevado. Considerar o uso de oxigênio hiperbárico (p. 539), caso o nível de COHb esteja elevado e o paciente apresente toxicidade do SNC.
C. **Descontaminação** (p. 46)
1. **Inalação.** Remover a vítima da exposição e fornecer oxigênio suplementar quando disponível.
2. **Pele e olhos.** Remover a roupa contaminada e lavar a pele exposta com água e sabão. Irrigar copiosamente os olhos expostos com soro fisiológico ou água.
3. **Ingestão.** O carvão ativado é de valor limitado e poderá dificultar a avaliação endoscópica em caso de suspeita de lesão corrosiva. Realizar sucção nasogástrica (em caso de ingestão maciça e recente).
D. **Eliminação aumentada.** A eficácia de repetidas doses de carvão ativado, hemodiálise ou hemoperfusão não foi documentada. Embora o tratamento com oxigênio hiperbárico possa aumentar a eliminação de monóxido de carbono, a sua eficácia para pacientes com intoxicação aguda por cloreto de metileno permanece sem comprovação.

▶ CLORO

R. Steven Tharratt, MD, MPVM

O cloro é um gás amarelo-esverdeado mais denso do que o ar e com odor irritante. É amplamente utilizado na fabricação química, na coloração e (como hipoclorito) em desinfetantes de piscina e agentes de limpeza. O **hipoclorito** é uma solução aquosa produzida pela reação do gás cloro com a água; a maioria das soluções domésticas de clareamento contém 3 a 5% de hipoclorito, e os desinfetantes de piscina e os limpadores industriais podem conter até 20% de hipoclorito. A adição do ácido à solução de hipoclorito poderá liberar gás cloro. A adição de amônia à solução de hipoclorito poderá liberar cloramina, um gás com propriedades tóxicas semelhantes às do cloro.

I. **Mecanismo de toxicidade.** O gás cloro produz um efeito corrosivo em contato com tecidos úmidos, como aqueles dos olhos e do trato respiratório superior. A exposição às soluções aquosas causa lesão corrosiva nos olhos, na pele ou no trato GI (p. 103). A cloramina é menos hidrossolúvel e poderá produzir irritação mais indolente ou tardia.

II. **Dose tóxica**
   A. **Gás cloro.** O limite recomendado para o local de trabalho (TLV-TWA da ACGIH) para o gás cloro é de 0,5 ppm (1,5 mg/m^3) em um período de 8 horas. O limite de exposição a curto prazo (STEL) é de 1 ppm. O nível considerado como imediatamente perigoso à vida ou à saúde (IDLH) é de 10 ppm.
   B. **Soluções aquosas.** As soluções aquosas diluídas de hipoclorito (3 a 5%), em geral encontradas nos domicílios, raramente causam queimaduras sérias, porém são moderadamente irritantes. Entretanto, limpadores industriais mais concentrados (hipoclorito a 20%) são mais propensos a causar lesão corrosiva séria.
III. **Apresentação clínica**
   A. **Inalação do gás cloro.** O aparecimento dos sintomas é rápido devido à hidrossolubilidade relativamente alta do cloro. Ocorrem queimaduras imediatas dos olhos, do nariz e da garganta, acompanhadas por tosse. Ronco sibilante também poderá ser observado, especialmente em pacientes com doença broncospásmica preexistente. No caso de exposição séria, o intumescimento da via aérea superior poderá rapidamente causar obstrução, precedida por tosse com inflamação, rouquidão e estridor. No caso de exposição maciça, também poderá ocorrer edema pulmonar não cardiogênico (pneumonite química).
   B. **Contato da pele ou dos olhos com gás ou solução concentrada.** Poderão ocorrer queimaduras sérias corrosivas. As manifestações são semelhantes àquelas observadas após exposições a outros ácidos corrosivos (p. 103).
   C. **Ingestão de soluções aquosas.** A queimação imediata da boca e da garganta é comum, porém nenhuma outra lesão é esperada após a ingestão de hipoclorito a 3 a 5%. No caso de soluções mais concentradas, poderão ocorrer sérias queimaduras esofágicas ou gástricas, e as vítimas geralmente apresentam disfagia, baba e dor intensa na garganta, no tórax e no abdome. Poderão ser observadas hematêmese e perfuração do esôfago ou do estômago.
IV. O **diagnóstico** é geralmente obtido com base em história de ingestão e descrição de odor irritante típico, acompanhadas de efeitos irritantes ou corrosivos sobre os olhos, a pele ou o trato GI ou respiratório superior.
   A. **Níveis específicos** não estão disponíveis.
   B. **Outras análises laboratoriais úteis** incluem, no caso de **ingestão**, hemograma, eletrólitos e radiografias do tórax e do abdome; no caso de **inalação**, gasometria arterial ou oximetria e radiografia torácica.
V. **Tratamento**
   A. **Emergência e medidas de apoio**
      1. **Inalação do gás cloro**
         a. Fornecer imediatamente oxigênio suplementar umidificado. Observar com cuidado os sinais de obstrução progressiva da via aérea superior e entubar a traqueia quando necessário (p. 1-7).
         b. Usar broncodilatadores no caso de respiração ofegante e tratar o edema pulmonar não cardiogênico caso ocorra (p. 6-8).
      2. **Ingestão de solução de hipoclorito.** Caso tenha sido ingerida uma solução ≥ 10% ou se estiver presente algum sintoma de lesão corrosiva (disfagia, baba ou dor), recomenda-se endoscopia flexível para avaliar o comprometimento sério gástrico ou esofágico. Obter radiografias do tórax e do abdome para identificar a presença de ar no mediastino ou intra-abdominal, o que sugeriria perfuração.
   B. **Fármacos específicos e antídotos.** Não existe tratamento específico comprovado. A inalação de soluções de bicarbonato de sódio continua a ser defendida, embora os poucos estudos disponíveis mostrem apenas modestos benefícios objetivos. A administração de corticosteroides no caso de exposições orais não está documentada e poderá ser prejudicial em pacientes com perfuração ou infecção séria.
   C. **Descontaminação** (p. 45)
      1. **Inalação.** Afastar imediatamente da exposição e fornecer oxigênio suplementar quando disponível. Administrar broncodilatadores por inalação em caso de dificuldade respiratória.

2. **Pele e olhos.** Remover a roupa contaminada e lavar imediatamente a pele exposta com água em grande quantidade. Irrigar os olhos expostos com água ou soro fisiológico.
3. **Ingestão de solução de hipoclorito.** Oferecer imediatamente água pela boca. *Não* induzir vômito. A lavagem gástrica poderá ser útil após a ingestão de líquido concentrado a fim de remover qualquer material corrosivo do estômago e de preparar para a endoscopia; usar um tubo pequeno e flexível para evitar lesão à mucosa comprometida.
4. *Não* usar carvão ativado, pois poderá obscurecer a visão do endoscopista.
D. **Eliminação aumentada.** Esse procedimento não oferece benefícios.

▶ CLOROQUINA E OUTRAS AMINOQUINOLINAS
Timothy E. Albertson, MD, MPH, PhD

A cloroquina e outras aminoquinolinas são usadas na profilaxia ou no tratamento da malária e de outras parasitoses. A cloroquina e a hidroxicloroquina também são usadas no tratamento da artrite reumatoide. Os fármacos dessa classe incluem fosfato de cloroquina (Aralen), hidrocloreto de amodiaquina (Camoquin), sulfato de hidroxicloroquina (Plaquenil), mefloquina (Lariam), fosfato de primaquina e hidrocloreto de quinacrina (Atabrine). A superdosagem de cloroquina é comum, especialmente em países nos quais a malária é prevalente e a taxa de mortalidade é de 10 a 30%. A toxicidade por quinina está descrita na p. 366.

I. **Mecanismo de toxicidade**
   A. A **cloroquina** bloqueia a síntese de DNA e RNA e também possui certa cardiotoxicidade semelhante à quinidina. A hidroxicloroquina apresenta efeitos semelhantes, porém é considerada menos potente.
   B. A **primaquina** e a **quinacrina** são agentes oxidantes e podem causar metemoglobinemia ou anemia hemolítica (sobretudo em pacientes com deficiência da glicose-6-fosfato desidrogenase [G6PD]).
   C. **Farmacocinética.** A cloroquina e os fármacos relacionados encontram-se altamente ligados aos tecidos (Vd = 150 a 250 L/kg) e são eliminados muito lentamente do corpo. A meia-vida terminal da cloroquina é de 2 meses, e a da hidroxicloquina é de 40 dias. A primaquina, com uma meia-vida de 3 a 8 horas, é extensamente transformada em seu metabólito ativo, que é eliminado muito mais lentamente (meia-vida de 22 a 30 horas) e que poderá se acumular no caso de dosagem crônica (ver também Tab. II-52, p. 414).

II. **Dose tóxica.** A dose terapêutica de fosfato de cloroquina é de 500 mg, uma vez por semana, na profilaxia da malária, ou de 2,5 g, durante 2 dias, no caso do tratamento da doença. Foram registradas mortes de crianças após a ingestão de um ou dois tabletes – doses baixas de 300 mg; a dose letal da cloroquina para um adulto é estimada entre 30 a 50 mg/kg.

III. **Apresentação clínica**
   A. **Superdosagem branda a moderada por cloroquina** leva a tontura, náuseas e vômito, dor abdominal, dor de cabeça e distúrbios de visão (algumas vezes levando à cegueira), distúrbios auditivos (algumas vezes levando à surdez), agitação e excitabilidade neuromuscular. O uso combinado de cloroquina e proguanil é comum e está associado a efeitos colaterais neuropsiquiátricos e GI, incluindo psicose aguda.
   B. **Superdosagem grave por cloroquina** pode causar convulsões, coma, choque e paradas respiratória ou cardíaca. A cardiotoxicidade semelhante à quinidina poderá ser observada, incluindo parada sinoatrial, contratilidade miocárdica deprimida, prolongamento de QRS e/ou do intervalo QT, bloqueio cardíaco e arritmias ventriculares. A hipopotassemia grave poderá ocorrer tanto com a cloroquina quanto com a hidroxicloroquina e poderá contribuir para as arritmias.
   C. Intoxicação por **primaquina** e **quinacrina** causa normalmente comprometimento GI e poderá causar também metemoglobinemia grave (p. 319) ou hemólise; o tratamento crônico poderá levar à ototoxicidade e à retinopatia.
   D. A **amodiaquina** em doses terapêuticas levou à neutropenia grave e até fatal.

MANUAL DE TOXICOLOGIA CLÍNICA   193

E. O uso terapêutico ou a superdosagem de **mefloquina** pode causar dor de cabeça, tontura, vertigem, insônia, alucinações visuais e auditivas, ataques de pânico, depressão grave, psicose, confusão e convulsões. Os efeitos colaterais neuropsiquiátricos geralmente se resolvem em alguns dias após a interrupção da mefloquina e com farmacoterapia de apoio, porém ocasionalmente os sintomas poderão persistir por algumas semanas.

IV. **Diagnóstico.** Os achados de gastrite, distúrbios visuais e excitabilidade neuromuscular, especialmente quando acompanhados de hipotensão, alargamento de QRS e do intervalo QT ou de arritmias ventriculares, deverão sugerir superdosagem por cloroquina. Hemólise ou metemoglobinemia deverá sugerir superdosagem por primaquina ou quinacrina.

A. **Níveis específicos.** A cloroquina é normalmente detectada em teste abrangente toxicológico. Os níveis quantitativos podem ser avaliados no sangue, porém normalmente não se encontram disponíveis. Como a cloroquina se concentra no nível intracelular, os valores de sangue total são cinco vezes superiores aos níveis séricos ou plasmáticos.

1. Concentrações plasmáticas (inferiores) de 10 a 20 ng/mL (0,01 a 0,02 mg/L) são eficazes no tratamento de vários tipos de malária.
2. A cardiotoxicidade poderá ser observada com níveis séricos de 1 mg/L (1.000 ng/mL); níveis séricos observados em casos fatais oscilaram de 1 a 210 mg/L (média de 60 mg/L).

B. **Outras análises laboratoriais úteis** incluem eletrólitos, glicose, ureia, creatinina, ECG e monitoramento do ECG. No caso de **primaquina** ou **quinacrina**, incluir também hemograma, hemoglobina plasmática livre e metemoglobina.

V. **Tratamento**
A. **Emergência e medidas de apoio**
1. Manter uma via aérea aberta e fornecer ventilação quando necessário (p. 1-7).
2. Tratar convulsões (p. 22), coma (p. 18), hipotensão (p. 16), hipopotassemia (p. 38) e metemoglobinemia (p. 319) caso ocorram.
3. Tratar hemólise maciça com transfusões sanguíneas, quando necessário, e prevenir a deposição de hemoglobina nos túbulos renais por diurese alcalina (como no caso da rabdomiólise [p. 26]).
4. Monitorar continuamente o ECG por pelo menos 6 a 8 horas ou até que esteja normalizado.

B. **Fármacos específicos e antídotos**
1. Tratar a cardiotoxicidade, como no caso de intoxicação por quinidina (p. 366), com **bicarbonato de sódio** (p. 464), 1 a 2 mEq/kg, IV.
2. O potássio deverá ser administrado em caso de hipopotassemia grave, porém deverá ser dosado com cautela e com avaliações frequentes do seu nível sérico, considerando que a hiperpotassemia poderá exacerbar a cardiotoxicidade semelhante à da quinidina.
3. Caso a dopamina e a norepinefrina não sejam eficazes, a infusão com **epinefrina** (p. 493) poderá ser útil no tratamento da hipotensão por meio da combinação dos efeitos vasoconstritor e inotrópico. As doses recomendadas em um estudo foram de 0,25 μg/kg/min, elevadas por incrementos de 0,25 μg/kg/min, até que a pressão sanguínea adequada seja alcançada, junto com a administração de diazepam de alta dose (ver a seguir) e de ventilação mecânica.
4. **Diazepam** de alta dose (2 mg/kg, IV, administrados por 30 minutos após a entubação endotraqueal e a ventilação mecânica) tem reduzido a mortalidade em animais e aliviado a cardiotoxicidade das intoxicações por cloroquina em humanos. O mecanismo de proteção é desconhecido.

C. **Descontaminação** (p. 45). Administrar carvão ativado VO se as condições forem apropriadas (ver Quadro I.30, p. 51). Proceder à lavagem gástrica após ingestões significativas (p. ex., > 30 a 50 mg/kg).

D. **Eliminação aumentada.** Devido à sua extensa distribuição tecidual, os procedimentos de remoção aumentada são ineficazes.

► COBRE

Alan Buchwald, MD

O cobre é amplamente utilizado em sua forma metálica elementar, em ligas metálicas e sob a forma de sais de cobre. O cobre metálico elementar é usado em fios elétricos e materiais de chumbo e representava antigamente o principal constituinte das moedas (hoje principalmente constituídas de zinco). Os sais de cobre, como o sulfato de cobre, óxido de cobre, cloreto de cobre, nitrato de cobre, cianeto de cobre e acetato de cobre, são usados como pesticidas e algicidas e em vários processos industriais. Devido à sua toxicidade, o sulfato de cobre não mais é usado como emético. Os níveis de cobre poderão estar elevados em indivíduos que bebem a partir de reservatórios de cobre ou usam encanamento de cobre. A acidez elevada de bebidas armazenadas em reservatórios de ligas de cobre (p. ex., latão ou bronze) aumenta a difusão do cobre para o líquido.

I. **Mecanismo de toxicidade**
   A. O **cobre metálico elementar** é pouco absorvido VO e não é essencialmente tóxico. Entretanto, a inalação da poeira do cobre ou de fumaças metálicas criadas quando as ligas metálicas são fundidas ou soldadas poderá causar pneumonite química ou uma síndrome semelhante à febre do fumo metálico (p. 276). A poeira do cobre metálico nos olhos (calcose) poderá levar a opacidade da córnea, uveíte, necrose ocular e cegueira, a menos que a poeira seja removida rapidamente.
   B. O sal de **sulfato de cobre** é altamente irritante, dependendo de sua concentração, e poderá produzir irritação da membrana mucosa e gastrenterite severa.
   C. A **absorção sistêmica** poderá levar a insuficiência hepática e do túbulo renal. A hemólise tem sido associada à exposição ao cobre a partir de equipamento de hemodiálise ou à absorção pela pele queimada.

II. **Dose tóxica.** O cobre é um metal-traço essencial. A necessidade diária de um adulto de 2 mg é suprida por uma dieta normal.
   A. **Inalação.** O limite recomendado no local de trabalho (TLV-TWA da ACGIH) para os vapores de cobre é de 0,2 mg/m^3; para poeiras e névoas, é de 1 mg/m^3. O nível do ar considerado imediatamente perigoso à vida ou à saúde (IDLH) para poeiras ou vapores é de 100 mg/m^3.
   B. Uma **ingestão** superior a 250 mg de sulfato de cobre poderá produzir vômito, e ingestões superiores produzirão potencialmente insuficiência renal e hepática.
   C. **Água.** A EPA estabeleceu um limite de segurança de 1,3 mg/L para a água potável. O valor sugerido pela OMS (Organização Mundial da Saúde, 2004) para a água potável é de 2 mg/L.

III. **Apresentação clínica**
   A. A **inalação de vapores ou de poeira de cobre** produz inicialmente gosto metálico e irritação do trato respiratório superior (tosse seca, garganta inflamada e irritação nos olhos). Exposições maiores poderão causar tosse intensa, dispneia, febre, leucocitose e infiltrados pulmonares (ver também "Febre do fumo metálico", p. 276).
   B. A **ingestão de sulfato de cobre ou de outros sais** induz o aparecimento rápido de náuseas e vômito, de cor azul-esverdeada característica. Poderá ocorrer hemorragia GI. A perda de fluido e sangue por gastrenterite poderá levar a hipotensão e oligúria. A hemólise intravascular poderá levar à necrose tubular aguda. Poderão ocorrer insuficiência multissistêmica, choque e morte. Nefrite intersticial crônica tem sido observada após a intoxicação parenteral por sulfato de cobre. A ocorrência de metemoglobinemia é rara. Foi observado nível sérico reduzido de cortisol com insuficiência da suprarrenal, porém a sua relação com a toxicidade do cobre é incerta.
   C. A **exposição crônica** à mistura de Bordeaux (sulfato de cobre com cal hidratada) poderá ocorrer em trabalhadores de vinhedos. Fibrose pulmonar, câncer pulmonar, cirrose, angiossarcoma e hipertensão portal têm sido associados à exposição ocupacional.
   D. A ingestão de compostos de **organocobre** é rara. A ingestão suicida de um fungicida de organocobre contendo primariamente cobre-8-hidroxiquinolato causou letargia, dispneia e cianose, com 34% de metemoglobinemia.
   E. O ato de nadar em água contaminada com algicidas contendo cobre poderá tingir os cabelos de verde.

IV. O **diagnóstico** é obtido com base em uma história de ingestão aguda ou exposição ocupacional. As ocupações de risco incluem aquelas associadas aos manipuladores de algicidas, herbicidas, conservantes de madeira, pirotecnia, vernizes cerâmicos e fios elétricos, assim como os que realizam fusões e soldas de ligas de cobre.
   A. Níveis específicos. Em caso de suspeita de ingestão de sal de cobre, avaliar o nível sérico de cobre. Concentrações séricas normais de cobre são em média de 1 mg/L, duplicadas durante a gravidez. Níveis séricos de cobre superiores a 5 mg/L são considerados muito tóxicos. Os níveis de cobre no sangue total poderão se correlacionar melhor com intoxicação aguda, pois o excesso agudo de cobre é transportado pelas hemácias; no entanto, os níveis de cobre no sangue total não estão amplamente disponíveis. Os níveis séricos normais de cobre têm sido observados mesmo em face de toxicidade aguda grave.
   B. Outras análises laboratoriais úteis incluem hemograma, eletrólitos, ureia, creatinina, aminotransferases hepáticas (ALT e AST), gasometria arterial ou oximetria e radiografia torácica. Em caso de suspeita de hemólise, enviar o sangue para ensaios de tipagem e reação cruzada, hemoglobina plasmática livre e haptoglobina e realizar exame de urina para investigar a presença de sangue oculto (hemoglobinúria).
V. Tratamento
   A. Emergência e medidas de apoio
      1. Inalação de vapores ou de poeira de cobre. Fornecer oxigênio suplementar quando indicado por gasometria arterial ou oximetria e tratar o broncospasmo (p. 7) e a pneumonite química (p. 7) caso ocorram. Os sintomas, em geral, são de curta duração e resolvem sem tratamento específico.
      2. Ingestão de sais de cobre
         a. Tratar o choque causado pela gastrenterite com substituição agressiva de fluido IV e, quando necessário, com fármacos pressores (p. 16).
         b. Considerar endoscopia para descartar lesão corrosiva do esôfago ou estômago, dependendo da concentração da solução e dos sintomas do paciente.
         c. A transfusão sanguínea poderá ser necessária caso ocorra hemólise significativa ou hemorragia GI.
   B. Fármacos específicos e antídotos
      1. BAL (dimercaprol [p. 458]) e **penicilamina** (p. 541) são agentes quelantes eficazes e deverão ser usados em pacientes gravemente doentes após ingestões amplas.
      2. O trietil tetramina di-hidrocloreto (Trien ou Cuprid) é um quelante de cobre específico aprovado para uso na doença de Wilson; embora seja mais bem tolerado do que a penicilamina, o seu papel na ingestão aguda ou na exposição ambiental crônica ainda não foi estabelecido.
      3. O unitiol (DMPS, ácido dimercaptopropanossulfônico [p. 560]) vem sendo usado, porém sua eficiência não está clara. Como o DMPS e seus complexos de metais pesados são excretados predominantemente pelos rins, deve-se ter cautela em caso de pacientes com insuficiência renal.
   C. Descontaminação (p. 45)
      1. Inalação. Remover a vítima da exposição e fornecer oxigênio suplementar quando disponível.
      2. Olhos. Irrigar copiosamente e tentar remover todo o cobre da superfície; realizar um exame cuidadoso com o biomicroscópio ocular e encaminhar o caso para um oftalmologista com urgência caso reste algum material residual.
      3. Ingestão. Realizar a lavagem gástrica em caso de ingestão recente de uma grande quantidade de sais de cobre. Não existem benefícios comprovados para o uso do carvão ativado, e o seu uso poderá obscurecer a visão em caso de se realizar uma endoscopia.
   D. Eliminação aumentada. Não existem indicações para hemodiálise, hemoperfusão, doses repetidas de carvão ou hemodiafiltração. A hemodiálise poderá ser necessária no tratamento de apoio de pacientes com insuficiência renal aguda e poderá elevar levemente a eliminação do complexo cobre-quelante.

► COCAÍNA

Neal L. Benowitz, MD

A cocaína é uma das mais populares drogas de abuso. Ela pode ser aspirada pelo nariz (cheirada), fumada ou injetada por via IV. Ocasionalmente, ela é combinada com heroína e injetada (*speedball*). A cocaína adquirida nas ruas pode conter fármacos adulterantes como lidocaína ou benzocaína (p. 118), ou estimulantes, como cafeína (p. 172), metanfetamina (p. 121), efedrina (p. 362) e fenciclidina (p. 248). A maior parte da cocaína ilícita nos EUA é adulterada com **levamisol**, um fármaco antiparasitário que pode causar agranulocitose.

A forma **"base livre"** da cocaína é a preferida para se fumar, porque se volatiliza em temperatura baixa e não é facilmente destruída pelo calor, como o sal hidrocloreto cristalino. A forma base livre é feita dissolvendo-se o sal de cocaína em solução alcalina aquosa e, em seguida, extraindo-se a forma base livre com um solvente como o éter. Algumas vezes, aplica-se calor para acelerar a evaporação do solvente, representando um risco de fogo. O ***"crack"*** é uma forma da cocaína base livre produzida usando-se o bicarbonato de sódio para criar a solução aquosa alcalina, que é, em seguida, desidratada.

I. Mecanismo de toxicidade. As ações primárias da cocaína são os efeitos anestésicos locais (p. 118), o estímulo do SNC e a inibição da captação neuronal de catecolaminas.

  A. O estímulo e a inibição da captação de catecolamina pelo SNC resultam em um estado de estímulo simpático generalizado muito semelhante ao da intoxicação por anfetamina (p. 121).

  B. Os efeitos cardiovasculares resultantes de altas doses de cocaína, provavelmente relacionados ao bloqueio dos canais de sódio da célula cardíaca, incluem depressão de condução (prolongamento de QRS) e de contratilidade. Prolongamento de QT induzido por cocaína também tem sido descrito.

  C. Farmacocinética. A cocaína é bem absorvida por todas as vias, e sua toxicidade tem sido descrita após a aplicação na mucosa como anestésico local. O ato de fumar e a injeção IV produzem seus efeitos máximos em 1 a 2 minutos, enquanto a absorção por mucosa ou VO pode levar até 20 a 30 minutos. Uma vez absorvida, a cocaína é eliminada por metabolismo e hidrólise, com uma meia-vida de aproximadamente 60 minutos. Na presença de etanol, a cocaína é transesterificada a **cocaetileno**, que possui efeitos farmacológicos semelhantes e uma meia-vida mais longa do que a cocaína (ver também Tab. II-52).

II. Dose tóxica. A dose tóxica é altamente variável e depende da tolerância individual, da via de administração e da presença de outros fármacos, bem como de outros fatores. A injeção rápida IV ou o ato de fumar podem produzir níveis transitoriamente elevados no cérebro e no coração, levando a convulsões ou arritmias cardíacas, enquanto a mesma dose ingerida ou cheirada pode produzir apenas euforia.

  A. A dose máxima usual recomendada para anestesia local intranasal é de 100 a 200 mg (1 a 2 mL de solução a 10%).

  B. Uma típica "carreira" de cocaína para ser cheirada contém 20 a 30 mg ou mais. O *crack* normalmente é vendido em grumos ou "pedras" contendo 100 a 150 mg.

  C. A ingestão igual ou superior a 1 g de cocaína será provavelmente fatal.

III. Apresentação clínica.

  A. Manifestações de toxicidade do sistema nervoso central podem ocorrer em minutos após fumar ou injetar por via IV ou podem ser retardadas em 30 a 60 minutos após aspiração nasal, aplicação na mucosa ou ingestão oral.

   1. A euforia inicial poderá ser seguida de ansiedade, agitação, *delirium*, psicose, tremor, rigidez ou hiperatividade muscular e convulsões. Altas doses poderão causar parada respiratória.

   2. As convulsões costumam ser breves e autolimitadas; o estado epilético sugere absorção continuada do fármaco (como a partir de preservativos preenchidos com cocaína e rompidos no trato GI) ou hipertermia.

   3. O coma poderá ser causado por um estado pós-choque, hipertermia ou hemorragia intracraniana resultante da hipertensão induzida pela cocaína.

   4. A cocaína é a causa mais comum de derrames induzidos por fármacos. O derrame poderá ser hemorrágico (relacionado à hipertensão grave), embólico (resultante de fibrilação arterial ou endocardite) ou isquêmico (resultante de constrição da artéria cerebral

e trombose). Deve-se suspeitar de derrame se houver alteração do estado mental e/ou déficits neurológicos focais.
5. No caso do uso crônico de cocaína, poderá ocorrer insônia, perda de peso e psicose paranoide. Observou-se uma síndrome de *wash-out* em viciados em cocaína após um consumo prolongado, consistindo em letargia e sono profundos, que podem durar de horas a dias, seguidos por recuperação espontânea.
B. **Toxicidade cardiovascular** também poderá ocorrer rapidamente após o ato de fumar ou após a injeção IV e é mediada por superatividade simpática.
 1. Taquicardia ventricular fatal ou fibrilação poderão ocorrer. Prolongamento do intervalo QRS semelhante ao observado com os antidepressivos tricíclicos também poderá ocorrer.
 2. A hipertensão grave poderá causar acidente vascular cerebral hemorrágico ou dissecção aórtica.
 3. Espasmo e/ou trombose da artéria coronária poderá levar ao infarto do miocárdio, mesmo em pacientes sem doença coronária. Foi descrita uma necrose miocárdica difusa semelhante à miocardite por catecolamina e à cardiomiopatia.
 4. O choque pode ser causado por infecção miocárdica, intestinal ou cerebral, hipertermia, taquiarritmias ou hipovolemia, produzida pelo sequestro do fluido extravascular causado por vasoconstrição. O infarto intestinal poderá ser complicado por hemorragia GI difusa grave e hemoperitônio.
 5. A insuficiência renal poderá levar ao choque, ao espasmo e/ou ao infarto da artéria renal ou à rabdomiólise com mioglobinúria.
C. O **óbito** é geralmente causado por uma arritmia fatal repentina, estado epilético, hemorragia intracraniana ou hipertermia. A hipertermia é, em geral, advinda de convulsões, hiperatividade muscular ou rigidez e está associada a rabdomiólise, insuficiência renal mioglobinúrica, coagulopatia e insuficiência múltipla de órgãos. A hipertermia grave é mais comum quando a temperatura ambiente é alta, particularmente quando combinada com hiperatividade física.
D. Uma variedade de **outros efeitos** ocorreu após o ato de fumar ou cheirar cocaína.
 1. A dor torácica sem evidência de isquemia do miocárdio ao ECG é comum. A provável origem é musculoesquelética e poderá estar associada à necrose isquêmica do músculo da parede torácica.
 2. Pneumotórax e pneumomediastino causam dor torácica pleurítica, e esta última geralmente é reconhecida por um som trincado ("sinal de Hammond") ouvido no tórax anterior.
 3. Poderá ocorrer perfuração do septo nasal após dependência crônica por aspiração.
 4. A injeção acidental SC de cocaína poderá causar úlceras necróticas localizadas ("queimaduras de coca"), e foi registrada a ocorrência de botulismo de feridas (p. 165).
 5. Metemoglobinemia tem sido observada após o uso de cocaína adulterada com benzocaína.
E. **"Mulas"(*body packers* ou *body stuffers*).** Indivíduos que tentam contrabandear cocaína poderão engolir grandes quantidades de preservativos contendo cocaína firmemente empacotados (*body packers*). Vendedores de rua subitamente surpreendidos pela polícia podem engolir rapidamente suas mercadorias, em geral sem embrulhar ou fechar os pacotes ou frascos (*body stuffers*). Os preservativos, pacotes ou frascos engolidos poderão se abrir liberando quantidades maciças de cocaína, causando intoxicação gravíssima. Também poderá ocorrer obstrução intestinal. Os pacotes são, algumas vezes, porém não sempre, visíveis na radiografia abdominal plana.
IV. O **diagnóstico** é obtido com base na história de uso da cocaína ou em achados típicos de intoxicação simpaticomimética. Marcas na pele de abuso crônico de drogas por via IV, especialmente com cicatrizes de queimaduras de coca e perfuração do septo nasal após aspiração crônica sugerem o uso de cocaína. Dor torácica com evidência eletrocardiográfica de isquemia ou infarto em um jovem com outras características saudáveis também sugere o uso de cocaína. *Nota:* Jovens adultos, particularmente homens jovens afro-americanos, apresentam alta prevalência de elevação normal do ponto J no ECG, o que pode ser confundido com infarto agudo do miocárdio. Outras convulsões não explicadas, coma, hipertermias, derrames ou parada cardíaca deverão levantar a suspeita de intoxicação por cocaína.
 A. **Níveis específicos.** Níveis sanguíneos de cocaína normalmente não estão disponíveis e não auxiliam no tratamento de emergência. A cocaína e seu metabólito benzoilecgonina são facil-

mente detectados na urina até 72 horas após a ingestão e fornecem confirmação qualitativa do uso da cocaína.
B. **Outras análises laboratoriais úteis** incluem eletrólitos, glicose, ureia, creatinina, CK, exame de urina, mioglobina na urina, troponina cardíaca, ECG e monitoramento do ECG, TC da cabeça (em caso de suspeita de hemorragia) e radiografia abdominal (em caso de suspeita da ingestão de preservativos ou pacotes contendo cocaína).

V. **Tratamento**
   A. **Emergência e medidas de apoio**
   1. Manter uma via aérea aberta e fornecer ventilação quando necessário (p. 1-7).
   2. Tratar coma (p. 18), agitação (p. 24), convulsões (p. 22), hipertermia (p. 21), arritmias (p. 10-15) e hipotensão (p. 16) caso ocorram. As benzodiazepinas (p. 460) representam uma boa escolha para o tratamento inicial da hipertensão e da taquicardia associadas à agitação.
   3. A angina de peito pode ser tratada com benzodiazepinas, ácido acetilsalicílico, nitratos ou bloqueadores de canais de cálcio. No caso de infarto agudo do miocárdio, a trombólise tem sido recomendada, porém é controversa. A favor de seu uso está a alta prevalência de trombose aguda, em geral sobreposta ao espasmo coronariano. Contra o seu uso se situam os excelentes prognósticos para os pacientes com infarto induzido por cocaína, mesmo sem trombólise, e se relacionam com os riscos elevados de sangramento causado pela hemorragia intracraniana ou dissecção aórtica.
   4. Monitorar os sinais vitais e o ECG por várias horas. Pacientes com suspeita de espasmo da artéria coronária deverão ser internados em uma unidade de tratamento coronariano e, devido aos registros de espasmos coronarianos recorrentes ou persistentes por até vários dias após a exposição, considerar o uso de um antagonista de cálcio oral e/ou nitratos cardíacos por 2 a 4 semanas após a liberação.

B. **Fármacos específicos e antídotos.** Não existem antídotos específicos.
   1. Recomenda-se enfaticamente que os β-bloqueadores sejam evitados no tratamento da toxicidade aguda por cocaína porque o propranolol, um β-bloqueador não seletivo, poderá induzir uma *piora paradoxal* da hipertensão, devido ao bloqueio da vasodilatação mediada por β$_2$. Entretanto, se for necessário o uso de um β-bloqueador (p. ex., no caso de taquicardia não responsiva às benzodiazepinas e fluidos IV, especialmente quando associada à isquemia do miocárdio), é racional administrar-se um β-bloqueador cardiosseletivo, como o **esmolol** (um β-bloqueador de ação muito rápida [p. 494]) ou o metoprolol. Os β-bloqueadores também podem ser usados **em combinação** com um vasodilatador, como a **fentolamina** (p. 504), para o tratamento da hipertensão.
   2. O **prolongamento de QRS** causado pelo bloqueio do canal de sódio pode ser tratado com **bicarbonato de sódio** (p. 464). Taquiarritmias de complexo amplo também podem responder à **lidocaína** (p. 522).

C. **Descontaminação** (p. 45). A descontaminação não é necessária após o ato de fumar, cheirar ou injetar a droga por via IV. Após a **ingestão**, realizar os seguintes passos:
   1. Administrar carvão ativado VO se as condições forem apropriadas (ver Quadro I-30, p. 51).
   2. A lavagem gástrica não será necessária após ingestões leves a moderadas se o carvão ativado for administrado prontamente.
   3. No caso da ingestão de preservativos ou pacotes contendo cocaína, oferecer repetidas doses de carvão ativado e considerar a irrigação intestinal total (p. 52), exceto na presença de evidências de obstrução intestinal, perfuração intestinal ou hemorragia GI grave. Caso os grandes pacotes ingeridos (i.e., bolsas Ziploc) não forem removidos por esses procedimentos, poderão ser necessárias a laparotomia e a remoção cirúrgica. A intervenção cirúrgica para remover os pacotes ingeridos também poderá ser necessária no caso de pacientes com sintomas graves persistentes de intoxicação por cocaína ou obstrução intestinal.

D. **Eliminação aumentada.** Como a cocaína é extensamente distribuída pelos tecidos e rapidamente metabolizada, os procedimentos de diálise e hemoperfusão não são eficazes. A acidificação da urina não aumenta significativamente a eliminação de cocaína e poderá agravar a insuficiência renal mioglobinúrica.

► COGUMELOS

Kathy Marquardt, PharmD

Existem mais de 5 mil variedades de cogumelos, dos quais aproximadamente 50 a 100 são sabidamente tóxicos e apenas 200 a 300 são considerados seguramente comestíveis. A maioria dos cogumelos tóxicos causa gastrenterite autolimitada branda a moderada. Poucas espécies podem causar reações graves ou até mesmo fatais. As categorias principais de cogumelos venenosos estão descritas na Tabela II-39. *Amanita phalloides* e outros cogumelos contendo amatoxina foram discutidos na página 201.

I. **Mecanismo de toxicidade.** Os diversos mecanismos considerados responsáveis pela intoxicação estão listados na Tabela II-39. A maioria dos incidentes tóxicos é causada por irritantes GIs que produzem vômito e diarreia logo após a ingestão.

II. **Dose tóxica.** Não é conhecida. A quantidade de toxina varia consideravelmente entre os membros da mesma espécie, dependendo da geografia local e das condições do clima. Na maioria dos casos, a quantidade exata de cogumelo tóxico ingerido é desconhecida porque a vítima involuntariamente adicionou uma espécie tóxica a uma refeição de fungos comestíveis.

III. **Apresentação clínica.** As diversas apresentações clínicas estão descritas na Tabela II-39. Essas apresentações geralmente podem ser reconhecidas pelo aparecimento da ação. Se o aparecimento do sintoma ocorrer em 6 horas, as prováveis categorias serão irritações GIs, síndrome colinérgica, alucinógena, síndrome do isoxazol, imuno-hemolítica, penumonite alérgica ou classe da norleucina alênica.

Cogumelos que causam sintomas em 6 a 24 horas após a ingestão incluem aqueles contendo amatoxinas ou monometil-hidrazina e aqueles que causam eritromelalgia.

O aparecimento de sintomas com mais de 24 horas após a ingestão sugere intoxicação por orelaninas que causam lesão renal, cogumelos que causam rabdomiólise ou cogumelos que levam à toxicidade tardia do SNC. Cogumelos da categoria coprina não causam sintomas, a menos que o paciente ingira álcool. Esse efeito semelhante ao dissulfiram ocorre desde 2 horas até 5 dias após a ingestão.

IV. O **diagnóstico** poderá ser difícil porque a vítima poderá não ter consciência de que a doença foi causada por cogumelos, principalmente se os sintomas demorarem 12 horas ou mais para se manifestarem após a ingestão. Caso haja sobra disponível dos cogumelos, deve-se obter ajuda de um micologista por intermédio de uma universidade local ou sociedade micológica. Entretanto, deve-se considerar que os cogumelos trazidos para identificação poderão não ser os mesmos que foram ingeridos.

A história é fundamental para determinar a categoria do cogumelo tóxico. É importante obter uma descrição do cogumelo e do ambiente do qual ele foi obtido. Ele foi cozido ou ingerido cru? Foram ingeridos vários tipos de cogumelos? Qual foi o tempo entre a ingestão e o aparecimento dos sintomas? Foi ingerido álcool após a ingestão de cogumelos? Todas as pessoas que ingeriram os cogumelos estão doentes? As que não ingeriram os cogumelos também estão doentes? Os cogumelos foram ingeridos várias vezes? Eles foram armazenados adequadamente?

A. **Níveis específicos.** A detecção qualitativa das toxinas de diversas espécies de cogumelos tem sido registrada, porém esses testes não se encontram rotineiramente disponíveis.

B. **Outras análises laboratoriais úteis** incluem hemograma, eletrólitos, glicose, ureia, creatinina, aminotransferases hepáticas e tempo de protrombina (TP/NRI). Obter nível de metemoglobina em caso de suspeita de cogumelos com giromitrina ou se o paciente estiver cianótico. Obter uma radiografia torácica em caso de suspeita da síndrome de pneumonite alérgica e níveis seriados de creatina quinase (CK) em caso de suspeita de rabdomiólise.

V. **Tratamento**
  A. **Emergência e medidas de apoio**
    1. Tratar a hipotensão devida à gastrenterite com soluções intravenosas de cristaloides (p. 16) e na posição de supinação. Tratar agitação (p. 24), hipertermia (p. 21), rabdomiólise (p. 26) e convulsão (p. 22), caso ocorram.
    2. Monitorar os pacientes por 12 a 24 horas devido à gastrenterite de aparecimento tardio associada à intoxicação por amatoxina ou monometil-hidrazina.
    3. Monitorar a função renal por 1 a 2 semanas após a suspeita de ingestão de espécies de *Cortinarius*, ou por 2 a 3 dias após a ingestão de *Amanita smithiana*. Fornecer tratamento de apoio, incluindo hemodiálise, quando necessária, para a disfunção renal.

TABELA II-20 Toxicidade de cogumelos

Síndrome	Toxina(s)	Cogumelos causadores	Sintomas e sinais
Gastrenterite tardia e insuficiência hepática	Amatoxinas (p. 201)	Amanita phalloides, Amanita ocreata, Amanita verna, Amanita virosa, Amanita bisporigera, Galerina autumnalis, Galerina marginata e algumas espécies de Lepiota e Conocybe	Aparecimento retardado em 6-24 h: vômito, diarreia, cólicas abdominais, seguidos por insuficiência hepática fulminante após 2-3 dias.
Gastrenterite tardia, anormalidades no SNC, hemólise, hepatite	Monometil--hidrazina	Gyromitra (Helvella) esculenta, outros	Aparecimento retardado em 5-8 h: vômito, diarreia, seguidos por tontura, fraqueza, dor de cabeça, ataxia, delirium, convulsão, coma; podem ocorrer também hemólise, metemoglobinemia, insuficiências hepática e renal.
Síndrome colinérgica	Muscarina	Clitocybe dealbata, Clitocybe cerrusata, Inocybe cincinnata	Aparecimento em 30 min-2 h: diaforese, bradicardia, broncospasmo, lacrimejamento, salivação, sudorese, vômito, diarreia, miose. Tratar com atropina (p. 454).
Reação semelhante ao dissulfiram com o álcool	Coprina	Coprinus atramentarius, Clitocybe claviceps	Em 30 min após a ingestão de álcool: náuseas, vômito, rubor, taquicardia, hipotensão; risco de reação em até 5 dias após a ingestão de fungos (ver "Dissulfiram", p. 225).
Síndrome do isoxazol	Ácido ibotênico, muscimol	Amanita muscaria, Amanita pantherina, outros	Aparecimento em 30 min-2 h: vômito, tontura seguida de sonolência, espasmo muscular, alucinações, delirium e, raramente, convulsão.
Gastrite e insuficiência renal	Norleucina alênica	Amanita smithiana, Amanita proxima	Dor abdominal, vômito em 30 min-12 h, seguidos por insuficiência renal aguda progressiva em 2-3 dias. Poderá ocorrer elevação nas enzimas hepáticas.
Gastrite de aparecimento tardio e insuficiência renal	Orelanina	Cortinarius orellanus, outras espécies de Cortinarius	Dor abdominal, anorexia, vômito com início após 24-36 h, seguidos por insuficiência renal aguda progressiva (nefrite tubulointersticial) 3-14 dias depois.
Alucinógena	Psilocibina, psilocina	Psilocybe cubensis, Panaeolina foenisecii, outros	Aparecimento em 30 min-2 h: alucinações visuais, distorção sensorial, taquicardia, midríase e, ocasionalmente, convulsão.
Irritantes gastrintestinais	Não identificadas	Chlorophyllum molybdites, Boletus satanas, muitos outros	Vômito, diarreia em 30 min-2 h de ingestão; os sintomas se resolvem em 6-24 h.
Anemia imuno-hemolítica	Não identificadas	Paxillus involutus	Irritante GI para a maioria, porém alguns indivíduos desenvolvem hemólise mediada pelo sistema imune em 2 h após a ingestão.
Pneumonite alérgica (esporos inalados)	Esporos de Lycoperdon	Lycoperdon spp.	A inalação de esporos secos pode causar náusea aguda, vômito e nasofaringite, seguidos dentro de alguns dias, por febre, mal-estar, dispneia e pneumonite inflamatória.
Eritromelalgia	Ácidos acromélicos	Clitocybe acromelalga, Clitocybe amoenolens	Aparecimento em 6-24 h: sintomas de dormência, dor ardente, parestesias, edema avermelhado nos dedos das mãos e dos pés.
Rabdomiólise	Não identificadas	Tricholoma equestre, Russula subnigricans	Aparecimento em 24-72 h: fadiga, fraqueza muscular, rabdomiólise, insuficiência renal e miocardite.
Toxicidade tardia do SNC	Ácido poliporico	Hapalopilus rutilans	Aparecimento após 24 h: acuidade visual reduzida, sonolência, tônus e atividade motora reduzidos, distúrbios eletrolíticos e insuficiência hepatorrenal.

SNC, Sistema Nervoso Central.

B. **Fármacos específicos e antídotos**
   1. No caso de intoxicação por **monometil-hidrazina**, administrar piridoxina, 20 a 30 mg/kg, IV (p. 544), para a convulsão; tratar a metemoglobinemia com azul de metileno, 1 mg/kg, IV (p. 457).
   2. No caso de intoxicação por **muscarina**, a atropina, 0,01 a 0,03 mg/kg, IV (p. 454), poderá aliviar os sintomas colinérgicos.
   3. A **pneumonite alérgica** poderá se beneficiar da administração de esteroides.
   4. Tratar a intoxicação do tipo **amatoxina** como descrito na página 201.
C. **Descontaminação** (p. 45). Administrar carvão ativado VO caso as condições sejam apropriadas (ver Quadro I-30, p. 51).
   1. O carvão provavelmente não é recomendado após uma ingestão trivial (p. ex., uma lambida ou uma mordida) de um cogumelo desconhecido por bebês de até 2 anos de idade.
   2. Repetidas doses de carvão ativado (p. 56) poderão ser úteis após a ingestão de amatoxina (p. 201).
D. **Eliminação aumentada.** Não existem benefícios aceitos a partir desses procedimentos.

▶ COGUMELOS DO TIPO AMATOXINA

Kathy Marquardt, PharmD

As amatoxinas constituem um grupo de peptídeos altamente tóxicos encontrados em vários tipos de cogumelos, incluindo *Amanita phalloides, Amanita virosa, Amanita bisporigera, Amanita ocreata, Amanita verna, Galerina autumnalis, Galerina marginata* e algumas espécies de *Lepiota* e *Conocybe*. Essa categoria de cogumelos é responsável por mais de 90% das mortes causadas por cogumelos em todo o mundo.

Esse grupo também é conhecido como cogumelos que contêm ciclopeptídeos. Os três ciclopeptídeos são amatoxina, falotoxina e virotoxina. As amatoxinas, principalmente α-aminitina, são as mais tóxicas e responsáveis pela toxicidade hepática e renal. As falotoxinas não são bem absorvidas e causam sintomas GIs. As virotoxinas não estão implicadas na intoxicação humana.

I. **Mecanismo de toxicidade.** As amatoxinas são altamente estáveis e resistentes ao calor e não são removidas por qualquer forma de cozimento. Elas ligam-se a RNA-polimerase II dependente de DNA e inibem o alongamento essencial à transcrição. O resultado é uma redução do RNAm, que causa parada na síntese de proteína e morte celular. O tecido metabolicamente ativo dependente de altas taxas de síntese de proteínas, como as células do trato GI, hepatócitos e túbulos convolutos proximais dos rins, é desproporcionalmente afetado. A lesão celular também tem sido observada no pâncreas, nas glândulas suprarrenais e nos testículos.
   A. **Farmacocinética.** As amatoxinas são rapidamente absorvidas a partir do intestino e transportadas através dos hepatócitos por carreadores de transporte da bile. Aproximadamente 60% sofre recirculação hepática. Elas apresentam capacidade limitada de ligação à proteína e são eliminadas por urina, vômito e fezes. As toxinas são detectáveis na urina em 90 a 120 minutos após a ingestão. Nenhum metabólito da amatoxina foi detectado. A meia-vida em humanos é desconhecida, porém ocorre uma rápida redução nos níveis séricos, com a detecção improvável da toxina após 36 horas.

II. **Dose tóxica.** As amatoxinas estão entre as mais potentes toxinas conhecidas; a dose letal mínima é de aproximadamente 0,1 mg/kg. Um chapéu de *Amanita phalloides* pode conter 10 a 15 mg. Já as espécies de *Galerina* contêm muito menos toxinas; 15 a 20 chapéus poderiam representar uma dose fatal para um adulto.

III. **Apresentação clínica.** A intoxicação por amatoxina pode ser dividida em três fases. Existe uma fase inicial de toxicidade GI tardia, seguida por um falso período de recuperação e, em seguida, por uma insuficiência hepática de aparecimento tardio. Essa síndrome trifásica é patognômica para a intoxicação pela amatoxina do cogumelo.
   A. **Fase 1.** O aparecimento de sintomas ocorre em 6 a 24 horas após a ingestão. Os sintomas consistem em vômitos, cólicas abdominais intensas e diarreia aquosa explosiva, que poderá tornar-se grosseiramente sanguinolenta. Essa fase GI poderá ser suficientemente grave para

causar distúrbios acidobásicos, anormalidades eletrolíticas, hipoglicemia, desidratação e hipotensão. A morte poderá ocorrer nas primeiras 24 horas, devido à perda maciça de fluido.
B. **Fase 2.** Ocorre em 18 a 36 horas após a ingestão. Existe um período de melhora clínica transitória na gastrenterite, porém as enzimas hepáticas se elevam. Durante essa fase, os pacientes que forem liberados para ir para casa acabarão voltando em 1 a 2 dias com insuficiência hepática e renal.
C. **Fase 3.** Inicia em 2 a 4 dias após a ingestão e é caracterizada por elevação marcante das transaminases, hiperbilirrubinemia, coagulopatia, hipoglicemia, acidose, encefalopatia hepática, síndrome hepatorrenal, insuficiência múltipla dos órgãos, coagulação intravascular disseminada e convulsões. A morte geralmente ocorre em 6 a 16 dias após a ingestão. Encefalopatia, acidose metabólica, coagulopatia grave e hipoglicemia representam graves sinais prognósticos e, em geral, precedem um desfecho fatal.

IV. O **diagnóstico** se baseia na história de ingestão de cogumelos e em um atraso de 6 a 24 horas antes do aparecimento de gastrenterite grave (ver também a toxina monometil-hidrazina, Tab. II-39, p. 312). Entretanto, caso tenha sido ingerida uma variedade de cogumelos, o desconforto estomacal poderá ocorrer muito mais cedo devido à ingestão de uma espécie tóxica diferente, tornando o diagnóstico de intoxicação por amatoxina mais difícil.

Qualquer espécie de cogumelo disponível que tenha sido ingerida deverá ser examinada por um micologista. Pedaços de cogumelos recuperados do vômito ou mesmo esporos encontrados no exame microscópico poderão fornecer pistas sobre as espécies ingeridas.

A. **Níveis específicos**
1. A amatoxina pode ser detectada no soro, na urina e nos fluidos gástricos por radioimunensaio ou cromatografia líquida de alto desempenho (CLAE) com espectrometria de massa; no entanto, esses métodos não se encontram imediatamente disponíveis. Com o uso da HPLC, a amatoxina tem sido detectada no soro em até 36 horas e na urina em até 4 dias. O radioimunensaio detectou as amatoxinas na urina em 100% dos casos testados em 24 horas e em 80% dos casos testados em 48 horas.
2. Um teste qualitativo (teste de Meixner) pode determinar a presença de amatoxinas nos espécimes de cogumelos. Coloca-se uma gota de suco do cogumelo sobre um jornal ou sobre outro papel com alto teor de lignina e, em seguida, deixa-se secar. Uma única gota de ácido clorídrico concentrado é adicionada em seguida; uma coloração azul sugere a presença de amatoxinas. *Atenção:* Esse teste é de confiabilidade desconhecida e poderá ser mal interpretado ou realizado de forma errada; ele não deverá ser usado para determinar a comestibilidade dos espécimes de cogumelos. Além disso, reações falso-positivas podem ser causadas pela secagem a uma temperatura superior a 63°C, pela exposição do papel do teste à luz do sol ou pela presença de psilocibina, bufotenina ou de certos terpenos.
B. **Outras análises laboratoriais úteis** incluem eletrólitos, glicose, ureia, creatinina, aminotransferases hepáticas, bilirrubina e tempo de protrombina (TP/RNI). O nível máximo de aminotransferases normalmente ocorre em 60 a 72 horas após a ingestão. Os testes de função hepática como o RNI são mais úteis em avaliar a gravidade da insuficiência hepática.

V. **Tratamento.** A taxa de mortalidade é de aproximadamente 6 a 10% com tratamento de apoio intensivo.
A. **Emergência e medidas de apoio**
1. Manter via aérea aberta e fornecer ventilação quando necessário (p. 1-7). Administrar oxigênio suplementar.
2. Tratar as perdas de fluidos e eletrólitos agressivamente, pois as perdas maciças de fluido poderão causar colapso circulatório. Administrar soro fisiológico normal ou outra solução cristaloide, em bólus de 10 a 20 mL/kg, com monitoramento da pressão venosa central ou mesmo da pressão da artéria pulmonar para orientar a terapia de fluido.
3. Fornecer tratamento de apoio intensivo para a insuficiência hepática (p. 40); o **transplante hepático** ortotópico poderá salvar a vida de pacientes que desenvolveram insuficiência hepática fulminante. Contatar um serviço de transplante hepático para assistência.
4. O uso de um fígado bioartificial extracorpóreo apresenta algum benefício para estabilizar um paciente até que a regeneração hepática espontânea ocorra ou para servir como ponte para o transplante hepático.

B. **Fármacos específicos e antídotos.** Nenhum antídoto foi considerado eficaz para a intoxicação por amatoxina, embora tenham sido promovidas diversas terapias ao longo dos anos. Consultar um médico toxicologista ou um centro regional de controle de intoxicações (1-800-222-1222 nos EUA) para mais informações.*

1. Estudos com animais e séries de casos retrospectivos em humanos sugerem que o tratamento precoce com **silibinina** IV (um extrato de cardo-mariano usado na Europa [p. 554]) poderá ser eficaz na redução da captação de amatoxina pelo hepatócito. O produto (nome comercial: Legalon SIL) pode ser obtido como um novo fármaco investigacional de emergência pelo contato 1-866-520-4412.
2. **Outras terapias não comprovadas.** A administração de altas doses de penicilina antes da intoxicação mostrou alguns efeitos hepatoprotetores em estudos com cães e ratos, porém não existem estudos controlados em humanos. Uma análise retrospectiva de 20 anos de tratamento para amatoxina mostrou que a penicilina em alta dose foi a quimioterapia mais frequentemente utilizada, porém com pouca eficácia. As terapias que os autores desta revisão consideraram como provavelmente mais eficazes foram a silibinina, a N-acetilcisteína e os procedimentos de desintoxicação. Não existem dados para sustentar o uso de cimetidina ou de esteroides, e o ácido tióctico pode causar hipoglicemia grave. Fragmentos Fab amatoxina-específicos aumentaram a atividade das amatoxinas.

C. **Descontaminação** (p. 45). Administrar carvão ativado VO. A lavagem gástrica poderá não remover os pedaços de cogumelos.

D. **Eliminação aumentada.** Não existem benefícios comprovados a partir de diurese forçada, hemoperfusão, hemofiltração ou hemodiálise na remoção de amatoxinas.

1. Repetidas doses de carvão ativado poderão captar pequenas quantidades de amatoxina que estejam passando por recirculação êntero-hepática e deverão ser continuadas durante as primeiras 48 horas.
2. A canulação do ducto biliar com remoção da bile tem se mostrado eficaz em estudos com cães e em uns poucos registros de casos humanos, porém não é isenta de riscos, especialmente em pacientes com coagulopatia. Não foi feita uma comparação direta entre a eficácia da drenagem biliar *versus* repetidas doses de carvão ativado.

▶ **COLCHICINA**
Mark Sutter, MD

A colchicina é aprovada pelo FDA para o tratamento da gota e da febre mediterrânea familiar. Ela está disponível em forma de comprimido, bem como em solução injetável e também é encontrada em certas plantas, como a *Colchicum autumnale* (açafrão-do-outono ou açafrão-do-prado) e na *Gloriosa superba* (lírio-glorioso). O seu mecanismo de ação antimitótico é semelhante ao de alguns agentes quimioterápicos, e as superdosagens de colchicina são extremamente graves, acompanhadas de mortalidade considerável.

I. **Mecanismo de toxicidade.** A colchicina inibe a formação e a função dos microtúbulos, interrompendo a divisão celular durante a mitose. **Farmacocinética:** A colchicina é rapidamente absorvida após a administração oral e extensamente distribuída pelos tecidos do corpo. Ela é eliminada pelo fígado pela CYP3A4, com uma meia-vida de 4,4 a 31 horas (ver também Tab. II-52, p. 414).

II. **Dose tóxica.** A dose terapêutica máxima aprovada pelo FDA de colchicina oral é de 1,2 mg, seguida por 0,6 mg após 1 hora, totalizando uma dose de 1,8 mg. Essa é uma redução significativa da dose máxima previamente recomendada de 8 mg. Em uma série de 150 casos, doses iguais ou inferiores a 0,5 mg/kg foram associadas a diarreia e vômito, mas não à morte; doses de 0,5 a 0,8 mg/kg foram associadas a aplasia da medula óssea e 10% de mortalidade, e todas as ingestões superiores a 0,8 mg/kg levaram ao óbito. Entretanto, foram registradas fatalidades com ingestões únicas de apenas 7 mg, embora outros casos descrevam uma sobrevida após ingestões superiores a 60 mg. Ingestões de partes de plantas que contêm colchicina levaram a toxicidade grave e morte.

---

* N. de R.T. No Brasil, 0800-722-6001.

Indivíduos saudáveis que receberam uma dose acumulada superior a 4 mg de colchicina IV por curso de tratamento também apresentam risco de toxicidade significativa e morte.
III. **Apresentação clínica.** A intoxicação por colchicina afeta diversos sistemas orgânicos, ocorrendo efeitos tóxicos desde horas até vários dias após a exposição.
   A. Após uma **dose aguda**, os sintomas são normalmente atrasados em 2 a 12 horas e incluem náuseas, vômito, dor abdominal e diarreia intensa com sangue. O choque leva à diminuição da contratilidade cardíaca e à perda de fluido para o interior do trato GI e outros tecidos. Podem ocorrer *delirium*, convulsão ou coma. A acidose láctica relacionada com o choque e a inibição do metabolismo celular são comuns. Outras manifestações da intoxicação por colchicina incluem lesão aguda do miocárdio, rabdomiólise com mioglobinúria, coagulação intravascular disseminada e insuficiência renal aguda. A intoxicação crônica por colchicina se apresenta de forma mais insidiosa. Fatores que precipitam a toxicidade pelo uso crônico incluem insuficiência renal, insuficiência hepática e interações medicamentosas (eritromicina, cimetidina, ciclosporina), que podem inibir a depuração da colchicina.
   B. A **morte** geralmente ocorre após 8 a 36 horas e é causada por insuficiência respiratória, choque intratável e arritmias cardíacas ou parada cardíaca repentina.
   C. **Complicações tardias** incluem supressão da medula óssea, particularmente leucopenia e trombocitopenia (4 a 5 dias) e alopecia (2 a 3 semanas). O tratamento crônico para a colchicina poderá produzir miopatia (fraqueza muscular proximal e níveis elevados de CK e polineuropatia. Isso também ocorreu após intoxicação aguda.
IV. **Diagnóstico.** Uma síndrome iniciada por gastrenterite grave, leucocitose, choque, rabdomiólise e insuficiência renal aguda, seguida por leucopenia e trombocitopenia, deverá sugerir intoxicação por colchicina. Uma história de gota ou de febre familiar mediterrânea no paciente ou em um familiar também é sugestiva.
   A. **Níveis específicos.** Os níveis de colchicina no sangue e na urina não estão imediatamente disponíveis. Entretanto, os níveis podem ser úteis para propósitos forenses, especialmente em casos de pancitopenia idiopática e insuficiência múltipla dos órgãos. Uma biópsia da medula óssea poderá revelar interrupção de metáfase e células "pseudo-Pelger-Huet".
   B. **Outras análises laboratoriais úteis** incluem hemograma, eletrólitos, enzimas hepáticas, glicose, ureia, creatinina, CK, troponina cardíaca (T ou I), exame de urina e monitoramento do ECG. Níveis séricos elevados de troponina sugerem maior gravidade da necrose do miocárdio e mortalidade mais elevada.
V. **Tratamento**
   A. **Emergência e medidas de apoio.** Fornecer tratamento de apoio agressivo, com monitoramento cuidadoso e tratamento dos distúrbios de fluido e eletrólitos.
      1. Antecipar parada cardíaca ou respiratória repentina, manter uma via aérea aberta e fornecer ventilação quando necessário (p. 1-7).
      2. O tratamento do choque (p. 16) poderá requerer grandes quantidades de fluidos cristaloides e possivelmente sangue (para substituir as perdas por gastrenterite hemorrágica).
      3. A infusão de bicarbonato de sódio poderá ser considerada em caso de evidência de rabdomiólise (p. 26).
      4. A depressão da medula óssea requer tratamento intensivo especializado. A neutropenia grave pede o isolamento do paciente e o controle dos episódios febris, como no caso ou outras condições neutropênicas. Poderão ser necessárias transfusões de plaquetas para controlar a hemorragia.
   B. **Fármacos específicos e antídotos.** Anticorpos específicos anticolchicina (fragmentos Fab) foram usados experimentalmente na França para tratar uma mulher de 25 anos de idade com superdosagem severa por colchicina. Infelizmente, eles nunca foram produzidos comercialmente e não se encontram mais disponíveis. O fator estimulador de colônias de granulócitos (G-CSF, do inglês *granulocyte colony-stimulating factor*) tem sido usado para o tratamento da leucopenia grave.
   C. **Descontaminação** (p. 45). Administrar carvão ativado VO se as condições forem apropriadas (ver Quadro I.30, p. 51). Caso esteja prevista uma demora superior a 60 minutos antes da administração de carvão, considerar o uso de ipeca para induzir o vômito, caso possa ser

administrada poucos minutos após a exposição. A lavagem gástrica não será necessária após ingestões leves a moderadas se o carvão ativado for administrado prontamente.
D. Eliminação aumentada. Como a colchicina fica altamente ligada aos tecidos, com um amplo volume de distribuição, a hemodiálise e a hemoperfusão são ineficazes. A colchicina passa por recirculação êntero-hepática, portanto deve-se esperar que a **repetição da dose de carvão** acelere a eliminação, embora esse fato não tenha sido documentado. O uso de rifampina para induzir a eliminação hepática de colchicina por CYP3A4 tem sido sugerido, porém não foi testado.

▶ CROMO
Thomas J. Ferguson, MD, PhD

O cromo é um metal durável usado em galvanoplastia, pigmentos de tintas (cromo amarelo), *primers* e inibidores de corrosão, preservante da madeira, preservantes têxteis e agentes para tingimento de couros. A exposição ao cromo poderá ocorrer por inalação, ingestão ou exposição da pele. Embora o cromo possa existir em diversos estados de oxidação, a maioria dos casos de exposições em humanos envolve um dos dois tipos: trivalente (p. ex., óxido crômico, sulfato crômico) ou hexavalente (p. ex., trióxido crômico, anidrido crômico, ácido crômico, sais dicromato). A toxicidade é mais comumente associada aos compostos hexavalentes; entretanto, foram observadas fatalidades após a ingestão de compostos de ambos os tipos, e a sensibilidade cutânea crônica provavelmente está relacionada com a forma trivalente. O picolinato de cromo é um composto crômico trivalente em geral vendido como um agente modelador do corpo.

I. Mecanismo de toxicidade
   A. Compostos crômicos trivalentes são relativamente insolúveis e não corrosivos e menos propensos a serem absorvidos pela pele intacta. A toxicidade biológica é estimada como 10 a 100 vezes inferior à dos compostos hexavalentes.
   B. Compostos hexavalentes são poderosos agentes oxidantes e corrosivos a via aérea, pele, membranas mucosas e trato GI. Hemólise aguda e necrose tubular renal também poderão ocorrer. A exposição ocupacional crônica a formas hexavalentes menos solúveis está associada a bronquite crônica, dermatite e câncer pulmonar.
   C. O **ácido crômico** é um ácido forte, enquanto os sais de cromato são bases fortes.

II. Dose tóxica
   A. Inalação. O limite de exposição permitido pela OSHA no local de trabalho (PEL, média de 8 horas) para o ácido crômico e compostos hexavalentes é de 0,05 mg/m^3 (carcinógeno). No caso do cromo bivalente e trivalente, o PEL é de 0,5 mg/m^3.
   B. Pele. Os sais de cromo podem causar queimaduras cutâneas, que poderão aumentar a absorção sistêmica, e a morte poderá ocorrer após 10% da área corporal ter sido afetada por queimaduras.
   C. Ingestão. Toxicidade fatal foi observada após a ingestão de apenas 500 mg de cromo hexavalente. A dose letal estimada do ácido crômico é de 1 a 2 g, e a de dicromato de potássio, de 6 a 8 g. Os padrões da água potável para o cromo total foram estabelecidos em 50 μg/L (1 μmol/L).

III. Apresentação clínica
   A. Inalação. A inalação aguda pode causar irritação do trato respiratório, dificuldade respiratória e edema pulmonar não cardiogênico (que poderá ser retardado por algumas horas a dias após a exposição). A exposição crônica aos compostos hexavalentes poderá levar a sensibilização pulmonar, asma e câncer.
   B. Pele e olhos. O contato agudo poderá causar lesão córnea grave, queimaduras cutâneas profundas e queimaduras orais e esofágicas. Poderá ocorrer dermatite de hipersensibilidade. Estima-se que a exposição crônica ao cromo seja responsável por aproximadamente 8% de todos os casos de dermatite de contato. Úlceras nasais também podem ocorrer após a exposição crônica.
   C. Ingestão. A ingestão pode causar gastrenterite hemorrágica aguda; a consequente perda maciça de sangue e fluido pode causar choque e insuficiência renal oligúrica. Hemólise, hepatite e edema cerebral foram observados. Os cromatos são capazes de oxidar a hemoglobina, porém a metemoglobinemia clinicamente significativa é relativamente rara após superdosagem aguda.

IV. O **diagnóstico** é geralmente obtido com base na história de ingestão e em manifestações clínicas, como queimaduras da membrana mucosa e da pele, gastrenterite, insuficiência renal e choque.
   A. **Níveis específicos.** Os níveis sanguíneos não são úteis no tratamento de emergência e não estão amplamente disponíveis. A detecção na urina poderá confirmar a exposição; os níveis normais na urina são inferiores a 1 μg/L.
   B. **Outras análises laboratoriais úteis** incluem hemograma, hemoglobina e haptoglobina plasmática livre (em caso de suspeita de hemólise), eletrólitos, glicose, ureia, creatinina, aminotransferases hepáticas, exame de urina (para hemoglobina), gasometria arterial, cooximetria ou oximetria de pulso, metemoglobina e radiografia torácica.
V. **Tratamento**
   A. **Emergência e medidas de apoio**
      1. **Inalação.** Fornecer oxigênio suplementar. Tratar a respiração dificultosa (p. 7) e monitorar intimamente a vítima para o aparecimento tardio de edema pulmonar não cardiogênico (p. 7). Foram registrados atrasos no aparecimento do edema pulmonar de até 72 horas após a inalação de soluções concentradas de ácido crômico.
      2. **Ingestão**
         a. Diluir imediatamente com água. Tratar a gastrenterite hemorrágica com substituição agressiva de sangue e fluido (p. 16). Considerar a endoscopia precoce para avaliar a extensão da lesão esofágica ou gástrica.
         b. Tratar a hemoglobinúria resultante da hemólise com diurese alcalina, como no caso da rabdomiólise (p. 26). Tratar a metemoglobinemia (p. 319) caso ocorra.
   B. **Fármacos específicos e antídotos**
      1. Terapia de quelação (p. ex., com antilewisita britânica (BAL, do inglês *britsh anti-lewisite*)) não é eficaz.
      2. Após ingestão oral de compostos hexavalentes, o **ácido ascórbico** foi sugerido para auxiliar na conversão dos compostos hexavalentes em trivalentes menos tóxicos. Embora não existam estudos definitivos, o tratamento é benigno e poderá ser útil. Em estudos animais, a dose efetiva foi de 2 a 4 g de ácido ascórbico VO por grama de composto hexavalente de cromo ingerido.
      3. A **acetilcisteína** (p. 441) tem sido usada em diversos estudos animais e foi constatado um caso humano de intoxicação por dicromato.
   C. **Descontaminação** (p. 45)
      1. **Inalação.** Remover a vítima da exposição e fornecer oxigênio suplementar quando disponível.
      2. **Pele.** Remover a roupa contaminada e lavar as áreas expostas imediatamente com quantidades copiosas de água e sabão. A pomada de EDTA (p. 489) a 10% poderá facilitar a remoção dos resíduos de cromato. Uma solução tópica de ácido ascórbico a 10% tem sido considerada capaz de aumentar a conversão do cromo hexavalente a seu estado trivalente menos tóxico.
      3. **Olhos.** Irrigar copiosamente com água morna ou soro fisiológico e realizar exame de fluoresceína para descartar lesão córnea, caso persista a dor ou a irritação.
      4. **Ingestão.** Oferecer leite ou água para diluir os efeitos corrosivos. *Não* induzir o vômito devido ao potencial para causar lesão corrosiva. No caso de ingestões recentes maciças, realizar a lavagem gástrica. O carvão ativado não apresentou benefícios claros por absorver o cromo e poderá obscurecer a visão êm caso de se realizar a endoscopia.
   D. **Eliminação aumentada.** Não há evidências da eficácia de procedimentos de remoção aumentada, como diálise e hemoperfusão.

▶ **DAPSONA**

Kathryn H. Meier, PharmD

A dapsona é um antibiótico usado para tratamento e profilaxia de várias infecções, incluindo hanseníase, malária e pneumonia por *Pneumocystis carinii*. Os efeitos anti-inflamatórios e imunossupressores da dap-

sona a qualificam para o tratamento de alguns distúrbios reumáticos e dermatológicos raros. Uma fórmula tópica de 5% foi aprovada para o tratamento da acne vulgar nos EUA em 2005.
I. **Mecanismo de toxicidade.** Os efeitos tóxicos são causados pelos metabólitos da dapsona oxidados pelo citocromo P-450 (CYP), que podem causar metemoglobinemia, sulfemoglobinemia e anemia hemolítica por corpúsculos de Heinz, havendo, em todos os casos, redução da capacidade carreadora de oxigênio pelo sangue.
   A. Os metabólitos da dapsona oxidam o complexo ferro-hemoglobina ao seu estado férrico, levando à metemoglobinemia.
   B. A sulfemoglobinemia ocorre quando os metabólitos da dapsona sulfatizam irreversivelmente o anel pirrólico da hemoglobina.
   C. O estresse oxidativo metabólico do eritrócito poderá ser visualizado pelos precipitados dos corpúsculos de Heinz antes da hemólise.
   D. **Farmacocinética.** A absorção de dapsona após a superdosagem é retardada; os níveis máximos do plasma ocorrem em 4 a 8 horas após a ingestão. O Vd é de 1,5 L/kg, e a ligação à proteína é de 70 a 90%. A dapsona é metabolizada por duas vias primárias: acetilação e oxidação por CYP. Tanto a dapsona quanto seu metabólito acetilado passam por recirculação êntero-hepática e oxidação. Atualmente, as enzimas consideradas como primariamente responsáveis pela oxidação são CYP2C19 >> CYP2B6 > CYP2D6 > CYP3A4. A meia-vida de eliminação média depende da dose e é variável: 14 a 30 horas com doses terapêuticas e potencialmente superior a 77 horas após uma superdosagem (ver também Tab. II-52, p. 414).
II. **Dose tóxica.** Embora a dose terapêutica do adulto oscile entre 50 a 300 mg/dia, a dosagem e a tolerância do paciente são limitadas pelos efeitos tóxicos. Uma dose diária crônica de 100 mg poderá levar a níveis de metemoglobina de 5 a 12%. A hemólise não foi observada em adultos expostos a doses inferiores a 300 mg/dia. Indivíduos com deficiência de glicose-6-fosfato desidrogenase (G6PD), anomalias congênitas da hemoglobina ou hipoxemia básica poderão apresentar maior toxicidade a doses mais baixas. Ocorreu morte com superdosagens iguais ou superiores a 1,4 g, embora tenha sido registrada uma recuperação de toxicidade grave após a ingestão de 7,5 g.
III. **Apresentação clínica.** Manifestações de intoxicação aguda por dapsona incluem vômito, cianose, taquipneia, estado mental alterado ou deprimido e convulsões. A metemoglobinemia e a sulfemoglobinemia são normalmente observadas em algumas horas após a superdosagem, porém a hemólise intravascular poderá ser tardia. A doença perdura por vários dias. Manifestações clínicas são mais graves em pacientes com condições médicas básicas que podem contribuir para a hipoxemia.
   A. A **metemoglobinemia** (p. 319) causa cianose e dispneia. O sangue drenado poderá ter a aparência de marrom "chocolate" quando o nível de metemoglobinemia for superior a 15 a 20%. Devido à meia-vida longa da dapsona e de seus metabólitos, a metemoglobinemia poderá persistir por vários dias, necessitando da repetição do tratamento com antídoto.
   B. A **sulfemoglobinemia** também reduz a saturação da oxi-hemoglobina e não responde ao azul de metileno. A sulfemoglobinemia pode produzir uma aparência cianótica em uma porcentagem inferior de hemoglobina total comparada com a metemoglobina, porém a quantidade de sulfemoglobina gerada raramente é superior a 5%.
   C. A **hemólise** poderá surgir tardiamente, em geral 2 a 3 dias após superdosagem aguda.
IV. **Diagnóstico.** Deve-se suspeitar de superdosagem em pacientes cianóticos com níveis elevados de metemoglobina, especialmente se houver uma história de uso de dapsona ou um diagnóstico que possa vir a ser tratado com dapsona (p. ex., HIV/aids). Embora existam muitos agentes que possam causar metemoglobinemia, existem bem poucos que produzem tanto sulfemoglobinemia detectável quanto metemoglobinemia recorrente prolongada. A dapsona foi a principal causa de metemoglobinemia em uma revisão retrospectiva de pacientes em um hospital norte-americano.
   A. **Níveis específicos.** Os níveis de dapsona não estão rotineiramente disponíveis. Quando as amostras de plasma são analisadas por CLAE ou UPLC-MS/MS (cromatografia líquida de ultradesempenho acoplada à espectrometria de massa tandem), a dapsona e a monoacetildapsona podem ser avaliadas.
      1. Suspeita-se de **metemoglobinemia** (p. 319) quando um paciente cianótico deixa de responder ao oxigênio de alto fluxo ou quando a cianose persiste, apesar da P_{O_2} arterial

normal. A oximetria de pulso convencional não é um indicador confiável da saturação de oxigênio em pacientes com metemoglobinemia. Concentrações específicas de metemoglobina podem ser medidas usando-se um cooxímetro multiondas. Qualitativamente, uma gota de sangue sobre um papel de filtro branco aparecerá marrom (quando comparada diretamente ao sangue normal) se o nível de metemoglobina for superior a 15 a 20%.
2. *Nota:* a administração do antídoto **azul de metileno** (ver Item V.B1 adiante) pode causar uma falsa elevação transitória do nível de metemoglobina obtido (de até 15%).
3. A **sulfemoglobina** é difícil de ser detectada, em parte porque sua absorbância espectrofotométrica é semelhante à da metemoglobina ao cooxímetro. Uma amostra de sangue se mostrará vermelha se for adicionado um cristal de cianeto de potássio, mas não sob a presença significativa de sulfemoglobina.
4. A capacidade carreadora de oxigênio do sangue depende não apenas da saturação de oxigênio, como também da concentração total de hemoglobina. Deve-se interpretar os níveis de metemoglobina e sulfemoglobina com referência ao grau de anemia.
B. **Outras análises laboratoriais úteis** incluem hemograma (com esfregaço diferencial para procura de reticulócitos e corpúsculos de Heinz), glicose, eletrólitos, aminotransferases hepáticas, bilirrubina e gasometria arterial.

V. **Tratamento**
A. **Emergência e medidas de apoio**
1. Manter uma via aérea aberta e fornecer ventilação quando necessário (p. 1-7). Administrar oxigênio suplementar.
2. Em caso de hemólise, administrar fluidos IV e considerar a alcalinização da urina, como para rabdomiólise (p. 26), para reduzir o risco de necrose tubular renal aguda. No caso de hemólise grave, poderão ser necessárias transfusões sanguíneas.
3. Sintomas brandos podem ser resolvidos sem intervenção, mas isso pode levar de 2 a 3 dias.
B. **Fármacos específicos e antídotos**
1. **Azul de metileno** (p. 457) é indicado para pacientes sintomáticos com nível de metemoglobina superior a 20% ou com níveis inferiores, se pelo menos um mínimo comprometimento da capacidade carreadora de oxigênio for potencialmente prejudicial (p. ex., pneumonia grave, anemia ou isquemia do miocárdio). Convencionalmente, o azul de metileno tem sido administrado de forma intermitente, a cada 6 a 8 horas, conforme for necessário, durante intoxicações prolongadas por dapsona. Entretanto, a administração intermitente poderá produzir amplas oscilações nos níveis de metemoglobina durante o curso do tratamento, o que poderá agravar o estresse oxidativo dos eritrócitos e piorar a hemólise. A manutenção das infusões leva a um melhor e maior controle da metemoglobina.
   a. **Dose inicial:** Administrar azul de metileno, 1 a 2 mg/kg (0,1-0,2 mL/kg de uma solução a 1%), IV, durante 5 minutos. Se as condições permitirem, administrar incrementos de 1 mg/kg, aguardando 30 minutos para resposta. O objetivo é melhorar a cianose e trazer preferivelmente o nível de metemoglobina para valores inferiores a 10%. Em seguida, dar início à infusão de manutenção.
   b. **Infusão de manutenção** (intoxicações exclusivas por dapsona): 0,1 a 0,25 mg/kg/h, dependendo da carga inicial efetiva. Após 48 horas, interromper o tratamento para determinar se a metemoglobinemia significativa cedeu durante um período de 15 horas. Em caso positivo, administrar outra dose inicial parcial, titulando o efeito, e reiniciar outra infusão de manutenção. Geralmente é necessário que se proceda ao tratamento por 2 a 3 dias.
   c. O azul de metileno é ineficaz para a sulfemoglobina e poderá causar hemólise em pacientes com deficiência de G6PD. Doses excessivas poderão piorar a metemoglobinemia.
2. A **cimetidina** (p. 478), inibidora de várias isoenzimas CYP, pode reduzir a metemoglobinemia induzida por dapsona, diminuindo a produção de metabólitos tóxicos.
   a. Durante o tratamento crônico para dapsona, a cimetidina melhorou a tolerância do paciente e reduziu os níveis de metemoglobina com doses orais de 400 mg, três vezes ao dia.
   b. Até o momento, não foi realizada avaliação alguma do uso de cimetidina sobre a superdosagem aguda por dapsona. Considerando-se o período após a superdosagem aguda, a administração de carvão ativado poderá requerer o uso IV.

3. Outras terapias, como ácido alfa-lipoico, ácido ascórbico e vitamina E, têm sido propostas como antioxidantes para a toxicidade da dapsona, porém sua eficácia não está provada.
C. **Descontaminação** (p. 45). Administrar carvão ativado VO se as condições forem apropriadas (ver Quadro I.30, p. 51). A lavagem gástrica não será necessária após ingestões leves a moderadas se o carvão ativado for administrado prontamente, porém poderá ser considerado no caso de um paciente que sofreu uma superdosagem muito significativa (> 75 mg/kg) e se apresentou em 2 a 3 horas após a ingestão.
D. **Eliminação aumentada** (p. 53)
   1. **Doses repetidas de carvão ativado** interrompem a circulação êntero-hepática e podem reduzir efetivamente a meia-vida da dapsona (de 77 para 13,5 horas em um registro), porém deverão ser usadas com cautela em indivíduos com estado mental gravemente alterado. Prosseguir com a repetição das doses de carvão por pelo menos 48 a 72 horas. *Não* usar a combinação de carvão com suspensão de sorbitol (p. 51).
   2. A **hemoperfusão com carvão** poderá reduzir a meia-vida da dapsona para 1,5 hora e deverá ser considerada em caso de intoxicação grave que não responda ao tratamento convencional. Acredita-se que a ineficácia da hemodiálise se deva ao fato de que a dapsona e seus metabólitos se encontram altamente ligados às proteínas, porém em um registro de caso recente foi observada uma melhora sintomática.

▶ DERIVADOS DO ERGOT
Neal L. Benowitz, MD

Os derivados do ergot são usados para tratar enxaqueca e contrações uterinas aumentadas pós-parto. Eles são produzidos pelo fungo *Claviceps purpurea,* que pode crescer sobre o centeio e outros grãos. Fármacos naturais ou sintéticos derivados do ergot incluem ergotamina (Cafergot, Ergomar, Gynergen e Ergostat), metisergida (Sansert), di-hidroergotamina (D.H.E. 45) e ergonovina (Ergotrate). Alguns derivados ergoloides (di-hidroergocornina, di-hidroergocristina e di-hidroergocriptina) vêm sendo usados em combinação (Hydergine e Deapril-ST) para o tratamento da demência. Bromocriptina (Parlodel [p. 471]) e pergolida (Permax) são também usados com atividade agonista da dopamina, usados para tratar a doença de Parkinson. A bromocriptina também é usada para tratar estados hiperprolactinêmicos.
I. **Mecanismo de toxicidade**
   A. Os derivados do ergot estimulam diretamente a vasoconstrição e a contração uterina, antagonizam os receptores da serotonérgica e α-adrenérgicos e podem dilatar alguns vasos sanguíneos por uma ação simpatolítica no SNC. A contribuição relativa de cada um desses mecanismos para a toxicidade depende do tipo de alcaloide derivado do ergot e sua dose. A **vasoconstrição sustentada** causa a maior parte da toxicidade grave; a redução do fluxo sanguíneo causa hipoxia tecidual local e lesão isquêmica, levando ao edema tecidual e trombose local, piorando a isquemia e causando lesão posterior. Em certo momento, o vasospasmo reversível progride para insuficiência vascular irreversível e gangrena do membro.
   B. **Farmacocinética** (ver Tab. II-52, p. 414). Os derivados do ergot são extensamente metabolizados e altamente ligados ao tecido, sendo esta última característica responsável pela intoxicação clínica por ergotina contraído após a interrupção do fármaco. O ergotismo ocorreu em indivíduos com HIV que estavam recebendo inibidores de protease, assim como derivados do ergot para enxaqueca, provavelmente devido à inibição do metabolismo do ergot.
II. **Dose tóxica.** Foi registrado o óbito de uma criança de 14 meses de idade após ingestão aguda de 12 mg de ergotamina. Entretanto, a maioria dos casos de intoxicação grave ocorre com supermedicação crônica para enxaquecas, e não no caso de superdosagens agudas isoladas. Doses diárias iguais ou superiores a 10 mg de ergotamina são normalmente associadas à toxicidade. Existem muitos registros de casos de complicações vasospásticas com doses terapêuticas normais.
III. **Apresentação clínica**
   A. **Ergotamina e agentes relacionados.** A intoxicação branda causa náuseas e vômitos. A intoxicação séria leva à vasoconstrição, que poderá envolver muitas regiões do corpo. Devido

à persistência dos derivados do ergot nos tecidos, o vasospasmo poderá se prolongar por até 10 a 14 dias.
1. O envolvimento das extremidades causa parestesias, dor, palidez, frieza e perda de pulsos periféricos nas mãos e pés; gangrena poderá ocorrer em seguida.
2. Outras complicações do vasospasmo incluem isquemia coronariana, infarto do miocárdio, angina abdominal, infarto intestinal, infarto e insuficiência renal, distúrbios visuais, cegueira e derrame. Psicose, convulsões e coma ocorrem raramente.
3. A intoxicação neonatal iatrogênica por derivados do ergot ocorreu quando metilergonovina foi administrada erroneamente ao bebê, tendo sido prescrita para a mãe. As manifestações da intoxicação incluíram insuficiência respiratória, cianose, isquemia periférica, oligúria e convulsões.
B. A intoxicação por **bromocriptina** poderá se apresentar com alucinações, comportamento paranoide, hipertensão e taquicardia. Movimentos involuntários, alucinações e hipotensão foram registrados com o uso de **pergolida**.
C. O uso crônico de **metisergida** causa ocasionalmente fibrose retroperitoneal.

IV. O **diagnóstico** é obtido com base na história de uso de derivados do ergot e nos achados clínicos de vasospasmo.
A. **Níveis específicos.** Os níveis de ergotamina não se encontram amplamente disponíveis e as concentrações sanguíneas não se correlacionam bem com a toxicidade.
B. **Outras análises laboratoriais úteis** incluem hemograma, eletrólitos, ureia, creatinina e ECG. A arteriografia do leito vascular afetado é indicada ocasionalmente.

V. **Tratamento**
A. **Emergência e medidas de apoio**
1. Manter uma via aérea aberta e fornecer ventilação quando necessário (p. 1-7).
2. Tratar coma (p. 18) e convulsões (p. 22) caso ocorram.
3. Interromper imediatamente o tratamento com derivados do ergot. Hospitalizar os pacientes com sintomas vasospásticos e tratá-los imediatamente para prevenir complicações.

B. **Fármacos específicos e antídotos**
1. **Isquemia periférica** requer terapia vasodilatadora imediata e anticoagulação para prevenir a trombose local.
    a. Administrar **nitroprussida** IV (p. 534), iniciando com 1 a 2 µg/kg/min, ou **fentolamina** IV (p. 504), iniciando com 0,5 mg/min; aumentar a taxa de infusão até que a isquemia seja aliviada ou até que ocorra hipotensão sistêmica. A infusão intra-arterial poderá ser ocasionalmente necessária. A nifedipina ou outros antagonistas do cálcio vasodilatadores também poderão aumentar o fluxo sanguíneo periférico.
    b. Administrar **heparina**, 5.000 UI, IV, seguidas por 1.000 UI/h (em adultos), com ajustes na taxa de infusão para manter o tempo de coagulação ativado (TCA) ou o tempo de tromboplastina parcial ativado (TTPa) em aproximadamente 2 vezes a linha basal.
2. **Espasmo coronariano.** Administrar **nitroglicerina**, 0,15 a 0,6 mg, via sublingual, ou 5 a 20 µg/min, IV. Poderá ser necessária a administração de nitroglicerina na artéria intracoronariana, caso não haja resposta à infusão IV. Considerar também o uso de um antagonista do cálcio.
C. **Descontaminação** após ingestão aguda (p. 45). Administrar carvão ativado VO se as condições forem apropriadas (ver Quadro I-30, p. 51). A lavagem gástrica não será necessária após ingestões leves a moderadas se o carvão ativado for administrado prontamente.
D. **Eliminação aumentada.** A diálise e a hemoperfusão não são eficazes. Doses repetidas de carvão não foram avaliadas, porém não deverão ser eficazes devido à ampla distribuição tecidual dos derivados do ergot.

▶ DETERGENTES
Michael J. Walsh, PharmD

Os detergentes, produtos domésticos e indispensáveis para qualquer casa, são agentes sintéticos que atuam nas superfícies e são quimicamente classificados como **aniônicos**, **não iônicos** ou **catiônicos**

(Quadro II-1). A maior parte desses produtos também contém agentes clarificantes (liberadores de cloro), bacteriostáticos (com baixa concentração de um composto de amônio quaternário) ou enzimáticos. A ingestão acidental de detergentes por crianças é muito comum, porém raramente é observada uma toxicidade grave.

I. **Mecanismo de toxicidade.** Os detergentes podem precipitar e desnaturar proteínas, são irritantes aos tecidos e possuem funções queratolíticas e corrosivas.

   A. Detergentes **aniônicos** e **não iônicos** são apenas fracamente irritantes, porém os detergentes **catiônicos** são mais nocivos, porque os compostos de amônio quaternários podem ser cáusticos (soluções de cloreto de belzalcônio a 10% foram responsáveis por queimaduras corrosivas).

   B. Detergentes com **baixo fosfato** e sabões para **máquinas lava-louças elétricas** geralmente contêm agentes corrosivos alcalinos, como metassilicato de sódio, carbonato de sódio e tripolifosfato de sódio.

   C. Os detergentes que **contêm enzimas** podem causar irritação na pele e possuem propriedades sensibilizantes; podem liberar bradicinina e histamina, levando ao broncospasmo.

II. **Dose tóxica.** A mortalidade e a morbidade grave são raras, porém a natureza do efeito tóxico varia com os ingredientes e com a concentração do produto específico. Os detergentes catiônicos e os utilizados em lava-louças são mais nocivos do que os produtos aniônicos e não iônicos. No caso de soluções de cloreto de benzalcônio, a ingestão de 100 a 400 mg/kg tem sido fatal.

III. **Apresentação clínica.** O vômito espontâneo imediato geralmente ocorre após a ingestão oral. Ingestões maciças podem produzir vômito intratável, diarreia e hematêmese. Poderá ocorrer lesão corrosiva nos lábios, na boca, na faringe e no trato GI superior. A exposição dos olhos poderá causar lesão corrosiva branda a grave, dependendo do produto. O contato com a pele na maioria das vezes causa eritema ou erupção cutânea branda.

   A. Os produtos que contêm fosfato podem produzir hipocalcemia, hipomagnesemia, tetania e insuficiência respiratória.

   B. A metemoglobinemia foi registrada em uma mulher de 45 anos de idade após irrigação copiosa de um cisto hidatídico com uma solução de cetrimida a 0,1%, um detergente catiônico.

IV. O **diagnóstico** é obtido com base na história de exposição e no aparecimento imediato de vômito. Boca espumante também poderá sugerir exposição.

   A. **Níveis específicos.** Não estão definidos níveis específicos no sangue ou na urina.

   B. **Outras análises laboratoriais úteis** incluem eletrólitos, glicose, cálcio, magnésio e fosfato (após a ingestão de produtos contendo fosfato) e metemoglobina (detergentes catiônicos).

V. **Tratamento**
   A. **Emergência e medidas de apoio**
      1. No caso de pacientes com vômito prolongado ou diarreia, administrar fluidos IV para corrigir a desidratação e o equilíbrio de eletrólitos (p. 16).
      2. Em caso de suspeita de lesão corrosiva, consultar um gastrenterologista para realizar possível endoscopia. A ingestão de produtos contendo mais de 5 a 10% de detergentes catiônicos é mais provável de levar à lesão corrosiva.

   B. **Fármacos específicos e antídotos.** Caso ocorra hipocalcemia sintomática após a ingestão de um produto contendo fosfato, administrar **cálcio** IV (p. 473). Caso ocorra metemoglobinemia, administrar **azul de metileno** (p. 457).

QUADRO II-1 Detergentes catiônicos

Compostos piridínicos	Compostos quaternários de amônio	Compostos quinolínicos
Brometo de cetrimônio	Cloreto de benzalcônio	Cloreto de dequalínio
Cetrimida	Cloreto de benzetônio	
Cloreto de cetalcônio		
Cloreto de cetilpiridínio		
Cloreto de estearalcônio		

C. **Descontaminação** (p. 45)
1. **Ingestão.** Diluir VO com pequenas quantidades de água ou leite. É improvável que tenha ocorrido ingestão significativa se o vômito espontâneo ainda não tiver ocorrido.
   a. *Não* induzir vômito devido ao risco de lesão corrosiva.
   b. Considerar a lavagem gástrica branda com um tubo pequeno flexível após ingestões maciças de detergentes catiônicos, corrosivos ou que contêm fosfato.
   c. O carvão ativado não é eficaz. Hidróxido de alumínio oral poderá se ligar potencialmente ao fosfato no trato GI.
2. **Olhos e pele.** Irrigar com quantidades copiosas de água morna ou soro fisiológico. Consultar um oftalmologista caso persista a dor no olho ou se for observada lesão significativa na córnea no exame com fluoresceína.
D. **Eliminação aumentada.** Não foram observados benefícios com esses procedimentos.

▶ DEXTROMETORFANO

Ilene B. Anderson, PharmD

O dextrometorfano é um agente antitussígeno comum encontrado em diversas preparações isentas de prescrição para tosse e resfriados. O dextrometorfano também é encontrado em produtos combinados que contêm anti-histaminas (p. 126), descongestionantes (p. 362), etanol (p. 233) ou paracetamol (p. 340). *Produtos comuns de combinação contendo dextrometorfano* incluem Coricidin HBP, comprimidos para tosse e gripe, Robitussin DM e NyQuil Nighttime Cold Medicine.* O dextrometorfano é bem tolerado em doses terapêuticas e raramente ocorre toxicidade grave, mesmo no caso de doses moderadas a altas. Entretanto, foram observadas toxicidade significativa e morte, causadas pelo dextrometorfano como agente único ou, mais comumente, quando associado a outros componentes, interações medicamentosas ou polimorfismo genético. O abuso intencional, especialmente entre adolescentes e jovens adultos, é um problema crescente devido ao seu potencial alucinógeno em altas doses. Os *nomes populares* incluem "triplo C", "CCC", "*skittles*", "robo", "DXM" e "dex".

I. **Mecanismo de toxicidade.** Embora o dextrometorfano seja estruturalmente relacionado aos opioides (seu metabólito ativo é o *d*-isômero do levorfanol) e apresente atividade antitussígena semelhante à da codeína, não apresenta atividade aparente sobre os receptores μ ou κ e não leva a uma síndrome típica dos opioides em caso de superdosagem.
   A. O dextrometorfano é metabolizado no fígado pela isoenzima CYP2D6 do citocromo P-450, gerando dextrorfano. Tanto o dextrometorfano quanto o dextrorfano são antagonistas dos receptores do *N*-metil-D-aspartato (NMDA), embora o dextrorfano seja mais potente e primariamente responsável pelos efeitos psicoativos do dextrometorfano de alta dose. O polimorfismo genético de CYP2D6 pode explicar as respostas clínicas variadas observadas; metabolizadores mais extensos são mais prováveis de levar aos efeitos psicoativos "desejados" no uso recreativo.
   B. O dextrometorfano e o dextrorfano inibem a recaptação de serotonérgica e podem levar à **síndrome serotoninérgica** (p. 21), especialmente em pacientes que estejam recebendo agentes que elevem os níveis de serotonérgica, como os inibidores seletivos de sua recaptação (p. 132) e os inibidores da monoaminoxidase (p. 282). Os efeitos serotoninérgicos, assim como a inibição do receptor de glutamato NMDA, podem explicar o potencial do dextrometorfano para o abuso agudo e crônico.
   C. O hidrobrometo de dextrometorfano poderá causar intoxicação por **brometo** (p. 170).
   D. Muitas das preparações combinadas que contêm **paracetamol** e a superdosagem ou o abuso podem levar à hepatotoxicidade (p. 340).
   E. **Farmacocinética.** O dextrometorfano é bem absorvido VO e os efeitos geralmente aparecem em 15 a 30 minutos (pico em 2 a 2,5 horas). O Vd é de aproximadamente 5 a 6 L/kg. A taxa metabólica depende do polimorfismo de CYP2D6. O dextrometorfano possui meia-vida plasmática de cerca de 3 a 4 horas sob metabolismo intenso *versus* meia-vida superior a 24 horas

---

* N. de R.T. Nomes comerciais nos EUA. O dextrometorfano só está disponível no Brasil em produtos sem associação.

na presença de metabolizadores lentos (cerca de 10% da população). Além disso, o dextrometorfano inibe competitivamente o metabolismo de outros fármacos mediados por CYP2D6, levando a diversas interações medicamentosas potenciais (ver também Tab. II-52, p. 414).

II. **Dose tóxica.** Estabelecer uma ligação clara entre dose e efeitos clínicos é complicado, considerando a ampla variedade dos pacientes, o polimorfismo genético e o fato de que a maior parte da literatura científica é constituída de autorregistros de intoxicações envolvendo produtos combinados sem confirmação laboratorial. Os sintomas moderados ocorrem com frequência quando a quantidade de dextrometorfano ultrapassa 10 mg/kg. A intoxicação está associada a ingestões superiores a 20 a 30 mg/kg. A dose diária normal de dextrometorfano recomendada para adultos é de 60 a 120 mg/dia; crianças com idades entre 2 a 5 anos podem receber até 30 mg/dia.

III. **Apresentação clínica**
  A. **Intoxicação leve a moderada.** Foram registrados náuseas, vômito, nistagmo, midríase ou miose, taquicardia, hipertensão, tontura, letargia, agitação, ataxia, euforia, disforia e alucinações visuais e auditivas ("CEVs" ou visões de olhos fechados, geralmente descritas como alterações de cores).
  B. **Intoxicação grave.** Podem ocorrer desorientação, estupor, psicose, alucinações dissociativas, convulsões, coma, hipertermia, depressão respiratória, edemas pulmonar e cerebral e morte.
  C. **Síndrome serotoninérgica** (p. 21). Podem ocorrer hipertermia grave, rigidez muscular, estado mental alterado e hipertensão, especialmente com o uso concomitante de agentes que aumentam os níveis de serotonérgica ou catecolaminas, bem como de inibidores que podem elevar os níveis de dextrometorfano.
  D. **Síndrome de abstinência.** Foram registrados dor abdominal, vômito, diarreia, taquicardia, hipertensão, depressão, disforia, insônia, tremor, mialgias, agitação e necessidade da substância.

IV. O **diagnóstico** deverá ser considerado no caso da ingestão de qualquer supressor de tosse popular, especialmente quando a apresentação clínica é consistente e a pesquisa toxicológica é positiva para fenciclidina (PCP [do inglês *phencyclidine*]; o dextrometorfano apresenta reação cruzada em diversos imunoensaios com PCP). Como o dextrometorfano normalmente se apresenta combinado com outros componentes (p. ex., anti-histamínicos, fenilpropanolamina ou paracetamol), deve-se suspeitar de ingestão mista.
  A. **Níveis específicos.** Existem ensaios para soro e urina, porém não estão normalmente disponíveis. Em cinco ocorrências de adolescentes (idades entre 17 a 19 anos), secundárias ao uso recreativo de dextrometorfano, as concentrações sanguíneas *post-mortem* oscilaram entre 950 a 3.230 ng/mL (mediana de 1.890 ng/mL). Apesar de sua semelhança estrutural com os opioides, o dextrometorfano provavelmente não produzirá um teste de imunoensaio falso-positivo para a presença de opioides na urina. Entretanto, poderá produzir um resultado falso-positivo em imunoensaios com metadona e PCP. O dextrometorfano é imediatamente detectado no teste toxicológico abrangente da urina.
  B. **Outras análises laboratoriais úteis** incluem eletrólitos, glicose e gasometria arterial (em caso de suspeita de depressão respiratória). Níveis sanguíneos de etanol e paracetamol deverão ser obtidos caso esses fármacos participem da composição do produto ingerido.

V. **Tratamento**
  A. **Emergência e medidas de apoio.** A maioria dos pacientes com sintomas brandos (i.e., agitação, ataxia ou sonolência leve) podem ser observados por 4 a 6 horas e são liberados conforme sua melhora.
    1. Manter uma via aérea aberta e fornecer ventilação quando necessário (p. 1-7).
    2. Tratar convulsões (p. 22) e coma (p. 18) caso ocorram.
  B. **Fármacos específicos e antídotos.** Embora a **naloxona** (p. 529) tenha sido eficaz em doses de 0,06 a 0,4 mg, alguns casos não responderam a doses de até 2,4 mg.
  C. **Descontaminação** (p. 45). Administrar carvão ativado VO se as condições forem apropriadas (ver Quadro I.30, p. 51). A lavagem gástrica não será necessária após ingestões leves a moderadas se o carvão ativado for administrado prontamente.
  D. **Eliminação aumentada.** O Vd do dextrometorfano é bastante amplo, e não foram demonstrados benefícios a partir dos procedimentos de remoção.

▶ DIBROMETO DE ETILENO

Janet Weiss, MD

O dibrometo de etileno (EDB do inglês [*ethylene dibromide*]; dibromoetano, dibrometo de glicol, bromofume) é um líquido volátil, não inflamável e incolor, com um odor doce semelhante ao clorofórmio. Ele é atualmente utilizado como intermediário químico, como fluido medidor e como solvente não inflamável para resinas, gomas e ceras. Historicamente, ele foi amplamente utilizado como captador de chumbo na gasolina e como pesticida e fumigante no solo e em grãos, frutas e vegetais, porém seu uso foi restrito desde 1984. Suspeita-se que seja um carcinógeno humano e uma toxina para a reprodução masculina.

O odor de EDB não é detectável em concentração baixa o bastante para que seja considerada como um bom aviso para proteção contra a exposição excessiva. O EDB penetra rapidamente pela pele, pelas roupas e pelo equipamento protetor feito de borracha ou couro. A absorção e a toxicidade poderão ocorrer por inalação, ingestão e contato dérmico. Em altas temperaturas, o EDB libera brometo de hidrogênio, bromina e gás monóxido de carbono.

I. Mecanismo de toxicidade
   A. O **EDB líquido é um poderoso irritante** capaz de causar queimaduras químicas e vesiculação da pele. A inalação de vapores produz irritação respiratória e edema pulmonar de aparecimento tardio.
   B. Uma vez absorvido sistematicamente, o EDB é convertido em 2-bromoacetaldeído, que se liga irreversivelmente às macromoléculas, incluindo DNA, e inibe enzimas, causando rompimento celular e níveis reduzidos de glutationa. O metabolismo envolve a via oxidativa do sistema do citocromo P-450 (CYP2E1) e uma via conjugada (glutationa). Fígado, rins e testículos são os principais órgãos-alvo de toxicidade.

II. Dose tóxica
   A. Inalação. Ocorreram fatalidades entre trabalhadores que estavam limpando um tanque com resíduos de EDB.
      1. Como o EDB é um provável carcinógeno (Categoria A2 da EPA), não foi determinado um limite de exposição seguro no ambiente de trabalho. Embora o atual limite de exposição legal permitido (PEL) pela OSHA seja de 20 partes por milhão (ppm), em uma média de 8 horas, com um teto de 30 ppm, o NIOSH recomenda uma exposição máxima não superior a 0,13 ppm. A exposição aos vapores poderá produzir irritação pulmonar, e 100 ppm é o nível do ar considerado como imediatamente perigoso à vida e à saúde (IDLH).
      2. A EPA calculou uma concentração de referência provisional (RfC, do inglês *reference concentration*) de 0,0002 mg/m^3 para o EDB baseado nos efeitos reprodutores em humanos. Uma RfC é uma estimativa de concentração na exposição por inalação contínua para indivíduos (incluindo subgrupos sensíveis) que provavelmente não se encontram em risco de sofrer efeitos deletérios durante a vida.
   B. A **ingestão** de 4,5 mL de EDB líquido (160 mg/kg) levou ao óbito. O limite máximo de contaminante (MCL, do inglês *maximum contaminant limit*) na água potável definido pela EPA é de 0,00005 mg/L ou 50 partes por trilhão (ppt). A EPA não estabeleceu uma dose de referência (RfD, do inglês *reference dose*) para o EDB.
   C. A aplicação **dérmica** de apenas 16 mg/kg causa intoxicação sistêmica.

III. Apresentação clínica
   A. Inalação do vapor de EDB causa irritação nos olhos e no trato respiratório superior. Em geral, ocorre edema pulmonar em 1 a 6 horas, porém poderá ser retardado em até 48 horas após a exposição.
   B. A **exposição cutânea** produz inflamação local dolorosa, inchaço e bolhas.
   C. A **ingestão oral** causa vômito imediato e diarreia.
   D. Manifestações **sistêmicas** de intoxicação incluem depressão do SNC, delirium, convulsões e acidose metabólica. Necrose do músculo esquelético, insuficiência renal aguda e necrose hepática também foram observadas em casos fatais.

IV. O **diagnóstico** de intoxicação por EDB se baseia em uma história de exposição e em evidências de irritação dos olhos e da via aérea superior (em casos de inalação) ou de gastrenterite (após a ingestão). O EDB possui um forte odor químico.

A. **Níveis específicos.** O EDB é detectável no ar expirado, no sangue e em tecidos, embora os níveis não sejam úteis no tratamento de emergência. Os níveis séricos de brometo poderão estar elevados (> 0,1 mEq/L) nos casos graves, porque o brometo é liberado a partir do EDB para o corpo.
B. **Outras análises laboratoriais úteis** incluem eletrólitos, glicose, ureia, creatinina, aminotransferases hepáticas, CK e hemograma. Em casos de exposição por inalação, considerar a avaliação por oximetria, gasometria arterial e radiografia torácica.

V. **Tratamento**
A. **Emergência e medidas de apoio**
1. Manter via aérea aberta e fornecer ventilação quando necessário (p. 1-7).
2. Após a exposição por inalação, antecipar e tratar a respiração ofegante, a obstrução da via aérea e o edema pulmonar (p. 7-8). Fornecer oxigênio suplementar quando necessário e prevenir um possível edema pulmonar tardio.
3. Tratar coma (p. 18), convulsões (p. 22), rabdomiólise (p. 26) e acidose metabólica (p. 33) caso ocorram.
B. **Fármacos específicos e antídotos.** Não existe antídoto específico. O dimercaprol (BAL) e a acetilcisteína têm sido sugeridos como antídotos com base no mecanismo postulado para a toxicidade do EDB. Entretanto, não foram realizados estudos adequados para avaliar a eficácia dessas terapias, que não são recomendadas para o uso rotineiro.
C. **Descontaminação** (p. 45). *Atenção:* As vítimas cujas roupas ou pele tenham sido contaminadas com EDB poderão secundariamente contaminar o pessoal responsável por contato direto ou por vapor liberado. Os pacientes não representam risco de contaminação após a remoção da roupa e a lavagem da pele. Os profissionais de resgate deverão usar equipamento respiratório autônomo e roupas protetoras para evitar a sua exposição. Os pacientes expostos apenas a vapores solventes e que não apresentarem irritação da pele e dos olhos não precisarão ser descontaminados.
1. **Inalação.** Remover a vítima da exposição e fornecer oxigênio suplementar quando disponível.
2. **Pele e olhos.** Remover e descartar com segurança toda a roupa contaminada e lavar a pele exposta copiosamente com água e sabão. Irrigar os olhos expostos com soro fisiológico ou água morna.
3. **Ingestão.** Administrar carvão ativado VO se as condições forem apropriadas (ver Quadro I-30, p. 51). Considerar a lavagem gástrica com um tubo pequeno caso o paciente se apresente em 30 minutos após a ingestão ou tenha ingerido uma grande quantidade (> 30 a 60 mL).
D. **Eliminação aumentada.** Diálise ou hemoperfusão, diurese ou doses repetidas de carvão são ineficazes.

▶ **DIETILAMIDA DO ÁCIDO LISÉRGICO E OUTROS ALUCINÓGENOS**
Lisa Wu, MD

Pacientes que procuram ajuda médica após a autoadministração de substâncias que alteram a mente podem ter feito uso de uma grande variedade de substâncias químicas. Vários desses agentes serão discutidos em algum ponto deste manual (p. ex., anfetaminas [p. 121], cocaína [p. 196], maconha [p. 306], fenciclidina [p. 248] e tolueno [p. 385]). As substâncias discutidas nesta seção – dietilamida do ácido lisérgico (LSD, do alemão *Lysergsäurediethylamid*) e outros alucinógenos – tornaram-se conhecidas em alguns círculos como *entactógenos* ("tocar no interior"), aumentando sensações e promovendo ilusões. Algumas têm sido usadas amplamente para experimentação pessoal, bem como clinicamente, a fim de facilitar as entrevistas psicoterapêuticas. Embora o uso de LSD e de outros alucinógenos tenha diminuído nas últimas décadas, esses agentes são objeto de abuso. A Tabela II-44 lista alucinógenos comuns e incomuns.

I. **Mecanismo de toxicidade.** Apesar de várias teorias intrigantes e de pesquisas mais atuais, o mecanismo bioquímico das alucinações não é conhecido. O LSD afeta os receptores 5-HT$_2$ e acredita-se que muitos outros agentes alterem a atividade da serotonérgica e da dopamina no cérebro. O estímulo simpático central e periférico pode contribuir para alguns dos efeitos colaterais, como ansiedade, psicose, pupilas dilatadas e hipertermia. Alguns agentes (p. ex., MDMA) são diretamente neurotóxicos.

TABELA II-21 Alucinógenos

Droga ou composto	Nome de rua	Comentários
5-Hidroxi-*N,N*-dimetiltriptamina	Bufotenina	Obtida da pele e secreções do sapo *Bufo vulgaris*.
N,N-dimetiltriptamina	DMT, "viagem do homem de negócios"	O nome de rua refere-se à curta duração (30-60 minutos). Preparada como rapé de folhas, sementes e vagens. Encontrada em misturas de vegetais e *ayahuasca* (junto com harmalina) da América do Sul.
2,5-Dimetoxi-4-bromoanfetamina[a]	DOB	Causa um potente espasmo vascular semelhante ao dos derivados do ergot que poderá causar isquemia e gangrena.
2,5-Dimetoxi-4-metilanfetamina[a]	DOM, STP ("serenidade, tranquilidade, paz")	Potente simpatomimético.
4,9-Di-hidro-7-metoxi-1-metil-3-pirido-(3,4)-indol	Harmalina	Drinque religioso e cultural da América do Sul chamado *ayahuasca* (junto com DMT). Inibe a monoaminoxidase, prevenindo o metabolismo e os efeitos exacerbadores do DMT em misturas de *ayahuasca*. Efeitos simpatomiméticos.
Dietilamida do ácido lisérgico	LSD, "ácido"	Potente alucinógeno. Dose média de 50-150 μg em comprimidos e papéis impregnados.
Mefedrona (4-metilmetcatinona)	"Salto", "Bolhas", "M-Cat", "Vaca Maluca", "Miau-Miau"	Droga semelhante à anfetamina vendida como "sais de banho", mas na verdade usada para ingestão ou inalação.
n-Metil-1-(1,3-benzodioxol-5-il)-2-butanamina	MBDB	Entactógeno quase puro, sem ocorrência de alucinação ou estímulo simpatomimético.
3,4-Metilenodioxianfetamina[a]	MDA, "Droga do amor"	Potente simpatomimético. Diversos óbitos registrados por hipertermia. Análogo do MDMA, porém comprovadamente mais alucinógeno. Algumas vezes encontrado em comprimidos de *ecstasy*.
3,4-Metilenodioximetanfetamina[a]	MDMA, *ecstasy*, "Adam", "Droga do amor"	Simpatomimético: registros de hipertermia, convulsões, hemorragia cerebral e arritmias; hiponatremia. Associado a intimidade interpessoal, consciência emocional, euforia.

TABELA II-21 Alucinógenos *(Continuação)*

Droga ou composto	Nome de rua	Comentários
3,4-Metilenodioxi-*N*-etilanfetamina[a]	MDE, "*Eve*"	Análogo do MDMA, porém comprovadamente menos empatógeno. Algumas vezes encontrado nos comprimidos de *ecstasy*.
3,4-Metilenodioximetcatinona	Metilona	Droga semelhante à anfetamina vendida como "sais de banho", porém com a finalidade real de ser usada para ingestão ou inalação.
3,4-Metilenodioxipirovalerona	MDPV, "Energia 1", "Onda de marfim"	Droga semelhante à anfetamina vendida como "sais de banho", porém com a finalidade real de ser usada para ingestão ou inalação.
3,4,5-Trimetoxifenetilamina	Mescalina	Derivado do cacto peiote. Normalmente usado por alguns nativos americanos em cerimônias religiosas. Desconforto gastrintestinal, efeitos simpatomiméticos.
3-Metoxi-4,5-metilenodioxialilbenzeno	Miristicina, noz-moscada	Apresentação anticolinérgica. A dose tóxica da noz-moscada é de 1-3 sementes. Precisa ser moída ou quebrada para liberar óleos potentes. Usada como afrodisíaco e antidiarreico.
p-Metoxianfetamina[a]	PMA, "morte", "Doutor Morte"	Contaminante ou adulterante em alguns comprimidos vendidos como MDMA; simpatomimético bastante potente. Alta morbidade e mortalidade associadas à superdosagem.
4-Fosforiloxi-*N*-*N*-dimetiltriptamina	Psilocibina	Proveniente do *Psilocybe* e outros cogumelos. Composto estável, contido em cogumelos secos e no extrato fervido. Alguns caules tornam-se caracteristicamente azuis após o manuseio.
Pirovalerona	Centrotron, Thymergix	Droga semelhante à anfetamina, algumas vezes prescrita para fadiga ou inibição do apetite; também vendida como "sais de banho", porém com a finalidade real de ser usada para ingestão ou inalação.
Salvia divinorum	Sálvia, "*Ska Pastora*", "*Sally-D*"	Planta de folhas macias nativa do sudeste do México; contém salvinorina psicodélica. Consumida mastigada ou fumada. Tem curta duração: 15-40 minutos.

[a] Derivados da anfetamina (ver também p. 121).

II. **Dose tóxica.** A dose tóxica é altamente variável, dependendo do agente e das circunstâncias (ver Tab. II-44). O LSD é um alucinógeno altamente potente. Em geral, os efeitos entactogênicos não parecem estar relacionados à dose; portanto aumentar a dose não intensifica os efeitos desejados. Da mesma forma, a paranoia ou os ataques de pânico podem ocorrer com qualquer dose e dependerá do contexto e do estado emocional atual do paciente. Já as alucinações, as ilusões visuais e os efeitos colaterais simpatomiméticos estão relacionados à dose. A dose tóxica poderá ser apenas levemente superior à dose recreativa. Em voluntários humanos que estavam recebendo doses recreativas de MDMA, a eliminação foi não linear, implicando que pequenos aumentos na dosagem poderá aumentar o risco de toxicidade.

III. **Apresentação clínica**
   A. **Intoxicação branda a moderada**
      1. Um indivíduo que está experimentando uma reação de pânico ou "viagem ruim" mostra-se consciente, coerente e orientado, porém ansioso e medroso, e poderá apresentar comportamento paranoico ou bizarro. O paciente também poderá estar choroso, combativo ou autodestrutivo. Poderão ocorrer *flashbacks* intermitentes retardados após o desaparecimento dos efeitos agudos e são geralmente precipitados pelo uso de outra substância que altere a mente.
      2. Um indivíduo com efeitos colaterais simpatomiméticos relacionados com a dose também poderá apresentar taquicardia, midríase (pupilas dilatadas), diaforese, bruxismo, período de curta atenção, tremor, hiper-reflexia, hipertensão e febre.
   B. **Toxicidade potencialmente fatal**
      1. O estímulo simpatomimético intenso pode causar convulsão, hipertermia grave, hipertensão, hemorragia intracraniana e arritmias cardíacas. Pacientes hipertérmicos normalmente estão enfraquecidos, agitados ou incontroláveis, diaforéticos e hiper-refléxicos. A hipertermia não tratada poderá levar a hipotensão, coagulopatia, rabdomiólise e insuficiência hepática e de outros órgãos (p. 21). A hipertermia tem sido associada ao LSD, ao metilenodioxianfetamina (MDA), ao MDMA e à parametoxianfetamina (PMA).
      2. A hiponatremia grave tem sido observada após o uso de MDMA e poderá advir tanto da ingestão de água em excesso quanto da secreção inadequada de hormônio antidiurético.
      3. O uso de 2,5-dimetoxi-4-bromoanfetamina (DOB) levou ao espasmo vascular semelhante ao que ocorre com os derivados do ergot, insuficiência circulatória e gangrena (p. 209).

IV. O **diagnóstico** se baseia na história de uso e na presença de sinais de estímulo simpatomimético. O diagnóstico de hipertermia requer um alto nível de suspeita e o uso de um termômetro que avalie precisamente a temperatura interna (p. ex., sonda retal).
   A. **Níveis específicos.** Os níveis séricos dessas substâncias não se encontram amplamente disponíveis e também não são clinicamente úteis no tratamento de emergência. Os derivados da anfetamina (p. ex., DOB, STP, MDA, MDMA) apresentam reação cruzada em vários dos procedimentos de avaliação disponíveis para as substâncias desta classe. Entretanto, o LSD e outros alucinógenos não anfetamínicos listados na Tabela II-44 não são identificados pelo teste toxicológico rotineiro. Recentemente, vários imunoensaios para a seleção do LSD se tornaram disponíveis, embora tenham seu uso limitado devido aos resultados falso-positivo e falso-negativo e à estreita janela de detecção (4 a 12 horas).
   B. **Outras análises laboratoriais úteis** incluem eletrólitos, glicose, ureia e creatinina. Em pacientes hipertérmicos, obter o tempo de protrombina, CK e exame de urina para sangue oculto (mioglobinúria estará presente).

V. **Tratamento**
   A. No caso de um paciente em "viagem ruim" ou reação de pânico, oferecer um conforto tranquilo e técnicas de relaxamento em um ambiente calmo.
      1. Tratar agitação (p. 24) ou estados de ansiedade intensa com diazepam ou midazolam (p. 460). As butirofenonas, como o haloperidol (p. 498), são úteis, apesar de ter pequeno risco teórico de baixar o limiar de convulsão.
      2. Tratar convulsão (p. 22), hipertermia (p. 21), rabdomiólise (p. 26), hipertensão (p. 17) e arritmias cardíacas (p. 10-15), caso ocorram.

B. **Fármacos específicos e antídotos.** Não existem antídotos específicos. Doses sedativas de diazepam (2 a 10 mg) poderão aliviar a ansiedade, e doses hipnóticas (10 a 20 mg) podem induzir o sono durante o período da "viagem".
C. **Descontaminação** (p. 45). A maioria desses fármacos é administrada VO em pequenas doses, e os procedimentos de descontaminação são relativamente ineficazes e propensos a agravar o desconforto psicológico. Considerar o uso de carvão ativado ou de lavagem gástrica apenas após ingestões maciças recentes (em 30 a 60 minutos).
D. **Eliminação aumentada.** Esses procedimentos não são úteis. Embora a acidificação urinária possa aumentar a concentração de alguns agentes na urina, não aumentará significativamente a eliminação total do corpo e poderá agravar a insuficiência renal mioglobinúrica.

▶ DIGOXINA E OUTROS GLICOSÍDEOS CARDÍACOS
Neal L. Benowitz, MD

Os glicosídeos cardíacos e cardenolídeos relacionados são encontrados em diversas plantas, incluindo digitálicos, oleandro, luva-de-raposa, lírio-do-vale, drímia marítima e rododendro e no veneno de sapos (espécie *Bufo*), que pode ser encontrado em alguns fitoterápicos chineses e afrodisíacos vegetais. Os glicosídeos cardíacos são usados terapeuticamente sob a forma de comprimidos, como digoxina e digitoxina. A digoxina também está disponível em cápsulas preenchidas com líquido em maior biodisponibilidade.

I. **Mecanismo de toxicidade**
A. Os glicosídeos cardíacos inibem a função da bomba Na^+-K^+-ATPase. Após superdosagem aguda, ocorre hiperpotassemia (com intoxicação crônica, o nível sérico de potássio em geral se encontra normal ou baixo devido à terapia concorrente com diurético).
B. Os efeitos diretos e a potencialização do tônus vagal levam à redução da taxa sinusal e à redução da velocidade de condução do nodo sinusal e atrioventricular (AV).
C. O aumento da automaticidade atrial e ventricular ocorre devido ao acúmulo de cálcio intracelular, à despolarização diastólica aumentada e ao desenvolvimento de pós-despolarizações. Esses efeitos são exacerbados pela hipopotassemia e pela hipomagnesemia.
D. **Farmacocinética.** A biodisponibilidade da digoxina oscila entre 60 a 80%; no caso da digitoxina, mais de 90% é absorvida. O Vd da digoxina é bastante amplo (5 a 10 L/kg), enquanto o Vd da digitoxina é pequeno (~0,5 L/kg). Os efeitos máximos são alcançados após um período de 6 a 12 horas. A meia-vida de eliminação da digoxina é de 30 a 50 horas, e da digitoxina é de 5 a 8 dias (devido à recirculação êntero-hepática; ver também Tab. II-52, p. 414).
E. **Interações medicamentosas.** Diversos fármacos que geralmente são administrados ao mesmo tempo em que os digitálicos inibem o seu metabolismo, elevam seus níveis séricos e podem induzir toxicidade. Eles incluem amiodarona, verapamil, quinidina, antibióticos macrolídeos e outros.

II. **Dose tóxica.** A ingestão aguda de apenas 1 mg de digoxina por uma criança ou de 3 mg de digoxina por um adulto pode levar a concentrações séricas bem superiores à faixa terapêutica. Quantidades maiores que estas de digoxina e de outros glicosídeos cardíacos podem ser encontradas apenas em algumas folhas de oleandro ou luva-de-raposa. Em geral, crianças parecem ser mais resistentes do que adultos aos efeitos cardiotóxicos dos glicosídeos cardíacos.

III. **Apresentação clínica.** A intoxicação poderá ocorrer após a ingestão aguda acidental, ou com fins suicidas, ou com a terapia crônica. Os sinais e os sintomas dependem da cronicidade da intoxicação.
A. Na **superdosagem aguda**, normalmente são observados vômito, hiperpotassemia e arritmias cardíacas. As bradiarritmias incluem bradicardia sinusal, parada sinoatrial, bloqueio AV de segundo ou terceiro graus e assistolia. As taquiarritmias incluem taquicardia atrial paroxística com bloqueio AV, taquicardia juncional acelerada, bigeminia ventricular, taquicardia ventricular, taquicardia ventricular bidirecional e fibrilação ventricular.
B. Na **intoxicação crônica**, são comuns náuseas, anorexia, dor abdominal, distúrbios visuais (luzes piscantes, halos, comprometimento da percepção do verde e do amarelo), fraqueza,

bradicardia sinusal, fibrilação atrial com redução da taxa de resposta ventricular ou ritmo de escape juncional e arritmias ventriculares (bigeminia ou trigeminia ventricular, taquicardia ventricular, taquicardia bidirecional e fibrilação ventricular). A taquicardia juncional acelerada e a taquicardia atrial paroxística com bloqueio são frequentemente observadas. A hipopotassemia e a hipomagnesemia, a partir do uso crônico de diuréticos, poderão ser evidentes e parecem piorar as taquiarritmias. As alterações do estado mental são comuns em pessoas mais velhas e incluem confusão, depressão e alucinações.

IV. O **diagnóstico** é obtido com base em uma história de superdosagem recente ou de arritmias características (p. ex., taquicardia bidirecional e ritmo juncional acelerado) em um paciente que esteja recebendo recebendo terapia crônica. A hiperpotassemia sugere ingestão aguda, mas também poderá ser observada no caso de intoxicação crônica grave. Níveis séricos de potássio superiores a 5,5 mEq/L estão associados a intoxicação grave.

    A. Níveis específicos. Os níveis terapêuticos de digoxina são de 0,5 a 1 ng/mL, e os da digitoxina, de 10 a 30 ng/mL.

        1. É recomendada a estatística dos níveis séricos de digoxina e/ou digitoxina, embora possam não se correlacionar precisamente com a gravidade da intoxicação. Esse fato é especialmente verdadeiro após a ingestão aguda, quando o nível sérico fica elevado por 6 a 12 horas antes que termine a distribuição pelos tecidos.

        2. Após o uso de anticorpos específicos contra digitálicos, o nível de digitoxina no imunoensaio estará falso e marcantemente elevado.

        3. A presença de anticorpos humanos anticamundongo poderá elevar falsamente os níveis de digoxina em alguns pacientes, caso sejam usados imunoensaios mais velhos. Foram registrados níveis de até 45,9 ng/mL.

        4. Mesmo na ausência do uso de digoxina, também poderá ser observada a presença falso-positiva de digoxina em alguns imunoensaios para populações selecionadas de pacientes (uremia, hipertensão, doença hepática e pré-eclâmpsia) devido à presença do fator imunorreativo semelhante à digoxina (DLIF, do inglês *digoxin-like immunoreactive factor*).

    B. Outras análises laboratoriais úteis incluem eletrólitos, ureia, creatinina, magnésio sérico, ECG e monitoramento do ECG.

V. Tratamento

    A. Emergência e medidas de apoio

        1. Manter uma via aérea aberta e fornecer ventilação quando necessário (p. 1-7).

        2. Monitorar o paciente com cuidado por pelo menos 12 a 24 horas após a ingestão significativa devido à distribuição lenta pelos tecidos.

        3. Tratar a **hiperpotassemia** (p. 37) com anticorpos específicos antidigoxina (ver a seguir); cálcio (gliconato de cálcio a 10%, 10 a 20 mL ou 0,2 a 0,3 mL/kg, ou cloreto de cálcio a 10%, 5 a 10 mL ou 0,1 a 0,2 mL/kg, lentamente, por via IV); bicarbonato de sódio, 1 mEq/kg; glicose, 0,5 g/kg, IV, com insulina, 0,1 UI/kg, IV; e/ou poliestireno sulfonato de sódio (Kayexalate), 0,5 g/kg, VO.

          a. *Nota:* Embora seja amplamente recomendado que o cálcio seja evitado em pacientes com toxicidade por glicosídeos cardíacos, devido ao fato de que estes piorarão as arritmias ventriculares, esse aviso se baseia em antigos e inconsistentes registros de casos não substanciados por estudos animais. O cálcio é o fármaco de primeira escolha para a toxicidade cardíaca potencialmente fatal devido à hiperpotassemia.

          b. A hiperpotassemia branda poderá efetivamente proteger contra as taquiarritmias.

        4. A hipopotassemia e a hipomagnesemia deverão ser corrigidas, pois poderão contribuir para a toxicidade cardíaca.

        5. Tratar a **bradicardia** ou o **bloqueio cardíaco** com atropina, 0,5 a 2 mg, IV (p. 454). O marca-passo cardíaco transvenoso temporário poderá ser necessário nos casos de bradicardia sintomática persistente, porém como um marca-passo pode desencadear sérias arritmias em pacientes com toxicidade por digitálicos, ele não será recomendado, exceto após insuficiência ou indisponibilidade de anticorpos antidigoxina.

6. As **taquiarritmias ventriculares** poderão responder à correção dos baixos níveis de potássio ou magnésio. A lidocaína (p. 522) e a fenitoína (p. 502) podem ser usadas, porém o anticorpo específico antidigoxina é o tratamento preferido para as arritmias potencialmente fatais. Evitar quinidina, procainamida e outros fármacos antiarrítmicos dos tipos Ia ou Ic.

B. **Fármacos específicos e antídotos.** Os fragmentos Fab dos **anticorpos antidigoxina** (Digibind, DigiFab) são indicados para intoxicação significativa, que inclui hiperpotassemia (> 5 mEq/L), arritmias sintomáticas, bloqueio AV de alto grau, arritmias ventriculares e instabilidade hemodinâmica. Eles são possivelmente indicados para o tratamento profilático em um paciente com superdosagem oral maciça e altos níveis séricos. Os anticorpos deverão ser considerados no caso de pacientes com insuficiência renal, que é associada ao comprometimento da depuração e à duração antecipada mais longa de toxicidade por digitálicos. O Digibind liga-se rapidamente à digoxina e, em menor grau, à digitoxina e a outros glicosídeos cardíacos. O complexo inativo formado é excretado rapidamente pela urina. Os detalhes do cálculo da dose e da taxa de infusão são dados nas páginas 476 e 477.

C. **Descontaminação** (p. 45). Administrar carvão ativado VO se as condições forem apropriadas (ver Quadro I.30, p. 51). A lavagem gástrica não será necessária após ingestões leves a moderadas se o carvão ativado for administrado prontamente.

D. **Eliminação aumentada**
1. Devido ao seu amplo Vd, a **digoxina** não é removida de maneira eficiente por diálise ou hemoperfusão. Repetidas doses de carvão ativado poderão ser úteis em pacientes com insuficiência renal grave, nos quais a depuração da digoxina está marcadamente reduzida.
2. A **digitoxina** possui um pequeno Vd e também passa por extensa recirculação hepática, e sua eliminação poderá ser bastante aumentada por repetidas doses de carvão.

▶ DIÓXIDO DE ENXOFRE
John R. Balmes, MD

O dióxido de enxofre é um gás incolor não inflamável formado a partir da queima de materiais que contêm enxofre. Ele é um importante poluente do ar, proveniente de automóveis, fundições e vegetais que geram carvão ou óleos com alto teor de enxofre. É solúvel em água, originando o ácido sulfuroso, que pode ser oxidado, formando ácido sulfúrico; ambos são componentes da chuva ácida. Exposições ocupacionais ao dióxido de enxofre ocorrem no refinamento de minérios e metais, na fabricação de substâncias químicas e no tratamento da polpa da madeira e no seu uso como desinfetante, refrigerante e conservante de alimentos desidratados.

I. **Mecanismo de toxicidade.** O dióxido de enxofre é uma substância irritante por formar rapidamente ácido sulfuroso em contato com as membranas mucosas úmidas. A maioria dos efeitos é observada no trato respiratório superior porque 90% do dióxido de enxofre inalado é nele depositado rapidamente; porém, no caso de exposições muito grandes, gás suficiente pode alcançar as vias aéreas inferiores, causando pneumonite química e edema pulmonar.

II. **Dose tóxica.** O forte odor ou sabor do dióxido de enxofre é observado com 1 a 5 ppm. A irritação da garganta e da conjuntiva tem início com 8 a 12 ppm e torna-se grave a 50 ppm. O limite permissível (TLV) no local de trabalho recomendado pela ACGIH é de 0,25 ppm (0,65 mg/m^3), como um limite de exposição de curto prazo (STEL). A média recomendada pela NIOSH em um período médio de 8 horas é de 2 ppm, e o seu STEL recomendado é de 5 ppm (13 mg/m^3); o nível considerado como imediatamente perigoso à vida ou à saúde (IDLH) é de 100 ppm. Indivíduos com asma poderão experimentar broncospasmos com exposição breve de 0,5 a 1 ppm.

III. **Apresentação clínica**
A. A **exposição aguda** causa queimação nos olhos, no nariz e na garganta, lacrimejamento e tosse. Poderá ocorrer laringospasmo. A dificuldade respiratória poderá ser observada em indi-

víduos normais, bem como em asmáticos. A ocorrência de bronquite química não é rara. Com nível muito elevado de exposição, poderão ocorrer pneumonite química e edema pulmonar.
- B. A **asma** e a **bronquite crônica** poderão estar exacerbadas.
- C. A **sulfemoglobinemia** resultante da absorção de enxofre tem sido registrada.
- D. Poderá ocorrer **congelamento** da pele a partir da exposição ao dióxido de enxofre líquido.
IV. O **diagnóstico** se baseia na história de exposição e na presença de irritação da via aérea e das membranas mucosas. Os sintomas costumam aparecer rapidamente após a exposição.
- A. **Níveis específicos.** Os níveis sanguíneos não estão disponíveis.
- B. **Outras análises laboratoriais úteis** incluem gasometria arterial ou oximetria, radiografia de tórax e espirometria ou taxa máxima de fluxo expiratório.
V. **Tratamento**
- A. **Emergência e medidas de apoio**
  1. Permanecer alerta para edema progressivo ou obstrução das vias aéreas superiores e preparar-se para realizar a entubação da traqueia e fornecer ventilação quando necessário (p. 1-7).
  2. Administrar oxigênio umidificado, tratar a dificuldade respiratória com broncodilatadores (p. 7) e observar a vítima por pelo menos 4 a 6 horas para o caso de desenvolvimento de edema pulmonar (p. 7).
- B. **Fármacos específicos e antídotos.** Não existem antídotos específicos.
- C. **Descontaminação**
  1. **Inalação.** Remover a vítima da exposição e fornecer oxigênio suplementar quando disponível.
  2. **Pele e olhos.** Lavar copiosamente pele e olhos expostos com água morna ou soro fisiológico salina. Tratar o congelamento da lesão como nos casos de queimaduras térmicas.
- D. **Eliminação aumentada.** Não existem benefícios a partir desses procedimentos.

▶ DIOXINAS
Stephen C. Born, MD, MPH

As dibenzodioxinas policloradas (PCDDs, do inglês *polychlorinated dibenzodioxins*) e os dibenzofuranos policlorados (PCDFs, do inglês *polychlorinated dibenzofurans*) constituem um grupo de substâncias altamente tóxicas comumente conhecidas como dioxinas. As dioxinas não são produzidas comercialmente. As PCDDs são formadas durante a produção de certos organoclorados (p. ex., ácido triclorofenoxiacético [2,4,5-T], hexaclorofeno, pentaclorofenol); PCDDs e PCDFs são formados pela combustão destes e de outros compostos, como as bifenilas policloradas (PCBs, do inglês *polychlorinated biphenyls* [p. 160]), bem como a partir da incineração de lixo médico e municipal. O Agente Laranja, um herbicida usado nos EUA durante a guerra do Vietnã, continha dioxinas (principalmente 2,3,7,8-tetraclorodibenzo-*p*-dioxina [TCDD], a dioxina mais tóxica e extensamente pesquisada) como contaminantes. Algumas PCBs possuem atividade biológica semelhante à das dioxinas e são identificadas como "semelhantes à dioxina". A via mais comum de exposição às dioxinas nos EUA é por meio do consumo alimentar.
- I. **Mecanismo de toxicidade.** As dioxinas são altamente lipossolúveis, estão concentradas nas gorduras e acumulam-se biologicamente nas cadeias alimentares. Ligam-se sabidamente à proteína receptora do aril-hidrocarboneto (AhR, do inglês *aryl hydrocarbon receptor*) no citoplasma, formam um heterodímero com as proteínas nucleares e induzem a transcrição de múltiplos genes. A ativação de AhR pelas dioxinas causa o rompimento de vias bioquímicas envolvidas no desenvolvimento e na homeostase. Como resultado, o tempo de exposição, assim como a dose, determinam a toxicidade. As dioxinas também apresentam efeitos de desequilíbrio endócrino, e a exposição poderá levar a distúrbios reprodutores e do desenvolvimento, imunotoxicidade e lesão hepática. As dioxinas são conhecidas como carcinógenos animais e são classificadas como carcinógenos humanos pela EPA, pelo Programa Nacional de Toxicologia do Departamento de Saúde e Serviços Humanos do Governo Norte-Americano e pelo International Agency for Research on Cancer (IARC). A exposição humana leva a aumento total nas taxas de todos os cânceres nos indivíduos expostos.

II. Dose tóxica. As dioxinas são toxinas animais extremamente potentes. Com a descoberta das anormalidades significativas do desenvolvimento não malignas nos animais expostos no meio ambiente, o nível de exposição às dioxinas considerado "sem efeito" está sob reavaliação e provavelmente se encontra em uma ordem de magnitude da exposição atual na dieta alimentar humana. A dose letal oral de 50% (DL_{50}) em animais varia de 0,0006 a 0,045 mg/kg. A exposição dérmica diária a 10 a 30 ppm em óleo ou a 100 a 3.000 ppm no solo produz toxicidade em animais. A cloracne está provavelmente relacionada com uma exposição dérmica diária superior a 100 ppm. A maior fonte de exposição na população geral é o alimento, que é contaminado em quantidades mínimas, geralmente medidas em picogramas (trilionésimos de um grama). Exposições maiores foram registradas em acidentes industriais.

III. Apresentação clínica
  A. Sintomas agudos após a exposição incluem irritação da pele, dos olhos e das membranas mucosas, e náuseas, vômito e mialgias.
  B. Após um período de latência, que poderá ser prolongado (em até várias semanas ou mais), poderão ocorrer cloracne, porfiria cutânea tardia, hirsutismo ou hiperpigmentação. Níveis elevados de transaminases hepáticas e de lipídeos sanguíneos poderão ser observados. Foi registrada a ocorrência de polineuropatias com comprometimento sensorial e fraqueza motora das extremidades inferiores. O ex-presidente da Ucrânia, Viktor Yushchenko, foi envenenado com TCDD em 2004 e exibiu diversos sinais e sintomas clássicos, incluindo cloracne.
  C. A **morte** de animais de teste ocorreu poucas semanas após uma dose letal e foi causada por uma "síndrome de perda", caracterizada por ingestão alimentar reduzida e perda de peso corporal. A morte por toxicidade aguda em humanos é rara, mesmo em casos de intoxicação intencional.

IV. O **diagnóstico** é difícil e apoia-se principalmente na história de exposição; a presença de cloracne (que é considerada patognomônica para a exposição às dioxinas e aos compostos relacionados) sustenta fortemente as evidências. Embora diversos produtos previamente contaminados com dioxinas não sejam mais produzidos nos EUA, a exposição às PCDDs e aos PCDFs ocorre durante muitos tipos de incêndios químicos, e a possibilidade de exposição poderá causar considerável ansiedade pública e individual.
  A. Níveis específicos. É difícil e dispendioso detectar dioxinas no sangue ou no tecido humano, e não existe correlação estabelecida com os sintomas. Existem vários congêneres de PCDDs, PCDFs e PCBs; a contribuição individual de cada um para a toxicidade é avaliada utilizando-se os fatores de equivalência tóxica (TEFs, do inglês *toxic equivalence factors*) estabelecidos pela OMS, baseados na estimativa da potência relativa de cada congênere (TCDD, por definição, possui TEF de 1). Como resultado de controles mais acurados das exposições ambientais, a carga de dioxinas do corpo humano diminuiu durante os últimos 30 anos. Indivíduos não expostos apresentam uma média de 5,38 pg de 2,3,7,8-TCDD por grama de lipídeo sérico, comparados com os trabalhadores que produzem triclorofenóis, que apresentam uma média de 220 pg/g. O mais elevado nível registrado é de 144.000 pg/g de gordura no sangue de um paciente com poucos efeitos adversos de saúde além da cloracne.
  B. Outras análises laboratoriais úteis incluem glicose, eletrólitos, ureia, creatinina, transaminases hepáticas, hemograma e uroporfirinas (em caso de suspeita de porfiria).

V. Tratamento
  A. Emergência e medidas de apoio. Tratar pele, olhos e irritação respiratória sintomaticamente.
  B. Fármacos específicos e antídotos. Não existem antídotos específicos.
  C. Descontaminação (p. 45)
    1. Inalação. Remover as vítimas da exposição e fornecer oxigênio suplementar quando disponível.
    2. Olhos e pele. Remover a roupa contaminada e lavar a pele afetada copiosamente com água e sabão; irrigar copiosamente os olhos expostos com água morna ou soro fisiológico. A equipe envolvida na descontaminação deverá usar proteção apropriada ao nível suspeito da contaminação.

3. **Ingestão.** Administrar carvão ativado VO se as condições forem apropriadas (ver Quadro I.30, p. 51).
A lavagem gástrica não será necessária após ingestões leves a moderadas se o carvão ativado for administrado prontamente.
D. **Eliminação aumentada.** A eliminação de dioxinas poderá ser aumentada em um fator de 4 a 7 pela administração de **olestra**, um substituto da gordura não absorvível que aumenta a excreção fecal. A olestra poderá reduzir a meia-vida de eliminação do TCDD de 7 anos para 1 a 2 anos.

▶ DISSULFETO DE CARBONO
Paul D. Blanc, MD, MSPH

O dissulfeto de carbono é um solvente orgânico volátil usado industrialmente como material inicial na fabricação do raiom e da viscose. Foi importante, historicamente, no processo de vulcanização da borracha a frio. Embora não seja mais usado dessa forma, o dissulfeto de carbono é ainda o principal precursor industrial na síntese química da indústria da borracha e possui diversas outras aplicações industriais. O dissulfeto de carbono também é amplamente utilizado como solvente em uma variedade de produtos laboratoriais. Ele é um metabólito do fármaco dissulfiram (p. 225) e um produto intermediário da quebra espontânea do pesticida metam sódico.

I. **Mecanismo de toxicidade.** A toxicidade pelo dissulfeto de carbono parece envolver o rompimento de um número de vias metabólicas em diversos sistemas orgânicos, incluindo, porém não limitada a ele, o SNC. Embora efeitos tóxicos cruciais tenham sido atribuídos ao rompimento funcional de enzimas, especialmente nos sistemas dependentes de dopamina, o dissulfeto de carbono é amplamente reativo a uma variedade de substratos biológicos.

II. **Dose tóxica**
   A. O dissulfeto de carbono é altamente volátil (pressão de vapor de 297 mmHg) e a inalação é a principal via de exposição. O limite OSHA no local de trabalho (limite-teto [PEL-C]) permitido para exposição ao dissulfeto de carbono é de 30 ppm (o PEL é de 20 ppm com a permissão de um pico de 15 minutos de até 100 ppm). O limite de exposição ACGIH recomendado para a área de trabalho (valor-limite para uma média de 8 horas [TLV-TWA]) é consideravelmente inferior: 1 ppm. O limite de exposição NIOSH recomendado (REL, do inglês *recommended exposure limit*) também é de 1 ppm, e o limite de exposição a curto prazo (STEL) é de 10 ppm. O dissulfeto de carbono também é bem-absorvido pela pele.
   B. A superexposição aguda ao dissulfeto de carbono por ingestão é rara; porém, quando ingerido, será, provavelmente, muito bem-absorvido. A ingestão crônica de doses terapêuticas de dissulfiram (200 mg/dia) tem sido suspeita de causar toxicidade mediada pelo dissulfeto de carbono, porém não foi definitivamente provada.

III. **Apresentação clínica**
   A. A exposição aguda ao dissulfeto de carbono pode causar irritação dos olhos e da pele e depressão do SNC.
   B. A exposição a altos níveis por um curto prazo (dias a semanas) ao dissulfeto de carbono está associada a manifestações psiquiátricas, que oscilam de alterações de humor a evidente *delirium* e psicose.
   C. A exposição crônica a baixos níveis pode levar ao parkinsonismo e a outras lesões pouco reversíveis do SNC, neurite ótica, neuropatia periférica e aterosclerose. Estudos epidemiológicos indicam que a exposição ao dissulfeto de carbono está associada a distúrbios reprodutivos adversos.

IV. O **diagnóstico** de toxicidade pelo dissulfeto de carbono é obtido com base na história de exposição junto com sinais e sintomas consistentes de uma de suas manifestações tóxicas. Os dados de higiene industrial que documentam a exposição aérea, quando disponíveis, são úteis para o diagnóstico e para iniciar as medidas protetoras.
   A. **Níveis específicos.** O monitoramento biológico do dissulfeto de carbono não é realizado rotineiramente.
   B. **Outras análises laboratoriais úteis** podem incluir estudos de condução nervosa, caso se suspeite de neuropatia, e ressonância magnética cerebral/angiografia por ressonância mag-

nética (RM/angio-RM) para avaliar o SNC. A exposição crônica ao dissulfeto de carbono está associada a perfis lipídicos alterados.

V. **Tratamento**
   A. **Emergência e medidas de apoio.** Exposição aguda grave se apresentaria como depressão inespecífica do SNC.
      1. Manter uma via áerea aberta e fornecer ventilação quando necessário (p. 1-7). Administrar oxigênio suplementar.
      2. Iniciar uma via IV e monitorar os sinais vitais do paciente e o ECG cuidadosamente.
   B. **Fármacos e antídotos específicos.** Não existem antídotos específicos para o dissulfeto de carbono.
   C. **Descontaminação** após exposição a altos níveis (p. 45)
      1. **Inalação.** Remover a vítima da exposição e fornecer oxigênio suplementar quando disponível.
      2. **Pele e olhos.** Remover a roupa contaminada e lavar a pele exposta. Irrigar os olhos expostos com quantidades copiosas de água morna ou soro fisiológico (p. 45).
      3. **Ingestão.** Administrar carvão ativado quando disponível e quando o paciente estiver alerta. Considerar a lavagem gástrica caso a ingestão tenha ocorrido nos 60 minutos anteriores à apresentação.
   D. **Eliminação aumentada.** Esses procedimentos não são úteis.

▶ **DISSULFIRAM**
Richard J. Geller, MD, MPH

O dissulfiram (dissulfeto de tetraetiltiuram [CASRN 97-77-8], ou Antabuse) é uma substância química industrial antioxidante produzida desde 1881, a partir da vulcanização da borracha. Introduzido na década de 1930 na medicina clínica como vermicida e escabicida, vem sendo usado desde 1951 como fármaco no tratamento do alcoolismo. A ingestão de etanol por alguém que tenha recebido dissulfiram causa uma reação desagradável bem-definida; o medo dessa reação representa um reforço negativo para o incentivo do alcoolismo. A toxicidade clínica é causada pela superdosagem ou ocorre como resultado da interação medicamentosa álcool-dissulfiram. A epidemiologia da toxicidade do dissulfiram poderá mudar em breve, pois foram aprovados fármacos alternativos para o tratamento do alcoolismo (naltrexona e acamprosato), e o dissulfiram está sendo investigado para o tratamento da dependência de cocaína, infecções fúngicas resistentes aos fármacos e cânceres. O quadro clínico resultante da superdosagem por dissulfiram difere daqueles observados em casos de interação dissulfiram-etanol.

I. **Mecanismo de toxicidade**
   A. O dissulfiram causa toxicidade por inibir duas enzimas. O bloqueio da aldeído desidrogenase leva ao acúmulo de acetaldeído tóxico após a ingestão de etanol. O bloqueio da dopamina β-hidroxilase (necessária para a síntese de norepinefrina a partir da dopamina) leva à depressão de norepinefrina nas terminações nervosas simpáticas pré-sinápticas, levando à vasodilatação e à hipotensão ortostática. O aumento resultante de dopamina poderá potencializar a psicose e fornecer uma base teórica para o uso do dissulfiram no tratamento da dependência de cocaína.
   B. O dissulfiram é metabolizado gerando pequenas quantidades de **dissulfeto de carbono** (ver também p. 224), que poderá desempenhar uma função na toxicidade do sistema nervoso central e periférico.
   C. O dissulfiram e seus metabólitos contêm as porções sulfidrila (S–H) ou tiocarbonila (C=S) comuns aos agentes queladores. O uso crônico poderá causar depleção de certos metais essenciais (cobre, zinco). Esse fato poderá ser, em parte, a causa do efeito inibidor de enzimas do dissulfiram, pois ambas necessitam do cobre como cofator. A insuficiência hepática fulminante idiossincrática também poderá ocorrer.
   D. **Farmacocinética.** O dissulfiram é absorvido rapida e completamente, porém seus efeitos máximos envolvem a inibição da enzima e poderão levar de 8 a 12 horas. Embora a meia-vida de eliminação seja de 7 a 8 horas, as ações clínicas poderão persistir por vários dias, em parte

devido à alta solubilidade do lipídeo. O dissulfiram é metabolizado no fígado. Ele inibe o metabolismo de vários outros fármacos, incluindo isoniazida, fenitoína, teofilina, varfarina e muitas benzodiazepinas (ver também Tab. II-52).
II. **Dose tóxica**
   A. **Superdosagem por dissulfiram.** A ingestão igual ou superior a 2,5 g causou toxicidade em crianças após um período de 3 a 12 horas.
   B. **Interação dissulfiram-etanol.** A ingestão de apenas 7 mL de etanol poderá causar uma reação grave em pacientes que estejam recebendo apenas 200 mg de dissulfiram por dia. Reações brandas foram registradas após o uso de xarope para a tosse, loções pós-barba e outros produtos que contêm álcool.
III. **Apresentação clínica**
   A. A **superdosagem aguda por dissulfiram** (**sem etanol**) é rara e exibe primariamente sintomas neurológicos, com dor de cabeça, ataxia, confusão, letargia, convulsões e coma prolongado. Diversos autores reportaram neuropatia e lesões ganglionares basais. O comprometimento neuropsicológico poderá ser crônico. Odor de alho na respiração, vômito e hipotensão foram registrados após superdosagem aguda por dissulfiram.
   B. **Interação dissulfiram-etanol.** A gravidade da reação geralmente depende das doses de dissulfiram e etanol. Reações brandas (dor de cabeça branda, rubor facial) podem ocorrer quase imediatamente após a ingestão de etanol ou com nível sanguíneo de etanol de 10 mg/dL. Reações moderadas ocorrem com níveis de etanol de cerca de 50 mg/dL e manifestam-se com ansiedade, náuseas, taquicardia, hipotensão, dor de cabeça forte e dispneia. Reações graves levaram ao coma e à convulsões, bem como a insuficiências respiratória e cardiovascular e ao óbito. Em geral, não são observadas reações, a menos que o paciente esteja recebendo terapia oral com dissulfiram por pelo menos 1 dia; a reação poderá ocorrer em até alguns dias após a última dose de dissulfiram.
IV. O **diagnóstico de superdosagem por dissulfiram** é obtido com base na história de ingestão aguda e na presença de sintomas do SNC com vômito. A **interação dissulfiram-etanol** é diagnosticada em um paciente com história de uso de dissulfiram e possível exposição ao etanol que exiba uma reação de rubor característica de hipotensão.
   A. **Níveis específicos.** Níveis sanguíneos de dissulfiram não possuem valor diagnóstico ou para o tratamento. Os níveis de acetaldeído no sangue poderão estar elevados durante a reação dissulfiram-etanol, porém essa informação é de pouco valor no tratamento agudo.
   B. **Outras análises laboratoriais úteis** incluem eletrólitos, glicose, ureia, creatinina, aminotransferases hepáticas e nível de etanol.
V. **Tratamento**
   A. **Emergência e medidas de apoio**
      1. **Superdosagem aguda por dissulfiram**
         a. Manter uma via aérea aberta e fornecer ventilação se necessário (p. 1-7).
         b. Tratar coma (p. 18) e convulsões (p. 22) caso ocorram.
      2. **Interação dissulfiram-etanol**
         a. Manter uma via aérea aberta e fornecer ventilação se necessário (p. 1-7).
         b. Tratar a hipotensão com a posição de supinação e fluidos IV (p. ex., soro fisiológico). Se for necessário um agente pressor, um agente de ação direta, como a norepinefrina (p. 536), será preferível aos fármacos de ação indireta, como a dopamina, pois os reservatórios neuronais de norepinefrina estarão reduzidos.
         c. Administrar ansiolíticos benzodiazepínicos (p. ex., diazepam ou lorazepam [p. 460]) e reavaliar quando necessário.
         d. Tratar o vômito com metoclopramida (p. 527) e a dor de cabeça com analgésicos IV quando necessário. Evitar antieméticos de fenotiazina (que possuem um efeito bloqueador do receptor α), como a proclorperazina.
   B. **Fármacos específicos e antídotos.** Não existe antídoto específico. Acredita-se que o fomepizol bloqueie a formação do acetaldeído, e um pequeno estudo mostrou que ele alivia os sintomas da reação dissulfiram-etanol.

C. Descontaminação (p. 45)
  1. **Superdosagem aguda por dissulfiram.** Administrar carvão ativado VO se as condições forem apropriadas (ver Quadro I-30, p. 51). A rápida absorção do fármaco depõe contra a lavagem gástrica, exceto no caso de ingestões muito grandes e recentes.
  2. **Interação dissulfiram-etanol.** Os procedimentos de descontaminação provavelmente não serão benéficos, uma vez iniciada a reação.
D. Eliminação aumentada. A hemodiálise não é indicada para a superdosagem por dissulfiram, porém poderá remover o etanol e o acetaldeído e mostrou-se eficaz no tratamento da interação aguda dissulfiram-etanol. Provavelmente não será necessária em pacientes que estejam recebendo suporte adequado para pressão e fluidos. Não existem dados que sustentem o uso de repetidas doses de carvão ativado para qualquer uma das síndromes por dissulfiram.

▶ DIURÉTICOS
Joyce Wong, PharmD

Os diuréticos são prescritos normalmente no tratamento de hipertensão essencial, insuficiência cardíaca congestiva, ascite e insuficiência renal crônica. Os efeitos adversos resultantes do uso crônico ou errôneo (esportes, regimes e anorexia) são mais frequentemente observados do que aqueles causados por superdosagem aguda. As superdosagens são geralmente benignas, e não foram observadas ocorrências a partir da ingestão aguda. Os diuréticos comuns atualmente disponíveis estão listados na Tabela II-22.

I. Mecanismo de toxicidade
  A. A toxicidade desses fármacos está associada aos seus efeitos farmacológicos, com redução do volume de fluido e promoção da perda de eletrólitos; esses efeitos incluem desidratação, hipopotassemia (ou efeitos hiperpotassemia com espironolactona e trianterenо), hipomagnesemia, hiponatremia e alcalose hipoclorêmica. O desequilíbrio de eletrólitos poderá elevar a toxicidade por digitálicos. Os diuréticos são classificados com base nos mecanismos farmacológicos pelos quais afetam as perdas de soluto e água (ver Tab. II-22).
  B. Farmacocinética (ver Tab. II-52, p. 414)

II. Dose tóxica. As doses tóxicas mínimas não foram estabelecidas. A ocorrência de desidratação significativa ou de desequilíbrio eletrolítico é improvável se a quantidade ingerida for inferior à dose

TABELA II-22 Diuréticos

Fármaco	Dose máxima diária para adultos (mg)	Fármaco	Dose máxima diária para adultos (mg)
Diuréticos de alça		**Tiazidas**	
Ácido etacrínico	200	Bendroflumetiazida	20
Bumetanida	2	Ciclotiazida	6
Furosemida	600	Clorotiazida	2.000
Torsemida	200	Clortalidona	200
Diuréticos poupadores de potássio		Flumetiazida	2.000
Amilorida	20	Hidroclorotiazida	200
Espironolactona	400	Indapamida	5
Trianterenо	300	Meticlotiazida	10
		Metolazona	20
Inibidores da anidrase carbônica		Politiazida	4
Acetazolamida	1.000	Quinetazona	200
Diclorfenamida	200	Triclormetiazida	4
Metazolamida	300		

diária normal recomendada (ver Tab. II-20). Altas doses de ácido etacrínico IV e furosemida podem causar ototoxicidade, especialmente quando administradas rapidamente e em pacientes com insuficiência renal.

III. **Apresentação clínica.** Sintomas GIs, incluindo náuseas, vômito e diarreia, são comuns após superdosagem oral aguda. Letargia, fraqueza, hiporreflexia e desidratação (e ocasionalmente hipotensão) poderão estar presentes em caso de perda de volume e desequilíbrios eletrolíticos, embora o aparecimento de sintomas possa ser retardado por 2 a 4 horas ou mais até que a ação do diurético seja observada. A espironolactona é muito lenta, atingindo efeitos máximos após o terceiro dia.
   A. A hipopotassemia poderá causar fraqueza muscular, cólicas e tetania. A hipopotassemia grave poderá levar à paralisia flácida e à rabdomiólise. Poderão ocorrer distúrbios no ritmo cardíaco.
   B. A espironolactona e outros agentes poupadores de potássio podem causar hiperpotassemia e acidose metabólica hiperclorêmica, especialmente em pacientes com insuficiência renal.
   C. A hipocalcemia e a hipomagnesemia também podem causar tetania.
   D. Hiponatremia, hiperglicemia, hipercalcemia e hiperuricemia podem ocorrer, especialmente com o uso de diuréticos tiazídicos.
   E. Inibidores da anidrase carbônica podem induzir acidose metabólica. Sonolência e parestesias são comumente encontradas na insuficiência renal ou em pessoas mais velhas.

IV. O **diagnóstico** é obtido com base na história de exposição e em evidências de desidratação e desequilíbrio eletrolítico ou acidobásico. Observar que os pacientes que estão recebendo diuréticos também podem estar sob a administração de outros medicamentos anti-hipertensivos e cardíacos.
   A. **Níveis específicos** não estão rotineiramente disponíveis ou clinicamente úteis.
   B. **Outras análises laboratoriais úteis** incluem eletrólitos (incluindo cálcio e magnésio), glicose, ureia, creatinina e ECG.

V. **Tratamento**
   A. **Emergência e medidas de apoio**
      1. Substituir a perda de fluido com soluções de cristaloides IV e corrigir as anomalias eletrolíticas (p. 35-37). A correção do sódio em pacientes com hiponatremia induzida por diuréticos deverá ser limitada em 1 a 2 mEq/h para evitar a mielinólise pontina central, a menos que ocorram convulsões ou coma. Nesse caso, deve-se usar um soro fisiológico hipertônico a 3% para fazer uma correção mais rápida.
      2. Monitorar o ECG até que o nível de potássio se normalize.
   B. **Fármacos específicos e antídotos.** Não existem antídotos específicos.
   C. **Descontaminação** (p. 45). Administrar carvão ativado VO se as condições forem apropriadas (ver Quadro I-30, p. 51). A lavagem gástrica não será necessária após ingestões leves a moderadas se o carvão ativado for administrado prontamente. Os catárticos não se mostraram benéficos na prevenção da absorção e podem piorar a desidratação.
   D. **Eliminação aumentada.** Não foi registrada nenhuma experiência com remoção extracorpórea de diuréticos.

▶ ESCORPIÕES
Richard F. Clark, MD

A ordem Scorpionida abrange diversas famílias, gêneros e espécies de escorpiões. Todos possuem pares de glândulas de veneno em um segmento bulboso, chamado télson, que está situado anteriormente a um ferrão na extremidade dos seis segmentos terminais do abdome (geralmente chamado de cauda). A única espécie sistemicamente venenosa nos EUA é a *Centruroides exilicauda* (anteriormente *C. sculpturatus*), também conhecida como escorpião-casca do Arizona. Os envenenamentos mais sérios costumam ser registrados em crianças com menos de 10 anos de idade. Esse escorpião é encontrado principalmente no sudoeste árido dos EUA, porém tem sido encontrado em carregamentos clandestinos no norte de Michigan. Outros escorpiões perigosos são encontrados no México (*Centruroides spp.*), no Brasil (*Tityus spp.*), na Índia (*Buthus spp.*), no Oriente Médio, no norte da África e no Mediterrâneo Oriental (*Leiurus spp.* e *Androctonus spp.*).

MANUAL DE TOXICOLOGIA CLÍNICA 229

I. **Mecanismo de toxicidade.** O escorpião agarra sua presa com suas pinças anteriores, arqueia seu pseudoabdome e ataca com o ferrão. A ferroada também ocorre quando se caminha sobre o ferrão. O veneno do *C. exilicauda* contém diversas enzimas digestivas (p. ex., hialuronidase e fosfolipase) e várias neurotoxinas. Essas neurotoxinas podem causar alterações no fluxo dos canais de sódio, levando ao estímulo excessivo das junções neuromusculares e do sistema nervoso autônomo.
II. **Dose tóxica.** Quantidades variáveis de veneno, desde nenhum até o conteúdo completo do télson, podem ser injetadas pelo ferrão.
III. **Apresentação clínica**
   A. **Picadas comuns de escorpiões.** A maioria das picadas resulta apenas em dor e queimação imediata no local. Poderá ser observada alguma inflamação local tecidual e, ocasionalmente, parestesia local. Os sintomas normalmente se resolvem em algumas horas. Esse é o tipo de picada normalmente observada nos EUA.
   B. **Picadas perigosas de escorpiões.** Em certas vítimas, especialmente crianças com menos de 10 anos de idade, podem ocorrer sintomas sistêmicos após as picadas de espécies de *Centruroides*, incluindo fraqueza, inquietação, diaforese, diplopia, nistagmo, movimentos circulares dos olhos, hiperexcitabilidade, fasciculações musculares, opistótono, priapismo, salivação, fala arrastada, hipertensão, taquicardia e, raramente, convulsões, paralisia e parada respiratória. Envenenamentos por espécies de *Tityus*, *Buthus*, *Androctonus* e *Leiurus* causaram edema pulmonar, colapso cardiovascular e morte, bem como coagulopatias, coagulação intravascular disseminada, pancreatite e insuficiência renal com hemoglobinúria e icterícia. Em casos não fatais, a recuperação geralmente ocorre em 12 a 36 horas.
IV. **Diagnóstico.** O escorpião deverá ser visto pelo paciente ou o médico deverá reconhecer os sintomas. Não existe um teste laboratorial imediatamente disponível para confirmação do o envenenamento por escorpiões. No caso de picadas de *Centruroides*, bater no local da picada geralmente produz dor intensa (teste da batida).
   A. **Níveis específicos.** Os níveis de toxina do fluido corporal não se encontram disponíveis.
   B. Nenhum outro estudo laboratorial útil será necessário no caso de envenenamentos pequenos. No caso de envenenamentos sérios, obter hemograma, eletrólitos, glicose, ureia, creatinina e perfil de coagulação. Em crianças pequenas com sintomas graves, a oximetria poderá ser usada para auxiliar no reconhecimento de insuficiência respiratória.
V. **Tratamento.** A maioria das picadas de escorpião nos EUA, incluindo as por *Centruroides*, pode ser tratada em casa com analgésicos orais e compressas frias ou compressas de gelo intermitentes.
   A. **Emergência e medidas de apoio**
      1. No caso de envenenamentos graves, manter via aérea aberta e fornecer ventilação quando necessário (p. 1-7). Administrar oxigênio suplementar. A atropina poderá ser usada com sucesso em alguns casos para secar a boca e as secreções das vias aéreas.
      2. Tratar hipertensão (p. 17), taquicardia (p. 12) e convulsões (p. 22) caso ocorram.
      3. Analgésicos, como a morfina, e sedativos, como o midazolam, podem ser usados conforme necessário no caso de dor intensa e de outras anormalidades neurológicas. Um estudo registrou benefícios a partir de infusão contínua de midazolam em pacientes com picadas graves por *Centruroides*.
      4. Limpar a ferida e oferecer profilaxia de tétano, quando indicado.
      5. *Não* imergir a extremidade lesada em gelo, nem realizar incisão local ou sucção.
   B. **Fármacos específicos e antídotos.** Um antiveneno eficaz contra o envenenamento grave por *Centruroides* já esteve disponível no Arizona. Entretanto, a sua produção foi interrompida. Ensaios clínicos mostraram um tratamento de sucesso para picadas de *Centruroides* com um novo antiveneno Fab$_2$, que, provavelmente, logo estará disponível nos EUA. Antivenenos específicos contra outras espécies podem estar disponíveis em outras regiões do mundo, porém não são aprovadas nos EUA.
   C. **Descontaminação.** Esses procedimentos não são aplicáveis.
   D. **Eliminação aumentada.** Esses procedimentos não são aplicáveis.

▶ ESTIMULANTES β_2-ADRENÉRGICOS
Susan Kim-Katz, PharmD

Os agonistas β-adrenérgicos podem ser amplamente categorizados de acordo com suas atividades sobre os receptores β_1 e β_2. Esta seção descreve a toxicidade dos agonistas β_2-seletivos que normalmente estão disponíveis para uso oral: albuterol (salbutamol), metaproterenol e terbutalina (Tabela II-23). O clembuterol, um potente agonista β_2, não está aprovado para uso humano nos EUA, porém é utilizado de forma abusiva por seus efeitos anabolizantes.

I. **Mecanismo de toxicidade**
   A. A estimulação dos receptores β_2 leva ao relaxamento dos músculos lisos dos brônquios, do útero e dos vasos do músculo esquelético. No caso de doses tóxicas elevadas, a seletividade para os receptores β_2 poderá ser perdida, e os efeitos de β_1 passarão a ser observados.
   B. **Farmacocinética.** Esses agentes são prontamente absorvidos VO ou por inalação. Suas meia-vidas e outros parâmetros farmacocinéticos estão descritos na Tabela II-52 (p. 414).
II. **Dose tóxica.** Em geral, pode-se prever que uma única ingestão superior à dose diária usual total (ver Tabela II-23) produza sinais e sintomas de toxicidade. A ingestão pediátrica inferior a 1 mg/kg de albuterol provavelmente não causará toxicidade séria. Choques tônico-clônicos foram observados 16 horas após a ingestão de 4 mg/kg de albuterol por uma criança de 3 anos de idade. Uma mulher de 22 anos desenvolveu acidose, rabdomiólise e insuficiência renal aguda após a ingestão de 225 mg de terbutalina. A ingestão de 109 µg de clembuterol por um homem de 31 anos levou à taquicardia supraventricular e à fibrilação atrial durante 3 dias. Respostas perigosamente exageradas às doses terapêuticas de terbutalina foram observadas em mulheres grávidas, provavelmente como resultado de alterações hemodinâmicas induzidas pela gravidez.
III. **Apresentação clínica.** Superdosagens desses fármacos afetam primeiramente o sistema cardiovascular. Em sua maioria, principalmente em crianças, resultam apenas em toxicidade branda.
   A. A **vasodilatação** leva a resistência vascular periférica reduzida e pode levar à hipotensão significativa. A pressão diastólica geralmente é reduzida em maior extensão do que a pressão sistólica, levando a uma pressão de pulso ampla e a um pulso forte e vigoroso. A isquemia e o infarto do miocárdio têm sido registrados após a administração IV de albuterol.
   B. A **taquicardia** é uma resposta reflexa comum à vasodilatação e pode ser causada pela estimulação direta dos receptores β_1 quando a seletividade β_2 é perdida no caso de altas doses. A taquicardia supraventricular ou as extrassístoles ventriculares são registradas ocasionalmente.
   C. **Agitação** e **tremores do músculo esquelético** são comuns. É possível a ocorrência de rabdomiólise. Choques são raros.
   D. Os **efeitos metabólicos** incluem hipopotassemia, hiperglicemia e acidose láctica. A hipoglicemia retardada poderá acompanhar a hiperglicemia inicial. A hipopotassemia é causada por um deslocamento intracelular de potássio, e não por uma depleção verdadeira.
IV. O **diagnóstico** é obtido com base na história de ingestão. Os achados de taquicardia, hipotensão com pressão de pulso ampla, tremor e hipopotassemia são fortemente sugestivos. A superdosagem de teofilina (p. 381) poderá apresentar manifestações semelhantes.
   A. Os **níveis específicos** geralmente não estão disponíveis e não contribuem para o tratamento de emergência. Esses fármacos, em geral, não são detectáveis no teste toxicológico abrangente da urina.
   B. **Outras análises laboratoriais úteis** incluem eletrólitos, glicose, ureia, creatinina, CK (caso a atividade muscular excessiva sugira rabdomiólise) e monitoramento do ECG.
V. **Tratamento.** A maioria das superdosagens é branda e não requer tratamento agressivo.
   A. **Emergência e medidas de apoio**
      1. Manter uma via aérea aberta e fornecer ventilação quando necessário (p. 1-7).
      2. Monitorar os sinais vitais e o ECG por aproximadamente 4 a 6 horas após a ingestão.
      3. Se ocorrer choque e/ou estado mental alterado, deverão ter sido causados muito provavelmente por hipoperfusão cerebral e deverão responder ao tratamento para hipotensão (ver a seguir).

TABELA II-23 Agonistas β_2-seletivos

Fármaco	Dose oral para adultos (mg/dia)	Dose oral pediátrica (mg/kg/dia)	Duração (h)
Albuterol	8-16	0,3-0,8	4-8
Clembuterol	40-80 μg	1 μg/kg por dose	8-12
Metaproterenol	60-80	0,9-2,0	4
Ritodrina[a]	40-120	ND	4-6
Terbutalina	7,5-20	0,15-0,6	4-8

[a] Não mais disponível como formulação oral nos Estados Unidos.
ND, dose pediátrica não disponível.

    4. Tratar a hipotensão inicialmente com bólus de cristaloides IV, 10 a 30 mL/kg. Caso essa medida falhe em elevar a pressão sanguínea, usar um bloqueador β-adrenérgico (ver Item B, a seguir).
    5. Taquicardia sinusal raramente requer tratamento, sobretudo em crianças, a menos que seja acompanhada de hipotensão ou arritmias ventriculares. Caso seja necessário o tratamento, usar bloqueadores β-adrenérgicos (ver Item B, a seguir).
    6. A hipopotassemia normalmente não requer tratamento, por ser transitória e não refletir um déficit total de potássio corporal.
B. Fármacos e antídotos específicos. Hipotensão, taquicardia e arritmias ventriculares são causadas por estímulo excessivo β-adrenérgico, e os β-bloqueadores são antagonistas específicos. Administrar **propranolol**, 0,01 a 0,02 mg/kg, IV (p. 551), ou **esmolol**, 0,025 a 0,1 mg/kg/min, IV (p. 494). Usar os β-bloqueadores com cautela no caso de pacientes com história prévia de asma ou com respiração ofegante.
C. Descontaminação (p. 45). Administrar carvão ativado VO caso as condições sejam apropriadas (ver Quadro I-30, p. 51). A lavagem gástrica não é necessária após ingestões pequenas a moderadas se o carvão ativado tiver sido administrado prontamente.
D. Eliminação aumentada. Não está definida a importância desses procedimentos.

▶ ESTRICNINA

Sean Patrick Nordt, MD, PharmD

A estricnina é um alcaloide derivado das sementes da árvore *Strychnos nux-vomica*. Ela é inodora e incolor e tem gosto amargo. A brucina, um alcaloide semelhante, porém mais fraco, é proveniente das mesmas sementes. Anteriormente, a estricnina era um componente de diversos tônicos e laxantes isentos de prescrição, tendo sido usada no tratamento da parada cardíaca, nos casos de envenenamento por cobra e como analéptico. Embora a estricnina não seja mais encontrada nos medicamentos, ainda se encontra disponível como pesticida e rodenticida. Também é encontrada algumas vezes como adulterante em drogas ilícitas (p. ex., cocaína, heroína).
I. Mecanismo de toxicidade
    A. A estricnina é um agonista competitivo da glicina, um neurotransmissor inibidor liberado pelos neurônios inibidores pós-sinápticos da medula espinal. A estricnina liga-se ao canal iônico do cloro, causando aumento da excitabilidade neuronal e arcos reflexos exagerados. Esse fato leva à contração muscular generalizada, de forma semelhante à convulsão. A contração simultânea dos músculos flexor e extensor oponentes causa lesão muscular grave, com rabdomiólise, mioglobinúria e, em alguns casos, insuficiência renal aguda.
    B. Farmacocinética. A estricnina é absorvida rapidamente após ingestão ou inalação nasal e distribuída rapidamente pelos tecidos. Ela apresenta baixa ligação à proteína plasmática e amplo Vd (Vd estimado de 13 L/kg em um registro de caso). A estricnina é metabolizada pelo sistema microssomal hepático do citocromo P-450 e gera um metabólito principal, o *N*-óxido de estricnina, em uma cinética de primeira ordem. Sua eliminação é predominantemente extrarrenal, com meia-vida de eliminação de aproximadamente 10 a 16 horas (ver também Tab. II-52, p. 414).

II. **Dose tóxica.** A dose limítrofe tóxica é difícil de ser estabelecida. A dose potencialmente fatal é de cerca de 50 a 100 mg (1 mg/kg), embora tenha sido registrado o óbito de um adulto que ingeriu 16 mg. Sinais de toxicidade podem ocorrer rapidamente, e, como as decisões do tratamento deverão ser baseadas nos achados clínicos, e não na quantidade ingerida informada, qualquer dose de estricnina deverá ser considerada potencialmente fatal.

III. **Apresentação clínica.** Sinais e sintomas geralmente se desenvolvem em 15 a 30 minutos a partir da ingestão e poderão durar até 12 a 24 horas.

A. A rigidez muscular e os espasmos dolorosos precedem as contrações musculares generalizadas, os espasmos do músculo extensor e o opistótono. A face poderá apresentar careta forçada (*risus sardonicus*, "sorriso sarcástico"). As contrações musculares são intermitentes e facilmente desencadeadas por estímulos físicos mínimos, emocionais ou auditivos. As contrações musculares repetidas e prolongadas geralmente causam hipoxia, hipoventilação, hipertermia, rabdomiólise, mioglobinúria e insuficiência renal.

B. Os espasmos musculares podem lembrar a fase tônica de uma convulsão do tipo grande mal, porém a estricnina não causa convulsões verdadeiras, já que a sua área-alvo é a medula espinal, e não o cérebro. O paciente encontra-se em geral consciente e ciente das dores das contrações, estado descrito como "convulsão consciente". É comum a ocorrência de acidose metabólica profunda a partir da produção aumentada de ácido láctico.

C. As vítimas também podem experimentar hiperacusia, hiperalgesia e aumento do estímulo visual. Ruídos repentinos ou outros estímulos sensoriais poderão desencadear as contrações musculares. Em casos raros, pode ser observada a síndrome do compartimento tibial anterior.

D. O óbito geralmente resulta de parada respiratória advinda da contração intensa dos músculos respiratórios. O óbito também poderá ser secundário à hipertermia ou rabdomiólise e insuficiência renal.

IV. O **diagnóstico** se baseia na história de ingestão (p. ex., rodenticida ou abuso recente de drogas IV) e na presença de contrações musculares generalizadas semelhantes às que ocorrem na convulsão, em geral acompanhadas por hipertermia, acidose láctica e rabdomiólise (com mioglobinúria e creatina quinase [CK] elevada). No caso de diagnóstico diferencial (ver também Quadro I-16, p. 27), considerar outras causas de rigidez muscular generalizada, como tétano (p. 383), envenenamento por *Latrodectus* (p. 382) e síndrome maligna neuroléptica (p. 21).

A. **Níveis específicos.** A estricnina pode ser medida no suco gástrico, na urina ou no sangue por diversas técnicas analíticas, como HPLC, CG/MS e LC/MS.* A concentração sérica tóxica está registrada como 1 mg/L. Foi observada mortalidade com níveis entre 0,5 e 61 mg/L. Entretanto, em geral, os níveis sanguíneos não se correlacionam bem com a gravidade da toxicidade.

B. **Outras análises laboratoriais úteis** incluem eletrólitos, ureia, creatinina, aminotransferases hepáticas, CK, gasometria arterial ou oximetria e teste da urina para sangue oculto (positivo na presença de mioglobinúria na urina).

V. **Tratamento**

A. **Emergência e medidas de apoio**
1. Manter via aérea aberta e fornecer ventilação quando necessário (p. 1-7).
2. Tratar hipertermia (p. 21), acidose metabólica (p. 33) e rabdomiólise (p. 26) caso ocorram.
3. Limitar os estímulos externos, como barulho, luz e toque.
4. **Tratar os espasmos musculares** agressivamente.
   a. Administrar **diazepam** (p. 460), 0,1 a 0,2 mg/kg, IV, ou **midazolam**, 0,05 a 0,1 mg/kg, IV, em pacientes com contrações musculares brandas. Oferecer **morfina** (p. 528) para alívio da dor. *Nota:* Esses agentes podem prejudicar o estímulo respiratório.
   b. Em casos mais graves, usar **vecurônio**, 0,08 a 0,1 mg/kg, IV, ou outro bloqueador neuromuscular não despolarizante (p. ex., rocurônio, pancurônio [p. 466]) para produzir paralisia neuromuscular completa. *Atenção:* A paralisia neuromuscular causará parada respiratória; os pacientes necessitarão de entubação traqueal e ventilação assistida.

---

* N. de R.T. HPLC, cromatografia líquida de alta eficiência; GC/MS, cromatografia gasosa associada à espectrometria de massas; LC/MS, cromatografia líquida associada à espectrometria de massas.

B. **Fármacos específicos e antídotos.** Não existem antídotos específicos.
C. **Descontaminação** (p. 45). Administrar carvão ativado se as condições forem apropriadas (ver Quadro I-30, p. 51). A lavagem gástrica não será necessária após ingestões pequenas a moderadas se o carvão ativado tiver sido administrado prontamente.
D. **Eliminação aumentada.** Os sintomas geralmente são reduzidos em algumas horas e podem ser controlados de maneira eficiente com tratamento de apoio intensivo. A hemodiálise e a hemoperfusão não têm sido úteis na melhora da depuração da estricnina. O uso de doses repetidas de carvão ativado não foi estudado.

▶ ETANOL
Allyson Kreshak, MD

Cervejas comerciais, vinhos e licores contêm quantidades diversas de etanol. O etanol também é encontrado em uma variedade de colônias, perfumes, loções pós-barba e alguns álcoois antissépticos, diversos aromatizantes de alimentos (p. ex., extratos de baunilha, amêndoa e limão); preparações farmacêuticas (p. ex., elixires); higienizadores de mãos; e muitos outros produtos. O etanol é ingerido com frequência por recreação e é a substância mais comumente ingerida junto com outros fármacos em tentativas de suicídio. Também pode servir como substrato competitivo no tratamento de emergência das intoxicações por metanol e etilenoglicol (p. 235).

I. **Mecanismo de toxicidade**
   A. A **depressão do SNC** é o principal efeito da intoxicação aguda por etanol. O etanol possui efeitos adicionais a outros depressores do SNC, como barbitúricos, benzodiazepinas, opioides, antidepressivos e antipsicóticos.
   B. A **hipoglicemia** pode ser causada pelo comprometimento da gliconeogênese em pacientes com reserva de glicogênio reduzidas ou depletadas (particularmente crianças pequenas e indivíduos malnutridos).
   C. A intoxicação por etanol e o alcoolismo crônico também predispõem os pacientes a trauma, hipotermia induzida pela exposição, efeitos deletérios do álcool sobre o trato GI e o sistema nervoso e diversos distúrbios nutricionais e desarranjos metabólicos.
   D. **Farmacocinética.** O etanol é logo absorvido (pico em 30 a 120 minutos) e distribuído pela água do corpo (Vd de 0,5 a 0,7 L/kg ou ~50 L no adulto médio). A eliminação é feita principalmente por oxidação no fígado e segue a cinética de ordem zero. O adulto médio pode metabolizar cerca de 7 a 10 g de álcool por hora ou aproximadamente 12 a 25 mg/L/h. Essa taxa varia entre indivíduos e é influenciada por polimorfismos da enzima álcool desidrogenase e pela atividade dos sistemas microssomais que oxidam o etanol.

II. **Dose tóxica.** Em geral, 0,7 g/kg de etanol puro (aproximadamente 3 a 4 drinques) levarão a uma concentração de álcool no sangue de 100 mg/dL (0,1 g/dL). O limite legal para a intoxicação varia de estado para estado, em uma faixa de 0,08 a 0,1 g/dL.*
   A. Um nível de 100 mg/dL prejudica o tempo de reação e o julgamento e poderá ser suficiente para inibir a gliconeogênese e causar hipoglicemia em crianças e pacientes com doença hepática, porém, não é suficiente para levar ao coma.
   B. O nível necessário para induzir coma profundo ou depressão respiratória é altamente variável, dependendo do grau de tolerância do indivíduo ao etanol. Embora níveis superiores a 300 mg/dL normalmente levam consumidores novatos ao coma; indivíduos com alcoolismo crônico poderão permanecer conscientes com níveis iguais ou superiores a 500 a 600 mg/dL.

III. **Apresentação clínica**
   A. **Intoxicação aguda**
      1. No caso de **intoxicação branda a moderada**, os pacientes apresentam euforia, descoordenação branda, ataxia, nistagmo e comprometimento dos reflexos e do julgamento.

---

* N. de R.T. No Brasil, a legislação de trânsito é de competência federal única em todo o país. Atualmente, o limite legal de etanol no sangue para condução de veículos é de 0,02 g/dL.

As inibições sociais são perdidas, e é comum comportamento agressivo ou tempestuoso. Poderá ocorrer hipoglicemia, especialmente em crianças e indivíduos com reservas reduzidas de glicogênio hepático.
2. No caso de **intoxicação profunda**, podem ocorrer coma, depressão respiratória e aspiração pulmonar. Nesses pacientes, as pupilas normalmente estão diminuídas, e a temperatura, a pressão sanguínea e o pulso em geral estão reduzidos. A rabdomiólise poderá advir da imobilidade prolongada.
B. O **abuso crônico de etanol** está associado a várias complicações:
1. A **toxicidade hepática** inclui infiltração gordurosa do fígado, hepatite alcoólica e, eventualmente, cirrose. A lesão hepática leva a hipertensão portal, ascite e hemorragia por varizes esofágicas e hemorroidas; hiponatremia por retenção de fluido e peritonite bacteriana. A produção de fatores de coagulação é prejudicada, levando a um tempo de protrombina prolongado. O metabolismo hepático dos fármacos e das toxinas endógenas é comprometido e poderá contribuir para a encefalopatia hepática.
2. A hemorragia **gastrintestinal** poderá resultar de gastrite induzida por álcool, esofagite e duodenite. Outras causas de hemorragia maciça incluem lágrimas Mallory-Weiss na mucosa esofágica e varizes esofágicas. A pancreatite aguda é uma causa comum de dor abdominal e vômito.
3. Os distúrbios **cardíacos** incluem diversas arritmias, como fibrilação atrial, que poderá estar associada à depleção de potássio e magnésio e à fraca ingestão calórica (síndrome do coração de férias). A cardiomiopatia tem sido associada ao uso crônico de álcool. (A cardiomiopatia também foi historicamente associada à ingestão de cobalto, usado como estabilizante da cerveja.)
4. A toxicidade **neurológica** inclui atrofia cerebral, degeneração cerebelar e neuropatia sensorial periférica com distribuição em "bota e luva". Distúrbios nutricionais, como a deficiência de tiamina (vitamina B_1), podem causar encefalopatia de Wernicke ou psicose de Korsakoff.
5. A **cetoacidose alcoólica** é caracterizada por acidose metabólica de intervalo aniônico e níveis elevados de β-hidroxibutirato e, em menor grau, de acetoacetato. O intervalo osmolar também poderá estar elevado, fazendo essa condição poder ser confundida com a intoxicação por metanol ou etilenoglicol.
C. **Abstinência alcoólica.** A interrupção repentina após o uso crônico de altos níveis de álcool em geral causa dor de cabeça, tremores, ansiedade, palpitações e insônia. Em resumo, poderá ocorrer convulsões generalizadas, geralmente em 6 a 12 horas de consumo reduzido de etanol. A superatividade do sistema nervoso simpático poderá evoluir para o **delirium tremens**, uma síndrome potencialmente fatal, caracterizada por taquicardia, diaforese, hipertermia e *delirium*, que normalmente se manifesta de 48 a 72 horas após a interrupção do uso pesado de álcool. Os "DTs" podem causar morbidade e mortalidade significativas quando não tratados.
D. **Outros problemas.** Alcoólatras algumas vezes ingerem, intencional ou acidentalmente, substitutos do etanol, como álcool isopropílico (p. 144), metanol (p. 318) e etilenoglicol (p. 318). Além disso, o etanol poderá servir como veículo para engolir grandes quantidades de comprimidos em uma tentativa de suicídio. O dissulfiram (p. 225) poderá causar uma reação aguda séria se ingerido concomitantemente com etanol.
IV. O **diagnóstico** da intoxicação por etanol é geralmente simples, obtido com base na história de ingestão, no cheiro característico do álcool fresco ou no odor fétido do acetaldeído e de outros produtos metabólicos, na presença de nistagmo, ataxia e estado mental alterado. Entretanto, outros distúrbios podem acompanhar ou mimetizar a intoxicação, como hipoglicemia, traumatismo craniano, hipotermia, meningite, encefalopatia de Wernicke e intoxicação por outros fármacos ou venenos.
A. **Níveis específicos.** Os níveis séricos de etanol estão normalmente disponíveis na maioria dos laboratórios hospitalares e, dependendo do método utilizado, são precisos e específicos. Observar que os níveis séricos são aproximadamente 12 a 18% superiores aos valores correspondentes no sangue total.
1. Em geral, existe apenas uma relação fraca entre os níveis sanguíneos e a apresentação clínica; entretanto um nível de etanol inferior a 300 mg/dL em um paciente comatoso deverá iniciar uma pesquisa de causas alternativas.

2. Caso os níveis de etanol não estejam imediatamente disponíveis, sua concentração poderá ser estimada por meio do cálculo do intervalo osmolar (p. 32).

B. **Estudos laboratoriais sugeridos** no paciente gravemente intoxicado podem incluir glicose, eletrólitos, ureia, creatinina, aminotransferases hepáticas, tempo de protrombina (TP/RNI), magnésio, gasometria arterial ou oximetria e radiografia torácica (em caso de suspeita de aspiração pulmonar). Considerar TC da cabeça se o paciente apresentar déficits neurológicos focais ou estado mental alterado inconsistente com o grau de elevação do álcool no sangue.

V. **Tratamento**
  A. **Emergência e medidas de apoio**
   1. **Intoxicação aguda.** O tratamento é principalmente de apoio.
      a. Proteger a via aérea para impedir a aspiração e entubar e fornecer ventilação quando necessário (p. 1-7).
      b. Administrar glicose e tiamina (p. 510 e 557) e tratar o coma (p. 18) e as convulsões (p. 22) caso ocorram. O glucagon não é eficaz no caso de hipoglicemia induzida por álcool.
      c. Corrigir a hipotermia com reaquecimento gradual (p. 20).
      d. A maioria dos pacientes recupera-se em 4 a 6 horas. Observar as crianças até que o nível de álcool no sangue seja inferior a 50 mg/dL e que não haja evidência de hipoglicemia.
   2. **Cetoacidose alcoólica.** Tratar com substituição de volume, tiamina (p. 557) e glicose suplementar. A maioria dos pacientes recupera-se rapidamente.
   3. **Abstinência alcoólica.** Tratar com benzodiazepinas (p. ex., diazepam, 2 a 10 mg, IV, iniciais e repetidas quando necessário [p. 460]), e/ou fenobarbital (p. 503).
  B. **Fármacos específicos e antídotos.** Não existe antagonista específico do receptor de etanol disponível, apesar dos registros de ativação após a administração de naloxona.
  C. **Descontaminação** (p. 45). Como o etanol é rapidamente absorvido, a descontaminação gástrica normalmente não é indicada, a menos que se suspeite da ingestão de outro fármaco. Considerar a aspiração do conteúdo gástrico com um tubo pequeno e flexível em caso de ingestão alcoólica maciça e recente (em 30 a 45 minutos). O carvão ativado não absorve de maneira eficiente o etanol, porém poderá ser administrado caso outros fármacos ou toxinas tenham sido ingeridos.
  D. **Eliminação aumentada.** O metabolismo do etanol ocorre normalmente em uma taxa fixa de cerca de 20 a 30 mg/dL/h. As taxas de eliminação são mais rápidas em indivíduos com alcoolismo crônico e com níveis séricos superiores a 300 mg/dL. A hemodiálise remove de maneira eficiente o etanol, porém a remoção aumentada raramente é necessária, pois o tratamento de apoio em geral é suficiente. A hemoperfusão e a diurese forçada não são eficazes.

▶ ETILENOGLICOL E OUTROS GLICÓIS

Thanjira Jiranantakan, MD e Ilene B. Anderson, PharmD

O etilenoglicol é o ingrediente principal (até 95%) no descongelamento. Ele é algumas vezes consumido intencionalmente como um substituto do álcool por alcoólatras e é tentador para crianças e animais devido ao seu doce sabor. A intoxicação pelo próprio etilenoglicol causa inebriação e gastrite branda; mas mais importante é mencionar que seus produtos metabólicos causam acidose metabólica, insuficiência renal e morte. Outros glicóis também podem produzir toxicidade (Tabela II-24).

I. **Mecanismo de toxicidade**
  A. O **etilenoglicol** é metabolizado pelo álcool desidrogenase, gerando glicoaldeído que, por sua vez, é metabolizado gerando os ácidos glicólico, glioxílico e oxálico. Esses ácidos, junto com o excesso de ácido láctico, são responsáveis pela acidose metabólica de intervalo aniônico. O oxalato precipita-se imediatamente com o cálcio para formar os cristais insolúveis de oxalato de cálcio. A lesão tecidual é causada pela deposição disseminada de cristais de oxalato e pelos efeitos tóxicos dos ácidos glicólico e glioxílico.
  B. **Farmacocinética.** O etilenoglicol é bem absorvido. Seu Vd é de aproximadamente 0,6 a 0,8 L/kg e não se encontra ligado à proteína. Seu metabolismo é realizado pelo álcool desidrogenase, com uma meia-vida de aproximadamente 3 a 5 horas. Na presença de etanol ou

TABELA II-24 Outros glicóis

Compostos	Toxicidade e comentários	Tratamento
Dietilenoglicol (DEG)	Altamente nefrotóxico. Insuficiência renal, coma, acidose metabólica e morte foram registrados após a ingestão, assim como na repetição de aplicação dérmica em pacientes com lesões de queimaduras extensas. A maioria dos incidentes registrados ocorreram a partir da adulteração de produtos de consumo ou de medicamentos. Gastrite, hepatite, pancreatite e sequelas neurológicas tardias também foram observadas após a ingestão. A acidose metabólica poderá ser atrasada por mais de 12 horas após a ingestão. A dose letal estimada para humanos é de 0,05–2,0 g/kg. Foi documentada a formação de cristais de oxalato de cálcio em animais, porém não em humanos, após exposição fatal. O metabolismo do DEG não está claro, entretanto um registro de caso documenta um bom prognóstico com fomepizol. Peso molecular = 106.	Etanol e fomepizol podem ser eficazes. A hemodiálise é indicada para pacientes com insuficiência renal anúrica ou acidose metabólica grave não responsiva aos tratamentos médicos.
Dioxano (dímero do etilenoglicol)	Pode causar coma, lesão hepática e renal. O vapor (> 300 ppm) pode causar irritação da membrana mucosa. A exposição dérmica ao líquido poderá ter uma ação desengordurante. Os metabólitos são desconhecidos. Peso molecular = 88.	Os papéis do etanol e do fomepizol são desconhecidos, mas eles poderão ser eficazes.
Dipropilenoglicol	Toxicidade relativamente baixa. Depressão do sistema nervoso central, lesão hepática e comprometimento renal ocorreram em estudos animais após exposições maciças. Existe um registro humano de insuficiência renal aguda, polineuropatia e miopatia após uma ingestão de solução leitosa de dipropilenoglicol, porém não há registros de acidose ou elevação do lactato. Peso molecular = 134.	Tratamento de apoio. Não foi descrita função para a terapia com etanol.
Etilenoglicol monobutiléter (EGBE, 2-butoxietanol, butil cellosolve)	Efeitos clínicos tóxicos incluem letargia, coma, acidose metabólica de intervalo aniônico, hipercloremia, hipotensão, depressão respiratória, hemólise, disfunção renal e hepática; coagulação intravascular disseminada (CIVD) rara, edema pulmonar não cardiogênico e síndrome do desconforto respiratório agudo (SDRA). Foram registradas a formação de cristais de oxalato e a elevação do intervalo osmolar, porém não em todos os casos. Os níveis séricos dos casos de intoxicação oscilaram entre 0,005 a 432 mg/L. O butoxietanol é metabolizado pelo álcool desidrogenase gerando butoxialdeído e ácido butoxiacético (BAA); entretanto, a afinidade do álcool desidrogenase pelo butoxietanol é desconhecida. Peso molecular = 118.	Etanol, fomepizol e hemodiálise podem ser eficazes.
Etilenoglicol monoetiléter (EEEG, 2-etoxietanol, etil cellosolve)	Foram observados cristais de oxalato de cálcio em animais. Estudos animais indicam que o EEEG é metabolizado parcialmente gerando etilenoglicol; entretanto, a afinidade do álcool desidrogenase é maior pelo EEEG do que pelo etanol. Um paciente desenvolveu vertigem, inconsciência, acidose metabólica, insuficiência renal, lesão hepática e neurastesia após ingerir 40 mL. O efeito teratogênico foi observado em humanos e em animais. Peso molecular = 90.	Etanol e fomepizol podem ser eficazes.

(Continua)

TABELA II-24 Outros glicóis *(Continuação)*

Compostos	Toxicidade e comentários	Tratamento
Etilenoglicol monometiléter (EGME, 2-metoxietanol, metil cellosolve)	Efeitos tóxicos tardios (8 a 18 horas após a ingestão) semelhantes aos observados para o etilenoglicol. Cristais de oxalato de cálcio poderão ou não ocorrer. Edema cerebral, gastrite hemorrágica e degeneração do fígado e dos rins foram observados em uma necropsia. Estudos animais indicam que o EGME é metabolizado parcialmente gerando etilenoglicol; entretanto, a afinidade do álcool desidrogenase é aproximadamente a mesma para o EGME e para o etanol. Oligospermia foi observada com a exposição crônica de humanos. Efeitos teratogênicos foram registrados em animais. Peso molecular = 76.	Eficácia desconhecida do etanol e do fomepizol; em um registro, o fomepizol não preveniu a acidose.
Glicóis de polietileno	Toxicidade muito baixa. Um grupo de compostos com pesos moleculares entre 200 a > 4.000. Os compostos de alto peso molecular (> 500) são fracamente absorvidos e rapidamente excretados pelos rins. Os compostos de baixo peso molecular (200 a 400) podem levar a acidose metabólica, insuficiência renal e hipercalcemia após ingestões orais maciças ou repetidas aplicações dérmicas em pacientes com lesões de queimaduras extensas. Insuficiência respiratória aguda ocorreu após infusão nasogástrica acidental no pulmão de um paciente pediátrico. O álcool desidrogenase metaboliza glicóis de polietileno.	Tratamento de apoio.
Propilenoglicol (PG)	Toxicidade relativamente baixa. Acidose láctica, depressão do SNC, coma, hipoglicemia, convulsões e hemólise raramente foram registrados após exposições maciças ou crônicas de pacientes de alto risco. Fatores de risco incluem insuficiência renal, bebês pequenos, epilepsia, pacientes queimados com extensa aplicação dérmica de propilenoglicol e pacientes em abstinência alcoólica que estejam recebendo doses muito elevadas de lorazepam ou diazepam IV. Intervalo osmolar, intervalo aniônico e lactato encontram-se normalmente elevados. Níveis de PG de 6 a 42 mg/dL não levaram à toxicidade após infusão aguda. Um nível de PG de 1.059 mg/dL foi registrado em um bebê de 8 meses com queimaduras extensas após repetidas aplicações dérmicas (a criança apresentou parada cardiopulmonar). Um nível de 400 mg/dL foi observado em um paciente epiléptico que experimentou estado epiléptico, depressão respiratória, intervalo osmolar elevado e acidose metabólica. Os metabólitos são lactato e piruvato. Peso molecular = 76.	Tratamento de apoio, bicarbonato de sódio. Não existe indicação para a terapia com etanol. A hemodiálise é eficaz, porém raramente indicada, a menos que a insuficiência renal ou a acidose metabólica grave não respondam ao tratamento médico. Interromper quaisquer fármacos contendo PG.
Trietilenoglicol	Intoxicação rara em humanos. Coma, acidose metabólica com intervalo aniônico elevado, intervalo osmolar de 7 mOsm/L registrado em 1 a 1,5 hora após ingestão de um "gole". Tratado com etanol e recuperado em 36 horas.	Etanol e fomepizol podem ser eficazes.

fomepizol (ver a seguir), pois ambos bloqueiam o metabolismo do etilenoglicol, a eliminação é totalmente feita por via renal, com uma meia-vida de cerca de 17 horas.
C. **Outros glicóis** (ver Tab. II-24). Glicóis de propileno e dipropileno são de toxicidade relativamente baixa, embora o metabolismo do propilenoglicol gere ácido láctico. O propilenoglicol e outros polietilenoglicóis de alto peso molecular são fracamente absorvidos e praticamente não tóxicos. Entretanto, o dietilenoglicol e os éteres de glicol produzem metabólitos tóxicos com toxicidade semelhante à do etilenoglicol.

II. **Dose tóxica.** A dose oral letal aproximada do etilenoglicol a 95% (p. ex., para o descongelamento) é de 1 a 1,5 mL/kg; entretanto foi registrada uma sobrevivência após a ingestão de 2 L por um paciente que recebeu tratamento em 1 hora após a ingestão.

III. **Apresentação clínica**
A. **Etilenoglicol**
1. **Durante as primeiras horas** após a ingestão aguda, a vítima poderá parecer intoxicada como se fosse por etanol. O intervalo osmolar (p. 32) estará elevado, porém não ocorrerá acidose inicial. Também poderá ocorrer gastrite com vômito.
2. **Após um retardo de 4 a 12 horas**, ocorrem evidências de intoxicação por produtos metabólicos, com acidose de intervalo aniônico, hiperventilação, convulsões, coma, distúrbios de condução cardíaca e arritmias. A insuficiência renal é comum, porém normalmente reversível. Também poderão ocorrer edema pulmonar e edema cerebral. A hipocalcemia com tetania foi registrada.
B. **Outros glicóis** (ver Tab. II-24). Dietilenoglicol e éteres de glicol são extremamente tóxicos e podem produzir insuficiência renal aguda e acidose metabólica. Cristais de oxalato de cálcio poderão ou não estar presentes.

IV. O **diagnóstico** da intoxicação por etilenoglicol geralmente é obtido com base na história da ingestão de anticongelante, sintomas típicos e elevação dos intervalos osmolar e aniônico. Cristais de oxalato ou hipurato poderão estar presentes na urina (cristais de oxalato de cálcio poderão ser mono-hidratos [em forma de charuto] ou di-hidratos [cuboides]). Como vários produtos anticongelantes contêm fluoresceína, a urina poderá exibir fluorescência sob uma lâmpada de Wood. Entretanto, resultados falso-positivos e falso-negativos da lâmpada de Wood foram observados.
A. **Níveis específicos.** Os testes para avaliação dos níveis de etilenoglicol normalmente estão disponíveis nos laboratórios de toxicologia comerciais regionais*, porém são dificilmente obtidos com rapidez.
1. Níveis séricos superiores a 50 mg/dL geralmente estão associados à intoxicação séria, embora níveis inferiores não descartem a intoxicação, caso o composto parental já tenha sido metabolizado (nesse caso, o intervalo aniônico deverá estar fortemente elevado). O cálculo do intervalo osmolar (p. 32) poderá ser usado para estimar o nível de etilenoglicol.
2. **Níveis falso-positivos de etilenoglicol** podem ser causados por triglicerídeos elevados (ver Tab. I-6, p. 43) e por 2,3-butanediol, lactato, glicerol e outras substâncias, quando a glicerol desidrogenase é usada em alguns ensaios enzimáticos. Um nível elevado de etilenoglicol deverá ser confirmado por cromatografia gasosa (CG).
3. Concentrações elevadas do metabólito tóxico **ácido glicólico** representam uma melhor medida de toxicidade, porém não estão amplamente disponíveis. Níveis inferiores a 10 mmol/L não são tóxicos. *Nota:* O ácido glicólico pode produzir um resultado falso-positivo para o ácido láctico em alguns ensaios.
4. Quando o nível sérico de etilenoglicol estiver ausente, se os intervalos osmolar e aniônico estiverem normais e o paciente for assintomático, provavelmente não ocorreu ingestão maciça.
B. **Outras análises laboratoriais úteis** incluem eletrólitos, lactato, etanol, glicose, ureia, creatinina, cálcio, aminotransferases hepáticas (ALT, AST), exame de urina (no caso de cristais e do exame com a lâmpada de Wood), osmolalidade medida, gasometria arterial e monitoramento do ECG.

---

* N. de R.T. Em geral, estes testes não estão disponíveis no Brasil devido aos raros casos de intoxicação com esses agentes químicos, o que está relacionado com o clima tropical brasileiro e o limitado uso de anticongelantes no país.

Níveis séricos de β-hidroxibutirato poderão ajudar a distinguir a intoxicação por etilenoglicol da cetoacidose alcoólica, que também pode causar elevação nos intervalos aniônico e osmolar. (Pacientes com cetoacidose alcoólica poderão não apresentar testes fortemente positivos para cetonas, porém o nível de β-hidroxibutirato normalmente estará mais elevado.)

V. Tratamento
  A. Emergência e medidas de apoio
    1. Manter uma via aérea aberta e fornecer ventilação, quando necessário (p. 1-7). Administrar oxigênio suplementar.
    2. Tratar coma (p. 18), convulsões (p. 22), arritmias cardíacas (p. 10-15) e acidose metabólica (p. 33), caso ocorram. Observar o paciente por várias horas para monitorar o desenvolvimento de acidose metabólica, especialmente se o paciente for sintomático ou houver ingestão simultânea conhecida de etanol.
    3. Tratar a hipocalcemia com gliconato de cálcio ou cloreto de cálcio IV (p. 473).
  B. Fármacos específicos e antídotos
    1. Administrar **fomepizol** (p. 509) ou **etanol** (p. 496) para saturar a enzima álcool desidrogenase e impedir o metabolismo do etilenoglicol que gera seus metabólitos tóxicos. As indicações para a terapia incluem as seguintes:
      a. Nível de etilenoglicol superior a 20 mg/dL.
      b. História de ingestão de etilenoglicol acompanhada por um intervalo osmolar superior a 10 mOsm/L, não levando em conta o etanol ou outros alcoóis.
    2. Administrar **piridoxina** (p. 544), **folato** (p. 445) e **tiamina** (p. 557), cofatores necessários para o metabolismo do etilenoglicol que podem aliviar a toxicidade por aumentar o metabolismo do ácido glioxílico que gera metabólitos não tóxicos.
  C. Descontaminação (p. 45). Realizar a lavagem (ou simplesmente aspirar o conteúdo gástrico com um pequeno tubo flexível) em caso de ingestão recente (em 30 a 60 minutos). O carvão ativado não deverá proporcionar benefícios, porque a dose eficaz necessária teria que ser grande e o etilenoglicol é rapidamente absorvido, porém poderá ser usado se outros fármacos ou toxinas tiverem sido ingeridos.
  D. Eliminação aumentada. O Vd do etilenoglicol é de 0,6 a 0,8 L/kg, tornando-o acessível aos procedimentos de eliminação aumentada. A **hemodiálise** remove de maneira eficiente o etilenoglicol e seus metabólitos tóxicos e corrige rapidamente a acidose e os distúrbios de fluido e eletrólitos.
    1. As **indicações para hemodiálise** incluem as seguintes:
      a. Suspeita de intoxicação por etilenoglicol com um intervalo osmolar superior a 10 mOsm/L, não considerando o etanol ou outros alcoóis e acompanhado por acidose metabólica (pH < 7,25 a 7,30) que não responda à terapia.
      b. Intoxicação por etilenoglicol acompanhada por insuficiência renal.
      c. Concentração sérica de etilenoglicol superior a 50 mg/dL, a menos que o paciente seja assintomático e esteja recebendo tratamento com fomepizol ou etanol.
      d. Acidose metabólica grave em um paciente com história de ingestão de etilenoglicol, mesmo que o intervalo osmolar não se encontre elevado (apresentação tardia).
    2. **Ponto final do tratamento.** A concentração sérica mínima do etilenoglicol associada à toxicidade grave é desconhecida. Além disso, o tratamento com fomepizol ou etanol deverá ser mantido até que os intervalos osmolar e aniônico sejam normalizados ou (quando disponíveis) os níveis séricos de etilenoglicol e ácido glicólico não mais sejam detectáveis.

▶ **FÁRMACOS ANTIARRÍTMICOS**
Neal L. Benowitz, MD

Devido aos seus efeitos sobre o coração, os fármacos antiarrítmicos são extremamente tóxicos, e suas superdosagem em geral são fatais. Algumas classes de fármacos antiarrítmicos serão discutidas em alguns pontos da Seção II: fármacos tipo Ia (quinidina, disopiramida e procainamida, p. 364); fármacos tipo II (β-bloqueadores, p. 161); fármacos tipo IV (antagonistas de cálcio, p. 123) e os fármacos mais antigos do tipo Ib (lidocaína, p. 80, e fenitoína, p. 251). Esta seção descreve a toxicidade causada pelos fármacos antiarrítmicos do tipo Ib (tocainida e mexiletina), tipo Ic (flecainida, encainida, propafenona e moricizina) e tipo III (bretílio, amiodarona, dronedarona e dofetilida). O sotalol, também com funções antiarrítmicas do tipo III, será discutido na seção sobre bloqueadores β-adrenérgicos (p. 161).

I. **Mecanismo de toxicidade**
   A. **Fármacos do tipo I** agem, em geral, inibindo os canais de sódio rápidos responsáveis pela despolarização inicial da célula cardíaca e pela condução do impulso. Os fármacos dos tipos Ia e Ic (que também bloqueiam canais de potássio) retardam a despolarização e a condução no tecido cardíaco normal, e, mesmo em doses terapêuticas normais, os intervalos QT (tipos Ia e Ic) e QRS (tipo Ic) são prolongados. Os fármacos do tipo Ib retardam a despolarização primeiramente no tecido isquêmico e apresentam pouco efeito sobre o tecido normal ou no ECG. Em caso de superdosagem, todos os fármacos do tipo I possuem o potencial para reduzir marcantemente a automaticidade, a condução e a contratilidade miocárdicas.
   B. **Fármacos dos tipos II e IV** atuam bloqueando os receptores β-adrenérgicos (tipo II) ou os canais de cálcio (tipo IV). Suas ações serão discutidas em outro momento (tipo II, p. 161; tipo IV, p. 123).
   C. **Fármacos do tipo III** atuam primeiramente bloqueando os canais de potássio para prolongar a duração do potencial de ação e o período refratário efetivo, levando ao prolongamento do intervalo QT em doses terapêuticas.
      1. A administração IV de **bretílio** causa liberação de catecolaminas das terminações nervosas, seguida pela inibição de sua liberação.
      2. A **amiodarona** também é um bloqueador β-adrenérgico não competitivo e possui efeitos bloqueadores dos canais de sódio e cálcio, o que pode explicar sua tendência para causar bradiarritmias. A amiodarona também pode liberar iodo, e o seu uso crônico leva à alteração da função da tireoide (tanto hiper quanto hipotireoidismo).
      3. A **dronedarona** é um análogo da amiodarona, porém não contém iodo, não afeta a função da tireoide e não apresenta vários dos outros efeitos colaterais da amiodarona.
      4. A **dofetilida** é usada para manter o ritmo sinusal em pacientes com fibrilação atrial. Está associada ao prolongamento de QT e a um risco para o *torsade de pointes*, como será discutido posteriormente.
   D. **Farmacocinética relevante.** Todos os fármacos discutidos nesta seção são amplamente distribuídos pelos tecidos corporais. A maioria é extensamente metabolizado, porém frações significativas de tocainida (40%), flecainida (40%), dofetilida (80%) e bretílio (> 90%) são excretadas sem alterações pelos rins (ver também Tab. II-52, p. 414).

II. **Dose tóxica.** Em geral, esses fármacos apresentam um estreito índice terapêutico e uma severa toxicidade poderá ocorrer ligeiramente acima ou, algumas vezes, dentro da própria faixa terapêutica, especialmente se dois ou mais fármacos antiarrítmicos estiverem sendo administrados simultaneamente.
   A. A ingestão de **duas vezes a dose terapêutica** deverá ser considerada potencialmente fatal (doses terapêuticas usuais estão mencionadas na Tab. II-25).
   B. Uma exceção a esse princípio básico é a amiodarona, que é distribuída tão extensamente pelos tecidos que até mesmo superdosagens únicas maciças produzem pouca ou nenhuma toxicidade (a toxicidade geralmente ocorre apenas após o acúmulo durante esquemas crônicos de administração do fármaco).

III. **Apresentação clínica**
   A. **Tocainida e mexiletina**
      1. **Efeitos colaterais**, com o uso terapêutico, podem incluir tontura, parestesias, tremor, ataxia e distúrbios GI.
      2. A **superdosagem** pode causar sedação, confusão, coma, choque, parada respiratória e toxicidade cardíaca (parada sinusal, bloqueio atrioventricular [AV], assistolia e hipotensão). Assim como ocorre com a lidocaína, os intervalos QRS e QT em geral estão normais, embora possam ser prolongados após superdosagem maciça.
   B. **Flecainida, propafenona e moricizina**
      1. **Efeitos colaterais**, com o uso terapêutico, incluem tontura, visão embaçada, dor de cabeça e distúrbio GI. Arritmias ventriculares (taquicardia ventricular monomórfica ou polimórfica; ver p. 14) e morte súbita poderão ocorrer com níveis terapêuticos, espe-

TABELA II-25 Fármacos antiarrítmicos

Classe	Fármaco	Meia-vida normal (h)	Dose diária terapêutica (mg)	Níveis séricos terapêuticos (mg/L)	Toxicidade principal[a]
Ia	Quinidina e fármacos relacionados (p. 364)				
Ib	Tocainida[d]	11-15	1.200-2.400	4-10	C, B, H
	Mexiletina	10-12	300-1.200	0,8-2	C, B, H
	Lidocaína (p. 80)				
	Fenitoína (p. 251)				
Ic	Flecainida	14-15	200-600	0,2-1	B, V, H
	Encainida[b,d]	2-11	75-300		C, B, V, H
	Propafenona[b]	2-10[c]	450-900	0,5-1	C, B, V, H
	Moricizina[d]	1,5-3,5	600-900	0,02-0,18	B, V, H
II	β-bloqueadores (p. 161)				
III	Amiodarona	50 dias	200-600	1,0-2,5	B, V, H
	Bretílio	5-14	5-10 mg/kg (dose de ataque IV)	1-3	H
	Dofetilida	10	0,125-1		B, V
	Dronedarona	13-19	800		B
	Ibutilide	2-12	ND		B, V, H
	Sotalol (p. 162)				
IV	Antagonistas de cálcio (p. 123)				
Miscelânea	Adenosina	< 10 segundos	ND		C, B, V, H

[a] Toxicidade principal: B, bradiarritmias; H, hipotensão; C, choque; V, arritmias ventriculares.
[b] O metabólito ativo poderá contribuir para a toxicidade; nível não estabelecido.
[c] Metabolizadores geneticamente lentos; poderão apresentar meias-vidas de 10 a 32 horas. Ainda, o metabolismo poderá ser não linear, de modo que as meias-vidas possam ser maiores em pacientes com superdosagem.
[d] Encainida, moricizina e tocainida não são mais vendidas nos EUA.*
Esta tabela foi atualizada com a ajuda de Elizabeth Birdsall, PharmD.

cialmente em indivíduos que estejam recebendo altas doses e naqueles com função ventricular reduzida. A propafenona tem sido associada à hepatite colestática.

2. A **superdosagem** causa hipotensão, choque, bradicardia, bloqueio nodal AV e sinatrial e assistolia. Os intervalos QRS e QT encontram-se prolongados e poderão ocorrer arritmias ventriculares. A flecainida pode reduzir a fibrilação atrial e convertê-la em palpitação atrial com condução rápida.

C. O **bretílio** não é mais amplamente utilizado e tem sido removido das normas do suporte avançado de vida em cardiologia (SAVC).

1. O principal **efeito colateral** tóxico do bretílio é a hipotensão causada pela inibição da liberação de catecolamina. A hipotensão ortostática poderá persistir por várias horas.
2. Após **injeção IV rápida**, poderão ocorrer hipertensão transitória, náuseas e vômito.

D. **Amiodarona, dronedarona e dofetilida**

1. Não é esperado que uma **superdosagem aguda** induza toxicidade em um indivíduo que ainda não esteja recebendo amiodarona. Bradiarritmias, hipotensão e assistolia têm sido ob-

---

* N. de R. T. Estes fármacos também não estão disponíveis no Brasil.

servadas durante a injeção IV. A hepatite aguda e a pneumonite aguda têm sido raramente associadas às doses de injeção IV administradas por vários dias. Poucas superdosagem de dofetilida têm sido registradas, porém é esperado que induzam prolongamento do intervalo QT e torsade de pointes, já que representa a principal toxicidade relacionada à dose.

2. Com o **uso crônico**, a amiodarona poderá causar arritmias ventriculares (taquicardia ventricular monomórfica ou polimórfica; ver p. 13) ou bradiarritmias (parada sinusal, bloqueio AV). A amiodarona poderá causar pneumonite ou fibrose pulmonar, hepatite, dermatite de fotossensibilidade, depósitos na córnea, hipotireoidismo ou hipertireoidismo, tremor, ataxia e neuropatia periférica. O uso crônico de **dronedarona** tem sido associado à piora da insuficiência cardíaca. A **dofetilida** tem sido associada ao prolongamento de QT e ao torsade de pointes, particularmente em indivíduos cuja função renal se deteriorou ou que estejam recebendo outros fármacos causadores de prolongamento QT, com o desenvolvimento de hipopotassemia e/ou hipomagnesemia.

IV. O **diagnóstico** é geralmente baseado em uma história de uso de fármaco antiarrítmico e achados típicos cardíacos e no ECG. A síncope em qualquer paciente que esteja recebendo esses fármacos deverá sugerir uma possível arritmia induzida por eles.

   A. **Níveis específicos.** Níveis séricos estão disponíveis para a maior parte dos fármacos dos tipos Ia e Ib (ver Tab. II-25); entretanto, como a toxicidade pode ser imediatamente fatal, a avaliação dos níveis do fármaco é usada primariamente para o seu monitoramento terapêutico ou para confirmar o diagnóstico, em vez de determinar o tratamento de emergência. Os seguintes fármacos antiarrítmicos podem ser detectados no teste toxicológico abrangente da urina: diltiazem, lidocaína, metoprolol, fenitoína, propranolol, quinidina e verapamil.

   B. **Outras análises laboratoriais úteis** incluem eletrólitos, glicose, ureia e creatinina, enzimas hepáticas, painel da tireoide (amiodarona crônica) e ECG e monitoramento do ECG.

V. **Tratamento**

   A. **Emergência e medidas de apoio**

      1. Manter uma via aérea aberta e fornecer ventilação quando necessário (p. 1-7).
      2. Tratar coma (p. 18), choque (p. 22), hipotensão (p. 16) e arritmias (p. 9-14) caso ocorram.

      Nota: Agentes antiarrítmicos do tipo Ia não devem ser usados para tratar cardiotoxicidade causada pelos fármacos dos tipos Ia, Ic ou III.

      3. Monitorar continuamente os sinais vitais e o ECG por um mínimo de 6 horas após a exposição e internar o paciente por 24 horas de monitoramento intensivo se houver evidência de toxicidade.

   B. **Fármacos específicos e antídotos.** Em pacientes com intoxicação por fármacos do tipo Ia ou Ic, o prolongamento de QRS, as bradiarritmias e a hipotensão poderão responder ao **bicarbonato de sódio**, 1 a 2 mEq/kg, IV (p. 464). O bicarbonato de sódio reverte os efeitos cardíaco-depressivos causados pela inibição do canal de sódio rápido. O torsade de pointes deverá ser tratado com magnésio IV, suplementação de potássio e, quando necessário, aceleração do batimento cardíaco.

   C. **Descontaminação** (p. 47). Administrar carvão ativado VO, caso as condições sejam apropriadas (ver Quadro I-30, p. 51). A lavagem gástrica não será necessária após ingestões leves a moderadas caso o carvão ativado possa ser administrado prontamente.

   D. **Eliminação aumentada.** Devido à extensa ligação do tecido resultando em amplos volumes de distribuição, a diálise e a hemoperfusão não deverão ser eficientes para a maioria desses agentes. A hemodiálise poderá ser benéfica para a superdosagem da tocainida ou flecainida em pacientes com insuficiência renal, porém não serão necessárias diálises prolongadas ou repetidas. Não existem dados a respeito da eficiência de doses repetidas de carvão.

▶ **FÁRMACOS ANTI-INFLAMATÓRIOS NÃO ESTEROIDES**

Winnie W. Tai, PharmD

Os fármacos anti-inflamatórios não esteroides (AINEs) são um grupo de agentes quimicamente diversos que possuem propriedades farmacológicas semelhantes e são amplamente utilizados para o controle da dor e da inflamação (Tabela II-40). A superdosagem causada pela maioria dos agentes desse grupo costuma produzir apenas desconforto GI brando. Entretanto, a toxicidade poderá ser mais grave após superdosagem por **oxifembutazona, fenilbutazona, ácido mefenâmico, piroxicam** ou **diflunisal**.

I. **Mecanismo de toxicidade**
   A. Os AINEs produzem seus efeitos farmacológicos e a maioria dos seus efeitos toxicológicos por meio da inibição da enzima ciclo-oxigenase (isoformas COX-1 e COX-2); esta leva à redução da produção de prostaglandinas e reduz a dor e a inflamação. A disfunção do SNC, hemodinâmica, pulmonar e hepática também ocorre com o uso de alguns agentes, porém a relação com a produção de prostaglandina permanece incerta. As prostaglandinas também estão envolvidas na manutenção da integridade da mucosa gástrica e na regulação do fluxo sanguíneo renal; portanto, a intoxicação aguda ou crônica poderá afetar esses órgãos.
   B. A mais nova geração de AINEs, conhecida como inibidores de COX-2 (rofecoxibe [Vioxx]*, celecoxibe [Celebrex], valdecoxibe [Bextra]), inibe seletivamente a isoforma COX-2, sem que a COX-1 seja inibida em doses terapêuticas. Como a COX-1 está envolvida na proteção da mucosa GI, a probabilidade da ocorrência de hemorragia GI é menor com o uso desses fármacos do que com os AINEs convencionais.
   C. **Farmacocinética.** Os AINEs são geralmente bem absorvidos, e seus volumes de distribuição são relativamente pequenos (p. ex., 0,15 L/kg para o ibuprofeno). Os inibidores de COX-2 apresentam maiores volumes de distribuição (86 a 91 L em adultos para o rofecoxibe, 400 L para o celecoxibe). A maior parte desses agentes apresenta alta ligação à proteína, e a maioria é eliminada pelo metabolismo hepático e pela excreção renal, com meias-vidas variáveis (p. ex., 1,5 a 2,5 horas para o ibuprofeno e 12 a 17 horas para o naproxeno; ver também Tab. II-52).

II. **Dose tóxica.** Os dados em seres humanos são insuficientes para estabelecer uma correlação confiável entre a quantidade ingerida, as concentrações plasmáticas e os efeitos clínicos tóxicos. Em geral, sintomas significativos ocorrem após a ingestão de mais de 5 a 10 vezes a dose terapêutica usual.

III. **Apresentação clínica.** Em geral, pacientes com superdosagem de AINEs são assintomáticos ou apresentam desconforto GI brando (náuseas, vômito, dor abdominal e, algumas vezes, hematêmese). Ocasionalmente, os pacientes apresentam sonolência, letargia, ataxia, nistagmo, zumbido e desorientação.
   A. Com os agentes mais tóxicos **oxifembutazona, fenilbutazona, ácido mefenâmico e piroxicam** e nos casos de superdosagem maciça de **ibuprofeno** ou **fenoprofeno**, poderão ocorrer convulsão, coma, insuficiência renal e parada cardiorrespiratória. Também foram observadas disfunção hepática, hipoprotrombinemia e acidose metabólica.
   B. A superdosagem por **diflunisal** induz toxicidade semelhante à da intoxicação por salicilato (p. 373).
   C. O uso crônico de **bronfenaco** por mais de 10 dias levou à hepatotoxicidade fatal.
   D. O uso de **fenilbutazona** e **antipirina** tem sido associado à agranulocitose e a outras discrasias sanguíneas.
   E. As informações são limitadas a respeito de superdosagens por inibidores de COX-2. Os fabricantes de rofecoxibe e de celocoxibe especulam que possam ocorrer hipertensão, insuficiência renal aguda, depressão respiratória e coma em casos de superdosagem. Rofecoxibe e valdecoxibe foram retirados do mercado em consideração ao risco elevado de eventos cardiovasculares (incluindo infartos do miocárdio e isquemias). Também existe maior risco para a ocorrência de reações cutâneas sérias com o uso de valdecoxibe.

IV. O **diagnóstico** se baseia principalmente na história de ingestão de AINEs, pois os sintomas são brandos e inespecíficos e os níveis quantitativos normalmente não se encontram disponíveis.
   A. **Níveis específicos** não se encontram normalmente disponíveis e não contribuem para o tratamento clínico.
   B. **Outras análises laboratoriais úteis** incluem hemograma, eletrólitos, glicose, ureia, creatinina, aminotransferases hepáticas, tempo de protrombina (TP/RNI) e exame de urina.

---

* N. de R.T. Retirado do mercado mundial em 2004.

TABELA II-26 Anti-inflamatórios não esteroides

Fármaco	Dose diária máxima para adultos (mg)	Meia-vida (h)	Comentários
Ácidos carboxílicos			
Ácido mefenâmico	1.000	2	Convulsões, contrações
Bronfenaco de sódio	150	1-2	Uso crônico associado à lesão hepática grave
Carprofeno	4 mg/kg (VO ou SC)	4-10 (VO) 12 (IV)	Aprovado apenas para uso em cães
Cetoprofeno[a]	300	2-4	A superdosagem maciça pode causar depressão respiratória, coma e convulsão
Cetorolaco	40 (VO) 60-120 (IV)	4-6	Alto risco de insuficiência renal
Diclofenaco	200	2	
Diflunisal	1.500	8-12	
Etodolaco	1.000	7	
Fenoprofeno	3.200	3	Insuficiência renal aguda
Ibuprofeno[a]	3.200	2-4	A superdosagem maciça pode levar a coma, insuficiência renal, acidose metabólica e depressão cardiorrespiratória
Indometacina	200	3-11	
Meclofenamato	400	1-3	
Naproxeno[a]	1.500	12-17	Convulsões, acidose
Oxaprozina	1.800	42-50	
Sulindaco	400	7-16	Recirculação êntero-hepática extensa
Tolmetina	1.800	1	
Ácidos enólicos			
Fenilbutazona	600	50-100	Convulsão, acidose
Meloxicam	15	15-20	
Nabumetona	2.000	24	
Oxifembutazona	600	27-64	Convulsão, acidose
Piroxicam	20	45-50	Convulsão, coma
Inibidores de COX-2			
Celocoxibe	400	11	
Rofecoxibe	50	17	Retirado do mercado norte-americano em consideração ao risco elevado de eventos cardiovasculares
Valdecoxibe	40	8-11	Retirado do mercado norte-americano em 2005 em consideração ao risco elevado de eventos cardiovasculares e reações cutâneas graves

[a] Disponível atualmente nos EUA em fórmulas populares.
VO, via oral; SC, subcutâneo; IV, intravenoso.

V. Tratamento
A. Emergência e medidas de apoio
1. Manter via aérea aberta e fornecer ventilação quando necessário (p. 1-7). Administrar oxigênio suplementar.
2. Tratar convulsão (p. 22), coma (p. 18) e hipotensão (p. 16) caso ocorram.

3. Antiácidos podem ser usados no caso de desconforto GI brando. Repor as perdas de fluido com soluções cristaloides IV.
B. **Fármacos específicos e antídotos.** Não existem antídotos. A vitamina K (p. 563) pode ser usada no caso de pacientes com tempo de protrombina elevado induzido por hipoprotrombinemia.
C. **Descontaminação** (p. 45). Administrar carvão ativado VO caso as condições sejam apropriadas (ver Quadro I-30, p. 51). A lavagem gástrica não será necessária após ingestões pequenas a moderadas caso o carvão ativado tenha sido administrado prontamente.
D. **Eliminação aumentada.** Os AINEs são altamente ligáveis à proteína e intensamente metabolizados. Portanto, hemodiálise, diálise peritoneal e diurese forçada provavelmente não serão eficazes.
  1. A **hemoperfusão com carvão** poderá ser eficaz no caso de superdosagem de **fenilbutazona**, embora existam dados clínicos limitados para sustentar o seu uso.
  2. A terapia com doses repetidas de carvão ativado poderá aumentar a eliminação de meloxicam, oxifembutazona, fenilbutazona e piroxicam.
  3. Doses orais repetidas de colestiramina têm sido responsáveis pelo aumento da depuração de meloxicam e piroxicam.

▶ FÁRMACOS ANTIPSICÓTICOS, INCLUINDO FENOTIAZINAS
Grant D. Lackey, PharmD

Fenotiazinas, butirofenonas e outros fármacos relacionados são usados amplamente para tratar psicose e depressão agitada. Além disso, alguns desses fármacos (p. ex., proclorperazina, prometazina e droperidol) são utilizados como agentes antieméticos. Superdosagens suicidas são comuns, mas, devido à elevada proporção da dose tóxica-terapêutica, a superdosagem aguda raramente leva ao óbito. Um grande número de agentes mais novos (que, em geral, são conhecidos como "antipsicóticos atípicos") tem sido desenvolvido. Antipsicóticos atípicos diferem de outros neurolépticos na sua ligação aos receptores de dopamina e nos seus efeitos sobre o comportamento mediado pela dopamina. A superdosagem causada por esses agentes é limitada. A Tabela II-27 descreve os agentes antipsicóticos disponíveis.

I. **Mecanismo de toxicidade.** Uma variedade de efeitos farmacológicos é responsável pela toxicidade, envolvendo primeiramente o sistema cardiovascular e o SNC.
  A. **Sistema cardiovascular.** Efeitos anticolinérgicos podem produzir taquicardia. Bloqueio α-adrenérgico poderá causar hipotensão, especialmente do tipo ortostática. Com superdosagens muito grandes desses agentes, poderão ocorrer efeitos depressivos de membrana semelhantes aos da quinidina sobre o coração. Muitos desses agentes podem causar prolongamento de QT (p. 14).
  B. **Sistema nervoso central.** A sedação e os efeitos colinérgicos mediados pelo sistema central contribuem para a depressão do SNC. Bloqueio α-adrenérgico causa redução pupilar, apesar dos efeitos anticolinérgicos sobre os outros sistemas. Reações distônicas extrapiramidais são relativamente comuns com doses terapêuticas e possivelmente são causadas pelo bloqueio central do receptor de dopamina. O limiar do choque poderá ser reduzido por mecanismos desconhecidos. A regulação da temperatura também é alterada, levando à poiquilotermia.
  C. **Farmacocinética.** Esses fármacos apresentam amplos volumes de distribuição (Vd = 10 a 30 L/kg), e a maioria possui longas meias-vidas de eliminação (p. ex., meia-vida da clorpromazina = 18 a 30 horas). A eliminação é amplamente realizada pelo metabolismo hepático (ver Tab. II-52, p. 414).
II. **Dose tóxica.** Reações extrapiramidais, efeitos colaterais anticolinérgicos e hipotensão ortostática são, em geral, observados com doses terapêuticas. A tolerância aos efeitos sedativos dos antipsicóticos está bem descrita, e os pacientes em terapia crônica podem tolerar doses muito superiores às de outros indivíduos.
  A. Doses diárias típicas estão descritas na Tabela II-27.
  B. A dose tóxica após ingestão aguda é altamente variável. Poderão ocorrer depressão severa do SNC e hipotensão após ingestão de 200 a 1.000 mg de clorpromazina por crianças ou de 3 a 5 g por adultos.

TABELA II-27 Fármacos antipsicóticos

Fármaco	Tipo[a]	Dose diária usual para adultos (mg)	Toxicidade[b]
Aripiprazol	O	10-30	A, E, H, Q
Asenapina	O	10-30	E
Clorpromazina	P	200-2.000	A, E, H, Q
Clorprotixeno	T	75-200	E
Clozapina	D	100-900	A, H
Droperidol	B	2-10	E, Q
Etopropazina	P	50-400	A, H
Flufenazina	P	2,5-20	E, A
Haloperidol	B	1-100	E, Q
Iloperidona	O	12-24	E, H, Q
Loxapina	D	60-100	E
Mesoridazina	P	150-400	A, H, Q
Molindona	O	50-225	E
Olanzapina	D	5-20	A, E, H
Paliperidona	O	3-12	E, H, Q
Perfenazina	P	10-30	E
Pimozida	O	2-10	E, Q
Proclorperazina[c]	P	15-40	E
Prometazina[c,d]	P	25-200	A, E
Quetiapina	D	150-750	A, E, H, Q
Risperidona	O	4-16	E, H, Q
Tioridazina	P	150-300	A, H, Q
Tiotixeno	T	5-60	E
Trifluoperazina	P	1-40	E
Trimetobenzamida[c]	O	600-1.000	A, E
Ziprasidona	O	60-160	A, E, H, Q

[a] B, butirofenona; D, dibenzodiazepina; P, fenotiazina; O, outros (antipsicóticos "atípicos"); T, tiotixina.
[b] A, efeitos anticolinérgicos; E, reações extrapiramidais; H, hipotensão; Q, prolongamento do intervalo QT.
[c] Usado primariamente como um antiemético.
[d] Prometazina: Administrar IM no músculo profundo (via preferida de administração). A administração IV não é a preferida; extravasamento poderá causar lesão tecidual severa.

III. **Apresentação clínica.** A principal toxicidade manifesta-se no sistema cardiovascular e no SNC. Ainda poderá ocorrer intoxicação anticolinérgica (p. 129) como resultado da ingestão de benztropina (Cogentin) ou de outros fármacos administrados simultaneamente.
   A. A **intoxicação branda** causa sedação, redução de pupilas e hipotensão ortostática. Manifestações anticolinérgicas incluem boca seca, ausência de suor, taquicardia e retenção urinária. Paradoxalmente, a clozapina causa hipersalivação por meio de um mecanismo desconhecido.
   B. A **intoxicação severa** pode causar coma, choque e parada respiratória. O ECG normalmente mostra prolongamento do intervalo QT e, ocasionalmente, prolongamento de QRS (sobretudo com o uso de tioridazina [Mellaril])*. Poderão ocorrer hipotermia ou hipertermia. A clozapina pode causar um estado de confusão prolongado e, raramente, toxicidade cardíaca. Risperidona, aripiprazol e quetiapina podem causar prolongamento do intervalo QT, porém o delirium é menos severo.

---

* N. de R. T. Nome nos EUA. No Brasil, Melleril.

C. Efeitos colaterais distônicos **extrapiramidais** de doses terapêuticas incluem torcicolo, espasmo do músculo da mandíbula, crise oculogírica, rigidez, bradicinesia e tremor involuntário oscilatório. Eles são mais comuns com o uso de butirofenonas.
D. Pacientes sob medicação antipsicótica crônica podem desenvolver a **síndrome maligna neuroléptica** (p. 21), caracterizada por rigidez, hipertermia, sudorese, acidose láctica e rabdomiólise.
E. O uso de **clozapina** tem sido associado à agranulocitose.
F. A **prometazina** pode causar lesão tecidual severa após extravasamento perivascular ou injeção não intencional perineural, intraneural ou intra-arterial. A administração IV **não** é recomendada, a menos que a via esteja fluindo livremente e o fármaco seja administrado lentamente.
IV. O **diagnóstico** é obtido com base em uma história de ingestão e achados de sedação, redução de pupilas, hipotensão e prolongamento do intervalo QT. Distonias em crianças deverão sempre sugerir a possibilidade de exposição antipsicótica, em geral como um resultado de administração intencional pelos pais. Fenotiazinas são ocasionalmente visíveis em radiografias abdominais planas (ver Quadro I-28).
   A. **Níveis específicos.** Níveis sanguíneos quantitativos não se encontram rotineiramente disponíveis e não contribuem para o diagnóstico ou para o tratamento. A seleção qualitativa pode facilmente detectar fenotiazinas na urina ou no suco gástrico, porém as butirofenonas, como o haloperidol, normalmente não estão incluídas nos testes toxicológicos (ver Quadro I-26, p. 41).
   B. **Outras análises laboratoriais úteis** incluem eletrólitos, glicose, ureia, creatinina, CK, gasometria arterial ou oximetria, radiografia abdominal (para procurar comprimidos radiopacos) e radiografia torácica.
V. **Tratamento**
   A. **Emergência e medidas de apoio**
      1. Manter uma via aérea aberta e fornecer ventilação quando necessário (p. 1-7). Administrar oxigênio suplementar.
      2. Tratar coma (p. 18), choque (p. 22), hipotensão (p. 16) e hipertermia (p. 21) caso ocorram.
      3. Monitorar sinais vitais e ECG por pelo menos 6 horas e internar o paciente por pelo menos 24 horas se existirem sinais de intoxicação significativos. Crianças com intoxicação antipsicótica deverão ser avaliadas para possível abuso intencional.
   B. **Fármacos específicos e antídotos.** Não existem antídotos específicos.
      1. **Reações distônicas.** Administrar difenidramina, 0,5 a 1 mg/kg, IM ou IV (p. 485), ou benztropina (p. 463).
      2. **Prolongamento do intervalo QRS.** Tratar os efeitos cardiotóxicos semelhantes à quinidina com bicarbonato, 1 a 2 mEq/kg, IV (p. 464).
      3. A **hipotensão** causada por esses fármacos envolve provavelmente vasodilatação causada por bloqueio do receptor α_1. Tratar com fluidos IV e, se necessário, com um vasoconstritor, como a norepinefrina ou a fenilefrina. Teoricamente, os fármacos com atividade β_2 (p. ex., epinefrina, isoproterenol) podem piorar a hipotensão.
      4. **Prolongamento de QT e *torsade de pointes*** podem responder à infusão de magnésio ou a um marca-passo antitaquicardia (p. 14).
   C. **Descontaminação** (p. 45). Administrar carvão ativado VO se as condições forem apropriadas (ver Quadro I-30, p. 51). A lavagem gástrica não será necessária após ingestões leves e moderadas se o carvão ativado for administrado prontamente.
   D. **Eliminação aumentada.** Devido à intensa distribuição tecidual, esses fármacos não são removidos de maneira eficiente por diálise ou hemoperfusão. Repetidas doses de carvão ativado não foram avaliadas.

▶ FEBRE DO FUMO METÁLICO

Paul D. Blanc, MD, MSPH

A febre do fumo metálico é uma enfermidade febril aguda associada à inalação de partículas respiráveis (vapor) de óxido de zinco. Embora a febre do fumo metálico também tenha sido considerada como efeito genérico da exposição a diversos outros óxidos de metais (cobre, cádmio, ferro, magnésio e manganês), existem poucas evidências que sustentam esse fato. A febre do fumo metálico ocorre geralmente em locais de trabalho que envolvem solda, fundição ou cortes de metal galvanizado com fogo (aço coberto com zinco) ou em processos de fundição de bronze. A exposição ao cloreto de zinco pode ocorrer por bombas de fumaça; embora isso possa causar lesões pulmonares graves, não ocasiona a febre do fumo metálico.

I. **Mecanismo de toxicidade.** A febre do fumo metálico resulta da inalação de óxido de zinco (nem a ingestão, nem a administração parenteral induzem essa síndrome). O mecanismo é desconhecido, porém pode ser mediado por citocinas. Ele não envolve a sensibilização (não é um processo alérgico) e poderá ocorrer a partir da primeira exposição (em indivíduos sem história prévia de inalação de óxido de zinco).

II. **Dose tóxica.** A dose tóxica é variável. A resistência à condição desenvolve-se após dias repetidos de exposição (taquifilaxia), porém acaba rapidamente quando cessa a exposição. O limite de exposição recomendado pela ACGIH no local de trabalho (TLV-TWA) para os vapores de óxido de zinco é de 5 mg/m^3 em um período de exposição de 8 horas, e acredita-se que esse limite previna a febre do fumo metálico na maioria dos trabalhadores expostos. O nível do ar considerado imediatamente perigoso à vida ou à saúde (IDLH) é de 500 mg/m^3.

III. **Apresentação clínica**
   A. Os sintomas aparecem entre 4 a 8 horas após a exposição, com febre, mal-estar, mialgia e dor de cabeça. A contagem de glóbulos brancos poderá estar aumentada (12.000 a 16.000/mm^3). A radiografia torácica é, em geral, normal. Na maioria dos casos, todos os sintomas desaparecem espontaneamente em 24 a 36 horas.
   B. Foram registradas raras reações asmáticas ou alérgicas ao vapor do óxido de zinco. Tais reações não fazem parte da febre do fumo metálico.
   C. Infiltrados pulmonares e hipoxemia não são consistentes com a febre do fumo metálico. Quando presentes, sugerem possível pneumonite por metais pesados, resultante de inalações de cádmio ou de outras substâncias tóxicas (p. ex., óxidos de fosgênio e nitrogênio) associadas ao trabalho com metal, processos de fundição ou soldagens.

IV. **Diagnóstico.** Contato com soldagem, especialmente em metais galvanizados, e existência de sintomas e sinais típicos são suficientes para estabelecer o diagnóstico.
   A. **Níveis específicos.** Não existem testes específicos para o estabelecimento ou a exclusão da febre do fumo metálico. As determinações de zinco no sangue ou na urina não desempenham papel no diagnóstico clínico da síndrome.
   B. **Outras análises laboratoriais úteis** incluem o hemograma. A oximetria ou gasometria arterial e a radiografia torácica são usadas para excluir outros distúrbios envolvendo lesão pulmonar aguda, em caso de suspeita.

V. **Tratamento**
   A. **Emergência e medidas de apoio**
      1. Administrar oxigênio suplementar e broncodilatadores em caso de dificuldade respiratória e considerar outros diagnósticos, como reação alérgica (p. 7-8). Na presença de hipoxemia ou dificuldade respiratória, considerar outras inalações tóxicas (p. 270).
      2. Providenciar tratamento sintomático (p. ex., paracetamol ou outro antipirético), conforme necessário; os sintomas são autolimitados.
   B. **Fármacos específicos e antídotos.** Não existem antídotos específicos.
   C. A **descontaminação** não é necessária; na ocasião do aparecimento dos sintomas, em geral, a exposição já ocorreu há várias horas.
   D. **Eliminação aumentada.** Não existem benefícios a partir desses procedimentos.

▶ **FENCICLIDINA E CETAMINA**
Patil Armenian, MD

A **fenciclidina**, ou PCP (do inglês *phencyclidine*) (1-[1-fenilciclo-hexil]-piperidina), é um agente anestésico dissociativo com propriedades semelhantes às da cetamina. Ela foi previamente comercializada para uso veterinário e se tornou popular como uma barata droga de rua no final da década de 1960. A PCP é mais comumente fumada, mas também poderá ser aspirada, ingerida ou injetada. É frequentemente substituída ou adicionada a fármacos psicoativos ilícitos, como o THC (tetra-hidrocanabinol, ou maconha), a mescalina e o LSD. A PCP é conhecida por uma variedade de nomes vulgares, incluindo "pílula da paz", "pó angelical", "porco", "capanga", "tranquilizante animal" e "cristal". "*Sherms*" é uma gíria para cigarros Sherman (charutos) envolvidos com PCP, e um "KJ" é um cigarro de maconha envolvido com PCP. Vários análogos químicos do PCP têm sido sintetizados, incluindo PCC (1-piperidonociclo-hexanocarbinol), PCE (1-fenilciclo-hexiletilamina), PHP (fenilciclo-hexilpirrolidina) e TCP (1-[1-ciclo-hexil]-piperidina).

A **cetamina** (2-[2-clorofenil]-2-[metilamino]ciclo-hexanona) compartilha muitas características farmacológicas e clínicas com a PCP. Embora seja normalmente usada como agente anestésico e nos procedimentos de sedação, a cetamina é um fármaco popular de abuso devido às suas propriedades dissociativas, analgésicas e alucinógenas. Ela foi inicialmente usada como droga de rua na década de 1970 e ganhou popularidade nos clubes na década de 1990. As gírias de ruas para cetamina incluem "K", "K especial", "vitamina K", "jato", "coca especial de LA" e "super C". Uma intoxicação grave por cetamina é conhecida como "cair no buraco K".

I. **Mecanismo de toxicidade**
   A. PCP e cetamina são anestésicos dissociativos que produzem perda generalizada da sensação de dor com pouca ou nenhuma depressão dos reflexos da via aérea ou de ventilação. Efeitos psicotrópicos são primariamente mediados pelo antagonismo do receptor *N*-metil-D--aspartato (NMDA). Elas também inibem a recaptação de dopamina, norepinefrina e serotonina e bloqueiam a condutância de potássio no cérebro. A PCP estimula o receptor σ-opioide, e a cetamina estimula os receptores μ, δ, σ e κ-opioides. A PCP também se liga a um sítio no interior do canal de cálcio do tipo L, atenuando, portanto, o influxo de cálcio quando os neurotransmissores excitatórios se ligam a esse receptor.
   B. **Farmacocinética**
   1. A PCP é absorvida rapidamente por inalação ou ingestão. Ela é altamente lipofílica e apresenta amplo volume de distribuição (Vd), de aproximadamente 6 L/kg. A duração dos efeitos clínicos após uma superdosagem é altamente variável, oscilando entre 11 a 14 horas em um caso para 1 a 4 dias em outro. A PCP é eliminada principalmente pelo metabolismo hepático, embora a excreção renal e gástrica contribua para uma pequena fração, e é dependente do pH (ver também Tab. II-52).
   2. A cetamina é bem absorvida após inalação e injeção e pouco VO e ingestão retal. Os efeitos duram de 30 minutos a 2 horas, dependendo da via de administração. É metabolizada pelo fígado. A eliminação renal é uma via importante para a norcetamina, o metabólito ativo da cetamina. O Vd da cetamina é de cerca de 2 a 4 L/kg.

II. **Dose tóxica**
   A. **PCP.** Sob a forma de comprimidos, a dose comum nas ruas é de 1 a 6 mg, que leva a alucinações, euforia e desinibição. A ingestão de 6 a 10 mg causa psicose tóxica e sinais de estímulo simpatomimético. A ingestão aguda de 150 a 200 mg levou ao óbito. Fumar PCP induz o aparecimento rápido de efeitos e poderá representar uma via mais fácil para titular o nível desejado de intoxicação para os usuários.
   B. **Cetamina.** Doses anestésicas terapêuticas usuais situam-se entre 1 a 2 mg/kg, IV, ou 5 a 10 mg/kg, IM. Doses recreacionais oscilam entre 10 a 250 mg por via nasal, 40 a 450 mg VO ou retal e 10 a 100 mg IM.

III. **Apresentação clínica.** Os efeitos clínicos podem ser observados em minutos após fumar PCP e podem durar por 24 horas ou mais, dependendo da dose. Como os usuários de PCP e cetamina também podem estar usando muitas outras drogas simultaneamente (p. ex., cocaína, maconha, álcool, metanfetamina), a apresentação inicial poderá ser difícil de ser distinguida de outras toxíndromes. Embora os efeitos clínicos de PCP e cetamina sejam semelhantes, não existem registros implicando esta última como causa de graus semelhantes de agitação e de comportamento violento.
   A. A **intoxicação branda** causa letargia, euforia, alucinações e, ocasionalmente, comportamento bizarro ou violento. Poderão ocorrer hipersalivação e lacrimejamento. Os pacientes podem oscilar abruptamente entre catatonia branda e comportamento de revolta ou agitado. A ocorrência de nistagmo vertical e horizontal poderá ser notada na intoxicação por PCP.

B. A **intoxicação grave por PCP** produz sinais de hiperatividade adrenérgica, incluindo hipertensão, taquicardia, diaforese, hipertermia, rigidez, reações distônicas localizadas, edema pulmonar, convulsões e coma. As pupilas estão, em alguns casos, paradoxalmente pequenas. A morte poderá ocorrer como resultado do comportamento autodestrutivo ou de uma complicação da hipertermia e da subsequente disfunção sistêmica de múltiplos órgãos (p. ex., rabdomiólise, insuficiência renal, coagulopatia ou lesão cerebral). A morte súbita, provavelmente advinda de arritmia ventricular, foi observada durante a restrição de um *delirium* agitado (como em caso de custódia policial).
C. O abuso crônico de cetamina poderá levar ao comprometimento da memória e da concentração e à depressão.

IV. O **diagnóstico** é sugerido pela presença de comportamento subitamente oscilante, nistagmo vertical e sinais simpatomiméticos.
A. Níveis específicos
1. Os níveis séricos específicos de PCP não estão imediatamente disponíveis e não se correlacionam confiavelmente com o grau de intoxicação. Níveis de 30 a 100 ng/mL têm sido associados à psicose tóxica. Níveis séricos específicos de cetamina não estão imediatamente disponíveis.
2. O teste qualitativo de urina para o PCP é amplamente disponível; entretanto, a maioria dos imunoensaios para PCP produzem resultados falso-positivos para venlafaxina, dextrometorfano, difenidramina e outros fármacos. Análogos de PCP podem não ser detectados nos testes rotineiros, embora possam apresentar reação cruzada em alguns exames imunológicos (ver Tab. I-6, p. 44). A cetamina não é detectada no teste rotineiro de urina.
B. Outras análises laboratoriais úteis incluem eletrólitos, glicose, ureia, creatinina, creatina quinase (CK) e teste com tira reagente para sangue oculto na urina (positivo com mioglobinúria).

V. Tratamento
A. Emergência e medidas de apoio
1. Manter via aérea aberta e fornecer ventilação, quando necessário (p. 1-7).
2. Tratar coma (p. 18), convulsão (p. 22), hipertensão (p. 17), hipertermia (p. 21) e rabdomiólise (p. 26), caso ocorram.
3. O comportamento agitado (p. 24) poderá responder à limitação do estímulo sensorial, porém poderá requerer sedação com altas doses de benzodiazepinas (midazolam, lorazepam ou diazepam [p. 460]) e haloperidol ou outros fármacos antipsicóticos (p. 498). No tratamento inicial de um paciente extremamente agitado, midazolam ou haloperidol poderá ser administrado por via IM, se o acesso IV estiver ausente.
4. Monitorar a temperatura e outros sinais vitais por um tempo mínimo de 6 horas e internar todos os pacientes com hipertermia ou com outras evidências de intoxicação significativa.
B. Fármacos específicos e antídotos. Não existem antídotos específicos. A clonidina, em uma dose de 2,5 a 5 μg/kg, VO, tem sido usada para atenuar os efeitos simpatomiméticos da cetamina observados durante a anestesia.
C. Descontaminação. Nenhum procedimento de descontaminação é necessário após cheirar, fumar ou injetar PCP ou cetamina. No caso de ingestão, administrar carvão ativado se as condições forem apropriadas (ver Quadro I-30, p. 51). A lavagem gástrica não será necessária após ingestões pequenas a moderadas se o carvão ativado tiver sido administrado prontamente.
D. Eliminação aumentada. Devido ao seu amplo Vd, PCP e cetamina não são removidas de maneira eficiente por diálise, hemoperfusão ou outros procedimentos de remoção aumentada.
1. O uso de doses repetidas de carvão ativado não foi estudado, porém poderá aumentar marginalmente a eliminação adsorvendo PCP fracionada no fluido ácido do estômago. A sucção nasogástrica continuada também tem sido proposta para a remoção da PCP fracionada pelo estômago.
2. Embora a acidificação urinária aumente a concentração urinária de PCP, não há evidências de que esse fato aumente significativamente a eliminação sistêmica e poderá ser perigoso, porque a acidificação urinária poderá agravar a insuficiência renal mioglobinúrica.

► FENITOÍNA
Craig Smollin, MD

A fenitoína é administrada VO para a prevenção de convulsões complexas parciais e generalizadas ("grande mal"). A fenitoína IV é usada para tratar o estado epilético e, ocasionalmente, como agente arrítmico. Formulações orais incluem preparações em suspensões, cápsulas e comprimidos. A marca Dilantin Kapseals exibe características de absorção tardia geralmente não compartilhadas por produtos genéricos.

I. **Mecanismo de toxicidade.** A toxicidade poderá ser causada pela própria fenitoína ou pelo diluente propilenoglicol usado nas preparações parenterais. (Para ser solubilizada para uso IV, a fenitoína deve ser diluída em 40% de propilenoglicol e 10% de etanol em pH 12).

   A. A **fenitoína** suprime o impulso neuronal de alta frequência, principalmente por aumentar o período refratário dos canais de sódio dependentes de voltagem. Os níveis tóxicos geralmente causam depressão do SNC.

   B. O diluente **propilenoglicol** das preparações parenterais pode causar depressão do miocárdio e parada respiratória quando infundido rapidamente (> 40-50 mg/min [0,5-1 mg/kg/min]). O mecanismo não é conhecido. A forma injetável da fenitoína também é altamente alcalina e pode causar necrose tecidual em caso de infiltração ("síndrome da luva púrpura").

   C. A **fosfenitoína**, um profármaco hidrossolúvel, não contém o diluente propilenoglicol e não causa esses efeitos tóxicos. Portanto, pode ser administrada em taxas duas vezes mais rápidas do que as da fenitoína. Ela não parece atingir mais rapidamente os níveis máximos plasmáticos e nem causar menos efeitos adversos quando comparada à fenitoína.

   D. **Farmacocinética.** A absorção poderá ser lenta e imprevisível. O período necessário para atingir os níveis plasmáticos máximos varia com a dosagem. O Vd é de aproximadamente 0,5 a 0,8 L/kg. A sua capacidade de ligação à proteína é de 90% a níveis terapêuticos. O nível de fenitoína deverá ser corrigido para a albumina sérica. A eliminação hepática é saturável (cinética de ordem zero) a níveis próximos à faixa terapêutica, de modo que a "meia-vida" aparente aumenta de acordo com os níveis: 26 horas a 10 mg/L, 40 horas a 20 mg/L e 60 horas a 40 mg/L (ver também Tab. II-52, p. 414).

II. **Dose tóxica.** A superdosagem tóxica aguda mínima VO é de aproximadamente 20 mg/kg. Como a fenitoína exibe cinética de eliminação dose-dependente, a intoxicação acidental poderá ocorrer facilmente em pacientes sob terapia crônica devido às interações medicamentosas ou a pequenos ajustes na dosagem.

III. **Apresentação clínica.** A toxicidade causada pela fenitoína pode ser associada à superdosagem oral aguda ou à supermedicação acidental crônica. No primeiro caso, a absorção e os efeitos máximos poderão ser retardados.

   A. A **intoxicação branda a moderada** geralmente causa nistagmo, ataxia e disartria. Náuseas, vômito, diplopia, hiperglicemia, agitação e irritabilidade também foram registrados.

   B. A **intoxicação grave** pode causar estupor, coma e parada respiratória. Embora tenha sido registrada a ocorrência de convulsão, a superdosagem desta em um paciente intoxicado deverá sugerir imediatamente uma procura por outras causas (p. ex., anoxia, hipertermia ou superdosagem por outro fármaco). O óbito advindo da superdosagem isolada de fenitoína oral é extremamente rara.

   C. A **injeção IV rápida**, geralmente a taxas que excedem 50 mg/min, pode causar hipotensão profunda, bradicardia e parada cardíaca. Esses efeitos são atribuídos ao diluente propilenoglicol. A toxicidade cardíaca não ocorre no caso de superdosagem oral ou com fosfenitoína.

IV. O **diagnóstico** é obtido com base na história de ingestão ou é suspeito no caso de qualquer paciente epilético com estado mental alterado ou ataxia.

   A. **Níveis específicos.** Concentrações séricas de fenitoína estão geralmente disponíveis nos laboratórios clínicos dos hospitais. Obter amostras repetidas de sangue, pois a absorção lenta poderá levar a níveis máximos tardios. A faixa de concentração terapêutica é de 10 a 20 mg/L.

   1. Com níveis superiores a 20 mg/L, o nistagmo é comum. No caso de níveis superiores a 30 mg/L, é comum a ocorrência de ataxia, fala arrastada e tremores. Com níveis superiores a 40 mg/L, surgem letargia, confusão e estupor. Foi registrada a sobrevivência de três pacientes com níveis superiores a 100 mg/L.

2. Como a fenitoína se encontra altamente ligada à proteína e a maioria dos laboratórios avalia os níveis totais do fármaco (ligado e livre), pacientes com hipoalbuminemia poderão experimentar toxicidade a níveis séricos inferiores. Pode-se obter nível corrigido de fenitoína por meio da seguinte equação:

$$\text{Fenitoína corrigida} = \frac{\text{Fenitoína sérica medida}}{([\text{Ajuste}] \times [\text{Albumina}] + 1)}$$

em que o ajuste = 0,2 (função renal normal) ou o ajuste = 0,1 (para pacientes com depuração de creatinina < 20 mL/min). Níveis séricos de fenitoína livre (não ligada) estão disponíveis em alguns laboratórios clínicos, mas não na maioria deles.

B. **Outras análises laboratoriais úteis** incluem eletrólitos, glicose, ureia, creatinina, albumina sérica e monitoramento do ECG (durante a infusão IV).

V. **Tratamento**
A. **Emergência e medidas de apoio**
1. Manter via aérea aberta e fornecer ventilação, quando necessário (p. 1-7). Administrar oxigênio suplementar.
2. Tratar estupor e coma (p. 16), caso ocorram.
3. Em caso de convulsão, considerar um diagnóstico alternativo e tratar com outros anticonvulsivos usuais (p. 22).
4. Se ocorrer hipotensão com a administração IV de fenitoína, interromper imediatamente a infusão e administrar fluidos IV e vasopressores (p. 16), quando necessário.

B. **Fármacos específicos e antídotos.** Não existem antídotos específicos.

C. **Descontaminação** (p. 45). Administrar carvão ativado VO se as condições forem apropriadas (ver Quadro I-30, p. 51). A lavagem gástrica não será necessária após ingestões pequenas a moderadas se o carvão ativado tiver sido administrado prontamente.

D. **Eliminação aumentada.** Repetidas doses de carvão ativado (p. 56) poderão aumentar a eliminação de fenitoína, porém não são necessárias e poderão aumentar o risco de pneumonite por aspiração em pacientes sonolentos. Não há benefícios a partir de diurese, diálise ou hemoperfusão.

▶ FENOL E COMPOSTOS RELACIONADOS
Gary W. Everson, PharmD

O **fenol** (ácido carbólico) foi introduzido no uso doméstico como potente agente germicida, mas hoje seu uso está limitado devido à sua substituição por compostos menos tóxicos. Atualmente, o fenol é encontrado com mais frequência em produtos de pele de uso tópico (p. ex., Campho-phenique contém 4,7% de fenol) e é também usado em cosméticos como agente esfoliante. O **hexaclorofeno** é um bifenol clorado que foi usado amplamente como antisséptico tópico e na limpeza pré-operatória, até que seus efeitos neurológicos adversos foram reconhecidos. Outros compostos fenólicos incluem **creosoto**, **creosol**, **cresol**, **ácido cresílico**, **hidroquinona**, **eugenol** e **fenilfenol** (bisfenol, o ingrediente ativo no Lysol). O **pentaclorofenol** e os **dinitrofenóis** foram discutidos na p. 347.

I. **Mecanismo de toxicidade.** O fenol desnatura proteínas, rompe a parede celular e produz necrose tecidual coagulativa. Poderá causar lesão corrosiva nos olhos, na pele e na via aérea. A absorção sistêmica poderá levar a arritmias cardíacas e estímulo do SNC, mas os mecanismos responsáveis por esses efeitos são desconhecidos. Alguns compostos fenólicos (p. ex., dinitrofenol e hidroquinona) podem induzir hemólise e **metemoglobinemia** (p. 319).

II. **Dose tóxica.** As doses tóxicas mínimas e letais não foram bem estabelecidas. O fenol é bem absorvido por inalação, aplicação cutânea e ingestão.
A. **Inalação.** O limite de exposição recomendado pela ACGIH no local de trabalho (TLV-TWA) para o fenol puro é de 5 ppm (19 mg/m^3) por um período médio de 8 horas. O nível considerado imediatamente perigoso à vida ou à saúde (IDLH) é de 250 ppm.
B. **Aplicação cutânea.** Bebês foram levados a óbito por repetidas aplicações dérmicas de pequenas doses (um bebê morreu após ter sido aplicada uma solução de 2% de fenol duran-

te 11 horas no umbigo sob uma bandagem fechada). Arritmias cardíacas ocorreram após a aplicação dérmica de 3 mL de uma solução de fenol a 88%. Soluções com concentrações superiores a 5% são consideradas corrosivas.
   C. **Ingestão.** Foram observadas mortes após ingestões de 1 a 32 g de fenol por adultos; entretanto, foi registrada uma sobrevivência após a ingestão de 45 a 65 g. Apenas 50 a 500 mg foram registrados como fatais em bebês.
   D. **Farmacocinética.** O fenol é rapidamente absorvido por todas as vias. Sua meia-vida de eliminação é de 0,5 a 4,5 horas.
III. **Apresentação clínica.** A toxicidade poderá advir de inalação, exposição da pele ou dos olhos ou ingestão.
   A. **Inalação.** Vapores de fenol podem causar irritação da via aérea e pneumonia química. Fumar cigarros de cravo (o óleo de cravo contém em geral, o derivado do fenol) pode causar traqueobronquite grave.
   B. **Pele e olhos.** A exposição tópica da pele pode produzir uma mancha de um branco profundo que se torna vermelha e, em seguida, marrom. Essa lesão é, em geral, relativamente indolor. Poderá ocorrer irritação e lesão grave da córnea, caso compostos fenólicos concentrados entrem em contato com os olhos.
   C. A **ingestão** geralmente provoca vômito e diarreia, e poderá ocorrer lesão corrosiva difusa do trato GI. A absorção sistêmica poderá causar agitação, confusão, convulsão, coma, hipotensão, arritmias e parada respiratória.
   D. **Injeção.** A injeção acidental de altas concentrações de fenol levou à insuficiência renal aguda e à SDRA.
IV. O **diagnóstico** é obtido com base na história de exposição, na presença de odor característico e na queimadura indolor da pele de coloração esbranquiçada.
   A. **Níveis específicos.** Os níveis urinários normais de fenol são inferiores a 20 mg/L. Os níveis urinários de fenol poderão estar elevados em trabalhadores expostos ao benzeno e após o uso de pastilhas para garganta e enxaguadores bucais contendo fenol. Esses exames não se encontram rotineiramente disponíveis nos laboratórios hospitalares.
   B. **Outras análises laboratoriais úteis** incluem hemograma, eletrólitos, glicose, ureia, creatinina e ECG. Obter nível de metemoglobina após exposições à hidroquinona.
V. **Tratamento**
   A. **Emergência e medidas de apoio**
      1. Manter via aérea aberta e fornecer ventilação, quando necessário (p. 1-7).
      2. Tratar coma (p. 18), convulsão (p. 22), hipotensão (p. 16) e arritmias (p. 10-15), caso ocorram.
      3. Em caso de suspeita de lesão corrosiva do trato GI, consultar um gastrenterologista para a possível realização de endoscopia.
   B. **Fármacos específicos e antídotos.** Não existem antídotos específicos disponíveis. Se ocorrer **metemoglobinemia**, administrar azul de metileno (p. 457).
   C. **Descontaminação** (p. 45)
      1. **Inalação.** Remover as vítimas da exposição e administrar oxigênio suplementar, quando disponível.
      2. **Pele e olhos.** Remover a roupa contaminada e lavar a pele exposta com água com sabão ou, quando disponível, polietilenoglicol 300, óleo mineral, óleo de oliva ou vaselina. Enxaguar imediatamente os olhos expostos com grandes quantidades de água morna ou soro fisiológico.
      3. **Ingestão.** Administrar carvão ativado se as condições forem apropriadas (ver Quadro I-30, p. 51). Proceder com cautela, porque o fenol pode causar convulsões, aumentando o risco de aspiração pulmonar. A lavagem gástrica não será necessária após ingestões pequenas a moderadas se o carvão ativado tiver sido administrado prontamente.
   D. **Eliminação aumentada.** Os métodos de remoção aumentada geralmente não são eficazes devido ao amplo Vd desses compostos lipossolúveis. O hexaclorofeno é excretado na bile, e doses repetidas de carvão ativado (p. 50) possivelmente poderão ser eficazes em aumentar a sua depuração do intestino.

► FERRO

Anthony S. Manoguerra, PharmD

O ferro é usado para o tratamento da anemia e como suplemento mineral diário ou pré-natal. Devido à sua ampla disponibilidade e provável inocuidade como suplemento nutricional popular, ele continua representando um suplemento infantil comum (e potencialmente fatal). Existem diversas preparações de ferro que contêm várias quantidades de sais de ferro. A maioria das preparações infantis contém 12 a 18 mg de elemento ferro por dose, e a maior parte das fórmulas para adultos contém 60 a 90 mg do elemento ferro por dose. A seguinte descrição da toxicidade do ferro refere-se à ingestão de sais de ferro (p. ex., sulfato, gliconato, fumarato). Produtos como o ferro carbonílico e o complexo ferro-polissacarídeo não foram registrados como causadores da mesma síndrome de toxicidade.

I. **Mecanismo de toxicidade.** A toxicidade resulta dos efeitos corrosivos diretos e da toxicidade celular.
   A. O ferro apresenta efeito corrosivo direto sobre o tecido da mucosa e pode causar necrose hemorrágica e perfuração. A perda de fluido a partir do trato GI leva à hipovolemia grave.
   B. O ferro absorvido, além de sua capacidade de ligação à proteína, causa disfunção e morte celular, levando à acidose láctica e à insuficiência de órgãos. O mecanismo exato da toxicidade celular é desconhecido, porém os ligantes do ferro causam lesão oxidativa e por radicais livres.

II. **Dose tóxica.** A dose letal aguda em estudos animais é de 150-200 mg/kg do elemento ferro. A mais baixa dose letal observada ocorreu em uma criança com 21 meses de idade que teria ingerido entre 325 e 650 mg do elemento ferro sob a forma de sulfato ferroso. Os sintomas são improváveis nos casos de ingestão inferior a 20 mg/kg do elemento ferro. Doses de 20 a 30 mg/kg podem produzir vômito autolimitado, dor abdominal e diarreia. A ingestão de mais de 40 mg/kg é considerada potencialmente séria, e a ingestão superior a 60 mg/kg é potencialmente fatal. Embora contenham sais de ferro, não há registro de casos de intoxicações sérias ou fatais a partir da ingestão de vitaminas infantis mastigáveis contendo ferro. A razão para esse fato é desconhecida.

III. **Apresentação clínica.** A intoxicação pelo ferro é geralmente descrita em quatro estágios, embora as manifestações clínicas possam se sobrepor.
   A. Logo após a ingestão, os efeitos corrosivos do ferro causam vômito e diarreia, em geral sanguinolentos. A perda maciça de fluido ou sangue para o trato GI pode levar a choque, insuficiência renal e morte.
   B. Vítimas que sobreviveram a essa fase poderão experimentar um período latente de melhora aparente por 12 horas.
   C. Esta poderá ser seguida por uma recaída súbita com coma, choque, convulsão, acidose metabólica, coagulopatia, insuficiência hepática e morte. Poderá ocorrer sepse induzida por *Yersinia enterocolitica*.
   D. Caso a vítima sobreviva, a raspagem da lesão corrosiva inicial poderá levar ao estreitamento pilórico ou a outras obstruções intestinais.

IV. O **diagnóstico** se baseia na história de exposição e na presença de vômito, diarreia, hipotensão e outros sinais clínicos. A elevação da contagem de leucócitos (> 15.000/mm^3) ou da glicose sanguínea (> 150 mg/dL) ou a visualização de comprimidos radiopacos em uma radiografia abdominal também sugerem ingestão significativa. A ocorrência de toxicidade séria será improvável se a contagem de leucócitos, glicose e achados radiográficos estiverem normais e não houver vômito ou diarreia espontâneos.
   A. **Níveis específicos.** Caso o nível sérico total de ferro seja superior a 450 a 500 µg/dL, a ocorrência de toxicidade será mais provável. Níveis séricos superiores a 800 a 1.000 µg/dL estão associados à intoxicação grave. Determinar o nível sérico de ferro em 4 a 6 horas após a ingestão e repetir as determinações após 8 a 12 horas afasta a possibilidade de absorção tardia (p. ex., a partir de um comprimido de liberação contínua ou de bezoares). O método para avaliação da capacidade total de ligação ao ferro (TIBC, do inglês *total ironbinding capacity*) não é confiável no caso de superdosagem por ferro e não deverá ser usada para estimar os níveis de ferro livre. A transferrina sérica ou plasmática é o marcador mais confiável para estimar o ferro livre e potencialmente tóxico; a TIBC pode ser aproximada multiplicando-se o valor

da transferrina por 1,25. Como alternativa, o teste da capacidade não saturada de ligação do ferro homogêneo (UIBC, do inglês *unsaturated iron-binding capacity*) é mais útil do que a TIBC e está se tornando cada vez mais acessível nos laboratórios clínicos.
B. **Outras análises laboratoriais úteis** incluem hemograma, eletrólitos, glicose, ureia, creatinina, aminotransferases hepáticas (AST e ALT), estudos de coagulação e radiografia abdominal.
V. **Tratamento**. Pacientes que apresentam sintomas GIs brandos autolimitados ou que permanecem assintomáticos por 6 horas não são propensos a desenvolver intoxicação séria. Por outro lado, aqueles com ingestão séria deverão ser tratados imediata e agressivamente.
A. **Emergência e medidas de apoio**
1. Manter uma via aérea aberta e fornecer ventilação, quando necessário (p. 1-7).
2. Tratar o choque advindo da gastrenterite hemorrágica agressivamente com fluidos cristaloides IV (p. 16) e substituir o sangue, quando necessário. Os pacientes estão, em geral, significativamente hipovolêmicos devido às perdas GIs e à passagem de fluidos para o interior da parede intestinal e para o espaço intersticial (terceiro espaço).
3. Tratar coma (p. 18), convulsão (p. 22) e acidose metabólica (p. 33) caso ocorram.
B. **Tratamento específico**. No caso de vítimas seriamente intoxicadas (p. ex., choque, acidose grave e/ou ferro sérico > 500 a 600 μg/dL), administrar **deferoxamina** (p. 482). Monitorar a urina em relação ao aparecimento de coloração laranja ou rosa-avermelhada do complexo quelado deferoxamina-ferro, embora este nem sempre possa ser observado. A terapia deverá ser interrompida quando a coloração da urina voltar ao normal ou quando o nível sérico de ferro voltar à sua faixa normal. A terapia prolongada com deferoxamina (> 36 a 72 horas) tem sido associada à síndrome do desconforto respiratório agudo (SDRA) e à sepse causada por *Yersinia*.
1. A via IV é a preferencial. Administrar 10 a 15 mg/kg/h por infusão constante; taxas mais aceleradas (de até 45 mg/kg/h) registradas vêm sendo bem toleradas em casos isolados, porém bólus rápidos costumam causar hipotensão. A dose máxima diária recomendada pelo fabricante é de 6 g, porém maiores quantidades têm sido administradas com segurança em superdosagens maciças de ferro.
2. A deferoxamina também tem sido administrada por via IV (p. ex., uma dose-teste em caso de suspeita de intoxicação, enquanto se espera pela confirmação do laboratório); a dose usual é de 50 mg/kg, com um máximo de 1 g. Entretanto, nas intoxicações sérias, a absorção do fármaco por essa via não é confiável e nem recomendada.
C. **Descontaminação** (p. 45). O carvão ativado não é eficaz. A ipeca não é recomendada, pois pode agravar a irritação GI induzida pelo ferro e interferir na irrigação intestinal total (ver adiante).
1. Considerar a lavagem gástrica apenas se o produto ingerido tiver fórmula líquida ou for um comprimido mastigável. (É provável que comprimidos intactos não passem por meio de um tubo de lavagem.) *Não* usar soluções que contenham fosfato para a lavagem; estas poderão ocasionar hipernatremia, hiperfosfatemia e hipocalcemia potencialmente fatais. A lavagem com bicarbonato de sódio levou a hipernatremia grave, alcalose e morte. A lavagem com deferoxamina não é eficaz e poderá aumentar a absorção do ferro.
2. A **irrigação intestinal total** (p. 52) é eficiente no caso da ingestão de comprimidos e poderá ser considerada como tratamento de primeira linha, especialmente se for visível um grande número de comprimidos na radiografia abdominal.
3. O **carvão ativado não absorve o ferro** e não é recomendado, a menos que outros fármacos tenham sido ingeridos.
4. Ingestões maciças poderão levar à formação de concreções dos comprimidos ou dos bezoares. A irrigação intestinal total prolongada ou repetida pode ser considerada. A endoscopia ou a gastrotomia cirúrgica raramente são indicadas, porém foram utilizadas.
D. **Eliminação aumentada**
1. A hemodiálise e a hemoperfusão são ineficazes na remoção do ferro, porém poderão ser necessárias para remover o complexo deferoxamina-ferro em pacientes com insuficiência renal.
2. A **transfusão de substituição** é usada ocasionalmente no caso de ingestão maciça por crianças, porém é de eficácia questionável.

► **FLUORETO**

Kathryn H. Meier, PharmD

As substâncias que liberam fluoreto são encontradas em alguns limpadores de rodas de carros, removedores de ferrugem, soluções utilizadas nas gravações em vidros, pesticidas, agentes usados na produção do alumínio, vitaminas e suplementos alimentares e também em produtos usados para prevenir cáries dentárias. A maior das pastas de dente contém até 5 mg de fluoreto por colher de chá, e os chás podem conter 0,3 a 5,1 mg de fluoreto por litro. O fluoreto é comumente adicionado à água potável comunitária e é um contaminante da água natural em algumas partes do mundo. Também é encontrado no ácido hidrofluorídrico (p. 257), que é usado para gravações em vidro e em produtos de silício. Os sais de fluoreto solúveis são rapidamente absorvidos e mais fortemente tóxicos (Tab. II-28).

I. **Mecanismo de toxicidade**
   A. Além de seus efeitos diretos citotóxicos e metabólicos, o fluoreto liga-se avidamente ao cálcio e ao magnésio, levando à hipocalcemia e a hipomagnesemia. A toxicidade do fluoreto interrompe vários mecanismos intracelulares, incluindo a glicólise, a sinalização mediada pela proteína G, a fosforilação oxidativa, a produção do trifosfato de adenosina (ATP), a função da Na^+/K^+-ATPase e os canais de potássio.
   B. **Farmacocinética.** O fluoreto é um ácido fraco (pKa = 3,4), passivamente absorvido pelo estômago e pelo intestino delgado. Em um ambiente ácido, mais fluoreto está presente como fluoreto de hidrogênio (HF), que é absorvido mais rapidamente. A absorção máxima em jejum ocorre em 30 a 60 minutos. O Vd é de 0,5 a 0,7 L/kg. O fluoreto não se liga à proteína, porém se liga prontamente ao magnésio e ao cálcio no sangue e nos tecidos e é depositado nos ossos. A meia-vida de eliminação é de 2,4 a 4,3 horas e é prolongada em pacientes com insuficiência renal.

II. **Dose tóxica.** Vômito e dor abdominal são comuns em caso de ingestões de 3 a 5 mg/kg de fluoreto elementar (ver Tab. II-28); hipocalcemia e sintomas musculares surgem após ingestões de 5 a 10 mg/kg. Foram registrados óbitos de uma criança de 3 anos de idade após a ingestão de 16 mg/kg e de adultos após doses superiores a 32 mg/kg.

III. **Apresentação clínica**
   A. **Intoxicação aguda.** Náuseas e vômito ocorrem com frequência em 1 hora após a ingestão. Sintomas de intoxicação grave por fluoreto incluem fraqueza do músculo esquelético, contrações tetânicas, fraqueza dos músculos respiratórios e parada respiratória. Podem ocorrer hipocalcemia, hipomagnesemia, hiperpotassemia e aumento do intervalo QT. A morte será devida às arritmias cardíacas intratáveis e geralmente ocorrerá em 6 a 12 horas.
   B. **Efeitos crônicos.** O limite diário recomendado para crianças é de 2 mg e, para adultos, é de 4 mg. Mínimas superexposições em crianças com menos de 10 anos poderão causar coloração dos dentes. A superexposição crônica (> 20 mg/dia para > 10 anos) poderá causar fluorose esquelética (osteoesclerose), calcificação dos ligamentos e densidade óssea aumentada.

TABELA II-28 Compostos que contêm fluoreto

Composto	Fluoreto elementar (%)
Sais solúveis	
Bifluoreto de amônio	67
Fluoreto de hidrogênio	95
Fluoreto de sódio	45
Fluossilicato de sódio	61
Sais menos solúveis	
Criolita	54
Fluoreto de estanho	24
Monofluorofosfato de sódio	13

IV. O **diagnóstico** geralmente é obtido com base na história de ingestão. Sintomas de desconforto GI, fraqueza muscular, hipocalcemia e hiperpotassemia sugerem intoxicação aguda por fluoreto.
   A. **Níveis específicos.** A concentração sérica normal de fluoreto é inferior a 20 μg/L (ng/mL), porém varia consideravelmente com a dieta e a fonte da água. Concentrações séricas de fluoreto em geral são difíceis de serem obtidas e, portanto, de utilidade limitada para o tratamento da superdosagem aguda.
   B. **Outras análises laboratoriais úteis** incluem eletrólitos, glicose, ureia, creatinina, cálcio (e cálcio ionizado), magnésio e ECG.
V. **Tratamento**
   A. **Emergência e medidas de apoio**
      1. Manter uma via aérea aberta e fornecer ventilação, quando necessário (p. 1-7).
      2. Monitorar o ECG e as concentrações séricas de cálcio, magnésio e potássio por pelo menos 4 a 6 horas. Internar pacientes com anormalidades eletrolíticas, anormalidades do ECG ou sintomas musculares em uma UTI com monitoramento cardíaco.
   B. **Fármacos específicos e antídotos.** No caso de hipocalcemia, administrar **gliconato de cálcio IV** (p. 473), 10 a 20 mL (crianças: 0,2 a 0,3 mL/kg), monitorar os níveis de cálcio ionizado e titular as doses posteriores conforme necessário. Até hoje, a administração precoce de cálcio IV é o único tratamento que aumentou a sobrevida em um modelo animal. Tratar a hipomagnesemia com **sulfato de magnésio IV**, 1 a 2 g, administrados durante 10 a 15 minutos (crianças: 25 a 50 mg/kg, diluídos a < 10 mg/mL). Tratar a hiperpotassemia com cálcio IV e fazer outras avaliações-padrão (p. 37).
   C. **Descontaminação** (p. 45)
      1. **Pré-hospitalar.** *Não* induzir o vômito devido ao risco de aparecimento abrupto de convulsões e arritmias. Administrar antiácido que contenha **cálcio** (p. ex., carbonato de cálcio [Tums, Rolaids]) VO para elevar o pH gástrico e se ligar ao fluoreto livre, reduzindo a absorção. Foi demonstrado que o leite, rico em cálcio, quando associado a pequenas doses de fluoreto, pode ser útil em "situações de campo" (sem recursos disponíveis), caso o carbonato de cálcio não esteja disponível. Existem poucos dados que documentam a eficácia dos antiácidos contendo magnésio.
      2. **Hospitalar.** Administrar antiácidos contendo **cálcio** conforme supradescrito. Considerar a lavagem gástrica nos casos de ingestões maciças recentes. O carvão ativado não absorve o fluoreto.
   D. **Eliminação aumentada.** Como o fluoreto se liga rapidamente ao cálcio livre e aos ossos e possui uma meia-vida de eliminação curta, provavelmente a hemodiálise não será eficaz.

▶ **FLUORETO DE HIDROGÊNIO E ÁCIDO FLUORÍDRICO**
Binh T. Ly, MD

O fluoreto de hidrogênio (HF) é um gás irritante que se liquefaz a 19,5°C; em uma solução aquosa, ele produz o ácido fluorídrico. O HF é usado na fabricação química. Além disso, pode ser liberado a partir de fluorossilicatos, fluorocarbonetos ou Teflon, quando elevado a temperaturas superiores a 350°C. O ácido hidrofluorídrico (solução aquosa de HF) é amplamente utilizado como um removedor de ferrugem, no corte de vidros e na fabricação de *chips* semicondutores de silicone. Acidentes envolvendo o ácido hidrofluorídrico no local de trabalho têm causado o dobro de lesões, quando comparado a outros ácidos. A intoxicação normalmente ocorre após a exposição dérmica, embora possam ocorrer ingestões e inalações. Toxicidade semelhante poderá advir da exposição ao bifluoreto de amônio.
   I. **Mecanismo de toxicidade.** O HF é um irritante dérmico e respiratório. O ácido fluorídrico é relativamente fraco (a constante de dissociação é aproximadamente 1.000 vezes inferior à do ácido clorídrico) e os efeitos tóxicos resultam primariamente do íon fluoreto altamente reativo.
      A. O HF é capaz de penetrar profundamente nos tecidos, onde o íon fluoreto altamente citotóxico é liberado, ocorrendo a destruição celular.
      B. Além disso, o fluoreto precipita-se rapidamente com cátions divalentes; esse fato poderá levar a hipocalcemia sistêmica, hipomagnesemia e desmineralização óssea local.

II. **Dose tóxica.** A toxicidade dependerá dos níveis presentes no ar e da duração de exposição ao gás HF ou da concentração e da extensão da exposição às soluções aquosas de HF.
   A. **Gás FH.** O limite recomendado no local de trabalho (TLV-C da ACGIH) para o gás HF é de 3 ppm (2,6 mg/m^3); o valor de 30 ppm é considerado imediatamente perigoso à vida ou à saúde (IDLH). Uma exposição de 5 minutos a concentrações no ar de 50 a 250 ppm provavelmente será fatal.
   B. **Soluções aquosas.** Soluções de 50 a 70% são altamente tóxicas e produzem dor imediata; a exposição concomitante por inalação poderá ocorrer no caso de exposições a concentrações superiores causadas pela liberação do gás HF. Concentrações intermediárias (20 a 40%) poderão causar inicialmente uma dor leve, porém levam a um comprometimento profundo após um período de 1 a 8 horas; soluções fracas (5 a 15%) quase não causam dor ao contato, mas podem causar sérias lesões tardias após 12 a 24 horas. A maioria dos produtos domésticos que possuem HF aquoso contém concentrações iguais ou inferiores a 5 a 8%.
III. **Apresentação clínica.** Os sintomas e sinais dependem do tipo de exposição (gasosa ou líquida), da concentração, da duração e da extensão da exposição.
   A. A **inalação** do gás HF produz irritação ocular e nasofaríngea, tosse e broncospasmo. Após algumas horas, poderão ocorrer pneumonite química e edema pulmonar não cardiogênico. A lesão da córnea poderá advir da exposição ocular.
   B. **Exposição da pele.** Após exposição aguda a soluções fracas (5 a 15%) e moderadas (20 a 40%), poderão não ser observados sintomas, porque o efeito do pH não é pronunciado. Soluções concentradas (50 a 70%) possuem mais características de alerta devido à dor imediata. Após um período de 1 a 12 horas, vermelhidão progressiva, inchaço, pele pálida e dor ocorrem devido à penetração dos íons fluoreto nos tecidos mais profundos. A exposição ocorre devido a um defeito do tamanho de um grão em uma luva de borracha, sendo a ponta do dedo o local mais comum da lesão. A dor é progressiva e interminável. Poderá ocorrer destruição grave dos tecidos profundos, incluindo perda de espessura completa da pele e destruição do osso abaixo dela.
   C. A **ingestão** de HF poderá causar lesão corrosiva na boca, no esôfago e no estômago.
   D. **Hipocalcemia sistêmica, hipomagnesemia** e **hiperpotassemia** podem ocorrer após a ingestão, ou também queimaduras da pele envolvendo uma grande área da superfície corporal ou soluções altamente concentradas (poderá ocorrer no caso de exposição de uma área de superfície corporal > 2,5% e a uma solução altamente concentrada). Esses desequilíbrios eletrolíticos, sejam isolados ou em combinação, podem levar a arritmias cardíacas, a causa primária de morte nas lesões por HF. O prolongamento do intervalo QT pode ser a manifestação inicial de hipocalcemia ou hipomagnesemia.
IV. O **diagnóstico** é obtido com base na história de exposição e em evidências típicas. Imediatamente após a exposição a soluções fracas ou intermediárias, poderão aparecer ou não alguns sintomas, embora possa se desenvolver mais posteriormente uma lesão potencialmente grave.
   A. **Níveis específicos.** Concentrações séricas de fluoreto não são úteis após a exposição aguda, mas poderão ser utilizadas na avaliação da exposição crônica ocupacional. Os níveis séricos normais de fluoreto são inferiores a 20 μg/L, porém variam consideravelmente com a ingestão alimentar e ambiental. Nos trabalhadores, a excreção urinária de fluoreto anterior à variação não deverá exceder 3 mg/g de creatinina.
   B. **Outras análises laboratoriais úteis** incluem eletrólitos, glicose, ureia, creatinina, cálcio, magnésio e monitoramento contínuo do ECG.
V. **Tratamento**
   A. **Emergência e medidas de apoio**
      1. Manter uma via aérea aberta e fornecer ventilação, quando necessário (p. 1-7). Administrar oxigênio suplementar. Tratar o edema pulmonar (p. 1-7), caso ocorra.
      2. Pacientes com ingestão de HF deverão ser avaliados em relação à procura de lesão corrosiva, consultando com um gastroenterologista para a consideração de uma avaliação endoscópica (p. 103). Todas as ingestões de HF deverão ser consideradas como potencialmente fatais.
      3. Monitorar o ECG e as concentrações séricas de cálcio, magnésio e potássio; administrar cálcio IV (p. 473; ver também adiante) caso haja evidências de hipocalcemia ou hiperpotassemia grave; substituir o magnésio conforme indicado.

MANUAL DE TOXICOLOGIA CLÍNICA 259

B. **Fármacos específicos e antídotos.** O **cálcio** (p. 473) precipita rapidamente os íons fluoreto e é um antídoto eficaz contra exposições dérmicas e a hipocalcemia sistêmica advinda da absorção de fluoreto. Além disso, o magnésio sérico deverá ser monitorado e substituído quando apropriado.
  1. **Queimaduras da pele.** No caso de exposições envolvendo as mãos ou os dedos, consultar imediatamente um cirurgião de mão experiente, um toxicologista médico ou um centro de controle de intoxicação (1-800-222-1222)*. Historicamente, costuma-se remover a unha, porém tal procedimento poderá acarretar morbidade desfigurante. Ocasionalmente, o cálcio deverá ser administrado pela via intra-arterial ou pela técnica de bloqueio IV de Bier. *Atenção: Não* usar o sal de *cloreto* de cálcio para injeções SC, bloqueio de Bier ou intra-arterial; esta forma contém uma proporção maior do íon cálcio quando comparada ao sal de gliconato e poderá causar vasospasmo e necrose tecidual.
     a. **Tópicas.** Aplicar um gel contendo gliconato ou carbonato de cálcio (p. 473), usando um equipamento oclusivo ou uma luva de borracha para aumentar a penetração pela pele. Alguns especialistas adicionam dimetilsulfóxido (DMSO) para aumentar a penetração do cálcio pela pele, embora as evidências sejam circunstanciais. Alternativamente, mergulhar em uma solução de amônio quaternário como Zephiran (1,3 g/L de água) ou um soro fisiológico de Epsom. Caso a dor não ceda significativamente em 30 a 60 minutos, considerar a injeção SC ou intra-arterial.
     b. **Subcutânea.** Injetar gliconato de cálcio a 5 a 10% SC nas áreas afetadas, usando uma agulha de 27 ou 30 G (calibre) e não mais de 0,5 mL por dígito ou 1 mL/cm^2 em outras regiões.
     c. **Intra-arterial.** Uma injeção de cálcio pela via intra-arterial (p. 473) poderá ser necessária no caso de queimaduras envolvendo vários dígitos ou áreas subungueais, ou em caso de falha da terapia local.
     d. **Bloqueio de Bier.** Essa técnica de perfusão IV regional tem sido considerada útil (ver "Cálcio", p. 473).
     e. **Excisão cirúrgica.** A excisão precoce de queimaduras tem sido feita em casos de exposições que não sejam nas mãos, nas quais a dor é incontrolável apesar da terapia de cálcio tópica ou SC.
  2. **Hipocalcemia ou hiperpotassemia sistêmicas.** Administrar gliconato de cálcio a 10%, 0,2 a 0,4 mL/kg, IV, ou cloreto de cálcio a 10%, 0,1 a 0,2 mL/kg, IV.
C. **Descontaminação** (p. 45). Os profissionais com acesso ás areas contaminadas deverão usar equipamentos de respiração autônoma e equipamento de proteção pessoal apropriado para evitas exposição.
  1. **Inalação.** Remover imediatamente as vítimas da exposição e fornecer oxigênio suplementar quando necessário. O uso de gliconato de cálcio a 2,5% por nebulização é recomendado por algumas autoridades.
  2. **Pele.** Remover imediatamente a roupa contaminada e enxaguar as áreas expostas com quantidades copiosas de água. Em seguida, mergulhar em uma solução de sais de Epsom (sulfato de magnésio) ou cálcio; o uso tópico de cálcio ou magnésio poderá ajudar a prevenir queimaduras profundas. Alguns locais que tratam com frequência de casos de exposição ao HF utilizam um gel de gliconato de cálcio a 2,5% (em gel de base aquosa). Essa intervenção poderá ser altamente eficaz quando aplicada imediatamente.
  3. **Olhos.** Enxaguar com quantidades copiosas de água ou soro fisiológico. A eficácia de uma solução fraca (1 a 2%) de gliconato de cálcio não é conhecida. Consultar um oftalmologista em caso de evidência ou suspeita de exposição ocular.
  4. **Ingestão**
     a. **Pré-hospitalar.** Fornecer imediatamente qualquer substância que contenha cálcio (carbonato de cálcio ou leite) ou magnésio (sais de Epsom, hidróxido de magnésio) pela boca.
     Não induzir o vômito devido ao risco de lesão corrosiva. O carvão ativado não é eficaz.
     b. **Hospitalar.** Considerar a sucção gástrica com um tubo nasogástrico. Administrar uma substância que contenha magnésio ou cálcio como no Item 4.a supracitado.
D. **Eliminação aumentada.** Não foram observados benefícios a partir desses procedimentos.

---

* N. de R.T. No Brasil, 0800-722-6001.

▶ FLUOROACETATO
Steve Offerman, MD

O fluoroacetato*, também conhecido como composto 1080, monofluoroacetato de sódio (SMFA, do inglês *sodium monofluoroacetate*) e fluoroacetato de sódio, é uma das substâncias mais tóxicas conhecidas. No passado, foi usado principalmente como rodenticida pelas companhias de controle de peste licenciadas, porém foi amplamente removido do mercado dos EUA devido à sua natureza tóxica. O uso do composto 1080 está atualmente restrito às coleiras de proteção de rebanhos, designadas para proteger carneiros e gados dos coiotes. Ocasionalmente, produtos não licenciados poderão ser encontrados. Ele também é usado ainda normalmente na Austrália e na Nova Zelândia para o controle de pestes em vertebrados. É um pó cristalino, branco, hidrossolúvel, insípido e inodoro. A fluoroacetamida (composto 1081) é um composto semelhante, de toxicidade também semelhante.

I. **Mecanismo de toxicidade**
   A. O fluoroacetato é metabolizado, gerando o composto tóxico fluorocitrato, que bloqueia o metabolismo celular, inibindo a enzima aconitase do ciclo de Krebs. Os efeitos clínicos da intoxicação são retardados (de 30 minutos a várias horas) até que o fluoroacetato seja metabolizado, gerando fluorocitrato.
   B. **Farmacocinética.** O aparecimento do efeito foi registrado desde 30 minutos a várias horas após a ingestão. O tempo do efeito máximo, o Vd, a duração da ação e a meia-vida de eliminação não são conhecidos em humanos, porém existem registros do aparecimento tardio de coma (36 horas). Em ratos, apenas 1% de uma dose oral é excretado na urina e nas fezes em 5 horas, e apenas 12%, em torno de 48 horas.

II. **Dose tóxica.** Inalação ou ingestão de apenas 1 mg de fluoroacetato é suficiente para causar toxicidade séria. O óbito é provável após a ingestão de > 2 a 10 mg/kg.

III. **Apresentação clínica.** Após um período de minutos a várias horas (em um caso, o coma foi retardado em 36 horas), manifestações de intoxicação celular difusa se tornam aparentes; podem ocorrer náuseas, vômito, diarreia, acidose metabólica (acidose láctica), choque, insuficiência renal, agitação, confusão, convulsões, coma, parada respiratória, edema pulmonar e arritmias ventriculares. Uma série de casos registrou uma alta incidência de hipocalcemia e hipopotassemia. Hipotensão, acidemia e creatinina sérica elevada representam os indicadores mais sensíveis de mortalidade. A morte ocorre geralmente como resultado da falha respiratória ou da arritmia ventricular.

IV. O **diagnóstico** é obtido com base em uma história de ingestão e achados clínicos, que poderão ser retardados por várias horas. A intoxicação por fluoroacetato pode lembrar a intoxicação por outras toxinas celulares, como cianeto de hidrogênio e sulfeto de hidrogênio, embora o aparecimento de sintomas seja mais rápido no caso destes últimos venenos.
   A. **Níveis específicos.** Não há ensaio disponível.
   B. **Outras análises laboratoriais úteis** incluem eletrólitos, glicose, ureia, creatinina, cálcio, gasometria arterial, ECG e radiografia torácica. Realizar monitoramento contínuo do ECG.

V. **Tratamento**
   A. **Emergência e medidas de apoio**
      1. Manter uma via aérea aberta e fornecer ventilação, quando necessário (p. 1-7). Administrar oxigênio suplementar.
      2. Substituir as perdas de fluido devidas à gastrenterite com soro fisiológico IV ou outros cristaloides.
      3. Tratar choque (p. 16), convulsões (p. 22) e coma (p. 18) caso ocorram. Devido ao registro de atraso potencial no aparecimento de sintomas sérios, é prudente monitorar o paciente por pelo menos 36 a 48 horas.
   B. **Fármacos específicos e antídotos.** Embora diversos antídotos tenham sido investigados, nenhum deles foi considerado eficaz em humanos. A infusão de etanol aumenta os níveis sanguíneos de acetato, que podem inibir a conversão de fluorocitrato. Em estudos animais, o etanol é eficiente apenas quando administrado em minutos após a exposição. A monoacetina (glicerol

---
* N. de R.T. O fluoroacetato está prescrito no Brasil.

monoacetato), que também diminui a conversão do fluoroacetato em fluorocitrato, tem sido usada experimentalmente em macacos, porém não está disponível e nem recomendada para o uso humano. Evidências em animais sugerem que a hipocalcemia pode contribuir para a toxicidade do fluoroacetato. Embora a importância da hipocalcemia na intoxicação humana seja obscura, recomenda-se a correção do baixo nível sérico de cálcio com administração IV.
- C. **Descontaminação** (p. 45)
  1. **Pré-hospitalar.** Caso esteja disponível e o paciente esteja alerta, administrar imediatamente carvão ativado. Caso seja previsto um atraso superior a 60 minutos antes de sua administração, considerar o uso de ipeca para induzir o vômito, se puder ser administrado alguns minutos após a exposição e não houver contraindicações (p. 48).
  2. **Hospitalar.** Administrar imediatamente carvão ativado. Considerar a lavagem gástrica, caso possa ser realizada em até 60 minutos da ingestão.
  3. **Exposição da pele.** O fluoroacetato é fracamente absorvido pela pele intacta, porém poderá ocorrer exposição significativa por meio da pele rompida. Remover as roupas contaminadas e lavar exaustivamente a pele exposta.
- D. **Eliminação aumentada.** Não foram definidos benefícios para qualquer procedimento de remoção aumentada.

▶ FORMALDEÍDO
John R. Balmes, MD

O formaldeído é um gás de odor pungente usado geralmente no processamento de papel, em fábricas e produtos de madeira e na produção de espuma de ureia para a construção civil. A exposição a baixos níveis de formaldeído tem sido observada em estabelecimentos que vendem roupas tratadas com resinas para engomagem que contêm formaldeído, em casas, móveis e em ambientes confinados construídos com grandes quantidades de produtos contendo formaldeído usado nos materiais de construção. A solução aquosa de formaldeído (formalina) é usada em várias concentrações (geralmente a 37%) como desinfetante e fixador de tecido. A formalina estabilizada também pode conter 6 a 15% de metanol.

- I. **Mecanismo de toxicidade**
  - A. O formaldeído causa precipitação de proteínas e necrose de coagulação do tecido exposto. O gás é altamente hidrossolúvel. Quando inalado, produz uma irritação local imediata da via aérea superior e tem sido responsável pelo espasmo e pelo edema de laringe.
  - B. O metabolismo do formaldeído produz ácido fórmico, que poderá acumular-se e levar à acidose metabólica, em caso de ingestão de quantidade suficiente de formaldeído.
  - C. O formaldeído foi listado pela International Agency for Research on Cancer (IARC) como um conhecido carcinógeno humano associado ao câncer dos seios nasais e da nasofaringe. O NIOSH também considera o formaldeído como carcinogênico.
- II. **Dose tóxica**
  - A. **Inalação.** O limite de exposição permitido pela OSHA no local de trabalho (PEL) é de 0,75 ppm (TWA de 8 horas). O limite de exposição recomendado pelo NIOSH (REL) é de 0,016 ppm (TWA de 8 horas; o REL é de 0,1 ppm para uma exposição de 15 minutos). O nível de ar considerado imediatamente perigoso à vida ou à saúde (IDLH) é de 20 ppm.
  - B. A **ingestão** de apenas 30 mL de uma solução de formaldeído a 37% já foi responsável pelo óbito de um adulto.
- III. **Apresentação clínica**
  - A. A exposição ao **gás de formaldeído** produz irritação dos olhos, e a inalação pode causar tosse, dificuldade respiratória e edema pulmonar não cardiogênico.
  - B. A **ingestão** de soluções de formaldeído pode causar lesões gástrica e esofágica corrosiva grave, dependendo da concentração. Letargia e coma foram registrados. A acidose metabólica (intervalo aniônico) pode ser causada pelo acúmulo de ácido fórmico a partir do metabolismo do formaldeído ou do metanol.

C. Hemólise foi observada quando a formalina foi acidentalmente introduzida no sangue por equipamento de hemodiálise contaminado.
IV. O **diagnóstico** é obtido com base na história de exposição e em evidências de irritação nas membranas mucosas, na via aérea ou no trato GI.
   A. **Níveis específicos**
   1. Os níveis plasmáticos de formaldeído estão disponíveis no plasma, porém os níveis de formato poderão indicar melhor a gravidade da intoxicação.
   2. Os níveis de metanol (p. 318) e de formato podem ser úteis nos casos de intoxicação por soluções de formalina contendo metanol.
   B. **Outras análises laboratoriais úteis** incluem gasometria arterial, eletrólitos, glicose, ureia, creatinina, osmolalidade e cálculo do intervalo osmolar (p. 32).
V. **Tratamento**
   A. **Emergência e medidas de apoio**
   1. Manter uma via aérea aberta e fornecer ventilação, quando necessário (p. 1-7).
   2. **Inalação.** Tratar broncospasmo (p. 7) e edema pulmonar (p. 7), caso ocorram. Administrar oxigênio suplementar e observar por pelo menos 4 a 6 horas.
   3. **Ingestão**
      a. Tratar coma (p. 18) e choque (p. 16), caso ocorram.
      b. Administrar soro fisiológico IV ou outros cristaloides para repor as perdas de fluido causadas pela gastrenterite. Evitar sobrecarga de fluido em pacientes que sofreram exposição por inalação, devido ao risco de edema pulmonar.
      c. Tratar a acidose metabólica com bicarbonato de sódio (p. 33).
   B. **Fármacos específicos e antídotos**
   1. Em caso de ingestão de uma solução contendo **metanol**, avaliar e tratar com **etanol** ou **fomepizol**, como no caso da intoxicação por metanol (p. 318).
   2. A intoxicação por **formato** causada apenas pelo formaldeído deverá ser tratada com **ácido fólico** (p. 445); o etanol e o **fomepizol** não são eficazes.
   C. **Descontaminação** (p. 45). Os profissionais de salvamento deverão usar equipamento de respiração autônoma e roupas de proteção química apropriadas durante a manipulação de um paciente altamente contaminado.
   1. **Inalação.** Remover as vítimas da exposição e fornecer oxigênio suplementar, quando disponível.
   2. **Pele e olhos.** Remover a roupa contaminada e lavar a pele exposta com água e sabão. Irrigar copiosamente os olhos expostos com água morna ou soro fisiológico; realizar exame de fluoresceína para descartar a possibilidade de lesão córnea, caso a dor e o lacrimejamento persistam.
   3. **Ingestão.** Fornecer água pura para diluir soluções concentradas de formaldeído. Realizar a aspiração do formaldeído líquido a partir do estômago, caso tenham sido ingeridas grandes quantidades. Dependendo da concentração da solução e dos sintomas do paciente, considerar a realização de endoscopia para afastar a ocorrência de lesões esofágica ou gástrica. O carvão ativado é de benefício incerto e poderá obscurecer a visão do endoscopista.
   D. **Eliminação aumentada**
   1. A **hemodiálise** é eficaz na remoção de metanol e formato e na correção da acidose metabólica grave. Indicações para a hemodiálise incluem acidose grave e um intervalo osmolar (p. 32) superior a 10 mOsm/L.
   2. A **alcalinização** da urina ajuda a promover a excreção do formato.

▶ FOSFINA E FOSFETOS

Paul Khasigian, PharmD

A **fosfina** é um gás incolor mais denso que o ar. Ele é inodoro na sua forma pura, mas as impurezas lhe dão um odor característico de peixe ou de alho. Ele tem sido usado para fumigação e representa um veneno potencial importante em operações que produzem fosfetos metálicos, nos quais a fosfina pode ser liberada na reação química de água e ligas metálicas. Os trabalhadores em risco abrangem os refinadores de metais, profissionais que lidam com acetileno, bombeiros, operadores de controle de pesticidas e os da indústria de semicondutores. O **fosfeto de magnésio** e o **fosfeto de alumínio** estão disponíveis em precipitados ou comprimidos e são usados como inseticidas e rodenticidas. O **fosfeto de zinco** é um pó cinza-escuro e cristalino que, misturado a alimentos, serve como isca para roedores. Os fosfetos representam um agente importante dos suicídios fatais e ingestões acidentais na Índia e em vários países em desenvolvimento.

I. **Mecanismo de toxicidade.** A fosfina é um gás altamente tóxico, especialmente para pulmões, cérebro, rins, coração e fígado. A ação fisiopatológica da fosfina não está claramente estabelecida, porém poderá estar relacionada à inibição do transporte de elétrons na mitocôndria. Os fosfetos liberam gás fosfina em contato com a umidade, e essa reação é aumentada com a acidez do estômago. A fosfina é, então, absorvida pelos tratos GI e respiratório.

II. **Dose tóxica**

   A. **Gás fosfina.** O limite recomendado pela ACGIH no local de trabalho (TLV-TWA) é de 0,3 ppm (0,42 mg/m^3), que é muito inferior à concentração mínima detectável (odor de peixe) de 1 a 3 ppm. Um nível de 50 ppm no ar é considerado imediatamente perigoso à vida ou à saúde (IDLH). A exposição crônica a concentrações subletais por períodos estendidos poderá produzir sintomas tóxicos.

   B. **Fosfetos.** A ingestão de apenas 500 mg de **fosfeto de alumínio** levou um adulto ao óbito. Em uma série de casos registrados, os sobreviventes ingeriram aproximadamente 1,5 g (faixa de 1,5 a 18 g), enquanto os envolvidos em casos fatais ingeriram uma média de 2,3 g (faixa de 1,5 a 36 g). A dose letal moderada (DL$_{50}$) para o **fosfeto de zinco** em ratos é de 40 mg/kg; a mais baixa dose letal registrada em humanos é de 4 g. Um homem de 36 anos de idade que ingeriu 6 mg/kg de fosfeto de zinco e foi tratado com ipeca e carvão ativado permaneceu assintomático.

III. **Apresentação clínica.** A inalação do gás fosfina está associada a tosse, dispneia, dor de cabeça, tontura e vômito. A ingestão de fosfeto pode causar náuseas, vômito, diarreia, hipotensão não responsiva aos medicamentos pressores e odor de peixe estragado ou alho sentido pelos auxiliares de tratamento. Poderão ocorrer síndrome do desconforto respiratório agudo (SDRA), insuficiência renal aguda, hepatite, convulsão e coma. Foram registradas lesões do miocárdio manifestadas por enzimas cardíacas elevadas, alterações nas ondas ST-T, hipocinesia global e diversas arritmias atriais e ventriculares, bem como efusões pericárdicas e pleurais, necrose da suprarrenal e pancreatite. Metemoglobinemia também foi observada. O aparecimento de sintomas é geralmente rápido, embora tenha sido descrito o surgimento tardio de edema pulmonar. Sobreviventes de intoxicação aguda desenvolveram complicações esofágicas, incluindo estreitamento e fístulas traqueoesofágicas.

IV. O **diagnóstico** é obtido com base na história de exposição ao agente. *Atenção:* O edema pulmonar poderá ser de aparecimento tardio, e os sintomas respiratórios iniciais poderão ser brandos ou estar ausentes.

   A. **Níveis específicos.** Os níveis de fosfina dos fluidos corporais não são clinicamente disponíveis.

   B. **Outras análises laboratoriais úteis** incluem eletrólitos, ureia, creatinina, aminotransferases hepáticas, gasometria arterial ou oximetria e radiografia torácica.

V. **Tratamento**

   A. **Emergência e medidas de apoio**

   1. Manter via aérea aberta e fornecer ventilação, quando necessário (p. 1-7). Administrar oxigênio suplementar e tratar o edema pulmonar não cardiogênico (p. 7), caso ocorra.
   2. Tratar convulsão (p. 22) e hipotensão (p. 16), caso ocorram.
   3. Pacientes com história de inalação significativa de fosfina ou de ingestão de fosfeto deverão ser internados e observados por 48 a 72 horas para o caso de aparecimento tardio de edema pulmonar.
   4. **Magnésio** IV tem sido usado para tratar arritmias cardíacas não responsivas a outros tratamentos.

5. No caso de intoxicação grave, o funcionamento da suprarrenal poderá estar comprometido e deverá ser considerado o uso de **hidrocortisona** IV, especialmente se a hipotensão não responder a fluidos IV e vasopressores.
B. **Fármacos específicos e antídotos.** Não existem antídotos específicos.
C. **Descontaminação**
   1. Os auxiliares de tratamento encontram-se em baixo risco de contaminação secundária, porém poderá ocorrer dispersão da fosfina se o paciente vomitar ou se o fluido da lavagem gástrica não for isolado.
   2. Administrar carvão ativado se as condições forem apropriadas (ver Quadro I-30, p. 51), embora os estudos não tenham estabelecido a sua afinidade de ligação aos fosfetos. Considerar a lavagem gástrica no caso de ingestão recente. Foi proposto o uso de bicarbonato de sódio 3-5% no fluido de lavagem (para reduzir a acidez estomacal e a produção resultante de fosfina), porém esse procedimento não apresentou benefícios comprovados.
   3. **Eliminação aumentada.** A diálise e a hemoperfusão não têm se mostrado úteis em acelerar a eliminação de fosfina.

▶ FÓSFORO

Allyson Kreshak, MD

Existem dois tipos de fósforo elementar que ocorrem na natureza: vermelho e amarelo. O **fósforo vermelho** não é absorvido e é essencialmente atóxico. Por outro lado, o **fósforo amarelo** (também chamado de **fósforo branco**) é uma toxina celular altamente tóxica. O fósforo amarelo/branco é um sólido cristalino incolor ou amarelo semelhante à cera com odor de alho e é quase insolúvel em água.

O fósforo é usado para fabricar fertilizantes, como aditivo nos alimentos e bebidas e como composto de limpeza, e tem sido usado em fósforos, fogos e como pesticida. Ele também é usado na manufatura da metanfetamina e como elemento incendiário em munições militares.

I. **Mecanismo de toxicidade**
   A. O fósforo é altamente corrosivo e é também um veneno celular geral. O colapso cardiovascular que ocorre após a ingestão resulta provavelmente não apenas da perda de fluido causada por vômito e diarreia, como também de um efeito tóxico direto sobre o coração e o tônus vascular.
   B. O fósforo amarelo/branco entra em combustão espontaneamente no ar à temperatura ambiente para originar o óxido de fósforo, uma fumaça altamente irritante.

II. **Dose tóxica**
   A. **Ingestão.** A dose oral fatal de fósforo amarelo/branco é de cerca de 1 mg/kg.
   B. **Inalação.** O limite recomendado pela ACGIH no local de trabalho (TLV-TWA) para o fósforo amarelo/branco é de 0,1 mg/m^3 (0,02 ppm) por um período médio de 8 horas. O nível considerado imediatamente perigoso à vida ou à saúde (IDLH) é de 5 mg/m^3.

III. **Apresentação clínica**
   A. A **inalação aguda** pode causar irritação das membranas mucosas, tosse, dificuldade respiratória, pneumonite química e edema pulmonar não cardiogênico. A **inalação crônica** de fósforo (durante pelo menos 10 meses) poderá levar à necrose mandibular ("mandíbula desfigurada").
   B. O **contato com a pele ou com os olhos** pode causar conjuntivite ou queimaduras oculares ou dérmicas graves.
   C. A **ingestão aguda** pode causar queimaduras Gls e hemorragia, vômito intenso e dor abdominal e diarreia com fezes "fumegantes" (devido à combustão espontânea quando expostas ao ar). Efeitos sistêmicos incluem dor de cabeça, *delirium*, convulsão, choque, coma e arritmias (fibrilação atrial, prolongamento de QRS e QT, taquicardia ventricular e fibrilação). Poderão ocorrer distúrbios metabólicos, incluindo hipocalcemia, hiperpotassemia e hiperfosfatemia (ou hipofosfatemia). A insuficiência renal ou hepática fulminante poderá ocorrer após 2 a 3 dias. Foi descrita uma toxicidade reversível da medula óssea com neutropenia.

IV. O **diagnóstico** é obtido com base na história de exposição e na apresentação clínica. Queimaduras cutâneas, odor de alho no vômito e fezes e vômito "fumegantes" ou luminescentes, causados por

combustão espontânea do fósforo elementar, sugerem ingestão. Um exame da pele com lâmpada de Wood fará as partículas de fósforo fluorescerem.
   A. **Níveis específicos.** Como o fósforo sérico poderá estar elevado, deprimido ou normal, não é útil para o diagnóstico ou para estimativa de gravidade.
   B. **Outras análises laboratoriais úteis** incluem ureia, creatinina, potássio, cálcio, aminotransferases hepáticas, exame de urina, gasometria arterial ou oximetria, ECG e radiografia torácica (após inalação aguda).
V. **Tratamento**
   A. **Emergência e medidas de apoio**
      1. Observar atentamente a vítima de inalação em busca de sinais de lesão da via aérea superior, realizar entubação endotraqueal e fornecer ventilação, quando necessário (p. 4). Administrar oxigênio suplementar. Tratar broncospasmo (p. 7) e edema pulmonar (p. 7), caso ocorram.
      2. Tratar a perda de fluidos por gastrenterite com reposição agressiva de fluidos cristaloides IV.
      3. Considerar endoscopia em caso de suspeita de queimaduras orais, esofágicas ou gástricas (p. 103).
   B. **Fármacos específicos e antídotos.** Não existem antídotos específicos.
   C. **Descontaminação** (p. 45). Os socorristas deverão usar equipamento protetor apropriado para prevenir exposição acidental da pele ou inalação. Se o fósforo sólido tiver sido trazido para o interior do departamento de emergência, deve-se cobri-lo imediatamente com água ou areia molhada.
      1. **Inalação.** Remover a vítima da exposição e fornecer oxigênio suplementar, quando disponível.
      2. **Pele e olhos**
         a. Remover a roupa contaminada e lavar as áreas expostas exaustivamente com água e sabão. Irrigar copiosamente os olhos expostos com água morna ou soro fisiológico.
         b. Cobrir as áreas expostas com roupas úmidas poderá ajudar a prevenir a combustão espontânea do fósforo amarelo/branco.
         c. Retirar manualmente as partículas restantes de fósforo. Uma lâmpada de Wood poderá ajudar a visualizar o fósforo absorvido, que fluoresce sob a luz ultravioleta. O uso de sulfato de cobre e nitrato de prata para ligar ao fósforo ou cobri-lo e auxiliar na sua remoção tem sido proposto, porém a segurança e a eficácia desses tratamentos ainda não foram estabelecidas.
      3. **Ingestão.** Realizar a lavagem gástrica caso a ingestão tenha ocorrido nos últimos 60 minutos. A irrigação intestinal total com polietilenoglicol deverá ser considerada. Não são conhecidos os benefícios a partir do uso do carvão ativado. *Não* induzir vômito devido ao risco de lesão corrosiva.
   D. **Eliminação aumentada.** Não existem métodos eficazes de eliminação aumentada.

► **FOSGÊNIO**
John R. Balmes, MD

O fosgênio foi fabricado originalmente como gás de guerra. Atualmente é usado na fabricação de corantes, resinas e pesticidas. Ele também é normalmente produzido quando compostos clorados são queimados, como em um incêndio ou no processo de soldagem de metais que tenham sido limpos com solventes clorados.
   I. **Mecanismo de toxicidade.** O fosgênio é um irritante. Entretanto, devido à sua fraca hidrossolubilidade, em baixas concentrações não causa irritação imediata da via aérea superior ou da pele. Portanto, um indivíduo exposto pode inalar fosgênio por períodos prolongados de forma profunda para o interior dos pulmões, onde será lentamente hidrolisado formando ácido clorídrico. Esse processo resulta em necrose e inflamação da via aérea inferior e dos alvéolos, que poderá ocasionar edema pulmonar não cardiogênico.

II. **Dose tóxica.** O limite de exposição recomendado pela ACGIH no local de trabalho (TLV-TWA) é de 0,1 ppm (0,4 mg/m^3) por um período médio de 8 horas. O nível considerado imediatamente perigoso à vida ou à saúde (IDLH) pelo NIOSH é de 2 ppm. A exposição a 50 ppm poderá ser rapidamente fatal.

III. **Apresentação clínica.** A exposição a concentrações moderadas de fosgênio causa tosse branda e irritação mínima das membranas mucosas. Após um intervalo assintomático de 30 minutos a 8 horas (dependendo da concentração e da duração da exposição), a vítima desenvolve dispneia e hipoxemia. O aparecimento de edema pulmonar poderá ser retardado em até 24 horas. O comprometimento pulmonar permanente poderá ser uma sequela da exposição grave.

IV. O **diagnóstico** se baseia na história de exposição e na apresentação clínica. Diversos outros gases tóxicos podem causar edema pulmonar de aparecimento tardio (p. 7).
   A. **Níveis específicos.** Não existem níveis sanguíneos ou urinários específicos.
   B. **Outras análises laboratoriais úteis** incluem radiografia torácica e gasometria arterial ou oximetria.

V. **Tratamento**
   A. **Emergência e medidas de apoio**
   1. Manter uma via aérea aberta e fornecer ventilação quando necessário (p. 1-7). Administrar oxigênio suplementar e tratar o edema pulmonar não cardiogênico (p. 7) caso ocorra.
   2. Monitorar o paciente por pelo menos 12-24 horas após a exposição devido ao potencial para o surgimento de edema pulmonar tardio.
   B. **Fármacos específicos e antídotos.** Não existem antídotos específicos.
   C. **Descontaminação.** Remover a vítima da exposição e fornecer oxigênio suplementar quando disponível. Os socorristas deverão usar equipamento de respiração autônoma.
   D. **Eliminação aumentada.** Esses procedimentos não são eficazes.

▶ FRÉONS E HÁLONS
Tanya Mamantov, MD, MPH

Fréons (fluorocarbonetos e clorofluorocarbonetos [CFCs]) têm sido histórica e amplamente utilizados em produtos de aerossol, em unidades de refrigeração, na fabricação de plásticos, no sopro para produção de espumas* e como agentes desengordurantes. De acordo com as normas do Montreal Protocol de 1987, o uso de CFCs foi banido a fim de evitar posterior diminuição do ozônio estratosférico. Entretanto, os fréons permanecem nos sistemas mais antigos de refrigeração e de ar-condicionado, e a importação ilícita do gás acontece. A maior parte dos fréons são gases à temperatura ambiente, porém alguns são líquidos (fréons 11, 21, 113 e 114) e podem ser ingeridos. Extintores de incêndio especializados contêm compostos intimamente relacionados, conhecidos como **hálons**, que contêm bromo, flúor e cloro.

I. **Mecanismo de toxicidade**
   A. Fréons causam depressão branda do SNC e asfixia ao deslocarem o oxigênio do meio ambiente. São bem absorvidos por inalação ou ingestão e, em geral, são rapidamente excretados na respiração em 15 a 60 minutos.
   B. Como hidrocarbonetos clorados, os fréons podem potencializar arritmias cardíacas, sensibilizando o miocárdio pelos efeitos das catecolaminas.
   C. O congelamento direto da pele, acompanhado de frieira, poderá ocorrer caso a pele seja exposta ao gás em expansão rápida, como quando escapa de um tanque pressurizado.
   D. Fréons e hálons são irritantes brandos e podem produzir gases e vapores com maior potencial de irritabilidade (p. ex., fosgênio, ácido clorídrico, ácido fluorídrico e fluoreto de carbonila) quando aquecidos a altas temperaturas, como pode acontecer em um incêndio ou quando um cabo de refrigeração é cortado por um arco de solda ou por um arco elétrico.
   E. Alguns agentes são hepatotóxicos após exposições aguda maciça ou crônica.

---

* N. de R.T. Tais como espumas de poliuretano.

II. **Dose tóxica**
   A. **Inalação.** O nível tóxico do ar é muito variável, dependendo do agente específico (ver Tab. IV-4, p. 587). O fréon 21 (diclorofluorometano; TLV de 10 ppm [42 mg/m^3]) é muito mais tóxico do que o fréon 12 (TLV de 2.000 ppm). Em geral, doses anestésicas ou depressoras do SNC requerem concentrações razoavelmente maiores no ar, que também poderão deslocar o oxigênio, levando à asfixia. O nível aéreo do dicloromonofluorometano considerado imediatamente perigoso à vida ou à saúde (IDLH) é de 5.000 ppm. Outros valores de TLV e IDLH podem ser vistos na Tabela IV-4 (p. 587).
   B. **Ingestão.** A dose tóxica por ingestão não é conhecida.
III. **Apresentação clínica**
   A. A exposição da **pele** ou da **membrana mucosa** pode causar irritações faríngea, ocular e nasal. A disestesia da língua é normalmente observada. Podem ocorrer frieiras após o contato com gás comprimido em rápida expansão. A exposição crônica poderá levar à remoção de lipídeos e em eritema da pele.
   B. **Efeitos respiratórios** incluem tosse, dispneia, broncospasmo, hipoxemia e pneumonite.
   C. **Efeitos sistêmicos** da exposição moderada incluem tontura, dor de cabeça, náuseas e vômito, confusão, fala arrastada, tinido, ataxia e falta de coordenação. Uma intoxicação mais grave poderá levar ao coma ou à parada respiratória. Arritmias ventriculares podem ocorrer mesmo no caso de exposições moderadas. Foram registrados diversos óbitos, provavelmente causados por fibrilação ventricular, após o abuso de fréon, ou seja, por "cheirar" produtos do fréon em sacolas plásticas. Poderá ocorrer lesão hepática.
IV. O **diagnóstico** é obtido com base em uma história de exposição e na apresentação clínica. Diversos solventes hidrocarbonetos aromáticos e clorados podem causar sintomas idênticos.
   A. **Níveis específicos.** É possível o monitoramento do ar expirado, e os níveis sanguíneos deverão ser conhecidos para documentar a exposição, porém esses procedimentos não são úteis no tratamento clínico de emergência.
   B. **Outras análises laboratoriais úteis** incluem gasometria arterial ou oximetria, monitoramento do ECG e enzimas hepáticas.
V. **Tratamento**
   A. **Emergência e medidas de apoio**
      1. Remover o indivíduo do ambiente contaminado.
      2. Manter uma via aérea aberta e fornecer ventilação, quando necessário (p. 1-7).
      3. Tratar coma (p. 18) e arritmias (p. 10-15), caso ocorram. Evitar epinefrina ou outras aminas simpaticomiméticas que possam precipitar as arritmias ventriculares. As taquiarritmias causadas pelo aumento da sensibilidade do miocárdio podem ser tratadas com **propranolol** (p. 551), 1 a 2 mg, IV, ou **esmolol** (p. 494), 0,025 a 0,1 mg/kg/min, IV.
      4. Monitorar o ECG por 4 a 6 horas.
   B. **Fármacos específicos e antídotos.** Não existem antídotos específicos.
   C. **Descontaminação** (p. 45)
      1. **Inalação.** Remover a vítima da exposição e fornecer oxigênio suplementar, quando disponível.
      2. **Ingestão. Não** administrar carvão ou induzir vômito, pois os fréons são rapidamente absorvidos e há risco de aparecimento abrupto de depressão do SNC. Considerar a lavagem gástrica (ou simplesmente aspirar o líquido do estômago) caso a ingestão tenha sido muito intensa e recente (< 30 a 45 minutos). A eficiência do carvão ativado é desconhecida.
      D. **Eliminação aumentada.** Não existem evidências da eficácia de diurese, hemodiálise, perfusão ou de doses repetidas de carvão.

▶ γ-HIDROXIBUTIRATO

Jo Ellen Dyer, PharmD

O **γ-hidroxibutirato** (GHB, do inglês *gamma-hydroxybutyrate*) foi originalmente investigado como agente anestésico durante a década de 1960, porém foi abandonado devido aos seus efeitos colaterais, incluindo mioclonia e *delirium*. Em 2002, foi aprovado pelo FDA como tratamento da cataplexia e, em 2005, do sono diurno excessivo em pacientes com narcolepsia. Nos casos de abuso, o GHB está prontamente disponível no mercado ilícito de drogas e pode ser feito em laboratórios domésticos usando-se receitas publicadas na internet. Como resultado do abuso crescente, o GHB sem prescrição médica é controlado como uma substância do Esquema I*. Precursores químicos que são convertidos em GHB no corpo, incluindo γ-**butirolactona** (**GBL**) e **1,4-butanodiol** (**1,4-BD**), também são regulamentados como análogos do Esquema I (quando considerados para o consumo humano). Essas substâncias químicas geralmente são vendidas sob denominações constantemente alteradas por sinônimos químicos intencionalmente obscuros (Tab. II-36), e para evitar as consequências legais da venda de um análogo prescrito para consumo humano, podem ser vendidas como produto de limpeza, removedor de tinta, removedor de esmalte de unhas ou solvente, rotulados como "ingestão proibida".

O GHB foi promovido como liberador do hormônio do crescimento, escultor muscular, auxiliar de dieta, soporífero, estimulador de euforia, alucinógeno, antidepressivo, substituto do álcool e estimulador da potência sexual. O uso de GHB nas escolas de dança e festas *rave* normalmente envolve a ingestão concomitante de álcool e de outras drogas. O GHB também é conhecido como a "droga do estupro", porque pode produzir rápida incapacitação ou perda de consciência, facilitando a agressão sexual.

I. Mecanismo de toxicidade
  A. O **GHB** é um análogo estrutural do neurotransmissor ácido γ-aminobutírico (GABA) com atividade agonista nos receptores GABA(B) e GHB. Ele atravessa rapidamente a barreira hematencefálica, levando à anestesia geral e à depressão respiratória. O óbito é resultante da lesão secundária à perda súbita de consciência, apneia, edema pulmonar ou aspiração pulmonar do conteúdo gástrico. A potencialização fatal dos efeitos depressores de GHB ocorreu com o etanol e com outras drogas depressoras.
  B. A **GBL**, um solvente atualmente regulamentado pela Drug Enforcement Administration (DEA) como substância química do Esquema I, pode ser quimicamente convertida pelo hidróxido de sódio em GHB. Além disso, a GBL é rapidamente convertida no corpo, em minutos, pelas lactonases periféricas, em GHB.
  C. O **1,4-BD**, um intermediário da síntese química, encontra-se imediatamente disponível por meio de fornecedores químicos. O 1,4-BD é convertido *in vivo* pela álcool-desidrogenase em γ-hidroxibutiraldeído e, em seguida, pela aldeído-desidrogenase, em GHB.
  D. Farmacocinética. O aparecimento dos efeitos depressores do SNC inicia em 10 a 15 minutos após a ingestão oral de GHB e em 2 a 8 minutos após a injeção IV. Os níveis máximos são alcançados em 25 a 45 minutos, dependendo da dose. Uma refeição recente poderá reduzir a biodisponibilidade sistêmica em 37%, quando comparada com o estado de jejum. A duração do efeito é de 1 a 2,5 horas após doses anestésicas de 50 a 60 mg/kg e de aproximadamente 2,5 horas em superdosagens acidentais não entubadas ocorridas no setor de emergência (faixa de 15 minutos a 5 horas). A taxa de eliminação do GHB é saturável. Os níveis plasmáticos de GHB não são detectáveis em 4 a 6 horas após as doses terapêuticas. O Vd é variável devido à absorção saturável e à eliminação. O GHB não é encontrado ligado à proteína (ver também Tab. II-52, p. 414).

II. Dose tóxica
  A. GHB. A resposta a baixas doses orais de GHB é imprevisível, com variabilidade entre os pacientes e no mesmo paciente. Estudos de narcolepsia com 30 mg/kg mostraram efeitos que incluíram aparecimento súbito de sono, enurese, alucinações e movimentos mioclônicos. Estudos anestésicos documentaram inconsciência com 50 mg/kg e coma profundo com 60 mg/kg. O jejum, o etanol e outros depressores potencializam os efeitos do GHB.
  B. A **GBL**, uma molécula não ionizada, possui maior biodisponibilidade do que o GHB, quando administrada VO nas mesmas doses. Uma dose de 1,5 g produziu 1 hora de sono.
  C. O **1,4-BD** é equipotente ao GHB, embora, na presença de etanol, a competição pela enzima metabólica álcool-desidrogenase possa retardar ou reduzir o efeito máximo.

---

* N. de R.T. Segundo o Controlled Substances Act do governo dos EUA, uma substância do Esquema I é proscrita e não possui uso médico aceitável. No Brasil, o GHB faz parte da Lista B1 da Portaria nº 344/98 SVS/MS, podendo ser utilizada mediante notificação de Receita B.

MANUAL DE TOXICOLOGIA CLÍNICA 269

TABELA II-29 GHB e substâncias químicas relacionadas

Substâncias químicas	Denominações químicas ou legitimadas	Nomes populares ou nomes ilícitos
1,4-Butanodiol CASRN 110-63-4 $C_4H_{10}O_2$ PM 90,1	1,4-butilenoglicol; 1,4-di-hidroxibutano; 1,4-tetrametilenoglicol; butano-1,4-diol; butanodiol; BD; BDO; butilenoglicol; diol 1-4 B; sucol B; tetrametileno-1,4-diol; tetrametilenoglicol	"AminoFlex", "Biocopia PM", "BlueRaine", "Borametz", "Dormir", "Enliven", "Celluplex", "FX Rush", "GHRE (GH Releasing Extract)", "ink jet cleaner", "Inner G", "NeuroMod", "NRG3", "Pine Needle Extract", "Promusol", "Re-juv@night", "Rest-Q", "Revitalize Plus", "Serenity", "Soma Solutions", "Sucol B", "Thunder Nectar", "Ultradiol", "weight belt cleaner", "Zen"
Ácido γ-hidroxibutírico CASRN 591-81-1 $C_4H_8O_3$ PM 104,11	Ácido γ-hidroxibutírico; ácido 4-hidroxibutanoico	"Easy Lay", "Fantasy", "G-caps", "Gamma Hydrate", "Georgia Home Boy", "GHB", "Grievous Bodily Harm", "Liquid Ecstasy", "Natural Sleep-500", "Oxy-sleep", "Scoop", "Somatomax PM", "Vita G"
γ-butirolactona CASRN 96-48-0 $C_4H_6O_2$ PM 86,09	1,2-butanolida; 1,4-butanolida; lactona do ácido 3-hidroxibutírico; α-butirolactona; blon; lactona do ácido butírico; ácido butírico; 4-hidroxi-γ-lactona; butirolactona; butiril lactona; di-hidro-2(3H)-furanona; γ-bl; γ-butanolida; γ-butirolactona; ácido γ-desoxitetrônico; lactona do ácido γ-hidroxibutanoico; éster do ácido γ-hidroxibutírico cíclico; lactona do ácido γ-hidroxibutírico; ácido γ-hidroxibutírico; γ-lactona; γ-hidroxibutirolactona; ácido γ-lactona 4-hidroxibutanoico; γ-6480; nci-c55875; tetra-hidro-2-furanona	"Beta Tech", "Blast", "BLO", "Blow", "Blue Moon", "Blue Nitro Vitality", "Eclipse", "Água de Fogo", "Furan", "Furanone Extreme", "Furomax", "G3", "Gama G", "Gama Ram", "GBL", "GenX", "GH Gold (GHG)", "GH Release", "GH Relief", "GH Revitalizer", "Insom-X", "Invigorate", "Jolt", "Nu-Life", "Knock out", "Liquid Libido", "ReActive", "Regenerize", "Remedy-GH", "Remforce", "Renewsolvent", "RenewTrient", "RenewTrient caps", "Rest-eze", "Revivarant", "Revivarant-G", Revitalizer", "Thunder", "V-3", "Verve"
γ-hidroxibutirato, sal de sódio CASRN 502-85-2 $C_4H_7NaO_3$ PM 126,09	γ-hidroxibutirato, sódio; 4-hidroxibutirato, sódio Fórmulas prescritas do fármaco: oxibato de sódio (nome genérico); Gama OH (França); Somsanit (Alemanha); Alcover (Itália); e Xyrem (EUA)	

PM, peso molecular.

III. **Apresentação clínica.** Pacientes com superdosagem aguda por GHB normalmente se apresentam com coma, bradicardia e movimentos mioclônicos.
   A. **Efeitos soporíficos e euforia** em geral ocorrem dentro de 15 minutos após uma dose oral; a inconsciência e o coma profundo poderão ocorrer em 30 a 40 minutos. Quando o GHB for ingerido isoladamente, a duração do coma normalmente é mais curta, ocorrendo a recuperação em 2 a 4 horas e a resolução completa dos sintomas em 8 horas.
   B. O **delirium** e a **agitação** são comuns. A **convulsão** ocorre raramente. Poderão ser observadas a respiração de Cheyne-Stokes e a perda dos reflexos protetores da via aérea. O vômito é observado em 30 a 50% dos casos e poderá ocorrer incontinência. O estímulo poderá levar à taquicardia e à hipertensão branda, porém a bradicardia é mais comum.
   C. **Queimaduras corrosivas alcalinas** resultam do mau uso dos kits de fabricação caseira; uma solução perigosamente básica é produzida quando se adiciona base em excesso, quando a reação é incompleta ou se for feita uma retitulação inadequada. (A solução também poderá se tornar ácida devido à retitulação excessiva.)

D. O uso frequente de GHB em altas doses poderá produzir tolerância e dependência. Uma **síndrome de abstinência** tem sido observada com a descontinuidade do uso crônico. Os sintomas incluem tremor, paranoia, agitação, confusão, *delirium*, alucinações visuais e auditivas, taquicardia e hipertensão. Rabdomiólise, mioclonia, convulsão e morte também foram observadas.
E. Ver também a discussão sobre **agressões facilitadas por drogas** (p. 65).

IV. Em geral, o **diagnóstico** é clinicamente sugerido em um paciente que se apresenta com ocorrência abrupta de coma e que se recupera rapidamente em poucas horas.
   A. **Níveis específicos.** Testes laboratoriais para detectar os níveis de GHB não se encontram imediatamente disponíveis, mas poderão ser obtidos em alguns laboratórios de referência nacional. Níveis séricos superiores a 50 mg/L estão associados à perda de consciência, e níveis superiores a 260 mg/L normalmente levam ao coma não reativo. Em uma pequena série de superdosagens acidentais, a recuperação ocorreu quando os níveis caíram para a faixa de 75 a 150 mg/L. A GBL e o 1,4-BD são rapidamente convertidos em GHB *in vivo*. A duração da detecção do GHB no sangue e na urina é pequena (6 e 12 horas, respectivamente, após doses terapêuticas).
   B. **Outras análises laboratoriais úteis** incluem glicose, eletrólitos e gasometria arterial ou cooximetria. Considerar o teste toxicológico da urina e o etanol no sangue para descartar o abuso de outras drogas comuns que possam aumentar ou prolongar o curso da intoxicação.

V. **Tratamento**
   A. **Emergência e medidas de apoio**
      1. Manter via aérea aberta e fornecer ventilação, quando necessário. Observar que os pacientes que necessitam de entubação geralmente despertam e são retirados do procedimento em poucas horas.
      2. Tratar coma (p. 18), convulsão (p. 22), bradicardia (p. 9) e queimaduras corrosivas (p. 103), caso ocorram.
      3. Avaliar e tratar a agressão facilitada por drogas (p. 65).
   B. **Fármacos específicos e antídotos.** Não existem antídotos específicos disponíveis. O flumazenil e a naloxona não são clinicamente eficazes. A síndrome de abstinência do GHB é controlada com sedação por benzodiazepina (p. 460), como no caso das síndromes de privação de outros antidepressivos. Poderão ser necessárias grandes doses. A abstinência refratária às benzodiazepinas não é rara e poderá se beneficiar da adição de barbitúricos (p. 542-544) ou de propofol (p. 548).
   C. **Descontaminação**
      1. **Pré-hospitalar.** *Não* administrar carvão ou induzir vômito devido ao risco da perda rápida de consciência e da perda de reflexos protetores da via aérea, que poderão levar à aspiração pulmonar.
      2. **Hospitalar.** Pequenas doses de GHB normalmente ingeridas são rapidamente absorvidas, e a lavagem gástrica e o carvão ativado possuem benefícios duvidosos, podendo aumentar o risco de aspiração pulmonar. Considerar a administrar de carvão ativado no caso de ingestões maciças e recentes ou quando se suspeitar de ingestão simultânea significativa.
   D. **Eliminação aumentada.** Não foram descritos benefícios para os procedimentos de remoção aumentada, como a diálise e a hemoperfusão.

▶ GASES IRRITANTES

John R. Balmes, MD

Um grande número de compostos produz efeitos irritantes quando inalados em sua forma gasosa. A fonte de exposição mais comum aos gases irritantes é a indústria, porém exposições significativas poderão ocorrer em uma variedade de circunstâncias, como após o uso simultâneo de agentes de limpeza domésticos, com a inalação de fumaça em incêndios estruturais ou após vazamentos de caminhões-tanques.

I. **Mecanismo de toxicidade.** Gases irritantes normalmente são divididos em dois grupos principais com base na sua hidrossolubilidade (Tab. II-37).
   A. **Gases altamente solúveis** (p. ex., amônia e cloro) são prontamente adsorvidos pela via aérea superior e rapidamente produzem seus efeitos primários sobre as membranas mucosas úmidas dos olhos, do nariz e da garganta.

TABELA II-30 Gases tóxicos irritantes

Gás	TLV^a (ppm)	IDLH^b (ppm)
Alta hidrossolubilidade		
Ácido nítrico	2	25
Amônia	25	300
Cloramina^c	N/D	N/D
Cloreto de hidrogênio	2(C)	50
Dióxido de enxofre	0,25(S)	100
Fluoreto de hidrogênio	3(C)	30
Formaldeído	0,3(C)	20
Hidrossolubilidade moderada		
Acroleína	0,1	2
Cloro	0,5	10
Flúor	1	25
Hidrossolubilidade baixa		
Dióxido de nitrogênio	3	20
Fosgênio	0,1	2
Óxido nítrico	25	100
Ozônio	0,2^d	5

^{a}Valor limiar, limite de exposição recomendado pela American Conference of Governmental Industrial Hygienists (ACGIH) em um período de 8 horas durante uma semana de trabalho de 40 horas (TLV-TWA). "(C)" indica o limite máximo, que não deverá ser excedido em nenhum momento (TLV-C). "(S)" indica o limite de exposição a curto prazo.
^{b}Nível no ar considerado imediatamente perigoso à vida ou à saúde (IDLH), definido como a concentração máxima no ar, da qual alguém poderá escapar racionalmente em 30 minutos sem quaisquer sintomas que impeçam o escape ou quaisquer efeitos de saúde irreversíveis.
^{c}A cloramina é formada quando o cloro ou o hipoclorito são adicionados à água contendo amônia. Ela normalmente é uma mistura de mono, di e tricloroaminas. (N/D: TLV e IDLH não estabelecidos.)
^{d}No caso de exposições não superiores a 2 horas.

B. **Gases menos solúveis** (p. ex., fosgênio e dióxido de nitrogênio) não são rapidamente adsorvidos pela via aérea superior e podem ser inalados profundamente para o interior da via aérea inferior para produzir toxicidade pulmonar de aparecimento tardio.

II. **Dose tóxica.** A dose tóxica varia com as propriedades do gás. A Tabela II-37 mostra os limites de exposição no local de trabalho (TLV-TWA) e os níveis imediatamente perigosos à vida ou à saúde (IDLH) de diversos gases irritantes comuns.

III. **Apresentação clínica.** Todos esses gases podem produzir efeitos irritantes à via aérea superior e/ou inferior, porém os sinais de alerta, o aparecimento e a localização dos sintomas primários dependerão amplamente da hidrossolubilidade do gás e da concentração da exposição.
   A. **Gases altamente solúveis.** Devido aos notáveis sinais de alerta (irritação da via aérea superior) dos gases altamente solúveis, é improvável que ocorra a exposição prolongada voluntária, até mesmo a baixas concentrações.
      1. A exposição a baixos níveis leva ao aparecimento rápido de irritação das membranas mucosas e da via aérea superior; conjuntivite, rinite, eritema cutâneo e queimaduras, garganta inflamada, tosse, dificuldade respiratória e rouquidão são comuns.
      2. No caso de exposição a altos níveis, poderá ocorrer edema da laringe, traqueobronquite e obstrução abrupta da via aérea. A irritação da via aérea inferior e do parênquima pulmonar causa lesão da mucosa traqueobrônquica, pneumonite química e edema pulmonar não cardiogênico.
   B. **Gases menos solúveis.** Devido aos fracos sinais de alerta causados pelos mínimos efeitos sobre a via aérea superior, geralmente ocorre a exposição prolongada a níveis moderados

desses gases; portanto, a pneumonite química e o edema pulmonar são mais comuns. O aparecimento de edema pulmonar poderá ser retardado em até 12 a 24 horas ou mais.

C. **Sequelas.** Embora a maioria dos pacientes que sofre de lesão por inalação tóxica se recupere sem qualquer comprometimento permanente, poderão ocorrer bronquiectasia, bronquiolite obliterante, asma persistente e fibrose pulmonar.

IV. O **diagnóstico** é obtido com base na história de exposição e na presença de efeitos irritantes típicos na via aérea superior ou inferior. A análise da gasometria arterial e da radiografia torácica poderão revelar evidências precoces de pneumonite química ou de edema pulmonar. Enquanto os gases altamente solúveis apresentam claros sinais de alerta e o diagnóstico não é difícil, os gases menos solúveis podem produzir sintomas mínimos logo após a exposição; portanto, são necessários alto índice de desconfiança e repetidos exames.
  A. **Níveis específicos.** Os níveis específicos séricos e sanguíneos não se encontram disponíveis.
  B. **Outras análises laboratoriais úteis** incluem gasometria arterial ou oximetria, radiografia torácica, espirometria e avaliação do pico expiratório máximo.

V. **Tratamento**
  A. **Emergência e medidas de apoio**
    1. Acessar imediatamente a via aérea; rouquidão ou estridor sugerem edema da laringe, que necessitará de laringoscopia direta e entubação endotraqueal em caso de inchaço (p. 4). Fornecer ventilação quando necessário (p. 6).
    2. Fornecer oxigênio suplementar e tratar o broncospasmo com broncodilatadores em aerossol (p. 7).
    3. Monitorar a gasometria arterial ou oximetria, as radiografias torácicas e a função pulmonar. Tratar o edema pulmonar, caso ocorra (p. 7).
    4. No caso de vítimas da inalação de fumaça, considerar a possibilidade de intoxicação concorrente por monóxido de carbono (p. 326) ou cianeto (p. 184).
  B. **Fármacos específicos e antídotos.** Não existe antídoto específico para qualquer um desses gases.
  C. **Descontaminação** (p. 46). Remover a vítima da exposição e fornecer oxigênio suplementar quando disponível. Os profissionais de salvamento deverão evitar a exposição pessoal; na maioria dos casos, deverão ser usados equipamentos de respiração autônoma.
  D. **Eliminação aumentada.** Não há benefícios a partir da eliminação aumentada.

► GLIFOSATO
Craig Smollin, MD

O glifosato (*N*-[fosfonometil]glicina) é um herbicida amplamente utilizado na agricultura, no florestamento e no controle comercial de ervas daninhas. Ele é um dos primeiros herbicidas para os quais os cultivos foram modificados geneticamente a fim de aumentar sua tolerância. Dados do centro de controle de envenenamentos dos EUA, entre 2001 e 2007, nomearam o glifosato como o responsável pela mais comum exposição a herbicidas. Produtos comerciais baseados no glifosato (Roundup, Vantage e muitos outros) são comercializados em concentrações de glifosato iguais ou superiores a 0,5 a 41% e, em geral, consistem em uma mistura aquosa do sal isopropilamino de glifosato, um surfactante, e diversos componentes minoritários. O Roundup concentrado, a preparação de glifosato mais comum usada nos EUA, contém 41% de glifosato e 15% de polioxietilenoamina (POEA).

I. **Mecanismo de toxicidade.** Os mecanismos precisos de toxicidade das fórmulas de glifosato são complexos. Existem cinco diferentes sais de glifosato, e as fórmulas comerciais contêm surfactantes, que variam em estrutura química e concentração.
  A. Existe a hipótese de que a toxicidade esteja mais relacionada com a presença do surfactante do que com o próprio glifosato. Os surfactantes podem prejudicar a contratilidade cardíaca e aumentar a resistência vascular pulmonar.
  B. Postulou-se que o glifosato ou os surfactantes podem desacoplar a fosforilação oxidativa mitocondrial.

C. O glifosato é um composto que contém fósforo, porém não inibe a acetilcolinesterase.
II. **Dose tóxica.** O próprio glifosato apresenta uma toxicidade muito baixa a partir das vias oral e dérmica, com valores de dose letal a 50% (DL_{50}) superiores a 5.000 e superiores a 2.000 mg/kg, respectivamente, em animais. Entretanto, o surfactante (POEA) é mais tóxico, com um DL_{50} oral de 1.200 mg/kg. A ingestão de > 85 mL de uma fórmula concentrada provavelmente causará toxicidade significativa em adultos.
III. **Apresentação clínica.** A maioria dos pacientes com exposição aguda ao glifosato apresenta apenas toxicidade branda, e o tratamento de apoio básico é geralmente eficaz. Em um amplo estudo prospectivo de pesquisa envolvendo 601 pacientes, ocorreram apenas 19 óbitos. O óbito foi associado a uma faixa etária mais elevada (> 40 anos), a ingestões mais significativas (> 190 mL) e a altas concentrações plasmáticas de glifosato na internação. Sintomas GIs, desconforto respiratório, hipotensão, nível alterado de consciência e oligúria foram observados nos casos fatais.
   A. **Exposição dérmica.** A exposição prolongada da pele pode causar irritação dérmica. Queimaduras graves da pele são raras. O glifosato é pouco absorvido pela pele, com apenas 3% dos pacientes que sofreram exposição dérmica desenvolvendo sintomas sistêmicos.
   B. A **exposição ocular** pode causar conjuntivite branda e lesão superficial da córnea. Não foi observada nenhuma lesão ocular séria entre 1.513 exposições oculares consecutivas registradas em um centro de controle de intoxicações.
   C. A **inalação** representa uma via minoritária de exposição. O aerossol poderá causar desconforto e irritação da garganta.
   D. **Ingestão.** Após a ingestão aguda de uma grande quantidade de um produto contendo glifosato/surfactante, poderão ocorrer toxicidades sérias dos sistemas orgânicos GI, cardiopulmonar e outros.
      1. **Efeitos corrosivos GIs** incluem dor epigástrica, na boca e na garganta e disfagia. Vômito e diarreia são comuns. Poderão ocorrer lesões nas mucosas esofágica e gástrica.
      2. **Cardiovascular.** A depressão do miocárdio induzida por glifosato/surfactante poderá levar ao choque cardiogênico.
      3. A **insuficiência ventilatória** poderá ser secundária à aspiração pulmonar do produto ou ao edema pulmonar não cardiogênico.
      4. **Outras.** A lesão renal e hepática e um nível reduzido de consciência poderão decorrer da perfusão reduzida de um órgão, embora um efeito tóxico direto do glifosato ou do surfactante possa contribuir. Pupilas dilatadas, convulsões, confusão, leucocitose neutrofílica, febre e amilase sérica elevada também foram observadas. Em uma série de 131 casos de ingestão de glifosato, a acidose metabólica esteve presente em 48% deles e ocorreram anormalidades no ECG (taquicardia sinusal e/ou, mais comumente, alterações inespecíficas das ondas ST-T) em até 20% dos casos.
IV. O **diagnóstico** é obtido com base na história de contato ou na ingestão de produtos contendo glifosato.
   A. **Níveis específicos.** Embora não seja provável que afetem o tratamento clínico, os níveis séricos e urinários de glifosato podem ser obtidos em um laboratório de referência ou do fabricante de Roundup (Monsanto, St. Louis, MO). Concentrações séricas iniciais superiores a 731 µg/mL foram associadas a um prognóstico fatal em uma série de casos.
   B. **Outras análises laboratoriais úteis** incluem radiografia torácica, eletrólitos, estudos de função renal e gasometria arterial ou oximetria de pulso para avaliar a oxigenação.
V. **Tratamento**
   A. **Emergência e medidas de apoio**
      1. Manter uma via aérea aberta e fornecer ventilação, quando necessário (p. 1-7).
      2. Tratar hipotensão (p. 16) e coma (p. 18), caso ocorram. A emulsão lipídica IV (p. 491) foi eficaz em reverter a hipotensão em um caso registrado.
      3. Em caso de lesão corrosiva do trato GI, consultar um gastrenterologista para a realização de uma possível endoscopia.
   B. **Fármacos específicos e antídotos.** Nenhum antídoto específico está disponível.

C. **Descontaminação** (p. 45)
   1. **Pele e olhos.** Remover a roupa contaminada e lavar a pele exposta com água. Enxaguar os olhos expostos copiosamente com água tépida ou soro fisiológico.
   2. **Ingestão.** No caso de pequenas ingestões de um produto diluído ou de baixa concentração, não é necessária a realização de nenhum processo de descontaminação. No caso de ingestões maiores, utilizar um tubo nasogástrico flexível, aspirar o conteúdo gástrico e, em seguida, proceder à lavagem com água morna ou soro fisiológico. A eficácia do carvão ativado é desconhecida.
D. **Eliminação aumentada.** Não foram definidos benefícios a partir desses procedimentos.

▶ **HERBICIDAS CLOROFENOXI (2,4-D)**
Michael A. O'Malley, MD, MPH

O ácido 2,4-diclorofenoxiacético (2,4-D) e seus derivados químicos são herbicidas amplamente utilizados. Um grande número de fórmulas está disponível contendo diferentes sais (sódio, amina, alquilamina e alcanolamina) e ésteres (ácido propanoico, ácido butanoico e outros compostos alcoxi) de 2,4-D. O produto usado com mais frequência na agricultura, com base nos dados do uso de pesticidas na Califórnia, em 2008, é o sal dimetilamina de 2,4-D. Dados dos registros atuais da Califórnia mostram 257 fórmulas do sal de dimetilamina, com concentrações que vão desde 0,29% (produtos domésticos) até 46,8% (fórmulas da agricultura). É provável que as fórmulas concentradas de ésteres de 2,4-D contenham solventes de petróleo (identificados no item "primeiros socorros" do rótulo do pesticida); mesmo que esses solventes sejam considerados ingredientes "inertes" por não serem pesticidas, poderão apresentar sua toxicidade inata (ver "Tolueno e xileno", p. 385 e "Hidrocarbonetos", p. 275).

O Agente Laranja foi uma mistura dos herbicidas clorofenoxi 2,4-D (ácido diclorofenoxiacético) e 2,4,5-T (ácido triclorofenoxiacético), que também contém pequenas quantidades do contaminante altamente tóxico TCDD (2,3,7,8-tetraclorodibenzo-*p*-dioxina [p. 222]), derivado do processo de fabricação do 2,4,5-T. A fabricação do 2,4-D a partir da cloração do fenol não produz TCDD. As populações envolvidas na fabricação ou no manuseio do 2,4,5-T podem apresentar níveis elevados de TCDD no teste sorológico e taxas totais elevadas de câncer, quando comparadas à população geral.

I. **Mecanismo de toxicidade.** Em vegetais, os compostos atuam como estimuladores do hormônio do crescimento. O mecanismo de toxicidade não está claro, porém pode envolver lesão mitocondrial. Em animais, são observadas lesão da membrana celular, desacoplamento da fosforilação oxidativa e interrupção do metabolismo da acetil-coenzima A, ocorre lesão muscular disseminada, e a *causa mortis,* em geral, é a fibrilação ventricular. A toxicidade é bastante elevada em doses que excedem a capacidade do mecanismo de transporte aniônico renal (cerca de 50 mg/kg). A rabdomiólise maciça tem sido descrita em humanos, mais frequentemente em casos que envolvem a ingestão de fórmulas que contêm mais de 10% do ingrediente ativo.

II. **Dose tóxica.** Doses de 2,4-D de 5 mg/kg não produziram efeitos em estudos em humanos voluntários. A dose tóxica mínima de 2,4-D em humanos é de 3 a 4 g ou 40 a 50 mg/kg, e o óbito ocorreu após a ingestão de 6,5 g por um adulto. Menos de 6% de 2,4-D aplicado à pele é absorvido de forma sistêmica, embora a exposição dérmica possa produzir irritação cutânea. O grau de absorção dérmica poderá ser menor nas fórmulas dos sais do que nas dos ésteres de 2,4-D.

III. **Apresentação clínica**
   A. **Ingestão aguda.** Vômito, dor abdominal e diarreia são comuns. Taquicardia, fraqueza muscular e espasmos musculares ocorrem logo após a ingestão e poderão progredir para fraqueza muscular profunda e coma. Rabdomiólise maciça, acidose metabólica e hipotensão intratável e grave foram observadas, levando ao óbito em 24 horas. Os efeitos neurotóxicos incluem ataxia, hipertonia, convulsões e coma. Poderão ocorrer hepatite e insuficiência renal.
   B. **Exposição dérmica** ao 2,4-D pode produzir irritação cutânea. A exposição às fórmulas que contêm 2,4,5-T também poderá produzir cloracne. A exposição dérmica substancial tem sido responsável pela causa de uma neuropatia mista sensorial periférica após um período latente.

IV. O **diagnóstico** é geralmente obtido com base na história de ingestão e na presença de fraqueza muscular e concentração sérica elevada de CK.
    A. Níveis específicos de 2,4-D podem ser avaliados por laboratórios agrícolas ou especializados, porém não estão disponíveis em tempo suficiente para ajudar no estabelecimento do diagnóstico. A meia-vida de eliminação do 2,4-D é de 11,5 horas, e mais de 75% são excretados em 96 horas após a ingestão. Mais de 80% são excretados pela urina de forma inalterada.
    B. Outras análises laboratoriais úteis incluem eletrólitos, glicose, ureia, creatinina, CK, exame de urina (o teste de heme oculto será positivo na presença de mioglobina), enzimas hepáticas, ECG de 12 derivações e monitoramento do ECG.

VI. Tratamento
    A. Emergência e medidas de apoio
       1. Manter uma via aérea aberta e fornecer ventilação quando necessário (p. 1-7).
       2. Tratar coma (p. 18), hipotensão (p. 16) e rabdomiólise (p. 26) caso ocorram.
       3. Monitorar atentamente o paciente por pelo menos 6 a 12 horas após a ingestão devido ao potencial para o aparecimento tardio de sintomas.
    B. Fármacos específicos e antídotos. Não existem antídotos específicos.
    C. Descontaminação (p. 45)
       1. Exposição da pele ou dos olhos. Remover a roupa contaminada e lavar as áreas afetadas.
       2. Ingestão. Administrar carvão ativado VO se as condições forem apropriadas (ver Quadro I-30, p. 51). Se houver uma demora superior a 60 minutos até a administração de carvão, considerar o uso de ipeca para induzir vômito, caso possa ser administrada em alguns minutos após a exposição e não existam contraindicações (p. 48). Considerar lavagem gástrica após ingestão ampla recente.
    D. Eliminação aumentada. Não está definida uma função para esse procedimento, embora a alcalinização da urina possa promover a excreção de 2,4-D. (Como no caso de outros ácidos fracos, seria esperado que a alcalinização promovesse a ionização do ácido fenoxi e diminuísse a reabsorção a partir dos túbulos renais.) A hemodiálise tem sido recomendada com base em dados clínicos limitados, mostrando depurações semelhantes às observadas na diurese alcalina. A plasmaférese foi eficaz em um caso pediátrico de polineuropatia associada à ingestão de 2,4-D.

▶ HIDROCARBONETOS
Derrick Lung, MD, MPH

Os hidrocarbonetos são amplamente utilizados como solventes, desengordurantes, combustíveis e lubrificantes. Além da exposição inadvertida, a intoxicação também costuma ocorrer a partir da inalação de gases de hidrocarbonetos voláteis usados no abuso de drogas. Os hidrocarbonetos incluem compostos orgânicos derivados da destilação do petróleo, assim como de diversas outras origens, incluindo óleos vegetais, gorduras animais e carvão. Subcategorias de hidrocarbonetos incluem alifáticos (estrutura de carbono saturada), aromáticos (contêm um ou mais anéis de benzeno), halogenados (contêm átomos de cloro, bromo ou flúor), alcoóis e glicóis, éteres, cetonas, ácidos carboxílicos e muitos outros. Este capítulo enfatiza a toxicidade causada pelos hidrocarbonetos comuns de uso doméstico. Ver substâncias químicas específicas na Seção II e na Tabela IV-4 (p. 587).

   I. Mecanismo de toxicidade. Os hidrocarbonetos podem causar lesão direta no pulmão após aspiração pulmonar ou intoxicação sistêmica após ingestão, inalação ou absorção cutânea (Tab. II-30). Muitos hidrocarbonetos também causam irritação nos olhos e na pele.
       A. Aspiração pulmonar. A pneumonite química é causada pela lesão tecidual direta e pela ruptura do surfactante. O risco de aspiração é maior no caso de hidrocarbonetos de baixa viscosidade e baixa tensão superficial (p. ex., nafta do petróleo, gasolina, terebintina).
       B. Ingestão
          1. Hidrocarbonetos alifáticos e **destilados simples do petróleo**, como fluidos leves, querosene, polidores de mobília e gasolina, são pouco absorvidos pelo trato GI a não

TABELA II-31 Ingestão de hidrocarbonetos

Substâncias comuns	Risco de toxicidade sistêmica após ingestão	Risco de pneumonia por aspiração química	Tratamento
Ausência de toxicidade sistêmica, alta viscosidade Vaselina, óleo de motor	Baixo	Baixo	De apoio
Ausência de toxicidade sistêmica, baixa viscosidade Gasolina, querosene, nafta de petróleo, óleo mineral de isolante, éter de petróleo	Baixo	Alto	Observar o aparecimento de pneumonia; *não* esvaziar o estômago
Toxicidade sistêmica desconhecida ou incerta Terebintina, óleo de pinha	Incerto	Alto	Observar o aparecimento de pneumonia; considerar remoção por sucção nasogástrica e/ou administração de carvão em caso de ingestão superior a 2 mL/kg
Toxinas sistêmicas Cânfora, fenol, compostos halogenados ou aromáticos	Alto	Alto	Observar o aparecimento de pneumonia; considerar remoção por sucção nasogástrica e/ou administração de carvão ativado

apresentam risco significativo de toxicidade sistêmica após a ingestão, enquanto não forem aspirados.
   2. Em contrapartida, diversos **hidrocarbonetos aromáticos** e **halogenados, alcoóis, éteres, cetonas** e outros **hidrocarbonetos complexos ou substituídos** são capazes de causar toxicidade sistêmica grave, como coma, convulsão e arritmias cardíacas.
   C. A **inalação** de vapores de hidrocarbonetos em um espaço fechado poderá causar intoxicação como resultado de absorção sistêmica ou deslocamento de oxigênio da atmosfera; além disso, a sensibilização do miocárdio às catecolaminas pode causar arritmias cardíacas.
   D. A **injeção** de hidrocarbonetos na pele, no tecido SC ou no músculo pode causar uma reação inflamatória local grave e necrose de liquefação.
   E. O **contato com pele e olhos** pode causar irritação local. A absorção dérmica poderá ser significativa para alguns agentes, porém é insignificante no caso da maioria dos compostos alifáticos simples.
II. **Dose tóxica.** A dose tóxica é variável, dependendo do agente envolvido e se este foi aspirado, ingerido, injetado ou inalado.
   A. A **aspiração pulmonar** de apenas alguns mililitros poderá levar à pneumonite química.
   B. A **ingestão** de apenas 10 a 20 mL de algumas toxinas sistêmicas, como a cânfora e o tetracloreto de carbono, poderá causar intoxicação grave ou fatal.
   C. Para saber os **limites de exposição para inalação** dos hidrocarbonetos comuns, ver a Tabela IV-4 (p. 587).
   D. A **injeção** de menos de 1 mL pode causar inflamação tecidual local significativa.
   E. A absorção **dérmica** é insignificante no caso da maioria dos compostos alifáticos simples, porém poderá ocorrer com outros agentes.
III. **Apresentação clínica**
   A. A **aspiração pulmonar** normalmente causa o aparecimento imediato de tosse ou asfixia. Ela poderá progredir em minutos ou horas para uma pneumonite química caracterizada por desconforto respiratório, incluindo taquipneia, retrações, ronco, respiração ofegante, hipoxia e hipercarbia. O óbito poderá advir de insuficiência respiratória, infecção bacteriana secundária e de outras complicações respiratórias.

B. A **ingestão** geralmente causa náuseas e vômito abrupto, ocasionalmente acompanhados de gastrenterite hemorrágica. Alguns compostos podem ser absorvidos e produzir toxicidade sistêmica.
C. A **toxicidade sistêmica** causada por ingestão, inalação, injeção IV ou absorção dérmica de hidrocarbonetos é altamente variável, dependendo do composto, porém normalmente inclui confusão, ataxia, letargia e dor de cabeça. Após exposição significativa, poderão ocorrer síncope, coma e parada respiratória. As arritmias cardíacas poderão ser observadas como resultado de sensibilização do miocárdio, especialmente no caso dos compostos aromáticos e halogenados. Fibrilação atrial, fibrilação ventricular e morte cardíaca súbita foram observadas. Muitos agentes também podem causar insuficiências hepática e renal.
D. A **injeção** de hidrocarbonetos pode causar inflamação tecidual local, dor e necrose. Escoriação grave e perda de função ocorreram após a injeção em um dedo com uma pistola de pintura ou outro equipamento em *spray* de alta pressão contendo um solvente de hidrocarbonetos. Em geral, a ferida pontual e o inchaço local parecem pequenos, porém a difusão do solvente nos planos fasciais para a palma da mão e o antebraço podem causar inflamação e lesão disseminadas.
E. O **contato com pele ou olhos** pode causar irritação local, queimaduras ou lesão da córnea. A exposição crônica da pele geralmente causa uma dermatite desengordurante (resultante da remoção de óleos da pele). Alguns agentes são absorvidos pela pele e podem produzir efeitos sistêmicos.

IV. **Diagnóstico**
A. **Pneumonite por aspiração.** O diagnóstico é obtido com base na história de exposição e na presença de sintomas respiratórios, como tosse, taquipneia e dificuldade respiratória. A radiografia torácica e a avaliação da gasometria arterial ou da oximetria poderão auxiliar no diagnóstico de pneumonite química, embora as evidências radiográficas do tórax possam ser atrasadas em mais de 12 a 24 horas.
B. **Intoxicação sistêmica.** O diagnóstico é obtido com base na história de ingestão ou inalação, acompanhada pelas manifestações clínicas sistêmicas apropriadas.
C. **Níveis específicos.** Em geral, os níveis específicos não estão disponíveis e não são úteis.
D. **Outras análises laboratoriais úteis.** No caso de suspeita de pneumonite por aspiração, obter os níveis da gasometria arterial ou da oximetria e uma radiografia torácica; no caso de suspeita de toxicidade sistêmica, avaliar eletrólitos, glicose, ureia, creatinina e transaminases hepáticas e realizar o monitoramento do ECG.

V. **Tratamento**
A. **Emergência e medidas de apoio**
1. **Geral.** Fornecer tratamento de apoio básico para todos os pacientes sintomáticos.
a. Manter uma via aérea aberta e fornecer ventilação, quando necessário (p. 1-7). Administrar oxigênio suplementar.
b. Monitorar a gasometria arterial ou a oximetria, as radiografias torácicas e o ECG e internar pacientes sintomáticos em uma UTI.
c. Usar epinefrina e outros medicamentos β-adrenérgicos com cautela em pacientes com intoxicação significativa por hidrocarbonetos devido à possibilidade da indução de arritmias.
2. **Aspiração pulmonar.** Pacientes que permanecem completamente assintomáticos após 4 a 6 horas de observação poderão ser liberados. No entanto, se o paciente apresentar tosse na internação, provavelmente ocorrerá aspiração.
a. Administrar oxigênio suplementar e tratar broncospasmo (p. 7) e hipoxia (p. 7), caso ocorram.
b. *Não* usar esteroides ou antibióticos profiláticos.
3. **Ingestão.** Na maioria das ingestões acidentais por crianças, menos de 5 a 10 mL são realmente engolidos, e a toxicidade sistêmica é rara. O tratamento é principalmente de apoio.
4. **Injeção.** No caso de injeções na ponta dos dedos ou na mão, especialmente aquelas envolvendo uma pistola de pintura de alta pressão, consultar um cirurgião plástico ou de mãos imediatamente, considerando a necessidade normalmente imediata de exposição ampla, irrigação e descamação.

B. **Fármacos específicos e antídotos**
   1. Não existem antídotos específicos para a pneumonite por aspiração; o uso de corticosteroides não se mostrou eficaz.
   2. Fármacos específicos ou antídotos podem estar disponíveis contra a toxicidade sistêmica de alguns hidrocarbonetos (p. ex., acetilcisteína contra tetracloreto de carbono e azul de metileno contra precursores da metemoglobina) ou de seus solutos (p. ex., terapia de quelação para a gasolina com chumbo e antídotos contra pesticidas).
C. **Descontaminação**
   1. **Inalação.** Deslocar a vítima para local de ar fresco e administrar oxigênio, quando disponível.
   2. **Pele e olhos.** Remover a roupa contaminada e lavar a pele exposta com água e sabão. Irrigar os olhos expostos copiosamente com água ou soro fisiológico e realizar exame com fluoresceína para possível lesão da córnea.
   3. **Ingestão** (p. 47). No caso de agentes com toxicidade sistêmica conhecida, a descontaminação do intestino não será necessária e nem desejável, pois aumentaria o risco de aspiração. No caso de toxinas sistêmicas, considerar a aspiração do líquido via tubo nasogástrico e a administração de carvão ativado. Tomar precauções para prevenir a aspiração pulmonar caso o paciente esteja enfraquecido.
   4. **Injeção.** Ver Item A.4 supracitado.
D. **Eliminação aumentada.** Não foram estabelecidos benefícios a partir de qualquer um desses procedimentos.

▶ HORMÔNIO DA TIREOIDE
F. Lee Cantrell, PharmD

O hormônio da tireoide está disponível nas formas sintéticas liotironina (tri-iodotironina ou T_3), levotiroxina (tetraiodotironina ou T_4) e liotrix* (T_3 e T_4), sendo também proveniente da tireoide animal naturalmente desidratada (que contem tanto T_3 quanto T_4). A equivalência das dores se encontra na Tabela II-32. Apesar do interesse a respeito das manifestações potencialmente fatais da tireotoxicose, raramente ocorre toxicidade séria após ingestão aguda do hormônio da tireoide.

I. **Mecanismo de toxicidade.** Uma quantidade excessiva de hormônio da tireoide potencializa a atividade adrenérgica nos sistemas cardiovascular, GI e nervoso. Os efeitos da superdosagem por T_3 manifestam-se em 6 horas após a ingestão. Por outro lado, sintomas da superdosagem por T_4 poderão ser atrasados em 2 a 5 dias após a ingestão, enquanto ocorre a conversão metabólica a T_3.

II. **Dose tóxica**
   A. Uma ingestão aguda superior a 5 mg de **levotiroxina** (T_4) ou de 0,75 mg de **tri-iodotironina** (T_3) é considerada potencialmente tóxica. Um adulto sobreviveu a uma ingestão de 48 g de comprimidos não especificados para a tireoide; uma criança de 15 meses apresentou sintomas moderados após a ingestão de 1,5 g de tireoide desidratada.
   B. Adultos e crianças eutireóideos parecem apresentar alta tolerância aos efeitos da superdosagem aguda. Pacientes com doença cardíaca preexistente e os submetidos à medicação crônica em excesso apresentam limiar de toxicidade inferior. Foram registradas mortes súbitas após abuso crônico do hormônio da tireoide por adultos saudáveis.
   C. Farmacocinética (ver Tab. II-52, p. 414).

III. **Apresentação clínica.** Os efeitos da superdosagem aguda por T_4 poderão não ser evidentes por diversos dias devido a um retardo no metabolismo de T_4, que forma os amis ativos T_3.
   A. A **intoxicação branda a moderada** poderá levar a taquicardia sinusal, temperatura elevada, rubor, diarreia, vômito, dor de cabeça, ansiedade, agitação, psicose e confusão.
   B. A **toxicidade grave** poderá incluir taquicardia supraventricular, hipertermia e hipotensão. Existem registros de casos de convulsão após superdosagem aguda.

---
* N. de R.T. Mistura sintética de T_4 e T_3 na proporção 4:1.

TABELA II-32 Hormônio da tireoide: equivalência das doses

Tireoide animal desidratada	65 mg (1 grão)
Tiroxina (T_4, levotiroxina)	0,1 mg (100 µg)
Tri-iodotironina (T_3, liotironina)	0,025 mg (25 µg)

IV. O **diagnóstico** se baseia na história de ingestão e em sinais e sintomas de atividade simpática aumentada.
   A. **Níveis específicos.** Concentrações elevadas (livres e totais) de T_4 e T_3 não se correlacionam bem com o risco de desenvolver sintomas clínicos, sendo, portanto, de mínima utilidade em caso de superdosagem.
   B. **Outras análises laboratoriais úteis** incluem eletrólitos, glicose, ureia, creatinina e monitoramento do ECG.
V. **Tratamento**
   A. **Emergência e medidas de apoio**
      1. Manter via aérea aberta e fornecer ventilação quando necessário (p. 1-7).
      2. Tratar convulsão (p. 22), hipertermia (p. 21), hipotensão (p. 16) e arritmias (p. 10-15) caso ocorram.
      3. Recomendam-se avaliações repetidas por vários dias após ingestões maciças de T_4 ou ingestões combinadas, pois sintomas graves poderão ter aparecimento tardio.
      4. A maioria dos pacientes não apresentará toxicidade grave ou se recuperará com tratamento de apoio simples.
   B. **Fármacos específicos e antídotos**
      1. Tratar taquiarritmias graves com **propranolol** (p. 551), 0,01 a 0,1 mg/kg, IV, repetido a cada 2 a 5 minutos, até ser obtido o efeito desejado, ou **esmolol** (p. 494), 0,025 a 0,1 mg/kg/min, IV. A taquicardia sinusal simples poderá ser tratada com propranolol VO, 0,1 a 0,5 mg/kg, a cada 4 a 6 horas.
      2. Em casos de ingestão maciça de T_4, a conversão metabólica periférica de T_4 em T_3 pode ser inibida por **propiltiouracil**, 6 a 10 mg/kg/dia (máximo de 1 g), divididos em 3 doses VO, durante 5 a 7 dias, ou **ácido iopanoico**, 125 mg/dia, VO, por até 6 dias.
   C. **Descontaminação** (p. 45). Administrar carvão ativado se as condições forem apropriadas (ver Quadro I-30, p. 51). A lavagem gástrica não será necessária após ingestões pequenas a moderadas se o carvão ativado tiver sido administrado prontamente.
   D. **Eliminação aumentada.** Diurese e hemodiálise não são úteis porque os hormônios da tireoide se encontram extensamente ligados à proteína. O tratamento por hemoperfusão com carvão, plasmaférese e transfusão por reposição tem sido empregado, porém não parece influenciar o prognóstico clínico.

▶ HYMENOPTERA
Richard F. Clark, MD

Insetos venenosos são agrupados em quatro famílias da ordem Hymenoptera: Apidae (abelhas-de-mel), Bombidae (mamangava), Vespidae (vespas, vespões e jaquetas-amarelas) e Formicidae (formigas). Com exceção dos Vespidae, a maior parte dos Hymenoptera picam apenas quando perturbados ou quando a colmeia é ameaçada. As jaquetas-amarelas e outros vespídeos podem atacar sem provocação e representam a causa mais comum de reações anafiláticas induzidas por insetos.
   I. **Mecanismo de toxicidade.** Os venenos de Hymenopteras são misturas complexas de enzimas e são liberados por vários métodos. O aparelho de veneno está localizado no abdome posterior da fêmea.
      A. A porção terminal do ferrão dos **Apidae** (abelhas-de-mel) é farpado, de forma que o ferrão permanece na vítima, e alguns ou todos os aparelhos de veneno são arrancados do corpo da abelha, resultando na sua morte quando ela alça voo. A musculatura em torno do saco de veneno continua a se contrair por vários minutos após a evisceração, fazendo o veneno ser

ejetado persistentemente. Os **Bombidae** e os **Vespidae** possuem ferrões que permanecem funcionalmente intactos após a picada, dando a eles a habilidade de realizar múltiplas ferroadas.

B. Os **Formicidae** venenosos possuem glândulas de veneno secretoras no abdome posterior e injetam o veneno por meio do ferrão ou pulverizam o veneno a partir do abdome posterior para o interior de uma picada produzida por suas mandíbulas.

II. Dose tóxica. A dose de veneno liberada pelo ferrão pode variar de zero até o conteúdo completo da glândula de veneno. A resposta tóxica é altamente variável, dependendo da sensibilidade individual. Alguns Hymenoptera, como os vespões, têm a habilidade de picar várias vezes, aumentando a carga do veneno. Os ataques da abelha-africana podem resultar em mais de mil picadas. Perturbar o ninho das formigas-de-fogo pode resultar em até 3 mil a 5 mil picadas em segundos.

III. Apresentação clínica. O paciente pode se apresentar com sinais locais ou sistêmicos de envenenamento ou com uma reação alérgica.

A. Envenenamento. Uma vez injetado o veneno, em geral ocorre o aparecimento imediato de dor intensa, seguida por uma reação inflamatória local que poderá incluir eritema, formação de pápulas, equimose, edema, vesiculação, bolhas, coceira e sensação de calor. Múltiplas picadas e, muito raramente, picadas isoladas graves, também podem produzir vômito, diarreia, hipotensão, síncope, cianose, dispneia, rabdomiólise, coagulopatia e morte.

B. Reações alérgicas. Diversos óbitos ocorrem anualmente nos EUA advindos de reações de hipersensibilidade imediata (anafilática), caracterizadas por urticária, angiedema, broncoespasmo e choque. A maioria das reações anafiláticas ocorre em 15 minutos após o envenenamento. Em casos raros, poderão ocorrer reações de aparecimento tardio, incluindo reações de Arthus (artralgias e febre), nefrite, mielite transversa e síndrome de Guillain-Barré. A sensibilidade cruzada com o veneno da formiga-de-fogo poderá ser observada em alguns pacientes com alergias a Apidae ou Vespidae.

IV. O **diagnóstico** é geralmente óbvio a partir da história de exposição e de achados típicos.

A. Níveis específicos. Irrelevantes.

B. Outras análises laboratoriais úteis. A creatina quinase (CK), a isoenzima CK-MB, a troponina cardíaca T ou I e a função renal devem ser checadas em casos graves de múltiplas picadas.

V. Tratamento

A. Emergência e medidas de apoio

1. Monitorar a vítima com atenção por pelo menos 30 a 60 minutos.
2. Tratar a anafilaxia (p. 27), caso ocorra, com epinefrina (p. 493) e difenidramina (p. 485) ou hidroxizina. A urticária persistente poderá reagir à adição de ranitidina, 50 mg, IV, ou 150 mg, VO, ou de outro antagonista do receptor de histamina 2 (H_2) (p. 478). Indivíduos sabidamente sensíveis ao veneno de Hymenoptera deverão usar pulseiras de alerta médico e sempre carregar um *kit* de emergência com epinefrina.
3. Na maioria dos casos, a dolorosa resposta tecidual localizada se resolverá em poucas horas sem tratamento. Poderá ser obtido algum alívio sintomático a partir de aplicações tópicas de gelo, papaína (amaciante de carne) ou cremes contendo corticosteroides ou anti-histamínicos.
4. Realizar a profilaxia para o tétano quando apropriado.

B. Fármacos específicos e antídotos. Não existem antídotos disponíveis.

C. Descontaminação. Examinar o local da picada cuidadosamente à procura de qualquer ferrão restante; ferrões podem ser removidos por uma raspagem leve com um objeto de ponta afiada (p. ex., uma lâmina de faca) ou com pinças (o conteúdo da glândula de veneno quase sempre foi rápida e completamente expelido). Enxaguar a área com água e sabão.

D. Eliminação aumentada. Tais procedimentos não se aplicam.

▶ INALAÇÃO DE FUMAÇA

Kent R. Olson, MD

A inalação de fumaça ocorre normalmente em vítimas de incêndio e está associada às altas morbidade e mortalidade. Além da lesão pela temperatura, a queima de materiais orgânicos e inorgânicos pode gerar um grande número de diferentes toxinas, levando à lesão química do trato respiratório, bem como aos

efeitos sistêmicos da absorção de substâncias tóxicas pelos pulmões. "Bombas de fumaça" não liberam fumaça verdadeira, porém podem ser nocivas em função de seus componentes irritantes, particularmente o cloreto de zinco.
 I. **Mecanismo de toxicidade.** A fumaça é uma mistura complexa de gases, vapores e partículas em suspensão. A lesão poderá resultar das seguintes situações:
  A. Lesão térmica às vias aéreas e traqueobrônquicas.
  B. Gases irritantes, vapores e fumaças que podem comprometer os tratos respiratórios superior e inferior (p. 270). Diversas substâncias comuns irritantes são produzidas por hidrólise térmica e combustão, incluindo acroleína, cloreto de hidrogênio, fosgênio e óxidos de nitrogênio.
  C. Asfixia devida ao consumo de oxigênio pelo fogo e a produção de dióxido de carbono e outros gases.
  D. Efeitos sistêmicos tóxicos do monóxido de carbono inalado, cianeto e outras substâncias tóxicas sistêmicas. O cianeto é o produto mais comum da combustão de plásticos, lã e muitos outros polímeros sintéticos e naturais.
 II. **Dose tóxica.** A dose tóxica varia dependendo da intensidade e da duração da exposição. A inalação em um espaço confinado com ventilação limitada está geralmente associada à liberação de uma dose tóxica maior.
 III. **Apresentação clínica**
  A. Efeitos térmicos e irritantes incluem pelos nasais atingidos, material carbonáceo no nariz e na faringe, tosse, respiração ofegante e dispneia. O estridor é um achado fatídico que sugere comprometimento iminente da via aérea devido a edema no interior e em torno da laringe. Poderão ocorrer edema pulmonar, pneumonite e síndrome do desconforto respiratório agudo (SDRA). A inalação de vapor está fortemente associada à lesão térmica profunda, porém não é complicada pela toxicidade sistêmica.
  B. Asfixia e intoxicadores sistêmicos podem causar tontura, confusão, síncope, convulsão e coma. Além disso, intoxicação por **monóxido de carbono** (p. 326) e **cianeto** (p. 184) e **metemoglobinemia** (p. 319) têm sido observadas em vítimas da inalação de fumaça.
 IV. O **diagnóstico** deverá ser suspeito em qualquer paciente trazido de um incêndio, sobretudo com queimaduras faciais, pelos nasais atingidos, depósitos carbonáceos nas vias aéreas superiores ou no escarro, ou com dispneia.
  A. Níveis específicos. Os níveis de carboxi-hemoglobina e metemoglobina podem ser avaliados por cooximetria. Infelizmente, os níveis de cianeto não se encontram imediatamente disponíveis em períodos de tempo curtos; portanto, o diagnóstico geralmente se baseia nos achados clínicos.
  B. Outras análises laboratoriais úteis incluem gasometria arterial ou oximetria, radiografia de tórax, espirometria ou avaliação do fluxo máximo expiratório. A gasometria arterial, a oximetria de pulso e a radiografia de tórax poderão revelar evidências precoces de pneumonite química ou edema pulmonar. Entretanto, a gasometria arterial e a oximetria de pulso convencionais *não* são confiáveis em pacientes com intoxicação por monóxido de carbono ou metemoglobinemia. (Um cooxímetro de pulso mais recente é capaz de detectar a carboxi--hemoglobina e a metemoglobina.)
 V. **Tratamento**
  A. Emergência e medidas de apoio
   1. Avaliar imediatamente a via aérea; rouquidão ou estridor sugerem edema de laringe, que poderá necessitar de laringoscopia direta e entubação endotraqueal em caso de edema significativo (p. 4). Fornecer ventilação quando necessário (p. 5).
   2. Administrar oxigênio suplementar de alto fluxo com máscara justa sem refluxo (p. 539).
   3. Tratar o broncoespasmo com broncodilatadores em aerossol (p. 7).
   4. Tratar o edema pulmonar caso ocorra (p. 7).
  B. Fármacos específicos e antídotos
   1. Intoxicação por **monóxido de carbono.** Fornecer oxigênio a 100% por máscara ou por tubo endotraqueal. Considerar o uso de oxigênio hiperbárico (p. 539).
   2. Intoxicação por **cianeto.** A terapia empírica antidotal com **hidroxicobalamina** (p. 513) é recomendada para pacientes com estado mental alterado, hipotensão ou acidose. Caso a

hidroxicobalamina não esteja disponível, o **tiossulfato de sódio** (p. 558) do kit convencional para antídoto do cianeto também poderá ser eficaz. **Nota:** O uso de nitrito de sódio não é recomendado, pois poderá causar hipotensão e agravar a metemoglobinemia.
3. Tratar a **metemoglobinemia** com **azul de metileno** (p. 457).
C. **Descontaminação** (p. 45). Depois que a vítima for removida do ambiente com fumaça, a descontaminação posterior não será necessária.
D. **Eliminação aumentada.** Administrar oxigênio a 100% e considerar o uso de oxigênio hiperbárico (p. 539) no caso de intoxicação por monóxido de carbono.

▶ INIBIDORES DA MONOAMINOXIDASE
Lada Kokan, MD e Neal L. Benowitz, MD

A maioria dos inibidores da monoaminoxidase (IMAOs) é usada primariamente para tratar a depressão grave, mas também no tratamento de fobias e transtornos de ansiedade. Os IMAOs de primeira geração incluem a **isocarboxazida** (Marplan), a **fenelzina** (Nardil) e a **tranilcipromina** (Parnate). Os IMAOs de uma geração mais recente, de baixa toxicidade, incluem a **selegilina** (Eldepryl, Emsam, Zelapar) e a **rasagilina** (Azilect), também usada no tratamento da doença de Parkinson, e a **moclobemida** (Aurorix, Manerix), um antidepressivo muito menos tóxico, que está disponível em vários países, porém não nos EUA. Muitos outros IMAOs são fabricados fora dos EUA para tratar depressão, transtornos de ansiedade, doença de Parkinson e infecções bacterianas. A toxicidade séria a partir dos IMAOs ocorre com superdosagem ou devido a interações com outros fármacos ou com determinados alimentos (Quadro II-2).

Fármacos de outras classes poderão apresentar atividade inibidora da MAO, incluindo **procarbazina** (Matulane), **linezolida** (Zyvox), os fármacos recreacionais parametoxianfetamina (PMA) e metilenodioximetanfetamina (MDMA, *ecstasy* [p. 121]) e **azul de metileno** (p. 457). O produto fitoterápico popular usado para depressão, a **erva-de-são-joão** (*Hypericum perforatum*), parece agir em parte como os IMAOs e tem sido implicado em interações com medicamentos, como os inibidores seletivos de recaptação da serotonérgica (ISRSs). Diversos outros produtos fitoterápicos contendo triptaminas, harminas e hidroxindol também têm apresentado atividade inibidora da MAO, incluindo fitoterápicos populares, como resveratrol/piperina (encontrado na pimenta), gincgo biloba, ginseng e berberina.

I. **Mecanismo de toxicidade.** Os IMAOs inativam a MAO, enzima responsável pela degradação de catecolaminas nos neurônios do SNC. A MAO é uma enzima com dois principais subtipos: MAO-A e MAO-B. A MAO-A também é encontrada no fígado e na parede do intestino, onde metaboliza a tiramina, limitando, assim, a sua entrada na circulação sistêmica.

A. A toxicidade advém da liberação de reservatórios neuronais excessivos de aminas vasoativas, da inibição do metabolismo das catecolaminas ou da absorção de grandes quantidades de tiramina alimentar (que, por sua vez, libera catecolaminas dos neurônios).

1. A **selegilina** foi desenvolvida como inibidor *seletivo* da MAO-B que não requer uma dieta restritiva. (A seletividade da MAO-B é perdida em doses superiores a 20 g/dia; portanto, a superdosagem por selegilina lembra a dos IMAOs mais antigos). O tratamento antidepressivo com selegilina transdérmica (Emsam) é possível porque doses mais elevadas alcançam o SNC devido ao *bypass* do primeiro passo do metabolismo hepático. Um estudo recente mostrou que, no caso de doses transdérmicas baixas (6 mg/24 h), não são necessárias restrições alimentares, embora permaneça o potencial para interações medicamentosas (ver a seguir).

2. Os IMAOs mais antigos e a selegilina são inibidores *irreversíveis* da enzima. Como os efeitos podem durar até duas semanas, as interações medicamentosas e alimentares concomitantes ou tardias são comuns e potencialmente fatais com os fármacos de primeira geração. Entretanto, a **moclobemida** é um IMAO competitivo e *reversível*; por isso, não necessita de restrições alimentares, apresenta muito menos potencial para interações medicamentosas e é mais seguro no caso de superdosagem do que os IMAOs mais antigos.

B. Reações tóxicas aos IMAOs podem ser classificadas em quatro tipos distintos: interações alimentares, interações com determinados fármacos, síndrome serotoninérgica e superdosagem aguda.

QUADRO II-2 Interações dos inibidores da monoaminoxidase[a]

Fármacos		Alimentos
Anfetaminas	MDMA	Alimentos estragados ou contaminados por bactérias
Buspirona	Meperidina	
Clomipramina	(Demerol)	Arenque em conserva
Cocaína	Metaraminol	Caracóis
Dextrometorfano	Metildopa	Carnes defumadas envelhecidas ou em conserva
Efedrina	Metilfenidato	Cerveja
Fenilefrina	Paroxetina	Favas e feijões
Fenilpropanolamina	Reserpina	Fígado de galinha
Fluoxetina	Sertralina	Levedura (suplemento alimentar e Marmite)
Fluvoxamina	Tramadol	Queijo (natural ou envelhecido)
Guanetidina	Trazodona	Salsicha
L-Dopa	Triptofano	Vinho (tinto)
LSD (dietilamida do ácido lisérgico)	Venlafaxina	

[a] Possíveis interações baseadas em registros de casos ou em considerações farmacológicas.

1. **Interações alimentares.** A tiramina é uma monoamina alimentar que normalmente é degradada pela MAO-A gastrintestinal. A inibição da MAO leva à absorção excessiva de tiramina, que atua indiretamente para liberar norepinefrina, causando uma síndrome hiperadrenérgica. Pacientes que estiverem recebendo doses orais terapêuticas da selegilina específica da MAO-B ou do inibidor reversível moclobemida (até 900 mg/dia) não serão suscetíveis a essa interação e podem receber uma dieta não restritiva.
2. **Interações com fármacos monoaminérgicos de ação indireta.** A MAO inibe a degradação de norepinefrina pré-sináptica, de modo que são armazenadas quantidades aumentadas nas terminações nervosas. Fármacos que agem indiretamente para liberar norepinefrina, como a pseudoefedrina e a fenilefrina, podem causar hipertensão e taquicardia significativas. É improvável que a selegilina cause essa reação, porque MAO-B tem um efeito muito maior sobre a dopamina cerebral do que sobre os níveis de norepinefrina.
3. **Síndrome serotoninérgica.** Podem ocorrer hiperatividade muscular severa, clônus e hipertermia quando pacientes que estejam recebendo IMAOs fazem uso até mesmo de doses terapêuticas de fármacos como meperidina, tramadol, dextrometorfano, antidepressivos tricíclicos, ISRSs, venlafaxina, azul de metileno, triptofano ou MDMA (*ecstasy*). Ela parece envolver a elevação dos níveis de serotonina do SNC via múltiplos mecanismos.
4. A **superdosagem aguda** envolvendo qualquer IMAO é muito séria e pode ser fatal. A seletividade para MAO-B é perdida na superdosagem por selegilina. Além disso, a selegilina é metabolizada, gerando L-anfetamina, o que pode contribuir para sintomas hiperadrenérgicos no caso de superdosagem.

    C. **Nota:** Devido à inibição irreversível da MAO, interações medicamentosas adversas poderão ocorrer em até duas semanas após a interrupção dos IMAOs mais antigos. As interações também poderão ocorrer quando os IMAOs são iniciados em 10 dias da interrupção da fluoxetina, devido à sua meia-vida longa.

II. **Dose tóxica.** Os IMAOs de primeira geração possuem baixo índice terapêutico; a ingestão aguda de 2 a 3 mg ou mais de tranilcipromina, isocarboxazida ou fenelzina por quilograma deverá ser considerada potencialmente fatal. Já superdosagens de até 10 vezes a dose inicial diária do mo clobemida isolada (~28 mg/kg) resulta em sintomas brandos ou na ausência deles. (Entretanto, a superdosagem de moclobemida com doses mais baixas, quando ela é tomada junto com os ISRSs, poderá ocasionar toxicidade fatal.)

III. **Apresentação clínica.** Os sintomas poderão ser retardados em 6 a 24 horas após uma superdosagem aguda, mas ocorrem rapidamente após a ingestão de fármacos interativos ou alimentos por pacientes em terapia crônica com IMAO. Devido à inativação irreversível da MAO, os efeitos tóxicos (e o potencial para as interações medicamentosas ou alimentares) poderão persistir por vários dias quando estiverem envolvidos fármacos de primeira geração.

A. Interações medicamentosas ou alimentares causam taquicardia, hipertensão, ansiedade, rubor, diaforese e dor de cabeça. Crises hipertensivas podem levar à isquemia e à lesão de órgãos vitais, como hemorragia intracraniana, infarto do miocárdio ou insuficiência renal.

B. No caso da **síndrome serotoninérgica**, pode se desenvolver estado mental alterado com instabilidade tanto neuromuscular quanto autonômica, tal como hipertermia, tremor, espasmos mioclônicos, hiper-reflexia e calafrios. O clônus das extremidades inferiores e, algumas vezes, o clônus ocular são registrados e os pacientes se apresentam geralmente agitados, diaforéticos e/ou delirantes. A hipertemia grave pode levar ao colapso cardiovascular agudo e à insuficiência múltipla de órgãos (p. 21).

C. A **superdosagem aguda** pode causar síndrome clínica caracterizada por elementos de hiperatividade adrenérgica e atividade excessiva de serotonina, incluindo hipertensão grave, *delirium*, hipertermia, arritmias, convulsão, obnubilação e, eventualmente, hipotensão e colapso cardiovascular com insuficiência multissistêmica. Foi documentado um caso de miocardite induzida por fármacos com choque e função ventricular gravemente deprimida. Outros achados poderão incluir midríase, nistagmo, alucinações e taquipneia.

D. Hipotensão, particularmente quando o paciente se encontra em posição ereta (hipotensão ortostática), é observada com doses terapêuticas e também poderá ocorrer em caso de superdosagem.

IV. O **diagnóstico** é obtido com base em características clínicas de intoxicação por fármaco simpatomimético com uma história de uso de IMAO, particularmente em combinação com fármacos ou alimentos sabidamente interativos. Suspeita-se da síndrome serotoninérgica (p. 21) quando o paciente apresenta um estado mental alterado com sinais de instabilidade autonômica e neuromuscular, especialmente o clônus.

A. Níveis específicos. Os níveis dos fármacos geralmente não estão disponíveis. A maioria dos agentes não é detectável pelo teste toxicológico abrangente da urina. A selegilina é metabolizada, gerando L-anfetamina, que pode ser detectada em alguns testes toxicológicos da urina. Em um caso registrado, níveis urinários elevados de serotonina foram correlacionados temporariamente com sintomas.

B. Outras análises laboratoriais úteis incluem eletrólitos, glicose, ureia, creatinina, creatina quinase (CK), troponina, ECG de 12 derivações e monitoramento do ECG. Em caso de suspeita de hemorragia intracraniana, realizar uma TC de varredura do cérebro.

V. Tratamento
  A. Emergência e medidas de apoio
  1. Manter via aérea aberta e fornecer ventilação quando necessário (p. 1-7). Administrar oxigênio suplementar.
  2. Tratar hipertensão (p. 17), coma (p. 18), convulsão (p. 22) e hipertermia (p. 21), caso ocorram.
    a. Usar anti-hipertensivos intravenosos tituláveis, como o nitroprussida (p. 504) e a fentolamina (p. 534), devido ao potencial para a ocorrência de alterações rápidas na hemodinâmica.
    b. Em caso de hipotensão, esta poderá refletir depleção dos reservatórios neuronais de catecolaminas e, nesse caso, a ação direta do agente norepinefrina é preferida à ação indireta do fármaco dopamina.
  3. Monitorar continuamente a temperatura, outros sinais vitais e o ECG por um tempo mínimo de 6 horas em pacientes assintomáticos e internar todos os pacientes sintomáticos para monitoramento contínuo por 24 horas.
  B. Fármacos específicos e antídotos
  1. Como a hipertensão é mediada por catecolaminas, os bloqueadores α-adrenérgicos (p. ex., fentolamina [p. 504]) ou a combinação dos bloqueadores α e β-adrenérgicos (p. ex., labetalol [p. 519]) são particularmente úteis. ***Nota:*** O uso de β-bloqueadores não seletivos sem um vasodilatador poderá causar piora paradoxal da hipertensão, devido aos efeitos α-adrenérgicos sem antagonismo.

2. **A síndrome serotoninérgica** deverá ser tratada com medidas de apoio, sedação e resfriamento. Registros de casos notórios sugerem benefícios com o uso da cipro-heptadina (Periactin), inicialmente 12 mg, VO, seguidos por 4 mg, a cada hora, em 3 a 4 doses (p. 481). A clorpromazina também foi usada, 25 a 50 mg, IV.
C. **Descontaminação.** Administrar carvão ativado VO, caso as condições sejam apropriadas (ver Quadro I-30, p. 51). Considerar a lavagem gástrica caso o paciente se apresente logo após uma ingestão muito grande de um fármaco de primeira geração ou de selegilina.
D. **Eliminação aumentada.** A diálise e a hemoperfusão não são eficazes. Doses repetidas de carvão ativado não foram estudadas.

▶ INSETICIDAS DE CARBAMATO E ORGANOFOSFORADOS
Rais Vohra, MD

Compostos organofosforados (OF) e de carbamatos, também conhecidos como *inibidores da colinesterase*, são bastante utilizados como pesticidas. Esses agentes, que compreendem milhares de substâncias estruturalmente relacionadas, são responsáveis por um grande número de intoxicações propositais ou acidentais, representando a maior causa de mortalidade (uma estimativa de 200 mil mortes por ano) nas áreas rurais dos países em desenvolvimento.

Durante a década de 1930, os cientistas militares alemães sintetizaram diversos compostos OFs, incluindo paration e vários **agentes químicos de guerra** altamente potentes (p. ex., GA [tabun], GB [sarin] e GD [soman]; ver p. 105 e Tabela II-32). Como essas armas químicas afetam o sistema nervoso autônomo, são algumas vezes chamadas de "agentes nervosos". Os ataques terroristas no Japão (1994 e 1995) afetaram milhares de civis urbanos que foram expostos ao composto OF sarin.

Carbamatos, embora menos mortais do que os compostos OF, são usados frequentemente como pesticidas, fungicidas, herbicidas, rodenticidas e medicamentos (p. ex., piridostigmina) para tratar distúrbios neurológicos, como a miastenia grave.

I. **Mecanismo de toxicidade**
   A. Os **compostos organofosforados** inibem duas enzimas: a acetilcolinesterase (AChE), encontrada nas junções sinápticas e nas hemácias, e a butirilcolinesterase, também conhecida como pseudocolinesterase (PChE) ou colinesterase plasmática, encontrada no sangue. Cada uma dessas enzimas quebra a acetilcolina.
      1. O bloqueio da AChE é o efeito clinicamente mais significativo dos OFs e dos carbamatos, pois leva ao acúmulo de quantidades excessivas de acetilcolina nos receptores muscarínicos (encontrados em diversas células secretoras colinérgicas), nos receptores nicotínicos (localizados sobre as junções neuromusculares esqueléticas e nos gânglios autonômicos) e no SNC.
      2. A inibição permanente da AChE ("**envelhecimento**") poderá ser observada quando a ligação estabelecida entre o OF e a enzima for covalente. A taxa de envelhecimento é altamente variável, de alguns minutos a dias, dependendo da via de exposição e do OF específico. Os compostos OFs dimetílicos (p. ex., dimetoato) em geral envelhecem mais rapidamente do que os agentes dietílicos (p. ex., clorpirifós), e os compostos OFs lipofílicos podem ser liberados na circulação sistêmica a partir dos reservatórios de gordura por vários dias a semanas após a exposição, prolongando tanto a duração da toxicidade clínica quanto a janela de envelhecimento. O tratamento com antídoto do tipo oxima (ver "Pralidoxima", p. 546) é considerado benéfico apenas quando administrado antes da ocorrência do envelhecimento.
   B. Os **carbamatos** também inibem as AChEs e levam ao acúmulo de acetilcolina, com efeitos clínicos agudos semelhantes.
      1. Os efeitos dos carbamatos sobre o SNC em geral são menos pronunciados porque apresentam maior dificuldade em atravessar a barreira hematencefálica.
      2. Os carbamatos não "envelhecem" a enzima AChE, e a toxicidade é, portanto, mais breve e autolimitada do que a observada a partir dos compostos OFs.

3. Pacientes com miastenia grave e distúrbios neurológicos relacionados podem apresentar maior risco de toxicidade colinérgica induzida por carbamatos, porque frequentemente recebem a prescrição de **piridostigmina** ou de compostos relacionados à "estigmina".
4. O **aldicarbe** é relativamente mais potente e translocado sistemicamente por certos vegetais (p. ex., melões) e se concentra nos seus frutos. Uma epidemia aguda de intoxicação ocorreu na Califórnia, em 1985, após a ingestão de melancias que tinham crescido em um campo previamente tratado com aldicarbe. O uso de um rodenticida importado (*Tres Pasitos*, "três passinhos") ocasionou uma epidemia de intoxicação por aldicarbe em Nova Iorque, em 1994-1997.

C. Além disso, os efeitos dos **solventes de hidrocarbonetos**, entre os quais esses compostos são frequentemente incluídos (p. ex., **xileno**, **ciclo-hexanona**, **nafta**), deverão ser considerados na avaliação da toxicidade clínica desses compostos.

D. **Farmacocinética.** Sinais e sintomas de intoxicação aguda por OFs podem ser imediatos ou atrasados por várias horas, dependendo do agente, da via de administração, da ingestão simultânea de toxinas e do grau de exposição. A maioria dos OFs e dos carbamatos pode ser absorvida por qualquer via: inalação, ingestão ou absorção cutânea. **Organofosforatos altamente lipofílicos** (dissulfoton, fention e outros) são armazenados no tecido adiposo, com potencial para causar toxicidade prolongada. A gravidade e o período da intoxicação também são afetados pela taxa de exposição (aguda vs. crônica), pela degradação metabólica e pela eliminação em curso do agente e, no caso de alguns compostos OFs (p. ex., malation, paration), pela taxa de metabolismo de seus derivados "oxônicos" clinicamente ativos.

II. **Dose tóxica.** Existe um amplo espectro de potência relativa dos compostos OFs e dos carbamatos (Tabs. II-35, II-36 e II-37).

III. **Apresentação clínica. A insuficiência respiratória é a principal causa de mortalidade em pacientes com toxicidade aguda causada por inibidor de colinesterase.** Manifestações clínicas agudas podem ser classificadas em efeitos muscarínicos, nicotínicos e do SNC. Além disso, a pneumonite química devida à aspiração de solventes de hidrocarbonetos (p. 275) poderá compor os múltiplos distúrbios respiratórios que caracterizam a intoxicação pelo inibidor de colinesterase.

A. **Manifestações muscarínicas** incluem broncospasmo, bradicardia, vômito, diarreia, miose e sudorese excessiva. As perdas de fluido poderão levar ao choque. **Nota:** A inibição da colinesterase pode produzir bradicardia ou taquicardia, miose ou midríase, por meio de efeitos competidores devidos ao estímulo ganglônico das vias parassimpática e simpática.

B. Os **efeitos nicotínicos** são principalmente devidos ao excesso de acetilcolina nos músculos esqueléticos e incluem fraqueza muscular e tremores/fasciculações. A fraqueza muscular respiratória, complicada por broncorreia e broncospasmo devidos aos efeitos muscarínicos, poderá ser fatal, a menos que seja aplicado tratamento agressivo e imediato. Esses efeitos lembram a toxicidade da nicotina e de alcaloides relacionados (p. 329).

C. Manifestações do **sistema nervoso central** incluem agitação, convulsão e coma.

D. **Neuropatia periférica tardia.** Alguns inibidores da colinesterase podem causar neuropatia periférica tardia, em geral permanente, que afeta os axônios motores longos das pernas (neuropatia tardia induzida por OF, ou OPIDN*). O mecanismo parece ser resultado da inibição da esterase-alvo das neuropatias (NTE, do inglês *neuropathy target esterase*), uma enzima dos tecidos nervosos distinta das outras AChEs. O surto epidêmico de "paralisia do gengibre jamaicano", na década de 1930, foi causado pela ingestão de rum contaminado com fosfato de triortocresil (TOCP, do inglês *triorthocresyl phosphate*). Surtos mais recentes têm sido registrados na Ásia, com a implicação de óleos de cozinha contaminados.

E. **Síndrome intermediária.** Pacientes podem desenvolver fraqueza motora proximal 2 a 4 dias após a exposição, chamada de "intermediária" por coincidir com a resolução da crise colinérgica aguda, porém ocorre antes do período durante o qual a neuropatia periférica tardia se manifesta. A fraqueza na flexão do pescoço (sinal do "pescoço quebrado") poderá progredir

---

* N. de R.T. OPIDN, organophosphate-induced delayed neuropathy.

TABELA II-33 Pesticidas organofosforados e carbamatos

Agente	Número do CAS*	Estrutura química[a]	Classificação da OMS[b]	Classificação do SGH[c]
Acefato	30560-19-1	OF (diM)	II	4
Alanicarbe	83130-01-2	C	II	4
Aldicarbe	116-06-3	C	I	1
Anilofós	64249-01-0	OF (diM)	II	4
Azametifós	35575-96-3	OF (diM)	II	4
Azinfós-etílico	2642-71-9	OF (diE)	Ib	2
Azinfós-metílico	86-50-0	OF (dM)		2
Bendiocarbe	22781-23-3	C	II	3
Benfuracarbe	82560-54-1	C	II	3
Bensulida	741-58-2	OF	II	3
Butamifós	36335-67-8	OF	II	4
Butocarboxima	34681-10-2	C	Ib	3
Butoxicarboxima	34681-23-7	C	Ib	3
Cadusafós	95465-99-9	OF	Ib	2
Carbaril	63-25-2	C	II	3
Carbetamida	16118-49-3	C	U	5
Carbofurano	1563-66-2	C	Ib	1
Carbossulfano	55285-14-8	C	II	3
Cianofós	2636-26-2	OF (diM)	II	4
Cloretoxifós	54593-83-8	OF (diE)	Ia	1
Clorfenvinfós	470-90-6	OF (diE)	Ib	2
Clormefós	24934-91-6	OF (diE)	Ia	2
Clorpirifós	2921-88-2	OF (diE)	II	3
Clorpirifós-metílico	5598-13-0	OF (diM)	III	5
Clorprofam	101-21-3	C	U	5
Coumafós	56-72-4	OF (diE)	Ib	2
Demeton-S-metílico	919-86-8	OF (diM)	Ib	2
Diazinon	333-41-5	OF (diE)	II	4
Diclorvós (DDVP)	62-73-7	OF (diM)	Ib	3
Dicrotofós	141-66-2	OF (diM)	Ib	2
Dimetoato	60-51-5	OF (diM)	II	3
Dissulfoton	298-04-4	OF (diE)	Ia	1
Edifenfós	17109-49-8	OF	Ib	3
EPN	2104-64-5	OF	Ia	2
Etiofencarbe	29973-13-5	C	Ib	3
Etiona	563-12-2	OF (diE)	II	3
Etoprofós	13194-48-4	OF	Ia	2
Fanfur	52-85-7	OF (diM)	Ib	2
Fenamifós	22224-92-6	OF	Ib	2
Fenitrotiona	122-14-5	OF (diM)	II	4
Fenobucarbe	3766-81-2	C	II	4
Fenotiocarbe	62850-32-2	C	II	4

(Continua)

TABELA II-33 Pesticidas organofosforados e carbamatos *(Continuação)*

Agente	Número do CAS	Estrutura química[a]	Classificação da OMS[b]	Classificação do SGH[c]
Fenoxicarbe	79127-80-3	C	U	5
Fention	55-38-9	OF (diM)	II	3
Fentoato	2597-03-7	OF (diM)	II	4
Forato	298-02-2	OF (diE)	Ia	1
Formetanato	22259-30-9	C	Ib	2
Fosalona	2310-17-0	OF (diE)	II	3
Fosamina	25954-13-6	OF	III	5
Fosfamidona	13171-21-6	OF (diM)	Ia	2
Fosmete	732-11-6	OF (diM)	II	3
Foxim	14816-18-3	OF (diE)	II	4
Furatiocarbe	65907-30-4	C	Ib	2
Heptenofós	23560-59-0	OF (diM)	Ib	3
Isoprocarbe	2631-40-5	C	II	4
Isoxationa	18854-04-8	OF (diE)	Ib	3
Malation	121-75-5	OF (diM)	III	5
Mecarbam	2595-54-2	C	Ib	2
Metacrifós	62610-77-9	OF (diM)	II	4
Metamidofós	10265-92-6	OF (diM)	Ib	2
Metidationa	950-37-8	OF (diM)	Ib	2
Metiocarbe	2032-65-7	C	Ib	2
Metolcarbe	1129-41-5	C	II	3
Metomil	16752-77-5	C	Ib	2
Mevinfós	26718-65-0	OF (diM)	Ia	1
Monocrotofós	6923-22-4	OF (diM)	Ib	2
MPMC (xililcarbe)	2425-10-7	C	II	4
Naled	300-76-5	OF (diM)	II	4
Ometoato	1113-02-6	OF (diM)	Ib	2
Oxamil	23135-22-0	C	Ib	2
Oxidemeton-metílico	301-12-2	OF (diM)	Ib	3
Parationa	56-38-2	OF (diE)	Ia	1
Parationa-metílica	298-00-0	OF (diM)	Ia	1
Piperofós	24151-93-7	OF	II	4
Piraclofós	77458-01-6	OF	II	3
Pirazofós	13457-18-6	OF (diE)	II	4
Piridafentiona	119-12-0	OF (diE)	II	4
Pirimicarbe	23103-98-2	C	II	3
Primifós-metílico	29232-93-7	OF	II	4
Profenofós	41198-08-7	OF	II	4
Propetanfós	31218-83-4	OF	Ib	3
Propoxur	114-26-1	C	II	3
Protiofós	34643-46-4	OF	II	4
Quinalfós	13593-03-8	OF (diE)	II	3

(continua)

MANUAL DE TOXICOLOGIA CLÍNICA   289

TABELA II-33 Pesticidas organofosforados e carbamatos *(Continuação)*

Agente	Número do CAS	Estrutura química[a]	Classificação da OMS[b]	Classificação do SGH[c]
Sulfotepe	3689-24-5	OF (diE)	Ia	1
Tebupirimifós	96182-53-5	OF (diE)	Ia	1
Temefós	3383-96-8	OF (diM)	III	5
Terbufós	13071-79-9	OF (diE)	Ia	1
Tetraclorvinfós	22248-79-9	OF (diM)	III	5
Tiodicarbe	59669-26-0	C	II	3
Tiofanox	39196-18-4	C	Ib	2
Tiometona	640-5-3	OF (diM)	Ib	3
Triazofós	24017-47-8	OF (diM)	Ib	3
Triclorfon	52-68-6	OF (diM)	II	3
Vamidotiona	2275-23-2	OF (diM)	Ib	3
XMC (cosban)	2655-14-3	C	II	4

[a] C, carbamato; OF (diM), dimetilorganofosforado; OF (diE), dietilorganofosforado. ***Nota:*** Alguns organofosforados possuem estrutura química distinta dos radicais dimetóxi ou dietóxi. Por exemplo, o etoprofós é um composto dipropílico.
[b] Esquema de Classificação de Pesticidas da Organização Mundial de Saúde (OMS) (com base nos valores de DL$_{50}$ em ratos): Classe I, extremamente ou altamente perigoso; Classe II, moderadamente perigoso; Classe III, levemente perigoso; U, perigo agudo improvável (ver Tab. II-41).
[c] Sistema Globalmente Harmonizado (SGH, do inglês *Globally Harmonized System*) para classificação e rotulação: nível de toxicidade 1-5, com 1 representando o mais perigoso e 5 indicando o menos perigoso, com base nos melhores dados de toxicidade disponíveis (p. ex., DL$_{50}$) (ver Tab. II-33).
* N. de R.T. CAS, Chemical abstract service.
Nota: A probabilidade de ocorrer toxicidade séria depende não apenas da dose e do tipo de pesticida, mas também da via de exposição, dos tipos de solventes ingeridos simultaneamente e da atividade colinesterásica preexistente. Além disso, agentes altamente lipossolúveis, como o fention e o sulfoton, podem causar intoxicação prolongada.

para fraqueza bulbar e do membro proximal. É importante que a síndrome seja reconhecida precocemente porque a fraqueza muscular respiratória fatal poderá ocorrer abruptamente. Embora a fisiopatologia dessa doença não esteja clara, a síndrome intermediária é teorizada como sequela da redistribuição de toxina (p. ex., liberação de pesticida lipofílico dos reservatórios adiposos), da terapia inadequada com oxima ou de uma complicação da miopatia colinérgica. Os sintomas poderão durar de 1 a 3 semanas e, em geral, não respondem ao tratamento adicional com oximas ou atropina.
F. **Efeitos tóxicos variados** dos compostos OFs têm sido observados com mecanismos fisiopatológicos desconhecidos. Essas complicações relativamente raras incluem síndrome de Guillain-Barré, mononeurite, distúrbios do movimento coreiforme, doença de Parkinson, pancreatite, infertilidade e síndrome do desconforto respiratório agudo (SDRA).
IV. O **diagnóstico** é obtido com base na história de exposição e na presença de manifestações características muscarínicas, nicotínicas e do SNC devidas ao excesso de acetilcolina. (Um código mnemônico útil para a toxicidade muscarínica são as iniciais DUMBBELSS: diarreia, incontinência urinária, miose, broncospasmo, broncorreia, êmese, lacrimejamento, salivação e sudorese.) Um odor de solvente poderá ser percebido e alguns agentes apresentam um forte odor "de alho". Na maioria dos casos, os sintomas mais notáveis e graves devem-se às manifestações muscarínicas. Um valor igual ou inferior a 13 atribuído à escala de coma de Glasgow (ECGl) no momento da apresentação é considerado indicador prognóstico fraco.
A. **Níveis específicos**
1. **Compostos organofosforados.** Poderão ser observadas reduções nas atividades da pseudocolinesterase plasmática (PChE) e da acetilcolinesterase (AChE) das hemácias. Em caso de emergência, esses testes não se encontram imediatamente disponíveis, nem são considerados essenciais para o tratamento. Além disso, devido à sua ampla variabilidade

TABELA II-34 Definição da classificação de periculosidade da OMS

Classificação de OMS		DL$_{50}$ para ratos (mg/kg de peso corporal)	
		Oral	Dérmica
Ia	Extremamente perigosa	< 5	< 50
Ib	Altamente perigosa	5-50	50-200
II	Moderadamente perigosa	50-2.000	200-2.000
III	Levemente perigosa	> 2.000	> 2.000
U	Perigo agudo improvável	≥ 5.000	≥ 5.000

OMS, Organização Mundial de Saúde; DL$_{50}$, dose letal mediana.

interindividual, poderá ocorrer depressão significativa da atividade da enzima, mas que ainda ficará na faixa "normal". Será de grande ajuda se o paciente tiver uma avaliação basal anterior à exposição para comparação (p. ex., como parte de um programa de vigilância sanitária no local de trabalho). O armazenamento e o manuseio adequados de espécimes deverão ser mantidos após a venipunção, porque a atividade enzimática poderá continuar a ser afetada pela toxina *in vitro* ou artificialmente deprimida pelos conservantes de fluoreto em certos tubos para coleta de sangue.

    a. A atividade da AChE das hemácias fornece uma avaliação mais confiável do efeito tóxico; uma depressão da atividade básica igual ou superior a 50% geralmente indica um efeito verdadeiro da exposição. O nível de atividade da AChE das hemácias poderá ser alterado em pacientes que estiverem em uso de contraceptivos orais ou de fármacos antimaláricos, naqueles com anemia perniciosa e em bebês com menos de 4 meses de idade.

    b. A atividade da PChE é um indicador sensível da exposição, porém não é tão específico quanto a atividade da AChE. A PChE poderá estar deprimida devido a uma deficiência genética, doença clínica, desnutrição ou exposição crônica ao OF. A atividade de PChE geralmente cai antes da atividade da AChE e se recupera mais rapidamente do que a da AChE.

  2. A intoxicação por **carbamato** produz inibição reversível da colinesterase e poderá ocorrer recuperação espontânea da atividade enzimática em algumas horas, tornando os testes citados menos úteis.

  3. Exames de sangue, urina, fluido de lavagem gástrica e excrementos para agentes específicos e seus metabólitos também poderão fornecer evidências de exposição; porém esses testes não são amplamente utilizados.

B. Outras análises laboratoriais a serem consideradas: gasometria arterial, oximetria de pulso, ECG, eletrólitos, glicose, ureia, creatinina, ácido láctico, creatina quinase (CK), lipase e testes de função hepática e radiografia torácica.

  1. Os testes de função respiratória, como espirometria e força inspiratória negativa (NIF, do inglês *negative inspiratory force*) poderão ajudar a avaliar a gravidade da fraqueza respiratória.

  2. Estudos eletromiográficos e de estimulação nervosa podem identificar pacientes que apresentam alto risco para contrair a síndrome intermediária e subsequente insuficiência respiratória.

V. Tratamento

  A. Emergência e medidas de apoio. *Atenção:* Os socorristas deverão tomar medidas para prevenir o contato direto com a pele ou com as roupas das vítimas contaminadas porque poderão ocorrer contaminação secundária e doença grave, especialmente com os agentes nervosos ou pesticidas potentes (Seção IV, p. 565). Além disso, medidas de prevenção respiratória deverão ser tomadas por indivíduos que trabalham em áreas contaminadas por vapores ou aerossóis de agentes nervosos.

    1. Manter via aérea aberta e fornecer ventilação, quando necessário (p. 1-7). Administrar oxigênio suplementar. Prestar muita atenção à fraqueza muscular respiratória e à presen-

TABELA II-35 Classificação do SGH

Categoria do SGH	Critérios de classificação oral		Critérios de classificação dérmica	
	DL_{50} (mg/kg)[a]	Diretriz de periculosidade	DL_{50} (mg/kg)[b]	Diretriz de periculosidade
1	< 5	Fatal se ingerida	< 50	Fatal em contato com a pele
2	5-50	Fatal se ingerida	50-200	Fatal em contato com a pele
3	50-300	Tóxica se ingerida	200-1.000	Tóxica em contato com a pele
4	300-2.000	Prejudicial se ingerida	1.000-2.000	Prejudicial em contato com a pele
5	2.000-5.000	Pode ser prejudicial se ingerida	2.000-5.000	Pode ser prejudicial em contato com a pele

[a] No caso dos dados sobre ingestão oral, o rato é a espécie preferida, embora dados de outras espécies possam vir a ser apropriados quando o seu uso for cientificamente justificado.
[b] No caso dos dados sobre contato dérmico, o rato ou o coelho são as espécies preferidas, embora dados de outras espécies possam vir a ser apropriados quando o seu uso for cientificamente justificado.
SGH, Sistema Globalmente Harmonizado, DL_{50}, dose letal mediana.

ça de secreções brônquicas. A parada respiratória é geralmente precedida por crescente fraqueza dos músculos de flexão do pescoço. Caso seja necessária a entubação, deverá ser usado um agente não despolarizante (p. 466) porque o efeito da succinilcolina será fortemente prolongado como resultado da inibição da PChE.

2. Antecipar e tratar pneumonite por hidrocarboneto (p. 275) e outras arritmias (p. 8-15), hipotensão (p. 16), convulsão (p. 22) e coma (p. 18), caso ocorram. A convulsão deverá ser tratada com uma benzodiazepina, como o diazepam (p. 460).
3. Observar os pacientes assintomáticos por pelo menos 8 a 12 horas para descartar sintomas de aparecimento tardio, especialmente após exposição extensa da pele ou ingestão de um agente altamente lipossolúvel.

B. **Fármacos específicos e antídotos.** O tratamento específico inclui o agente antimuscarínico **atropina** e o reativador enzimático **pralidoxima**. Esses agentes também são embalados em conjunto como um kit autoaplicável (Mark-1 ou Nerve Agent Antidote Kit) para ambientes pré--hospitalares, de catástrofes ou militares.

1. Administrar **atropina em doses escalonadas** até que seja evidente uma melhora clínica. Iniciar com 2 a 5 mg, IV (p. 454), e dobrar a dose administrada a cada 5 minutos até que seja observado claramente das secreções respiratórias. **Nota:** A atropina reverterá os efeitos muscarínicos, porém não os nicotínicos.

   a. Reavaliar as secreções, a saturação de oxigênio e a taxa respiratória dos pacientes a cada 5 a 10 minutos. A indicação mais importante para a reaplicação da atropina é dificuldade respiratória ou broncorreia persistente. A taquicardia não representa necessariamente uma contraindicação para o uso adicional de atropina no contexto de secreções respiratórias abundantes.

   b. Uma vez que as secreções respiratórias tenham sido inicialmente controladas, infusões continuadas de atropina poderão ser úteis em casos específicos, porém será necessária a vigilância clínica para prevenir a superdosagem. Poderá ser necessário o uso de doses maciças de atropina (até 100 mg ou mais) nos casos graves.

   c. Foi demonstrado que outros agentes antimuscarínicos (p. ex., glicopirrolato) revertem a toxicidade muscarínica periférica dos agentes OFs, porém não penetram no SNC, sendo, portanto, de menor benefício que a atropina, que apresenta boa penetração no SNC.

2. A **pralidoxima** (p. 546) é uma oxima que reativa as enzimas colinesterases quando administrada antes do envelhecimento enzimático. As evidências dos efeitos benéficos das oximas são inconclusivas. As oximas podem ser mais eficientes contra compostos dietil do que contra agentes dimetil, que causam envelhecimento mais rápido da enzima

AChE. Evidências recentes de ensaios clínicos controlados por placebos indicam que a pralidoxima pode não beneficiar alguns pacientes intoxicados por OFs; entretanto, as oximas ainda são recomendadas no tratamento da intoxicação por OF até que sejam formuladas normas mais seletivas e baseadas em evidências.

    a. A pralidoxima deverá ser administrada como dose inicial (30 a 50 mg/kg, total de 1 a 2 g em adultos) durante 30 minutos, seguida por uma infusão contínua de 8 a 20 mg/kg/h (p. 546). Ela é mais eficaz quando iniciada precocemente, antes que ocorra a fosforilação irreversível da colinesterase (envelhecimento); porém, ainda poderá ser eficiente quando administrada tardiamente, particularmente após a exposição a compostos altamente lipossolúveis liberados no sangue a partir dos reservatórios adiposos durante dias a semanas. Não está claro por quanto tempo a terapia com oxima deverá ser mantida, porém parece razoável manter a pralidoxima por 24 horas após o paciente tornar-se assintomático ou, pelo menos, enquanto a infusão de atropina se fizer necessária.

    b. A pralidoxima geralmente não é recomendada para a intoxicação por carbamato, porque, nesse caso, a inibição da colinesterase é espontaneamente reversível e de curta duração. Entretanto, caso o agente específico não seja identificado e o paciente apresente toxicidade significativa, a pralidoxima deverá ser administrada de forma empírica.

3. Diversos **outros tratamentos** (magnésio, clonidina, bicarbonato, galantamina, plasma congelado fresco, hidrolases exógenas e hemodiálise) têm sido propostos e/ou estão sendo atualmente investigados.

C. Descontaminação (p. 45). *Nota:* Os profissionais de resgate devem usar roupas e luvas protegidas contra substâncias químicas quando manusearem uma vítima altamente contaminada. Em caso de contaminação líquida maciça com solvente volátil como xileno ou tolueno, a remoção das roupas e a descontaminação das vítimas deverão ser realizadas em ambiente aberto ou em uma sala com ventilação de alto fluxo. Os procedimentos de descontaminação não deverão atrasar a administração de atropina e o tratamento da via aérea no paciente gravemente intoxicado.

    1. Pele e membranas mucosas. Remover toda a roupa contaminada e lavar as áreas expostas com água e sabão, incluindo o cabelo e embaixo das unhas. Irrigar copiosamente os olhos expostos com água morna ou soro fisiológico.

    2. Ingestão. Administrar carvão ativado VO se as condições forem apropriadas (ver Quadro I-30, p. 51). A lavagem gástrica ou a aspiração do conteúdo líquido estomacal por um pequeno tubo nasogástrico poderá ser apropriada logo após ingestões moderadas a maciças; porém, devido à possibilidade da ocorrência de convulsão ou de alteração rápida do estado mental, a lavagem deverá ser feita apenas após a liberação da via aérea ter sido garantida.

D. Eliminação aumentada. A diálise e a hemoperfusão geralmente não são indicadas devido ao amplo volume de distribuição dos organofosforados.

▶ INTOXICAÇÃO ALIMENTAR: BACTERIANA
Susan Kim-Katz, PharmD

Bactérias originadas nos alimentos e toxinas bacterianas são causas comuns de gastrenterite epidêmica. Em geral, a doença é relativamente branda e autolimitada, com recuperação em 24 horas. Entretanto, uma intoxicação grave e também fatal poderá ocorrer com listeriose, salmonelose ou **botulismo** (p. 165) e com certas cepas de *Escherichia coli*. A intoxicação após o consumo de **peixes** e **moluscos** será discutido na p. 295. A intoxicação por **cogumelos** será discutido na p. 199. **Vírus**, como o Norwalk e o calicivírus semelhantes a ele, os enterovírus e os rotavírus são os agentes etiológicos em até 80% das doenças relacionadas com os alimentos. Outros microrganismos que causam doenças alimentares incluem *Cryptosporidium* e *Cyclospora*, que podem causar doenças graves em pacientes imunocomprometidos. Entretanto, em cerca de metade das ocorrências registradas a partir de alimentos, nenhum patógeno microbiano foi identificado.

I. **Mecanismo de toxicidade.** A gastrenterite pode ser causada por uma infecção bacteriana invasiva da mucosa intestinal ou por toxina elaborada pela bactéria. Toxinas bacterianas podem ser pré-formadas no alimento inadequadamente preparado e armazenado antes do uso ou podem ser produzidas pelas bactérias no intestino após terem sido ingeridas (Tabela II-36).
II. **Dose tóxica.** A dose tóxica depende do tipo de bactéria ou toxina e da sua concentração no alimento ingerido, bem como da suscetibilidade ou resistência do indivíduo. Algumas das toxinas pré-formadas (p. ex., toxina estafilocócica) são termorresistentes e, uma vez nos alimentos, não são removidas por cocção ou fervura.
III. **Apresentação clínica.** Normalmente, um retardo ou "período de incubação" de 2 horas a 3 dias precede o aparecimento dos sintomas (ver Tabela II-36).
   A. A **gastrenterite** é o achado mais comum, com náuseas, vômito, cólica abdominal e diarreia. O vômito é mais comum nos casos de toxinas pré-formadas. Poderão ocorrer anormalidades significativas de fluidos e eletrólitos, especialmente em crianças jovens e em pacientes mais velhos.
   B. **Febre, fezes sanguinolentas e leucocitose fecal** são comuns nas infecções bacterianas invasivas.

TABELA II-36 Intoxicação por alimentos contaminados por bactérias

Organismo	Período de incubação	Sintomas comuns[a] e mecanismos	Alimentos comuns
Bacillus cereus	1-6 h (emético) 8-16 h (diarreico)	V > D; toxinas produzidas no alimento e no intestino	Arroz frito reaquecido, carnes inadequadamente refrigeradas
Campylobacter jejuni	1-8 dias	D+, F; invasivo e toxina possivelmente produzida no intestino	Aves, água, leite; contato direto (p. ex., manipuladores de alimentos)
Clostridium perfringens	6-16 h	D > V; toxina produzida no alimento e no intestino	Carnes, molhos, laticínios
Escherichia coli enterotoxigênicas	12-72 h	D > V; toxina produzida no intestino	"Diarreia do viajante": água, alimentos variados; contato direto (p. ex., manipuladores de alimentos)
E. coli "enteroinvasiva"	24-72 h	D+; infecção invasiva	Água, alimentos variados; contato direto (p. ex., manipuladores de alimentos)
E. coli êntero-hemorrágica (STEC)	1-8 dias	D+, S; toxina produzida no intestino	Água, carne moída, salame e outras carnes, leite não pasteurizado e suco, verduras e brotos contaminados; contato direto (p. ex., manipuladores de alimentos)
Listeria monocytogenes	9-32 h	D+, S; infecção invasiva	Leite, queijos cremosos, carne crua
Salmonella spp.	12-36 h	D+, F; infecção invasiva	Carne, laticínios, ovos, água, brotos; contato direto (p. ex., manipuladores de alimentos)
Shigella spp.	1-7 dias	D+; infecção invasiva	Água, frutas, vegetais; contato direto (p. ex., manipuladores de alimentos, contato com répteis/sapos contaminados)
Staphylococcus aureus	1-6 h	V > D; toxina pré-formada no alimento; termorresistente	Muito comum: carne, laticínios, alimentos de padaria; contato direto (p. ex., manipuladores de alimentos)
Vibrio parahemolyticus	8-30 h	V, D+; invasivo e toxina produzida no intestino	Moluscos, água
Yersinia enterocolytica	3-7 dias	D+; infecção invasiva	Água, carne, laticínios

[a] D, diarreia; D+, diarreia com sangue e/ou leucócitos fecais; F, febre; S, manifestações sistêmicas; V, vômito.

C. **Infecção sistêmica** poderá ser causada por *Listeria, Shigella, E. coli, Campylobacter* ou *Salmonella*.
1. **Listeriose** pode causar sepse e meningite, particularmente em crianças, idosos e indivíduos imunocomprometidos, com uma taxa de fatalidade estimada de 20 a 30% nesses indivíduos de alto risco. A infecção durante a gravidez produz uma doença branda na mãe semelhante à gripe, além de séria infecção intrauterina leva à morte fetal, sepse neonatal ou meningite.
2. ***Shigella*** e cepas de *E. coli* produtoras da toxina Shiga (STEC, escherichia coli shiga toxigênica) (p. ex., **0157:H7, 0154:H4**) poderão causar colite hemorrágica aguda complicada por síndrome hemolítico-urêmica, insuficiência renal e morte, especialmente em crianças e adultos imunocomprometidos.
3. Infecções por ***Campylobacter*** algumas vezes são acompanhadas pela síndrome de Guillain-Barré ou por artrite reativa.
4. A infecção por ***Salmonella*** leva à rabdomiólise e à insuficiência renal aguda, podendo também desencadear artrite reativa aguda.

IV. **Diagnóstico.** A intoxicação com alimentos contaminados por bactérias em geral é difícil de ser distinguido da gastrenterite viral comum, a menos que o período de incubação seja pequeno e que existam muitas vítimas que tenham ingerido alimentos semelhantes em um grande encontro de pessoas. A presença de muitos leucócitos em um esfregaço de fezes sugere infecção bacteriana invasiva. No caso de qualquer gastrenterite epidêmica, considerar outras doenças advindas dos alimentos, como aquelas causadas por vírus ou parasitas, doenças associadas a frutos do mar (p. 219), botulismo (p. 165) e ingestão de certos cogumelos (p. 199).
   A. **Níveis específicos**
   1. A **cultura das fezes** poderá diferenciar as infecções por *Salmonella, Shigella* e *Campylobacter*. Entretanto, poderão ser necessários exames específicos de culturas para *E. coli* O157:H7 e outras STECs. Culturas simultâneas para STEC e imunoensaios enzimáticos (EIA, do inglês *enzyme imnunoassay*) para a toxina Shiga são mais eficientes em identificar STEC do que qualquer outro método isolado. Um ensaio de imunoadsorção ligado à enzima (Elisa, do inglês *enzyme-linked immunosolvent assay*) pode detectar o vírus Norwalk nas fezes.
   2. O **sangue** e o **líquido cefalorraquidiano (LCS)** podem gerar organismos invasivos, especialmente *Listeria* (e raramente *Salmonella* ou *Shigella*).
   3. **Amostras de alimentos** deverão ser separadas para culturas bacterianas e análises de toxinas, primariamente para o uso por investigadores da saúde pública.
   4. O teste de antígeno para *Giardia* poderá afastar essa infecção como uma causa da diarreia.
   B. **Outras análises laboratoriais úteis** incluem hemograma, eletrólitos, glicose, ureia e creatinina.

V. **Tratamento**
   A. **Emergência e medidas de apoio**
   1. Substituir as perdas de fluidos e eletrólitos com soro fisiológico IV ou outras soluções cristaloides (pacientes com doença branda podem tolerar reidratação oral). Pacientes com hipotensão poderão necessitar de reanimação com grandes volumes de fluido IV (p. 16).
   2. Agentes antieméticos são aceitáveis no tratamento sintomático, porém agentes antidiarreicos fortes, como Lomotil (difenoxilato mais atropina), não deverão ser usados em pacientes com suspeita de infecção bacteriana invasiva (febre e fezes sanguinolentas).
   B. **Fármacos específicos e antídotos.** Não existem antídotos específicos.
   1. Em pacientes com infecção bacteriana invasiva, os antibióticos poderão ser usados se a cultura de fezes revelar a bactéria específica responsável, embora os antibióticos nem sempre abreviem o curso da doença e, no caso da *E. coli* O157:H7, poderão aumentar o risco de síndrome hemolítico-urêmica. O tratamento empírico com trimetoprim-sulfametoxazol (TMP/SMX) ou quinolonas é em geral iniciado enquanto se espera pelos resultados da cultura. Entretanto, 88 a 100% das cepas de *Shigella* isoladas durante as epidemias no Kansas, no Missouri e em Kentucky, em 2005, eram resistentes à ampicilina e ao TMP/SMX.
   2. Mulheres grávidas que tenham ingerido alimentos contaminados por *Listeria* devem ser tratadas empiricamente, mesmo que apresentem apenas sintomas brandos, para preve-

nir infecção intrauterina grave. O antibiótico de escolha é a ampicilina IV, com a adição de gentamicina no caso de infecção grave.
C. Os procedimentos de **descontaminação** (p. 45) não são indicados na maioria dos casos. Entretanto, deve-se considerar o uso do carvão ativado caso esteja imediatamente disponível após a ingestão de um fruto do mar altamente tóxico (p. ex., baiacu).
D. **Eliminação aumentada.** Não foram definidos benefícios para os procedimentos de remoção aumentada.

WEBSITES SELECIONADOS DA INTERNET COM INFORMAÇÕES ADICIONAIS SOBRE INTOXICAÇÃO POR ALIMENTOS

Centers for Disease Control – *website* sobre doenças relacionadas a alimentos: http://emergency.cdc.gov/agent/food
Food and Drug Administration dos Estados Unidos – *website* sobre doenças causadas por alimentos: http://www.fda.gov/Food/FoodSafety/Foodborneillness/default.htm

▶ INTOXICAÇÃO ALIMENTAR: PEIXES E MOLUSCOS
Susan Kim-Katz, PharmD

Uma variedade de doenças pode ser observada após a ingestão – e menos comumente pelo contato dérmico ou inalação – de toxinas de peixes ou moluscos. Os tipos mais comuns de toxinas relacionadas aos frutos do mar incluem **ciguatera**, **escombroide**, **intoxicação neurotóxica por moluscos**, **intoxicação paralisante por moluscos** e **tetrodotoxina**. Toxinas encontradas com menor frequência serão discutidas resumidamente. A diarreia bacteriana induzida por moluscos está descrita na p. 293 (Tabela II-36).
I. **Mecanismo de toxicidade.** O mecanismo varia de acordo com cada toxina. Toxinas marinhas em geral são insípidas, inodoras e termoestáveis. Portanto, a cocção dos frutos do mar não previne a doença.
A. **Ciguatera.** As toxinas – ciguatoxina e compostos relacionados, como a maitotoxina – são produzidas pelos dinoflagelados, que, em seguida, são consumidos pelos peixes de recifes. A ciguatoxina liga-se aos canais de sódio sensíveis à voltagem levando a um aumento na permeabilidade ao sódio e à despolarização das membranas excitáveis. O estímulo de receptores colinérgicos centrais ou ganglionicos também poderá estar envolvido.
B. A intoxicação **diarreica por moluscos** é causada por diversas toxinas identificadas, e todas parecem ser produzidas por dinoflagelados marinhos. Toxinas suspeitas incluem ácido ocadaico, dinofisistoxinas, pectenotoxinas e azaspirácidos. A iessotoxina também é, em geral, classificada como uma toxina diarreica, embora testes em animais sugiram que o seu órgão-alvo seja o coração.
C. **Ácido domoico**, o agente etiológico da intoxicação amnésico por moluscos, é produzido pelo fitoplâncton, que são concentrados por peixes e moluscos filtradores. Acredita-se que a toxina se ligue aos receptores de glutamato, causando respostas neuroexcitatórias.
D. A intoxicação **neurotóxico por moluscos** é causada pela ingestão breve de toxinas que são produzidas pelos dinoflagelados da "maré vermelha". O mecanismo parece envolver o estímulo de canais de sódio, levando à despolarização das fibras nervosas.
E. A **palitoxina** é produzida por dinoflagelados. Ela altera o fluxo de Na^+ e K^+ através das membranas celulares por meio da ativação da bomba sódio-potássio-ATPase, causando despolarização e contração dos músculos liso, esquelético e cardíaco. Ela também é um potente vasoconstritor.
F. **Moluscos paralisantes.** Os dinoflagelados ("maré vermelha") e, menos comumente, as cianobactérias da água fresca, produzem a saxitoxina e outras 21 toxinas relacionadas, que são concentradas por moluscos e mexilhões filtradores e raramente em vetores não tradicionais, como baiacu, os caranguejos e as lagostas. A saxitoxina bloqueia a condutância de sódio e a transmissão neuronal nos músculos esqueléticos.
G. **Escombroide.** A escombrotoxina é uma mistura de histamina e de compostos semelhantes a esta, produzidos quando a histidina presente nos tecidos dos peixes se decompõe.

H. A **tetrodotoxina**, produzida principalmente por bactérias marinhas, é encontrada no baiacu (fugu)*, salamandras da Califórnia, alguns moluscos gastrópodes, ovos de caranguejo-ferradura e alguns sapos da América do Sul. Ela bloqueia o canal de sódio dependente de voltagem nas membranas das células nervosas, interrompendo a transmissão neuromuscular.

II. **Dose tóxica.** A concentração de toxina varia amplamente dependendo de fatores geográficos e sazonais. A quantidade de toxina necessária para produzir sintomas é desconhecida na maioria dos casos. Uma dose oral de 0,1 μg de ciguatoxina poderá produzir sintomas em um homem adulto. A saxitoxina é extremamente potente; a dose letal estimada para humanos é de 0,3 a 1 mg, e os mexilhões contaminados podem conter de 15 a 20 mg. No caso de várias toxinas marinhas (p. ex., ciguatoxina, tetrodotoxina), a ingestão de órgãos ou vísceras está associada a maior gravidade dos sintomas do que a ingestão apenas do filete.

III. **Apresentação clínica.** O aparecimento de sintomas e manifestações clínicas varia com cada toxina (Tabela II-37). Na maioria dos casos, o fruto do mar parece normal, sem nenhum cheiro ou gosto desagradável (o escombroide poderá apresentar um sabor de pimenta; a palitoxina poderá ser amarga).

A. **Ciguatera.** A intoxicação produz vômito e diarreia aquosa em 1 a 6 horas após a ingestão, seguidos por dor de cabeça, mal-estar, mialgias, parestesias da boca e das extremidades, ataxia, visão embaçada, fotofobia, disestesia relacionada à temperatura (sensação reversa de calor e frio), prurido extremo, hipotensão, bradicardia e, raramente, convulsões e parada respiratória.

TABELA II-37 Intoxicações por peixes e moluscos

Tipo	Aparecimento	Fontes comuns	Síndrome
Clupeotoxismo (palitoxina, clupeotoxina)	Horas	Peixe-papagaio, caranguejos, cavalas, sardinhas, algas	Gastrenterite, parestesias, espasmos musculares intensos, rabdomiólise, convulsões, desconforto respiratório, lesão do miocárdio
Intoxicação amnésica por moluscos (ácido domoico)	Minutos a horas	Mexilhões, moluscos, anchovas	Gastrenterite, dor de cabeça, mioclonia, convulsões, coma, neuropatia persistente e comprometimento da memória
Intoxicação diarreica por moluscos (várias toxinas)	30 min-2 h	Moluscos bivalves, caranguejos	Náuseas, vômito, diarreia
Intoxicação neurotóxica por moluscos (brevetoxina)	Minutos (inalação) a 3 h	Moluscos bivalves, búzios (conchas)	Gastrenterite, ataxia, parestesias, convulsões, irritação do trato respiratório por inalação
Intoxicação paralisante por moluscos (saxitoxina e relacionadas)	Em 30 min	Moluscos bivalves, baiacu, caranguejo	Gastrenterite, parestesias, ataxia, paralisia respiratória
Intoxicação por ciguatera (ciguatoxina, maitotoxina)	1-6 h; em casos mais brandos, poderá ser retardado	Barracuda, vermelho-caranho, garoupa	Gastrenterite, sensação alternada de calor e frio, parestesias, mialgias, fraqueza, hipotensão
Intoxicação por escombroide (escombrotoxina)	Minutos a horas	Atum, dourado, bonito, cavala	Gastrenterite, pele avermelhada, hipotensão, urticária, dificuldade respiratória
Tetrodotoxina	Em 30-40 min	Baiacu (fugu), peixe-sol, lagartixa da Califórnia	Vômito, parestesias, tremor muscular, diaforese, fraqueza, paralisia respiratória

* N. de R.T. Fugu é uma denominação empregada para o peixe baiacu no Japão, é considerado uma especialidade culinária entre os apreciadores de sushi.

Embora os sintomas normalmente se resolvam em alguns dias, alguns sintomas sensoriais e neuropsiquiátricos poderão perdurar por semanas a meses. As ciguatoxinas presentes em peixes contaminados dos Oceanos Pacífico e Índico em geral são mais potentes e causam mais sintomas neurológicos do que aquelas dos peixes provenientes do Caribe; essas últimas estão associadas a sintomas GI mais notáveis nos estágios iniciais.

B. **A intoxicação diarreica ou por moluscos** causa náuseas, vômito, cólicas estomacais e diarreia intensa. Essa condição é geralmente autolimitante, durando de 3 a 4 dias. A intoxicação por azaspirácidos é algumas vezes caracterizada como uma intoxicação distinta, porque, em estudos com animais, causa sintomas neurológicos e lesão hepática, porém os sintomas GI predominam em humanos. Nos estudos com animais, as pectenotoxinas causam necrose hepática, e as iessotoxinas lesionam o músculo cardíaco.

C. **Ácido domoico.** Os sintomas iniciam em 15 minutos a 38 horas após a ingestão e consistem em gastrenterite acompanhada por toxicidade neurológica rara, incluindo fasciculações, mutismo, dor de cabeça intensa, hemiparesia e mioclonia. Coma, convulsões, hipotensão e secreções brônquicas profusas foram registrados nos casos de intoxicação grave, com taxa de fatalidade humana estimada em 3%. Sequelas a longo prazo incluem perda de memória anterógrada grave persistente, neuropatia motora e axonopatia.

D. **Moluscos neurotóxicos.** O aparecimento ocorre em poucos minutos a 3 horas. A gastrenterite é acompanhada por parestesia da boca, da face e das extremidades, fraqueza muscular, espasmos, convulsões e, raramente, parada respiratória. Foi registrada sensação reversa de frio e calor. A inalação de brevetoxinas em aerossol poderá causar irritação da garganta, coriza, tosse e irritação nos olhos e poderá agravar os sintomas respiratórios em indivíduos com asma. A exposição dérmica às águas contaminadas dos oceanos ou a aerossóis poderá causar irritação da pele e prurido.

E. A apresentação clínica da intoxicação por **palitoxina** poderá inicialmente lembrar a da intoxicação por ciguatera. Entretanto, a palitoxina leva a maiores morbidade e mortalidade, com resultado de espasmos musculares severos, convulsões, rabdomiólise, vasospasmo coronariano, hipertensão e insuficiência respiratória aguda. Versões mais brandas das intoxicações humanas ocorreram pela exposição dérmica e pela inalação da toxina. O **clupeotoxismo**, uma intoxicação marinha altamente tóxica associada à ingestão de sardinhas e arenques, parece ser causado pela palitoxina.

F. **Moluscos paralisantes.** Vômito, diarreia e parestesias faciais iniciam normalmente em 30 minutos após a ingestão. Foram observadas dor de cabeça, mialgias, disfagia, fraqueza e ataxia. Nos casos graves, poderá ocorrer parada respiratória em 1 a 12 horas.

G. **Escombroide.** Os sintomas iniciam rapidamente (de minutos a 3 horas) após a ingestão. Gastrenterite, a dor de cabeça e a vermelhidão da pele algumas vezes são acompanhadas por urticária, broncospasmo, taquicardia e hipotensão.

H. **Tetrodotoxina.** Os sintomas ocorrem em 30 a 40 minutos após a ingestão e incluem vômito, parestesias, salivação, contrações, diaforese, fraqueza e disfagia. Hipotensão, bradicardia, paralisia flácida e parada respiratória poderão ocorrer em até 6 a 24 horas após a ingestão.

I. Outras intoxicações raras a partir de toxinas marinhas incluem **doença de Haff**, rabdomiólise idiopática após a ingestão do peixe-búfalo ou salmão, **intoxicação alucinógena por peixes** (**ictioalienotoxismo**), caracterizada por alucinações e pesadelos após a ingestão de várias famílias de peixes (algumas vezes conhecido localmente como "peixe dos sonhos"), e **quelonoitoxismo**, um tipo de intoxicação potencialmente fatal envolvendo insuficiência múltipla dos órgãos devido à ingestão de tartarugas marinhas. As toxinas causadoras dessas intoxicações não foram identificadas.

IV. O **diagnóstico** depende de uma história de ingestão e é mais provavelmente reconhecido quando várias vítimas se apresentam após o consumo de uma refeição de frutos do mar. O escombroide poderá ser confundido com uma reação alérgica devido à urticária induzida por histamina.

A. **Os níveis específicos** normalmente não estão disponíveis. Entretanto, quando se suspeita de intoxicação epidêmica, os departamentos de saúde pública, o Food and Drug Administration ou o Centers for Disease Control, deverão ser capazes de avaliar os alimentos à procura de toxinas.

B. O Cigua-Check*, um teste de seleção comercialmente disponível com anticorpo monoclonal contra a ciguatoxina-1, teve a sua precisão fixada em apenas 50% em um estudo recente.
C. Outras análises laboratoriais úteis incluem eletrólitos, glicose, ureia, creatinina, creatina fosfoquinase, gasometria arterial, monitoramento do ECG e cultura bacteriana das fezes.
V. Tratamento
  A. Emergência e medidas de apoio. A maioria dos casos é branda e autolimitada, não necessitando de tratamento específico. Entretanto, devido ao risco de parada respiratória, todos os pacientes deverão ser observados por várias horas (exceto pacientes com intoxicação diarreica por moluscos).
    1. Manter uma via aérea aberta e fornecer ventilação, quando necessário (p. 1-7).
    2. Substituir as perdas de fluido e eletrólitos causadas pela gastrenterite por fluidos cristaloides IV.
  B. Fármacos específicos e antídotos
    1. A intoxicação por **escombroide** pode ser tratada sintomaticamente com anti-histamínicos, incluindo difenidramina (p. 485) e cimetidina, 300 mg, IV (p. 478). Raramente será necessário o uso de broncodilatadores.
    2. **Ciguatera.** Existem registros pontuais de tratamentos bem-sucedidos com manitol IV a 20%, 0,5 a 1 g/kg, infundidos durante 30 minutos, particularmente quando instituídos em 48 a 72 horas após o aparecimento dos sintomas (p. 525). Embora um estudo randomizado não tenha mostrado diferenças no prognóstico entre as terapias com manitol e soro fisiológico, a inclusão de pacientes de apresentação tardia pode ter obscurecido os dados. O uso de gabapentina, 400 mg, 3 vezes ao dia, também levou a um importante alívio dos sintomas.
    3. **Tetrodotoxina.** Alguns autores recomendam neostigmina IV para o tratamento da fraqueza muscular. Entretanto, a sua eficiência não foi comprovada, e o seu uso rotineiro não pode ser recomendado.
  C. Os procedimentos de **descontaminação** (p. 45) não são indicados na maioria dos casos. Entretanto, deve-se considerar o uso de carvão ativado caso esteja disponível imediatamente após a ingestão de um fruto do mar altamente tóxico (p. ex., baiacu [fugu]).
  D. **Eliminação aumentada.** Não há indicações para esses procedimentos.

▶ IODO

Kelly P. Owen, MD

O uso principal do iodo deve-se à sua propriedade antisséptica. Ele é ativo contra bactérias, esporos, protozoários, cistos e vírus. Formulações líquidas de iodo são normalmente preparadas em etanol (tintura de iodo) para aumentar a solubilidade e a concentração. A solução de lugol contém iodo a 5% e iodeto a 10% em água. O iodofórmio é o tri-iodometano (CHI_3). Os iodóforos, como a povidona-iodo (Betadine), consiste em iodo ligado a uma molécula de alto peso molecular. Estes são, em geral, menos tóxicos devido à liberação lenta do iodo a partir da molécula carreadora. O iodo radioativo é usado no tratamento do câncer de tireoide. O fármaco antiarrítmico amiodarona libera iodo e pode causar tireotoxicose ou hipotireoidismo após uso prolongado. O iodo também é usado na fabricação de corantes e reagentes fotográficos. O sal de uso doméstico é fortificado com iodo.

  I. **Mecanismo de toxicidade.** A toxicidade pode ocorrer por absorção cutânea, ingestão ou inalação. Quando ingerido, o iodo pode causar lesão corrosiva séria ao trato GI devido às suas propriedades oxidantes. No corpo, o iodo é convertido rapidamente em iodeto e armazenado na glândula tireoide.
  II. A **dose tóxica** depende do produto e da via de exposição. Os iodóforos e o iodofórmio são geralmente menos tóxicos, pois o iodo é liberado mais lentamente. Entretanto, ocorreu absorção

---
* N. de R.T. Atualmente não disponível no Brasil.

sistêmica significativa em pacientes que receberam tratamento com povidona-iodo nas áreas de rompimento da pele.
   A. **Vapor de iodo.** O limite máximo recomendado pela ACGIH para a área de trabalho (TLV-C) é de 0,1 ppm (1 mg/m^3). O nível na atmosfera considerado IDLH é de 2 ppm.
   B. **Pele e membranas mucosas.** A tintura de iodo forte (iodo a 7% e iodeto de potássio a 5% em etanol a 83%) pode causar queimaduras, porém não é provável que a tintura de iodo USP (iodo a 2% e iodeto de sódio a 2% em etanol a 50%) produza lesão corrosiva. A absorção sistêmica de iodo poderá ocorrer após uma aplicação aguda de tintura forte de iodo ou após aplicações crônicas de produtos menos concentrados.
   C. **Ingestão.** Doses fatais registradas variam de 200 mg a mais de 20 g de iodo; uma dose letal média estimada é de aproximadamente 2 a 4 g de iodo livre. A tintura de iodo USP contém 100 mg de iodo por 5 mL, e a tintura forte de iodo contém 350 mg de iodo por 5 mL. A pomada de iodo contém iodo a 4%. Considerar toxicidade por etanol em caso de exposições maiores (p. 233).
III. **Apresentação clínica.** As manifestações da ingestão aguda de iodo estão amplamente relacionadas com o efeito corrosivo sobre as membranas mucosas e o trato GI.
   A. A **inalação** do vapor de iodo pode causar irritação pulmonar grave, que poderá levar ao edema pulmonar.
   B. A exposição da **pele** e dos olhos poderá causar queimaduras corrosivas graves.
   C. A **ingestão** pode causar gastrenterite corrosiva com vômito, hematêmese e diarreia, que poderão levar à perda significativa de volume e colapso circulatório. Intumescimento da faringe e edema de glote foram observados. Normalmente as membranas mucosas ficam tingidas de marrom e o vômito poderá se apresentar azul, no caso de alimentos à base de amido já estarem presentes no estômago.
   D. Ingestões ou absorções **crônicas** podem levar ao hipotireoidismo e ao bócio ou ao hipertireoidismo. O iodeto atravessa a placenta, e hipotireoidismo neonatal e óbito foram observados como consequência do desconforto respiratório secundário ao bócio.
   E. A deficiência crônica de iodo poderá levar ao hipotireoidismo e ao bócio.
IV. O **diagnóstico** se baseia na história de exposição e em evidências de lesão corrosiva. As membranas mucosas estão, em geral, coradas de marrom, e o vômito poderá ser azul.
   A. **Níveis específicos.** Os níveis sanguíneos não são clinicamente úteis, mas poderão confirmar a exposição.
   B. **Outras análises laboratoriais úteis** a partir da lesão corrosiva séria incluem hemograma, eletrólitos, ureia e creatinina. No caso de exposição por inalação, a avaliação da gasometria arterial ou da oximetria e a radiografia torácica são úteis.
V. **Tratamento**
   A. **Emergência e medidas de apoio**
      1. Manter uma via aérea aberta e fornecer ventilação, quando necessário (p. 1-7). Tratar o broncospasmo (p. 7) e o edema pulmonar (p. 7) caso ocorram.
      2. Tratar a perda de fluido a partir da gastrenterite agressivamente com soluções cristaloides IV.
      3. Em caso de suspeita de lesão corrosiva de esôfago ou estômago, consultar um gastrenterologista para a realização de uma endoscopia.
   B. **Fármacos específicos e antídotos.** O tiossulfato de sódio pode converter o iodo em iodeto e em tetrationato, porém não é recomendado para uso IV, pois o iodo é rapidamente convertido em iodeto no interior do corpo.
   C. **Descontaminação** (p. 45)
      1. **Inalação.** Remover a vítima da exposição.
      2. **Pele e olhos.** Remover a roupa contaminada e lavar a pele exposta com água. Irrigar copiosamente os olhos expostos com água morna ou soro fisiológico por pelo menos 15 minutos.
      3. **Ingestão.** *Não* induzir o vômito devido aos efeitos corrosivos do iodo. Administrar um alimento à base de amido (batata, farinha ou amido de milho) ou leite para reduzir a irritação do trato GI. O carvão ativado não se liga ao iodo *in vitro*, e sua eficácia é desconhecida.

D. **Eliminação aumentada.** Uma vez absorvido pela circulação, o iodo é rapidamente convertido no iodeto, o qual é muito menos tóxico. Portanto, não há necessidade da realização de procedimentos para a remoção aumentada do fármaco.

▶ ISOCIANATOS
Paul D. Blanc, MD, MSPH

O **di-isocianato de tolueno (TDI,** do inglês *toluene diisocyanate*), o **di-isocianato de metileno (MDI)** e os compostos químicos relacionados são componentes industriais da polimerização de revestimentos de uretano e materiais de isolamento. Os uretanos são amplamente utilizados como seladores, coberturas, acabamentos, colas e também em aplicações médicas (p. ex., materiais para imobilização). A maioria dos compostos de uretano contém certa quantidade de uma dessas substâncias químicas e menores quantidades contaminam sistemas isolados. O **isocianato de metila** (a toxina liberada no desastre de Bhopal, na Índia)* é um precursor do inseticida carbamato; ele não é usado em uretanos, apresenta atividades distintas daquelas observadas nas substâncias químicas do grupo do TDI e não será abordado aqui (ver Tab. IV-4, p. 587).

I. **Mecanismo de toxicidade.** O TDI e os isocianatos relacionados agem como irritantes e sensibilizadores em concentrações muito baixas. O mecanismo é muito pouco conhecido. Eles podem atuar como haptenos ou por meio de vias imunológicas mediadas pela célula. Uma vez sensibilizado por um isocianato, o indivíduo costuma apresentar reatividade cruzada com outros.

II. **Dose tóxica.** O limite no local de trabalho recomendado pela ACGIH (valor liminar – limite de exposição a curto prazo [TLV-STEL]) e o limite da OSHA (limite-teto de exposição permissível [PEL-C]) para o TDI são ambos de 0,02 ppm (0,14 mg/m^3). A média de TLV por 8 horas (TWA) recomendada pela ACGIH é consideravelmente inferior — de 0,005 ppm (0,036 mg/m^3). Esses limites de exposição previnem os efeitos irritantes agudos. Em indivíduos com sensibilidade anterior ao TDI, entretanto, mesmo esse nível poderá induzir reações asmáticas. O nível considerado como imediatamente perigoso à vida ou à saúde (IDLH) é de 2,5 ppm. Outros isocianatos (p. ex., MDI e di-isocianato de hexametileno [HDI, do inglês *hexamethylene diisocyanate*]) são menos voláteis, porém a superexposição poderá ocorrer a partir da inalação de aerossóis e potencialmente por meio do contato direto da pele. Os valores de TLV-TWA da ACGIH para o MDI e o HDI são os mesmos recomendados para o TDI.

III. **Apresentação clínica**
   A. A **exposição aguda** aos níveis irritantes causa toxicidade à pele e à via aérea superior. Queimação dos olhos e da pele, tosse e dificuldade respiratória são comuns. No caso de exposição grave, poderá ocorrer edema pulmonar não cardiogênico. Os sintomas poderão ocorrer imediatamente após a exposição ou poderão ser ocasionalmente retardados em algumas horas.
   B. A **exposição crônica de baixo nível** pode produzir dispneia, dificuldade respiratória e outros sinais e sintomas consistentes com a asma. Reações da região intersticial do pulmão, com infiltrados radiográficos e hipoxemia, poderão ocorrer com menos frequência como uma síndrome de pneumonite e hipersensibilidade.

IV. O **diagnóstico** requer uma história ocupacional cuidadosa. O teste de função pulmonar poderá documentar um déficit obstrutivo ou, menos comumente, uma restrição (caso a pneumonite esteja presente), ou os resultados poderão estar normais. Fluxo do ar variável ou avaliações alteradas de reatividade da via aérea (desafio com metacolina ou histamina) temporariamente ligadas à exposição sustentam fortemente o diagnóstico de asma induzida pelo isocianato.
   A. **Níveis específicos.** Não existem testes clínicos rotineiros de sangue ou de urina para isocianatos.
      1. O teste de provocação de inalação para isocianato não é aconselhado, exceto em laboratórios experientes devido ao risco de ataque grave de asma.
      2. O teste com o anticorpo anti-isocianato, embora usado em pesquisa, é difícil de ser interpretado em um paciente isoladamente e poderá não se correlacionar com as respostas não IgE.

---

* N. de R.T. Acidente químico ocorrido em 3 de dezembro de 1984, no qual 45 toneladas de isocianato de metila foram liberados de uma fábrica de pesticidas da Union Carbide, em Bhopal (Índia). O número de mortes causadas por esse acidente é estimado em cerca de 8 mil.

B. **Outras análises laboratoriais úteis** incluem cooximetria ou gasometria arterial, radiografia torácica e testes de função pulmonar.

V. **Tratamento**
A. **Emergência e medidas de apoio**
1. Após a exposição aguda por inalação de alta intensidade, manter uma via aérea aberta (p. 1-4), fornecer broncodilatadores quando necessário, no caso de dificuldade respiratória (p. 7) e observar a possível ocorrência de edema pulmonar (p. 7) por 8 a 12 horas.
2. Uma vez observada a hiper-reatividade da via aérea, a exposição posterior ao isocianato é contraindicada. Acionar as agências de saúde públicas ou a OSHA para determinar se outros trabalhadores se encontram em risco elevado devido aos controles impróprios do local de trabalho.
B. **Fármacos específicos e antídotos.** Não existe antídoto específico.
C. **Descontaminação** após a exposição a um alto nível (p. 45)
1. **Inalação.** Remover a vítima da exposição e fornecer oxigênio suplementar, quando disponível.
2. **Pele e olhos.** Remover a roupa contaminada (exposição ao vapor líquido ou pesado) e lavar copiosamente a pele exposta com água e sabão. Irrigar os olhos expostos com soro fisiológico ou água morna.
D. **Eliminação aumentada.** Não foram definidos benefícios para esses procedimentos.

▶ **ISONIAZIDA**
Alicia B. Minns, MD

A isoniazida (INH), um derivado hidrazida do ácido isonicotínico, é um tratamento barato e eficaz contra a tuberculose. A INH é bastante conhecida por sua propensão em induzir hepatite com o uso crônico. A superdosagem aguda por INH é uma causa bem-conhecida de convulsões e acidose metabólica induzida por fármacos.

I. **Mecanismo de toxicidade**
A. **Superdosagem aguda.** A INH produz efeitos tóxicos agudos pela redução do piridoxal-5-fosfato cerebral, que é a forma ativa da vitamina B_6 e um cofator essencial para a enzima descarboxilase do ácido glutâmico. Isso leva à redução dos níveis de ácido γ-aminobutírico (GABA) no SNC – um neurotransmissor inibidor, que impede a inibição da atividade elétrica causando convulsões. A INH também inibe a conversão hepática do lactato em piruvato, exacerbando a acidose láctica advinda da convulsão.
B. **Toxicidade crônica.** Acredita-se que a neuropatia periférica, quando se apresenta em um padrão meia e luva, esteja relacionada à deficiência de piridoxina. Ela é a complicação mais comum da terapia crônica com INH. O mecanismo da hepatite induzida por INH envolve duas vias: um mecanismo autoimune e, mais comumente, a lesão hepática direta pela INH e seus metabólitos. A necrose hepatocelular é o efeito adverso mais alarmante da terapia crônica com INH.
C. **Farmacocinética.** O pico máximo ocorre em 1 a 2 horas. O volume de distribuição (Vd) é de 0,6 a 0,7 L/kg, sendo não significativa a sua ligação à proteína. A INH é metabolizada via sistema citocromo P-450, com 75 a 95% dos metabólitos sendo eliminados por via renal. A meia-vida é de 0,5 a 1,6 hora no caso dos aceitadores rápidos e de 2 a 5 horas para os aceitadores lentos (ver também Tab. II-52).

II. **Dose tóxica**
A. A **ingestão aguda** de apenas 15 a 40 mg/kg pode produzir toxicidade. Doses superiores em geral levam a convulsões. A ingestão de 80 a 150 mg/kg está associada ao aumento da mortalidade.
B. Com o **uso crônico**, 10 a 20% dos pacientes desenvolverão toxicidade hepática com a dose de 10 mg/kg/dia, porém menos de 2% desenvolverão essa toxicidade se a dose for de 3 a 5 mg/kg/dia. Indivíduos de idade mais avançada são mais suscetíveis à toxicidade crônica.

III. **Apresentação clínica**
A. Após **superdosagem aguda**, náuseas, vômito, fala arrastada, ataxia, sensório reduzido, coma, depressão respiratória e convulsão poderão ocorrer rapidamente (em geral em 30 a 120 minutos). A acidose metabólica profunda de intervalo aniônico (pH de 6,8 a 6,9) geral-

mente ocorre apenas após uma ou duas convulsões e é provavelmente resultante da acidose láctica devida à atividade da convulsão. O lactato costuma ser eliminado lentamente, mesmo após o controle da atividade da convulsão. Poderá ocorrer lesão hepática após uma superdosagem aguda, podendo ser retardada em até alguns dias. A hemólise poderá ser observada em pacientes com deficiência da glicose-6-fosfato desidrogenase (G6PD). A rabdomiólise poderá ser uma complicação da convulsão recorrente.

B. O uso **terapêutico crônico** de INH pode causar neurite periférica, hepatite, reações de hipersensibilidade, incluindo lúpus eritematoso induzido por fármaco e deficiência de piridoxina.

IV. O **diagnóstico** em geral é feito a partir da história e da apresentação clínica. A toxicidade por INH deverá ser considerada em qualquer paciente com aparecimento agudo de convulsões, especialmente se não responder aos medicamentos anticonvulsivos rotineiros e se for acompanhado de acidose metabólica profunda.

  A. **Níveis específicos.** A INH em geral não é detectada no exame toxicológico rotineiro. Níveis específicos poderão ser obtidos, porém raramente ficam disponíveis ou são úteis para o controle das superdosagens agudas.

  B. **Outras análises laboratoriais úteis** incluem eletrólitos, glicose, ureia, creatinina, testes de função renal, creatina quinase (CK) e gasometria arterial.

V. **Tratamento**

  A. **Emergência e medidas de apoio**
   1. Manter uma via aérea aberta e fornecer ventilação, quando necessário (p. 1-7).
   2. Tratar coma (p. 18), convulsão (p. 22) e acidose metabólica (p. 33), caso ocorram. Administrar diazepam, 0,1 a 0,2 mg/kg, IV, para o tratamento da convulsão.

  B. **Fármacos específicos e antídotos.** A **piridoxina** (vitamina B_6) é um antídoto específico e geralmente acaba com a convulsão. Administrar 5 g, IV (p. 544), caso a quantidade ingerida de INH seja desconhecida; caso a quantidade seja conhecida, administrar a quantidade (em gramas) de piridoxina equivalente à de INH ingerida. Esse procedimento poderá ser repetido caso a convulsão persista. As benzodiazepinas também deverão ser administradas com a piridoxina, já que podem apresentar um efeito sinergístico em direção ao término da convulsão. Se piridoxina não estiver disponível, o diazepam de alta dose (0,3 a 0,4 mg/kg) poderá ser eficaz para o estado epilético. O tratamento com piridoxina também poderá acelerar a resolução da acidose metabólica.

  C. **Descontaminação** (p. 45). Administrar carvão ativado VO caso as condições sejam apropriadas (ver Quadro I-30, p. 51). Considerar a lavagem gástrica no caso de ingestões maciças.

  D. **Eliminação aumentada.** A diurese forçada e a hemodiálise obtiveram sucesso, porém são desnecessárias na maioria dos casos, pois a meia-vida da INH é relativamente curta, e a toxicidade pode, em geral, ser facilmente controlada com piridoxina e benzodiazepinas. Os sintomas geralmente se resolvem em um período de 8 a 24 horas.

▶ **LÍTIO**

Thanjira Jiranantakan, MD e Neal L. Benowitz, MD

O lítio é usado para o tratamento do transtorno bipolar e de outros transtornos psiquiátricos e, ocasionalmente, para elevar a contagem de leucócitos em pacientes com leucopenia. A toxicidade séria é causada mais comumente pelo excesso de medicação crônica em pacientes com comprometimento renal. A superdosagem aguda, por outro lado, em geral é menos grave.

I. **Mecanismo de toxicidade**

  A. O lítio é um cátion que penetra nas células e substitui o sódio ou o potássio. Acredita-se que o lítio estabiliza as membranas celulares. Em níveis excessivos, ele deprime a excitação neural e a transmissão sináptica.

  B. **Farmacocinética.** O lítio é completamente absorvido em 6 a 8 horas a partir da ingestão. O volume de distribuição (Vd) inicial é de aproximadamente 0,5 L/kg, com penetração lenta nos tecidos e um Vd final de 0,7 a 1,4 L/kg. A penetração no cérebro é lenta; isso explica o retardo entre os picos dos níveis sanguíneos e os efeitos observados sobre o SNC após uma superdosagem aguda. Praticamente toda a eliminação ocorre pelos rins, com uma meia-vida

de 14 a 30 horas. A tiroxina aumenta a reabsorção tubular, que poderá aumentar os níveis de lítio em pacientes com hipertireoidismo.
II. **Dose tóxica.** A dose diária usual de lítio oscila entre 300 a 2.400 mg (8 a 64 mEq/dia), e o nível sérico terapêutico de lítio é de 0,6 a 1,2 mEq/L. A toxicidade do lítio dependerá de a superdosagem ser aguda ou crônica.
   A. A **ingestão aguda** de 1 mEq/kg (40 mg/kg) produzirá nível sanguíneo, após o equilíbrio tecidual, de 1,2 mEq/L. A ingestão aguda de mais de 20 a 30 comprimidos por um adulto poderá causar toxicidade grave potencial.
   B. A **intoxicação crônica** poderá ocorrer em pacientes submetidos a doses terapêuticas estáveis. O lítio é excretado pelos rins, onde é tratado como o sódio; qualquer estado que cause desidratação, depleção de sódio ou reabsorção excessiva de sódio poderá levar ao aumento da reabsorção de lítio, ao seu acúmulo e, possivelmente, a uma intoxicação. Estados comuns que causam retenção de lítio incluem gastrenterite aguda, uso de diuréticos (particularmente de tiazidas), uso de fármacos anti-inflamatórios não esteroides ou de inibidores da enzima conversora de angiotensina (IECAs) e diabetes insípido nefrogênico induzido por lítio.
III. **Apresentação clínica.** A intoxicação branda a moderada resulta em letargia, fraqueza muscular, fala arrastada, ataxia, tremor e movimentos mioclônicos. Rigidez e efeitos extrapiramidais podem ser observados. A intoxicação grave poderá levar a *delirium* agitado, coma, convulsões e hipertermia. A recuperação em geral é bastante lenta, e os pacientes poderão permanecer confusos ou enfraquecidos por dias a semanas. Raramente a disfunção cerebelar e cognitiva é persistente. Casos de demência rapidamente progressivos, semelhantes à doença de Jakob-Creutzfeldt, foram observados e normalmente são reversíveis. O ECG mostra geralmente achatamento ou inversão das ondas T e depressão dos segmentos ST nas guias laterais; menos frequentemente, poderão ocorrer bradicardia, parada do nodo sinusal, bloqueio cardíaco completo e aparecimento do padrão Brugada. A contagem de leucócitos em geral se encontra elevada (15.000-20.000/mm^3).
   A. A **ingestão aguda** poderá causar, inicialmente náusea branda e vômito, porém os sinais sistêmicos de intoxicação são mínimos e geralmente retardados em algumas horas, enquanto o lítio se distribui pelos tecidos. Os níveis séricos inicialmente elevados caem em 50 a 70% ou mais a partir do equilíbrio tecidual.
   B. Já os pacientes com **intoxicação crônica** normalmente apresentam manifestações sistêmicas já na internação, e a toxicidade poderá ser grave, com níveis apenas levemente superiores aos terapêuticos. Normalmente, pacientes com intoxicação crônica apresentam níveis elevados de ureia e creatinina e outras evidências de desidratação ou insuficiência renal.
   C. O **diabetes insípido nefrogênico** (p. 35) é uma complicação conhecida da terapia crônica com lítio e poderá levar à desidratação e à hipernatremia.
   D. Outros efeitos do lítio incluem hiperparatireoidismo (com hipercalcemia), hipotireoidismo e, raramente, hipertireoidismo.
IV. **Diagnóstico.** Deve-se suspeitar da intoxicação por lítio em qualquer paciente com história psiquiátrica conhecida que se apresente confuso, atáxico ou trêmulo.
   A. **Níveis específicos.** O diagnóstico é comprovado pelo nível elevado de **lítio.**
      1. A maioria dos laboratórios clínicos hospitalares pode avaliar a concentração sérica basal de lítio. Entretanto, o nível sérico de lítio não representa uma previsão precisa da toxicidade.
         a. Na intoxicação crônica, a toxicidade poderá estar associada a níveis apenas levemente superiores à faixa terapêutica.
         b. Por outro lado, níveis máximos de até 0,3 mEq/L foram observados logo após a ingestão aguda, na ausência de sinais de intoxicação devido à avaliação ter sido feita anteriormente à distribuição tecidual final.
         c. *Nota:* Amostras obtidas em um tubo de tampa verde (lítio-heparina) acusarão uma elevação marcadamente falsa no nível sérico de lítio devido à quantidade de lítio encontrada no próprio tubo.
      2. Os níveis de lítio no líquido cefalorraquidiano (LCS) superiores a 0,4 mEq/L foram associados, em um caso registrado, à toxicidade sobre o SNC. Entretanto, os níveis de lítio do LCS geralmente não se correlacionam com a toxicidade e não são clinicamente úteis.

B. **Outras análises laboratoriais úteis** incluem eletrólitos (o intervalo aniônico poderá ser estreitado devido ao cloreto ou bicarbonato elevados), cálcio, glicose, ureia, creatinina, testes de função da tireoide e monitoramento do ECG.

V. **Tratamento**
A. **Emergência e medidas de apoio**
 1. Em pacientes enfraquecidos, manter uma via aérea aberta e fornecer ventilação quando necessário (p. 1-7). Administrar oxigênio suplementar.
 2. Tratar coma (p. 18), convulsões (p. 22) e hipertermia (p. 21), caso ocorram.
 3. Em pacientes desidratados, repor os déficits de fluido com soluções de cristaloides IV. O tratamento inicial deverá incluir a reposição de sódio e água com 1 a 2 L de soro ao meio normal (NaCl a 0,45%) (crianças: 10 a 20 mL/kg). Uma vez equilibrados os déficits de fluido, administrar soluções hipotônicas (p. ex., soro ao meio normal), pois a administração continuada de soro ao meio normal em geral leva à hipernatremia, especialmente em pacientes com diabetes insípido nefrogênico induzido por lítio.
B. **Fármacos específicos e antídotos.** Não existem antídotos específicos. Tiazidas e indometacina têm sido usadas no tratamento do diabetes insípido nefrogênico (p. 35); a amilorida também pode ser eficaz.
C. As medidas de **descontaminação** (p. 45) são apropriadas após a ingestão aguda, mas não após a intoxicação crônica.
 1. Considerar a lavagem gástrica em casos de ingestão recente maciça. O carvão ativado não absorve o lítio, porém poderá ser útil em caso de suspeita da ingestão de outro fármaco.
 2. A irrigação intestinal total (p. 52) pode melhorar a descontaminação, especialmente em casos envolvendo preparações de liberação contínua, que não são propensas a serem dissolvidas rapidamente durante o procedimento de lavagem.
 3. A administração oral de poliestireno sulfonato de sódio (PSSNa; Kayexalato) tem sido defendida para reduzir a absorção de lítio, porém não há evidências suficientes de sua segurança ou eficácia.
D. **Eliminação aumentada** (p. 53). O lítio é excretado exclusivamente pelos rins. A depuração é de aproximadamente 25% da taxa de filtração glomerular e é reduzida pela depleção de sódio ou pela desidratação.
 1. A **hemodiálise** remove de maneira eficiente o lítio e é indicada no caso de pacientes intoxicados com convulsões ou com estado mental extremamente anormal e no caso de pacientes incapazes de excretar lítio pela via renal (i.e., pacientes anéfricos ou anúricos). A diálise repetida e prolongada poderá ser necessária devido ao movimento lento do lítio para fora do SNC. Não há consenso a respeito do nível de lítio adequado para se proceder à diálise devido à toxicidade do lítio.
 2. A **hemodiafiltração venovenosa contínua** (CVVHDF) tem se mostrado eficaz na remoção do lítio em diversos casos humanos. A depuração do lítio via CVVHDF é de 28 a 62 mL/min, comparado a uma depuração renal normal de 20 a 25 mL/min. (A depuração do lítio durante a hemodiálise é de 60 a 170 mL/min.) As vantagens do CVVHDF sobre a hemodiálise incluem a sua ampla disponibilidade nas diversas UTIs, o risco reduzido em pacientes com instabilidade hemodinâmica e a ausência de rebote pós-diálise nas concentrações de lítio, já que o equilíbrio entre os compartimentos tecidual e vascular acontece durante a diálise.
 3. A **diurese forçada** aumenta apenas ligeiramente a excreção de lítio quando comparada à hidratação normal e não é recomendada. Entretanto, o estabelecimento da eliminação normal da urina poderá trazer a depuração urinária de lítio para 25 a 30 mL/min.
 4. O **poliestireno sulfonato de sódio oral** (PSSNa; Kayexalato) aumenta a eliminação do lítio em modelos animais e, em um estudo retrospectivo humano de intoxicação crônica, a meia-vida foi reduzida em aproximadamente 50%. Foi observada hipopotassemia branda em metade dos pacientes que receberam PSSNa.
 5. Hemoperfusão e doses repetidas de carvão não são eficazes.

► LOMOTIL E OUTROS ANTIDIARREICOS
Ilene B. Anderson, PharmD

O **Lomotil** é um produto combinado de difenoxilato e atropina, normalmente prescrito para o tratamento sintomático da diarreia. As crianças são especialmente sensíveis a pequenas doses de Lomotil e poderão desenvolver toxicidade tardia após ingestão acidental. O **Motofen** é um fármaco semelhante que contém difenoxina e atropina. A **loperamida** (Imodium) é um fármaco de venda livre (isento de prescrição) com propriedades semelhantes.

I. **Mecanismo de toxicidade**
   A. O **difenoxilato** é um opioide análogo à meperidina. É metabolizado gerando **difenoxina**, que possui uma atividade antidiarreica cinco vezes maior do que o difenoxilato. Ambos os agentes apresentam efeitos opioides (p. 334) em caso de superdosagem.
   B. A **atropina** é um agente anticolinérgico (p. 129) que pode contribuir para a letargia e o coma. Ela também reduz a absorção do fármaco e poderá retardar o aparecimento dos sintomas.
   C. A **loperamida** é um derivado sintético da piperidina estruturalmente semelhante ao difenoxilato e ao haloperidol. Poderá induzir toxicidade semelhante à dos opioides em caso de superdosagem.

II. **Dose tóxica**
   A. **Lomotil.** A dose tóxica é difícil de ser prevista devido à ampla variabilidade individual na resposta aos efeitos do fármaco e à rapidez de tratamento. A dose letal é desconhecida, porém foram registrados óbitos de crianças após a ingestão de quantidades **inferiores a 5 comprimidos**.
   B. **Loperamida.** Uma única ingestão aguda inferior a 0,4 mg/kg não deverá induzir toxicidade séria em crianças com mais de 1 ano de idade. Foram registradas fatalidades, distensão abdominal e íleo paralítico em crianças com menos de 1 ano de idade após a ingestão de 0,6 a 3 mg/dia.

III. **Apresentação clínica.** Dependendo do indivíduo e do tempo decorrido desde a ingestão, as manifestações poderão ser semelhantes àquelas da intoxicação primária por anticolinérgicos ou opioides.
   A. A intoxicação por **atropina** pode ocorrer antes, durante ou depois dos efeitos opioides. Os efeitos anticolinérgicos incluem letargia ou agitação, rubor facial, membranas mucosas secas, midríase (pupila dilatada), íleo, hiperpirexia e taquicardia.
   B. A **intoxicação por opioides** induz pupilas pequenas, coma e parada respiratória, e o aparecimento desses efeitos é, em geral, retardado em algumas horas após a ingestão.
   C. Todos os antidiarreicos podem induzir vômito, distensão abdominal e íleo paralítico.

IV. O **diagnóstico** se baseia na história e nos sinais de intoxicação por anticolinérgicos ou opioides.
   A. **Níveis específicos.** Os níveis séricos específicos não estão disponíveis.
   B. **Outras análises laboratoriais úteis** incluem eletrólitos, glicose e gasometria arterial (em caso de suspeita de insuficiência respiratória).

V. **Tratamento**
   A. **Emergência e medidas de apoio**
      1. Manter uma via aérea aberta e fornecer ventilação quando necessário (p. 1-7).
      2. Tratar coma (p. 18) e hipotensão (p. 16), caso ocorram.
      3. Devido ao risco de parada respiratória súbita, observar todas as crianças que ingeriram Lomotil ou Motofen em uma UTI por 18 a 24 horas. Precauções semelhantes deverão ser tomadas no caso de pacientes com ingestões maciças de loperamida.
   B. **Fármacos específicos e antídotos**
      1. Administrar **naloxona**, 1 a 2 mg, IV (p. 529), aos pacientes com letargia, apneia ou coma. Doses repetidas de naloxona poderão ser necessárias devido à duração de seu efeito (≤ 1 a 2 horas) ser muito mais curta do que a dos opioides nesses produtos.
      2. Não há evidências de que a **fisostigmina** (p. 505) seja benéfica em caso de superdosagem, embora possa reverter sinais de intoxicação anticolinérgica.
   C. **Descontaminação** (p. 45). Administrar carvão ativado VO caso as condições sejam apropriadas (ver Quadro I-30, p. 51). A lavagem gástrica não será necessária após ingestões leves a moderadas caso o carvão ativado tenha sido administrado prontamente.
   D. **Eliminação aumentada.** Não existem benefícios a partir desses procedimentos.

► MACONHA
Neal L. Benowitz, MD

A maconha consiste em folhas e flores da planta *Cannabis sativa*. Ela normalmente é fumada em cigarros ("baseado" ou *back*) ou cachimbos ou adicionada aos alimentos (geralmente biscoitos, *brownies* ou chá). A resina da planta pode ser desidratada e comprimida em blocos chamados de haxixe. A maconha contém vários canabinoides; o primário psicoativo é o delta-9-tetra-hidrocanabinol (THC). O THC também encontra-se disponível por prescrição médica sob a forma de cápsulas (dronabinol [Marinol]*). Ele é usado clinicamente como estimulante do apetite no caso de pacientes com, por exemplo, anorexia relacionada com a aids; também é usado como tratamento para o vômito associado à quimioterapia do câncer, para a dor crônica e para a esclerose múltipla, o glaucoma e outros distúrbios.

Análogos sintéticos canabinoides, como o JWH-018 e vários compostos semelhantes, vendidos como "K2" ou *"spice"* em algumas preparações chamadas de "fitoterápicas", estão banidos em alguns estados, porém estão disponíveis via internet.** Eles podem induzir toxicidade aguda semelhante à observada com o THC.

I. Mecanismo de toxicidade
   A. O THC, que se liga aos receptores de anandamida no cérebro, pode apresentar atividades estimulatória, sedativa ou alucinógena, dependendo da dose e do tempo decorrido após o consumo. Tanto a liberação de catecolaminas (que levam à taquicardia) quanto a inibição dos reflexos simpáticos (que levam à hipotensão ortostática) podem ser observadas.
   B. Farmacocinética. Apenas aproximadamente 10 a 20% do THC ingerido é absorvido pela corrente sanguínea, com o aparecimento de efeitos em 30 a 60 minutos e a absorção máxima em 2 a 4 horas. Ele é metabolizado por hidroxilação gerando metabólitos ativos e inativos. A meia-vida de eliminação é de 20 a 30 horas, podendo ser mais longa em usuários crônicos.

II. Dose tóxica. Cigarros típicos de maconha contêm 1 a 3% de THC, porém variedades mais potentes poderão conter até 15%. O haxixe contém 3 a 6%, e o óleo de haxixe, 30 a 50% de THC. O dronabinol está disponível em cápsulas de 2,5, 5 e 10 mg. A toxicidade é relacionada com a dose, porém existe uma variabilidade individual, influenciada em parte por experiência anterior e pelo grau de tolerância.

III. Apresentação clínica
   A. Efeitos subjetivos após fumar um cigarro de maconha incluem euforia, palpitações, consciência sensorial aumentada e percepção alterada do tempo, seguidas, após aproximadamente 30 minutos, por sedação. Uma intoxicação mais séria poderá levar à ansiedade, comprometimento da memória de curto prazo, despersonalização, alucinações visuais e psicose paranoide aguda. O uso de *Cannabis* pode precipitar ou exacerbar a psicose em indivíduos com esquizofrenia ou transtorno bipolar. Ocasionalmente, mesmo com baixas doses de THC, os efeitos subjetivos podem precipitar uma reação de pânico. A intoxicação aguda por *Cannabis* poderá comprometer o ato de dirigir e gerar acidentes automobilísticos. A dependência da *Cannabis*, tanto comportamental quanto física, ocorre em 7 a 10% dos usuários.
   B. Achados físicos podem incluir taquicardia, hipotensão ortostática, injeção da conjuntiva, falta de coordenação, fala arrastada e ataxia. Foram observados estupor com palidez, conjuntivite, tremor leve e ataxia em crianças, após terem ingerido biscoitos com maconha.
   C. Outros problemas de saúde. O uso da maconha tem sido associado à precipitação do infarto agudo do miocárdio, geralmente em indivíduos com doença coronária básica, porém algumas vezes também naqueles que não a possuem, bem como arritmias, incluindo taquicardia sinusal marcante, fibrilação atrial e taquicardia e fibrilação ventricular. A salmonelose e a aspergilose pulmonar foram observadas a partir do uso de maconha contaminada. A maconha pode ser contaminada por paraquat, porém este é destruído por pirólise e não existem registros de toxicidade pelo paraquat ao fumar maconha com neste composto. O uso crônico pesado tem sido associado a vários transtornos psiquiátricos, bronquite crônica, risco aumentado para insuficiência cardíaca coronariana e vários tipos de câncer.

---
* N. de R.T. Não disponível no Brasil.

** N. de R.T. O JWH-018 e alguns outros canabinoides sintéticos também estão banidos no Brasil.

D. **O uso intravenoso** do extrato de maconha ou do óleo de haxixe pode causar dispneia, dor abdominal, febre, choque, coagulação intravascular disseminada, insuficiência renal aguda e morte.
IV. **O diagnóstico** é obtido com base na história e em achados típicos, como taquicardia e conjuntivite, combinados com evidências de alteração do humor ou da função cognitiva.
   A. **Níveis específicos.** Os níveis sanguíneos não estão normalmente disponíveis. Os metabólitos canabinoides podem ser detectados na urina por imunoensaio enzimático até alguns dias, após uma exposição aguda isolada, ou semanas, após exposição crônica ao THC. Os níveis urinários e sanguíneos não se correlacionam com o grau de intoxicação ou com o comprometimento funcional. O cânhamo e os produtos das sementes do cânhamo (p. ex., barras de cereais com sementes de maconha) podem fornecer explicações alternativas para o teste de urina positivo; no entanto, não possuem efeito farmacológico.
   B. **Outras análises laboratoriais úteis** incluem eletrólitos e glicose.
V. **Tratamento**
   A. **Emergência e medidas de apoio**
      1. A maior parte dos transtornos psicológicos pode ser tratada por simples reconforto, possivelmente com o uso adjunto de lorazepam, diazepam ou midazolam (p. 460).
      2. A taquicardia sinusal geralmente não requer tratamento, porém, quando necessário, poderá ser controlada com o uso de β-bloqueadores.
      3. A hipotensão ortostática responde à postura com a cabeça voltada para baixo e aos fluidos IV.
   B. **Fármacos específicos e antídotos.** Não existem antídotos específicos.
   C. **Descontaminação** após ingestão (p. 47). Administrar carvão ativado VO, caso as condições sejam apropriadas (ver Quadro I-30, p. 51). A lavagem gástrica não será necessária caso o carvão ativado tenha sido administrado prontamente.
   D. **Eliminação aumentada.** Tais procedimentos não são eficazes devido ao amplo volume de distribuição dos canabinoides.

▶ MAGNÉSIO

Kathryn H. Meier, PharmD

O magnésio (Mg) é um cátion divalente necessário para uma variedade de reações enzimáticas envolvendo síntese de proteínas e metabolismo de carboidratos. É também um íon essencial para o funcionamento neuromuscular adequado. O magnésio oral está amplamente disponível em antiácidos informais (p. ex., Malox e Mylanta) e em catárticos (leite de magnésia e citrato e sulfato de magnésio). O magnésio IV é usado para tratar a toxemia da gravidez, a taquicardia ventricular polimórfica, as arritmias ventriculares refratárias e o broncospasmo grave.

I. **Mecanismo de toxicidade**
   A. Concentrações séricas elevadas de magnésio atuam como depressor do SNC e bloqueiam a transmissão neuromuscular, inibindo a liberação da acetilcolina nas placas terminais motoras. A hipermagnesemia amplifica a resposta aos bloqueadores neuromusculares.
   B. O magnésio também pode antagonizar competitivamente o cálcio nos canais de cálcio, impedindo seu fluxo e comprometendo tanto a contração muscular quanto a condução elétrica.
   C. **Farmacocinética.** O conteúdo de magnésio normal do corpo é de aproximadamente 1.700 a 2.200 mEq em um indivíduo de 70 kg; ele é armazenado primariamente nos ossos e nos fluidos intracelulares. A biodisponibilidade oral oscila entre 20 a 40% dependendo da forma do sal. Embora se encaixe melhor no modelo farmacocinético de dois compartimentos, o volume médio de distribuição é de cerca de 0,5 L/kg, e a meia-vida de eliminação é, em média, de 4 a 5 horas em adultos saudáveis. A função renal normal é essencial para sua depuração, pois 97% do magnésio ingerido é eliminado pela urina.
II. **Dose tóxica.** Embora a maioria das superexposições agudas ou crônicas não leve à hipermagnesemia, foi observada intoxicação após superdosagem IV ou superdosagem maciça oral ou retal.

Pacientes com insuficiência renal (depuração da creatinina < 30 mL/min) apresentam grande risco com doses-padrão devido ao comprometimento da depuração.

A. Os antiácidos normalmente disponíveis (Maalox, Mylanta e outros) contêm 12,5 a 37,5 mEq de magnésio por 15 mL (1 colher de sopa); o leite de magnésia contém aproximadamente 40 mEq/15 mL; e o sulfato de magnésio (nos sais de Epsom e nas preparações IV) contém 8 mEq/g.

B. A ingestão de 200 g de sulfato de magnésio induziu o coma em uma mulher jovem com função renal normal. Foram registrados óbitos infantis após o uso de enemas com sais de Epsom.

III. Apresentação clínica. A administração oral de magnésio causa diarreia, geralmente em 3 horas. Doses repetidas ou excessivas de catárticos contendo magnésio causam sérias anormalidades eletrolíticas e de fluido. A toxicidade moderada pode causar náuseas, vômito, fraqueza muscular e rubor cutâneo. Altos níveis podem ser responsáveis por anormalidades na condução cardíaca, hipotensão e fraqueza muscular grave e letargia. Níveis muito elevados podem causar coma, parada respiratória e assistolia (Tab. II-31).

IV. Deve-se suspeitar do **diagnóstico** em um paciente que se apresente com hipotonia, hipotensão e depressão do SNC, especialmente se houver uma história de uso de antiácidos ou catárticos contendo magnésio ou de insuficiência renal.

A. Níveis específicos. A determinação da concentração sérica de magnésio é, em geral, de rápida disponibilidade. A faixa normal de magnésio total é de 1,8 a 3,0 mg/dL (0,75 a 1,25 mmol/L ou 1,5 a 2,5 mEq/L). Os níveis terapêuticos de magnésio total para o tratamento de toxemia na gravidez (eclâmpsia) são de 5 a 7,4 mg/dL (2 a 3 mmol/L ou 4 a 6 mEq/L). Os níveis ionizados correlacionam-se com os níveis de magnésio total e não são necessários para avaliar a superdosagem e nem se encontram amplamente disponíveis.

B. Outras análises laboratoriais úteis incluem eletrólitos, cálcio, ureia, creatinina, osmolalidade sérica e intervalo osmolar (o magnésio poderá elevar o intervalo osmolar), cálcio, gasometria arterial (em casos de suspeita de depressão respiratória) e ECG.

V. Tratamento

A. Emergência e medidas de apoio
1. Manter via aérea aberta e fornecer ventilação quando necessário (p. 1-7).
2. Substituir as perdas de fluido e eletrólitos causadas pela catarse excessiva.
3. Tratar hipotensão com fluidos IV e dopamina (p. 16).

B. Fármacos específicos e antídotos. Não existem antídotos específicos. Entretanto, a administração de **cálcio** IV (p. 473) poderá aliviar temporariamente a depressão respiratória, a hipotensão e as arritmias.

C. Descontaminação (p. 45). O carvão ativado não é eficaz. Considerar o esvaziamento gástrico com tubo nasogástrico no caso de ingestões maciças recentes. **Não** fazer uso de catártico.

D. Eliminação aumentada
1. A **hemodiálise** remove rapidamente o magnésio e é a única via de eliminação em pacientes anúricos.
2. Hemoperfusão e doses repetidas de carvão não são eficazes.
3. A diurese forçada com furosemida IV e soro fisiológico normal pode aumentar a eliminação de magnésio, porém os dados em humanos são insuficientes para recomendá-la.

TABELA II-38 Intoxicação por magnésio

Magnésio (mg/dL)	Magnésio (mEq/L)	Magnésio (mmol/L)	Possíveis efeitos clínicos
> 3,5	> 3	> 1,5	Náuseas, vômito, fraqueza, rubor cutâneo
> 6	> 5	> 2,5	Alterações no eletrocardiograma: prolongamento de intervalos PR, QRS, QT
8-12	7-10	3,5-5	Hipotensão, perda dos reflexos do tendão profundo, sedação
> 12	> 10	> 5	Paralisia muscular, parada respiratória, hipotensão, arritmias
> 17	> 14	> 7	Óbito por parada respiratória ou assistolia

▶ MANGANÊS
Paul D. Blanc, MD, MSPH

A intoxicação por manganês geralmente é causada por exposição crônica. Fontes de exposição ao manganês orgânico incluem mineração, trabalho com metais, fundições e soldas. Estudos recentes também sugerem possível ligação entre um fungicida de manganês orgânico (Maneb) e a toxicidade neurológica crônica. Um aditivo da gasolina de manganês orgânico, o metilciclopentadienil manganês tricarbonil (MMT, do inglês *methylcyclopentadienyl manganese tricarbonyl*), ainda não foi introduzido nos EUA devido às preocupações da saúde pública, porém é usado em outros locais. Por fim, a exposição parenteral ao manganês inorgânico ocorreu pelo abuso de substâncias injetáveis adulteradas pelo permanganato de potássio e pela nutrição parenteral total contendo manganês.

I. **Mecanismo de toxicidade.** O mecanismo preciso é desconhecido. O SNC é o órgão-alvo, especialmente regiões nos gânglios basais.

II. **Dose tóxica.** A via primária de exposição é a inalação, porém existem evidências de que a absorção para o SNC por meio do sistema olfatório possa desempenhar papel na toxicidade. A injeção IV também leva à liberação efetiva dessa toxina. O manganês inorgânico metálico é fracamente absorvido pelo trato GI; a ingestão de permanganato de potássio, entretanto, pode causar toxicidade sistêmica. O MMT pode ser absorvido pela pele. O limite da OSHA para o local de trabalho (limite de exposição permitido [PEL-C]) para o manganês inorgânico é de 5 mg/m^3; o limite de exposição no local de trabalho recomendado pela ACGIH (valor limiar para um período médio de 8 horas [TLV-TWA]) é consideravelmente inferior a 0,2 mg/m^3. O TLV-TWA da ACGIH para o MMT é de 0,1 mg/m^3 (pele). O nível de manganês no ar considerado imediatamente perigoso à vida ou à saúde (IDLH) é de 500 mg/m^3.

III. **Apresentação clínica.** A inalação aguda de altos níveis de manganês pode induzir uma pneumonite do tipo irritante, o que é raro (p. 270). Normalmente, a toxicidade ocorre após a exposição crônica a baixos níveis durante meses ou anos. O período de tempo após a injeção de manganês é consideravelmente abreviado. O paciente poderá se apresentar com distúrbio psiquiátrico que poderá ser diagnosticado erroneamente como esquizofrenia ou psicose atípica. Sinais orgânicos de toxicidade neurológica, como parkinsonismo e outros distúrbios extrapiramidais do movimento, em geral surgem mais tarde, até anos após qualquer apresentação psiquiátrica primária. A ingestão de permanganato de potássio pode causar toxicidade renal e hepática aguda grave e metemoglobinemia.

IV. O **diagnóstico** depende de história minuciosa de abuso de drogas e história psiquiátrica.
   A. **Níveis específicos.** Podem ser realizados testes no sangue total, no soro ou na urina, porém os resultados deverão ser interpretados com cautela, pois poderão não se correlacionar com os efeitos clínicos. Os níveis do sangue total são 20 vezes superiores aos níveis do soro ou do plasma, e a contaminação de hemácias poderá elevar falsamente os níveis séricos ou plasmáticos.
      1. Concentrações séricas normais de manganês são geralmente inferiores a 1,2 μg/L.
      2. Concentrações urinárias elevadas de manganês (> 2 μg/L) podem confirmar a exposição aguda recente. Exposições no PEL recomendado pela OSHA geralmente não elevam os níveis urinários acima de 8 μg/L. O desafio da quelação não é importante para o diagnóstico.
      3. As dosagens nos cabelos e nas unhas não são úteis.
   B. **Outras análises laboratoriais úteis** incluem gasometria arterial ou oximetria e radiografia torácica (após exposição por inalação sintomática, maciça e aguda, em caso de suspeita de lesão pulmonar aguda). A ressonância magnética nuclear (RMN) do cérebro poderá evidenciar achados sugestivos da deposição de manganês.

V. **Tratamento**
   A. **Emergência e medidas de apoio**
      1. **Inalação aguda.** Administrar oxigênio suplementar. Tratar broncospasmo (p. 7) e edema pulmonar não cardiogênico (p. 7), caso ocorram.
      2. **Intoxicação crônica.** Efeitos psiquiátricos e neurológicos são tratados com os fármacos psiquiátricos e antiparkinsonianos usuais, mas geralmente a resposta não é boa.
   B. **Fármacos específicos e antídotos.** Cálcio-EDTA e outros quelantes **não** tiveram sua eficácia comprovada após a ocorrência de lesão neurológica crônica. A eficiência dos quelantes logo após a exposição aguda não foi estudada.

C. **Descontaminação** (p. 45)
   1. **Inalação aguda.** Remover a vítima da exposição e fornecer oxigênio suplementar quando disponível.
   2. **Ingestão.** Como o manganês metálico inorgânico é pouquíssimo absorvido pelo trato GI, a descontaminação do intestino provavelmente não será necessária. Nos casos de ingestões maciças, particularmente de compostos orgânicos (p. ex., Maneb e MMT) ou de permanganato de potássio, a descontaminação do intestino poderá ser adequada, porém não foi estudada.
D. **Eliminação aumentada.** Não foram observados benefícios a partir da diálise ou da hemoperfusão.

► MEDUSAS E OUTROS CNIDÁRIOS
Susan Kim-Katz, PharmD

O amplo filo Cnidaria (celenterados), incluindo mais de 10 mil espécies, inclui o **coral-de-fogo**, a **medusa** (incluindo a **caravela-portuguesa**, a **vespa-do-mar**, a **urtiga-do-mar**) e as **anêmonas-do-mar**. Apesar de considerável variação morfológica, todos esses organismos possuem veneno contido em estruturas microscópicas semelhantes a balões de água, chamados nematocistos.

I. **Mecanismo de toxicidade.** Cada nematocisto contém um pequeno filamento ejetável mergulhado em um veneno viscoso. O filamento possui uma farpa na ponta e é ejetada a partir do nematocisto com velocidade suficiente para penetrar a pele humana. Os nematocistos encontram-se contidos em sacos externos (cnidoblastos) arranjados ao longo dos tentáculos da medusa ou ao longo da superfície do coral-de-fogo e das projeções semelhantes a dedos das anêmonas-do-mar. Quando os cnidoblastos se abrem pela pressão hidrostática, contato físico, alterações na osmolaridade ou por estimulantes químicos que não foram identificados, eles liberam seus nematocistos, os quais ejetam o filamento e espalham o veneno na pele da vítima. O veneno contém numerosos componentes químicos, incluindo toxinas neuromusculares, cardiotoxinas, hemolisinas, dermonecrotoxinas e compostos semelhantes à histamina.

II. **Dose tóxica.** Cada vez que um nematocisto se abre, todo o veneno armazenado é liberado. O grau do efeito depende da espécie em particular, do número de nematocistos que liberou o veneno com sucesso, do local do envenenamento, do tempo de contato e da sensibilidade individual do paciente (p. ex., crianças podem ser mais suscetíveis devido ao seu menor tamanho corporal). Centenas de milhares de nematocistos podem ser liberados a partir de uma única exposição.
   A. Os óbitos devidos aos ferrões da medusa no Hemisfério Norte são raros e quase sempre devidos à **caravela-portuguesa** (espécie de *Physalia*), embora o *Chiropsalmus quadrumanus* (um tipo de vespa-do-mar) tenha sido implicado na morte de uma criança na costa do Texas.
   B. A **vespa-do-mar australiana** (*Chironex fleckeri*, "vespa-do-mar") é o animal marinho mais venenoso e responsável por numerosas fatalidades. Ela não deve ser confundida com a vespa-do-mar havaiana (*Carybdea alata*).

III. **Apresentação clínica**
   A. **Efeitos agudos**
   1. A ferroada produz dor e queimação imediatas, prurido, lesões papulares e inflamação tecidual local, que poderá progredir para pústulas e descamação.
   2. A seguir, poderão ocorrer náuseas, vertigem, tontura, espasmo muscular, mialgia, artralgia, reação anafilática e elevação transitória das transaminases hepáticas.
   3. O envenenamento grave poderá levar a desconforto respiratório, espasmo muscular grave com hipotensão, arritmias, choque e edema pulmonar. Prognósticos letais estão associados ao aparecimento rápido de colapso cardiovascular. Insuficiência hepática fulminante e insuficiência renal foram observadas após picadas de anêmonas-do-mar.
   4. A "síndrome de Irukandji" está associada a picadas de *Carukia barnesi* e outras medusas encontradas principalmente nos oceanos fora do território do nordeste da Austrália e, menos comumente, próximo ao Havaí e à Flórida. Essas picadas podem induzir um surto grave de catecolamina, que leva à hipertensão, arritmias, edema pulmonar, miopatia cardíaca e morte.

B. **Sequelas potenciais** incluem necrose cutânea, infecções, lesão tecidual cosmética (atrofia gordurosa e hiperpigmentação), contraturas, parestesias, neurite, erupções cutâneas recorrentes, paralisia e vasospasmo regional com insuficiência vascular.
C. **Picadas na córnea** por urtigas-do-mar em geral são dolorosas, porém se resolvem em 1 a 2 dias. Entretanto, existem registros de irite prolongada, pressão intraocular elevada, midríase e acuidade visual reduzida por meses até anos.

IV. O **diagnóstico** se baseia na história e na observação de linhas características de inflamação ao longo dos sítios de exposição ("rastro dos tentáculos").
A. **Níveis específicos.** Níveis específicos de toxina não estão disponíveis.
B. **Outras análises laboratoriais úteis** incluem hemograma, eletrólitos, glicose, ureia, creatinina, creatina quinase (CK), aminotransferases hepáticas e exame de urina para hemoglobina.

V. **Tratamento.** O cuidado sintomático é suficiente para a maioria dos envenenamentos, mesmo aqueles por vespa-do-mar.
A. **Emergência e medidas de apoio**
1. Manter uma via aérea aberta e fornecer ventilação quando necessário (p. 1-7). Administrar oxigênio suplementar.
2. Tratar hipotensão (p. 16), arritmias (p. 10-15), coma (p. 18) e convulsões (p. 22), caso ocorram.
B. **Fármacos específicos e antídotos.** O antiveneno contra a vespa-do-mar (*Chironex fleckeri*) pode interromper a dor aguda e os sintomas cardiovasculares e prevenir os efeitos teciduais, e pode ser armazenado por um centro de controle de intoxicação regional (nos EUA, 1-800-222-1222)* para uso em casos graves. Os biólogos marinhos locais podem ajudar a identificar as espécies autóctones para o planejamento do tratamento específico.
C. **Descontaminação.** Evitar roçar, arranhar, raspar ou outras manobras mecânicas que possam liberar os nematocistos. Sem tocar as áreas afetadas, lavá-las com água salgada ou água do mar fria. *Não usar água fresca*, pois poderá liberar os nematocistos.
1. **Na maioria dos casos de envenenamentos por cnidários** (incluindo aqueles pela vespa-do-mar), os especialistas recomendam borrifar, embeber ou encharcar a área afetada com **vinagre** por 30 minutos para desarmar os nematocistos. Outros medicamentos para neutralizar os nematocistos incluem o álcool para assepsia, a amônia de uso doméstico (diluída em 1:10) ou uma pasta amaciadora de carne ou bicarbonato de sódio. (Um registro recomendou até mesmo urinar sobre a área, caso esses agentes não estejam disponíveis.) *Nota:* Nenhum desses medicamentos alivia a dor dos nematocistos já liberados e poderá, na verdade, piorá-la.
2. Entretanto, nos casos que envolvem *Chrysaora quinquecirrha* (urtiga-do-mar americana), *Pelagia noctiluca* (pequena medusa luminescente lilás) e *Cyanea capillata* (água-viva cabeluda ou "juba-de-leão"), *não aplicar vinagre*, porque poderá precipitar a descarga dos filamentos nessas espécies.
3. Para remover os nematocistos, aplicar uma pasta de bicarbonato de sódio ou farinha e, em seguida, raspar a área com o lado cego de uma faca ou remover o nematocisto manualmente com as mãos protegidas com duas luvas ou com pinça.
4. O pronto atendimento ideal para o alívio da dor causada pela picada de uma água-viva é controverso, porém evidências crescentes parecem sustentar a imersão da área afetada em água quente (temperatura ≤ 45°C) *versus* a aplicação de compressas frias/com gelo.
D. **Eliminação aumentada.** Esses procedimentos não se aplicam.

▶ **MERCÚRIO**

Michael J. Kosnett, MD, MPH

O mercúrio (Hg) é um metal encontrado na natureza, extraído principalmente como sulfeto de mercúrio (HgS) no minério de cinábrio. Ele é convertido em três formas primárias, cada uma de toxicologia distinta: o mercúrio

---
* N. de R.T. No Brasil, 0800-722-6001.

elementar (metálico [Hg^0]), os sais de mercúrio inorgânicos (p. ex., cloreto de mercúrio [$HgCl_2$]) e o mercúrio orgânico (alquil e aril) (p. ex., metilmercúrio). Aproximadamente metade a um terço do uso comercial do mercúrio reside na fabricação de cloro e soda cáustica, metade a um terço em equipamento elétrico, e o restante em aplicações diversas, como amálgamas dentários, lâmpadas fluorescentes, interruptores, termostatos e produção artesanal de ouro. Nos EUA, o uso do mercúrio em baterias e tintas foi descontinuado.* O uso prévio em produtos farmacêuticos e biocidas caiu acentuadamente, embora o cloreto de mercúrio ainda seja usado para a preservação de fezes em exames laboratoriais e alguns compostos de organomercúrio (como mercurocromo, acetato de fenilmercúrio e timerosal) ainda sejam usados como antissépticos tóxicos ou conservantes. Alguns medicamentos populares contêm compostos de mercúrio inorgânico, e algumas comunidades latino-americanas e caribenhas usavam o mercúrio elementar em rituais religiosos ou culturais. A exposição perigosa resulta do uso dérmico de cremes importados clareadores da pele formulados com sais de mercúrio inorgânico. Organismos aquáticos podem converter o mercúrio inorgânico em metilmercúrio, com o bioacúmulo resultante em peixes carnívoros grandes, como o peixe-espada. O mercúrio é liberado para o ambiente a partir da queima do carvão e de emissões fugazes durante a mineração do ouro em grande escala. Em um esforço para limitar o mercúrio elementar na mineração artesanal de ouro e em outras vias de poluição ambiental por mercúrio, a União Europeia decretou uma interdição sobre a exportação da maior parte do mercúrio inorgânico, que foi efetivada em 2011; a interdição pelos EUA sobre a exportação do mercúrio elementar torna-se efetiva em 2013.

I. **Mecanismo de toxicidade.** O mercúrio reage com os grupos sulfidrila (SH), levando à inibição enzimática e à alteração patológica das membranas celulares.
  A. O mercúrio elementar e o metilmercúrio são particularmente tóxicos ao SNC. O vapor do mercúrio metálico é também um irritante pulmonar. O metilmercúrio está associado aos distúrbios do desenvolvimento neurológico.
  B. Os sais de mercúrio inorgânico são corrosivos para a pele, os olhos e o trato GI e são nefrotóxicos.
  C. Os compostos de mercúrio inorgânico e orgânico podem causar dermatite de contato.
II. **Dose tóxica.** O padrão e a gravidade da toxicidade são altamente dependentes da forma do mercúrio e da via de exposição, principalmente devido aos diferentes perfis farmacocinéticos. A exposição crônica a qualquer forma poderá levar à toxicidade (ver resumo sobre absorção e toxicidade na Tab. II-21).
  A. O **mercúrio elementar (metálico)** é um líquido volátil à temperatura ambiente.
    1. O **vapor de Hg^0** é rapidamente absorvido pelos pulmões e distribuído ao SNC. A concentração de 10 mg/m^3 no ar é considerada imediatamente perigosa à vida ou à saúde (IDLH) e poderá ocorrer pneumonite química em níveis superiores a 1 mg/m^3. Nos ambientes ocupacionais, o aparecimento de sinais e sintomas da intoxicação pelo mercúrio elementar tem exigido meses a anos de exposição diária contínua aos níveis ambientais de mercúrio de 0,05 a 0,2 mg/m^3. O limite recomendado para o local de trabalho (TLV-TWA da ACGIH)

TABELA II-39 Compostos de mercúrio

Forma	Absorção		Toxicidade	
	Oral	Inalação	Neurológica	Renal
Mercúrio elementar (metálico)				
Hg^0 líquido	Fraca	NA^a	Rara	Rara
Hg^0 vapor	NA^a	Boa	Provável	Possível
Sais de mercúrio inorgânico				
Hg^{2+}	Boa	Rara, porém possível	Rara	Provável
Mercúrio orgânico (alquil)				
RHg^+	Boa	Rara, porém possível	Provável	Possível

[a] NA, não aplicável.

---

* N. de R.T. A presença de mercúrio em pilhas e baterias é permitida no Brasil, dentro dos limites da Resolução Conama nº 401/2008.

é de 0,025 mg/m³ em um período de exposição de 8 horas; alguns estudos, entretanto, sugerem que efeitos subclínicos sobre SNC e rins poderão ocorrer abaixo desse nível.
2. O **mercúrio metálico líquido** é pouco absorvido pelo trato GI, e a ingestão aguda tem sido associada à intoxicação apenas pela presença de motilidade intestinal anormal que atrase notavelmente a eliminação fecal normal ou após a contaminação peritoneal.
B. **Sais de mercúrio inorgânico.** A dose oral aguda letal de cloreto de mercúrio é de aproximadamente 1 a 4 g. Foram observadas toxicidade grave e morte após o uso de soluções de lavagem peritoneal contendo cloreto de mercúrio em concentrações de 0,2 a 0,8%.
C. **Mercúrio orgânico**
1. **Antissépticos contendo mercúrio**, como o mercúrio cromo, apresentam penetração limitada pela pele; entretanto, em raros casos, como a aplicação tópica em uma onfalocele infectada, foi observada intoxicação. A absorção oral é significativa e também poderá representar um risco.
2. O **metilmercúrio** é bem absorvido após inalação, ingestão e, provavelmente, exposição dérmica. A ingestão de 10 a 60 mg/kg poderá ser fatal, e a ingestão diária crônica de 10 μg/kg pode estar associada a efeitos adversos neurológicos e reprodutores. A dose de referência (DRf) da EPA – dose diária considerada não prejudicial à vida – é de 0,1 μg/kg/dia. A DRf derivou de estudos de déficits neuropsicológicos a partir da exposição intrauterina em humanos. Para minimizar o risco de afetar o desenvolvimento neurológico, a EPA e a FDA aconselharam mulheres grávidas, mulheres que possam engravidar, mães em período de amamentação e crianças pequenas a evitar o consumo de peixes com altos níveis de mercúrio (p. ex., peixe-espada) e a limitar o consumo de peixes e moluscos com níveis mais baixos de mercúrio a não mais que 355 g (duas refeições médias) por semana (www.epa.gov/waterscience/fish/advice).
3. O **dimetilmercúrio**, líquido sintético altamente tóxico usado em química analítica, é bem absorvido pela pele, e a exposição cutânea a apenas algumas gotas levou a uma encefalopatia tardia, porém fatal.

III. **Apresentação clínica**
A. A **inalação aguda de altas concentrações de vapor de mercúrio metálico** pode causar pneumonite química grave e edema pulmonar não cardiogênico. Também poderá ocorrer gengivoestomatite aguda.
B. A **intoxicação crônica pela inalação de vapor de mercúrio** produz uma tríade clássica de tremor, distúrbios neuropsiquiátricos e gengivoestomatite.
1. Os estágios iniciais apresentam um leve tremor dos dedos, porém poderá ocorrer o envolvimento da face e a progressão para movimentos coreiformes dos membros.
2. As **manifestações psiquiátricas** incluem fadiga, insônia, anorexia e perda de memória. Poderá ser observada forte alteração de humor: timidez, retirada e depressão, combinadas à irritabilidade explosiva e ao rubor frequente (eretismo).
3. Foram registradas alterações subclínicas na função dos nervos periféricos e na função renal, porém é rara a ocorrência de neuropatia e nefropatia grave.
4. A **acrodinia**, uma reação idiossincrática rara à exposição crônica ao mercúrio, ocorre principalmente em crianças e possui as seguintes características: dor nas extremidades, geralmente acompanhada por coloração rósea e descamação ("doença rosa"), hipertensão, sudorese intensa, anorexia, insônia, irritabilidade e/ou apatia, e exantema miliar.
C. A **ingestão aguda de sais de mercúrio inorgânico**, particularmente cloreto de mercúrio, causa o aparecimento abrupto de gastrenterite hemorrágica e dor abdominal. Necrose intestinal, derrame e óbito podorão ocorror. A inoufioiônoia ronal oligúrioa aguda advinda da necrose tubular aguda poderá ser observada em dias. A exposição crônica poderá levar à toxicidade do SNC.
D. Os **compostos de mercúrio orgânico**, particularmente os compostos alquil de cadeia curta, como o metilmercúrio, afetam primariamente o SNC, causando parestesias, ataxia, disartria, comprometimento da audição e constrição progressiva dos campos visuais. Os sintomas inicialmente se tornam aparentes após o intervalo latente de algumas semanas ou meses.
1. O **etilmercúrio** tem menor penetração no SNC do que o metilmercúrio e apresenta depuração corporal total mais rápida. Além da neurotoxicidade, os sintomas de intoxicação aguda podem incluir gastrenterite e nefrotoxicidade. O timerosal (tiossalicilato de etilmercúrio),

um conservante que é metabolizado gerando etilmercúrio, foi removido da maior parte das vacinas infantis nos EUA como medida de precaução.* Não foi estabelecida nenhuma ligação causal entre as vacinas contendo timerosal e os distúrbios do desenvolvimento neurológico. Um estudo de 2004 do Institute of Medicine dos EUA concluiu que as evidências favorecem a *rejeição* de uma relação causal entre as vacinas com timerosal e o autismo.
 2. Os compostos de **fenilmercúrio**, que sofrem desacilação *in vivo*, produzem um padrão de toxicidade intermediário entre a do alquilmercúrio e a do mercúrio inorgânico.
 3. O **metilmercúrio** é uma potente toxina reprodutiva, e a exposição perinatal causou retardo mental e síndrome semelhante à paralisia cerebral na prole.
IV. O **diagnóstico** depende da integração de achados característicos com história de exposição conhecida ou potencial e da presença de níveis sanguíneos elevados de mercúrio ou excreção urinária aumentada.
 A. **Níveis específicos.** O mercúrio elementar e o mercúrio inorgânico seguem uma taxa de eliminação bifásica (inicialmente rápida e, em seguida, lenta), e ocorre a excreção urinária e fecal. A meia-vida de eliminação urinária é de aproximadamente 40 dias. *Nota:* O mercúrio urinário pode ser registrado como a massa de metal por volume de urina (i.e., microgramas por litro) ou como a massa de metal por grama de creatinina (i.e., microgramas por grama de creatinina). O ajuste para a creatinina, que reduz o impacto de variação na taxa de fluxo urinário, poderá ser importante na comparação com as avaliações seriadas obtidas no mesmo indivíduo (p. ex., biomonitoramento no local de trabalho) ou na avaliação das tendências dose-resposta em estudos de pequenas populações. Entretanto, quando está sendo avaliado um resultado "corrigido para a creatinina", a concentração urinária do metal (gramas de mercúrio por litro) e a da creatinina (gramas de creatinina por litro) também deverão ser revisadas individualmente. Amostras nas quais a concentração de creatinina é muito baixa (p. ex., < 0,5 g/L) ou muito alta (> 3 g/L) poderão não ser confiáveis e deverão ser interpretadas com cautela. A concentração urinária de creatinina em adultos é em média próxima a 1 g/L, e, portanto, os valores urinários de mercúrio expressos como microgramas por grama de creatinina em geral serão similares aos valores expressos em microgramas por litro. Em bebês, os valores corrigidos para a creatinina aparecem anormalmente elevados devido à taxa de excreção de creatinina ser relativamente baixa em bebês.
  1. **Mercúrio inorgânico e metálico.** Os níveis de mercúrio no sangue total e na urina são úteis para confirmar a exposição. Logo após exposições agudas, os valores de mercúrio no sangue total podem se elevar mais rapidamente do que os níveis do mercúrio na urina. Em seguida, a queda no mercúrio sanguíneo segue um padrão bifásico, com meias-vidas respectivas de 4 e 45 dias. Os níveis urinários de mercúrio, refletindo o seu conteúdo nos rins, representam geralmente um melhor biomarcador da exposição crônica. Na maioria das pessoas que não sofreu exposição ocupacional, o mercúrio no sangue total e na urina é inferior a 5 μg/L. A média geométrica da concentração urinária de mercúrio para a população geral dos EUA do National Health and Nutrition Examination Survey (NHANES – Estudo Investigativo Nacional sobre Nutrição e Saúde) de 2003-2004 foi de 0,45 μg/L. Com base no índice de exposição biológica da ACGIH para trabalhadores expostos ao mercúrio inorgânico ou elementar, foi recomendado que os níveis sanguíneos de mercúrio, ao fim de uma semana de trabalho, permaneçam inferiores a 15 μg/L e que o nível urinário de mercúrio seja inferior a 35 μg/g de creatinina. Estudos recentes observaram um pequeno e reversível aumento da *N*-acetilglicosaminidase urinária, um biomarcador da perturbação da função do túbulo renal, em trabalhadores com níveis urinários de mercúrio de 25 a 35 μg/L. Efeitos neurológicos aparentes ocorreram em indivíduos com níveis urinários crônicos de mercúrio superiores a 100 e 200 μg/L, embora tenham sido registrados níveis inferiores em alguns casos pediátricos de acrodinia. Em pacientes com intoxicação aguda por mercúrio inorgânico ou levam à gastrenterite e à necrose tubular aguda, os níveis sanguíneos de mercúrio são em geral superiores a 500 μg/L. Dois ensaios recentes randomizados de amálgama dentário em crianças mostraram ausência de efeitos adversos pela exposição de baixo nível ao mercúrio elementar (mercúrio urinário < 5 μg/L) sobre o desenvolvimento neurocognitivo.

---
* N. de R.T. No Brasil, o timerosal ainda é utilizado como conservante de diversas vacinas.

2. **Mercúrio orgânico.** O metilmercúrio sofre excreção biliar e recirculação êntero-hepática, sendo 90% eventualmente excretados nas fezes; sendo assim, os níveis urinários não são úteis. A meia-vida do metilmercúrio no sangue é variável, porém estabiliza em torno de 50 dias. Níveis de mercúrio no sangue total superiores a 200 μg/L têm sido associados a sintomas. Em uma análise de 2001, a EPA considerou os níveis sanguíneos de mercúrio de 46 a 79 μg/L no cordão umbilical como representativos do limite inferior de níveis associados a um aumento significativo nos efeitos adversos sobre o desenvolvimento neurológico em crianças. A média geométrica da concentração de mercúrio no sangue total na população dos EUA, avaliada pelo NHANES em 2003-2006, foi de 0,83 μg/L; o 95° percentil foi de 4,76 μg/L (> 90% presente como metilmercúrio). Entre uma subpopulação de mulheres com idades entre 16 e 49 anos, estudada pelo NHANES em 1999-2000, que consumia peixes e/ou moluscos duas ou mais vezes por semana, o 95° percentil do nível de organomercúrio no sangue total (quase inteiramente metilmercúrio) foi de 12,1 μg/L. Como o metilmercúrio sofre bioconcentração através da placenta, os níveis sanguíneos de mercúrio no cordão umbilical manteve média 1,7 vez maiores do que os níveis no sangue total das mães.

Os níveis capilares têm sido usados para documentar exposição crônica ou remota ao metilmercúrio. Em mulheres norte-americanas com idades entre 16 e 49 anos (NHANES 1999-2000), a média geométrica da concentração de mercúrio capilar foi de 0,20 μg/g e o 95° percentil foi de 1,73 μg/g.

B. **Outras análises laboratoriais úteis** incluem eletrólitos, glicose, ureia, creatinina, aminotransferases hepáticas, exame de urina, radiografia torácica e gasometria arterial (em caso de suspeita de pneumonite). Os marcadores urinários de nefrotoxicidade precoce (microalbuminúria, proteína de ligação ao retinol, β_2-microglobulina e N-acetilglicosaminidase) podem auxiliar na detecção de efeitos adversos iniciais. O exame formal de campo visual poderá ser útil no caso de exposição ao mercúrio orgânico. *Nota:* Protocolos empíricos que avaliam a concentração urinária de mercúrio após a administração de uma única dose de um agente quelante como o unitiol (DMPS) têm sido descritos, porém sua utilidade diagnóstica ou prognóstica não foi estabelecida. Após a administração de uma dose de unitiol, a concentração urinária de mercúrio poderá elevar-se transitoriamente na ordem de 10 vezes, independentemente dos níveis basais (pré-desafio) estarem baixos ou altos.

V. **Tratamento**
A. **Emergência e medidas de apoio**
1. **Inalação.** Observar de perto por algumas horas o caso de desenvolvimento de pneumonite aguda e edema pulmonar (p. 7) e fornecer oxigênio suplementar quando indicado.
2. **Ingestão do sal de mercúrio.** Antecipar a gastrenterite grave e tratar o choque agressivamente com substituição de fluidos IV (p. 16). A hidratação vigorosa também poderá auxiliar a manter a eliminação da urina. A insuficiência renal aguda é normalmente reversível, porém poderá ser necessária a realização de hemodiálise por 1 a 2 semanas.
3. **Ingestão de mercúrio orgânico.** Fornecer tratamento de apoio ao paciente sintomático.
B. **Fármacos específicos e antídotos**
1. **Mercúrio metálico (elementar).** No caso de intoxicação aguda ou crônica, **succímero** oral (DMSA, p. 555) ou **unitiol** oral (DMPS, p. 560) podem aumentar a excreção urinária de mercúrio (embora o efeito sobre o prognóstico clínico não tenha sido totalmente estudado). Embora a **penicilamina** (p. 541) seja um tratamento oral alternativo, poderá estar associada a um maior número de efeitos colaterais e a uma menor eficiência da excreção de mercúrio.
2. **Sais de mercúrio inorgânico.** O tratamento com **unitiol** IV (DMPS [p. 560]) ou **BAL** IM (p. 458) se iniciado em minutos até poucas horas após a ingestão, poderá reduzir ou prevenir lesão renal grave. Devido à necessidade de intervenção imediata, não se deve retardar o tratamento enquanto se espera pela confirmação laboratorial específica. O **succímero** oral (DMSA, [p. 555]) também é eficaz, porém a sua absorção poderá ser limitada pela gastrenterite e pelo choque e é usado de forma mais apropriada após o tratamento com DMPS ou BAL.

3. **Mercúrio orgânico.** No caso de intoxicação por metilmercúrio, dados limitados sugerem que o **succímero** oral (DMSA [p. 555]) e a **N-acetilcisteína** (NAC [p. 441]) podem ser eficientes na redução dos níveis de mercúrio nos tecidos, incluindo o cérebro.
4. Como o BAL pode redistribuir o mercúrio para o cérebro a partir de outros sítios teciduais, não deve ser usado em caso de intoxicação por mercúrio orgânico ou metálico, pois o cérebro é um órgão-alvo importante.
C. **Descontaminação** (p. 45)
   1. **Inalação**
      a. Remover imediatamente a vítima da exposição e fornecer oxigênio suplementar quando necessário.
      b. Mesmo pequenas quantidades (p. ex., 1 mL) de mercúrio metálico, em ambientes fechados, podem levar a níveis perigosos crônicos no ar. Deve-se cobrir o vazamento com enxofre em pó, limpar cuidadosamente e descartar todos os resíduos e forrações contaminadas, mobília porosa e coberturas permeáveis do chão. *Não* fazer uso de aspirador de pó doméstico, pois esse procedimento poderá dispersar o mercúrio líquido, elevando a sua concentração no ar. Recomenda-se orientação e limpeza profissional com sistemas de vácuo, nos casos de vazamentos de mercúrio superiores à quantidade presente em um termômetro ou em uma luz fluorescente compacta. Instrumentos que fornecem a avaliação instantânea (*real-time*) da concentração do vapor de mercúrio estão disponíveis para monitorar a contaminação e a limpeza. Orientações sobre o controle de vazamentos de mercúrio são oferecidas pela EPA em http://www.epa.gov/mercury/spills/index.htm#morethan. Derramamentos superiores a 450 g de mercúrio elementar deverão ser informados ao National Response Center do governo dos EUA, disponível 24 horas por dia, 7 dias por semana no telefone 1-800-424-8802 ou no endereço eletrônico http://www.nrc.uscg.mil/nrchp.html.
   2. **Ingestão de mercúrio metálico.** Em indivíduos saudáveis, o mercúrio metálico atravessa o trato intestinal com absorção mínima, e não há necessidade de ser feita a descontaminação do intestino após ingestões mínimas. No caso de ingestões maciças ou em pacientes com motilidade intestinal anormalmente reduzida ou com perfuração intestinal, existe risco de intoxicação crônica. Múltiplas doses de catárticos, irrigação intestinal total (p. 52) ou mesmo remoção cirúrgica poderão ser necessárias, dependendo das evidências radiográficas de retenção do mercúrio ou dos níveis elevados de mercúrio no sangue ou na urina.
   3. **Ingestão de sais de mercúrio inorgânico**
      a. **Pré-hospitalar.** Administrar carvão ativado quando disponível. *Não* induzir o vômito devido ao risco de lesão corrosiva grave.
      b. **Hospitalar.** Realizar lavagem gástrica. Administrar carvão ativado, que possui uma capacidade de adsorção muito elevada ao cloreto de mercúrio.
      c. Prescrever exame endoscópico, em caso de suspeita de lesão corrosiva.
   4. **Ingestão de mercúrio orgânico.** Após ingestão aguda, realizar lavagem gástrica e administrar carvão ativado. Interromper imediatamente a amamentação, mas continuar a liberar e descartar o leite, pois alguns dados sugerem que esse procedimento possa acelerar a redução dos níveis sanguíneos de mercúrio.
D. **Eliminação aumentada**
   1. Não há benefícios a partir da diálise, da hemoperfusão ou de doses repetidas de carvão ativado na remoção do mercúrio metálico ou inorgânico. Entretanto, a diálise poderá ser necessária no tratamento da insuficiência renal e poderá aumentar ligeiramente a remoção do complexo mercúrio-quelador em pacientes com insuficiência renal (a depuração da hemodiálise do complexo mercúrio-BAL é de aproximadamente 5 mL/min). Foi descrita uma taxa de mercúrio mais elevada (10 mL/min), de alguma forma, quando a hemodiafiltração venovenosa contínua de alto fluxo foi associada ao unitiol no tratamento da insuficiência renal aguda induzida por sulfato de mercúrio.
   2. Em pacientes com intoxicação crônica pelo metilmercúrio, a administração oral repetida de uma resina de politiol experimental foi eficaz no aumento da eliminação do mercúrio pela interrupção da recirculação êntero-hepática.

► **METALDEÍDO**

Winnie W. Tai, PharmD

O metaldeído é amplamente utilizado nos EUA como veneno para caracóis e lesmas. Na Europa e no Japão, ele também é usado como combustível sólido (em até 100% de metaldeído) para pequenos aquecedores. No Japão, comprimidos com até 90% de metaldeído são usados para produzir chamas coloridas para entretenimento. Os grânulos geralmente são confundidos com cereais ou doces. Produtos comerciais comuns contendo metaldeído (2 a 4%) incluem *Corry's Slug* and *Snail Death*, *Deadline Slug and Snail Killer* e *Bug-Geta Snail and Slug Killer* *.

I. **Mecanismo de toxicidade**
   A. O mecanismo de toxicidade não é bem conhecido. O metaldeído, assim como o paraldeído, é um polímero de acetaldeído, e a despolarização para formar este último pode ser responsável por alguns de seus efeitos tóxicos. O metabolismo subsequente dos corpos cetônicos poderá contribuir para a acidose metabólica.
   B. **Farmacocinética.** O metaldeído é rapidamente absorvido, com aparecimento de efeitos em 1 a 3 horas. O Vd e a ligação à proteína não são conhecidos. A meia-vida de eliminação é de aproximadamente 27 horas.

II. **Dose tóxica.** A ingestão de 100 a 150 mg/kg pode causar mioclonia e convulsões, e ingestão superior a 400 mg/kg é considerada potencialmente letal. Uma criança foi a óbito após a ingestão de 3 g.

III. **Apresentação clínica.** Os sintomas geralmente iniciam em 1 a 3 horas após a ingestão.
   A. Pequenas ingestões (5 a 10 mg/kg) causam salivação, rubor facial, vômito, cólicas abdominais, diarreia e febre.
   B. Doses maciças podem produzir irritabilidade, ataxia, sonolência, mioclonia, opistótono, convulsões e coma. Rabdomiólise e hipertermia poderão advir da convulsão ou da atividade muscular excessiva. Foram registrados comprometimentos hepático e renal.
   C. Acidose metabólica e intervalo osmolar elevado foram observados.

IV. O **diagnóstico** se baseia na história de ingestão e na apresentação clínica. Deve-se indagar a respeito de reservatórios na garagem ou em celeiros de vegetais; o metaldeído é armazenado com frequência em caixas de papelão de cor brilhante, semelhantes aos reservatórios de cereais.
   A. **Níveis específicos.** Os níveis séricos em geral não se encontram disponíveis.
   B. **Outras análises laboratoriais úteis** incluem eletrólitos, glicose, ureia, creatinina, intervalo osmolar (poderá estar elevado) e enzimas hepáticas. Em caso de suspeita de rabdomiólise, realizar também um exame de urina para sangue oculto (mioglobina positiva) e obter o nível sérico de creatina quinase (CK).

V. **Tratamento**
   A. **Emergência e medidas de apoio**
      1. Manter via aérea aberta e fornecer ventilação quando necessário (p. 1-7).
      2. Tratar coma (p. 18) e convulsões (p. 22), caso ocorram.
      3. Tratar a perda de fluido decorrente de vômito ou diarreia com fluidos cristaloides IV (p. 16).
      4. Monitorar pacientes assintomáticos por pelo menos 4 a 6 horas após a ingestão.
   B. **Fármacos específicos e antídotos.** Não existem antídotos específicos.
   C. **Descontaminação** (p. 45). Administrar carvão ativado VO caso as condições sejam apropriadas (ver Quadro I-30, p. 51). *Não* induzir vômito devido ao risco de ocorrência abrupta de convulsão. A lavagem gástrica não será necessária após ingestões pequenas a moderadas, caso o carvão ativado tenha sido administrado prontamente.
   D. **Eliminação aumentada.** Não existem benefícios a partir de diálise, hemoperfusão ou diurese forçada. Repetidas doses de carvão ativado não foram estudadas.

---

* N. de R.T. Nomes comerciais de venenos para caracóis e lesmas.

▶ METANOL
Ilene B. Anderson, PharmD

O metanol (álcool da madeira) é ingrediente comum em muitos solventes, soluções limpadoras de para-brisas, fluidos de fotocopiadoras e removedores de tinta. É usado algumas vezes como substituto do etanol por alcoólatras. Embora o metanol produza principalmente inebriação, seus produtos metabólicos podem causar acidose metabólica, cegueira e morte após um período latente característico de 6 a 30 horas.

I. **Mecanismo de toxicidade**
   A. O metanol é lentamente metabolizado pela álcool desidrogenase, gerando formaldeído, e, em seguida, pela aldeído desidrogenase, gerando ácido fórmico (formato). A acidose sistêmica é causada tanto pelo formato quanto pelo lactato, enquanto a cegueira é causada principalmente pelo formato. Tanto o etanol quanto o metanol competem pela enzima álcool-desidrogenase, e a saturação com etanol bloqueia o metabolismo do metanol a seus metabólitos tóxicos.
   B. **Farmacocinética.** O metanol é rapidamente absorvido e distribuído para a água corporal (Vd = 0,6 a 0,77 L/kg). Ele não se liga à proteína. É metabolizado lentamente pela álcool desidrogenase via cinética de ordem zero a uma taxa de aproximadamente um décimo da do etanol. A "meia-vida" registrada oscila entre 2,5 e 87 horas, dependendo da concentração sérica de metanol (quanto mais elevado o nível sérico, mais longa será a meia-vida) e do fato de o metabolismo estar ou não bloqueado (p. ex., por etanol ou fomepizol). Apenas cerca de 3% são excretados inalteradamente pelos rins, e menos de 10 a 20%, pela respiração. A meia-vida do formato endógeno oscila entre 1,9 e 9,3 horas; durante a diálise, a meia-vida cai para 1,5 a 3,1 horas.

II. **Dose tóxica.** A dose oral fatal de metanol é estimada em 30 a 240 mL (20 a 150 g). A dose tóxica mínima é de aproximadamente 100 mg/kg. Foram registrados níveis séricos elevados de metanol após exposição dérmica extensa e inalação concentrada. O limite de exposição no local do trabalho recomendado pela ACGIH (TLV-TWA) para a inalação é de 200 ppm para um período médio de 8 horas, e o nível considerado imediatamente perigoso à vida ou à saúde (IDLH) é de 6.000 ppm.

III. **Apresentação clínica**
   A. **Nas primeiras horas** após a ingestão, os pacientes intoxicados por metanol se apresentam com inebriação e gastrite. A acidose em geral não está presente porque ainda não ocorreu o metabolismo que origina os produtos tóxicos. Poderá ocorrer elevação visível no intervalo osmolar (p. 32); intervalo osmolar de apenas 10 mOsm/L é compatível com concentrações tóxicas de metanol.
   B. **Após um período latente** de até 30 horas, poderão ocorrer acidose metabólica grave de intervalo aniônico, distúrbios visuais, convulsão, coma, insuficiência renal aguda com mioglobinúria, e morte. Os pacientes descrevem o distúrbio visual como visão embaçada, nebulosidade ou sensação de "estar em pé em um campo de neve". O exame fundoscópico poderá revelar hiperemia ou palidez do disco óptico, obstrução venosa, peripapiledema e edema da retina ou do disco óptico. O período latente é mais longo quando o etanol é ingerido com o metanol. Distúrbios visuais poderão ocorrer em 6 horas em pacientes com clareza sensorial. Achados na RMN e na TC, como necrose putaminal e hemorragia, poderão estar presentes; entretanto tais alterações são inespecíficas e podem mudar ao longo do tempo, não sendo, portanto, diagnósticas da intoxicação por metanol.

IV. O **diagnóstico** é obtido com base em história, sintomas e achados laboratoriais, porque os níveis basais de metanol raramente se encontram disponíveis. O cálculo dos intervalos osmolar e aniônico (p. 32) pode ser usado para estimar o nível de metanol e prever a gravidade da ingestão. Amplo intervalo aniônico não induzido por lactato elevado sugere possível intoxicação por metanol (ou etilenoglicol) pois, nesses casos, o intervalo aniônico é principalmente causado por substâncias não relacionadas ao lactato.
   A. **Níveis específicos**
      1. **Níveis séricos de metanol** superiores a 20 mg/dL deverão ser considerados tóxicos, e níveis superiores a 40 mg/dL deverão ser considerados muito perigosos. Após o período latente, o nível de metanol baixo ou inexistente não descarta a possibilidade de intoxicação em um paciente sintomático, pois todo o metanol já pode ter sido metabolizado gerando formato.
      2. **Concentrações séricas elevadas de formato** podem confirmar o diagnóstico e representar uma melhor medida de toxicidade, no entanto os níveis de formato nem sempre estão disponíveis.

B. **Outras análises laboratoriais úteis** incluem eletrólitos (e intervalo aniônico), glicose, ureia, creatinina, osmolalidade sérica e intervalo osmolar, gasometria arterial, nível de etanol e nível de lactato.

V. **Tratamento**
   A. **Emergência e medidas de apoio**
      1. Manter via aérea aberta e fornecer ventilação quando necessário (p. 1-7).
      2. Tratar coma (p. 18) e convulsões (p. 22), caso ocorram.
      3. Tratar a acidose metabólica com bicarbonato de sódio IV (p. 464). A correção da acidose deverá ser guiada pela avaliação da gasometria arterial.
   B. **Fármacos específicos e antídotos**
      1. Administrar **fomepizol** (p. 509) ou **etanol** (p. 496) para saturar a enzima álcool desidrogenase e prevenir a formação de metabólitos tóxicos a partir do metanol. A terapia é indicada para os pacientes com:
         a. História de ingestão significativa de metanol, quando os níveis séricos não estiverem imediatamente disponíveis e o intervalo osmolar for superior a 10 mOsm/L.
         b. Acidose metabólica (pH arterial < 7,3, bicarbonato de sódio < 20 mEq/L) e intervalo osmolar superior a 10 mOsm/L não induzido pelo etanol.
         c. Uma concentração sanguínea de metanol superior a 20 mg/dL.
      2. O **ácido fólico ou folínico** (p. 509) pode aumentar a conversão do formato em dióxido de carbono e água. A dose sugerida de ácido folínico ou ácido fólico é de 1 mg/kg (até 50 mg), IV, a cada 4 horas.
   C. **Descontaminação** (p. 45). Aspirar o conteúdo gástrico, caso tal procedimento possa ser realizado em 30 a 60 minutos após a ingestão. O carvão ativado provavelmente não será útil, porque a dose efetiva é muito grande e o metanol é rapidamente absorvido pelo trato GI.
   D. **Eliminação aumentada.** A hemodiálise remove rapidamente tanto o metanol (meia-vida reduzida a 3 a 6 horas) quanto o formato.
      1. As indicações para diálise incluem:
         a. Suspeita de intoxicação por metanol com acidose metabólica significativa.
         b. Anormalidades visuais.
         c. Insuficiência renal.
         d. Intervalo osmolar superior a 10 mOsm/L ou concentração sérica de metanol avaliada como superior a 50 mg/dL.
      2. Finalização do tratamento: diálise, fomepizol ou etanol deverão ser mantidos até que a concentração de metanol seja inferior a 20 mg/dL e os intervalos osmolar e aniônico estejam normalizados.

► **METEMOGLOBINA**
Paul D. Blanc, MD, MSPH

A metemoglobina é uma forma oxidada de hemoglobina. Diversas substâncias químicas e fármacos oxidantes são capazes de induzir metemoglobinemia. Agentes importantes incluem nitritos e nitratos, bromatos e cloratos, derivados da anilina, agentes antimaláricos, dapsona, propanil (um herbicida), sulfonamidas e anestésicos locais (Quadro II-3). Ocupações de alto risco incluem trabalhos com substâncias químicas e munições. Uma importante fonte ambiental para levar à metemoglobinemia em bebês é a água de poço contaminada com nitrato. O nitrito amílico e o nitrito butílico são usados abusivamente devido a suas supostas propriedades de aumento do desempenho sexual. Óxidos de nitrogênio e outros produtos de combustão oxidantes tornam a inalação da fumaça uma causa potencial importante para a metemoglobinemia.

I. **Mecanismo de toxicidade**
   A. Os indutores da metemoglobina atuam oxidando a hemoglobina ferrosa (Fe^{2+}) a férrica (Fe^{3+}). Essa hemoglobina anormal é incapaz de transportar oxigênio, induzindo uma anemia funcional. Além disso, a forma da curva de dissociação oxigênio-hemoglobina é alterada, agravando a hipoxia celular.

QUADRO II-3 Metemoglobinemia (causas relevantes)

Anestésicos locais	Analgésicos	Diversos
Benzocaína	Fenazopiridina	Aminofenol
Lidocaína	Fenacetina	Anilina, *p*-cloranilina
Prilocaína	**Nitritos e nitratos**	Bromatos
Antimicrobianos	Nitrato de amônio	Cloratos
Cloroquina	Nitrito amílico	4-Dimetilaminofenolato (4-DMAP)
Dapsona	Nitrito butílico	Metoclopramida
Primaquina	Nitrito isobutílico	Nitrobenzeno
Sulfonamidas	Nitrato de potássio	Nitroetano
Trimetoprima	Nitrato de sódio	Nitroglicerina
	Óxidos de nitrogênio	Fenazopiridina
	Óxido nítrico	Permanganato de potássio
	Dióxido de nitrogênio	Propanil

B. A metemoglobinemia não leva diretamente à hemólise; entretanto, diversos agentes oxidantes que induzem metemoglobinemia também podem causar hemólise por meio de efeitos sobre a hemoglobina (corpúsculo de Heinz) ou sobre a membrana celular, particularmente em pacientes com baixa tolerância ao estresse oxidativo (p. ex., aqueles com deficiência da glicose-6--fosfato desidrogenase [G6PD]).

II. **Dose tóxica.** A dose ingerida ou o nível da toxina inalada presente no ar necessário para induzir metemoglobinemia é altamente variável. Neonatos e indivíduos com deficiência congênita da metemoglobina redutase ou da G6PD apresentam comprometimento na habilidade de regenerar a hemoglobina normal, estando, portanto, mais propensos a acumular metemoglobina após a exposição oxidativa. A hemólise concomitante sugere exposição oxidativa maciça ou vulnerabilidade celular aumentada.

III. **Apresentação clínica.** A gravidade dos sintomas normalmente se correlaciona com os níveis encontrados de metemoglobina (Tab. II-25).

A. Sintomas e sinais são causados pelo conteúdo reduzido de oxigênio sanguíneo e hipoxia celular e incluem dor de cabeça, tontura e náuseas; em caso de maior comprometimento, eles progridem para dispneia, confusão, convulsão e coma. Mesmo em baixos níveis, a coloração da pele ("cianose chocolate"), especialmente das unhas, dos lábios e das orelhas, pode ser marcante.

B. Em geral, a metemoglobinemia branda (< 15 a 20%) é bem tolerada e se resolverá espontaneamente. Esse fato presume que a anemia preexistente ainda não comprometeu o paciente, tornando, portanto, o menor comprometimento proporcional um fato de maior relevância clínica. O metabolismo continuado de compostos oxidantes a partir de um composto parental de longa ação (p. ex., dapsona) poderá gerar efeitos prolongados (2 a 3 dias).

IV. **Diagnóstico.** Um paciente com metemoglobinemia branda a moderada apresenta-se fortemente cianótico, ainda que esteja relativamente assintomático. A pressão parcial de oxigênio arterial (PO_2) é normal. O diagnóstico é sugerido pelo achado de sangue de cor "marrom-chocolate" (secar uma gota de sangue sobre um papel-filtro e comparar com sangue normal), que ocorre normalmente

TABELA II-40 Níveis de metemoglobina

Nível de metemoglobina[a]	Sintomas típicos
< 15%	Normalmente assintomático
15-20%	Cianose, sintomas brandos
20-45%	Cianose marcada, sintomas moderados
45-70%	Cianose grave, sintomas graves
> 70%	Normalmente letal

[a] Essas porcentagens representam concentrações de hemoglobina total na faixa normal. A anemia concomitante poderá levar a sintomas mais graves no caso de metemoglobinemia proporcional inferior.

quando o nível de metemoglobina excede 15%. O diagnóstico diferencial inclui outras causas de hipoxia celular (p. ex., monóxido de carbono, cianeto e sulfito de hidrogênio) e sulfemoglobinemia.
   A. **Níveis específicos.** O medidor de gás sanguíneo do tipo cooxímetro mede diretamente a saturação de oxigênio e as porcentagens de metemoglobina (avaliadas logo que possível, pois os níveis caem rapidamente *in vitro*).
      1. *Nota:* A sulfemoglobina e o antídoto azul de metileno produzem, ambos, níveis falsamente elevados no cooxímetro; uma dose de 2 mL/kg de azul de metileno pode levar a uma leitura falso-positiva de metemoglobina de aproximadamente 15%.
      2. O equipamento rotineiro que avalia a gasometria arterial mede a PO_2 sérica (que é normal) e fornece uma saturação de oxigênio falsamente normal em vez da metemoglobinemia.
      3. A oximetria de pulso *não* é confiável; ela não reflete precisamente o grau de hipoxemia em um paciente com metemoglobinemia grave e pode aparecer falsamente anormal em um paciente que tenha recebido azul de metileno.
   B. **Outras análises laboratoriais úteis** incluem eletrólitos e glicose. Em caso de suspeita de hemólise, adicionar hemograma, haptoglobina, esfregaço periférico e exame de urina para a presença de sangue oculto (hemoglobina livre é positiva). No caso de hemólise substancial, os níveis de carboxi-hemoglobina poderão estar elevados, na faixa de 5 a 10%.
V. **Tratamento**
   A. **Emergência e medidas de apoio**
      1. Manter via aérea aberta e fornecer ventilação quando necessário (p. 1-7). Administrar oxigênio suplementar.
      2. Em geral, a metemoglobinemia branda (< 15 a 20 %) se resolverá espontaneamente e não precisará ser realizada nenhuma intervenção.
   B. **Fármacos específicos e antídotos**
      1. O **azul de metileno** (p. 457) é indicado em um paciente sintomático com níveis de metemoglobina superiores a 20% ou para outro em que mesmo um mínimo de comprometimento da capacidade carreadora de oxigênio seja potencialmente prejudicial (p. ex., anemia preexistente, insuficiência cardíaca congestiva, pneumonia por *Pneumocystis*, angina de peito). Administrar azul de metileno, 1 a 2 mg/kg (0,1 a 0,2 mL/kg de uma solução a 1%), por alguns minutos. *Atenção:* O azul de metileno poderá piorar ligeiramente a metemoglobinemia quando administrado em quantidades excessivas; em pacientes com deficiência de G6PD, ele poderá agravar a metemoglobinemia e causar hemólise.
      2. O **ácido ascórbico**, que pode reverter a metemoglobina por meio de via metabólica alternativa, é muito pouco usado em casos agudos devido à sua ação lenta.
   C. A **descontaminação** (p. 45) dependerá do agente específico envolvido.
   D. **Eliminação aumentada** (p. 53)
      1. Se o azul de metileno for contraindicado (p. ex., na deficiência de G6PD) ou não tiver sido eficiente, a **transfusão de reposição** poderá ser necessária, em raros casos, em pacientes com metemoglobinemia grave.
      2. O **oxigênio hiperbárico** é teoricamente capaz de fornecer oxigênio suficiente independentemente da hemoglobina e poderá ser útil em casos muito sérios que não respondam logo ao tratamento com o antídoto.

► **METOTREXATO**

Thanjira Jiranantakan, MD

O metotrexato, ou ácido *N*-(4-{[(2,4-diamino-6-pteridinil)metil]-metilamino}benzoil)-L-glutâmico, é um agente quimioterápico antimetabólito também usado nos casos de psoríase, artrite reumatoide, esclerose sistêmica, placenta acreta e gravidez ectópica. A maior parte da toxicidade é causada pelo excesso crônico de medicação VO. Administração inadvertida de metotrexato em altas doses pelas vias intratecal, IV e IM e superdosagem intencional aguda foram registradas.

I. **Mecanismo de toxicidade**
   A. O metotrexato é um antagonista do ácido fólico que inibe a ácido di-hidrofólico redutase na síntese dos nucleotídeos purínicos e timidilato. Ele interfere na síntese e reparo de DNA e na replicação celular. Tecidos com proliferação ativa são mais sensíveis a esse efeito. Ele pode afetar a função imunológica, porém esse mecanismo permanece desconhecido.
   B. **Farmacocinética.** O nível sérico máximo ocorre em 1 a 2 horas após a ingestão. A biodisponibilidade é de 60% em uma dose de 30 mg/m^2, porém reduz significativamente em doses superiores a 80 mg/m^2. A concentração sérica máxima ocorre em 30 a 60 minutos após a injeção IM. O Vd em estado de equilíbrio é de 0,4 a 0,8 L/kg, com aproximadamente 50% ligado à proteína. Fármacos como trimetoprima-sulfametoxazol (TMP-SMX), probenecida e salicilatos podem competir com o metotrexato pelos sítios de ligação à proteína, elevando os níveis livres. O metotrexato não penetra na barreira hemato-líquido cefalorraquidiano (LCS) em doses terapêuticas administradas VO ou por via parenteral. A meia-vida terminal é de aproximadamente 3 a 10 horas com baixas doses (< 15 mg/m^2) e de 8 a 15 horas após doses superiores. O metotrexato acumula-se no fluido do terceiro espaço, de modo que meia-vida prolongada e efeitos clínicos podem ser observados em pacientes com ascite, efusão pleural e efusão pericárdica. Noventa por cento da dose absorvida é excretada de forma inalterada pela urina em 48 horas.
II. **Dose tóxica**
   A. **Doses terapêuticas** variam amplamente, dependendo da indicação. Adultos com artrite reumatoide em geral recebem 5 a 20 mg, uma vez por semana. A gravidez ectópica é tratada com doses de 15 a 30 mg/dia, durante 5 dias. A doença neoplásica é tratada com doses muito maiores (p. ex., 8 a 12 g/m^2, IV, para alguns sarcomas). Doses intratecais de 0,2 a 0,5 mg/kg são administradas no caso de algumas neoplasias do SNC.
   B. **Doses tóxicas são variáveis, dependendo da via de administração e da cronicidade.** A supressão da medula óssea pode ocorrer em 25% dos pacientes que recebem doses terapêuticas usadas para o tratamento de cânceres. A **injeção intratecal** de doses superiores a 500 mg está associada a morbidade grave ou ao óbito. A toxicidade geralmente ocorre após o uso prolongado (> 2 anos) ou após uma dose oral total de 1,5 g. Alcoolismo, obesidade, diabetes, idade avançada e função renal diminuída representam fatores de risco associados à toxicidade hepática crônica.
III. **Apresentação clínica.** A ingestão aguda não intencional é geralmente benigna. A medicação excessiva crônica VO pode ocorrer em pacientes que não entenderam a prescrição e tomaram suas doses semanais diariamente, por vários dias. A toxicidade grave normalmente resulta de dose inadvertida elevada de metotrexato intratecal ou IV. As causas de morte na toxicidade grave são sepse e insuficiência múltipla de órgãos.
   A. **Efeitos gastrintestinais**, incluindo náuseas, vômito, diarreia e estomatite ulcerativa, representam os efeitos adversos mais comumente relatados a partir da toxicidade pelo metotrexato oral.
   B. **Efeitos hematológicos**, como leucopenia, anemia, trombocitopenia e pancitopenia, ocorrem em uma semana após a exposição e se resolvem em duas semanas. A supressão da medula óssea poderá levar a infecções sistêmicas fatais.
   C. **Manifestações hepáticas** inclue elevação aguda das aminotransferases e fibrose crônica ou cirrose após uso prolongado.
   D. A **toxicidade neurológica** costuma ser observada apenas em pacientes com superdosagem de metotrexato intratecal ou IV. A neurotoxicidade séria inclui convulsão generalizada ou local e coma. A aracnoidite química aguda após a dose intratecal se apresenta com dor de cabeça, nas costas, rigidez da nuca e febre; podem ocorrer paraparesia e paraplegia. A leucoencefalopatia crônica poderá causar confusão, irritabilidade, sonolência, ataxia, demência, convulsão e coma.
   E. A **pneumonite intersticial** manifesta-se com tosse seca e não produtiva.
   F. O **comprometimento renal** decorrente de altas doses de metotrexato IV advém da deposição de metotrexato e de seu metabólito nos túbulos renais.
   G. **Reações dermatológicas** incluem necrose epidérmica tóxica, síndrome de Stevens-Johnson, dermatite esfoliante, necrose cutânea e eritema multiforme.
   H. O **efeito teratogênico** e a **morte fetal** estão bem documentados. O metotrexato é categorizado como Categoria X para Gravidez pelo FDA.

IV. Diagnóstico. Deve-se suspeitar de intoxicação por metotrexato em qualquer paciente com náuseas, vômito, desconforto abdominal, aminotransaminases elevadas e/ou supressão da medula óssea.
  A. Níveis específicos. Nível sérico de metotrexato superior a 1 μmol/L é potencialmente tóxico. O nível deverá ser monitorado a cada 24 horas após a superdosagem. Infelizmente, o principal fornecedor dos testes para o metotrexato (Laboratórios Abbott) está suspendendo o seu fornecimento. Portanto, deverá tornar-se cada vez mais difícil para os laboratórios clínicos obter avaliações de forma rápida.
  B. Outras análises laboratoriais úteis incluem hemograma com contagem diferencial e de plaquetas, ureia, creatinina, eletrólitos, teste de função hepática e radiografia torácica, quando indicada.
V. Tratamento
  A. Emergência e medidas de apoio
     1. Manter via aérea aberta e fornecer ventilação quando necessário (p. 1-7). Administrar oxigênio suplementar.
     2. Tratar coma (p. 18), convulsão (p. 22) e infecção, caso ocorram.
     3. Tratar náuseas e vômitos com metoclopramida (p. 527) e perda de fluido com soluções de cristaloides IV.
     4. A supressão da medula óssea deverá ser tratada com a assistência de um hematologista experiente ou de um oncologista. O fator estimulador de colônias de granulócitos e a transfusão de hemácias ou plaquetas podem ser considerados, quando for apropriado.
     5. Remover o fluido do terceiro espaço (p. ex., ascite, efusão pleural) em caso de superdosagem grave por metotrexato, a fim de prevenir os efeitos tóxicos prolongados.
     6. Superdosagem intratecal. Estratégias de tratamento nos casos relatados incluem drenagem do LCS para remover o metotrexato por punção lombar, substituição do LCS ou perfusão ventriculolombar. A administração de leucovorina IV (não intratecal, 4 doses de 100 mg a cada 6 horas), dexametasona IV (4 doses de 4 mg a cada 6 horas) e de glucarpidase intratecal (2.000 UI durante 5 minutos) tem sido usada. *Nota:* Pacientes que tenham recebido menos de 100 mg de metotrexato por via intratecal não estão propensos a desenvolver toxicidade grave e provavelmente não precisarão de intervenção.
  B. Fármacos específicos e antídotos
     1. A **leucovorina** (ácido folínico [p. 520]) deverá ser administrada assim que possível aos pacientes que apresentam risco significativo de toxicidade. *Nota:* Não esperar pelos níveis de metotrexato para iniciar o tratamento após intoxicação aguda. O "resgate" por leucovorina é rotineiramente usado para os pacientes que estão recebendo altas doses de metotrexato (> 500 mg/m^2).
     2. A **carboxipeptidase G$_2$** (CPDG$_2$, glucarpidase) é uma enzima recombinante que hidrolisa o metotrexato produzindo o metabólito inativo ácido 2,4-diamino-N$_{10}$- metilpteroico (DAMPA) e ácido glutâmico. Ela reduz rapidamente os níveis séricos de metotrexato por administração IV ou intratecal. Ainda necessita de aprovação nos EUA e na Europa, porém está disponível gratuitamente nos EUA, no Canadá, no Reino Unido e em alguns países da Europa. Nos EUA, consultar a AAIPharma (1-866-918-1731) para a glucarpidase IV ou a Protherics (1-888-327-1027) para a glucarpidase intratecal. A administração recomendada para a glucarpidase IV é de 50 UI/kg por 5 minutos. Ela não impede os efeitos intracelulares do metotrexato, de forma que o resgate pela leucovorina ainda será necessário.
  C. As medidas de **descontaminação** (p. 45) são apropriadas após ingestão aguda, porém não o são no caso de intoxicação crônica. Administrar carvão ativado VO, caso as condições sejam apropriadas (ver Quadro I-30, p. 51). A lavagem gástrica não será necessária após ingestões pequenas a moderadas, caso o carvão ativado tenha sido administrado prontamente.
  D. Eliminação aumentada a partir da circulação sistêmica (p. 53)
     1. Foi relatada uma depuração efetiva do metotrexato por meio de hemodiálise intermitente aguda com dialisador de alto fluxo. É recomendada para pacientes com insuficiência renal e com expectativa de níveis séricos elevados de metotrexato.

2. A alcalinização da urina é recomendada para aumentar a eliminação e reduzir a precipitação do metotrexato e de seu metabólito nos túbulos renais.
3. O uso de múltiplas doses de carvão ativado reduz a meia-vida de eliminação do metotrexato, porém não afeta o prognóstico.

► MOFOS
John R. Balmes, MD

Os fungos estão difundidos por todos os ambientes e desempenham um papel ecológico importante pela decomposição de material orgânico. "Mofo" é o termo popular para designar os fungos multicelulares que crescem como uma esteira de filamentos microscópicos interligados (hifas). Os mofos são disseminados no ambiente externo, mas poderão estar presentes nos ambientes internos sob determinadas condições, principalmente na presença de umidade excessiva proveniente de goteiras em telhados ou paredes, vasos de plantas ou urina de animais domésticos. Os mofos mais comuns de interiores são *Cladosporium*, *Penicillium*, *Aspergillus* e *Alternaria*. Outros mofos que podem crescer em interiores incluem *Fusarium*, *Trichoderma* e *Stachybotrys*; a presença desses mofos geralmente indica problema de longa duração com infiltrações.

I. **Mecanismo de toxicidade.** Os mofos e outros fungos podem afetar a saúde humana de maneira nociva por meio de três processos: alergia, infecção e toxicidade.
   A. **Alergia.** Mofos de ambientes externos são geralmente mais abundantes e importantes para as doenças alérgicas do que os fungos de interiores. Os mais importantes fungos alergênicos de interiores são as espécies *Penicillium* e *Aspergillus*. Fungos do ambiente externo, como *Cladosporium* e *Alternaria*, em geral podem ser encontrados em grande quantidade em ambientes internos, em caso de acesso abundante ao ar externo (p. ex., janelas abertas). A umidade excessiva ou as infiltrações em casas e prédios pode levar ao aumento do crescimento de fungos alergênicos.
   B. **Infecção.** Diversos fungos causam infecções superficiais que envolvem a pele ou as unhas. Um número muito limitado de fungos patogênicos (p. ex., *Blastomyces, Coccidioides, Cryptococcus* e *Histoplasma*) pode infectar indivíduos sem comprometimento imunológico. Indivíduos com disfunção imunológica grave (p. ex., pacientes com câncer em quimioterapia, pacientes com órgãos transplantados em uso de fármacos imunossupressores e pacientes com infecção pelo HIV) apresentam risco aumentado para infecções fúngicas patogênicas supralistadas e também para as infecções fúngicas oportunistas mais graves (p. ex., *Candida* e *Aspergillus*).
   C. **Micotoxinas e glicanos.** Algumas espécies de fungos são capazes de produzir micotoxinas, enquanto a maioria dos mofos apresenta, em suas paredes celulares, uma das substâncias pertencentes ao grupo conhecido como glicanos. Foram documentadas micotoxicoses graves humanas e veterinárias após a ingestão de alimentos excessivamente cobertos por espécies tóxicas de fungos. A exposição por inalação a altas concentrações de poeiras orgânicas mistas (geralmente em locais de trabalho) está associada a **síndrome tóxica da poeira orgânica** (STPO), uma enfermidade febril aguda. Essa condição autolimitada geralmente é atribuída às endotoxinas bacterianas e potencialmente aos glicanos fúngicos, e não às micotoxinas. A exposição às micotoxinas tem sido documentada em ambientes internos; porém, na verdade, existem evidências insuficientes para confirmar que tais exposições tenham ocasionado doenças em seres humanos. Casos de hemorragia pulmonar idiopática aguda (HPIA), em bebês, foram atribuídos à contaminação doméstica por *Stachybotrys chartarum*, porém a sua associação aparente não foi confirmada.
   D. **Compostos orgânicos voláteis** (VOCs, do inglês *volatile organic compounds*), incluindo alcoóis, aldeídos e cetonas de baixo peso molecular, são gerados por fungos e frequentemente são responsáveis pelo odor desagradável de bolor associado aos mofos de interiores. É possível que os VOCs sejam causadores de alguns sintomas observados em moradores de prédios.

II. **Dose tóxica.** Como as micotoxinas não são voláteis, a exposição requererá a inalação de esporos em aerossol, fragmentos de micélio ou substratos contaminados. A dose tóxica inalada de micotoxina para humanos não é conhecida. Com base em dados experimentais de estudos *in vivo* a partir de dose única, esporos de *Stachybotrys chartarum* (por via intranasal em camundongos ou intratraqueal em ratos) em altas doses (> 30 milhões de esporos por quilograma) poderão produzir inflamação pulmonar e hemorragia. A dose que não produz efeitos em ratos (3 milhões de esporos por quilograma) corresponde a uma exposição contínua de 24 horas a 2,1 milhões de esporos por metro cúbico para bebês, 6,6 milhões de esporos por metro cúbico para crianças em idade escolar, ou 15,3 milhões de esporos por metro cúbico para um adulto. Essas concentrações de esporos são muito maiores do que as encontradas em inspeções de prédios.

III. **Apresentação clínica**
    A. A **alergia ao mofo** ocorre em indivíduos atópicos que desenvolvem anticorpos IgE contra uma ampla faixa de alérgenos de interiores e exteriores, incluindo pelos de animais, ácaros presentes na poeira e pólens de ervas daninhas, árvores e gramíneas. Respostas alérgicas apresentam-se mais comumente como asma ou rinite alérgica ("febre do feno"). Uma condição imunológica muito menos comum, porém mais séria, a **pneumonite de hipersensibilidade** (PH), pode seguir a exposição (em geral, ocupacional) a concentrações relativamente elevadas de proteínas fúngicas (e de outros microrganismos).
    B. A **infecção** causada por fungos patogênicos geralmente não está relacionada à exposição aos mofos de fontes pontuais identificáveis e se encontra além do escopo deste capítulo.
    C. A **síndrome tóxica da poeira orgânica** apresenta-se como uma enfermidade semelhante à gripe, surgindo em 4 a 8 horas após exposição maciça (p. ex., revirando material de compostagem). Os sintomas se resolvem sem tratamento em 24 horas.
    D. A "**síndrome do edifício doente**", ou "doença inespecífica relacionada ao edifício", compreende um conjunto de sintomas pouco definidos que são atribuídos ao ambiente interno de um edifício e podem incluir queixas neurológicas, GIs, dermatológicas e respiratórias. O papel potencial da exposição aos mofos relacionados aos edifícios é suspeito em alguns desses casos, porém o mecanismo não está definido. Não existem dados que sustentem um papel específico das micotoxinas nessa síndrome.

IV. **Diagnóstico.** Uma história de sintomas respiratórios recorrentes associados ao ambiente específico de um edifício é consistente com a presença de asma ou PH. Deve-se indagar a respeito da casa, do colégio ou das condições de trabalho. Caso as condições sugiram a probabilidade de contaminação por mofo, consultar um especialista treinado na avaliação de ambientes de edifícios (p. ex., um higienista industrial ou um engenheiro estrutural). O risco de exposição ao mofo é aumentado a partir de história de infiltração ou vazamento de água anterior, mesmo que não esteja acontecendo no momento, especialmente no contexto de *drywall* danificada ou de carpete sobre concreto.
    A. **Testes específicos.** O teste cutâneo para detecção de alergia, ou teste de IgE específico (RAST), pode confirmar a presença de alergia específica mediada por IgE a fungos comuns. O teste para a detecção de anticorpos IgG poderá confirmar a exposição a fungos indutores de PH, porém um teste positivo não confirma o diagnóstico de PH. Não existem testes específicos de sangue ou urina para a exposição à micotoxina.
    B. **Outras análises laboratoriais úteis.** O teste de função pulmonar é útil para distinguir a asma (padrão obstrutivo com capacidade difusora normal) da PH (padrão restritivo com capacidade difusora baixa). A radiografia torácica ou a tomografia computadorizada (TC) de alta resolução podem sugerir a presença de insuficiência pulmonar intersticial consistente com PH ou ativa ou infecção pós-fúngica. O exame histológico do tecido pulmonar obtido por biópsia transbrônquica ou de pulmão aberto poderá ser necessário para confirmar o diagnóstico de PH.
    C. **Avaliação ambiental.** Amostras do ar interior com amostras contemporâneas do ar exterior podem auxiliar a avaliar a existência de desenvolvimento de mofo no interior; amostras do ar também podem ajudar a avaliar a extensão da exposição interna potencial. Amostras de pedaços, restos de limpeza e cavidades da parede podem indicar a presença de mofo, porém não caracterizam adequadamente exposições por inalação dos ocupantes do edifício.

V. **Tratamento**
    A. **Emergência e medidas de apoio.** Tratar broncospasmo (p. 7) e hipoxemia (p. 7) quando presentes.
    B. **Fármacos específicos e antídotos.** Não existem.

C. **Descontaminação do ambiente (remediação).** O crescimento excessivo de mofo em ambientes internos deverá ser remediado, não apenas porque poderá gerar odores ofensivos e efeitos adversos à saúde, mas também porque o mofo destrói fisicamente os materiais de construção sobre os quais cresce. Um paciente com PH causada pela sensibilização a um fungo específico presente em um ambiente de um prédio não deverá melhorar até que a exposição em excesso seja eliminada. Uma vez eliminada a fonte de umidade que sustenta o crescimento do fungo, o seu crescimento ativo poderá ser interrompido. Materiais porosos colonizados, como roupas e estofamentos, poderão ser limpos por lavagem tradicional ou a seco, conforme apropriado, e não precisarão ser descartados, a menos que a limpeza não seja capaz de restaurar a aparência e o odor aceitáveis. Carpetes, *drywalls* e outros materiais estruturais, uma vez contaminados, poderão representar um desafio maior para a remediação.
D. **Eliminação aumentada.** Não é relevante.

▶ **MONÓXIDO DE CARBONO**
Kent R. Olson, MD

O monóxido de carbono (CO) é um gás incolor, inodoro, insípido e não irritante produzido pela combustão incompleta de qualquer material que contenha carbono. Fontes comuns de exposição humana incluem inalação da fumaça de incêndios, fumaças da exaustão de automóveis, fogões a gás, querosene ou carvão mal-ventilados e, em menor grau, fumaça de cigarro e cloreto de metileno (p. 189). A intoxicação por CO contribui com cerca de 50 mil visitas ao departamento de emergência a cada ano nos EUA.

I. **Mecanismo de toxicidade.** A toxicidade é uma consequência da hipoxia celular e da isquemia.
   A. O CO liga-se à hemoglobina com uma afinidade 250 vezes maior do que ao oxigênio, levando à redução e à saturação da oxi-hemoglobina e à diminuição da capacidade carreadora de oxigênio pelo sangue. Além disso, a curva de dissociação da oxi-hemoglobina é deslocada para a esquerda, prejudicando a liberação para os tecidos.
   B. O CO também poderá inibir diretamente a citocromo oxidase, comprometendo, portanto, a função celular, e é conhecido por se ligar à mioglobina, contribuindo possivelmente para o prejuízo da contratilidade do miocárdio.
   C. Em modelos animais de intoxicação, a lesão é mais grave em áreas do cérebro que são altamente sensíveis à isquemia e, em geral, correlaciona-se com a gravidade da hipotensão sistêmica. A lesão pós-anóxica parece ser complicada pela peroxidação de lipídeos, pela liberação excessiva de espécies reativas de oxigênio e neurotransmissores excitatórios e alterações inflamatórias.
   D. A hemoglobina fetal é mais sensível à ligação com o CO, e os níveis fetais ou neonatais poderão ser superiores aos níveis maternais.
   E. **Farmacocinética.** O complexo carboxi-hemoglobina (COHb) dissocia-se gradualmente após a interrupção da exposição. A meia-vida de eliminação aproximada da COHb, durante o tratamento com alto fluxo de oxigênio por máscara justa ou tubo endotraqueal, é de 74 minutos (média de 24 a 148 minutos). No ar ambiente, a meia-vida aproximada é de até 200 minutos e, durante a terapia com oxigênio hiperbárico, poderá ser tão curta quanto 12 a 20 minutos.
II. **Dose tóxica.** O limite recomendado para o local de trabalho (TLV-TWA da ACGIH) do CO é de 25 ppm, em uma média de 8 horas. O nível considerado imediatamente perigoso à vida e à saúde (IDLH) é de 1.200 ppm (0,12%). Entretanto, a *duração* da exposição é muito importante. Embora a exposição a 1.000 ppm (0,1%) eventualmente resultará em uma saturação da COHb de 50%, várias horas poderão ser necessárias para alcançar esse nível. Em 1895, Haldane submeteu-se à aspiração de 2.100 ppm de CO por 1 hora, e foi apenas após 34 minutos, quando o seu nível deve ter alcançado 25%, que ele descreveu uma dor de cabeça pulsante. Uma breve exposição a níveis muito mais altos poderá produzir uma elevação mais rápida da COHb.
III. **Apresentação clínica.** Os sintomas de intoxicação ocorrem predominantemente nos órgãos com alto consumo de oxigênio, como o cérebro e o coração.

A. A maioria dos pacientes queixa-se de dor de cabeça, tontura e náuseas. Pacientes com doença coronariana podem experimentar angina ou infarto do miocárdio. Em caso de exposições mais sérias, poderão ocorrer comprometimento do raciocínio, síncope, coma, convulsões, arritmias cardíacas, hipotensão e morte. Embora os níveis sanguíneos de COHb não se correlacionem de forma confiável com a gravidade da intoxicação, níveis superiores a 25% são considerados significativos, e níveis superiores a 40 a 50% em geral estão associados à intoxicação óbvia.
B. Sobreviventes de intoxicação grave podem experimentar diversas sequelas neurológicas consistentes com uma lesão hipóxica-isquêmica, oscilando de sérios déficits como parkinsonismo e um estado vegetativo persistente, a súbitos transtornos de personalidade e memória. Alguns poderão apresentar um atraso no aparecimento de sintomas de algumas horas a dias após a exposição. Vários estudos sugerem que a incidência de sequelas neuropsiquiátricas súbitas, como o prejuízo na memória e na concentração e os transtornos de humor, poderá ser superior a 47%.
C. A exposição durante a gravidez poderá levar o feto ao óbito.

IV. O **diagnóstico** não será difícil se houver história de exposição (p. ex., o paciente foi encontrado dentro de um carro em uma garagem trancada), mas poderá ser duvidoso se não houver suspeitas em casos menos óbvios. Não há achados clínicos específicos confiáveis; cor da pele vermelho--cereja ou sangue venoso vermelho brilhante é altamente sugestivo, porém não é observado com frequência. Os instrumentos rotineiros de medição de gasometria arterial medem a pressão parcial de oxigênio dissolvido no plasma (P_{O_2}), porém a saturação de oxigênio é calculada a partir da P_{O_2} e é, portanto, não confiável em pacientes com intoxicação por CO. A oximetria de pulso convencional também fornece resultados falsamente normais por não distinguir entre a oxi-hemoglobina e a COHb. (Um novo oxímetro de CO de pulso pode detectar a COHb e a metemoglobina.)
A. **Níveis específicos.** Deve-se obter uma concentração específica de COHb por cooximetria com sangue venoso ou arterial. A persistência da hemoglobina fetal pode acusar níveis falsamente elevados de COHb em bebês jovens.
B. **Outras análises laboratoriais úteis** incluem eletrólitos, glicose, ureia, creatinina, ECG e testes de gravidez. A acidose metabólica sugere intoxicação mais grave. No caso de inalação de fumaça, medir o nível sanguíneo de metemoglobina (usar um cooxímetro) e o nível de cianeto (normalmente não disponível nos laboratórios clínicos).

V. **Tratamento**
A. **Emergência e medidas de apoio**
  1. Manter uma via aérea aberta e fornecer ventilação quando necessário (p. 1-7). Se também tiver ocorrido inalação, considerar a entubação precoce para proteção da via aérea.
  2. Tratar coma (p. 18) e choque (p. 22) caso ocorram.
  3. Monitorar continuamente o ECG por várias horas após a exposição.
  4. Como a fumaça geralmente contém outros gases tóxicos, considerar a possibilidade de intoxicação por cianeto (p. 184), metemoglobinemia (p. 319) e lesão gasosa irritante (p. 270).
B. **Fármacos e antídotos específicos.** Administrar **oxigênio** na concentração mais elevada possível (100%). Respirar oxigênio a 100% acelera a eliminação do CO da hemoglobina em cerca de 1 hora, comparando com o tempo aproximado de 6 horas em ar ambiente. Usar uma máscara de forte fixação e oxigênio de alto fluxo com um reservatório (sem retorno de respiração) ou administrar o oxigênio por tubo endotraqueal. Tratar até que o nível de COHb seja inferior a 5%. Considerar o **oxigênio hiperbárico** em casos graves (ver a seguir).
C. **Descontaminação** (p. 45). Remover o paciente imediatamente da exposição e fornecer oxigênio suplementar. A equipe de salvamento exposta a concentrações potencialmente altas de CO deverá usar equipamento respiratório próprio.
D. **Eliminação aumentada.** O oxigênio hiperbárico fornece oxigênio a 100% sob uma pressão de 2 a 3 atm e pode aumentar a eliminação de CO (meia-vida reduzida de 20 a 30 minutos). Em modelos animais, ele reduz a peroxidação lipídica e a ativação do neutrófilo e, em um ensaio controlado randomizado em humanos, ele reduziu a incidência de sequelas cognitivas súbitas, em comparação ao oxigênio normal a 100%, embora outros estudos semelhantes não tenham mostrado benefícios. O oxigênio hiperbárico pode ser útil no caso de pacientes com intoxicação grave, especialmente quando houver rápido acesso a uma câmara. Ainda

QUADRO II-4 Intoxicação por monóxido de carbono: indicações propostas para o uso de oxigênio hiperbárico[a]
Acidose metabólica grave
Carboxi-hemoglobina > 25%
Disfunção cardiovascular
Exame neurológico anormal (disfunção cerebelar)[b]
Exposição ao monóxido de carbono por mais de 24 horas
Idade superior a 36 anos
Perda de consciência

[a] De Weaver LK: Carbon monoxide poisoning. *N Engl J Med* 2009;360:1217-1225.
[b] De Weaver LK et al: Hyperbaric oxygen for acute carbon monoxide poisoning. *N Engl J Med* 2002;347:1057-1067.

não está claro se seus benefícios sobre o oxigênio normobárico aplicam-se às vítimas que se apresentam muitas horas após a exposição ou que apresentam graus brandos de intoxicação. Consultar um centro local de controle de envenenamento (1-800-222-1222) para aconselhamento e para saber a localização de câmaras hiperbáricas próximas. Ver Quadro II-4 para uma lista de indicações propostas para o uso de oxigênio hiperbárico.

▶ NAFTALENO E PARADICLOROBENZENO
Mark J. Galbo, MS

O naftaleno e o paradiclorobenzeno são ingredientes comuns nos desodorizadores de lixeiras para descarte de fraldas e de vasos sanitários e em repelentes de traças. Ambos os compostos possuem um odor pungente semelhante e são substâncias cristalinas claras, sendo portanto, difíceis de serem distinguidas visualmente. O naftaleno, 10% em óleo, foi usado como escabicida no passado. O naftaleno não é mais usado normalmente porque tem sido bastante substituído por um composto menos tóxico, o paradiclorobenzeno.

I. **Mecanismo de toxicidade.** Ambos os compostos causam desconforto GI e podem causar estímulo do SNC. Além disso, o naftaleno pode produzir hemólise, especialmente em pacientes com deficiência de glicose-6-fosfato desidrogenase (G6PD).

II. **Dose tóxica**
   A. **Naftaleno.** Apenas uma bola de naftalina (250 a 500 mg) poderá produzir hemólise em um paciente com deficiência de G6PD. A quantidade necessária para produzir letargia ou convulsão não é conhecida, mas pode ser de apenas 1 a 2 g (4 a 8 bolas). Vários bebês sofrem intoxicação séria a partir de roupas de cama que tenham sido armazenadas com bolas de naftaleno.
   B. O **paradiclorobenzeno** é muito menos tóxico do que o naftaleno. Ingestões de até 20 g têm sido bem toleradas por adultos. A dose letal oral moderada (DL_{50}) para o paradiclorobenzeno em ratos é de 2,5 a 3,2 g/kg.
   C. **Farmacocinética.** Ambos os compostos são rapidamente absorvidos VO ou por inalação.

III. **Apresentação clínica.** A ingestão geralmente causa náuseas e vômito imediatos. Ambos os compostos são voláteis, e a inalação dos vapores pode causar irritação nos olhos, no nariz e na garganta.
   A. **Naftaleno.** Pode ocorrer agitação, letargia e convulsão com a ingestão de naftaleno. A hemólise aguda poderá ser observada, especialmente em pacientes com deficiência de G6PD. A inalação crônica também causou anemia hemolítica.
   B. Ingestões agudas de **paradiclorobenzeno** costumam ser quase sempre inócuas. A intoxicação séria em animais causa tremores e necrose hepática. O paradiclorobenzeno decompõe-se em ácido clorídrico; este pode explicar alguns de seus efeitos irritantes. A ingestão crônica de paradiclorobenzeno (como bolas ou blocos detergentes de vasos sanitários) tem sido implicada como causa de ataxia e encefalopatia.

IV. O **diagnóstico** se baseia geralmente na história de ingestão e no odor característico de naftaleno em torno da boca e no vômito. A diferenciação entre o naftaleno e o paradiclorobenzeno pela cor ou pelo odor é difícil. Em um estudo de raio X *in vitro*, o paradiclorobenzeno mostrou-se radiopaco,

porém o naftaleno não foi visível. Em um soro fisiológico saturado (aproximadamente uma colher de sopa de sal em 118 mL de água), o naftaleno flutuará, e o paradiclorobenzeno afundará.
   A. **Níveis específicos.** Os níveis séricos não estão disponíveis.
   B. **Outras análises laboratoriais úteis** incluem hemograma e, em caso de suspeita de hemólise, haptoglobina, hemoglobina livre e tiras reagentes de urina para sangue oculto (positivo com hemoglobinúria).
V. **Tratamento**
   A. **Emergência e medidas de apoio**
      1. Manter via aérea aberta e fornecer ventilação, quando necessário (p. 1-7).
      2. Tratar coma (p. 18) e convulsão (p. 22), caso ocorram.
      3. Tratar a hemólise e a consequente homoglobinúria, caso ocorram, com hidratação intravenosa e alcalinização urinária (ver "Rabdomiólise", p. 26).
   B. **Fármacos específicos e antídotos.** Não existem antídotos específicos.
   C. **Descontaminação** (p. 45)
      1. **Naftaleno.** Administrar carvão ativado VO caso as condições sejam apropriadas (ver Quadro I-30, p. 51). A lavagem gástrica não será necessária após ingestões pequenas a moderadas caso o carvão ativado tenha sido administrado. Não induzir vômito devido ao risco de letargia e convulsão. Não oferecer leite, gorduras ou óleo, o que poderá aumentar a absorção.
      2. **Paradiclorobenzeno.** O esvaziamento intestinal e o uso de carvão não são necessários, a menos que tenha sido ingerida uma dose maciça. Não oferecer leite, gorduras ou óleo, o que poderá aumentar a absorção.
      3. **Inalação.** No caso de ambos os agentes, remover a vítima da exposição; ar fresco é tudo que ela necessita.
   D **Eliminação aumentada.** Não existem benefícios a partir desses procedimentos.

▶ **NICOTINA**

Neal L. Benowitz, MD

A intoxicação por nicotina pode ocorrer em crianças após terem ingerido tabaco ou bebido saliva expectorada por um mastigador de tabaco (que, em geral, é coletada em uma lata ou outro recipiente), em crianças ou adultos após ingestão acidental ou proposital de pesticidas contendo nicotina (p. ex., *Black Leaf 40*, que contém 40% de sulfato de nicotina) e, ocasionalmente, após a exposição cutânea à nicotina, como ocorre entre os colhedores de tabaco ("doença do tabaco verde"). O chiclete de nicotina (Nicorette e genéricos), as fórmulas de liberação transdérmica (Habitrol, Nicoderm, Nicotrol e genéricos) e os *sprays* nasais, inaladores e adesivos de nicotina estão amplamente disponíveis como terapia adjuvante para a interrupção do tabagismo. A nicotina é encontrada em vários produtos de tabaco não fumáveis (rapé e tabaco mastigável), incluindo os recentemente comercializados comprimidos dissolvíveis de tabaco, que se parecem com balas. Alcaloides semelhantes à nicotina (anabasina, citisina, coniina e lobelina) são encontrados em várias espécies vegetais (ver "Vegetais", p. 392). **Inseticidas neonicotinoides** (imidacloprida e outros) são amplamente usados tanto na agricultura quanto no controle de pulgas em cães e gatos.

I. **Mecanismo de toxicidade**
   A. A nicotina liga-se aos receptores colinérgicos nicotínicos, resultando inicial e predominantemente, via ações sobre os gânglios autonômicos, no estímulo do sistema nervoso simpático. Em altas doses, pode ocorrer o estímulo parassimpático e, em seguida, o bloqueio ganglionar e neuromuscular. Efeitos diretos sobre o cérebro também podem levar a vômito e convulsões.
   B. **Farmacocinética.** A nicotina é absorvida rapidamente por todas as vias e penetra no cérebro com velocidade. O Vd aparente é de 3 L/kg. Ela é rapidamente metabolizada e, em menor grau, excretada pela urina, com meia-vida de 120 minutos. Os neonicotinoides penetram no SNC com mais dificuldade que a nicotina, sendo, portanto, menos tóxicos do que a nicotina em baixos níveis de exposição.
II. **Dose tóxica.** Devido ao metabolismo pré-sistêmico e ao vômito espontâneo, que limita a absorção, a biodisponibilidade da nicotina que é engolida é de aproximadamente 30 a 40%. A rápida absorção

de 2 a 5 mg pode causar náuseas e vômito, particularmente em um indivíduo que não faz uso habitual do tabaco. A absorção de 40 a 60 mg por um adulto é considerada letal, embora essa dose, dispersa ao longo do dia, não seja incomum para um fumante de cigarros.

A. **Tabaco.** O tabaco do cigarro contém aproximadamente 1,5% de nicotina, ou 10 a 15 mg de nicotina por cigarro. A mistura de rapé também possui aproximadamente 1,5% de nicotina; a maioria das embalagens contém 30 g de tabaco. O tabaco mastigável contém 2,5 a 8% de nicotina. Os comprimidos de tabaco contém 1 mg de nicotina. Em uma criança, a ingestão de um cigarro ou de três guimbas de cigarro deve ser considerada potencialmente tóxica, embora a intoxicação séria a partir da ingestão de cigarros seja muito incomum. A ingestão dos produtos de tabaco não fumáveis representa a segunda causa mais comum de intoxicação por nicotina em bebês e crianças.

B. O **chiclete de nicotina** contém 2 ou 4 mg por unidade; porém, devido à sua absorção lenta e ao alto grau de metabolismo pré-sistêmico, a intoxicação por nicotina a partir desses produtos é incomum.

C. **Adesivos transdérmicos de nicotina** liberam uma média de 5 a 22 mg de nicotina durante uma aplicação planejada para 16 a 24 horas, dependendo da marca e do tamanho. Os adesivos transdérmicos podem produzir intoxicação em fumantes leves ou em não fumantes, particularmente em crianças que colocaram inadvertidamente um adesivo usado. A ingestão de um adesivo descartado também poderá potencialmente produzir intoxicação.

D. *Spray* **de nicotina nasal** libera aproximadamente 1 mg (uma dose única representa uma borrifada em cada narina).

E. Os **sistemas inaladores de nicotina** consistem em uma peça plástica para a boca e cartuchos substituíveis contendo 10 mg de nicotina. Quando ingeridos acidentalmente, o cartucho liberará a nicotina lentamente, não tendo sido registrada nenhuma intoxicação séria.

F. **Losangos de nicotina** contêm 2 a 4 mg dessa susbstância, e a ingestão pode causar toxicidade séria em crianças.

G. Os **neonicotinoides** são relativamente atóxicos em pequenas doses, porém ingestões intencionais de 30 mL ou mais têm sido associadas a toxicidade séria e até mesmo fatal.

III. **Apresentação clínica.** A intoxicação por nicotina geralmente causa tontura, náuseas, vômito, palidez e diaforese. Também podem ser observadas dor abdominal, salivação, lacrimejamento, diarreia e fraqueza muscular. As pupilas poderão estar dilatadas ou contraídas. Confusão, agitação, letargia e convulsões são observadas nos casos de intoxicação grave. Taquicardia e hipertensão poderão ser acompanhadas de bradicardia e hipotensão. A fraqueza muscular respiratória com parada respiratória é a causa mais provável de morte. Os sintomas em geral iniciam em 15 minutos após a exposição aguda à nicotina líquida e se resolvem em 1 ou 2 horas, embora sintomas mais prolongados possam ser observados com doses mais elevadas ou com exposição cutânea, com a última levando à absorção contínua pela pele. O aparecimento tardio e o prolongamento dos sintomas também podem ser observados com o uso do chiclete de nicotina ou dos adesivos transdérmicos.

IV. O **diagnóstico** é sugerido por vômito, palidez e diaforese, embora esses sintomas não sejam específicos. O diagnóstico normalmente é estabelecido a partir de uma história de exposição ao tabaco, inseticida ou produto de nicotina terapêutico. A intoxicação por nicotina deverá ser considerada em uma criança pequena com vômito inexplicado, cujos pais sejam consumidores de tabaco.

A. **Níveis específicos.** A nicotina e seu metabólito cotinina são detectados nos testes toxicológicos abrangentes de urina; porém, como estão presentes com muita frequência, em geral não deverão ser informados, a menos que seja feito um pedido específico. Testes comerciais de triagem para cotinina urinária também se encontram disponíveis, porém não são amplamente implementados nos laboratórios clínicos hospitalares. Os níveis séricos de nicotina podem ser avaliados, porém não são úteis no tratamento agudo. Os níveis de anabasina (encontrada na *Nicotiana glauca*, ou árvore do tabaco) podem ser avaliados por alguns laboratórios.

B. **Outras análises laboratoriais úteis** incluem eletrólitos, glicose e gasometria arterial ou oximetria.

V. **Tratamento**

A. **Emergência e medidas de apoio**

1. Manter via aérea aberta e fornecer ventilação quando necessário (p. 1-7). Administrar oxigênio suplementar.

2. Tratar convulsão (p. 22), coma (p. 18), hipotensão (p. 15), hipertensão (p. 17) e arritmias (p. 10-15), caso ocorram.
3. Observar por pelo menos 4 a 6 horas para descartar toxicidade tardia, especialmente após exposição cutânea. No caso de ingestão de chicletes inteiros, cápsulas ou adesivos transdérmicos, observar por um período maior de tempo (até 12 a 24 horas).
B. **Fármacos específicos e antídotos**
1. A **mecamilamina** (inversina) é um antagonista específico das ações da nicotina; entretanto, está disponível apenas em cápsulas, forma considerada inadequada para um paciente que esteja vomitando, com convulsões ou hipotenso.
2. Sinais de estímulo muscarínico (p. ex., bradicardia, salivação, sonolência), caso ocorram, poderão responder à **atropina** (p. 454).
C. **Descontaminação** (p. 45). *Atenção:* Os profissionais de salvamento deverão usar equipamento protetor da pele quando tratarem os pacientes que sofreram exposição oral ou cutânea à nicotina líquida.
1. **Pele e olhos.** Remover toda a roupa contaminada e lavar a pele exposta copiosamente com água e sabão. Irrigar os olhos expostos copiosamente com soro fisiológico ou água.
2. **Ingestão.** Administrar carvão ativado VO caso as condições sejam apropriadas (ver Quadro I-30, p. 51). A lavagem gástrica não será necessária após a ingestão do tabaco caso o carvão ativado tenha sido administrado prontamente. Considerar a lavagem gástrica no caso de ingestões recentes maciças de nicotina líquida.
   a. Nos casos assintomáticos de ingestão de pequena quantidade de cigarros, não será necessária a descontaminação do intestino.
   b. No caso de ingestão de adesivos transdérmicos ou de grandes quantidades de chicletes, considerar o uso de doses repetidas de carvão e a irrigação intestinal total (p. 56 e p. 52).
D. **Eliminação aumentada.** Não é provável que esses procedimentos sejam úteis, porque a depuração endógena da nicotina é alta, a sua meia-vida é relativamente curta (2 horas) e o Vd é amplo.

▶ NITRATOS E NITRITOS
Neal L. Benowitz, MD

Os nitratos orgânicos (p. ex., nitroglicerina, dinitrato de isossorbida e mononitrato de isossorbida) são amplamente usados como vasodilatadores no tratamento da doença cardíaca isquêmica e na insuficiência cardíaca. Nitratos orgânicos, como a nitroglicerina, também são usados em explosivos. O subnitrato de bismuto, o nitrato de amônio e o nitrato de prata são usados em fármacos antidiarreicos, compressas térmicas e medicamentos tópicos para queimaduras, respectivamente. Os nitratos e nitritos de sódio e de potássio são usados na preservação de alimentos medicinais e também podem ocorrer em altas concentrações em alguns poços de água. Nitritos butílicos, amílicos, etílicos e isobutílicos geralmente são vendidos como "desodorizadores de ambiente" ou "incenso líquido" e, algumas vezes, são inalados por abuso intencional.

I. **Mecanismo de toxicidade.** Tanto os nitratos quanto os nitritos causam vasodilatação, que pode levar à hipotensão.
   A. Os **nitratos** relaxam as veias em baixas doses e as artérias em altas doses. Nitratos podem ser convertidos em nitritos no trato GI, especialmente em bebês.
   B. Os **nitritos** são potentes agentes oxidantes. A oxidação da hemoglobina pelos nitritos pode levar à metemoglobinemia (p. 319), que prejudica sua capacidade carreadora e a liberação de oxigênio. Muitos nitritos orgânicos (p. ex., nitrito amílico e nitrito butílico) são voláteis e podem ser inalados.

II. **Dose tóxica.** Nas quantidades encontradas nos alimentos, os nitratos e nitritos não costumam ser tóxicos; entretanto, bebês poderão desenvolver metemoglobinemia após a ingestão de salsichas ou de água de poço, porque convertem rapidamente nitrato em nitrito e porque sua hemoglobina é mais suscetível à oxidação do que a dos adultos.
   A. **Nitratos.** A dose oral letal de nitroglicerina estimada para adultos é de 200 a 1.200 mg. A hipotensão ocorre com baixas doses, porém são necessárias doses maciças para produzir metemoglobinemia.

B. **Nitritos.** A ingestão de apenas 15 mL de nitrito butílico produziu 40% de metemoglobinemia em um adulto. A dose oral letal estimada de nitrito de sódio para adultos é de 1 g.

III. **Apresentação clínica.** Dor de cabeça, rubor da pele e hipotensão ortostática com taquicardia reflexa são os efeitos adversos mais comuns de nitratos e nitritos e ocorrem comumente, mesmo com doses terapêuticas de nitratos orgânicos.

A. A **hipotensão** poderá se agravar ou produzir sintomas de isquemia cardíaca ou doença cerebrovascular e poderá, inclusive, induzir convulsão. Entretanto, as fatalidades causadas por hipotensão são raras.

B. Trabalhadores ou pacientes regularmente expostos a nitratos podem desenvolver tolerância e podem desenvolver **angina** ou **infarto do miocárdio** devido ao efeito rebote da vasoconstrição coronariana no caso de suspensão repentina do fármaco.

C. A **metemoglobinemia** (p. 319) é mais comum após a exposição ao nitrito; a pele fica cianótica mesmo com níveis tão baixos que, de outra forma, deixariam o indivíduo assintomático (p. ex., 15%).

D. O uso de **sildenafil** (Viagra) e outros inibidores seletivos da fosfodiesterase (tadalafil [Cialis] e vardenafil [Levitra]), usados para tratar a disfunção erétil, podem prolongar e intensificar os efeitos vasodilatadores dos nitratos, causando hipotensão grave.

IV. O **diagnóstico** é sugerido pela hipotensão com taquicardia reflexa e dor de cabeça. A metemoglobinemia de 15% ou mais pode ser diagnosticada observando-se uma coloração do sangue marrom-chocolate, quando seco, em um papel-filtro.

A. **Níveis específicos.** Os níveis sanguíneos não estão comercialmente disponíveis. Usando um teste de fita para urina (normalmente usados para detectar bactérias na urina), o nitrito pode ser detectado no soro de pacientes intoxicados por nitritos alquílicos.

B. **Outras análises laboratoriais úteis** incluem eletrólitos, glicose, gasometria arterial ou oximetria, concentração de metemoglobina e monitoramento do ECG. Observar que a gasometria arterial e a oximetria de pulso convencional não avaliam a metemoglobina. (Um cooxímetro de pulso mais recente pode detectar a carboxi-hemoglobina e a metemoglobina).

V. **Tratamento**

A. **Emergência e medidas de apoio**

1. Manter via aérea aberta e fornecer ventilação quando necessário (p. 1-7). Administrar oxigênio suplementar.
2. Tratar a hipotensão com a posição supina, fluidos cristaloides IV e pressores de baixa dose quando necessário (p. 15).
3. Monitorar os sinais vitais e o ECG por 4 a 6 horas.

B. **Fármacos específicos e antídotos.** A metemoglobinemia sintomática pode ser tratada com **azul de metileno** (p. 457).

C. **Descontaminação** (p. 45)

1. **Inalação.** Remover as vítimas da exposição e administrar oxigênio suplementar quando disponível.
2. **Pele e olhos.** Remover a roupa contaminada e lavar copiosamente com água e sabão. Irrigar os olhos expostos com água e soro fisiológico.
3. **Ingestão.** Administrar carvão ativado VO caso as condições sejam apropriadas (ver Quadro I-30, p. 51). A lavagem gástrica não será necessária após ingestões pequenas a moderadas caso o carvão ativado tenha sido administrado prontamente.

D. **Eliminação aumentada.** A hemodiálise e a hemoperfusão não são eficazes. A metemoglobinemia grave em bebês não responsiva à terapia com azul de metileno poderá requerer **transfusão por substituição**.

▶ **NITROPRUSSIDA**

Neal L. Benowitz, MD

O nitroprussida de sódio é um vasodilatador de ação rápida, administrado por via parenteral, usado no tratamento de hipertensão grave e insuficiência cardíaca. Também é usado para tratar a hipertensão no período pós-operatório de pacientes que passaram por cirurgia cardíaca e para induzir a hipotensão em determinados procedimentos cirúrgicos. Poderá ocorrer toxicidade no caso de tratamento agudo com nitroprussida em altas doses ou com infusões prolongadas.

I. **Mecanismo de toxicidade.** O nitroprussida é rapidamente hidrolisado (meia-vida de 11 minutos) e libera cianeto livre, que, em geral, é convertido rapidamente em tiocianato pelas enzimas rodanases no fígado e nos vasos sanguíneos. A liberação de hemoglobina livre associada ao *bypass* cardiopulmonar acelera a liberação de cianeto livre e pode aumentar o risco de toxicidade ao cianeto.
   A. A **intoxicação aguda por cianeto** (p. 184) poderá ocorrer com infusões breves de altas doses de nitroprussida (p. ex., > 10-15 μg/kg/min por ≥ 1 hora).
   B. O **tiocianato** é eliminado pelos rins e pode se acumular em pacientes com insuficiência renal, especialmente após infusões prolongadas.

II. **Dose tóxica.** A dose tóxica depende da função renal e da taxa de infusão.
   A. A **intoxicação clínica por cianeto** (p. 184) é rara com taxas de infusão de nitroprussida inferiores a 8 a 10 μg/kg/min, porém uma dose de 2 μg/kg/min tem sido usada como limiar para uma possível toxicidade por cianeto. Um estudo em crianças que receberam nitroprussida após cirurgia cardíaca mostrou que uma dose igual ou superior a 1,8 μg/kg/min antecede a elevação dos níveis sanguíneos de cianeto, mas não necessariamente a toxicidade clínica.
   B. A toxicidade por **tiocianato** não ocorre com o uso agudo breve em indivíduos com função renal normal, porém poderá advir de infusões prolongadas (p. ex., > 3 μg/kg/min por ≥ 48 horas), especialmente em indivíduos com insuficiência renal (com taxas de apenas 1 μg/kg/min).

III. **Apresentação clínica.** O efeito adverso mais comum do nitroprussida é a hipotensão, que geralmente é acompanhada por taquicardia reflexa. A hipoperfusão periférica e cerebral pode levar à acidose láctica e ao estado mental alterado.
   A. A intoxicação por **cianeto** poderá ser acompanhada por dor de cabeça, tontura, náuseas, vômito, ansiedade, agitação, delírio, psicose, taquipneia, taquicardia, hipotensão, perda de consciência, convulsão e acidose metabólica. O ECG poderá revelar padrões isquêmicos.
   B. O acúmulo de **tiocianato** causa sonolência, confusão, *delirium*, tremor e hiper-reflexia. Convulsão e coma ocorrem raramente nos casos de toxicidade grave.
   C. A metemoglobinemia ocorre raramente e, em geral, é branda.

IV. **Diagnóstico.** Acidose láctica, estado mental alterado ou convulsão durante infusão rápida de altas doses de nitroprussida sugerem intoxicação por cianeto, enquanto o desenvolvimento gradual de confusão ou *delirium* após vários dias de uso contínuo sugere intoxicação por tiocianato.
   A. **Níveis específicos.** Os níveis de cianeto poderão ser avaliados, porém não costumam estar disponíveis com a rapidez necessária para orientar o tratamento, nos casos de suspeita de intoxicação por cianeto. Os níveis de cianeto poderão não refletir precisamente a sua toxicidade devido à produção simultânea de metemoglobina, que se liga à parte do cianeto. Níveis de cianeto superiores a 0,5 mg/L no sangue total são considerados elevados, e níveis superiores a 1 mg/L geralmente levam à acidose láctica. Níveis de **tiocianato** superiores a 50 a 100 mg/L podem causar *delirium* e sonolência.
   B. **Outras análises laboratoriais úteis** incluem eletrólitos, glicose, ureia, creatinina, lactato sérico, ECG, gasometria arterial, avaliação da saturação de oxigênio arterial e venoso (ver "Cianeto", p. 184) e nível de metemoglobina (com o auxílio de um cooxímetro).

V. **Tratamento**
   A. **Emergência e medidas de apoio**
      1. Manter via aérea aberta e fornecer ventilação quando necessário (p. 1-7). Administrar oxigênio suplementar.
      2. No caso de hipotensão, interromper a infusão imediatamente e administrar fluidos IV ou mesmo pressores, quando necessário (p. 15).
   B. **Fármacos específicos e antídotos.** Em casos de suspeita de intoxicação por cianeto, administrar **tiossulfato de sódio** (p. 558). O tratamento com nitrito de sódio pode agravar a hipotensão e não deverá ser utilizado. A **hidroxocobalamina** (p. 513), 25 mg/h por infusão

IV, geralmente é administrada simultaneamente com altas doses de nitroprussida, como tratamento profilático contra a toxicidade pelo cianeto.
C. Descontaminação. Esses procedimentos não são relevantes porque o fármaco é administrado apenas por via parenteral.
D. Eliminação aumentada. O nitroprussida e o cianeto são metabolizados rapidamente, de modo que não é necessário considerar o aumento da eliminação desses fármacos. A hemodiálise poderá acelerar a eliminação de **tiocianato** e é especialmente útil no caso de pacientes com insuficiência renal.

▶ OPIÁCEOS E OPIOIDES
Timothy E. Albertson, MD, MPH, PhD

Os opiáceos constituem um grupo de compostos de origem natural derivados do suco da papoula *Papaver somniferum*. A morfina é o derivado clássico de opiáceo, amplamente usada na medicina; a heroína (diacetilmorfina) é um narcótico bem-conhecido e bastante usado por viciados em drogas ilícitas nas ruas. O termo *opioides* refere-se a esses e a outros derivados do ópio natural (p. ex., morfina, heroína, codeína e hidrocodona), bem como aos recentes análogos dos opiáceos totalmente sintéticos (p. ex., fentanil, butorfanol, meperidina e metadona [Tab. II-26]). Uma grande variedade de medicamentos prescritos contém opioides, geralmente em combinação com ácido acetilsalicílico ou paracetamol. O **dextrometorfano** (p. 212) é um derivado de opioide com potentes propriedades antitussígenas, porém sem efeito analgésico ou gerador de dependência. O **tramadol** (Ultram) é um analgésico não relacionado quimicamente aos opiáceos, porém atua sobre os receptores µ-opioides e bloqueia a recaptação de serotonina. O **butorfanol** está disponível como *spray* nasal de absorção rápida. A **buprenorfina** é um agonista parcial dos opioides

TABELA II-41 Opiáceos e opioides[a]

Fármaco	Tipo de atividade	Dose usual para adultos[a] (mg)	Meia-vida de eliminação (h)	Duração da analgesia (h)
Buprenorfina	Agonista[b]	2-8	20-70	24-48
Butorfanol	Mista	2	5-6	3-4
Codeína	Agonista	60	2-4	4-6
Fentanil	Agonista	0,2	1-5	0,5-2
Heroína[c]	Agonista	4	N/D[c]	3-4
Hidrocodona	Agonista	5	3-4	4-8
Hidromorfona	Agonista	1,5	1-4	4-5
Meperidina	Agonista[d]	100	2-5	2-4
Metadona	Agonista	10	20-30	4-8[e]
Morfina	Agonista	10	2-4	3-6
Nalbufina	Mista	10	5	3-6
Oxicodona	Agonista	4,5	2-5	4-6
Pentazocina	Mista	50	2-3	2-3
Propoxifeno	Agonista	100	6-12	4-6
Tapentadol	Agonista[f]	50-100	4	4-6
Tramadol	Agonista[d]	50-100	6-7,5	4-6

[a] Dose usual: dose equivalente a 10 mg de morfina.
[b] Agonista parcial que se dissocia lentamente do receptor µ-opioide.
[c] Rapidamente hidrolisada, gerando 6-acetilmorfina e morfina.
[d] Também inibe a recaptação de serotonina.
[e] Sedação e coma poderão durar 2-3 dias.
[f] Também bloqueia a recaptação de norepinefrina.

aprovado para o tratamento de dependência a esses fármacos. A **suboxona** é um comprimido sublingual que contém buprenorfina e naloxona para reduzir o abuso intravenoso. O **tapentadol** (Nucynta) é um agonista recente de μ-opioides que também inibe a recaptação de norepinefrina.

I. **Mecanismo de toxicidade**
   A. Em geral, opioides compartilham a habilidade de estimular receptores específicos de opiáceos no SNC, causando sedação e depressão respiratória. O óbito advém da insuficiência respiratória, geralmente resultante de apneia ou da aspiração pulmonar de conteúdos gástricos. Além disso, poderá ocorrer edema pulmonar não cardiogênico por mecanismos desconhecidos.
   B. **Farmacocinética.** Em geral, efeitos máximos ocorrem em 2 a 3 horas, porém a absorção poderá ser retardada pelos efeitos farmacológicos dos opioides sobre a motilidade GI. Preparações de morfina de liberação lenta (p. ex., MS-Contin) ou oxicodona (p. ex., Oxy-Contin) poderão apresentar função retardada e efeitos prolongados. Com adesivos de fentanil, a absorção dérmica poderá continuar ocorrendo mesmo após a remoção. O ato de fumar ou de ingerir adesivos de fentanil poderá levar a níveis rápidos e elevados. A maioria desses fármacos possui amplos volumes de distribuição (3 a 5 L/kg). A taxa de eliminação é altamente variável, desde 1 a 2 horas no caso dos derivados de fentanil até 15 a 30 horas para a metadona (ver também Tabs. II-34 e II-52). Alguns pacientes têm sido considerados rápidos metabolizadores de codeína (gerando morfina por meio da enzima hepática CYP2D6), o que poderá aumentar o risco de intoxicação aguda.

II. **Dose tóxica.** A dose tóxica varia amplamente, dependendo do composto específico, da via e da taxa de administração e da tolerância aos efeitos do fármaco como resultado do uso crônico. Alguns derivados do fentanil mais recentes apresentam potência de até 2 mil vezes a da morfina.

III. **Apresentação clínica**
   A. **No caso de superdosagem branda a moderada**, a letargia é comum. As pupilas geralmente estão pequenas, algumas vezes do tamanho da "cabeça de um alfinete". A pressão sanguínea e a pulsação normalmente estão reduzidas, e os músculos, frequentemente flácidos.
   B. **No caso de doses mais elevadas**, o coma é acompanhado por depressão respiratória, e a apneia geralmente leva à morte súbita. Poderá ocorrer edema pulmonar não cardiogênico, em geral após a ressuscitação e a administração de naloxona, antagonista do opiáceo.
   C. A **convulsão** não é comum após a superdosagem por opioide; porém, ocorre ocasionalmente com certos compostos (p. ex., codeína, dextrometorfano, meperidina, metadona, propoxifeno e tramadol). A convulsão poderá ocorrer em pacientes com comprometimento renal que recebem doses repetidas de meperidina devido ao acúmulo do metabólito normeperidina.
   D. A leucoencefalopatia com alterações típicas identificadas na RMN tem sido observada em alguns usuários de heroína ("caçando o dragão").
   E. Uma **cardiotoxicidade** semelhante à observada com os antidepressivos tricíclicos (p. 135) e com a quinidina (p. 364) pode ocorrer em pacientes com intoxicação grave pelo **propoxifeno**. A ocorrência de intervalos QT prolongados é de *torsade de pointes* foi observada com a **metadona** e poderá ser a responsável por algumas mortes súbitas associadas com o uso dessa substância. O R-enantiômero da metadona é aparentemente mais ativo sobre o μ-receptor e apresenta menor probabilidade para afetar o canal hERG e, portanto, o intervalo QTc quando comparado ao S-enantiômero.
   F. Alguns opioides sintéticos mais recentes apresentam efeitos mistos de agonista e de antagonista, com resultados imprevisíveis no caso de superdosagem. A **buprenorfina** causa menor efeito opioide máximo do que a morfina e, devido à sua forte ligação aos receptores opioides, poderá causar sintomas agudos de abstinência em indivíduos submetidos a altas doses de opioides convencionais.
   G. A **síndrome de abstinência** dos opioides pode causar ansiedade, piloereção (pelos eriçados), sensação aumentada de dor, cólicas abdominais e diarreia, e insônia.

IV. O **diagnóstico** é simples quando estão presentes manifestações típicas de intoxicação por opiáceo (pupilas reduzidas ["cabeça de alfinete"] e depressão do SNC) e é confirmado quando o paciente desperta rapidamente após a administração de naloxona. Sinais de abuso intravenoso do fármaco (p. ex., marcas de agulhas) poderão estar presentes.

A. **Níveis específicos** geralmente não são obtidos devidos à fraca correlação com os efeitos clínicos. A análise qualitativa da urina é uma forma eficiente de confirmar o uso recente (codeína, morfina, hidrocodona, hidromorfona). Derivados do fentanil, do tramadol e de alguns outros opioides sintéticos não são detectados pelos exames toxicológicos rotineiros (ver Tab. I-5, p. 42). Imunoensaios separados estão disponíveis para oxicodona/oximorfona e 6-acetilmorfina (metabólito específico da heroína).

B. **Outras análises laboratoriais úteis** incluem eletrólitos, glicose, gasometria arterial ou oximetria, radiografia torácica e análise dos níveis séricos de paracetamol ou salicilato (se a superdosagem ingerida tiver sido de um produto combinado).

V. **Tratamento**
  A. **Emergência e medidas de apoio**
  1. Manter via aérea aberta e fornecer ventilação, quando necessário (p. 1-7). Administrar oxigênio suplementar.
  2. Tratar coma (p. 18), convulsão (p. 22), hipotensão (p. 15) e edema pulmonar não cardiogênico (p. 7), caso ocorram.
  B. **Fármacos específicos e antídotos**
  1. A **naloxona** (p. 529) é um antagonista específico dos opioides sem propriedades agonistas; doses maciças podem ser administradas com segurança.
    a. Apenas 0,2 a 0,4 mg, IV ou IM, costumam ser eficazes no caso de superdosagem por heroína. Repetir as doses a cada 2 a 3 minutos caso não haja resposta, até uma dose total de 10 a 20 mg, em caso de forte suspeita de superdosagem por opioides. A naloxona intranasal é eficiente, porém não tanto quanto a naloxona IM no ambiente pré-hospitalar.
    b. *Atenção:* A duração do efeito da naloxona (1 a 2 horas) é menor do que a de muitos opioides. Portanto, é prudente não liberar um paciente que despertou após o tratamento com esse fármaco até que tenham passado pelo menos 3 a 4 horas desde a última dose. Em geral, caso a naloxona tenha sido usada para reverter o coma induzido por opioide, é mais seguro manter o paciente por pelo menos 6 a 12 horas em observação.
  2. O **nalmefeno** (p. 529) é um antagonista de opioides com efeito mais duradouro (3 a 5 horas).
    a. O nalmefeno pode ser administrado em doses de 0,1 a 2 mg IV, com repetição das doses até um total de 10 a 20 mg, em caso de forte suspeita de superdosagem por opioide.
    b. *Atenção:* Embora a duração do efeito do nalmefeno seja maior do que a da naloxona, ainda é menor do que a da metadona. Em caso de suspeita de superdosagem por metadona, o paciente deverá ser observado por pelo menos 8 a 12 horas após a última dose de nalmefeno.
  3. **Bicarbonato de sódio** (p. 464) poderá ser eficaz para o prolongamento do intervalo QRS ou para a hipotensão associada à intoxicação por propoxifeno.
  C. **Descontaminação** (p. 45). Administrar carvão ativado VO, se as condições forem apropriadas (ver Quadro I-30, p. 51). A lavagem gástrica não será necessária após ingestões pequenas a moderadas se o carvão ativado tiver sido administrado prontamente. Considerar a irrigação intestinal total após a ingestão de produtos de liberação continuada (p. ex., MS-Contin, OxyContin).
  D. **Eliminação aumentada.** Devido aos amplos volumes de distribuição dos opioides e à disponibilidade de tratamento eficaz com antídoto, os procedimentos de eliminação aumentada não são usados.

▶ ÓXIDO DE ETILENO
Stephen C. Born, MD, MPH

O óxido de etileno é um gás ou líquido altamente penetrante, quimicamente reativo e inflamável, usado amplamente como esterilizador de equipamentos médicos. Também é uma importante substância industrial usada como intermediário na produção de etilenoglicol, solventes, surfactantes e muitos outros produtos químicos industriais. O óxido de etileno líquido apresenta um ponto de fusão de 10,7°C (760 mmHg) e é rapidamente miscível em água e em solventes orgânicos. O óxido de etileno no ar representa um risco de fogo/explosão em concentrações superiores a 2,6%.

I. **Mecanismo de toxicidade.** O óxido de etileno é um agente alquilante e reage diretamente com proteínas e DNA, levando à morte celular. O contato direto com o gás causa irritação nos olhos, nas membranas mucosas e nos pulmões. O óxido de etileno é mutagênico, teratogênico e carcinogênico (regulamentado como carcinógeno pela OSHA e categorizado pela IARC como um carcinógeno humano conhecido). Pode ser absorvido pela pele intacta.

II. **Dose tóxica.** A exposição ocupacional ao óxido de etileno é regulamentada pela OSHA, cujos padrões e excelente documentação de apoio pode ser encontrada em www.osha.gov. O limite de exposição permitido no local de trabalho (PEL) no ar é de 1 ppm (1,8 mg/m^3) em um TWA de 8 horas. O nível do ar IDLH é de 800 ppm. A exposição ocupacional acima dos níveis iniciais determinados pela OSHA (0,5 ppm em um TWA de 8 horas) requer supervisão médica (29 CFR 1910.1047)*. O limite do odor é de cerca de 500 ppm, considerando as propriedades do gás como aviso fraco. Altos níveis de óxido de etileno poderão ser observados no caso de mau funcionamento de esterilizadores ou durante a abertura ou substituição dos tanques de óxido de etileno. A exposição também poderá ocorrer quando materiais fumigados ou esterilizados não forem aerados adequadamente. Uma quantidade pequena de óxido de etileno é produzida endogenamente em humanos a partir do metabolismo do etileno.

III. **Apresentação clínica**
   A. O óxido de etileno é um potente irritante da membrana mucosa e pode causar irritação nos olhos e na orofaringe, broncospasmo e edema pulmonar. Tem sido descrita a formação de catarata após exposição significativa dos olhos. A exposição ao óxido de etileno em solução poderá causar lesão vesicular na pele. O óxido de etileno pode levar à depressão do SNC, convulsões ou coma.
   B. Neurotoxicidade, incluindo convulsões e neuropatia periférica tardia, poderá ocorrer após a exposição.
   C. Outros efeitos sistêmicos incluem arritmias cardíacas, quando o óxido de etileno é usado em combinação com freon (p. 266) como um gás carreador.
   D. Leucemia tem sido descrita em trabalhadores expostos cronicamente ao óxido de etileno.

IV. O **diagnóstico** é obtido com base na história de exposição e nos efeitos irritantes típicos sobre a via aérea. A detecção do odor do óxido de etileno sugere exposição significativa. A amostragem de higiene industrial é necessária para documentar os níveis de exposição no ar.
   A. **Níveis específicos.** Os níveis sanguíneos não se encontram disponíveis. Adutos de óxido de etileno no DNA ou RNA poderão indicar exposição, porém não estão disponíveis para uso clínico.
   B. **Outras análises laboratoriais úteis** incluem hemograma, glicose, eletrólitos, gasometria arterial ou oximetria de pulso e radiografia torácica.

V. **Tratamento**
   A. **Emergência e medidas de apoio.** Monitorar com atenção por várias horas após a exposição.
      1. Manter uma via aérea aberta e fornecer ventilação, quando necessário (p. 1-7). Tratar broncospasmo (p. 7) e edema pulmonar (p. 7), caso ocorram.
      2. Tratar coma (p. 18), convulsões (p. 22) e arritmias (p. 10-15), caso ocorram.
   B. **Fármacos específicos e antídotos.** Não existe antídoto específico. O tratamento é de apoio.
   C. **Descontaminação** (p. 45)
      1. Remover a vítima do ambiente contaminado imediatamente e administrar oxigênio. Os prestadores de socorro deverão usar equipamento de respiração autônomo o roupas para proteção química.
      2. Remover toda a roupa contaminada e lavar a pele exposta. No caso de exposição dos olhos, irrigar copiosamente com água morna ou soro fisiológico.
   D. **Eliminação aumentada.** Não foram observados benefícios com esses procedimentos.

---

* N. de R.T. Procedimento-padrão da OSHA para manuseio e controle das exposições ocupacionais ao óxido de etileno.

► **ÓXIDO NITROSO**
Aaron Schneir, MD

O óxido nitroso, ou gás hilariante, é usado como adjuvante na anestesia geral, como agente anestésico e analgésico em pequenos procedimentos e como agente propulsor em diversos produtos comerciais, como creme chantili e óleo de cozinha em *spray*. (*Whippets* são pequenas cápsulas de óxido nitroso que podem ser adquiridas em lojas de produtos para restaurantes, lojas de conveniência e tabacarias.) O óxido nitroso é usado por muitos dentistas norte-americanos, em alguns casos sem o equipamento de segurança adequado. O abuso do óxido nitroso não é raro entre profissionais das áreas médica e odontológica.

I. **Mecanismo de toxicidade**
   A. A **toxicidade aguda** após exposição ao óxido nitroso é causada principalmente por asfixia, caso não seja fornecido oxigênio adequado com o gás.
   B. A **toxicidade crônica** aos sistemas sanguíneo e nervoso resulta da inativação da vitamina B_{12} após oxidação irreversível do seu átomo cobalto. A vitamina B_{12} é necessária para a síntese de metionina a partir da homocisteína e para a produção de tetra-hidrofolato. A metionina é essencial para a produção de mielina, e o tetra-hidrofolato é essencial para a síntese de DNA. O uso de óxido nitroso poderá precipitar sintomas neurológicos em pacientes com deficiências subclínicas de vitamina B_{12} ou de ácido fólico.
   C. **Ocorrências adversas na reprodução** foram observadas em trabalhadores expostos de forma crônica ao óxido nitroso.
II. **Dose tóxica.** A dose tóxica não está determinada. A exposição ocupacional crônica a 2.000 ppm de óxido nitroso produziu depressão assintomática, porém, detectável, da vitamina B_{12} em dentistas. O limite de exposição no local de trabalho recomendado pela ACGIH (TLV-TWA) é de 50 ppm (90 mg/m^3) em um período médio de 8 horas.
III. **Apresentação clínica**
   A. Sinais de **toxicidade aguda** estão relacionados com a **asfixia** e incluem dor de cabeça, tontura, confusão, síncope, convulsões e arritmias cardíacas. Enfisema intersticial e pneumomediastino foram observados após inalação forçada de um dispensador pressurizado de creme chantili.
   B. O **abuso crônico de óxido nitroso** poderá produzir anemia megaloblástica, trombocitopenia, leucopenia, neuropatia periférica (especialmente ocorrências na coluna posterior) e mielopatia, semelhantes aos efeitos da deficiência de vitamina B_{12}.
IV. **O diagnóstico** é obtido com base na história de exposição e na apresentação clínica (p. ex., evidência de asfixia e ampola ou tanque vazios). Também deverá ser considerado em um paciente com manifestações sugestivas de deficiência crônica de vitamina B_{12}, porém apresentando níveis normais da vitamina.
   A. **Níveis específicos.** Em geral, os níveis específicos não se encontram disponíveis e não são confiáveis, devido às transformações do gás.
   B. **Outras análises laboratoriais úteis** incluem hemograma com contagem diferencial manual, vitamina B_{12}, ácido fólico, estudos de condução nervosa e RMN caso o paciente apresente neuropatia. Níveis elevados de homocisteína e ácido metilmalônico foram observados em usuários abusivos de óxido nitroso que apresentavam níveis normais de vitamina B_{12}.
V. **Tratamento**
   A. **Emergência e medidas de apoio**
      1. Manter via aérea aberta e fornecer ventilação quando necessário (p. 1-7). Administrar oxigênio suplementar de alto fluxo.
      2. Após asfixia significativa, antecipar o tratamento de coma (p. 18), convulsão (p. 22) e arritmias cardíacas (p. 10-15).
   B. **Fármacos específicos e antídotos.** Efeitos crônicos poderão ser resolvidos em 2 a 3 meses após a interrupção da exposição. A suplementação de vitamina B_{12} e ácido fólico é indicada para corrigir deficiências básicas. Foi observado sucesso no tratamento com metionina.
   C. **Descontaminação.** Remover as vítimas da exposição e fornecer oxigênio suplementar quando disponível.
   D. **Eliminação aumentada.** Esses procedimentos não são eficazes.

► ÓXIDOS DE NITROGÊNIO
Paul D. Blanc, MD, MSPH

Óxidos de nitrogênio (óxido nítrico e dióxido de nitrogênio, *exceto* óxido nitroso [p. 338]) são gases normalmente liberados a partir do ácido nitroso ou nítrico, por reações entre o ácido nítrico e materiais orgânicos, a partir da queima da nitrocelulose e muitos outros produtos e como produto intermediário de explosões. A exposição aos óxidos de nitrogênio ocorre na solda a arco elétrico (especialmente protegidas por gás), galvanização e impressão de gravuras. Óxidos de nitrogênio são encontrados em escapamentos de máquinas e são produzidos quando grãos com alto teor de nitrito fermentam em silos de armazenamento. O óxido nítrico usado como agente terapêutico pode reagir com o oxigênio (particularmente na presença de hiperoxia) para formar dióxido de nitrogênio e outros oxidantes.

I. **Mecanismo de toxicidade.** Os óxidos de nitrogênio são gases irritantes de hidrossolubilidade relativamente baixa. Eles causam pneumonite química de aparecimento tardio. Além disso, podem oxidar a hemoglobina para metemoglobina.

II. **Dose tóxica.** O limite da OSHA para o local de trabalho (limite-teto de exposição permitido [PEL-C]) para o dióxido de nitrogênio é de 5 ppm. O limite de exposição no local de trabalho recomendado pela ACGIH (valor-limiar para um período médio de 8 horas [TLV-TWA]) para o dióxido de nitrogênio é de 3 ppm (5,6 mg/m^3) e para o óxido nítrico é de 25 ppm (31 mg/m^3). Os níveis no ar considerados IDLH são de 20 e 100 ppm, respectivamente.

III. **Apresentação clínica.** Devido à fraca hidrossolubilidade dos óxidos de nitrogênio, ocorre muito pouca irritação das membranas mucosas ou da via aérea superior em baixos níveis (< 10 ppm para o dióxido de nitrogênio). Esse fato permite a exposição prolongada com o aparecimento de poucos sintomas, além de tosse branda ou náuseas. No caso de exposições a maiores concentrações, poderão se manifestar sintomas na via aérea superior, como ardência nos olhos, garganta inflamada e tosse.
   A. Após um período de até 24 horas, poderá ocorrer pneumonite química, com hipoxemia progressiva e edema pulmonar. O aparecimento poderá ser mais rápido após a exposição a concentrações mais elevadas. Alguns casos poderão evoluir para bronquiolite obliterante nos dias seguintes a uma melhora inicial.
   B. Após a recuperação de pneumonite química aguda e a exposição crônica de baixo nível aos óxidos de nitrogênio, poderá ser evidenciada insuficiência pulmonar permanente a partir da lesão bronquiolar.
   C. A metemoglobinemia (p. 319) tem sido observada em vítimas expostas aos óxidos de nitrogênio presentes na fumaça durante importantes incêndios estruturais.
   D. O óxido nítrico inalado (p. ex., usado para fins terapêuticos como vasodilatador pulmonar, especialmente em neonatos) poderá apresentar efeitos extrapulmonares, incluindo agregação plaquetária reduzida, metemoglobinemia e vasodilatação sistêmica.

IV. O **diagnóstico** é obtido com base na história de exposição, quando conhecida. Devido ao seu potencial para efeitos tardios, todos os pacientes que sofreram inalação significativa de fumaça deverão ser observados por várias horas.
   A. **Níveis específicos.** Não estão descritos níveis sanguíneos específicos.
   B. **Outras análises laboratoriais úteis** incluem gasometria arterial com cooximetria para avaliar a ocorrência de metemoglobinemia concomitante, radiografia torácica e testes de função pulmonar.

V. **Tratamento**
   A. **Emergência e medidas de apoio**
      1. Observar atentamente sinais de obstrução da via aérea superior, e entubar a traqueia e fornecer ventilação quando necessário (p. 1-7). Administrar oxigênio suplementar umidificado.
      2. Observar as vítimas sintomáticas por um tempo mínimo de 24 horas após a exposição e tratar a pneumonia química e o edema pulmonar não cardiogênico (p. 7), caso ocorram.
   B. **Fármacos específicos e antídotos**
      1. O papel dos corticosteroides é mais claramente indicado no caso do aparecimento tardio de bronquiolite obliterante. No caso de insuficiência pulmonar aguda por inalação quími-

ca, incluindo a inalação de óxido de nitrogênio, não foi estabelecido um papel benéfico para os esteroides.
2. Tratar a metemoglobinemia com **azul de metileno** (p. 457).
C. **Descontaminação** (p. 45). Os profissionais de resgate deverão fazer uso de equipamento de respiração autônoma e, no caso de possibilidade de exposição de alto nível ao gás ou de exposição ao ácido nítrico líquido, deverão usar roupas para proteção química.
1. **Inalação.** Remover imediatamente as vítimas da exposição e fornecer oxigênio suplementar quando disponível.
2. **Pele e olhos.** Remover qualquer roupa molhada e enxaguar a pele exposta com água. Irrigar os olhos expostos copiosamente com água ou soro fisiológico.
D. **Eliminação aumentada.** Não existem benefícios a partir dos procedimentos de eliminação.

▶ PARACETAMOL
Kent R. Olson, MD

O paracetamol (Anacin-3, Liquiprin, Panadol, Paracetamol, Tempra, Tylenol e diversos outros rótulos) é um fármaco amplamente utilizado na composição de diversos analgésicos e medicamentos para gripe prescritos e liberados. Quando combinado a outro fármaco, como difenidramina, codeína, hidrocodona, oxicodona, dextrometorfano ou propoxifeno, quanto mais drásticos forem os sintomas agudos causados pelo outro fármaco, mais os sintomas brandos e inespecíficos da toxicidade precoce pelo paracetamol poderão ser mascarados, levando à falha no diagnóstico ou ao tratamento retardado com antídotos. Produtos normalmente usados em combinação com o paracetamol incluem os seguintes: Darvocet, Excedrin ES, Lorcet, Norco, NyQuil, Percocet, Unisom Fórmula de Alívio Duplo, Sominex 2, Tylenol com Codeína, Tylenol PM, Tylox, Vicks Fórmula 44-D e Vicodin*.

I. **Mecanismo de toxicidade**
   A. **Lesão hepática.** Um dos produtos do metabolismo normal do paracetamol pelas enzimas oxidase de função mista e citocromo P-450 (CYP) é altamente tóxico; geralmente, esse metabólito reativo (NAPQI) é detoxificado rapidamente pela glutationa nas células vivas. Entretanto, em caso de superdosagem, a produção de NAPQI excede a capacidade da glutationa e o metabólito reage diretamente com macromoléculas hepáticas, levando à lesão hepática.
   B. **Lesão renal** pode ocorrer pelo mesmo mecanismo, devido ao metabolismo do CYP renal.
   C. A superdosagem durante a **gravidez** tem sido associada à morte fetal e ao aborto espontâneo.
   D. **Doses muito elevadas** de paracetamol podem causar acidose láctica e estado mental alterado por mecanismos desconhecidos, provavelmente envolvendo disfunção mitocondrial.
   E. **Farmacocinética.** O paracetamol é rapidamente absorvido, com seus maiores níveis sendo alcançados normalmente entre 30 a 120 minutos. (**Nota:** A absorção pode ser retardada após ingestão de produtos de liberação continuada [Tylenol de Liberação Estendida, Tylenol Artrite]* ou com a ingestão simultânea de opioides ou anticolinérgicos.) Volume de distribuição (Vd) = 0,8 a 1 L/kg. A eliminação é feita principalmente por conjugação hepática (90%), formando glicuronídeos não tóxicos ou sulfatos; a oxidase de função mista (CYP2E1, CYP1A2) representa apenas 3 a 8%, porém produz um intermediário tóxico (ver Item A supracitado). A meia-vida de eliminação é de 1 a 3 horas após uma dose terapêutica, mas poderá ser superior a 12 horas após uma superdosagem (ver também Tab. II-52, p. 414).

II. **Dose tóxica**
   A. A **ingestão aguda** de mais de 200 mg/kg por crianças ou de 6 a 7 g por adultos é potencialmente hepatotóxica.
      1. Crianças com menos de 10 a 12 anos de idade parecem ser menos suscetíveis à hepatotoxicidade devido à menor contribuição de CYP para o metabolismo do paracetamol.
      2. Em contraste, a margem de segurança poderá ser inferior em pacientes com enzimas CYP microssomais induzidas devido à maior produção do metabólito tóxico. **Pacientes de alto risco** incluem alcoólatras e aqueles que recebem indutores de CYP2E1, como a isoniazida. Abstinência e desnutrição também podem aumentar o risco de hepatotoxicidade, provavelmente reduzindo os reservatórios celulares de glutationa.

---
* N. de R. T. Nomes comerciais disponíveis nos EUA.

B. **Toxicidade crônica** tem sido observada após o consumo diário de doses supraterapêuticas. Uma linha de consenso da American Association of Poison Control Centers (AAPCC) recomenda a avaliação médica no caso de ingestão superior a 150 mg/kg/dia (ou 6 g/dia) durante dois dias ou mais. Um determinado estudo registrou a elevação de transaminases em mais de um terço de voluntários saudáveis que estavam recebendo doses de 4 g/dia durante vários dias.
1. Crianças desenvolveram toxicidade após receberem doses tão baixas quanto 100 a 150 mg/kg/dia durante 2 a 8 dias. As normas da AAPCC recomendam a avaliação médica para doses superiores a 150 mg/kg/dia durante 2 dias ou 100 mg/kg/dia durante 3 dias ou mais. Existe um único caso registrado de hepatotoxicidade em um bebê que recebeu 72 mg/kg/dia por 10 dias.
2. Como no caso de superdosagem aguda, o risco de lesão pelo uso crônico poderá ser maior em pacientes alcoólatras e em indivíduos recebendo isoniazida e outros fármacos que induzam CYP2E1.

III. **Apresentação clínica.** As manifestações clínicas dependerão do tempo decorrido após a ingestão.
A. **Imediatamente** após superdosagem aguda por paracetamol, geralmente não correm outros sintomas além de anorexia, náuseas ou vômito. Em casos raros, uma superdosagem maciça poderá levar a um estado mental alterado e à acidose metabólica na ausência de qualquer evidência laboratorial de lesão hepática. O prolongamento transitório do tempo de protrombina/razão normalizada internacional (TP/INR) na ausência de hepatite tem sido observado nas primeiras 24 horas; alguns desses pacientes, porém não todos, desenvolverão lesão hepática.
B. **Após 24 a 48 horas**, quando a aspartato aminotransferase (AST) e a alanina aminotransferase (ALT) começam a se elevar, a necrose hepática torna-se evidente. Caso ocorra insuficiência hepática fulminante, poderá ocorrer o óbito. Encefalopatia, acidose metabólica e uma elevação continuada em TP/INR representam um prognóstico ruim. A insuficiência renal aguda ocorre ocasionalmente, com ou sem insuficiência hepática concomitante.
C. Uso excessivo **crônico** de paracetamol.
1. Os pacientes em geral apresentam náuseas e vômito e poderão apresentar evidências de lesão hepática já na ocasião em que procurarem por assistência médica.
2. A depleção de glutationa associada à ingestão crônica de paracetamol também tem sido associada à acidose metabólica de intervalo aniônico devido ao acúmulo de 5-oxoprolina.

IV. **Diagnóstico.** O diagnóstico imediato será possível apenas em caso de suspeita de ingestão e da obtenção do nível sérico de paracetamol. Entretanto, os pacientes poderão não informar a história de ingestão do paracetamol por não serem capazes (p. ex., comatose por ingestão de outro fármaco), não estarem dispostos ou tampouco cientes de sua importância. Portanto, muitos médicos rotineiramente avaliam os níveis de paracetamol em todos os pacientes com superdosagem, independentemente da história de ingestão de substâncias.
A. **Níveis específicos. *Nota:*** 1 mg/L = 1 μg/mL = 6,6 μmol/L.
1. Após uma superdosagem aguda, obter o nível de paracetamol 4 horas após a ingestão e usar o nomograma (Fig. II-1) para avaliar a probabilidade de toxicidade. Não tentar interpretar um esboço de nível antes de 4 horas, a menos que seja "indetectável". Obter um segundo nível em 8 horas caso o valor de 4 horas seja limítrofe ou a absorção retardada seja previsível.
2. O nomograma deverá ser usado para avaliar ingestões crônicas ou repetidas.
3. Poderão ser observados níveis de paracetamol falsamente elevados na presença de altos níveis de salicilato e outras substâncias interferentes por determinados métodos laboratoriais mais antigos (ver Tab. I-6, p. 43). Esse problema é raro com o uso dos métodos analíticos atuais.
B. **Outras avaliações laboratoriais úteis** incluem eletrólitos (presença de um intervalo aniônico), glicose, ureia, creatinina, aminotransferases hepáticas, bilirrubina e TP/RNI.

V. **Tratamento**
A. **Emergência e avaliações de apoio**
1. **Vômito espontâneo** poderá retardar a administração oral de antídoto ou carvão (ver adiante) e poderá ser tratado com metoclopramida (p. 527) ou com um antagonista do receptor de serotonérgica (5-HT$_3$), como o ondansetrona (p. 538).

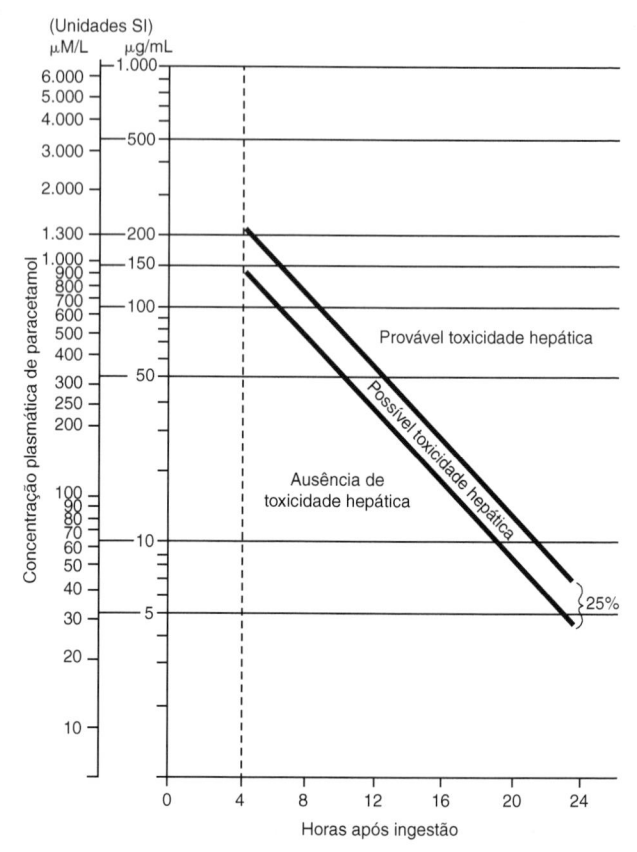

FIGURA II-1 Nomograma para a previsão de hepatotoxicidade por paracetamol após superdosagem aguda. A linha superior define as concentrações séricas de paracetamol provavelmente associadas à hepatotoxicidade; a linha inferior define os níveis séricos 25% abaixo dos esperados como causadores de hepatotoxicidade. SI, sistema internacional (Reproduzida com permissão de McNeil Consumer Products, Inc.)

2. Deve-se fornecer tratamento de apoio geral para insuficiência hepática ou renal, caso ocorram. O **transplante hepático** de emergência poderá ser necessário em caso de insuficiência hepática fulminante. Encefalopatia, acidose metabólica, hipoglicemia e um aumento progressivo no tempo de protrombina representam indícios de lesão hepática grave.

B. **Fármacos específicos e antídotos**
  1. Ingestão **aguda isolada**
     a. Caso o nível sérico caia abaixo da linha superior ("toxicidade provável") no nomograma ou se a estatística dos níveis séricos não estiver disponível imediatamente, iniciar a terapia com o antídoto *N*-**acetilcisteína** (NAC; p. 441). A eficiência da NAC depende do **tratamento inicial**, antes do acúmulo do metabólito tóxico; ele terá máximo benefício quando iniciado em 8 a 10 horas, benefício que será reduzido após 12 a 16 horas; entretanto, o tratamento não deverá ser suspenso mesmo que o atraso seja de 24 horas ou mais. Caso o vômito interfira ou ameace atrasar a administração oral de acetilcisteína, administrar NAC IV.

b. Caso o nível sérico fique entre as linhas de "toxicidade possível" e "toxicidade provável" do nomograma, considerar seriamente a administração de NAC, especialmente se o paciente apresentar risco elevado de toxicidade – por exemplo, se o paciente for alcoólatra, estiver recebendo um medicamento que induza a atividade do CYP2E1 (p. ex., isoniazida [INH]) ou tiver recebido superdosagens múltiplas ou subagudas – ou se o período da ingestão for incerto ou não confiável. Diversas normas nacionais e internacionais usam a linha da "toxicidade possível" como limítrofe para o tratamento de todos os pacientes com superdosagem aguda de paracetamol.

c. Caso o nível sérico desça abaixo da linha inferior do nomograma, o tratamento não costuma ser indicado, a menos que o período da ingestão seja indeterminado ou que o paciente seja particularmente de alto risco.

d. **Nota:** Após a ingestão de comprimidos de **liberação estendida** (p. ex., Tylenol de Liberação Estendida, Tylenol para Dor de Artrite)*, que são formulados para absorção prolongada, poderá haver um retardo antes que o nível máximo de paracetamol seja atingido. Isso também poderá ocorrer após a ingestão simultânea de fármacos que retardem o esvaziamento gástrico, como opioides e anticolinérgicos. Nessas circunstâncias, deve-se repetir a avaliação do nível sérico de paracetamol em 8 horas e, se possível, em 12 horas. Nesses casos, é prudente que se inicie a terapia com NAC antes de 8 horas enquanto se aguarda pelos níveis subsequentes.

e. **Duração do tratamento com NAC.** O protocolo norte-americano convencional para o tratamento de intoxicação por paracetamol indica 17 doses de NAC oral administradas aproximadamente por 72 horas. Entretanto, durante décadas, protocolos de sucesso no Canadá, no Reino Unido e na Europa utilizaram NAC IV durante apenas 20 horas. Em casos simples, administrar NAC (VO ou IV) por 20 horas e acompanhar os níveis das transaminases hepáticas e o TP/INR. Caso apareçam evidências de lesão hepática, prosseguir com NAC até que os testes de função hepática melhorem.

2. Ingestões **crônicas ou repetidas** de paracetamol: alguns pacientes poderão apresentar uma história de várias doses recebidas por 24 horas ou mais, casos em que o nomograma não poderá estimar precisamente o risco de hepatotoxicidade. Nesses casos, aconselha-se o tratamento com NAC caso a quantidade ingerida tenha sido superior a 200 mg/kg durante um período de 24 horas, 150 mg/kg/dia durante 2 dias ou 100 mg/kg/dia durante 3 dias ou mais; caso as enzimas hepáticas estejam elevadas; caso seja detectado paracetamol no soro; ou caso o paciente encaixe-se em um grupo de alto risco (ver item "b" supracitado). O tratamento poderá ser interrompido 24 horas após a última dose de paracetamol, caso as enzimas hepáticas e o TP/INR estejam normalizados.

C. **Descontaminação** (p. 45). Administrar carvão ativado VO se as condições forem apropriadas (ver Quadro I-30, p. 51). A lavagem gástrica não é necessária após ingestões pequenas ou moderadas caso o carvão ativado seja administrado prontamente.

1. Embora o carvão ativado absorva certa quantidade do antídoto NAC administrado VO, tal efeito não é considerado clinicamente importante.

2. Não administrar carvão caso tenham se passado 1 a 2 horas desde a ingestão, a menos que haja suspeita de absorção retardada (p. ex., como no caso do Tylenol de Liberação Estendida, Tylenol para Dor de Artrite* ou substâncias contendo opioides ou agentes anticolinérgicos).

D. **Eliminação aumentada.** A hemodiálise remove eficientemente o paracetamol do sangue, porém, em geral, não é indicada, porque a terapia com antídoto é bastante eficiente. A diálise deverá ser considerada em caso de ingestões maciças de níveis muito elevados (p. ex., > 1.000 mg/L), complicadas por coma e/ou hipotensão.

---

* N. de R. T. Nomes comercias nos EUA.

▶ PARAQUAT E DIQUAT

Richard J. Geller, MD, MPH

O dicloreto de paraquat (CAS # 1910-42-5) e o dibrometo de diquat (CAS # 85-00-7) são herbicidas dipiridílicos usados no controle de pragas e como desfolhantes pré-colheita (dessecativo). As formulações do produto diferem de acordo com o país. Nos EUA, a Syngenta normalmente comercializa o Gramoxone Inteon (dicloreto de paraquat a 30,1%) e o Reward (dibrometo de diquat a 37,3%). Em outros lugares, fórmulas de diquat de menor concentração também são comercializadas. Roundup QuikPro é uma fórmula granular hidrossolúvel (glifosato 73,3% e diquat 2,9%). Nos EUA, as intoxicações por paraquat ultrapassam o número de casos por diquat.

I. **Mecanismo de toxicidade**
   A. **Paraquat** e **diquat** são cátions bivalentes fortes cujos efeitos tóxicos são semelhantes. Soluções concentradas (p. ex., > 20%) podem causar lesão corrosiva grave quando ingeridas, injetadas ou aplicadas na pele, nos olhos ou em membranas mucosas. Os herbicidas dipiridílicos são toxinas sistêmicas extremamente potentes e causam lesões orgânicas multissistêmicas. Envolvidos em um ciclo de redução e oxidação ativado por NADPH (nicotinamida adenosina dinucleotídeo fosfato), os radicais dipiridila geram radicais livres altamente reativos, incluindo os ânions superóxido e hidroxila, levando à morte celular e à destruição tecidual via peroxidação de lipídeos. A insuficiência renal é uma característica comum de ambas as intoxicações. Poderá ocorrer insuficiências hepática e cardiovascular.
   1. Além disso, o **paraquat** é seletivamente absorvido e concentrado pelas células alveolares do pulmão, levando à necrose celular, seguida pela proliferação do tecido conectivo e por fibrose pulmonar.
   2. O **diquat** não é absorvido pelos alvéolos pulmonares e não causa fibrose pulmonar, porém tem sido associado aos infartos hemorrágicos do SNC.
   C. **Farmacocinética**
   1. **Absorção.** Paraquat e diquat são rapidamente (porém, não completamente) absorvidos a partir do trato GI, e os níveis séricos máximos são alcançados em 2 horas a partir da ingestão. A presença de alimento poderá reduzir ou retardar significativamente a absorção. Embora a absorção seja fraca através da pele intacta, os herbicidas dipiridílicos podem ser absorvidos pela pele arranhada ou após contato prolongado com soluções concentradas. As fatalidades geralmente resultam da ingestão, porém têm sido observadas após injeção IM, após exposição vaginal e percutânea e, raramente, após inalação. Os radicais dipiridila são herbicidas de contato não incorporados sistematicamente pelos vegetais. Uma vez aplicados às plantas ou ao solo, ligam-se rapidamente e apresentam toxicidade improvável. O paraquat borrifado sobre a maconha é destruído no processo de combustão.
   2. **Distribuição.** O paraquat possui um volume aparente de distribuição de 1,2 a 1,6 L/kg. Ele é absorvido com maior avidez pelos pulmões, pelos rins, pelo fígado e pelo tecido muscular. Nos pulmões, o paraquat é ativamente absorvido contra um gradiente de concentração.
   3. **Eliminação.** O paraquat é eliminado por via renal, com mais de 90% sendo excretados sem alterações em 12 a 24 horas em caso de função renal normal. O diquat é eliminado por via renal e pelo trato GI.
II. **Dose tóxica.** O diquat é ligeiramente menos tóxico do que o paraquat. Entretanto, tal distinção pode ser de pouca valia, já que ambos os compostos são extremamente tóxicos.
   A. **Paraquat.** A ingestão de apenas 2 a 4 g, ou 10 a 20 mL, de uma solução concentrada de paraquat a 20% levou ao óbito. A dose letal estimada de paraquat a 20% é de 10 a 20 mL para adultos e de 4 a 5 mL para crianças. A dose letal mediana oral (DL_{50}) em macacos é de aproximadamente 50 mg/kg.
   B. **Diquat.** Mortes por diquat foram registradas após ingestões de 15, 20 e 50 mL de diquat a 20% e após 30 mL de diquat a 14%. A DL_{50} oral em macacos é de aproximadamente 100 a 300 mg/kg.
III. **Apresentação clínica**
   A. **Paraquat.** Após a ingestão de soluções concentradas, observa-se dor e edema da boca e da garganta e podem ser vistas ulcerações orais. É comum a ocorrência de náuseas, vômito e

dor abdominal. A gastrenterite grave e o sequestro GI de fluido podem levar à perda maciça de fluido e eletrólitos, o que contribui para a insuficiência renal. A gravidade e o período da doença dependem da dose. A ingestão de mais de 40 mg/kg (~14 ml de uma solução de 20% em um adulto) leva a lesão GI corrosiva, aparecimento rápido de insuficiência renal, mionecrose, choque e morte em algumas horas até poucos dias. A ingestão de 20 a 40 mg/kg leva a um curso mais indolente, evoluindo por vários dias, com a maioria dos pacientes morrendo de fibrose pulmonar após dias a semanas. Pacientes com ingestões inferiores a 20 mg/kg costumam se recuperar completamente.
B. O **diquat** causa sintomas iniciais bastante similares, porém não causa fibrose pulmonar. Agitação, convulsão e coma têm sido descritos. Poderão ocorrer infartos hemorrágicos do tronco cerebral.
IV. O **diagnóstico** é obtido com base na história de exposição e na presença de queimaduras orais, gastrenterite e insuficiência sistêmica múltipla dos órgãos. Fibrose pulmonar sugere intoxicação por paraquat e poderá ser rapidamente progressiva ou tardia.
A. **Níveis específicos.** O prognóstico pode ser correlacionado com níveis séricos específicos; porém, esses níveis provavelmente não estarão disponíveis em tempo útil para o tratamento de emergência. Assistência para conseguir os níveis plasmáticos e urinários do paraquat e do diquat poderá ser obtida pela Syngenta (1-800-327-8633)*, embora o tempo envolvido possa ser muito longo. Os níveis plasmáticos de paraquat podem ser interpretados pelo nomograma de Hart ou com a assistência de um centro de controle de intoxicação. Um rápido teste qualitativo para detectar paraquat ou diquat adiciona ditionito de sódio (1 mL de uma solução a 1%) para 10 mL da urina do paciente; o aparecimento de coloração azul é consistente com a ingestão de dipiridila.
B. **Outras análises laboratoriais úteis** incluem exames hepáticos, renais e dos eletrólitos, hemograma, gasometria arterial e radiografia do tórax superior direito (para suspeita de fibrose, pneumomediastino ou perfuração GI). Foi observado rápido aumento no nível de creatinina (desproporcional ao da ureia).
V. **Tratamento**
A. **Emergência e medidas de apoio.** A **Syngenta Agricultural Products Emergency Information Network (1-800-327-8633)**** é um recurso para o acompanhamento das exposições aos dipiridilos e está disponível 24 horas por dia, 7 dias por semana.
1. Manter via aérea aberta e fornecer ventilação, quando necessário (p. 1-7).
2. Tratar o desequilíbrio de fluido e eletrólitos causado pelas perdas GIs e terceiro espaço com soluções de cristaloides IV.
3. Evitar a administração excessiva de oxigênio, pois ele é o substrato a partir do qual os radicais dipiridila originam espécies de radicais livres nocivos. Tratar a hipoxemia significativa com oxigênio suplementar, porém usar apenas a menor quantidade necessária para alcançar uma P_{O_2} de aproximadamente 60 mmHg.
4. Tratar a dor causada pela lesão corrosiva com doses adequadas de opioides.
5. Obter consulta e suporte dos serviços de cuidados sociais e pastorais para os pacientes com intoxicação potencialmente fatal.
B. **Fármacos específicos e antídotos.** Nos últimos anos, um grande número de estudos examinou os tratamentos propostos para a intoxicação por dipiridilos, mas até o momento nenhum antídoto específico pode ser recomendado.
C. **Descontaminação** (p. 45)
1. **Pele e olhos.** Remover toda a roupa contaminada e lavar a pele exposta com água e sabão. Irrigar copiosamente os olhos expostos com soro fisiológico ou água.
2. **Ingestão.** A descontaminação imediata é agressiva do trato GI e provavelmente o único tratamento que poderá afetar significativamente o prognóstico após a ingestão de paraquat ou diquat.
a. **Pré-hospitalar.** A ingestão imediata de alimento poderá fornecer alguma proteção se o carvão não estiver imediatamente disponível.

---

* N. de R.T. No Brasil, 0800-704-4304. É uma central de atendimento geral, não é específica de intoxicações.
** N. de R.T. Não disponível no Brasil. Contatar os centros de informações toxicológicas.

b. **Hospitalar.** Administrar imediatamente 100 g de carvão ativado e repetir a dose em 1 a 2 horas. A lavagem gástrica poderá ser útil quando realizada em até 1 hora após a ingestão, porém deverá ser precedida de uma dose de carvão ativado. Diversas argilas, como a bentonita e a terra de Fuller, também adsorvem paraquat e diquat, porém provavelmente não são tão eficazes quanto o carvão.

D. **Eliminação aumentada** (p. 53). Embora a hemoperfusão com carvão venha sendo defendida e estudos animais iniciais, e registros de caso humano sugiram benefícios, nenhum estudo controlado demonstrou melhora no prognóstico, e o consenso atual é de que o procedimento não é indicado. A hemodiálise e a diurese forçada não aumentam a eliminação, embora a insuficiência renal possa requerer esse último procedimento.

▶ PEIXE-LEÃO E OUTROS SCORPAENIDAE
Richard F. Clark, MD

A família Scorpaenidae compreende peixes de água salgada que são, na maioria, habitantes de águas profundas reconhecidos pela sua capacidade de se camuflar e desaparecer no ambiente. Existem 30 gêneros e aproximadamente 300 espécies, e 30 destas podem envenenar humanos. Embora tenham sido considerados como perigos ocupacionais apenas para os pescadores profissionais, o contato crescente desses peixes com mergulhadores e aquaristas domésticos tem aumentado a frequência dos envenenamentos.

I. **Mecanismo de toxicidade.** O envenenamento em geral ocorre quando o peixe é manipulado ou pisado ou quando o aquarista coloca as mãos no tanque. As nadadeiras dorsal, anal e peitoral são sustentadas por espinhas conectadas com as glândulas do veneno. O peixe abrirá suas barbatanas e cortará a vítima, causando a liberação do veneno (e geralmente o libera da bainha tegumentar da barbatana para o interior da ferida). O veneno de todos esses organismos é uma mistura termolábil que não está totalmente caracterizada.

II. **Dose tóxica.** A dose do veneno envolvido em qualquer picada é variável. A diferença interespécies da gravidade do envenenamento é geralmente resultante da relação entre a glândula do veneno e as barbatanas.

A. *Synanceja* (peixe-pedra australiano) tem barbatanas pequenas e fortes com a glândula de veneno localizada próxima às pontas; assim, amplas doses de veneno são liberadas e, em geral, ocorre um envenenamento severo.

B. *Pterois* (peixe-leão, peixe-peru) tem barbatanas delicadas e longas com as glândulas de veneno próximas à sua base e, portanto, é capaz de liberar normalmente apenas pequenas doses de veneno.

III. **Apresentação clínica.** O envenenamento produz o aparecimento imediato de dor aguda, latejante, intensa e agonizante. Nos casos não tratados, a intensidade da dor atinge picos de 60 a 90 minutos, e a dor poderá persistir por 1 a 2 dias.

A. A **intoxicação sistêmica** associada ao envenenamento pelo peixe-pedra pode incluir o aparecimento rápido de hipotensão, taquicardia, arritmias cardíacas, isquemia miocárdica, síncope, diaforese, náuseas, vômito, cólica abdominal, dispneia, edema pulmonar, cianose, dor de cabeça, fraqueza muscular e espasticidade.

B. **Efeitos teciduais locais** incluem eritema, equimose e edema. A infecção poderá ocorrer devido às porções retidas da bainha tegumentar. Poderá ocorrer hiperalgesia, anestesia ou parestesia da extremidade afetada, e foi registrada a ocorrência de neuropatia persistente.

IV. O **diagnóstico** em geral se baseia na história de exposição, e a gravidade do envenenamento costuma se manifestar rapidamente.

A. **Níveis específicos.** Não existem níveis específicos de toxinas disponíveis.

B. **Outras análises laboratoriais úteis** para a intoxicação grave incluem eletrólitos, glicose, ureia, creatinina, creatina quinase (CK), exame de urina, monitoramento do ECG e radiografia torácica. Radiografias dos tecidos moles no local da picada poderão demonstrar ocasionalmente a retenção de uma bainha tegumentar ou de outros materiais estranhos, porém não deverão substituir o exame direto da ferida quando indicadas.

V. Tratamento
A. Emergência e medidas de apoio
1. Após o envenenamento grave pelo peixe-pedra:
   a. Manter uma via aérea aberta e fornecer ventilação quando necessário (p. 1-7). Administrar oxigênio suplementar.
   b. Tratar hipotensão (p. 15) e arritmias (p. 10-15), caso ocorram.
2. Tratamento genérico da ferida:
   a. Limpar a ferida cuidadosamente e remover qualquer bainha tegumentar visível. Monitorar as feridas quanto ao aparecimento de infecções.
   b. Realizar a profilaxia para o tétano, quando necessária.

B. Fármacos específicos e antídotos. Mergulhar imediatamente a extremidade em **água quente** (45°C) por 30 a 60 minutos. Isso deverá levar ao alívio imediato da dor em alguns minutos. No caso de envenenamentos pelo peixe-pedra, um antiveneno poderá ser encontrado em um centro regional de controle de intoxicação (nos EUA, 1-800-222-1222), porém a maioria desses casos poderá ser controlada com sucesso com o procedimento de imersão na água quente e com o tratamento de apoio sintomático.

C. Os procedimentos de **descontaminação** não são aplicáveis.

D. Eliminação aumentada. Não existem benefícios a partir desses procedimentos.

▶ PENTACLOROFENOL E DINITROFENOL
Delia A. Dempsey, MS, MD e Worapant Kriengsoontornkij, MD

O **pentaclorofenol** (pencloro, penta, PCP e outros) é um hidrocarboneto aromático clorado que tem sido usado como fungicida para preservar madeira (p. ex., postes telefônicos). Desde 1984, o seu uso nos EUA tem sido restrito a propósitos industriais por aplicadores certificados. Ele parece afetar o hormônio da tireoide e o sistema imune; é um provável carcinógeno (EPA). Ele é formado como produto intermediário durante a desinfecção da água com oxidantes clorados. Além disso, observou-se que crianças que vivem em áreas com emissões de tetraclorobenzeno e hexaclorobenzeno apresentam concentrações sanguíneas elevadas de pentaclorofenol.

Os **dinitrofenóis** (dinosam, DNOC, DNP e análogos) têm sido usados como inseticidas, herbicidas, fungicidas e intermediários químicos e são usados em alguns explosivos, corantes e produtos químicos fotográficos. O dinitrofenol também tem sido ingerido oralmente para a redução de peso. O uso de dinitrofenol como pesticida ou como agente redutor de obesidade está proibido nos EUA, embora o fármaco pareça estar disponível pela internet.

I. Mecanismo de toxicidade
A. O pentaclorofenol e os dinitrofenóis desacoplam a fosforilação oxidativa na mitocôndria. Os substratos são metabolizados, porém a energia produzida é dissipada sob a forma de calor em vez de produzir trifosfato de adenosina (ATP). A taxa metabólica basal aumenta, exigindo melhor desempenho do sistema cardiorrespiratório. O excesso de ácido láctico resulta da glicólise anaeróbia.
B. Os dinitrofenóis podem oxidar a hemoglobina para metemoglobina (p. 319).
C. Em estudos animais, o pentaclorofenol é mutagênico, teratogênico e carcinogênico. O DNP é teratogênico e poderá ser levemente carcinogênico.

II. Dose tóxica. Esses agentes são rapidamente absorvidos pela pele, pelos pulmões e pelo trato GI.
A. **Inalação.** O nível de pentaclorofenol no ar considerado imediatamente perigoso à vida ou à saúde (IDLH) é de 2,5 mg/mm^3. O limite de exposição no local de trabalho recomendado pela ACGIH (TLV-TWA) é de 0,5 mg/m^3 por um período médio de 8 horas.
B. **Pele.** Essa é a principal via associada à intoxicação acidental. Uma intoxicação epidêmica ocorreu em uma enfermaria neonatal após as fraldas terem sido inadvertidamente lavadas em uma solução de pentaclorofenato de sódio a 23%.
C. **Ingestão.** A dose oral letal mínima de pentaclorofenol para humanos não é conhecida, porém ocorreu óbito após a ingestão de 2 g. A ingestão de 1 a 3 g de dinitrofenol é considerada letal.

III. **Apresentação clínica.** As manifestações tóxicas do pentaclorofenol e do dinitrofenol são quase idênticas. Sudorese profunda, febre, taquipneia e taquicardia são observadas universalmente nas intoxicações graves.
   A. A **exposição aguda** causa irritação da pele, dos olhos e da via aérea superior. A absorção sistêmica pode causar dor de cabeça, vômito, fraqueza e letargia. Sudorese profunda, hipertermia, taquicardia, taquipneia, convulsões e coma estão associados à intoxicação grave ou fatal. Poderá ocorrer edema pulmonar. A morte geralmente advém do colapso cardiovascular ou hipertermia. Após a morte, o aparecimento extremamente rápido do *rigor mortis* é registrado com frequência. O dinitrofenol também pode induzir metemoglobinemia, insuficiências hepática e renal e pele amarelada.
   B. A **exposição crônica** poderá se apresentar de maneira semelhante e, além disso, causar perda de peso, distúrbios GIs, febres e sudoreses noturnas, fraqueza, sintomas semelhantes aos da gripe, dermatite de contato e anemia aplástica (rara). Cataratas e glaucoma têm sido associados ao dinitrofenol.
IV. O **diagnóstico** é obtido com base na história de exposição e em achados clínicos e deverá ser suspeitado em pacientes com febre, acidose metabólica, diaforese e taquipneia.
   A. **Níveis específicos.** Os níveis sanguíneos não se encontram imediatamente disponíveis ou úteis para o tratamento de emergência.
   B. **Outras análises laboratoriais úteis** incluem hemograma, eletrólitos, glicose, ureia, creatinina, creatina quinase (CK), aminotransferases hepáticas, amilase e/ou lipase, teste com tira reagente para sangue oculto na urina (positivo com hemólise ou rabdomiólise), gasometria arterial, nível de metemoglobina e radiografia torácica.
V. **Tratamento**
   A. **Emergência e medidas de apoio**
      1. Manter via aérea aberta e fornecer ventilação, quando necessário (p. 1-7).
      2. Tratar coma (p. 18), convulsão (p. 22), hipotensão (p. 15) e hipertermia (p. 21), caso ocorram. A desidratação advinda de taquipneia, febre e sudorese é comum e poderá requerer substituição de amplo volume de fluido.
      3. Monitorar pacientes assintomáticos por pelo menos 6 horas após a exposição.
      4. *Não* usar salicilatos ou agentes anticolinérgicos, pois poderão piorar a hipertermia. A paralisia com bloqueadores neuromusculares poderá não contribuir positivamente devido ao mecanismo intracelular da hipertermia. O uso de barbituratos (p. 153) poderá ser de algum valor.
   B. **Fármacos específicos e antídotos.** Não existem antídotos específicos. Tratar a metemoglobinemia com azul de metileno (p. 457).
   C. **Descontaminação** (p. 45)
      1. **Inalação.** Remover a vítima da exposição e administrar oxigênio suplementar, quando disponível.
      2. **Pele e olhos.** Remover a roupa contaminada e armazenar em um saco plástico; lavar as áreas expostas intensa e copiosamente com água e sabão. Irrigar os olhos expostos copiosamente com soro fisiológico ou água morna. Os profissionais de salvamento deverão usar roupas protetoras apropriadas e respiradores para evitar a exposição.
      3. **Ingestão.** Administrar carvão ativado VO se as condições forem apropriadas (ver Quadro I-30, p. 51). A lavagem gástrica não será necessária após ingestões pequenas a moderadas se o carvão ativado tiver sido administrado prontamente.
   D. **Eliminação aumentada.** Não existem evidências de que os procedimentos de eliminação aumentada sejam eficientes.

▶ PESTICIDAS COM HIDROCARBONETOS CLORADOS
Darren H. Lew, PharmD

Os pesticidas com hidrocarbonetos clorados são amplamente utilizados na agricultura, no controle de pestes ambientais e nos programas de controle da malária em todo o mundo. O lindano, por exemplo, é usado medicinalmente para o tratamento de piolhos e escabiose. Os hidrocarbonetos clorados são de fundamental interesse toxicológico, e muitos (p. ex., DDT [dicloro-difenil-tricloroetano] e clordano) foram banidos do uso comercial (inclusive no Brasil) por persistirem no ambiente e se acumularem nos sistemas biológicos. Apesar de banidas há décadas, essas substâncias ainda estão sendo encontradas no ambiente e na cadeia alimentar em estudos em andamento. Em 2002, a venda de lindano foi suspensa na Califórnia.

I. **Mecanismo de toxicidade**
   A. Os hidrocarbonetos clorados são neurotoxinas que interferem na transmissão de impulsos nervosos, especialmente no cérebro, levando a alterações comportamentais, atividade muscular involuntária e depressão do centro respiratório. Eles também podem sensibilizar o miocárdio aos efeitos arritmogênicos das catecolaminas, e muitos podem causar lesão hepática ou renal, possivelmente devido à geração de metabólitos tóxicos. Além disso, alguns hidrocarbonetos clorados podem ser carcinogênicos.
   B. **Farmacocinética.** Os hidrocarbonetos clorados são bem absorvidos pelo trato GI, pela pele e por inalação. Eles são altamente lipossolúveis e acumulam-se depois de repetidas exposições. A eliminação não segue a cinética de primeira ordem; os compostos são liberados lentamente a partir dos reservatórios do corpo durante dias até meses ou anos.

II. **Dose tóxica.** As doses tóxicas agudas desses compostos são altamente variáveis, e os registros de intoxicação humana aguda são limitados. O Quadro II-9 mostra a toxicidade relativa de diversos compostos comuns.
   A. A **ingestão** de apenas 1 g de lindano pode produzir convulsões em uma criança, e 10 a 30 g são considerados letais para um adulto. As doses orais letais estimadas para adultos de aldrina e clordano são de 3 a 7 g cada; e a da dieldrina, 2 a 5 g. Um homem de 49 anos de idade morreu após ingerir 12 g de endrina. Um homem de 20 anos de idade sobreviveu a uma ingestão de 60 g de endossulfan, porém adquiriu um distúrbio de convulsão crônico.
   B. A **absorção cutânea** é uma via significativa de exposição, especialmente com aldrina, dieldrina e endrina. A aplicação extensa ou repetida de lindano em todo o corpo de bebês (apenas duas aplicações em dois dias consecutivos) levou à convulsões e ao óbito.

III. **Apresentação clínica.** Logo após a ingestão aguda, ocorrem náuseas e vômito, seguidos de parestesia da língua, dos lábios e da face, confusão, tremor, obtundação, coma, convulsões e depressão respiratória. Como os hidrocarbonetos clorados são altamente lipossolúveis, a duração da toxicidade poderá ser prolongada.
   A. Foram observados convulsões recorrentes ou de aparecimento tardio.
   B. Podem ocorrer arritmias devido à sensibilidade do miocárdio às catecolaminas.
   C. Acidose metabólica pode ocorrer.
   D. Sinais de hepatite ou lesão renal podem se desenvolver.
   E. Discrasias hematopoiéticas podem se desenvolver tardiamente.

IV. O **diagnóstico** é obtido com base na história de exposição e na apresentação clínica.
   A. **Níveis específicos.** Os hidrocarbonetos clorados podem ser medidos no soro, porém seus níveis não se encontram rotineiramente disponíveis.

QUADRO II-5 Hidrocarbonetos clorados

Toxicidade baixa (DL_{50} oral animal $>$ 1 g/kg)	Moderadamente tóxico (DL_{50} oral animal $>$ 50 mg/kg)	Altamente tóxico (DL_{50} oral animal $<$ 50 mg/kg)
Etilan (Perthane)*	Clordano	Aldrina
Hexaclorobenzeno	DDT	Dieldrina
Metoxicloro	Heptacloro	Endossulfan
	Kepone*	Endrina
	Lindano	
	Mirex*	
	Toxafeno	

* N. de R.T. No Brasil, os pesticidas organoclorados estão proibidos ou em processo de retirada programada.

B. **Outras análises laboratoriais úteis** incluem eletrólitos, glicose, ureia, creatinina, aminotransferases hepáticas, tempo de protrombina e monitoramento do ECG.

V. **Tratamento**
A. **Emergência e medidas de apoio**
   1. Manter uma via áerea aberta e fornecer ventilação quando necessário (p. 1-7). Administrar oxigênio suplementar. Como a maioria dos produtos líquidos é formulada em solventes orgânicos, devem-se observar evidências de aspiração pulmonar (ver "Hidrocarbonetos", p. 275).
   2. Tratar convulsão (p. 22), coma (p. 18) e depressão respiratória (p. 5) caso ocorram. Arritmias ventriculares podem responder a bloqueadores β-adrenérgicos, como propranolol (p. 551) e esmolol (p. 494).
   3. Acoplar um monitor eletrocardiográfico e observar o paciente por pelo menos 6 a 8 horas.
B. **Fármacos e antídotos específicos.** Não existem antídotos específicos.
C. **Descontaminação** (p. 56)
   1. **Pele e olhos.** Remover a roupa contaminada e lavar a pele afetada copiosamente com água e sabão, incluindo cabelo e unhas. Irrigar os olhos expostos copiosamente com água tépida ou soro fisiológico. A equipe de salvamento deverá tomar precauções para evitar a exposição pessoal.
   2. **Ingestão.** Administrar carvão ativado VO caso as condições sejam apropriadas (ver Quadro I.30, p. 51). A lavagem gástrica não é necessária após ingestões pequenas a moderadas se o carvão ativado tiver sido administrado prontamente.
D. **Eliminação aumentada** (p. 53)
   1. Repetidas doses de carvão ativado ou resina de colestiramina poderão ser administradas para aumentar a eliminação por meio da interrupção da circulação êntero-hepática.
   2. Transfusão de substituição, diálise peritoneal, hemodiálise e hemoperfusão provavelmente não são procedimentos benéficos, devido ao amplo volume de distribuição desses agentes químicos.

▶ PICADA DE COBRA
Richard F. Clark, MD

Dentre as 14 famílias de cobras, cinco são venenosas (Tab. II-42). A incidência anual de picadas de cobras nos EUA é de 3 a 4 picadas a cada 100 mil indivíduos. Ocorre morbidade clinicamente significativa em menos de 60% dos casos, e apenas algumas mortes são registradas por ano. Picadas de cascavéis representam os envenenamentos mais comuns nos EUA, e a vítima costuma ser um homem jovem embriagado que estava provocando ou tentando capturar a cobra. A cobra é capaz de dar um bote preciso a uma distância de aproximadamente um terço do comprimento do seu corpo, atingindo uma distância máxima de cerca de 1 metro.

I. **Mecanismo de toxicidade.** Venenos de cobra são misturas complexas de 50 componentes ou mais que funcionam para imobilizar, matar e pré-digerir a presa. Em vítimas humanas, essas substâncias produzem efeitos citotóxicos ou "digestivos" locais sobre os tecidos, bem como hemotóxicos, neurotóxicos e outros efeitos sistêmicos. A predominância relativa no veneno de componentes citotóxicos, hemotóxicos e neurotóxicos depende da espécie da cobra e das variáveis geográficas e sazonais. Essa mistura variável de componentes representa o motivo mais provável pelo qual a apresentação clínica de cada envenenamento por cascavel é único.

II. **Dose tóxica.** A potência e a quantidade do veneno injetado variam consideravelmente. Aproximadamente 20% de todas as picadas de cobra são "secas", nas quais nenhum veneno é injetado.

III. **Apresentação clínica.** Os envenenamentos mais comuns por cobras nos EUA são por cascavéis (Viperidae, subfamília Crotalinae). As picadas feitas pelas cobras comuns norte-americanas Elapidae (p. ex., cobra-coral) e Colubridae (p. ex., cobra-rei) também serão discutidas aqui. Para informações sobre picadas por outras cobras exóticas, contatar um centro regional de controle de envenenamento (1-800-222-1222) para uma consulta específica.

MANUAL DE TOXICOLOGIA CLÍNICA   351

TABELA II-42 Cobras venenosas (selecionadas)

Famílias e gêneros	Nome (ou vulgar)	Comentários
Colubridae		
Lampropeltis	Cobra-rei	Envenenamento humano improvável devido à boca
Heterodon	Hognose	pequena e às presas pequenas e fixas na parte
Coluber	Cobra-de-ferradura	posterior da boca. Espécies africanas maiores
	Cobra-de-papo	poderão causar coagulopatia sistêmica grave.
Dispholidus		
Elapidae		
Micrurus	Cobra-coral	Envenenamento humano improvável devido à
Naja	Cobra-cuspideira	boca pequena e às presas pequenas e fixas na
Bungarus	Krait	parte posterior da boca. Em geral, predomina a
	Mamba-verde	neurotoxicidade.
Dendroaspis		
Hydrophidae	Cobras marinhas	Também possuem presas pequenas e fixas na parte posterior da boca.
Viperidae, subfamília Crotalinae		
Crotalus	Cascavel	O envenenamento mais comum nos EUA. Têm
Agkistrodon	Cabeça-de-cobre,	presas longas e rotatórias na frente da boca,
	boca-de-algodão	e pintas faciais sensíveis ao calor (daí o nome
Bothrops	Jararaca	"víboras pintadas").
Viperidae, subfamília Viperinae		
Bitis	Víbora-do-gabão	Presas longas e rotatórias na frente da boca, porém
Cerastes	Víbora da areia do Saara,	sem pintas faciais sensíveis ao calor.
	víbora comum da areia	
Echis	Víbora escama-de-serra	

A. **Crotalinae.** As marcas das presas podem se parecer com feridas ou lacerações pontuais, com as últimas resultando de um movimento repentino feito pela cobra ou pela vítima. As presas em geral penetram apenas poucos milímetros, porém, às vezes atingem regiões mais profundas do tecido ou vasos sanguíneos. Os sinais e sintomas de toxicidade estarão quase sempre aparentes 8 a 12 horas após o envenenamento.

1. **Efeitos localizados.** Minutos após o envenenamento, inicia-se uma dor pungente e ardente. Poderão ocorrer edema progressivo, eritema, petéquias, equimose e bolhas hemorrágicas nas horas seguintes. O membro poderá inchar em até duas vezes o seu tamanho normal durante as primeiras horas. O choque hipovolêmico e a síndrome do compartimento local poderão ocorrer secundariamente ao sequestro de fluido e sangue nas áreas lesadas.

2. **Efeitos sistêmicos** poderão incluir náuseas e vômito, fraqueza, fasciculações musculares, diaforese, parestesias periorais e periféricas, paladar metálico, trombocitopenia e coagulopatia. Compostos vasodilatadores circulantes podem contribuir para a hipotensão. Foram observados edema pulmonar e colapso cardiovascular, bem como reações do tipo alérgicas ao veneno, que poderão ser tardias ou recorrentes após a administração do antiveneno.

3. Picadas de **cascavel do Mojave** (*Crotalus scutulatus*) merecem especial consideração e cuidado porque os sinais e sintomas neurológicos do envenenamento podem ser retardados e, em geral, o edema e as evidências de lesão tecidual são pequenos. O aparecimento de fraqueza muscular, ptose e parada respiratória pode ocorrer várias horas após o envenenamento. Edema facial e da laringe também foram observados.

B. **Elapidae.** O envenenamento pela cobra-coral é raro devido às dimensões reduzidas da boca e das presas da cobra. Ela poderá segurar e "mastigar" a extremidade por alguns segundos ou mais para penetrar suas presas na pele. As cobras-corais maiores e mais venenosas residem no sudoeste dos EUA, onde as picadas costumam ser mais graves quando ocorrem.

1. **Efeitos localizados.** Em geral, ocorre inicialmente edema mínimo e inflamação em torno das marcas das presas. Poderá ocorrer parestesia local.
2. **Efeitos sistêmicos.** Os sintomas sistêmicos geralmente aparecem em poucas horas, porém, raramente, poderão se atrasar por até 12 horas ou mais. Poderão ocorrer náuseas e vômito, confusão, diplopia, disartria, fasciculações musculares, fraqueza muscular generalizada e parada respiratória.
C. **Colubridae.** Essas cobras de boca pequena e com presas na parte posterior também devem se pendurar em suas vítimas e "mastigar" para que o veneno vá para o interior da pele antes que possa ocorrer um envenenamento significativo.
1. **Efeitos localizados.** Em geral, ocorre fraca reação localizada, além de dor branda e parestesia, embora possa ocorrer edema da extremidade.
2. **Efeitos sistêmicos.** O efeito mais grave do envenenamento é a coagulopatia sistêmica, que poderá ser fatal apesar de rara no caso de quase todos os colubrídeos africanos, com poucas exceções.
D. **Espécies exóticas.** Os "colecionadores" estão importando cada vez mais espécies exóticas de cobras para os EUA. Em alguns estados, como a Flórida, as leis permitem essa prática. As espécies exóticas mais comumente encontradas, como a cobra-cuspideira e a mamba, são as elapídeas. Suas picadas poderão injetar uma quantidade muito maior de veneno do que as das cobras-corais. Os sintomas podem ocorrer mais rapidamente e ser mais graves do que os observados em picadas de cobras-corais, porém o espectro de toxicidade poderá ser semelhante. Sinais e sintomas neurológicos, progredindo para parada respiratória, poderão ser observados. Além disso, a lesão tecidual localizada com essas espécies poderá ser grave.

IV. **Diagnóstico.** O diagnóstico e o tratamento corretos dependerão da identificação apropriada da cobra agressora, especialmente se mais de uma espécie venenosa selvagem ou uma cobra exótica estiver envolvida.
   A. Determinar se a picada foi feita por uma espécie selvagem, por um animal exótico do zoológico ou por um animal doméstico importado ilegalmente. (O dono de uma cobra de estimação ilegal poderá estar relutante em admitir esse fato com medo de impostos ou confisco.) O envenenamento que ocorre durante os meses de outono ou inverno (outubro a março nos EUA, quando geralmente as cobras hibernam, provavelmente não é causado por uma espécie selvagem.
   B. Se a cobra for capturada, tentar identificá-la com a ajuda de um herpetologista. *Atenção:* O envenenamento acidental poderá ocorrer mesmo após a morte da cobra.
   C. **Níveis específicos.** Esses testes não são aplicáveis.
   D. **Outras análises laboratoriais úteis** incluem hemograma, contagem de plaquetas, tempo de protrombina (TP/INR), produtos da lise da fibrina, fibrinogênio, d-dímero, creatina quinase (CK) e teste de urina para sangue oculto (positivo com mioglobina ou hemoglobina livre). No caso de envenenamentos graves com a presença de hemorragia, hemólise ou antecipação de problemas hemorrágicos, antes se deve obter o tipo sanguíneo. Em caso de suspeita de comprometimento da função respiratória, monitorar atentamente a oximetria e a gasometria arterial.

V. **Tratamento**
   A. **Emergência e medidas de apoio.** Independentemente da espécie, preparar-se para manifestações localizadas e sistêmicas. Monitorar os pacientes atentamente por pelo menos 6 a 8 horas após uma injeção característica de crotalina e por pelo menos 12 a 24 horas após a picada de uma elapídea ou de uma *C. scutulatus*. O tratamento de todas as picadas sintomáticas deverá considerar o uso do antiveneno. Outras terapias adjuvantes potenciais serão discutidas a seguir.
      1. **Efeitos localizados**
         a. **Monitorar o edema localizado** pelo menos a cada hora, com avaliações do perímetro do membro, da presença e da extensão de equimose local e das condições circulatórias.
         b. Quando indicado, consultar com um cirurgião experiente para o tratamento de complicações sérias das feridas. Não realizar fasciotomia, a menos que a síndrome do compartimento esteja diagnosticada com o monitoramento da pressão do compartimento tecidual.
         c. Fornecer a profilaxia de tétano quando necessário.

d. Administrar antibióticos de amplo espectro apenas quando houver sinais de infecção.
2. **Efeitos sistêmicos**
   a. **Monitorar a vítima em busca de fraqueza muscular respiratória.** Manter via aérea aberta e fornecer ventilação quando necessário (p. 1-7). Administrar oxigênio suplementar.
   b. Tratar as complicações da hemorragia com plasma fresco congelado e antiveneno (ver a seguir). Tratar a hipotensão com fluidos cristaloides IV (p. 15), e a rabdomiólise (p. 26) com fluidos e bicarbonato de sódio.
B. **Fármacos específicos e antídotos.** No caso de pacientes com envenenamento documentado, estar preparado para administrar o **antiveneno** específico. Praticamente todas as manifestações locais e sistêmicas de envenenamento diminuem após a administração de antiveneno. Uma exceção notável são as fasciculações após alguns envenenamentos por cascavel, que poderão ser refratárias ao antiveneno. *Atenção:* Reações anafiláticas potencialmente fatais poderão ocorrer com a administração de antivenenos IgG mais antigos derivados de equinos, mesmo após resultado negativo de teste cutâneo. A anafilaxia potencialmente fatal é rara com o uso dos produtos antiveneno Fab mais recentes, e os testes cutâneos raramente são indicados.
   1. No caso de envenenamentos por **cascavel** e outras **Crotalinae**:
      a. Marcas das presas, edema do membro, equimose e dor intensa no local da picada são consideradas as indicações mínimas para o uso do **antiveneno** (p. 445). Manifestações sistêmicas progressivas, como fraqueza muscular e coagulopatia, são indicações para o tratamento imediato e agressivo. No caso da picada de uma cascavel do Mojave, a decisão de se administrar o antiveneno é mais difícil, pois pode haver poucos sinais locais de toxicidade.
      b. Administrar o antiveneno no caso de picadas sintomáticas de Crotalinae em doses de 4 a 6 frascos até que ocorra a estabilização do edema, da desfibrinação, da trombocitopenia e de outros efeitos sistêmicos que tenham ocorrido.
      c. Devido à rápida depuração renal dos fragmentos Fab ligados e livres, as manifestações de toxicidade (p. ex., trombocitopenia) poderão recorrer após o tratamento inicial em alguns casos de envenenamento por Crotalina. Por esse motivo, recomenda-se que todos os pacientes que necessitem de antiveneno sejam reavaliados por um profissional de saúde 2 a 4 dias após a última dose.
   2. No caso de envenenamento pela **cobra-coral**, consultar um centro de controle regional de envenenamento (1-800-222-1222) ou um médico toxicologista experiente para determinar a indicação e a disponibilidade da **antiveneno para *Micrurus fulvius*** (p. 452). Em geral, se houver evidências de coagulopatia ou toxicidade neurológica, administrar o antiveneno.
   3. No caso de envenenamentos por **Colubridae**, não existe antiveneno disponível.
   4. No caso de **outras cobras exóticas**, consultar um centro de controle regional de envenenamento (1-800-222-1222) para obter assistência no diagnóstico, localização do antiveneno específico e indicações para a administração. Muitos herpetologistas de áreas nas quais as espécies exóticas são comuns poderão possuir suprimentos particulares de antiveneno. Mesmo que esse suprimento se encontre fora de sua data de validade, poderá ser usado em casos graves.
C. **Descontaminação.** Medidas de primeiros socorros são geralmente ineficazes e poderão causar lesão tecidual adicional.
   1. Deve-se manter a calma, remover a vítima para uma distância do pelo menos 6 metros da cobra, lavar a área com água e sabão e remover qualquer roupa ou joia apertada. Aplicar gelo, de maneira moderada, no local (aplicação excessiva de gelo ou imersão em água gelada poderá levar ao congelamento e agravar a lesão tecidual).
   2. Imobilizar frouxamente a extremidade próximo ao nível do coração para adquirir conforto. *Não* aplicar torniquete.
   3. *Não* fazer cortes sobre o local da picada.
   4. Quando realizada em um prazo de 15 minutos, a **sucção** sobre as marcas das presas (i.e., com um extrator de Sawyer) poderá remover algum veneno, porém esse procedi-

mento não deverá retardar o transporte a um hospital. Não foi demonstrado que os equipamentos de sucção melhoraram o prognóstico, e os estudos sugerem que essa terapia pode aumentar a lesão tecidual. A sucção da ferida com a boca não é aconselhável.
D. **Eliminação aumentada.** Diálise, hemoperfusão e administração de carvão não são aplicáveis.

▶ PIRETRINAS E PIRETROIDES
Paul Khasigian, PharmD

As piretrinas são inseticidas naturais derivados do crisântemo. Os piretroides (Quadro II-3) são compostos sinteticamente derivados. A intoxicação humana aguda a partir da exposição a esses inseticidas é rara; entretanto, eles podem causar irritação na pele e na via aérea e reações de hipersensibilidade. O butóxido de piperonila é adicionado a esses compostos para prolongar a sua atividade, inibindo as enzimas oxidases mistas no fígado que metabolizam as piretrinas. Pediculicidas comuns que contêm piretrina incluem A-200, Triple X e RID.*

I. **Mecanismo de toxicidade.** Em insetos, piretrinas e piretroides rapidamente causam a morte pela paralisação do sistema nervoso por meio do rompimento do sistema de transporte de íons da membrana dos axônios, e os piretroides prolongam o influxo de sódio e também podem bloquear vias inibidoras. Os mamíferos são geralmente capazes de metabolizar esses compostos rapidamente e, portanto, não sofrem prejuízos.

II. **Dose tóxica.** A dose oral tóxica em mamíferos é superior a 100 a 1.000 mg/kg, e a dose oral aguda potencialmente letal é de 10 a 100 g. As piretrinas não são bem absorvidas pela pele ou pelo trato GI. Foram usadas por muitos anos como agentes anti-helmínticos orais com efeitos adversos mínimos, além de desconforto GI brando.

   A. **Deltametrina.** Há um registro de convulsão em uma mulher jovem que ingeriu 30 mL de deltametrina a 2,5% (750 mg). O **Inseticida Miraculoso Chalk** (giz chinês) (importado ilegalmente da China) contém até 37,6 mg de deltametrina por bastão de giz. A ingestão de um único bastão de giz geralmente é considerada atóxica.

   B. **Cipermetrina.** Um homem de 45 anos morreu após ingerir feijões cozidos em cipermetrina a 10%.

III. **Apresentação clínica.** A toxicidade em humanos está associada primariamente às reações de hipersensibilidade e aos efeitos irritantes diretos, mais do que a qualquer propriedade farmacológica.

   A. Reações **anafiláticas**, incluindo broncospasmo, edema orofaríngeo e choque, poderão ocorrer em indivíduos hipersensíveis.

   B. A **inalação** desses compostos pode precipitar a dificuldade respiratória em indivíduos com asma. Uma menina de 11 anos sofreu um ataque fatal de asma após fazer uso de um xampu, em seu cachorro, contendo piretrina. A inalação ou a aspiração pulmonar podem causar pneumonite por hipersensibilidade.

   C. A exposição da **pele** pode causar queimação, formigamento, dormência e eritema. Acredita-se que as parestesias resultem de um efeito direto sobre as terminações nervosas cutâneas.

QUADRO II-5   Piretroides

Aletrina	Cismetrina	Furametrina
Bartrina	Decametrina	Permetrina
Bioaletrina	Deltametrina	Resmetrina
Biorresmetrina	Dimetrina	Supermetrina
Cialotrina	Fenotrina	Tetrametrina
Cimetrina	Fenvalerato	
Cipermetrina		

---

* N. de R.T. Nomes comerciais nos EUA.

D. **Olhos.** A exposição acidental dos olhos durante a aplicação de A-200 Pyrinate* no couro cabeludo causou lesão na córnea, incluindo ceratite e denudação. A causa é desconhecida, mas pode estar relacionada com o surfactante (Triton-X) contido no produto.
E. **Ingestão.** No caso de ingestões maciças (200 a 500 mL de solução concentrada), o SNC poderá ser afetado, levando a convulsão, coma ou parada respiratória.
IV. O **diagnóstico** se baseia na história de exposição. Não existem sintomas clínicos característicos ou testes laboratoriais específicos para identificar esses compostos.
A. **Níveis específicos.** Esses compostos são metabolizados rapidamente no corpo, e os métodos para determinação do composto parental não se encontram rotineiramente disponíveis.
B. **Outras análises laboratoriais úteis** incluem eletrólitos, glicose e gasometria arterial ou oximetria.
V. **Tratamento**
A. **Emergência e medidas de apoio**
1. Tratar broncospasmo (p. 7) e anafilaxia (p. 28) caso ocorram.
2. Observar os pacientes com história de ingestão maciça por pelo menos 4 a 6 horas à procura de quaisquer sinais de depressão do SNC ou convulsão.
B. **Fármacos específicos e antídotos.** Não existem antídotos específicos.
C. **Descontaminação** (p. 45)
1. **Inalação.** Remover as vítimas da exposição e fornecer oxigênio suplementar quando necessário.
2. **Pele.** Lavar copiosamente com água e sabão. A aplicação tópica de vitamina E em óleo vegetal foi relatada informalmente como útil no alívio de parestesias.
3. **Olhos.** Irrigar copiosamente com água. Após a irrigação, realizar exame de fluoresceína e encaminhar a vítima a um oftalmologista, em caso de evidência de lesão da córnea.
4. **Ingestão.** Na maioria dos casos, a ingestão de dose subtóxica não necessita de descontaminação. Entretanto, após ingestão maciça de giz chinês ou de solução concentrada, administrar carvão ativado se as condições forem apropriadas (ver Quadro I-30, p. 51). A lavagem gástrica não será necessária após ingestões pequenas a moderadas se o carvão ativado tiver sido administrado prontamente.
D. **Eliminação aumentada.** Esses compostos são metabolizados rapidamente no corpo, e os métodos extracorpóreos de eliminação não devem aumentar a sua eliminação.

▶ PRODUTOS DE USO DOMÉSTICO ATÓXICOS OU MINIMAMENTE TÓXICOS

Eileen Morentz e Jay Schrader

Uma variedade de produtos normalmente encontrados no lar são completamente atóxicos ou causam pouca ou nenhuma toxicidade após exposições acidentais típicas. O tratamento raramente se faz necessário porque os ingredientes são atóxicos, as concentrações dos ingredientes potencialmente tóxicos são mínimas ou a construção ou a embalagem do produto é tal que o contato com uma dose significativa de um ingrediente nocivo é extremamente improvável.

O Quadro II-14 lista diversos produtos considerados atóxicos. Entretanto, o sabor ou a textura do produto poderão ser desagradáveis ou causar desconforto estomacal brando. Também, alguns dos produtos listados podem originar efeito corporal estranho ou perigo de asfixia, dependendo da fórmula e da idade da criança. O Quadro II-15 fornece exemplos de produtos que podem causar desconforto GI brando, mas que não são normalmente considerados tóxicos após pequenas ingestões. Poderão ser observadas cólicas estomacais, vômito ou diarreia; porém, cada um desses sintomas costuma ser brando e autolimitado. A Tabela II-20 lista diversos outros produtos que normalmente são ingeridos por crianças pequenas

---

* N. de R.T. A-200 Pyrinate é um xampu escabicida comercializado nos EUA, que contém 0,33% de piretrinas e 4% de butóxido de piperonila.

QUADRO II-7 Produtos atóxicos ou minimamente tóxicos[a]

Amido	Fraldas descartáveis	Marcadores permanentes
Anéis de dentição para bebês	Gelo químico (para ingestões maciças, ver "Nitratos", p. 331)	Máscara para cílios (rímel)
Antiperspirantes		Massa de modelar
Areia sanitária para gatos	Gesso	Massa de vidraceiro
Argila	Giz[b]	Massinha mágica *"silly putty"* ("geleca")
Aspartame	Glitter	Painéis acartonados
Balões de gás	Goma-laca (seca)	Papel-alumínio
Bastões/joias fluorescentes	Graxa de sapatos	Parafina
Batom	Incenso	Placa de reboco
Borrachas de apagar	Isopor	Plástico
Briquetes de carvão	Jornal	Pó para bebês (sem talco)
Carvão	Lápis (contendo grafite, sem chumbo)	Pomada de óxido de zinco
Cera		Protetor labial
Chicletes	Lápis de cera	Purificadores de ar
Cinzas de cigarro	Lenços umedecidos	Ruge
Cinzas, madeira/lareira	Loção de calamina	Sacarina
Colas de cianoacrilato	Loção para bebês (***Atenção:*** óleo para bebês pode causar pneumonite por aspiração; ver p. 275)	Sílica-gel
Desodorantes		Supercola
Dissecantes (sílica)		Termômetros (ftalato/álcool, gálio)
Emplastro		Terra
Esmaltes de unhas (secos)	Maquiagem	Tinta (sem corantes de anilina)
Ferrugem	Maquiagem para olhos	Tinta de caneta esferográfica
Filtros de cigarro (não fumados)	Marcadores e canetas com ponta de feltro	Tinta para almofada de carimbo
Fósforos (< 3 carteiras)		Tintas de aquarela
Fotografias	Marcadores mágicos	Velas

[a] Esses itens são praticamente atóxicos em casos de exposições pequenas a moderadas. Entretanto, o sabor ou a textura do produto poderão ser desagradáveis ou causar desconforto estomacal brando. Ainda, alguns dos produtos listados podem originar efeito corporal estranho ou perigo de asfixiar, dependendo do tamanho do produto e da idade da criança.
[b] Giz de desenho. (Os gizes de bilhar antigos podem conter chumbo. "Giz chinês" contém piretrinas.)

causando efeito mínimo. Embora possam conter ingredientes potencialmente tóxicos, a sua concentração ou embalagem torna muito improvável que ocorram sintomas após uma pequena exposição.

Em todos os casos que envolvem exposição a essas substâncias, tentar confirmar a identidade e/ou os ingredientes do produto e assegurar-se de que não estão presentes outros produtos mais tóxicos.

QUADRO II-8 Irritantes gastrintestinais brandos[a]

Amaciantes de tecido	Fertilizantes (nitrogênio, ácido fosfórico e potassa)	Pomada para assaduras
Antiácidos		Pomadas antibióticas
Bexigas	Giz (carbonato de cálcio)	Prednisona
Caulin	Glicerina	Sabões líquidos para lavar louças (exceto do tipo para lava-louças elétrica)
Cápsulas de óleo de banho	Guaifenesina	
Clareador (doméstico, < 6% hipoclorito)	Lactase	
	Lanolina	Sabonete em barra
Comida de planta (adubo doméstico)	Loções e cremes corporais	Sabonetes líquidos
Corticosteroides	Loções solares bloqueadoras/bronzeadoras (possíveis reações alérgicas)	Sabonetes para mãos
Creme de barbear		Xampu para bebês
Creme de clotrimazol		Xampu para cabelos
Creme de hidrocortisona	Miconazol	Sabonete para bebês
Cremes esteroides	Pasta de dentes (sem flúor)	Simeticona
Espermicidas (nonoxinol-9 < 10%)	Peróxido de carbamida a 6,5%	Tinta de látex
Espuma de banho	Peróxido de hidrogênio a 3%	Vaselina

[a] Os itens desta lista em geral apresentam pouco ou nenhum efeito quando ingeridos em pequenas quantidades. No caso de ingestões moderadas a maciças, poderão ocorrer efeitos gastrintestinais como diarreia, constipação, cólicas estomacais e vômito. Os efeitos costumam ser brandos e raramente necessitam de intervenção médica.

TABELA II-43 Outros produtos de baixa toxicidade[a]

Produtos	Comentários
Riscos em feriados	
Bolhas luminosas	Podem conter pequena quantidade de cloreto de metileno.
Cabelo-de-anjo	Fibra de vidro delicada. Irritação dérmica ou ocular ou abrasão córneas são possíveis.
Cenários com neve	A "neve" é composta de partículas insolúveis de carbonato de cálcio atóxicas. O fluido poderá apresentar crescimento bacteriano.
Corantes para ovos de Páscoa	A maioria contém corantes atóxicos e bicarbonato de sódio. Fórmulas mais antigas poderão conter cloreto de sódio, que poderá causar hipernatremia em caso de ingestão em grande quantidade (p. 35).
Cristais de lareira	Poderão conter sais de cobre, selênio, arsênio e antimônio. Pequenas quantidades poderão causar irritação na boca ou no estômago. (Ingestões maciças poderão causar intoxicação por metal pesado; ver o metal pesado específico.)
Doces do Dia das Bruxas	Raramente ocorrem alterações. Radiografias das balas fornecem falsa sensação de segurança; embora possa revelar vidro radiopaco ou objetos metálicos, a maioria dos venenos é radiolucente. Uma medida prudente é descartar os doces ou itens alimentares que não forem comercialmente embalados ou os que estiverem com a embalagem violada.
Ornamentos para árvores-de-natal	Podem causar efeitos indesejados ou risco de asfixia. Ornamentos antigos ou estrangeiros poderão ser decorados com pintura à base de chumbo.
Preservantes de árvores-de-natal	Soluções domésticas poderão conter ácido acetilsalicílico, clareador ou açúcar. Produtos comerciais costumam conter apenas solução concentrada de açúcar.
Sprays de neve	Os sprays podem conter solvente de hidrocarboneto ou um veículo de cloreto de metileno (p. 275 e 189). A inalação poderá causar dor de cabeça e náuseas. Uma vez seca, a neve não é tóxica.
Diversos	
Bulbos de lâmpadas fluorescentes	Contêm gases inertes e pó atóxico que poderão ser irritantes para as membranas mucosas.
Colas de cianocrilato	A ingestão é nociva. Não há liberação de cianeto. Poderão ocorrer abrasões da córnea após exposição ocular. É possível que ocorra adesão da pele ou das pálpebras após exposição dérmica. Tratar as adesões com pomada à base de vaselina.
Contraceptivos orais	Pílulas de controle da natalidade contêm quantidades variáveis de estrogênios e progesteronas. Em quantidades excessivas, podem causar desconforto abdominal e, em mulheres, corrimento vaginal transitório. Algumas fórmulas podem conter ferro.
Extintores de incêndio	Os dois tipos comuns contêm bicarbonato de sódio (pó branco) ou fosfato de monoamônio (pó amarelo). Pequenas ingestões causam pouco ou nenhum efeito. É comum a irritação das membranas mucosas. O principal risco é a ocorrência de pneumonite após inalação intensa.
Pesticidas domésticos	Fórmulas diversas. Alguns contêm solventes de hidrocarbonetos, outros são à base de água. Os pesticidas usados podem incluir piretrinas, organosforados ou carbamatos, porém geralmente de baixa potência e em concentrações inferiores a 1,5%. O risco de intoxicação por pesticida é muito baixo, a menos que ocorra exposição maciça intencional. Os sintomas após a exposição são devidos principalmente à inalação do solvente hidrocarboneto.
Produtos para o controle mensal de pulgas	As fórmulas incluem fipronil e imidacloprida. Baixa toxicidade oral após ingestão inferior a 2-3 mL. Poderá ocorrer irritação dérmica e ocular.
Sprays de capsaicina	Esses produtos contêm capsaicina, o principal ingrediente das pimentas malaguetas. A exposição causa irritação intensa das membranas mucosas e sensação de queimação. Tratar com antiácidos líquidos tópicos.
Termômetros (mercúrio)	Termômetros domésticos para medição de febre contêm menos de 0,5 mL de mercúrio líquido, que será inócuo quando ingerido. Limpar cautelosamente para evitar dispersão do mercúrio, como névoa ou vapor (i.e., não esvaziar).
Irritantes da via aérea	
Pós para bebês (contendo talco), amido em spray	Esses produtos apresentam pouca ou nenhuma toxicidade quando ingeridos. Entretanto, quando aspirados para os pulmões, podem causar pneumonite inflamatória.

[a] Esses produtos podem conter pequenas quantidades de ingredientes potencialmente tóxicos; porém, raramente causam problemas devido às pequenas concentrações ou às condições de exposição.

Determinar se existem quaisquer sintomas inesperados ou evidências de asfixia ou efeito corporal estranho. Avisar aos pais a possível ocorrência de desconforto GI brando. Oferecer água ou outro líquido para reduzir o sabor ou a textura do produto. No caso de exposições oculares sintomáticas, seguir as instruções para descontaminação ocular (p. 47).

▶ PRODUTOS FITOTERÁPICOS E ALTERNATIVOS
Christine A. Haller, MD e Richard Ko, PharmD, PhD

O uso de medicamentos fitoterápicos, suplementos alimentares e outros produtos alternativos aumentou significativamente desde a intervenção do Dietary Supplement Health and Education Act (DSHEA), em 1994. Em contraste com os fármacos prescritos ou liberados, esses produtos não necessitam da aprovação do FDA antes de sua fabricação. A avaliação de segurança e eficácia anterior à fabricação não é mandatória, e a adesão às boas práticas de fabricação e aos padrões de controle de qualidade não é ressaltada. Os consumidores em geral acreditam, erroneamente, que esses produtos "naturais" são livres de prejuízos e podem inadvertidamente, correr riscos de doenças causadas pelos produtos e por interações erva-fármaco e erva-doença, especialmente com o uso de "polissuplementos". A Tabela II-27 lista os produtos selecionados comuns que estão disponíveis como fitoterápicos ou suplementos alimentares ou que possuem usos alternativos, junto com suas potenciais toxicidades.

I. **Mecanismo de toxicidade**
   A. **Adulterantes.** Muitas intoxicações relacionadas com as preparações fitoterápicas vêm sendo causadas por **metais pesados**, como o cádmio, o chumbo, o arsênio e o mercúrio, ou por adulterantes farmacêuticos, como o diazepam, o paracetamol, a fenilbutazona e a prednisona. Uma epidemia da "síndrome eosinofílica-miálgica", ocorrida no final da década de 1980, foi causada aparentemente por contaminantes associados à produção de massa do aminoácido/triptofano, e contaminantes semelhantes foram identificados em alguns produtos da melatonina. Atualmente, alguns suplementos que aumentam a potência sexual masculina são adulterados com análogos do sildenafil (p. ex., acetildenafil), difíceis de serem detectados em laboratório.
   B. **Identificação errada.** Alguns fitoterápicos são intrinsecamente tóxicos e a intoxicação poderá resultar da identificação ou da rotulação errada de substâncias, como ocorreu com uma fórmula belga de emagrecimento contaminada pela erva *Stephania fangchi*, contendo a nefrotoxina ácido aristolóquico.
   C. **Processamento impróprio ou incomum.** Muitas ervas precisam ser processadas para terem suas toxinas removidas antes que sejam consumidas. As raízes do acônito (p. 74) contêm alcaloides cardiotóxicos e neurotóxicos e precisam ser processadas para reduzir as quantidades de substâncias tóxicas. O extrato do chá-verde (concentrado por meio do processamento, diferentemente do chá-verde regular) foi relacionado a diversos casos de hepatite.
   D. **Interações erva-fármaco.** Produtos fitoterápicos podem potencializar ou reduzir os efeitos dos fármacos com pequenas margens terapêuticas. O alho, o ginseng, o gengibre e o *Ginkgo biloba* parecem possuir efeitos anticoagulantes e não deverão ser usados simultaneamente a varfarina, ácido acetilsalicílico ou outras terapias antiplaquetárias. A erva-de-são-joão tem demonstrado diversas interações farmacocinéticas clinicamente significativas com substratos para a glicoproteína-p e o sistema do citocromo P-450, levando à redução dos níveis plasmáticos de fármacos como indinavir, ciclosporina, digoxina e contraceptivos orais.
   E. **Reações alérgicas.** Ervas fitoterápicas brutas (material *in natura*) podem causar reações alérgicas. Muitas ervas são tratadas com enxofre como conservante e devem ser usadas com cautela por consumidores que apresentam reação alérgica conhecida ao enxofre.
II. A **apresentação clínica** depende do constituinte tóxico do produto vegetal, podendo ser aguda (p. ex., com os efeitos estimulantes cardíacos da *Ephedra* ou do guaraná) ou tardia (como na nefropatia vegetal chinesa causada pela *Aristolochia*). Reações alérgicas aos produtos vegetais podem se manifestar com erupções cutâneas (incluindo urticária), broncospasmo e até anafilaxia.

MANUAL DE TOXICOLOGIA CLÍNICA 359

TABELA II-44   Suplementos alimentares e remédios alternativos[a]

Produto	Fonte ou ingrediente ativo	Uso(s) comum(ns) ou proposto(s)	Efeitos clínicos e toxicidade potencial
Acônito (capuz-de-frade)	Aconitina, mesaconitina e hipaconitina	Reumatismo, dor	Náuseas, vômito, parestesia, dormência; hipotensão, palpitações, taquicardia ventricular, arritmias ventriculares
Alho	Allium sativum	Hiperlipidemia, hipertensão	Efeito anticoagulante, irritação gastrintestinal, odor corporal
Androstenediona	Precursor do esteroide sexual	Aumento do tamanho e da força muscular	Virilização das mulheres, elevação do estrogênio em homens
Azarcon (Greta)	Sais de chumbo	Remédio popular hispânico para dor abdominal e cólica	Intoxicação por chumbo (p. 179)
Bufotoxina	Bufotenina (veneno de sapo); "pedra do amor"; Chan su	Afrodisíaco proposto, alucinógeno	Glicosídeos cardíacos (p. 219)
Cardo-mariano	Silybum marianum	Hepatite tóxica e outras doenças hepáticas	Desconforto gastrintestinal leve, possível reação alérgica
Cartilagem de tubarão	Tubarão do Oceano Pacífico Squalus acanthias	Câncer, artrite	Paladar ruim, hepatite, hipercalcemia, hiperglicemia
Cáscara-sagrada	Rhamnus purshiana	Catártico em alguns regimes dietéticos	Cólicas abdominais, diarreia; perda de fluido e eletrólitos
Cavacava	Piper methysticum	Ansiedade, insônia	Tontura; hepatite, cirrose, insuficiência hepática aguda; habituação; erupção cutânea reversível
Confrei	Symphytum officinale	Anti-inflamatório, gastrite, diarreia	Doença hepática veno-oclusiva; possivelmente teratogênico/carcinogênico (*Nota:* Muitas outras plantas também contêm; ver Tab. II-42, p. 351)
Creatina	Mono-hidrato de creatina, monofosfato de creatina	Melhora do desempenho atlético	Náuseas, diarreia, contração muscular, rabdomiólise, disfunção renal
Cromo	Picolinato de cromo	Redução da glicose e do colesterol, aumento do desempenho atlético	Insuficiência renal, possivelmente mutagênico em altas doses, reação de rubor semelhante à da niacina com sal de picolinato (p. 205)
DHEA	Di-hidroepiandrosterona (um esteroide da suprarrenal)	Anticancerígeno, anti-idade	Possíveis efeitos androgênicos
Equinácea	Echinacea angustifolia, Echinacea pallida, Echinacea purpurea	Estímulo imunológico, prevenção de resfriados	Reações alérgicas, possível exacerbação de doenças autoimunes
Erva-de-são-joão	Hypericum perforatum	Depressão	Possível inibição branda da monoaminoxidase (p. 282), fotossensibilidade, indução da glicoproteína-*p* e da enzima P-450
Espirulina	Algumas algas azul-esverdeadas	Escultor corporal	Reação de rubor semelhante à que ocorre após o uso da niacina
Esteroides anabolizantes	Metandrostenolona, oxandrolona, testolactona, muitos outros derivados de esteroides	Escultor corporal	Virilização; feminilização; hepatite colestática; agressividade, mania ou psicose; hipertensão; acne; hiperlipidemia; supressão imunológica.

(Continua)

TABELA II-44 Suplementos alimentares e remédios alternativos[a] *(Continuação)*

Produto	Fonte ou ingrediente ativo	Uso(s) comum(ns) ou proposto(s)	Efeitos clínicos e toxicidade potencial
Extrato de chá-verde (concentrado)	*Camellia sinensis*	Alerta mental, distúrbio estomacal, perda de peso, câncer	O extrato padronizado tem sido associado à hepatite; pode interagir com fármacos e suplementos, incluindo o ferro
Extrato de semente de uva	Procianidinas	Distúrbios circulatórios, antioxidante	Nenhum descrito
Feno-grego	*Trigonella foenum-graecum*	Aumenta o apetite, promove a lactação	Hipoglicemia em altas doses, possíveis efeitos anticoagulantes
Gincgo	Extrato de *Ginkgo biloba*	Comprometimento da memória, tinido, doença vascular periférica	Irritação gastrintestinal, efeitos antiplaquetários
Ginseng	*Panex ginseng, Panex quinquefolium*	Fadiga/estresse, estímulo imunológico	Diminui a glicose, eleva o cortisol; *síndrome do abuso do ginseng*: nervosismo, insônia, desconforto gastrintestinal
Glicosamina	Exosqueletos marinhos ou sintéticos	Osteoartrite	Possivelmente reduz a produção de insulina
Guaraná	Cafeína	Aumento do desempenho atlético, redutor de apetite	Taquicardia, tremor, vômito (ver "Cafeína", p. 172)
Hidraste ou raiz-amarela	*Hydrastis canadensis*	Dispepsia, hemorragia pós-parto, adultera o teste de fármacos	Náuseas, vômito, diarreia, parestesia, convulsão; o uso durante a gravidez/lactação pode causar kernicterus em bebês
Ioimbina	*Corynanthe yohimbe*	Disfunção sexual	Alucinações, taquicardia, tremor, hipertensão, irritabilidade, irritação gastrintestinal
Jin bu huan	L-Tetra-hidropalmatina	Medicina tradicional chinesa	Depressão aguda do SNC e bradicardia, hepatite crônica
L-Triptofano	Aminoácido essencial	Insônia, depressão	Síndrome eosinofílica-miálgica causada pelos contaminantes do triptofano encontrados em 1989; contaminantes semelhantes encontrados no 5-hidroxitriptofano e na melatonina
Laranja-amarga	*Citrus aurantium* (fonte de sinefrina)	Perda de peso, estímulo atlético	Sinefrina: agonista α-adrenérgico (p. 362); pode causar vasoconstrição, hipertensão
Ma huang	Efedrina (diversas *Ephedra* spp.)	Estimulante, aumento do desempenho atlético, redutor de apetite	Insônia; hipertensão, taquicardia, arritmias cardíacas, derrame; psicose, convulsão
Melatonina	Glândula pineal	Distúrbios do sono de ritmo circadiano	Tontura, dor de cabeça, sintomas depressivos transitórios
Óleo da árvore--do-chá	*Melaleuca alternifolia*	Piolho, sarna, tinha, vaginite, acne	Sedação e ataxia quando administrado oralmente; dermatite de contato, irritação cutânea local
Sereno serrulata	*Serenoa repens*	Hipertrofia prostática benigna	Antiandrogênico, dor de cabeça

(Continua)

MANUAL DE TOXICOLOGIA CLÍNICA 361

TABELA II-44 Suplementos alimentares e remédios alternativos[a] *(Continuação)*

Produto	Fonte ou ingrediente ativo	Uso(s) comum(ns) ou proposto(s)	Efeitos clínicos e toxicidade potencial
Quitosana	Derivado de exoesqueletos marinhos	Perda de peso	Dispepsia, fezes oleosas, reação de hipersensibilidade a moluscos.
Raiz de valeriana	*Valeriana officinalis, Valeriana edulis*	Insônia	Sedação, vômito
SAMe	S-Adenosil-L--metionina	Depressão	Desconforto gastrintestinal brando, mania (rara)
Sene	*Cassia angustifolia, Cassia acutifolia*	Perda de peso, laxante	Diarreia aquosa, cólicas abdominais, perda de fluido e eletrólitos
Sulfato de condroitina	Cartilagem bovina ou de tubarão ou sintética	Osteoartrite	Possível atividade anticoagulante
Tanaceto	*Tanacetum parthenium*	Profilaxia de enxaqueca	Reações alérgicas, efeitos antiplaquetários
Vanádio	Sulfato de vanadila	Escultor corporal	Coloração esverdeada da língua; cólicas intestinais, diarreia, disfunção renal
Xântio	*Xanthium sibiricum*	Hiperglicemia, hipertensão, dor, anticoagulante, rinite	Dor de cabeça, tontura, náuseas, vômito, bradicardia, taquicardia; toxinas hepáticas, levando à insuficiência hepática
Zinco	Losangos de gliconato de zinco	Sintomas de gripe/ resfriado	Náuseas, irritação da boca/garganta, anosmia

[a]A maior parte desses produtos é legalmente considerada como suplementos alimentares e, portanto, não é estritamente regulamentada pela Food and Drug Administration como fármacos (Dietary Supplement Health and Education Act [DSHEA] de 1994). A toxicidade pode estar relacionada com o(s) ingrediente(s) ativo(s) ou com as impurezas, contaminantes ou adulterantes do produto. Ver também "Cafeína" (p. 172), "Cânfora e outros óleos essenciais" (p. 174), "Salicilatos" (p. 373) e "Vitaminas" (p. 410).

III. O **diagnóstico** é obtido com base na história de uso de produtos alternativos e na exclusão de outras causas médicas/toxicológicas. A identificação de uma erva desconhecida poderá ser facilitada consultando-se um fitoterapeuta chinês local, acupunturista ou praticante naturalista. Em alguns casos, a análise química do produto pode confirmar a presença do constituinte ou contaminante suspeito de ser o causador da intoxicação. Em alguns casos, a análise química do produto pode confirmar a presença do constituinte ou contaminante suspeito de ser o causador da intoxicação.
   A. **Níveis específicos.** Níveis quantitativos não estão disponíveis para a maioria das toxinas médicas alternativas. A efedrina pode ser avaliada no sangue e na urina de indivíduos que estejam recebendo Ma huang. Alguns imunoensaios para anfetaminas são sensíveis à efedrina.
   B. **Estudos laboratoriais.** Eletrólitos séricos, incluindo glicose, ureia, creatinina, aminotransferases hepáticas e tempo de protrombina, são úteis em casos de suspeita de toxicidade orgânica resultante de terapias alternativas.
IV. **Tratamento**
   A. **Emergência e medidas de apoio.** Efeitos tóxicos de medicamentos fitoterápicos deverão ser controlados com a mesma estratégia utilizada para o caso de outras ingestões.
      1. Substituir as perdas de fluido causadas por diarreia ou vômito com a administração de fluidos cristaloides IV (p. 16).
      2. Tratar hipertensão (p. 17), taquicardia (p. 12) e arritmias (p. 10-15), caso ocorram.
      3. Tratar ansiedade, agitação ou convulsão (p. 22) causadas pelas ervas estimulantes com benzodiazepinas IV (p. 460).
      4. Manter uma via aérea aberta e fornecer ventilação quando necessário em casos de depressão do SNC ou coma relacionado com o uso de fitoterápicos sedativos.

B. **Fármacos específicos e antídotos.** Não há antídotos específicos para a toxicidade relacionada aos produtos fitoterápicos e alternativos.
C. **Descontaminação** (p. 45). Administrar carvão ativado VO, caso as condições sejam apropriadas (ver Quadro I-30, p. 51). A lavagem gástrica não será necessária após ingestões pequenas a moderadas, caso o carvão ativado possa ser administrado prontamente.
D. **Eliminação aumentada.** A eficácia desses procedimentos na remoção de toxinas fitoterápicas e alternativas não tem sido estudada.

FONTES DE INFORMAÇÕES *ON-LINE* SOBRE PRODUTOS FITOTERÁPICOS E ALTERNATIVOS

Alternative Medicine Foundation: HerbMed, uma base de dados científica baseada em evidências subvencionada pela Alternative Medicine Foundation sem fins lucrativos. http://www.herbmed.org/

FDA Office of Food Safety and Nutrition: Alertas ao consumidor e conselhos aos profissionais de saúde sobre os assuntos de segurança relacionados aos produtos fitoterápicos e a outros suplementos alimentares. http://www.cfsan.fda.gov

▶ PSEUDOEFEDRINA, FENILEFRINA E OUTROS DESCONGESTIONANTES

Neal L. Benowitz, MD

A pseudoefedrina e a fenilefrina são fármacos simpatomiméticos amplamente disponíveis em descongestionantes nasais e em fórmulas populares para a gripe. Esses medicamentos costumam conter também anti-histamínicos e antitussígenos. As fórmulas populares para gripe e tosse contendo efedrina, assim como os suplementos dietéticos contendo esse mesmo fármaco, foram amplamente consumidos até 2004, quando seu uso foi banido pela FDA, devido ao risco inaceitável de toxicidade. As fórmulas fitoterápicas contendo **efedrina** e éfedra (p. ex., *ma huang* e "*ecstasy* vegetal"), normalmente em associação à cafeína, também foram usadas como alternativas ao *ecstasy*, derivado da anfetamina, ou como adjuvantes nos programas de plástica corporal ou de perda de peso. A **fenilpropanolamina** (PPA, do inglês phenylpropanolmine) foi fabricada como descongestionante popular e supressora do apetite por vários anos, porém foi removida do mercado norte-americano em 2000, devido a uma associação com acidente vascular cerebral (AVC) hemorrágico em mulheres. A disponibilidade da pseudoefedrina isenta de prescrição é limitada em vários estados, porque pode ser usada para fabricar metanfetamina ilícita. A FDA emitiu uma recomendação em 2008 contra o uso dos medicamentos para tosse e gripe (que contêm descongestionantes, bem como anti-histamínicos e/ou dextrometorfano) em crianças com menos de 2 anos, devido aos registros de efeitos colaterais sérios e potencialmente fatais.

I. **Mecanismo de toxicidade.** Todos esses agentes estimulam o sistema adrenérgico, com efeitos variáveis sobre os receptores α e β-adrenérgicos, dependendo do composto. Em geral, esses agentes estimulam muito menos o SNC do que outras feniletilaminas (ver "Anfetaminas", p. 121).
   A. A **PPA** e a **fenilefrina** são agonistas α-adrenérgicos diretos. Além disso, a PPA produz estímulo β_1-adrenérgico brando e atua, em parte e indiretamente, aumentando a liberação de norepinefrina.
   B. A **efedrina** e a **pseudoefedrina** apresentam atividades α e β-adrenérgicas tanto diretas quanto indiretas, porém clinicamente produzem estímulo β-adrenérgico maior do que o da PPA ou da fenilefrina.
   C. **Farmacocinética.** Os efeitos máximos ocorrem em 1 a 3 horas, embora a absorção possa ser tardia com produtos de liberação constante. Esses fármacos apresentam amplos volumes de distribuição (p. ex., o Vd da PPA é de 2,5 a 5 L/kg). As meias-vidas de eliminação são de 3 a 7 horas (ver também Tab. II-5, p. 99).
II. **Dose tóxica.** A Tabela II-45 lista as doses terapêuticas usuais de cada agente. Pacientes com insuficiência do sistema autônomo e pacientes que estejam recebendo inibidores da monoamino-

TABELA II-45 Efedrina e outros descongestionantes isentos de prescrição médica

Fármaco	Efeitos principais[a]	Dose adulta diária usual (mg)	Dose pediátrica diária usual (mg/kg)
Efedrina	β, α	100-200	2-3
Fenilefrina	α	40-60	0,5-1
Fenilpropanolamina[b]	α	100-150	1-2
Pseudoefedrina	β, α	180-360	3-5

[a] α, agonista do receptor α-adrenérgico; β, agonista do receptor β-adrenérgico.
[b] Removida do mercado norte-americano.

xidase (IMAOs; p. 282) poderão apresentar-se extraordinariamente sensíveis a esses e a outros fármacos simpatomiméticos, desenvolvendo hipertensão grave mesmo após a ingestão de doses subterapêuticas.

   A. A PPA, a fenilefrina e a efedrina apresentam baixas relações toxicoterapêuticas. A toxicidade ocorre geralmente após a ingestão de apenas 2 a 3 vezes a dose terapêutica. Foram registrados choques (AVC) e toxicidade cardíaca após doses terapêuticas de éfedra e PPA.
   B. A pseudoefedrina é menos tóxica, apresentando sintomas após uma dose 4 ou 5 vezes maior do que a dose terapêutica.

III. **Apresentação clínica.** A duração do período de intoxicação por esses fármacos é normalmente breve, resolvendo-se em 4 a 6 horas (a menos que estejam envolvidas fórmulas de liberação constante). O principal efeito tóxico desses fármacos é a **hipertensão**, que poderá causar dor de cabeça, confusão, convulsão e hemorragia intracraniana.

   A. A **hemorragia intracraniana** poderá ocorrer em indivíduos jovens normais e saudáveis após o que pode parecer apenas uma modesta elevação da pressão sanguínea (i.e., 170/110 mmHg) e geralmente está associada a déficits neurológicos focais, coma ou convulsão.
   B. A ocorrência de **bradicardia ou bloqueio atrioventricular (AV)** é comum em pacientes com hipertensão moderada a grave, associada ao uso de PPA e fenilefrina, devido à resposta do reflexo barorreceptor à hipertensão. A presença de fármacos como anti-histamínicos e cafeína previne a bradicardia reflexa e pode aumentar os efeitos hipertensivos da PPA e da fenilefrina.
   C. O **infarto do miocárdio** e a necrose miocárdica difusa têm sido associados ao uso de éfedra e à intoxicação por PPA.

IV. O **diagnóstico** geralmente se baseia na história de ingestão de formulações dietéticas ou de medicamentos descongestionantes e na presença de hipertensão. A ocorrência de bradicardia ou de bloqueio AV sugere PPA ou fenilefrina. Dor de cabeça intensa, déficits neurológicos focais ou coma deverão elevar a possibilidade de hemorragia intracerebral.

   A. **Níveis específicos.** Os níveis séricos dos fármacos geralmente não se encontram disponíveis e não alteram o tratamento. Em altas doses, esses agentes podem produzir resultados positivos para a presença de anfetaminas no teste da urina (ver Tab. I-6, p. 43), porém poderão ser discriminados no teste confirmatório.
   B. **Outras análises laboratoriais úteis** incluem eletrólitos, glicose, ureia, creatinina, creatina quinase (CK) com isoenzimas MB, troponina cardíaca, ECG de 12 derivações e monitoramento do ECG e da TC da cabeça, no caso de suspeita de hemorragia intracraniana.

V. **Tratamento**

   A. **Emergência e medidas de apoio**
      1. Manter via aérea aberta e fornecer ventilação quando necessário (p. 1-7). Administrar oxigênio suplementar.
      2. Tratar agressivamente a hipertensão (p. 17 e Item B a seguir). Tratar convulsão (p. 22) e taquiarritmias ventriculares (p. 13) caso ocorram. *Não* tratar a bradicardia reflexa, exceto indiretamente pela redução da pressão sanguínea.
      3. Monitorar sinais vitais e ECG por um período mínimo de 4 a 6 horas após a exposição e por um período maior, em caso de ingestão de medicamento de liberação constante.

B. **Fármacos específicos e antídotos**
   1. **Hipertensão.** Tratar a hipertensão caso a pressão diastólica seja superior a 100 a 105 mmHg, especialmente no caso de paciente sem história prévia de hipertensão. Se não houver TC disponível ou evidências clínicas óbvias de hemorragia intracraniana, reduzir a pressão diastólica cuidadosamente para não menos de 90 mmHg e consultar um neurocirurgião imediatamente.
      a. Usar um vasodilatador, como **fentolamina** (p. 504) ou **nitroprussiada** (p. 534).
      b. Atenção: Não usar β-bloqueadores para tratar hipertensão sem antes administrar um vasodilatador; do contrário, poderá ocorrer uma piora paradoxal da hipertensão.
      c. Muitos pacientes apresentam variação ortostática moderada da pressão sanguínea; portanto, para o alívio parcial imediato da hipertensão grave, deve-se tentar colocar o paciente em posição ereta.
   2. **Arritmias**
      a. As taquiarritmias geralmente respondem a baixas doses de **esmolol** (p. 494) ou **metoprolol**.
      b. Atenção: *Não* tratar o bloqueio AV ou a bradicardia sinusal associada à hipertensão; aumentar a frequência cardíaca com atropina poderá abolir essa resposta reflexa que serve para limitar a hipertensão, levando a uma maior elevação da pressão sanguínea.
   C. **Descontaminação** (p. 45). Administrar carvão ativado se as condições forem apropriadas (ver Quadro I-30, p. 51). A lavagem gástrica não será necessária após ingestões pequenas e moderadas se o carvão ativado tiver sido administrado prontamente.
   D. **Eliminação aumentada.** A diálise e a hemoperfusão não são eficazes. A acidificação urinária poderá aumentar a eliminação de PPA, efedrina e pseudoefedrina, mas também poderá agravar a deposição de mioglobina nos rins, se o paciente apresentar rabdomiólise.

▶ QUINIDINA E OUTROS FÁRMACOS ANTIARRÍTMICOS DO TIPO IA
Neal L. Benowitz, MD

A quinidina, a procainamida (Pronestyl) e a disopiramida (Norpace) são agentes antiarrítmicos do tipo Ia. A quinidina e a procainamida são normalmente usadas para a supressão de arritmias supraventriculares e ventriculares. A disopiramida é usada no caso de arritmias ventriculares. Os três agentes possuem uma estreita faixa terapêutica e podem produzir intoxicação fatal (Tab. II-46). Ver a descrição para outros agentes antiarrítmicos na p. 118.

I. **Mecanismo de toxicidade**
   A. Agentes do tipo Ia deprimem o canal dependente de sódio rápido, reduzindo a fase zero do potencial cardíaco de ação. Em concentrações elevadas, esse fato leva à redução da contratilidade e da excitabilidade do miocárdio e à depressão severa da velocidade de condução cardíaca. A repolarização também é retardada, levando ao prolongamento do intervalo QT, que poderá estar associado à taquicardia ventricular polimórfica (*torsade de pointes*).

TABELA II-46 Quinidina e fármacos antiarrítmicos do tipo IA

Fármaco	Meia-vida no soro (h)	Dose diária usual em adultos (mg)	Níveis séricos terapêuticos (mg/L)	Toxicidade principal[a]
Disopiramida	4-10	400-800	2-4	B, V, H
Procainamida	4	1.000-4.000	4-10	B, V, H
NAPA[b]	5-7	ND	15-25	H
Quinidina	6-8	1.000-2.000	2-4	C, B, V, H

[a] B, bradicardia; C, convulsão; H, hipotensão; V, taquicardia ventricular.
[b] NAPA = *N*-acetilprocainamida, um metabólito ativo da procainamida.

B. A quinidina e a disopiramida também apresentam atividade anticolinérgica; a quinidina possui atividade bloqueadora do receptor α-adrenérgico, e a procainamida apresenta atividade bloqueadora ganglionar e neuromuscular.
C. **Farmacocinética** (ver Tab. II-5, p. 99)

II. **Dose tóxica.** A ingestão aguda de 1 g de quinidina, 5 g de procainamida ou 1 g de disopiramida por adultos e qualquer ingestão feita por crianças deverão ser consideradas potencialmente fatais.

III. **Apresentação clínica.** As manifestações primárias de toxicidade envolvem o SNC e o sistema cardiovascular.

A. Os **efeitos cardiotóxicos** dos agentes do tipo Ia incluem bradicardia sinusal, parada do nodo sinusal ou assistolia, prolongamento dos intervalos QT, PR ou QRS, taquicardia sinusal (causada pelos efeitos anticolinérgicos), taquicardia ventricular polimórfica (*torsade de pointes*), e contratilidade miocárdica deprimida, que, junto com o bloqueio α-adrenérgico ou ganglionar, poderão levar à hipotensão e, ocasionalmente, ao edema pulmonar.

B. **Toxicidade do SNC.** A quinidina e a disopiramida podem causar efeitos anticolinérgicos, como boca seca, pupilas dilatadas e *delirium*. Todos os agentes do tipo Ia podem produzir convulsão, coma e parada respiratória.

C. **Outros efeitos.** A quinidina normalmente causa náuseas, vômito e diarreia após ingestão aguda e, especialmente com o uso de doses crônicas, cinchonismo (tinido, vertigem, surdez e distúrbios visuais). A procainamida pode causar desconforto GI e, no caso de terapia crônica, uma síndrome semelhante ao lúpus.

IV. O **diagnóstico** se baseia na história de exposição e em características cardiotóxicas típicas, como prolongamento dos intervalos QRS e QT, bloqueio AV e taquicardia ventricular polimórfica.

A. **Níveis específicos.** Os níveis séricos de cada agente normalmente se encontram disponíveis. A toxicidade séria por esses fármacos ocorre geralmente apenas com níveis superiores à faixa terapêutica; entretanto, algumas complicações, como o prolongamento de QT e a taquicardia ventricular polimórfica, podem ocorrer em níveis terapêuticos.

1. Os métodos para detecção da quinidina variam em especificidade, e alguns medem também metabólitos e contaminantes.
2. A procainamida possui um metabólito ativo, a *N*-acetilprocainamida (NAPA); na dosagem terapêutica de procainamida, os níveis da NAPA oscilam entre 15 a 25 mg/L.

B. **Outras análises laboratoriais úteis** incluem eletrólitos, glicose, ureia, creatinina, gasometria arterial ou oximetria e monitoramento do ECG.

V. **Tratamento**
A. **Emergência e medidas de apoio**
1. Manter via aérea aberta e fornecer ventilação quando necessário (p. 1-7).
2. Tratar hipotensão (p. 15), arritmias (p. 13-15), coma (p. 18) e convulsão (p. 22) caso ocorram.
3. Tratar a taquicardia ventricular recorrente com lidocaína, fenitoína ou *overdrive pacing* (p. 13). *Não* usar outro agente dos tipos Ia ou Ic, pois poderão piorar a toxicidade cardíaca.
4. Monitorar continuamente os sinais vitais e o ECG por um período mínimo de 6 horas e internar pacientes sintomáticos até que o ECG volte ao normal.

B. **Fármacos específicos e antídotos.** Tratar os efeitos cardiotóxicos, como intervalos QRS largos e hipotensão, com **bicarbonato de sódio** (p. 464), 1 a 2 mEq/kg, em bólus IV rápido, repetido a cada 5 a 10 minutos, conforme o necessário. Um grande comprometimento da condução ou bloqueio AV de alto grau não responsivos à terapia com bicarbonato representa indicação para a inserção de um marca-passo cardíaco.

C. **Descontaminação** (p. 45). Administrar carvão ativado se as condições forem apropriadas (ver Quadro I-30, p. 51). A lavagem gástrica não será necessária após ingestões pequenas a moderadas se o carvão ativado tiver sido administrado prontamente.

D. **Eliminação aumentada** (p. 53)
1. A **quinidina** apresenta um amplo Vd e, portanto, não é removida de maneira eficiente por diálise. A acidificação da urina poderá aumentar a excreção, porém, não é recomendada, pois poderá agravar a toxicidade cardíaca.

2. **Disopiramida, procainamida** e NAPA apresentam menores Vd e são removidas de maneira eficiente por hemoperfusão ou diálise.
3. A eficácia do uso de doses repetidas de carvão ativado não foi estudada no caso dos agentes do tipo la.

▶ QUININA
Neal L. Benowitz, MD

A quinina é um isômero ótico da quinidina. A quinina foi amplamente utilizada no tratamento da malária e ainda é ocasionalmente usada para casos resistentes à cloroquina. Ela era anteriormente prescrita para o tratamento das cãibras musculares noturnas, porém um comunicado feito pela FDA, em 2006, alertou que os modestos benefícios eram sobrepujados pelo seu potencial de causar toxicidade grave, e o seu uso não mais foi recomendado para essa indicação. A quinina está presente na água tônica e tem sido usada para diluir a heroína vendida nas ruas. Também tem sido usada como agente abortivo.

I. **Mecanismo de toxicidade**
   A. O mecanismo de toxicidade da quinina parece ser semelhante ao da quinidina (p. 364); entretanto, a quinina é uma cardiotoxina muito menos potente.
   B. A quinina também apresenta efeitos tóxicos sobre a retina, que poderão levar à cegueira. Em um dado momento, acreditou-se que a vasoconstrição das arteríolas da retina, levando à sua isquemia, fosse a causa de cegueira; no entanto, evidências recentes indicam um efeito tóxico direto sobre as células fotorreceptoras e ganglionares.
   C. **Farmacocinética** (ver Tab. II-52, p. 414)
II. **Dose tóxica.** O sulfato de quinina está disponível em cápsulas e comprimidos contendo 130 a 325 mg. A dose tóxica mínima é de aproximadamente 3 a 4 g em adultos; 1 g foi fatal para uma criança.
III. **Apresentação clínica.** Seus efeitos tóxicos envolvem o sistema cardiovascular e o SNC, os olhos e outros sistemas orgânicos.
   A. A **intoxicação branda** produz náuseas, vômito e cinchonismo (tinido, surdez, vertigem, dor de cabeça e distúrbios visuais).
   B. A **intoxicação grave** pode causar ataxia, confusão, obtundação, convulsões, coma e parada respiratória. Na intoxicação maciça, a cardiotoxicidade semelhante à da quinidina (hipotensão, prolongamento dos intervalos QRS e QT, bloqueio AV e arritmias ventriculares) poderá ser fatal.
   C. A **toxicidade sobre a retina** ocorre 9 a 10 horas após a ingestão e inclui visão embaçada, comprometimento da percepção das cores, constrição do campo visual e cegueira. As pupilas geralmente se encontram fixas e dilatadas. A fundoscopia poderá revelar espasmo da artéria da retina, palidez do disco e edema macular. Embora ocorra recuperação gradativa, muitos pacientes ficam com comprometimento visual permanente.
   D. **Outros efeitos tóxicos** da quinina incluem hipocalemia, hipoglicemia, hemólise (em pacientes com deficiência da glicose-6-fosfato desidrogenase [G6PD]) e malformações congênitas, quando usada durante a gravidez.
IV. O **diagnóstico** se baseia na história de ingestão e na presença de cinchonismo e de distúrbios visuais. Os efeitos cardiotóxicos semelhantes aos da quinidina poderão estar ou não presentes.
   A. **Níveis específicos.** Os níveis séricos da quinina podem ser avaliados pelo mesmo ensaio da quinidina, já que esta não está presente. Entretanto, a maioria dos laboratórios clínicos hospitalares já não oferece esses ensaios. Níveis plasmáticos de quinina superiores a 10 mg/L foram associados a comprometimento visual; 87% dos pacientes com níveis superiores a 20 mg/L sofreram cegueira. Níveis superiores a 16 mg/L têm sido associados à toxicidade cardíaca.
   B. **Outras análises laboratoriais úteis** incluem hemograma, eletrólitos, glicose, ureia, creatinina, gasometria arterial ou oximetria e monitoramento do ECG.
V. **Tratamento**
   A. **Emergência e medidas de apoio**
      1. Manter via aérea aberta e fornecer ventilação quando necessário (p. 1-7).
      2. Tratar coma (p. 18), convulsão (p. 22), hipotensão (p. 15) e arritmias (p. 10-15) caso ocorram.

3. Evitar fármacos antiarrítmicos dos tipos Ia e Ic; eles podem agravar a cardiotoxicidade.
4. Monitorar continuamente os sinais vitais e o ECG por pelo menos 6 horas após a ingestão e internar pacientes sintomáticos em uma UTI.

B. **Fármacos específicos e antídotos**
   1. Tratar a cardiotoxicidade com **bicarbonato de sódio** (p. 464), 1 a 2 mEq/kg, em bólus IV rápido.
   2. O bloqueio do gânglio estrelado foi previamente recomendado para a cegueira induzida pela quinina, tendo como fundamento o aumento do fluxo sanguíneo na retina. Entretanto, evidências recentes indicam que esse tratamento não é eficaz, e o procedimento poderá acarretar sérias complicações.

C. **Descontaminação** (p. 45). Administrar carvão ativado VO se as condições forem apropriadas (ver Quadro I-30, p. 51). A lavagem gástrica não será necessária após ingestões pequenas a moderadas se o carvão ativado tiver sido administrado prontamente.

D. **Eliminação aumentada.** Devido à extensa distribuição tecidual (o Vd é de 3 L/kg), os procedimentos de diálise e hemoperfusão são ineficazes. A acidificação da urina pode aumentar levemente a excreção renal, mas não altera significativamente a taxa de eliminação total, podendo agravar a cardiotoxicidade.

▶ RADIAÇÃO (IONIZANTE)
Frederick Fung, MD, MS

A intoxicação por radiação é uma condição rara, porém desafiadora. A dependência da energia nuclear e o aumento do uso de isótopos radioativos na indústria e na medicina aumentaram a possibilidade de exposições acidentais. A radiação ionizante é gerada a partir de várias fontes. Fontes **emissoras de partículas** produzem partículas β e α e nêutrons. A radiação **ionizante eletromagnética** inclui raios γ e raios X. Por outro lado, campos magnéticos, micro-ondas, ondas de radiofrequência e ultrassom são exemplos de radiação eletromagnética **não ionizante**.

O controle de um acidente radioativo depende do fato de a vítima ter sido contaminada ou apenas irradiada. Vítimas **irradiadas** não representam ameaça para os profissionais de saúde e podem ser tratadas sem precauções especiais. Em contrapartida, vítimas **contaminadas** deverão ser descontaminadas para impedir a propagação do material radioativo para outras pessoas e para o ambiente.

Uma "**bomba suja**" (bomba de dispersão) terrorista deverá conter normalmente materiais radioativos adquiridos, como os seguintes: amerício (emissor α, encontrado em detectores de fumaça e em equipamentos de exploração de óleos), cobalto (emissor γ, usado na irradiação de alimentos e correspondência), irídio (emissor γ, usado na terapia do câncer), estrôncio (emissor γ, usado em tratamentos médicos e geração de energia) e césio (emissor γ, usado para esterilizar equipamentos médicos e para fins medicinais e industriais). Efeitos psicológicos (p. ex., pânico) poderão sobrepujar os interesses médicos, porque a exposição aguda significativa à radiação por contaminação é geralmente confinada à área imediata da explosão. A exposição por longo prazo pode aumentar o risco de câncer, enquanto a descontaminação adequada poderá ser problemática, tornando potencialmente inabitável a área da explosão.

I. **Mecanismo de toxicidade**
   A. A radiação compromete a função biológica, ionizando átomos e rompendo ligações químicas. Como consequência, a formação de radicais livres altamente reativos poderá lesar as paredes celulares, as organelas e o DNA. As células afetadas serão mortas ou sofrerão inibição da sua divisão. Células que possuem alta taxa de divisão (p. ex., medula óssea e camadas epiteliais da pele, trato GI e sistema pulmonar) são mais sensíveis à radiação. Os linfócitos são particularmente sensíveis.
   B. A radiação induz uma resposta inflamatória fracamente compreendida e efeitos microvasculares após doses moderadamente altas (p. ex., 600 rad).
   C. Os efeitos da radiação podem ser determinísticos ou estocásticos. Os efeitos determinísticos estão associados a uma dose limiar e geralmente ocorrem em um período de tempo agudo

(em um ano). Os efeitos estocásticos não possuem limiar conhecido e podem ocorrer após um período de latência de anos (p. ex., câncer).

II. **Dose tóxica.** Vários termos são usados para descrever a exposição à radiação e a dose: *R* (roentgen) é uma medida de exposição, enquanto *rad* (dose de radiação absorvida) e *rem* (radiação equivalente absorvida por humanos) são medidas de dose. Nos EUA, rad é a unidade de dose de radiação normalmente referida nos casos de exposição, enquanto rem é útil na descrição de lesões biológicas dose-equivalentes. Para a maioria das exposições, essas unidades podem ser consideradas intercambiáveis. A exceção é a exposição à partícula α (p. ex., plutônio), que causa uma maior lesão na fita dupla de DNA e um rem mais elevado quando comparado ao rad. O Sistema Internacional de Unidades (unidades SI) substituiu amplamente a nomenclatura rad e rem. Para efetuar as conversões, 1 gray (Gy) = 100 rad e 1 sievert (Sv) = 100 rem.

   A. **Limiares de toxicidade**
   1. **Efeitos agudos.** A exposição superior a 75 rad causa náuseas e vômito. A exposição acima de 400 rad é potencialmente letal sem intervenção médica. A ocorrência do vômito em 1 a 5 horas a partir da exposição sugere exposição de pelo menos 600 rad. A exposição breve a 5.000 rad ou mais geralmente leva ao óbito em minutos a horas.
   2. **Carcinogênese.** As organizações de proteção à radiação não entraram em acordo a respeito de uma dose limiar para os efeitos estocásticos, como o câncer.

   B. **Limites de exposição recomendados**
   1. **Exposição da população geral.** O National Council on Radiation Protection (Conselho Nacional de Proteção à Radiação – NCRP) recomenda um máximo de 0,5 rem por indivíduo por ano. A radiação ambiental ao nível do mar é de aproximadamente 0,035 rem por ano.
   2. **Exposição ocupacional aos raios X.** Os padrões atuais norte-americanos de exposição estão estabelecidos em 5 rem/ano para corpo inteiro, gônadas ou órgãos formadores de sangue e 75 rem/ano para mãos ou pés. Para fins comparativos, uma única radiografia de tórax representa uma exposição à radiação de aproximadamente 15 milirrem (mrem) pelo paciente e de aproximadamente 0,006 mrem para os auxiliares do laboratório (a uma distância de 160 cm). Uma TC expõe a cabeça a cerca de 1 rad; uma TC abdominal poderá expor a região a até 2 a 5 rad.
   3. **Radiação durante a gravidez.** As diretrizes variam, mas, em geral, recomendam uma exposição máxima não superior a 50 mrem por mês (NCRP). A exposição dos ovários e do feto a partir de uma chapa abdominal rotineira (KUB)* poderá ser tão alta quanto 146 mrem, enquanto a dose correspondente a uma radiografia de tórax é de aproximadamente 15 mrem.
   4. **Diretrizes de exposição para os auxiliares de emergência.** Para salvar uma vida, o NCRP recomenda para um socorrista uma exposição máxima de corpo inteiro de 50 a 75 rem.

III. **Apresentação clínica**
   A. **A síndrome de radiação aguda** (SRA) consiste em um conjunto de sintomas e sinais indicativos de lesão sistêmica por radiação. Ela é descrita em quatro estágios (pródromo, latência, doença manifesta e recuperação). O aparecimento e a gravidade de cada estágio da intoxicação por radiação são determinados amplamente pela dose.
   1. O estágio *prodrômico*, de 0-48 horas, pode incluir náuseas, vômitos, cólicas abdominais e diarreia. Exposições graves estão associadas a diaforese, desorientação, febre, ataxia, coma, choque e morte.
   2. Durante o estágio *latente*, os sintomas poderão melhorar. A duração desse estágio varia de horas a dias, porém poderá ser menor ou ausente em caso de exposições maciças.
   3. O estágio da *doença manifesta*, de 1 a 60 dias, é caracterizado pelo envolvimento de múltiplos sistemas orgânicos, particularmente supressão da medula óssea, que poderá levar à sepse e ao óbito.
   4. O estágio de *recuperação* poderá ser acompanhado por perda de cabelo, queimaduras desfigurantes e cicatrizes.

---

* N. de R.T. Sigla de *Kidney, ureter, bladder*, posição radiográfica para avaliar rins, ureter e bexiga.

B. **Sistema GI.** A exposição igual ou superior a 100 rad geralmente produz náuseas, vômito, cólicas abdominais e diarreia em poucas horas. Após a exposição a 600 rad ou mais, a perda da integridade da mucosa GI leva à denudação e à gastrenterite necrótica grave. O quadro clínico poderá incluir forte desidratação, hemorragia GI e morte em poucos dias. Acredita-se que doses de 1.500 rad destruam completamente as células progenitoras GIs.
C. **Sistema nervoso central.** Exposições agudas a vários milhares de rad podem produzir confusão e estupor, seguidas, em minutos a horas, por ataxia, convulsões, coma e morte. Em modelos animais submetidos a exposições maciças, ocorre um fenômeno conhecido como "incapacitação transitória precoce".
D. A **depressão da medula óssea** poderá ser subclínica, porém aparente em um hemograma, após uma exposição de apenas 25 rad. O imunocomprometimento geralmente surge após a exposição superior a 100 rad.
   1. A neutropenia precoce é causada pela marginação; o verdadeiro ponto mínimo ocorre em aproximadamente 30 dias ou em apenas 14 dias após a exposição maciça. A neutropenia é o fator mais significativo na septicemia.
   2. A trombocitopenia em geral não é evidente por duas semanas ou mais após a exposição.
   3. A contagem de linfócitos é de extrema importância prognóstica e geralmente alcança um mínimo em 48 horas a partir da exposição maciça. Uma contagem linfocítica inferior a 300 a 500/mm^3 durante esse período sugere um prognóstico ruim, enquanto um valor igual ou superior a 1.200/mm^3 sugere uma provável sobrevivência.
E. **Outras complicações** da SRA em alta dose incluem insuficiência múltipla dos órgãos, doença veno-oclusiva do fígado, pneumonite intersticial, insuficiência renal, fibrose tecidual, queimaduras na pele e perda de cabelo.

IV. O **diagnóstico** depende da história de exposição. O potencial da contaminação deverá ser avaliado pela determinação do tipo de radionuclídeo envolvido e a(s) via(s) potencial(is) de exposição.
   A. **Níveis específicos**
      1. **Detecção.** Dependendo das circunstâncias, a presença de radionuclídeos poderá ser verificada por um ou mais dos seguintes recursos: medidores de radiação com sondas alfa ou tipo *pancake*, contadores de corpo inteiro, contadores de tórax e câmaras de medicina nuclear.
      2. **Espécimes biológicos.** Esfregaços da nasofaringe e da ferida, escarro, vômito, toalhas, bandagens e artigos de vestuário (particularmente sapatos) podem ser coletados para análise e contagem de radionuclídeos. A coleta de urina e fezes em 24 a 72 horas poderá auxiliar na estimativa de uma dose total de radiação no organismo. Os níveis séricos de material radioativo em geral não se encontram disponíveis ou não são de utilidade clínica.
      3. **Outros métodos.** Alterações cromossômicas nos linfócitos representam a indicação mais sensível de exposições a até 10 rad; fragmentos de DNA, anéis dicêntricos e deleções poderão estar presentes. A exposição a 15 rad poderá causar oligospermia, observada inicialmente em cerca de 45 dias a partir da exposição.
   B. **Outras análises laboratoriais úteis** incluem hemograma (repetir a cada 6 horas), eletrólitos, glicose, ureia, creatinina e exame de urina. Realizar imediatamente a tipagem dos linfócitos para o antígeno leucocitário humano (HLA, do inglês *human leukocyte antigen*), em caso de ser necessária a realização de um posterior transplante de medula óssea.

V. **Tratamento.** O Radiation Emergency Assistance Center and Training Site (**Centro de Assistência de Emergência à Radiação e Setor de Treinamento – REAC/TS**) fornece assistência e consulta aos médicos, 24 horas por dia, 7 dias por semana, sobre como atuar no componente médico de um incidente de radiação. O endereço eletrônico atual é www.orise.orau.gov/reacts. Durante o horário comercial, ligar para **1-865-576-3131**; ou ligar para **1-865-576-1005** após o horário comercial ou a qualquer hora para assistência médica. O REAC/TS é operado pelo Department of Energy (Departamento de Energia – DOE) dos EUA das Oak Ridge Associated Universities (Universidades Associadas de Oak Ridge – ORAU). Contatar também as agências locais ou estaduais responsáveis pela segurança da radiação.
   A. **Emergência e medidas de apoio.** Dependendo do risco envolvido para os socorristas, o tratamento de problemas médicos graves precede as preocupações radiológicas. Em caso de

possibilidade de contaminação dos socorristas e do equipamento, deverão ser implementados os protocolos apropriados de resposta à radiação, e os socorristas deverão usar roupas protetoras e respiradores. **Nota:** Se a exposição tiver sido apenas à radiação eletromagnética, a vítima não está contaminando o ambiente e não oferece risco para qualquer outro indivíduo.
1. Manter via aérea aberta e fornecer ventilação quando necessário (p. 1-7).
2. Tratar coma (p. 18) e convulsão (p. 22) caso ocorram.
3. Substituir as perdas de fluidos oriundas da gastrenterite com soluções cristaloides IV (p. 165).
4. Tratar a leucopenia e as infecções resultantes conforme necessário. Pacientes imunossuprimidos necessitarão de isolamento reverso* e terapia apropriada com antibióticos de amplo espectro. Estimulantes de medula óssea poderão auxiliar alguns pacientes.

B. **Fármacos específicos e antídotos.** Agentes quelantes ou fármacos bloqueadores farmacológicos poderão ser úteis em alguns casos de ingestão ou inalação de certos materiais radioativos biologicamente ativos, se forem administrados antes ou logo após a exposição (Tab. II-47). Contatar o REAC/TS (ver Item V supracitado) para aconselhamento específico sobre o uso desses agentes.

TABELA II-47 Agentes quelantes para algumas exposições à radiação[a]

Radionuclídeo	Agentes quelantes ou bloqueadores
Amerício-241	Ca-DTPA ou Zn-DTPA (p. 488): quelante. Dose: 1 g, em 250 mL de D_5W IV, durante 30-60 min, diariamente. Feridas: irrigar com 1 g de DTPA, em 250 mL de água. O EDTA (p. 489) também poderá ser eficiente, caso o DTPA não esteja imediatamente disponível.
Césio-137	O azul-da-prússia (hexacianoferrato férrico) adsorve o césio no trato GI e poderá também aumentar a eliminação. A carga da exposição estabelece a dose: com baixas cargas de exposição, 500 mg, VO 6×/dia, em 100-200 mL de água.
Cobalto-60	Evidências limitadas sugerem possível uso de Ca-DTPA ou Zn-DTPA (p. 488): quelante. Dose: 1 g, em 250 mL de D_5W IV, durante 30-60 min, diariamente. Feridas: irrigar com 1 g de DTPA, em 250 mL de água. O EDTA (p. 489) também poderá ser eficiente, caso o DTPA não esteja imediatamente disponível.
Iodo-131	O iodeto de potássio dilui o iodo radioativo e bloqueia a captação de iodo pela tireoide. Dose para adultos: 300 mg, VO, imediatamente seguidos por 130 mg, VO, diariamente (p. 545). O perclorato – 200 mg, VO, seguidos de 100 mg, a cada 5 h – também tem sido recomendado.
Plutônio-239	Ca-DTPA ou Zn-DTPA (p. 488): quelante. Dose: 1 g, em 250 mL de D_5W IV, durante 30-60 min, diariamente. Feridas: irrigar com 1 g de DTPA, em 250 mL de água. O EDTA (p. 489) também poderá ser eficiente, caso o DTPA não esteja imediatamente disponível. Antiácidos contendo alumínio poderão ligar o plutônio ao trato GI.
Estrôncio-90	Antiácidos contendo alginato ou hidróxido de alumínio podem reduzir a absorção intestinal do estrôncio. Dose: 10 g, VO, seguidos por 1 g, 4×/dia, VO. O sulfato de bário também pode reduzir a absorção de estrôncio. Dose: 100 g, em 250 mL de água, VO. O gliconato de cálcio poderá diluir o efeito do estrôncio. Dose: 2 g, em 500 mL de água, VO ou IV. O cloreto de amônio é um agente desmineralizante. Dose: 3 g, VO, 3×/dia.
Trítio	Diurese forçada, diuréticos, (?) hemodiálise. A água dilui o trítio e aumenta a excreção urinária.
Urânio-233, 235, 238	O bicarbonato de sódio forma um complexo carbonato com o íon uranila, que, em seguida, é eliminado pela urina. Dose: 100 mEq, em 500 mL de D_5W, por infusão IV lenta e constante. Antiácidos contendo alumínio poderão auxiliar a prevenir a absorção de urânio.

[a] Referências: Bhattacharyya ANL et al.: Methods of treatment. *Radiat Prot Dosimetry* 1992; 41(1):27-36; Ricks RC: *Hospital Emergency Department Management of Radiation Accidents*. Oak Ridge Associated Universities, 1984; Sugarman SL et al.: *The Medical Aspects of Radiation Incidents*. US Department of Energy and Oak Ridge Associated Universities, 2010.
D_5W, dextrose a 5% em água; DTPA, ácido dietilenotriaminopentacético; EDTA, ácido etilenodiaminotetracético; GI, gastrintestinal; IV, intravenoso; VO, via oral..

---

* N. de R.T. Isolamento com a finalidade de proteger pacientes imunodeprimidos.

C. **Descontaminação** (p. 45)
1. **Exposição a sólidos ou líquidos emissores de partículas.** *A vítima apresenta potencial altamente contaminante para socorristas, veículos de transporte e auxiliares de saúde.*
   a. Remover as vítimas da exposição e, se as condições permitirem, remover todas as roupas contaminadas e lavar as vítimas com água e sabão.
   b. Todas as roupas, a água e o material de limpeza deverão ser conservados, avaliados em relação à radioatividade e descartados apropriadamente.
   c. Os socorristas deverão usar roupa protetora e equipamento respiratório para evitar contaminação. No hospital, deverão ser tomadas medidas para prevenir a contaminação do ambiente e do pessoal envolvido (ver Seção IV, p. 565).
   d. Induzir vômito ou realizar lavagem gástrica (p. 49) se tiver sido ingerido material radioativo. Administrar carvão ativado (p. 50), embora sua eficiência seja desconhecida. Outros materiais adsorventes também poderão ser eficazes (ver Tab. II-47).
   e. Contatar o REAC/TS (ver Item V supracitado) e o departamento estadual de saúde radiológica para posteriores procedimentos. Em algumas exposições, poderão ser necessárias medidas especialmente agressivas (p. ex., lavagem pulmonar em caso de inalação significativa de plutônio).
2. **Exposição à radiação eletromagnética.** *O paciente não está radioativo e não representa ameaça de contaminação.* Não haverá necessidade de descontaminação, uma vez que o paciente tenha sido afastado da fonte de exposição, a menos que fragmentos emissores de radiação eletromagnética estejam inseridos nos tecidos corporais.
D. **Eliminação aumentada.** Agentes quelantes e diurese forçada poderão ser úteis no caso de determinadas exposições (ver Tab. II-47).

▶ RELAXANTES MUSCULARES
Susan Kim-Katz, PharmD

A maioria dos compostos deste grupo atua como simples agente sedativo hipnótico que, indiretamente, fornece relaxamento aos músculos. Os fármacos normalmente usados como relaxantes musculares estão listados na Tabela II-47. O carisoprodol (Soma) e o baclofeno têm sido usados como drogas recreacionais.
I. **Mecanismo de toxicidade**
   A. **Sistema nervoso central.** A maior parte desses fármacos causa depressão generalizada do SNC.
   1. O **baclofeno** é um agonista do receptor GABA (B) e pode induzir depressão respiratória profunda e do SNC, bem como hipertonicidade muscular paradoxal e atividade similar à convulsão. Foram observadas alucinações, convulsões e hipertermia após privação abrupta do baclofeno.
   2. A encefalopatia espástica também é comum nos casos de superdosagem de **carisoprodol**.

TABELA II-48 Relaxantes musculares

Fármaco	Meia-vida comum (h)	Dose adulta diária usual (mg)
Baclofeno	2,5-4	40-80
Carisoprodol[a]	1,5	800-1.600
Ciclobenzaprina	24-72	30-60
Clorzoxazona	1	1.500-3.000
Metaxalona	2-3	2.400-3.200
Metocarbamol	1-2	4.000-4.500
Orfenadrina	14-16	200
Tizanidina	2,5	12-36

[a] É metabolizado gerando meprobamato (p. 113).

3. A **tizanidina**, um agonista α_2 de ação central, apresenta efeitos semelhantes aos da clonidina (p. 186).
B. **Efeitos cardiovasculares.** Poderá ocorrer hipotensão após superdosagem. O **baclofeno** produziu bradicardia em até 30% das ingestões. A ingestão maciça de **orfenadrina** causou taquicardia supraventricular e ventricular.
C. A **farmacocinética** varia com o fármaco. A absorção poderá ser tardia devido aos efeitos anticolinérgicos (ver também Tab. II-52, p. 414).

II. **Dose tóxica.** A dose tóxica varia consideravelmente entre os fármacos, dependendo muito da tolerância individual, e pode ser influenciada pela presença de outras substâncias, como o etanol. Para a maioria desses fármacos, a ingestão de mais de 3 a 5 vezes a dose terapêutica comum pode causar estupor ou coma. O óbito foi registrado em uma criança de 4 anos que ingeriu aproximadamente 3.500 mg de carisoprodol, e uma outra, de 2 anos, que ingeriu 2 comprimidos (350 mg cada), necessitou de entubação. Uma criança de 2 anos apresentou convulsões e taquicardia ventricular após ingerir 400 mg de orfenadrina. A dose mais baixa de tizanidina associada ao coma em um adulto foi entre 60 e 120 mg.

III. **Apresentação clínica.** O surgimento da depressão do SNC geralmente ocorre em 30 a 120 minutos da ingestão. Poderão ocorrer letargia, fala arrastada, ataxia, coma e parada respiratória. Ingestões maiores, especialmente quando combinadas ao álcool, poderão induzir coma não responsivo.
A. **Carisoprodol** pode causar hiper-reflexia, opistótono e tônus muscular aumentado.
B. **Ciclobenzaprina** e **orfenadrina** podem induzir sintomas anticolinérgicos, como taquicardia, pupilas dilatadas e *delirium*. Apesar de sua similaridade estrutural com os antidepressivos tricíclicos, a ciclobenzaprina não foi implicada na cardiotoxicidade semelhante à da quinidina, embora possa causar hipotensão. Foram observados estado epilético, taquicardia ventricular e parada assistólica após superdosagem por **orfenadrina**.
C. A superdosagem por **baclofeno** induz coma, depressão respiratória, bradicardia e atividade paradoxal semelhante à convulsão. O aparecimento é rápido, mas pode durar de 12 a 48 horas. Foi registrado *delirium* prolongado com rabdomiólise.
D. A **tizanidina** é semelhante à clonidina e pode induzir coma, hipotensão profunda e bradicardia (p. 186); além disso, disfunção nodal sinoatrial (SA) e atrioventricular (AV) foi observada após uma superdosagem.

IV. O **diagnóstico** geralmente se baseia na história de ingestão e nos achados de depressão do SNC, normalmente acompanhados por contração muscular ou hiper-reflexia. O diagnóstico diferencial inclui outros agentes sedativos hipnóticos (p. 112).
A. **Níveis específicos.** Muitos desses fármacos podem ser detectados no exame toxicológico abrangente de urina. Os níveis quantitativos dos fármacos nem sempre se correlacionam com a gravidade da intoxicação, especialmente em pacientes que apresentam tolerância ao fármaco ou que tenham ingerido outros fármacos ou álcool.
B. **Outras análises laboratoriais úteis** incluem eletrólitos, glicose, etanol sérico, ureia, creatinina, gasometria arterial e radiografia de tórax.

V. **Tratamento**
A. **Emergência e medidas de apoio**
1. Manter via aérea aberta e fornecer ventilação quando necessário (p. 1-7). Administrar oxigênio suplementar.
2. Tratar coma (p. 18), hipotermia (p. 20), hipotensão (p. 15) e edema pulmonar (p. 7) caso ocorram. A hipotensão em geral responde prontamente à posição de supinação e aos fluidos IV.
3. Monitorar os pacientes por pelo menos 6 horas após a ingestão devido à possibilidade de ocorrência de absorção tardia.
B. **Fármacos específicos e antídotos.** Não existem antídotos específicos. O flumazenil (p. 507) é um antagonista específico dos receptores das benzodiazepínicos e não se esperaria que fosse benéfico para os relaxantes do músculo esquelético, porém foi usado com sucesso em casos de superdosagem por clorzoxazona e carisoprodol. Embora a fisostigmina possa reverter

os sintomas anticolinérgicos associados à superdosagem por ciclobenzaprina e orfenadrina, em geral não se faz necessária e poderá potencialmente induzir convulsão.
   C. **Descontaminação** (p. 45). Administrar carvão ativado se as condições forem apropriadas (ver Quadro I-30, p. 51). A lavagem gástrica não será necessária após ingestões pequenas a moderadas se o carvão ativado tiver sido administrado prontamente.
   D. **Eliminação aumentada.** Devido à extensa distribuição tecidual, a diálise e a hemoperfusão não são muito eficazes para a maior parte dos fármacos deste grupo. A hemodiálise poderá aumentar significativamente a depuração do baclofeno, sobretudo no caso de pacientes com comprometimento da função renal.

▶ SALICILATOS
Susan Kim-Katz, PharmD

Os salicilatos são amplamente utilizados devido às suas propriedades analgésicas e anti-inflamatórias. São encontrados em uma variedade de analgésicos prescritos e isentos de prescrição, fórmulas contra a gripe, produtos ceratolíticos tópicos (metilsalicilato) e inclusive no Pepto-Bismol (subsalicilato de bismuto). Antes da introdução de embalagens à prova de crianças, a superdosagem por ácido acetilsalicílico era uma das causas principais de morte acidental em crianças. Podem ocorrer duas síndromes de intoxicação distintas, dependendo de a exposição ser **aguda** ou **crônica**.

I. **Mecanismo de toxicidade.** Os salicilatos possuem uma variedade de efeitos tóxicos.
   A. O estímulo central do centro respiratório leva à hiperventilação e à alcalose respiratória. Consequências secundárias da hiperventilação incluem desidratação e acidose metabólica compensatória.
   B. Efeitos intracelulares incluem desacoplamento da fosforilação oxidativa e interrupção do metabolismo de glicose e ácidos graxos, que contribuem para a acidose metabólica.
   C. O mecanismo pelo qual ocorre o edema cerebral e pulmonar não é conhecido, porém pode estar relacionado com uma alteração na integridade capilar.
   D. Os salicilatos alteram a função plaquetária e podem também prolongar o tempo de protrombina.
   E. **Farmacocinética.** Os salicilatos são bem absorvidos pelo estômago e pelo intestino delgado. Grandes massas de comprimidos e produtos encapsulados (com cobertura entérica) podem retardar drasticamente a absorção (de horas a dias). O Vd do salicilato é de aproximadamente 0,1 a 0,3 L/kg, podendo ser aumentado por acidemia, que estimula a entrada do fármaco nas células. A eliminação é feita principalmente pelo metabolismo hepático em doses terapêuticas, no entanto, a excreção renal se torna importante em caso de superdosagem. A meia-vida de eliminação é normalmente de 2 a 4,5 horas, podendo chegar a 18 a 36 horas após uma superdosagem. A eliminação renal depende do pH da urina (ver também Tab. II-5, p. 99).

II. **Dose tóxica.** A dose média única terapêutica do ácido acetilsalicílico é de 10 mg/kg, e a dose terapêutica diária usual é de 40 a 60 mg/kg. Cada comprimido de ácido acetilsalicílico contém 325 a 650 mg. Uma colher de chá de **óleo de gaultéria** contém 5 g de metilsalicilato, equivalente a aproximadamente 7,5 g de ácido acetilsalicílico.
   A. **Ingestão aguda** de 150 a 200 mg/kg de ácido acetilsalicílico produzirá intoxicação branda; a ocorrência de intoxicação grave é provável após a ingestão de 300 a 500 mg/kg. Foram registrados casos fatais em crianças com ingestão igual ou inferior a 5 mL de óleo de gaultéria.
   B. A **intoxicação crônica** com ácido acetilsalicílico poderá ocorrer com ingestão superior a 100 mg/kg/dia durante 2 dias ou mais.

III. **Apresentação clínica.** Pacientes poderão ficar intoxicados após uma superdosagem aguda acidental ou suicida ou como resultado da repetição excessiva de medicação crônica por vários dias.
   A. **Ingestão aguda.** O vômito ocorre logo após a ingestão, seguido por hiperpneia, tinido e letargia. A alcalemia respiratória mista e a acidose metabólica tornam-se aparentes quando a gasometria arterial é determinada. Na intoxicação grave, poderão ocorrer coma, convulsão, hipoglicemia, hipertermia e edema pulmonar. A morte é causada por insuficiência do SNC e colapso cardiovascular.

B. **Intoxicação crônica.** As vítimas são geralmente indivíduos idosos confusos que estão recebendo salicilatos terapeuticamente. O diagnóstico é, em geral, negligenciado, porque a apresentação é inespecífica; confusão, desidratação e acidose metabólica são geralmente atribuídos a sepse, pneumonia ou gastrenterite. Entretanto, as taxas de morbidade e mortalidade são muito maiores do que após uma superdosagem aguda. O edema cerebral e pulmonar é muito mais comum na intoxicação aguda, e a intoxicação grave ocorre com níveis mais baixos de salicilato.

IV. O **diagnóstico** não será difícil se houver história de ingestão aguda acompanhada por sinais e sintomas característicos. Na ausência de história de superdosagem, o diagnóstico é sugerido pelos níveis característicos da gasometria arterial, que revelam alcalemia respiratória mista e acidose metabólica.

A. **Níveis específicos.** Deve-se obter as concentrações séricas estatísticas e seriadas de salicilato. A acidemia sistêmica eleva as concentrações de salicilato no cérebro, agravando a toxicidade.

1. **Ingestão aguda.** Níveis séricos de salicilato superiores a 90 a 100 mg/dL (900 a 1.000 mg/dL ou 6,6 a 7,3 mmol/L) geralmente estão associados à toxicidade grave. Determinações isoladas *não* são suficientes devido à possibilidade de absorção prolongada ou tardia a partir de comprimidos de liberação contínua ou de uma massa de comprimidos ou bezoar (especialmente após ingestão maciça). A maior parte dos toxicologistas não usa mais o nomograma de Done para estimar toxicidade.

2. **Intoxicação crônica.** Os sintomas têm pouca correlação com os níveis séricos, e o nomograma de Done não pode ser usado para prever a toxicidade. Concentrações terapêuticas crônicas em pacientes com artrite oscilam entre 100 a 300 mg/L (10 a 30 mg/dL). Um nível superior a 600 mg/L (60 mg/dL), acompanhado por acidose e estado mental alterado, é considerado muito sério.

B. **Outras análises laboratoriais úteis** incluem eletrólitos (cálculo do intervalo aniônico), glicose, ureia, creatinina, tempo de protrombina, gasometria arterial e radiografia de tórax.

V. **Tratamento**

A. **Emergência e medidas de apoio**

1. Manter via aérea aberta e fornecer ventilação quando necessário (p. 1-7). *Atenção*: Garantir ventilação adequada para prevenir a acidose respiratória e não deixar que a ventilação mecânica controlada interfira nas necessidades compensatórias do paciente para manter o pH do soro. Administrar oxigênio suplementar. Obter avaliações seriadas da gasometria arterial e radiografias de tórax para observar a ocorrência de edema pulmonar (mais comum na intoxicação crônica ou grave).

2. Tratar coma (p. 18), convulsão (p. 22), edema pulmonar (p. 7) e hipertermia (p. 21) caso ocorram.

3. Tratar a acidose metabólica com bicarbonato de sódio IV (p. 464). *Não* deixar que o pH sérico caia abaixo de 7,4.

4. Equilibrar os déficits de fluido e eletrólitos causados por vômito e hiperventilação com soluções cristaloides IV. Proceder cautelosamente durante a terapia de fluidos, pois a sua administração excessiva poderá contribuir para o edema pulmonar.

5. Administrar glicose suplementar e tratar a hipoglicemia (p. 34) caso ocorra. *Nota:* Pacientes intoxicados por salicilato poderão apresentar baixos níveis cerebrais de glicose apesar da avaliação normal da glicose sérica.

6. Monitorar pacientes assintomáticos por um período mínimo de 6 horas (ou mais em caso de superdosagem com comprimidos encapsulados ou superdosagem maciça, ou se houver suspeita de um bezoar). Internar pacientes sintomáticos em uma UTI.

B. **Fármacos específicos e antídotos.** Não existem antídotos específicos para a intoxicação por salicilatos. O **bicarbonato de sódio** é administrado com frequência, tanto para prevenir acidemia quanto para promover a eliminação do salicilato pelos rins (ver Item D adiante).

C. **Descontaminação** (p. 45). A administração não será necessária no caso de pacientes com intoxicação *crônica*.

1. Administrar carvão ativado se as condições forem apropriadas (ver Quadro I-30, p. 51). A lavagem gástrica não será necessária após ingestões pequenas a moderadas se o carvão ativado tiver sido administrado prontamente.
2. *Nota:* No caso de ingestões maciças de salicilato (p. ex., 30 a 60 g), serão necessárias teoricamente doses muito elevadas de carvão ativado (300 a 600 g) para adsorver todo o salicilato. Nesses casos, o carvão poderá ser administrado em várias doses de 25 a 50 g em intervalos de 3 a 5 horas. A irrigação intestinal total (p. 52) é recomendada para auxiliar na movimentação dos comprimidos e do carvão pelo trato intestinal.

D. **Eliminação aumentada** (p. 53)
   1. A **alcalinização urinária** é eficaz no aumento da excreção urinária de salicilato, embora seja geralmente difícil alcançá-la em pacientes desidratados ou criticamente doentes. O objetivo é manter o pH da urina em 7,5 ou mais.
      a. Adicionar 100 mEq de bicarbonato de sódio a 1 L de dextrose a 5% em um quarto de solução salina normal (0,22% NaCl) e infundir por via IV a 200 mL/h (3 a 4 mL/kg/h). No paciente desidratado, iniciar com um bólus de 10 a 20 mL/kg. A administração de fluido e bicarbonato é potencialmente perigosa em pacientes com alto risco de edema pulmonar (p. ex., intoxicação crônica).
      b. Exceto na presença de insuficiência renal, adicionar também potássio, 30 a 40 mEq, para cada litro de fluidos IV (a depleção de potássio inibe a alcalinização). *Atenção:* Monitorar a hipercalemia em pacientes com pouca eliminação de urina.
      c. A alcalemia não representa uma contraindicação para a terapia com bicarbonato, considerando o fato de os pacientes geralmente apresentarem déficit de base significativo, apesar do pH sérico elevado.
   2. A **hemodiálise** é muito eficaz em remover rapidamente os salicilatos e na correção dos desequilíbrios acidobásicos e de fluidos. As indicações para a hemodiálise urgente são as seguintes:
      a. Pacientes com ingestão aguda e níveis séricos superiores a 1.000 mg/L (100 mg/dL) com acidose grave e outras manifestações de intoxicação.
      b. Pacientes com intoxicação crônica e níveis séricos superiores a 600 mg/L (60 mg/dL) acompanhados de acidose, confusão ou letargia, especialmente se forem idosos ou debilitados.
      c. Qualquer paciente com manifestações graves de intoxicação.
   3. A **hemoperfusão** é também muito eficaz, porém não corrige os distúrbios acidobásicos ou de fluidos.
   4. A terapia com **repetidas doses de carvão ativado** reduz efetivamente a meia-vida sérica do salicilato, porém não é tão rapidamente eficiente quanto a diálise, e a eliminação frequente de fezes poderá contribuir para a desidratação e os distúrbios eletrolíticos.
   5. A **hemodiafiltração venovenosa contínua** foi considerada eficaz em alguns poucos casos, e não existem informações suficientes sobre as taxas de depuração para que esse procedimento seja recomendado.

▶ **SELÊNIO**
Richard J. Geller, MD, MPH

O selênio existe em quatro estados de oxidação natural (+6, +4, 0 e −2), e é encontrado em diversos compostos capazes de causar intoxicação humana, ainda que seja um elemento-traço essencial na dieta humana. A Tabela II-49 descreve a química dos compostos de selênio. A intoxicação aguda fatal por selênio ocorre mais comumente após a ingestão de ácido selenioso em soluções para passivação do aço de armas contra ferrugem. Outras intoxicações agudas ocorrem por meio do uso de suplementos alimentares (em geral, inadequadamente formulados), bem como por meio da exposição a compostos industriais. A doença causada pela exposição crônica ao selênio é rara, porém é encontrada em regiões com alto teor de selênio na comida. Indústrias que utilizam compostos de selênio incluem as de cerâmica, eletrônica, vidro,

TABELA II-49 Compostos de selênio

Composto (sinônimo)	Propriedades físicas	Dose tóxica ou concentração no ar[a]
Selênio elementar – CASRN 7782-49-2 (Se)	Amorfo ou cristalino, sólido vermelho a cinza	PEL 0,2 mg/m^3; IDLH 1 mg/m^3
Seleneto de hidrogênio (hidreto de selênio) – CASRN 7783-07-5 (H_2Se)	Gás incolor odorífero	PEL 0,05 ppm; IDLH 1 ppm
Seleneto de sódio – CASRN 1313-85-5 (Na_2Se)	Pó vermelho a branco	PEL 0,2 mg/m^3 (como Se)
Ácido selenioso (selenito de hidrogênio) – CASRN 7783-00-8 (H_2SeO_3)	Pó branco encontrado como solução a 2% em passivação do aço de armas contra ferrugem	A ingestão de apenas 15 mL de uma solução a 2% foi fatal em uma criança
Selenito de sódio (trióxido de selênio) – CASRN 10102-18-8 ($O_3Se.2Na$)	Pó branco	A dose letal média de sais de selenito em cães foi de 4 mg/kg; a ingestão humana de 1-5 mg/kg causou toxicidade moderada
Óxido de selênio (dióxido de selênio) – CASRN 7446-08-4 (O_2Se)	Cristal ou pó branco	PEL 0,2 mg/m^3 (como Se)
Selenato de sódio – CASRN 13410-01-0 ($O_4Se.2Na$)	Cristais brancos	PEL 0,2 mg/m^3 (como Se)
Ácido selênico – CASRN 7783-08-6 (H_2SeO_4)	Sólido branco	PEL 0,2 mg/m^3 (como Se)
Hexafluoreto de selênio (fluoreto de selênio) – CASRN 7783-79-1 (F_6Se)	Gás incolor	PEL 0,05 ppm; IDLH 2 ppm

[a] PEL, limite de exposição permitido pela Ocupational Safety and Health Administration para a exposição ocupacional durante um período médio de 8 horas (TWA); IDLH, nível considerado como imediatamente perigoso à vida ou à saúde (NIOSH).
CASRN, *chemical abstracts service registry number*.

borracha e metalurgia. O dióxido de selênio é o composto mais comumente usado na indústria. O selênio é produzido amplamente como produto intermediário do refinamento do cobre.

I. **Mecanismo de toxicidade.** A toxicopatologia celular precisa é muito pouco compreendida. Estudos animais implicam mecanismos envolvendo a formação de ânions hidroxila e superóxido, bem como de peróxido de hidrogênio. O conhecimento dos mecanismos atualmente não representa nenhuma contribuição para o tratamento. Um odor de alho na respiração observado em vários casos de intoxicação por selênio é devido à criação de dimetilselênio *in vivo*.

II. **Dose tóxica**
   A. **Ingestão**
      1. **Superdosagem aguda.** Superdosagens rapidamente fatais ocorreram a partir da ingestão de soluções para passivação do aço de armas contendo ácido selenioso a 2 a 9% e 2 a 4% de cobre. A ingestão de 15 mL de solução para passivação do aço de armas contendo 4% de ácido selenioso foi fatal. A dose letal média (DLM) oral de sais selenito em cães é aproximadamente 4mg/kg. A ingestão de 1 a 5 mg/kg de selenito de sódio por cinco adultos causou toxicidade reversível moderada. Foi observada sobrevivência após a ingestão de 2.000 mg de dióxido de selênio.
      2. **Ingestão crônica.** O valor atual diário determinado pela FDA para a ingestão de selênio por um adulto é de 70 μg, e a ingesta diária aceita (IDA) pelo Institute of Medicine é de 55 μg. O nível máximo de contaminantes (MCL) na água potável permitido pela EPA é atual-

mente de 50 ppb (50 µg/L). O nível mínimo de risco estabelecido pela EPA para o selênio é de 5 µg/kg/dia. A ingestão crônica de 850 µg/dia tem sido associada à toxicidade.
B. **Inalação.** O valor-limiar (TLV) recomendado pela ACGIH para a exposição ocupacional ao selênio elementar, assim como aos compostos de selênio em geral, tem sido 0,2 mg/m^3. Os níveis de exposição considerados como IDLH estão listados na Tabela II-46.

III. **Apresentação clínica**
A. A **ingestão aguda de ácido selenioso** causa lesão corrosiva do trato GI superior, vômito e diarreia, hipersalivação e odor de alho na respiração, com deterioração rápida do estado mental e inquietação, progredindo para coma, hipotensão devida à depressão do miocárdio e resistência vascular diminuída, insuficiência respiratória e morte. A ingestão suicida de uma quantidade desconhecida de **dióxido de selênio** foi fatal. A ingestão de **selenato de sódio** produziu gastrenterite com exalação de odor de alho e inversão da onda T no ECG. Cinco pacientes que ingeriram grandes quantidades de **selenito de sódio** apresentaram vômito, diarreia, calafrios e tremor, mas sobreviveram.
B. A **ingestão crônica de selênio elementar, selenito de sódio, selenato de sódio ou dióxido de selênio** pode causar palidez, distúrbios estomacais, nervosismo, paladar metálico e odor de alho na respiração.
C. A **inalação aguda de seleneto de hidrogênio** produz dispneia, cólicas abdominais e diarreia. A inalação de **hexafluoreto de selênio** produz lesão corrosiva grave e toxicidade sistêmica a partir da toxicidade dos ácidos de selênio somada ao do íon fluoreto. A inalação do **sal de selênio** causa dispneia e irritação da pele e da membrana mucosa.

IV. O **diagnóstico** é difícil na ausência de história de exposição. A presença de gastrenterite aguda grave, acompanhada de odor de alho na expiração e hipotensão, pode sugerir intoxicação por ácido selenioso, porém esses achados não são específicos.
A. Os **níveis específicos** geralmente não se encontram disponíveis. Diversos compostos selênicos diferem no seu potencial tóxico, ainda que o selênio seja normalmente determinado como concentração total. Ele pode ser avaliado no sangue, no cabelo e na urina. Os níveis no sangue total permanecem elevados por mais tempo do que os níveis séricos (que se encontram geralmente entre 40 a 60% abaixo) e podem refletir uma exposição de longo prazo.
1. Em uma dieta normal, os níveis de selênio no sangue total oscilam entre 0,1 e 0,2 mg/L. Um paciente com intoxicação crônica após a ingestão de 31 mg/dia apresentou o valor de 0,53 mg/L.
2. Os níveis médios no cabelo chegam a 0,5 ppm. A relação entre as concentrações capilar e tecidual não é bem compreendida. A utilidade do teste capilar é complicada pelo amplo uso de selênio nos xampus.
3. Tanto as concentrações urinárias quanto as do sangue total refletem a ingestão diária. A exposição excessiva deverá ser considerada quando os níveis de selênio no sangue excederem 0,4 mg/L ou a excreção urinária exceder 600 a 1.000 µg/dia.
B. **Outras análises laboratoriais úteis** incluem eletrólitos, glicose, ureia, creatinina, aminotransferases hepáticas e ECG. Após a exposição por inalação, obter os níveis de gasometria arterial ou oximetria e radiografia de tórax.

V. **Tratamento**
A. **Emergência e medidas de apoio**
1. Manter via aérea aberta e fornecer ventilação quando necessário (p. 1-7). Administrar oxigênio suplementar.
2. Tratar coma (p. 18), convulsões (p. 22), broncospasmo (p. 7), hipotensão (p. 15) e edema pulmonar (p. 7) caso ocorram. Como a hipotensão é geralmente multifatorial, avaliar e aperfeiçoar o estado do volume, a resistência vascular periférica e a contratilidade do miocárdio.
3. Observar por pelo menos 6 horas após a exposição.
4. Após a ingestão de ácido selenioso, considerar a realização de endoscopia para afastar a possibilidade de lesão corrosiva esofágica ou gástrica.

B. **Fármacos específicos e antídotos.** Não existem antídotos específicos. A utilidade de terapias sugeridas, como quelação, vitamina C e N-acetilcisteína, não está estabelecida.
C. **Descontaminação** (p. 45)
   1. **Inalação.** Remover imediatamente a vítima da exposição e fornecer oxigênio suplementar quando disponível.
   2. **Pele e olhos.** Remover a roupa contaminada e lavar copiosamente a pele exposta com água e sabão. Irrigar os olhos expostos copiosamente com água morna ou soro fisiológico.
   3. **Ingestão**
      a. A ingestão de selênio elementar ou sais de selênio geralmente não se beneficia pela descontaminação GI. Em caso de risco de lesão corrosiva GI grave, a lavagem gástrica combinada ao carvão poderá ser útil em até 1 hora após ingestões de ácido selenioso.
      b. Experimentos *in vitro* indicam que a **vitamina C** pode reduzir os sais de selênio a selênio elementar, que é pouco absorvido. O seu uso não foi estudado *in vivo*, porém a administração oral ou nasogástrica de alguns gramas de ácido ascórbico tem sido recomendada.
D. **Eliminação aumentada.** Não existe utilidade conhecida para qualquer procedimento de remoção aumentada.

▶ **SULFETO DE HIDROGÊNIO**

Stephen W. Munday, MD, MPH, MS

O sulfeto de hidrogênio é um gás incolor, inflamável e altamente tóxico, mais denso do que o ar. Ele é produzido naturalmente pela decomposição de matéria orgânica e é também um produto intermediário de diversos processos industriais. Níveis prejudiciais podem ser observados em refinarias de petróleo, tinturarias, minas, fábricas de polpas, fontes quentes de enxofre, produção de dissulfeto de carbono, equipamentos de pesca comercial, vapores de asfalto quente e poças de lodo urbano ou esterco líquido. Ele é algumas vezes conhecido como "gás da fossa". Foram registrados suicídios pela mistura de limpadores domésticos que têm ácidos com sais de banho contendo sulfeto de cálcio, com o propósito de gerar o gás sulfeto de hidrogênio.

I. **Mecanismo de toxicidade.** O sulfeto de hidrogênio causa asfixia celular por inibição do sistema da citocromo oxidase, semelhante à ação do cianeto. Como ele é rapidamente absorvido por inalação, os sintomas aparecem quase imediatamente após a exposição, levando à rápida perda de consciência, ou *knockdown*. O sulfeto de hidrogênio é também um irritante da membrana mucosa.

II. **Dose tóxica.** O odor característico de ovo podre do sulfeto de hidrogênio é detectável em concentrações de apenas 0,025 ppm. O limite recomendado para o local de trabalho (TLV-TWA da ACGIH) é de 10 ppm (14 mg/m^3) por um período médio de 8 horas, com um limite de exposição a curto prazo (STEL) de 15 ppm (21 mg/m^3). O limite de exposição permitido (PEL) pela OSHA federal é de 20 ppm, com um máximo de 15 minutos durante um dia de trabalho de 8 horas. A irritação acentuada do trato respiratório ocorre com níveis de 50 a 100ppm. A paralisia do nervo olfativo ocorre com níveis entre 100 a 150 ppm. O nível considerado como imediatamente perigoso à vida ou à saúde (IDLH) é de 100 ppm. O edema pulmonar é observado entre os níveis de 300 a 500 ppm. Níveis de 600 a 800 ppm são rapidamente fatais.

III. **Apresentação clínica**
   A. **Efeitos irritantes.** Irritação da via aérea superior, queimação nos olhos e blefarospasmo podem ser observados com níveis relativamente baixos. A exposição da pele pode causar dermatite dolorosa. Pneumonite química e edema pulmonar não cardiogênico poderão ocorrer após um atraso de várias horas.
   B. **Efeitos sistêmicos agudos** incluem dor de cabeça, náuseas e vômito, tontura, confusão, convulsões e coma. A exposição maciça pode causar colapso cardiovascular, parada respiratória e morte. Os sobreviventes poderão ficar com sério comprometimento neurológico.

IV. O **diagnóstico** é obtido com base na história de exposição e em manifestações rapidamente progressivas de irritação da via aérea e asfixia celular, com colapso súbito. A vítima ou os colegas de trabalho poderão descrever o cheiro de ovo podre, porém, devido à paralisia do nervo olfativo, a ausência desse odor não eliminará a possibilidade de exposição. Moedas de prata que estejam nos bolsos das vítimas ficam escuras (por meio da conversão em sulfeto de prata). Foi observada uma coloração esverdeada do cérebro em autópsias.

    A. Os **níveis específicos** normalmente não estão disponíveis (o sulfeto é instável *in vitro*), embora tenham sido detectados, *post-mortem*, níveis elevados de sulfeto e tiossulfato no sangue total. Acredita-se que a sulfemoglobina não seja produzida após a exposição ao sulfeto de hidrogênio.

    B. Outras análises laboratoriais úteis incluem eletrólitos, glicose, gasometria arterial e radiografia torácica.

V. Tratamento

    A. Emergência e medidas de apoio. *Nota:* Os profissionais de salvamento deverão usar equipamento de respiração autônoma para prevenir a exposição pessoal.

        1. Manter uma via aérea aberta e fornecer ventilação, quando necessário (p. 1-7). Administrar oxigênio suplementar umidificado de alto fluxo. Observar por várias horas o possível aparecimento retardado de pneumonia química ou edema pulmonar (p. 7).

        2. Tratar coma (p. 18), convulsão (p. 22) e hipotensão (p. 15), caso ocorram.

    B. Fármacos específicos e antídotos

        1. Teoricamente, a administração de **nitritos** (p. 528) para produzir metemoglobinemia poderá promover a conversão de íons sulfeto a sulfometemoglobina, que é muito menos tóxica. Entretanto, existem evidências limitadas da eficácia dos nitritos, e eles podem causar hipotensão e comprometimento da liberação de oxigênio.

        2. Dados de animais e registros de casos humanos sugeriram que o **oxigênio hiperbárico** (p. 539) pode ser útil quando fornecido logo após a exposição, porém tal terapia ainda não está fundamentada.

        3. A **hidroxicobalamina** (p. 513) foi aprovada para o tratamento da intoxicação por cianeto e, teoricamente, espera-se que seja de benefício em caso de intoxicação por sulfeto de hidrogênio, porém faltam dados em humanos. Um estudo feito em camundongos melhorou a sobrevida. Nesse mesmo estudo, o uso de nitrito não aumentou a sobrevivência.

    C. Descontaminação (p. 45). Remover a vítima da exposição e fornecer oxigênio suplementar, quando disponível.

    D. Eliminação aumentada. Não foram observados benefícios para os procedimentos de eliminação aumentada. Embora a terapia com oxigênio hiperbárico tenha sido proposta para o tratamento da intoxicação por sulfeto de hidrogênio, sua base são casos circunstanciais e não existem evidências científicas ou racionais convincentes para essa eficácia.

▶ TÁLIO

Thomas J. Ferguson, MD, PhD

O tálio é um metal mole que se oxida rapidamente após ser exposto ao ar. É um componente minoritário de uma variedade de minérios. Os sais de tálio são usados na fabricação de joias, semicondutores e equipamentos óticos. O tálio não é mais utilizado nos EUA como depilatório ou rodenticida devido à sua alta toxicidade para humanos.

    I. Mecanismo de toxicidade. O mecanismo de toxicidade do tálio não é conhecido. Parece afetar uma variedade de sistemas enzimáticos, levando à intoxicação celular generalizada. O metabolismo do tálio apresenta algumas similaridades com o do potássio e pode inibir o fluxo de potássio por meio das membranas biológicas ligando-se às enzimas de transporte Na^+/K^+-ATP.

    II. Dose tóxica. A dose letal mínima de sais de tálio é provavelmente de 12 a 15 mg/kg, embora a toxicidade varie amplamente com o composto, e tenham sido relatados óbitos após a ingestão de apenas 200 mg por adultos. Os sais mais hidrossolúveis (p. ex., acetato taloso e cloreto tálico) são levemente mais tóxicos do que as formas menos solúveis (óxido tálico e iodeto taloso). Alguns sais de tálio são bem absorvidos por meio da pele intacta.

III. **Apresentação clínica.** Os sintomas não aparecem imediatamente, sendo geralmente retardados em 12 a 14 horas após a ingestão.
   A. Os **efeitos agudos** incluem dor abdominal, náuseas, vômito e diarreia (algumas vezes com hemorragia). O choque poderá resultar de perdas maciças de fluido ou sangue. Em 2 a 3 dias, poderão ocorrer *delirium*, convulsão, insuficiência respiratória e morte.
   B. Os **efeitos crônicos** incluem neuropatia periférica dolorosa, miopatia, coreia, estomatite e oftalmoplegia. Perda de cabelos e distrofia das unhas (linhas de Mees) poderão ser observadas após 2 a 4 semanas.
IV. **Diagnóstico.** A taliotoxicose deverá ser considerada quando a gastrenterite e a parestesia dolorosa forem seguidas de alopecia.
   A. **Níveis específicos.** O tálio urinário é normalmente inferior a 0,8 μg/L. Concentrações superiores a 20 μg/L fornecem evidências de exposição excessiva e podem estar associadas à toxicidade subclínica durante exposições no local de trabalho. Os níveis sanguíneos de tálio não são considerados avaliações confiáveis da exposição, exceto após casos de exposições maciças. Concentrações em cabelo são de utilidade limitada, empregadas principalmente para documentar exposições passadas e em casos forenses.
   B. **Outras análises laboratoriais úteis** incluem hemograma, eletrólitos, glicose, ureia, creatinina e aminotransferases hepáticas. Como o tálio é radiopaco, radiografias planas do abdome poderão ser úteis após ingestão aguda.
V. **Tratamento**
   A. **Emergência e medidas de apoio**
      1. Manter uma via aérea aberta e fornecer ventilação quando necessário (p. 1-7).
      2. Tratar convulsão (p. 22) e coma (p. 18) caso ocorram.
      3. Tratar agressivamente a gastrenterite com terapia de fluidos IV (e sangue quando necessário). Usar fármacos pressores apenas quando a situação de choque não responder à terapia de fluido (p. 16).
   B. **Fármacos específicos e antídotos.** Atualmente, não existem tratamentos específicos recomendados nos EUA.
      1. O **azul da prússia** (ferrocianeto férrico, Radiogardase) é o alicerce da terapia na Europa e foi aprovado pela FDA para uso nos EUA em 2003. Esse composto possui uma estrutura reticular cristalina que se liga aos íons tálio e interrompe a reciclagem êntero-hepática. O azul da prússia insolúvel (Radiogardase) está disponível em comprimidos de 500 mg, e a dose recomendada para adultos é de 3 g VO, 3 vezes ao dia. O azul da prússia parece não ser tóxico nessas doses. Nos EUA, deverá estar disponível por meio de fornecedores farmacêuticos, e um centro de emergência pode ser acessado nas ORAU no telefone 1-865-576-1005, no REAC/TS, com linha telefônica disponível 24 horas. O Radiogardase é fabricado pela HEYL Chemisch-pharmazeutische Fabrik GmbH & Co KG em Berlim, Alemanha.
      2. O **carvão ativado** é de disponibilidade rápida, e a sua ligação ao tálio tem sido demonstrada *in vitro*. Múltiplas doses de carvão são recomendadas porque o tálio, aparentemente, sofre recirculação êntero-hepática. Em um estudo, o carvão foi superior ao azul da prússia na eliminação do tálio.
      3. **BAL** (p. 458) e outros quelantes têm sido usados com sucesso variável. A penicilamina e o dietilditiocarbamato devem ser evitados, porque alguns estudos sugeriram que eles contribuem para a redistribuição do tálio para o cérebro.
   C. **Descontaminação** (p. 45). Administrar carvão ativado se as condições forem apropriadas (ver Quadro I-30, p. 51). O vômito induzido por ipeca poderá ser útil no tratamento inicial da situação (p. ex., crianças em casa) se puder ser realizado alguns minutos após a exposição. Considerar a lavagem gástrica nos casos de ingestões maciças recentes.
   D. **Eliminação aumentada.** Doses repetidas de carvão ativado (p. 56) podem aumentar a eliminação fecal, efetivando a ligação do tálio secretado para o interior do lúmen intestinal ou por meio do sistema biliar, interrompendo a recirculação êntero-hepática ou enteroentérica. A diurese forçada, a diálise e a hemoperfusão não têm benefícios comprovados.

▶ TEOFILINA
Kent R. Olson, MD

A teofilina é uma metilxantina muita usada antigamente no tratamento da asma. Infusões IVs de aminofilina, o sal etilenodiamina da teofilina, são algumas vezes empregadas para tratar broncospasmo, insuficiência cardíaca congestiva e apneia neonatal. A teofilina é mais comumente usada VO em preparações de liberação prolongada (Theo-Dur, Slo-Phyllin, Theo-24 e muitas outras).

I. **Mecanismo de toxicidade**
   A. O mecanismo de toxicidade exato não é conhecido. A teofilina é um antagonista dos receptores da adenosina e inibe a fosfodiesterase quando está em níveis elevados aumentando o monofosfato de adenosina cíclico (AMPc, do inglês *cyclic adenosine monophosphate*) intracelular. Também é conhecida por liberar catecolaminas endógenas em concentrações terapêuticas.
   B. **Farmacocinética.** A absorção das preparações de liberação contínua poderá ser tardia. O Vd é de aproximadamente 0,5 L/kg. A meia-vida de eliminação normal é de 4 a 6 horas; esse tempo poderá ser dobrado no caso de doenças (p. ex., insuficiência hepática, insuficiência cardíaca congestiva, gripe) ou de interação com fármacos (p. ex., eritromicina, cimetidina) que reduzem o metabolismo hepático e podem aumentar em até 20 horas após uma superdosagem (ver também Tab. II-52, p. 414).

II. **Dose tóxica.** Uma única dose aguda de 8-10 mg/kg poderá elevar o nível sérico para até 15 a 20 mg/L, dependendo da taxa de absorção. A superdosagem oral aguda de mais de 50 mg/kg poderá originar potencialmente um nível superior a 100 mg/L e uma toxicidade grave.

III. **Apresentação clínica.** Poderão ocorrer duas síndromes de intoxicação distintas, dependendo do tipo de exposição – **aguda** ou **crônica**.
   A. **Uma única superdosagem aguda** é geralmente resultante de tentativa de suicídio ou de ingestão acidental infantil, porém também poderá ser advinda do uso inadequado acidental ou iatrogênico (superdosagem terapêutica).
      1. Manifestações comuns incluem vômito (ocasionalmente hematêmese), tremor, ansiedade e taquicardia. Efeitos metabólicos incluem hipocalemia pronunciada, hipofosfatemia, hiperglicemia e acidose metabólica.
      2. Com níveis séricos superiores a 90 a 100 mg/L, hipotensão, arritmias ventriculares e convulsões são comuns; o estado epilético é frequentemente resistente aos fármacos anticonvulsivos.
      3. As convulsões e outras manifestações de toxicidade grave podem ser atrasadas em 12 a 16 horas ou mais após a ingestão, em parte devido à absorção tardia do fármaco em preparações de liberação contínua.
   B. A **intoxicação crônica** ocorre quando doses excessivas são administradas repetidamente durante 24 horas ou mais ou quando uma enfermidade intercorrente ou um fármaco com interações interfere no metabolismo hepático da teofilina. As vítimas comuns são crianças muito jovens e pacientes idosos, especialmente os que têm insuficiência pulmonar obstrutiva crônica.
      1. Poderá ocorrer vômito, porém não é tão comum como nos casos de superdosagem aguda. A taquicardia é comum, porém a hipotensão é rara. Efeitos metabólicos, como a hipocalemia e a hiperglicemia, não ocorrem.
      2. Convulsão poderá ocorrer com níveis séricos mais baixos (p. ex., 40 a 60 mg/L) e tem sido observada em níveis de apenas 20 mg/L.

IV. O **diagnóstico** se baseia na história de ingestão ou na presença de tremores, taquicardia e outras manifestações em um paciente que esteja sabidamente recebendo teofilina. A hipocalemia sugere fortemente uma superdosagem aguda, e não uma intoxicação crônica.
   A. **Níveis específicos.** Os níveis séricos de teofilina são essenciais para o diagnóstico e a determinação do tratamento de emergência. Após superdosagem oral aguda, obter níveis repetidos a cada 2 a 4 horas; avaliações isoladas não são suficientes, porque a absorção continuada das preparações de liberação contínua pode levar a níveis máximos em 12-16 horas ou mais após a digestão.
      1. Níveis inferiores a 80 a 100 mg/L após superdosagem aguda geralmente não estão associados a sintomas graves, como convulsão e arritmias ventriculares.

2. Entretanto, no caso de intoxicação crônica, a toxicidade grave poderá ocorrer com níveis de 40 a 60 mg/L. *Nota:* A superdosagem aguda por cafeína (p. 172) causará quadro clínico semelhante e produzirá concentrações de teofilina falsamente elevadas com alguns imunoensaios comerciais mais antigos (checar com o laboratório clínico).
   B. **Outras análises laboratoriais úteis** incluem eletrólitos, glicose, ureia, creatinina, testes de função hepática e monitoramento do ECG.
V. **Tratamento**
   A. **Emergência e medidas de apoio**
      1. Manter via aérea aberta e fornecer ventilação quando necessário (p. 1-7).
      2. Tratar convulsões (p. 22), arritmias (p. 12-15) e hipotensão (p. 15) caso ocorram. Taquiarritmias e hipotensão são melhor tratadas com um agente β-adrenérgico (ver Item B a seguir).
      3. A hipocalemia é causada pelo movimento intracelular de potássio e não reflete déficit corporal total significativo; geralmente, se resolve espontaneamente sem tratamento agressivo.
      4. Monitorar os sinais vitais, o ECG e os níveis seriados de teofilina por pelo menos 16 a 18 horas após uma superdosagem oral significativa.
   B. **Fármacos específicos e antídotos.** Hipotensão, taquicardia e arritmias ventriculares são causadas principalmente pelo estímulo excessivo β-adrenérgico. Tratar com **propranolol** (p. 546) de baixa dosagem, 0,01 a 0,03 mg/kg, IV, ou **esmolol** (p. 494), 0,025 a 0,05 mg/kg/min. Usar os β-bloqueadores com cautela em pacientes com história anterior de asma ou dificuldade respiratória.
   C. **Descontaminação** (p. 45). Administrar carvão ativado se as condições forem apropriadas (ver Quadro I-30, p. 51). A lavagem gástrica não será necessária após ingestões pequenas a moderadas se o carvão ativado tiver sido administrado prontamente. Considerar o uso de doses repetidas de carvão ativado e a irrigação intestinal total após ingestão maciça de uma formulação de liberação contínua.
   D. **Eliminação aumentada** (p. 53). A teofilina apresenta pequeno Vd (0,5 L/kg) e é eficientemente removida por hemodiálise, hemoperfusão com carvão ou repetidas doses de carvão ativado. Embora encontre-se ligada à proteína em concentrações terapêuticas, a fração livre é dominante em níveis superiores.
      1. A **hemodiálise** ou a **hemoperfusão** deverão ser realizadas se o paciente estiver em estado epiléptico ou se a concentração sérica de teofilina for superior a 100 mg/L. A terapia do sistema recirculante de absorção molecular (MARS, do inglês *molecular adsorbent recirculating system*) também tem sido utilizada com sucesso após superdosagem aguda.
      2. **Repetidas doses de carvão ativado** (p. 56) não são tão eficientes, porém podem ser usadas no caso de pacientes estáveis com níveis inferiores a 100 mg/L.

▶ **TÉTANO**

Karl A. Sporer, MD

O tétano é uma doença rara nos EUA, com o registro de apenas cerca de 40 a 50 casos por ano. O tétano é causado por uma exotoxina produzida pelo *Clostridium tetani*, um bastonete gram-positivo anaeróbio formador de esporos, amplamente disponível no solo e no trato GI. É geralmente observado em indivíduos mais idosos (sobretudo mulheres idosas), imigrantes recentes e usuários de drogas IV que não tenham feito imunização adequada contra a bactéria.

I. **Mecanismo de toxicidade.** O crescimento do *C. tetani* em uma ferida em condições anaeróbias produz a toxina tetanospasmina. Esta penetra na junção mioneural dos neurônios motores alfa e viaja pelo transporte axônico retrógrado até a sinapse. Lá, ela bloqueia a liberação dos neurotransmissores inibitórios pré-sinápticos do ácido γ-aminobutírico (GABA) e glicina, causando espasmos musculares intensos.

II. **Dose tóxica.** A tetanospasmina é uma toxina extremamente potente. O tétano fatal poderá se manifestar em uma pequena ferida pontual de um indivíduo suscetível.

MANUAL DE TOXICOLOGIA CLÍNICA   383

III. **Apresentação clínica.** O período de incubação entre a ferida inicial e o desenvolvimento de sintomas oscila entre 1 a 2 semanas (média de 2 a 56 dias). A ferida não é aparente em 5% dos casos. As culturas das feridas serão positivas para *C. tetani* em apenas aproximadamente um terço das vezes.
   A. As queixas iniciais mais comuns são a dor e a rigidez da mandíbula, progredindo para trismo, *risus sardonicus* ("riso sarcástico") e opistótono durante alguns dias. Espasmos reflexos descontrolados e dolorosos são precipitados por estímulos mínimos e podem resultar em fraturas, rabdomiólise, hiperpirexia e asfixia. O paciente permanece consciente durante os espasmos. Nos sobreviventes, os espasmos poderão persistir por dias ou semanas.
   B. Uma síndrome de hiperatividade do simpático geralmente acompanha as manifestações musculares, com hipertensão, taquicardia, arritmias e diaforese, que, em alguns registros, alternam-se com hipotensão e bradicardia.
   C. O tétano neonatal ocorre com frequência nos países em desenvolvimento como resultado da imunidade materna inadequada e da higiene ruim, especialmente no que se refere ao curativo no local do cordão umbilical. O tétano localizado tem sido observado envolvendo rigidez e espasmo apenas no membro afetado. O tétano cefálico está raramente associado às feridas na cabeça e envolve principalmente os nervos cranianos.
IV. O **diagnóstico** se baseia na observação de espasmos musculares característicos em um indivíduo consciente que apresente uma ferida e na história de imunização inadequada. A intoxicação por estricnina (p. 231) produz espasmos musculares idênticos e deverá ser considerada no diagnóstico diferencial. Outras considerações incluem hipocalcemia e reações distônicas.
   A. Níveis específicos. Não existem exames específicos para a toxina. Um nível sérico de anticorpo igual ou superior a 0,01 UI/mL sugere imunidade prévia e torna o diagnóstico menos provável.
   B. Outras análises laboratoriais úteis incluem eletrólitos, glicose, cálcio, ureia, creatinina, CK, gasometria arterial e teste da urina para sangue oculto (positivo com mioglobinúria).
V. **Tratamento**
   A. Emergência e medidas de apoio
      1. Manter via aérea aberta e fornecer ventilação quando necessário (p. 1-7).
      2. Tratar hipertermia (p. 21), arritmias (p. 10-15), acidose metabólica (p. 33) e rabdomiólise (p. 26) caso ocorram.
      3. Limitar os estímulos externos, como ruídos, luz e toque.
      4. Tratar os espasmos musculares agressivamente.
         a. Administrar **diazepam** (p. 460), 0,1 a 0,2 mg/kg, IV, ou **midazolam**, 0,05 a 0,1 mg/kg, IV, em pacientes com contrações musculares brandas. Administrar **morfina** (p. 528) para alívio da dor. *Nota:* Esses agentes poderão prejudicar o estímulo respiratório.
         b. Nos casos mais graves, usar **pancurônio**, 0,06 a 0,1 mg/kg, IV, ou outro bloqueador neuromuscular (p. 466) para produzir completa paralisia neuromuscular. *Atenção:* A paralisia muscular poderá causar parada respiratória; os pacientes poderão necessitar de entubação endotraqueal e ventilação assistida.
   B. Fármacos específicos e antídotos
      1. A **imunoglobulina humana do tétano** (TIG), quando administrada por via IM em dose de 3.000 a 5.000 UI, neutralizará a toxina circulante, porém não atuará sobre a toxina que já se fixou nos neurônios. A TIG deverá ser administrada logo que possível a um paciente com suspeita de tétano e a indivíduos que apresentem ferida recente e possivelmente imunização anterior inadequada. O uso de TIG não reduziu a mortalidade, porém pode reduzir a gravidade e a duração da doença.
      2. Demonstrou-se que o **magnésio** (p. 523) é capaz de reduzir a dose de medicamentos necessária para a sedação e a instabilidade cardíaca.
      3. O **esmolol** pode ser usado para tratar a taquicardia e a hipertensão relacionadas com a hiperatividade do simpático.
      4. A **prevenção** poderá ser assegurada por uma série de imunização adequada com a toxina tetânica na infância e *boosters* repetidos a cada 10 anos. Sobreviver ao tétano

não significa estar protegido contra futuras exposições, porque a pequena quantidade de toxina necessária para causar doença é insuficiente para conferir imunidade.
C. **Descontaminação.** Debridar completamente, irrigar a ferida e administrar os antibióticos apropriados (a penicilina é adequada para o *C. tetani*).
D. **Eliminação aumentada.** Não existem benefícios a partir desses procedimentos.

▶ TETRACLORETO DE CARBONO E CLOROFÓRMIO
Frederick Fung, MD, MS

O **tetracloreto de carbono** (CCl_4, tetraclorometano) já foi amplamente utilizado como solvente de limpeza a seco, desengordurante, removedor de manchas, extintor de fogo e anti-helmíntico. Devido à sua toxicidade hepática e conhecida carcinogenicidade em animais, sua função tornou-se limitada; hoje é usado principalmente como um intermediário na fabricação química.

O **clorofórmio** (triclorometano) é um solvente hidrocarbônico clorado usado como matéria bruta na produção de fréon e como removedor e solvente nas indústrias química e farmacêutica. Devido à sua toxicidade hepática, não é mais usado como agente anti-helmíntico ou anestésico geral. A exposição crônica a baixos níveis pode ocorrer em alguns fornecimentos de água municipais, devido à cloração de metanos biológicos (tri-halometanos).

I. **Mecanismo de toxicidade.** O tetracloreto de carbono e o clorofórmio são depressores do SNC e potentes toxinas hepática e renal. Eles também podem aumentar a sensibilidade do miocárdio aos efeitos arritmogênicos das catecolaminas. Acredita-se que o mecanismo de toxicidades hepática e renal seja resultante de um intermediário tóxico de radical livre (radical triclorometil) do metabolismo do citocromo P-450. Esse radical pode se ligar às moléculas celulares (ácido nucleico, proteína, lipídeo) e formar adutos de DNA. A bioativação do CCl_4 tornou-se um modelo de toxicidade química induzida por radicais livres. As reações tóxicas são importantes para elucidar os mecanismos de apoptose, fibrose e carcinogenicidade. O uso crônico de indutores de enzimas metabólicas, como o fenobarbital e o etanol, aumenta a toxicidade do tetracloreto de carbono. O tetracloreto de carbono é sabidamente um carcinógeno animal e provavelmente um carcinógeno humano.

II. **Dose tóxica**
   A. A toxicidade por **inalação** depende da concentração no ar e da duração da exposição.
      1. **Tetracloreto de carbono.** Os sintomas aparecem após a exposição a 160 ppm durante 30 minutos. O limite recomendado para o local de trabalho (TLV-TWA da ACGIH) é de 5 ppm em uma média de 8 horas, e o nível no ar considerado imediatamente perigoso à vida ou à saúde (IDLH) é de 200 ppm.
      2. **Clorofórmio.** O nível no ar considerado imediatamente perigoso à vida ou à saúde (IDLH) é de 500 ppm. O limite recomendado para o local de trabalho (TLV-TWA da ACGIH) é de 10 ppm em uma média de 8 horas.
   B. **Ingestão**
      1. **Tetracloreto de carbono.** A ingestão de apenas 5 mL tem sido registrada como fatal.
      2. **Clorofórmio.** A dose fatal oral pode ser de apenas 10 mL, embora tenha sido registrada uma sobrevivência após a ingestão de mais de 100 mL. A dose letal mediana (DL_{50}) oral em ratos é de 2.000 mg/kg.

III. **Apresentação clínica**
   A. Indivíduos expostos ao tetracloreto de carbono e ao clorofórmio por **inalação aguda**, **absorção cutânea** ou **ingestão** podem apresentar náuseas, vômito, dor de cabeça, tontura e confusão. A irritação da membrana mucosa também é observada em casos de ingestão ou inalação. Na intoxicação grave, podem ocorrer parada respiratória, arritmias cardíacas e coma.
   B. **Comprometimento hepático e renal** grave e, algumas vezes, fatal, pode se tornar aparente após 1 a 3 dias.
   C. O **contato com a pele ou com os olhos** resulta em irritação e em um tipo de dermatite alipídica.

IV. O **diagnóstico** é obtido com base na história de exposição e na apresentação clínica de irritação da membrana mucosa, depressão do SNC, arritmias e necrose hepática. O tetracloreto de carbono é radiopaco e pode ser visível na radiografia abdominal após a ingestão aguda.
   A. **Níveis específicos.** Concentrações no sangue, urina ou ar respirado podem caracterizar a exposição, porém raramente estão disponíveis e não são úteis para o tratamento agudo. O teste qualitativo da urina em busca de hidrocarbonetos clorados (teste de Fujiwara) poderá ser positivo após superdosagem maciça.
   B. **Outras análises laboratoriais úteis** incluem eletrólitos, glicose, ureia, creatinina, aminotransferases hepáticas, tempo de protrombina e monitoramento do ECG.
V. **Tratamento**
   A. **Emergência e medidas de apoio**
      1. Manter uma via áerea aberta e fornecer ventilação quando necessário (p. 1-7).
      2. Tratar coma (p. 18) e arritmias (p. 12-15) caso ocorram. **Atenção:** Evitar o uso de epinefrina ou outras aminas simpatomiméticas porque poderão induzir ou agravar as arritmias. As taquiarritmias causadas pelo aumento da sensibilidade do miocárdio poderão ser tratadas com **propranolol**, 1 a 2 mg, IV, em adultos (p. 551), ou **esmolol**, 0,025 a 0,1 mg/kg/min, IV (p. 494). Monitorar os pacientes por pelo menos 4 a 6 horas após a exposição, ou mais, caso sejam sintomáticos.
   B. **Tratamento específico.** A **N-acetilcisteína** (p. 441) poderá minimizar a toxicidade hepática e renal, agindo como captador do intermediário tóxico. Embora seu uso não tenha sido estudado no caso de intoxicações por tetracloreto de carbono ou clorofórmio em humanos, a acetilcisteína é amplamente utilizada sem efeitos colaterais sérios no tratamento da superdosagem por paracetamol. Quando possível, deverá ser administrada nas primeiras 12 horas após a exposição. Estudos animais também sugerem possíveis funções para a cimetidina, os bloqueadores dos canais de cálcio e o oxigênio hiperbárico na redução da lesão hepática, porém a experiência em humanos com esses tratamentos é insuficiente.
   C. **Descontaminação** (p. 45).
      1. **Inalação.** Afastar da exposição e fornecer oxigênio suplementar quando disponível.
      2. **Pele e olhos.** Remover a roupa contaminada e lavar a pele afetada copiosamente com água e sabão. Irrigar os olhos expostos copiosamente com soro fisiológico ou água.
      3. **Ingestão.** Administrar carvão ativado VO caso as condições sejam apropriadas (ver Quadro I-30, p. 51). Considerar lavagem gástrica caso a ingestão tenha ocorrido nos 60 minutos anteriores à apresentação.
   D. **Eliminação aumentada.** Nenhum procedimento de remoção aumentada, incluindo diálise e hemoperfusão, mostrou-se útil.

▶ TOLUENO E XILENO
Janet Weiss, MD

O tolueno (metilbenzeno, metilbenzol, fenilmetano, toluol) e o xileno (dimetilbenzeno, metiltolueno e xilol) são solventes aromáticos comuns encontrados em colas, tintas de canetas, corantes, laqueadores, vernizes, tintas de paredes, removedores de tintas, pesticidas, limpadores e desengraxantes. A mais ampla fonte de exposição é a produção e o uso de gasolina. O tolueno e o xileno são líquidos claros e incolores de odor pungente doce, detectável em baixas concentrações no ar. São menos densos que a água e altamente voláteis, gerando rapidamente concentrações inflamáveis e tóxicas à temperatura ambiente. O vapor é mais pesado que o ar e pode se acumular em planos mais baixos. O tolueno é com frequência abusado intencionalmente pela inalação de tíner e tintas (sobretudo tintas em *spray*) para se obter um estado de embriaguez.

I. **Mecanismo de toxicidade**
   A. O tolueno e o xileno causam depressão generalizada do SNC. Como outros hidrocarbonetos aromáticos, podem sensibilizar o miocárdio para os efeitos arritmogênicos das catecolaminas. São irritantes brandos das membranas mucosas que afetam os olhos e os tratos respiratório e GI.
   B. A aspiração pulmonar poderá levar à pneumonite por hidrocarboneto (p. 275).

C. O abuso crônico de tolueno pode causar desmielinização difusa do SNC, lesão do túbulo renal e miopatia.
  D. **Cinética.** Os sintomas de toxicidade do SNC ficam aparentes imediatamente após a inalação de altas concentrações e 30 a 60 minutos após a ingestão. O tolueno é metabolizado pela álcool-desidrogenase e por diversas isoenzimas do citocromo P-450 gerando álcool benzílico (CYP2E1), *p*-cresol (CYP2E1, CYP2B6, CYP1A2) e *o*-cresol (CYP1A2). A presença de etanol poderá inibir o metabolismo do tolueno e prolongar a toxicidade sistêmica.
II. **Dose tóxica**
  A. **Ingestão.** Foi demonstrado que apenas 15 a 20 mL de tolueno são capazes de induzir toxicidade grave. Uma dose de 60 mL foi fatal para um homem adulto, levando ao óbito em 30 minutos. A dose de referência oral (RfD) recomendada pela EPA, ou dose oral máxima aceitável, é de 0,08 mg/kg/dia.
  B. **Inalação.** Os limites recomendados no local de trabalho são de 50 ppm (TLV-TWA da ACGIH) e 200 ppm (PEL da OSHA) para o tolueno e de 100 ppm (TLV-TWA da ACGIH e PEL da OSHA) para o xileno, com uma observação de "pele", indicando o potencial apreciável para a absorção cutânea. Os limites da OSHA e da ACGIH baseiam-se no potencial de risco para os efeitos irritante, narcótico e crônico associados à exposição, e o limite do NIOSH baseia-se na capacidade de causar depressão do SNC e irritação respiratória. Os níveis no ar considerados IDLH são de 500 ppm para o tolueno e de 900 ppm para o xileno. Foi registrado um óbito após a exposição a 1.800 a 2.000 ppm de tolueno durante 1 hora. A RfC da EPA é de 5 mg/m^3, com base nos efeitos neurológicos causados nos trabalhadores com exposição ocupacional. Uma RfC representa uma estimativa de inalação contínua a uma concentração ambiental por indivíduos (incluindo subgrupos sensíveis) que possivelmente não apresentariam riscos de sofrer efeitos deletérios durante a vida.
  C. A **exposição dérmica** prolongada pode causar queimadura química. Tanto o xileno quanto o tolueno são bem absorvidos pela pele. O limiar de **irritação nos olhos** para o xileno é de 200 ppm.
III. **Apresentação clínica.** A toxicidade poderá resultar de ingestão, aspiração pulmonar ou inalação.
  A. A **inalação aguda** produz euforia, tontura, dor de cabeça, náuseas e fraqueza. A exposição a altas concentrações poderá rapidamente causar *delirium*, coma, edema pulmonar, parada respiratória e morte, embora a maioria das vítimas recupere a consciência rapidamente após a retirada da exposição. As arritmias poderão advir da sensibilização cardíaca. A exposição aguda a vapores poderá irritar as membranas mucosas do trato respiratório, levando à síndrome da disfunção reativa das vias aéreas (SDVA). Exposições maciças poderão causar edema pulmonar e parada respiratória.
  B. A **inalação crônica** poderá causar comprometimento permanente do SNC, incluindo tremores, ataxia, atrofia dos troncos cerebelar e cerebral e anormalidades cognitivas e neurocomportamentais. A observação de miopatia, hipocalemia, desequilíbrio acidobásico e de eletrólitos, acidose tubular renal e hepatite também é comum. Trabalhadores expostos repetidamente a doses de 200 a 500 ppm de tolueno apresentaram perda de coordenação, memória comprometida e anorexia.
  C. A **ingestão** de tolueno ou xileno pode induzir vômito e diarreia. Caso ocorra aspiração pulmonar, poderá originar pneumonite química. A absorção sistêmica poderá levar a depressão do SNC.
  D. **Efeitos reprodutivos.** Altos níveis de tolueno representam risco reprodutivo a humanos e animais, porém esse efeito não tem sido observado no caso de exposições crônicas a baixos níveis. Ambos os solventes atravessam a placenta e são excretados no leite materno. Foram registradas microcefalia, retardo no desenvolvimento e anomalias nos membros e craniofaciais em mulheres que abusaram regularmente do tolueno, como droga recreacional, quando grávidas.
IV. O **diagnóstico** se baseia na história de exposição e em manifestações características de efeitos agudos sobre o SNC, como euforia e "embriaguez". Após ingestão aguda, a aspiração pulmonar é sugerida por tosse, asfixia, taquipneia ou dificuldade respiratória e confirmada pela radiografia de tórax.
  A. **Níveis específicos.** Em casos sintomáticos após exposições agudas, o tolueno ou o xileno poderão ser detectáveis na corrente sanguínea com o uso de uma seringa do tipo *gas-tight*, porém geralmente por apenas poucas horas. Os metabólitos ácido hipúrico, *o*-cresol (tolueno)

e ácido metil-hipúrico (xileno) são excretados pela urina e podem ser usados para documentar a exposição, porém os níveis na urina não se correlacionam com os efeitos sistêmicos.

B. Outras análises laboratoriais úteis incluem hemograma, eletrólitos, glicose, ureia, creatinina, aminotransferases hepáticas, creatina quinase (CK) e exame de urina. Radiografias de tórax e oximetria de pulso (ou medições da gasometria arterial) são recomendadas em casos de inalação excessiva ou de suspeita de aspiração pulmonar.

V. Tratamento
 A. Emergência e medidas de apoio
  1. **Exposição por inalação.** Manter via aérea aberta e fornecer ventilação quando necessário (p. 1-7). Administrar oxigênio suplementar e monitorar a oxigenação.
   a. Se o paciente estiver tossindo ou dispneico, considerar pneumonia por aspiração. Tratar como pneumonia por hidrocarboneto (p. 275).
   b. Se o paciente permanecer assintomático após um período de observação de 6 horas, a pneumonia química será improvável e não será necessária a observação posterior ou a radiografia de tórax.
  2. Tratar coma (p. 18), arritmias (p. 13-15) e broncospasmo (p. 7) caso ocorram. **Atenção:** Epinefrina e outras aminas simpatomiméticas podem provocar ou agravar arritmias cardíacas. As taquiarritmias podem ser tratadas com **propranolol** (p. 551), 1 a 2 mg, IV, ou **esmolol** (p. 494), 0,025 a 0,1 mg/kg/min, IV.
 B. Fármacos específicos e antídotos. Não existem antídotos específicos.
 C. Descontaminação. Pacientes expostos apenas a vapores do solvente que não apresentem irritação da pele ou dos olhos não necessitarão de descontaminação. Entretanto, vítimas cujas vestes ou pele estiverem contaminadas com líquido poderão contaminar secundariamente a equipe de socorro por contato direto ou por vapor desgaseificado.
  1. **Inalação.** Remover a vítima da exposição e fornecer oxigênio suplementar quando disponível.
  2. **Pele e olhos.** Remover a roupa contaminada e lavar a pele exposta com água e sabão. Enxaguar os olhos expostos ou irritados com água pura ou soro fisiológico.
  3. **Ingestão.** Administrar carvão ativado se as condições forem apropriadas (ver Quadro I-30, p. 51). Considerar a lavagem gástrica no caso de ingestões maciças (> 28 a 57 g), se puder ser realizada em 30 minutos após a ingestão.
 D. Eliminação aumentada. Não existem benefícios com esses procedimentos.

▶ TRICLOROETANO, TRICLOROETILENO E TETRACLOROETILENO
Shaun Carstairs, MD

O tricloroetano e o tricloroetileno são solventes amplamente utilizados como componentes de diversos produtos, incluindo fluido corretor de máquina de escrever (*"Wite-Out"*), limpadores de filmes coloridos, inseticidas, removedores de manchas, soluções de tecidos de limpeza, adesivos e removedores de tintas. São extensivamente usados na indústria como desengraxantes. O tricloroetano encontra-se em duas formas isoméricas, 1,1,2-tricloroetano e 1,1,1-tricloroetano, sendo o último (também conhecido como metilclorofórmio) o mais comum. O tetracloroetileno (percloroetileno) é outro solvente amplamente utilizado na indústria de limpeza a seco.

I. Mecanismo de toxicidade
 A. Esses solventes atuam como depressores dos sistemas nervoso central e respiratório e irritantes da pele e das membranas mucosas. Como resultado de sua alta lipossolubilidade e capacidade de penetração no SNC, apresentam rápida ação anestésica e, tanto o tricloroetileno quanto o tricloroetano, foram usados com esse propósito médico até o aparecimento de agentes mais seguros. Níveis sanguíneos máximos ocorrem em minutos após a exposição por inalação e 1 a 2 horas após a ingestão. Seu mecanismo de ação sugerido inclui o bloqueio neuronal dos canais de cálcio e o estímulo do GABA.

B. Tricloroetano, tricloroetileno, seu metabólito tricloroetanol e o tetracloroetileno podem sensibilizar o miocárdio aos efeitos arritmogênicos das catecolaminas.
C. O tricloroetileno ou um metabólito pode atuar inibindo a acetaldeído-desidrogenase, bloqueando o metabolismo do etanol e causando o "rubor do desengraxante".
D. **Carcinogenicidade.** O Instituto Nacional de Segurança Ocupacional e Saúde (do inglês, *National Institute of Occupational Safety & Health* – NIOSH) e a Agência Internacional de Pesquisa em Câncer (do inglês, *International Agency for Research on Cancer* – IARC) consideram o tetracloroetileno e o tricloroetileno como prováveis carcinógenos (Grupo 2A). Embora o 1,1,2-tricloroetano seja um carcinógeno considerado suspeito pelo NIOSH, não existem evidências suficientes para rotular o 1,1,1-tricloroetano como tal.

II. **Dose tóxica**
A. **Tricloroetano.** A dose oral aguda letal para humanos encontra-se comprovadamente entre 0,5 e 5 mL/kg. Os limites no ar recomendados no local de trabalho (TLV-TWA da ACGIH) para os isômeros 1,1,1-tricloroetano e 1,1,2-tricloroetano são de 350 e 10 ppm, respectivamente, e os níveis no ar considerados como imediatamente perigosos à vida ou à saúde (IDLH) são de 700 e 100 ppm, respectivamente. Os níveis anestésicos encontram-se na faixa de 10.000 a 26.000 ppm. O odor é detectável pela maioria das pessoas a 500 ppm, porém a fadiga olfativa ocorre com frequência.
B. **Tricloroetileno.** A dose oral aguda letal é registrada em aproximadamente 3 a 5 mL/kg. O TLV-TWA da ACGIH é de 50 ppm (269 mg/m^3), e o nível no ar considerado como IDLH é de 1.000 ppm.
C. **Tetracloroetileno.** O TLV-TWA da ACGIH é de 25 ppm (170 mg/m^3), e o nível no ar considerado como IDLH é de 150 ppm.

III. **Apresentação clínica.** A toxicidade poderá advir de inalação, contato com a pele ou ingestão.
A. A **inalação** ou a **ingestão** podem causar náuseas, euforia, dor de cabeça, ataxia, tontura, agitação, confusão e letargia e, se a intoxicação for significativa, parada respiratória, convulsão e coma. Podem ocorrer hipotensão e arritmias cardíacas. A exposição por inalação poderá levar a tosse, dispneia e broncospasmo. No caso de superdosagem grave, as insuficiências renal e hepática poderão se tornar evidentes em 1 a 2 dias após a exposição.
B. **Efeitos localizados** da exposição a líquidos ou vapores incluem irritação de olhos, nariz e garganta. O contato prolongado com a pele poderá causar dermatite desengordurante e, nos casos de tricloroetano e tetracloroetileno, levar a alterações cutâneas semelhantes ao escleroderma.
C. A **ingestão** poderá produzir irritação GI associada a náuseas, vômito, diarreia e dor abdominal. A aspiração para a árvore traqueobrônquica poderá levar à pneumonite por hidrocarboneto (p. 275).
D. **Rubor do desengraxante.** Os trabalhadores expostos a esses vapores poderão apresentar rubor transitório e hipotensão ortostática se ingerirem álcool, devido a um efeito similar ao dissulfiram (ver "Dissulfiram", p. 225).
E. **Outros.** Exposições maciças levaram ao desenvolvimento de neuropatias cranianas, neurite ótica e toxicidade no músculo esquelético. Foi demonstrado que o tricloroetileno cruza a placenta e está associado à pré-eclâmpsia e ao aborto espontâneo. O tetracloroetileno está presente no leite materno.

IV. O **diagnóstico** se baseia na história de exposição e nos sintomas característicos. A dependência abusiva da inalação de fluido corretor de máquina de escrever sugere intoxicação por tricloroetileno.
A. **Níveis específicos**
1. Embora os três solventes possam ser avaliados no ar expirado, no sangue e na urina, seus níveis não se encontram rápida e rotineiramente disponíveis e não são necessários para a avaliação de emergência e o tratamento. A confirmação da exposição ao tricloroetano pode ser possível por meio da detecção do metabólito tricloroetanol no sangue ou na urina. Os métodos dos laboratórios hospitalares geralmente não são sensíveis a essas quantidades.
2. A análise do ar expirado está se tornando mais amplamente utilizada no controle da exposição no local de trabalho, e as avaliações seriadas permitirão a estimativa da quantidade absorvida.
B. **Outras análises laboratoriais úteis** incluem eletrólitos, glicose, ureia, creatinina, transaminases hepáticas, gasometria arterial, radiografia de tórax e monitoramento do ECG.

V. Tratamento
A. Emergência e medidas de apoio
1. Manter via aérea aberta e fornecer ventilação quando necessário (p. 1-7). Administrar oxigênio suplementar e tratar a pneumonite por aspiração de hidrocarboneto (p. 275) caso ocorra.
2. Tratar convulsão (p. 22), coma (p. 18) e arritmias (p. 12-15) caso ocorram. *Atenção:* Evitar o uso de epinefrina ou de outras aminas simpatomiméticas devido ao risco de indução ou agravamento das arritmias cardíacas. As taquiarritmias causadas pela sensibilização do miocárdio poderão ser tratadas com **propranolol** (p. 551), 1 a 2 mg, IV, ou **esmolol** (p. 494), 0,025 a 0,1 mg/kg/min, IV.
3. Monitorar por um período mínimo de 4 a 6 horas após exposição significativa.

B. Fármacos específicos e antídotos. Não existem antídotos específicos.
C. Descontaminação (p. 45)
1. **Inalação.** Remover a vítima da exposição e administrar oxigênio suplementar quando disponível.
2. **Pele e olhos.** Remover a roupa contaminada e lavar a pele exposta com água e sabão. Irrigar os olhos expostos copiosamente com água morna ou soro fisiológico.
3. **Ingestão.** *Não* administrar carvão ativado e nem induzir o vômito devido ao risco de absorção rápida e aparecimento abrupto de convulsão ou coma. Considerar a lavagem gástrica apenas em caso de ingestão maciça e recente (< 30 minutos). A eficácia do carvão ativado é desconhecida.

D. Eliminação aumentada. Tais procedimentos não são eficazes ou necessários.

▶ VARFARINA E RODENTICIDAS RELACIONADOS
Ilene B. Anderson, PharmD

O dicumarol e outros anticoagulantes naturais são encontrados no cravo doce. Derivados da cumarina são usados tanto para fins terapêuticos quanto como rodenticidas. A varfarina (Coumadin) é amplamente utilizada como anticoagulante terapêutico, porém não é mais popular como rodenticida, pois os ratos e camundongos se tornaram resistentes. Os rodenticidas anticoagulantes mais comuns atualmente disponíveis contêm "**supervarfarinas**" de longa ação, como o brodifacoum, difacinona, bromadiolona, clorofacinona, difenacoum, pindona e valona, que possuem efeitos anticoagulantes profundos e prolongados.

I. **Mecanismo de toxicidade.** Todos esses compostos inibem a vitamina K 2,3-epóxido-redutase e a vitamina K quinona-redutase, duas enzimas responsáveis pela conversão da vitamina K à sua forma ativa, que é um cofator necessário na síntese hepática dos fatores de coagulação II, VII, IX e X. Apenas a síntese de novos fatores é afetada, e o efeito anticoagulante será retardado até que os fatores circulantes presentes tenham sido degradados. Os efeitos máximos geralmente não são observados em até 2 a 3 dias, devido à meia-vida longa dos fatores IX e X (24 a 60 horas).
  A. A duração do efeito anticoagulante após uma única dose de **varfarina** é geralmente de 2 a 7 dias (ver também Tab. II-52, p. 414).
  B. Os produtos da **supervarfarina** poderão continuar a produzir anticoagulação significativa por semanas a meses após uma única ingestão.

II. **Dose tóxica.** A dose tóxica é altamente variável.
  A. Em geral, uma única ingestão pequena de **varfarina** (p. ex., 10 a 20 mg) não causará intoxicação séria (a maioria dos rodenticidas à base de varfarina contém 0,05% da substância ativa). Por outro lado, a ingestão crônica ou repetida mesmo de pequenas quantidades (p. ex., 2 mg/dia) poderá produzir anticoagulação significativa. Pacientes com disfunção hepática, má nutrição ou com diátese hemorrágica encontram-se em alto risco.
  B. As **supervarfarinas** são extremamente potentes e podem apresentar efeitos prolongados mesmo após uma única ingestão de pequena quantidade. Entretanto, em um amplo estudo de ingestões acidentais de supervarfarina por crianças, não ocorreu nenhum caso sério de anticoagulação.

QUADRO II-9 Interações com a varfarina (exemplos selecionados)

Efeito anticoagulante aumentado	Efeito anticoagulante reduzido
Agentes anti-inflamatórios não esteroides	Azatioprina
Alopurinol	Barbitúricos
Amiodarona	Carbamazepina
Cimetidina	Colestiramina
Dissulfiram	Contraceptivos orais
Esteroides anabólicos/androgênicos	Fenitoína
Fármacos anticoagulantes/antiplaquetários	Glutetimida
Ginkgo (Ginkgo biloba)	Nafcilina
Hidrato de cloral	Rifampina
Inibidores seletivos da recaptação da serotonina	
Paracetamol	
Quinidina	
Salicilatos	
Sulfonamidas	

Nota: Esta lista representa *apenas uma pequena amostra* de fármacos que podem interferir na farmacocinética e na ação anticoagulante da varfarina. Para uma lista mais completa, consultar uma referência de informações sobre fármacos e medicamentos.

    C. Interações de múltiplos fármacos são conhecidas por alterar o efeito anticoagulante da varfarina (ver Quadro II-9 para exemplos de interações medicamentosas com a varfarina).
III. Apresentação clínica. A anticoagulação excessiva pode causar equimoses, hemorragia subconjuntival, hemorragia gengival ou evidências de hemorragia interna (p. ex., hematêmese, melena, hematoquezia, menorragia ou hematúria). As complicações imediatamente mais perigosas são o sangramento GI maciço e a hemorragia intracraniana.
    A. Os efeitos anticoagulantes da varfarina poderão ser aparentes em 15 horas; porém, com as supervarfarinas, os efeitos máximos normalmente são retardados em até 2 dias após a ingestão.
    B. As evidências da continuação dos efeitos anticoagulantes da varfarina poderão persistir por 5 dias, enquanto a anticoagulação pelas supervarfarinas poderá persistir por várias semanas ou até meses.
IV. O **diagnóstico** se baseia na história e nas evidências dos efeitos anticoagulantes. É importante identificar o produto exato ingerido para se assegurar do envolvimento de uma supervarfarina.
    A. Níveis específicos. Níveis de **brodifacoum** estão disponíveis em laboratórios comerciais e poderão ser úteis no estabelecimento do diagnóstico e na determinação do final da terapia com a vitamina K. Níveis inferiores a 4 a 10 ng/mL não deverão interferir na coagulação.
        1. Um efeito anticoagulante é melhor quantificado pela avaliação basal e pela repetição diária do **tempo de protrombina** (TP/INR), que poderá estar normal até 1 a 2 dias após a ingestão. Um TP/INR normal após 48 horas da ingestão elimina a possibilidade de ingestão significativa.
        2. Os níveis sanguíneos dos fatores de coagulação II, VII, IX e X estarão diminuídos.
    B. Outras análises laboratoriais úteis incluem hemograma, tipo sanguíneo e reação cruzada. Tempo parcial de tromboplastina, tempo de protrombina, fibrinogênio e contagem de plaquetas poderão ser úteis na eliminação de outras causas de hemorragia.
V. Tratamento
    A. Emergência e medidas de apoio. Em caso de hemorragia significativa, estar preparado para tratar choque com transfusões de sangue total e plasma fresco congelado (PFC) e consultar imediatamente um neurocirurgião em caso de suspeita de hemorragia intracraniana.
        1. Cuidar para não precipitar a hemorragia em pacientes com anticoagulação grave; prevenir quedas e outros traumas. Quando possível, evitar o uso de tubos nasogástricos ou endotraqueais ou vias IV centrais.
        2. Evitar fármacos que possam aumentar a hemorragia ou reduzir o metabolismo do anticoagulante (ver Quadro II-9 para exemplos e, para uma lista mais completa de inte-

rações medicamentosas, consultar uma referência de informações sobre fármacos e medicamentos.
B. **Fármacos específicos e antídotos.** A **vitamina K_1** (fitomenadiona [p. 563]) restaura de maneira eficiente a produção dos fatores de coagulação; a **vitamina K_3** (menadiona) **não** o faz. A vitamina K_1 deverá ser administrada em casos de evidências de anticoagulação significativa. *Nota:* Se a vitamina K_1 for administrada profilaticamente após uma ingestão aguda, o TP/INR de 48 horas não poderá ser usado para determinar a gravidade da superdosagem e sugere-se que o paciente seja monitorado por um período mínimo de 5 dias após a última dose de vitamina K_1.
1. Como a vitamina K não iniciará a restauração dos fatores de coagulação em até 6 horas ou mais (efeito máximo em 24 horas), pacientes com hemorragia ativa poderão necessitar de reposição imediata de fatores de coagulação ativos, como **plasma fresco congelado** ou **sangue total fresco**. (O PFC será preferível por conter concentrações mais elevadas dos fatores da coagulação.)
    a. O **complexo do fator IX** (fatores II, VII, IX e X) pode ser usado como terapia alternativa ou adjunta acompanhando a vitamina K_1 e o PFC. A dose sugerida (BebulinVH) é de 25 a 35 UI/kg, 40 a 55 UI/kg e 60 a 70 UI/kg nos casos de hemorragias branda, moderada e significativa, respectivamente.
    b. O **fator VIIa ativado recombinante** (Novoseven) também pode ser usado como terapia alternativa ou adjunta ao PFC e à vitamina K_1. A dose ótima é desconhecida, porém doses de 35 a 120 µg/kg têm sido usadas com sucesso para reverter a anticoagulação da varfarina e da supervarfarina.
2. Administrar **vitamina K_1 oral** (p. 563). Doses de até 800 mg/dia têm sido necessárias para manter um INR satisfatório. A vitamina K também pode ser administrada por via SC ou IV, porém esta última não é recomendada devido ao risco de anafilaxia, e a via SC é usada apenas quando a VO não estiver disponível. **Atenção:** A reversão da anticoagulação mediada pela vitamina K poderá ser perigosa para pacientes que necessitem de anticoagulação constante (p. ex., pacientes com próteses de válvulas cardíacas). Entretanto, quando a vitamina K for indicada para esses pacientes, a heparina poderá ser usada para manter a anticoagulação.
3. **Dosagem prolongada** de vitamina K poderá ser necessária durante várias semanas a meses em pacientes que tenham ingerido supervarfarina de longa ação. Os níveis sanguíneos dos fatores de coagulação (II, VII, IX e X) poderão ser úteis para avaliar o momento em que a vitamina K poderá ser reduzida com segurança após a intoxicação por supervarfarina.
C. **Descontaminação** (p. 45). Administrar carvão ativado se as condições forem apropriadas (ver Quadro I-30, p. 51). A lavagem gástrica não será necessária após ingestões pequenas a moderadas se o carvão ativado tiver sido administrado prontamente e deverá ser evitada em indivíduo com processo anterior de anticoagulação.
D. **Eliminação aumentada.** Não existem benefícios a partir dos procedimentos de eliminação aumentada.

▶ VASODILATADORES

Jeffrey Fay, PharmD

Uma variedade de vasodilatadores e bloqueadores de receptores α são usados na medicina clínica. Agentes bloqueadores α-adrenérgicos não seletivos (p. ex., fenoxibenzamina, fentolamina e tolazolina) têm sido usados na prática clínica desde a década de 1940. O primeiro bloqueador seletivo de $α_1$, a prazosina, foi introduzido no início dos anos 1970; doxazosina, indoramina, terazosina, trimazosina, urapidil e tansulosina (aprovados para a hipertrofia prostática benigna) são agentes seletivos para $α_1$ mais recentes. Minoxidil, hidralazina e diazoxida são vasodilatadores periféricos de ação direta. O fenoldopam é um agonista do receptor de dopamina, aprovado pela FDA para o tratamento hospitalar de curto prazo da hipertensão grave. A nesiritida é um peptídeo recombinante humano natriurético do tipo B usado no tratamento IV da insuficiência cardíaca congestiva aguda descompensada. A sildenafila é um dos agentes de uma classe usada no tratamento da disfunção erétil masculina. A nitroprussida (p. 332) e os nitratos (p. 331) serão discutidos em outras seções deste livro.

I. **Mecanismo de toxicidade.** Todos esses fármacos dilatam as arteríolas periféricas para diminuir a pressão sanguínea. Uma resposta reflexa do simpático leva à taquicardia e, ocasionalmente, às arritmias cardíacas. A prazosina e outros agentes mais recentes específicos de α_1 estão associados a pouca ou nenhuma taquicardia reflexa; entretanto, a hipotensão postural é comum, especialmente em pacientes com hipovolemia.

II. **Dose tóxica.** As doses tóxicas mínimas ou letais desses fármacos não foram estabelecidas. Foram registradas fatalidades em casos de superdosagem por indoramina e doses IV excessivas de fentolamina.
   A. **Indoramina.** Uma mulher de 43 anos morreu 6 horas após ingerir 2,5 g; também foram observados estímulo do SNC e convulsão.
   B. **Prazosina.** Um homem jovem desenvolveu priapismo após superdosagem de 150 mg. Um jovem de 19 anos tornou-se hipotenso após tomar 200 mg e recuperou-se em 36 horas. Dois idosos que tinham ingerido 40 a 120 mg foram encontrados em estado comatoso, apresentando a respiração de Cheyne-Stokes, e recuperaram-se após 15 a 18 horas.
   C. **Minoxidil.** Dois adultos desenvolveram hipotensão profunda (com taquicardia) que necessitou de suporte pressor após ingestões de 1,3 e 3 g de soluções tópicas de minoxidil.
   D. A **sildenafila** é geralmente bem tolerada nos casos de ingestões pediátricas acidentais.
   E. **Farmacocinética** (ver Tab. II-52, p. 414)

III. **Apresentação clínica.** A superdosagem aguda pode causar dor de cabeça, náuseas, tontura, fraqueza, síncope, hipotensão ortostática, pele quente ruborizada e palpitações. Podem ocorrer letargia e ataxia em crianças. A hipotensão grave poderá levar às isquemias cerebral e miocárdica e à insuficiência renal aguda. Usuários iniciantes de bloqueadores α_1 poderão apresentar síncope após dosagem terapêutica.

IV. O **diagnóstico** se baseia na história de exposição e na presença de hipotensão ortostática, que poderá ou não ser acompanhada por taquicardia reflexa.
   A. **Níveis específicos.** Os níveis sanguíneos desses fármacos não se encontram rotineiramente disponíveis ou não são clinicamente úteis.
   B. **Outras análises laboratoriais úteis** incluem eletrólitos, glicose, ureia, creatinina e monitoramento do ECG.

V. **Tratamento**
   A. **Emergência e medidas de apoio**
      1. Manter via aérea aberta e fornecer ventilação quando necessário (p. 1-7).
      2. A hipotensão geralmente responde à posição de supinação e aos fluidos cristaloides IV. Ocasionalmente poderá ser necessária terapia pressora (p. 16).
   B. **Fármacos específicos e antídotos.** Não existem antídotos específicos.
   C. **Descontaminação** (p. 45). Administrar carvão ativado se as condições forem apropriadas (ver Quadro I-30, p. 51). A lavagem gástrica não será necessária após ingestões pequenas a moderadas, se o carvão ativado tiver sido administrado prontamente.
   D. **Eliminação aumentada.** Não existem experiências clínicas de remoção extracorpórea desses fármacos. A terazosina e a doxazosina são medicamentos de ação longa e 60% são eliminados pelas fezes; portanto, doses repetidas de carvão ativado poderão aumentar a sua eliminação.

▶ **VEGETAIS**

Judith A. Alsop, PharmD, DABAT

A ingestão de vegetais é uma das 10 principais causas de intoxicação em todo o mundo. Plantas decorativas são encontradas em várias casas, e os jardins domésticos fornecem acesso a uma variedade de vegetais atraentes e potencialmente fatais. Felizmente, a intoxicação grave a partir de vegetais é rara em crianças porque a quantidade de material vegetal necessário para causá-la é maior do que a que uma

pequena criança ingere. A toxicidade grave ou o óbito causado pela ingestão de vegetais é geralmente resultado de abuso intencional (estramômio [*Datura stramonium*], da família das solanáceas; figueira-do--diabo), uso inadequado (p. ex., vários chás extraídos de plantas) ou tentativas de suicídio (p. ex., oleandro).
I. **Mecanismo de toxicidade.** Os vegetais podem ser categorizados de acordo com sua toxicidade potencial. A Tabela II-38 descreve os efeitos das várias toxinas vegetais, e a Tabela II-39 fornece uma lista em ordem alfabética de vegetais e ervas potencialmente tóxicos.
   A. Vegetais do **grupo 1** contêm venenos sistematicamente ativos que podem causar intoxicação grave.
   B. Vegetais do **grupo 2a** contêm cristais insolúveis de oxalato de cálcio que podem causar dor forte e edema das membranas mucosas. Muitas plantas domésticas encontram-se nessa categoria.
   C. Vegetais do **grupo 2b** contêm sais solúveis de oxalato (sódio ou potássio) que podem produzir hipocalcemia aguda, insuficiência renal e lesões em outros órgãos secundárias à precipitação dos cristais de oxalato de cálcio em vários órgãos. A irritação das membranas mucosas é rara, possibilitando a ingestão de quantidades suficientes para causar toxicidade sistêmica. A gastrenterite também poderá ocorrer.
   D. Vegetais do **grupo 3** contêm várias toxinas que geralmente produzem irritação GI branda a moderada após a ingestão, ou dermatite após o contato com a pele.
II. **Dose tóxica.** A quantidade de toxina ingerida geralmente é desconhecida. As concentrações do agente tóxico podem variar, dependendo da parte do vegetal, da estação e das condições do solo. Em geral, ingestões por crianças de uma única folha ou de poucas pétalas, mesmo do grupo 1, resultam em pouca ou nenhuma toxicidade devido à pequena quantidade de toxina absorvida. Mergulhar a planta em água quente (p. ex., um chá "fitoterápico") poderá ocasionar a absorção de quantidades muito grandes da toxina.
III. A **apresentação clínica** depende do agente tóxico ativo (ver Tab. II-34), embora inclusive vegetais atóxicos possam causar tosse, obstruções ou asfixias em caso de ingestão de uma grande porção.
   A. **Grupo 1.** Na maioria dos casos, ocorre vômito, dor abdominal e diarreia em 60 a 90 minutos após ingestão significativa, porém os sintomas sistêmicos poderão demorar algumas horas enquanto as toxinas são ativadas no intestino (p. ex., glicosídeos cianogênicos) ou distribuídas pelos tecidos (p. ex., glicosídeos cardíacos). Com algumas toxinas (p. ex., ricina), a gastrenterite grave poderá levar à grande maciça de fluido e eletrólitos e ao comprometimento GI.
   B. **Grupo 2a.** Cristais insolúveis de oxalato de cálcio causam queimação oral imediata, dor e ardência em contato com as membranas mucosas. Poderá ocorrer edema dos lábios, da língua e da faringe. Em casos raros, o edema de glote poderá levar à obstrução da via aérea. Os sintomas geralmente se resolvem em poucas horas.
   C. **Grupo 2b.** Oxalatos solúveis podem ser absorvidos para o interior da circulação, onde se precipitam com o cálcio, o que poderá ocasionar hipocalcemia aguda e insuficiência múltipla de órgãos, incluindo necrose tubular renal (ver "Ácido oxálico", p. 70).
   D. **Grupo 3.** Poderá ocorrer irritação na pele ou nas membranas mucosas, embora seja menos grave do que nos casos dos vegetais do Grupo 2. Vômito e diarreia são comuns, mas geralmente brandos a moderados e autolimitados. Os desequilíbrios de fluido e eletrólitos causados pela gastrenterite grave são raros.
IV. O **diagnóstico** é obtido com base na história de exposição e na presença de material vegetal no vômito. A identificação do vegetal geralmente é difícil. Como na maioria das vezes os nomes comuns se referem a mais do um vegetal, é preferível confirmar o nome científico correspondente. Em caso de dúvida na identificação do vegetal, deve-se apresentar uma parte dele (não apenas a folha ou o fruto) para uma enfermeira local, para uma florista ou para departamento de botânica de uma universidade.
   A. **Níveis específicos.** Os níveis séricos da maioria das toxinas vegetais não se encontram disponíveis. Em casos particulares, poderá ser usada uma análise laboratorial para fármacos terapêuticos (p. ex., teste da digoxina para os glicosídeos do oleandro, nível de cianeto nos glicosídeos cianogênicos).

TABELA II-50 Vegetais: alguns componentes tóxicos

Toxina ou fonte	Efeitos clínicos
Acônito	Formigamento nos dedos, seguido por parestesias, sensação de frio intenso, gastrenterite, paralisia do músculo esquelético, arritmias ventriculares, paralisia respiratória e morte.
Aesculina	Uma única semente pode causar gastrenterite. Grandes quantidades podem causar ataxia, gastrenterite, depressão do SNC e paralisia.
Alcaloides de *Veratrum*	Gastrenterite, bradicardia, síncope, parestesias e hipotensão.
Alcaloides indólicos de *Gelsemium*	Dor de cabeça, sudorese, fraqueza ou rigidez muscular, convulsão, dispneia, bradicardia e parada respiratória.
Alcaloides nicotínicos	Salivação, gastrenterite, agitação seguida por convulsão e coma. Hipertensão, taquicardia, taquipneia seguida por hipotensão, bradicardia e bradipneia.
Alcaloides pirrolizidínicos	Gastrenterite, doença hepática veno-oclusiva.
Antraquinona	Diarreia intensa com hemorragia GI, insuficiência renal, dispneia e convulsão.
Cinamomo (lilás-da-índia)	Neurotoxina tetranortriterpeno: gastrenterite, letargia, coma, insuficiência respiratória, convulsão, paralisia.
Citisina	Vômito, hipotensão, taquicardia, paralisia, convulsão e depressão respiratória.
Coniina	Salivação, vômito e convulsão, seguidos por depressão do SNC e depressão respiratória, rabdomiólise, insuficiência renal, paralisia muscular e morte súbita, secundária à paralisia respiratória.
Euforbiácea	Irritação oral, gastrenterite. Eritema e edema, seguidos por formação de vesículas e bolhas. A exposição ocular poderá levar a ulceração da córnea, irite, conjuntivite e cegueira temporária. Sintomas sistêmicos: convulsão, coma e morte.
Glicosídeos cianogênicos	Dispneia, cianose, fraqueza, convulsão, coma e colapso cardiovascular. Os sintomas podem ser atrasados em 3-4 h ou mais, pois o glicosídeo é hidrolisado, formando cianeto no intestino.
Graianotoxina	Queimação, dormência, formigamento na boca, vômito, hipotensão, bradicardia, coma e convulsão.
Hidroquinona	Vômito, icterícia, tontura, dor de cabeça, *delirium*, palidez, anoxia, convulsão, insuficiência respiratória, cianose, colapso cardiovascular. Dermatite de contato alérgica.
Lantadeno	Efeitos anticolinérgicos com gastrenterite, desconforto respiratório, ataxia, coma, reflexos dos tendões profundos deprimidos, fraqueza, cianose e morte.
Lobelina	Vômito, bradicardia, hipertensão, taquipneia, tremores, convulsão e paralisia.
Protoanemonina	Paladar amargo, queimação na boca e na garganta, ulceração oral, gastrenterite, hematêmese.
Quinolizidina	Vômito, hipotensão, taquicardia, convulsão, paralisia e depressão respiratória.
Sanguinária	Gastrenterite, depressão do SNC, ataxia, dispneia e paralisia respiratória.
Saponina	Gastrenterite, dermatite, midríase, hipertermia, ataxia, fraqueza muscular, dispneia e coma.
Solanina	Salivação, gastrenterite, coma, hipotensão, bradicardia, cólicas e parestesias.
Tanino	Dor abdominal, sede extrema, micção frequente, diarreia sanguinolenta, pulso rápido, porém fraco. Poderá ocorrer insuficiência hepática e renal algumas semanas mais tarde.
Toxalbumina	Gastrenterite grave, comprometimento do trato GI seguido por toxicidade do fígado, do SNC, dos rins e de suprarrenais.

MANUAL DE TOXICOLOGIA CLÍNICA 395

TABELA II-51 Vegetais: lista em ordem alfabética

Nome vulgar	Nome científico	Grupo tóxico[a]	Considerações (ver texto e Tabela II-40)
Abacateiro (folhas e sementes)	Persea americana	1	toxina desconhecida que causa hepatite e miocardite em animais
Absinto	Artemisia absinthium	1	Absinto; possíveis efeitos sobre o SNC
Acácia-do-japão	Saphora japonica	1	Citisina
Açacu	Hura crepitans	3	Desconforto GI, dermatite
Açafrão	Anemone spp.	3	Protoanemonina
Açafrão-do-campo	Colchicum autumnale	1	Colchicina (p. 203)
Ácer	Acer negundo	3	Dermatite
Acônito	Aconitum spp.	---	1 Náuseas, vômito, arritmias, choque
Acteia, erva-de-são-cristóvão	Actaea spp.	1,3	Óleo irritante de protoanemonina; gastrenterite grave
Acteia, erva-de-São-Cristóvão	Actaea spp.	3	Óleo de protoanemonina irritante; gastrenterite grave, dermatite
Agapanto	Agapanthus spp.	3	Dermatite
Agapanto, Lírio-do-Nilo	Agapanthus spp.	3	Desconforto GI, dermatite
Agave	Agave spp.	3	Saponina; dermatite
Agave, piteira	Agave americana	3	Os espinhos podem causar celulite, a seiva causa dermatite
Agridoce-americano	Celastrus scandens	3	Desconforto GI
Aipo	Apium graveolens	3	Dermatite
Álamo, choupo	Populus tremuloides	3	Dermatite
Alcaravia, cariz	Carum carvi	3	Dermatite
Alfeneiro, ligustro	Ligustrum spp	3	Saponina
Algodão-americano, choupo	Populus deltoides	3	Dermatite
Algodão-selvagem	Asclepias syriaca	1	Glicosídeos cardíacos (p. 219)
Amargoseira, cinamomo	Melia azedarach	1	Cereja-chinesa; desconforto GI severo, convulsões
Amargoseira, cinamomo	Melia azedarach	1,3	Cinamomo; desconforto GI severo, convulsão
Amarílis	Amaryllidaceae	3	Desconforto GI
Amarílis	Hippeastrum equestre	3	Desconforto GI
Ambrósia-americana	Ambrosia artemisiifolia	3	Dermatite

(Continua)

TABELA II-51 Vegetais: lista em ordem alfabética *(Continuação)*

Nome vulgar	Nome científico	Grupo tóxico[a]	Considerações (ver texto e Tabela II-40)
Ameixeira (caroços mastigados)	*Prunus* spp.	1	Glicosídeos cianogênicos (p. 184)
Ameixeira (ornamental) (sementes mastigadas)	*Prunus* spp.	1	Glicosídeos cianogênicos (p. 184)
Amendoeira-amarga	*Prunus* spp.	1	Glicosídeos cianogênicos (p. 184)
Amieiro-americano	*Alnus crispus*	3	Dermatite
Anágua-de-vênus	*Brugmansia arborea, Datura stramonium*	1	Alcaloides anticolinérgicos (p. 129)
Anêmona	*Anemone* spp.	1,3	Protoanemonina; dermatite
Aneto, endro	*Anethum graveolens*	3	Dermatite
Angélica	*Angelica archangelica*	3	Dermatite
Antúrio	*Anthurium* spp.	2a	Cristais de oxalato de cálcio
Apócino	*Apocynum* spp.	1	Possíveis glicosídeos cardíacos (p. 219)
Arisema	*Arisaema* spp.[b]	2a	Cristais de oxalato de cálcio
Arisema	*Arisaema* spp.	2a, 3	Cristais de oxalato de cálcio; dermatite
Armagoseira, cinamomo	*Melia azedarach*	1,3	Cinamomo ou amargoseira; desconforto GI intenso, convulsões
Arruda	*Ruta graveolens*	3	Dermatite
Arruda-síria	*Peganum harmala*	1	Alucinógeno
Artemísia	*Artemisia* spp.	1,3	Desconforto GI, estimulante do SNC
Árum	*Arum* spp.	2a	Cristais de oxalato de cálcio
Árum-dragão, lírio-negro	*Dracunculus vulgaris*	2a	Cristais de oxalato de cálcio
Árvore-do-fumo, arbusto--do-fumo	*Cotinus coggygria*	1,3	Taninos, hidroquinona; dermatite
Asclépia	*Asclepias* spp.	3	Glicosídeos cardíacos (p. 219)
Astrágalo	*Astragalus* spp.	1	Alcaloides pirrolizidínicos
Ava, cavacava	*Piper methysticum*	1	Aguda: sedação, ataxia; crônica: dermatite e hepatotoxicidade
Ave-do-paraíso	*Strelitzia reginae*	3	Desconforto GI
Azeda	*Oxalis* spp., *Rhumex* spp.	2b	Oxalatos solúveis
Azedinha, óxalis	*Oxalis* spp.	2b	Oxalatos solúveis
Azevinho	*Ilex* spp.[c]	3	Desconforto GI

(Continua)

MANUAL DE TOXICOLOGIA CLÍNICA 397

TABELA II-51 Vegetais: lista em ordem alfabética *(Continuação)*

Nome vulgar	Nome científico	Grupo tóxico[a]	Considerações (ver texto e Tabela II-40)
Babosa	*Aloe vera*	3	Desconforto GI, irritante da pele
Bahia	*Bahia oppositifolia*	1	Glicosídeos cianogênicos (p. 184)
Balsamina-de-purga	*Momordica balsamina*	3	Desconforto GI
Bardana	*Arctium lappa*	1,3	Alcaloides anticolinérgicos (p. 129)
Barrete-de-padre	*Euonymus* spp.	3	Desconforto GI
Barrete-de-padre	*Euonymous* spp.	3	Desconforto GI
Batata-inglesa (partes verdes, brotos)	*Solanum tuberosum*	1	Solanina e alcaloides anticolinérgicos (p. 129)
Begônia	*Begonia rex*	2a	Cristais de oxalato de cálcio
Beladona	*Atropa belladonna*	1	Atropina (p. 129)
Beladona-falsa	*Amaryllis belladonna, Lycoris* spp.	3	Desconforto GI, dermatite
Bérberis, espinho-de-são-joão	*Berberis* spp.	1,3	Desconforto GI, hipotensão, convulsão
Berinjela (partes verdes)	*Solanum melongena*	1	Solanina
Bétula (casca, folhas)	*Betula* spp.	1,3	Metilsalicilato (p. 373), óleos irritantes que causam desconforto GI
Boa-noite	*Datura inoxia*	1,3	Alcaloides anticolinérgicos; dermatite
Boa-noite	*Pomoea alba*	3	Dermatite
Boa-noite-branca, pervinca--branca	*Catharanthus roseus*	1	Vincristina, vimblastina (p. 80)
Boa-noite-branca, pervinca--branca	*Catharanthus roseus*	1	Alcaloides da vinca, possível alucinógeno
Bolota (tipo de fruto)	*Quercus* spp.	3	Tanino; dermatite
Briônia	*Bryonia* spp.	3	Desconforto GI, dermatite
Buganvília, três-marias	*Bougainvillea glabra*	3	Dermatite
Buxinho	*Buxus* spp.	3	Desconforto GI, dermatite
Cacto (espinheiro)	*Cactus*	3	Dermatite, celulite (poderá gerar abscesso)
Café-selvagem	*Polyscias guilfoyei*	3	Saponina
Cafeeiro-de-Kentucky	*Gymnocladus dioica*	1	Citisina, semelhante à nicotina (p. 329)
Cala	*Calla palustris*	2a	Oxalatos de cálcio

(Continua)

TABELA II-51 Vegetais: lista em ordem alfabética *(Continuação)*

Nome vulgar	Nome científico	Grupo tóxico[a]	Considerações (ver texto e Tabela II-40)
Caládio, tinhorão	*Caladium* spp.; *Xanthosoma* spp.	2a	Cristais de oxalato de cálcio
Calicanto	*Calycanthus* spp.	1	Alcaloide semelhante à estricnina (p. 231)
Camará, lantana	*Lantana camara*	1	Lantadeno
Camomila-fedorenta	*Anthemis cotula*	3	Dermatite
Capuz-de-frade, acônito	*Aconitum napellus*	1	Aconita
Caruru-de-cacho	*Phytolacca americana*	3	Saponina
Carvalho	*Quercus* spp.	1	Tanino
Carvalho-selvagem	*Arena fatua*	3	Desconforto GI
Cáscara	*Rhamnus* spp.	3	Antraquinona
Cáscara	*Rhamnus* spp.	3	Catártico, antraquinona
Castanha-da-índia	*Aesculus* spp.	1,3	Aesculina
Castanheiro-da-áfrica	*Blighia sapida*	1	Hipoglicemia, encefalopatia, vômito, hipotonia
Castanheiro-da-índia	*Aesculus* spp.	1,3	Aesculina
Cavalinha	*Equisetum* spp.	1	Uso crônico: hiponatremia, hipopotassemia e fraqueza muscular; possíveis sintomas semelhantes à nicotina
Cebola-do-mar	*Scilla* sp., *Urginea maritima*	1	Glicosídeos cardíacos (p. 219)
Cebola-selvagem	*Zigadenus* spp.	1	Alcaloides do *Veratrum*
Cebola-selvagem, alho--selvagem	*Allium canadense*	3	Desconforto GI, dermatite
Cenoura	*Daucus carota*	3	Dermatite
Centela	*Hydrocotyle asiatica*	1,3	Depressão do SNC, dermatite
Cereja (ornamental) (sementes mastigadas)	*Prunus* spp.	1	Glicosídeos cianogênicos (p. 184)
Cereja (sementes mastigadas)	*Prunus* spp.	1	Glicosídeos cianogênicos (p. 184)
Cereja asfixiante (sementes mastigadas)	*Prunus virginiana*	1	Glicosídeos cianogênicos (p. 184)
Cereja-branca	*Symphoricarpos* spp.	3	Desconforto GI
Cereja-de-Jerusalém, peloteira	*Solanum pseudocapsicum*	1	Solanina e possivelmente alcaloides anticolinérgicos (p. 129)
Cereja-selvagem (sementes mastigadas)	*Prunus* spp.	1	Glicosídeos cianogênicos

(Continua)

TABELA II-51 Vegetais: lista em ordem alfabética *(Continuação)*

Nome vulgar	Nome científico	Grupo tóxico[a]	Considerações (ver texto e Tabela II-40)
Chá-de-mórmon	Ephedra viridis	1	Efedra; taquicardia, hipertensão (p. 362)
Chapéu-de-napoleão	Thevetia peruviana	1	Glicosídeos cardíacos (p. 219), mais tóxico do que o Nerium
Chapéu-de-napoleão (amarelo)	Thevetia peruviana	1	Glicosídeos cardíacos (p. 219)
Cherovia-selvagem	Heracleum mantegazzianum	3	Dermatite
Choupo, álamo	Populus spp.	3	Dermatite
Ciclame	Cyclamen sp.	3	Desconforto GI
Cicuta	Cicuta maculata	1	Cicutoxina; convulsão
Cicuta-da-Europa	Conium maculatum	1	Coniina, semelhante à nicotina (p. 329)
Cicuta-do-pântano	Conium maculatum	1	Coniina, alcaloide semelhante à nicotina (p. 329)
Cimicífuga	Cimicifuga spp.	3	Desconforto GI
Cinerária	Senecio leucostachys	1	Alcaloides pirrolizidínicos hepatotóxicos
Clêmatis	Clematis spp.	3	Protoanemonina
Clívia	Clivia miniata	3	Desconforto GI
Clúsia	Clusia rosea	3	Desconforto GI
"Cohosh" azul	Caulophyllum thalictroides	1,3	Citisina; dermatite
Colar-de-pérolas/contas	Senecio spp.	1	Alcaloides pirrolizidínicos hepatotóxicos
Cólquico	Colchicum autumnale	1	Colchicina (p. 203)
Comigo-ninguém-pode	Dieffenbachia spp.	2a	Cristais de oxalato de cálcio
Confrei	Symphytum officinale	1,3	Alcaloides pirrolizidínicos hepatotóxicos
Copo-de-leite	Zantedeschia spp.	2a	Cristais de oxalato de cálcio
Coração-partido	Dicentra	3	Dermatite
Coriária	Coriaria spp.	1	Contém agente convulsivante
Corniso	Cornus sanguinea	3	Dermatite
Corniso-anão	Cornus canadensis	3	Dermatite
Coroa-de-Cristo	Euphorbia spp.	1,3	Euforbiácea
Costela-de-adão	Monstera deliciosa	2a	Cristais de oxalato de cálcio
Costela-de-adão	Philodendron spp., Monstera deliciosa	2a	Cristais de oxalato de cálcio
Cotoneáster	Cotoneaster	1,3	Glicosídeos cianogênicos (p. 184)
Cravina	Dianthus barbatus	3	Desconforto GI, dermatite

(Continua)

TABELA II-51 Vegetais: lista em ordem alfabética *(Continuação)*

Nome vulgar	Nome científico	Grupo tóxico[a]	Considerações (ver texto e Tabela II-40)
Cravo	*Dianthus caryophyllus*	3	Dermatite
Crisântemo	*Chrysanthemum* spp.	3	Dermatite, desconforto GI (ver "Piretrinas", p. 354)
Crotalária	*Crotalaria* spp.	1	Alcaloides pirrolizidínicos hepatotóxicos
Crotalária (púrpura)	*Daubentonia* spp.	1	Alcaloides pirrolizidínicos hepatotóxicos
Cróton	*Codiaeum* spp.	3	Desconforto GI, dermatite
Cróton	*Croton tiglium*	1	Euforbiácea
Cumaru-ferro	*Dipteryx odorata*	1	Glicosídeos cumarínicos (p. 389)
Dafne	*Daphne* spp.	3	Desconforto GI, dermatite
Damasco (caroços mastigados)	*Prunus* spp.	1	Glicosídeos cianogênicos (p. 184)
Dedaleira	*Digitalis purpurea*	1	Glicosídeos cardíacos (p. 219)
Dedo-de-dama	*Nigella damascena*	3	Irritante, possível protoanemonina
Dictamno	*Dictamnus albus*	3	Dermatite
Dois-amores, sapatinho-de--judeu	*Pedilanthus tithymaloides*	1	Euforbiácea
Duranta	*Duranta repens*	3	Saponina
Erigerão	*Erigeron* spp.	3	Dermatite
Erva-ciática	*Ranunculus repens*	1	Protoanemonina
Erva-de-Santiago, tasneira	*Senecio* spp.	1	Alcaloides pirrolizidínicos hepatotóxicos
Erva-de-São-Cristóvão	*Cimicifuga racemosa*	3	Desconforto GI
Erva-de-São-Cristóvão	*Zigadenus* spp.	1	Alcaloides do *Veratrum*
Erva-de-São-João	*Hypericum perforatum*	1,3	Desconforto GI brando, dermatite; ativador brando da serotonina (p. 358)
Erva-dos-gatos, gatária	*Nepeta cataria*	1,3	Alucinógeno brando; desconforto GI
Erva-leiteira	*Euphorbia* spp.	1	Euforbiácea
Erva-loira	*Senecio* spp.[d]	1,3	Alcaloides pirrolizidínicos hepatotóxicos; dermatite
Erva-mate	*Ilex paraguariensis*	1	Cafeína
Erva-menta	*Poliomintha incana* (não *Satureia douglasi*, que não é tóxica)	1	Óleo de poejo (p. 174); hepatotoxicidade, DIC, insuficiência multissitêmica

(Continua)

MANUAL DE TOXICOLOGIA CLÍNICA 401

TABELA II-51   Vegetais: lista em ordem alfabética   *(Continuação)*

Nome vulgar	Nome científico	Grupo tóxico[a]	Considerações (ver texto e Tabela II-40)
Erva-moura	*Hyoscyamus* spp., *Solanum nigrum*	1	Solanina
Erva-moura	*Solanum nigrum*	1	Solanina e alcaloides anticolinérgicos (p. 129)
Erva-moura	*Solanum* spp.	1	Solanina e alcaloides anticolinérgicos (p. 129)
Ervilha-de-cheiro, ervilha-doce	*Lathyrus odoratus*	1	Neuropatia (latirismo) após uso crônico
Escutelária	*Scutellaria lateriflora*	1	Hepatotoxicidade, possível convulsão
Espatifilo	*Spathiphyllum* sp.	2a	Cristais de oxalato de cálcio
Espatifilo, lírio-da-paz	*Spathiphyllum* sp.	2a	Cristais de oxalato de cálcio
Espinheiro	*Karwinskia humboldtiana*	1	A ingestão crônica pode causar paralisia ascendente
Espirradeira, oleandro	*Nerium oleander*	1	Glicosídeos cardíacos (p. 219)
Espora	*Delphinium*	1	Semelhante ao acônito
Estrela-de-belém	*Hippobroma longiflora*	1	Lobelina
Estrela-de-belém	*Ornithogalum* spp.	1	Glicosídeos cardíacos (p. 219)
Eucalipto	*Eucalyptus* spp.	3	Desconforto GI
Eufórbia (látex)	*Euphorbia* spp.	3	euforbiácea
Faia-europeia	*Fagus sylvatica*	3	Saponina
Faia-japonesa	*Fagus crenta*	3	Saponina
Falsa-acácia	*Robinia pseudoacacia*	1	Toxalbumina
Falsa-azaleia	*Adenium obesum*	1	Glicosídeos cardíacos (p. 219)
Falsa-azaleia	*Menziesia ferruginea*	1	Graianotoxina
Falsa-cebola-do-mar	*Ornithogalum caudatum*	1,3	Contém substâncias semelhantes às da digoxina; dermatite
Falsa-seringueira	*Ficus elastica*	3	Dermatite
Falsa-serralha	*Emilia sonchifolia*	1	Alcaloides pirrolizidínicos
Fava	*Vicia faba*	1	Anemia hemolítica em indivíduos com deficiência de G6PD
Feijão-coral	*Erythrina* spp.	1	Glicosídeos cianogênicos (p. 184)
Feijão-mescal	*Sophora secundiflora*	1	Citisina, semelhante à nicotina (p. 329)
Ficus-benjamin (látex)	*Ficus benjamina*	3	Dermatite
Figo	*Ficus carica*	3	Dermatite

(Continua)

TABELA II-51 Vegetais: lista em ordem alfabética (Continuação)

Nome vulgar	Nome científico	Grupo tóxico[a]	Considerações (ver texto e Tabela II-40)
Figueira (seiva)	Ficus spp.	3	Dermatite
Figueira trepadeira	Ficus spp.	3	Dermatite
Figueira-lisa	Ficus spp.	3	Dermatite
Filodendro	Philodendron spp.	2a	Cristais de oxalato de cálcio
Filodendro-cordato	Philodendron spp. e	2a	Cristais de oxalato de cálcio
Flor-de-pau	Merremia tuberosa	1	Alucinógena
Foradentro	Phoradendron flavescens	3	Desconforto GI
Fotínia	Photinia arbutifolia	1	Glicosídeos cianogênicos
Frângula	Rhamnus frangula	1	Antraquinona
Freixo	Fraxinus spp.	3	Dermatite
Fumo-de-jardim, tabaco-de--flor-longa	Nicotiana longiflora	1	Nicotina (p. 329)
Gerânio	Pelargonium spp.	3	Dermatite
Giesta	Cytisus scoparius	1,3	Citisina; desconforto GI
Giesta-das-vassouras	Cytisus spp.	1,3	Citisina; dermatite
Ginkgo	Ginkgo biloba	1,3	Dermatite; uso crônico: tempo de sangramento aumentado
Ginura	Gynura segetum	1	Alcaloides pirrolizidínicos hepatotóxicos
Glicínia	Wisteria	3	Desconforto GI
Glória-da-manhã	Ipomoea violacea	1	Sementes alucinógenas
Glória-da-manhã	Ipomoea violacea, Merrermia tuberosa	1	Sementes alucinógenas
Groselha-indiana	Symphoricarpos spp.	3	Desconforto GI
Guaiaco	Guaiacum officinale	3	Saponina
Hamamélis	Hamamelis virginiana	1	Tanino
Harmala	Peganum harmala	1	Harmalina, alucinógena
Harmalina	Banisteriopsis spp.	1	Harmalina, alucinógena
Heléboro-negro	Helleborus niger	1,3	Protoanemonina; dermatite
Heliotrópio	Heliotropium spp.	1	Alcaloides pirrolizidínicos; hepatotoxicidade
Hera	Hedera helix	3	Desconforto GI, dermatite
Hera	Hedera spp.	3	Desconforto GI, dermatite
Hera-americana	Parthenocissus spp.	2b	Oxalatos solúveis
Hera-de-Bóston	Parthenocissus spp.	2b	Oxalatos solúveis
Hera-folha-de-carvalho	Hedera helix	3	Desconforto GI, dermatite
Hera-inglesa	Hedera helix	3	Saponina; dermatite

(Continua)

TABELA II-51 Vegetais: lista em ordem alfabética *(Continuação)*

Nome vulgar	Nome científico	Grupo tóxico[a]	Considerações (ver texto e Tabela II-40)
Hera-terrestre	*Glecoma hederacea*	3	Desconforto GI
Hera-venenosa, carvalho--venenoso, sumagre--venenoso, videira-venenosa	*Toxicodendron* spp.	3	Urushiol óleo-resina; dermatite de contato (*Rhus* dermatite)
Heteromeles (folhas)	*Heteromeles arbutifolia, Photinia arbutifolia*	1	Glicosídeos cianogênicos (p. 184)
Hidraste	*Hydrastis* spp.	1,3	Desconforto GI, possível toxicidade sistêmica
Hinton's deathcama	*Zigadenus* spp.	1	Alcaloides do *Veratrum*
Hortênsia	*Hydrangea* spp.	1,3	Glicosídeos cianogênicos (p. 184)
Ílex	*Ilex glabra*	3	Desconforto GI
Índigo-selvagem	*Baptisia tinctoria*	1	Citisina
Ioimbina	*Corynanthe yohimbe*	1	Suposto afrodisíaco, alucinógeno brando, α_2-bloqueador
Íris	*Iris* spp.	3	Desconforto GI, dermatite
Íris	*Iris* spp.	3	Desconforto GI, dermatite
Íris-selvagem	*Iris versicolor*	3	Desconforto GI, dermatite
Jacinto	*Hyacinthus* spp.	3	Desconforto GI, dermatite
Jalapa	*Exogonium purga*	3	Desconforto GI
Jasmim-da-noite, Jasmim-verde	*Cestrum nocturnum*	1	Solanina e alcaloides anticolinérgicos (p. 129)
Jasmim-diurno	*Cestrum diurnum*	1	Solanina e alcaloides anticolinérgicos (p. 129)
Jasmim-do-campo	*Gelsemium sempervirens*	1	*Gelsemium*
Jasmineiro-galego	*Jasminum officinale*	3	Dermatite
Jequiriti	*Arbus prectorius*	1	Toxalbumina
Jequiriti, alcaçuz-silvestre	*Abrus precatorius*	1	Toxalbumina
Jiboia	*Scindapsus aureus, Epipremnum aureum*	2a	Cristais de oxalato de cálcio
Jiboia, hera-do-diabo	*Epipremnum aureum*	2a	Cristais de oxalato de cálcio
Jiboia, hera-do-diabo	*Scindapsus aureus*	2a	Cristais de oxalato de cálcio
Kanna	*Coelctium tortuosum*	1	Alucinógeno brando
Khat	*Catha edulis*	1	Alucinógeno brando e estimulante
Kóchia	*Kochia* spp.	2a, 2b, 3	Oxalatos solúveis e insolúveis; dermatite
Laburno	*Laburnum anagyroides*	1	Citisina

(Continua)

TABELA II-51 Vegetais: lista em ordem alfabética *(Continuação)*

Nome vulgar	Nome científico	Grupo tóxico[a]	Considerações (ver texto e Tabela II-40)
Linho	*Linum usitatisimum*	1	Glicosídeos cianogênicos (p. 184)
Lírio-do-vale	*Convallaria majalis*	1	Glicosídeos cardíacos (p. 219)
Lírio-do-vale-japonês	*Pieris japonica*	1	Graianotoxina
Lírio-peruano	*Alstroemeria aurantiaca*	3	Desconforto GI, dermatite
Lobélia	*Lobelia berlandieri*	1	Lobelina
Lobélia	*Lobelia* spp.	1	Lobelina, alcaloide semelhante à nicotina (p. 329)
Loureiro	*Laurus nobilis*	3	Dermatite, desconforto GI
Louro-cereja	*Prunus laurocerasus*	1	Glicosídeos cianogênicos (p. 184)
Louro-da-montanha	*Kalmia* spp.	1	Graianotoxina
Lúpulo	*Humulus lupulus*	3	Dermatite
Maçã-silvestre (ornamental) (sementes mastigadas)	*Malus* spp.	1	Glicosídeos cianogênicos (p. 184)
Macieira (sementes mastigadas)	*Malus domestica*	1	Glicosídeos cianogênicos (p. 184)
Macieira (sementes mastigadas)	*Malus* spp.	1	Glicosídeos cianogênicos
Maconha, marijuana	*Cannabis sativa*	1	Alucinógeno brando (ver "Maconha", p. 306)
Magriça	*Calluna vulggaris*	1	Graianotoxina
Malmequer-dos-brejos	*Caltha palustris*	3	Protoanemonina
Mamona	*Ricinus communis*	1	Toxalbumina (ricina)
Manacá	*Brunfelsia australis*	1	Convulsivante
Mandioca	*Manihot esculenta*	1	Glicosídeos cianogênicos (p. 184); euforbiácea
Mandrágora	*Mandragora officinarum*	1	Alcaloides anticolinérgicos (ver p. 129)
Mandrágora-americana	*Podophyllum peltatum*	1,3	O óleo é ceratolítico, irritante; desconforto GI, hipotensão, convulsão registrado após ingestão
Mandrágora-americana, podofilo	*Podophyllum pelatum*	1,3	O óleo é ceratolítico, irritante; depressor do SNC
Manjerona-selvagem	*Origanum vulgare*	3	Desconforto GI
Maracujá	*Passiflora caerulea*	1	Depressão do SNC
Maracujá-selvagem	*Passiflora incarnata*	1,3	Depressor do SNC, dermatite

(Continua)

MANUAL DE TOXICOLOGIA CLÍNICA 405

TABELA II-51 Vegetais: lista em ordem alfabética *(Continuação)*

Nome vulgar	Nome científico	Grupo tóxico[a]	Considerações (ver texto e Tabela II-40)
Maravilha	*Mirabilis jalapa*	1,3	As sementes possuem efeitos alucinógenos; dermatite, desconforto GI
Margarida	*Chrysanthemum* spp.	3	Desconforto GI, dermatite (ver "Piretrinas", p. 354)
Massaroco	*Echium* spp.	1	Alcaloides pirrolizidínicos; hepatotoxicidade
Meimendro-negro	*Hyoscyamus niger*	1	Alcaloides anticolinérgicos (p. 129)
Melaleuca	*Melaleuca leucadendron*	3	Dermatite
Menisperm	*Cocculus carolinus*	1	Possível convulsão
Menisperm	*Menispermaceae*	1	Convulsões semelhante à picrotoxina
Mezereu	*Daphne mezereum*	3	Dermatite
Mil-folhas	*Achillea millefolium*	3	Desconforto GI, dermatite
Mitragina	*Mitragyna* spp.	1	Sedativo e alucinógeno
Narciso	*Narcissus* spp.	2a, 3	Desconforto GI, possivelmente oxalatos de cálcio
Narciso (bulbo)	*Narcissus* spp.	2a, 3	Cristais de oxalato de cálcio; desconforto GI
Narciso-branco	*Narcissus* spp.	2a, 3	Desconforto GI; pode conter oxalatos de cálcio
Nectarina (sementes mastigadas)	*Prunus* spp.	1	Glicosídeos cianogênicos (p. 184)
Nogueira	*Juglans* spp.	3	Dermatite
Nogueira-de-iguape, tungue	*Aleurites fordii*	1,3	Euforbiácea
Nogueira-pecã	*Carya illinonensis*	3	Dermatite
Noz-de-cola	*Cola nitida*	1	Cafeína (p. 172)
Noz-moscada	*Myristica fragrans*	1	Alucinógeno (p. 215)
Noz vômica	*Strychnos nux-vomica*	1	Estricnina; convulsão (p. 231)
Olho-de-faisão, adônis	*Adonis* spp.	1	Possíveis glicosídeos cardíacos (p. 219)
Oliveira	*Olea europaea*	3	Dermatite
Olmo	*Ulmus parvifolia*	3	Dermatite
Orelha-de-elefante, inhame	*Alacasia* spp., *Colocasia* spp., *Philodendron* spp.,	2a	Cristais de oxalato de cálcio
Palma (espinhos)	Vários	3	Celulite, sinovite

(Continua)

TABELA II-51 Vegetais: lista em ordem alfabética *(Continuação)*

Nome vulgar	Nome científico	Grupo tóxico[a]	Considerações (ver texto e Tabela II-40)
Palmeira-rabo-de-peixe, palmeira-brava	Caryota urens	2a	Cristais de oxalato de cálcio
Papoula-da-califórnia	Eschscholzia californica	3	Narcótico potencialmente brando, sanguinária
Papoula-espinhosa	Argemone mexicana	1	Sanguinária; miocardiopatia, edema
Papoula-oriental	Papaver orientale	1	Opiatos (p. 334)
Papoula, dormideira	Papaver somniferum	1	Opiatos (p. 334)
Pássaro-do-paraíso	Poinciana gillesi	3	Desconforto GI
Pastinaca	Pastinaca sativa	3	Dermatite
Peiote	Lophophora williamsii	1	Alucinógeno (p. 215)
Peiote	Lophophora williamsii	1	Mescalina, alucinógeno (p. 215)
Pelargônio	Pelargonium spp.	3	Possível dermatite
Pepino-selvagem	Marah oreganus	1,3	Desconforto GI, cólicas, derrame, CIVD
Pequena-cicuta	Aethus cyanapium	1	Coniina, alcaloide semelhante à nicotina (p. 318)
Pequena-cicuta	Aethusa cynapium	1	Semelhante à cicutoxina (ver Cicuta)
Pera (ornamental), pera-de--Bradford	Pyrus calleryana	3	Dermatite
Pera (sementes mastigadas)	Pyrus spp.	1	Glicosídeos cianogênicos (p. 184)
Pera-espinhosa, Opúncia	Opuntia spp.	3	Dermatite, celulite
Pereira (cultivar "Bradford")	Pyrus calleryana	3	Dermatite
Pervinca	Vinca rosea	1	Alcaloides da vinca
Pêssego (caroços mastigados)	Prunus spp.	1	Glicosídeos cianogênicos (p. 184)
Pimenta	Capsicum spp.	3	Irritante para pele, olhos e membranas mucosas
Pimentão (ornamental)	Capsicum annuum	3	Desconforto GI, dermatite
Pinhão-de-barbados, pinhão--de-purga	Jatropha spp.	1	Toxalbumina, euforbiácea
Pinhão-de-purga	Jatropha curcas	1	Toxalbumina, euforbiácea
Pinhão-roxo	Jatropha gossypifolia	1	euforbiácea
Piracanta	Pyracantha	3	Desconforto GI; feridas com espinhos podem causar celulite

(Continua)

TABELA II-51   Vegetais: lista em ordem alfabética   *(Continuação)*

Nome vulgar	Nome científico	Grupo tóxico[a]	Considerações (ver texto e Tabela II-40)
Plana-cistrosa	Cistus incanus	3	Dermatite
Poejo (óleo)	Mentha pulegium	1	Lesão hepática, coagulopatia, insuficiência múltipla dos órgãos (p. 174)
Poinsétia, bico-de-papagaio[f]	Euphorbia spp.	3	Possível desconforto GI (considerada atóxica pela maioria dos centros de intoxicação)
Prímula	Prímula vulgaris	3	Dermatite
Rabo-de-leão	Leonotis leonorus	1	Alucinógeno brando
Raiz-da-rainha	Stillingia sylvatica	3	euforbiácea
Raiz-de-alcaçuz	Glycyrrhiza lepidata	1,3	Hipopotassemia após uso crônico, desconforto GI
Raiz-gigante	Marah oreganus	1,3	Desconforto GI, cólicas, derrame, coagulopatia
Ranúnculo	Ranunculus spp.	1	Protoanemonina
Ranúnculo	Ranunculus spp.	3	Óleo irritante com protoanemonina
Repolho-de-gambá	Symplocarpus foetidus	2a	Cristais de oxalato de cálcio
Rivina	Rivina humilis	3	Desconforto GI
Rododendro	gênero Rhododendron	1	Graianotoxina
Rododendro ("mel louco")	gênero Rhododendron	1	Graianotoxina
Rododendro, incluindo o mel ("mel louco")	gênero Rhododendron	1	Graianotoxina
Rosa (folhas)	Rosa spp.	3	Celulite, dermatite
Ruibarbo (folhas)	Rheum rhaponticum	2b	Oxalatos solúveis
Rúmex	Rumex spp.	2b, 3	Oxalatos solúveis; dermatite
Sabugueiro	Sambucus spp.	1,3	Os frutos verdes contêm glicosídeos cianogênicos (p. 184); desconforto GI
Salgueiro	Salix caprea	3	Dermatite
Salgueiro-chorão	Salix babylonica	3	Dermatite
Sálvia	Salvia divinorum	1	Alucinógeno brando
Samambaia-águia	Pteridium aquilinum	1	Carcinógeno potencial
Sandália-de-vênus	Cypripedium spp.	3	Dermatite
Sanguinária	Sanguinaria canadensis	3	Sanguinária
Sassafrás	Sassafras spp.	1	Abortivo, narcótico

(Continua)

TABELA II-51 Vegetais: lista em ordem alfabética *(Continuação)*

Nome vulgar	Nome científico	Grupo tóxico[a]	Considerações (ver texto e Tabela II-40)
Senécio	*Senecio* spp.	1,3	Alcaloides pirrolizidínicos hepatotóxicos; dermatite
Sequoia	*Sequoia sempervirens*	3	Dermatite
Serpentária	*Aristolochia serpentina*	1,3	Aguda: efeito cardíaco; crônico: nefropatia, desconforto GI
Serpentária	*Eupatorium rugosum*	1	Alcaloides pirrolizidínicos hepatotóxicos
Singônio	*Syngonium podophyllum*	2a	Cristais de oxalato de cálcio
Solandra	*Solandra grandiflora*	1	Solanina e alcaloides anticolinérgicos
Solano	*Solanum* spp.	1	Solanina
Sombrinha-chinesa	*Cyperus alternifolius*	1	Aguda: desconforto GI; crônica: toxicidade renal, convulsão
Suzana dos-olhos-negros	*Rudbeckia hirta*	3	Dermatite
Tabaco (em floração)	*Nicotiana* spp.	1	Nicotina (p. 329)
Tabaco-indiano	*Lobelia* spp.[b]	1,3	Lobelina, alcaloides semelhantes à nicotina (p. 329); dermatite
Tabaco-selvagem; tabaco--indiano	*Lobelia inflata*	1	Lobelina
Tanaceto, tanásia	*Tanacetum* spp.	3	Dermatite
Taro	*Alocasia macrorrhia*	2a	Cristais de oxalato de cálcio
Taro, inhame	*Colocasia esculenta*	2a	Cristais de oxalato de cálcio
Teixo	*Taxus* spp.	1	Graus variados de bloqueio AV, alargamento de QRS, hipotensão
Teixo-japonês	*Podocarpus macrophylla*	3	Dermatite
Tremoço	*Lupinus* spp.	1	Quinolizidina
Trepadeira-elefante	*Argyreia nervosa*	1	Alucinógena
Trevo	*Trifolium* spp.	1	Glicosídeos cianogênicos (p. 184)
Trevo-doce	*Melilotus alba*	1	Cumarina (p. 389)
Trevo-doce	*Melilotus* spp.	1	Glicosídeos cumarínicos (p. 219)
Trombeta-de-anjo	*Brugmansia arborea, Datura* spp.	1,3	Alcaloides anticolinérgicos (p. 129)

(Continua)

TABELA II-51 Vegetais: lista em ordem alfabética *(Continuação)*

Nome vulgar	Nome científico	Grupo tóxico[a]	Considerações (ver texto e Tabela II-40)
Trombeta-de-anjo	Datura spp.	1	Alcaloides anticolinérgicos (p. 129)
Trombeta-do-diabo	Datura stramonium	1	Alcaloides anticolinérgicos (p. 129)
Trombeta-do-diabo	Datura stramonium e Inoxia sp.	1	Anticolinérgica (p. 129)
Trompeta-do-diabo	Datura stramonium	1	Anticolinérgico
Tuia	Thuja spp.	3	Dermatite
Tuia-vulgar	Thuja occidentalis	1	Abortiva, estimulante
Tulipa (bulbo)	Tulipa	3	Dermatite
Tungue, aleurite	Aleurites spp.	1,3	Euforbiácea
Urtiga-irritante	Urtica spp.	3	Dermatite
Uva-de-urso, uva-ursina	Arctostaphylos uvo-ursi	1,3	Hidroquinona; uvas comestíveis
Uva-do-mato	Cissus rhombifolia	3	Dermatite
Valeriana	Valeriana officinalis	1	Tranquilizante leve
Vara-de-ouro	Haplopappus heterophyllus	1	Depressão do SNC em animais
Veratro	Veratrum spp.	1,3	Alcaloides do Veratrum
Veratro-branco	Veratrum spp.	1,3	Alcaloides do Veratrum
Verbena	Verbena officinalis e hastata	3	Dermatite
Viperina	Echium vulgare	1	Alcaloides pirrolizidínicos hepatotóxicos
Visco	Viscum album	1,3	Convulsão (raro), desconforto GI
Vitadínia	Erigeron karwinskianus	3	Dermatite
Zimbro	Juniperus spp.	1,3	Desconforto GI, dermatite; crônica: toxicidade renal

[a] Grupo tóxico (ver texto): 1 = toxinas sistematicamente ativas; 2a = cristais de oxalato insolúveis; 2b = sais de oxalato solúveis; 3 = irritantes GIs ou cutâneos. [b] Trata-se de *Ilex aquifolium*. [c] Trata-se de *Arisaema triphyllum*. [d] Trata-se de *Senecio turnerfortii*. [e] Trata-se de *Philodendron hederauum*. [f] É o nome popular de *Euphorbia pulcherrima*. [g] Trata-se de *Lobelia inflata*.

  B. **Outras análises laboratoriais úteis** para pacientes com gastrenterite incluem hemograma, eletrólitos, glicose, ureia, creatinina e exame de urina. Em caso de suspeita de hepatotoxicidade, avaliar as aminotransferases hepáticas e o tempo de protrombina (TP/INR).
V. **Tratamento.** A maioria das ingestões não produz sintomas ou causa apenas gastrenterite branda. Os pacientes recuperam-se rapidamente com tratamento de apoio.
  A. **Emergência e medidas de apoio**
      1. Manter via aérea aberta e fornecer ventilação quando necessário (p. 1-7). Administrar oxigênio suplementar.
      2. Tratar coma (p. 18), convulsão (p. 22), arritmias (p. 10-15) e hipotensão (p. 15) caso ocorram.
      3. Tratar as perdas de fluido causadas pela gastrenterite com soluções cristaloides IV.
  B. **Fármacos específicos e antídotos.** Existem poucos antídotos eficazes. Para mais detalhes, observar as discussões da Sessão II.

C. **Descontaminação** (p. 45)
1. **Vegetais dos Grupos 1 e 2b.** Administrar carvão ativado se as condições forem apropriadas (ver Quadro I-30, p. 51). A lavagem gástrica não será necessária após ingestões pequenas a moderadas se o carvão ativado tiver sido administrado prontamente. A lavagem gástrica poderá não ser eficaz na remoção de partes maiores dos vegetais. Deve-se considerar a irrigação intestinal total (p. 51-52) em casos de ingestão de grandes quantidades de um vegetal tóxico ou de partes maiores de uma planta quando o paciente procurar ajuda logo após a ingestão.
2. **Vegetais dos Grupos 2a e 3**
   a. Lavar as áreas afetadas com água e sabão e oferecer goles de água para beber.
   b. Oferecer à pessoa sorvete, sucos, pudins ou leite gelado para aliviar as membranas mucosas orais irritadas após a exposição aos vegetais com oxalato insolúvel.
   c. Não induzir vômito devido ao potencial de agravamento ou de efeitos irritantes.
D. **Eliminação aumentada.** Em geral, esses procedimentos não são eficazes.

► VITAMINAS
Joyce Wong, PharmD

A ocorrência de toxicidade aguda é improvável após a ingestão de produtos vitamínicos que não contêm ferro (nas situações em que o ferro estiver presente, ver p. 254). As vitaminas A e D podem causar toxicidade, porém geralmente apenas após uso crônico. Toxicidade grave tem sido observada em indivíduos que tentam mascarar os testes de fármacos na urina ingerindo grandes quantidades de niacina.

I. **Mecanismo de toxicidade**
   A. **Vitamina A.** O mecanismo pelo qual quantidades excessivas de vitamina A induzem pressão intracraniana aumentada não é conhecido.
   B. **Vitamina C.** O uso crônico excessivo e grandes doses IV podem produzir níveis elevados do metabólito ácido oxálico. A acidificação urinária promove a formação de cristais de oxalato de cálcio, que podem levar à nefropatia ou à insuficiência renal aguda.
   C. **Vitamina D.** A ingestão crônica de quantidades excessivas de vitamina D aumenta a absorção de cálcio e produz hipercalcemia.
   D. **Niacina.** Os efeitos adversos mais comuns da niacina são rubor cutâneo e prurido, mediados pela liberação de prostaglandinas.
   E. **Piridoxina.** A superdosagem crônica pode alterar a condução neuronal, resultando em parestesias e falta de coordenação muscular.

II. **Dose tóxica**
   A. **Vitamina A.** A ingestão aguda de mais de 12.000 UI/kg é considerada tóxica. A ingestão crônica superior a 25.000 UI/dia por 2 a 3 semanas poderá produzir toxicidade.
   B. **Vitamina C.** Doses IVs agudas superiores a 1,5 g e ingestão crônica superior a 4 g/dia produziram nefropatia.
   C. **Vitamina D.** É altamente improvável que a ingestão aguda produza toxicidade. Em crianças, a ingestão crônica superior a 5.000 UI/dia por várias semanas poderá levar à toxicidade (em adultos, > 25.000 UI/dia).
   D. **Niacina.** A ingestão aguda superior a 100 mg poderá causar reação dérmica eritematosa. Produtos de liberação imediata provavelmente induzem mais eritemas do que as preparações de liberação continuada. A ingestão de 2,5 g induziu náuseas, vômito, tontura, hipoglicemia seguida de hiperglicemia, e coagulopatia.
   E. **Piridoxina.** A ingestão crônica de 2 a 5 g/dia durante vários meses levou à neuropatia.

III. **Apresentação clínica.** A maioria das superdosagens agudas de multivitamínicos está associada a náuseas, vômito e diarreia.
   A. A toxicidade crônica da **vitamina A** é caracterizada por pele seca e descamação, alopecia e sinais de pressão intracraniana aumentada (dor de cabeça, estado mental alterado e visão em-

baçada [pseudotumor cerebral]). Fontanelas abauladas foram observadas em bebês. A lesão hepática poderá causar icterícia e ascite.
B. **Vitamina C.** Os cristais de oxalato de cálcio podem causar insuficiência renal aguda ou nefropatia crônica.
C. O uso crônico excessivo de **vitamina D** está associado à hipercalcemia, produzindo fraqueza, estado mental alterado, desconforto GI, lesão dos túbulos renais e, ocasionalmente, arritmias cardíacas.
D. O uso crônico excessivo de **vitamina E** pode causar náuseas, dor de cabeça e fraqueza.
E. A **vitamina K** pode causar hemólise em recém-nascidos (sobretudo se forem deficientes em G6PD).
F. A ingestão aguda de **niacina**, porém não de niacinamida (nicotinamida), poderá produzir rubor cutâneo forte e desagradável e prurido, que poderão durar algumas horas. A ingestão intencional de grandes quantidades na tentativa de produzir teste de urina negativo para fármacos causou náuseas, vômito, dor abdominal, palpitações, tontura e hipoglicemia seguida de hiperglicemia persistente, acidose metabólica de intervalo aniônico, hipotensão e coagulopatia. O uso crônico excessivo (particularmente de fórmulas de liberação continuada) tem sido associado à hepatite.
G. O uso crônico excessivo de **piridoxina** poderá levar à neuropatia periférica.
H. Doses maciças de **vitamina B** poderão intensificar a coloração amarela da urina, e a **riboflavina** poderá produzir transpiração amarelada.
IV. O **diagnóstico** de superdosagem por vitaminas normalmente se baseia na história de ingestão. Rubor cutâneo e prurido sugerem reação à niacina, porém podem ser causados por outros agentes histaminérgicos.
A. **Níveis específicos.** Ensaios para vitamina A (retinol) ou carotenoides no soro poderão ser de ajuda no diagnóstico de hipervitaminose A. Os níveis de 25-hidroxivitamina D são úteis na avaliação da ingestão excessiva e estão cada vez mais disponíveis nos laboratórios clínicos.
B. **Outras análises laboratoriais úteis** incluem hemograma, eletrólitos, glicose, ureia, cálcio, creatinina, aminotransferases hepáticas e exame de urina.
V. **Tratamento**
A. **Emergência e medidas de apoio**
1. Tratar as perdas de fluido causadas por gastrenterite com soluções cristaloides IV (p. 16).
2. Tratar a elevação da pressão intracraniana induzida pela vitamina A e a hipercalcemia induzida pela vitamina D caso ocorram.
3. Agentes anti-inflamatórios não esteroides podem prevenir ou aliviar o rubor ou o prurido da niacina mediados pelas prostaglandinas.
B. **Fármacos específicos e antídotos.** Não existem antídotos específicos.
C. **Descontaminação** (p. 45). Em geral, a descontaminação intestinal é desnecessária, a menos que tenha sido ingerida dose tóxica de vitaminas A ou D ou que o produto contenha quantidade tóxica de ferro.
D. **Eliminação aumentada.** Diurese forçada, diálise e hemoperfusão são procedimentos sem benefício clínico.

▶ XAROPE DE IPECA

Jon Lorett, PharmD

O xarope de ipeca é um derivado alcaloide da planta ipeca (Cephaline ipecacuanha). Os principais alcaloides, emetina e cefalina, têm propriedades emetogênicas. O extrato de emetina tem sido usado para o tratamento da amebíase. O xarope de ipeca não é mais amplamente disponível sem prescrição médica e nem é recomendado para uso doméstico por pediatras.

I. **Mecanismo de toxicidade**
A. **Mecanismo de ação.** A ipeca induz o vômito em duas fases: por irritação direta da mucosa gástrica e por absorção sistêmica e estimulação da zona de ativação do quimiorreceptor central.

B. A **ingestão aguda** pode causar vômito e diarreia abundantes, especialmente no caso de ingestão de extratos fluidos mais concentrados (não mais disponíveis nos EUA).
C. **Dosagem repetida crônica.** O componente emetina causa inibição da síntese proteica, que é particularmente demonstrada em monócitos humanos e células musculares esqueléticas após superdosagem ou uso prolongado. Outro mecanismo proposto para a toxicidade celular é o bloqueio dos canais de sódio e cálcio.

II. **Dose tóxica.** A toxicidade depende da fórmula e do fato de a exposição ser aguda ou crônica.
   A. A **ingestão aguda** de 60 a 120 mL de **xarope de ipeca** provavelmente não causará intoxicação séria. Entretanto, o **extrato fluido**, que é aproximadamente 14 vezes mais potente do que o xarope, provocou morte após a ingestão de apenas 10 mL.
   B. **Doses crônicas** resultam em toxicidade cumulativa, devido à lenta eliminação da emetina. Na ingestão repetida ao longo do tempo, como no caso de Munchausen por procuração ou distúrbios alimentares, foi observada miotoxicidade com doses totais acumuladas de 600 a 1.250 mg. A ingestão diária de 90 a 120 mL de xarope de ipeca por três meses levou ao óbito por miocardiopatia.

III. **Apresentação clínica**
   A. A **ingestão aguda** de ipeca causa náuseas e vômito. Em pacientes com reflexos protetores reduzidos da via aérea, poderá ocorrer aspiração pulmonar do conteúdo gástrico. O vômito prolongado ou forçado poderá causar gastrite, ruptura gástrica, pneumomediastino, retropneumoperitônio ou lágrimas de Mallory-Weiss da junção cardioesofágica. Um caso fatal de hemorragia intracerebral foi registrado em um paciente idoso após dose única terapêutica de xarope de ipeca.
   B. **Intoxicação crônica.** Em pacientes com uso crônico inadequado, a desidratação e as anormalidades eletrolíticas (p. ex., hipopotassemia) ocorrem como resultado do vômito e da diarreia frequentes e poderá se desenvolver miopatia ou miocardiopatia. Os sintomas de miopatia incluem fraqueza e flacidez muscular, hiporreflexia e creatinofosfoquinase sérica elevada. A miocardiopatia, com insuficiência cardíaca congestiva e arritmias, poderá ser fatal.
      1. **"Munchausen por procuração".** Crianças intencionalmente intoxicadas com ipeca apresentam história de hospitalizações recorrentes por vômito, que parece refratário ao tratamento médico. Os sintomas geralmente diminuem no hospital, mas pioram quando a criança retorna para casa. A perda de peso progressiva e a perda das progressões do desenvolvimento são comuns. Exames físicos revelam fraqueza muscular e outros sinais de miopatia crônica. Algumas crianças desenvolveram distúrbio alimentar secundário, como ruminação, resultante do vômito recorrente.
      2. **Adultos com distúrbio alimentar** e uso frequente de ipeca apresentam-se com história de perda de peso recente. A desnutrição e o vômito crônico podem causar distúrbios eletrolíticos, alterações dentárias e alterações cutâneas associadas às várias deficiências vitamínicas.

IV. O **diagnóstico** é obtido com base na história cuidadosa de ingestão. Deve-se suspeitar de intoxicação crônica por ipeca em qualquer paciente com distúrbio alimentar e evidências de desidratação, desequilíbrio eletrolítico ou miopatia ou em uma criança jovem que apresenta repetidos episódios inexplicáveis de vômito, diarreia e deficiência de crescimento. O eletrocardiograma poderá mostrar prolongamento dos intervalos QRS e QT, ondas T achatadas ou invertidas e arritmias supraventriculares e ventriculares.
   A. **Níveis específicos.** A emetina pode ser detectada na urina em até algumas semanas após a ingestão e a sua presença poderá fornecer a confirmação qualitativa da exposição ao ipeca, porém não se correlaciona com o grau dos efeitos. Sua identificação não é parte de um exame toxicológico abrangente rotineiro e deverá ser requisitada especificamente. Foram encontrados níveis de apenas 95 ng/mL na urina e 21 ng/mL no sangue, em casos confirmados de Munchausen por procuração. Nível urinário de 1.700 ng/mL foi observado em uma criança de 4 anos de idade que morreu após apresentar vômito crônico, diarreia e deficiência de crescimento. Achados patológicos no músculo cardíaco incluíram alterações autolíticas marcantes com mitocôndrias inchadas e alinhamento irregular e fragmentação das bandas Z.
   B. **Outras análises laboratoriais úteis** incluem eletrólitos, ureia, creatinina, CK, lactato desidrogenase (LDH) e ECG.

V. Tratamento
A. Emergência e medidas de apoio
1. Corrigir as anormalidades eletrolíticas e de fluido com fluidos IV e potássio, quando necessário.
2. Poderá ser necessário o uso de diuréticos e de apoio pressor em pacientes com miocardiopatia congestiva.
3. Monitorar o ECG por 6 a 8 horas e internar pacientes com evidências de miopatia ou miocardiopatia. Tratar arritmias com os fármacos usuais (p. 10-15).

B. Fármacos específicos e antídotos. Não existem antídotos específicos.

C. Descontaminação (apenas ingestões agudas [p. 45]). Considerar o uso de carvão ativado VO, porém apenas se puder ser administrado poucos minutos após uma ingestão ampla de ipeca.

D. Eliminação aumentada. Não há benefícios conhecidos para os procedimentos de eliminação aumentada. Os alcaloides ligam-se amplamente aos tecidos.

TABELA II-52 Dados farmacocinéticos[a] (Tabela compilada por Ilene B. Anderson, PharmD, com a assistência de Charlene Doss)

Substância	Aparecimento dos efeitos (h)	Pico (h)	Meia-vida (h)	Metabólito ativo	Meia-vida do metabólito ativo (h)	Vd (L/kg)	Ligação às proteínas (%)	Eliminação aumentada	Comentários
Abacavir		Rápido	1,54 ± 0,63			0,86 ± 0,15	50		Metabolizado pela álcool-desidrogenase
Acarbose						0,32	Irrelevante		
Acebutolol	1-3	2-3	3-6	Sim	8-13	3	10-26	HD	
Acetazolamida	1	1-4	1,5-8				65-90		P
Aceto-hexamida	2	4	1,3	Sim			50		
Acrivastina	Rápido	1-2	1,5-3,5	Sim					
Aciclovir		1,5-2	2,5-3,3			0,66-0,8	9-33	HD	HD nem sempre necessária
Ácido acetilsalicílico	0,4	1-2	2-4,5	Sim	2-3	0,1-0,3	50-80	HD, HP	P; a cinética depende da dose
Ácido hidrazoico	Rápido								Duração: 0,25 h
Adefovir		1,75	5,83-9,13			0,317-0,467	< 4	HD	
Alatrofloxacino			9,4-12,7	Sim		1,2-1,4	76		
Albuterol	0,25-0,5	1-2	2-5			2	10		S
Alfuzosina		1-6	3-10			2,3	82-90		S
Alprazolam	Intermediário	1-2	6,3-26,9			0,9-1,6	80		S
Alprenolol	0,5	2-4	2-3	Sim	1	3-6	80		
Amantadina	1-4	1-4	7-37			4-8	60-70	HD, HP, DP	HD ou HP em pacientes sem função renal
Amicacina		1	2-3			0,25-0,34	0-11	HD, DP	
Amilorida	2	3-10	21-144			5	23		
Amiodarona			50 dias	Sim	61 dias	1,3-66	95		

Amitriptilina	1-2	4	9-25	Sim	18-35	6-10	95	Metabolizada, gerando nortriptilina
Anlodipino		6-9	30-50			21	95	
Amobarbital	<1	2	10-40			0,9-1,4	59	HD, HP, MDCA
Amoxapina		1-2	8-30	Sim		0,9-1,2	90	
Amoxicilina		1	1,3		30	0,41	18	HD
Anfetamina		1-3	7-14	Sim		3,5-6	20	P; A cinética dependente da via
Ampicilina		1	1,5			0,28	18	HD
Amprenavir		1-2	7,1-10,6			430 L	90	
Anisotropina		5-6						
Aprobarbital	<1	12	14-34				20-55	HD, HP, MDCA
Aripiprazol		3-5	75-146	Sim	94	4,9	99	
Astemizol		1-4	20-24	Sim	10-12 dias	250	97	
Atazanavir		2,5	6,5-7,9				86	Eliminação principalmente fecal
Atenolol	2-3	2-4	4-10			50-75 L	5	HD
Atomoxetina		1-2	3-4			250 L	98	
Atropina	Rápido	Rápido	2-4			2	5-23	
Azatadina		3-4	9					
Azelastina		2-3	22	Sim	54	14,5	88	
Azida	1 min							Duração: 0,25 h
Azitromicina	2-3	2,4-4	68			23-31	7-50	P
Bacitracina		1-2 IM						Eliminação renal
Baclofeno	0,5-1	2-3	2,5-4			1-2,5	30-36	*(continua)*

TABELA II-52 Dados farmacocinéticos[a] (Tabela compilada por Ilene B. Anderson, PharmD, com a assistência de Charlene Doss) *(Continuação)*

Substância	Aparecimento dos efeitos (h)	Pico (h)	Meia-vida (h)	Metabólito ativo	Meia-vida do metabólito ativo (h)	Vd (L/kg)	Ligação às proteínas (%)	Eliminação aumentada	Comentários
Benazepril		2-6	0,6	Sim	22	0,7	97		O Vd refere-se as metabólito ativo
Bendroflumetiazida	2	4	3-4						
Benzfetamina		3-4	6-12	Sim	4-14				Metabolizada, gerando anfetamina/metanfetamina
Benztiazida	2	4-6							
Benztropina	1-2	4-6	4-6,5						
Bepridil	2-3		24	Sim					
Betaxolol	2-3	2-6	12-22			8	99		
Biperideno		1,5	18-24			5-13	55	HD	
Bisoprolol		3	8-12			24			
Bretílio	< 0,1	1-2	5-14			3	30		
Bronfenaco	0,5	1-3	1-2			5,9	5		
Bromocriptina		1,4	6-50			0,15	99		
Bronfeniramina	Rápido	2-5	25			1-3	90-96		P
Bumetanida	0,5-1	1-2	2			12	95		
Bupivacaína	< 0,1	0,5-1	2-5			13-25	82-96		
Bupropiona		2	16	Sim	20-24	0,4-1	80		
Buspirona		0,67-1,5	2-4	Sim	2	20	95		P
Butabarbital	< 1	0,5-1,5	35-50			5,3	26	HD, HP, MDCA	
Butalbital		1-2	35			0,8	26	HD, HP, MDCA	
Butanodiol (BD)				Sim					Metabolizado, gerando GHB

Butorfanol	< 0,2	0,5-1,0	5-6		7-8	83	
Cafeína	0,25-0,75	0,5-2	3-10	Sim	0,7-0,8	36	MDCA, HP, HD Meia-vida prolongada em bebês
Candesartano	2-4	3-4	9		0,13	> 99	
Captopril	0,5	0,5-1,5	1,9		0,7	25-30	HD
Carbamazepina		6-24	5-55	Sim	1,4-3	75-78	MDCA, HP, HD P
Carbenicilina		1	1,0-1,5		0,18	50	
Carbinoxamina			10-20		0,25	0	
Carisoprodol	0,5	1-4	1,5-8	Sim			Metabolizado, gerando meprobamato
Carprofeno		1-3	4-10			99	
Carteolol	1	3-6	6	Sim		25-30	
Carvedilol	1-1,5	4-7	6-10	Sim	1,5-2,0	98	P
Cefaclor		0,75-1	0,6-0,9		0,36	60-85	HD
Cefamandol		0,2 IV, 0,5-2 IM	0,5 IV, 1 IM		0,145	56-78	
Cefazolina			1,5-2		0,14	60-80	
Cefditoreno pivoxila		1,5-3	1,2-2			90	
Cefmetazol			1,2			65	
Cefoperazona			1,5-2,5		0,15	82-93	
Cefotetano		< 0,5 IV, 1-3 IM	3-4,6		0,14	88-90	
Ceftriaxona		0,5	5,8-8,7		5,78-13,5	85-95	Excreção biliar intensa
Celecoxibe		2-3	11		4-8	97	
Cefaloridina		0,5	0,8				DP
Cefalotina		0,5		Sim	0,24	65-79	Eliminada 70% por via renal de forma inalterada

(continua)

TABELA II-52 Dados farmacocinéticos[a] (Tabela compilada por Ilene B. Anderson, PharmD, com a assistência de Charlene Doss) *(Continuação)*

Substância	Aparecimento dos efeitos (h)	Pico (h)	Meia-vida (h)	Metabólito ativo	Meia-vida do metabólito ativo (h)	Vd (L/kg)	Ligação às proteínas (%)	Eliminação aumentada	Comentários
Cetirizina	Rápido	1	8			0,5	98		
Hidrato de cloral	0,5-1	0,25-0,5	0,07	Sim	8-11	0,6-1,6	35-41		O Vd refere-se ao o tricloroetanol, o metabólito ativo
Cloranfenicol		1	4			0,57-1,55	60	HP	
Clordiazepóxido	Intermediário	0,5-4	5-30	Sim	18-96	0,3	96		
Cloroquina		2	2 meses	Sim	35-67 dias	150-250	55		
Clorotiazida	2	4	1-2			0,2	95		
Clorfenesina		2	3,5			1,27			
Clorfeniramina	1	2-6	12-43			2,5-7,5	70		p
Clorpromazina	0,5-1	2-4	8-30	Sim	4-12	12-30	90-99		p
Clorpropamida	1	3-6	25-48			0,13-0,23	60-90	HP	
Clorprotixeno	1,5-2	2,5-3	8-12	Sim	20-40	10-25			
Clortalidona	2-3	2-6	40-65			3,9	75		
Clorzoxazona	1	1-2	1						
Cidofovir			2,5	Sim	17	0,41-0,54	< 6		
Cinarizina		2-4	3-6						
Ciprofloxacino		1-2	4			2	20-40		p
Claritromicina		2-4	3-4	Sim	5-9	2,7-4,4	42-50		p
Clemastina	Rápido	3-5	21			13			
Clembuterol	0,5	2-3	25-39				89-98		
Cidínio	1		2-20						
Clindamicina		0,75	2,4-3	Sim		1	> 90		
Clomipramina		3-4	20-40	Sim	54-77	10-20	97		

Clonazepam	Intermediário	1-4	18-50		3,2	85	
Clonidina	0,5-1	2-4	5-13		3-5,5	20-40	P
Clorazepato	Rápido	1-2	2,3	Sim	0,2-1,3	97-98	P
Clozapina		2	8-13	40-120	0,5-3	97	
Cocaína		0,5	1	Sim	2-2,7	10	A cinética depende da via
Codeína	< 0,5	0,5-1,0	2-4	Sim	3,5	20	P
Colchicina		0,5-1	4,4-31	2-4	2	30-50	Sintomas retardados em 2-12 h em caso de superdosagem
Ciclobenzaprina	1	3-4	24-72			93	P
Cipro-heptadina	2-3	6-9	16				
Dapsona	2-4	4-8	30	Sim	1,5	70-90	MDCA, HP
Daptomicina			8-9		0,092-0,12	90-95	HD, DP
Delavirdina		1	2-11		2,7	98	
Darifenacina		7	12-20	Sim	2,4-3,9	98	P
Darunavir		2,5-4	15			95	HD É metabolizado pela CYP3A
Demeclociclina			10-17		1-2	40-80	
Desipramina		3-6	12-24	22	22-60	80	
Desloratadina	1	3	27	25-30	10-30	82	
Desvenlafaxina		7,5	10-11		3,4	30	
Dexbronfeniramina		5	22				
Dexfenfluramina	1,5-8,0	1,5-8,0	17-20	Sim	12	36	
Dextroanfetamina	1-1,5	1-3	10-12	32	6	16	P

(continua)

TABELA II-52 Dados farmacocinéticos[a] (Tabela compilada por Ilene B. Anderson, PharmD, com a assistência de Charlene Doss) *(Continuação)*

Substância	Aparecimento dos efeitos (h)	Pico (h)	Meia-vida (h)	Metabólito ativo	Meia-vida do metabólito ativo (h)	Vd (L/kg)	Ligação às proteínas (%)	Eliminação aumentada	Comentários
Dextrometorfano	< 0,5	2-2,5	3-38	Sim	3,4-5,6	5-6	55		P; a meia-vida depende do fenótipo
Diazepam	Muito rápido	0,5-2	20-80	Sim	40-120	1,1	98		
Diazóxido	1	3-5	24				90	HD, DP	
Diclorfenamida	1	2-4							
Diclofenaco	0,2	1-3	2			0,1-0,5	99		P
Diciclomina	1-2	1,5	2-10			3,7			P
Didanosina		0,25-1,5	1,1-1,9			0,86-1,3	< 5		P
Dietilpropiona		2	2,5-6	Sim	4-8				P
Diflunisal	1	2-3	8-12			0,1	99		
Digitoxina	2-4	10	5-8 dias	Sim	30-50	0,5	95	MDCA	
Digoxina	1-2	6-12	30-50	Sim		5-10	25		
Di-hidroergotamina	0,5	0,5-3	2-4	Sim		15	90		Em caso de superdosagem, o vasospasmo poderá durar semanas
Diltiazem	1	2-4	4-6	Sim	11	5,3	77-93		P
Dimenidrinato	< 0,5								
Difenidramina	< 0,5	1-4	2-8			5	3-7		
Difenoxilato	1	2-4	2,5	Sim	3-14	3,8			
Diritromicina		4	44			504-1.041 L	15-30		
Disopiramida			4-10			0,6-1,3	35-95	HP, HD	P
Dissulfiram	3-12	8-12	7-8	Sim	9-22		96		
Dofetilida		2-3	10	?		3	60-70		

Doripenem		1			16,8	8,1	HD
Doxazosina	4-8	2-5	8-22		1-3,4	98-99	P
Doxepina		2	8-15	Sim	9-33	80	
Doxilamina		2-3	10		2,7		
Dronabinol	0,5-1	2-4	20-30	Sim	28-52	4-36	10	90-99	Meia-vida mais longa em usuários crônicos
Dronedarona		3-6	13-19	Sim		20	> 98	
Duloxetina		4-6	8-17			17-26	90	P
Efavirenz		3-5	40-76			4-8	99	
Entricitabina	Rápido	1-2	10				< 4	Eliminação principalmente renal
Enalapril	1	1	1,3	Sim	11	1-2,4	50-60	HD	P
Encainida		1	2-11	Sim	11-24	2,7-4,3	70-85	A cinética depende do fenótipo
Enfuvirtida		4	3,2-4,4			5,5 ± 1,1	92		Vd > água corporal total
Entecavir		0,5-1,5	128-149				13	HD	
Efedrina	0,25-1	2,4	3-6			2,6-3,1			Meia-vida prolongada em urina alcalina
Eprosartana		1-2	5-9				98		
Ergonovina	< 1	2-3							Em caso de superdosagem, o vasospasmo poderá durar semanas
Ergotamina		1-3	3-12			1,8			Em caso de superdosagem, o vasospasmo poderá durar semanas

(continua)

TABELA II-52 Dados farmacocinéticos[a] (Tabela compilada por Ilene B. Anderson, PharmD, com a assistência de Charlene Doss) *(Continuação)*

Substância	Aparecimento dos efeitos (h)	Pico (h)	Meia-vida (h)	Metabólito ativo	Meia-vida do metabólito ativo (h)	Vd (L/kg)	Ligação às proteínas (%)	Eliminação aumentada	Comentários
Ertapenem		2,3 (IM)	4			0,12-0,16	85-95	HD	Meia-vida de 2,5 h em crianças de 3 meses-12 anos
Eritromicina		1	1-4			0,6-1,4	75-90		
Esmolol	< 1 min IV	5 min IV	9 min IV			3,4	55		
Estazolam	Rápido	2	8-28				93		
Escitalopram		3-6	22-32			1.330 L	56		
Eszopiclona		1,6	6			1,1-1,7	52-59		
Etravirina		2,5-4	20-60				99,9		
Ácido etacrínico	0,5	2	2-4	Sim					
Etclorvinol	0,5	1-2	10-20			2-4	35-50	Com uso de resina HP	
Etionamida		1	1,7-2,2			74-113 L	30		
Etidocaína	< 0,1	0,25-0,5	1,5			1,9	96		
Etodolaco	0,5	1-2	7			0,36	99		P
Exenatida		2,1	2,4			0,064			A cinética refere-se à via subcutânea
Fanciclovir			2-2,3	Sim	2,5	0,91-1,25	< 20		Metabolizado, gerando penciclovir ativo
Famotidina	1,5	1-3,5	2,6-4			0,82-2	10-28		
Felbamato			20-23			0,67-0,83	23		
Felodipino	2-5	2-4	11-16			9,7	99		P
Fenfluramina	1-2	2-4	10-30	Sim		12-16	12-16		
Fenoldopam	0,25	0,5-2	0,16			0,6			
Fenoprofeno	0,5	2	3				99		

Droga									Observações
Fentanil	<0,25	<0,5	1-5			4	80		
Fesoterodina		5		Sim	4-7	169 L	50		Profármaco rapidamente metabolizado; o pico reflete as concentrações do metabólito
Fexofenadina	Rápido	2-3	14			12	60-70		
Finasterida	1	1-2	3-13	Sim		0,6-1,4	90		
Flavoxato		1,5		Sim					
Flecainida		3	14-15			9	40-68	HD	
Flunarizina		2-4	18-23 dias			43,2	>90		
Flunitrazepam	0,33	<4	9-30			3,3-5,5	78		
Fluoreto	<1,0	0,5-1,0	2-9			0,5-0,7		S	
Fluoxetina		6-8	70	Sim	4-16 dias	14-56	94	S	
Flufenazina	<1	1-3	12-19	Sim		1-21	99		
Flurazepam	<0,75	0,5-1	2-3	Sim	47-100	3,4	97		
Fluvoxamina		5	15			25	77	S	
Fosamprenavir		Rápido		Sim (amprenavir)	7,1-10,6	4,7-8,6	90		É hidrolisado rapidamente no intestino produzindo amprenavir
Foscarnet			3,3-4			0,41-0,52	14-17		Secreção tubular ativa
Fosinopril	1	3-4	<1	Sim	11,5-12	10 L	89-99		
Fosfenitoína				Sim	7-60	4,3-10,8	>95	MDCA	Convertida em fenitoína em 0,25 h
Furosemida	0,5	1-2	1			0,11	99	HD	
Gabapentina		1-3	5-7			0,8	<3		

(continua)

TABELA II-52 Dados farmacocinéticos[a] (Tabela compilada por Ilene B. Anderson, PharmD, com a assistência de Charlene Doss) *(Continuação)*

Substância	Aparecimento dos efeitos (h)	Pico (h)	Meia-vida (h)	Metabólito ativo	Meia-vida do metabólito ativo (h)	Vd (L/kg)	Ligação às proteínas (%)	Eliminação aumentada	Comentários
Gama-butirolactona (GBL)	0,33 h			Sim	< 1				Metabolizada, gerando GHB
Gama-hidroxibutirato (GHB)	0,25	< 1	< 1			0,4	0		Cinética de ordem zero
Ganciclovir	1,8 (3 com alimentos)	4,8 VO, 3,5 IV				0,57-0,84	1-2	HD	
Gatifloxacina		1-2	7-14			1,5-2,0	20		> 80% excretados de forma inalterada
Gentamicina		0,5	2			0,25	< 10		
Glimepirida	2-3	2,9	5-9	Sim	3	0,1-0,13	> 99		
Glipizida	0,5	1-2	< 24			0,11	97-99		P
Glipizida, fórmula de liberação continuada	2-3	6-12	24			0,11	97-99		
Glutetimida	0,5	1-6	10-12			2,7	35-59	MDCA	
Gliburida [forma micronizada]	0,5	4 [2-3]	5-10	Sim		0,3	99		
Glicopirrolato		0,5-5	0,5-2			0,6			
Grepafloxacino		2-5	11,5-19,9			5,07-8,11	50		
Guanabenzo	1	2-5	6-14			7,4-13,4	90		
Guanfacina	2	1-4	12-24			6,3	72		P
Haloperidol	1	2-6	13-35	Sim		18-30	> 90		P
Heroína		0,2	1-2	Sim	2-4	25	40		Hidrolisada rapidamente, produzindo morfina

Hidralazina	< 0,5	0,5-1	3-5	Sim	2	1,6	88-90	
Hidroclorotiazida	2	4	2,5			0,83	64	
Hidrocodona		1-2	3-4	Sim	1,5-4	3-5	6-8	
Hidroflumetiazida	2	4	2-17			3,49		
Hidromorfona	0,5	1	1-4			1,2	35	P
Hidroxicloroquina			40 dias	Sim		580-815	45	
Hidroxizina	< 0,5	2-4	20-25	Sim	8	19		
Hiosciamina	0,5	0,5-1	3-5				50	P
Ibuprofeno	0,5	1-2	2-4			0,12-0,2	90-99	
Ibutilida			2-12	Sim		11	40	
Imipenem/cilastatina		0,33	1/1				20/40	HD
Imipramina		1-2	11-25	Sim	12-24	10-20	70-90	As cinéticas são listadas para ambos os agentes
Indapamida	1-2	2-3	14-18			0,3-0,4	75	Metabolizada, gerando desipramina
Indinavir		0,8	1,8			2,5-3,1	60	
Indometacina	0,5	1-2	3-11			0,3-0,9	99	P
Indoramina		1-2	1-2			7,4	72-92	
Insulina aspart	0,25	1-3						Duração: 3-5 h
Insulina determir	1	6-8						
Insulina glargina	1,5	Efeito contínuo						Duração: 22-24 h
Insulina glulisina	0,3	0,6-1						Duração: 5 h
Insulina isofano (NPH)	1-2	8-12						Duração: 18-24 h
Insulina lispro	0,25	0,5-1,5						Duração: 6-8 h

(continua)

TABELA II-52 Dados farmacocinéticos[a] (Tabela compilada por Ilene B. Anderson, PharmD, com a assistência de Charlene Doss) *(Continuação)*

Substância	Aparecimento dos efeitos (h)	Pico (h)	Meia-vida (h)	Metabólito ativo	Meia-vida do metabólito ativo (h)	Vd (L/kg)	Ligação às proteínas (%)	Eliminação aumentada	Comentários
Insulina zíncica (lenta)	1-2	8-12							Duração: 18-24 h
Insulina zíncica estendida (ultralenta)	4-8	16-18							Duração: 36 h
Insulina zíncica protamina-zinco (PZI)	4-8	14-20							Duração: 36 h
Insulina zíncica rápida (semilenta)	0,5	4-7							Duração: 12-16 h
Insulina regular	0,5-1	2-3							Duração: 8-12 h
Ipratrópio		1,5-3	2-3,8						
Irbesartana	2	1,5-2	11-15			0,6-1,5	90		
Isoniazida	< 1	1-2	0,5-5			0,6-0,7	0-10	HD	
Isopropanol	< 1	< 1	2,5-6	Sim		0,6			
Dinitrato de isossorbida	< 0,2	< 0,5-1	1-4	Sim	4-5	6,3-8,9	28		P
Mononitrato de isossorbida	< 1	0,5-2	6-7			0,7	< 4		P
Isradipino	1-2	2-3	8			3	95		
Canamicina		1	2-3			0,19	0-3		P
Cetamina	< 1 min (IV)		2-4	Sim		2-4	27		Duração: 0,5-2 h
Cetoprofeno		1-2	2-4			0,1	99		
Cetorolaco		1	4-6			0,15-0,3	99		P

MANUAL DE TOXICOLOGIA CLÍNICA 427

									Excreção principalmente renal
Labetalol		1-2	2-4	6-8			5-9	50	
Lamivudina				5-7			1,3		
Lamotrigina			1,4-6	22-36			0,9-1,3	55	P
Levetiracetam		1	1	6-8			0,7	<10	P
Levobunolol			3	5-6	Sim		5,5		HD
Levocetirizina			0,9	8-9		7	0,4	91-92	
Levofloxacino			1-2	6-8			74-112 L	24-38	
Levotiroxina (T$_4$)		48-120	10-20 dias	6-7 dias	Sim	2 dias	8,7-9,7 L	99	
L-Hiosciamina		0,5	0,5-1	3-12				50	HD, PD
Lidocaína				1,2			0,8-1,3	40-80	HP — Meia-vida de 2 h com epinefrina
Lincomicina			2-4	4,4-6,4			64-105 L	28-86	
Linezolida			1-2	4,2-5,4			0,44-0,79	31	HD
Liotironina (T$_3$)		2-4	2-3 dias	16-49			41-45 L		
Liraglutida			8-12	10-14			13 L	> 98%	
Lisinopril		1	6-8	12			1,6	Mínima	HD
Carbonato de lítio			2-6	14-30			0,7-1,4	0	HD, HDFVC, HDFAVC
Lomefloxacino			0,8-1,4	8			1,8-2,5	10-21	P
Loperamida		0,5-3	3-5	9-14				97	
Lopinavir			4-6	5-6			0,92-1,86	98-99	
Loratadina		1-3	3-5	12-15	Sim	28	40-200	97	
Lorazepam		Intermediário	2-4	10-20			1-1,3	85	
Losartana			1	2	Sim	6-9	0,21-0,69	98	
Loxapina		0,5	1-2	5-14	Sim	8-30			
Ácido lisérgico (LSD)		0,5-2	1-2	3			0,27	80	
Magnésio		1-3	1-2	4-5			0,5	34	HD — P
Maprotilina			8-16	21-50	Sim		18-22	90	

(continua)

TABELA II-52 Dados farmacocinéticos[a] (Tabela compilada por Ilene B. Anderson, PharmD, com a assistência de Charlene Doss) (Continuação)

Substância	Aparecimento dos efeitos (h)	Pico (h)	Meia-vida (h)	Metabólito ativo	Meia-vida do metabólito ativo (h)	Vd (L/kg)	Ligação às proteínas (%)	Eliminação aumentada	Comentários
Maraviroque		0,5-4	14-18			194 L	76	HD	Metabolizado pela CYP3A
Mazindol	0,5-1	2	10	Sim	5,2 dias				
Meclizina	1-2		6						
Meclofenamato		0,5-2	1-3	Sim	2,4	0,3	99		
Ácido mefenâmico		2-4	2			1,06	99		
Mefloquina		6-24	20 dias			13-29	98		
Melatonina	0,5	0,5-2	0,5-1			35 L			
Meloxicam	1,5	5-6; o 2º pico em 12-14 h	15-20			0,13-0,23	99,4	Colestiramina, MDCA	O 2º pico sugere recirculação GI
Meperidina	<1	1-2	2-5	Sim	15-30	3,7-4,2	55-75	HD, HP, MDCA	Metabolizado, gerando fenobarbital
Mefobarbital	0,5-2	1-3	10-70	Sim	80-120	2,6	40-60	HP, MDCA	
Meprobamato	<1	1	10-11			0,75	20	HD	
Meropenem		4-6	1				2		
Mesoridazina			5-15	Sim		3-6	75-91		
Metaldeído	1-3		27						Transforma-se, por despolimerização, em acetaldeído
Metaproterenol	1	2	3-7			6	10	P	
Metaxalona	1	3	2-3			800 L			
Metmorfina		2	2,5-6			80 L	Desprezível	HD	P
Metadona	0,5-1,0	2-4	20-30			3,6	80		
Metanfetamina		1-3	4-5	Sim	7-24	3,5-5	10-20		A meia-vida é prolongada em urina alcalina

MANUAL DE TOXICOLOGIA CLÍNICA

Fármaco								Observações
Metaqualona	2-4	1-2	20-60			2,4-6,4	80	
Metazolamida		6-8	14				55	
Meticilina		1	0,5			0,43	28-49	
Metocarbamol	0,5	1-2	1-2			0,4-0,6		
Meto-hexital	< 0,2 IV	< 0,1	3-5			1-2,6	83	HD, HP
Metotrexato		1-2	3-15			0,5-1	50	MDCA, HP	A meia-vida é mais longa com doses mais elevadas
Metescopolamina	1							
Meticlotiazida	1-2	6						
Metildopa	3-6	6-9	2-14	Sim		0,24	10	Profármaco
Metilenodioximetan-fetamina (MDMA)	0,3-1		5-9	Sim		5-8	65	
Metilergonovina	< 0,5	1-3	2-5			0,17-0,34		
Metilfenidato		1-3	2-7	Sim	4	12-33	15	P
Metipirilona	0,75	1-2	7-11	Sim		0,6-1,5	60	
Metisergida		1-3	1	Sim	3-4	0,8-1,0	84	Em caso de superdosagem, o vasospasmo poderá durar semanas
Metolazona	1	2	6-20			1,6	95	
Metoprolol	1	1,5-2	3-7			5,6	12	P
Metronidazol		1-2	6-14	Sim	10	0,25-0,85	< 20	P
Mexiletina		2-3	10-12			5-7	50-70	HD
Mezlocilina		0,5	0,8-1,1			0,14-0,26	16-42	
Mibefradil	1-2	2-6	17-25			130-190 L	99	

(*continua*)

TABELA II-52 Dados farmacocinéticos[a] (Tabela compilada por Ilene B. Anderson, PharmD, com a assistência de Charlene Doss) (Continuação)

Substância	Aparecimento dos efeitos (h)	Pico (h)	Meia-vida (h)	Metabólito ativo	Meia-vida do metabólito ativo (h)	Vd (L/kg)	Ligação às proteínas (%)	Eliminação aumentada	Comentários
Midazolam	< 5 min IV	0,2-2,7	2,2-6,8	Sim	2-7	1-3	97		
Miglitol		2-3	2			0,18	< 4		
Minociclina		1-4	11-26			1-2	55-75		P
Minoxidil	1	2-8	3-4	Sim		2,8-3,3	Mínima	HD	
Mirtazapina		1,5-2	20-40	Sim	25	107 L	85		
Moclobemida		1-2	2-4,6	Sim		1,2	50		
Modafinila		2-4	7,5-15			0,85	60		
Moexipril	1	1,5-6	1	Sim	2-10	183 L	50-70		
Montelucaste	3	2-4	3-6			0,1-0,15	99		
Moricizina	2	0,5-2	1,5-3,5	Sim	3	8-11	95		
Morfina	< 1	< 1	2-4	Sim		1-6	20-36		P
Moxalactam		< 0,25 IV	2-2,5			0,18-44	36-52		
Nabumetona		4-12	24	Sim	24-39	5,3-7,5	99		
Nadolol	3-4	4	10-24			2	30	HD	
Nafcilina		1	1			1,1	84-90		
Nalbufina	< 0,2 IV	0,5-1,0	5			3,8-8,1			
Ácido nalidíxico		2-4	1,1-2,5				93		
Naloxona	2 min IV	0,25-0,5 IV	0,5-1,5			3,6	54		Duração: 1-4 h
Naltrexona		1	4-10	Sim	4-13	3	20		P; Duração: 24-72 h
Naproxeno		2-4	12-17			0,16	99		
Nateglinida	0,25	1-2	1,5-3	Sim			97-99		
Nefazodona		0,5-2	3	Sim	2-33	0,2-0,9	99		
Nelfinavir		2-4	3-5			2-7			

Nevirapina		4	25-45				
Niacina	<1	3-4		Sim	1,2	60	P
Nicardipina	0,5	0,5-2	8		0,7	95	P
Nicotina			2		3	5-20	A cinética varia conforme a formulação; a meia-vida depende do pH da urina
Nifedipina	0,5	1	2-5		0,8-2,2	95	P
Nisoldipina		1-3	4	Sim	4-5	99	P
Nitrendipino	1-2	2	2-20		6	98	
Nitrofurantoína			0,3			25-60	P
Nitroprussida	1 min IV	1 min IV	3-11 min				
Norfloxacino		1	3-4			10-15	
Nortriptilina		7	18-35	Sim	15-27	93	
Ofloxacino		1-2	6,1-9,7		1,8-3,3	32	
Olanzapina		6	21-54	Sim	1.000 L	93	
Orfenadrina		2-4	14-16			20	
Fosfato de oseltamivir			1-3	Sim	23-26 L	3	Profármaco convertido em carboxilato de oseltamivir
Oxaprozina		2-4	42-50		0,16-0,24	99	
Oxazepam	Lento	2-4	5-20		0,4-0,8	87	
Oxcarbamazepina		1-3	1-5	Sim	0,8		O Vd refere-se ao metabólito ativo
Oxibutinina	0,5-1	1-3	1-12	Sim	2,7		P
Oxicodona	< 0,5	1	2-5	Sim	1,8-3,7		P
Oximetazolina	< 0,5		5-8				

(continua)

TABELA II-52 Dados farmacocinéticos[a] (Tabela compilada por Ilene B. Anderson, PharmD, com a assistência de Charlene Doss)   (Continuação)

Substância	Aparecimento dos efeitos (h)	Pico (h)	Meia-vida (h)	Metabólito ativo	Meia-vida do metabólito ativo (h)	Vd (L/kg)	Ligação às proteínas (%)	Eliminação aumentada	Comentários
Oxifembutazona			27-64				90	MDCA	
Oxifenciclimina		4	13						
Oxprenolol	2	3	1-3			1,2	70-80		P
Paliperidona		24	23	Sim		487 L	74		P
Paracetamol	0,5	0,5-2	1-3			0,8-1	10-30	HD	P
Paraldeído	< 0,3	0,5-1	6-7			0,9-1,7			
Paroxetina		3-8	21			8,7	95		P
Pemolina		2-4	9-14			0,2-0,6	40-50		
Pembutolol	1-3	1,5-3	17-26	Sim	9-54	32-42 L	80-98		
Penciclovir						1,5	< 20		O fármaco precursor é o fanciclovir
Penicilina		1	0,5				60-80	HD, HPC	
Pentazocina	< 0,5	1-2	2-3			4,4-8,0	65		
Pentobarbital	0,25	0,5-2	15-50			0,65-1	45-70	HD, HP	
Pergolida		1-2	27	Sim			90		
Perindopril	1,5	1	0,8-1	Sim	3-120	0,22	60	HD	
Perfenazina		3-6	8-12	Sim		10-35			
Fenciclidina	< 0,1	0,5	1 (30-100 em caso de adipose)	Sim		6	65		Duração: 11 h-4 dias
Fendimetrazina	1	1-3	5-12,5	Sim	8		15		P
Feniramina		1-2,5	16-19			2			
Fenmetrazina		2-5	8						
Fenobarbital	< 0,1	0,5-2	80-120			0,5-1	20-50	MDCA, HD, HP	
Fenoxibenzamina	1 (IV)		24						

MANUAL DE TOXICOLOGIA CLÍNICA

Fármaco	C1	C2	C3	C4	C5	C6	C7	C8	C9
Fentermina	4	7-24					3-4		P
Fentolamina	1 min (IV)		19 min						<72
Fenilbutazona		2-3	50-100	Sim	27-64	0,14	98	HPC, MDCA	
Fenilefrina	0,25 IV		2-3			5			
Fenilpropanolamina	1	1-3	3-7			2,5-5			P
Feniltoloxamina	1	2-3							
Fenitoína		1,5-3	7-60			0,5-0,8	>90	MDCA	P: cinética de ordem zero; a meia-vida aumenta à medida que as concentrações se elevam
Pindolol	1-3	2	3-4			1,2-2	40-60		
Pioglitazona		2-4	3-7	Sim	16-24	0,63	>99		
Piperacilina		0,5	0,6-1,2			0,29	22		
Piroxicam		0,5	45-50			0,13	99	Colestiramina, MDCA	
Polimixina B			4,3-6						
Pranlintida		0,3-0,5	0,5-0,8			56 L	60		
Prazosina	2-4	2-4	2-4	Sim		0,6-1,7	95		
Primaquina		1-2	3-8	Sim	22-30	269 ± 121 L			Há acúmulo com o uso crônico
Primidona			3,3-12	Sim	29-120	0,4-1,0	20-30	HD, HP, DP, MDCA	Metabolizada, gerando PEMA/fenobarbital
Procainamida		1-2	4	Sim	5-7	1,5-2,5	15	HP, HD	P
Procarbazina		1	0,2 IV						
Proclorperazina	0,5	2-4	7-23	Sim		12-18			
Prociclidina		1-2	7-16			1,1			
Prometazina	0,5	2-3	7-16			171	93		P

(continua)

TABELA II-52 Dados farmacocinéticos[a] (Tabela compilada por Ilene B. Anderson, PharmD, com a assistência de Charlene Doss) (Continuação)

Substância	Aparecimento dos efeitos (h)	Pico (h)	Meia-vida (h)	Metabólito ativo	Meia-vida do metabólito ativo (h)	Vd (L/kg)	Ligação às proteínas (%)	Eliminação aumentada	Comentários
Propafenona		2-3	2-10			1,9-3	77-97		P
Propantelina	<1	6	1-9						
Propoxifeno	0,5-1,0	2-3	6-12	Sim	30-36	12-26			
Propranolol	1-2	2-4	2-6	Sim	5-7,5	6	93		P
Protriptilina		25	54-92			22	92		
Pseudoefedrina	0,5	3	5-8			2,5-3	20		P
Pirazinamida		2	9-10				10	HD	
Piridoxina	<1	1-2	15-20 dias	Sim					P
Pirimetamina		0,5	2-6			96	87		
Quazepam		2	39	Sim	70-75	5-8,6	>95		P
Quetiapina		1,5	6			6-14	83		
Quinacrina		1-3	5 dias			620			
Quinapril	1	0,5-2	0,8	Sim	2		97		
Quinidina	0,5	1-3	6-8	Sim		2-3	70-90		P
Quinina		1-3	8-14			1,2-1,7	80		
Raltegravir		3	9				83	HD	
Ramelteon		0,5-1,5	1-2,6	Sim	2-5	73,6 L	82		
Ramipril	2	0,7-2	1-5	Sim	13-17		73	HD	
Repaglinida	0,5	1-1,5	1-1,5			0,44	98		
Ribavirina		1-1,7	298			2.825 L			
Rifampina		2-4	1,5-5	Sim		1,6	89		
Risperidona		1-2	20-30	Sim	21-30	1-2	90		P
Ritodrina		1	1-2	Sim	15	0,7	32		
Ritonavir		2-4	2-4						Excretado por via renal e nas fezes

Rofecoxibe		2-3	17				86-91 L	87	
Rosiglitazona		1-3,5	3-4				0,25	99,8	
Saquinavir							700 L	90	Há interação com alho
Saxagliptina		2	2,5	Sim	3,1			Desprezível	HD
Escopolamina	0,5	1	3				1,5		
Secobarbital	0,25	1-6	15-40				1,5-1,9	45-70	HD, HP, MDCA
Selegilina	0,5-1	0,5-2	0,3-1,2	Sim	7-20			94	
Sertralina		4-8	28	Sim	60-100			99	
Sitagliptina		1-4	12,4				198 L	38	HD
Succinato de solifenacina		3-8	45-68	Sim			600 L	98	
Sotalol	1-2	2-3	5-15				1,6-2,4	< 5	HD
Esparfloxacino		0,4-6	16-30				3,1-4,7	45	
Espectinomicina		1	1,2-2,8						
Espironolactona	24	24-48	2	Sim	16,5			95	
Estavudina		1	1,44 VO; 1,15 IV				58 L	Desprezível	P; secreção tubular ativa
Estreptomicina		1	2,5						
Estricnina	0,5		10-16				13		Vd baseado em apenas um registro de caso
Sulfametoxazol			9-12				0,21	70	HD
Sulindaco		2	7-16	Sim	16			98	
Tansulosina	4-8	4-8	9-13				0,2	99	P
Tapentadol	0,5-1	1,25	4				442-638 L	20	Metabolizado pela conjugação do ácido glicurônico

(continua)

TABELA II-52 Dados farmacocinéticos[a] (Tabela compilada por Ilene B. Anderson, PharmD, com a assistência de Charlene Doss) *(Continuação)*

Substância	Aparecimento dos efeitos (h)	Pico (h)	Meia-vida (h)	Metabólito ativo	Meia-vida do metabólito ativo (h)	Vd (L/kg)	Ligação às proteínas (%)	Eliminação aumentada	Comentários
Telavancina			6,5-9,5			122-168 L	90		Vd > água corporal total
Telbivudina		2	15						
Telmisartana	3	0,5-1	24			500 L	99,5		
Temazepam	Intermediário	1,2-1,6	3,5-18,4			0,6-1,3	96		
Tenofovir		1	17			1,2-1,3	7,2		Secreção tubular ativa
Terazosina		1-2	9-12			25-30 L	90-94		
Terbutalina	0,5-1	3	4-16			1,5	15		
Terfenadina	1-2	2-4	6-8,5	Sim	8,5		97		
Tetraciclina			6-12			1-2	65		
Tetra-hidrozolina	0,25-1		1,2-4					HD	
Teofilina	0,5-1		4-6			0,5	40	HP, HD, MDCA P	
Tiopental	< 0,1	< 0,1	8-10			1,4-6,7	72-86	HD, HP	
Tioridazina		1-2	10-36	Sim	1-2	18	96		
Tiotixeno	1-2	1-3	34						
Tireoide (dissecada)	2 dias	8-10 dias	2-7 dias	Sim	2 dias		99		
Tiagabina	Rápido	1	7-9				96		
Ticarcilina		0,5	1-1,2			0,22	45		
Tigeciclina			37-67						
Timolol		0,5-3	2-4			1,5	< 10		
Tinidazol		0,9-2,3	12-14,6			50 L	12	HD	
Tipranavir		2	5,5			7,7-10,2	> 99,9		Eliminação principalmente fecal
Tizanidina		1,5	2,5			2,4	30		

Tobramicina		0,5	2-2,5					
Tocainida		1-2	11-15			2-4	10-22	HD
Tolazamida	1	4-6	7	Sim				
Tolazolina			3-10		1,61			
Tolbutamida	1	5-8	4,5-6,5				80-99	
Tolmetina		1	1		0,13		99	
Tolterodina	Rápido	1	2-3	Sim	0,9-1,6	3	96	P
Topiramato	Rápido	1,8-4,3	21		0,6-0,8		13-17	HD
Torasemida	0,5-1	1-4	2-4		0,14		97	
Tramadol	1	2-3	6-7,5	Sim	2,6-2,9	7,5	20	P
Trandolapril		0,5-2	0,6-1,6	Sim	18 L	16-24	80	
Tranilcipromina		0,7-3,5	1,5-3,5	Sim	3			
Trazodona		0,5-2	3-9	Sim	1,3		90-95	P
Triantereno	2-4	2-8	1,5-2		2,5	3	65	
Triazolam	Rápido	1-2	1,5-5,5		0,7-1,5		78-89	
Triclorometiazida	2	4	2-7	Sim				
Trifluoperazina		2-5	5-18				90-99	P
Tri-hexifenidil	1	2-3	3-10	Sim				
Trimazosina	1	1	2,7				99	
Trimeprazina		3,5-4,5	4-8					P
Trimetobenzamida	0,5	1	1		0,5			
Trimetoprima		1-4	8-11				44	HP
Trimipramina		2	15-30	Sim	31		95	
Tripelenamina	0,5	2-3	3-5		9-12			P
Triprolidina		1,5-2,5	3-5					

(continua)

MANUAL DE TOXICOLOGIA CLÍNICA **437**

TABELA II-52 Dados farmacocinéticos[a] (Tabela compilada por Ilene B. Anderson, PharmD, com a assistência de Charlene Doss) *(Continuação)*

Substância	Aparecimento dos efeitos (h)	Pico (h)	Meia-vida (h)	Metabólito ativo	Meia-vida do metabólito ativo (h)	Vd (L/kg)	Ligação às proteínas (%)	Eliminação aumentada	Comentários
Cloreto de tróspio	5-6	5-6	15-21			395 L	50-85		P
Trovafloxacino		1-2	9,1-12,7	Sim		1,2-1,4	76		
Urapidil	< 0,4		5	Sim	12,5	0,4-0,77	75-80		P
Valaciclovir		0,5		Sim	2,5-3,3				Profármaco convertido em aciclovir
Valdecoxibe		3	8-11	Sim		86 L	98		
Valganciclovir		2		Sim	4	0,57-0,84	1-2	HD	Profármaco convertido em ganciclovir
Ácido valproico			5-20	Sim		0,1-0,5	80-95	HD, HP, CWH, HFAVCI	P
Valsartana	2	2-4	6			17 L	95		
Vancomicina		1	4-6			0,3-0,7	55		
Venlafaxina		1-2	5	Sim	11	6-7	30		P
Verapamil	0,5-2	6-8	2-8	Sim	10-19	4,7	83-92		P
Vidarabina				Sim	2,4-3,3		20-30		
Vigabatrina	Rápido	2	4-8			0,8	Desprezível	HD	
Varfarina	24-72	3-7 dias	36-72	Sim	20-90	0,15	99		
Zalcitabina			1-3			0,534			Excreção principalmente renal
Zaleplona	1,5	1	1			1,4	45-75		
Zanamivir		1-2	2,5-5,1				< 10		

Zidovudina (AZT)		0,5-1,5	0,5-1,5	1,6	34-38
Ziprasidona		4,5	4-10	1,5-2,3	> 99
Zolpidem	1	1,6	1,4-4,5	0,54	92,5
Zonisamida		2-6	50-68	1,45	40	S

ªOs dados fornecidos são baseados na dosagem terapêutica, e não na superdosagem. Em geral, após superdosagem, o efeito máximo é retardado, e a meia-vida e a duração do efeito são prolongados. Poderão ocorrer alterações no volume de distribuição e na porcentagem de ligação às proteínas. As cinéticas podem variar dependendo da formulação.
Abreviaturas: HDFAVC, hemodiafiltração arteriovenosa contínua; HPC, hemoperfusão com carvão; HDFVVC, hemodiafiltração venovenosa contínua; HD, hemodiálise; HP, hemoperfusão;Im, intramuscular; IV, intravenoso; MDCA = múltiplas doses de carvão ativado; DP, diálise peritoneal; P, fórmulas de liberação prolongada estão disponíveis e poderão levar à absorção tardia e ao efeito prolongado; VO, via oral.
O volume de distribuição (Vd) aparente é informado em litros por quilograma (L/kg), a menos que o campo específico se refere apenas a litros (L).
Tabela compilada por Ilene B. Anderson, PharmD, com a assistência de Charlene Doss.

SEÇÃO III. Fármacos terapêuticos e antídotos

▶ INTRODUÇÃO
Thomas E. Kearney, PharmD

Esta seção fornece descrições detalhadas de antídotos e de outros agentes terapêuticos usados no tratamento de um paciente intoxicado. Para cada agente, será apresentado um resumo de seus efeitos farmacológicos, indicações clínicas, efeitos adversos, contraindicações, uso na gravidez, dosagens, formulações disponíveis e níveis mínimos de estoques recomendados para uma farmácia hospitalar (para disponibilidade em 60 minutos) e um setor de emergência (para disponibilidade imediata).

I. **Uso de antídotos na gravidez.** É sempre prudente evitar ou minimizar a exposição a fármacos durante a gravidez, e os médicos, em geral, são relutantes em utilizar um antídoto por receio de prejudicar o feto. Entretanto, essa relutância deverá ser contrabalançada com uma análise do custo-benefício do uso do agente terapêutico em cada caso particular. Uma superdosagem ou uma intoxicação aguda durante a gravidez poderá ameaçar a vida da mãe, bem como a do feto, e o antídoto ou o agente terapêutico, apesar de apresentar efeitos questionáveis ou desconhecidos para o feto, poderá salvar uma vida. A toxicidade e o grande impacto corporal do fármaco ou do agente químico tóxico envolvido poderão exceder a toxicidade e o impacto corporal do agente terapêutico ou do antídoto.

No caso da maioria dos agentes discutidos nesta seção, existe pouca ou nenhuma informação disponível a respeito do uso em gestantes. A **Food and Drug Administration (FDA)** estabeleceu cinco categorias (A, B, C, D e X) de rotulação necessária para indicar o potencial teratogênico (Tab. III-1). A distinção entre as categorias dependerá principalmente da quantidade e da confiabilidade de dados em animais e em humanos e da avaliação custo-benefício do uso de um agente específico. Tal classificação causa confusão, com a interpretação errônea de que o risco aumentaria, de forma previsível, da Categoria A para a Categoria X. Pode-se observar que a categorização também poderá se basear no uso antecipado crônico ou repetido e poderá não ser relevante para o caso de um tratamento breve ou isolado com um antídoto.

II. **Estoque hospitalar.** A farmácia do hospital deverá manter um estoque de antídotos e de outros fármacos de emergência aprovados pela equipe médica. Inspeções em hospitais demonstraram consistentemente a existência de estoques inadequados de antídotos. Muitos destes são usados com pouca frequência, apresentam vida útil curta nas prateleiras ou são caros. Também ocorreram interrupções e atrasos no fornecimento de antídotos pelos fabricantes, bem como a descontinuação de alguns produtos (p. ex., glucagon de dose múltipla). O manejo otimizado e mais custo-efetivo das intoxicações, entretanto, requer a disponibilidade imediata de antídotos. Felizmente, o custo para aquisição e manutenção desses fármacos é mínimo. Outras estratégias de redução de custos poderão incluir uso de aprovação institucional e de processo de revisão de utilização (p. ex., requerendo a aprovação do centro local de intoxicação para o uso de antídotos caros selecionados), acordos com fornecedores para substituir antídotos com prazo de validade expirado e que não foram utilizados (observar que alguns fabricantes oferecem tal procedimento) e redistribuição de antídotos com prazos de validade próximos. Além disso, alguns antídotos (p. ex., DMPS [ácido dimercaptopropanossulfônico]) poderão estar disponíveis apenas em farmácias de manipulação; portanto, poderão não estar listados pelos atacadistas e serão necessários cuidados adicionais para assegurar a pureza do produto (pois o fármaco poderá ser fornecido por várias fontes estrangeiras e requerer preparações extemporâneas).

A. A base para o **nível de estoque mínimo sugerido** consiste em uma combinação de fatores: a dose total mais elevada de um fármaco geralmente administrada durante um período de 8 horas e de 24 horas conforme citado na literatura, a dose máxima diária recomendada ou tolerada pelo fabricante e a estimativa dessas quantidades para um adulto de 100 kg. Recomenda-se que alguns antídotos estejam imediatamente disponíveis e estocados no setor

TABELA III-1 CATEGORIAS DA FDA PARA OS EFEITOS TERATOGÊNICOS NA GRAVIDEZ

Categoria da FDA para gravidez	Definição
A	Estudos adequados e bem-controlados em mulheres grávidas que não apresentaram risco para o feto no primeiro trimestre e sem evidência de risco posterior na gravidez. A possibilidade de comprometimento fetal parece remota.
B	Ou (1) os estudos de reprodução animal falharam em demonstrar qualquer efeito adverso (exceto redução na fertilidade), embora não haja estudos adequados e bem-controlados em mulheres grávidas, ou (2) os estudos em animais mostraram efeito adverso que não foi confirmado por estudos adequados e bem-controlados em mulheres grávidas. A possibilidade de comprometimento fetal é provavelmente remota.
C	Ou (1) os estudos de reprodução animal mostraram efeito adverso sobre o feto, embora não haja estudos humanos adequados e bem-controlados, ou (2) não existem estudos em animais ou em humanos. O fármaco deverá ser administrado apenas se o benefício potencial ultrapassar o risco potencial para o feto.
D	Existem evidências positivas de risco fetal humano com base em dados de reações adversas a partir de experiências de pesquisas científicas ou estudos em humanos, porém, os riscos potenciais poderão ser aceitáveis se forem levados em conta os benefícios potenciais (p. ex., uso em uma situação potencialmente fatal para a qual os fármacos mais seguros foram ineficazes ou estavam indisponíveis).
X	Estudos em animais ou em humanos demonstraram anomalias fetais, existência de evidências positivas de risco fetal com base em experiências humanas, ou ambas, e o risco do uso do fármaco em uma paciente grávida ultrapassa qualquer possível benefício. O fármaco é contraindicado para mulheres que estejam ou que possam ficar grávidas.

Referência: *Code of Federal Regulations*, title 21, section 201.57 (revised April 1, 2010). Cite: 21 CFR §201.57.

de emergência, enquanto outros estejam acessíveis na farmácia do hospital e disponíveis em 60 minutos durante as 24 horas do dia.

B. Maiores quantidades de um fármaco poderão ser necessárias em situações incomuns (p. ex., terrorismo químico), particularmente quando muitos pacientes são tratados de maneira simultânea ou por períodos mais longos. Também podem ocorrer variações e riscos regionais (p. ex., cobras venenosas endêmicas, instalações químicas industriais, uso de pesticidas na agricultura) que precisarão ser administrados com estratégias de estocagem. Os hospitais das proximidades poderão querer explorar a praticidade de repartir ou quotizar estoques, mas deverão considerar com cautela a logística de tais combinações (p. ex., transferência de estoques após o expediente ou nos fins de semana). Os hospitais deverão estar ligados aos planos de respostas de emergência regional para materiais nocivos (e terrorismo nuclear/biológico/químico) e incidentes casuais em massa e à mobilização de estoques de antídotos locais e nacionais (i.e., Strategic National Stockpile).

▶ ACETILCISTEÍNA (*N*-ACETILCISTEÍNA)

Thomas E. Kearney, PharmD

I. Farmacologia. A acetilcisteína (*N*-acetilcisteína [NAC]) é um agente mucolítico que atua como doador do grupo sulfidrila, substituindo o doador sulfidrílico comum do fígado, a glutationa. Ela liga-se rapidamente (detoxifica) aos intermediários eletrofílicos altamente reativos do metabolismo, ou pode aumentar a redução do intermediário tóxico, NAPQI, ao fármaco original, o paracetamol. É mais eficaz em prevenir a lesão hepática induzida pelo paracetamol quando administrada no início do curso da intoxicação (em 8 a 10 horas), mas também poderá ser benéfica em reduzir a gravidade da lesão hepática por diversos mecanismos propostos (incremento do fluxo sanguíneo e da liberação do oxigênio, modificação da produção de citocina, tamponamento de radicais livres e oxigênio), mesmo quando administrada após 24 horas. Esse papel proposto para a NAC como precursora da glutationa, agente de ligação direta ao radical sulfidrila, e antioxidante, também tem sido a base para seu uso investigativo nos casos de intoxicações por agentes associados a um mecanismo de toxicidade por estresse oxidativo ou radicais livres ou que se liguem a grupamentos sulfidrílicos. Poderá ser usada empiricamente quando a gravidade da ingestão for desconhecida ou as concentrações séricas do fármaco ingerido não estejam imediatamente disponíveis.

II. **Indicações**
   A. Superdosagem por paracetamol.
   B. Registros de casos ou uso investigativo em intoxicações por tetracloreto de carbono, clorofórmio, acrilonitrila, doxorrubicina, arsênio, ouro, cogumelo amanita, monóxido de carbono, cromo, cianeto, nitrofurantoína, paraquate e metilmercúrio.
   C. Intoxicação por óleo de cravo e óleo de poejo (registro de casos). O mecanismo de lesão hepática pelos óleos de cravo e de poejo é semelhante ao do paracetamol, e o uso empírico de NAC parece justificado no caso de qualquer ingestão significativa dos óleos citados.
   D. Nefrotoxicidade da cisplatina e prevenção de nefropatia induzida por radiocontraste.
   E. Acidúria piroglutâmica (5-oxoprolinúria).

III. **Contraindicações.** Hipersensibilidade aguda conhecida ou anafilaxia mediada por IgE (rara). Reações anafilactoides, embora de efeitos clínicos semelhantes, podem ser prevenidas ou melhoradas, como será discutido a seguir.

IV. **Efeitos adversos**
   A. A acetilcisteína causa geralmente náuseas e vômito quando administrada por **via oral** (VO). Se a dose for vomitada, deverá ser repetida. O cálculo da dose e da diluição apropriada (até 5%) deverá ser verificado (esse efeito pode estar relacionado com a dose ou com a concentração). O uso de tubo gástrico, de menor taxa de administração e de agente antiemético mais poderoso (p. ex., metoclopramida [p. 527], ondansetrona [p. 538]) poderá ser necessário.
   B. A administração **intravenosa** (IV) rápida pode causar rubor, exantema, angioedema, hipotensão e broncospasmo (reação anafilactoide). Foi registrada morte (estado epiléptico, hipertensão intracraniana) em uma criança de 30 meses que recebeu acidentalmente uma dose IV maciça (2.450 mg/kg durante 6 horas e 45 minutos), e ocorreu um broncospasmo fatal em um adulto com asma grave.
      1. As reações podem ser reduzidas administrando-se a dose inicial lentamente (durante pelo menos 60 minutos) em uma solução diluída (3 a 4%) e procedendo-se com cuidado adicional no caso de pacientes com asma (realizar a titulação cuidadosamente com soluções mais diluídas e taxas de infusão mais baixas; tratar previamente com anti-histamínicos).
      2. Um fator de risco adicional no caso de reação anafilactoide pode ser a presença de baixos níveis séricos de paracetamol, enquanto altos níveis poderão proteger contra as reações.
      3. Caso ocorra reação anafilactoide, interromper imediatamente a infusão e tratar com difenidramina (p. 485), no caso da presença de urticária, angioedema, ou ambos, e com epinefrina (p. 493), no caso de reações mais sérias (choque, broncoconstrição). Uma vez resolvidos os sintomas, pode-se recomendar a infusão em taxa mais baixa (por diluição posterior e administração durante pelo menos 1 hora).
   C. **Nota:** Hiponatremia dilucional e convulsões foram observadas em uma criança de 3 anos após a administração IV de água livre em excesso (ver Item VI.C.2 adiante para cuidados em relação à diluição pediátrica).
   D. **Uso na gravidez.** Categoria B da FDA (ver Tab. III-1). Não existem evidências de teratogenicidade. O uso desse fármaco para tratar a superdosagem por paracetamol é considerado benéfico tanto para a mãe quanto para o feto em desenvolvimento. Entretanto, a hipotensão ou a hipoxia materna causada por uma séria reação anafilactoide após administração IV poderá prejudicar o feto.

V. **Interações farmacológicas ou laboratoriais**
   A. O carvão ativado adsorve a acetilcisteína e poderá interferir na sua absorção sistêmica. Quando ambos são administrados simultaneamente VO, dados sugerem que os níveis máximos de acetilcisteína são reduzidos em aproximadamente 30% e que o tempo para se alcançar o nível máximo é retardado. Entretanto, esses efeitos não são considerados clinicamente importantes.

TABELA III-2 RECOMENDAÇÕES DE DILUIÇÃO PARA A ADMINISTRAÇÃO ORAL DE NAC

	Volume de NAC (mL/kg)	Volume aproximado de refrigerante/suco necessário para preparar uma solução a 5% (mL/kg)
Dose inicial (140 mg/kg)		
Com solução de NAC a 20% (200 mg/mL)	0,7	2
Com solução de NAC a 10% (100 mg/mL)	1,4	1,4
Dose de manutenção (70 mg/kg)		
Com solução de NAC a 20% (200 mg/mL)	0,35	1
Com solução de NAC a 10% (100 mg/mL)	0,7	0,7

NAC, N-acetilcisteína

B. A NAC pode produzir teste falso-positivo para cetonas na urina.
C. A NAC pode prolongar as avaliações do tempo de protrombina e INR.

VI. **Dosagem e método de administração**
   A. **Dose inicial oral.** Administrar 140 mg/kg da solução a 10% (1,4 mL/kg) ou a 20% (0,7 mL/kg) diluídos em suco ou refrigerante para aumentar a palatabilidade. Diluir a dose inicial de NAC a 10% com 1,4 mL/kg de suco ou refrigerante (para NAC a 20%, diluir com 2 mL/kg de suco ou refrigerante). As recomendações para diluição oral estão apresentadas na Tabela III-2.
   B. **Dose oral de manutenção**
      1. Administrar 70 mg/kg (como uma solução a 5%) a cada 4 horas. Diluir a dose de manutenção de NAC a 10% (0,7 mL/kg) com 0,7 mL/kg de suco ou refrigerante (para NAC a 20%, diluir 0,35 mL/kg com 1 mL/kg de suco/refrigerante). As recomendações para diluição oral estão apresentadas na Tabela III-2.
      2. Duração do tratamento. O protocolo convencional para o tratamento da intoxicação por paracetamol nos Estados Unidos (EUA) sugere 17 doses de NAC oral administradas durante 72 horas. Entretanto, com base no sucesso de protocolos IVs mais curtos no Canadá e na Europa, usa-se um regime oral de 20 horas (70 mg/kg, a cada 4 horas, para um total de 5 doses) nos casos de intoxicação não complicados tratados em 8 horas após a ingestão. Ao final do regime de 20 horas, caso seja detectada qualquer quantidade de paracetamol ou elevação de aminotransferases hepáticas, continua-se a administrar NAC a 70 mg/kg, a cada 4 horas, até que as evidências de toxicidade desapareçam.
   C. Uma preparação IV (Acetadote, Cumberland Pharmaceuticals) foi aprovada em 2004 pela FDA e é indicada no caso de o paciente não tolerar a formulação oral devido a vômito, íleo, obstrução intestinal ou outros problemas gastrintestinais (GI).
      1. A bula recomenda o seguinte regime de 20 horas para as intoxicações não complicadas tratadas em 8 horas (adultos): uma dose inicial de 150 mg/kg (dose máxima de 15 g) em 200 mL de glicose a 5% em água (D_5W) durante 60 minutos, seguida por 50 mg/kg em 500 mL de D_5W durante 4 horas e, em seguida, 100 mg/kg em 1.000 mL de D_5W durante 16 horas. Em caso de pacientes com peso superior a 100 kg, a dose inicial não deverá exceder 15 g. Recomendações e precauções para a administração de Acetadote IV são apresentadas na Tabela III-3.
         a. Em caso de evidências de toxicidade hepática ou paracetamol restante no soro ao final da infusão, continuar a administrar o regime de manutenção de NAC por 16 horas (6,25 mg/kg/h) até que os efeitos tóxicos desapareçam (i.e., até que os testes de função hepática apresentem clara melhora) e que não seja mais detectado paracetamol no soro do paciente.
         b. O regime de dose-padrão poderá ser insuficiente em situações que envolvam ingestões de quantidades maciças ou ingestões simultâneas que retardem a absorção sistêmica (p. ex., agentes anticolinérgicos ou opioides), levando a picos máximos de níveis séricos de paracetamol persistentemente elevados ou tardios. Uma opção nessas circunstâncias é o uso do regime de manutenção oral de NAC (70 mg/kg, a cada 4 horas).

TABELA III-3 RECOMENDAÇÕES DE DILUIÇÃO PARA A ADMINISTRAÇÃO INTRAVENOSA DE ACETADOTE

Dose de Acetadote (solução a 20% = 200 mg/mL)		Volume de diluente $(D_5W)^b$ necessário	Duração da infusão
Dose inicial (150 mg/kg)	0,75 mL/kg^a	3 mL/kg (crianças < 20 kg); 100 mL (crianças 20-40 kg); 200 mL (adultos)	Durante pelo menos 45-60 min, período recomendado para redução do risco de reações anafilactoides
Primeira dose de manutenção (50 mg/kg)	0,25 mL/kg	7 mL/kg (crianças < 20 kg); 250 mL (crianças 20-40 kg); 500 mL (adultos)	Durante 4 h
Segunda dose de manutenção (100 mg/kg)	0,5 mL/kg	14 mL/kg (crianças < 20 kg); 500 mL (crianças 20-40 kg); 1.000 mL (adultos)	Durante 16 h

^{a}O fabricante sugere o seguinte para pacientes que pesam mais de 100 kg: dose inicial = 15 g (75 mL de Acetadote); dose de manutenção de 4 horas = 5 g (25 mL de Acetadote); dose de manutenção de 16 horas = 10 g (50 mL de Acetadote).
^{b}O fabricante indica que a NAC também é estável em soro fisiológico a 0,45% por 24 horas à temperatura ambiente.

2. Pacientes pediátricos deverão usar volume de diluição alternativo ou soro fisiológico para evitar a hidratação excessiva e a hiponatremia (ver Tab. III-3 para recomendações e precauções para a administração de Acetadote IV).
3. Muitos pacientes poderão ser transferidos para regime de tratamento oral após as primeiras 1 ou 2 doses IVs se o vômito não tiver parado.
4. Caso o Acetadote não esteja disponível, a preparação oral deverá ser administrada por via IV (com o uso de um filtro de linha).

Contatar um toxicologista ou um centro toxicológico regional (1-800-222-1222)* para aconselhamento e ver Item VII a seguir sobre preparação e administração.
D. **Dosagem durante a diálise.** Embora a acetilcisteína seja removida durante a diálise, não será necessária nenhuma alteração na dosagem.
E. **Dosagem para prevenção de nefropatia induzida por radiocontraste.** Administrar 2 doses de 600 mg de NAC VO no dia anterior e mais 2 doses no dia do procedimento (total de 4 doses). Estas são acompanhadas por hidratação IV com soro fisiológico meio normal a 1 mL/kg/h durante 12 horas, antes e depois da administração do agente de contraste.

VII. **Formulações**
A. **Oral.** A formulação usual é uma solução a 10% (100 mg/mL) ou a 20% (200 mg/mL), fornecida como agente mucolítico para inalação (Mucomyst ou substituto genérico). Essa fórmula está disponível na maioria das farmácias hospitalares ou em departamentos de terapia respiratória. A preparação *não* é aprovada pela FDA para uso parenteral. Em casos raros, quando a administração IV dessa preparação se faz necessária e o Acetadote não está disponível, diluir a dose inicial para uma solução de 3 a 4% (em D_5W), usar um filtro de linha (0,22 μm) e administrar durante 45 a 60 minutos. Para fazer uma solução a 4%, diluir a dose inicial de NAC a 10% (1,4 mL/kg = 140 mg/kg) com 2,1 mL/kg de D_5W (para NAC a 20%, diluir 0,7 mL/kg com 2,8 mL/kg de D_5W).
B. A nova formulação IV (Acetadote) está disponível na forma de solução a 20% em frascos de 30 mL (200 mg/mL) em uma embalagem com 4 ampolas. *Nota:* São necessárias precauções especiais para evitar superdosagem acidental ou superdiluição com D_5W em pacientes pediátricos (ver Tab. III-3 para recomendações e precauções da administração de Acetadote IV).
C. Os **níveis de estoque mínimos sugeridos** para o tratamento de um adulto de 100 kg nas primeiras 8 e 24 horas são os seguintes:
1. *Oral, primeiras 8 horas:* 28 g ou 5 frascos (30 mL cada) de solução a 20% (oral); *primeiras 24 horas:* 56 g ou 10 frascos (30 mL cada) de solução a 20% (oral).

---
* N. de R.T. No Brasil, contatar o número de telefone 0800-722-6001.

2. **IV**, *primeiras 8 horas:* 24 g ou uma embalagem com 4 ampolas (30 mL cada) de solução a 20% (IV); *primeiras 24 horas:* 30 g ou 5 frascos (30 mL cada) de solução a 20% (IV).

Sugere-se que ambas as preparações sejam estocadas e que a solução oral seja usada preferencialmente na maioria dos casos.

▶ ÁCIDO FÓLICO
F. Lee Cantrell, PharmD

I. **Farmacologia.** O ácido fólico é uma vitamina do complexo B essencial para a síntese de proteínas e eritropoiese. Além disso, a administração de folato a pacientes com intoxicação por metanol pode aumentar a conversão do metabólito tóxico ácido fórmico a dióxido de carbono e água, com base em estudos realizados em primatas deficientes em folato. *Nota:* O ácido fólico requer ativação metabólica e não é eficaz para o tratamento da intoxicação por inibidores da di-hidrofolato redutase (p. ex., metotrexato e trimetoprima). A leucovorina (p. 520) é o agente indicado nessas situações.
II. **Indicações.** Tratamento adjunto da intoxicação por metanol.
III. **Contraindicações.** Não existem contraindicações conhecidas.
IV. **Efeitos adversos**
   A. Reações alérgicas raras têm sido observadas após administração IV.
   B. **Uso na gravidez.** Categoria A da FDA (p. 440). O ácido fólico é um suplemento recomendado.
V. **Interações farmacológicas ou laboratoriais.** Esse agente pode reduzir os níveis de hidantoína por incrementar o seu metabolismo.
VI. **Dosagem e método de administração.** A dose necessária para os casos de intoxicação por metanol ou etilenoglicol não está determinada, embora tenha sido recomendado o uso de 6 doses de 50 mg, IV (crianças: 1 mg/kg), a cada 4 horas.
VII. **Formulações**
   A. **Parenteral.** Folato de sódio (Folvite), 5 mg/mL, frascos de 10 mL.
   B. Os **níveis de estoque mínimos sugeridos** para o tratamento de um adulto de 100 kg, nas primeiras 8 e 24 horas são: **folato de sódio**, *primeiras 8 horas:* 100 mg ou 2 frascos (5 mg/mL, 10 mL cada); *primeiras 24 horas:* 300 mg ou 6 frascos (5 mg/mL, 10 mL cada).

▶ ANTICORPOS DIGOXINA-ESPECÍFICOS
Thomas E. Kearney, PharmD

I. **Farmacologia.** Anticorpos digoxina-específicos são produzidos em carneiros imunizados e apresentam ligação de alta afinidade com a digoxina e, em menor grau, com a digitoxina e outros glicosídeos cardíacos. Os fragmentos Fab usados para tratar intoxicação são derivados da clivagem dos anticorpos totais. Uma vez formado o complexo digoxina-Fab, a molécula de digoxina não mais tem atividade farmacológica. O complexo entra na circulação, é eliminado por via renal e depurado pelo sistema reticuloendotelial, e apresenta meia-vida de 14 a 20 horas (poderá aumentar em 10 vezes no caso de comprometimento renal). A reversão dos sinais da intoxicação por digitálicos geralmente ocorre em 30 a 60 minutos da administração (resposta inicial média: 19 minutos), com a reversão completa variando até 24 horas (média: 88 minutos). Existem dois produtos comercialmente disponíveis, Digibind e DigiFab, que podem ser considerados equivalentes terapêuticos. A decisão de usar cada um deles poderá ser baseada na disponibilidade e no custo.
II. **Indicações.** Anticorpos digoxina-específicos são usados nos casos de arritmias potencialmente fatais ou hipercalemia (≥ 5 mEq/L) advindas da intoxicação aguda e crônica por glicosídeos cardíacos (p. 219). O tratamento poderá se basear nos níveis elevados encontrados no estado de equilíbrio (ou são pós-distribucionais), bem como na presença de sintomas significativos (p. ex., hipercalemia, arritmias ventriculares, bradiarritmias e hipotensão).

III. **Contraindicações.** Não é conhecida nenhuma contraindicação. Aconselha-se cautela no caso de pacientes com sensibilidade conhecida aos produtos ovinos (carneiro); um teste cutâneo de hipersensibilidade poderá ser realizado em tais pacientes, usando o fármaco reconstituído diluído. Não existem registros de reações de hipersensibilidade em pacientes que receberam o fármaco mais de uma vez (embora esse seja um risco teórico). O produto poderá conter traços de papaína; portanto, deve-se tomar cuidado com pacientes alérgicos a essa enzima, à quimopapaína, aos extratos de mamão e à enzima do abacaxi, a bromelina.

IV. **Efeitos adversos**
A. Monitorar os pacientes em relação às reações potenciais de hipersensibilidade e à doença do soro. Uma reação relacionada com a dose ou com a taxa (anafilactoide) poderá ocorrer no caso de administração IV rápida.
B. Em pacientes com insuficiência renal e comprometimento da depuração dos complexos digitálicos-Fab, poderá ocorrer rebote tardio dos níveis séricos de digoxina livre em até 130 horas.
C. A remoção do efeito inotrópico dos digitálicos poderá exacerbar uma insuficiência cardíaca preexistente.
D. Com a remoção do efeito dos digitálicos, pacientes com fibrilação atrial preexistente poderão desenvolver resposta ventricular acelerada.
E. A remoção do efeito dos digitálicos poderá reativar a Na^+-K^+-ATPase e o deslocamento de potássio para o interior das células, causando queda no seu nível sérico.
F. **Uso na gravidez.** Categoria C (indeterminado) da FDA. No entanto, isso não exclui o seu uso agudo por curto prazo em uma paciente seriamente sintomática (p. 440).

V. **Interações farmacológicas ou laboratoriais**
A. Os fragmentos Fab digoxina-específicos se ligarão a outros glicosídeos cardíacos, incluindo digitoxina, ouabaína, glicosídeos de oleandro e, possivelmente, glicosídeos do lírio-do-vale, *Strophanthus*, beleza-de-primavera e veneno de sapo (espécies de *Bufo*, cardenolídeos).
B. O complexo digoxina-Fab apresenta reação cruzada com o anticorpo usado nas técnicas quantitativas de imunoensaio. Esse fato é responsável por concentrações séricas falsamente elevadas de digoxina devido à medição do complexo Fab inativo (os níveis séricos totais de digoxina podem aumentar de 10 a 21 vezes). Entretanto, alguns ensaios e procedimentos podem medir os níveis de digoxina livre, que poderá ser útil no caso de pacientes com comprometimento renal (para monitorar rebote nos níveis séricos de digoxina livre após a administração de fragmentos Fab).

VI. **Dosagem e método de administração.** Cada recipiente do produto digoxina-Fab imune liga-se a 0,5 mg de digoxina.
A. **Neutralização completa/dosagem equimolar; nível ou quantidade ingerida conhecida.** A estimativa da dose de Fab baseia-se na carga total de digitálicos. Esta poderá ser calculada se a quantidade aproximada ingerida for conhecida (Tab. III-4) ou se a concentração sérica do fármaco no estado de equilíbrio (pós-distribucional) for conhecida (Tab. III-5). A concentração sérica do fármaco no estado de equilíbrio deve ser determinada pelo menos 12 a 16 horas após a última dose. *Nota:* O cálculo da carga corporal de digoxina baseia-se em um Vd estimado para a digoxina de aproximadamente 5 a 6 L/kg; entretanto, outras estimativas para o Vd oscilam a até 8 L/kg. Se o paciente não responder ao tratamento inicial, a dose deverá ser aumentada em 50% adicionais.

TABELA III-4 DOSE APROXIMADA DE DIGOXINA-FAB QUANDO A QUANTIDADE INGERIDA É DESCONHECIDA

Comprimidos ingeridos (de 0,125 mg)	Comprimidos ingeridos (de 0,25 mg)	Dose aproximada absorvida (mg)	Dose recomendada (nº de recipientes)
5	2,5	0,5	1
10	5	1	2
20	10	2	4
50	25	5	10
100	50	10	20

TABELA III-5 DOSE APROXIMADA DE DIGOXINA-FAB COM BASE NA CONCENTRAÇÃO SÉRICA NO ESTADO DE EQUILÍBRIO

Digoxina[a]: número de recipientes digoxina-Fab =	$\dfrac{\text{Digoxina sérica (ng/mL)} \times \text{peso corporal (kg)}}{100}$
Digitoxina: número de recipientes digoxina-Fab =	$\dfrac{\text{Digitoxina sérica (ng/mL)} \times \text{peso corporal (kg)}}{1.000}$

[a]Esse cálculo fornece uma estimativa rápida do número de frascos necessários, porém pode subestimar a real necessidade devido às variações no volume de distribuição (5-7 L/kg). Deve-se estar preparado para aumentar a dose em 50%, caso a resposta clínica à dose inicial não seja satisfatória.

    B. Dosagem empírica (nível desconhecido e toxicidade grave). Se a quantidade ingerida ou o nível pós-distribucional não for conhecido e o paciente apresentar arritmias potencialmente fatais, a dosagem poderá ser empírica. O fabricante recomenda que 20 (10 para crianças) e 6 recipientes sejam administrados empiricamente nos casos de superdosagens agudas e crônicas, respectivamente. Entretanto, as doses médias requerem 10 e 5 frascos para a intoxicação aguda e crônica pela digoxina, respectivamente.
    C. Dosagem de titulação. Teoricamente, Fab pode ser usado para neutralizar uma *porção* da carga corporal de digoxina a fim de reverter a toxicidade e manter os benefícios terapêuticos. A dose de Fab pode ser estimada subtraindo-se o nível de digoxina desejado do nível pós-distribucional observado antes que o cálculo esteja completo. Como alternativa, se o paciente estiver hemodinamicamente estável, o fármaco poderá ser administrado empiricamente, 1 a 3 frascos por vez, titulando-se até o alcance do efeito clínico. Uma estratégia proposta tem sido a infusão da carga inicial durante 1 hora e, em seguida, aguardar 1 hora após o final do período de infusão para avaliar a necessidade de doses adicionais. Esse procedimento poderá aperfeiçoar a ligação e reduzir a perda de antídoto. Entretanto, a dosagem parcial tem sido associada à recorrência de sintomas em alguns pacientes intoxicados pela digoxina.
    D. Reconstituir o fármaco de acordo com as instruções da embalagem e administrar por via IV durante 30 minutos, com o uso de um filtro de membrana 0,22 μm. ***Nota:*** Períodos de infusão mais longos (1 a 7 horas) ou infusões constantes têm sido sugeridos para aperfeiçoar a ligação da digoxina aos anticorpos. O fármaco também poderá ser administrado como bólus rápido no caso de arritmias potencial e imediatamente fatais.
VII. Formulações
    A. Parenteral. Digibind, 38 mg de fragmentos Fab digoxina-específicos liofilizados por frasco. DigiFab, 40 mg de fragmentos Fab digoxina-específicos liofilizados por frasco.
    B. Os **níveis de estoque mínimos sugeridos** para o tratamento de um adulto de 100 kg nas primeiras 8 e 24 horas são: **fragmentos Fab digoxina-específicos**, *primeiras 8 horas:* 15 frascos de qualquer produto; *primeiras 24 horas:* 20 frascos de qualquer produto.

▶ ANTITOXINA BOTULÍNICA
Raymond Y. Ho, PharmD

I. Farmacologia. A antitoxina botulínica contém anticorpos dirigidos contra as toxinas produzidas pelas várias cepas de *Clostridium botulinum*.
    A. Uma nova **antitoxina heptavalente** (**H-BAT**), fabricada pela Cangene Corporation, porém disponível apenas no Centers for Disease Control (CDC) via protocolo para fármacos novos em fase de pesquisa (IND, do inglês *Investigational New Drug*) ou autorização de uso de emergência (EUA, do inglês *Emergency Use Authorization*), substituiu as formas bivalentes (A, B) e monovalente (E) da antitoxina. (Um toxoide pentavalente [A, B, C, D, E] ainda é usado para vacinar determinadas equipes de laboratório.) A H-BAT é um anticorpo derivado de cavalos que abrange as toxinas dos tipos A, B, C, D, E, F e G. Ele é composto de menos de 2% de IgG intacta e de 90% ou mais de fragmentos Fab e F(ab')$_2$ de IgG, criados por clivagem enzimática e remoção da porção Fc da imunoglobulina.

B. Uma imunoglobulina botulínica obtida em humanos (anticorpos IgG), **BabyBIG**, está aprovada para o tratamento de botulismo infantil causado pelas toxinas A e B e tem demonstrado significativa redução na duração da hospitalização associada ao botulismo infantil.

C. As antitoxinas ligam-se e inativam apenas as toxinas botulínicas livres circulantes; elas *não* removem as toxinas que já estão ligadas aos terminais nervosos. Como a antitoxina não reverterá a paralisia já estabelecida, deverá ser administrada antes dessa ocorrência. O tratamento realizado nas 24 horas após o aparecimento de sintomas poderá reduzir o curso da intoxicação e prevenir a progressão no sentido da paralisia total.

II. **Indicações.** A H-BAT é usada para tratar crianças e adultos com botulismo clínico (p. 165) resultante da colonização de feridas ou a partir de alimentos e de profissionais de saúde com exposições acidentais à toxina botulínica, a fim de prevenir a progressão de manifestações neurológicas. Se houver disponibilidade da imunoglobulina BabyBIG derivada de humanos, a antitoxina derivada de cavalos geralmente não é recomendada para o tratamento do botulismo infantil.

III. **Contraindicações**
   A. **Anticorpos derivados de cavalos.** Não há nenhuma contraindicação absoluta. A administração desse produto a um paciente com hipersensibilidade à antitoxina botulínica ou ao soro de cavalo requer extrema cautela.
   B. **Imunoglobulina derivada de humanos.** A BabyBIG não deverá ser administrada a pacientes com história prévia de reação grave aos produtos da imunoglobulina humana. A BabyBIG contém vestígios de IgA. Indivíduos com deficiência seletiva de IgA poderão desenvolver reações anafiláticas aos produtos sanguíneos administrados posteriormente com IgA.

IV. **Efeitos adversos**
   A. **Anticorpos derivados de cavalos.** Reações de hipersensibilidade imediata (anafilaxia) advindas da origem equina dos anticorpos.
   B. **Imunoglobulina derivada de humanos.** Exantemas eritematosos transitórios brandos na face e no tronco foram registrados com frequência. Sintomas similares à gripe, semelhantes aos observados com o uso de outros produtos IVs que contêm imunoglobulina intravenosa (IGIV), têm sido observados. Poderão ocorrer reações relacionadas com a taxa de infusão, que oscilam do rubor brando à anafilaxia grave.
   C. **Uso na gravidez.** Não existem dados sobre a teratogenicidade. Reação anafilática levando a mãe ao choque ou à hipoxemia poderá afetar negativamente o feto.

V. **Interações farmacológicas ou laboratoriais.** Não existem interações conhecidas com os anticorpos derivados de cavalos. As preparações de imunoglobulinas derivadas de humanos (BabyBIG) contêm anticorpos que poderão interferir na resposta imune a vacinas de vírus vivos, como as da poliomielite, sarampo, caxumba e rubéola. A vacinação com vírus vivo deverá ser retardada até aproximadamente 3 meses ou mais após a administração da BabyBIG.

VI. **Dosagem e método de administração**
   A. **H-BAT.** As normas de protocolo de IND fornecem instruções específicas para a dosagem e os passos necessários para a administração. Devido à depuração mais rápida de Fab e $F(ab')_2$ do que de IgG intacta, poderá ser necessária a repetição da dose de H-BAT para pacientes com botulismo advindo de colonização de ferida ou intestinal, pois poderão estar sediando a produção interna de toxina botulínica.
   B. Em casos de botulismo infantil, a dosagem recomendada para o **BabyBIG** é de 2 mL/kg (100 mg/kg) com uma única infusão IV, logo que o diagnóstico clínico for estabelecido. A BabyBIG deverá ser administrada por via IV a 0,5 mL/kg/h (25 mg/kg/h). A taxa poderá ser elevada até 1,0 mL/kg/h (50 mg/kg/h) se não for observada nenhuma reação esperada em 15 minutos após a aplicação da taxa de infusão inicial. Não exceder essa taxa de administração devido ao risco de anafilaxia relacionada à infusão. A meia-vida da BabyBIG injetada é de aproximadamente 28 dias em bebês, e espera-se que uma única infusão IV forneça um nível protetor de anticorpos neutralizantes durante 6 meses.

VII. **Formulações**
   A. **Parenteral. H-BAT** (fragmento Fab equino), 7.500 UI do tipo A, 5.500 UI do tipo B, 5.000 UI do tipo C, 1.000 UI do tipo D, 8.500 UI do tipo E, 5.000 UI do tipo F e 1.000 UI do tipo G. Para obter H-BAT, os profissionais de saúde deverão inicialmente entrar em contato com o depar-

tamento de saúde local para realizar o registro e facilitar o acesso à antitoxina. Uma consulta adicional de emergência está disponível no departamento de botulismo via Centro de Informações de Emergência do CDC no telefone 1-770-448-7100. A **BabyBIG** (humana) é fornecida em um frasco de dose única contendo aproximadamente 100 mg ± 20 mg de imunoglobulina liofilizada para reconstituição com 2 mL de Água Estéril para Injeção (USP).* A BabyBIG reconstituída deverá ser usada em 2 horas. Para obter ou determinar a disponibilidade de BabyBIG no caso de suspeita de botulismo infantil, contatar o Programa de Prevenção e Tratamento do Botulismo Infantil (IBTPP, do inglês *Infant Botulism Treatment and Prevention Program*) no telefone 1-510-231-7600. Mais informações estão disponíveis em www.infantbotulism.org.

B. Níveis de estoque mínimos sugeridos. Irrelevantes; disponível apenas por meio do governo federal (CDC) ou estadual (Califórnia).

▶ ANTIVENENO PARA CROTALÍNEOS (CASCAVEL)
Richard F. Clark, MD

I. **Farmacologia.** Embora dois antivenenos ainda estejam disponíveis para o tratamento do envenenamento por cascavel em algumas partes dos EUA, a produção do produto mais antigo, antiveneno polivalente crotalíneo (equino) ou Antiveneno Crotalíneo Polivalente (Wyeth-Ayerst), foi suspensa e ele foi substituído pelo mais recente Fab imunológico polivalente crotalíneo (ovino) ou CroFab (Protherics). Para produzir o antiveneno Fab polivalente, os carneiros são hiperimunizados com um veneno combinado de quatro cobras norte-americanas: *Crotalus adamanteus*, *Crotalus atrox*, *Crotalus scutulatus* e *Agkistrodon piscivorus*. Em seguida, a papaína é adicionada ao *pool* de soros coletados dos animais doadores para clivar o fragmento imunogênico Fc do anticorpo IgG. O resultado é um antiveneno de fragmento Fab purificado por coluna de afinidade. Após a administração, o antiveneno é distribuído amplamente pelo corpo, onde se liga ao veneno. Alguns estoques remanescentes do produto do laboratório Wyeth podem ser encontrados em algumas regiões dos EUA.

II. **Indicações.** O antiveneno é usado para o tratamento do envenenamento significativo por espécies crotalíneas (Tab. III-6 e p. 350).

III. **Contraindicações.** Hipersensibilidade conhecida ao antiveneno ou ao soro de cavalo é uma contraindicação relativa para o produto do laboratório Wyeth; o antiveneno pode ainda ser indicado no caso de envenenamento grave, apesar da história de reação alérgica a um paciente. Hipersensibilidade conhecida a carneiro ou a soro de carneiro, ou à papaína ou a mamões, é uma contraindicação para o produto CroFab.

IV. **Efeitos adversos**
   A. Reações de hipersensibilidade imediata (incluindo anafilaxia potencialmente fatal) podem ocorrer com ambos os produtos, mesmo em pacientes sem história de sensibilidade ao soro

TABELA III-6 DOSE INICIAL DE ANTIVENENO CROTALÍNEO

	Dose inicial (n° de frascos)	
Gravidade do envenenamento	Antiveneno Crotalíneo Polivalente (Wyeth)	CroFab (Protherics)
Nenhuma ou mínima	Nenhuma	Nenhuma
Branda (dor local e edema)	5	4
Moderada (progressão proximal de edema, equimose, sintomas sistêmicos brandos)	10	4-6
Grave (hipotensão, equimose e edema rapidamente progressivos, coagulopatia)	15	6-12

---

* N. de R.T. A sigla USP denota que o produto atende às especificações da farmacopeia norte-americana.

animal e com resultados negativos dos testes cutâneos. O teste cutâneo *não* é indicado com CroFab, e as reações de hipersensibilidade imediata parecem ser menos comuns.
- **B.** Podem ocorrer rubor brando e dificuldade respiratória nos primeiros 30 minutos da administração IV, que geralmente diminuirão após a redução da taxa de infusão.
- **C.** A hipersensibilidade tardia (doença do soro) ocorre em mais de 75% dos pacientes que receberam mais de 4 frascos do antiveneno do laboratório Wyeth e praticamente em todos os pacientes que receberam mais de 12 frascos. A reação acontece em 5 a 14 dias. A administração de CroFab também pode levar a reações de hipersensibilidade tardia, porém estas parecem ser menos comuns do que as observadas com o produto do laboratório Wyeth.
- **D. Uso na gravidez.** Categoria C (indeterminado; ver Tab. III-1) da FDA. Não existem dados sobre a teratogenicidade. A reação anafilática que leva a mãe ao choque ou à hipoxemia poderá afetar negativamente o feto. Entretanto, o envenenamento severo da mãe deverá ser tratado agressivamente para limitar os efeitos do veneno que puderem afetar o feto ou a placenta.
- **V. Interações farmacológicas ou laboratoriais.** Não existem interações conhecidas.
- **VI. Dosagem e método de administração.** A dose inicial é baseada na gravidade dos sintomas, e não no peso corporal (ver Tab. III-6). Crianças poderão necessitar de doses iguais ou superiores às utilizadas em adultos. O ponto final da terapia antiveneno é a reversão das manifestações sistêmicas (p. ex., choque, coagulopatia e parestesias) e a interrupção do edema progressivo e da dor. Repetir incrementos de 4 a 6 frascos de antiveneno Fab (ou 5 a 10 de antiveneno do laboratório Wyeth) por hora até que a progressão dos sintomas seja interrompida. Em alguns casos graves, poderão ser necessárias grandes quantidades de antiveneno e, em outros, os parâmetros de coagulação sanguínea laboratoriais poderão ser até refratários a essas doses maciças. Entretanto, a maioria dos casos poderá ser pelo menos estabilizada pela terapia agressiva com antiveneno. O antiveneno poderá ser eficiente em até 3 dias ou mais de envenenamento. Em caso de suspeita de envenenamento pela cascavel do Mojave (*C. scutulatus*) e os sintomas estarem presentes, especialmente o nível sérico elevado de creatina quinase (CK), administrar 10 frascos de antiveneno Wyeth ou 4 frascos de CroFab, mesmo nos casos de dor local e edema mínimos.
  - **A.** Tratar todos os pacientes em uma unidade de tratamento intensivo (UTI) ou em local monitorado.
  - **B.** Antes da administração dos testes cutâneos ou do antiveneno, inserir pelo menos um e, de preferência, dois acessos IVs seguros.
  - **C.** Realizar teste cutâneo para sensibilidade ao soro de cavalo no caso do produto do laboratório Wyeth (*não* indicado para CroFab), usando uma diluição de 1:10 do antiveneno (alguns especialistas preferem esse método) ou a amostra de soro de cavalo fornecida no *kit* do antiveneno (seguir as instruções da embalagem). *Não* realizar o teste cutâneo a menos que os sinais de envenenamento estejam presentes e a terapia iminente com o antiveneno seja antecipada. Em caso positivo, reconsiderar a necessidade de antiveneno em relação ao tratamento de apoio, porém não descartar a terapia com o antiveneno caso seja necessária. Mesmo que o teste cutâneo seja negativo, a anafilaxia ainda poderá ocorrer de forma imprevisível.
  - **D.** Se o antiveneno for usado em um paciente com teste cutâneo positivo, tratá-lo previamente com difenidramina IV (p. 485) e ranitidina ou outro bloqueador H_2 (p. 480) e manter ao lado da cama uma seringa pré-carregada com epinefrina (1:10.000 para uso IV) em caso de anafilaxia. Diluir o antiveneno de 1:10 a 1:1.000 antes da administração, e administrar inicialmente cada frasco muito lentamente (i.e., durante 15 a 45 minutos), aumentando a taxa de infusão de acordo com a tolerância.
  - **E.** Reconstituir o frasco liofilizado de cada produto com 10 mL de diluente fornecido ou soro fisiológico estéril e homogeneizar cuidadosamente por 10 a 30 minutos para solubilizar o material. Evitar a agitação, que poderá destruir as imunoglobulinas (indicada pela formação de espuma). Uma diluição posterior com 50 a 200 mL de soro fisiológico poderá facilitar a solubilização.
  - **F.** Administrar o antiveneno apenas pela via IV. Começar lentamente, aumentando a taxa de acordo com a tolerância. Em indivíduos não alérgicos, 5 a 10 frascos de antiveneno Wyeth ou 4 a 6 frascos de CroFab podem ser diluídos em 250-500 mL de soro fisiológico e administrados durante 60 a 90 minutos.
  - **G.** Se houver resposta adequada à dose inicial, administrar 4 frascos adicionais de CroFab (5 a 10 frascos de Wyeth) durante 60 minutos, ou administrar 6 frascos adicionais de CroFab, caso

os sinais de envenenamento grave ainda estejam presentes. Repetir em incrementos de 4 a 6 frascos (5 a 10 frascos de Wyeth) por hora até que a progressão dos sintomas seja interrompida, e a estabilidade, alcançada.

H. Poderá ocorrer a recorrência dos sintomas de envenenamento com o uso de qualquer antiveneno, porém deverá ser mais comum com o uso de CroFab devido à meia-vida mais curta da molécula de Fab no corpo. A recorrência após o uso de CroFab geralmente se manifesta 12 a 36 horas após o alcance da estabilização com a dose inicial. A repetição dos testes laboratoriais e a observação da progressão do edema são, portanto, recomendadas durante 24 a 48 horas ou mais após a última infusão do antiveneno, quando CroFab estiver sendo usado. A repetição da administração de CroFab em incrementos de 2 frascos (ou mais, quando necessário) é recomendada em casos de recorrência. Como alternativa, a bula sugere a consideração de dosagem repetida de 2 frascos a cada 6 horas em 3 doses adicionais nos casos de envenenamentos graves.

VII. Formulações
  A. Antiveneno polivalente crotalíneo (Antiveneno Polivalente *Crotalinae* [anteriormente *Crotalidae*]) ou Fab imune polivalente crotalíneo (CroFab). Suprimentos podem ser localizados por um centro toxicológico regional (1-800-222-1222).*
  B. Os **níveis de estoque mínimos sugeridos** para o tratamento de um adulto de 100 kg nas primeiras 8 e 24 horas são: **Fab imune polivalente crotalíneo** (**CroFab**), *primeiras 8 horas:* 12 frascos; *primeiras 24 horas:* 18 frascos.

▶ ANTIVENENO PARA *LATRODECTUS MACTANS* (VIÚVA-NEGRA)
Richard F. Clark, MD

I. Farmacologia. Para produzir o antiveneno, os cavalos são hiperimunizados com o veneno da *Latrodectus mactans* (viúva-negra). O produto proteico liofilizado a partir do *pool* de soros equinos contém anticorpos específicos contra determinadas frações de veneno, bem como proteínas séricas residuais, como albumina e globulinas. Após a administração IV, o antiveneno se distribui amplamente pelo corpo, onde se liga ao veneno.

II. Indicações
  A. Hipertensão grave ou dores musculares ou cólicas induzidas pelo envenenamento da viúva-negra que não sejam aliviadas por relaxantes musculares, analgésicos ou sedação; considerar particularmente no caso de pacientes em idades extremas (i.e., com menos de 1 ano ou com mais de 65 anos).
  B. O envenenamento pela viúva-negra na **gravidez** pode causar espasmos abdominais intensos o suficiente para ameaçar o aborto espontâneo ou a ocorrência precoce do trabalho de parto.

III. Contraindicações. Hipersensibilidade conhecida ao soro de cavalo.

IV. Efeitos adversos
  A. Hipersensibilidade imediata poderá ocorrer raramente, incluindo anafilaxia potencialmente fatal.
  B. Doença do soro de aparecimento tardio poderá ocorrer após 7 a 14 dias, porém é rara devido ao pequeno volume de antiveneno usado na maioria dos casos.
  C. Uso na gravidez. Categoria C (indeterminado) da FDA. Não existem dados sobre a teratogenicidade. Uma reação anafilática levando a mãe ao choque ou à hipoxemia poderá afetar negativamente o feto (ver Tab. III-1).

V. Interações farmacológicas ou laboratoriais. Interações não conhecidas.

VI. Dosagem e método de administração. Em geral, um frasco de antiveneno é suficiente para tratar o envenenamento pela viúva-negra em adultos ou crianças. O antiveneno é dosado com base nos sintomas, e não no peso do paciente.
  A. Tratar todos os pacientes em uma UTI ou em local monitorado.
  B. Antes da administração dos testes cutâneos ou do antiveneno, inserir pelo menos um e, de preferência, dois acessos IVs seguros.

---

* N. de R.T. No Brasil, ligar para o telefone 0800-722-6001.

C. Realizar o teste cutâneo para a sensibilidade ao soro de cavalo usando uma diluição de 1:10 do antiveneno (alguns especialistas preferem esse método) ou a amostra de soro de cavalo fornecida no *kit* do antiveneno (seguir as instruções da embalagem). **Não** realizar o teste cutâneo a menos que os sinais de envenenamento estejam presentes e a terapia iminente com o antiveneno seja antecipada. Se o teste cutâneo resultar positivo, reconsiderar a necessidade de antiveneno em relação ao tratamento de apoio, porém não descartar a terapia com o antiveneno caso seja necessária. Mesmo que o teste cutâneo seja negativo, a anafilaxia ainda poderá ocorrer de forma imprevisível.

D. Se o antiveneno for usado em um paciente com teste cutâneo positivo, tratá-lo previamente com difenidramina IV (p. 485) e ranitidina ou outro bloqueador H_2 (p. 478), e manter ao lado da cama uma seringa pré-carregada com epinefrina (1:10.000 para uso IV) em caso de anafilaxia. Diluir o antiveneno de 1:10 a 1:1.000, e administrá-lo muito lentamente nesses casos.

E. Reconstituir o produto liofilizado para 2,5 mL com o diluente fornecido, homogeneizar cuidadosamente por 15 a 30 minutos para evitar a agitação e a destruição das imunoglobulinas (indicadas pela formação de espuma).

F. Diluir essa solução para um volume total de 10 a 50 mL com soro fisiológico normal.

G. Administrar o antiveneno diluído lentamente durante 15 a 30 minutos. 1 ou 2 frascos são suficientes na maioria dos casos.

VII. **Formulações**

A. Antiveneno liofilizado (*L. mactans*), 6.000 unidades (UI), contém timerosal a 1:10.000 como conservante. *Nota:* O produto também está listado como antiveneno (*Latrodectus mactans*).

B. Os **níveis de estoque mínimos sugeridos** para o tratamento de um adulto de 100 kg nas primeiras 8 e 24 horas são: **antiveneno** (*L. mactans*), *primeiras 8 horas:* 1 frasco; *primeiras 24 horas:* 1 frasco.

▶ **ANTIVENENO PARA *MICRURUS FULVIUS* (COBRA-CORAL) E ANTIVENENOS EXÓTICOS**

Richard F. Clark, MD

I. **Farmacologia**

A. Para produzir o antiveneno contra as picadas da **cobra-coral** norte-americana, cavalos são hiperimunizados com veneno de *Micrurus fulvius*, a cobra-coral oriental. A preparação de proteína liofilizada a partir do *pool* de soros equinos contém anticorpos IgG contra as frações do veneno, bem como proteínas séricas residuais. Uma vez administrados por via IV, os anticorpos se distribuem por todo o corpo, onde se ligam ao veneno-alvo.

B. **Antivenenos exóticos.** Companhias fora dos EUA produzem uma variedade de antivenenos para picadas de cobras exóticas. A maioria desses produtos é usada para tratar picadas de elapídeos, porque essa família de cobras é responsável pelos mais graves envenenamentos em todo o mundo. A maioria ainda são produtos de anticorpo total derivados de cavalos. Poucos são produzidos como fragmentos Fab, ou como a molécula Fab_2 ligeiramente maior (clivada com pepsina em vez de papaína). Em ambos os casos, a porção Fc é removida da solução. Vários antivenenos estrangeiros são polivalentes, uma mistura de antivenenos de diversas espécies.

II. **Indicações**

A. Envenenamento pela cobra-coral oriental (*M. fulvius*) ou pela cobra-coral do Texas (*M. fulvius tenere*).

B. **Poderá não ser eficaz** para o envenenamento pelas cobras-corais ocidental, do Arizona ou Sonora (*Micrurus euryxanthus*), porém picadas sintomáticas por esses elapídeos norte--americanos ocidentais são muito raras.

III. **Contraindicações.** Hipersensibilidade conhecida ao antiveneno de *Micrurus* ou ao soro de cavalo é uma contraindicação relativa; se o paciente com envenenamento significativo precisar do antiveneno, deverá ser administrado com cautela. Antivenenos produzidos fora dos EUA podem ser feitos a partir de soro de cavalo ou carneiro.

IV. Efeitos adversos
   A. Hipersensibilidade imediata, incluindo anafilaxia potencialmente fatal, poderá ocorrer mesmo após teste cutâneo negativo para a sensibilidade ao soro de cavalo.
   B. Hipersensibilidade tardia (doença do soro) poderá ocorrer em 1 a 3 semanas após a administração do antiveneno, com incidência e gravidade dependentes da quantidade total de antiveneno administrada.
   C. Uso na gravidez. Categoria C (indeterminada) da FDA. Não existem dados sobre a teratogenicidade. Reações anafiláticas em gestantes que levam ao choque ou à hipoxemia deverão afetar negativamente o feto. Esse fato deverá ser levado em conta em relação ao efeito nocivo potencial do veneno sobre a placenta e o feto (ver Tab. III-1).
   D. Antivenenos exóticos. Todas as preparações de anticorpo total possuem o mesmo risco de induzir alergia imediata ou tardia.
V. Interações farmacológicas ou laboratoriais. Não existem interações conhecidas.
VI. Dosagem e método de administração. Em geral, a dose inicial recomendada do antiveneno para *Micrurus* é de 3 a 5 frascos. O fármaco será mais eficaz se for administrado antes do aparecimento de sinais ou sintomas de envenenamento. Poderão ser administrados 3 a 5 frascos adicionais, dependendo da gravidade das manifestações neurológicas, mas não com base no peso corporal (crianças poderão precisar de doses iguais ou até superiores às utilizadas em adultos).
   A dose recomendada de antiveneno contra cobras exóticas será variável. No caso de outros elapídeos, como as najas, o antiveneno também é mais eficaz quando administrado no início do curso do envenenamento.
   A. Tratar todos os pacientes em uma UTI.
   B. Antes da administração dos testes cutâneos ou do antiveneno, inserir pelo menos um e, de preferência, dois acessos IVs seguros.
   C. Realizar o teste cutâneo para a sensibilidade ao soro de cavalo, usando uma diluição de 1:10 do antiveneno (alguns especialistas preferem esse método) ou a amostra de soro de cavalo fornecida no *kit* do antiveneno (seguir as instruções da embalagem). Em caso positivo, reconsiderar a necessidade de antiveneno em relação ao tratamento de apoio, porém não descartar a terapia com o antiveneno caso seja necessária. Mesmo que o teste cutâneo seja negativo, a anafilaxia ainda poderá ocorrer de forma imprevisível.
   Antivenenos contra espécies exóticas poderão não conter soluções para testes cutâneos. Uma pequena quantidade (0,1 mL) de antiveneno poderá ser usada como teste cutâneo para essas preparações, ou essa etapa poderá ser omitida. Preparações de antiveneno com Fab e Fab$_2$ geralmente não necessitam de teste cutâneo antes de sua administração.
   D. Se o antiveneno for usado em um paciente com teste cutâneo positivo, tratá-lo previamente com difenidramina IV (p. 485) e ranitidina ou outro bloqueador H$_2$ (p. 478), e manter ao lado da cama uma seringa pré-carregada com epinefrina (1:10.000 para uso IV) em caso de anafilaxia. Diluir o antiveneno de 1:10 a 1:1.000 e administrar muito lentamente nesses casos.
   E. Reconstituir o antiveneno liofilizado de *Micrurus* com 10 mL de diluente fornecido, homogeneizar cuidadosamente por 10 a 30 minutos. Evitar a agitação da preparação, que poderá destruir as imunoglobulinas (indicada pela formação de espuma). Uma diluição com 50 a 200 mL de soro fisiológico poderá facilitar a solubilização.
   F. Administrar o antiveneno pela via IV durante 15 a 30 minutos por frasco.
   G. Elapídeos exóticos. Deve-se esperar que o envenenamento por elapídeos exóticos, como najas, mambas e todas as cobras venenosas da Austrália, produza grau de neurotoxicidade igual ou maior do que o observado no envenenamento por cobras-corais dos EUA, e a administração de antiveneno deverá ser feita logo que possível. É possível que picadas de cobra da mesma família respondam ao antiveneno produzido a partir do veneno de outra cobra daquela família. Portanto, caso o antiveneno específico não esteja disponível em caso grave de picada de cobra, um antiveneno da mesma família poderá ser substituído com possível eficácia. Centros toxicológicos regionais (1-800-222-1222)* poderão ser capazes de ajudar na obtenção de antivenenos exóticos de colecionadores ou zoológicos.

---
* N. de R.T. Ver N. de R.T. da página 447.

VII. Formulações

A. Frasco de antiveneno (*M. fulvius*) de pó liofilizado com fenol a 0,25% e timerosal a 0,005% como conservantes. *Nota:* Esse produto também está listado como antiveneno (*Micrurus fulvius*).

B. Os **níveis de estoque mínimos sugeridos** para o tratamento de um adulto de 100 kg nas primeiras 8 e 24 horas são: **antiveneno** (*M. fulvius*), *primeiras 8 horas:* 5 frascos; *primeiras 24 horas:* 10 frascos. *Nota:* A produção de antiveneno de *Micrurus* foi interrompida nos EUA. Existem estoques em algumas localizações geográficas onde as cobras-corais são mais comuns, porém os suprimentos se tornarão escassos ou desaparecerão no futuro. Atualmente, não existe antiveneno estrangeiro disponível como substituto. Como medida temporária, a FDA testou lotes próximos ao término do prazo de validade e descobriu que são ativos após essa data. Assim, esse órgão estendeu a data de validade da maioria dos suprimentos restantes do antiveneno de *Micrurus*.

▶ ATROPINA E GLICOPIRROLATO

Richard J. Geller, MD, MPH

I. **Farmacologia.** A atropina e o glicopirrolato bloqueiam a ação da acetilcolina nos receptores muscarínicos. Os efeitos terapêuticos desejados no tratamento da intoxicação incluem redução das secreções das glândulas salivares e de outras glândulas, redução da broncorreia e dificuldade respiratória, redução da secreção intestinal e peristalse, aumento da frequência cardíaca e aumento da condução atrioventricular.

A. A **atropina** é uma amina terciária de ocorrência natural que cruza a barreira hematencefálica e apresenta similaridade estrutural e funcional com a escopolamina, a homatropina e o ipratrópio. A meia-vida de eliminação da atropina é de 2 a 4 horas (mais longa em crianças), com aproximadamente 50% sendo excretada de forma inalterada na urina.

B. O **glicopirrolato** é uma amina quaternária sintética que pouco cruza a barreira hematencefálica e é menos propensa a induzir estado mental alterado ou taquicardia do que a atropina. Possui aproximadamente o dobro da potência da atropina. O glicopirrolato é excretado de forma inalterada principalmente na bile e na urina.

C. *Nota:* Esses fármacos **não** revertem os efeitos do excesso de acetilcolina nos receptores nicotínicos das junções neuromusculares, gânglios dos sistemas nervosos parassimpático e simpático e sistema nervoso central (SNC).

II. **Indicações**

A. Correção de broncorreia e excesso de secreções orais e do trato GI associadas à intoxicação por inibidores da colinesterase (p. ex., inseticidas organofosforados e carbamatos). O glicopirrolato poderá ser especialmente útil no controle dos sintomas muscarínicos periféricos nos casos de intoxicação pelo inibidor da colinesterase. Embora o glicopirrolato não reverta a toxicidade sobre o SNC associada à intoxicação por inibidores da colinesterase, também não causará os efeitos colaterais sobre esse mesmo sistema observados com doses maciças de atropina, difíceis de serem distinguidos dos efeitos tóxicos dos inibidores da colinesterase.

B. Aceleração da taxa de potencial de ação do nodo sinusal e da velocidade de condução nodal atrioventricular (AV) na presença de comprometimento da condução AV induzido por fármacos (p. ex., causado por digitálicos, β-bloqueadores, antagonistas de cálcio, inseticidas organofosforados ou carbamatos ou fisostigmina).

C. Reversão de sintomas muscarínicos centrais (pela atropina) e periféricos (pela atropina e pelo glicopirrolato) em pacientes com intoxicação pelas espécies de cogumelos *Clitocybe* ou *Inocybe*.

D. Quando neostigmina ou piridostigmina é usada para reverter o bloqueio neuromuscular não despolarizante, o glicopirrolato é o agente preferido para bloquear os efeitos muscarínicos indesejados (ver "Bloqueadores neuromusculares", p. 466).

III. **Contraindicações**

Todas estas contraindicações são relativas e, em algumas situações clínicas, os benefícios excederão os possíveis prejuízos.

A. Pacientes com hipertensão, taquiarritmias, tireotoxicose, insuficiência cardíaca congestiva, doença da artéria coronária, doença cardíaca valvular ou outras enfermidades, que poderão não suportar frequência cardíaca acelerada. *Nota:* Pacientes com intoxicação por inibidores da colinesterase em geral são taquicárdicos; porém, ainda assim, os antimuscarínicos deverão ser administrados, pois poderão melhorar a oxigenação, reduzindo, portanto, a liberação de catecolaminas associada à hipoxia; o glicopirrolato é menos propenso a causar taquicardia excessiva do que a atropina.
B. Glaucoma de ângulo fechado, no qual a dilatação papilar poderá aumentar a pressão intraocular (poderão ser usados com segurança se o paciente estiver sendo tratado com agente miótico).
C. Uropatia obstrutiva parcial ou completa.
D. Miastenia grave.
E. Doenças obstrutivas do trato GI, colite ulcerativa grave, infecções bacterianas do trato GI.

IV. **Efeitos adversos**
A. Efeitos adversos incluem boca seca, visão embaçada, cicloplegia e midríase, palpitações, taquicardia, agravação da angina, insuficiência cardíaca congestiva (ICC) e constipação. A retenção urinária é comum e poderá ser necessário o uso de um cateter de Foley. A duração de efeitos poderá ser prolongada (algumas horas). Além disso, poderá ocorrer toxicidade antimuscarínica do SNC (*delirium*) com as doses maciças de atropina necessárias para tratar a intoxicação pelo inibidor da colinesterase.
B. Doses de atropina inferiores a 0,5 mg (em adultos) e doses administradas por punção IV muito lenta poderão levar à redução paradoxal da frequência cardíaca.
C. **Uso na gravidez.** A atropina é definida como Categoria C (indeterminado) pela FDA. Ela cruza rapidamente a placenta. No entanto, esse fato não impede o seu uso agudo por curto prazo no caso de paciente seriamente sintomática (p. 440). O glicopirrolato é definido como Categoria B pela FDA e cruza pouco a placenta.

V. **Interações farmacológicas ou laboratoriais**
A. A atropinização poderá ocorrer mais rapidamente se a atropina e a pralidoxima forem administradas simultaneamente a pacientes intoxicados por inseticidas organofosforados e carbamatos.
B. A atropina e o glicopirrolato apresentam efeito aditivo com outros compostos antimuscarínicos e anti-histamínicos.
C. A redução da motilidade GI poderá retardar a absorção de substâncias ingeridas VO.

VI. **Dosagem e método de administração**
A. **Intoxicação por inibidores da colinesterase** (p. ex., inseticidas organofosforados ou carbamatos, "gases de nervos").
1. **Atropina.** No caso de adultos, iniciar com 1 a 5 mg IV; em crianças, administrar 0,02 mg/kg IV. (O fármaco também poderá ser administrado por via intratraqueal; diluir a dose em soro fisiológico até um volume de 1 a 2 mL.) Dobrar a dose a cada 5 minutos até que seja alcançada uma atropinização satisfatória (principalmente redução de secreções brônquicas e da dificuldade respiratória). Pacientes gravemente intoxicados poderão necessitar de doses maciças (p. ex., até 100 mg durante poucas horas). Em situações de acidentes em massa, a atropina poderá ser administrada por via IM. Também poderá ser administrada pelas vias oftálmica e por inalação para a reversão de efeitos tópicos a partir de exposições a gases ou fumaça.
2. **Glicopirrolato.** A dose inicial IV para adultos é de 0,5 a 2 mg (crianças: 0,025 mg/kg). De forma semelhante à atropina, a dose deverá ser dobrada a cada 5 minutos até que sejam alcançados os efeitos antimuscarínicos satisfatórios.
3. **Outros agentes.** Se uma situação de acidentes em massa depletar o suprimento local de atropina e glicopirrolato, outros agentes antagonistas dos receptores muscarínicos, como a escopolamina (terciária) e o ipratrópio (quaternário) poderão ser considerados.
4. **Resultados terapêuticos esperados.** O objetivo da terapia é a secagem das secreções brônquicas (esse resultado poderá ser alcançado prematuramente se o paciente estiver desidratado) e a reversão da dificuldade respiratória e da bradicardia significativa.

B. **Bradicardia induzida por fármacos.** A atropina é geralmente o fármaco de escolha nessa circunstância. No caso de adultos, administrar 0,5 a 1 mg IV; para crianças e adolescentes, administrar 0,02 mg/kg IV até um máximo de 0,5 e 1 mg, respectivamente. Repetir conforme necessário. Observar que 3 mg representa uma dose completamente vagolítica para adultos. Se a resposta não for alcançada após a administração de 3 mg, é provável que o paciente não se beneficie de tratamentos posteriores, a menos que a bradicardia seja causada por efeitos muscarínicos excessivos (p. ex., superdosagem de carbamato ou organofosforados).

VII. **Formulações**
A. **Parenteral.** Injeção de sulfato de atropina, soluções de 0,05, 0,1, 0,3, 0,4, 0,5, 0,6, 0,8, 1 e 1,2 mg/mL e armazenadas em seringas de 0,5 a 10 mL, ampolas de 0,5 a 1 mL e frascos de 1 a 30 mL. (A atropina é estocada pelo programa Strategic National Stockpile [SNS] em frascos de 20 mL contendo a solução de 0,4 mg/mL e combinada [2 mg por dose] com pralidoxima [600 mg por dose] no *kit* para autoaplicação Mark 1.) É necessário o uso de formulações livres de conservantes nos casos de doses maciças. Injeção de glicopirrolato (Robinul, outras), 0,2 mg/mL em frascos de 1, 2, 5 e 20 mL (alguns com álcool benzílico a 0,9%).
B. Os **níveis de estoque mínimos sugeridos** para o tratamento de um adulto de 100 kg nas primeiras 8 e 24 horas são:
 1. **Sulfato de atropina**, *primeiras 8 horas:* 100 mg ou 13 frascos de atropina (0,4 mg/mL, 20 mL cada); *primeiras 24 horas:* 200 mg ou 26 frascos de atropina (0,4 mg/mL, 20 mL cada).
 2. **Glicopirrolato**, *primeiras 8 horas:* 52 mg ou 13 frascos de glicopirrolato (0,2 mg/mL, 20 mL cada); *primeiras 24 horas:* 100 mg ou 25 frascos de glicopirrolato (0,2 mg/mL, 20 mL cada).

► **AZUL DA PRÚSSIA**
Sandra A. Hayashi, PharmD

I. **Farmacologia.** Azul da prússia insolúvel (hexacianoferrato férrico) foi utilizado para tratar intoxicações radioativas e não radioativas por césio e tálio. Devido às meias-vidas longas desses isótopos, a ingestão pode representar riscos à saúde significativos a longo prazo. O azul da prússia insolúvel liga tálio e césio no intestino à medida que estes sofrem recirculação êntero-hepática, aumentando a excreção fecal. Os mecanismos propostos de ligação incluem troca química de cátions, adsorção física e aprisionamento mecânico dentro da estrutura cristalina em treliça. O azul da prússia insolúvel não é absorvido através da parede GI íntegra.
II. **Indicações.** Contaminação interna conhecida ou suspeita:
 A. Césio radioativo (p. ex., Cs^{137}) e césio não radioativo.
 B. Tálio radioativo (p. ex., Tl^{201}) e tálio não radioativo.
III. **Contraindicações.** Não existem contraindicações absolutas. A eficácia do agente baseia-se em um trato GI em funcionamento; assim, o íleo pode impedir seu uso e eficácia.
IV. **Efeitos adversos**
 A. Desconforto estomacal e constipação.
 B. Pode ligar outros elementos, causando déficits de eletrólitos ou nutricionais, como hipocalemia assintomática.
 C. Não trata as complicações da exposição à radiação.
 D. Coloração azulada das fezes (e dos dentes, se as cápsulas forem abertas).
 E. **Uso na gravidez.** Categoria C (indeterminado [p. 440]) da FDA. Pelo fato de o azul da prússia não ser absorvido a partir do trato GI, os efeitos sobre o feto não são esperados.
V. **Interações farmacológicas ou laboratoriais**
 A. Não há interações importantes.
 B. Pode diminuir a absorção de tetraciclina.
VI. **Dosagem e método de administração**
 A. Adultos e adolescentes. A dose usual é de 3 g, VO, 3×/dia (9 g/dia), embora doses mais elevadas (> 10 g/dia) frequentemente sejam usadas para intoxicação aguda por tálio (particu-

larmente se o tálio estiver presente no trato GI). As doses podem ser reduzidas a 1 a 2 g, 3×/dia, quando a radioatividade interna for reduzida para melhorar a tolerância do paciente.
- **B.** Pediátrica (2 a 12 anos): 1 g, VO, 3×/dia.
- **C.** As cápsulas podem ser abertas e misturadas com alimento ou água para pacientes que têm dificuldade para engolir. No entanto, isso pode causar uma coloração azul na boca e nos dentes.
- **D.** A coingestão de alimentos pode aumentar a eficácia, estimulando a secreção de bile.
- **E.** O tratamento deve continuar durante um período mínimo de 30 dias. A duração do tratamento deve ser guiada pelo grau de contaminação, medido pela quantidade de radioatividade residual de corpo inteiro.

VII. **Formulações**
- **A. Oral.** Pó de azul da prússia insolúvel (Radiogardase), 0,5 g em cápsulas gelatinosas embaladas em frascos âmbar contendo 30 cápsulas cada.
- **B.** Os **níveis de estoque mínimos sugeridos** para o tratamento de um adulto de 100 kg no primeiro mês são de 540 cápsulas (18 frascos, 30 cápsulas cada), com base em uma dose diária de 9 g. Atualmente, o pedido mínimo é de 25 frascos. O azul da prússia é mantido no SNS no CDC. O REAC/TS pode ser contatado para informações sobre como obter o azul da prússia e sua dosagem recomendada pelo telefone 1-865-576-3131, nos EUA, ou na internet, no site www.orau.gov/reacts.

▶ **AZUL DE METILENO**
Fabian Garza, PharmD e Thomas E. Kearney, PharmD

I. **Farmacologia**
- **A.** O azul de metileno é um corante tiazídico que aumenta a conversão de metemoglobina em hemoglobina. O azul de metileno é reduzido pela metemoglobina redutase e pela nicotinamida adenosina dinucleotídeo fosfato (NADPH) a azul de leucometileno, que, por sua vez, reduz a metemoglobina. A glicose-6-fosfato desidrogenase (G6PD) é essencial para a geração de NADPH, sendo, portanto, essencial para a função do azul de metileno como antídoto. O efeito terapêutico é observado em 30 minutos. A metemoglobina é excretada na bile e na urina, que poderá se tornar azul ou verde.
- **B.** O azul de metileno tem sido usado para tratar a encefalopatia induzida pela ifosfamida, porém não são conhecidos os mecanismos fisiopatológicos exatos responsáveis por seus efeitos. O azul de metileno pode reverter os efeitos neurotóxicos dos metabólitos da ifosfamida.
- **C.** O azul de metileno, como inibidor da guanilato ciclase, reduz a produção monofosfato de guanosina cíclico (GMPc) e o estímulo do óxido nítrico (NO). A atividade excessiva do NO pode contribuir para o choque vasodilatador refratário associado a sepse, vasoplegia após cirurgia cardíaca, choque anafilático e toxicidade da metformina e do anlodipino. O azul de metileno tem sido usado para melhorar a hemodinâmica em cada uma dessas circunstâncias.
- **D.** O azul de metileno é um IMAO-A e tem sido responsável pela precipitação de uma síndrome serotoninérgica em pacientes tratados com inibidores seletivos da recaptação da serotonina (ISRSs), quando usado em cirurgias cardíaca e da paratireoide.

II. **Indicações**
- **A.** O azul de metileno é usado para tratar a metemoglobinemia (p. 319), se o paciente apresentar sintomas ou sinais de hipoxemia (p. ex., dispneia, confusão ou dor torácica) ou nível de metemoglobina superior a 30%. ***Nota:*** O azul de metileno não é eficaz para a sulfemoglobinemia.
- **B.** O azul de metileno tem sido usado para reverter e prevenir a encefalopatia relacionada com ifosfamida.
- **C.** O azul de metileno tem sido usado como terapia adjuvante para melhorar a hemodinâmica em pacientes com choque vasodilatador refratário.

III. **Contraindicações**
- **A.** Deficiência de G6PD. O tratamento com azul de metileno é ineficaz e poderá causar hemólise.
- **B.** Insuficiência renal grave.

C. Hipersensibilidade conhecida ao azul de metileno.
   D. Deficiência da metemoglobina redutase.
   E. Reversão da metemoglobinemia induzida por nitrito no caso do tratamento de intoxicação por cianeto.
IV. Efeitos adversos
   A. Desconforto GI, dor de cabeça e tontura poderão ocorrer.
   B. Doses excessivas de azul de metileno ($\geq$ 7 mg/kg) podem, na verdade, induzir metemoglobinemia pela oxidação direta da hemoglobina. Doses superiores a 15 mg/kg estão associadas à hemólise, particularmente em neonatos. Ele pode também corar as secreções e membranas mucosas e interferir nos achados clínicos de cianose.
   C. A administração a longo prazo poderá levar à anemia acentuada.
   D. O extravasamento poderá levar à necrose tecidual local.
   E. Uso na gravidez. Categoria C (indeterminado) da FDA. Isso não exclui o seu uso agudo por curto prazo em uma paciente seriamente sintomática (p. 440).
V. Interações farmacológicas ou laboratoriais
   A. A **síndrome serotoninérgica** representa um risco potencial quando o azul de metileno é administrado com outros fármacos serotoninérgicos devido ao seu efeito IMAO-A.
   B. A preparação intravenosa não deverá ser misturada com outros fármacos.
   C. Níveis transitoriamente falso-positivos de 15% de metemoglobina são induzidos por doses de azul de metileno de 2 mg/kg. O azul de metileno também pode alterar as leituras do oxímetro de pulso.
VI. Dosagem e método de administração (adultos e crianças)
   A. Metemoglobinemia
      1. Administrar 1 a 2 mg/kg (0,1 a 0,2 mL/kg de uma solução a 1%) IV, lentamente, durante 5 minutos. Poderá ser repetida em 30 a 60 minutos.
      2. Administração simultânea de glicose poderá ser necessária para proporcionar concentrações adequadas dos cofatores nicotinamida adenina dinucleotídeo (NAD) e NADPH.
      3. Caso não haja resposta após 2 doses, não repetir a dosagem; considerar a deficiência de G6PD ou da metemoglobina redutase.
      4. Pacientes com produção contínua de metemoglobina causada por estresse oxidativo prolongado (p. ex., dapsona) poderão necessitar de repetidas doses a cada 6 a 8 horas, durante 2 a 3 dias. Como alternativa, administrar uma infusão IV contínua de 0,10 a 0,25 mg/kg/h (compatível com soro fisiológico e diluir para uma concentração de 0,05%).
      5. Lavar o acesso IV com 15 a 30 mL de soro fisiológico para reduzir a incidência de dor local.
   B. Encefalopatia por ifosfamida
      1. Profilaxia. Administrar 50 mg, VO ou IV (lentamente, durante 5 minutos), a cada 6 a 8 horas, enquanto o paciente estiver recebendo ifosfamida.
      2 Tratamento. Administrar 50 mg, IV (lentamente, durante 5 minutos), a cada 4 a 6 horas, até que os sintomas desapareçam.
VII. Formulações
   A. Parenteral. Injeção de azul de metileno a 1% (10 mg/mL).
   B. Os níveis de estoque mínimos sugeridos para o tratamento de um adulto de 100 kg nas primeiras 8 e 24 horas são: **azul de metileno,** *primeiras 8 horas:* 400 mg ou 4 ampolas (10 mg/mL, 10 mL cada); *primeiras 24 horas:* 600 mg ou 6 ampolas (10 mg/mL, 10 mL cada).

▶ BAL (DIMERCAPROL)
Michael J. Kosnett, MD, MPH

   I. Farmacologia. BAL (antilewisita britânica; dimercaprol; 2,3-dimercaptopropanol) é um agente quelante ditiol usado no tratamento da intoxicação pelos metais pesados arsênio, mercúrio, chumbo e ouro. Devido aos grupos vizinhos tiol serem instáveis em solução aquosa, o fármaco é fornecido como solução a 10% (100 mg/mL) em óleo de amendoim contendo benzoato benzílico a 20%

(200 mg/mL). Ele é administrado por injeção IM profunda. A maior parte do fármaco é absorvida em 1 hora e é amplamente distribuída aos tecidos. Acredita-se que a BAL, ou seus produtos de biotransformação *in vivo*, forme complexos com metais tóxicos específicos, minimizando, dessa forma, a reação dos metais com ligantes endógenos e aumentando a sua excreção pela urina. Em um estudo de indivíduos tratados com BAL após a exposição a compostos arsenicais, a excreção máxima urinária ocorreu em 2 a 4 horas e, em seguida, caiu rapidamente.

II. **Indicações**
 A. Intoxicação aguda por **arsênio** inorgânico. Dados limitados sugerem que ele também pode ser útil nos estágios iniciais da intoxicação por arsina (i.e., durante as primeiras 24 horas).
 B. Intoxicação por **mercúrio** (exceto com monoalquilmercúrio). A BAL é mais eficaz na prevenção da lesão renal quando administrada em 4 horas após a ingestão aguda de sais de mercúrio inorgânico; o seu valor em prevenir ou tratar os efeitos neurológicos agudos ou crônicos do vapor de mercúrio elementar é desconhecido.
 C. Intoxicação por **chumbo** (exceto com compostos alquilchumbo). A BAL tem sido usada simultaneamente ao EDTA cálcico (p. 489) no tratamento da encefalopatia pediátrica por chumbo, na qual o regime combinado foi associado à rápida diminuição dos níveis sanguíneos de chumbo e ao aumento na sua excreção urinária. *Nota:* Não é recomendado o uso de BAL em um regime de fármaco único no caso de intoxicação por chumbo.
 D. **Ouro.** A BAL tem sido associada ao aumento na excreção urinária de ouro e à melhora clínica de pacientes tratados para complicações adversas dermatológicas, hematológicas ou neurológicas advindas de preparações farmacêuticas de ouro.

III. **Contraindicações**
 A. Como a BAL é apresentada em óleo de amendoim, evitar o uso em pacientes com alergia ao amendoim.
 B. Usar com cautela em pacientes que apresentem lesão hepática e renal. Alguns registros sugerem que o dimercaprol ou seus metabólitos são dialisáveis e que a BAL aumenta a eliminação do mercúrio por diálise em pacientes com insuficiência renal.
 C. A BAL tem causado hemólise em pacientes com deficiência da glicose-6-fosfato desidrogenase (G6PD).
 D. Como a BAL é administrada por via IM, usar com cautela em pacientes com trombocitopenia ou coagulopatias.

IV. **Efeitos adversos**
 A. Dor no local da injeção, formação de abscesso estéril ou piogênico.
 B. Hipertensão relacionada à dose, com ou sem taquicardia. Aparecimento: 15 a 30 minutos; duração: 2 horas. Usar com cautela em pacientes hipertensos.
 C. **Outros sintomas adversos.** Náuseas e vômito, dor de cabeça, sensação de queimação nos olhos, lábios, boca e garganta, algumas vezes acompanhada por lacrimejamento, rinorreia ou salivação, mialgias, parestesias, febre (particularmente em crianças), sensação de constrição torácica e ansiedade generalizada. Depressão do SNC e convulsão foram observadas em casos de superdosagem.
 D. **Uso na gravidez.** Categoria C (indeterminado [p. 440]) da FDA. Altas doses de BAL são teratogênicas e embriotóxicas em camundongos. A segurança do uso de BAL na gravidez humana não está estabelecida, embora tenha sido usada em uma paciente grávida que apresentou doença de Wilson sem prejuízo aparente. Deverá ser usada na gravidez apenas em caso de intoxicação aguda potencialmente fatal.
 E. **Redistribuição de metais para o cérebro.** Apesar de sua capacidade em aumentar a sobrevida de animais com intoxicação aguda, a BAL tem sido associada à redistribuição de mercúrio e arsênio para o cérebro. Evitar o uso na intoxicação crônica por mercúrio elementar ou por alquilmercúrio (p. ex., metil), na qual o cérebro é um órgão-alvo fundamental.

V. **Interações farmacológicas ou laboratoriais**
 A. Devido à possibilidade da formação de complexo tóxico com o ferro, deve-se evitar a terapia de substituição concomitante.
 B. A BAL poderá interromper bruscamente a remissão da artrite reumatoide induzida pela terapia com ouro.

VI. **Dosagem e método de administração (adultos e crianças)**
   A. **Intoxicação por arsênio, mercúrio e ouro.** Administrar BAL, 3 mg/kg por injeção Im profunda, a cada 4 a 6 horas, durante 2 dias e, em seguida, a cada 12 horas, por até 7 a 10 dias, caso o paciente permaneça sintomático e/ou continue com níveis altamente elevados de metais. Em pacientes com intoxicação grave por arsênio ou mercúrio, poderá ser usada dose inicial de até 5 mg/kg. Considerar a troca para succímero oral (p. 555) ou unitiol oral (p. 560), uma vez que o paciente esteja estável e capaz de absorver uma formulação oral. **Nota:** O unitiol IV possui índice terapêutico mais favorável do que a BAL e poderá representar uma melhor alternativa no tratamento de intoxicação aguda por arsênio ou mercúrio.
   B. **Encefalopatia por chumbo** (apenas em combinação com terapia de EDTA cálcico [p. 489]). No caso de encefalopatia aguda pediátrica por chumbo, alguns médicos iniciam o tratamento com BAL, 3 a 4 mg/kg, IM (75 mg/m^2), seguidos em 4 horas pelo uso concomitante de EDTA cálcico e BAL, 3 a 4 mg/kg (75 mg/m^2), a cada 4 a 6 horas, por até 3 dias.
   C. **Intoxicação por arsina** (p. 148). Considerar o uso de BAL, 3 mg/kg, IM, a cada 4 a 6 horas, por 1 dia, caso possa ser iniciado em 24 horas após a apresentação da intoxicação por arsina.
   D. **Queimaduras dos olhos causadas por lewisita.** Criar uma solução de BAL a 5% diluindo a ampola a 10%, na razão de 1:1, em óleo vegetal e aplicar *imediatamente* na superfície do olho e conjuntiva. A administração parenteral também poderá ser necessária para tratar efeitos sistêmicos (p. 104).

VII. **Formulações**
   A. **Parenteral** (apenas para injeção IM profunda; *não* deve ser administrada por via IV). BAL em óleo, 100 mg/mL, em ampolas de 3 mL.
   B. Os **níveis de estoque mínimos sugeridos** para o tratamento de um adulto de 100 kg nas primeiras 8 e 24 horas são: **BAL**, *primeiras 8 horas:* 600 mg ou 2 ampolas (100 mg/mL, 3 mL cada); *primeiras 24 horas:* 1.800 mg ou 6 ampolas (100 mg/mL, 3 mL cada).

▶ **BENZODIAZEPÍNICOS (DIAZEPAM, LORAZEPAM E MIDAZOLAM)**
Thomas E. Kearney, PharmD

I. **Farmacologia**
   A. Os benzodiazepínicos potencializam a atividade neuronal inibidora do ácido γ-aminobutírico (GABA) no SNC. Os efeitos farmacológicos incluem redução de ansiedade, supressão de atividade convulsiva, depressão do SNC (há possibilidade de parada respiratória quando os benzodiazepínicos são administrados rapidamente por via IV) e inibição das vias aferentes espinais para produzir relaxamento do músculo esquelético.
   B. Os benzodiazepínicos interagem com outros receptores externos ao SNC, especialmente no coração. O diazepam tem sido comprovado como antagonista do efeito cardiotóxico da cloroquina (o mecanismo é desconhecido, porém o diazepam pode competir com a cloroquina pelos locais de fixação nas células cardíacas).
   C. Os benzodiazepínicos geralmente apresentam pequeno efeito sobre o sistema nervoso autônomo ou sobre o sistema cardiovascular. Entretanto, o aumento da neurotransmissão por GABA poderá embotar a liberação simpática (e reduzir a elevação da pressão sanguínea associada às intoxicações simpatomiméticas). Além disso, o diazepam poderá apresentar efeito sobre o transporte de colina e sobre a circulação de acetilcolina no SNC, o que pode ser responsável por parte do seu efeito benéfico para as vítimas de intoxicação por gases de nervos (p. ex., sarin, VX).
   D. **Farmacocinética.** Todos esses agentes são bem absorvidos VO. O diazepam não é bem absorvido por via Im. Os fármacos são eliminados pelo metabolismo hepático, com meias-vidas de eliminação sérica de 1 a 50 horas. A duração dos efeitos sobre o SNC é determinada pela taxa de redistribuição do fármaco a partir do cérebro para os tecidos periféricos. Os metabólitos ativos estendem posteriormente a duração do efeito do diazepam.
      1. **Diazepam.** O aparecimento de sua ação é rápido após injeção IV, porém lento a intermediário após administração oral ou retal. Sua meia-vida é superior a 24 horas, embora os

efeitos anticonvulsivos e sedativos sejam, em geral, menores como resultado da redistribuição a partir do SNC.
2. **Lorazepam.** O aparecimento é intermediário após administração Im. A meia-vida de eliminação é de 10 a 20 horas e, devido à redistribuição mais lenta do SNC, seus efeitos anticonvulsivos costumam ser mais demorados do que os do diazepam.
3. **Midazolam.** O aparecimento é rápido após injeção Im ou IV e intermediário após aplicação nasal ou ingestão. A meia-vida é de 1,5 a 3 horas, e a duração dos efeitos é muito curta devido à rápida redistribuição a partir do cérebro. Entretanto, a sedação poderá persistir por 10 horas ou mais após infusões prolongadas, devido à saturação de sítios periféricos e à redistribuição tardia.

II. **Indicações**
 A. **Ansiedade e agitação.** Os benzodiazepínicos geralmente são usados para o tratamento de ansiedade ou agitação (p. ex., causadas por intoxicação por fármacos simpatomiméticos ou alucinógenos).
 B. **Convulsões.** Os três fármacos podem ser usados no tratamento de atividade convulsiva aguda ou de estado epilético resultante de epilepsia idiopática ou superdosagem por fármaco convulsivo. O midazolam e o lorazepam apresentam a vantagem da absorção rápida após injeção Im. Além disso, a duração da ação anticonvulsiva do lorazepam é maior do que a dos outros dois agentes.
 C. **Hipertensão.** Esses fármacos podem ser usados no tratamento inicial da hipertensão induzida por simpatomiméticos.
 D. **Relaxante muscular.** Esses fármacos podem ser usados para promover o relaxamento da rigidez muscular excessiva e de contrações (p. ex., como na intoxicação por estricnina ou no envenenamento pela aranha viúva-negra, ou nas síndromes de rigidez com hipertermia, discinesias ou tétano).
 E. **Intoxicação por cloroquina.** O diazepam pode antagonizar a cardiotoxicidade.
 F. **Abstinência de álcool ou de sedativos hipnóticos.** O diazepam e o lorazepam são usados para combater sintomas e sinais de abstinência do álcool ou de sedativos hipnóticos (p. ex., ansiedade, tremor e convulsões).
 G. **Sedação da consciência.** O midazolam é usado para induzir sedação e amnésia durante procedimentos breves e em conjunto com a paralisia neuromuscular no caso de entubação endotraqueal.
 H. **Gases de nervos.** Esses fármacos podem ser usados no tratamento de agitação, fasciculações musculares e convulsões associadas à intoxicação por gases de nervos (p. 104). Podem apresentar efeito aditivo ou sinergístico com outros antídotos de gases de nervos (2-PAM, atropina).

III. **Contraindicações.** Não utilizar em pacientes com história de sensibilidade aos benzodiazepínicos.
IV. **Efeitos adversos**
 A. Os efeitos depressores do SNC poderão interferir na avaliação da função neurológica. Eles também podem causar reação paradoxal (inquietação, agitação) em menos de 1% dos pacientes (adultos e crianças). O flumazenil (p. 507) tem sido usado com sucesso no controle desse efeito.
 B. A administração IV rápida ou excessiva poderá causar parada respiratória.
 C. O fármaco poderá precipitar ou piorar a encefalopatia hepática.
 D. A administração IV rápida ou de um grande volume poderá causar cardiotoxicidade semelhante à observada com a fenitoína (p. 502) devido ao diluente propilenoglicol. Infusões contínuas com esse veículo também poderão levar à hiperlactatemia, intervalo osmolar aumentado e disfunção renal. Infusões contínuas de lorazepam (1 mL de solução injetável contém 0,8 mL de propilenoglicol) que excedam 4 mg/h ou com doses cumulativas em 24 horas que excedam 100 mg estão associadas a níveis séricos potencialmente tóxicos de propilenoglicol (> 25 mg/dL). Vários produtos também contêm até 2% de álcool benzílico como conservante.
 E. **Uso na gravidez.** Categoria D da FDA. Todos esses fármacos cruzam rapidamente a placenta. No entanto, esse fato não impede o seu uso agudo por curto prazo em uma paciente seriamente sintomática (p. 440).

V. Interações medicamentosas ou laboratoriais
   A. Os benzodiazepínicos potencializarão os efeitos depressores sobre o SNC causados por opioides, etanol e outros fármacos sedativos hipnóticos e depressores.
   B. O **flumazenil** (p. 507) reverterá os efeitos dos benzodiazepínicos e poderá desencadear uma síndrome aguda de abstinência em pacientes que fazem uso crônico dos fármacos. Pacientes que estejam recebendo flumazenil apresentarão resposta imprevisível, porém reduzida ou ausente, aos benzodiazepínicos.
   C. O diazepam pode produzir uma reação falso-positiva para glicose nas fitas de teste Clinistix e Diastix.

VI. Dosagem e método de administração
   A. Ansiedade ou agitação, espasmo ou hiperatividade muscular, hipertensão
      1. Diazepam. Administrar 2 a 10 mg (crianças com idade entre 30 dias a 5 anos: 1 a 2 mg), IV, inicialmente (≤ 5 mg/min em adultos; administrar durante 3 minutos em crianças), dependendo da gravidade (o tétano irá requerer doses mais elevadas; poderá ser repetida a cada 1 a 4 horas quando necessário. A dose oral é de 2 a 10 mg (pacientes geriátricos: doses inferiores, não exceder 2,5 mg e administrar a intervalos menos frequentes; crianças com mais de 6 meses: 1 a 2,5 mg). As doses deverão ser ajustadas de acordo com a tolerância e a resposta. *Atenção: Não* utilizar a via Im devido à absorção errática e à dor na injeção. Fazer uso de lorazepam ou midazolam caso seja necessária a administração IM.
      2. Lorazepam. Administrar 1 a 2 mg (crianças: 0,04 mg/kg), IV, não excedendo 2 mg/min, ou 0,05 mg/kg, IM (máximo de 4 mg). A dose oral comum para adultos é de 2 a 6 mg diários.
      3. Midazolam. Administrar 0,05 mg/kg (até 0,35 mg/kg para indução de anestesia), IV, durante 20 a 30 segundos (dose normal para adultos: varia de 1 mg à dose máxima de 5 mg administrada em incrementos de 2,5 mg a cada 2 minutos; pacientes geriátricos: dose inferior com máximo de 3,5 mg), ou 0,07 a 0,1 mg/kg, IM. Repetir após 10 a 20 minutos quando necessário. Infusões contínuas também poderão ser usadas para manter o efeito com taxas iniciais de 0,02 a 0,1 mg/kg/h (dose normal para adultos: 1 a 7 mg/h; crianças: 1 a 2 µg/kg/min), que são em seguida tituladas até que se obtenha o efeito desejado. *Atenção:* Existem diversos registros de parada respiratória e hipotensão após injeção IV rápida, especialmente quando midazolam foi administrado em combinação com opioides. A infusão contínua prolongada poderá levar à sedação persistente após a interrupção do fármaco, pois o midazolam se acumula nos tecidos.
   B. Convulsões. *Nota:* Se as convulsões persistirem após as doses iniciais de benzodiazepínicos, considerar o uso de fármacos anticonvulsivos alternativos, como fenobarbital (p. 503), fenitoína (p. 502), pentobarbital (p. 542) e propofol (p. 548). Além disso, ver "Convulsões" (p. 22).
      1. Diazepam. Administrar 5 a 10 mg IV, não excedendo 5 mg/min, a cada 5 a 10 minutos (crianças ≥ 5 anos: 1 a 2 mg; crianças < 5 anos: 0,2 a 0,5 mg) até um total máximo de 30 mg (adultos) ou 10 mg (crianças mais velhas) ou 5 mg (crianças mais jovens). Se não houver acesso IV, poderá ser administrado por via retal (adultos e crianças ≥ 12 anos: 0,2 mg/kg; crianças 6 a 11 anos: 0,3 mg/kg; crianças 2 a 5 anos: 0,5 mg/kg).
      2. Lorazepam. Administrar 1 a 2 mg (neonatos: 0,05 a 0,1 mg/kg; crianças mais velhas: 0,04 mg/kg), IV, não excedendo 2 mg/min; repetir se necessário após 5 a 10 minutos. A dose usual para o estado epiléptico é de até 4 mg, de forma lenta, por via IV, durante 2 minutos (diluir com igual volume de soro fisiológico). Em caso de recorrência da convulsão, repetir a dose após 10 a 15 minutos. O fármaco também poderá ser administrado por via IM (0,05 mg/kg; máximo de 4 mg), com o aparecimento de efeitos após 6-10 minutos.
      3. Midazolam. Administrar 0,05 mg/kg (até 0,2 mg/kg no caso de estado epiléptico refratário), IV, durante 20 a 30 segundos, ou 0,1 a 0,2 mg/kg, IM; esta poderá ser repetida quando necessário após 5 a 10 minutos ou mantida com infusão contínua (ver "***Nota***" anterior). O fármaco é absorvido rapidamente após injeção IM e poderá ser usado quando o acesso IV não estiver imediatamente disponível. Outras vias disponíveis para a administração em crianças incluem a intranasal (0,2 a 0,5 mg/kg) e a bucal (0,3 mg/kg ou 10 mg em crianças mais velhas e adolescentes).

C. **Intoxicação por cloroquina e hidroxicloroquina.** Existem registros de melhora da cardiotoxicidade com a administração de **altas doses de diazepam**, 1 a 2 mg/kg, IV (infundir durante 30 minutos), seguidas por infusão de 1 a 2 mg/kg/24 h. *Atenção:* Esse procedimento provavelmente causará apneia; o paciente deverá ser entubado, e a ventilação, controlada.
D. **Síndrome da abstinência do álcool**
   1. **Diazepam.** Administrar 5 a 10 mg, IV, inicialmente e, em seguida, 5 mg a cada 10 minutos até que o paciente se acalme. Poderão ser necessárias doses maciças para sedar pacientes em abstinência grave. A dose oral inicial é de 10 a 20 mg, repetida a cada 1 a 2 horas, até que o paciente se acalme.
   2. **Lorazepam.** Administrar 1 a 2 mg, IV, inicialmente e, em seguida, 1 mg a cada 10 minutos até que o paciente se acalme. Poderão ser necessárias doses maciças por bólus IV intermitente ou por infusão contínua para sedar pacientes em abstinência grave. (*Atenção:* Frascos de múltiplas doses poderão conter diluentes e conservantes, como propilenoglicol e álcool benzílico, que poderão ser tóxicos em altas doses; ver Item IV.D supracitado.) A dose oral inicial é de 2 a 4 mg, repetida a cada 1 a 2 horas, até que o paciente se acalme.

VII. **Formulações**
A. **Parenteral**
   1. **Diazepam** (Valium, outros): solução de 5 mg/mL; seringas pré-carregadas de 2 mL; frascos de 1, 2 e 10 mL. Uma seringa de 10 mg para autoaplicação IM (ComboPen) está disponível para intoxicação por gases de nervos; ver "*Atenção*" supracitado.
   2. **Lorazepam** (Ativan, outros): soluções de 2 e 4 mg/mL; 1 mL em seringa de 2 mL para diluição; frasco de 1 mL e frascos de múltiplas doses de 10 mL.
   3. **Midazolam** (Versed): soluções de 1 e 5 mg/mL; frascos de 1, 2, 5 e 10 mL.
B. **Oral**
   1. **Diazepam** (Valium, outros): comprimidos de 2, 5 e 10 mg; soluções orais de 1 e 2 mg/mL e 5 mg/5 mL.
   2. **Lorazepam** (Ativan, outros): comprimidos de 0,5, 1 e 2 mg; solução oral de 2 mg/mL.
C. **Retal**
   1. **Diazepam** (Diastat): gel retal de 2,5, 5 e 10 mg (pediátrico); gel retal de 20 mg (adultos).
D. Os **níveis de estoque mínimos sugeridos** para o tratamento de um adulto de 100 kg nas primeiras 8 e 24 horas são:
   1. **Diazepam**, *primeiras 8 horas:* 200 mg ou 4 frascos de diazepam (5 mg/mL, 10 mL cada); *primeiras 24 horas:* 400 mg ou 8 frascos de diazepam (5 mg/mL, 10 mL cada).
   2. **Lorazepam**, *primeiras 8 horas:* 8 mg ou 2 frascos de lorazepam (4 mg/mL, 1 mL cada); *primeiras 24 horas:* 24 mg ou 1 frasco de lorazepam (2 mg/mL, 10 mL cada) e 1 frasco (4 mg/mL, 1 mL cada).
   3. **Midazolam**, *primeiras 8 horas:* 50 mg ou 2 frascos de midazolam (5 mg/mL, 5 mL cada); *primeiras 24 horas:* 130 mg ou 2 frascos de midazolam (5 mg/mL, 10 mL cada) e 3 frascos (5 mg/mL, 2 mL cada).

▶ **BENZOTROPINA**

Thomas E. Kearney, PharmD

I. **Farmacologia.** A benzotropina é um agente antimuscarínico com atividade farmacológica semelhante à da atropina. O fármaco também exibe propriedades anti-histamínicas. A benzotropina é usada no tratamento do parkinsonismo e no controle dos efeitos colaterais extrapiramidais associados ao uso neuroléptico.

II. **Indicações.** A benzotropina é uma alternativa à difenidramina (o fármaco de escolha para crianças) nos casos de tratamento de reações distônicas em adultos, associadas aos neurolépticos ou à metoclopramida. Ela tem duração de atividade mais longa do que a difenidramina e é administrada duas vezes ao dia. *Nota:* Ela não é eficaz nos casos de discinesia tardia ou de síndrome neuroléptica maligna (p. 21).

III. **Contraindicações**
   A. Glaucoma de ângulo fechado.
   B. Uropatia obstrutiva (hipertrofia prostática).
   C. Miastenia grave.
   D. Não recomendada para crianças com menos de 3 anos pelo fabricante; como alternativa, usar a difenidramina (p. 485) ou considerar a benzotropina se o paciente não responder ou for hipersensível à difenidramina e estiver vivenciando situação grave ou potencialmente fatal (p. ex., espasmos distônicos faríngeos ou laríngeos).
   E. Discinesia tardia.
   F. Hipersensibilidade conhecida.
IV. **Efeitos adversos**
   A. Os efeitos adversos incluem sedação, confusão, visão embaçada, taquicardia, hesitação ou retenção urinária, íleo intestinal, rubor, boca seca e hiperpirexia. Os efeitos adversos são mínimos após doses únicas.
   B. **Uso na gravidez.** Categoria C (indeterminado) da FDA. No entanto, isso não exclui o seu uso agudo por curto prazo em uma paciente seriamente sintomática (p. 440).
V. **Interações farmacológicas ou laboratoriais**
   A. A benzotropina apresenta efeitos aditivos com outros fármacos que exibem propriedades antimuscarínicas (p. ex., anti-histamínicos, fenotiazinas, antidepressivos cíclicos e disopiramida).
   B. A redução da motilidade GI poderá retardar ou inibir a absorção de certos fármacos.
VI. **Dosagem e método de administração**
   A. **Parenteral.** Administrar 1 a 2 mg, IV ou IM (crianças de 3 anos: 0,02 mg/kg e máximo de 1 mg). A dose poderá ser repetida em 15 minutos caso o paciente não responda.
   B. **Oral.** Administrar 1 a 2 mg, VO, a cada 12 horas (crianças de 3 anos: 0,02 mg/kg e máximo de 1 mg), durante 2 a 3 dias, para prevenir a recorrência de sintomas. A dose máxima recomendada para adultos é de 6 mg/dia.
VII. **Formulações**
   A. **Parenteral.** Mesilato de benzotropina (Cogentin, genérico), ampolas e frascos de 1 mg/mL e 2 mg/mL.
   B. **Oral.** Mesilato de benzotropina (Cogentin, genérico), comprimidos de 0,5, 1 e 2 mg.
   C. Os **níveis de estoque mínimos sugeridos** para o tratamento de um adulto de 100 kg nas primeiras 8 e 24 horas são: **benzotropina**, *primeiras 8 horas:* 4 mg ou 2 ampolas de benzotropina (1 mg/mL, 2 mL cada); *primeiras 24 horas:* 6 mg ou 3 ampolas de benzotropina (1 mg/mL, 2 mL cada).

▶ **BICARBONATO DE SÓDIO**
Thomas E. Kearney, PharmD

I. **Farmacologia**
   A. O bicarbonato de sódio é um agente tamponante que reage com os íons hidrogênio para corrigir acidemia e produzir alcalemia. A alcalinização urinária devida à excreção dos íons bicarbonato por via renal aumenta a eliminação renal de certos fármacos ácidos (p. ex., salicilato, clorpropamida, herbicidas clorofenóxi, flúor e fenobarbital); ela também poderá ajudar a prevenir a lesão tubular renal advinda da deposição de mioglobina em pacientes com rabdomiólise e da precipitação (por aumentar a solubilidade) de metotrexato em pacientes submetidos a terapias de altas doses. Além disso, a manutenção de um pH sérico normal ou elevado poderá prevenir a distribuição intracelular de salicilato e formato (metabólito tóxico do metanol).
   B. A entrada de íons sódio e a alcalemia produzida pelo bicarbonato de sódio hipertônico revertem os efeitos depressores de membrana dependentes do canal de sódio ("semelhantes à quinidina") de diversos fármacos (p. ex., antidepressivos tricíclicos, agentes antiarrítmicos dos tipos Ia e Ic, propranolol, propoxifeno, cocaína, bupropiona, difenidramina) e do teixo (*Taxus cuspidata*).
   C. A alcalinização causa deslocamento intracelular de potássio e é usada no tratamento agudo da hipercalemia.

D. O bicarbonato de sódio administrado VO ou por lavagem gástrica forma um sal insolúvel com o ferro e teoricamente poderá ajudar a prevenir a absorção de comprimidos de ferro ingeridos (não provado).
E. A neutralização de substâncias ácidas para prevenir a lesão cáustica geralmente não é recomendada devido à possibilidade de ocorrência de reação exotérmica, geração de gás e falta de evidências de que a lesão tecidual seria minimizada. O bicarbonato de sódio nebulizado tem sido usado para neutralizar o ácido clorídrico formado nas superfícies mucosas nos casos de exposição ao gás cloro (eficácia incerta).
F. Estudos animais precoces e casos humanos de intoxicações por organofosforados (OF) que não possuem acesso suficiente aos antídotos tradicionais (oximas, atropina) têm sugerido prognósticos favoráveis a partir da terapia com bicarbonato IV em altas doses (5 mEq/kg durante 60 minutos e, em seguida, 5 a 6 mEq/kg/dia). Os autores desses estudos teorizam que a alcalinização poderá aumentar a degradação ou a eliminação de OFs, melhorar a perfusão tecidual com expansão de volume e aumentar a eficiência de 2-PAM. Revisões sistemáticas de ensaios humanos não mostraram diferenças na mortalidade, mas há tendência na direção de prognósticos favoráveis (menor necessidade de atropina e menor duração da estadia no hospital).

II. **Indicações**
A. Acidose metabólica grave resultante de intoxicação por metanol, etilenoglicol ou salicilatos ou de produção excessiva de ácido láctico (p. ex., advinda de estado epilético ou choque, toxinas mitocondriais ou asfixiantes químicos, cianeto, monóxido de carbono, metformina).
B. Para induzir alcalinação urinária, aumentar a eliminação de certos fármacos ácidos (salicilato, fenobarbital, clorpropamida, herbicida clorofenóxi 2,4-D [ácido diclorofenoxiacético]) e prevenir a nefrotoxicidade resultante da deposição renal de mioglobina após rabdomiólise grave ou da precipitação de metotrexato. (Embora a eliminação aumentada possa ser obtida, não está provado se os prognósticos clínicos são beneficiados por tal terapia.) Recomendado também para contaminação interna de urânio nos casos de emergências radioativas para prevenir a necrose tubular aguda (ver "Radiação", p. 367).
C. Cardiotoxicidade com comprometimento da despolarização ventricular (evidenciada por intervalo QRS prolongado) causada por antidepressivos tricíclicos, antiarrítmicos dos tipos Ia ou Ic e outros fármacos depressores de membrana (ver Tab. II-15, p. 133). *Nota:* Não é eficaz no caso de arritmias associadas à repolarização anormal (intervalo QT prolongado e *torsade de pointes*).

III. **Contraindicações.** As seguintes contraindicações são relativas:
A. Alcalemia respiratória ou metabólica ou hipernatremia significativas.
B. Edema pulmonar grave associado à sobrecarga de volume.
C. Intolerância à carga de sódio (insuficiência renal, ICC).

IV. **Efeitos adversos**
A. Alcalemia excessiva: comprometimento da liberação de oxigênio pela hemoglobina, tetania hipocalcêmica, acidose intracelular paradoxal (devida às concentrações elevadas de Pressão parcial de CO_2 no sangue [P_{CO_2}]) e hipocalemia.
B. Hipernatremia e hiperosmolalidade. É necessário cautela com a rápida infusão de soluções hipertônicas em neonatos e crianças jovens.
C. Agravamento de ICC e edema pulmonar.
D. Extravasamento, levando à inflamação tecidual e à necrose (o produto é hipertônico).
E. Poderá exacerbar o prolongamento de QT e arritmias associadas (p. ex., *torsade de pointes*) como resultado de deslocamentos eletrolíticos (hipocalemia).
F. **Uso na gravidez.** Categoria C (indeterminado) da FDA. No entanto, isso não exclui o seu uso agudo por curto prazo em uma paciente seriamente sintomática (p. 440).

V. **Interações farmacológicas ou laboratoriais.** Não misturar com outros fármacos de uso parenteral devido à possibilidade de inativação ou precipitação do fármaco.

VI. **Dosagem e método de administração (adultos e crianças)**
A. **Acidemia metabólica.** Administrar 0,5 a 1 mEq/kg em bólus IV; repetir, quando necessário, para corrigir o pH do soro para pelo menos 7,2. No caso de salicilatos, metanol ou etilenoglicol, elevar o pH para pelo menos 7,4 a 7,5.

B. **Alcalinização urinária.** Administrar 44 a 100 mEq em 1 mL de glicose a 5% em soro fisiológico a 0,25% ou 88 a 150 mEq em 1 mL de glicose a 5% a 2 a 3 mL/kg/h (adultos: 150 a 200 mL/h). Checar o pH da urina com frequência e ajustar a taxa de fluxo para manter o nível do pH urinário entre 7 a 8,5. *Nota:* A hipocalemia e a depleção de fluido previnem a alcalinização urinária efetiva; adicionar 20 a 40 mEq de potássio a cada litro, exceto em caso de insuficiência renal. Prevenir a alcalemia sistêmica excessiva (manter o pH sanguíneo < 7,55) e a hipernatremia. Monitorar o pH da urina e os eletrólitos séricos de hora em hora. Prevenir a sobrecarga de fluido com avaliação contínua da entrada, saída e volumes de retenção.
C. **Intoxicação por fármaco cardiotóxico (bloqueador de canal de sódio).** Administrar 1 a 2 mEq/Kg em bólus IV durante 1 a 2 minutos; repetir, quando necessário, para melhorar as manifestações cardiotóxicas (p. ex., intervalo QRS prolongado, taquicardia de complexo amplo, hipotensão) e manter o pH sérico entre 7,45 e 7,55. Não existem evidências de que infusões contínuas sejam tão eficazes quanto as administrações em bólus de acordo com a necessidade.

VII. **Formulações**
A. Vários produtos estão disponíveis, oscilando entre 4,2% (0,5 mEq/mL, preferível para neonatos e crianças jovens) e 7,5% (0,89 mEq/mL) a 8,4% (1 mEq/mL) em volumes de 10 a 500 mL. A formulação disponível mais frequentemente utilizada na maioria das emergências de "carros de emergências" é o bicarbonato de sódio a 8,4% ("hipertônico"), 1 mEq/mL, em ampolas de 50 mL ou seringas pré-carregadas.
B. Os **níveis de estoque mínimos sugeridos** para o tratamento de um adulto de 100 kg nas primeiras 8 e 24 horas são: **bicarbonato de sódio**, *primeiras 8 horas:* 63 g (750 mEq) ou 750 mL de solução de bicarbonato de sódio a 8,4%; *primeiras 24 horas:* 84 g (1.000 mEq) ou 1 L de solução de bicarbonato de sódio a 8,4%.

▶ BLOQUEADORES NEUROMUSCULARES
Sam Jackson, MD, MBA

I. **Farmacologia**
A. Agentes bloqueadores neuromusculares produzem paralisia do músculo esquelético por meio da inibição da ação da acetilcolina na junção neuromuscular. **Agentes despolarizantes** (succinilcolina; Tab. III-7) despolarizam a placa motora terminal e bloqueiam a recuperação; ocorrem fasciculações musculares transitórias com a despolarização inicial. **Agentes não despolarizantes** (atracúrio, pancurônio e outros; ver Tab. III-7) bloqueiam competitivamente a ação da acetilcolina na placa motora terminal, impedindo a despolarização. Portanto, com agentes não despolarizantes, não ocorrem fasciculações musculares iniciais e é produzida uma paralisia flácida.
B. Os bloqueadores neuromusculares produzem paralisia muscular completa sem depressão do funcionamento do SNC (eles são compostos positivamente carregados e hidrossolúveis que não cruzam a barreira hematencefálica com rapidez). Assim, **pacientes que estejam conscientes permanecerão acordados, porém serão incapazes de se mover, e pacientes em estado epiléptico continuarão a manifestar atividades convulsivas apesar da paralisia**. Além disso, os bloqueadores neuromusculares **não aliviam a dor ou a ansiedade** e não possuem efeitos sedativos.
C. A **succinilcolina** é responsável pelo mais rápido efeito de bloqueio neuromuscular. Após administração IV, a paralisia total se manifesta em 30 a 60 segundos e permanece por 10 a 20 minutos. Ela é rapidamente hidrolisada pela pseudocolinesterase, uma enzima presente no compartimento vascular, mas não na junção neuromuscular (JNM). Portanto, uma fração relativamente pequena da dose administrada alcança o local de ação, e a difusão da JNM de volta para o espaço intravascular determina o metabolismo. Doses maiores (1,5 mg/kg IV em adultos), em vez de menores, deverão ser usadas na sequência rápida de entubação (SRI).
D. O **rocurônio**, um agente não despolarizante, também apresenta o seu efeito rapidamente. Entretanto, a duração do bloqueio (22 a 94 minutos) é consideravelmente mais longa do que

TABELA III-7   BLOQUEADORES NEUROMUSCULARES SELECIONADOS

Fármaco	Início dos efeitos	Duração[a]	Doses (todas intravenosas)
Despolarizante			
Succinilcolina	0,5-1 min	2-3 min	0,6 mg/kg[b] (crianças: 1 mg/kg[c]) durante 10-20 s; repetir quando necessário.
Não despolarizante			
Atracúrio	3-5 min	20-45 min	0,4-0,5 mg/kg (crianças < 2 anos: 0,3-0,4 mg/kg).
Cisatracúrio	1,5-2 min	55-61 min	0,15-0,2 mg/kg (crianças 2-12 anos: 0,1 mg/kg) e, em seguida, 1-3 µg/kg/min para manter o bloqueio.
Doxacúrio	5-7 min	56-160 min	0,05-0,08 mg/kg (crianças: 0,03-0,05 mg/kg) e, em seguida, 0,005-0,01 mg/kg a cada 30-45 min para manter o bloqueio (crianças poderão necessitar de doses mais frequentes).
Mivacúrio	2-4 min	13-23 min	0,15-0,25 mg/kg (crianças: 0,2 mg/kg) e, em seguida, 0,1 mg/kg a cada 15 min ou por infusão contínua; iniciar com 0,01 mg/kg/min e manter para adultos uma dose média de 0,006-0,007 mg/kg/min (crianças: 0,014 mg/kg/min).
Pancurônio	2-3 min	35-45 min	0,06-0,1 mg/kg; em seguida, 0,01-0,02 mg/kg a cada 20-40 min conforme necessário para manter o bloqueio.
Pipecurônio	3-5 min	17-175 min	0,05-0,1 mg/kg (ajustar para a função renal); em seguida, 0,01-0,015 mg/kg a cada 17-175 min (crianças poderão ser menos sensíveis e precisar de doses mais frequentes).
Rocurônio	0,5-3 min	22-94 min	0,6-1 mg/kg; em seguida, 0,01 mg/kg/min para manter o bloqueio.
Vecurônio	1-2 min	25-40 min	Para crianças com mais de 1 ano e adultos: bólus de 0,08-0,1 mg/kg e, em seguida, 0,01-0,02 mg/kg a cada 10-20 min para manter o bloqueio.

[a]Para a maioria dos agentes; o início dos efeitos e a duração dependem da dose e da idade. Com a succinilcolina ou o mivacúrio, os efeitos poderão ser prolongados em pacientes que apresentam deficiência genética na colinesterase plasmática ou intoxicação por organofosforado.
[b]Para prevenir fasciculações, administrar uma pequena dose de agente não despolarizante (p. ex., pancurônio, 0,01 mg/kg), 2-3 min antes da succinilcolina.
[c]Pré-tratar crianças com atropina a 0,005-0,01 mg/kg para prevenir a bradicardia e o bloqueio atrioventricular.

a da succinilcolina. O **sugamadex**, um agente rápido e específico para reversão do rocurônio, teve seu uso aprovado no Reino Unido, na Suécia, na Alemanha e na Finlândia, porém até o momento da elaboração deste manual ainda não tinha sido aprovado nos EUA.

O aparecimento e a duração da ação de vários outros bloqueadores neuromusculares estão descritos na Tabela III-7.

II. Indicações

A. Bloqueadores neuromusculares são usados para abolir a atividade muscular excessiva, a rigidez ou a atividade convulsiva periférica, caso a atividade muscular contínua possa induzir ou agravar a rabdomiólise, a lesão mecânica ou a hipertemia. Eles também são utilizados quando o movimento muscular excessivo possa colocar o paciente (ou outros) em risco de lesão.

   1. Superdosagens de fármacos envolvendo estimulantes (p. ex., anfetaminas, cocaína, fenciclidina, IMAOs) ou estricnina.
   2. Tétano. Agentes não despolarizantes deverão ser escolhidos, pois as infecções causadas por espécies de *Clostridium* podem predispor pacientes à hipercalemia patológica pelo uso da succinilcolina.
   3. Hipertermia associada à rigidez muscular ou à hiperatividade (p. ex., estado epilético, síndrome maligna neuroléptica ou síndrome serotoninérgica [p. 21]). ***Nota:*** Em pacientes suscetíveis, a hipertermia maligna (p. 21) poderá ser deflagrada pela succinilcolina (ver adiante). Uma vez instalada, nem os agentes despolarizantes e nem os não despolarizantes serão eficazes contra a hipertermia maligna. Na verdade, a incapacidade desses agentes de induzir paralisia deveria sugerir o diagnóstico de hipertermia maligna.
   4. Em pacientes entubados, o bloqueio neuromuscular parcial ou completo poderá facilitar a melhora da sincronia paciente-agente ventilatório, o aumento da troca gasosa e a redução do risco de barotrauma.
   5. Suspeita ou verificação de lesão na coluna cervical, ou qualquer circunstância na qual exista aumento na pressão intracraniana (p. ex., hemorragia intracraniana, encefalopatia hepática). ***Nota:*** A succinilcolina pode causar aumento na pressão intracraniana e, nessa situação, os agentes destinados a enfraquecer esse aumento poderão ser usados antes da administração do agente paralisante (ver Item V.C adiante).
   6. Os agentes paralisantes também podem ser usados para tratar o laringospasmo agudo.

B. Embora nem sempre sejam necessários para a entubação orotraqueal, os bloqueadores neuromusculares podem proporcionar paralisia imediata, oferecendo ao entubador uma visão superior das estruturas da laringe para facilitar a colocação precisa do tubo endotraqueal. Os agentes de escolha para esse propósito, succinilcolina e rocurônio, têm efeito rápido e acarretam efeitos cardiovasculares mínimos.

III. Contraindicações

A. Falta de preparação ou incapacidade para entubar a traqueia e ventilar o paciente após a ocorrência da paralisia total. O equipamento e a equipe treinada devem estar reunidos antes da administração do fármaco.

B. História conhecida ou familiar de hipertermia maligna representa contraindicação absoluta para o uso de succinilcolina (incidência, aproximadamente, de 1:50.000 para adultos e 1:10.000 para crianças).

C. Hipersensibilidade conhecida ou reação anafilática ao agente ou ao seu conservante (p. ex., álcool benzílico, usado em muitas preparações). A succinilcolina e o rocurônio estão implicados com maior frequência, porém a anafilaxia tem sido observada com o uso de outros agentes. A síndrome do "bebê engasgado" é causada quando um metabólito do álcool benzílico se acumula nos bebês recém-nascidos, que não possuem a capacidade de metabolizar completamente o conservante. Essa entidade é dose-dependente e não se constitui em uma reação de hipersensibilidade.

D. História conhecida ou alto risco para desenvolver hipercalemia induzida pela succinilcolina. Doenças que predispõem os pacientes a desenvolver hipercalemia induzida pela succinilcolina incluem as miopatias hereditárias (p. ex., distrofia muscular de Duchenne) e os distúrbios neuromusculares progressivos (esclerose múltipla e esclerose lateral amiotrófica; ver Item IV.D adiante).

IV. Efeitos adversos

A. A paralisia completa leva à **depressão respiratória** e à **apneia**.

B. A **succinilcolina pode estimular os nervos vagos**, levando à bradicardia sinusal e ao bloqueio AV. Bebês, que são particularmente sensíveis aos efeitos vagotônicos, podem experimentar bradicardia significativa com a primeira dose de succinilcolina; porém, em crianças mais velhas ou em adultos, a bradicardia é mais frequentemente observada com o uso de doses repetidas. Em cada caso, esse efeito poderá ser minimizado com o pré-tratamento com atropina (0,02 mg/kg IV). Em bebês com menos de 12 meses, o pré-tratamento com atropina ou outro vagolítico, como o glicopirrolato, é recomendado. Em altas doses, a succinilcolina poderá causar liberação de catecolaminas, levando à hipertensão e à taquicardia.

C. **Fasciculações musculares** observadas com a succinilcolina (mas não com agentes não despolarizantes) podem causar elevação nas pressões intracraniana, intraocular e intragástrica. Uma dose defasciculante de um agente bloqueador neuromuscular não despolarizante poderá ser administrada antes da succinilcolina. Entretanto, muitos autores abandonaram essa recomendação, argumentando que a necessidade do controle imediato da via aérea suplanta o pequeno risco clínico associado ao aumento da pressão intracraniana.

D. A **rabdomiólise** branda e a mioglobinúria também podem ser observadas devido à atividade muscular associada a fasciculações, especialmente em crianças. Existe uma associação entre fasciculações musculares e mialgia pós-operatória, porém ela é controversa e não está bem caracterizada.

E. **Hipercalemia.** A succinilcolina geralmente causa um aumento transitório no potássio sérico de aproximadamente 0,5 mEq/L em um paciente "típico". Esse aumento relativamente modesto é distinto do aumento patológico no potássio sérico de até 5 a 10 mEq/L, que pode ocorrer em situações clínicas como a regulação positiva do receptor de acetilcolina pós-juncional ou a rabdomiólise.

1. Embora o processo inicie horas após o evento desencadeador, a regulação positiva do receptor poderá se tornar clinicamente relevante em aproximadamente 3 a 5 dias após denervação (p. ex., lesão da medula espinal ou AVC), queimaduras, lesões por radiações ou colisões e, raramente, infecções intra-abdominais graves. A regulação positiva do receptor também poderá ocorrer em situações de bloqueio neuromuscular prolongado, especialmente quando combinado com outro agente etiológico, como imobilização prolongada ou lesão por queimadura. A hipercalemia tem sido observada após a queimadura de um único membro (8% da área da superfície corporal).
2. Pacientes com doença caracterizada pela denervação crônica, como miopatia hereditária (p. ex., distrofia muscular de Duchenne ou Becker), síndrome de Guillain-Barré, esclerose múltipla ou esclerose lateral amiotrófica, encontram-se sempre em risco de apresentar hipercalemia patológica quando expostos à succinilcolina. A succinilcolina carrega um aviso de caixa preta emitido pela FDA em relação ao seu uso pediátrico devido ao perigo sutil, porém não trivial, do seu uso em casos de miopatia esquelética hereditária não diagnosticada em crianças (principalmente meninos).
3. Não está claro se a hipercalemia branda preexistente (p. ex., a partir de insuficiência renal aguda ou cetoacidose diabética) representa risco clínico significativo com o uso da succinilcolina.

F. Muitas **benzilisoquinolinas** podem causar liberação de histamina (p. ex., cisatracúrio, mivacúrio, atracúrio e, especialmente, tubocurarina), levando à hipotensão e ao broncospasmo. Esses efeitos podem ser reduzidos pela infusão lenta. A tubocurarina é única no fato de que também bloqueia os receptores nicotínicos da acetilcolina nos gânglios simpáticos, impedindo a taquicardia reflexa que geralmente acompanha a vasodilatação. O cisatracúrio e o atracúrio poderão ser preferidos em situações de insuficiência renal ou hepática, pois são ambos eliminados primariamente pela degradação de Hoffman. Foram observadas atividades convulsivas em animais com o uso de altas doses de atracúrio quando o metabólito, laudanosina, se acumula em altos níveis. Entretanto, a relevância desse fenômeno em humanos é desconhecida.

G. **Aminosteroides.** O broncospasmo ocorre em uma taxa de 5 a 10% com o uso do rapacurônio (que foi retirado do mercado nos EUA pelo fabricante por esse motivo). O bloqueio vagal associado ao rapacurônio e ao pancurônio pode causar taquicardia, hipertensão e consumo aumentado de oxigênio pelo miocárdio. Por outro lado, o rocurônio e o vecurônio estão associados a efeitos colaterais cardiovasculares mínimos. Pacientes com insuficiência renal ou hepática podem sofrer bloqueio neuromuscular prolongado com o uso de vecurônio, que gera três metabólitos ativos, cada um dos quais sendo eliminado por via renal.

H. O **bloqueio neuromuscular pode ser potencializado** por acidose, hipocalemia, hipocalcemia e hipermagnesemia. A administração anterior de certos agentes (p. ex., aminoglicosídeos, propranolol, bloqueadores de canais de cálcio) pode elevar a potência de agentes bloqueadores neuromusculares. Teofilina, glicocorticoides e carbamazepina podem antagonizar o bloqueio neuromuscular não despolarizante. Entretanto, a relevância dessas interações em caso de SRI é provavelmente mínima.

I. **Efeitos prolongados** poderão ocorrer após o uso de succinilcolina ou mivacúrio em pacientes que sejam portadores de variantes genéticas da pseudocolinesterase plasmática, apresentem insuficiência hepática ou tenham feito uso recente de cocaína (que é metabolizada pelas pseudocolinesterases plasmáticas). Aproximadamente 1:3.500 brancos é homozigoto para um gene defectivo da pseudocolinesterase, o que poderá levar à paralisia marcantemente prolongada após a administração de succinilcolina (3 a 8 horas). Alguns grupos genéticos podem apresentar uma incidência bem mais elevada de genes variáveis.

J. **Efeitos prolongados** também podem ocorrer em pacientes com comprometimento neuromuscular (p. ex., miastenia grave, síndrome de Eaton-Lambert).

K. O **uso prolongado** de bloqueio neuromuscular tem sido associado à **miopatia da doença crítica**, também conhecida como síndrome da miopatia quadriplégica aguda e outras denominações. O fator de risco mais importante parece ser o uso concomitante de glicocorticoides IVs. A etiologia poderá estar relacionada com a denervação química, que geralmente é reversível. Períodos diários de "folga" do bloqueio neuromuscular representam uma estratégia potencial paliativa, porém a suspensão dos glicocorticoides IVs deverá ser o objetivo primário para se evitar essa complicação.

L. Pacientes com certas anormalidades genéticas que afetam a fisiologia celular de cálcio no músculo esquelético são suscetíveis à **hipertermia maligna** após a exposição à succinilcolina. A hipertermia maligna é uma condição potencialmente fatal que requer tratamento imediato com o antídoto dantroleno (mesmo antes da confirmação do diagnóstico). A taquicardia costuma ser o primeiro sinal; outras características podem incluir trismo, instabilidade autônoma, rigidez muscular, hipo ou hipercalcemia, rabdomiólise e mioglobinemia, hipercalemia, estado mental alterado e acidose láctica grave. A hipertermia é uma manifestação tardia e representa um mau prognóstico.

M. **Trismo ou espasmo do masseter.** A succinilcolina aumenta o tônus muscular do músculo masseter, especialmente em crianças que estejam sob o efeito de anestesia pelo halotano. Em geral, esse efeito é transitório. Muito raramente, poderá se desenvolver o trismo, no qual os dentes ficam cerrados impedindo a visualização das estruturas da laringe. Nessa situação, a administração de um agente não despolarizante poderá facilitar a entubação, porém o profissional deverá estar preparado para estabelecer uma via aérea alternativa. Como o tônus muscular aumentado é uma característica da hipertermia maligna, esse diagnóstico também deverá ser levado em conta em pacientes com trismo.

N. **Uso na gravidez.** Categoria C (indeterminado) da FDA. Isso não exclui o seu uso agudo por curto prazo em uma paciente seriamente sintomática (p. 440).

V. Interações farmacológicas ou laboratoriais

A. A função de agentes não despolarizantes é potencializada por éter, metoxiflurano e enflurano e é inibida ou revertida pelos agentes anticolinesterásicos (p. ex., neostigmina, fisostigmina e inseticidas organofosforados e carbamatos).

B. A intoxicação por inseticidas organofosforados e carbamatos (p. 285) poderá potencializar ou prolongar o efeito da succinilcolina.

C. Diversos fármacos podem potencializar o bloqueio neuromuscular. Estes incluem antagonistas de cálcio, dantroleno, antibióticos aminoglicosídeos, propranolol, fármacos estabilizadores de membrana (p. ex., quinidina), magnésio, lítio e diuréticos tiazídicos.

D. Anticonvulsivos (carbamazepina e fenitoína) e teofilina podem retardar o aparecimento e encurtar a duração da ação de alguns agentes não despolarizantes. A carbamazepina apresenta efeitos aditivos, e poderá ser necessária a redução da dose do bloqueador neuromuscular.

E. As arritmias podem ser observadas com o uso de sensibilizantes do miocárdio (p. ex., halotano) e agentes estimulantes do simpático (p. ex., pancurônio).
VI. **Dosagem e método de administração** (ver Tab. III-7)
VII. **Formulações**
  A. **Cloreto de succinilcolina (Anectine e outros)**, 20 e 50 mg/mL em frascos e ampolas de 10 mL (com parabeno e álcool benzílico); 100 mg em seringas de 5 mL; 500 mg e 1 g (pó para infusão). **Níveis de estoque mínimos sugeridos** para o tratamento de um adulto de 100 kg nas primeiras 8 e 24 horas: *primeiras 8 horas:* 200 mg ou 1 frasco (10 mL) (20 mg/mL); *primeiras 24 horas:* 500 mg ou 1 frasco (10 mL) (50 mg/mL).
  B. **Besilato de atracúrio (Tracrium)**, 10 mg/mL em frascos de dose única de 5 mL e frascos de dose múltipla de 10 mL (com álcool benzílico). **Níveis de estoque mínimos sugeridos** para o tratamento de um adulto de 100 kg nas primeiras 8 e 24 horas: *primeiras 8 horas:* 200 mg ou 2 frascos (10 mL) de dose múltipla (10 mg/mL); *primeiras 24 horas:* 400 mg ou 4 frascos (10 mL) de dose múltipla (10 mg/mL).
  C. **Besilato de cisatracúrio (Nimbex)**, 2 mg/mL em frascos de 5 e 10 mL; 10 mg/mL em frascos de 20 mL (com álcool benzílico). **Níveis de estoque mínimos sugeridos** para o tratamento de um adulto de 100 kg nas primeiras 8 e 24 horas: *primeiras 8 horas:* 200 mg ou 1 frasco (20 mL) (10 mg/mL); *primeiras 24 horas:* 300 mg ou 1 frasco (20 mL) (10 mg/mL) e 1 frasco de 10 mL (10 mg/mL).
  D. **Brometo de pancurônio (Pavulon, outros)**, 1 e 2 mg/mL em frascos, ampolas (algumas com álcool benzílico) e seringas de 2, 5 e 10 mL. **Níveis de estoque mínimos sugeridos** para o tratamento de um adulto de 100 kg nas primeiras 8 e 24 horas: *primeiras 8 horas:* 80 mg ou 8 frascos (5 mL) (2 mg/mL); *primeiras 24 horas:* 140 mg ou 14 frascos (5 mL) (2 mg/mL).
  E. **Brometo de rocurônio (Zemuron)**, 10 mg/mL em frascos de 5 e 10 mL. **Níveis de estoque mínimos sugeridos** para o tratamento de um adulto de 100 kg nas primeiras 8 e 24 horas: *primeiras 8 horas:* 800 mg ou 8 frascos (10 mL) (10 mg/mL); *primeiras 24 horas:* 1.400 mg ou 14 frascos (10 mL) (10 mg/mL).
  F. **Brometo de vecurônio (Norcuron, outros)**, frascos de 10 e 20 mg de pó liofilizado para reconstituição (Norcuron contém manitol e o diluente pode conter álcool benzílico). **Níveis de estoque mínimos sugeridos** para o tratamento de um adulto de 100 kg nas primeiras 8 e 24 horas: *primeiras 8 horas:* 60 mg ou 3 frascos (20 mg); *primeiras 24 horas:* 100 mg ou 5 frascos (20 mg).
  G. **Cloreto de doxacúrio (Nuromax)**, 1 mg/mL em frascos de 5 mL (com álcool benzílico). **Níveis de estoque mínimos sugeridos** para o tratamento de um adulto de 100 kg nas primeiras 8 e 24 horas: *primeiras 8 horas:* 25 mg ou 5 frascos (5 mL) (1 mg/mL); *primeiras 24 horas:* 50 mg ou 10 frascos (5 mL) (1 mg/mL).
  H. **Brometo de pipecurônio (Arduan)**, 10 mg em frascos de 10 mL (pó para injeção). **Níveis de estoque mínimos sugeridos** para o tratamento de um adulto de 100 kg nas primeiras 8 e 24 horas: *primeiras 8 horas:* 20 mg ou 2 frascos (10 mL) (10 mg cada); *primeiras 24 horas:* 40 mg ou 4 frascos (10 mL) (10 mg cada).
  I. **Cloreto de mivacúrio (Mivacron)**, 0,5 mg/mL e 2 mg/mL em frascos de dose única de 5 e 10 mL. **Níveis de estoque mínimos sugeridos** para o tratamento de um adulto de 100 kg nas primeiras 8 e 24 horas: *primeiras 8 horas:* 80 mg ou 4 frascos (10 mL) (2 mg/mL); *primeiras 24 horas:* 240 mg ou 12 frascos (10 mL) (2 mg/mL).

▶ BROMOCRIPTINA

Thomas E. Kearney, PharmD

I. **Farmacologia.** O mesilato de bromocriptina é um derivado semissintético do grupo ergopeptídico dos alcaloides do ergot com efeitos agonistas dopaminérgicos. Ele também apresenta menos propriedades antagonistas α-adrenérgicas. Os efeitos dopaminérgicos são responsáveis pela inibição da secreção de prolactina e de seus efeitos benéficos sobre o tratamento do parkinsonismo, acromegalia, síndrome neuroléptica maligna (SNM [p. 21]) e da dependência da cocaína, bem como pelo seu perfil de efeitos adversos e interações farmacológicas. Uma limitação importante é a impossibilidade de se administrar bromocriptina por via parenteral, aliada à sua fraca biodisponibilidade (apenas aproximadamente 6% de uma dose oral são absorvidos). Além disso, o aparecimento dos efeitos terapêuticos (p. ex., alívio da rigidez muscular, hipertensão e hipertermia) no tratamento da SNM poderá levar várias horas a dias.

II. **Indicações**
   A. Tratamento da SNM induzida por fármacos neurolépticos (p. ex., haloperidol e outros antipsicóticos) ou abstinência de levodopa. *Nota:* Caso o paciente apresente hipertermia significativa (p. ex., temperatura corporal ou retal ≥ 40°C), a bromocriptina deverá ser considerada como terapia secundária e adjuvante às medidas imediatas, como paralisia neuromuscular e resfriamento externo agressivo. A sua eficácia em tratar a SNM é incerta e acredita-se que ela possa piorar outros tipos de hipertermia (p. ex., hipertermia maligna, insolação) devido à ativação dos receptores da dopamina e 5-HT$_{2A}$.
   B. A bromocriptina tem sido usada experimentalmente para aliviar a dependência de cocaína. Entretanto, uma revisão de dados da *Cochrane* (2003) concluiu que a pesquisa atual não sustenta o uso de agonistas da dopamina para tratar a dependência de cocaína. *Atenção:* Existe um registro de caso de reação adversa grave (hipertensão, convulsões e cegueira) ao uso da bromocriptina em uma usuária de cocaína durante o período pós-parto.
   C. *Nota:* A bromocriptina *não* é considerada apropriada como terapia de primeira linha para os sintomas agudos extrapiramidais induzidos por fármacos ou parkinsonianos (p. 26).

III. **Contraindicações**
   A. Hipertensão descontrolada ou toxemia na gravidez.
   B. Hipersensibilidade conhecida ao fármaco.
   C. Uma contraindicação relativa é a existência de história de angina, infarto do miocárdio, acidente vascular cerebral (AVC), distúrbios vasospásticos (p. ex., doença de Raynaud) ou transtorno afetivo bipolar. Além disso, não existem dados publicados sobre crianças com menos de 7 anos. As crianças poderão apresentar níveis sanguíneos mais elevados e necessitar de doses inferiores.

IV. **Efeitos adversos.** A maioria dos efeitos adversos está relacionada à dose e possui consequências clínicas mínimas; alguns são imprevisíveis.
   A. O efeito colateral mais comum são as náuseas. Dor epigástrica, dispepsia e diarreia também foram observadas.
   B. Poderão ocorrer hipotensão (geralmente transitória) e síncope no início do tratamento, e a hipertensão poderá se apresentar mais tarde. Outros efeitos cardiovasculares incluem arritmias (com altas doses), exacerbação da angina e distúrbios vasospásticos, como a doença de Raynaud, e trombose vascular levando ao infarto agudo do miocárdio (um registro de caso).
   C. Os efeitos colaterais sobre o sistema nervoso variam consideravelmente e incluem dor de cabeça, tontura, fadiga, alucinações, mania, psicose, agitação, convulsões e acidente cerebrovascular. Diversos fatores de risco inter-relacionados incluem dose, terapia com fármaco concomitante e distúrbios médicos e psiquiátricos preexistentes.
   D. Efeitos raros incluem toxicidade pulmonar (infiltrados, efusão pleural e espessamento) e miopia, com tratamentos longos e com altas doses (meses). Foi observado um caso de fibrose retroperitoneal.
   E. **Uso na gravidez.** Categoria B da FDA (p. 440). Esse fármaco tem sido usado terapeuticamente durante o último trimestre de gravidez para o tratamento de tumor hipofisário. Foi demonstrado que ele inibe a secreção fetal de prolactina e que pode precipitar o trabalho de parto e inibir a lactação materna.

V. **Interações farmacológicas ou laboratoriais**
   A. A bromocriptina pode acentuar a hipotensão em pacientes que estejam recebendo fármacos anti-hipertensivos.
   B. Teoricamente, esse fármaco pode apresentar efeitos aditivos com outros alcaloides do ergot e o seu potencial em causar vasospasmo periférico poderá ser exacerbado pelo propranolol.

C. A bromocriptina pode reduzir a tolerância ao etanol.
D. Existe um registro de caso de síndrome aparente da serotonina (p. 21) em um paciente com doença de Parkinson que recebeu levodopa e carbidopa.
VI. **Dosagem e método de administração para SNM.** Em adultos, administrar 2,5-10 mg VO ou por tubo gástrico 3 a 4 vezes ao dia (dose média do adulto: 5 mg, a cada 8 horas). A dose poderá ser aumentada até um máximo de 20 mg, a cada 6 horas. A dose pediátrica é desconhecida (há um registro de caso de 0,08 mg/kg, a cada 8 horas, em uma criança de 7 anos; os comprimidos foram misturados em uma pasta fluida de 2,5 mg/10 mL e administrados por sonda de alimentação). Usar doses pequenas e frequentes para minimizar as náuseas.
   A. Uma resposta terapêutica é normalmente alcançada com doses diárias totais de 5 a 30 mg (dose máxima diária: 100 mg).
   B. Continuar o tratamento por 7 a 10 dias após o controle da rigidez e da febre e, em seguida, reduzir a dose gradualmente durante 3 dias (para prevenir recorrência). Poderão ser necessários vários dias de terapia para a reversão completa da SNM.
VII. **Formulações**
   A. **Oral.** Mesilato de bromocriptina (Parlodel, outros), comprimidos de 0,8 mg, comprimidos cortados em 2,5 mg (SnapTabs) e cápsulas de 5 mg.
   B. Os **níveis de estoque mínimos sugeridos** para o tratamento de um adulto de 100 kg, nas primeiras 8 e 24 horas são: **mesilato de bromocriptina**, *primeiras 8 horas:* 15 mg ou 3 cápsulas (5 mg cada); *primeiras 24 horas:* 30 mg ou 6 cápsulas (5 mg cada).

▶ CÁLCIO

Binh T. Ly, MD e Joshua Nogar, MD

I. **Farmacologia**
   A. O cálcio é um cátion necessário para o funcionamento normal de uma variedade de enzimas e sistemas orgânicos, incluindo os tecidos muscular e nervoso. A hipocalcemia, ou bloqueio dos efeitos do cálcio, poderá causar espasmos musculares, tetania e fibrilação ventricular. O antagonismo dos canais dependentes de cálcio leva a hipotensão, bradicardia e bloqueio.
   B. Os íons cálcio ligam-se rapidamente aos íons fluoreto, abolindo seus efeitos tóxicos.
   C. O cálcio pode reverter os efeitos inotrópicos negativos dos antagonistas de cálcio; entretanto, a automaticidade e a velocidade de condução nodal AV deprimidas e a vasodilatação poderão não responder à administração de cálcio.
   D. O cálcio estabiliza as membranas celulares cardíacas nos estados de hipercalemia.
II. **Indicações**
   A. Hipocalcemia sintomática resultante de intoxicação por fluoreto, oxalato ou pelo anticoagulante IV citrato.
   B. Exposição ao ácido fluorídrico (p. 257).
   C. Hipotensão nos casos de superdosagem de um antagonista do canal de cálcio (p. ex., verapamil) (p. 123).
   D. Hipercalemia grave com manifestações cardíacas (relativamente contraindicado em casos de toxicidade por digitálicos; ver Item III.B a seguir).
   E. Hipermagnesemia sintomática.
III. **Contraindicações**
   A. Hipercalcemia, exceto em caso de intoxicação por antagonista do canal de cálcio, situação em que a hipercalcemia é desejada.
   B. Embora controverso, o cálcio é relativamente contraindicado em caso de intoxicação por glicosídeos cardíacos (***poderá*** agravar as taquiarritmias ventriculares induzidas por digitálicos) e deverá ser reservado para situações potencialmente fatais.
   C. ***Nota:*** O sal *cloreto* de cálcio **não** deverá ser usado para injeção intradérmica, SC ou intra-arterial por ser altamente concentrado e poder levar à lesão tecidual.

IV. Efeitos adversos
A. Irritação tecidual, particularmente com o sal cloreto de cálcio; o extravasamento poderá causar irritação local ou necrose.
B. Hipercalcemia, especialmente em pacientes com função renal reduzida.
C. Hipotensão, bradicardia, síncope e arritmias cardíacas causadas pela rápida administração IV.
D. Fraqueza neuromuscular.
E. Constipação causada pela administração VO de sais de cálcio.
F. Uso na gravidez. Categoria C (indeterminado) da FDA. No entanto, isso não exclui o seu uso agudo por curto prazo em uma paciente seriamente sintomática (p. 440).

V. Interações farmacológicas ou laboratoriais
A. Os efeitos inotrópicos e arritmogênicos dos digitálicos podem ser potencializados pelo cálcio. O uso de cálcio IV nos casos de toxicidade por glicosídeo cardíaco não é absolutamente contraindicado, porém as indicações permanecem controversas.
B. Será formado um precipitado com soluções contendo sais solúveis de carbonatos, fosfatos ou sulfatos e com vários antibióticos.

VI. Dosagem e método de administração. *Nota:* Uma solução de cloreto de cálcio a 10% contém três vezes a quantidade de íons cálcio por mililitro do que contém uma solução de gliconato de cálcio a 10%. (Uma solução de cloreto de cálcio a 10% contém 27,2 mg/mL de cálcio elementar; uma solução de gliconato de cálcio a 10% contém 9 mg/mL de cálcio elementar.)

A. Ingestão oral de fluoreto. Administrar antiácido contendo cálcio (carbonato de cálcio) VO para se ligar aos íons fluoreto.

B. Hipocalcemia e hipercalemia sintomáticas. Administrar gliconato de cálcio a 10%, 20-30 mL (crianças: 0,3 a 0,4 mL/kg), ou cloreto de cálcio a 10%, 5 a 10 mL (crianças: 0,1 a 0,2 mL/kg), lentamente, por via IV. Repetir quando necessário a cada 5 a 10 minutos.

C. Intoxicação por antagonista de cálcio. Iniciar com as doses supradescritas. A terapia com *cálcio em altas doses* tem se mostrado eficaz em alguns casos de superdosagem grave por bloqueadores do canal de cálcio. A correção das concentrações de cálcio em aproximadamente 1,5 a 2 vezes o normal tem sido correlacionada com melhora na função cardíaca. No caso de superdosagem por antagonista do canal de cálcio, até 30 g de gliconato de cálcio têm sido administrados durante 10 horas, levando à concentração sérica de cálcio de 23,8 mg/dL, que foram toleradas sem efeito adverso. Entretanto, nem todos os pacientes tolerarão extremas elevações nas concentrações séricas de cálcio. Administrar o cálcio em múltiplos bólus (p. ex., 1 g a cada 10 a 20 minutos) ou em infusão contínua (p. ex., 20 a 50 mg/kg/h). As concentrações séricas de cálcio deverão ser avaliadas a cada 1 a 2 horas durante a terapia com altas doses desse íon.

D. Exposição dérmica ao ácido fluorídrico. No caso de qualquer exposição envolvendo a mão ou os dedos, realizar consulta imediata com um cirurgião de mão experiente ou toxicologista. Independentemente da terapia específica escolhida, os analgésicos narcóticos sistêmicos deverão ser fortemente considerados como terapia adjuvante.

   1. Tópica. Concentrações de cálcio para terapia tópica oscilam entre 2,5 e 33%; a concentração ótima não foi determinada. Em vários ambientes industriais, um gel comercialmente disponível de gliconato de cálcio a 2,5% é mantido no local de trabalho para o tratamento rápido de exposições ocupacionais (Calgonate). Um gel a 2,5% poderá ser preparado no departamento de emergência combinando-se 1 g de gliconato de cálcio com 40 g (aproximadamente 40 mL) de material básico hidrossolúvel (Surgilube, K-Y jelly). Um gel a 32,5% poderá ser obtido compondo-se uma pasta de 10 comprimidos de 650 mg de carbonato de cálcio em 20 mL de lubrificante hidrossolúvel. No caso de exposições envolvendo a mão ou os dedos, colocar o gel em uma luva cirúrgica de látex grande para servir como capa envolvente, maximizando o contato com a pele. O tratamento tópico com o gliconato de cálcio é muito mais eficaz quando aplicado em 3 horas após a lesão.

   2. No caso de injeção **subcutânea** (quando o tratamento tópico não alivia a dor), injetar gliconato de cálcio a 5 a 10% (*não* cloreto) por via SC na lesão e em torno dela (0,5 a 1 mL/cm^2 da pele afetada), usando uma agulha ≤ 27 *gauge*. Esse procedimento poderá ser repetido 2 a 3 vezes em intervalos de 1 a 2 horas, caso a dor persista. Não deverá ser injetada quantidade superior a 0,5 mL em cada dedo.

3. **Técnica do bloqueio de Bier**
   a. Estabelecer acesso IV distal na extremidade afetada (p. ex., dorso da mão).
   b. Exsanguinar a extremidade por elevação durante 5 minutos. Como alternativa, uma bandagem de Esmarch poderá ser usada para envolver a extremidade, desde sua porção distal até a proximal.
   c. Inflar o aparelho de pressão sanguínea até um valor superior à pressão sistólica aferida. O braço poderá ser, então, baixado, ou a bandagem, removida.
   d. Com a manga inflada, infundir 25 a 50 mL de uma solução de gliconato de cálcio a 2% (10 mL de gliconato de cálcio a 10% diluídos em 40 mL de D_5W) nas veias vazias.
   e. Após 20 a 25 minutos, liberar lentamente a manga durante 3-5 minutos.
   f. Repetir caso a dor persista ou usar a infusão intra-arterial.
4. No caso de administração **intra-arterial**, diluir 10 mL de gliconato de cálcio a 10% com 50 mL de D_5W e infundir durante 4 horas por um cateter na artéria braquial ou radial. O paciente deverá ser monitorado cuidadosamente durante as próximas 4 a 6 horas, e, se a dor voltar, uma segunda infusão deverá ser administrada. Alguns autores registraram 48 a 72 horas de infusão contínua.
E. **Outros sítios de exposição ao ácido fluorídrico**
   1. **nebulização** com gliconato de cálcio a 2,5% tem sido utilizada para casos de exposição ao ácido fluorídrico por inalação. A exposição por inalação deve ser considerada como exposições dérmicas de mais de 5% da área total da superfície do corpo. Adicionar 1,5 mL de gliconato de cálcio a 10% a 4,5 mL de água estéril para obter uma solução a 2,5%.
   2. A administração **ocular** de soluções de gliconato de cálcio a 1% a cada 4 a 6 horas tem sido usada durante 24 a 48 horas, porém sua eficácia não é comprovada quando comparada à irrigação com soro fisiológico ou água. Concentrações mais elevadas de gliconato de cálcio poderão piorar a lesão corrosiva nas estruturas oculares. Deverá ser feita uma consulta ao oftalmologista.

VII. **Formulações**
   A. **Oral.** Carbonato de cálcio, suspensão, comprimidos ou comprimidos mastigáveis, 300-800 mg.
   B. **Parenteral.** Gliconato de cálcio (10%), 10 mL (1 g contém 4,5 mEq de cálcio); cloreto de cálcio (10%), 10 mL (1 g contém 13,6 mEq).
   C. **Tópica.** Gliconato de cálcio em gel (2,5%), em tubos de 25 e 30 g; mas nenhuma dessas formulações comercialmente disponíveis foi aprovada pela FDA.
   D. Os **níveis de estoque mínimos sugeridos** para o tratamento de um adulto de 100 kg nas primeiras 8 e 24 horas são:
      1. **Cloreto de cálcio**, *primeiras 8 horas:* 10 g ou 10 frascos (1 g cada) de cloreto de cálcio a 10%; *primeiras 24 horas:* 10 g ou 10 frascos (1 g cada) de cloreto de cálcio a 10%.
      2. **Gliconato de cálcio**, *primeiras 8 horas:* 30 g ou 30 frascos (1 g cada) de gliconato de cálcio a 10%; *primeiras 24 horas:* 30 g ou 30 frascos (1 g cada) de gliconato de cálcio a 10%.

▶ **CARNITINA (LEVOCARNITINA)**
Derrick Lung, MD

I. **Farmacologia**
   A. A levocarnitina (L-carnitina) é um ácido carboxílico endógeno que facilita o transporte de ácidos graxos de cadeia longa para o interior da mitocôndria para a beta-oxidação e impede o acúmulo intracelular da acil-CoA tóxica. A L-carnitina é comum em dietas ricas em carnes e laticínios e é também sintetizada pelo corpo a partir dos aminoácidos lisina e metionina. Embora deficiências alimentares sejam raras, a hipocarnitinemia poderá advir de determinadas condições médicas e de erros inatos do metabolismo e poderá se desenvolver em pacientes que estejam recebendo diversos medicamentos anticonvulsivantes. Acredita-se que o ácido valproico (VPA [p. 71]) cause deficiência de carnitina, levando à disfunção mitocondrial. O consequente comprometimento da

beta-oxidação favorece a produção de metabólitos tóxicos do VPA via oxidação microssomal. Esses metabólitos estão implicados na hepatotoxicidade e na interrupção do ciclo da ureia, causando hiperamonemia. A suplementação com L-carnitina tem sido benéfica tanto na prevenção quanto no tratamento da hiperamonemia associada ao tratamento com VPA e poderá melhorar o prognóstico em casos de hepatotoxicidade e encefalopatia induzidas por VPA.
   B. A L-carnitina também é vendida como suplemento alimentar com ampla faixa de expectativas não provadas, oscilando desde melhora na motilidade do espermatozoide até a prevenção da doença de Alzheimer. Postula-se que a suplementação com carnitina aumente a utilização de gordura durante o exercício, melhorando o desempenho e promovendo a perda de peso. Entretanto, estudos publicados não provaram que doses suprafisiológicas de carnitina apresentem qualquer benefício para indivíduos bem-nutridos. Como a FDA não regulamenta os suplementos alimentares, a segurança dos suplementos de L-carnitina não pode ser garantida (ver "Produtos vegetais e alternativos", p. 358).
II. **Indicações**
   A. Hiperamonemia, encefalopatia e hepatotoxicidade relacionadas com a terapia ou superdosagem por VPA.
   B. Concentrações plasmáticas baixas de carnitina livre (faixa de referência: 19 a 60 μmol/L) ou de carnitina total (faixa de referência: 30 a 73 μmol/L) em pacientes que estejam recebendo ácido valproico.
   C. Deficiência primária ou secundária de carnitina.
   D. Bebês e crianças com menos de 2 anos recebendo VPA como parte de um regime de múltiplos fármacos anticonvulsivantes.
III. **Contraindicações.** Nenhuma conhecida.
IV. **Efeitos adversos**
   A. Náuseas, vômito e diarreia relacionados com dose e duração, e odor corporal de peixe.
   B. Taquiarritmias, hipertensão e hipotensão têm sido associadas à administração IV.
   C. Convulsões têm sido observadas em pacientes que recebem L-carnitina, mesmo na ausência de distúrbio convulsivo básico conhecido.
   D. **Uso na gravidez.** Categoria B da FDA (p. 440). Não foram realizados estudos adequados em mulheres grávidas. Não se sabe se esse fármaco é secretado no leite materno humano.
V. **Interações farmacológicas ou laboratoriais.** Nenhuma conhecida.
VI. **Dosagem e método de administração**
   A. **Hepatotoxicidade grave induzida por valproato, hiperamonemia, encefalopatia ou superdosagem aguda por ácido valproico.** A intervenção precoce com carnitina IV tem sido associada a melhores prognósticos. A administração IV é preferível devido à pouca biodisponibilidade oral (5 a 15%). A dose ótima é desconhecida, porém uma estratégia comum é utilizar uma dose inicial de 100 mg/kg (por infusão IV durante 15 a 30 minutos ou injeção lenta em bólus durante 2 a 3 minutos), seguida por uma dose de manutenção de 50 mg/kg (até um máximo de 3 g por dose), a cada 8 horas. A terapia poderá prosseguir até que ocorra melhora clínica e/ou que sejam reduzidos os níveis de amônia. Registros de casos têm mostrado a necessidade de até 4 dias de terapia com carnitina.
   B. **Deficiência de carnitina induzida por fármacos e hiperamonemia assintomática.** Administrar 100 mg/kg/dia, VO, em doses divididas, até 3 g/dia em adultos e 2 g/dia em crianças.
VII. **Formulações**
   A. **Oral.** Levocarnitina (Carnitor, L-Carnitine), comprimidos de 330 e 500 mg, cápsulas de 250 mg e solução oral (1 g/10 mL) em recipientes de 118 mL de múltiplo uso.
   B. **Parenteral.** Levocarnitina (Carnitor, outros), frascos de injeção de dose única (5 mL) e ampolas contendo 1 g de L-carnitina por frasco ou ampola.
   C. Os **níveis de estoque mínimos sugeridos** para o tratamento de um adulto de 100 kg nas primeiras 8 e 24 horas são: **levocarnitina**, *primeiras 8 horas:* 10 g ou 10 frascos (1 g cada); *primeiras 24 horas:* 19 g ou 19 frascos (1 g cada).

► CARVÃO ATIVADO
Thomas E. Kearney, PharmD

I. **Farmacologia.** O carvão ativado, em virtude da sua ampla área superficial, adsorve diversos fármacos e toxinas. Sais altamente iônicos (p. ex., ferro, lítio e cianeto) e pequenas moléculas polares (p. ex., alcoóis) são fracamente adsorvidos. Doses orais repetidas de carvão ativado podem aumentar a taxa de eliminação de alguns fármacos que possuem volume de distribuição (Vd) pequeno e que passam por recirculação enterogástrica ou entero-hepática (p. ex., digitoxina) ou se difundem para o interior do lúmen GI a partir da circulação intestinal (p. ex., fenobarbital e teofilina). Ver também a discussão na Sessão I, p. 50. A administração simultânea de catárticos não teve seus benefícios comprovados e está associada a riscos (ver p. 51).

II. **Indicações**
   A. O carvão ativado é geralmente utilizado VO após uma ingestão com o propósito de limitar a absorção do fármaco ou da toxina. Ele é mais eficaz quando administrado em 1 hora após uma ingestão, e sua eficiência está sujeita a numerosas variáveis (p. ex., proporção carvão--substância, tempo de contato, pH, solubilidade da substância e se o fármaco ingerido tende a persistir no estômago ou no intestino delgado superior). Entretanto, as evidências de benefícios no âmbito clínico são limitadas.
   B. Doses repetidas de carvão ativado podem ser indicadas para aumentar a eliminação de alguns fármacos quando (1) uma eliminação mais rápida for beneficiar o paciente e (2) meios mais agressivos de remoção (p. ex., hemodiálise) não forem imediatamente indicados ou não estejam disponíveis (p. 56).
   C. Doses repetidas de carvão ativado podem ser úteis quando a quantidade de um fármaco ou toxina ingerida for superior a um décimo da dose de carvão comum (p. ex., uma ingestão de ácido acetilsalicílico > 6-10 g) ou quando a superfície de contato com o fármaco estiver impedida (p. ex., farmacobezoares e fármacos envolvidos ou embalados).

III. **Contraindicações**
   A. O íleo GI ou a obstrução podem impedir a administração de mais de uma ou duas doses. Pacientes em risco de perfuração intestinal ou hemorragia (cirurgia recente) não deverão receber carvão ativado.
   B. Ingestões ácidas ou alcalinas, a menos que outros fármacos também tenham sido ingeridos (o carvão torna a avaliação endoscópica mais difícil).
   C. O uso de misturas carvão-sorbitol deve ser evitado em crianças (há risco de hipernatremia e desidratação pelo excesso de sorbitol).
   D. Pacientes enfraquecidos que apresentem risco de aspirar o carvão (a menos que a via aérea seja protegida).

IV. **Efeitos adversos**
   A. Pneumonite e bronquite obliterante têm sido observadas após a aspiração de conteúdo gástrico contendo carvão ativado.
   B. Constipação (pode ser prevenida pela administração simultânea de um catártico, embora isso não seja aconselhado rotineiramente).
   C. Diarreia, desidratação, hipermagnesemia e hipernatremia resultantes da administração simultânea de catárticos ou mesmo após uma única dose maciça de um produto pré-misturado de carvão contendo sorbitol.
   D. Bezoar intestinal com obstrução (em particular com múltiplas doses administradas a pacientes que apresentam comprometimento da motilidade intestinal).
   E. Foram observadas abrasões na córnea quando o carvão ativado atingiu os olhos.
   F. **Uso na gravidez.** O carvão ativado não é absorvido sistemicamente. A diarreia que leva a mãe ao choque ou à hipernatremia poderá afetar negativamente o feto.

V. **Interações farmacológicas ou laboratoriais**
   A. O carvão ativado pode reduzir, impedir ou retardar a absorção de antídotos ou de outros fármacos administrados VO (p. ex., acetilcisteína).

B. A capacidade de absorção do carvão ativado pode ser diminuída pela ingestão concorrente de sorvete, leite ou xarope de mel; o significado clínico é desconhecido, mas provavelmente deverá ser mínimo.
C. Doses repetidas de carvão podem aumentar a eliminação de alguns fármacos terapêuticos necessários (p. ex., anticonvulsivantes).

VI. **Dosagem e método de administração**
   A. **Dose inicial**
      1. Administrar carvão ativado, 1 g/kg (dose para adultos: 50 a 100 g; crianças < 5 anos: 10 a 25 g), VO ou via tubo gástrico, ou, se a quantidade de toxina ingerida for conhecida, usar pelo menos 10 vezes essa quantidade por peso. No caso de superdosagens maciças (p. ex., 60-100 g de ácido acetilsalicílico), deverá ser administrado em doses divididas durante 1 a 2 dias.
      2. A palatabilidade poderá ser melhorada fazendo-se uma mistura com bebidas aromatizadas (colas) e, no caso de crianças, colocá-la em uma caneca opaca coberta e deixá-las usar um canudo.
      3. A via aérea deverá ser protegida em pacientes enfraquecidos para ajudar a impedir a aspiração de carvão ativado.
   B. **Doses repetidas de carvão**
      1. Administrar carvão ativado, 15 a 30 g (0,25 a 0,5 g/kg), a cada 2 a 4 horas ou de hora em hora (adultos: taxa média de 12,5 g/h; crianças: taxa de 0,2 g/kg/h), VO ou por tubo gástrico. (O regime e a dose ideais são desconhecidos, porém a administração mais frequente ou a infusão gástrica contínua poderão ser vantajosas.)
      2. Considerar a adição de uma dose pequena de catártico a cada segunda ou terceira dose de carvão (benefícios não comprovados). *Não* usar um catártico a cada dose de carvão ativado. A irrigação intestinal total contínua (p. 52) poderá ser substituída por catárticos episódicos.
      3. Os objetivos finais da terapia com doses repetidas de carvão incluem a melhora clínica e a queda do nível sérico do fármaco; a duração empírica comum é de 24 a 48 horas.
   C. No caso de pacientes com náuseas ou vômito, administrar antieméticos (metoclopramida [p. 527] ou ondansetrona [p. 538]) e considerar a administração de carvão ativado por tubo gástrico.

VII. **Formulações**
   A. Existe uma variedade de formulações e um grande número de marcas de carvão ativado. Ele está disponível em pó, precipitados, grânulos, suspensão aquosa líquida (preferível) e suspensão líquida em sorbitol ou propilenoglicol. *Nota:* O uso de comprimidos ou cápsulas contendo carvão não é apropriado para o tratamento de intoxicações.
   B. Os **níveis de estoque mínimos sugeridos** para o tratamento de um adulto de 100 kg nas primeiras 8 e 24 horas são: **carvão ativado**, *primeiras 8 horas:* 200 g ou 4 garrafas contendo 50 g de carvão ativado cada; *primeiras 24 horas:* 300 g ou 6 garrafas contendo 50 g de carvão ativado cada. O estoque preferível é a suspensão aquosa clara.

▶ **CIMETIDINA E OUTROS BLOQUEADORES H_2**

Thomas E. Kearney, PharmD

I. **Farmacologia.** A cimetidina, a ranitidina, a famotidina e a nizatidina são inibidores competitivos seletivos da histamina nos receptores H_2. Esses receptores modulam o músculo liso, o tônus vascular e as secreções gástricas e podem estar envolvidos nos efeitos clínicos associados às reações anafiláticas e anafilactoides, bem como na ingestão de histamina ou de substâncias similares à histamina (p. ex., intoxicação escombroide por peixes). A cimetidina, como inibidora das enzimas do citocromo P-450, tem sido usada em animais como agente capaz de bloquear a produção de metabólitos intermediários tóxicos (p. ex., paracetamol, tetracloreto de carbono, halotano, intoxicação pelo cogumelo *Amanita*, dapsona); porém, isso não se provou benéfico nos casos de intoxicações ou toxicidade em humanos, com a possível exceção de pacientes em terapia crônica de dapsona (ver "Indicações"). A cimetidina é também um inibidor da álcool-desidrogenase (ver "Interações farmacológicas ou laboratoriais") e tem sido sugerida para o uso em pacientes com enzima aldeído--desidrogenase atípica para minimizar uma reação ao dissulfiram ("rubor oriental") no caso de ingestão aguda de álcool.

II. **Indicações**
   A. Como adjuntos aos bloqueadores H_1, como a difenidramina (p. 485), no controle e tratamento profilático de reações anafiláticas e anafilactoides (ver tópicos sobre diversos antivenenos, p. 449-454).
   B. Como adjuntos aos bloqueadores H_1, como a difenidramina (p. 485), no controle da intoxicação escombroide por peixes (p. 295).
   C. A **ranitidina** tem sido usada para reduzir o vômito associado à intoxicação por teofilina. Como a cimetidina pode interferir na eliminação hepática de teofilina, não deve ser usada.
   D. A **cimetidina** tem sido usada para reduzir os níveis de metemoglobina por meio da inibição da formação de metabólitos oxidantes, melhorando, portanto, a tolerância dos pacientes em terapia crônica com dapsona.

III. **Contraindicações.** Hipersensibilidade conhecida aos bloqueadores H_2.

IV. **Efeitos adversos**
   A. Dor de cabeça, sonolência, fadiga e tontura têm sido observadas, porém costumam ser brandas.
   B. Confusão, agitação, alucinações e até convulsões têm sido observadas com o uso de cimetidina em idosos, pacientes gravemente doentes e com insuficiência renal. Foi registrado um caso de reação distônica após a administração IV de cimetidina.
   C. Foi observado aumento reversível dose-dependente na atividade sérica da alanina aminotransferase (ALT) com o uso de nizatidina, um agente relacionado. Também ocorreu hepatite após o uso de ranitidina.
   D. Arritmias cardíacas (bradicardia, taquicardia) e hipotensão têm sido associadas à rápida administração de bólus IV de cimetidina e ranitidina (raro).
   E. Hipersensibilidade tardia grave após doses orais elevadas de cimetidina (registro de caso).
   F. Preparações contendo o preservativo álcool benzílico têm sido associadas à "síndrome de gasping" em bebês prematuros.

V. **Interações farmacológicas ou laboratoriais**
   A. A cimetidina e, em menor grau, a ranitidina reduzem a depuração hepática e prolongam a meia-vida de eliminação de diversos fármacos como resultado da inibição da atividade do citocromo P-450 e redução do fluxo sanguíneo hepático. Exemplos de fármacos afetados incluem fenitoína, teofilina, fenobarbital, ciclosporina, morfina, lidocaína, bloqueadores de canais de cálcio, antidepressivos tricíclicos e varfarina.
   B. Cimetidina, ranitidina e nizatidina inibem a álcool-desidrogenase da mucosa gástrica, aumentando, portanto, a absorção sistêmica de álcool etílico.
   C. O pH gástrico aumentado pode inibir a absorção de alguns fármacos pH-dependentes, como cetoconazol, sais ferrosos e tetraciclinas.

VI. **Dosagem e método de administração.** De maneira geral, não foram mostrados benefícios clínicos de qualquer um dos bloqueadores H_2, embora a cimetidina pareça estar associada às interações medicamentosas. As formulações de dosagens de poder inferior estão disponíveis sem prescrição médica, e várias opções de formulações orais (comprimidos mastigáveis, soluções orais) poderão melhorar a palatabilidade. As doses orais e parenterais estão apresentadas na Tabela III-8.

VII. **Formulações**
   A. **Cimetidina (Tagamet, outros)**
      1. **Oral.** Comprimidos de 200, 300, 400 e 800 mg; solução oral de 300 mg/5 mL (contém parabenos e propilenoglicol).
      2. **Parenteral.** 150 mg/mL em frascos de 2 e 8 mL (a preparação de Tagamet possui fenol a 5%, outras podem conter 9 mg/mL de álcool benzílico); pré-misturar 300 mg em 50 mL de soro fisiológico (6 mg/mL).

TABELA III-8 CIMETIDINA, FAMOTIDINA, NIZATIDINA E RANITIDINA

Fármaco	Via	Dose[a]
Cimetidina	VO	300 mg, a cada 6-8 h, ou 400 mg, a cada 12 h (máximo: 2.400 mg/dia). Crianças: 10 mg/kg (máximo: 300 mg) e, em seguida, 5-10 mg/kg, a cada 6-8 h, até 20-40 mg/kg/dia.
	IV, IM	300 mg, IV ou IM, a cada 6-8 h. Para administração IV, diluir em soro fisiológico até um volume total de 20 mL e administrar durante 2 min ou mais. Crianças: 10 mg/kg (máximo: 300 mg) e, em seguida, 5-10 mg/kg, a cada 6-8 h, até 20-40 mg/kg/dia.
Famotidina	VO	20-40 mg, 1 ou 2×/dia (já foram usados até 160 mg a cada 6 h).
	IV	20 mg, IV, a cada 12 h (diluir em soro fisiológico até um volume total de 5-10 mL).
Nizatidina	VO	150 mg, 1-2×/dia (ou 300 mg, 1×/dia).
Ranitidina	VO	150 mg, 2×/dia (até 6 g/dia têm sido usados). Crianças: 2-4 mg/kg/dia (dose máxima: 300 mg/dia).
	IV, IM	50 mg, IV ou IM, a cada 6-8 h. Para uso IV, diluir em soro fisiológico ou glicose a 5% até um volume total de 20 mL e injetar durante 5 min ou mais. Crianças: 12,5-50 mg (0,5-1 mg/kg), a cada 6-8 h até 2-4 mg/kg/dia (máximo: 200 mg/dia).

[a]Poderá ser necessário reduzir a dose em pacientes com insuficiência renal.
Im, intramuscular; IV, intravenoso; VO, via oral.

   B. **Famotidina (Pepcid, Pepcid AC, Pepcid RPD)**
      1. **Oral.** Comprimidos de 10, 20 e 40 mg; comprimidos mastigáveis e cápsulas gelatinosas de 10 mg; comprimidos solúveis de 20 e 40 mg; suspensão oral de 40 mg/5 mL (pó para ser reconstituído).
      2. **Parenteral.** 10 mg/mL em frascos com dose única de 1 e 2 mL e frascos de múltiplas doses de 4, 20 e 50 mL (podem conter manitol ou álcool benzílico); pré-misturar 20 mg em 50 mL de soro fisiológico.
   C. **Ranitidina (Zantac, outros)**
      1. **Oral.** Comprimidos e cápsulas de 75, 150 e 300 mg; 15 mg/mL em 10 mL de xarope (pode conter álcool e parabenos); comprimidos efervescentes de 25 e 150 mg.
      2. **Parenteral.** 1,0 mg/mL em frasco de 50 mL; 25 mg/mL em frascos de 2 e 6 mL (com fenol).
   D. **Nizatidina (Axid, outros)**
      1. **Oral.** Comprimidos de 75 mg e cápsulas de 150 e 300 mg; solução oral de 15 mg/mL (com parabenos) em frasco de 480 mL.
      2. **Parenteral.** Indisponível nessa forma de dosagem.
   E. Os **níveis de estoque mínimos sugeridos** para o tratamento de um adulto de 100 kg nas primeiras 8 e 24 horas (todas as formulações são para via parenteral) são:
      1. **Cimetidina**, *primeiras 8 horas:* 600 mg ou 2 frascos (150 mg/mL, 2 mL cada); *primeiras 24 horas:* 1.200 mg ou 1 frasco (150 mg/mL, 8 mL cada).
      2. **Famotidina**, *primeiras 8 horas:* 20 mg ou 1 frasco (10 mg/mL, 2 mL cada); *primeiras 24 horas:* 40 mg ou 1 frasco (10 mg/mL, frasco de dose múltipla de 4 mL).
      3. **Ranitidina**, *primeiras 8 horas:* 100 mg ou 2 frascos (25 mg/mL, 2 mL cada); *primeiras 24 horas:* 250 mg ou 2 frascos (25 mg/mL, 6 mL cada).

▶ **CIPRO-HEPTADINA**
   Lee Cantrell, PharmD

   I. **Farmacologia.** A cipro-heptadina é um bloqueador da histamina 1 (H_1) de primeira geração com antagonismo inespecífico da serotonina (5-HT). A administração de cipro-heptadina a pacientes com a síndrome serotoninérgica parece antagonizar o estímulo excessivo dos receptores $5-HT_{1A}$ e $5-HT_2$, levando à melhora dos sintomas clínicos (baseado em registros de casos eventuais).

II. **Indicações.** A **cipro-heptadina** poderá ser benéfica em aliviar sintomas brandos a moderados em caso de suspeita da síndrome serotoninérgica (p. 21).
III. **Contraindicações**
   A. Hipersensibilidade conhecida à cipro-heptadina.
   B. Glaucoma de ângulo fechado.
   C. Úlcera péptica estenosante.
   D. Hipertrofia prostática sintomática.
   E. Obstrução do colo da bexiga.
   F. Obstrução piloroduodenal.
IV. **Efeitos adversos**
   A. Midríase transitória e retenção urinária poderão advir de propriedades anticolinérgicas.
   B. **Uso na gravidez.** Categoria B da FDA (p. 440). Comprometimento improvável durante terapia de curto prazo.
V. **Interações farmacológicas ou laboratoriais.** Tem efeitos anticolinérgicos aditivos quando administrada com outros fármacos antimuscarínicos.
VI. **Dosagem e método de administração (adultos e crianças).** A dose inicial é de 4 a 12 mg VO, seguida de 4 mg, a cada 1 a 4 horas, conforme o necessário, até que os sintomas desapareçam ou que seja alcançada uma dose máxima diária de 32 mg (crianças: 0,25 mg/kg/dia, dividido a cada 6 horas, até um máximo de 12 mg/dia).
VII. **Formulações**
   A. **Oral.** Hidrocloreto de cipro-heptadina (Periactin, outros), comprimidos de 4 mg, xarope de 2 mg/5 mL.
   B. Os **níveis de estoque mínimos sugeridos** para o tratamento de um adulto de 100 kg nas primeiras 8 e 24 horas são: **hidrocloreto de cipro-heptadina**, *primeiras 8 horas:* 32 mg ou 8 comprimidos (4 mg cada); *primeiras 24 horas:* 32 mg ou 8 comprimidos (4 mg cada).

▶ **DANTROLENO**

Thomas E. Kearney, PharmD

I. **Farmacologia.** O dantroleno relaxa o músculo esquelético inibindo a liberação de cálcio do retículo sarcoplasmático, reduzindo, portanto, a atividade contrátil do complexo actina-miosina. O dantroleno pode auxiliar no controle da hipertermia resultante da hiperatividade muscular excessiva, particularmente quando a hipertermia é causada por um distúrbio nas células musculares (p. ex., hipertermia maligna). O dantroleno não é um substituto para outras medidas de controle da temperatura (p. ex., esfregação e ventilação).
II. **Indicações**
   A. A indicação primária para o uso de dantroleno é a hipertermia maligna (p. 21).
   B. O dantroleno poderá ser útil no tratamento de hipertermia e rabdomiólise causadas pela hiperatividade muscular induzida por fármacos, que não seja controlada pelas medidas usuais de resfriamento ou paralisia neuromuscular.
   C. Teoricamente, não se espera que o dantroleno seja eficaz nos casos de hipertermia causada por outras condições que não a hiperatividade muscular, como aumento da taxa metabólica (p. ex., intoxicação por salicilato ou dinitrofenol), síndrome neuroléptica maligna (SNM), comprometimento da dissipação do calor (p. ex., síndrome anticolinérgica) e exposição ambiental (insolação). Entretanto, existem interessantes evidências (registros de casos ou estudos de casos-controle) de benefícios sobre o controle de diversas condições: SNM, hipertermia induzida por inibidor da monoaminoxidase (IMAO) (intoxicação por fenelzina), hipertermia induzida por dinitrofenol, rigidez muscular advinda da abstinência de baclofeno, hipertonicidade causada pela intoxicação por monóxido de carbono, tétano e envenenamento pela aranha viúva-negra.
III. **Contraindicações.** Não existem contraindicações absolutas. Pacientes com fraqueza muscular ou comprometimento respiratório deverão ser observados cuidadosamente devido à possibilidade de parada respiratória.

IV. Efeitos adversos
A. Fraqueza muscular que poderá evoluir para depressão respiratória.
B. Sonolência, fadiga, tontura, fotossensibilidade e diarreia.
C. **Aviso de caixa preta.** Potencial para causar hepatotoxicidade (hepatite de hipersensibilidade) observado após terapia crônica. Também poderá estar relacionado à dose (mais comum no caso de 800 mg/dia). As transaminases encontram-se elevadas em aproximadamente 10% dos pacientes tratados com dantroleno.
D. A administração IV tem sido associada ao edema pulmonar (o manitol pode contribuir), flebite (evitar extravasamento) e urticária.
E. **Uso na gravidez.** Categoria C (indeterminado) da FDA. Entretanto, isso não exclui o seu uso agudo por curto prazo em uma paciente seriamente sintomática (p. 440).

V. Interações farmacológicas ou laboratoriais
A. O dantroleno poderá apresentar efeitos depressores do SNC aditivos aos fármacos sedativos e hipnóticos.
B. A administração simultânea de dantroleno e verapamil está associada à hipercalemia (registro de caso).
C. Cada frasco de 20 mg de Dantrium contém 3 g de manitol; esse fato deverá ser levado em consideração, já que pode apresentar efeitos aditivos com qualquer manitol administrado para tratar rabdomiólise. Usar apenas água estéril (sem agente bacteriostático) na reconstituição. É incompatível com D_5W e soro fisiológico.

VI. Dosagem e método de administração (adultos e crianças)
A. **Parenteral.** Administrar um mínimo de 1 mg/kg e até 2,5 mg/kg rapidamente, IV, por um acesso central ou periférico seguro de fluxo livre; essa dose poderá ser repetida quando necessário a cada 5 a 10 minutos até uma dose total cumulativa de 10 mg/kg (têm sido usados até 30 mg/kg). Uma resposta satisfatória é geralmente alcançada com uma dose média total de 2,5 mg/kg.
B. **Oral.** Para prevenir a recorrência de hipernatremia, administrar 1 a 2 mg/kg IV ou VO (máximo de até 100 mg), 4×/dia, durante 2 a 3 dias. A dose diária não deverá exceder 400 mg (ver "Aviso de caixa preta"). Em caso de prevenção (pacientes com risco de hipertermia maligna), administrar 1 a 2 dias antes da cirurgia (sendo a última dose 3 a 4 horas antes da cirurgia), ou 2,5 mg/kg, IV, infundidos durante 1 hora antes da anestesia.

VII. Formulações
A. **Parenteral.** Dantroleno de sódio (Dantrium), 20 mg de pó liofilizado para reconstituição (após a reconstituição, proteger da luz e usar em até 6 horas para assegurar a atividade máxima). Cada frasco de 20 mg contém 3 g de manitol (ver "Efeitos adversos" e "Interações farmacológicas ou laboratoriais") e deverá ser reconstituído com 60 mL de água estéril.
B. **Oral.** Dantroleno de sódio (Dantrium, outros) em cápsulas de 25, 50 e 100 mg.
C. Os **níveis de estoque mínimos sugeridos** para o tratamento de um adulto de 100 kg nas primeiras 8 e 24 horas são: **dantroleno de sódio**, *primeiras 8 horas:* 1.000 mg ou 50 frascos (20 mg cada); *primeiras 24 horas:* 1.300 mg ou 65 frascos (20 mg cada).

▶ DEFEROXAMINA
F. Lee Cantrell, PharmD

I. **Farmacologia.** A deferoxamina é um agente quelante específico do ferro. Ela liga-se ao ferro livre e, em algumas circunstâncias, ao ferro fracamente ligado (p. ex., na ferritina ou hemossiderina). O ferro ligado à hemoglobina, à transferrina, às enzimas citocromos e a todos os outros sítios não é afetado. O complexo vermelho ferro-deferoxamina (ferrioxamina) é hidrossolúvel e excretado por via renal; ele pode conferir à urina uma coloração róseo-alaranjada (vinho *rosé*). Cem miligramas de deferoxamina são capazes de se ligar a 8,5 mg de ferro elementar e a 4,1 mg de alumínio *in vitro*. A deferoxamina e os complexos aluminoxamina e ferrioxamina são dialisáveis. A literatura científica básica apoia o uso do fármaco, porém faltam evidências clínicas de sua eficácia e segurança.

II. Indicações

A. A deferoxamina é usada para tratar a intoxicação pelo ferro (p. 254) quando sua concentração sérica é superior a 450 a 500 μg/dL ou quando existem sinais clínicos de intoxicação significativa por ferro (p. ex., choque, acidose, gastrenterite grave ou visualização de vários comprimidos radiopacos no trato GI por radiografia).

B. A deferoxamina geralmente é usada como "dose-teste" para determinar a presença de ferro livre, observando-se a cor característica de vinho *rosé* na urina; entretanto, uma alteração na coloração da urina não é um indicador confiável.

C. A deferoxamina também tem sido usada no tratamento da toxicidade pelo alumínio em pacientes com insuficiência renal.

III. Contraindicações.
Não existe nenhuma contraindicação absoluta à deferoxamina no caso de pacientes vítimas de intoxicação grave por ferro. O fármaco deverá ser usado com cautela em pacientes que possuem sensibilidade conhecida à deferoxamina e em pacientes com insuficiência renal/anúria que estejam passando por hemodiálise.

IV. Efeitos adversos

A. A hipotensão ou reação do tipo anafilactoide poderá ocorrer devido à administração IV muito rápida; isso pode ser evitado, limitando-se a taxa de administração a 15 mg/kg/h.

B. Dor local, induração e formação de abscesso estéril podem ocorrer nos locais de administração im. Doses maciças por meio de injeções Ims também podem causar hipotensão.

C. O complexo ferrioxamina pode causar hipotensão e poderá se acumular em pacientes com comprometimento renal; a hemodiálise poderá ser necessária para remover o complexo ferrioxamina.

D. A deferoxamina, como um sideróforo, promove o crescimento de certas bactérias, como *Yersinia enterocolitica*, e pode predispor os pacientes à sepse por *Yersinia*.

E. Infusões por mais de 24 horas têm sido associadas a complicações pulmonares (síndrome do desconforto respiratório agudo [SDRA]).

F. **Uso na gravidez.** Categoria C (indeterminado) da FDA. Embora a deferoxamina seja teratogênica para animais, cruza a placenta com dificuldade, e não existem evidências de que o tratamento a curto prazo seja prejudicial à gestação humana (p. 440). Mais importante ainda, o não tratamento de intoxicações sérias agudas pode levar a mãe e o feto à morbidade ou à morte.

V. Interações farmacológicas ou laboratoriais.
A deferoxamina pode interferir nas avaliações do ferro sérico (falsamente baixas) e na capacidade de ligação ao ferro total (falsamente alta). Ela pode quelar e remover o alumínio do corpo.

VI. Dosagem e método de administração

A. A administração IV será preferível em todos os casos. Em crianças ou adultos, administrar deferoxamina em taxa de infusão que normalmente não exceda 15 mg/kg/h (embora tenham sido usadas taxas de até 40 a 50 mg/kg/h em pacientes com intoxicação maciça pelo ferro). Essa abordagem correlaciona-se com uma ligação de 1,3 mg/kg/h quando administrada a 15 mg/kg/h. A dose diária máxima acumulada geralmente não deverá exceder 6 g (doses de até 16 g têm sido toleradas). Os objetivos finais da terapia incluem ausência de coloração de vinho *rosé* na urina, nível sérico de ferro inferior a 350 μg/dL e resolução dos sinais clínicos de intoxicação.

B. A complexação oral ***não*** é recomendada.

C. A injeção Im ***não*** é recomendada. No caso de paciente sintomático, usar a via IV. Se o paciente não for sintomático, porém for esperado o aparecimento de uma toxicidade séria, será essencial o acesso IV (p. ex., para bólus fluidos), e a dosagem IV proporciona uma administração mais confiável.

VII. Formulações

A. **Parenteral.** Mesilato de deferoxamina (Desferal), recipientes contendo 500 mg e 2 g de pó liofilizado.

B. Os **níveis de estoque mínimos sugeridos** para o tratamento de um adulto de 100 kg nas primeiras 8 e 24 horas são: **mesilato de deferoxamina**, *primeiras 8 horas:* 12 g ou 6 recipientes (2 g cada); *primeiras 24 horas:* 36 g ou 18 recipientes (2 g cada).

▶ DIAZÓXIDO

Thomas E. Kearney, PharmD

I. **Farmacologia**
   A. O diazóxido, uma tiazida não diurética, é um vasodilatador arterial direto anteriormente usado para tratar hipertensão grave. A frequência cardíaca e o rendimento cardíaco aumentam devido à resposta reflexa à resistência vascular periférica reduzida. A duração do efeito hipotensor varia de 3 a 12 horas, embora a meia-vida de eliminação seja de 20 a 40 horas.
   B. O diazóxido tem sido usado no tratamento de superdosagem hipoglicêmica oral devido ao aumento da glicose sérica pela inibição da secreção de insulina, reduzindo a utilização da glicose periférica e aumentando a liberação de glicose hepática. Entretanto, a octreotida (p. 537) vem sendo o agente de escolha devido à sua segurança e eficácia.

II. **Indicações**
   A. Tratamento de crise hipertensiva aguda, embora outros agentes anti-hipertensivos sejam preferíveis (ver "Fentolamina", p. 504; "Nitroprussida", p. 534; e "Labetalol", p. 519).
   B. Superdosagem hipoglicêmica oral quando as concentrações séricas de glicose não puderem ser mantidas adequadamente por infusões IVs de glicose a 5% e o agente de escolha, a octreotida, estiver indisponível ou o paciente não for capaz de tolerá-lo (hipersensibilidade conhecida).

III. **Contraindicações**
   A. Hipertensão associada a estenose aórtica, coarctação aórtica, miocardiopatia hipertrófica ou *shunt* arteriovenoso.
   B. Hipersensibilidade conhecida às tiazidas ou a outros derivados da sulfonamida.

IV. **Efeitos adversos**
   A. Hipotensão ou redução excessiva da pressão sanguínea deverá ser evitada em pacientes com comprometimento da circulação cardíaca ou cerebral.
   B. A retenção de fluido devido à terapia prolongada poderá comprometer a condição de pacientes com insuficiência cardíaca congestiva.
   C. Poderá ocorrer hiperglicemia, particularmente em pacientes com diabetes ou disfunção hepática.
   D. A preparação parenteral é altamente alcalina e adequada apenas para administração IV.
   E. **Uso na gravidez.** Categoria C (indeterminado) da FDA. Esse fármaco foi responsável por anormalidades pancreáticas, cardíacas e esqueléticas em animais, porém não existem dados adequados em humanos. O uso desse fármaco próximo ao prazo de validade poderá causar hiperbilirrubinemia e metabolismo alterado de carboidratos no feto ou no neonato, e a administração IV durante o trabalho de parto poderá interromper as contrações uterinas. Entretanto, esses fatos não excluem o seu uso agudo por curto prazo em uma paciente seriamente sintomática (p. 440).

V. **Interações farmacológicas ou laboratoriais**
   A. O efeito hipotensor é potencializado pela terapia concomitante com diuréticos ou bloqueadores β-adrenérgicos.
   B. O diazóxido desloca a varfarina dos sítios de ligação à proteína e poderá transitoriamente potencializar seus efeitos anticoagulantes.
   C. O diazóxido pode aumentar o metabolismo da fenitoína.

VI. **Dosagem e método de administração (adultos e crianças)**
   A. **No caso de hipoglicemia induzida por hipoglicêmicos orais**
      1. Administrar uma infusão de 0,1 a 2 mg/kg/h; iniciar com taxa de infusão mais baixa e titular o aumento conforme necessário. A hipotensão é minimizada mantendo-se o paciente em posição de supinação e aumentando a taxa de infusão lentamente. A duração da terapia oscila entre 22 e 60 horas.
      2. Um regime de dosagem oral de 3 a 8 mg/kg/dia, divididos em 2 a 3 doses, é recomendado para crianças e adultos. Se a condição for refratária, poderão ser necessárias doses mais elevadas, de até 10 a 15 mg/kg/dia (200 mg, a cada 4 horas, têm sido usados).

B. Em crises hipertensivas, administrar 1 a 3 mg/kg, IV (máximo: 150 mg), ou 50 a 100 mg totais, a cada 5 a 15 minutos, conforme necessário. **Nota:** O emprego de bólus rápido de 300 mg não mais é recomendado.
VII. **Formulações**
   A. Parenteral. Diazóxido (Hyperstat, outros), 15 mg/mL em ampolas de 10 e 20 mL.
   B. Oral. Diazóxido (Proglycem, outros), suspensão oral de 50 mg/mL (com álcool e parabenos); cápsulas de 50 e 100 mg.
   C. Os **níveis de estoque mínimos sugeridos** para o tratamento de um adulto de 100 kg nas primeiras 8 e 24 horas são:
   1. **Diazóxido (parenteral)**, *primeiras 8 horas:* 300 mg ou 2 recipientes (15 mg/mL, 10 mL cada); *primeiras 24 horas:* 600 mg ou 2 recipientes (15 mg/mL, 20 mL cada).
   2. **Diazóxido (coral)**, *primeiras 8 horas:* 400 mg ou 8 mL de suspensão (50 mg/mL); *primeiras 24 horas:* 1.500 mg ou 30 mL de suspensão (50 mg/mL).

▶ **DIFENIDRAMINA**
Thomas E. Kearney, PharmD

I. **Farmacologia.** A difenidramina é um anti-histamínico com propriedades anticolinérgicas, antitussígenas, antieméticas e anestésicas locais. A propriedade anti-histamínica proporciona alívio da coceira e irritação mínima causada pela dermatite induzida por vegetais e por picadas de insetos e, quando usada como pré-tratamento, fornece proteção parcial contra a anafilaxia causada por antivenenos ou antitoxinas derivadas de soro animal. Sintomas extrapiramidais induzidos pelo fármaco respondem ao efeito anticolinérgico da difenidramina. Os efeitos da difenidramina atingem seu máximo em 1 hora após a injeção IV e dura até 7 horas. O fármaco é eliminado pelo metabolismo hepático, com uma meia-vida sérica de 3 a 7 horas.
II. **Indicações**
   A. O alívio dos sintomas causados pelo efeito histamínico excessivo (p. ex., ingestão de peixe contaminado por escombroide ou niacina e administração IV rápida de acetilcisteína). A difenidramina pode ser combinada com cimetidina ou outro bloqueador do receptor histamina$_2$ (H_2) (p. 478).
   B. Pré-tratamento antes da administração de antivenenos ou antitoxinas derivadas de soro animal, especialmente em pacientes com uma história de hipersensibilidade ou com teste cutâneo positivo. A difenidramina pode ser combinada com cimetidina ou outro bloqueador do receptor H_2.
   C. Sintomas extrapiramidais induzidos por fármacos neurolépticos e priapismo (um registro de caso).
   D. Prurido causado por veneno de carvalho, veneno de hera ou pequenas picadas de insetos.
III. **Contraindicações**
   A. Glaucoma de ângulo fechado.
   B. Hipertrofia prostática com uropatia obstrutiva.
   C. Terapia concorrente com IMAOs.
IV. **Efeitos adversos**
   A. Poderão ocorrer sedação, sonolência e ataxia. A excitação paradoxal é possível em crianças pequenas.
   B. Doses excessivas poderão causar rubor, taquicardia, visão embaçada, *delirium*, psicose tóxica, retenção urinária e depressão respiratória.
   C. Algumas preparações podem conter o conservante sulfito, que pode causar reações alérgicas em indivíduos suscetíveis.
   D. A difenidramina pode exacerbar distúrbios do movimento discinético como resultado do aumento de dopamina (p. ex., intoxicação por anfetamina ou cocaína) ou efeitos colinérgicos reduzidos no SNC.

E. Extravasamento a partir de uma dose IV de 500 mg para os tecidos moles do braço levou à síndrome da dor regional crônica (registro de caso). Necrose local a partir da via SC.
F. **Uso na gravidez.** Categoria B (indeterminado) da FDA. O prejuízo para o feto é extremamente improvável.
V. **Interações farmacológicas ou laboratoriais**
  A. Efeito sedativo aditivo com opioides, etanol e outros sedativos.
  B. Efeito anticolinérgico aditivo com outros fármacos antimuscarínicos.
VI. **Dosagem e método de administração**
  A. **Prurido.** Administrar 25 a 50 mg, VO, a cada 4 a 6 horas (crianças: 5 mg/kg/dia, em doses divididas; doses orais usuais para idades entre 6 e 12 anos são de 12,5 a 25 mg, a cada 4 a 6 horas, e para idades de 2 a 6 anos, são de 6,25 mg, a cada 4 a 6 horas); dose máxima diária: 37,5 mg (crianças com idades entre 2 e 6 anos), 150 mg (crianças com idades entre 6 e 12 anos) e 300 mg (adultos). O fármaco também poderá ser aplicado topicamente, embora tenham sido observadas absorção sistêmica e toxicidade, sobretudo quando usado em amplas áreas de pele rompida ou com bolhas.
  B. **Pré-tratamento, anterior à administração do antiveneno.** Administrar 50 mg (crianças: 0,5 a 1 mg/kg) IV; se possível, deverão ser administrados pelo menos 15 a 20 minutos antes do uso do antiveneno. A taxa de administração IV não deverá exceder 25 mg/min.
  C. **Sintomas extrapiramidais induzidos por fármacos.** Administrar 50 mg (crianças: 0,5-1 mg/kg), IV (em uma taxa que não exceda 25 mg/min) ou IM profunda; se não houver resposta em 30 a 60 minutos, repetir a dose até um máximo de 100 mg (adultos). Fornecer terapia de manutenção VO, 25 a 50 mg (crianças: 0,5 a 1 mg/kg; dose VO comum quando < 9 kg, 6,25 a 12,5 mg, e quando > 9 kg, 12,5 a 25 mg), a cada 4 a 6 horas, durante 2 a 3 dias, para prevenir a recorrência; dose máxima diária: 300 mg (crianças) e 400 mg (adultos).
VII. **Formulações**
  A. **Oral.** Cloridrato de difenidramina (Benadryl, outros), comprimidos e cápsulas de 25 e 50 mg, comprimidos mastigáveis e tiras solúveis de 12,5 e 25 mg; elixir, xarope e solução oral, 12,5 mg/5 mL; suspensão, 25 mg/5 mL.
  B. **Parenteral.** Cloridrato de difenidramina (Benadryl, outros), 50 mg/mL em cartuchos, ampolas, Steri-Vials, e seringas de 1 mL e Steri-Vials de 10 mL (pode conter cloreto de benzetônio).
  C. Os **níveis de estoque mínimos sugeridos** para o tratamento de um adulto de 100 kg nas primeiras 8 e 24 horas são: **difenidramina (parenteral)**, *primeiras 8 horas:* 150 mg ou 3 ampolas (50 mg/mL, 1 mL cada); *primeiras 24 horas:* 400 mg ou 8 ampolas (50 mg/mL, 1 mL cada).

▶ **DOPAMINA**

Neal L. Benowitz, MD

I. **Farmacologia.** A dopamina é uma catecolamina endógena e o precursor metabólico imediato da norepinefrina. Estimula os receptores α e β-adrenérgicos direta e indiretamente. Além disso, ela atua sobre receptores dopaminérgicos específicos. Sua atividade relativa sobre esses diversos receptores é dose-dependente. Com baixas taxas de infusão (1 a 5 μg/kg/min), a dopamina estimula a atividade $β_1$ (frequência cardíaca e contratilidade aumentadas) e aumenta o fluxo sanguíneo renal e mesentérico por meio da atividade agonista dopaminérgica. No caso de altas taxas de infusão (10 a 20 μg/kg/min), o estímulo α-adrenérgico predomina, levando ao aumento na resistência vascular periférica. A dopamina não é eficaz quando administrada VO. Após administração IV, atua em 5 minutos, e a duração do seu efeito é de menos de 10 minutos. A meia-vida plasmática é de aproximadamente 2 minutos.
II. **Indicações**
  A. A dopamina é usada para elevar a pressão sanguínea, o rendimento cardíaco e o fluxo urinário em pacientes com choque que não responderam ao desafio de volume IV, à correção da hipotermia ou que não reverteram a acidose.

B. A infusão de baixas doses é mais eficaz no caso de hipotensão causada por venodilatação ou contratilidade cardíaca reduzida; dopamina de alta dose é indicada para o choque resultante de resistência arterial periférica reduzida.
III. **Contraindicações**
   A. Taquiarritmias ou fibrilação ventricular e hipovolemia não corrigida.
   B. A infusão de altas doses é relativamente contraindicada na presença de doença oclusiva arterial periférica com trombose em pacientes com intoxicação por ergotina (p. 209).
IV. **Efeitos adversos**
   A. Hipertensão grave, que poderá levar a hemorragia intracraniana, edema pulmonar ou necrose do miocárdio.
   B. Agravamento de isquemia tecidual, levando à gangrena (infusão com altas doses).
   C. Arritmias ventriculares, especialmente em pacientes intoxicados por solventes hidrocarbonetos aromáticos, hidrocarbonetos halogenados ou anestésicos.
   D. Necrose tecidual após extravasamento tecidual (ver Item VI.A adiante para o tratamento do extravasamento).
   E. Reação anafilactoide induzida por conservantes de sulfito em pacientes sensíveis.
   F. **Uso na gravidez.** Categoria C (indeterminado) da FDA. Pode haver um efeito relacionado com a dose sobre o fluxo sanguíneo efetivo. No entanto, isso não exclui o seu uso agudo por curto prazo em uma paciente seriamente sintomática (p. 440).
V. **Interações farmacológicas ou laboratoriais**
   A. Poderá ocorrer resposta aumentada ao fármaco pressor na presença de cocaína e antidepressivos cíclicos devido à inibição da recaptação neuronal.
   B. Poderá ocorrer resposta aumentada ao fármaco pressor em pacientes que estejam recebendo IMAOs, devido à inibição de degradação metabólica neuronal.
   C. Hidrato de cloral e anestésicos de hidrocarbonetos halogenados podem aumentar o efeito arritmogênico da dopamina devido à sensibilização do miocárdio aos efeitos das catecolaminas.
   D. Agentes α e β-bloqueadores antagonizam os efeitos adrenérgicos da dopamina; haloperidol e outros antagonistas da dopamina podem antagonizar os efeitos dopaminérgicos.
   E. Poderá ocorrer resposta reduzida ao fármaco pressor em pacientes com depleção das reservas neuronais de catecolaminas (p. ex., uso crônico de dissulfiram ou reserpina).
VI. **Dosagem e método de administração (adultos e crianças)**
   A. **Evitar extravasamento.** *Atenção:* A infusão IV deverá ser de fluxo livre, e a veia perfundida deverá ser monitorada com frequência à procura de sinais de infiltração SC (palidez, frieza e induração). Em caso de extravasamento, infiltrar imediatamente a área afetada com fentolamina (p. 504), 5 a 10 mg, em 10 a 15 mL de soro fisiológico (crianças: 0,1 a 0,2 mg/kg; máximo: 10 mg no total), com o auxílio de uma agulha hipodérmica fina (25-27 *gauge*); a melhora será evidenciada pela hiperemia e pelo retorno à temperatura normal. Nitratos tópicos e infiltração de terbutalina também têm sido sucedidos no tratamento de extravasamento envolvendo outras catecolaminas.
   B. No caso de **efeitos predominantemente inotrópicos**, iniciar com 1 μg/kg/min e aumentar a taxa de infusão conforme necessário a até 5 a 10 μg/kg/min.
   C. No caso de **efeitos predominantemente vasopressores**, infundir 10 a 20 μg/kg/min e aumentar conforme necessário. Doses superiores a 50 μg/kg/min poderão levar à vasoconstrição periférica grave e à gangrena.
VII. **Formulações**
   A. Cloridrato de dopamina (Intropin e outros), como concentrado para ser adicionado a soluções IVs (40, 80 e 160 mg/mL em ampolas de 5 mL, frascos ou seringas de 5 e 10 mL e frascos de 20 mL) ou produto parenteral pré-misturado injetável (0,8, 1,6 e 3,2 mg/mL em glicose a 5%). Todas contêm bissulfito de sódio como conservante.
   B. Os **níveis de estoque mínimos sugeridos** para o tratamento de um adulto de 100 kg nas primeiras 8 e 24 horas são: **cloridrato de dopamina**, *primeiras 8 horas:* 800 mg ou 1 frasco (160 mg/mL, 5 mL cada); *primeiras 24 horas:* 2.400 mg ou 3 frascos (160 mg/mL, 5 mL cada).

► **DTPA**

Tanya Mamantov, MD

I. **Farmacologia.** O dietilenotriaminopentacetato (Zn-DTPA e Ca-DTPA) é um agente quelante usado nos casos de exposições aos elementos transurânicos plutônio, amerício e cúrio. O DTPA é usado como sal de cálcio ou zinco e forma um produto quelado que é excretado pela urina. O DTPA tem meia-vida plasmática de 20 a 60 minutos e distribui-se no espaço extracelular. Pequena quantidade do fármaco apresenta-se ligada à proteína e não passa por metabolismo significativo ou acúmulo tecidual. O Ca-DTPA leva a uma taxa de eliminação de plutônio 10 vezes maior quando comparado ao Zn-DTPA, de modo que o seu uso é preferível no tratamento inicial do paciente, quando disponível.

II. **Indicações.** Contaminação interna com plutônio, amerício ou cúrio. Também tem sido usado no tratamento da contaminação interna com califórnio e berquélio.

III. **Contraindicações**
 A. Hipersensibilidade conhecida ao agente.
 B. O DTPA não deverá ser usado nos casos de exposições a urânio ou netúnio, pois poderá aumentar a deposição óssea desses elementos.
 C. O Ca-DTPA não deverá ser usado em pacientes com insuficiência renal, síndrome nefrótica ou supressão da medula óssea, ou em gestantes.

IV. **Efeitos adversos**
 A. Náuseas, vômito e diarreia.
 B. Febre, calafrios e mialgias.
 C. Efeitos colaterais potencialmente fatais são distintamente raros, não tendo sido observada toxicidade grave em humanos após 4.500 administrações de Ca-DTPA e 1.000 administrações de Zn-DTPA.
 D. **Uso na gravidez.** Categoria D (Ca-DTPA) e Categoria C (Zn-DTPA) da FDA; o Zn-DTPA poderá ser usado na gravidez, embora os riscos fetais não sejam completamente conhecidos (p. 440).

V. **Interações farmacológicas ou laboratoriais**
 A. Não são conhecidas interações farmacológicas importantes.
 B. Não parece haver redução dos elementos vestigiais do corpo associada ao uso de DTPA.

VI. **Dosagem e método de administração**
 A. Nos casos de exposição conhecida, a terapia comum envolverá Ca-DTPA ou Zn-DTPA administrados em dose de 1 g logo que possível. Esta deverá ser administrada por via IV durante 3 a 5 minutos sem diluição ou poderá ser diluída em 100 a 250 mL de soro fisiológico, solução de Ringer lactato ou D5W. O tempo de administração não deverá exceder 2 horas. A dose inicial para pacientes pediátricos é de 14 mg/kg, não excedendo 1 g.
 B. É preferível administrar Ca-DTPA na dose inicial por ser mais eficaz do que Zn-DTPA nas primeiras 24 horas. Após 24 horas, Zn-DTPA e Ca-DTPA são igualmente eficazes. Caso o Ca-DTPA não esteja disponível ou seja contraindicado para o paciente, poderá ser substituído pela mesma dose de Zn-DTPA. A FDA aconselha a preferência por Zn-DTPA para a terapia de manutenção, pois está associado a menores perdas de minerais essenciais.
 C. Após a dose inicial de Ca-DTPA, a repetição de doses de 1 g de Ca-DTPA ou Zn-DTPA deverá se basear no nível de suspeita de contaminação interna. Com início no momento da exposição, coletar amostras de urina e fezes para bioensaios de forma a orientar o tratamento posterior após a dose inicial. As doses poderão ser mantidas (geralmente 2 a 3 vezes por semana) até que a taxa de excreção do transurânico não mais aumente pela administração do quelante (a duração poderá variar de dias a anos). Em caso de tratamento longo, Ca-DTPA deverá ser administrado com terapia suplementar de zinco.
 D. Doses Ims em geral não são recomendadas devido à dor significativa na injeção.
 E. Mulheres grávidas deverão ser tratadas apenas com Zn-DTPA.
 F. A nebulização em uma diluição 1:1 é segura e eficaz em indivíduos contaminados apenas por inalação. A via IV deverá ser usada em casos envolvendo múltiplas vias de contaminação interna ou se a via for desconhecida.

VII. Formulações

A. Parenteral ou nebulização. Injeção de pentetato de cálcio trissódico (Ca-DTPA), injeção de pentetato de zinco trissódico (Zn-DTPA). Um grama em 5 mL de diluente (200 mg/mL) armazenado em ampolas de vidro claro para dose única. Estas são fornecidas em caixas com 10 ampolas de cada sal (Ca-DTPA e Zn-DTPA) pela Akorn Inc.

B. Os níveis de estoque mínimos sugeridos para o tratamento de um adulto de 100 kg, nas primeiras 8 e 24 horas são:

1. **Pentetato de cálcio trissódico,** *primeiras 8 horas:* 1 g ou 1 ampola (200 mg/mL, 5 mL cada); *primeiras 24 horas:* 1 g ou 1 ampola (200 mg/mL, 5 mL cada).
2. **Pentetato de zinco trissódico,** *primeiras 8 horas:* 1 g ou 1 ampola (200 mg/mL, 5 mL cada); *primeiras 24 horas:* 1 g ou 1 ampola (200 mg/mL, 5 mL cada).

É aconselhável estocar tanto o Ca-DTPA quanto o Zn-DTPA. O DTPA é mantido no SNS no CDC. O Radiation Emergency Assistance Center/Training Site REAC/TS poderá ser contatado para informações sobre como obter o DTPA e sobre dosagens recomendadas no telefone 1-865-576-3131 ou na internet no *site* www.orau.gov/reacts.

▶ EDTA CÁLCICO (EDTA DISSÓDICO DE CÁLCIO, EDETATO DISSÓDICO DE CÁLCIO, VERSENATO DISSÓDICO DE CÁLCIO)

Michael J. Kosnett, MD, MPH

I. Farmacologia. O EDTA cálcico (etilenodiaminotetracetato) tem sido usado como agente quelante para aumentar a eliminação de certos metais tóxicos, principalmente o chumbo. A eliminação de metais endógenos, incluindo zinco, manganês, ferro e cobre, também poderá ocorrer em menor grau. A meia-vida plasmática do fármaco é de 20 a 60 minutos e 50% da dose injetada são excretadas pela urina em 1 hora. A excreção urinária aumentada de chumbo inicia em 1 hora após a administração de EDTA e é seguida por redução de sua concentração no sangue total durante o curso do tratamento. O EDTA cálcico mobiliza o chumbo dos tecidos moles e de uma fração dos reservatórios mais amplos de chumbo presentes nos ossos. Em indivíduos com alta carga corporal de chumbo, a interrupção da quelação com EDTA geralmente é seguida por rebote do aumento dos seus níveis sanguíneos, quando os reservatórios ósseos se equilibram com os níveis inferiores dos tecidos moles. **Nota:** O EDTA cálcico **não** deve ser confundido com o EDTA sódico (edetato dissódico), que é usado ocasionalmente para tratar a hipercalcemia grave potencialmente fatal.

II. Indicações

A. O EDTA cálcico tem sido usado para reduzir concentrações sanguíneas de chumbo e aumentar a sua excreção urinária em indivíduos com intoxicação sintomática pelo chumbo e em indivíduos assintomáticos com altos níveis sanguíneos desse metal. Embora a experiência clínica associe a quelação por EDTA cálcico com o alívio de sintomas (particularmente a cólica do chumbo) e com a redução da mortalidade, ensaios clínicos controlados que demonstrem eficácia terapêutica não existem, e as recomendações de tratamento têm sido bastante empíricas.

B. O EDTA cálcico poderá apresentar uma provável utilidade na intoxicação por zinco, manganês e certos radioisótopos pesados.

III. Contraindicações. Como o EDTA cálcico aumenta a excreção renal de chumbo, a anúria representa uma contraindicação relativa. O acúmulo de EDTA aumenta o risco de nefropatia, especialmente em pacientes com depleção de volume. No caso de pacientes com insuficiência renal moderada, reduzir a dose em proporção relativa ao déficit na depuração da creatinina. O uso de EDTA em conjunto com a hemodiálise de alto fluxo ou hemofiltração foi registrado em pacientes com insuficiência renal.

IV. Efeitos adversos

A. A nefrotoxicidade (p. ex., necrose tubular aguda, proteinúria e hematúria) poderá ser minimizada pela hidratação adequada, pelo estabelecimento de fluxo urinário adequado, evitando-

-se perdas excessivas, e pela limitação da administração contínua para 5 dias ou menos. A avaliação laboratorial da função renal deverá ser feita diariamente durante o tratamento da intoxicação grave e após o segundo e quinto dias em outros casos.
B. **Aviso de caixa preta.** No caso de indivíduos com encefalopatia por chumbo, infusões rápidas ou de alto volume poderão exacerbar a pressão intracraniana aumentada. Em tais circunstâncias, é preferível fazer uso de volumes inferiores de soluções mais concentradas para as infusões IVs. Como alternativa, poderá ser considerada a injeção Im.
C. Poderá ocorrer dor nos locais de injeção intramuscular. A lidocaína (1 mL de lidocaína a 1% por 1 mL de EDTA concentrado) poderá ser adicionada às injeções intramusculares para redução do desconforto.
D. O **uso inadvertido de EDTA sódico** (edetato dissódico) poderá causar **hipocalcemia** grave.
E. O EDTA cálcico poderá acarretar depleção de zinco por curto prazo, fato de significado clínico incerto.
F. **Uso na gravidez.** A segurança do EDTA cálcico na gravidez ainda não foi demonstrada, embora tenha sido registrado o seu uso sem problemas no final da gravidez. Foram observadas malformações fetais com altas doses em estudos animais, possivelmente como consequência da depleção de zinco. Caso seja necessário o uso durante a gravidez devido à intoxicação por chumbo, deverá ser considerada a suplementação materna de zinco.

V. **Interações farmacológicas ou laboratoriais.** Infusões IVs poderão ser incompatíveis com soluções de glicose a 10%, anfotericina ou hidralazina.

VI. **Dosagem e método de administração para os casos de intoxicação por chumbo (adultos e crianças).** *Nota:* A administração de EDTA nunca deverá substituir a remoção da exposição ao chumbo. No caso de adultos, os padrões regulamentares da Occupational Safety and Health Administration (OSHA) determinam a remoção de qualquer trabalhador da exposição ocupacional ao chumbo, no caso da observação de uma única concentração sanguínea superior a 60 μg/dL ou de uma média de três valores sucessivos superiores a 50 μg/dL. (Entretanto, recentes quedas nos níveis basais de chumbo e a preocupação com efeitos adversos à saúde das exposições em menor grau sustentam a remoção na observação de níveis ainda menores.) A ***quelação profilática***, definida como o uso rotineiro da quelação para prevenir concentrações sanguíneas elevadas de chumbo ou o ato de trazê-las para níveis inferiores aos padrões em trabalhadores assintomáticos, ***não* é permitida**. Consultar o departamento de saúde local ou estadual ou a OSHA (ver Tab. IV-3, p. 578) para mais informações.
   A. **Intoxicação por chumbo com encefalopatia, cólica do chumbo aguda ou níveis sanguíneos de chumbo superiores a 150 μg/dL**
      1. **Adultos:** 2 a 4 g (ou 30 a 50 mg/kg), IV, durante 24 horas, em infusão contínua (diluídas para 2-4 mg/mL em soro fisiológico ou glicose a 5%). O regime de tratamento não deverá ultrapassar 5 dias.
      2. **Crianças:** 1.000 a 1.500 mg/m^2, durante 24 horas, em infusão IV contínua (para obter uam concentração de 2 a 4 mg/mL em soro fisiológico ou glicose a 5%). Alguns médicos defendem que o tratamento de pacientes com encefalopatia por chumbo, particularmente crianças, seja iniciado concomitantemente com uma dose única de BAL (p.458), seguida, 4 horas mais tarde, pela administração concomitante de BAL e EDTA cálcico. A BAL é interrompida após 3 dias; o EDTA deverá ser mantido até 5 dias consecutivos.
   B. **Intoxicação sintomática por chumbo sem encefalopatia ou cólica.** Administrar EDTA cálcico em uma dose adulta de 2 a 4 g (ou 30 a 50 mg/kg), IV, durante 24 horas, ou uma dose pediátrica de 1.000 a 1.500 mg/m^2/dia (aproximadamente 20 a 30 mg/kg, em infusão IV contínua, para obter uma concentração de 2 a 4 mg/mL), durante 3 a 5 dias.
   C. Embora a administração IV seja preferível, a dose diária (ver item anterior) poderá ser administrada por injeção Im profunda dividida em 2 ou 3 doses (a cada 8 a 12 horas).
   D. Como o EDTA aumenta a excreção urinária de chumbo, deve-se fornecer fluidos adequados para manter o fluxo urinário (de preferência 1 a 2 mL/kg/h). Entretanto, deve-se evitar a hidratação excessiva, que poderia agravar o edema cerebral.
   E. Os cursos do tratamento deverão ser separados por um período mínimo de 2 dias, e um intervalo de 2 semanas ou mais poderá ser indicado para avaliar a extensão do rebote pós-

-tratamento nos níveis sanguíneos de chumbo. Um curso adicional de tratamento com EDTA cálcico poderá ser considerado com base nas concentrações sanguíneas pós-tratamento e na persistência ou recorrência de sintomas.
- **F.** Considerar a mudança para succímero oral (p. 555) ou unitiol oral (p. 560) após 3 a 5 dias do tratamento com EDTA cálcico, em caso de desaparecimento da encefalopatia ou da cólica, da queda do nível sanguíneo de chumbo para um nível inferior a 100 μg/dL e quando o paciente for capaz de absorver uma formulação oral.
- **G.** Testes de mobilização do chumbo pela quelação com uma dose única de EDTA têm sido defendidos por alguns médicos para avaliar a carga corporal de chumbo ou acessar a necessidade de um curso de tratamento completo no caso de pacientes com níveis sanguíneos moderadamente elevados; no entanto, o valor e a necessidade desses testes são controversos.
- **H.** A terapia oral com EDTA *não* é recomendada para prevenção ou tratamento da intoxicação por chumbo porque poderá *aumentar* a sua absorção pelo trato GI.

VII. Formulações
- **A. Parenteral.** Edetato dissódico de cálcio (Versenate), 200 mg/mL, ampolas de 5 mL. Para infusão IV, diluir para obter concentração de 2 a 4 mg/mL em soro fisiológico ou solução de glicose a 5%.
- **B.** Os **níveis de estoque mínimos sugeridos** para o tratamento de um adulto de 100 kg nas primeiras 8 e 24 horas são: **edetato dissódico de cálcio**, *primeiras 8 horas:* 1 g ou 1 ampola (200 mg/mL, 5 mL cada); *primeiras 24 horas:* 3 g ou 3 ampolas (200 mg/mL, 5 mL cada).

▶ EMULSÃO LIPÍDICA

Christian A. Tomaszewski, MD

I. Farmacologia. A terapia com emulsão lipídica (EL) é utilizada como um dos mais recentes antídotos preconizados para toxicidade vascular causada por fármacos lipossolúveis. Foi inicialmente utilizada na recuperação da toxicidade de anestésicos locais, particularmente a bupivacaína. Estudos em animais demonstraram efeitos drásticos, incluindo ressuscitação de paradas cardíacas, hipotensão grave e bradicardia induzidas por fármacos cardiotóxicos. Registros notáveis de casos em humanos sugerem a sua utilidade, porém a sua eficácia e segurança não estão estabelecidas.
- **A.** Diversos mecanismos têm sido propostos para a eficácia da EL:
    1. A EL pode sequestrar fármacos lipossolúveis para o interior do compartimento intravascular, deixando menos fármaco disponível para causar toxicidade tecidual.
    2. A EL pode fornecer ácidos graxos extras para um coração incapaz de usar seu fornecimento normal de energia quando estressado.
    3. Ácidos graxos de cadeia longa podem ativar canais de cálcio nos miócitos, aumentando a liberação posterior de cálcio intracelular e levando a uma melhor contratilidade.
    4. Ácidos graxos de cadeia longa e média estimulam um aumento do cálcio citosólico nas células pancreáticas, causando a liberação de insulina, que por sua vez, poderá melhorar o desempenho cardíaco no choque.
    5. A EL aumenta a elevação da pressão sanguínea em resposta a vasopressores α-adrenérgicos.
- **B.** As partículas de gordura infundidas comportam-se como quilomícrons naturais. Os triglicerídeos circulantes são rapidamente hidrolisados pela lipoproteína intravascular lipase, liberando ácidos graxos livres. Estes são captados pelas células de Kupfer do fígado, bem como pelo sistema retículoendotelial. No caso de infusões maciças, os ácidos graxos livres também são captados pelo músculo esquelético e tecido SC. Qualquer ácido graxo livre que entre nos tecidos poderá ser armazenado ou transportado para o interior da mitocôndria, onde sofrerá beta-oxidação.

II. Indicações
- **A.** O uso inicial de EL nos casos de superdosagem foi baseado em registros de caso de retorno da circulação espontânea em pacientes com superdosagem de anestésicos locais, incluindo bupivacaína e mepivacaína.

B. Estudos recentes em animais sugerem a eficácia da EL na toxicidade por bloqueadores de canal de cálcio, clomipramina e, em certo grau, β-bloqueadores. Registros de casos humanos demonstraram a reversão da toxicidade vascular em superdosagens de verapamil, bupropiona, lamotrigina e anfetamina.
C. Em pacientes hemodinamicamente instáveis devido a superdosagens por fármacos lipossolúveis, no caso de falha das intervenções mais convencionais, considerar a EL como terapia adjuvante para a hipotensão refratária, especialmente quando acompanhada por bradicardia.
III. Contraindicações
A. Alergia à soja ou a derivados de ovos.
B. **Alerta de caixa preta.** Neonatos: Ocorreram óbitos de bebês prematuros devido ao acúmulo IV de lipídeos nos pulmões, como resultado do comprometimento da depuração e da eliminação do fármaco.
C. Contraindicações relativas incluem insuficiência pulmonar, pancreatite e distúrbios do metabolismo de lipídeos.
 1. A EL, administrada muito rapidamente e em grandes quantidades a pacientes com insuficiência pulmonar, particularmente SDRA, poderá comprometer temporariamente a oxigenação adequada.
 2. Poderá ocorrer pancreatite depois de repetidas doses, e a infusão de EL poderá exacerbar a pancreatite existente.
 3. O fabricante estabelece o metabolismo lipídico anormal, a hiperlipidemia e a nefrose lipídica como contraindicações para a administração de EL.
IV. Efeitos adversos
A. **Síndrome dos êmbolos lipídicos.** A infusão excessiva de emulsão lipídica poderá aumentar transitoriamente a resistência vascular pulmonar e diminuir a difusão dos gases pulmonares, especialmente em pacientes com insuficiência pulmonar básica. Entretanto, erros de dosagem na ordem de até dez vezes, com infusões próximas a 10 mL/kg/h durante várias horas, não acarretaram efeitos indesejados. Estudos em animais sugerem a infusão de 70 mL/kg durante 30 minutos como a melhor aproximação da dose letal moderada (DL_{50}) em ratos.
B. Existe um potencial para o desenvolvimento de pancreatite ou de exacerbação de uma condição preexistente.
C. Flebite, hematúria macroscópica e elevações transitórias nos níveis de amilase foram observadas em registros de casos.
D. **Uso na gravidez.** Devido à falta de dados, a FDA classificou a EL na gravidez como Categoria C em todos os trimestres. Entretanto, produtos lipídicos parenterais têm sido usados em mulheres grávidas para fins nutricionais sem a observação de efeitos indesejados.
V. Interações farmacológicas ou laboratoriais
A. A mistura da EL com cálcio pode causar floculação, portanto a administração simultânea deverá ser evitada.
B. Imediatamente após infusões muito altas de EL, os testes de hemoglobina, hematócrito, contagem de leucócitos e contagem de plaquetas não poderão ser interpretados por várias horas. Também foram observadas interferências com a cooximetria: a saturação de oxigênio poderá não ser mensurável e a metemoglobina poderá estar falsamente elevada.
VI. Dosagem e método de administração
A. **Bólus inicial.** A dose inicial típica de adultos é de 100 mL (ou 1,5 mL/kg) de uma suspensão de EL a 20% IV, administrada durante 2 a 3 minutos. Em crianças, iniciar com 1,5 mL/kg. Em caso de resposta inicial mínima ou ausente, o bólus poderá ser repetido por 2 vezes, a cada 5 minutos.
B. **Infusão.** Infusões contínuas podem ser administradas após o bólus inicial de 0,25 a 0,5 mL/kg/min durante 30 a 60 minutos.
C. **Nota:** A condição do paciente poderá piorar após uma melhora inicial, porque a duração dos benefícios da terapia de EL poderá ser mais curta do que os efeitos do fármaco cardiotóxico.

VII. Formulações
A. A terapia com EL encontra-se rapidamente disponível na maioria dos hospitais para superalimentação.
 1. **Intralipid** consiste principalmente em óleo de soja (20%) e fosfolipídeos da gema do ovo (2,25%) emulsificados em glicerina e água. O resultado é uma mistura de triglicerídeos de cadeia média e longa, contendo os ácidos graxos livres linoleato, oleato, palmitato, linolenato e estearato. O Intralipid a 20% está disponível em convenientes bolsas de 100 mL.
 2. Uma formulação alternativa, **Liposyn**, também é fornecida na concentração de 20% com óleo de cártamo a 10% além do óleo de soja (10%) e dos fosfatídeos do ovo (1,2%).
 3. *Nota:* Ambas as preparações são oferecidas em formulações de 10 e 30%, porém não se sabe se estas são comparáveis com a formulação de 20% em eficácia e segurança. Ainda não se sabe se Intralipid e Liposyn são produtos igualmente eficazes.
B. Os **níveis de estoque mínimos sugeridos** para o tratamento de um adulto de 100 kg nas primeiras 8 e 24 horas são: **Intralipid a 20%**, *primeiras 8 horas:* 3.300 mL ou 3 bolsas (100 mL cada) mais 6 bolsas (500 mL cada); *primeiras 24 horas:* 3.300 mL ou 3 bolsas (100 mL cada) mais 6 bolsas (500 mL cada).

▶ EPINEFRINA
Neal L. Benowitz, MD

I. Farmacologia. A epinefrina é uma catecolamina endógena com propriedades agonísticas α e β-adrenérgicas usada principalmente em situações de emergência para tratar anafilaxia ou parada cardíaca. Seus efeitos benéficos incluem inibição da liberação de histamina pelos mastócitos e basófilos, broncodilatação, efeitos inotrópicos positivos e vasoconstrição periférica. A epinefrina não é ativa após a administração VO. A injeção SC produz efeitos em 5 a 10 minutos, com efeitos máximos em 20 minutos. A administração IV ou por inalação produz efeitos muito mais rápidos. A epinefrina é inativada rapidamente no corpo, com uma meia-vida de eliminação de 2 minutos.
II. Indicações
 A. Anafilaxia e reações anafilactoides.
 B. A epinefrina é usada ocasionalmente em casos de hipotensão resultante da superdosagem por β-bloqueadores, antagonistas de cálcio e outros fármacos depressores cardíacos.
III. Contraindicações
 A. Taquiarritmias ou fibrilação ventricular e hipovolemia não corrigida.
 B. A epinefrina é relativamente contraindicada em pacientes com insuficiência cardíaca orgânica, doença vascular oclusiva arterial periférica com trombose ou intoxicação por ergotina (p. 209).
 C. Glaucoma de ângulo estreito.
IV. Efeitos adversos
 A. Ansiedade, inquietação, tremor e dor de cabeça.
 B. Hipertensão grave, que poderá levar à hemorragia intracraniana, edema pulmonar ou necrose ou infarto do miocárdio.
 C. Usar com cautela em pacientes intoxicados por solventes hidrocarbonetos aromáticos ou halogenados e anestésicos, pois esses agentes poderão sensibilizar o miocárdio aos efeitos arritmogênicos da epinefrina.
 D. Necrose tecidual após extravasamento ou injeção intra-arterial.
 E. Agravamento de isquemia tecidual, levando à gangrena.
 F. Reação anafilactoide, que poderá ocorrer devido ao conservante bissulfito em pacientes com hipersensibilidade ao sulfito.
 G. Hipocalemia, hipofosfatemia, hiperglicemia e leucocitose poderão ocorrer devido aos efeitos β-adrenérgicos da epinefrina.
 H. **Uso na gravidez.** Categoria C (indeterminado) da FDA. A epinefrina é teratogênica em animais, cruza a placenta, pode causar isquemia placentária e suprimir as contrações uterinas,

porém esses efeitos não excluem o seu uso agudo por curto prazo em uma paciente seriamente sintomática (p. 440).
V. **Interações farmacológicas ou laboratoriais**
   A. Poderá ser observado aumento no efeito arritmogênico quando a epinefrina for administrada a pacientes com superdosagem pelo hidrato de cloral ou anestesiados com ciclopropano ou anestésicos gerais halogenados.
   B. O uso em pacientes que estejam recebendo propranolol e outros β-bloqueadores não seletivos poderá produzir hipertensão grave devido ao bloqueio da vasodilatação mediada por β_2, levando à vasoconstrição correspondente mediada por α.
   C. A cocaína e os antidepressivos cíclicos poderão aumentar os efeitos estimulantes devido à inibição da recaptação neuronal de epinefrina.
   D. IMADs poderão aumentar os efeitos pressores devido à redução do metabolismo neuronal da epinefrina.
   E. A intoxicação por digitálicos poderá aumentar a arritmogenicidade da epinefrina.
VI. **Dosagem e método de administração**
   A. *Atenção:* **Evitar o extravasamento.** A infusão IV deverá ser de fluxo livre, e a veia infundida deverá ser observada com frequência em busca de sinais de infiltração SC (palidez, frieza ou induração).
      1. Caso ocorra extravasamento, infiltrar imediatamente a área afetada com fentolamina (p. 504), 5 a 10 mg em 10 a 15 mL de soro fisiológico (crianças: 0,1 a 0,2 mg/kg; máximo: 10 mg no total) por uma agulha hipodérmica fina (25 a 27 *gauge*); a melhora será evidenciada pela hiperemia e pela volta à temperatura normal.
      2. Como alternativa, a aplicação tópica de pasta de nitroglicerina e a infiltração de terbutalina têm se mostrado bem sucedidas.
   B. **Reação alérgica branda a moderada.** Administrar 0,3 a 0,5 mg, SC ou IM (crianças: 0,01 mg/kg de uma solução a 1:1.000 de uma suspensão 1:200; máximo: 0,5 mg). Poderá ser repetida após 10 a 15 minutos quando necessário.
   C. **Anafilaxia grave.** Administrar 0,05 a 0,1 mg, IV (0,5 a 1 mL de uma solução 1:10.000), a cada 5 a 10 minutos (crianças: 0,01 mg/kg; máximo: 0,1 mg), ou infusão IV a 1-4 μg/min. Caso o acesso IV não esteja disponível, a via endotraqueal poderá ser usada; administrar 0,5 mg (5 mL de uma solução 1:10.000) pelo tubo endotraqueal.
   D. **Hipotensão.** Infundir a 1 μg/min; titular a elevação a cada 5 minutos quando necessário. Caso o paciente apresente hipotensão refratária ou tenha recebido um bloqueador β-adrenérgico, considerar o uso de glucagon (p. 511).
VII. **Formulações**
   A. **Parenteral.** Cloridrato de epinefrina (Adrenalin, EpiPen, outros), 0,01 mg/mL (1:100.000), 0,1 mg/mL (1:10.000) em seringas pré-carregadas e frascos de 10 mL; 0,5 mg/mL (1:2.000) em autoaplicadores de dose única de 0,3 mL; e 1 mg/mL (1:1.000) em ampolas de 1 mL, frascos de 30 mL e autoaplicadores de dose única de 0,3 mL. A maioria das preparações contém bissulfito de sódio ou metabissulfito de sódio como conservante.
   B. Os **níveis de estoque mínimos sugeridos** para o tratamento de um adulto de 100 kg, nas primeiras 8 e 24 horas, são: **cloridrato de epinefrina**, *primeiras 8 horas:* 4,0 mg ou 4 ampolas (1:1.000 ou 1 mg/mL, 1 mL cada); *primeiras 24 horas:* 12,0 mg ou 12 ampolas (1:1.000 ou 1 mg/mL, 1 mL cada).

▶ **ESMOLOL**

Thomas E. Kearney, PharmD

I. **Farmacologia.** O esmolol é um bloqueador β-adrenérgico cardiosseletivo, IV, de ação curta, sem atividade intrínseca simpatomimética ou depressora de membrana. Em doses terapêuticas usuais, causa algum ou nenhum broncospasmo em pacientes com asma. O esmolol produz efeitos máximos em 6 a 10 minutos após a administração de um bólus IV. É hidrolisado rapidamente pelas esterases das hemácias, com meia-vida de eliminação de 9 minutos; os efeitos terapêuticos e adversos desaparecem em 30 minutos após a interrupção da infusão.

II. **Indicações**
   A. Rápido controle de taquiarritmias supraventriculares e ventriculares e hipertensão, especialmente quando causadas por atividade simpatomimética excessiva (p. ex., fármacos estimulantes, estado hipertireóideo).
   B. Reversão de hipotensão e taquicardia causadas pela atividade β-adrenérgica excessiva resultante de superdosagem por teofilina ou cafeína.
   C. Controle de taquiarritmias ventriculares causadas pela sensibilidade excessiva do miocárdio às catecolaminas (p. ex., hidrato de cloral e solventes hidrocarbonetos clorados).

III. **Contraindicações**
   A. Contraindicações incluem hipotensão, bradicardia e insuficiência cardíaca congestiva secundária à doença cardíaca intrínseca ou efeitos depressores cardíacos de fármacos e toxinas (p. ex., antidepressivos cíclicos e barbitúricos).
   B. Hipotensão causada por fármacos α-adrenérgicos ou estimulantes generalizados (p. ex., cocaína, anfetaminas), a menos que o esmolol seja administrado junto com um vasodilatador (p. ex., nitroprussida ou fentolamina). Uma hipertensão paradoxal poderá advir do efeito α correspondente, embora seja menos provável do que o efeito associado ao uso de um bloqueador β-adrenérgico inespecífico (propranolol).

IV. **Efeitos adversos**
   A. Poderão ocorrer hipotensão e bradicardia, especialmente em pacientes com doença cardíaca intrínseca ou superdosagem por depressores cardíacos.
   B. Poderá ocorrer broncospasmo em pacientes com asma ou broncospasmo crônico, porém é menos provável do que com o uso do propranolol ou outros β-bloqueadores não seletivos, e é rapidamente reversível após a interrupção da infusão.
   C. O esmolol poderá mascarar respostas fisiológicas à hipoglicemia (tremor, taquicardia e glicogenólise) devendo ser usado, portanto, com cautela em pacientes diabéticos.
   D. **Uso na gravidez.** Categoria C (indeterminado) da FDA. Isso não exclui o seu uso agudo por curto prazo em uma paciente seriamente sintomática (p. 440). A infusão de altas doses poderá contribuir para a isquemia placentária.

V. **Interações farmacológicas ou laboratoriais**
   A. O esmolol poderá elevar transitoriamente o nível sérico da digoxina em 10 a 20%, porém se desconhece o significado clínico desse fato.
   B. A recuperação do bloqueio neuromuscular induzido pela succinilcolina poderá ser levemente tardia (5 a 10 minutos). De forma semelhante, o metabolismo do esmolol poderá ser inibido por agentes anticolinesterásicos (p. ex., organofosforados).
   C. O esmolol não é compatível com soluções de bicarbonato de sódio.

VI. **Dosagem e método de administração**
   A. Diluir antes da injeção IV para uma concentração final de 10 mg/mL com glicose a 5%, injeção de Ringer lactato ou soluções salinas.
   B. Administrar como infusão IV, iniciando a 0,025 a 0,05 mg/kg/min e aumentando quando necessário até 0,2 mg/kg/min (dose média: 0,1 mg/kg/min). Concentrações de equilíbrio são alcançadas em aproximadamente 30 minutos após cada ajuste de infusão. Uma dose inicial de 0,5 mg/kg deverá ser administrada durante 1 minuto para se obter efeitos clínicos mais rápidos (5 a 10 minutos).
   C. Taxas de infusão superiores a 0,2 mg/kg/min são propensas a produzir hipotensão excessiva. No caso de taxas superiores a 0,3 mg/kg/min, os efeitos β-bloqueadores perdem sua seletividade $β_1$.

VII. **Formulações**
   A. **Parenteral.** cloridrato de esmolol (Brevibloc), 2,5 g em ampolas de 10 mL (250 mg/mL), 100 mg em frascos de 10 mL (10 mg/mL) e 20 mg/mL (dose dobrada) em frascos de 5 mL e bolsas de 100 mL.
   B. Os **níveis de estoque mínimos sugeridos** para o tratamento de um adulto de 100 kg nas primeiras 8 e 24 horas são: **cloridrato de esmolol**, *primeiras 8 horas:* 5,0 g ou 2 ampolas (250 mg/mL, 10 mL cada); *primeiras 24 horas:* 15,0 g ou 6 ampolas (250 mg/mL, 10 mL cada).

► **ETANOL**

Thomas E. Kearney, PharmD

I. **Farmacologia.** O etanol (álcool etílico) atua como substrato competitivo para a enzima álcool--desidrogenase, impedindo a formação de metabólitos tóxicos a partir do metanol ou do etilenoglicol. Uma concentração sanguínea de etanol de 100 mg/dL, ou pelo menos uma razão molar de 1:4 do etanol para os tóxicos álcool/glicol, satura efetivamente a álcool-desidrogenase e impede o metabolismo posterior de metanol e etilenoglicol (ver também "Fomepizol [4-metilpirazol, 4-MP]" p. 509). O etanol é bem absorvido pelo trato GI quando administrado VO, porém seus efeitos são mais rápidos e previsíveis quando administrado por via IV. A eliminação do etanol segue a cinética de ordem zero; a taxa média de declínio é de 15 mg/dL/h. No entanto, esta é altamente variável e será influenciada pelo uso crônico anterior de álcool, recrutamento de vias metabólicas alternativas e hemodiálise concomitante (p. ex., para remover metanol ou etilenoglicol).

II. **Indicações.** Suspeita-se de intoxicação por **metanol** (álcool metílico [p. 318]) ou por **etilenoglicol** (p. 235) nas seguintes situações:
   A. História sugestiva de ingestão de dose tóxica, porém sem disponibilidade para avaliar as concentrações séricas;
   B. Acidose metabólica e intervalo osmolar inexplicavelmente elevado (p. 32); ou
   C. Concentração sérica de metanol ou etilenoglicol ≥ 20 mg/dL.
   D. *Nota:* Desde a introdução do fomepizol (4-metilpirazol [p. 509]), um potente inibidor da álcool--desidrogenase, a maioria dos pacientes com intoxicação por etilenoglicol ou metanol provavelmente será tratada com este fármaco em vez de com etanol, particularmente em casos que envolvem crianças pequenas, pacientes que estejam recebendo dissulfiram, pacientes com pancreatite e que estejam em hospitais que não possuem facilidades laboratoriais para avaliar com rapidez os níveis de etanol (para tratamento de monitoração). O etanol é mais difícil de ser dosado, requer mais monitoramento e apresenta maior risco para efeitos adversos. Estudos sugerem que, apesar dos custos superiores para aquisição do fomepizol, a sua relação custo--benefício poderá ser melhor do que a do etanol.
   E. Outras substâncias que são metabolizadas pela álcool-desidrogenase gerando metabólitos tóxicos incluem propilenoglicol, dietilenoglicol, trietilenoglicol, éteres de glicol (p. ex., etiléter do etilenoglicol, butiléter do etilenoglicol) e 1,4-butanodiol. Não há critérios nem evidências de resultados terapêuticos melhorados no tratamento com etanol para essas substâncias.

III. **Contraindicações.** Uso de fármacos interativos, o que poderá causar reação do tipo dissulfiram (ver Item V.B adiante).

IV. **Efeitos adversos**
   A. Poderão ocorrer náuseas, vômito e gastrite com a administração VO. O etanol também poderá exacerbar a pancreatite.
   B. Poderão ocorrer inebriação, sedação e hipoglicemia (particularmente em crianças e adultos desnutridos).
   C. O uso IV está algumas vezes associado à flebite local (especialmente com soluções de etanol a 10%). A hiponatremia poderá advir do uso de amplas doses de soluções IVs sem sódio.
   D. Poderá ocorrer rubor agudo, palpitações e hipotensão postural em pacientes portadores da enzima aldeído-desidrogenase atípica (até 50 a 80% dos indivíduos japoneses, chineses e coreanos).
   E. **Uso na gravidez.** Categoria C (indeterminado) da FDA. O etanol cruza a placenta. Seu uso excessivo crônico na gravidez está associado a defeitos no nascimento (síndrome fetal do álcool). O fármaco reduz as contrações uterinas e poderá retardar ou interromper o trabalho de parto. Entretanto, esses efeitos não excluem o seu uso agudo por curto prazo em uma paciente seriamente sintomática (p. 440).

V. **Interações farmacológicas ou laboratoriais**
   A. O etanol potencializa o efeito dos fármacos depressores do SNC e dos agentes hipoglicêmicos.

B. Poderá ocorrer **reação ao dissulfiram** (p. 225), incluindo rubor, palpitações e hipotensão postural em pacientes que estejam recebendo esse fármaco, bem como uma variedade de outros medicamentos (p. ex., metronidazol, furazolidona, procarbazina, clorpropamida, algumas cefalosporinas e cogumelos *Coprinus*). Nesses casos, o fomepizol é a alternativa recomendada para o tratamento do etanol.

C. Fármacos ou substâncias químicas metabolizadas pela álcool-desidrogenase (p. ex., hidrato de cloral, álcool isopropílico) também terão sua eliminação comprometida. O fomepizol inibe o metabolismo do etanol e vice-versa.

VI. Dosagem e método de administração. Obter os níveis séricos de etanol após a dose inicial e com frequência durante a manutenção do tratamento para assegurar uma concentração de 100 a 150 mg/dL (p. ex., a cada 1 a 2 horas até que o objetivo seja alcançado [nível de 100 mg/dL] ou após uma alteração na taxa de infusão e, em seguida, a cada 2 a 4 horas durante a manutenção da dosagem).

A. O etanol pode ser administrado VO ou IV. A concentração sérica almejada é de 100 mg/dL (20 mmol/L); esta poderá ser alcançada com a administração de aproximadamente 800 mg/kg (Tab. III-9) como dose inicial, seguidas por uma infusão de manutenção de aproximadamente 100 a 150 mg/kg/h (utilizar uma dose maior para indivíduos com alcoolismo crônico). Uma solução de etanol a 10% é preferível no caso de administração IV (para minimizar fluidos, mas poderá requerer um acesso venoso central em crianças); o uso de uma solução inferior a 30% (geralmente diluída com suco até 20% para melhorar a palatabilidade e a absorção) é preferível à administração VO. ***Nota:*** A porcentagem de etanol (concentração) é expressa como uma razão volume-volume (mililitros de etanol por 100 mL de solução).

B. Aumentar a taxa de infusão para 175 a 350 mg/kg/h (dose maior para indivíduos com alcoolismo crônico) durante a hemodiálise para contrabalançar o aumento na taxa de eliminação do etanol. Como alternativa, o etanol poderá ser adicionado ao dialisato.

VII. Formulações

A. Oral. Etanol de graduação farmacêutica (96% USP). ***Nota:*** Bebidas alcoólicas poderão ser usadas VO, em caso de indisponibilidade de etanol de graduação farmacêutica. Para converter o etanol "observado" para percentual por volume, dividir por dois. Misturar com suco e diluir para obter uma concentração final de etanol ≤ 20%.

B. Parenteral. Etanol a 5% em solução de glicose a 5%; etanol a 10% em solução de glicose a 5%.

C. Os **níveis de estoque mínimos sugeridos** para o tratamento de um adulto de 100 kg, nas primeiras 8 e 24 horas são: **solução parenteral de etanol**, *primeiras 8 horas:* 2 frascos (etanol a 10%, 1 L cada); *primeiras 24 horas:* 4 frascos (etanol a 10%, 1 L cada).

TABELA III-9 DOSAGEM DE ETANOL (ADULTOS E CRIANÇAS)

Dose	Intravenosa[c]		Oral
	5%	10%	50%
Inicial[a]	16 mL/kg	8 mL/kg	2 mL/kg
Manutenção[b]	2-4 mL/kg/h	1-2 mL/kg/h	0,2-0,4 mL/kg/h
Manutenção durante a hemodiálise[b]	4-7 mL/kg/h	2-3,5 mL/kg/h	0,4-0,7 mL/kg/h

[a]Se o nível sérico de etanol do paciente for superior a zero, reduzir a carga inicial de forma proporcional. Multiplicar a dose inicial calculada pelo fator seguinte:

$$\frac{100 - [\text{nível sérico de etanol do paciente em mg/dL}]}{100}$$

[b]As doses podem variar de acordo com o indivíduo. Indivíduos com alcoolismo crônico apresentam uma taxa maior de eliminação do etanol, e as doses de manutenção deverão ser ajustadas para manter um nível de aproximadamente 100 mg/dL.

[c]Infundir a carga inicial intravenosa durante 20-60 minutos conforme a tolerância. No caso de taxas menores, adicionar 1 mL/kg à dose inicial para contribuir para o metabolismo do etanol durante a infusão.

► **FÁRMACOS ANTIPSICÓTICOS (HALOPERIDOL, DROPERIDOL, OLANZAPINA E ZIPRASIDONA)**
Thomas E. Kearney, PharmD

I. **Farmacologia**
   A. **Haloperidol** e **droperidol** são fármacos neurolépticos do grupo das butirofenonas, geralmente conhecidos como antipsicóticos "típicos" ou de "primeira geração", úteis no tratamento de pacientes psicóticos agudamente agitados e como antieméticos. Eles possuem forte atividade antidopaminérgica central e fracos efeitos anticolinérgicos e anti-α-adrenérgicos.
   B. **Olanzapina** e **ziprasidona** são agentes antipsicóticos "atípicos" ou de "segunda geração". Eles apresentam atividade antidopaminérgica mais fraca e mais seletiva e maior taxa de antagonismo serotonina-dopamina. Esse fato oferece menor risco de efeitos colaterais extrapiramidais. Entretanto, a olanzapina apresenta maiores efeitos anticolinérgicos, e ambos, maiores efeitos anti-histamínicos e anti-α-adrenérgicos. Dessa forma, eles são mais propensos a causar sedação e hipotensão ortostática.
   C. **Farmacocinética.** O haloperidol é bem absorvido pelo trato GI e pela via intramuscular (Im). O droperidol está disponível apenas para uso parenteral e é também bem absorvido pela via Im. O droperidol apresenta um efeito mais previsível e rápido em 3 a 10 minutos, e ambos apresentam efeitos farmacológicos máximos em 30 a 40 minutos após uma injeção Im. Ambos os fármacos são metabolizados principalmente pelo fígado. A meia-vida sérica do haloperidol é de 12 a 24 horas. A olanzapina e a ziprasidona são bem absorvidas pelo trato GI e por via Im. A olanzapina IM é rapidamente absorvida, com níveis máximos sendo observados em 15 a 45 minutos, enquanto a ziprasidona IM apresenta níveis máximos em aproximadamente 60 minutos. Ambos os fármacos são metabolizados principalmente pelo fígado. A meia-vida sérica da olanzapina é de 20 a 54 horas, e a da ziprasidona é de 2 a 5 horas.

II. **Indicações**
   A. O **haloperidol** é usado no tratamento de psicose funcional agitada aguda ou agitação extrema induzida por estimulantes ou fármacos alucinógenos, especialmente quando a agitação induzida por fármacos não respondeu a um benzodiazepínico.
   B. O **droperidol** apresenta efeito mais rápido e maior eficácia sobre a agitação e é também útil nos casos de náuseas e vômitos induzidos por fármaco ou toxina; porém, o seu papel na terapia rotineira é incerto devido a registros de óbitos e alerta tipo "faixa preta" devido ao prolongamento de QT (ver Item IV.D adiante). Portanto, outros fármacos antieméticos (p. ex., metoclopramida [p. 527] e ondansetrona [p. 538]) deverão ser considerados como fármacos de primeira linha no controle de náuseas e vômito persistentes.
   C. O uso da **olanzapina** e da **ziprasidona** por via IM é aprovado para o tratamento da agitação aguda associada à esquizofrenia, além do tratamento de mania bipolar para a olanzapina. Ambas têm sido associadas ao tratamento da agitação aguda indiferenciada de origem psiquiátrica ou orgânica (p. ex., induzida por fármacos). O seu papel na terapia ainda está indeterminado, e a superioridade sobre o haloperidol não está estabelecida. A ziprasidona pode apresentar efeito mais tardio. O seu uso em pacientes idosos, hemodinamicamente instáveis ou diabéticos, poderá ser desvantajoso.
   D. *Nota:* Os **benzodiazepínicos** representam o tratamento comum de primeira linha de intoxicações por estimulantes (p. ex., cocaína ou anfetamina) e síndromes de abstinência do álcool. A **fisostigmina** poderá ser melhor para os casos de *delirium* agitado induzido por anticolinérgicos.

III. **Contraindicações**
   A. Depressão grave do SNC na ausência de controle ventilatório e das vias aéreas.
   B. Parkinsonismo grave.
   C. Hipersensibilidade conhecida a um agente particular. O droperidol é estruturalmente semelhante ao haloperidol. A olanzapina é uma tienobenzodiazepina e é semelhante à clozapina. A zimprasidona tem uma estrutura química única, uma benzisotiazolin pipetazina.

D. Intervalo QTc prolongado. Antes da administração de droperidol, recomenda-se um eletrocardiograma (ECG) de 12 derivações.

IV. **Efeitos adversos**
   A. O haloperidol e o droperidol produzem menos sedação e menos hipotensão do que os agentes atípicos, porém estão associados a uma maior incidência de efeitos colaterais extrapiramidais.
   B. Rigidez, diaforese e hiperpirexia poderão representar uma manifestação da síndrome neuroléptica maligna (p. 21) induzida por haloperidol, droperidol e outros agentes neurolépticos ou antipsicóticos.
   C. Agentes antipsicóticos podem reduzir o limiar das convulsões e deverão ser usados com cautela em pacientes com distúrbios convulsivos conhecidos ou em pacientes que tenham ingerido um fármaco indutor de convulsões.
   D. Grandes doses de haloperidol podem prolongar o intervalo QT e causar *torsade de pointes* (p. 14). A FDA adicionou um **alerta de caixa preta*** ao droperidol, mencionando a ocorrência do prolongamento de QT e do *torsade de pointes* em doses iguais ou inferiores às recomendadas. A ziprasidona pode apresentar maior capacidade em causar o prolongamento do intervalo QT do que a olanzapina. Os fatores de risco para as arritmias de *torsade de pointes* poderão incluir bradicardia, hipocalemia, hipomagnesemia, síndrome congênita do QT longo e uso concomitante de outros fármacos que causem prolongamento de QT.
   E. Todos os fármacos antipsicóticos podem causar hipotensão ortostática e taquicardia. Os atípicos apresentam maior propensão do que o haloperidol e o droperisol.
   F. Algumas cápsulas orais de haloperidol contêm o corante tartrazina, que pode precipitar reações alérgicas em pacientes suscetíveis.
   G. A FDA apresentou um **alerta de caixa preta** para a olanzapina e a ziprasidona em relação ao aumento da mortalidade em pacientes geriátricos com psicose relacionada à demência.
   H. A FDA apresentou um **alerta de caixa preta** para a olanzapina em relação à síndrome de *delirium*/sedação após a injeção. Esta tem sido associada ao uso de preparações de liberação continuada para administração IM (Zyprexa Relprevv). O uso desse produto está restrito pelo Zyprexa Relprevv Patient Care Program.
   I. Antipsicóticos atípicos têm sido associados a hiperglicemia, cetoacidose, coma hiperosmolar e morte.
   J. A ziprasidona deverá ser usada com cautela em pacientes com comprometimento renal, porque o excipiente (ciclodextrina) da preparação IM é eliminado por via renal.
   K. A olanzapina tem efeitos anticolinérgicos e pode causar taquicardia, boca seca e constipação.
   L. **Uso na gravidez.** Categoria C (indeterminado) da FDA. Esses fármacos são teratogênicos e fetotóxicos em animais e cruzam a placenta. A sua segurança na gravidez humana não foi estabelecida (p. 440).

V. **Interações farmacológicas ou laboratoriais**
   A. Antipsicóticos podem potencializar os efeitos de opioides depressores do SNC, antidepressivos, fenotiazinas, etanol, barbitúricos e outros sedativos.
   B. A terapia combinada com lítio pode aumentar o risco de síndrome neuroléptica maligna (p. 21).
   C. A terapia combinada com agentes que causam o prolongamento do intervalo QT pode aumentar o risco de arritmia de *torsade de pointes*.

VI. **Dosagem e método de administração**
   A. **Oral.** Administrar 2 a 5 mg de **haloperidol** VO; repetir uma vez, se necessário; a dose diária comum é de 3 a 5 mg, 2 a 3 ×/dia (crianças com mais de 3 anos: 0,05-0,15 mg/kg/dia ou 0,5 mg divididos em 2 ou 3 doses). A **olanzapina** está disponível como comprimido oral que se desintegra rapidamente; 10 mg têm sido usados em adultos para controlar a agitação de pacientes com distúrbios psiquiátricos.
   B. **Parenteral. *Atenção:*** Monitorar o intervalo QT continuamente e tratar o *torsade de pointes* caso ocorra (p. 14).

---

* N. de R.T. Alerta de caixa preta é um tipo de alerta inserido nas bulas de medicamentos comercializados nos EUA, requerido pela FDA. Esse é o alerta mais rigoroso exigido pela FDA e indica a existência de efeitos adversos relacionados ao risco de morte

1. **Haloperidol.** Administrar 2 a 5 mg de haloperidol IM; poderá ser repetido 1 vez após 20 a 30 minutos e de hora em hora quando necessário (crianças com mais de 3 anos: mesma dosagem da VO). O haloperidol não está aprovado para uso IV nos EUA, porém essa via foi usada amplamente e é aparentemente segura (exceto com a formulação do sal decanoato, que é um produto usado apenas para injeções IMs profundas mensais).
2. **Droperidol.** A dose normal do adulto em caso de *delirium* é de 5 mg, IM, e a dose sedativa é de 2,5 a 5 mg, IM (dose máxima inicial de 2,5 mg, com doses adicionais de 1,25 mg, tituladas até o efeito desejado). Para fins antieméticos, administrado em geral por 30 a 60 minutos como um medicamento, 2,5 a 10 mg (crianças: 0,088 a 0,165 mg/kg) lentamente por via IV ou IM. *Nota:* Observar os avisos anteriores; usar antieméticos alternativos como terapia de primeira linha.
3. **Olanzapina.** A dose comum do adulto em caso de agitação aguda é de 2,5 a 10 mg IM (com doses adicionais de 10 mg tituladas por pelo menos 2 horas a partir da primeira dose e 4 horas a partir da segunda dose até que seja obtido o efeito desejado, até uma dose máxima diária de 30 mg). Essas doses mais elevadas estão associadas a maior risco de hipotensão ortostática. Usar doses menores (2,5 a 5 mg) em pacientes que apresentem riscos de reações hipotensivas. A segurança e a eficácia são desconhecidas em crianças.
4. **Ziprasidona.** A dose comum do adulto em caso de agitação aguda é de 10 a 20 mg IM (com doses adicionais de 10 mg tituladas a cada 2 horas, ou doses de 20 mg a cada 4 horas, até uma dose máxima diária de 40 mg). A segurança e a eficácia são desconhecidas em crianças.

VII. **Formulações**
 A. **Haloperidol**
  1. **Oral.** Haloperidol (Haldol), comprimidos de 0,5, 1, 2, 5, 10 e 20 mg; 2 mg (como lactato)/mL concentrados em 15 e 120 mL; e dose unitária de 5 e 10 mL.
  2. **Parenteral.** Haloperidol (Haldol), 5 mg (como lactato)/mL, ampolas de 1 mL, seringas e frascos de 2, 2,5 e 10 mL.
 B. **Droperidol** (Inapsine, outros), 2,5 mg/mL, ampolas ou frascos de 1 e 2 mL.
 C. **Olanzapina** (Zyprexa IntraMuscular), injeção, pó para solução em frasco de 10 mg. Reconstituir com 2,1 mL de água estéril para uma solução de 5 mg/mL. *Nota:* Evitar o uso de Zyprexa Relprevv, o pó de liberação prolongada para suspensão.
 D. **Ziprasidona** (Geodon para injeção), pó liofilizado para solução em frasco de 20 mg. Reconstituir com 1,2 mL de água estéril para uma solução de 20 mg/mL.
 E. Os **níveis de estoque mínimos sugeridos** para o tratamento de um adulto de 100 kg nas primeiras 8 e 24 horas:
  1. **Haloperidol**, *primeiras 8 horas:* 10 mg ou 2 frascos de haloperidol (5 mg/mL, 10 mL cada); *primeiras 24 horas:* 30 mg ou 6 frascos de haloperidol (5 mg/mL, 10 mL cada).
  2. **Droperidol**, *primeiras 8 horas:* 15 mg ou 3 frascos de droperidol (2,5 mg/mL, 2 mL cada); *primeiras 24 horas:* 45 mg ou 6 frascos de droperidol (2,5 mg/mL, 2 mL cada).
  3. **Olanzapina**, *primeiras 8 horas:* 30 mg ou 3 frascos de olanzapina (10 mg cada); *primeiras 24 horas:* 30 mg ou 3 frascos de olanzapina (10 mg cada).
  4. **Ziprasidona**, *primeiras 8 horas:* 40 mg ou 2 frascos de ziprasidona (20 mg cada); *primeiras 24 horas:* 40 mg ou 2 frascos de ziprasidona (20 mg cada).

▶ FENILEFRINA
Elisabeth Birdsall, PharmD

I. **Farmacologia.** A fenilefrina estimula direta e preferencialmente os receptores α_1-adrenérgicos, embora, em doses mais elevadas, também possa estimular os receptores α_2 e β_1-adrenérgicos. É um vasoconstritor potente com poucos efeitos inotrópicos ou cronotrópicos. Assim, em intoxicações, é usado principalmente como vasopressor para aumentar a resistência vascular sistêmica. O

início da ação após a administração IV é imediato, e o efeito persiste durante 15 a 30 minutos após a infusão ser suspensa.
II. **Indicações.** A fenilefrina é usada para aumentar a pressão sanguínea em pacientes com hipotensão causada por vasodilatação ou baixa resistência vascular sistêmica. Ela pode ser particularmente útil em pacientes com taquicardia ou arritmias que, de outra maneira, poderiam ser exacerbadas pela utilização de agentes β-adrenérgicos. A reposição volêmica deve ser feita antes ou durante a administração de fenilefrina.
III. **Contraindicações**
   A. Hipovolemia não corrigida.
   B. Relativamente contraindicada, em pacientes com doença vascular periférica acompanhada por isquemia localizada grave ou trombose.
   C. Utilizar com cautela em pacientes com bradicardia ou hipertireoidismo.
IV. **Efeitos adversos**
   A. Hipertensão.
   B. Diminuição do débito cardíaco.
   C. Bradicardia reflexa.
   D. Diminuição da perfusão renal e redução do débito urinário.
   E. Diminuição da perfusão tecidual, resultando em necrose e/ou acidose láctica.
   F. Necrose do tecido após extravasamento.
   G. Ansiedade, inquietação, tremores e cefaleia.
   H. Anafilaxia induzida por conservantes de bissulfito em pacientes com hipersensibilidade aos sulfitos.
   I. **Uso na gravidez.** Categoria C (indeterminado) da FDA. Isso não impede seu uso de curto prazo em uma paciente gravemente sintomática (p. 440).
V. **Interações farmacológicas ou laboratoriais**
   A. Aumento da resposta pressora pode ocorrer na presença de atomoxetina, cocaína ou antidepressivos cíclicos devido à inibição da receptação da norepinefrina neuronal.
   B. Aumento da resposta pressora pode ocorrer em pacientes que estão tomando IMAOs devido ao aumento dos estoques de norepinefrina nas terminações nervosas.
   C. Propranolol e outros bloqueadores β_2-adrenérgicos podem aumentar a pressão arterial devido à estimulação α-adrenérgica sem oposição.
   D. Superdosagem de hidrato de cloral, ciclopropano e solventes hidrocarbonetos halogenados ou aromáticos e anestésicos podem aumentar a sensibilidade do miocárdio ao efeito arritmogênico de fenilefrina. O risco pode existir com altas doses de fenilefrina.
VI. **Dosagem e método de administração**
   A. *Atenção:* **Evitar extravasamento.** A infusão IV deve ser de fluxo livre, e a veia infundida deve ser frequentemente observada para detecção de sinais de infiltração (palidez, esfriamento ou induração).
      1. Se ocorrer extravasamento, infiltrar a área afetada imediatamente com fentolamina (p. 504), 5 a 10 mg, em 10 a 15 mL de soro fisiológico (crianças: 0,1 a 0,2 mg/kg; máximo: 10 mg), por meio de uma agulha hipodérmica fina (25 a 27 *gauge*); a melhora é evidenciada por hiperemia e retorno à temperatura normal.
      2. Como alternativa, a aplicação tópica de pasta de nitroglicerina e a infiltração de terbutalina têm sido relatadas com sucesso.
   B. **Hipotensão branda a moderada.** Administrar 0,1 a 0,5 mg, IV, em bólus (a dose usual é de 0,2 mg), a cada 10 a 15 minutos (crianças: bólus de 5 a 20 µg/kg a cada 10 a 15 minutos). Se o acesso IV não estiver disponível, administrar 1 a 10 mg SC ou IM. A dose inicial não deve exceder 5 mg (crianças: 0,1 mg/kg SC ou IM a cada 1 a 2 horas; a dose cumulativa não deve exceder 5 mg).
   C. **Hipotensão grave.** Começar com 100 a 180 µg/min de infusão IV contínua para estabilizar a pressão sanguínea; em seguida, diminuir até 40 a 60 µg/min para manter a pressão sanguínea (crianças: 0,1 a 0,5 mg/kg/min; titular para efeito).

VII. **Formulações.** A solução de cloridrato de fenilefrina deve ser protegida da luz e não deve ser usada se parecer marrom ou contiver precipitado.
   A. Para **bólus SC, IM ou IV,** a solução-padrão de 10 mg (1 mL de solução a 1%) deve ser adicionada a 9 mL de água esterilizada para injeção para se obter uma solução a 0,1%.
   B. Para **infusão IV contínua,** a solução-padrão de 10 mg (1 mL de solução a 1%) deve ser adicionada a 500 mL de glicose a 5% ou a soro fisiológico para produzir uma solução de 1:50.000.
   C. **Parenteral.** Cloridrato de fenilefrina (Neo-Synephrine, outros), 1% (10 mg/mL), frascos de 1, 5 e 10 mL e ampola de 1 mL. Contém metabissulfito de sódio como conservante.
   D. **Níveis de estoque mínimos sugeridos** para o tratamento de um adulto de 100 kg nas primeiras 8 e 24 horas: **cloridrato de fenilefrina,** *primeiras 8 horas:* frascos de 40 mg ou 4 frascos de 1 mL (10 mg/mL); *primeiras 24 horas:* 100 mg ou 10 frascos de 1 mL (10 mg/mL).

▶ FENITOÍNA E FOSFENITOÍNA
Grant D. Lackey, PharmD

I. **Farmacologia.** As ações neuronais de estabilização da membrana da fenitoína tornam esse fármaco popular para o controle sustentado de convulsões agudas e crônicas e útil para determinadas arritmias cardíacas. Devido ao início dos efeitos relativamente lento do anticonvulsivante, a fenitoína geralmente é administrada após o diazepam. Em concentrações séricas consideradas terapêuticas para o controle das convulsões, a fenitoína atua de maneira semelhante à lidocaína reduzindo a despolarização ventricular prematura e suprimindo a taquicardia ventricular. Após administração IV, os efeitos terapêuticos máximos são atingidos dentro de 1 hora. A concentração sérica terapêutica para o controle das convulsões é de 10 a 20 mg/L. A eliminação é não linear, com meia-vida aparente média de 22 horas. A **fosfenitoína,** um profármaco da fenitoína para uso IV, é convertida em fenitoína após a injeção, com meia-vida de conversão de 8 a 32 minutos.

II. **Indicações**
   A. Controle de convulsões tônico-clônicas ou estado epilético. No entanto, os benzodiazepínicos (p. 460) e o fenobarbital (p. 503) são geralmente mais eficazes para o tratamento de convulsões induzidas por fármacos.
   B. Controle de arritmias cardíacas, particularmente as associadas à intoxicação por digitálicos.

III. **Contraindicações.** Hipersensibilidade conhecida à fenitoína ou a outras hidantoínas.

IV. **Efeitos adversos**
   A. A administração IV rápida de fenitoína (> 50 mg/min em adultos ou 1 mg/kg/min em crianças) pode produzir hipotensão, bloqueio AV e colapso cardiovascular, provavelmente devidos ao diluente propilenoglicol. A fosfenitoína é facilmente solúvel e não contém propilenoglicol e, por conseguinte, não se espera uma resposta hipotensora. No entanto, alguns casos de bradicardia e assistolia foram relatados após doses muito grandes de fosfenitoína IV.
   B. O extravasamento de fenitoína pode resultar em necrose do tecido local e descamação. A fenitoína pode induzir a síndrome da "luva púrpura" (edema, descoloração e dor) após administração IV periférica. Isso pode ocorrer algumas horas após a infusão, na ausência de sinais clínicos de extravasamento, e pode levar à isquemia do membro e à necrose em decorrência de uma síndrome de compartimento. Os pacientes idosos que recebem doses múltiplas estão em risco; outros fatores de risco incluem o uso de cateteres IVs pequenos, altas taxas de infusão e uso do mesmo local do cateter para duas ou mais doses IVs em bólus. Problemas de extravasamento não foram observados com a fosfenitoína.
   C. Sonolência, ataxia, nistagmo e náuseas podem ocorrer.
   D. **Uso na gravidez.** Não são atribuídas a nenhuma categoria da FDA. Malformações congênitas (síndrome de hidantoína fetal) e doença hemorrágica do recém-nascido ocorreram com o uso crônico. No entanto, isso não impede o uso agudo, de curto prazo, em uma paciente gravemente sintomática (p. 440).

V. **Interações farmacológicas ou laboratoriais**
  A. As várias interações farmacológicas associadas à administração crônica de fenitoína (i.e., metabolismo acelerado de outros fármacos) não são aplicáveis para seu uso agudo na emergência.
  B. Métodos de remoção extracorpórea (p. ex., hemoperfusão e dose repetida de carvão ativado) aumentará a depuração da fenitoína. Uma dosagem suplementar pode ser necessária durante esses procedimentos para manter os níveis terapêuticos.
VI. **Dosagem e método de administração**
  A. **Parenteral**
   1. **Fenitoína.** Administrar uma dose de ataque de 15 a 20 mg/kg, IV, lentamente, a uma taxa não superior a 50 mg/min (crianças: 1 mg/kg/min). Pode ser diluída em 50 a 150 mL de soro fisiológico com o uso de um filtro em linha. A fenitoína foi administrada por via intraóssea em crianças. *Não* administrar IM.
   2. **Fosfenitoína.** A dose é baseada no equivalente de fenitoína: 750 mg de fosfenitoína é equivalente a 500 mg de fenitoína. (p. ex., o equivalente de uma dose de ataque de 1 g de fenitoína seria uma dose de ataque de 1,5 g de fosfenitoína.) Diluir 2 a 10 vezes em glicose a 5% ou soro fisiológico e administrar a uma velocidade não superior a 225 mg/min.
  B. **Manutenção de dose oral de fenitoína.** Administrar 5 mg/kg/dia, em dose oral única de cápsulas ou 2×/dia para outras formas de dosagem e em crianças. Monitorar os níveis séricos de fenitoína.
VII. **Formulações**
  A. **Parenteral.** Fenitoína sódica, 50 mg/mL, ampolas e frascos de 2 e 5 mL. Fosfenitoína de sódica (Cerebyx), 150 mg (equivalente a 100 mg de fenitoína) em frascos de 2 mL ou 750 mg (equivalente a 500 mg de fenitoína) em frascos de 10 mL.
  B. **Oral.** Fenitoína sódica (Dilantin e outros), comprimidos de 30 e 50 mg mastigáveis e cápsula de 100 mg.
  C. **Níveis de estoque mínimos sugeridos** para tratar um adulto de 100 kg nas primeiras 8 e 24 horas:
   1. **Fenitoína sódica**, *primeiras 8 horas:* 2 g ou 8 frascos (50 mg/mL, 5 mL cada); *primeiras 24 horas:* 2 g ou 8 frascos (50 mg/mL, 5 mL cada).
   2. **Fosfenitoína sódica**, *primeiras 8 horas:* 3 g ou 4 frascos (75 mg/mL, 10 mL cada); *primeiras 24 horas:* 3 g ou 4 frascos (75 mg/mL, 10 mL cada).

▶ **FENOBARBITAL**

Thomas E. Kearney, PharmD

I. **Farmacologia.** O fenobarbital é um barbitúrico comumente usado como anticonvulsivante. Devido à demora no início do efeito terapêutico de fenobarbital, o diazepam (p. 460) é geralmente o agente inicial para a terapia anticonvulsivante parenteral. Após uma dose oral de fenobarbital, as concentrações cerebrais de pico são atingidas em um período de 10 a 15 horas. O início do efeito após a administração IV geralmente ocorre dentro de 5 minutos, embora os efeitos de pico possam levar até 30 minutos. Os níveis plasmáticos terapêuticos são de 15 a 35 mg/L. O fármaco é eliminado por metabolismo e excreção renal, e a meia-vida de eliminação é de 48 a 100 horas.

II. **Indicações**
  A. Controle de convulsões tônico-clônicas e do estado epilético, geralmente como agente de segunda ou terceira linha após tentativa com diazepam ou fenitoína. *Nota:* Para o tratamento de convulsões induzidas por fármacos, especialmente as convulsões causadas por teofilina, o fenobarbital muitas vezes é tentado antes da fenitoína.
  B. Tratamento de abstinência do etanol e de outros fármacos sedativo-hipnóticos.

III. **Contraindicações**
  A. Sensibilidade conhecido a barbitúricos.
  B. Porfiria manifesta ou latente.

IV. **Efeitos adversos**
A. Depressão do SNC, coma e parada respiratória podem ocorrer, especialmente com bólus rápido ou doses excessivas.
B. Pode ocorrer hipotensão decorrente de administração IV rápida. Isso pode ser evitado limitando-se a velocidade de administração para menos de 50 mg/min (crianças: 1 mg/kg/min). Hipotensão pode ser causada pelo fármaco em si ou pelo diluente propilenoglicol.
C. As soluções parenterais são altamente alcalinas, e precauções são necessárias para evitar extravasamento. Infusões intra-arteriais podem causar vasospasmos e gangrena. A administração SC pode causar necrose e não é recomendada.
D. **Uso na gravidez.** Categoria D (risco fetal possível) da FDA. O fenobarbital cruza imediatamente a placenta, e o uso crônico pode causar doença hemorrágica do recém-nascido (devido à deficiência de vitamina K) ou dependência neonatal e síndrome de abstinência. No entanto, esses efeitos potenciais não impedem seu uso agudo, de curto prazo, em uma paciente gravemente sintomática (p. 440).

V. **Interações famacológicas ou laboratoriais**
A. O fenobarbital tem efeitos aditivos no SNC e de depressão respiratória com outros fármacos sedativos.
B. Há indução de enzima hepática com o uso crônico, embora isso *não* seja encontrado com a dosagem aguda de fenobarbital.
C. Técnicas de remoção extracorpórea (p. ex., hemodiálise, hemoperfusão e dose repetida de carvão ativado [p. 56]) podem aumentar a depuração de fenobarbital, de modo que a dosagem suplementar pode ser necessária para manter os níveis terapêuticos.

VI. **Dosagem e método de administração**
A. **Parenteral.** Administrar lentamente IV (taxa: ≤ 50 mg/min; crianças: ≤ 1 mg/kg/min) até que as convulsões sejam controladas ou a dose de ataque de 10 a 15 mg/kg seja atingida. Para o estado epilético, administrar 15 a 20 mg/kg, IV, durante 10 a 15 minutos, não excedendo 100 mg/min (até 30 mg/kg são necessários nas primeiras 24 horas para tratar estado de mal epilético em crianças). Diminuir a taxa de infusão se houver desenvolvimento de hipotensão. Infusões intermitentes de 2 mg/kg a intervalos de 5 a 15 minutos podem diminuir o risco de depressão respiratória ou hipotensão. Para convulsões decorrentes da abstinência de álcool, a dose inicial é de 260 mg; em seguida, 130 mg a cada 30 minutos até que haja sinais de intoxicação branda (ver adiante). Para sedação, a dose média é de 100 a 320 mg, até um máximo de 600 mg/dia.
   1. Se o acesso IV não estiver disponível imediatamente, o fenobarbital pode ser administrado por IM; a dose inicial em adultos e crianças é de 3 a 5 mg/kg IM.
   2. Também pode ser administrado por via intraóssea.
B. **Oral.** Para o tratamento da abstinência de fármacos barbitúricos ou sedativos, administrar 60 a 120 mg, VO, e repetir a cada hora até que os sinais de intoxicação leve apareçam (p. ex., fala arrastada, sonolência e nistagmo).

VII. **Formulações**
A. **Parenteral.** Fenobarbital de sódio (Luminal e outros), 30, 60, 65 e 130 mg/mL em seringas Tubex, frascos e ampolas de 1 mL. *Nota:* As soluções são alcalinas e contêm propilenoglicol.
B. **Oral.** Comprimidos de 15, 16, 30, 60, 90 e 100 mg; cápsulas de 16 mg; também elixir (15 e 20 mg/5 mL).
C. **Níveis de estoque mínimos sugeridos** para tratar um adulto de 100 kg nas primeiras 8 e 24 horas: **fenobarbital de sódio,** *primeiras 8 horas:* 2.000 mg ou 16 ampolas de 1 mL (130 mg cada); *primeiras 24 horas:* 2.000 mg ou 16 ampolas de 1 mL (130 mg cada).

▶ **FENTOLAMINA**

Thomas E. Kearney, PharmD

I. **Farmacologia.** A fentolamina é um bloqueador do receptor α-adrenérgico pré-sináptico e pós-sináptico competitivo que produz vasodilatação periférica. Ao agir tanto em vasos arteriais como venosos, diminui a resistência vascular periférica total e o retorno venoso. Também pode estimular receptores β-adrenérgicos, causando estimulação cardíaca. A fentolamina tem rápido início de ação (geralmente 2 minutos) e curta duração de efeito (cerca de 15-20 minutos).

II. **Indicações**
   A. Crise hipertensiva associada à superdosagem de substâncias estimulantes (p. ex., anfetaminas, cocaína ou efedrina). Também adjuvante para síndrome coronariana aguda induzida pela cocaína para reverter vasoconstrição da artéria coronária.
   B. Crise hipertensiva resultante da interação entre os IMAOs e a tiramina ou outras aminas simpatomiméticas.
   C. Crise hipertensiva associada à retirada repentina de fármacos anti-hipertensivos simpatolíticos (p. ex., clonidina).
   D. Extravasamento de agentes vasoconstritores (p. ex., epinefrina, norepinefrina e dopamina).

III. **Contraindicações.** Usar com extrema cautela em pacientes que têm hemorragia intracraniana ou acidente vascular cerebral isquêmico; redução excessiva da pressão arterial pode agravar a lesão cerebral.

IV. **Efeitos adversos**
   A. Hipotensão e taquicardia podem ocorrer com doses excessivas.
   B. Dor torácica anginosa e arritmias cardíacas podem ocorrer.
   C. Infusão IV lenta (≤ 0,3 mg/min) pode resultar no aumento transitório da pressão sanguínea causada por estimulação dos receptores β-adrenérgicos.
   D. **Uso na gravidez.** Categoria C da FDA. A fentolamina foi usada para gerenciar feocromocitoma durante um parto, sem efeitos adversos para o recém-nascido atribuível ao fármaco (p. 440).

V. **Interações farmacológicas ou laboratoriais.** Efeitos aditivos ou sinergísticos podem ocorrer com outros agentes anti-hipertensivos, especialmente outros antagonistas α-adrenérgicos (p. ex., prazosina, terazosina).

VI. **Dosagem e método de administração**
   A. **Parenteral.** Administrar 1 a 5 mg, IV (crianças: 0,02 a 0,1 mg/kg, até um máximo de 2,5 mg), na forma de bólus; repetir em intervalos de 5 a 10 minutos, conforme necessário para reduzir a pressão arterial para um nível desejado (geralmente 90 a 100 mmHg diastólica em adultos e 70 a 80 mmHg diastólica em crianças, mas isso pode variar com a situação clínica). O intervalo de dose para adultos com feocromocitoma é de até 20 a 30 mg. Uma vez controlada a hipertensão, repetir a cada 2 a 4 horas, conforme necessário.
   B. **Extravasamento de catecolaminas.** Infiltrar 5 a 10 mg em 10 a 15 mL de soro fisiológico (crianças: 0,1 a 0,2 mg/kg; máximo: 10 mg), em uma área afetada com uma agulha hipodérmica fina (25 a 27 *gauge*); a melhora é evidenciada por hiperemia e pela volta à temperatura normal.

VII. **Formulações**
   A. **Parenteral.** Mesilato de fentolamina, 5 mg em frascos de 2 mL (pó liofilizado com manitol).
   B. **Níveis de estoque mínimos sugeridos** para o tratamento de um adulto de 100 kg nas primeiras 8 e 24 horas: **mesilato de fentolamina**, *primeiras 8 horas:* 40 mg ou 8 frascos (5 mg cada); *primeiras 24 horas:* 100 mg ou 20 frascos (5 mg cada).

▶ **FISOSTIGMINA E NEOSTIGMINA**
Thomas E. Kearney, PharmD

I. **Farmacologia.** A fisostigmina e a neostigmina são carbamatos e inibidores reversíveis da acetilcolinesterase, a enzima que degrada a acetilcolina. Elas aumentam a concentração de acetilcolina, causando a estimulação de receptores muscarínicos e nicotínicos. A estrutura de amina terciária da fisostigmina possibilita que ela penetre a barreira hematencefálica e exerça também efeitos colinérgicos centrais. A neostigmina, um composto de amônia quaternária, é incapaz de penetrar o SNC. Devido à estimulação colinérgica do sistema ativador reticular do tronco cerebral, a fisostigmina tem efeitos analépticos (excitação) inespecíficos. Após a administração parenteral da fisostigmina, o início da ação ocorre dentro de 3 a 8 minutos, e a duração do efeito é geralmente de 30 a 90 minutos. A meia-vida de eliminação é de 15 a 40 minutos. A neostigmina tem início mais lento, de 7 a 11 minutos, e duração mais longa do efeito, de 60 a 120 minutos.

II. **Indicações**
   A. A fisostigmina é utilizada para o tratamento da síndrome anticolinérgica grave (*delirium* agitado, retenção urinária, taquicardia sinusal grave ou hipertermia com ausência de sudorese) decorrente de agentes antimuscarínicos (p. ex., benzotropina, atropina, estramônio [Datura], difenidramina). A indicação típica é para a reversão de *delirium* agitado em pacientes que necessitam de restrições físicas e/ou químicas. Para uma discussão de toxicidade anticolinérgica, ver p. 91. Embora existam relatos de casos eventuais do uso de fisostigmina para tratar *delirium* e coma associados ao gama-hidroxibutirato (GHB), ao baclofeno e a vários agentes antipsicóticos atípicos (olanzapina, clozapina, quetiapina), sua segurança e eficácia são incertas nessas intoxicações.
   B. A fisostigmina é por vezes utilizada diagnosticamente para diferenciar psicose funcional de *delirium* anticolinérgico.
   C. A neostigmina é usada principalmente para reverter o efeito de agentes bloqueadores neuromusculares não despolarizantes.

III. **Contraindicações**
   A. A fisostigmina *não* deve ser utilizada como antídoto para superdosagem de antidepressivo cíclico porque pode piorar os distúrbios de condução cardíaca, causar bradiarritmias ou assistolia e agravar ou precipitar convulsões.
   B. *Não* usar fisostigmina simultaneamente com bloqueadores neuromusculares despolarizantes (p. ex., succinilcolina).
   C. Hipersensibilidade conhecida ao agente ou ao conservante (p. ex., álcool benzílico, bissulfito).
   D. Contraindicações relativas podem incluir doença broncospástica ou asma, doença vascular periférica, bloqueio intestinal e da bexiga, síndrome de parkinsonismo e defeitos de condução cardíaca (bloqueio AV).

IV. **Efeitos adversos**
   A. Bradicardia, bloqueio cardíaco e assistolia.
   B. Convulsões (em particular com a administração rápida ou dose excessiva de fisostigmina).
   C. Náuseas, vômitos, hipersalivação e diarreia.
   D. Broncorreia e broncospasmo (cuidado necessário em pacientes com asma).
   E. Fasciculações e fraqueza muscular.
   F. **Uso na gravidez.** Categoria C da FDA (p. 440). Fraqueza transitória foi observada em recém-nascidos cujas mães foram tratadas com fisostigmina para miastenia grave.

V. **Interações farmacológicas ou laboratoriais**
   A. Podem potencializar agentes metabolizados pela enzima colinesterase (p. ex., agentes de bloqueio neuromuscular despolarizantes – succinilcolina, cocaína, esmolol), inibidores de colinesterase (p. ex., inseticidas organofosforados e carbamatos) e outros agentes colinérgicos (p. ex., pilocarpina).
   B. Podem inibir ou reverter as ações dos agentes de bloqueio neuromuscular não despolarizantes (p. ex., pancurônio, vecurônio, etc.). A neostigmina é utilizada terapeuticamente para essa finalidade.
   C. Podem ter efeitos aditivos depressores sobre a condução cardíaca em pacientes com superdosagens de antidepressivo, antagonista β-adrenérgico ou antagonista de cálcio.
   D. A fisostigmina, por seus efeitos analépticos não específicos, pode induzir a excitação em pacientes com intoxicação por GHB, opioides, benzodiazepínicos ou sedativos hipnóticos ou com sedação induzida por cetamina ou propofol.

VI. **Dosagem e método de administração.** *Nota*: O paciente deve estar sob monitoramento cardíaco em caso de bradiarritmia.
   A. **Fisostigmina**
      1. **Dose para adulto.** Administrar 0,5 a 1 mg, IV, lentamente (diluído em 10 mL de D$_5$W ou soro fisiológico), durante 2 a 5 minutos, observando cuidadosamente se há melhora

ou efeitos colaterais (especialmente bradicardia ou bloqueio cardíaco). Se não houver nenhum efeito, administrar doses adicionais de 0,5 mg, em intervalos de 5 a 10 minutos, até uma dose total máxima de 2 mg, durante a primeira hora (reversão de *delirium* é geralmente conseguida com dose total inicial de ≤ 2 mg). Se doses maiores forem necessárias, consultar um médico toxicologista.

2. **A dose pediátrica** é de 0,01 mg/kg (não exceder 0,5 mg), repetida conforme necessário até uma dose máxima de 0,04 mg/kg (sem exceder uma dose total de 2 mg durante a primeira hora).
3. **Atropina** (p. 454) deve ser mantida próxima para reverter estimulação muscarínica excessiva (adultos: 1 a 4 mg; crianças: 1 mg).
4. *Não* administrar fisostigmina IM.
5. As doses podem ter de ser repetidas a cada 30 a 60 minutos, devido à curta duração da ação da fisostigmina.

B. **Neostigmina (parenteral).** Administrar bólus IV lento de 0,5 a 2 mg (crianças: 0,025 a 0,08 mg/kg por dose) e repetir conforme necessário (a dose total raramente é superior a 5 mg). Pré-medicar com glicopirrolato (0,2 mg/mg de neostigmina; dose adulta usual: 0,2 a 0,6 mg; crianças: 0,004 a 0,02 mg/kg) ou atropina (0,4 mg/mg de neostigmina; dose habitual para adulto: 0,6 a 1,2 mg; crianças: 0,01 a 0,04 mg/kg) vários minutos antes ou simultaneamente à neostigmina para prevenir os efeitos muscarínicos (bradicardia, secreções).

VII. **Formulações**

A. **Parenteral.** Salicilato de fisostigmina (Antilirium), 1 mg/mL em ampolas de 2 mL (contém álcool benzílico e bissulfito). Metilsulfato de neostigmina (Prostigmine, outros), 1:1.000, 1:2.000, 1:4.000 em ampolas e frascos de 1 e 10 mL (contém fenol ou parabeno).

B. **Níveis de estoque mínimos sugeridos** para o tratamento de um adulto de 100 kg nas primeiras 8 e 24 horas:

1. **Salicilato de fisostigmina**, *primeiras 8 horas:* 4 mg ou 2 ampolas (1 mg/mL, 2 mL cada); *primeiras 24 horas:* 20 mg ou 10 ampolas (1 mg/mL, 2 mL cada).
2. **Metilsulfato de neostigmina**, *primeiras 8 horas:* 5 mg ou 1 frasco de 10 mL de 1:2.000; *primeiras 24 horas:* 5 mg ou 1 frasco de 10 mL de 1:2.000.

▶ **FLUMAZENIL**

Raymond Y. Ho, PharmD

I. **Farmacologia.** O flumazenil (Romazicon) é um derivado do imidazobenzodiazepínico que inibe competitivamente a atividade de receptores de benzodiazepínico no SNC e antagoniza os efeitos dos benzodiazepínicos sobre esse mesmo sistema. Ainda não foram demonstradas a sua atividade agonista em relação ao benzodiazepínico e a sua toxicidade significativa, mesmo em altas doses. Não apresenta efeitos sobre os receptores de álcool ou opioides e não reverte a intoxicação pelo álcool. O flumazenil apresenta pouca biodisponibilidade oral (16%) devido ao seu elevado metabolismo pré-sistêmico e é mais eficaz quando administrado por via parenteral. Após a administração IV, a reversão do benzodiazepínico ocorre em 1 a 2 minutos, com 80% da resposta sendo alcançada em 3 minutos; a reversão máxima ocorre em 6 a 10 minutos e dura de 1 a 5 horas, dependendo da dose de flumazenil e do grau preexistente do efeito do benzodiazepínico. O flumazenil é eliminado pelo metabolismo hepático e apresenta meia-vida terminal de aproximadamente 1 hora (41 a 79 minutos). A disfunção hepática poderá reduzir significativamente a depuração normal do flumazenil.

II. **Indicações**

A. Reversão rápida do coma e da depressão respiratória induzidos pela superdosagem de benzodiazepínico, tanto para fins diagnósticos quanto como substituto potencial da entubação endotraqueal. **O uso rotineiro de flumazenil em pacientes com coma de etiologia desconhecida ou com suspeita de superdosagem por uma mistura desconhecida de fármacos não é recomendado**; descartar os pacientes de alto risco (ver a seguir). Pacientes de baixo risco incluem os com exposição iatrogênica conhecida, crianças pequenas que sofre-

ram ingestão e pacientes com resposta paradoxal (caracterizada por agitação ou excitação e movimento excessivo ou inquietação) a uma dose terapêutica de um benzodiazepínico, quando se desejar a reversão do efeito.
- B. Reversão pós-operatória ou pós-procedimento com sedação por benzodiazepínico.
- C. O flumazenil também poderá reverter a depressão do SNC causada por determinados sedativos não benzodiazepínicos e hipnóticos (p. ex., zolpidem [Ambien], zaleplona [Sonata] e eszopiclona [Lunesta]).

III. **Contraindicações**
- A. Hipersensibilidade conhecida ao flumazenil ou aos benzodiazepínicos.
- B. Suspeita de superdosagem grave por antidepressivos tricíclicos ou outros pró-convulsivos.
- C. Uso de benzodiazepínicos no controle de uma condição potencialmente fatal (p. ex., estado epilético ou pressão intracraniana aumentada).

IV. **Efeitos adversos**
- A. Ansiedade, agitação, dor de cabeça, tontura, náuseas, vômito, tremor e rubor facial transitório.
- B. Reversão rápida do efeito do benzodiazepínico em pacientes com alta tolerância a este, como viciados ou usuários crônicos, especialmente se possuírem história de convulsões, podendo se manifestar um estado agudo de abstinência, incluindo hiperexcitabilidade, taquicardia e convulsões.
- C. Convulsões ou arritmias poderão ser precipitadas em pacientes com superdosagem maciça por antidepressivos tricíclicos ou outros pró-convulsivos.
- D. O flumazenil precipitou arritmias em um paciente com superdosagem por uma mistura de benzodiazepínico e hidrato de cloral.
- E. Outros riscos incluem nova sedação e aspiração.
- F. **Uso na gravidez.** Categoria C (indeterminado) da FDA. No entanto, isso não exclui o seu uso agudo por curto prazo em uma paciente seriamente sintomática (p. 440).

V. **Interações farmacológicas ou laboratoriais.** Não são conhecidas interações. O flumazenil parece não alterar a cinética dos benzodiazepínicos ou de outros fármacos.

VI. **Dosagem e método de administração**
- A. **Superdosagem por benzodiazepínico.** Titular a dose até que a resposta desejada seja alcançada.
    1. Administrar 0,2 mg, IV, durante 30 segundos (a dose pediátrica não foi estabelecida; iniciar com 0,01 mg/kg e observar a informação da dosagem a seguir para a reversão pediátrica da sedação da consciência). Caso não haja resposta, administrar 0,3 mg. Se ainda não houver resposta, administrar 0,5 mg e repetir a cada 30 segundos quando necessário até uma dose máxima total de 3 mg (1 mg para crianças).
    2. Como os efeitos duram apenas 1 a 5 horas, continuar a monitorar o paciente atentamente para que não ocorra nova sedação. Se forem necessárias várias doses repetidas, considerar infusão contínua (0,2 a 1 mg/h).
- B. **Reversão da sedação consciente ou de doses anestésicas do benzodiazepínico.** Uma dose de 0,2 mg administrada IV é geralmente suficiente e poderá ser repetida, com a titulação indo até 1 mg. Em pacientes pediátricos com 1 ano de idade ou mais, administrar 0,01 mg/kg (até 0,2 mg), IV, durante 15 segundos. Se não houver resposta, a dose anterior poderá ser repetida a intervalos de 60 segundos até uma dose total máxima de 0,05 mg/kg ou 1 mg. (*Nota:* Uma reversão bem-sucedida da sedação por midazolam em pacientes pediátricos via administração retal tem sido descrita na literatura; esta poderá representar uma via alternativa para administração em um paciente pediátrico com acesso venoso ruim ou inexistente).

VII. **Formulações**
- A. **Parenteral.** Flumazenil (Romazicon), 0,1 mg/mL, frascos de 5 e 10 mL com parabenos e EDTA. O flumazenil é compatível com D5W, solução lactada de Ringer e soro fisiológico.
- B. Os **níveis de estoque mínimos sugeridos** para o tratamento de um adulto de 100 kg nas primeiras 8 e 24 horas são: **flumazenil**, *primeiras 8 horas:* 6 mg ou 6 frascos (0,1 mg/mL, 10 mL cada); *primeiras 24 horas:* 12 mg ou 12 frascos (0,1 mg/mL, 10 mL cada).

▶ FOMEPIZOL
Thomas E. Kearney, PharmD

I. **Farmacologia**
   A. O fomepizol (4-metilpirazol, 4-Mp) é um potente inibidor competitivo da álcool-desidrogenase, a primeira enzima no metabolismo do etanol e de outros alcoóis. O uso de fomepizol pode impedir a formação de metabólitos tóxicos após a ingestão de metanol ou etilenoglicol. Além disso, o tratamento precoce com fomepizol nos casos de intoxicação por etilenoglicol ou metanol (antes da manifestação de acidose significativa) poderá prevenir a necessidade de diálise. Desde a introdução do fomepizol, a maioria dos pacientes com intoxicação por etilenoglicol ou metanol provavelmente será tratada com esse fármaco em vez de com o etanol, particularmente em casos envolvendo crianças pequenas, pacientes recebendo dissulfiram, pacientes com consciência alterada e ingestão de diversas substâncias, pacientes com pancreatite ou insuficiência hepática ativa e que estejam em hospitais sem suporte laboratorial para avaliar rapidamente os níveis de etanol (para tratamento com monitoramento). Modelos econômicos sugeriram que a relação custo-benefício do fomepizol é melhor do que a do etanol, apesar do alto custo do primeiro.
   B. O fomepizol é eliminado principalmente por cinética de ordem zero, porém o metabolismo do citocromo P-450 poderá sofrer autoindução em 2 a 3 dias. Esse fármaco é dialisável. Ele é bem absorvido e tem sido usado com sucesso em administração VO, porém essa via não está aprovada nos EUA.

II. As **indicações** tornam-se suspeitas ou confirmadoras da intoxicação por **metanol** (álcool metílico [p. 318]) ou **etilenoglicol** (p. 235) em uma ou mais das seguintes situações:
   A. História sugestiva de ingestão de uma dose tóxica, porém sem disponibilidade para avaliar as concentrações sanguíneas (quando usada de forma empírica, aguardar uma "janela" de 12 horas após uma dose para avaliar o paciente);
   B. Acidose metabólica e intervalo osmolar inexplicavelmente elevado (p. 32); ou
   C. Concentração sérica de metanol ou etilenoglicol ≥ 20 mg/dL.
   D. Outras substâncias que são metabolizadas pela álcool-desidrogenase a metabólitos tóxicos incluem propilenoglicol, dietilenoglicol, trietilenoglicol, éteres de glicol (p. ex., etiléter do etilenoglicol, butiléter do etilenoglicol) e 1,4-butanodiol. Os critérios para tratamento de intoxicações por essas substâncias com fomepizol não estão bem estabelecidos, bem como as evidências de resultados terapêuticos favoráveis. Entretanto, registros de casos de intoxicação por algum desses outros glicóis (p. ex., propilenoglicol, dietilenoglicol) sugeriram benefícios quando a terapia com fomepizol foi usada em conjunto com a diálise para remover o composto parenteral potencialmente tóxico e impedir, ao mesmo tempo, a formação de metabólitos tóxicos.
   E. Reação ao dissulfiram (ou o risco de manifestá-la): para interromper a progressão ou a produção de acetaldeído, assumir que o etanol ainda está presente (com base em registros de casos).

III. **Contraindicações.** História de alergia ao fármaco ou a outros pirazóis.

IV. **Efeitos adversos**
   A. Irritação venosa e flebosclerose após a injeção IV do produto não diluído.
   B. Dor de cabeça, náuseas e tontura são os efeitos colaterais relatados com mais frequência. Efeitos menos comuns são vômito, taquicardia, hipotensão, sensação de inebriação, exantema, febre e eosinofilia.
   C. Elevações transitórias de transaminases hepáticas, independentemente da dose, têm sido observadas após múltiplas doses.
   D. Embora não tenha sido ainda estabelecida pelo fabricante sua segurança e eficácia em crianças, o fomepizol tem sido usado com sucesso com uso relatado para os casos de intoxicação pediátrica (mesmo em crianças com apenas 8 meses).
   E. **Uso na gravidez.** Categoria C (indeterminado) da FDA. Tem sido usado em gestantes sem que tenham sido observados efeitos adversos na mãe ou no feto (p. 440).

V. **Interações farmacológicas ou laboratoriais**
   A. Fármacos ou substâncias químicas metabolizadas pela álcool-desidrogenase (p. ex., hidrato de cloral, etanol, álcool isopropílico) também terão a sua eliminação comprometida. O fomepizol inibe o metabolismo do etanol e vice-versa.

B. Fármacos ou substâncias químicas metabolizadas pelas enzimas citocromo P-450 poderão competir com o fomepizol pela eliminação. Além disso, a indução da atividade do citocromo P-450 por esses fármacos ou pelo fomepizol poderá alterar o metabolismo.

VI. **Dosagem e método de administração.** *Nota:* O intervalo entre a dose inicial e as doses subsequentes de manutenção, 12 horas, fornece oportunidade para confirmar o diagnóstico com testes laboratoriais.

    A. **Dose inicial.** Administrar uma dose inicial de 15 mg/kg (até 1,5 g). Diluir em pelo menos 100 mL de soro fisiológico ou glicose a 5% e infundir lentamente por via IV durante 30 minutos. (A administração oral poderá ser considerada no caso de pacientes sem acesso IV.) Pacientes com peso superior a 100 kg poderão receber uma dose inicial de 1.500 mg (1 frasco) para evitar a perda da abertura de um segundo frasco de fomepizol. Entretanto, não se sabe se o bloqueio enzimático necessário será alcançado em todos os pacientes e são recomendadas doses adicionais em casos de piora evidente da acidose, antes que seja administrada a próxima dose de manutenção 12 horas mais tarde. *Nota:* O fármaco poderá se solidificar à temperatura ambiente e deverá ser visualmente inspecionado antes de sua administração. Se houver qualquer evidência de solidificação, colocar o frasco sob água morna corrente ou esfregá-lo entre as mãos.

    B. **Terapia de manutenção.** Administrar 4 doses de 10 mg/kg a cada 12 horas e, em seguida, aumentar para 15 mg/kg (para contrabalançar o metabolismo aumentado resultante da autoindução) até que os níveis séricos de metanol ou etilenoglicol estejam abaixo de 20 mg/dL.

    C. **Ajuste para hemodiálise.** Para compensar a perda de fomepizol durante a diálise, o fabricante recomenda aumentar a frequência de dosagem para 4 em 4 horas. Provavelmente será suficiente administrar uma dose adicional de fomepizol no início da diálise (caso tenham se passado 6 horas ou mais desde a última dose) e outra dose ao seu término e, em seguida, prosseguir com a dosagem comum a cada 12 horas. (*Nota:* Com o uso de equipamentos mais novos de hemodiálise de alto fluxo, a meia-vida do fomepizol será, em média, de 1,7 hora, comparada às 3 horas características com a diálise-padrão.)

VII. **Formulações**

    A. **Parenteral.** Fomepizol (Antizol, Paladin Labs; genérico, X-Gen Pharmaceuticals), 1 g/mL em frascos de 1,5 mL, pré-empacotados em bandejas com 4 frascos.

    B. **Os níveis de estoque mínimos sugeridos** para o tratamento de um adulto de 100 kg nas primeiras 8 e 24 horas são: **fomepizol**, *primeiras 8 horas:* 1,5 g ou 1 frasco de cada produto; *primeiras 24 horas:* 6 g ou 4 frascos de cada produto. *Nota:* Os fabricantes substituirão sem custos ou fornecerão crédito no caso de qualquer frasco de fomepizol com validade vencida, se forem conservados na embalagem original e retornarem em até 12 meses após a data de expiração da validade.

▶ GLICOSE

Thomas E. Kearney, PharmD

I. **Farmacologia.** A glicose é um carboidrato essencial usado como substrato para a produção de energia no corpo. Embora muitos órgãos utilizem ácidos graxos como fonte alternativa de energia, o cérebro é totalmente dependente de glicose como sua principal fonte de energia; portanto, a hipoglicemia pode rapidamente causar sérios danos cerebrais. A glicose administrada com a insulina desloca o potássio no meio intracelular e mantém a euglicemia no tratamento da intoxicação por antagonistas de cálcio e bloqueadores β-adrenérgicos (terapia da hiperinsulinemia-euglicemia [HIE]).

II. **Indicações**

    A. Hipoglicemia.

    B. Terapia empírica para pacientes com estupor, coma ou convulsões, que poderão estar com hipoglicemia ainda não manifesta.

C. Utilizar com infusão de insulina no caso de intoxicação grave por antagonista de cálcio (p. 123), intoxicação por β-bloqueador (p. 161) e hipercalemia (p. 37).

III. **Contraindicações.** Não existem contraindicações absolutas para o tratamento empírico de pacientes comatosos com possível hipoglicemia. Entretanto, a hiperglicemia e, possivelmente, uma lesão cerebral isquêmica recente poderão ser agravadas pela administração excessiva de glicose.

IV. **Efeitos adversos**
   A. Hiperglicemia e hiperosmolalidade sérica.
   B. Flebite e celulite local após extravasamento (ocorre com concentrações ≥ 10%) no local de injeção IV.
   C. A administração de uma dose maciça de glicose poderá precipitar a síndrome aguda de Wernicke-Korsakoff em pacientes com níveis insuficientes de tiamina. Por essa razão, a tiamina (p. 557) é administrada rotineiramente em conjunto com a glicose em pacientes alcoolizados ou desnutridos.
   D. Administração de amplos volumes de soluções de glicose livres de sódio poderá contribuir para sobrecarga de fluido, hiponatremia, hipocalemia e hipofosfatemia branda.
   E. **Uso na gravidez.** Categoria C (indeterminado) da FDA. No entanto, isso não exclui o seu uso agudo por curto prazo em uma paciente seriamente sintomática (p. 440).

V. **Interações farmacológicas ou laboratoriais.** Não existem interações conhecidas.

VI. **Dosagem e método de administração**
   A. Como terapia empírica do coma, administrar 50 a 100 mL de glicose a 50% (equivalente a 20 a 50 g de glicose) lentamente (p. ex., cerca de 3 mL/min) por um acesso IV seguro (crianças: 2 a 4 mL/kg de glicose a 25% ou 5 a 10 mL/kg de glicose a 10%; *não* usar glicose a 50% em crianças). A glicose a 10% também poderá ser administrada por via intraóssea.
   B. Uma hipoglicemia persistente (p. ex., advinda da intoxicação pelo agente sulfonilureia) poderá requerer bólus repetidos de glicose a 25% (crianças) ou 50% e infusão de glicose a 5 a 10%, titulada conforme necessário. *Nota:* A glicose pode estimular a secreção endógena de insulina, que poderá exacerbar uma hiperinsulinemia (levando a amplas flutuações dos níveis sanguíneos de glicose durante o tratamento da intoxicação por sulfonilureia).
   C. A terapia da **hiperinsulinemia-euglicemia** geralmente requer um bólus inicial de glicose (a menos que a glicose sanguínea inicial do paciente seja > 250 mg/dL), seguido por uma infusão de glicose a uma taxa de 0,5 g/kg/h com solução de glicose a 5 a 50% (se a solução de dextrose for > 25%, administrar por acesso central), conforme necessário para manter a euglicemia enquanto a insulina estiver sendo infundida (p. 515).

VII. **Formulações**
   A. **Parenteral.** Injeção de glicose (*d*-glicose) a 50%, ampolas, frascos e injetores pré-carregados de 50 mL; glicose a 25%, seringas de 10 mL; soluções diversas de glicose a 2,5 a 70%, algumas em combinação com soro fisiológico ou outros cristaloides.
   B. Os **níveis de estoque mínimos sugeridos** para o tratamento de um adulto de 100 kg, nas primeiras 8 e 24 horas são: **glicose**, *primeiras 8 horas:* 450 g ou 6 injetores pré-carregados (50%) e 3 frascos ou bolsas (10%, 1 L cada); *primeiras 24 horas:* 1.250 g ou 6 injetores pré-carregados (50%) e 11 frascos ou bolsas (10%, 1 L cada).

▶ GLUCAGON

Thomas E. Kearney, PharmD

I. **Farmacologia.** O glucagon é um hormônio polipeptídico que estimula a formação de adenilciclase, que, por sua vez, aumenta a concentração intracelular do monofosfato de adenosina cíclico (AMPc). Isso acarreta o aumento da glicogenólise e da concentração sérica de glicose, relaxamento do músculo liso vascular e efeitos positivos inotrópicos, cronotrópicos e dromotrópicos. Tais efeitos ocorrem independentemente do estímulo β-adrenérgico (o glucagon possui um receptor particular no miocárdio) e parecem ser mais eficazes em aumentar a frequência cardíaca. O glucagon também pode elevar os níveis de ácido araquidônico no tecido cardíaco via um metabólito ativo, o miniglucagon. O ácido araquidônico melhora a contratilidade cardíaca devido aos seus efeitos sobre o cálcio. O glucagon é destruído no trato GI e deverá ser administrado por via parenteral. Após a administração IV, os efeitos são observados em 1 a 2 minutos e persistem por 10-20 minutos. A meia-vida sérica é de aproximadamente 3 a 10 minutos. *Nota:* O glucagon geralmente não é considerado como terapia de primeira linha para a hipoglicemia em função de sua ação lenta e dependência dos reservatórios de glicogênio. Como alternativa, deve-se usar a glicose (p. 510) quando disponível.

II. **Indicações**
   A. Hipotensão, bradicardia ou comprometimento da condução causada pela intoxicação por bloqueadores β-adrenérgicos (p. 161). Considerar também o seu uso no caso de pacientes com hipotensão associada a reações anafiláticas ou anafilactoides, que possam estar recebendo agentes bloqueadores β-adrenérgicos.
   B. É possivelmente eficaz no caso de depressão cardíaca grave causada por intoxicação com antagonistas de cálcio, antidepressivos tricíclicos, quinidina ou outros tipos de fármacos antiarrítmicos dos tipos Ia e Ic. Devido ao perfil benigno dos efeitos colaterais do glucagon, considerar seu uso empírico precoce em qualquer paciente com depressão do miocárdio (bradicardia, hipotensão ou baixo débito cardíaco) que não responda rapidamente às medidas usuais.
   C. Para facilitar a passagem de corpos estranhos obstrutivos gástricos (p. ex., embalagens de fármacos) por meio do piloro para o intestino (com base em um registro de caso).

III. **Contraindicações.** Hipersensibilidade conhecida ao fármaco (rara), ou feocromocitoma (estimula a liberação de catecolaminas e poderá levar à hipertensão grave), ou insulinoma (estimula indiretamente a liberação de insulina e poderá levar à hipoglicemia).

IV. **Efeitos adversos**
   A. Hiperglicemia (geralmente transitória), hipocalemia.
   B. Náuseas e vômito são dose-dependentes (especialmente em caso de administração > 1 mg) e poderão levar ao retardo no esvaziamento gástrico e à hipotonicidade.
   C. **Uso na gravidez.** Categoria B da FDA. A lesão fetal é extremamente improvável (p. 440).

V. **Interações farmacológicas ou laboratoriais.** A administração simultânea de epinefrina potencializa e prolonga os efeitos hiperglicêmicos e cardiovasculares do glucagon. Não se sabe se o glucagon interfere na eficácia da terapia com insulina e glicose nos casos de intoxicação grave por antagonistas de cálcio. Observar que o glucagon estimula a secreção endógena de insulina.

VI. **Dosagem e método de administração**
   A. **Dose inicial.** Administrar 3 a 10 mg, IV (pode também ser titulado com bólus de 0,05 mg/kg), durante 1 a 2 minutos, e repetir a cada 3 a 5 minutos até que uma resposta seja alcançada (em geral com uma dose total de 10 mg; porém já foi feita a administração de 30 mg).
   B. **Infusão de manutenção.** Infundir 1 a 5 mg/h (crianças: 0,15 mg/kg IV, ou titular com 0,05 mg/kg, a cada 3 minutos, seguido por 0,05 a 0,1 mg/kg/h). Como alternativa, deve-se determinar a dose total necessária para alcançar a resposta inicial e oferecer essa quantidade de hora em hora. Infusões de até 10 mg/h têm sido usadas em adultos. *Nota:* Poderá ocorrer taquifilaxia com infusões prolongadas (registro de caso com duração da infusão > 24 horas).
   C. Em casos de doses maciças, considerar o uso de água estéril para D_5W para reconstituir o pó em vez de o diluente fornecido com o fármaco que contém glicerina (p. ex., adicionar 4 mg de glucagon a 50 mL de D_5W para infusão contínua).

VII. **Formulações.** *Nota:* O glucagon não está mais disponível em frascos de 10 mg; em seu lugar, os *kits* de 1 mg precisarão ser usados com um custo consideravelmente mais elevado para se obter a dosagem adequada no tratamento de intoxicações.
   A. **Parenteral.** Kit de Emergência (ou Diagnóstico) de Glucagon, 1 unidade (aproximadamente 1 mg, com seringa de 1 mL para diluente com glicerina) e Kit Diagnóstico GlucaGen (hidrocloreto de glucagon) ou HypoKit (1 mg com 1 mL de água estéril para diluente em um frasco ou seringa).
   B. Os **níveis de estoque mínimos sugeridos** para o tratamento de um adulto de 100 kg nas primeiras 8 e 24 horas são: **cloridrato de glucagon**, *primeiras 8 horas:* 90 mg ou 90 *kits* (1 unidade de cada); *primeiras 24 horas:* 250 mg ou 250 *kits* (1 unidade de cada).

▶ HIDROXOCOBALAMINA
Kathryn H. Meier, PharmD

I. **Farmacologia.** A hidroxocobalamina e a cianocobalamina são análogas da vitamina B_{12} que têm sido usadas no tratamento da anemia perniciosa. A hidroxocobalamina foi aprovada como antídoto para a intoxicação de humanos por cianeto na França, em 1996, e está atualmente disponível nos EUA. A hidroxocobalamina substitui rapidamente seu grupo hidroxila pelo cianeto livre para produzir cianocobalamina, atóxica e estável. Quando administrada a pacientes com intoxicação por cianeto, melhora rapidamente a frequência cardíaca e a pressão sanguínea sistólica e reduz a acidemia. Em humanos, o prognóstico é melhor quando a hidroxocobalamina é administrada antes que ocorra a parada cardiopulmonar. Estudos animais sugerem aumento na eficácia do antídoto se o tiossulfato (p. 558) for administrado em adição à terapia da hidroxocobalamina, porém os fármacos não são compatíveis no mesmo acesso IV. Em indivíduos normais que receberam doses de 5 e 10 g, os valores da meia-vida plasmática da hidroxocobalamina oscilaram em média entre 26 a 31 horas, respectivamente. A absorção oral é extremamente fraca; a absorção intranasal ocorre com doses muito pequenas.

II. **Indicações**
   A. Tratamento da intoxicação aguda por cianeto ou para pacientes com suspeita de alto risco de sofrerem essa intoxicação (p. ex., vítimas da inalação de fumaça; ver Seção VII adiante).
   B. A profilaxia contra a intoxicação por cianeto durante a infusão de nitroprussida tem sido proposta.

III. **Contraindicações.** Tratar com cautela os pacientes com hipersensibilidade conhecida à hidroxocobalamina ou à cianocobalamina e considerar tratamentos alternativos.

IV. **Efeitos adversos**
   A. Reações adversas em voluntários saudáveis incluem cromatúria (urina de coloração vermelha) em 100%, eritema em 94 a 100%, exantema em 20 a 44%, pressão sanguínea aumentada em 18 a 28%, náuseas em 6 a 11%, dor de cabeça em 6 a 33%, porcentagem reduzida de linfócitos em 8 a 17% e reação no local da infusão em 6 a 39%. Embora a cor avermelhada dos fluidos corporais geralmente se normalize em 2 a 7 dias, o eritema poderá permanecer por até 2 semanas, e a cromatúria, por até 35 dias. Um eritema acneiforme autolimitante poderá ocorrer 7 a 28 dias após a infusão.
   B. Reações alérgicas têm sido observadas com a terapia IV aguda da intoxicação por cianeto. Entretanto, reações alérgicas têm sido registradas em pacientes fazendo uso de terapia crônica IM e em voluntários saudáveis não expostos ao cianeto que receberam hidroxocobalamina IV enquanto estavam participando dos ensaios clínicos seguros.
   C. **Uso na gravidez.** Categoria C (indeterminado) da FDA. A gravidez não exclui o seu uso agudo por curto prazo em uma paciente seriamente sintomática intoxicada por cianeto (p. 440), porém provavelmente será preferível administrar nitrito a caso de intoxicação por cianeto.

V. **Interações farmacológicas ou laboratoriais**
   A. A coloração de fluidos corporais causada pelas cobalaminas poderá interferir nos testes laboratoriais colorimétricos em períodos de 12 horas a 8 dias; os resultados de testes normalmente afetados são os para AST e creatinina sérica (falsamente reduzidos) e os para o magnésio e a bilirrubina (falsamente elevados). Deve-se ler a bula para uma lista detalhada. Atualmente, **não** tem sido documentada interferência nos seguintes testes séricos: Na, K, Cl, Ca, ureia e GGT (gama-glutamiltransferase). Considerar a coleta e armazenamento de amostras antes da administração do antídoto, no caso de serem planejadas futuras análises laboratoriais adicionais.
   B. Até a presente data, foi documentada incompatibilidade química ou física com alguns fármacos, que incluem diazepam, dobutamina, dopamina, fentanila, nitroglicerina, pentobarbital, propofol, tiopental, tiossulfato de sódio, nitrato de sódio e ácido ascórbico. A administração desses e, possivelmente, de outros fármacos deverá ser feita por meio de um acesso IV separado.
   C. A hidroxocobalamina tem sido responsável por disparar erroneamente o detector de perda sanguínea automático em algumas máquinas de hemodiálise, causando o desligamento destas.

VI. **Dosagem e método de administração**
   A. **Intoxicação aguda por cianeto.** Administrar 5 g (crianças: 70 mg/kg) por infusão IV durante 15 minutos; 5 g de hidroxocobalamina neutralizarão aproximadamente 40 μmol (1,04 mg) de

cianeto por litro de sangue. Em casos graves, uma segunda dose de 5 g poderá ser infundida durante 15 minutos a 2 horas quando necessário.
B. **Profilaxia durante a infusão com nitroprussida.** Administrar 25 mg/h, IV. *Nota:* Os produtos injetáveis de baixa dosagem (1 mg/mL) nos EUA podem conter o preservativo parabeno. Não se conhece a segurança do uso desse produto contendo parabeno.

VII. **Formulações**
A. **Parenteral**
1. Cada Cyanokit contém 2 frascos de 2,5 g de hidroxocobalamina congelada e desidratada com equipamento para transferência. O frasco possui uma marca de 100 mL para calibração, e a hidroxocobalamina deverá ser reconstituída em 100 mL de cloreto de sódio estéril a 0,9% com um movimento de rotação delicado. Caso o soro fisiológico não esteja disponível, poderá ser usado o fluido de injeção de Ringer lactato ou glicose a 5%. O Cyanokit é projetado para o trabalho de campo e está disponível na Europa pela Merck Santé sas, França, e nos EUA pela Meridian Medical Technologies.
2. A hidroxocobalamina também está disponível em uma concentração de 1 mg/mL para uso IM no tratamento da deficiência de vitamina B_{12} (p. ex., anemia perniciosa), porém a quantidade do fármaco ativo nos frascos de 10 e 30 mL não é suficiente para tratar a intoxicação por cianeto.
B. Os **níveis de estoque mínimos sugeridos** para o tratamento de um adulto de 100 kg durante as primeiras 8 e 24 horas são: **hidroxocobalamina**, *primeiras 8 horas:* 10 g ou 2 Cyanokits; *primeiras 24 horas:* 10 g ou 2 Cyanokits. *Nota:* A inalação de fumaça geralmente envolve diversas vítimas expostas ao gás cianeto, que necessitarão de muitos *kits*. Os níveis de estoque deverão ser baseados no número histórico de pacientes gravemente intoxicados trazidos ao hospital após um episódio de inalação de fumaça.

▶ **INANRINONA (ANTIGA ANRINONA)**
F. Lee Cantrell, PharmD

I. **Farmacologia.** A inanrinona é um agente inotrópico positivo com atividade vasodilatadora. Ela não é um agonista do receptor β-adrenérgico, e o seu exato mecanismo de ação é desconhecido. Parece atuar inibindo a atividade fosfodiesterase da célula do miocárdio, elevando, portanto, as concentrações intracelulares de AMPc. A pós-carga e a pré-carga cardíacas são reduzidas devido ao efeito vasodilatador direto.
II. **Indicações.** A inanrinona poderá ser útil para pacientes com superdosagem de β-bloqueadores, mistura de β e α-bloqueadores (p. ex., labetalol) ou antagonistas do cálcio, em casos de falha dos seguintes tratamentos em restabelecer o débito cardíaco e a pressão sanguínea: fluidos IVs, atropina, β-agonistas, glucagon, insulina de alta dose com glicose suplementar e terapia com emulsão lipídica.
III. **Contraindicações.** Hipersensibilidade conhecida à inanrinona ou a sulfitos (usados como conservantes).
IV. **Efeitos adversos**
A. A hipotensão poderá advir dos efeitos vasodilatadores diretos, especialmente em pacientes com depleção de volume. Administrar fluidos IVs adequados antes e durante a administração da inanrinona.
B. A formulação contém metabissulfito de sódio como conservante, o que poderá causar reações agudas semelhantes às reações alérgicas em pacientes (especialmente os com asma) que forem sensíveis aos sulfitos.
C. A inanrinona poderá agravar a obstrução do fluxo de saída em pacientes com estenose subaórtica hipertrófica.
D. A inanrinona afeta o tempo de sobrevivência das plaquetas, levando à trombocitopenia dose e tempo-dependente.

E. **Uso na gravidez.** Categoria C (indeterminado) da FDA. Estudos animais são conflitantes e não existem dados em humanos de qualidade (p. 440). Usar apenas quando o benefício justificar o risco potencial (p. ex., superdosagem maciça por β-bloqueador ou antagonista de cálcio que não responda a outras medidas).
F. O nome do fármaco foi trocado de anrinona para inanrinona para impedir a confusão com a amiodarona.
V. **Interações farmacológicas ou laboratoriais.** Os efeitos inotrópicos positivos da inanrinona são aditivos aos de outros agentes inotrópicos, incluindo glicosídeos digitálicos. Esses fármacos podem ser usados em conjunto, porém o paciente deverá ser monitorado em atenção às arritmias cardíacas.
VI. **Dosagem e método de administração**
A. A dose inicial é de 0,75 mg/kg em bólus durante 2 a 3 minutos. Esta é seguida por uma infusão a 5 a 10 µg/kg/min.
B. O fabricante recomenda que a dose diária total não exceda 10 mg/kg. Entretanto, até 18 mg/kg/dia já foram administrados a alguns pacientes.
VII. **Formulações**
A. Lactato de inanrinona (Inocor, outros), 5 mg/mL em ampolas de 20 mL contendo 0,25 mg/mL de metabissulfito de sódio como conservante.
B. Os **níveis de estoque mínimos sugeridos** para o tratamento de um adulto de 100 kg nas primeiras 8 e 24 horas são: **lactato de inanrinona**, *primeiras 8 horas:* 500 mg ou 5 ampolas (5 mg/mL, 20 mL cada); *primeiras 24 horas:* 1.000 mg ou 10 ampolas (5 mg/mL, 20 mL cada).

▶ **INSULINA**
Kathleen Birnbaum, PharmD

I. **Farmacologia**
A. A insulina, um hormônio secretado pelas células β do pâncreas, promove a captação celular de glicose para os músculos esquelético e cardíaco e para o tecido adiposo. A insulina desloca o potássio intracelular.
B. O mecanismo pelo qual a terapia com insulina-glicose (hiperinsulinemia-euglicemia [HIE]) melhora o inotropismo e aumenta a resistência vascular periférica é desconhecido. Antagonistas de cálcio inibem a secreção de insulina bloqueando os canais de cálcio do tipo L das ilhotas pancreáticas e induzem a resistência à insulina. Esta poderá reverter a hiperglicemia, a hipoinsulinemia e a acidose normalmente observadas na intoxicação por antagonista de cálcio. Em casos de superdosagem por antagonista de cálcio e bloqueador β-adrenérgico, o metabolismo do miocárdio, se desloca dos ácidos graxos para os carboidratos. A insulina estimula o metabolismo do miocárdio e inibe o metabolismo dos ácidos graxos livres. Ela também poderá incrementar a captação de glicose pelos miócitos cardíacos.
C. A insulina regular humana é biossintetizada com a tecnologia do DNA recombinante. O tempo que a insulina regular leva para reduzir a glicose sanguínea é de 30 minutos a 1 hora, permanecendo ativa por 5 a 8 horas. Sua meia-vida sérica é de 4 a 5 minutos após administração IV.
II. **Indicações**
A. Hiperglicemia e cetoacidose diabética.
B. Hipercalemia grave (p. 37).
C. Administração com glicose na hipotensão induzida por antagonistas de cálcio (p. 473) e bloqueadores β-adrenérgicos (p. 161). Foi observada melhora na hemodinâmica em alguns registros de casos de pacientes com toxicidade por antagonista de cálcio e superdosagem por bloqueadores β-adrenérgicos.
III. **Contraindicações.** Hipersensibilidade conhecida ao fármaco (menos frequente com a insulina humana do que com a derivada de animais).
IV. **Efeitos adversos**
A. Hipoglicemia.
B. Hipocalemia.

C. Lipo-hipertrofia ou lipoatrofia no local da injeção (mais comum com o uso repetido).
D. Sobrecarga de fluido e hiponatremia com infusão de altas doses de insulina.
E. **Uso na gravidez.** Categoria B da FDA (p. 440). A insulina humana não cruza a barreira placentária.
V. **Interações farmacológicas ou laboratoriais**
    A. A hipoglicemia poderá ser potencializada por etanol, sulfonilureias e salicilatos.
    B. Corticosteroides (reduzindo a resistência da insulina periférica e promovendo a gliconeogênese), glucagon (aumentando a glicogenólise) e epinefrina (via efeitos β-adrenérgicos) podem antagonizar os efeitos da insulina.
VI. **Dosagem e método de administração**
    A. **Hiperglicemia.** Administrar inicialmente 5 a 10 UI IV de insulina regular, seguidas por infusão de 5 a 10 UI/h, monitorando seus efeitos sobre os níveis séricos de glicose (crianças: 0,1 UI/kg inicialmente e, em seguida, 0,1 UI/kg/h).
    B. **Hipercalemia.** Administrar 0,1 UI/kg IV de insulina regular com 50 mL de glicose a 50% (crianças: 0,1 UI/kg de insulina com 2 mL/kg de dextrose a 25%).
    C. **Hipotensão** causada por antagonistas de cálcio e β-adrenergéticos bloqueadores que não responda à terapia convencional (**terapia HIE**):
       1. **Bólus** de insulina regular humana de 1 UI/kg IV. Se a glicose sanguínea for inferior a 200 mg/dL, administrar 50 mL (25 g) de glicose a 50% IV (crianças: 0,25 g/kg de glicose a 25%).
       2. **Infusão contínua.** Foram observadas amplas variações na dose e na duração de ação da insulina. Foram administradas doses de até 10 UI/kg/h. A elevação da dose poderá ser titulada em períodos tão rápidos quanto a cada 10 minutos. Diluir 500 UI de insulina regular humana em 500 mL de soro fisiológico a 0,9% (concentração de insulina: 1 UI/mL). Em seguida, administrar um bólus com infusão de insulina de 0,5-1 UI/kg/h titulada para uma pressão sanguínea sistólica ⩾ a 100 mmHg e uma pressão arterial média > 60 mmHg. Iniciar a infusão de glicose a 10% a 100 mL/h e administrar bólus de glicose (glicose a 50% para adultos) conforme necessário para manter a glicose entre 100 a 200 mg/dL. A fim de evitar a sobrecarga de fluido, poderão ser administradas uma infusão concentrada de insulina de 10 UI/mL (10.000 UI de insulina humana regular em 1 L de soro fisiológico a 0,9%) e infusões de glicose de até 30%. Como a estabilidade das infusões de insulina é desconhecida, o produto deverá ser substituído pelo menos a cada 24 horas.
       3. **Monitoramento.** Avaliar a glicose sanguínea pelo menos a cada 10 minutos durante a titulação da infusão e até que ela se mantenha em 100 a 200 mg/dL durante algumas horas e, em seguida, a cada 30 minutos. Monitorar a glicose sanguínea de hora em hora de várias horas até 1 dia após a interrupção da infusão de insulina, pois poderá ocorrer hipoglicemia reativa. Monitorar o nível de potássio inicialmente de hora em hora e, em seguida, pelo menos a cada 4 a 6 horas. Administrar potássio conforme o necessário para manter seu nível acima de 3 mEq/L. Os níveis de magnésio e fósforo também poderão sofrer flutuações.
       4. **Aparecimento do efeito.** A melhora da hemodinâmica poderá não ser mantida por mais de 30 minutos.
       5. **Duração da terapia.** A duração do tratamento com insulina-glicose variou desde a administração de um único bólus de insulina até infusões com 6 horas a 4 dias de duração. A duração média da infusão de insulina é de 24 a 31 horas.
       6. *Nota:* A dosagem ideal da insulina não é conhecida. Doses inadvertidas de insulina como um bólus de 10 UI/kg e como uma infusão de 21,8 UI/kg/h foram administradas sem efeitos adversos. As infusões oscilaram entre 0,1 a 10 UI/kg/h.
VII. **Formulações**
    A. **Parenteral.** Insulina regular humana (Humulin R, Novulin R), 100 UI/mL, frascos de 10 mL. Apenas a insulina regular humana pode ser administrada por via IV.
    B. **Os níveis de estoque mínimos sugeridos** para o tratamento de um adulto de 100 kg nas primeiras 8 e 24 horas são: **insulina regular**, *primeiras 8 horas:* 1.000 UI ou 1 frasco (100 UI/mL, 10 mL cada); *primeiras 24 horas:* 3.000 UI ou 3 frascos (100 UI/mL, 10 mL cada).

▶ IODETO (IODETO DE POTÁSSIO, KI)
Freda Rowley, PharmD

I. **Farmacologia.** O iodo-131 é um produto de reações de fissão nuclear e provavelmente representa a principal forma de contaminação interna radioativa após um acidente importante com um reator nuclear ou detonação de uma arma nuclear. O iodeto de potássio (KI) bloqueia a captação de isótopos radioativos do iodo pela glândula tireoide tanto pela diluição do iodo radioativo quanto pelo "preenchimento" da glândula com o iodo não tóxico. As moléculas radioativas são, em seguida, excretadas na urina.

Para a proteção ideal, o KI deverá ser administrado antes ou durante a exposição ao iodo radioativo, porém apresentará efeitos protetores quando iniciado em até 4 horas após a exposição. Indica-se a administração diária até que não mais exista o risco de exposição ao iodo radioativo.

II. **Indicações.** O iodeto de potássio é indicado para a prevenção da captação de isótopos radioativos do iodo pela glândula tireoide. *Nota:* O KI deverá ser usado apenas quando recomendado pelos órgãos oficiais de saúde pública local, estadual ou federal.

III. **Contraindicações**
   A. Alergia conhecida ao iodo. Indivíduos portadores dos distúrbios raros de dermatite herpetiforme e vasculite hipocomplementêmica possuem um maior risco de sensibilidade.
   B. O iodo pode ser usado em mulheres grávidas, bebês e crianças, porém sua segurança não está claramente estabelecida (ver Seção IV a seguir).

IV. **Efeitos adversos**
   A. Desconforto GI, diarreia, queimação da garganta, gosto metálico na boca e, raramente, inflamação das glândulas salivares. Esses efeitos tornam-se mais comuns conforme aumentam a duração e a dose da terapia.
   B. Reações alérgicas oscilam de erupções cutâneas a desconforto respiratório, embora as reações potencialmente fatais sejam muito raras.
   C. Poderão ocorrer tireotoxicose induzida por iodo, hipotireoidismo e gota, porém a incidência é inferior a 2%, mesmo que a terapia seja feita por períodos mais prolongados.
   D. Poderá ser observada uma coloração azulada da pele envolvendo as glândulas sudoríparas após doses maciças de produtos contendo iodo.
   E. **Uso na gravidez.** Categoria D da FDA (p. 440). O KI cruza a barreira placentária e pode causar hipotireoidismo e gota no feto. O risco é mínimo com o uso por curto período (~10 dias) e quando administrado muito antes da validade.
   F. **Uso em neonatos.** Devido ao risco elevado de hipotireoidismo em neonatos (< 1 mês de idade), os testes de funcionamento da tireoide deverão ser monitorados.
   G. **Uso durante a amamentação.** O KI penetra no leite materno, bem como o iodo radioativo; portanto, mães lactantes deverão tomar o cuidado de não amamentar os bebês, a menos que não haja alternativa disponível.

V. **Interações farmacológicas ou laboratoriais**
   A. Há atividade hipotireóidea sinergística com o lítio.
   B. O monitoramento da tireoide pela dosagem do hormônio estimulador da tireoide (TSH) e da tiroxina livre (T_4) é confiável para se estabelecer a dose-padrão de KI. Recomendado em todos os neonatos tratados com KI.
   C. Há risco de hipercalemia com o uso prolongado com outros suplementos de potássio e medicamentos poupadores de potássio (p. ex., espironolactona). Entretanto, a dose diária do potássio advindo do KI é de apenas aproximadamente 3 a 4 mEq.

VI. **Dosagem e método de administração**
   A. Existem várias normas de dosagem, incluindo aquelas recomendadas pela FDA nos EUA e pela Organização Mundial de Saúde (OMS). Os órgãos oficiais públicos decidem a respeito do regime que será usado em cada situação específica. Um documento de orientação do CDC está disponível em http://www.bt.cdc.gov/radiation/ki.asp.
   B. Adultos com mais de 18 anos, 130 mg, VO, 1×/dia. Doses orais diárias para outras idades: adolescentes e crianças (de 3 a 18 anos), 65 mg; 1 mês a 3 anos, 32 mg; 0 a 1 mês, 16 mg.

Crianças com tamanho de adulto (com peso próximo a 68 kg) deverão receber uma dose igual à dos adultos, de 130 mg.
C. Uma única dose proporciona 24 horas de proteção. Recomenda-se o uso de uma dose diária.
D. A terapia poderá durar de 1 dia a várias semanas, dependendo das recomendações da saúde pública. A profilaxia prolongada poderá ser necessária para conferir proteção contra produtos e leite contaminados por iodo radioativo. O estudo dos cânceres infantis da tireoide após o incidente de Chernobyl sugere que a manutenção da dose por longo tempo após o acidente inicial poderá levar a uma redução na proliferação celular e no risco de que esse tipo de câncer se manifeste.

VII. **Formulações**
A. **Oral.** (Thyro-Block, outros). Comprimidos partidos (130 e 65 mg) de iodeto de potássio. Formulações de xarope de iodeto de potássio (325 mg de KI por 5 mL) e soluções orais como a solução de Lugol (5% de iodo e 10% de KI) podem ser encontradas.
B. A solução de iodeto de potássio poderá ser feita a partir de comprimidos macerados de KI para administração em crianças e em adultos incapazes de engolir comprimidos. Macerar um comprimido de 130 mg e misturar com 4 colheres de chá (20 mL) de água até dissolvê-lo e, em seguida, adicionar 4 colheres de chá (20 mL) de leite achocolatado, suco de laranja, refrigerante ou fórmula para bebês. Essa solução final apresentará a concentração de 3,25 mg/mL. A água pura ou o leite desnatado poderão não esconder adequadamente o sabor salgado e desagradável dos comprimidos de KI. A solução poderá ser conservada em até 7 dias na geladeira. A FDA recomenda que a solução seja preparada semanalmente, e a porção não utilizada, descartada.
C. Os **níveis de estoque mínimos sugeridos** para o tratamento de um adulto de 100 kg nas primeiras 8 e 24 horas são: **iodeto de potássio**, *primeiras 8 horas:* 130 mg ou 1 comprimido (130 mg cada); *primeiras 24 horas:* 130 mg ou 1 comprimido (130 mg cada).

▶ **ISOPROTERENOL**
Thomas E. Kearney, PharmD

I. **Farmacologia.** O isoproterenol é um fármaco similar à catecolamina que estimula os receptores β-adrenérgicos (β_1 e β_2). Suas propriedades farmacológicas incluem efeitos cardíacos cronotrópicos e inotrópicos positivos, vasodilatação periférica e broncodilatação. O isoproterenol não é absorvido VO e sofre absorção variável e errática pelas vias sublingual e retal. Os efeitos do fármaco são finalizados rapidamente pela captação e metabolismo tecidual; os efeitos persistem apenas por alguns minutos após a injeção IV.

II. **Indicações**
A. Bradicardia grave ou bloqueio de condução levando à hipotensão hemodinamicamente significativa (p. 15). *Nota:* Após a superdosagem por β-bloqueador, mesmo altas doses excessivas de isoproterenol poderão não ser suficientes para reverter o bloqueio dos receptores β, e o glucagon (p. 511) será o fármaco de escolha.
B. Para aumentar a frequência cardíaca e, portanto, abolir a taquicardia ventricular polimórfica (*torsade de pointes*) associada ao prolongamento do intervalo QT (p. 14).
C. Para aliviar o broncospasmo (embora os fármacos β_2-seletivos, como o albuterol, sejam preferíveis).

III. **Contraindicações**
A. Não utilizar isoproterenol nos casos de fibrilação ventricular ou taquicardia ventricular (exceto *torsade de pointes*).
B. Utilizar com extrema cautela na presença de solventes hidrocarbonetos aromáticos ou halogenados, anestésicos ou hidrato de cloral.

IV. **Efeitos adversos**
A. A demanda aumentada de oxigênio pelo miocárdio poderá levar à angina de peito ou ao infarto agudo do miocárdio.
B. A vasodilatação periférica mediada por β_2-adrenérgicos poderá piorar a hipotensão.

C. O fármaco poderá precipitar arritmias ventriculares.
D. O conservante sulfito presente em algumas preparações parenterais poderá causar reações de hipersensibilidade.
E. Poderá ocorrer hipocalemia secundária ao deslocamento intracelular de potássio mediado pelo efeito β_2-adrenérgico.
F. **Uso na gravidez.** Categoria C (indeterminado) da FDA. Isso não exclui o seu uso agudo por curto prazo em uma paciente seriamente sintomática (p. 440). Entretanto, poderá causar isquemia fatal e também reduzir ou interromper as contrações uterinas.

V. **Interações farmacológicas ou laboratoriais**
A. Ocorre estímulo β-adrenérgico adicional na presença de outros fármacos simpatomiméticos, teofilina e glucagon.
B. A administração na presença de ciclopropano, anestésicos halogenados ou outros hidrocarbonetos aromáticos ou halogenados poderá aumentar o risco de ocorrência de arritmias ventriculares devido à sensibilização do miocárdio aos efeitos arritmogênicos das catecolaminas.
C. Pacientes intoxicados por digitálicos estão mais propensos a desenvolver arritmias ventriculares quando há administração do isoproterenol.
D. Betabloqueadores poderão interferir na ação do isoproterenol por bloqueio competitivo dos receptores β-adrenérgicos.

VI. **Dosagem e método de administração**
A. Para infusão IV, usar solução contendo 4 μg/mL (diluir 5 mL de solução 1:5.000 em 250 mL de D_5W); iniciar com infusão a 0,5 a 1 μg/min (crianças: 0,1 μg/kg/min) e aumentar conforme necessário até o efeito desejado ou de acordo com a tolerância (determinado pelo monitoramento das arritmias). Para o tratamento de emergência, a taxa de infusão poderá ser iniciada a 5 μg/min. A dose superior comum é de 20 μg/min (1,5 μg/kg/min em crianças), porém já foram administradas até 200 μg/minuto em adultos com superdosagem de isoproterenol. As preparações degradam-se (e ficam escuras) quando expostas a luz, ar e calor.
B. Para o bólus IV, a dose comum para adultos é de 20 a 60 μg (1 a 3 mL de uma solução de 1:50.000) e repetir doses de bólus de 10 a 200 μg. Se uma solução diluída não estiver disponível, preparar uma solução de 1:50.000 (20 μg/mL), diluindo-se 1 mL de solução 1:5.000 para um volume de 10 mL com soro fisiológico ou D_5W.

VII. **Formulações**
A. **Parenteral.** Cloridrato de isoproterenol (Isuprel, outros), 20 μg/mL (1:50.000) em 10 mL com agulha ou 200 μg/mL (1:5.000) em ampolas de 1 e 5 mL e em frascos de 5 e 10 mL, todos contendo bissulfito de sódio ou metabissulfito de sódio como conservante.
B. Os **níveis de estoque mínimos sugeridos** para o tratamento de um adulto de 100 kg nas primeiras 8 e 24 horas são: **cloridrato de isoproterenol**, *primeiras 8 horas:* 10.000 μg ou 5 frascos (1:5.000, 10 mL cada); *primeiras 24 horas:* 30.000 μg ou 15 frascos (1:5.000, 10 mL cada).

▶ **LABETALOL**

Thomas E. Kearney, PharmD

I. **Farmacologia.** O labetalol é um antagonista misto α e β-adrenérgico; após administração IV, as propriedades β-antagonistas não seletivas são aproximadamente sete vezes maiores do que a atividade antagonista α_1. Efeitos hemodinâmicos geralmente incluem redução da frequência cardíaca, pressão sanguínea e resistência vascular sistêmica. A velocidade de condução AV poderá ser reduzida. Após injeção IV, os efeitos hipotensores atingem seu máximo em 10 a 15 minutos e persistem por aproximadamente 2 a 4 horas. O fármaco é eliminado pelo metabolismo hepático e apresenta meia-vida de 5 a 6 horas.

II. **Indicações.** O labetalol pode ser usado para tratar a hipotensão acompanhada de taquicardia associada à superdosagem por fármaco estimulante (p. ex., cocaína ou anfetaminas) e à abstinência de clonidina. *Nota:* Hipertensão com bradicardia sugere vasoconstrição excessiva mediada por α

(p. 17, 363); nesse caso, um bloqueador α seletivo, como a fentolamina (p. 534), será preferível, pois a reversão da vasodilatação mediada por β_2 poderá piorar a hipertensão. Além disso, poderá surtir um efeito imprevisível sobre o tônus vascular coronariano; outros agentes, como a nitroglicerina, poderão ser preferíveis nos casos de vasoconstrição coronária induzida por estimulantes.

III. **Contraindicações**
   A. Asma.
   B. Insuficiência cardíaca congestiva.
   C. Bloqueio AV.

IV. **Efeitos adversos**
   A. Poderá ocorrer hipertensão paradoxal quando o labetalol for usado na presença de agentes toxicantes estimulantes que possuam fortes propriedades agonísticas mistas, α e β-adrenérgicas (p. ex., cocaína, anfetaminas), devido às propriedades α-bloqueadoras relativamente fracas do labetalol quando comparadas com a sua habilidade β-bloqueadora. (Esse fato foi observado com o propranolol, mas não com o labetalol.)
   B. Poderão ocorrer hipotensão ortostática e efeitos inotrópicos negativos.
   C. Poderão ser observadas dispneia e broncospasmo, particularmente em pacientes com asma.
   D. Foram observadas náuseas, dor abdominal, diarreia, tremores, tontura e letargia.
   E. **Uso na gravidez.** Categoria C (indeterminado) da FDA. Isso não exclui o seu uso agudo por curto prazo em uma paciente seriamente sintomático (p. 440).

V. **Interações farmacológicas ou laboratoriais**
   A. Há redução adicional da pressão sanguínea com outros agentes anti-hipertensivos, halotano ou nitroglicerina.
   B. A cimetidina aumenta a biodisponibilidade oral do labetalol.
   C. O labetalol é incompatível com injeção de bicarbonato de sódio a 5% (forma um precipitado).
   D. O labetalol poderá induzir elevação falso-positiva dos níveis urinários de catecolaminas e poderá revelar um teste falso-positivo para anfetaminas no exame urinário.

VI. **Dosagem e método de administração**
   A. **Adultos.** Administrar inicialmente 20 mg de forma lenta (durante 2 minutos) em *bolus* IV; repetir com doses de 40 a 80 mg em intervalos de 10 minutos até que a pressão sanguínea seja controlada ou que seja atingida uma dose cumulativa de 300 mg (a maioria dos pacientes responderá a uma dose total de 50 a 200 mg). Como alternativa, administrar uma infusão constante de 0,5 a 2 mg/min (ajustar a taxa) até que a pressão sanguínea seja controlada ou que seja atingida uma dose cumulativa de 300 mg. Em seguida, administrar labetalol VO, iniciando com 100 mg, 2×/dia.
   B. **Crianças (dosagem não estabelecida na bula).** Uma dose inicial de 0,2 a 1 mg/kg é administrada por via IV durante 2 minutos (dose máxima: 40 mg). Poderá ser repetida a cada 10 minutos conforme necessário.

VII. **Formulações**
   A. **Parenteral.** Cloridrato de labetalol (Normodyne, Trandate, outros), 5 mg/mL, frascos de múltiplas doses de 20 e 40 mL (com EDTA e parabeno como conservantes) e seringas pré-carregadas de 4 e 8 mL.
   B. **Oral.** Cloridrato de labetalol (Normodyne, Trandate, outros), comprimidos de 100, 200 e 300 mg.
   C. Os **níveis de estoque mínimos sugeridos** para o tratamento de um adulto de 100 kg nas primeiras 8 e 24 horas são: **cloridrato de labetalol**, *primeiras 8 horas:* 300 mg ou 3 frascos (5 mg/mL, 20 mL cada); *primeiras 24 horas:* 400 mg ou 2 frascos (5 mg/mL, 40 mL cada).

▶ LEUCOVORINA CÁLCICA
Kathy Birnbaum, PharmD

I. **Farmacologia.** A leucovorina (ácido folínico ou fator citrovorum) é uma forma metabolicamente funcional do ácido fólico. Ao contrário deste, a leucovorina não requer redução pela di-hidrofolato redutase e, portanto, pode participar diretamente das reações de transferência de um carbono necessárias à biossíntese de purinas e à produção de DNA e RNA celulares. Em modelos animais de intoxicação por metanol, a reposição da deficiência de leucovorina e ácido fólico pode reduzir a morbidade e a mortalidade, porque esses agentes catalisam a oxidação de um metabólito altamente tóxico, o ácido fórmico, para produtos não tóxicos. Entretanto, não há evidências de que a sua administração na ausência da deficiência seja eficaz.

II. Indicações
A. Antagonistas do ácido fólico (p. ex., metotrexato, trimetoprima e pirimetamina).
Nota: O tratamento com leucovorina é essencial porque as células são incapazes de usar o ácido fólico devido à inibição da di-hidrofolato redutase.

B. Intoxicação por metanol. A leucovorina é uma alternativa ao ácido fólico.

III. Contraindicações. Não há contraindicações conhecidas.

IV. Efeitos adversos
A. Reações alérgicas advindas de sensibilização anterior têm sido registradas.

B. Poderá ocorrer hipercalcemia pelo sal de cálcio (limitar a taxa de infusão a 160 mg/min em adultos).

C. Uso na gravidez. Categoria C (indeterminado) da FDA. Isso não exclui o seu uso agudo por curto prazo em uma paciente seriamente sintomática (p. 440).

V. Interações farmacológicas ou laboratoriais. A leucovorina evita o efeito antifolato do metotrexato.

VI. Dosagem e método de administração
A. Intoxicação por metotrexato. *Nota:* A eficácia dependerá da administração inicial. A leucovorina deverá ser administrada em 1 hora após a intoxicação, se possível; não esperar a avaliação dos níveis de metotrexato para iniciar a terapia. O fármaco deverá ser administrado por via IV. Não foram ainda determinadas a dose e a duração de tratamento mais eficazes.

  1. Nível de metotrexato desconhecido. Administrar por via IV uma dose igual ou superior à dose do metotrexato. As doses de leucovorina oscilam geralmente entre 10 a 25 mg/m^2 a cada 6 horas, porém têm sido empregadas doses de até 1.000 mg/m^2. A maioria dos casos graves é tratada com 100 mg/m^2 (ou aproximadamente 150 mg para um adulto de estatura média), IV, durante 15 a 30 minutos, seguidos por 10 mg/m^2 (ou ~15 mg), IV, a cada 6 horas, por pelo menos 3 dias, ou até que o nível sérico de metotrexato caia abaixo de 0,01 μmol/L ou seja indetectável.

  2. Nível de metotrexato elevado ou creatinina sérica elevada

  a. Se a creatinina sérica de 24 horas aumentar 50% nas primeiras 24 horas após o metotrexato, ou se o nível do metotrexato de 24 horas exceder 5 μmol/L, ou se o nível do metotrexato de 48 horas exceder 0,9 μmol/L, deve-se aumentar a dose de leucovorina para 100 mg/m^2, IV, a cada 3 horas, até que o nível de metotrexato caia abaixo de 0,01 μmol/L ou seja indetectável.

  b. Se a creatinina sérica de 24 horas aumentar 100% nas primeiras 24 horas após o metotrexato, ou se o nível do metotrexato de 24 horas exceder 50 μmol/L, ou se o nível do metotrexato de 48 horas alcançar ou exceder 5 μmol/L, deve-se aumentar a dose de leucovorina para 150 mg, IV, a cada 3 horas, até que o nível de metotrexato caia abaixo de 1μmol/L ou seja indetectável. Em seguida, administrar uma dose de 15 mg, IV, a cada 3 horas, até que o nível de metotrexato caia abaixo de 0,01 μmol/L ou seja indetectável.

B. Outros antagonistas do ácido fólico. Administrar 5 a 15 mg/dia, IM, IV ou VO, durante 5 a 7 dias.

C. Intoxicação por metanol. Para adultos e crianças, administrar 1 a 2 doses de 1 mg/kg (até 50 a 70 mg), IV, a cada 4 horas. O ácido fólico oral é administrado, em seguida, na mesma dose, a cada 4 a 6 horas, até que os sintomas desapareçam e ocorra a eliminação adequada do metanol do corpo (geralmente 2 dias). Embora a leucovorina possa ser usada com segurança durante todo o curso do tratamento, ela não é mais eficaz do que o ácido fólico, e o seu custo não justificaria esse uso prolongado no lugar do ácido fólico.

VII. **Formulações**
   A. **Parenteral.** Leucovorina cálcica (ácido folínico, fator citrovorum), frascos de 10 mg/mL; 50, 100, 200 e 350 mg de pó para reconstituição. Usar água estéril em vez do diluente com álcool benzílico.
   B. **Oral.** Leucovorina cálcica (diversas), comprimidos de 5, 15 e 25 mg.
   C. Os **níveis de estoque mínimos sugeridos** para o tratamento de um adulto de 100 kg nas primeiras 8 e 24 horas são: **leucovorina cálcica**, *primeiras 8 horas:* 300 mg ou 3 frascos (100 mg cada); *primeiras 24 horas:* 300 mg ou 3 frascos (100 mg cada).

▶ **LIDOCAÍNA**
Thomas E. Kearney, PharmD

I. **Farmacologia**
   A. A lidocaína é um anestésico local e um agente antiarrítmico do tipo Ib. Ela inibe os canais de sódio rápidos e deprime a automaticidade do sistema His-Purkinje e ventrículos, porém apresenta efeitos variáveis e pode encurtar o período refratário efetivo e a duração do potencial de ação. A condução em áreas isquêmicas do miocárdio estará reduzida, abolindo os circuitos de reentrada. Ao contrário da quinidina e de fármacos relacionados, a lidocaína exerce efeito mínimo sobre a automaticidade do nodo sinoatrial e sobre a condução pelo nodo AV e não reduz a contratilidade do miocárdio ou a pressão sanguínea em doses usuais. Ela também apresenta uma ligação rápida do tipo "liga-desliga" aos canais de sódio (para permitir a reativação do canal) e compete com outros bloqueadores dos canais de sódio (que são lentos no processo de liberação e bloqueio do canal durante o ciclo cardíaco). Esse fato pode contribuir para seu efeito antiarrítmico no caso de intoxicação por outros bloqueadores dos canais de sódio (antiarrítmicos do tipo Ia, antidepressivos tricíclicos).
   B. A biodisponibilidade oral da lidocaína é pequena devido ao extenso metabolismo de primeira passagem hepático (embora seja possível a intoxicação sistêmica, a partir da ingestão). Após a administração IV de uma única dose, o aparecimento do efeito ocorre em 60 a 90 segundos, e a sua duração é de 10 a 20 minutos. A meia-vida de eliminação da lidocaína é de aproximadamente 1,5 a 2 horas; metabólitos ativos apresentam meias-vidas de eliminação de 2 a 10 horas. A depuração da lidocaína cai com as infusões intensas, o que pode ser atribuído ao seu metabólito monoetilglicinaxilidida (MEGX). Poderá ocorrer o acúmulo do fármaco em pacientes com insuficiência cardíaca congestiva ou com insuficiência hepática ou renal.
II. **Indicações.** A lidocaína é usada no controle de arritmias ventriculares advindas da intoxicação por uma variedade de fármacos e toxinas cardioativas (p. ex., digoxina, antidepressivos cíclicos, estimulantes e teofilina). Pacientes com arritmias atriais geralmente não respondem a esse fármaco.
III. **Contraindicações**
   A. Presença de ritmos nodais ou ventriculares em situação de bloqueio intraventricular ou AV de terceiro grau. Esses são geralmente ritmos de escape reflexo que podem levar a um débito cardíaco capaz de salvar vidas, e a sua anulação poderá levar à assistolia.
   B. Hipersensibilidade à lidocaína ou a outros anestésicos locais semelhantes à amida (rara).
IV. **Efeitos adversos**
   A. Doses em excesso produzem tontura, confusão, agitação e convulsões.
   B. Poderão ocorrer distúrbios de condução, bradicardia e hipotensão em pacientes com concentrações séricas extremamente elevadas ou em pacientes com doença de condução básica.
   C. **Uso na gravidez.** Categoria B da FDA. O comprometimento do feto é extremamente improvável (p. 440).
V. **Interações farmacológicas ou laboratoriais**
   A. Cimetidina e propranolol podem reduzir a depuração hepática de lidocaína.
   B. A lidocaína poderá produzir efeitos aditivos com outros anestésicos locais. Em casos de intoxicação grave por cocaína, a lidocaína poderá teoricamente causar depressão neuronal aditiva.

VI. Dosagem e método de administração (adultos e crianças)
   A. Administrar 1 a 1,5 mg/kg (dose comum de adultos: 50 a 100 mg; crianças: 1 mg/kg) em bólus IV a uma taxa de 25 a 50 mg/min, seguido por infusão de 1 a 4 mg/min (20 a 50 μg/kg/min) para manter concentrações séricas de 1,5 a 5 mg/L. Também pode ser administrada por infusão intraóssea.
   B. Caso persista uma ectopia significativa após o bólus inicial, doses repetidas de 0,5 mg/kg IV poderão ser administradas, quando necessário, a intervalos de 5 a 10 minutos (até um máximo de 300 mg ou 3 mg/kg de dose total em qualquer período de 1 hora; crianças poderão receber doses repetidas de 1 mg/kg, a cada 5 a 10 minutos, até um máximo de 5 mg/kg ou até 100 mg).
   C. Em pacientes com insuficiência cardíaca congestiva ou insuficiência hepática, usar metade da dose de infusão recomendada para a manutenção.

VII. Formulações
   A. **Parenteral.** Cloridrato de lidocaína para arritmias cardíacas (Xylocaine, outros), IV direta: 0,5% (5 mg/mL), 1% (10 mg/mL), 1,5% (15 mg/mL), 2% (20 mg/mL), em seringas pré-carregadas de 5 mL, ampolas de 2 a 50 mL e frascos de dose única e de múltiplas doses; 4%, 10% e 20% em frascos de dose única de 1 e 2 g ou seringas aditivas para a preparação de infusões IVs; 0,2% (em 500 e 1.000 mL), 0,4% (em 250 e 500 mL) e 0,8% (em 250 e 500 mL) em soluções D_5W preparadas para infusões. *Nota:* Alguns contêm metilparabeno e metabissulfito de sódio como conservantes.
   B. Os **níveis de estoque mínimos sugeridos** para o tratamento de um adulto de 100 kg nas primeiras 8 e 24 horas são: **hidrocloreto de lidocaína,** *primeiras 8 horas:* 2,3 g ou 3 seringas pré-carregadas de 100 mg e 2 frascos de 1 g para infusões; *primeiras 24 horas:* 6,3 g ou 3 seringas pré-carregadas de 100 mg e 6 frascos de 1 g para infusões.

▶ MAGNÉSIO
R. David West, PharmD

I. Farmacologia
   A. O magnésio é o quarto cátion mais comum no corpo e o segundo cátion intracelular em abundância depois do potássio. O magnésio desempenha papel essencial como cofator enzimático em diversas vias bioquímicas, incluindo a produção de energia a partir do trifosfato de adenosina (ATP).
   B. O magnésio possui um efeito direto sobre a bomba Na^+/K^+-ATPase nos tecidos cardíaco e nervoso. Além disso, apresenta certa atividade bloqueadora de cálcio e pode antagonizar indiretamente a digoxina na bomba Na^+/K^+-ATPase do miocárdio.
   C. O magnésio modifica a contratilidade dos músculos liso e esquelético. Infusões poderão causar vasodilatação, hipotensão e broncodilatação. Ele é capaz de reduzir ou abolir as convulsões da toxemia.
   D. O magnésio é primariamente um íon intracelular, e apenas 1% é encontrado no fluido extracelular. Um baixo nível sérico de Mg (< 1,2 mg/dL) poderá indicar déficit corporal de 5.000 mg ou mais.
   E. A hipomagnesemia pode estar associada a diversos processos de doenças agudas ou crônicas (má absorção, pancreatite, cetoacidose diabética). Poderá resultar do uso crônico de diuréticos, administração de cisplatina ou alcoolismo. Ela constitui uma consequência potencialmente fatal e séria da intoxicação pelo ácido fluorídrico.

II. Indicações
   A. Terapia de substituição para pacientes com hipomagnesemia.
   B. Taquicardia ventricular do *torsade de pointes* (p. 14).
   C. Suspeita-se que outras arritmias estejam relacionadas com a hipomagnesemia. O magnésio poderá ser útil para determinados pacientes com toxicidade causada por glicosídeos cardíacos, mas não é um substituto dos fragmentos Fab digoxina-específicos.

D. Ingestões de bário (p. 55). O sulfato de magnésio pode ser usado VO para converter o bário solúvel no composto insolúvel e não absorvível, o sulfato de bário, quando administrado precocemente.
E. O magnésio poderá ser útil no tratamento de arritmias cardíacas associadas às intoxicações pelos fosfetos de zinco ou alumínio.

III. Contraindicações
A. O magnésio deverá ser administrado com cautela em pacientes com comprometimento renal para evitar a propensão à hipermagnesemia grave.
B. Bloqueio cardíaco e bradicardia.

IV. Efeitos adversos
A. Rubor, sudorese, hipotermia.
B. Depressão dos reflexos profundos do tendão, paralisia flácida, paralisia respiratória.
C. Depressão da função cardíaca, hipotensão, bradicardia, colapso circulatório geral (em particular na administração rápida).
D. Desconforto GI e diarreia com a administração VO.
E. **Uso na gravidez.** Categoria A da FDA. O sulfato de magnésio é usado normalmente como agente no trabalho de parto prematuro (p. 440).

V. Interações farmacológicas ou laboratoriais
A. Depressores gerais do SNC. Poderão ocorrer efeitos aditivos quando depressores do SNC forem combinados com infusões de magnésio.
B. Agentes bloqueadores neuromusculares. A administração de magnésio concomitante aos agentes bloqueadores neuromusculares poderá aumentar e prolongar os seus efeitos. Pode ser necessário realizar ajuste da dose para evitar depressão respiratória prolongada.

VI. Dosagem e método de administração (adultos e crianças)
A. O magnésio pode ser administrado VO, IV ou por injeção IM. Quando for administrado por via parenteral, a via IV será preferível, utilizando-se, geralmente, o sal sulfato.
B. A dosagem do magnésio é altamente empírica e guiada tanto pela resposta clínica quanto pelo déficit de magnésio total do corpo, estimado com base nos níveis séricos.
C. **Adultos:** Administrar 4 doses de 1 g (8,12 mEq) a cada 6 horas, IV. Na hipomagnesemia grave, foram usadas doses de até 1 mEq/kg/24 h ou 8 a 12 g/dia, em doses divididas. O sulfato de magnésio pode ser diluído em 50 a 100 mL de D_5W ou soro fisiológico e infundido durante 5 a 60 minutos. **Crianças:** Administrar 3 a 4 doses de 25 a 50 mg/kg por dose IV. Uma dose única máxima não deverá exceder 2.000 mg (16 mEq). Doses superiores a 100 mg/kg por dose IV também têm sido administradas.
D. No tratamento de arritmias potencialmente fatais (taquicardia ou fibrilação ventricular associadas à hipomagnesemia) em adultos, administrar 1 a 2 g (8 a 16 mEq) IV, que podem ser infundidos durante 1 a 2 minutos. Deve ser feita uma diluição ≤ 20% e infundir no máximo a 1 g/min (ver Item IV subsequente). Também poderá ser administrada uma dose inicial de 1 a 2 g (8 a 16 mEq), IV, diluídas em 50 a 100 mL de D_5W ou soro fisiológico e infundidos durante 5 a 60 minutos. Um regime comum para adultos é a administração de 2 g, IV, durante 20 minutos.
E. No caso de ingestões de bário solúvel, o sulfato de magnésio poderá ser usado para dar origem ao sulfato de bário, insolúvel e fracamente absorvido. Adultos deverão receber 30 g VO ou por lavagem, e crianças, 250 mg/kg. O sulfato de magnésio não deverá ser administrado IV nesses casos.

VII. Formulações
A. **Parenteral.** Frascos de sulfato de magnésio, 50% (4,06 mEq/mL, 500 mg/mL), em volumes de 2, 10, 20 e 50 mL, nos quais 2 mL equivalem a 1 g ou 8,12 mEq. Também disponível em soluções de 10% (0,8 mEq/mL) e 12,5% (1 mEq/mL), em ampolas e frascos de 20 e 50 mL, bem como em bolsas pré-misturadas de volume amplo. A injeção de cloreto de magnésio também está disponível, porém é usada com menor frequência.
B. **Oral.** Estão disponíveis diversas preparações de dosagem oral, tanto em formulações de liberação imediata quanto de liberação contínua.
C. Os **níveis de estoque mínimos sugeridos** para o tratamento de um adulto de 100 kg nas primeiras 8 e 24 horas são: **sulfato de magnésio**, *primeiras 8 horas:* 2 g ou 2 frascos (500 mg/mL, 2 mL cada); *primeiras 24 horas:* 12 g ou 12 frascos (500 mg/mL, 2 mL cada).

▶ **MANITOL**
Gary W. Everson, PharmD

I. **Farmacologia**
   A. O manitol é um diurético soluto osmoticamente ativo. Ele inibe a reabsorção de água na alça de Henle e no túbulo proximal. O aumento da eliminação urinária é geralmente acompanhado por aumento na excreção de soluto. Além disso, o manitol eleva transitoriamente a osmolalidade sérica e reduz a pressão do líquido cerebrospinal criando um gradiente osmótico entre o tecido cerebral e o compartimento vascular. A água desloca-se de acordo com esse gradiente para o interior dos vasos sanguíneos, baixando a pressão do LCS e reduzindo a pressão intracraniana.
   B. O manitol pode reverter os efeitos da ciguatoxina inibindo a abertura dos canais de sódio induzida por ela e reduzindo a excitabilidade celular. Pode aumentar a dissociação da ciguatoxina dos seus locais de ligação nas membranas celulares.
   C. No passado, o manitol foi usado para induzir "diurese forçada", em algumas intoxicações (p. ex., fenobarbital, salicilato), a fim de aumentar a sua eliminação renal, porém esse uso foi abandonado devido à falta de eficácia e aos riscos potenciais (edema cerebral e pulmonar).

II. **Indicações**
   A. Proposto como tratamento de manifestações neurológicas e neurossensoriais causadas pela intoxicação por ciguatera (ciguatoxina) (p. 295).
   B. Possível agente adjuvante no tratamento de toxicidade grave por vitamina A associada à pressão intracraniana aumentada (pseudotumor cerebral).
   C. Algumas vezes usado como adjunto na terapia de fluidos no caso de oligúria aguda causada por rabdomiólise maciça (p. 27).

III. **Contraindicações**
   A. Desidratação grave.
   B. Hemorragia intracraniana aguda.
   C. Edema pulmonar.
   D. Anúria associada à insuficiência renal grave.

IV. **Efeitos adversos**
   A. O manitol pode causar expansão excessiva do espaço intravascular quando administrado em altas concentrações a uma taxa acelerada. Isso pode resultar em insuficiência cardíaca congestiva e edema pulmonar.
   B. O manitol induz o movimento da água do espaço intracelular para o extracelular e poderá produzir hiperosmolalidade e hiponatremia transitórias. Distúrbios eletrolíticos generalizados também poderão ser observados.
   C. Insuficiência renal anúrica ou oligúrica foi observada em pacientes recebendo manitol. Em baixas doses, parece causar efeitos vasodilatadores renais, enquanto em altas doses (> 200 g/dia), pode produzir vasoconstrição renal.
   D. Uso na gravidez. Categoria C (indeterminado) da FDA. Isso não exclui o seu uso agudo por curto prazo em uma paciente seriamente sintomática (p. 440).

V. **Interações farmacológicas ou laboratoriais.** A diurese poderá gerar níveis reduzidos de potássio e magnésio, o que poderá aumentar o risco de prolongamento de QT em pacientes que estejam recebendo fármacos como sotalol e droperidol.

VI. **Dosagem e método de administração**
   A. Intoxicação por ciguatera. A dose recomendada é de 1 g/kg, administrada por via IV, durante 30 a 45 minutos. Considerada mais eficaz quando administrada em 1 a 2 dias após a exposição, porém registros de casos descrevem benefícios em até 8 semanas após a exposição. A intoxicação por ciguatera poderá ser acompanhada por desidratação, que deverá ser tratada com fluidos IVs antes da administração de manitol.
   B. Pseudotumor cerebral induzido pela vitamina A. Administrar 0,25 a 1 g/kg por via IV.

VII. **Formulações**
   A. **Parenteral.** Manitol a 10% (500 mL, 1.000 mL); 15% (150 mL, 500 mL); 20% (250 mL, 500 mL); 25% (frascos e seringas de 50 mL).
   B. Os **níveis de estoque mínimos sugeridos** para o tratamento de um adulto de 100 kg nas primeiras 8 e 24 horas são: **manitol**, *primeiras 8 horas:* 100 g ou 1 frasco (manitol a 20%, 500 mL cada); *primeiras 24 horas:* 100 g ou 1 frasco (manitol a 20%, 500 mL cada).

▶ **METOCARBAMOL**

Thomas E. Kearney, PharmD

I. **Farmacologia.** O metocarbamol é um relaxante muscular de ação central. Ele não relaxa diretamente o músculo esquelético e não deprime a transmissão neuromuscular ou a excitabilidade muscular; o relaxamento muscular está provavelmente relacionado com seus efeitos sedativos. Após a administração IV, o aparecimento da ação é quase imediato. Sua eliminação é feita pelo metabolismo hepático, com meia-vida sérica de 0,9 a 2,2 horas.
II. **Indicações**
   A. Controle de espasmo muscular doloroso causado por envenenamento pela aranha viúva-negra (p. 141). O metocarbamol poderá ser usado como adjuvante a outros medicamentos (p. ex., morfina, diazepam) que são considerados mais eficazes.
   B. Tratamento do espasmo muscular causado por tétano brando (p. 382) ou intoxicação por estricnina (p. 231).
III. **Contraindicações**
   A. Hipersensibilidade conhecida ao fármaco.
   B. História de epilepsia (o metocarbamol IV poderá precipitar convulsões).
IV. **Efeitos adversos**
   A. Tontura, sonolência, náuseas, rubor e gosto metálico podem ser observados.
   B. Extravasamento a partir do local IV pode causar flebite e exsudato. Não administrar por via SC.
   C. Hipotensão, bradicardia e síncope ocorreram após a administração Im ou IV. Manter o paciente reclinado por 10 a 15 minutos após a injeção.
   D. Urticária e reações anafiláticas foram observadas.
   E. **Uso na gravidez.** Não existem dados relatados, e a FDA não estabeleceu nenhuma categoria.
V. **Interações farmacológicas ou laboratoriais**
   A. O metocarbamol induz sedação aditiva com o álcool e outros depressores do SNC.
   B. O metocarbamol poderá ser responsável por resultados falso-positivos no teste urinário para o ácido 5-hidroxindolacético (5-HIAA, do inglês 5-*hydroxyndole acetic acid*) e o ácido vanilmandélico (VMA, do inglês *vanilylmandelic acid*).
   C. A urina poderá ficar marrom, preta ou azul após ser colocada em repouso.
VI. **Dosagem e método de administração**
   A. **Parenteral**
      1. Administrar 1 g (crianças: 15 mg/kg), IV, durante 5 minutos, seguido de 0,5 g em 250 mL de glicose a 5% (crianças: 10 mg/kg em 5 mL de glicose a 5%), durante 4 horas. Repetir a cada 6 horas, até um máximo de 3 g diários.
      2. No caso de tétano, geralmente são recomendadas doses mais elevadas. Administrar 1 a 2 g, IV, inicialmente, a não mais que 300 mg/min; quando necessário, usar uma infusão contínua até um total de 3 g.
      3. A dose IM comum é de 500 mg, a cada 8 horas, para adultos, e 10 mg/kg, a cada 8 horas, para crianças. Não injetar mais de 5 mL na região glútea. Não administrar por via SC.
   B. **Oral.** Trocar a administração para VO assim que esta puder ser tolerada. Administrar 0,5 a 1 g (crianças: 10 a 15 mg/kg), VO, ou por tubo gástrico, a cada 6 horas. A dose máxima é de 1,5 g, a cada 6 horas; no caso do tétano, a dose máxima para adultos é de 24 g/dia.
VII. **Formulações**
   A. **Parenteral.** Metocarbamol (Robaxin, outros), 100 mg/mL em frascos de 10 mL (em solução com polietilenoglicol).

B. **Oral.** Metocarbamol (Robaxin, outros), comprimidos de 500 e 750 mg.

C. **Os níveis de estoque mínimos sugeridos** para o tratamento de um adulto de 100 kg nas primeiras 8 e 24 horas são: **metocarbamol**, *primeiras 8 horas:* 8 g ou 8 frascos (100 mg/mL, 10 mL cada); *primeiras 24 horas:* 24 g ou 24 frascos (100 mg/mL, 10 mL cada).

▶ METOCLOPRAMIDA
Justin C. Lewis, PharmD

I. **Farmacologia.** A metoclopramida é um antagonista da dopamina com atividade antiemética na zona de ativação do quimiorreceptor. Ela também acelera a motilidade GI e facilita o esvaziamento gástrico. O aparecimento do efeito ocorre em 1 a 3 minutos após administração IV, e os efeitos terapêuticos persistem por 1 a 2 horas após uma única dose. O fármaco é excretado principalmente pelos rins. A meia-vida de eliminação é de aproximadamente 5 a 6 horas, porém poderá chegar a até 14,8 horas em pacientes com insuficiência renal e a 15,4 horas em pacientes com cirrose.

II. **Indicações**
   A. A metoclopramida é usada para prevenir e controlar náuseas e vômito persistentes, especialmente quando a capacidade de administrar carvão ativado (p. ex., tratamento da intoxicação por teofilina) ou outra terapia com antídotos orais (p. ex., acetilcisteína na intoxicação pelo paracetamol) estiver comprometida.
   B. Uso teórico (não provado) para estimular a atividade intestinal em pacientes com íleo que necessitam de repetidas doses de carvão ativado ou da irrigação intestinal total.

III. **Contraindicações**
   A. Hipersensibilidade conhecida ao fármaco; possível sensibilidade cruzada com a procainamida.
   B. Obstrução intestinal mecânica ou perfuração intestinal.
   C. Feocromocitoma (a metoclopramida pode causar crise hipertensiva).

IV. **Efeitos adversos**
   A. Sedação, sonolência, fadiga e diarreia poderão ser observadas.
   B. Poderão ocorrer reações extrapiramidais, particularmente no tratamento com altas doses. Pacientes pediátricos parecem ser mais suscetíveis. Essas reações podem ser prevenidas pelo pré-tratamento com difenidramina (p. 485).
   C. Pode aumentar a frequência e a gravidade das convulsões em pacientes com distúrbios convulsivos.
   D. Formulações parenterais que contêm sulfito como conservante podem precipitar o broncospasmo em indivíduos suscetíveis.
   E. **Uso na gravidez.** Categoria B da FDA. Comprometimento improvável quando usada em terapia de curto prazo (p. 440).

V. **Interações farmacológicas ou laboratoriais**
   A. Sedação aditiva na presença de outros depressores do SNC.
   B. O risco de reações extrapiramidais pode ser aumentado na presença de outros agentes antagonistas da dopamina (p. ex., haloperidol e fenotiazinas).
   C. Em um estudo envolvendo pacientes hipertensivos, a metoclopramida aumentou a liberação de catecolaminas. Como resultado, o fabricante aconselha cautela com o uso em pacientes hipertensivos e sugere que o fármaco não seja usado em pacientes que estejam recebendo IMAOs.
   D. Agitação, diaforese e distúrbio do movimento extrapiramidal foram registrados em dois pacientes que estavam tomando ISRSs (sertralina, venlafaxina) após receberem metoclopramida IV.
   E. O fármaco pode aumentar a absorção de fármacos ingeridos, promovendo o esvaziamento gástrico.
   F. Agentes anticolinérgicos podem inibir os efeitos sobre a motilidade intestinal.
   G. Numerosas incompatibilidades IV: gliconato de cálcio, bicarbonato de sódio, cimetidina, furosemida e diversos agentes antibióticos (p. ex., ampicilina, cloranfenicol, eritromicina, penicilina G potássica, tetraciclina).

VI. **Dosagem e método de administração**
   A. **Terapia de baixas doses.** Eficaz para náuseas e vômitos brandos. Administrar 10 a 20 mg, IM, ou lentamente por via IV (crianças: 0,1 mg/kg por dose).
   B. **Terapia de altas doses.** Para o controle do vômito intenso ou persistente. Para adultos e crianças, administrar infusão de 1 a 2 mg/kg, IV, durante 15 minutos, em 50 mL de glicose ou soro fisiológico. Poderá ser repetida 2 vezes em intervalos de 2 a 3 horas.
      1. A metoclopramida é mais eficaz quando administrada antes da êmese ou 30 minutos depois da administração de um fármaco indutor de náuseas (p. ex., acetilcisteína).
      2. Se não houver resposta à dose inicial, poderá ser administrada uma dose adicional de 2 mg/kg, repetida a cada 2 a 3 horas, até uma dose total máxima de 12 mg/kg.
      3. Um pré-tratamento com 50 mg (crianças: 1 mg/kg) de difenidramina (p. 485) ajuda na prevenção das reações extrapiramidais.
      4. Reduzir a dose pela metade em pacientes com insuficiência renal.
VII. **Formulações**
   A. **Parenteral.** Cloridrato de metoclopramida (Reglan, outros), 5 mg/mL; frascos de 2, 10, 30, 50 e 100 mL. Disponível também em frascos de 2, 10 e 30 mL e em ampolas de 2 e 10 mL livres de conservantes.
   B. Os **níveis de estoque mínimos sugeridos** para o tratamento de um adulto de 100 kg nas primeiras 8 e 24 horas são: **metoclopramida**, *primeiras 8 horas:* 750 mg ou 3 frascos (5 mg/mL, 50 mL cada); *primeiras 24 horas:* 1.000 mg ou 4 frascos (5 mg/mL, 50 mL cada).

▶ **MORFINA**

Thomas E. Kearney, PharmD

I. **Farmacologia.** A morfina é o principal alcaloide do ópio e um poderoso agente sedativo e analgésico. Além disso, reduz o tônus venoso e a resistência vascular sistêmica, levando à redução de pré-carga e pós-carga. A morfina é absorvida de forma variável pelo trato GI e normalmente é utilizada pela via parenteral. Após a injeção IV, a analgesia máxima é alcançada em 20 minutos e, geralmente, permanece por 3 a 5 horas. A morfina é eliminada pelo metabolismo hepático, com meia-vida sérica de aproximadamente 3 horas; entretanto, a depuração da morfina é tardia e a duração do efeito é prolongada em pacientes com insuficiência renal resultante do acúmulo do metabólito ativo morfina-6-glicuronídeo.

II. **Indicações**
   A. Dor intensa associada ao envenenamento pela aranha viúva-negra, envenenamento pela cobra cascavel e outras picadas ou mordidas.
   B. Dor advinda de lesão corrosiva dos olhos, da pele e do trato GI.
   C. Edema pulmonar resultante de insuficiência cardíaca congestiva. O edema pulmonar não cardiogênico quimicamente induzido ***não*** representa indicação para a terapia com morfina.

III. **Contraindicações**
   A. Hipersensibilidade conhecida à morfina.
   B. Depressão do SNC ou respiratória com insuficiência respiratória iminente, a menos que o paciente já esteja entubado ou que o equipamento necessário e a equipe treinada estejam disponíveis para realizar uma intervenção, se necessária, com entubação ou reversão com o agente naloxona (p. 529).
   C. Suspeita de lesão na cabeça. A morfina poderá obscurecer ou causar depressão exagerada do SNC.

IV. **Efeitos adversos**
   A. A depressão do SNC ou respiratória poderá levar à parada respiratória. Os efeitos depressores podem ser prolongados em pacientes com insuficiência hepática e insuficiência renal crônica. Os fatores de risco ou comorbidades que aumentam o risco de depressão respiratória induzida pela morfina incluem usuário virgem com ausência de tolerância, hipotireoidismo, obesidade mórbida e síndrome da apneia do sono. ***Nota:*** O volume tidal poderá estar deprimido sem alterações perceptíveis na frequência respiratória, e esses efeitos são influenciados por estímulos externos (p. ex., barulho, manipulação).

B. Poderá ocorrer hipotensão devido à redução da resistência vascular sistêmica e do tônus venoso.
C. Náuseas, vômito e constipação poderão ocorrer.
D. Poderão ocorrer bradicardia, dificuldade respiratória, rubor, prurido, urticária e outros efeitos semelhantes aos causados pela histamina.
E. O conservante sulfito, presente em algumas preparações parenterais, pode causar reações de hipersensibilidade.
F. Uso na gravidez. Categoria C (indeterminado) da FDA. Isso não exclui o seu uso agudo por curto prazo em uma paciente seriamente sintomática (p. 440).

V. Interações farmacológicas ou laboratoriais
A. Efeitos depressores aditivos com outros agonistas opioides, etanol e outros agentes sedativos hipnóticos, tranquilizantes e antidepressivos.
B. A morfina é fisicamente incompatível com soluções que contêm uma variedade de fármacos, incluindo aminofilina, fenitoína, fenobarbital e bicarbonato de sódio.

VI. Dosagem e método de administração
A. A morfina pode ser administrada por via SC, IM ou IV. As vias oral e retal produzem absorção errática e não são recomendadas para o uso em pacientes com doenças agudas.
B. A dose inicial comum para adultos é de 2 a 10 mg, IV (pode ser diluída com 4 a 5 mL de água estéril e administrada lentamente durante 4 a 5 minutos, assim como deve ser titulada em pequenos incrementos, 1 a 4 mg, a cada 5 minutos), ou 10 a 15 mg, SC ou IM, com doses analgésicas de manutenção de 5 a 20 mg, a cada 4 horas. A dose pediátrica é de 0,05 a 0,1 mg/kg, IV, até uma dose única máxima de 10 mg, ou 0,1 a 0,2 mg/kg, SC ou IM, até um máximo de 15 mg.
  1. Nota: A faixa da dosagem poderá variar, e os fatores de risco para a depressão respiratória deverão ser cuidadosamente avaliados. Em particular, ter cuidado com os pacientes morbidamente obesos e crianças.
  2. Lembrar-se de que os efeitos analgésicos (e tóxicos) máximos poderão ser tardios (por uma média de 20 minutos após a administração IV), e a naloxona deverá estar imediatamente disponível caso ocorra depressão respiratória.

VII. Formulações
A. Parenteral. Sulfato de morfina para injeção; variedades de concentrações disponíveis de 0,5 a 50 mg/mL. *Nota:* Algumas preparações contêm sulfitos como conservante.
B. Os níveis de estoque mínimos sugeridos para o tratamento de um adulto de 100 kg nas primeiras 8 e 24 horas são: **sulfato de morfina**, *primeiras 8 horas:* 50 mg ou 10 ampolas (0,5 mg/mL, 10 mL cada); *primeiras 24 horas:* 150 mg ou 30 ampolas (0,5 mg/mL, 10 mL cada).

▶ NALOXONA E NALMEFENO

Joyce Wong, PharmD

I. Farmacologia. A naloxona e o nalmefeno são antagonistas opioides puros que bloqueiam competitivamente os receptores opioides μ, κ e δ do SNC. Eles não possuem propriedades agonistas de opioides e podem ser administrados com segurança em amplas doses sem produzir depressão respiratória ou do SNC. A **naltrexona** é outro poderoso antagonista competitivo de opioides ativo VO, e é usado para prevenir a recidiva em pacientes destoxificados após o abuso de opioides. Também tem sido usada para reduzir a dependência do álcool. Ela **não** é utilizada para a reversão aguda de intoxicação por opioides e não será discutida posteriormente neste manual.
  A. A **naloxona**, um derivado *N*-alil sintético da oximorfona, sofre extenso metabolismo pré-sistêmico e não é eficaz quando administrada VO, porém pode ser administrada pelas vias SC, IM, IV, endotraqueal ou, até mesmo, intranasal. Após a administração IV, o antagonismo opioide ocorre em 1 a 2 minutos e se mantém por aproximadamente 1 a 4 horas. A meia-vida plasmática oscila entre 31 a 80 minutos.

B. O **nalmefeno**, um análogo metileno da naloxona, injetável, foi aprovado em 1995. Ele é quatro vezes mais potente do que a naloxona nos receptores μ e levemente mais potente nos receptores κ. Ele apresenta uma meia-vida de eliminação mais longa (oscilando aproximadamente entre 8 a 11 horas após a dosagem IV) e uma duração de ação de 1 a 4 horas (Tab. III-10). Os efeitos prolongados do nalmefeno estão relacionados com sua dissociação lenta do receptor opioide, o que não se reflete na área sob a curva (ASC) de concentração plasmática.

II. **Indicações**
   A. Reversão da intoxicação aguda por opioide manifestada por coma, depressão respiratória ou hipotensão.
   B. Terapia empírica para estupor ou coma, em casos de suspeita de terem sido causados por superdosagem de opioide.
   C. Registros importantes sugerem que a naxolona de alta dose pode reverter parcialmente a depressão respiratória e do SNC associada a superdosagens por clonidina (p. 186), etanol (p. 233), benzodiazepínicos (p. 158) ou ácido valproico (p. 71), embora esses efeitos sejam inconsistentes.

III. **Contraindicações.** Não utilizar em pacientes com hipersensibilidade conhecida a qualquer um dos agentes (poderá ocorrer sensibilidade cruzada).

IV. **Efeitos adversos.** Estudos em humanos demonstraram excelente registro de segurança para ambos os fármacos. Voluntários receberam até 24 mg de nalmefeno por via IV e 50 mg VO.
   A. O uso em pacientes dependentes de opoide poderá precipitar a síndrome de abstinência aguda. Isso poderá ser mais notável com o nalmefeno. Neonatos de mães dependentes poderão apresentar sintomas de abstinência mais graves, incluindo convulsões. O uso agressivo de antagonistas de opiáceos nas chamadas destoxificação rápida de opioides (ROD, do inglês *rapid opioid detoxification*) e destoxificação ultrarrápida de opioides (UROD, do inglês *ultra-rapid opioid detoxification*) tem sido associado a elevações marcantes nos níveis plasmáticos de corticotropina, cortisol e catecolaminas e na atividade simpática, edema pulmonar, insuficiência renal aguda, bigeminia ventricular, psicose, *delirium* e morte.
   B. Edema pulmonar e fibrilação ventricular foram observadas ocasionalmente logo após a administração de naloxona em pacientes intoxicados por opioides. O edema pulmonar também tem sido associado ao uso pós-anestésico de naloxona, especialmente quando tiverem sido administrados catecolaminas e amplos volumes de fluido. O edema pulmonar foi observado após a administração IV de nalmefeno.
   C. A reversão dos efeitos sedativos de um opioide poderá amplificar os efeitos tóxicos de outros fármacos. Por exemplo, agitação, hipertensão e irritabilidade ventricular ocorreram após a administração de naloxona em indivíduos sob o efeito de uma "*speedball*" (mistura de heroína com cocaína ou metanfetamina).
   D. As convulsões têm sido associadas ao uso de nalmefeno em estudos com animais, porém não foram observadas em humanos.
   E. Existe um registro de caso de hipertensão após a administração de naloxona em um paciente com superdosagem de clonidina. A hipertensão tem sido associada ao uso pós-operatório de

TABELA III-10 CARACTERÍSTICAS DA NALOXONA E DO NALMEFENO

	Naloxona	Nalmefeno
Meia-vida de eliminação	60-90 min	10-13 h
Duração da ação	1 h	1-4 h[a]
Metabolismo	Hepático (glicuronidação)	Hepático (glicuronidação)
Vantagens	Baixo custo, duração de ação mais curta, maior experiência em humanos	A duração mais longa reduz o risco de depressão respiratória recorrente com a maioria (mas não todos) dos opioides
Desvantagens	Dosagem mais frequente ou infusão constante	Alto custo; pode causar abstinência prolongada ao opioide

[a]Altas doses (p. ex., > 6 mg) podem aumentar a duração da ação, porém não são recomendadas nessas circunstâncias.

naloxona. Usar com cautela em pacientes com fatores de risco cardiovasculares, especialmente em pacientes com história prévia de hipertensão não controlada.
F. **Uso na gravidez.** Categoria B da FDA (p. 440). A síndrome de abstinência do fármaco induzida pela naloxona ou pelo nalmefeno pode precipitar o trabalho de parto em uma mãe dependente de opioides.
V. **Interações farmacológicas ou laboratoriais.** A naloxona e o nalmefeno antagonizam o efeito analgésico dos opioides. A naloxona não está associada com teste enzimático positivo para opioides na urina. Uma dose de nalmefeno de 2 mg IV, não foi associada a um teste falso-positivo na urina (ensaio Emit II) em um estudo realizado.
VI. **Dosagem e método de administração no caso de suspeita de coma induzido por opioides**
A. **Naloxona.** Administrar 0,4 a 2 mg, IV; repetir a intervalos de 2 a 3 minutos até que a resposta desejada seja alcançada. Titular cuidadosamente em pacientes dependentes de opioides (iniciar em 0,05 mg). A dose para crianças é a mesma usada para adultos.
  1. A dose total necessária para reverter os efeitos do opioide é altamente variável e depende da concentração e da afinidade do receptor do opioide. Alguns fármacos (p. ex., propoxifeno, difenoxilato-atropina [Lomotil], buprenorfina, pentazocina e os derivados do fentanil) não respondem às doses usuais de naloxona. Entretanto, se a resposta não for alcançada com uma dose total de 10 a 15 mg, o diagnóstico de superdosagem por opioide deverá ser questionado.
  2. *Atenção:* Poderá ocorrer nova sedação quando a naloxona perder o efeito em 1 a 2 horas. Poderão ser necessárias doses repetidas de naloxona para manter a reversão dos efeitos dos opioides com meias-vidas de eliminação prolongadas (p. ex., metadona) ou formulações de liberação contínua; elas também poderão ser necessárias quando tiverem sido ingeridos pacotes ou frascos.
  3. **Infusão.** Administrar 0,4 a 0,8 mg/h em soro fisiológico ou glicose a 5%, tituladas até o efeito clínico ser atingido (em bebês, iniciar com 0,04 a 0,16 mg/kg/h). Outro método é estimar dois terços da dose inicial necessária para despertar o paciente e administrá-la de hora em hora. O fabricante recomenda a diluição de 2 mg de naloxona em 500 mL de fluido, atingindo uma concentração de 4 μg/mL. Entretanto, em indivíduos com restrição de fluido, concentrações de até 40 μg/mL têm sido usadas sem qualquer registro de problemas.
B. **Nalmefeno.** Em um adulto não dependente de opioide, administrar uma dose inicial de 0,5 mg/70 kg, seguidas por 1 mg/70 kg, 2 a 5 minutos mais tarde. Não foram estabelecidos benefícios adicionais para o uso de doses superiores a 1,5 mg/70 kg. Em caso de suspeita de dependência de opioides, administrar uma dose de desafio de 0,1 mg/70 kg, seguida por um tempo de espera de 2 minutos para a observação de sinais e sintomas de abstinência do opioide (náuseas, calafrios, mialgia, disforia, cólicas abdominais, dor articular). Se não houver indicação de abstinência, administrar doses-padrão. O efeito do fármaco poderá ser prolongado em pacientes em estágio terminal de insuficiência renal ou insuficiência hepática.
  1. A dosagem, segurança e eficácia não foram estabelecidas em crianças. Entretanto, o nalmefeno tem sido considerado seguro e eficaz na reversão do procedimento de sedação em crianças, quando administrado em doses crescentes pós-operatórias de 0,25 μg/kg a cada 2 a 5 minutos, até uma dose total máxima de 1 μg/kg. A farmacocinética do nalmefeno em crianças é semelhante à farmacocinética definida para adultos.
  2. De forma semelhante à naloxona, a dose total necessária para reverter os efeitos do opioide é altamente variável.
  3. *Atenção:* A duração da ação do nalmefeno irá variar de acordo com a meia-vida e a concentração do opioide a ser revertido, com a presença de outros fármacos sedativos e com a dose de nalmefeno. Doses menores de nalmefeno poderão apresentar uma duração mais curta do efeito devido à rápida distribuição do fármaco para fora do cérebro. Os efeitos de doses totalmente reversíveis (1 a 1,5 mg em um indivíduo de 70 kg) perduraram por várias horas. Entretanto, esta poderá não ser longa o suficiente para pacientes que tenham recebido superdosagem de um opioide de ação longa, como a metadona, ou que tenham ingerido um pacote ou camisinha contendo droga, com rompimento e absorção imprevisíveis.

C. *Nota:* Embora ambos os fármacos possam ser administrados por vias IM ou SC sua absorção será errática e incompleta. A naloxona não é eficaz VO. Doses maciças de nalmefeno têm sido administradas VO em estudos experimentais, porém essa via não é recomendada nessas circunstâncias.

VII. **Formulações**
 A. Cloridrato de **naloxona** (Narcan), 0,02, 0,4 ou 1 mg/mL; seringas, ampolas ou frascos de 1, 2 ou 10 mL.
 B. Cloridrato de **nalmefeno** (Revex), 100 µg em ampolas de 1 mL (rótulo azul), 1 mg/mL em frascos de 2 mL (rótulo verde), seringas contendo 2 mL de 1 mg/mL de nalmefeno.
 C. Os **níveis de estoque mínimos sugeridos** para o tratamento de um adulto de 100 kg nas primeiras 8 e 24 horas são:
  1. **Cloridrato de naxolona**, *primeiras 8 horas:* 20 mg ou 2 frascos (1 mg/mL, 10 mL cada); *primeiras 24 horas:* 40 mg ou 4 frascos (1 mg/mL, 10 mL cada).
  2. **Cloridrato de nalmefeno**, *primeiras 8 horas:* 6 mg ou 3 frascos (1 mg/mL, 2 mL cada); *primeiras 24 horas:* 16 mg ou 8 frascos (1 mg/mL, 2 mL cada).

▶ **NICOTINAMIDA (NIACINAMIDA)**
Thomas E. Kearney, PharmD

I. **Farmacologia.** A nicotinamida (niacinamida, vitamina B_3), uma das vitaminas do complexo B, é necessária para o funcionamento das coenzimas nicotinamida adenina dinucleotídeo (NAD) e fosfato de nicotinamida adenina dinucleotídeo (NADP, do inglês *nicotinamide adenise dinucleotide phosphate*). NAD e NADP são responsáveis por reações de transferência de energia. A deficiência de niacina, que resulta em pelagra, pode ser corrigida com nicotinamida.
II. **Indicações.** A nicotinamida é utilizada para evitar a toxicidade neurológica e endocrinológica associada à ingestão de Vacor (PNU), um raticida que, acredita-se, atua antagonizando a nicotinamida. Os melhores resultados são alcançados quando a terapia com nicotinamida é instituída em um período de 3 horas após a ingestão. Também pode ser eficaz para o tratamento de intoxicação com análogos do Vacor, como aloxana e estreptozocina.
III. **Contraindicações.** Sem contraindicações conhecidas.
IV. **Efeitos adversos**
 A. Cefaleia e tonturas.
 B. Hiperglicemia.
 C. Hepatotoxicidade (relatada após o uso crônico com dose diária ≥ 3 g).
 D. **Uso na gravidez.** Não é atribuída a nenhuma categoria da FDA. Isso não impede seu uso agudo, de curto prazo, em uma paciente gravemente sintomática (p. 440).
V. **Interações farmacológicas ou laboratoriais.** Nenhuma interação conhecida.
VI. **Dosagem e método de administração (adultos e crianças).** *Nota:* A preparação parenteral não está mais disponível nos EUA. A forma oral pode ser substituída, mas sua eficácia não é conhecida.
 A. Administrar 500 mg, IV, inicialmente, seguidos por 100 a 200 mg, IV, a cada 4 horas, durante 48 horas. Em seguida, administrar 100 mg, VO, 3 a 5×/dia, durante 2 semanas. Se a deterioração clínica do Vacor evoluir durante o tratamento inicial com nicotinamida, mudar o intervalo de dosagem para cada 2 horas. A dose diária máxima sugerida é de 3 g.
 B. *Nota:* O ácido nicotínico (niacina) **não** é um substituto para a nicotinamida no tratamento para ingestão de Vacor.
VII. **Formulações**
 A. **Parenteral.** Niacinamida, 100 mg/mL (não disponível nos EUA).
 B. **Oral.** Niacinamida, comprimidos de 100 e 500 mg, está disponível sem prescrição. **Níveis mínimos de estoque sugeridos** para tratar um adulto de 100 kg nas primeiras 8 e 24 horas: **niacinamida**, *primeiras 8 horas:* 1 g; *primeiras 24 horas:* 3 g.

▶ NITRITO DE SÓDIO E NITRITO AMÍLICO
Ben Tsutaoka, PharmD

I. **Farmacologia.** Solução injetável de nitrito de sódio e ampolas autoquebráveis de nitrito amílico para inalação são componentes do pacote antídoto de cianeto. O valor dos nitritos como antídoto para a intoxicação por cianeto é duplo: eles oxidam a hemoglobina em metemoglobina, que liga cianeto livre, e podem aumentar a desoxificação endotelial de cianeto, produzindo vasodilatação. A inalação de uma ampola de nitrito amílico produz nível de metemoglobina de cerca de 5%. Prevê-se que a administração IV de uma dose única de nitrito de sódio produza um nível de metemoglobina de cerca de 20 a 30%.

II. **Indicações**
   A. Intoxicação sintomática por cianeto (p. 184). Nitritos geralmente não são usados para tratamento empírico, a menos que haja suspeita muito forte de cianeto, e eles não são recomendados para vítimas de inalação de fumaça.
   B. Nitritos são possivelmente eficazes para intoxicação por sulfeto de hidrogênio se administrados em um período de 30 minutos a partir da exposição (p. 378).

III. **Contraindicações**
   A. Metemoglobinemia preexistente significativa (> 40%).
   B. Hipotensão grave é uma contraindicação relativa, pois pode ser agravada por nitritos.
   C. A administração em pacientes com intoxicação concomitante por monóxido de carbono é uma contraindicação relativa; a geração de metemoglobina pode ainda comprometer o transporte de oxigênio para os tecidos. A hidroxocobalamina (p. 513) suplantou os nitritos para as vítimas de inalação de fumaça (os pacientes geralmente têm intoxicação por monóxido de carbono misto e intoxicação por cianeto) nos países nos quais está disponível.

IV. **Efeitos adversos**
   A. Cefaleia, rubor facial, tontura, náuseas, vômitos, taquicardia e sudorese podem ocorrer. Esses efeitos podem ser mascarados por sintomas de intoxicação por cianeto.
   B. A administração IV rápida pode resultar em hipotensão.
   C. Pode ocorrer metemoglobinemia excessiva e potencialmente fatal.
   D. **Uso na gravidez.** Não são atribuídos a nenhuma categoria da FDA. Esses agentes podem comprometer o fluxo sanguíneo e a distribuição de oxigênio para o feto e podem induzir metemoglobinemia fetal. A hemoglobina fetal é mais sensível aos efeitos oxidantes dos nitritos. No entanto, isso não impede seu uso agudo, de curto prazo, em uma paciente gravemente sintomática (p. 440).

V. **Interações farmacológicas ou laboratoriais**
   A. A hipotensão pode ser exacerbada pela presença simultânea de álcool ou outros vasodilatadores ou de qualquer agente anti-hipertensivo.
   B. O azul de metileno não deve ser administrado em paciente com intoxicação por cianeto porque ele pode reverter a metemoglobinemia induzida por nitrito e teoricamente resultar na liberação de íons de cianeto livres. No entanto, pode ser considerado quando há presença de metemoglobinemia grave e ameaçadora da vida.
   C. A ligação da metemoglobina ao cianeto (cianometemoglobina) pode diminuir o nível medido de metemoglobina livre.

VI. **Dosagem e método de administração**
   A. **Ampolas autoquebráveis de nitrito amílico.** Romper 1 a 2 ampolas em gaze, tecido ou esponja e colocar sob o nariz da vítima, que deve inspirar profundamente durante 30 segundos. Descansar por 30 segundos e repetir. Cada ampola dura cerca de 2 a 3 minutos. Se a vítima estiver recebendo suporte respiratório, colocar as ampolas na máscara facial ou na porta de acesso ao tubo endotraqueal. Suspender o uso da ampola ao administrar nitrito de sódio por via IV.
   B. **Nitrito de sódio parenteral**
      1. **Adultos.** Administrar 300 mg de nitrito de sódio (10 mL de solução a 3%), IV, durante 3 a 5 minutos.

TABELA III-11 Dosagem pediátrica de NITRITO DE SÓDIO COM BASE NA CONCENTRAÇÃO DE HEMOGLOBINA

Hemoglobina (g/dL)	Dose inicial (mg/kg)	Dose inicial de nitrito de sódio a 3% (mL/kg)
7	5,8	0,19
8	6,6	0,22
9	7,5	0,25
10	8,3	0,27
11	9,1	0,3
12	10	0,33
13	10,8	0,36
14	11,6	0,39

2. **Crianças.** Administrar 0,15 a 0,33 mL/kg até um máximo de 10 mL. A dosagem pediátrica deve basear-se na concentração de hemoglobina, se esta for conhecida (Tab. III-11). Se houver suspeita de presença de anemia ou hipotensão, começar com dose menor, diluir em 50 a 100 mL de soro fisiológico e administrar durante pelo menos 5 minutos.
3. A oxidação da hemoglobina em metemoglobina ocorre em um período de 30 minutos. Se nenhuma resposta ao tratamento ocorrer dentro de 30 minutos, uma meia-dose adicional de nitrito de sódio IV pode ser administrada.

VII. **Formulações**
   A. **Nitrito amílico.** Um componente do pacote de antídoto de cianeto, 0,3 mL em ampolas autoquebráveis, 12 por *kit*. O fármaco pode também ser adquirido separadamente em Aspirols.
   Nota: As ampolas têm vida útil de apenas 1 ano e podem desaparecer devido ao potencial de abuso (como "dogra para excitação sexual").
   B. **Nitrito de sódio parenteral.** Um componente do pacote de antídoto de cianeto, 300 mg em 10 mL de água esterilizada (3%), 2 ampolas por *kit*.
   C. Os **níveis de estoque mínimos sugeridos** para tratar um adulto de 100 kg nas primeiras 8 e 24 horas são: 2 pacotes de antídoto de cianeto ou o equivalente (um pacote deve ser mantido no departamento de emergência). Disponível em Taylor Pharmaceuticals.

▶ **NITROPRUSSIDA**

Thomas E. Kearney, PharmD

I. **Farmacologia.** O nitroprussida é um agente hipotensivo parenteral titulável de ação ultracurta que atua relaxando diretamente o músculo liso vascular como doador de óxido nítrico. Ocorre tanto dilatação arterial como dilatação venosa; o efeito é mais acentuado em pacientes com hipertensão. Um pequeno aumento na frequência cardíaca pode ser observado em pacientes hipertensos. A administração IV produz início de ação quase imediato, com duração de efeito de 1 a 10 minutos. A resistência pode ocorrer com atividade de renina elevada. O nitroprussida é metabolizado rapidamente, com meia-vida sérica de cerca de 1 a 2 minutos. O cianeto é produzido durante o metabolismo e é convertido em tiocianato menos tóxico. O tiocianato tem meia-vida de 2 a 3 dias e acumula-se em pacientes com insuficiência renal.

II. **Indicações**
   A. Rápido controle da hipertensão grave (p. ex., em pacientes com intoxicação estimulante ou toxicidade do IMAO).
   B. Vasodilatação arterial em pacientes com espasmo arterial periférico induzido por derivados do ergot.

III. Contraindicações

A. Hipertensão compensatória – por exemplo, em pacientes com pressão intracraniana aumentada (p. ex., hemorragia ou lesão de massa) ou em pacientes com coarctação da aorta. Se o nitroprussida for necessário nesses pacientes, usar com extrema cautela.

B. Usar com cautela em pacientes com insuficiência hepática porque o metabolismo do cianeto pode ser prejudicado.

IV. Efeitos adversos

A. Náuseas, vômitos, cefaleia e sudorese podem ser causados por queda excessivamente rápida da pressão sanguínea.

B. Toxicidade do cianeto, que se manifesta por alterações do estado mental e acidose metabólica (láctica), pode ocorrer com infusão de dose elevada rápida (10 a 15 μg/kg/min) por períodos $\geq$ 1 hora. Pacientes com estoques depletados de tiossulfato (p. ex., desnutridos) podem apresentar níveis elevados de cianeto a taxas mais baixas de infusão. A infusão IV contínua de hidroxocobalamina, 25 mg/h (p. 513), ou tiossulfato (p. 558) tem sido utilizada para limitar a toxicidade do cianeto. Se ocorrer toxicidade grave por cianeto, descontinuar a infusão de nitroprussida e considerar doses de antídoto de tiossulfato e nitrito de sódio (p. 523) ou dose elevada de hidroxocobalamina (p. 513).

C. Intoxicação por tiocianato, manifestada por desorientação, *delirium*, espasmos musculares e psicose, pode ocorrer com alta dose prolongada de infusões de nitroprussida (geralmente $\geq$ 3 μg/kg/min durante $\geq$ 48 horas), particularmente em pacientes com insuficiência renal (pode ocorrer a taxas de apenas 1 μg/kg/min). A produção de tiocianato é também aumentada pela coadministração de tiossulfato de sódio. Monitorar os níveis de tiocianato se a infusão de nitroprussida durar mais de 1 a 2 dias; a toxicidade está associada a níveis de tiocianato $\geq$ 50 mg/L. Em geral, tratar reduzindo a taxa de infusão, ou descontinuando o uso de nitroprussida. O tiocianato é efetivamente removido por hemodiálise.

D. A hipertensão reativa pode ser observada após a descontinuação súbita.

E. Pode-se observar metemoglobinemia em pacientes que receberam mais de 10 mg/kg, mas em geral não é grave.

F. Uso na gravidez. Categoria C (indeterminado [p. 440]) da FDA. Pode cruzar a placenta e afetar o fluxo sanguíneo uterino; no entanto, tem sido usado com sucesso em gestantes.

V. Interações farmacológicas ou laboratoriais.
Um efeito hipotensivo é potencializado por outros agentes anti-hipertensivos e anestésicos inalatórios.

VI. Dosagem e método de administração

A. Usar apenas em ambientes de cuidados de emergência ou intensivos com a capacidade de monitoramento frequente ou contínuo da pressão arterial.

B. Dissolver 50 mg de nitroprussida de sódio em 3 mL de glicose a 5%; em seguida, diluir essa solução em 250, 500 ou 1.000 mL de glicose a 5% para obter uma concentração de 200, 100 ou 50 μg/mL, respectivamente. Proteger a solução da luz para evitar fotodegradação (como evidenciado por alteração de cor), cobrindo o frasco e o tubo com papel ou folha de alumínio.

C. Começar com taxa de infusão IV de 0,3 μg/kg/min; utilizar dispositivo de infusão controlado e titular para o efeito desejado. A dose média é de 3 μg/kg/min em crianças e adultos (faixa de de 0,5 a 10 μg/kg/min).

  1. A taxa máxima não deve exceder 10 μg/kg/min para evitar o risco de toxicidade aguda por cianeto. Se não houver resposta após 10 minutos com taxa máxima, descontinuar a infusão e usar vasodilatador alternativo (p. ex., fentolamina [p. 504]).
  2. Tiossulfato de sódio (p. 558) foi adicionado em uma proporção de 10 mg de tiossulfato para 1 mg de nitroprussida para reduzir ou evitar a toxicidade do cianeto.

VII. Formulações

A. Parenteral. Nitroprussida de sódio (Nitropress e outros), 50 mg de pó liofilizado para reconstituição em frascos de 2 e 5 mL.

B. Níveis de estoque mínimos sugeridos para tratamento de um adulto de 100 kg nas primeiras 8 e 24 horas: **nitroprussida de sódio**, *primeiras 8 horas:* 400 mg ou 8 frascos (50 mg cada); *primeiras 24 horas:* 1.200 mg ou 24 frascos (50 mg cada).

▶ **NOREPINEFRINA**

Neal L. Benowitz, MD

I. **Farmacologia.** A norepinefrina é uma catecolamina endógena que estimula principalmente os receptores α-adrenérgicos. É usada principalmente como vasopressor para aumentar a resistência vascular sistêmica e o retorno venoso para o coração. A norepinefrina é também um agonista do receptor β_1-adrenérgico fraco, e pode aumentar a frequência cardíaca e a contratilidade cardíaca em pacientes em choque. A norepinefrina não é eficaz VO, e é absorvida de maneira irregular após injeção SC. Após administração IV, o início da ação é praticamente imediato, e a duração do efeito é de 1 a 2 minutos após a infusão ser interrompida.

II. **Indicações.** A norepinefrina é usada para aumentar a pressão arterial e o débito cardíaco em pacientes em choque causado por venodilatação, baixa resistência vascular sistêmica, ou ambas. Hipovolemia, contratilidade do miocárdio deprimida, hipotermia e desequilíbrio eletrolítico devem ser corrigidos primeiro ou simultaneamente.

III. **Contraindicações**
   A. Hipovolemia não corrigida.
   B. A norepinefrina é relativamente contraindicada em pacientes que têm doença vascular arterial oclusiva periférica com trombose ou intoxicação por derivados do ergot (p. 209).

IV. **Efeitos adversos**
   A. Hipertensão grave, que pode resultar em hemorragia intracraniana, edema pulmonar ou necrose do miocárdio.
   B. Agravamento de isquemia de tecidos, resultando em gangrena.
   C. Necrose de tecido após extravasamento.
   D. Ansiedade, inquietação, tremor e cefaleia.
   E. Anafilaxia induzida por conservantes de sulfito em pacientes sensíveis. Usar com extrema cautela em pacientes com hipersensibilidade conhecida aos conservantes de sulfito.
   F. Utilizar com cautela em pacientes intoxicados por hidrato de cloral ou solventes ou anestésicos de hidrocarbonetos halogenados ou aromáticos.
   G. **Uso na gravidez.** Esse fármaco cruza a placenta; ele pode causar isquemia placentária e reduzir as contrações uterinas.

V. **Interações farmacológicas ou laboratoriais**
   A. Resposta pressora aumentada pode ocorrer na presença de cocaína e antidepressivos cíclicos devido à inibição da recaptação neuronal.
   B. Resposta pressora aumentada pode ocorrer em pacientes que tomam IMAOs devido à inibição da degradação metabólica neuronal.
   C. Agentes α e β-bloqueadores podem antagonizar os efeitos adrenérgicos da norepinefrina.
   D. Fármacos anticolinérgicos podem bloquear a bradicardia reflexa, o que normalmente ocorre em resposta à hipertensão induzida por norepinefrina, aumentando a resposta hipertensiva.
   E. Superdosagem por hidrato de cloral, ciclopropano e solventes e anestésicos halogenados ou aromáticos podem aumentar a sensibilidade do miocárdio aos efeitos arritmogênicos da norepinefrina.

VI. **Dosagem e método de administração**
   A. *Atenção:* **Evitar extravasamento.** A infusão IV deve ser de fluxo livre, e a veia infundida deve ser frequentemente observada quanto a sinais de infiltração (palidez, esfriamento ou induração).
      1. Se ocorrer extravasamento, infiltrar a área acometida imediatamente com fentolamina (p. 504), 5 a 10 mg em 10 a 15 mL de soro fisiológico (crianças: 0,1 a 0,2 mg/kg; máximo: 10 mg), com uma agulha fina (25 a 27 *gauge*) hipodérmica; a melhora é evidenciada por hiperemia e regresso à temperatura normal.
      2. Alternativamente, a aplicação tópica de pasta de nitroglicerina e a infiltração de terbutalina têm sido relatadas com sucesso.
   B. **Infusão intravenosa.** Iniciar a 4 a 8 μg/min (crianças: 1 a 2 μg/min ou 0,1 μg/kg/min) e, se necessário, aumentar a cada 5 a 10 minutos.

VII. **Formulações.** Bitartarato de norepinefrina é oxidado rapidamente por exposição ao ar; deve ser mantido em sua ampola hermética até imediatamente antes do uso. Se a solução parecer marrom ou contiver um precipitado, não usá-la. A solução-padrão deve ser diluída em glicose a 5% ou soro fisiológico a 5% para perfusão; geralmente, uma ampola de 4 mg é adicionada a 1 L de líquido para fornecer 4 μg/mL de solução.
  A. **Parenteral.** Bitartarato de norepinefrina (Levophed), 1 mg/mL, ampola de 4 mL. Contém bissulfito de sódio como conservante.
  B. **Níveis de estoque mínimos sugeridos** para o tratamento de um adulto de 100 kg nas primeiras 8 e 24 horas: **bitartarato de norepinefrina**, *primeiras 8 horas:* 8 mg ou 2 ampolas (1 mg/mL, 4 mL cada); *primeiras 24 horas:* 24 mg ou 6 ampolas (1 mg/mL, 4 mL cada).

▶ OCTREOTIDA
Thomas E. Kearney, PharmD

I. **Farmacologia**
  A. A octreotida é um polipeptídeo sintético e um análogo de ação prolongada da somatostatina. Antagoniza significativamente a liberação de insulina do pâncreas e é útil para o tratamento da hipoglicemia decorrente de secreção endógena de insulina induzida por fármacos.
  B. A octreotida também suprime a função pancreática, a secreção de ácido gástrico e a motilidade dos tratos biliar e GI.
  C. Como polipeptídeo, é biodisponível apenas por administração parenteral (por via IV ou SC). Aproximadamente 30% da octreotida é excretada inalterada na urina, e tem meia-vida de eliminação de 1,7 hora. Sua meia-vida pode ser aumentada em pacientes com disfunção renal e em idosos.
II. **Indicações.** Superdosagem de hipoglicemiante oral do grupo sulfonilureia (p. 80) ou hipoglicemia induzida por quinina (p. 366) quando as concentrações séricas de glicose não podem ser mantidas com infusão IV de glicose a 5%. Também pode ser considerada um agente de primeira linha junto com a glicose, pois pode reduzir as exigências de glicose e evitar a hipoglicemia de rebote em pacientes com intoxicação por sulfonilureia. Este agente é preferido em relação ao diazóxido (p. 484). Não é usado no tratamento da intoxicação por insulina exógena, em que ela tem desvantagem teórica de bloqueio das reações contrarreguladoras benéficas (evita a secreção de glucagon e do hormônio do crescimento) à hipoglicemia.
III. **Contraindicações.** Hipersensibilidade ao fármaco (ocorreu choque anafilático).
IV. **Efeitos adversos.** Em geral, o fármaco é bem tolerado. Os pacientes podem sentir dor ou ardência no local da injeção. Para a maior parte, o perfil de efeitos adversos é baseado na terapia de longo prazo para outros estados patológicos.
  A. Os efeitos supressores nas vias biliares podem levar à doença significativa da vesícula biliar (colelitíase) e pancreatite.
  B. Efeitos GIs (diarreia, náuseas, desconforto) podem ocorrer em 5 a 10% dos usuários. Cefaleia, tonturas e fadiga também foram observadas.
  C. Efeitos cardíacos podem incluir bradicardia, anormalidades de condução (prolongamento do intervalo QT), hipertensão e exacerbação da insuficiência cardíaca congestiva. Esses efeitos foram observados principalmente em pacientes tratados para acromegalia.
  D. **Uso na gravidez.** Categoria B da FDA. Não suscetível de causar danos com terapia a curto prazo (p. 440).
V. **Interações farmacológicas ou laboratoriais**
  A. A octreotida pode inibir a absorção de gorduras da dieta e de ciclosporina.
  B. O fármaco deprime os níveis de vitamina B_{12} e pode levar a resultados anormais no teste de Schilling.
VI. **Dosagem e método de administração**
  A. **Superdosagem por sulfonilureia oral.** Administrar 50 a 100 μg (crianças: 1 a 1,25 μg/kg) por injeção SC ou IV, a cada 6 a 12 horas, conforme necessário (alguns pacientes com

intoxicação por sulfonilureia podem necessitar de doses mais elevadas e de vários dias de terapia). Algumas crianças foram tratadas com sucesso com dose IV de 2 a 2,5 μg/kg, seguida de infusão de 2 μg/kg/h. A maioria dos pacientes requer aproximadamente 24 horas de terapia e não apresenta hipoglicemia recorrente com a descontinuação da octreotida. Monitorar para hipoglicemia recorrente por 24 horas após o término da terapia com octreotida.
   B. **Hipoglicemia induzida por quinina.** Uma dose de 50 μg/h foi usada em pacientes adultos que estão sendo tratados com quinina para a malária.
   C. Os locais de injeção SC devem ser alternados.
   D. Para a administração IV, diluir em 50 mL de soro fisiológico ou glicose a 5% e infundir durante 15 a 30 minutos. Alternativamente, a dose pode ser administrada em bólus IV durante 3 minutos.
   E. *Nota:* O esquema de dosagem ideal não é conhecido. Para outras indicações, a faixa de dose para crianças é de 2 a 40 μg/kg/dia, e as doses diárias de até 1.500 μg são utilizadas em adultos (120 mg foram administrados durante 8 horas sem efeitos adversos graves).
VII. **Formulações**
   A. **Parenteral.** Acetato de octreotida (Sandostatin, genérico), 0,05; 0,1 e 0,5 mg/mL em ampolas e frascos de 1 mL; 0,2 e 1 mg/mL em frascos de doses múltiplas de 5 mL.
   Nota: Evitar o uso do agente Sandostatin LAR Depot de longa ação. Esse produto é para uma dosagem de uma vez por mês em pacientes com acromegalia.
   B. **Níveis de estoque mínimos sugeridos** para o tratamento de um adulto de 100 kg nas primeiras 8 e 24 horas: **acetato de octreotida**, *primeiras 8 horas:* 200 μg ou 2 ampolas ou frascos de 1 mL (0,1 mg/m); *primeiras 24 horas:* 1.000 μg ou 1 frasco de múltiplas doses (5 mL, 0,2 mg/mL).

▶ ONDANSETRONA
Joanne M. Goralka, PharmD

I. **Farmacologia.** A ondansetrona é um antagonista do receptor seletivo (5-HT_3) de serotonina com atividade antiemética potente, tanto centralmente na zona de gatilho quimiorreceptora como perifericamente nos terminais nervosos vagais. O início dos efeitos ocorre cerca de 30 minutos após uma dose IV e 60 a 90 minutos após uma dose oral. O fármaco é metabolizado extensivamente no fígado. A meia vida de eliminação é de 3 a 5,5 horas, aumentando para até 20 horas em pacientes com doença hepática grave.
II. **Indicações**
   A. Aprovado pela FDA para profilaxia de quimioterapia altamente ou moderadamente emetogênica, profilaxia de náuseas e vômitos pós-operatórios e profilaxia de náuseas e vômitos induzidos por radiação.
   B. A ondansetrona é usada no tratamento de náuseas e vômitos intratáveis, particularmente quando a capacidade de administrar o carvão ativado ou a terapia antidotal (p. ex., *N*-acetilcisteína) está comprometida. Não é uma indicação aprovada pela FDA.
III. **Contraindicações**
   A. Hipersensibilidade à ondansetrona ou a qualquer componente da formulação. Reações de hipersensibilidade têm sido relatadas em pacientes que apresentaram hipersensibilidade a outros antagonistas seletivos do receptor de 5-HT_3.
   B. O uso concomitante de apomorfina com ondansetrona está contraindicado com base em relatos de hipotensão profunda e perda de consciência.
   C. O uso concomitante de ondansetrona e tioridazina, pimozida ou mesoridazina pode resultar em aumento do risco de cardiotoxicidade (prolongamento do intervalo QT, *torsade de pointes*).
   D. Pacientes com fenilcetonúria devem ser informados de que comprimidos orodispersíveis de Zofran ODT contêm fenilalanina (componente do aspartame). Usar com cautela em pacientes com fenilcetonúria.

IV. Efeitos adversos
A. Broncospasmo, hipersensibilidade, anafilaxia e reações anafilactoides.
B. Alterações transitórias do ECG, incluindo prolongamento do intervalo QT com potencial para torsade de pointes, taquicardia, bradicardia e angina.
C. Ansiedade, cefaleia, sonolência, fadiga, febre e tonturas.
D. Relatos raros compatíveis com (embora não diagnósticos de) reações extrapiramidais.
E. Crise oculogírica, aparecendo isoladamente ou com outras reações distônicas.
F. Diarreia e constipação.
G. Casos raros de convulsão do tipo grande mal.
H. Casos de cegueira transitória, predominantemente durante a administração IV, foram relatados.
I. **Uso na gravidez.** Categoria B da FDA. Não suscetível de causar danos quando usada como terapia de curto prazo (p. 440).

V. Interações farmacológicas ou laboratoriais
A. A ondansetrona e os outros antagonistas seletivos de 5-HT_3 têm sido associados a alterações dose-dependentes do ECG, incluindo aumentos nos intervalos PR, QRS e QT. Geralmente, isso não é clinicamente relevante. No entanto, quando o fármaco é usado com outros agentes que prolongam esses intervalos, pode ocorrer arritmia.
B. Várias incompatibilidades IV, incluindo aminofilina, bicarbonato de sódio, furosemida, lorazepam, dexametasona, metilprednisolona, succinato de sódio e tiopental. Zofran não deve ser misturado com soluções alcalinas, porque um precipitado pode ser formado.
C. Apomorfina: Há relatos de hipotensão profunda e perda de consciência quando apomorfina foi administrada com ondansetrona.

VI. **Dosagem e método de administração. Adultos:** Administrar 8 mg ou 0,15 mg/kg, IV, em 50 mL de soro fisiológico ou glicose a 5%, infundidos durante 15 minutos. Isso pode ser repetido 2 vezes em intervalos de 4 horas. **Terapia de alta dose alternativa:** Administrar 32 mg em 50 mL de soro fisiológico ou glicose administrada ao longo de 15 minutos. (Não repetir essa dose.) **Crianças** (6 meses a 18 anos): Administrar 0,15 mg/kg, IV, durante 15 minutos. Isso pode ser repetido 2 vezes em intervalos de 4 horas.
A. A ondansetrona é mais eficaz quando administrada pelo menos 30 minutos antes de suas propriedades antieméticas serem necessárias.
B. Não exceder uma dose diária total de 8 mg em pacientes com doença hepática grave.
C. Em diversos estudos, a ondansetrona foi administrada em doses não diluídas de até 16 mg e administrada por injeção IV em bólus direto. A maioria dos estudos administrou 8 mg durante pelo menos 2 minutos ou mais.

VII. Formulações
A. **Parenteral.** Cloridrato de ondansetrona (Zofran), 2 mg/mL em frascos de dose única de 2 mL e frascos de doses múltiplas de 20 mL. Também está disponível como 32 mg em recipiente pré-misturado de 50 mL.
B. **Oral.** Comprimidos de ondansetrona, 4, 8, e 24 mg; solução oral, 4 mg/5 mL; comprimidos orodispersíveis, 4 e 8 mg.
C. **Níveis de estoque mínimos sugeridos** para tratar um adulto de 100 kg nas primeiras 8 e 24 horas: **cloridrato de ondansetrona**, *primeiras 8 horas:* 32 mg ou 8 frascos (2 mL) (2 mg/mL); *primeiras 24 horas:* 45 mg ou 1 frasco (20 mL) de múltiplas doses (2 mg/mL), mais 2 frascos (2 mL) (2 mg/mL).

▶ OXIGÊNIO E OXIGÊNIO HIPERBÁRICO
Kent R. Olson, MD

I. **Farmacologia.** O oxigênio é um oxidante necessário para conduzir reações bioquímicas. O ar ambiente contém 21% de oxigênio. O oxigênio hiperbárico (OHB), que é 100% de oxigênio administrado ao paciente em uma câmara pressurizada a 2 a 3 atm de pressão, pode ser benéfico para

pacientes com intoxicação grave por monóxido de carbono (CO). Ele pode acelerar a reversão de ligação do CO à hemoglobina e à mioglobina intracelular e fornecer oxigênio independentemente da hemoglobina, e pode agir na proteção da redução de lesões cerebrais pós-isquêmicas. Estudos randomizados controlados têm relatado resultados conflitantes com tratamento com OHB, mas pode haver benefício mínimo na prevenção de sequelas neuropsiquiátricas sutis.
II. **Indicações**
   A. O oxigênio suplementar é indicado quando a oxigenação normal é prejudicada devido à lesão pulmonar, o que pode resultar de aspiração (pneumonite química) ou inalação de gases tóxicos. A P_{O_2} deve ser mantida a 70 a 80 mmHg ou mais, se possível.
   B. Oxigênio suplementar geralmente é administrado empiricamente a pacientes com estado mental alterado ou suspeita de hipoxemia.
   C. O oxigênio (100%) é indicado para pacientes com intoxicação por CO para aumentar a conversão de carboxi-hemoglobina e carboximioglobina em hemoglobina e mioglobina, respectivamente, e para aumentar a saturação de oxigênio do plasma e a subsequente distribuição para os tecidos.
   D. O OHB pode ser benéfico para pacientes com intoxicação grave por CO, apesar de a evidência clínica ser mista. Indicações potenciais incluem história de perda de consciência, acidose metabólica, idade superior a 36 anos, gestação, nível de carboxi-hemoglobina superior a 25% e disfunção cerebelar (p. ex., ataxia; ver Quadro II-4, p. 328).
   E. Também se tem defendido o uso de OHB para o tratamento de intoxicação com tetracloreto de carbono, cianeto e sulfeto de hidrogênio e para metemoglobinemia grave, mas a evidência clínica e experimental é escassa.
III. **Contraindicações**
   A. Na intoxicação por **paraquate,** o oxigênio pode contribuir para que haja lesão pulmonar. Na verdade, ambientes ligeiramente *hipóxicos* (10 a 12% de oxigênio) têm sido defendidos para reduzir o risco de fibrose pulmonar decorrente de paraquate.
   B. Contraindicações relativas para a terapia com OHB incluem história de cirurgia recente na orelha média ou cirurgia torácica, pneumotórax não tratado, transtorno convulsivo e sinusite grave.
IV. **Efeitos adversos.** *Atenção:* O oxigênio é altamente inflamável.
   A. Concentrações de oxigênio prolongadas elevadas são associadas à lesão tecidual alveolar pulmonar. Em geral, a fração inspirada de oxigênio (F_{IO_2}) não deve ser mantida acima de 80% por mais de 24 horas.
   B. A oxigenoterapia pode aumentar o risco de fibroplasia retrolental em recém-nascidos.
   C. A administração de oxigênio em concentrações elevadas para pacientes com doença pulmonar obstrutiva crônica grave e retenção crônica de dióxido de carbono que dependem da hipoxemia para fornecer estímulo à respiração pode resultar em parada respiratória.
   D. O tratamento com OHB pode causar convulsões hiperóxicas, trauma auditivo (ruptura da membrana timpânica) e ansiedade aguda resultante de claustrofobia. Há maior probabilidade de ocorrência de convulsões com pressões atmosféricas mais altas (p. ex., $\geq$ 3 atm).
   E. O oxigênio pode potencializar a toxicidade pela geração melhorada de radicais livres com alguns agentes quimioterápicos (p. ex., bleomicina, doxorrubicina e daunorubicina).
   F. **Uso na gravidez.** Não há efeitos adversos conhecidos.
V. **Interações farmacológicas ou laboratoriais.** Nenhuma conhecida.
VI. **Dosagem e método de administração**
   A. **Oxigênio suplementar.** Fornecer oxigênio suplementar para manter a P_{O_2} em pelo menos 70 a 80 mmHg. Se a P_{O_2} acima de 50 mmHg não puder ser mantida com um F_{IO_2} de pelo menos 60%, considerar a pressão expiratória final positiva ou a pressão positiva contínua.
   B. **Intoxicação por monóxido de carbono.** Fornecer oxigênio a 100% por máscara bem ajustada ou via tubo endotraqueal. Considerar **terapia com oxigênio hiperbárico** se o paciente tiver intoxicações graves (ver "Indicações" anteriormente) e puder ser tratado em um período de 6 horas a partir da exposição. Consultar um centro para intoxicações (nos EUA, 1-800-222-

1222)* ou um especialista hiperbárico para determinar a localização da unidade mais próxima de OHB. Em geral, três tratamentos com OHB a 2,5 a 3 atm são recomendados durante um período de 24 horas.

VII. Formulações
   A. **Cânula nasal.** Fornecer oxigênio a 24 a 40%, dependendo da taxa de fluxo e do padrão respiratório do paciente.
   B. **Máscara ventilatória.** Fornecer concentrações variáveis de oxigênio inspiradas de 24 a 40%.
   C. **Máscara reservatória de não reinalação.** Fornecer concentrações inspiradas de oxigênio a 60 a 90%.
   D. **Oxigênio hiperbárico.** Oxigênio a 100% pode ser administrado a uma pressão de 2 a 3 atm.

▶ PENICILAMINA
Thomas E. Kearney, PharmD

I. **Farmacologia.** A penicilamina é um derivado da penicilina, que não tem nenhuma atividade antimicrobiana, mas efetivamente provoca quelação de alguns metais pesados, como chumbo, mercúrio e cobre. Ela tem sido utilizada como terapia adjuvante após o tratamento inicial com EDTA cálcico (p. 489) ou BAL (p. 458), embora tenha sido em grande parte substituída pelo succímero quelante oral (DMSA [p. 555]) em função de seu perfil de segurança precário. A penicilamina é bem absorvida por VO, e o complexo penicilamina-metal é eliminado na urina. Nenhuma forma parenteral está disponível.

II. **Indicações**
   A. A penicilamina pode ser usada para tratar a intoxicação por metais pesados causada por chumbo (se o paciente não consegue tolerar o succímero, a penicilamina pode ser utilizada isoladamente para intoxicação de pequeno porte ou como terapia adjuvante após EDTA cálcico ou BAL na intoxicação moderada a grave), mercúrio (após terapia inicial com BAL e se o paciente não tolerar o succímero) e cobre (o succímero pode ser uma alternativa para intoxicação branda a moderada). A penicilamina também tem sido utilizada para intoxicação por bismuto, arsênio e níquel, mas não é o agente de escolha devido à sua toxicidade.
   B. Para intoxicação por chumbo ou mercúrio, o succímero oral (p. 555) é preferível, pois pode resultar em maior excreção de metal com menos efeitos adversos.
   C. Para a intoxicação por cobre (p. 194) e no tratamento da doença de Wilson para remover depósitos de cobre nos tecidos.

III. **Contraindicações**
   A. Alergia à penicilina é uma contraindicação (produtos com penicilamina podem estar contaminados com penicilina).
   B. A insuficiência renal é uma contraindicação relativa, pois o complexo é eliminado apenas pela urina.
   C. A administração concomitante com outros fármacos depressores da hematopoiese (p. ex., sais de ouro, imunossupressores, agentes antimaláricos e fenilbutazona) não é recomendada.
   D. Intoxicação por cádmio. A penicilamina pode aumentar os níveis renais de cádmio e o potencial para nefrotoxicidade.

IV. **Efeitos adversos**
   A. Reações de hipersensibilidade: erupção cutânea, prurido, febre devida ao fármaco, hematúria, anticorpos antinucleares e proteinúria.
   B. Leucopenia, trombocitopenia, anemia hemolítica, anemia aplástica e agranulocitose.
   C. Hepatite e pancreatite.
   D. Anorexia, náuseas, vômitos, dor epigástrica e comprometimento do paladar.
   E. A exigência de piridoxina é aumentada, e o paciente pode requerer suplementação diária (p. 544).

---

* N. de R.T. No Brasil, 0800 722 6001.

F. **Uso na gravidez.** Defeitos ao nascimento têm sido associados ao uso durante a gravidez. Não é atribuída a nenhuma categoria da FDA (p. 440).

V. **Interações farmacológicas ou laboratoriais**
  A. A penicilamina pode potencializar os efeitos depressores da hematopoiese de fármacos como sais de ouro, imunossupressores, agentes antimaláricos e fenilbutazona.
  B. Vários fármacos (p. ex., antiácidos e sulfato ferroso) e alimentos podem reduzir a absorção GI de penicilamina de maneira substancial.
  C. A penicilamina pode produzir teste falso-positivo para cetonas na urina.

VI. **Dosagem e método de administração**
  A. A penicilamina deve ser tomada com o estômago vazio, pelo menos 1 hora antes ou 3 horas após as refeições e antes de dormir.
  B. A dose habitual é de 1 a 1,5 g/dia (crianças: 20 a 30 mg/kg/dia), administrados em 3 ou 4 doses divididas. O início do tratamento com 25% dessa dose e o aumento gradual da dose total durante 2 a 3 semanas podem minimizar as reações adversas. Portanto, iniciar com uma dose de 250 mg/dia (crianças: 10 mg/kg/dia), aumentar, em seguida, para 50% durante a segunda semana até uma dose completa na terceira semana. A dose diária máxima no adulto é de 2 g. Em crianças com intoxicação leve a moderada por chumbo, demonstrou-se que uma dose mais baixa de 15 mg/kg/dia reduz os níveis sanguíneos ao mesmo tempo em que minimiza os efeitos adversos.
  C. Medição semanal de urina e concentrações sanguíneas do metal intoxicante é indicada para avaliar a necessidade de terapia contínua. O tratamento por até três meses foi tolerado.

VII. **Formulações.** *Nota:* Embora o derivado químico N-acetilpenicilamina possa demonstrar melhor penetração no SNC e nos nervos periféricos, não está disponível nos EUA atualmente.*
  A. **Oral.** Penicilamina (Cuprimine, Depen), cápsulas de 125 e 250 mg, comprimidos tituláveis de 250 mg.
  B. **Níveis de estoque mínimos sugeridos** para o tratamento de um adulto de 100 kg nas primeiras 8 e 24 horas: **penicilamina**, *primeiras 8 horas:* 500 mg ou 2 comprimidos tituláveis (250 mg cada); *primeiras 24 horas:* 1.500 mg ou 6 comprimidos tituláveis (250 mg cada).

▶ **PENTOBARBITAL**
Thomas E. Kearney, PharmD

I. **Farmacologia.** O pentobarbital é um barbitúrico de ação rápida com propriedades anticonvulsivantes bem como sedativo-hipnóticas. Ele é utilizado como medicamento de terceira linha no tratamento do estado de mal epilético. Também pode diminuir a pressão intracraniana em pacientes com edema cerebral por indução de vasoconstrição. Após administração IV de uma dose única, o início do efeito ocorre dentro de cerca de 1 minuto e dura cerca de 15 minutos. Após a administração por via IM, o início do efeito é mais lento (10 a 15 minutos). O pentobarbital apresenta padrão de eliminação bifásico; a meia-vida da fase inicial é de 4 horas, e a meia vida da fase terminal é de 35 a 50 horas. Os efeitos são prolongados após o término de infusão contínua.

II. **Indicações**
  A. O pentobarbital é utilizado para o tratamento do estado epilético que não responde à terapia anticonvulsivante convencional (p. ex., diazepam, fenitoína ou fenobarbital). Se o uso de pentobarbital para o controle das convulsões for considerado, recomenda-se a consulta com um neurologista.
  B. O pentobarbital é usado para controlar a pressão intracraniana elevada, em conjunção com outros agentes.
  C. Ele pode ser usada terapêutica ou diagnosticamente para pacientes com suspeita de síndrome de abstinência de álcool ou fármacos sedativo-hipnóticos.
  D. Tem sido utilizado para tratar a agitação induzida por estimulantes e sintomas simpatomiméticos refratários aos benzodiazepínicos.

---

* N. de R.T. No Brasil, somente em cápsulas de 250 mg.

III. **Contraindicações**
   A. Sensibilidade conhecida ao fármaco.
   B. Porfiria manifesta ou latente.
IV. **Efeitos adversos**
   A. Depressão do SNC, coma e parada respiratória podem ocorrer, especialmente com bólus rápido ou doses excessivas.
   B. Pode ocorrer hipotensão, especialmente com a infusão IV rápida (> 50 mg/min). Isso pode ser causado pelo próprio fármaco ou pelo diluente propilenoglicol.
   C. Laringospasmo e broncospasmo foram relatados após a administração com injeção IV rápida, embora o mecanismo seja desconhecido.
   D. As soluções parenterais são altamente alcalinas e deve-se ter cuidado para evitar extravasamento. Infusões intra-arteriais podem causar espasmo e gangrena. A administração SC pode causar necrose e não é recomendada.
   E. **Uso na gravidez.** Categoria D (risco fetal possível) da FDA. O pentobarbital cruza imediatamente a placenta, e o seu uso crônico pode causar doença hemorrágica do recém-nascido (devido à deficiência de vitamina K) ou dependência neonatal e síndrome de abstinência. No entanto, esses efeitos potenciais não impedem a seu uso agudo, de curto prazo, em uma paciente gravemente sintomática (p. 440).
V. **Interações farmacológicas ou laboratoriais**
   A. O pentobarbital tem efeitos aditivos no SNC e de depressão respiratória com outros barbitúricos, bem como com medicamentos sedativos e opioides.
   B. A indução da enzima hepática geralmente não é encontrada com superdosagem de pentobarbital aguda, embora possa ocorrer dentro de 24 a 48 horas.
   C. A depuração pode ser aumentada por hemoperfusão, de modo que doses suplementares são necessárias durante o procedimento.
VI. **Dosagem e método de administração**
   A. **Bólus intermitente IV.** Administrar 100 mg, IV, lentamente, ao longo de pelo menos 2 minutos; repetir se necessário em intervalos de 2 minutos, até uma dose máxima de 300 a 500 mg (crianças: 1 a 3 mg/kg, IV, repetido, se necessário, até um total máximo de 5 a 6 mg/kg ou 150 a 200 mg).
   B. **Intramuscular.** Injetar 150 a 200 mg (crianças: 2 a 6 mg/kg, IM, não excedendo 100 mg) em um local de grande massa muscular (de preferência, o quadrante superior externo do glúteo máximo). Não mais do que 5 mL devem ser administrados em um local de injeção.
   C. **Infusão IV contínua.** Administrar uma dose de ataque de 5 a 6 mg/kg, IV, ao longo de 1 hora (não exceder 50 mg/min; crianças: 1 mg/kg/min), seguida por perfusão de manutenção de 0,5 a 3 mg/kg/h, titulada para o efeito desejado. Para tratamento do estado epilético, administrar dose de ataque de 5 a 15 mg/kg, IV, durante 1 a 2 horas. Monitorar a pressão arterial e a frequência respiratória e fornecer suporte, se necessário. A supressão do ataque no eletrencefalograma em geral ocorre com concentração sérica de pentobarbital de 25 a 40 µg/mL.
   D. **Oral.** Para o tratamento da síndrome de abstinência de barbitúrico ou outro fármaco sedativo, administrar 200 mg, VO, repetidos a cada hora até que os sinais de intoxicação leve apareçam (p. ex., fala arrastada, sonolência e nistagmo). A maioria dos pacientes responde a 600 mg ou menos. Repetir a dose total inicial a cada 6 horas, conforme necessário. O fenobarbital é uma alternativa (ver adiante).
VII. **Formulações**
   A. **Parenteral.** Pentobarbital de sódio (Nembutal e outros), 50 mg/mL em tubos e frascos de 1 e 2 mL e em frascos de 20 e 50 mL. *Nota:* As soluções são alcalinas e contêm propilenoglicol.
   B. **Oral.** Cápsulas (30, 50 e 100 mg) e supositórios (30, 60, 120 e 200 mg). Também disponível como elixir equivalente a 18,5 mg/5 mL.
   C. **Níveis de estoque mínimos sugeridos** para tratar um adulto de 100 kg nas primeiras 8 e 24 horas: **pentobarbital de sódio**, *primeiras 8 horas:* 1.000 mg ou 1 frasco (de 20 mL, 50 mg/mL); *primeiras 24 horas:* 3.000 mg ou 3 frascos (de 20 mL, 50 mg/mL).

▶ PIRIDOXINA (VITAMINA B_6)

Thomas E. Kearney, PharmD

I. **Farmacologia.** A piridoxina (vitamina B_6) é uma vitamina hidrossolúvel do complexo B que atua como cofator em várias reações enzimáticas. A superdosagem envolvendo isoniazida ou outras monometil-hidrazinas (p. ex., cogumelos *Gyromitra*) pode causar convulsões interferindo na utilização de piridoxina no cérebro, e a piridoxina administrada em altas doses pode controlar essas convulsões rapidamente e acelerar a consciência. Pode também corrigir acidose láctica secundária ao comprometimento do metabolismo do lactato induzido pela isoniazida. Na intoxicação por etilenoglicol, a piridoxina pode aumentar a conversão do metabólito tóxico ácido glioxílico em um produto não tóxico, a glicina. A piridoxina é bem absorvida VO, mas geralmente é administrada IV para utilizações de emergência. A meia-vida biológica é de cerca de 15 a 20 dias.

II. **Indicações**
   A. No tratamento agudo das convulsões causadas por intoxicação com isoniazida (p. 301), hidrazina, cogumelos *Gyromitra* (p. 200) ou, possivelmente, cicloserina. A piridoxina pode atuar sinergicamente com diazepam (p. 460).
   B. Adjuvante na terapia de intoxicação por etilenoglicol.
   C. Pode melhorar discinesias induzidas pela levodopa.

III. **Contraindicações.** Deve-se ter cuidado em pacientes com sensibilidade conhecida à piridoxina ou a conservantes parabenos.

IV. **Efeitos adversos**
   A. Geralmente não há efeitos adversos observados com dosagem aguda de piridoxina.
   B. Doses excessivas crônicas podem resultar em neuropatia periférica.
   C. O uso dos frascos de 1 mL pode causar depressão leve do SNC, devido ao conservante, se 50 ou mais frascos (para distribuir $\geq$ 5 g de piridoxina) forem administrados (equivalente a $\geq$ 250 mg de clorobutanol).
   D. Preparações contendo álcool benzílico como conservante (p. ex., alguns frascos de 1 mL) foram associadas à síndrome "sufocante" em crianças prematuras.
   E. **Uso na gravidez.** Categoria A do FDA (p. 440). No entanto, o uso crônico excessivo na gravidez resultou em convulsões decorrentes da abstinência da piridoxina em neonatos.

V. **Interações farmacológicas ou laboratoriais.** Nenhuma interação adversa foi associada à dosagem aguda.

VI. **Dosagem e método de administração**
   A. **Intoxicação por isoniazida.** Administrar 1 g de piridoxina IV para cada grama de isoniazida comprovadamente ingerido (até 52 g foram administrados e tolerados). Diluir em 50 mL de glicose ou soro fisiológico e administrar durante 5 minutos (taxa de 1 g/min). Se a quantidade ingerida for desconhecida, administrar 4 a 5 g, IV, empiricamente, e repetir a cada 5 a 20 minutos, conforme necessário.
   B. **Intoxicação por monometil-hidrazina.** Administrar 25 mg/kg IV; repetir conforme necessário.
   C. **Intoxicação por etilenoglicol.** Administrar 50 mg, IV ou IM, a cada 6 horas, até que a intoxicação seja resolvida.
   D. **Intoxicação por cicloserina.** Uma dosagem de 300 mg/dia foi recomendada.

VII. **Formulações**
   A. **Parenteral.** Cloridrato de piridoxina (vários), 100 mg/mL (solução a 10%) em frascos de 1 e 30 mL (o frasco de 1 mL pode conter o conservante clorobutanol álcool benzílico a 0,9%, e o frasco de 30 mL contém parabeno). *Nota:* Apenas uma empresa nos EUA, a Legere Pharmaceuticals (Scottsdale, AZ; telefone: 1-800-528-3144), fabrica e distribui os frascos de 3 g (30 mL). Ver "Efeitos adversos" anteriormente sobre o uso de frascos de 1 mL.
   B. **Níveis de estoque mínimos sugeridos** para o tratamento de um adulto de 100 kg nas primeiras 8 e 24 horas: **cloridrato de piridoxina**, *primeiras 8 horas:* 9 g ou 3 frascos (100 mg/mL, 30 mL cada ou equivalente); *primeiras 24 horas:* 24 g ou 8 frascos (100 mg/mL, 30 mL cada ou equivalente).

▶ POTÁSSIO

Justin C. Lewis, PharmD

I. **Farmacologia.** O potássio é o cátion intracelular primário. É essencial para manutenção do equilíbrio acidobásico e da tonicidade intracelular, transmissão dos impulsos nervosos, contração do músculo cardíaco, esquelético e liso e manutenção da função renal normal (e capacidade para alcalinizar a urina). O potássio também funciona como ativador em muitas reações enzimáticas e participa de muitos processos fisiológicos, como metabolismo dos carboidratos, síntese de proteínas e secreção gástrica. O potássio é crucial na regulação da condução e na contração muscular, principalmente no coração. Uma variedade de toxinas causa alterações dos níveis séricos de potássio (ver Quadro I-23, p. 38).

II. **Indicações**
   A. Para o tratamento ou prevenção de hipocalemia (p. 37).
   B. Como complemento à terapia com bicarbonato (p. 464) para a alcalinização da urina.

III. **Contraindicações**
   A. O potássio deve ser administrado com cautela em pacientes com insuficiência renal ou com deficiência de excreção renal de potássio (p. ex., toxicidade por inibidor da enzima conversora da angiotensina [IECA] e hipoaldosteronismo, diuréticos poupadores de potássio) para evitar potencial para hipercalemia grave.
   B. O potássio deve ser administrado com cautela em pacientes com comprometimento do transporte intracelular de potássio (devido à inibição da bomba de Na^+/K^+-ATPase com glicosídeos cardíacos ou inibição do transporte β-adrenérgico com β-bloqueadores). A administração de potássio pode levar a grandes aumentos incrementais dos níveis séricos.
   C. O potássio deve ser administrado com cautela em pacientes com derramamento intracelular de potássio (rabdomiólise, hemólise).
   D. O potássio deve ser administrado com cautela em pacientes com desidratação aguda grave.

IV. **Efeitos adversos**
   A. Náuseas, vômitos, dor abdominal e diarreia com administração oral.
   B. **Administração parenteral.** *Nota:* Preparações injetáveis não diluídas de potássio ***não*** devem ser utilizadas; a injeção direta pode ser letal se administrada muito rapidamente, e dor no local da injeção e flebite podem ocorrer, especialmente durante a infusão de soluções contendo mais do que 30 mEq/L.
   C. Hipercalemia é a reação adversa mais grave (p. 37).
   D. **Uso na gravidez.** Categoria C (indeterminado [p. 440]) da FDA.

V. **Interações farmacológicas ou laboratoriais**
   A. Interações farmacológicas. Ver "Contraindicações" anteriormente.
   B. Inúmeras incompatibilidades IVs: manitol, diazepam, dobutamina, ergotamina, emulsão de gordura, nitroprussiada, ondansetrona, fenitoína, penicilina G de sódio, prometazina, estreptomicina.
   C. Níveis séricos de potássio podem ser artificialmente elevados se a amostra de sangue for hemolisada.

VI. **Dosagem e método de administração (adultos e crianças)**
   A. A dose é variável e depende do nível sérico de potássio e da gravidade dos sintomas. O nível sérico de potássio normal é 3,5 a 5 mEq/L. Para administração parenteral, o potássio deve ser diluído (ver "Efeitos adversos" anteriormente).
   B. A dose de manutenção diária usual para adultos é 40 a 80 mEq. A dose de manutenção pediátrica diária usual é de 2 a 3 mEq/kg ou 40 mEq/m^2.
   C. Depleção de potássio que resulta em diminuição de 1 mEq/L de potássio no soro pode exigir 100 a 200 mEq para reposição a fim de restaurar as reservas do organismo. Essa necessidade de reposição será compensada com alterações ou correções no transporte intracelular (inversão de metilxantina ou toxicidade do agonista β-adrenérgico).
   D. Para nível sérico de potássio de 2,5 mEq/L ou superior, a taxa máxima de infusão de potássio em adultos é de 10 mEq/h, a concentração máxima é de 40 mEq/L e a dose máxima é de 200

mEq/24 h. Não exceder 1 mEq/kg/h ou 30 mEq por dose para uso IV em pacientes pediátricos. Ajustar o volume de líquido para o tamanho do corpo do paciente.
   E. Para nível sérico de potássio de menos de 2,0 mEq/L, a taxa de infusão máxima em adultos é de 40 mEq/h, embora as infusões de 50 mEq/h tenham sido usadas por curtos períodos de tempo com monitoração do ECG constante e determinação frequente dos valores laboratoriais. A concentração máxima é de 80 mEq/L, e a dose máxima é de 400 mEq/24 h.
   F. Monitoramento cardíaco contínuo com monitoramento laboratorial frequente é essencial durante a administração de potássio IV.
VII. Formulações
   A. Injeção de acetato de potássio, 2 mEq/mL em frascos de 20, 50 e 100 mL; 4 mEq/mL em frascos de 50 mL.
   B. Cloreto de potássio aditivas de concentrado para injeção, 2 mEq/mL em 250 e 500 mL; 10 mEq em frascos de 5, 10, 50 e 100 mL e seringas aditivas de 5 mL; 20 mEq em frascos de 10 e 20 mL, seringas aditivas de 10 mL e ampolas de 10 mL; 30 mEq em frascos de 15, 20, 30 e 100 mL e seringas aditivas de 20 mL; 40 mEq em frascos de 20, 30, 50 e 100 mL, ampolas de 20 mL e seringas aditivas de de 20 mL; 60 mEq em frascos de 30 mL; e 90 mEq em frascos de 30 mL.
   C. Níveis de estoque mínimos sugeridos para tratar um adulto de 100 kg nas primeiras 8 e 24 horas: **cloreto de potássio,** *primeiras 8 horas:* 150 mEq ou 5 frascos (30 mEq, 15 mL cada); *primeiras 24 horas:* 500 mEq ou 1 frasco (2 mEq/mL, 250 mL cada).

▶ PRALIDOXIMA E OUTRAS OXIMAS
Richard J. Geller, MD, MPH

I. Farmacologia. As oximas revertem a inibição da acetilcolinesterase (AChE) (revertendo assim o excesso colinérgico, tanto em receptores muscarínicos como nicotínicos) por meio da reativação da AChE fosforilada e da proteção da enzima de inibição adicional. O papel de oximas na intoxicação humana é incerto, pois há poucos estudos controlados, e estes têm fornecido resultados conflitantes. Um estudo realizado em 2009 e um editorial que o acompanha sugeriram que as oximas podem melhorar o resultado em exposições agrícolas a baixas doses, mas podem ser prejudiciais na autointoxicação deliberada, na qual a dose ingerida é muito maior. No entanto, as oximas são os únicos agentes disponíveis capazes de reativar a AChE e inverter a acetilcolina (Ach) em excesso nos receptores nicotínicos da JNM, gânglios do sistema nervoso parassimpático e simpático e no SNC. Embora esse efeito seja mais acentuado com inseticidas organofosforados (OF), resultados clínicos positivos têm sido observados com inseticidas carbamatos que têm toxicidade nicotínica e, variavelmente, com inibidores da colinesterase formulados para uso como arma química do tipo "gás de nervos".
   A. O cloreto de pralidoxima (2-PAM) é a única oxima atualmente aprovada para utilização nos EUA. As oximas diferem na sua eficácia contra agentes específicos, doses recomendadas e perfis de efeitos colaterais. As oximas comumente utilizadas em outros países incluem obidoxima, trimedoxima e HI-6.
   B. As oximas são mais eficazes quando administradas antes da AChE ter sido ligada de maneira irreversível ("envelhecida") pelo OF. A taxa de envelhecimento varia consideravelmente para cada composto OF. Para a AChE dimetilfosforilada (p. ex., decorrente de intoxicação por diclorvós ou malation), a meia-vida de envelhecimento é de cerca de 3,7 horas, enquanto para a AChE dietilfosforilada (p. ex., de intoxicação por diazinon ou parationa), a meia-vida de envelhecimento é de cerca de 33 horas. Para alguns agentes químicos de guerra, o envelhecimento pode ocorrer em alguns minutos (p. ex., com o soman, a meia-vida de envelhecimento da AChE fosforilada é de cerca de 2 a 6 minutos). No entanto, a terapia tardia com 2-PAM é apropriada (até vários dias após a exposição), especialmente em pacientes intoxicados com compostos de dietila e com compostos lipossolúveis (p. ex., fention, demeton), que podem ser liberados a partir de armazenamentos de tecido ao longo de dias, causando intoxicação contínua ou recorrente.

C. Os gases "de nervos" preparados como armas de guerra química, como sarin, soman, tabun e VX, são mecanicamente semelhantes a inseticidas inibidores da AChE. No entanto, eles são muito mais potentes e responsivos a determinadas oximas. A pralidoxima não é eficaz contra o tabun, por exemplo, mas descobriu-se que era eficaz contra o HI-6. Uma pesquisa de oxima atual que busca agentes com atividade mais abrangente contra gases de nervos está avaliando as oximas HI-6, K027, K048, K074 e K075.

D. A dose inadequada de 2-PAM pode ser uma causa contribuinte de síndrome "intermediária", que se caracteriza por fraqueza muscular prolongada.

E. Concentrações plasmáticas máximas são atingidas em período de 5 a 15 minutos após a administração IV de 2-PAM. A pralidoxima é eliminada por excreção renal e metabolismo hepático, com meia-vida de 0,8 a 2,7 horas.

II. Indicações

A. As oximas são utilizadas para tratar pacientes que exibem sintomas nicotínicos associados ao receptor causados por intoxicação com inseticidas inibidores de colinesterase e gases de nervos, incluindo OFs, misturas de inseticidas OFs e carbamatos, e inseticidas carbamatos puros. A pralidoxima possui baixa toxicidade, é capaz de reverter os efeitos nicotínicos, bem como muscarínicos, e pode reduzir as demandas de atropina. Por essas razões, ela deve ser considerada precocemente e empiricamente para intoxicação suspeita por inibidor de colinesterase, principalmente em pacientes com fasciculações musculares ou fraqueza.

B. Com intoxicação por carbamato, a inibição da colinesterase desaparece espontaneamente sem "envelhecimento" da enzima. Como resultado, muitas referências afirmam que a pralidoxima não é necessária para a intoxicação por carbamato. No entanto, a reversão espontânea de inibição da enzima pode levar até 30 horas, e relatos de caso sugerem que a pralidoxima é eficaz na intoxicação humana por carbamato. Dados que sugerem aumento da toxicidade da pralidoxima na intoxicação por carbaril (sevin) baseiam-se em estudos limitados com animais, e os resultados não são generalizáveis para seres humanos.

III. Contraindicações

A. O uso em pacientes com miastenia grave pode precipitar uma crise miastênica; no entanto, na intoxicação suspeita grave por inibidor de colinesterase, o benefício pode superar o risco previsto.

B. Usar com cautela e em doses reduzidas em pacientes com insuficiência renal.

IV. Efeitos adversos

A. Náuseas, cefaleia, tonturas, sonolência, diplopia e hiperventilação podem ocorrer.

B. A administração IV rápida pode resultar em taquicardia, hipertensão, laringospasmo, rigidez muscular e bloqueio neuromuscular transitório.

C. Uso na gravidez. Categoria C (indeterminado) da FDA. Isso não impede seu uso agudo, de curto prazo, em uma paciente gravemente sintomática (p. 440).

V. Interações farmacológicas ou laboratoriais. A reversão do bloqueio muscarínico pode ocorrer mais rapidamente quando atropina (ou glicopirrolato) e pralidoxima são administradas simultaneamente.

VI. Dosagem e método de administração. Embora a administração IM ou SC de pralidoxima seja possível, a IV é preferível. O *kit* autoinjetor Mark I contém 600 mg de pralidoxima (e 2 mg de atropina) para uso IM, no caso de um ataque de gás de nervos.

A. Dose inicial. Administrar 1 a 2 g (crianças: 25 a 50 mg/kg, até 1 g) em uma infusão IV contínua, em 100 mL de soro fisiológico (1 a 2 mL/kg), durante 15 a 30 minutos. Repetir a dose inicial após 1 hora se a fraqueza muscular ou as fasciculações não forem aliviadas. Vários gramas podem ser necessários em alguns casos. A OMS recomenda uma dose de 2 g em bólus, seguida por infusão contínua de 8 a 10 mg/kg/h para intoxicação por OF.

B. O tratamento de campo imediato de intoxicação por gás de nervos é realizado com 2-PAM IM. A dose é de 600 mg IM para sintomas leves a moderados e até 1.800 mg para intoxicações graves. O *kit* autoinjetor Mark I contém 600 mg de 2-PAM e 2 mg de atropina e é projetado para autoadministração.

C. **Infusão de manutenção.** Devido à meia-vida curta de 2-PAM e à duração mais longa de muitos compostos OFs, a toxicidade frequentemente se repete, exigindo doses repetidas.
   1. Bólus intermitente disperso pode resultar em grandes flutuações nos níveis séricos e efeitos clínicos erráticos. Portanto, após a dose inicial, é preferível administrar 2-PAM em uma infusão IV contínua, em uma solução a 1% (1 g em 100 mL de soro fisiológico), a uma taxa de 200 a 500 mg/h (crianças: 5 a 10 mg/kg/h) e titulação para a resposta clínica desejada.
   2. Apesar das recomendações anteriores de que 2-PAM deve ser administrada apenas por 24 horas, a terapia pode ter de ser continuada por vários dias, em particular quando OFs de longa ação, lipossolúveis, estão envolvidos. Deve-se reduzir a dose de maneira gradual e, cuidadosamente, observar o paciente quanto a sinais de fraqueza muscular recorrente ou outros sinais de toxicidade.
   3. ***Nota***: 2-PAM pode acumular-se em pacientes com insuficiência renal.

VII. **Formulações**
   A. **Parenteral.** Cloreto de pralidoxima (2-PAM, Protopam), 1 g em 20 mL de água estéril.
   B. **Níveis de estoque mínimos sugeridos** para o tratamento de um adulto de 100 kg nas primeiras 8 e 24 horas: **cloreto de pralidoxima**, *primeiras 8 horas:* 7 g ou 7 frascos (1 g em 10 mL cada); *primeiras 24 horas:* 18 g ou 18 frascos (1 g em 10 mL cada). ***Nota:*** Em áreas agrícolas ou regiões urbanizadas que se preparam para possível liberação acidental ou terrorista de uma grande quantidade de agente inibidor de colinesterase, um armazenamento muito maior pode ser apropriado. A pralidoxima é estocada pelo programa Strategic National Stockpile (SNS [Centro de Estocagem Nacional Estratégica]) na forma de *kits* autoinjetores Mark I e frascos de 1 g de cloreto de pralidoxima.

▶ PROPOFOL
Joanne M. Goralka, PharmD

I. **Farmacologia**
   A. O propofol (2,6-di-isopropilfenol) é um agente sedativo-hipnótico de uma classe de compostos alquilfenólicos. É um óleo à temperatura ambiente, altamente lipossolúvel e administrado como uma emulsão. É também agente antioxidante, anticonvulsivante e anti-inflamatório, reduz a pressão intracraniana e tem propriedades broncodilatadoras. O local de ação do propofol é no receptor $GABA_A$, onde ele ativa o canal de cloreto. Também pode haver alguma ação nos sítios receptores de glutamato e glicina. O propofol é um antagonista nos receptores de *N*-metil-D-aspartato (NMDA). É também inibidor das enzimas do citocromo P-450.
   B. Em infusão, seus efeitos são observados em um período de menos de 3 minutos, e as concentrações máximas são atingidas em menos de 20 minutos.
   C. É altamente ligado à proteína, com volume de distribuição (Vd) de 2 a 5 L/kg após uma única infusão e 25 a 60 L/kg depois de uma infusão contínua de mais de 7 dias. O propofol tem taxa elevada de depuração estimada em 1,5 a 2,2 L/min. Essa taxa excede o fluxo sanguíneo hepático e sugere metabolismo extra-hepático.
   D. O propofol é metabolizado rapidamente no fígado por conjugação com glicuronida e intermediários de sulfato, que são hidrossolúveis e inativos. Isso ocorre predominantemente por meio de oxidação pelas enzimas do citocromo P-450 (CYP) 2B6 e 2C9. As isoformas do citocromo P-450 2A6, 2C19, 2D6, 2E1, 3A4 e 1A2 também estão envolvidas no metabolismo do propofol em menor grau. Há circulação êntero-hepática mínima e menos de 1% é excretado sem alterações.

II. **Indicações**
   A. O propofol é mais útil quando o objetivo da anestesia ou da sedação consiste em indução e recuperação rápidas. Pode ser usado para indução e manutenção da anestesia.

B. O propofol é útil na UTI para sedação de pacientes sob ventilação mecânica, especialmente pacientes com lesões graves na cabeça. Pode também ser benéfico para sedação consciente em determinados ambientes.
C. O propofol tem sido utilizado como agente anestésico adjuvante no tratamento de síndromes de abstinência refratárias associadas ao álcool ou a outros sedativos hipnóticos (p. ex., GHB e barbitúricos) e no tratamento do estado epilético. (Essas não são indicações aprovadas pela FDA.)
III. **Contraindicações**
   A. Hipersensibilidade ao propofol ou a qualquer um de seus componentes. Contraindicado em pacientes com alergia a ovos, produtos de ovos, soja e produtos de soja. A rotulagem no produto fabricado na Europa (Fresenius Propoven 1%) inclui hipersensibilidade ao amendoim como contraindicação, devido a preocupações sobre a potencial reatividade cruzada do óleo de amendoim e do óleo de soja.
   B. As formulações variam e podem conter álcool benzílico, benzoato de sódio, edetato dissódico ou metabissulfito de sódio. Consultar o rótulo individual do produto para obter informações do excipiente.
IV. **Efeitos adversos**
   A. Dor no local da injeção pode ocorrer (usar veias maiores ou pré-medicar com lidocaína).
   B. Anafilaxia, hipotensão, bradicardia, taquiarritmias supraventriculares, distúrbios da condução, tosse, broncospasmo, erupção cutânea, prurido e hiperlipidemia podem ocorrer.
   C. Doses anestésicas exigem suporte respiratório. Evitar doses em bólus rápido devido ao maior risco de hipotensão, bradicardia, apneia e obstrução das vias aéreas.
   D. Doses de anestésicos podem ser associadas a mioclonia, alterações da postura e fenômenos do movimento semelhantes à convulsão (espasmos, batidas). Convulsões foram observadas quando a administração de propofol era interrompida.
   E. **Síndrome de infusão de propofol**, uma condição de acidose metabólica, hipercalemia, lipemia, insuficiência renal, rabdomiólise, hepatomegalia e colapso cardiovascular, tem sido associada mais frequentemente a infusões prolongadas de alta dose (> 5 mg/kg/h durante > 48 h), tanto em populações pediátricas como de adultos. As crianças podem ser mais suscetíveis; fatores de risco podem incluir hipoxia, sepse e lesão cerebral. A síndrome também foi relatada após infusões de grandes doses, a curto prazo, durante anestesia cirúrgica.
   F. Pode ocorrer pancreatite aguda com uma única utilização ou com o uso prolongado. A hiperlipidemia também pode ocorrer após utilização prolongada.
   G. Usar com cautela em pacientes que têm a história de convulsões. Quando o propofol é administrado em um paciente com epilepsia, existe risco de convulsão durante a fase de recuperação.
   H. Frascos de propofol podem ainda proporcionar o crescimento de microrganismos, apesar da adição de aditivos para inibir a sua taxa de crescimento. Seguir estritamente as recomendações no rótulo dos produtos para o manuseio e a administração do propofol.
   I. A redução dos níveis de zinco pode ocorrer durante o tratamento prolongado (> 5 dias) ou em pacientes com predisposição para deficiência de zinco, como pacientes com queimaduras, diarreia ou sepse, quando são utilizadas formulações contendo edetato dissódico.
   J. Embora não seja considerado uma substância de abuso, o uso abusivo de propofol foi relatado.
   K. A urina pode mudar de cor para verde ou verde-escuro.
   L. **Uso na gravidez.** Categoria B da FDA. O propofol cruza a placenta e pode estar associado à depressão neonatal do SNC (p. 440).
V. **Interações farmacológicas ou laboratoriais**
   A. Um efeito aditivo com outros depressores do SNC pode resultar em demanda de menores doses de propofol se for administrado concomitantemente. Por meio de sua inibição das enzimas do citocromo P-450, o propofol pode aumentar os níveis de fármaco do substrato, incluindo midazolam, diazepam e outros opioides, como sufentanil e alfentanil, causando depressão respiratória, bradicardia e hipotensão.

B. Os níveis de propofol podem ser aumentados por lidocaína, bupivacaína e halotano, produzindo efeito hipnótico aumentado.
C. O uso concomitante com succinilcolina pode resultar em bradicardia.
VI. **Dosagem e método de administração.** O propofol é atualmente administrado apenas como medicação IV, e a dose deve ser individualizada e titulada (Tab. III-12).
VII. **Formulações**
A. **Parenteral**
1. Emulsão de propofol (Diprivan) fabricado nos EUA a 1% (10 mg/mL) e Emulsão Injetável de Propofol APP (1%), USP. Contém propofol (1%), óleo de soja (100 mg/mL), glicerol (22,5 mg/mL), lecitina de ovo (12 mg/mL) e edetato dissódico (0,005%), com hidróxido de sódio para ajustar o pH a 7 a 8,5. Diprivan está disponível em frascos para infusão para único paciente de 20, 50 e 100 mL. **Nota:** Diprivan (1%) e APP Propofol (1%) são fornecidos em preparações prontas para o uso, mas se a diluição for necessária, usar apenas D_5W e não diluir a concentração a menos de 2 mg/mL.
2. Emulsão de propofol a 1% fabricada na Europa (Fresenius Propoven 1%) para injeção ou infusão. Excipientes incluem óleo de soja, triglicerídeos de cadeia média refinados, fosfatídeos de ovo purificados, glicerol, ácido oleico, hidróxido de sódio e água para injeção. Não aprovada pela FDA, mas importada de acordo com a FDA como suprimento suplementar temporário. Difere do propofol a 1% (Diprivan 1%) aprovado pela FDA por não conter quaisquer conservantes e possuir combinação de triglicerídeos de cadeia média e de cadeia longa. Alguns tamanhos de frascos não contêm espículas ou torneiras.
3. Pode haver variações de formulação específicas. As formulações podem conter álcool benzílico, benzoato de sódio, edetato dissódico ou sulfitos.
B. **Níveis de estoque mínimos sugeridos** para o tratamento de um adulto de 100 kg nas primeiras 8 e 24 horas: **propofol**, *primeiras 8 horas:* 5 g ou 5 frascos de 100 mL (10 mg/mL) para anestesia geral; *primeiras 24 horas:* 10 g ou 10 frascos de 100 mL (10 mg/mL) para manutenção da sedação.

Tabela III-12 DIRETRIZES DE DOSAGEM PARA O PROPOFOL

Indicação	Doses[a] (todas intravenosas)	
	Dose inicial	Dose de manutenção
Sedação		
Paciente submetido à sedação para procedimento	1 mg/kg	0,5 mg/kg, a cada 3 a 5 min, conforme necessário
Paciente entubado na UTI	Evita bólus rápido; começar com 5 μg/kg/min; titular com aumentos de 5 a 10 μg/kg/min, a cada 5 a 10 min, para o efeito	5 a 50 μg/kg/min (0,3 a 3 mg/kg/h)
Estado epilético	1 a 2 mg/kg	1,5 a 10 mg/kg/h
Anestesia geral		
Adulto saudável[b]	40 mg, a cada 10 s, até indução (2 a 2,5 mg/kg no total)	100 a 200 μg/kg/min, durante 10 a 15 min; então 50 a 100 μg/kg/min (3 a 6 mg/kg/h)
Idosos, paciente debilitado	20 mg a cada 10 s, até indução (0,5 a 1,5 mg/kg no total	50 a 100 μg/kg/min (3 a 6 mg/kg/h)
Paciente pediátrico[c] (3 a 16 anos)	2,5 a 3,5 mg/kg em 20 a 30 s	200 a 300 μg/kg/min durante 30 min; então 125 a 300 μg/kg/min (7,5 a 18 mg/kg/h)

[a]Taxas de dosificação variam e devem ser tituladas até que o efeito clínico desejado seja obtido.
[b]Adultos com menos de 55 anos e não pré-medicados com benzodiazepínicos ou opioides.
[c]Algumas instituições evitam o uso em crianças com menos de 16 anos e estabelecem limites para as taxas máximas de infusão e duração (p. ex., não exceder 4 mg/kg/h durante 48 horas, não utilizar além de 72 horas, ou não mais do que 9 mg/kg/h por 2 a 4 horas) para evitar síndrome de infusão do propofol.
UTI, unidade de tratamento intensivo.

▶ PROPRANOLOL
Thomas E. Kearney, PharmD

I. **Farmacologia.** O propranolol é um bloqueador β-adrenérgico não seletivo que atua em receptores $β_1$ no miocárdio e em receptores $β_2$ no pulmão, no músculo liso vascular e no rim. Dentro do miocárdio, o propranolol deprime a frequência cardíaca, a velocidade de condução, a contratilidade do miocárdio e a automaticidade. Embora seja eficaz VO, geralmente é administrado IV para emergências toxicológicas. Depois da injeção IV, o início da ação é praticamente imediato, e a duração do efeito é de 10 minutos a 2 horas, dependendo da dose cumulativa. O fármaco é eliminado pelo metabolismo hepático, com meia-vida de cerca de 2 a 3 horas. O propranolol também tem propriedades antagonistas no receptor de serotonina ($5\text{-}HT_{1A}$), e tem sido usado para tratar a síndrome serotoninérgica com sucesso variável (relatos de casos eventuais).

II. **Indicações**
   A. Controlar taquicardia sinusal excessiva ou arritmias ventriculares causadas por catecolaminas em excesso (p. ex., teofilina ou cafeína), intoxicação por substância simpatomimética (p. ex., anfetaminas, pseudoefedrina ou cocaína), sensibilidade excessiva do miocárdio (p. ex., hidrato de cloral, fréons ou hidrocarbonetos clorados e outros) ou tireotoxicose.
   B. Controlar a hipertensão em pacientes com aumentos excessivos de frequência cardíaca e contratilidade mediados por $β_1$; usado em conjunto com vasodilatador (p. ex., fentolamina) em pacientes com hiperestimulação α e β-adrenérgica mista.
   C. Aumentar a pressão arterial diastólica em pacientes com hipotensão causada por excesso de vasodilatação mediada por $β_2$ (p. ex., teofilina ou metaproterenol).
   D. Pode melhorar ou reduzir anormalidades eletrolíticas e anormalidades metabólicas mediadas por β-adrenérgicos (p. ex., hipocalemia, hiperglicemia e acidose láctica).
   E. Síndrome serotoninérgica (p. 21).

III. **Contraindicações**
   A. Usar com extrema cautela em pacientes com asma, insuficiência cardíaca congestiva, disfunção do nó sinusal ou outra doença de condução cardíaca e em pacientes sob tratamento com antagonistas do cálcio e outros fármacos depressores cardíacos.
   B. Não utilizar como terapia única para a hipertensão resultante de superdosagem simpatomimética. O propranolol produz β-bloqueio vascular periférico, que pode suprimir a vasodilatação mediada por $β_2$ e possibilitar a vasoconstrição mediada por α sem oposição, resultando em agravamento paradoxal da hipertensão; a constrição das artérias coronárias pode causar ou agravar a síndrome coronariana aguda.

IV. **Efeitos adversos**
   A. Bradicardia e bloqueio sinusal e atrioventricular.
   B. Hipotensão e insuficiência cardíaca congestiva.
   C. Broncospasmo em pacientes com asma ou doença pulmonar obstrutiva crônica broncospástica. *Nota:* O propranolol (em *pequenas* doses IVs) tem sido usado com sucesso em pacientes com asma com superdosagem de teofilina ou agonistas $β_2$ sem precipitar broncospasmo.
   D. **Uso na gravidez.** Categoria C (primeiro trimestre) e Categoria D (segundo e terceiro trimestres) da FDA. O propranolol pode cruzar a placenta, e recém-nascidos de partos dentro dos 3 dias da administração desse fármaco podem apresentar bloqueio β-adrenérgico persistente. No entanto, isso não impede seu uso agudo, de curto prazo, em uma paciente gravemente sintomática (p. 440).

V. **Interações farmacológicas ou laboratoriais**
   A. O propranolol pode possibilitar estimulação α-adrenérgica sem oposição em pacientes com estimulação adrenérgica mista (p. ex., picos de epinefrina em pacientes com hipoglicemia aguda, feocromocitoma ou intoxicação por cocaína ou anfetaminas), resultando em hipertensão grave ou isquemia terminal de órgãos.
   B. O propranolol tem efeito aditivo hipotensivo com outros agentes anti-hipertensivos.
   C. Esse medicamento pode potencializar bloqueadores neuromusculares competitivos (p. 466).

D. O propranolol tem efeitos depressores aditivos sobre a condução cardíaca e a contratilidade quando administrado com antagonistas de cálcio.
E. A cimetidina reduz a depuração hepática de propranolol.
F. O propranolol pode piorar a vasoconstrição causada por alcaloides do ergot.

VI. Dosagem e método de administração
   A. Parenteral. Administrar 0,5 a 3 mg, lentamente, IV, sem exceder 1 mg/min (crianças: 0.01 a 0,1 mg/kg, IV, lentamente, ao longo de 5 minutos; máximo: 1 mg por dose), enquanto são monitoradas a frequência cardíaca e a pressão arterial; a dose pode ser repetida conforme necessário, após 5 a 10 minutos. A dose necessária para o bloqueio completo dos receptores β é de cerca de 0,2 mg/kg. Para a síndrome serotoninérgica, administrar 1 mg, IV, sem exceder 1 mg/min (crianças: 0,1 mg/kg por dose, ao longo de 10 minutos; máximo: 1 mg por dose), a cada 2 a 5 minutos, até um máximo de 5 mg. Pode repetir-se em intervalos de 6 a 8 horas.
   B. Oral. A dosagem oral pode ser iniciada após o paciente estar estabilizado; o intervalo de dosagem é de cerca de 1 a 5 mg/kg/dia, em 3 ou 4 doses divididas para crianças e adultos. Para a síndrome serotoninérgica, a dose para adultos, de 20 mg, a cada 8 horas, tem sido utilizada.

VII. Formulações
   A. Parenteral. Cloridrato de propranolol (Inderal e outros), 1 mg/mL em ampolas, frascos e seringas pré-preenchidas de 1 mL.
   B. Oral. Cloridrato de propranolol (Inderal e outros), cápsulas de liberação prolongada de 60, 80, 120 e 160 mg; comprimidos de 10, 20, 40, 60, 80 e 90 mg; solução oral e concentrado de 4, 8 e 80 mg/mL.
   C. Níveis de estoque mínimos sugeridos para tratar um adulto de 100 kg nas primeiras 8 e 24 horas: **cloridrato de propranolol**, *primeiras 8 horas:* 6 mg ou 6 frascos (1 mg/mL, 1 mL cada); *primeiras 24 horas:* 20 mg ou 20 frascos (1 mg/mL, 1 mL cada).

▶ PROTAMINA

Thomas E. Kearney, PharmD

I. Farmacologia. A protamina é uma proteína catiônica, obtida a partir de esperma de peixes, que se liga rapidamente e inativa a heparina. O início de ação após a administração IV é quase imediato (30 a 60 segundos) e dura até 2 horas. Ela também neutraliza parcialmente heparinas de baixo peso molecular e pode atuar como anticoagulante por inibição da tromboplastina.

II. Indicações
   A. A protamina é usada para a reversão do efeito anticoagulante da heparina, quando uma dose excessivamente grande foi administrada inadvertidamente. A protamina geralmente não é necessária para o tratamento de hemorragia durante a terapia-padrão com heparina porque a descontinuação da infusão de heparina é geralmente suficiente.
   B. A protamina pode ser utilizada para a reversão da anticoagulação regional no circuito de hemodiálise, nos casos em que a anticoagulação do paciente é contraindicada (i.e., sangramento ativo GI ou do SNC).

III. Contraindicações
   A. Não administrar protamina em pacientes com sensibilidade conhecida ao fármaco. Os pacientes com diabetes que usaram insulina da protamina podem estar em maior risco de terem reações de hipersensibilidade.
   B. A protamina reconstituída com álcool benzílico não deve ser utilizada em recém-nascidos devido à suspeita de toxicidade a partir do álcool.

IV. Efeitos adversos
   A. A administração IV rápida está associada a hipotensão, bradicardia e reações anafilactoides. Deve-se ter, prontamente disponíveis, epinefrina (p. 493), difenidramina (p. 485), cimetidina ou outro bloqueador de histamina$_2$ (H$_2$) (p. 478). A reação pode ser prevenida evitando-se taxas de infusão elevadas de mais de 5 mg/min.

B. Um efeito de rebote causado pela heparina pode ocorrer dentro de 8 horas a partir da administração da protamina.
C. O excesso de doses pode levar à anticoagulação e ao risco de hemorragia.
D. **Uso na gravidez.** Categoria C (indeterminado) da FDA. Reação de hipersensibilidade materna ou hipotensão pode resultar em isquemia placentária. No entanto, isso não impede seu uso agudo, de curto prazo, para uma paciente gravemente sintomática (p. 440).
V. **Interações farmacológicas ou laboratoriais.** Não são conhecidas interações farmacológicas além da reversão do efeito da heparina.
VI. **Dosagem e método de administração**
  A. Administrar protamina por injeção IV lenta durante pelo menos 1 a 3 minutos, sem exceder 50 mg, por um período de 10 minutos.
  B. A dose de protamina depende da dose total e do tempo decorrido desde a administração da heparina.
   1. Se imediatamente após a administração da heparina, administrar 1 a 1,5 mg de protamina para cada 100 UI de heparina.
   2. Se 30 a 60 minutos após a administração da heparina, administrar apenas 0,5 a 0,75 mg de protamina para cada 100 UI de heparina.
   3. Se 2 horas ou mais após a administração da heparina, administrar apenas 0,25 a 0,375 mg de protamina para cada 100 UI de heparina.
   4. Se a heparina estava sendo administrada por infusão constante, administrar 25 a 50 mg de protamina.
  C. Se o paciente tiver superdosagem com quantidade desconhecida de heparina, administrar uma dose empírica de 25 a 50 mg ao longo de 15 minutos (para minimizar a hipotensão) e determinar o tempo de tromboplastina parcial ativada (TTPa) após 5 a 15 minutos, por até 2 a 8 horas, para determinar a necessidade de doses suplementares.
  D. **Para superdosagem de heparina de baixo peso molecular**
   1. **Dalteparina ou tinzaparina.** Administrar 1 mg de protamina para cada 100 UI de antifator Xa de dalteparina e tinzaparina. Se tiverem se passado 8 a 12 horas desde a administração de dalteparina ou tinzaparina, administrar, então, apenas 0,5 mg de protamina para cada 100 UI de antifator Xa. A administração de protamina pode não ser necessária se mais de 12 horas tiverem se passado desde a administração de dalteparina ou tinzaparina. Se o TTPa continuar prolongado 2 a 4 horas após a dose inicial, administrar, então, um adicional de 0,5 mg de protamina para cada 100 UI de antifator Xa.
   2. **Enoxaparina.** Administrar 1 mg de protamina para cada 1 mg de enoxaparina. Se tiverem se passado 8 a 12 horas desde a administração de enoxaparina, administrar apenas 0,5 mg de protamina para cada 1 mg de enoxaparina. A administração de protamina pode não ser necessária se tiverem decorrido mais de 12 horas desde a administração de enoxaparina. Se o TTPa continuar prolongado 2 a 4 horas após a dose inicial, administrar dose adicional de 0,5 mg de protamina para cada 1 mg de enoxaparina.
   3. Se a quantidade da superdosagem for desconhecida, considerar uma dose empírica de 25 a 50 mg, administrados ao longo de 15 minutos. As proporções de antifator Xa e antifator IIa variam para produtos de heparina de baixo peso molecular, e se elas forem elevadas, como acontece com um heparinoide de baixo peso molecular (p. ex., danaparoide), a protamina pode ser ineficaz. Os níveis de atividade do antifator Xa e os valores do TTPa geralmente não são completamente revertidos, mas o efeito hemorrágico pode ser neutralizado. As heparinas de baixo peso molecular têm meia-vida mais longa (4 a 6 horas) e acumulam-se em caso de insuficiência renal; portanto, coagulopatias podem persistir, e a protamina deve ser considerada até mesmo várias horas após a superdosagem.
VII. **Formulações**
  A. **Parenteral.** Sulfato de protamina, 10 mg/mL em frascos de 5 e 25 mL.
  B. **Níveis de estoque mínimos sugeridos** para o tratamento de um adulto de 100 kg para nas primeiras 8 e 24 horas: **sulfato de protamina**, *primeiras 8 horas:* 500 mg ou 2 frascos (10 mg/mL, 25 mL cada); *primeiras 24 horas:* 500 mg ou 2 frascos (10 mg/mL, 25 mL cada).

▶ SILIMARINA OU CARDO-MARIANO (*SILYBUM MARIANUM*)
S. Todd Mitchell, MD, MPH

I. **Farmacologia.** Extratos da planta cardo-mariano têm sido usados desde os tempos antigos para tratar uma variedade de distúrbios hepáticos e biliares, incluindo colestase, icterícia, cirrose, hepatite aguda e crônica e neoplasias primárias, e para proteger o fígado contra a lesão induzida pela toxina. O extrato das sementes maduras e folhas contém 70 a 80% de silimarina, uma mistura de flavanolignano, da qual a silibinina é o constituinte mais biologicamente ativo. O mecanismo de ação hipotético é duplo: alteração da permeabilidade da membrana celular dos hepatócitos, impedindo que haja a penetração da toxina, e aumento da síntese de proteínas ribossomais, promovendo a regeneração de hepatócitos.

Embora a eficácia da silibinina não esteja estabelecida em estudos controlados em seres humanos, tem sido associada à redução da lesão hepática quando administrada IV para o tratamento de intoxicação por cogumelos amatoxina. A inibição competitiva da entrada de amatoxina via sistema de transporte da membrana para sais biliares foi demonstrada. A silibinina também parece inibir a liberação de fator de necrose tumoral no fígado lesionado, retardando assim o processo de apoptose induzido pela amatoxina. Há evidências recentes de que a infusão contínua de silibinina pode suprimir de maneira eficaz a carga viral em pacientes com hepatite C.

A silimarina também é relatada como tendo atividade antifibrótica, anti-inflamatória, antioxidante e pode ter eficácia terapêutica no tratamento do câncer de próstata e de pele. Há evidência preliminar de que os constituintes do cardo-mariano possam também proteger contra os efeitos nefrotóxicos de fármacos, como paracetamol, cisplatina e vincristina.

II. **Indicações**
   A. A silibinina IV está aprovada na Europa para prevenção e tratamento de insuficiência hepática fulminante após a ingestão de cogumelos que contêm amatoxina. Um ensaio clínico sancionado pela FDA recentemente tornou o fármaco disponível também nos EUA.
   B. Embora esta indicação não esteja comprovada, a silibinina pode ser eficaz como tratamento adjuvante em casos de lesão hepática aguda causada por toxicidade do paracetamol e, potencialmente, de outras doenças hepáticas induzidas por substâncias químicas e fármacos.

III. **Contraindicações.** Nenhuma relatada.

IV. **Efeitos adversos.** São poucos e geralmente leves.
   A. Náuseas, diarreia, plenitude ou dor abdominal, flatulência e anorexia podem ocorrer em pacientes que utilizam de preparações orais.
   B. Calor suave e sensação de rubor são comumente relatados durante a infusão IV.
   C. O cardo-mariano é um membro da família *Asteraceae* (margarida) e pode causar uma reação alérgica em indivíduos sensíveis à erva-de-santiago, incluindo erupções cutâneas, urticária, prurido e anafilaxia.
   D. **Uso na gravidez.** Categoria B da FDA. Há poucas informações confiáveis disponíveis (p. 440).

V. **Interações farmacológicas ou laboratoriais.** Embora tenha sido demonstrado que o cardo-mariano induz inibição leve da enzima do citocromo P-450 *in vitro*, as interações medicamentosas significativas com extrato de cardo-mariano não foram demonstradas nos seres humanos.

VI. **Dosagem e método de administração**
   A. A administração IV para intoxicação por cogumelos amatoxina é 20 a 50 mg/kg/dia por infusão contínua ou 4 doses divididas administradas ao longo de 2 horas cada.
   B. Doses orais utilizadas em estudos publicados variaram de 280 a 800 mg/dia de silimarina padronizada. Uma dose típica usada para a hepatite crônica é de 420 mg/dia em 2 ou 3 doses VO.

VII. **Formulações**
   A. **Oral.** Nos EUA, os extratos de cardo-mariano estão disponíveis como suplementos dietéticos isentos de prescrição (p. ex., Thisilyn). Formulações orais incluem Legalon (padronizado para conter 70% de silibinina) e Silipide (silibinina complexada com fosfatidilcolina, que tem complexada biodisponibilidade mais elevada VO). Pelo fato de a silimarina ser pouco hidrossolúvel, o chá de cardo-mariano não é considerado uma preparação eficaz.

B. **Parenteral.** A silibinina IV pode ser obtida para o tratamento de intoxicação por cogumelos amatoxina como Novo Fármaco Investigacional aberto sancionado pela FDA (nos EUA, ligar gratuitamente para 1-866-520-4412).

► SUCCÍMERO (DMSA)
Michael J. Kosnett, MD, MPH

I. **Farmacologia**
   A. O succímero (ácido *meso*-2,3-dimercaptossuccínico [DMSA]) é um agente quelante utilizado para o tratamento da intoxicação por vários metais pesados. Análogo hidrossolúvel da BAL (p. 458), o succímero aumenta a excreção urinária de chumbo e mercúrio. O seu efeito na eliminação dos minerais endógenos cálcio, ferro e magnésio não é significativo. Podem ocorrer pequenos aumentos na excreção de zinco e cobre. Em um modelo animal, o succímero oral não foi associado a aumento significativo na absorção GI de chumbo ou mercúrio inorgânico (como cloreto de mercúrio); o efeito do succímero oral sobre a absorção GI de arsênio não é conhecido.
   B. Após a administração VO, as concentrações sanguíneas máximas ocorrem em cerca de 3 horas. A distribuição é predominantemente extracelular, e, no sangue, o succímero é extensamente ligado (> 90%) às proteínas plasmáticas. O succímero é eliminado principalmente na urina, enquanto 80 a 90% aparecem como dissulfetos mistos, principalmente adutos cisteína--succímero 2:1 ou 1:1. Estudos sugerem que esses adutos, e não o fármaco precursor, podem ser responsáveis pela atividade de quelação do metal *in vivo*. A eliminação renal dos quelatos metálicos parece ser mediada, em parte, pela proteína de resistência a múltiplos fármacos 2 (Mrp2). A meia-vida de eliminação do succímero transformado é de aproximadamente 2 a 4 horas. A depuração renal pode ser diminuída no caso de intoxicação pediátrica por chumbo.

II. **Indicações**
   A. O succímero é aprovado para o tratamento da intoxicação pelo **chumbo**, na qual é associado à excreção urinária aumentada do metal e à inversão simultânea da inibição da enzima induzida pelo metal. Em concentrações de chumbo no sangue moderadamente elevadas, o succímero oral é comparável com EDTA cálcico parenteral (p. 489) na redução das concentrações de chumbo no sangue. A eficiência do succímero na eliminação do chumbo do sangue e dos tecidos pode cair um pouco com concentrações sanguíneas altas de chumbo (p. ex., > 100 μg/dL). Embora o tratamento com succímero tenha sido associado à melhora clínica subjetiva, ensaios clínicos controlados demonstraram a eficácia terapêutica não foram relatados. Um ensaio placebo-controlado, duplo-cego, randomizado, de grande porte e recente de succímero em crianças com concentrações de chumbo no sangue entre 25 e 44 μg/dL não encontrou nenhuma evidência de benefício na evolução clínica ou na redução de chumbo no sangue em longo prazo.
   B. O succímero protege contra os efeitos agudos letais e nefrotóxicos de **sais de mercúrio** em modelos animais e aumenta a excreção urinária de mercúrio em animais e em seres humanos. Portanto, pode ter utilidade clínica no tratamento da intoxicação de seres humanos por mercúrio inorgânico. Em um modelo animal de exposição recente a metilmercúrio durante a gravidez, o succímero foi eficaz na redução da carga de mercúrio materna e fetal; no entanto, o unitiol (p. 560) pareceu ser um pouco mais potente nesse cenário.
   C. O succímero protege contra os efeitos agudos letais do **arsênio** em modelos animais e pode ter utilidade potencial na intoxicação aguda humana por esse elemento.

III. **Contraindicações.** História de alergia ao fármaco. Pelo fato de o succímero e seus produtos de transformação sofrerem eliminação renal, a segurança e a eficácia em pacientes com insuficiência renal grave são incertas. Não há evidência disponível de que o succímero aumente a depuração por hemodiálise de metais tóxicos em pacientes com anúria.

IV. **Efeitos adversos**
   A. Distúrbios Gls, que incluem anorexia, náuseas, vômitos e diarreia, são os efeitos secundários mais comuns e podem ocorrer em menos de 10% dos pacientes. Pode haver odor semelhante ao do mercaptano na urina; isso não tem qualquer significância clínica.
   B. Aumentos brandos e reversíveis das transaminases hepáticas têm sido observados em 6 a 10% dos pacientes.
   C. Erupções cutâneas, algumas requerendo descontinuação do tratamento, podem ocorrer em menos de 5% dos pacientes. Casos isolados de reações mucocutâneas foram relatados.
   D. Casos isolados de neutropenia leve a moderada foram relatados.
   E. Aumentos mínimos (inferiores a 2 vezes) da excreção urinária de zinco e de cobre foram observados e têm importância clínica menor ou ausente durante os cursos de duração média de quelação.
   F. **Uso na gravidez.** Categoria C (indeterminado) da FDA. O succímero produziu efeitos adversos fetais quando administrado em animais prenhes em quantidades de 1 a 2 ordens de magnitude maiores do que as doses humanas recomendadas. No entanto, o succímero também diminuiu os efeitos adversos de vários metais pesados em estudos com animais. O seu efeito sobre a gravidez humana não foi determinado (p. 440).
V. **Interações farmacológicas ou laboratoriais.** Nenhuma interação conhecida. A administração concomitante com outros agentes quelantes não foi estudada de maneira adequada.
VI. **Dosagem e método de administração (adultos e crianças)**
   A. **Intoxicação por chumbo.** A disponibilidade nos EUA limita-se a uma formulação oral (cápsulas de 100 mg), oficialmente aprovada pela FDA para uso em crianças com níveis de chumbo no sangue de 45 μg/dL ou mais. No entanto, o DMSA também pode diminuir as concentrações de chumbo em adultos. *Nota:* A administração de DMSA nunca deve ser um substituto para a remoção da exposição ao chumbo. Em adultos, a norma da OSHA nos EUA para exposição ao chumbo exige a remoção da exposição ocupacional ao chumbo de qualquer trabalhador com uma concentração de chumbo no sangue acima de 60 μg/dL ou uma média de 3 valores sucessivos de mais de 50 μg/dL; no entanto, dados recentes sugerem que a remoção em níveis mais baixos de chumbo no sangue pode ser justificada. A **quelação profilática**, definida como o uso rotineiro de quelação para evitar concentrações elevadas de chumbo no sangue ou níveis mais baixos de chumbo no sangue abaixo do padrão em trabalhadores assintomáticos, **não é permitida**. Consultar o departamento de saúde local ou estadual ou a OSHA (ver Tab. IV-3, p. 578) para obter informações mais detalhadas.
      1. Administrar 10 mg/kg (crianças: 350 mg/m^2), VO, a cada 8 horas, durante 5 dias e, em seguida, administrar a mesma dose a cada 12 horas, durante 2 semanas.
      2. Um curso de tratamento adicional pode ser considerado com base nos níveis de chumbo no sangue pós-tratamento e a persistência ou recorrência dos sintomas. Embora os níveis de chumbo no sangue possam diminuir em mais de 50% durante o tratamento, os pacientes com cargas elevadas de chumbo no corpo podem sofrer rebote de até 20% dos níveis pré-tratamento à medida que os estoques ósseos equilibram-se com os níveis presentes nos tecidos. Verificar os níveis de chumbo no sangue 1 e 7 a 21 dias após a quelação para avaliar a extensão do rebote e/ou a possibilidade de reexposição.
      3. A experiência com succímero oral para intoxicações graves por chumbo (i.e., encefalopatia por chumbo) é muito limitada. Em tais casos, deve-se considerar a terapia parenteral com EDTA cálcico (p. 489).
   B. **Intoxicação por mercúrio e arsênio**
      1. A intoxicação por compostos inorgânicos de mercúrio e compostos de arsênio podem resultar em gastrenterite grave e choque. Nessas circunstâncias, a capacidade do intestino absorver o succímero administrado VO pode ser gravemente comprometida, e o uso de um agente parenteral disponível, como unitiol (p. 560) ou BAL (p. 458), pode ser preferível.
      2. Administrar 10 mg/kg (ou 350 mg/m^2), VO, a cada 8 horas, durante 5 dias e, depois, a mesma dose a cada 12 horas, durante 2 semanas. Deve-se considerar o prolongamento da duração do tratamento na presença de sintomas contínuos ou níveis elevados de excreção urinária de metal, mas ele é de valor indeterminado.

VII. **Formulações**
   A. **Oral.** Succímero, ácido *meso*-2,3-dimercaptossuccínico, DMSA (Chemet), cápsulas de 100 mg em recipientes de 100 cápsulas.
   B. **Parenteral.** Uma forma parenteral de DMSA (2,3-dimercaptossuccinato de sódio), infundido a uma dosagem de 1 a 2 g/dia, está em uso na China mas não está disponível nos EUA.
   C. **Níveis de estoque mínimos sugeridos** para tratar um adulto de 100 kg nas primeiras 8 e 24 horas: **succímero**, *primeiras 8 horas:* 1 g ou 10 cápsulas (100 mg cada); *primeiras 24 horas:* 3 g ou 30 cápsulas (100 mg cada).

▶ **TIAMINA (VITAMINA B$_1$)**

Thomas E. Kearney, PharmD

I. **Farmacologia.** A tiamina (vitamina B$_1$) é uma vitamina hidrossolúvel que atua como cofator essencial para diversas vias de metabolismo de carboidratos. A tiamina também atua como cofator no metabolismo do ácido glioxílico (produzido na intoxicação por etilenoglicol). A deficiência de tiamina pode resultar em beribéri e síndrome de Wernicke-Korsakoff. A tiamina é rapidamente absorvida após a administração VO, IM ou IV. No entanto, a administração parenteral é recomendada para o tratamento inicial de síndromes de deficiência de tiamina.

II. **Indicações**
   A. Terapia empírica para a prevenção e tratamento da síndrome de Wernicke-Korsakoff em pacientes etilistas ou desnutridos. Isso inclui qualquer paciente que apresente alteração do estado mental de etiologia desconhecida. A tiamina deve ser administrada concomitantemente com glicose nesses casos.
   B. Tratamento adjuvante em pacientes intoxicados com etilenoglicol para possivelmente aumentar a destoxificação de ácido glioxílico.

III. **Contraindicações.** Deve-se ter cuidado no caso de pacientes com sensibilidade conhecida à tiamina ou a conservantes.

IV. **Efeitos adversos**
   A. Reações anafilactoides, vasodilatação, hipotensão, fraqueza e angiedema após injeção IV rápida. Essas reações podem ser atribuídas ao veículo ou a contaminantes de preparações de tiamina no passado; reação rara com novas preparações.
   B. Edema agudo de pulmão em pacientes com beribéri devido ao aumento súbito da resistência vascular.
   C. **Uso na gravidez.** Categoria A para doses até a ingesta diária aceita (RDA) e Categoria C para doses farmacológicas (p. 440) da FDA.

V. **Interações farmacológicas ou laboratoriais.** Teoricamente, a tiamina pode aumentar o efeito de bloqueadores neuromusculares, embora a importância clínica seja incerta.

VI. **Dosagem e método de administração.** Parenteral, 100 mg (crianças: 50 mg), IV, lentamente (ao longo de 5 minutos), ou IM; pode-se repetir a cada 8 horas, em doses de 5 a 100 mg. Para encefalopatia de Wernicke, seguir as doses parenterais diárias de 50 a 100 mg até que o paciente tenha uma dieta regular. Doses de até 1 g durante as primeiras 12 horas foram administradas a pacientes com síndrome de Wernicke-Korsakoff aguda.

VII. **Formulações**
   A. **Parenteral.** Cloridrato de tiamina (vários), 100 mg/mL, em Tubex e frascos de múltiplas doses de 1 e 2 mL (os frascos podem conter álcool benzílico).
   B. **Níveis de estoque mínimos sugeridos** para o tratamento de um adulto de 100 kg nas primeiras 8 e 24 horas: **cloridrato de tiamina**, *primeiras 8 horas:* 600 mg ou 3 frascos de múltiplas doses (100 mg/mL, 2 mL cada); *primeiras 24 horas:* 1.000 mg ou 5 frascos de múltiplas doses (100 mg/mL, 2 mL cada).

► **TIOSSULFATO DE SÓDIO**

Raymond Y. Ho, PharmD

I. **Farmacologia.** O tiossulfato de sódio é um doador de enxofre, que promove a conversão de cianeto para o tiocianato menos tóxico pela enzima transferase de enxofre rodanase. Ao contrário dos nitritos, o tiossulfato é essencialmente não tóxico e pode ser administrado empiricamente em suspeita de intoxicação por cianeto. Estudos em animais sugerem aumento da eficácia do antídoto quando a hidroxocobolamina é utilizada com tiossulfato. O tiossulfato de sódio tem biodisponibilidade oral precária. Após a injeção IV, o tiossulfato de sódio é extensamente distribuído nos líquidos extracelulares e excretado sem alterações na urina, com meia-vida relatada de 0,65 hora.

II. **Indicações**
   A. Pode ser administrado isoladamente ou em combinação com nitritos (p. 533) ou hidroxocobalamina (p. 513) para pacientes com intoxicação aguda por cianeto; pode também ser usado como tratamento empírico de possível intoxicação por cianeto associada à inalação de fumaça.
   B. Profilaxia durante infusões de nitroprussida (p. 534).
   C. Extravasamento de mecloretamina e cisplatina (infiltrar localmente [p. 116]).
   D. Superdosagem de cisplatina: o tiossulfato de sódio liga-se à platina livre formando um complexo de tiossulfato-cisplatina não tóxico, limitando os danos aos túbulos renais.
   E. Outros usos relatados: ingestão de sal de bromato (não comprovada), urolitíase de cálcio reduzida via formação de tiossulfato de cálcio, que é mais solúvel do que outros sais de cálcio urinários, e profilaxia para nefrotoxicidade induzida por cisplatina.

III. **Contraindicações.** Sem contraindicações conhecidas.

IV. **Efeitos adversos**
   A. A infusão IV pode produzir sensação de queimação, cãibras, contrações musculares, náuseas e vômitos.
   B. **Uso na gravidez.** Categoria C (indeterminado) da FDA. Isso não impede seu uso agudo, de curto prazo, em uma paciente gravemente sintomática (p. 440).

V. **Interações farmacológicas ou laboratoriais.** O tiossulfato falsamente reduz as concentrações medidas de cianeto por vários métodos. O tiossulfato de sódio e a hidroxocobalamina são quimicamente incompatíveis e não devem ser administrados na mesma linha IV.

VI. **Dosagem e método de administração**
   A. **Para intoxicação por cianeto.** Administrar 12,5 g (50 mL de solução a 25%), IV, durante 10 minutos, ou a 2,5 a 5 mL/min. A dose pediátrica é de 400 mg/kg (1,6 mL/kg de solução a 25%) até 50 mL. A metade da dose inicial pode ser administrada após 30 a 60 minutos se necessário.
   B. **Para profilaxia durante infusões de nitroprussiada.** A adição de 10 mg de tiossulfato para cada miligrama de nitroprussiada na solução IV foi relatada como eficaz, embora os dados de compatibilidade física não estejam disponíveis.
   C. **Para superdosagem de cisplatina.** Administrar (de preferência em um período de 1 a 2 horas a partir da superdosagem) 4 g/m^2 de tiossulfato de sódio, em bólus IV, durante 15 minutos, seguidos de infusão de 12 g/m^2, por 6 horas. Embora nenhum esquema de dosagem ideal tenha sido estabelecido, recomenda-se continuar a dosagem de manutenção até que os níveis urinários de platina sejam inferiores a 1 µg/mL.

VII. **Formulações**
   A. **Parenteral.** Como componente do "pacote de antídoto de cianeto", tiossulfato de sódio, solução a 25%, 50 mL. Também disponível separadamente em frascos contendo 10% (100 mg/mL) em 10 mL ou 25% (250 mg/mL) em 50 mL.
   B. **Os níveis de estoque mínimos sugeridos** para o tratamento de um adulto de 100 kg nas primeiras 8 e 24 horas são 2 "pacotes de antídoto de cianeto" (um deve ser mantido no setor de emergência). Disponibilizado pela Taylor Pharmaceuticals.

▶ TOXOIDE TETÂNICO E IMUNOGLOBULINA
Karl Sporer, MD

I. **Farmacologia.** O tétano é causado pela tetanospasmina, uma toxina proteica produzida pelo *Clostridium tetani* (ver "Tétano", p. 382).
   A. O **toxoide tetânico** usa a tetanospasmina modificada, que se tornou não tóxica, mas ainda mantém a capacidade de estimular a formação de antitoxina. O toxoide tetânico fornece imunização ativa para aqueles com histórias completas conhecidas de imunização contra o tétano, bem como aqueles com histórias desconhecidas ou incompletas.
   B. A **imunoglobulina do tétano humana** (antitoxina) fornece imunidade passiva, neutralizando a tetanospasmina circulante e a toxina não ligada em uma ferida. Ela não tem efeito sobre a toxina que já está ligada ao tecido neural, e o anticorpo do tétano não penetra na barreira hematencefálica.

II. **Indicações.** Todas as lesões de feridas requerem considerar a prevenção e tratamento contra o tétano. Isso inclui mordeduras e picadas de animais e insetos, injeções de agulhas hipodérmicas contaminadas, feridas decorrentes de perfurações profundas (incluindo exposições a produtos químicos de alta pressão do tipo injeção, como os de pistolas de pintura), queimaduras e feridas causadas por esmagamento.
   A. A **profilaxia para o toxoide tetânico** (imunização ativa) é administrada em uma série primária de 3 doses na infância. A primeira e a segunda doses são administradas com intervalos de 4 a 8 semanas, e a terceira dose é administrada 6 a 12 meses após a segunda. Uma dose de reforço é necessária a cada 10 anos.
      1. **História desconhecida ou incompleta** de uma série primária anterior de 3 doses: toxoide tetânico é indicado para todos os ferimentos, incluindo os limpos e pequenos.
      2. **Histórias completas conhecidas** de uma série primária de 3 doses: o toxoide tetânico é indicado para ferimentos limpos e pequenos se já se passaram mais de 10 anos desde a última dose e para todos os demais ferimentos se já se passaram mais de 5 anos desde a última dose.
   B. **Imunoglobulina do tétano** (imunização passiva) é indicada para pessoas com tétano. A antitoxina também está indicada como profilaxia de ferimentos que não são nem limpos nem pequenos em pessoas que têm histórias desconhecidas ou incompletas sobre a série primária de 3 doses de toxoide tetânico.

III. **Contraindicações**
   A. **Toxoide**
      1. História de reação alérgica grave (insuficiência respiratória aguda e colapso) após dose anterior de toxoide tetânico.
      2. História de encefalopatia em um período de 72 horas de dose anterior de toxoide tetânico.
      3. Precauções devem ser tomadas em indivíduos com história de febre superior a 40,5°C dentro de 48 horas de uma dose anterior, história de colapso ou estado semelhante a choque em um período de 48 horas após uma dose anterior ou história de convulsões dentro de 3 dias de uma dose anterior.
   B. **Antitoxina.** A antitoxina tetânica *equina* é contraindicada em pessoas que apresentaram hipersensibilidade anterior ou reações de doença do soro a outros produtos derivados de equinos. De preferência, utilizar o produto da imunoglobulina *humana* do tétano em todos os casos, se estiver disponível.

IV. **Efeitos adversos do toxoide**
   A. Efeitos locais, incluindo dor, eritema e induração no local da injeção. Esses efeitos em geral são autolimitados e não requerem terapia.
   B. Reações locais exageradas (semelhantes a Arthus). Essas reações incomuns podem se apresentar como edema extenso doloroso do ombro até o cotovelo. Elas geralmente ocorrem em indivíduos com níveis séricos preexistentes muito altos de antitoxina tetânica.
   C. Reações sistêmicas graves, como urticária generalizada, anafilaxia e complicações neurológicas, foram relatadas. Alguns casos de neuropatia periférica e síndrome de Guillain-Barré também foram relatados.

D. **Uso na gravidez.** Categoria C (indeterminado) da FDA. O toxoide tetânico pode ser utilizado durante a gravidez. Pacientes grávidas não previamente vacinadas devem receber a série primária de 3 doses (p. 440).
V. **Interações farmacológicas ou laboratoriais.** Nenhuma.
VI. **Dosagem e método de administração**
   A. **Toxoide tetânico**
      1. A dT adulta consiste em toxoide tetânico 5 Lf UI/0,5 mL* e toxoide da difteria, adsorvida 2 Lf UI/0,5 mL até 12,5 Lf UI/0,5 mL. Uma dose de 0,5 mL é administrada por via intramuscular. A dT adulta é usado para reforços de rotina e vacinação primária em pessoas com idade igual ou superior a 7 anos. Três doses constituem uma série primária de dT. As primeiras 2 doses são separadas por um período mínimo de 4 semanas, com a terceira dose administrada 6 a 12 meses após a segunda. Depois disso, são administrados reforços a cada 10 anos.
      2. Em crianças menores de 7 anos de idade, a imunização primária para o tétano é com toxoide tetânico em combinação com o toxoide da difteria e coqueluche acelular (DTPa). A DT pediátrica (sem coqueluche) também pode ser utilizada quando há uma contraindicação para a vacina contra a coqueluche. Pelo menos 4 semanas devem separar a primeira e segunda da segunda e terceira doses. Uma quarta dose deve ser administrada não menos que 6 meses após a terceira. Todas as doses são de 0,5 mL, administradas IM, e geralmente contêm toxoide tetânico 5 Lf UI/0,5 mL.
   B. **Antitoxina.** A imunoglobulina do tétano humano é administrada em 3.000 a 5.000 UI IM, em doses divididas, para o tratamento do tétano em crianças e adultos, com uma parte da dose de infiltrados em torno do ferimento. As doses de 250 a 500 UI são administradas IM para a profilaxia pós-exposição.
VII. **Formulações**
   A. **Adulta.** Toxoide tetânico 5 Lf UI/0,5 mL em combinação com toxoide da difteria, adsorvida 2 Lf UI/0,5 mL, fornecido em frascos de dose única de 0,5 mL; toxoide tetânico 5 Lf UI/0,5 mL em combinação com o toxoide da difteria, adsorvido 6,6 a 12,5 Lf UI/0,5 mL, fornecido em frascos de doses múltiplas de 5 mL.
   B. **Pediátrica.** DT pediátrica, frascos de dose única de 0,5 mL e frascos de múltiplas doses de 5 mL; DTPa, contendo toxoide da difteria 6,7 Lf UI/0,5 mL, toxoide tetânico 5 Lf UI/0,5 mL e vacina contra coqueluche 4 UI protetoras/0,5 mL.
   C. **Imunoglobulina humana do tétano.** Fornecida em frascos de dose única contendo 250 UI.
   D. O **nível de estoque mínimo sugerido** para tratamento de um adulto de 100 kg nas primeiras 8 e 24 horas é de 1 frasco de dose única de dT e imunoglobulina.

▶ UNITIOL (DMPS)

Michael J. Kosnett, MD, MPH

I. **Farmacologia.** O unitiol (DMPS; ácido 2,3-dimercaptopropanolsulfônico), agente quelante dimercapto que é análogo hidrossolúvel da BAL (p. 458), é utilizado no tratamento de intoxicação por vários metais pesados, principalmente mercúrio, arsênio e chumbo. Disponível nos formulários oficiais da Rússia e antigos países soviéticos desde 1958 e na Alemanha desde 1976, o unitiol está legalmente disponível em farmácias de manipulação nos EUA desde 1999. O fármaco pode ser administrado por VO parenteral. A biodisponibilidade oral é de aproximadamente 50%, com concentrações sanguíneas máximas ocorrendo em cerca de 3,7 horas. É extensamente ligado a proteínas plasmáticas, principalmente albumina. Mais de 80% da dose IV são excretados na urina, 10% como unitiol inalterado e 90% como produtos transformados, predominantemente sulfetos DMPS cíclicos. A meia-vida de eliminação para o unitiol total é de aproximadamente 20 horas. O unitiol e/ou seus produtos de biotransformação *in vivo* formam complexos com uma variedade de compostos de metal inorgânicos e orgânicos, aumentando a excreção do metal na urina e diminuindo a sua concentração em vários órgãos, sobretudo nos rins.

---

* N. de R.T. Lf = limite de floculação.

A eliminação renal dos quelatos de metal parece ser mediada, em parte, pela proteína de resistência a múltiplos fármacos 2 (Mrp2). Ao contrário da BAL, o unitiol não redistribui mercúrio para o cérebro.

II. **Indicações**
   A. O unitiol tem sido utilizado principalmente para o tratamento de intoxicação por **mercúrio, arsênio** e **chumbo**. Em modelos animais, o unitiol evitou ou reduziu os efeitos tóxicos agudos de sais inorgânicos de mercúrio e arsênio inorgânico quando administrado imediatamente (minutos a horas) após a exposição. O unitiol está associado à redução nos níveis teciduais de mercúrio, arsênio e chumbo em cobaias animais, e aumenta a excreção desses metais em seres humanos. No entanto, ensaios clínicos randomizados, duplo-cegos, controlados por placebo, demonstrando eficácia terapêutica na intoxicação aguda ou crônica por metais pesados, não foram relatados.
   B. Estudos em animais e alguns relatos de casos sugerem que o unitiol pode ser útil no tratamento da intoxicação por compostos de **bismuto**. Estudos em animais sugerem que o unitiol pode aumentar a sobrevida após exposição aguda ao **polônio-210**; no entanto, pode ocorrer redistribuição para os rins.

III. **Contraindicações**
   A. História de alergia ao fármaco.
   B. Como a excreção renal é a via predominante de eliminação do unitiol e de seus complexos metálicos, recomenda-se cautela ao administrá-lo a pacientes com insuficiência renal grave. Tem sido relatada a utilização de unitiol como adjuvante de hemodiálise ou hemofiltração em pacientes com insuficiência renal anúrica causada por sais de mercúrio e bismuto.

IV. **Efeitos adversos**
   A. O fabricante alemão (Heyl) informa baixa incidência global ($<$ 4%) de efeitos colaterais adversos.
   B. Reações dermatológicas alérgicas autolimitadas, reversíveis, como exantemas e urticária, foram os efeitos adversos mais comumente relatados. Foram relatados casos isolados das principais reações alérgicas, incluindo eritema multiforme e síndrome de Stevens-Johnson.
   C. Pelo fato de a administração IV rápida poder estar associada a vasodilatação e hipotensão transitória, injeções IVs de unitiol devem ser administradas lentamente, durante um intervalo de 15 a 20 minutos.
   D. O unitiol aumenta a excreção urinária de cobre e zinco, um efeito que não se prevê que seja clinicamente significativo nos cursos-padrão de tratamento em pacientes sem deficiência preexistente desses elementos vestigiais.
   E. **Uso na gravidez.** O unitiol não exibe teratogenicidade ou outra toxicidade para o desenvolvimento em estudos com animais. Embora a proteção contra efeitos reprodutivos adversos de determinados metais tóxicos tenha sido demonstrada em animais prenhes, não há experiência clínica suficiente com o uso de unitiol na gestação humana.

V. **Interações farmacológicas ou laboratoriais**
   A. As soluções aquosas de unitiol para injeção IV não devem ser misturadas com outros fármacos ou minerais. Preparações orais não devem ser consumidas simultaneamente com suplementos minerais.
   B. Demonstrou-se que o unitiol forma um complexo com um metabólito do arsênio, o ácido monometilarsônico (MMA^{III}), que, em seguida, é excretado na urina. Técnicas laboratoriais que utilizam a redução com hidreto para medir o arsênio na urina e seus metabólitos ("especiação") podem não detectar esse complexo. No entanto, o complexo contribuirá para a medição do "arsênio urinário total".

VI. **Dosagem e método de administração.** O unitiol pode ser administrado VO, IM e IV. A via IV deve ser reservada para o tratamento de intoxicação aguda grave por sais inorgânicos de mercúrio ou arsênio quando o estado GI ou cardiovascular comprometido puder interferir na absorção rápida e eficiente a partir do trato GI. Em modelos animais, o unitiol oral não aumentou a absorção GI de cloreto de mercúrio.
   A. **Intoxicação aguda grave por mercúrio ou arsênio inorgânico.** Administrar 3 a 5 mg/kg, a cada 4 horas, por infusão IV lenta, durante 20 minutos. Se, depois de vários dias, o estado GI e cardiovascular do paciente estabilizar-se, considerar a mudança para unitiol oral, 4 a 8 mg/kg, a cada 6 a 8 horas.

B. **Intoxicação sintomática por chumbo (sem encefalopatia).** Unitiol oral, 4 a 8 mg/kg, VO, a cada 6 a 8 horas, pode ser considerado alternativa ao succímero (p. 555). *Nota:* A terapia parenteral com EDTA (p. 489) é preferível para o tratamento de pacientes com intoxicação grave por chumbo (encefalopatia por chumbo ou cólica do chumbo) e para os pacientes com concentrações de chumbo no sangue extremamente elevadas (p. ex., chumbo no sangue > 150 μg/dL).

C. Foram descritos exames de mobilização ou "desafio de quelação" que medem aumento na excreção urinária de mercúrio e arsênio após dose única de unitiol, mas o seu valor diagnóstico ou prognóstico não foi estabelecido.

VII. **Formulações**
A. Nos EUA, os farmacêuticos de manipulação (incluindo os de farmácias hospitalares para pacientes internados) podem obter grandes quantidades de unitiol de grau farmacêutico e dispensá-lo como solução injetável para infusão (geralmente 50 mg/mL em água estéril). Cápsulas (normalmente em tamanhos de 100 a 300 mg) podem também ser preparadas em forma de dose oral. *Nota:* O unitiol a granel deve ser obtido fora dos EUA, e esses suprimentos devem ter um certificado de análise para garantir a pureza do produto.
B. **Níveis de estoque mínimos sugeridos** para o tratamento de um adulto de 100 kg nas primeiras 8 e 24 horas: **unitiol**, *primeiras 8 horas:* 1 g; *primeiras 24 horas:* 3 g.

▶ **VASOPRESSINA**
Ben Tsutaoka, PharmD

I. **Farmacologia**
A. A vasopressina é um hormônio peptídico sintetizado no hipotálamo. Os estímulos primários para a liberação fisiológica endógena são hiperosmolalidade, hipotensão e hipovolemia. Ele é usado no ambiente de cuidados intensivos para choque vasodilatador grave resistente à catecolamina, caso em que funciona como potente vasoconstritor. As condições em que a vasopressina foi usada incluem choque séptico, choque pós-cardiotomia e choque hemorrágico. Há dados de humanos e de animais insuficientes e conflitantes para recomendar seu uso rotineiro para o tratamento de choque por intoxicação. Dados adicionais são necessários para definir seus riscos, benefícios e dose ideal. Aumentos na pressão arterial devem ser evidentes dentro da primeira hora. A meia-vida sérica é inferior a 15 minutos.

II. **Indicações**
A. *Nota:* A vasopressina não deve ser utilizada como agente de primeira linha para o tratamento da hipotensão. Ela é usada como terapia adjuvante para o tratamento de hipotensão vasodilatadora grave que não responde ou é refratária a um ou mais agentes adrenérgicos (p. ex., altas doses de dopamina, epinefrina, norepinefrina, fenilefrina). Há relatos de caso limitados na literatura médica em que a vasopressina foi usada para superdosagem de fármacos.
B. Como meio para reduzir as necessidades de agentes adrenérgicos durante o tratamento de hipotensão vasodilatadora.

III. **Contraindicações**
A. A infusão de vasopressina deve ser interrompida se houver diminuição do índice cardíaco e/ou do volume sistólico. *Nota:* Deve-se considerar seriamente o monitoramento dos índices cardíacos de maneira invasiva por meio de um cateter na artéria pulmonar para titular efeitos hemodinâmicos e dosagem.
B. Usar com extrema cautela se houver evidências de diminuição do débito cardíaco, apesar de volume intravascular adequado, ou evidência de choque cardiogênico.
C. A vasopressina deve ser usada com cautela no tratamento de pacientes com superdosagem de um agente que tenha efeitos depressores do miocárdio (p. ex., bloqueadores de canal de cálcio, β-bloqueadores).

IV. **Efeitos adversos**
A. **Efeito inotrópico negativo.** A vasopressina pode resultar em diminuição do índice cardíaco. Isso pode ser atribuído ao aumento da resistência vascular sistêmica e à pós-carga em um

miocárdio deprimido, ou pode estar relacionado, em parte, à redução compensatória da frequência cardíaca. A dobutamina e a milrinona têm sido utilizadas com a vasopressina na tentativa de atenuar o efeito inotrópico negativo.
  B. **Isquemia** (especialmente em doses $> 0,05$ UI/min)
    1. Parada cardíaca foi relatada em doses acima de 0,05 UI/min.
    2. Lesões cutâneas isquêmicas das extremidades distais e do tronco e regiões da língua.
    3. Isquemia mesentérica e hepatite podem ocorrer.
  C. **Trombocitopenia**
  D. **Uso na gravidez.** Categoria B da FDA (p. 440). Não há relatos que liguem o uso da vasopressina a defeitos congênitos. A vasopressina e os agentes sintéticos relacionados desmopressina e lipressina foram utilizados durante a gravidez para o tratamento de diabetes insípido.
V. **Dosagem e método de administração**
  A. Infusão IV a 0,01 a 0,04 UI/min. A vasopressina deve ser diluída com soro fisiológico ou D_5W para uma concentração final de 0,1 a 1 UI/mL.
  Doses superiores a 0,04 UI/min não são recomendadas e podem ser associadas à maior incidência de efeitos adversos (ver anteriormente). A administração por acesso venoso central é recomendada para minimizar o risco de extravasamento. Ocorreu necrose da pele local quando a vasopressina foi infundida por cateter venoso periférico.
  B. Uma vez que uma pressão arterial adequada é atingida e estabilizada, medidas devem ser tomadas para reduzir as doses de agentes adrenérgicos e vasopressina gradualmente.
VI. **Formulações**
  A. A vasopressina (Pitressina e outros): 20 UI/mL, frascos de 0,5, 1 e 10 mL.
  B. **Níveis de estoque mínimos sugeridos** para o tratamento de um adulto de 100 kg nas primeiras 8 e 24 horas: **vasopressina,** *primeiras 8 horas:* 20 UI ou 1 frasco (20 UI/mL, 1 mL cada); *primeiras 24 horas:* 60 UI ou 3 frascos (20 UI/mL, 1 mL cada).

▶ VITAMINA K_1 (FITONADIONA)
Thomas E. Kearney, PharmD

I. **Farmacologia.** A vitamina K_1 é um cofator essencial na síntese hepática de fatores da coagulação II, VII, IX e X. Em doses adequadas, a vitamina K_1 reverte os efeitos inibitórios dos derivados de cumarina e indanodiona sobre a síntese desses fatores. ***Nota:*** A **vitamina K_3 (menadiona)**, ***não*** **é eficaz** em reverter a anticoagulação excessiva causada por esses agentes. Após a administração parenteral de vitamina K_1, existe uma demora de 6 a 8 horas até que os fatores de coagulação que dependem da vitamina K comecem a atingir níveis significativos, e os efeitos de pico não são observados até 1 a 2 dias após o início da terapia. A duração do efeito é de 5 a 10 dias. A resposta à vitamina K_1 é variável, e o esquema de dosagem ideal é desconhecido; é influenciada pela potência e quantidade de anticoagulante ingerido, pela farmacocinética da vitamina K e pela capacidade de biossíntese hepática do paciente. Plasma fresco congelado ou sangue total está indicado para o controle imediato da hemorragia grave.

II. **Indicações**
  A. Anticoagulação excessiva causada por cumarina e derivados de indanodiona, como evidenciado por um tempo de protrombina elevado. A vitamina K_1 ***não*** é indicada para o tratamento empírico de ingestão de anticoagulantes, já que a maioria dos casos não exige tratamento, e seu uso retardará o aparecimento de tempo de protrombina elevado como marcador de ingestão tóxica.
  B. Deficiência de vitamina K (p. ex., má nutrição, má absorção ou doença hemorrágica do recém-nascido) com coagulopatia.
  C. Hipoprotrombinemia resultante da intoxicação por salicilato.
III. **Contraindicações.** Não utilizar em pacientes com hipersensibilidade conhecida à vitamina K ou a conservantes.

IV. **Efeitos adversos**
   A. **Aviso de tarja preta.** Reações anafilactoides foram relatadas após a administração IV e foram associadas a óbitos. O uso IV deve ser restrito a emergências verdadeiras; o paciente deve ser rigorosamente monitorado em um ambiente de cuidados intensivos. Reações graves e óbitos também foram associados à administração IM e assemelhavam-se a reações de hipersensibilidade.
   B. A administração IM em pacientes que tomam anticoagulantes pode causar hematomas grandes e dolorosos. Isso pode ser evitado usando a via oral ou a subcutânea.
   C. Os pacientes que recebem anticoagulantes por razões médicas (p. ex., trombose venosa profunda ou próteses de válvulas cardíacas) podem apresentar efeitos adversos de reversão completa do seu estado de anticoagulação. De preferência, esses pacientes devem receber pequenas quantidades de plasma fresco congelado ou doses tituladas extremamente pequenas (0,5 a 1 mg) de vitamina K até que o tempo de protrombina esteja na faixa terapêutica desejada (p. ex., 1,5 a 2 vezes o normal). A anticoagulação adjuvante com heparina pode ser necessária até que o tempo de protrombina desejado seja atingido.
   D. **Uso na gravidez.** Categoria C (indeterminado) da FDA. A vitamina K_1 cruza a placenta imediatamente. No entanto, isso não impede seu uso agudo, de curto prazo, em uma paciente gravemente sintomática (p. 440).
V. **Interações farmacológicas ou laboratoriais.** O uso empírico após superdosagem aguda de anticoagulantes atrasará (até vários dias) o início da elevação do tempo de protrombina, e isso pode dar uma falsa impressão de ingestão não significativa em caso de superdosagem grave de "supervarfarina" (p. 389).
VI. **Dosagem e método de administração**
   A. **Oral.** A dose habitual de vitamina K_1 (**não** menadiona ou vitamina K_3) é de 10 a 50 mg, 2 a 4×/dia, em adultos, e 5 a 10 mg (ou 0,4 mg/kg por dose), 2 a 4×/dia, em crianças. Verificar novamente o tempo de protrombina depois de 48 horas e aumentar a dose conforme necessário. **Nota:** Doses diárias muito elevadas (≥ 7 mg/kg/dia) foram necessárias em adultos com intoxicação por brodifacum; além disso, o tratamento por várias semanas ou meses pode ser necessário devido à longa duração do efeito da "supervarfarina". Pelo fato de a única formação oral com vitamina K_1 ser de 5 mg, o tratamento de alta dose pode exigir que os pacientes ingiram até 100 comprimidos por dia, e a adesão de longo prazo ao esquema frequentemente é problemática.
   B. A **injeção parenteral** é uma via alternativa de administração, mas provavelmente não resulta em reversão mais rápida dos efeitos anticoagulantes e está associada a efeitos colaterais potencialmente graves. Se houver hemorragia, usar plasma fresco congelado para reposição rápida dos fatores de coagulação. A administração SC é preferível à injeção IM, embora ambas possam causar hematomas. O volume máximo é de 5 mL ou 50 mg por dose por local de injeção. A dose para adultos é de 10 a 25 mg e, para crianças, é de 1 a 5 mg; isso pode ser repetido em um período de 6 a 8 horas. Mudar para a terapia VO o mais rapidamente possível. A administração IV é utilizada apenas raramente devido ao risco de reação anafilactoide. A dose habitual é 10 a 25 mg (0,6 mg/kg em crianças com idade inferior a 12 anos), dependendo da gravidade da anticoagulação, diluídos em glicose sem conservantes ou solução de cloreto de sódio. Administrar lentamente a uma taxa não superior a 1 mg/min ou 5% da dose total por minuto – o que for mais lento.
VII. **Formulações. Nota: Não** usar menadiona (vitamina K_3).
   A. **Parenteral.** Fitonadiona (AquaMEPHYTON e outros), 2 mg/mL em ampolas e seringas pré-preenchidas de 0,5 mL, e 10 mg/mL em ampolas de 1 mL e de 2,5 mL (as ampolas contêm um derivado de ácido graxo e álcool benzílico ou propilenoglicol).
   B. **Oral.** Fitonadiona (Mephyton), comprimidos de 5 mg.
   C. **Níveis de estoque mínimos sugeridos** para tratar um adulto de 100 kg nas primeiras 8 e 24 horas: **fitonadiona**, *primeiras 8 horas:* 50 mg ou 10 comprimidos (5 mg cada) e 5 ampolas de 1 mL (10 mg) ou equivalente; *primeiras 24 horas:* 100 mg ou 20 comprimidos (5 mg cada) e 10 ampolas de 1 mL (10 mg) ou equivalente.

SEÇÃO IV. Toxicologia ambiental e ocupacional

▶ RESPOSTA CLÍNICA DE EMERGÊNCIA A INCIDENTES COM MATERIAIS PERIGOSOS

Kent R. Olson, MD, e R. Steven Tharratt, MD, MPVM

Com a ameaça constante de liberações acidentais de materiais perigosos e com o uso potencial de armas químicas por terroristas, os provedores locais de resposta de emergência devem estar preparados para lidar com vítimas que possam estar contaminadas com substâncias químicas. Muitas jurisdições locais desenvolveram equipes para materiais perigosos (HazMat). Elas geralmente são compostas por equipes de bombeiros, ambientais e de paramédicos, treinadas para identificar situações de perigo de maneira rápida e para assumir a liderança na organização de uma resposta. Os prestadores de cuidados de saúde, como equipe de ambulância, enfermeiros, médicos e funcionários do hospital local, devem participar do planejamento de resposta de emergência e treinamentos de evacuação com sua equipe de materiais perigosos (HazMat) local antes que ocorra um desastre químico.

I. **Considerações gerais.** Os princípios mais importantes de um tratamento médico bem-sucedido quando ocorrer um incidente com materiais perigosos são os seguintes:
   A. Ter muito cuidado ao lidar com condições desconhecidas ou instáveis.
   B. Avaliar rapidamente a potencial gravidade do perigo que as substâncias envolvidas oferecem.
   C. Determinar o potencial de contaminação secundária da equipe e das instalações.
   D. Avaliar a necessidade de uma descontaminação no local **antes** do transporte da vítima, se possível.

II. **Organização.** Acidentes químicos são gerenciados sob o **sistema de comando de incidentes**. O comandante do incidente ou gerente da cena é geralmente o representante sênior do órgão, que tem autoridade principal de trânsito de investigação, mas essa autoridade pode ser delegada a um bombeiro sênior ou a um oficial de saúde. As primeiras prioridades do comandante do incidente são proteger a área, estabelecer um posto de comando, estabelecer zonas de perigo e promover a descontaminação e o atendimento pré-hospitalar imediato de quaisquer vítimas. Os hospitais, por sua vez, devem estar preparados para manejar as vítimas que deixarem a cena antes de as equipes chegarem e que podem chegar ao setor de emergência sem aviso prévio, possivelmente contaminadas, e precisando de atendimento médico.*
   A. As **zonas de perigo** (Figura IV-1) são determinadas pela natureza da substância derramada e pelas condições do vento e geográficas. Em geral, o posto de comando e a área de apoio estão localizados contra o vento e acima do derramamento, com distância suficiente para permitir o escape rápido se as condições mudarem.
   1. A **zona de exclusão** (também conhecida como zona "quente" ou zona "vermelha") é a área imediatamente adjacente ao incidente com substância química. Essa área pode ser extremamente perigosa para as pessoas sem equipamentos de proteção adequados. Somente pessoas corretamente treinadas e equipadas devem entrar nessa zona, e pode-se exigir descontaminação vigorosa quando elas deixarem a área.
   2. A **zona de redução de contaminação** (também conhecida como zona "morna" ou zona "amarela") é onde as vítimas e os socorristas são descontaminados antes de passarem por avaliação médica adicional e atendimento pré-hospitalar. Devido às limitações decorrentes de equipamentos de proteção, os pacientes na zona de exclusão e na zona de redução de contaminação geralmente recebem apenas primeiros socorros rudimentares até que sejam descontaminados.
   3. A **zona de apoio** (também conhecida como zona "fria" ou zona "verde") é onde o comandante do incidente, as equipes de apoio, a imprensa, as áreas de tratamento médico e

---

* N. de R. T. A organização descrita para resposta a incidentes com materiais perigosos é seguida nos EUA. No Brasil, não existem diretrizes nacionais para o atendimento para essas situações.

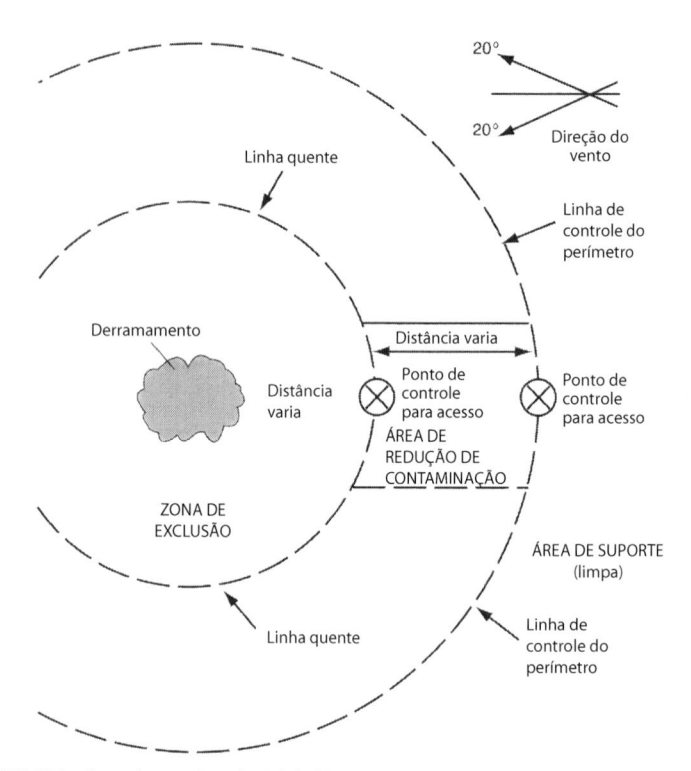

FIGURA IV-1 Zonas de controle em local de incidente com materiais perigosos.

as ambulâncias estão situados. Geralmente fica contra o vento, acima e a uma distância segura do incidente.

B. Médico. Um membro da HazMat já deve ter sido designado para ser responsável pela saúde e segurança. Essa pessoa é responsável, com a ajuda do especialista de referência técnica, por determinar a natureza dos produtos químicos, a gravidade provável de seus efeitos na saúde, a necessidade de equipamento pessoal especializado de proteção, o tipo e o grau de descontaminação necessários e a supervisão de triagem e atendimento pré-hospitalar. Além disso, o médico responsável, junto com o oficial de segurança do local, supervisiona a segurança dos colaboradores no local da emergência e monitora a entrada e a saída do local do derramamento. Essa pessoa também pode entrar em contato com os hospitais receptores com relação ao atendimento médico e às necessidades das vítimas.

III. Avaliação do potencial de perigo. Deve-se estar preparado para reconhecer situações de perigo e reagir de maneira adequada. O potencial para lesões tóxicas e outros tipos de lesão depende das substâncias químicas envolvidas, de sua toxicidade, suas propriedades químicas e físicas, das condições de exposição e das circunstâncias que cercam a sua liberação. É preciso estar ciente de que a reatividade, a inflamabilidade, a explosividade ou a corrosividade de uma substância pode ser uma fonte de risco maior do que a sua toxicidade sistêmica. Não se deve depender dos sentidos para manter a segurança, mesmo que o impulso sensorial (p. ex., cheiro) possa dar pistas sobre a natureza do perigo.

  A. Identificar as substâncias envolvidas. Fazer perguntas e procurar rótulos, cartazes de alerta e papéis de envio.

  1. A **National Fire Protection Association (NFPA)** desenvolveu um sistema de rotulagem para descrever riscos químicos amplamente utilizados (Fig. IV-2).

2. O **US Department of Transportation (DOT)** desenvolveu um sistema de placas de advertência para veículos de transporte de materiais perigosos. As placas do DOT em geral têm um código de identificação da substância de quatro dígitos e um código de classificação de risco de dígito único (Fig. IV-3). A identificação da substância a partir do código de quatro dígitos pode ser fornecida pelo centro de controle regional de venenos, CHEMTREC, ou obtido no manual do DOT (ver Item B a seguir).
3. **Documentos de expedição**, que podem incluir Folha de Dados de Segurança (MSDS, do inglês *material safety data sheets*), geralmente são transportados por um motorista ou piloto ou podem ser encontrados na cabine do caminhão ou no compartimento do piloto.

B. **Obter informações sobre toxicidade.** Determinar os efeitos agudos sobre a saúde e obter aconselhamento sobre os riscos gerais, procedimentos de descontaminação e controle médico das vítimas. Os recursos incluem o seguinte:
   1. **Centros regionais de controle de veneno** (1-800-222-1222)*. O centro regional de controle de venenos pode fornecer informações sobre os efeitos imediatos sobre a saúde, a necessidade de descontaminação ou o equipamento de proteção especializado e o tratamento específico, incluindo o uso de antídotos. O centro regional também pode fornecer consulta com um médico toxicologista.
   2. **CHEMTREC** (1-800-424-9300). Operada pelo American Chemistry Council, essa linha de atendimento 24 horas pode fornecer informações sobre a identidade e as propriedades perigosas de produtos químicos e, quando apropriado, colocar a pessoa que fez a ligação em contato com representantes da indústria e com médicos toxicologistas.
   3. Ver a Tabela IV-4 (p. 587) e os produtos químicos específicos abrangidos na Seção II deste manual.
   4. Uma variedade de textos, revistas e sistemas de informação computadorizados estão disponíveis, mas são de alcance ou profundidade irregular. Ver a lista de referências no final desta seção.

C. **Reconhecer ambientes perigosos.** Em geral, os ambientes com possibilidade de expor os socorristas às mesmas condições que causaram lesão à(s) vítima(s) não são seguros para entrada sem proteção. **Tais situações exigem uma equipe de resgate treinada e corretamente equipada.** Exemplos incluem os seguintes:
   1. Qualquer ambiente interno onde a vítima tenha ficado inconsciente ou, de alguma maneira, incapacitada.
   2. Ambientes que causam início agudo de sintomas nos socorristas, como aperto no peito, falta de ar, irritação nos olhos ou na garganta, tosse, tonturas, cefaleias, náuseas e perda de coordenação.
   3. Espaços confinados, como grandes tanques ou espaços de rastejamento. (Sua pouca ventilação e tamanho pequeno podem resultar em níveis extremamente altos de contaminantes no ar. Além disso, esses espaços permitem apenas uma saída lenta ou extenuante, que pode se tornar fisicamente impossível para um indivíduo intoxicado.)
   4. Derramamentos envolvendo substâncias com propriedades de difícil detecção ou pressões de vapor altas, sobretudo quando ocorrem em um ambiente interno ou fechado. Substâncias com propriedades de alerta precárias podem causar ferimentos graves, sem quaisquer sinais de alerta de exposição, como cheiro e irritação nos olhos. Altas pressões de vapor aumentam a probabilidade de concentrações de ar perigosas poderem estar presentes. Observar também que os gases ou os vapores, com uma densidade maior que a do ar, podem tornar-se concentrados em áreas baixas.

D. **Determinar o potencial de contaminação secundária.** Embora o risco de contaminação secundária da equipe de resposta a emergências, do equipamento e de instalações a jusante *possa* ser significativo, isso varia amplamente, dependendo da substância química, de sua concentração e se a descontaminação básica já foi realizada. Nem todas as substâncias tóxicas implicam um risco de contaminação a jusante, ainda que possam ser extremamente

---

* N. de R. T. No Brasil, o telefone do Centro Nacional de Controle de Intoxicação é o 0800-722-6001.

perigosas para socorristas na zona quente. Exposições envolvendo apenas inalação e sem contaminação externa não representam risco de contaminação secundária.

1. Exemplos de substâncias **sem risco significativo** de contaminação secundária da equipe fora da zona quente são **gases**, como monóxido de carbono, arsina e cloro, e **vapores**, como aqueles a partir do xileno, do tolueno e do percloroetileno.
2. Exemplos de substâncias que têm um **potencial significativo** de contaminação secundária e que necessitam de descontaminação agressiva e proteção da equipe a jusante incluem inseticidas organofosforados potentes, compostos oleosos que contêm nitrogênio e compostos altamente radioativos, como césio e plutônio.
3. Em muitos casos que envolvem substâncias com um elevado potencial para contaminação secundária, esse risco pode ser minimizado por meio da remoção de vestuário totalmente contaminado e limpeza completa do corpo, no corredor de redução de contaminação, incluindo a lavagem com sabão ou xampu. Após essas medidas serem adotadas, apenas raramente os membros da equipe médica a jusante enfrentarão ameaça pessoal persistente significativa para a saúde de uma vítima exposta.

IV. **Equipamentos de proteção individual.** Os equipamentos de proteção pessoal incluem roupas e luvas resistentes a produtos químicos e equipamento de proteção respiratória. O uso de tal equipamento deve ser supervisionado por especialistas em higiene industrial ou outros especialistas com formação e experiência adequadas. O equipamento incorretamente selecionado, indevidamente ajustado, malconservado ou inadequadamente utilizado pode dar uma falsa sensação de segurança e falhar, resultando em ferimentos graves.

A. As **roupas de proteção** podem ser tão simples como um avental descartável ou tão sofisticadas quanto um conjunto totalmente encapsulado resistente a produtos químicos. No entanto, nenhum vestuário resistente a produtos químicos é completamente impermeável a toda a gama de produtos químicos na ampla faixa de condições de exposição. Cada conjunto é classificado de acordo com sua resistência a produtos químicos específicos, e muitos também são classificados de acordo com o tempo de exposição.

B. O **equipamento de proteção respiratória** pode ser uma máscara de papel simples, um respirador com filtro de cartucho ou um respirador de fornecimento de ar de pressão positiva. Os respiradores devem ser devidamente ajustados para cada usuário.

NATIONAL FIRE PROTECTION ASSOCIATION

Identificação de materiais pelo sistema de classificação de risco

(4 = maior risco ↔ 0 = sem risco)

Inflamável (VERMELHO)

Perigoso à saúde (AZUL)   Reatividade (AMARELO)

Radioativo   OX Oxidante   Reativo à água

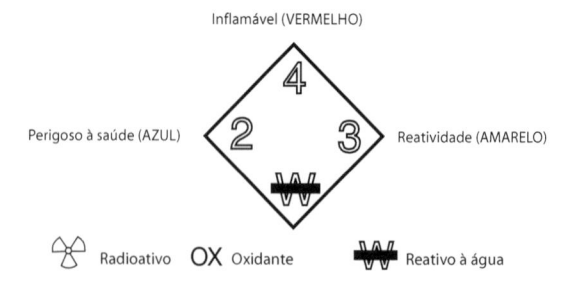

FIGURA IV-2 Identificação da National Fire Protection Association (NFPA) de perigos de materiais (nesta página) e quadro de classificação de perigos para a saúde (próxima página). (Reproduzida, com autorização, de *NFPA 704: Standard System for the Identification of the Hazards of Materials for Emergency Response*. Copyright © National Fire Protection Association, 2007.) (*continua na p. 569*)

Grau de perigo	Gás/vapor			DL_{50} oral (mg/kg)	DL_{50} dérmico (mg/kg)	Contato com pele/olho
	Inalação LL_{50} (ppm-v)	Concentração de vapor saturado (LL_{50} em ppm-v)	Poeira/névoa Inalação LL_{50} (mg/L)			
4	0 a 1.000	10 a > 10	0,00 a 0,5	0,00 a 5	0 a 40	—
3	1.001 a 3.000	1 a < 10	0,51 a 2	5,01 a 50	40,1 a 200	Lesão ocular corrosiva, irreversível Corrosiva se pH ≤ 2 ou ≥ 11,5
2	3.001 a 5.000	0,2 a < 1	2,01 a 10	50,1 a 500	201 a 1.000	Irritação grave, lesão reversível Sensibilizadores Lacrimejadores Queimadura decorrente de gases liquefeitos comprimidos
1	5.001 a 10.000	0 a < 0,2	10,1 a 200	501 a 2.000	1.001 a 2.000	Ligeira a moderada irritação ocular Irritação branda é limiar 0/1
0	> 10.000	0 a < 0,2	> 200	> 2.000	> 2.000	Essencialmente não irritante

FIGURA IV-2 (Continuação) Quadro de classificação de risco a saúde da National Fire Protection Association (NFPA).

* N. de R.T. LL_{50}, concentração letal mediana; DL_{50}, dose letal mediana.

EXEMPLO DE PLACA E PAINEL COM NÚMERO DE ID

O número de identificação (*ID number*) pode ser mostrado em placas ou em painéis de cor laranja nos tanques. Verificar as laterais dos veículos de transporte para ver se o *ID number* não é exibido nas extremidades do veículo.

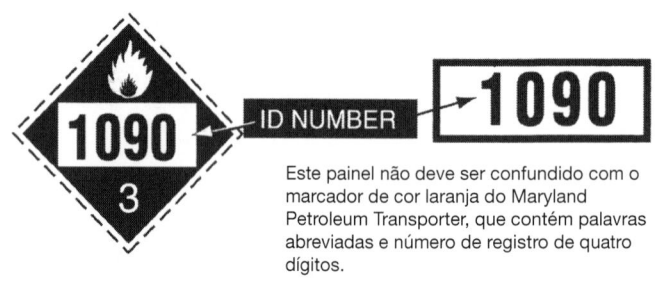

Este painel não deve ser confundido com o marcador de cor laranja do Maryland Petroleum Transporter, que contém palavras abreviadas e número de registro de quatro dígitos.

FIGURA IV-3 Exemplo de cartaz de aviso para veículos do US Department of Transportation (DOT) e painel com número de identificação do DOT.

1. Uma **máscara de papel** pode oferecer proteção parcial contra quantidades macroscópicas de partículas de poeira no ar, mas não evita a exposição a gases, vapores e fumaças.
2. **Respiradores com filtro de cartucho** filtram determinados gases e vapores químicos para fora do ar ambiente. Eles são utilizados apenas quando a substância tóxica é conhecida por ser adsorvida pelo filtro, a concentração no ar é baixa e não há oxigênio suficiente no ar ambiente.
3. **Respiradores com suprimento de ar** fornecem uma fonte independente de ar limpo. Eles podem ser unidades ou máscaras totalmente autossuficientes fornecidas com o ar por meio de uma mangueira longa. Um **aparelho de respiração autônomo** (SCBA, do inglês *self-contained breathing apparatus*) tem uma duração limitada de fornecimento de ar – de 5 a 30 minutos. Os usuários devem ser ajustados para seu aparato específico.

V. **Manejo da vítima.** O manejo da vítima inclui rápidas estabilização e remoção da zona de exclusão, descontaminação inicial, entrega para a equipe de serviços médicos de emergência no perímetro da zona de suporte e avaliação médica e tratamento na área de suporte. Em geral, somente a Haz-Mat ou outros da equipe do departamento de incêndios com formação adequada e equipamento de proteção serão responsáveis pelo resgate da zona quente, onde a proteção da pele e respiratória pode ser essencial. A equipe médica de emergência sem formação específica e equipamento adequado não deve entrar na zona quente, a menos que a ação seja considerada segura pelo comandante do incidente e pelo oficial médico.

A. **Estabilização na zona de exclusão.** Se houver suspeita de traumatismo, o paciente deve ser colocado em uma prancha, com um colar cervical aplicado se necessário. Posicionar o paciente de modo que a via aérea permaneça aberta. A contaminação macroscópica pode ser retirada do paciente. Nenhuma outra intervenção médica pode ser esperada das equipes de resgate, que estão vestindo roupas volumosas, máscaras e luvas grossas. Portanto, todos os esforços devem ser feitos para retirar um paciente gravemente doente dessa área o mais rápido possível. Vítimas deambulantes devem ser orientadas a caminhar para a área de redução da contaminação.

B. **Descontaminação inicial.** A descontaminação bruta pode ter lugar na zona de exclusão (p. ex., sacudir o pó químico e remover a roupa encharcada), mas a maior parte da descontaminação ocorre no corredor de redução da contaminação, antes de a vítima ser transferida para a equipe médica de emergência de espera na área de suporte. Não se deve atrasar o tratamento crítico enquanto se descontamina a vítima, a menos que a natureza do contaminante torne esse tratamento muito perigoso. Consultar um centro regional de controle de venenos (1-800-222-1222) para aconselhamento específico sobre a descontaminação. Ver também Seção I, p. 46.

1. Remover a roupa contaminada e enxaguar as regiões que foram expostas, como pele, cabelos ou olhos, com água abundante a partir de uma mangueira de incêndio de alto volume e baixa pressão. No caso de substâncias oleosas, lavagem adicional com água e sabão ou xampu pode ser necessária. Vítimas deambulantes que colaborem podem ser capazes de realizar sua própria descontaminação.
2. Em situações nas quais os olhos tiverem ficado expostos, remover as lentes de contato, se presentes, e irrigar os olhos com água pura ou, se disponível, soro fisiológico gotejado de uma bolsa para administração intravenosa. Continuar a irrigação até que os sintomas desapareçam ou, se o contaminante for um ácido ou uma base, até que o pH do saco conjuntival esteja quase normal (pH 6 a 8).
3. Embalar e guardar cuidadosamente toda a roupa removida, bem como joias.
4. Coletar a água escoada, se possível, mas, geralmente, a lavagem rápida da pele ou dos olhos expostos não deve ser adiada em decorrência de preocupações ambientais. Lembrar-se de que a proteção da saúde prevalece sobre preocupações ambientais em um incidente com materiais perigosos.
5. Em caso de ingestões, se o material ingerido for uma substância corrosiva suspeita ou o paciente estiver sofrendo de deglutição dolorosa ou tiver queimaduras orais, dar um copo de água para ele beber.
6. Na maioria dos incidentes, a descontaminação básica da vítima, conforme descrito anteriormente, reduzirá substancialmente ou eliminará o potencial de contaminação secundária da equipe ou do equipamento a jusante. Os procedimentos de limpeza do equipamento são específicos para o contaminante e dependem do risco de persistência química, bem como da toxicidade.

C. **Tratamento na área de suporte.** Após o paciente ser descontaminado (se necessário) e liberado na área de suporte, pode-se começar a triagem, a avaliação médica básica e o tratamento por prestadores de cuidados de emergência médica. Na maioria dos incidentes, após a vítima ser removida da zona quente e sua roupa ser retirada e lavada, há pouco ou nenhum risco de contaminação secundária desses prestadores, e equipamento de proteção sofisticado não é necessário. Luvas de látex cirúrgicas simples, um avental simples ou roupas externas descartáveis geralmente são suficientes.

1. Manter uma via aérea permeável e auxiliar a respiração se necessário (p. 1-7). Administrar oxigênio suplementar.
2. Prestar os cuidados de apoio para choque (p. 15), arritmias (p. 10-15), coma (p. 18) ou crises convulsivas (p. 22).
3. Tratar com antídotos específicos se adequado e disponível.
4. Realizar lavagem adicional da pele, cabelos ou olhos se necessário.
5. Tomar notas sobre o nível provável ou suspeito de exposição para cada vítima, os sinais e os sintomas iniciais e o tratamento fornecido. Para as vítimas expostas a produtos químicos com efeitos tóxicos tardios, isso pode salvar vidas.

VI. **Transporte em ambulâncias e tratamento hospitalar.** Para exposições da pele ou por inalação, nenhuma precaução especial deve ser exigida se a descontaminação adequada tiver sido realizada no campo, antes do transporte.

A. **Pacientes que tenham ingerido substâncias tóxicas** podem vomitar no caminho; levar um recipiente grande revestido com saco plástico e toalhas extras para absorver e isolar imediatamente o derramamento. O vômito pode conter o material tóxico original ou mesmo gases tóxicos criados pela ação do ácido estomacal na substância (p. ex., cianeto de hidrogênio a partir de sais de cianeto ingeridos). Ao realizar a lavagem gástrica no setor de emergência, isolar lavagens gástricas se possível (p. ex., com um sistema de aspiração de frasco fechado).

B. Para situações imprevisíveis nas quais **a vítima contaminada chega ao hospital antes da descontaminação**, é importante ter uma estratégia pronta para minimizar a exposição da equipe do hospital.

1. Solicitar à HazMat local para criar uma área de redução da contaminação fora da entrada do setor de emergência do hospital. No entanto, deve-se ter em mente que todas as equipes já podem estar comprometidas e não disponíveis para ajudar.

2. Preparar com antecedência uma mangueira com água morna a cerca de 30°C, sabão e uma maca antiga para descontaminação rápida *fora* da entrada do setor de emergência. Deve-se ter à disposição uma piscina infantil inflável ou outro recipiente para recolher o escoamento da água se possível. No entanto, não se deve atrasar a descontaminação do paciente se o escoamento da água não puder ser contido com facilidade.
3. Não trazer pacientes molhados com líquidos para o setor de emergência até que suas roupas sejam retiradas e eles sejam lavados do lado de fora, pois líquidos podem emitir vapores de gás e causar doenças nos funcionários do hospital.
4. Em caso de incidentes envolvendo materiais radioativos ou outras substâncias altamente contaminantes não voláteis, usar o protocolo do hospital sobre acidentes de radiação, o que, geralmente, incluirá o seguinte:
   a. Zonas de acesso restrito.
   b. Isolamento de dutos de ventilação que conduzem para fora da sala de tratamento a fim de prevenir a propagação da contaminação para todo o hospital.
   c. Papel para cobertura de pisos e utilização de materiais absorventes se líquidos estiverem envolvidos.
   d. Vestuário de proteção para a equipe hospitalar (luvas, máscaras de papel, coberturas para sapatos, gorros e camisolas).
   e. Duplo ensacamento e proteção de todas as roupas e equipamentos contaminados.
   f. Monitoramento para detectar a extensão e a persistência da contaminação (i.e., usando um contador Geiger para incidentes de radiação).
   g. Notificação de órgãos locais, estaduais e federais adequados sobre o incidente e obtenção de pareceres sobre testes de laboratório e descontaminação de equipamentos.

VII. **Resumo.** A resposta médica de emergência a um incidente com materiais perigosos exige treinamento e planejamento prévio para proteger a saúde da equipe de resposta e a das vítimas.
   A. Planos de resposta e treinamento devem ser flexíveis. O nível de risco e as ações necessárias variam muito com as circunstâncias no local e as substâncias químicas envolvidas.
   B. Os primeiros respondedores devem ser capazes de fazer o seguinte:
      1. Reconhecer situações potencialmente perigosas.
      2. Tomar medidas para se proteger de lesões.
      3. Obter informações precisas sobre a identidade e a toxicidade de cada substância química envolvida.
      4. Usar equipamento de proteção adequado.
      5. Realizar a descontaminação da vítima antes do transporte para um hospital.
      6. Prestar os primeiros socorros adequados e fornecer medidas de suporte avançado conforme necessário.
      7. Coordenar suas ações com as de outras agências de resposta, como a equipe de materiais perigosos, os policiais e os bombeiros e os centros regionais de controle de veneno.

RECURSOS ÚTEIS

Agency for Toxic Substances & Disease Registry (ATSDR): Managing Hazardous Materials Incidents (MHMIs). http://www.atsdr.cdc.gov/MHMI/index.asp (Um excelente recurso para o planejamento, bem como para o atendimento de emergência, incluindo manejo pré-hospitalar e hospitalar e diretrizes para triagem e descontaminação.) A ATSDR também pode fornecer assistência 24 horas em emergências envolvendo substâncias perigosas no meio ambiente em 1-770-488-7100.
Centers for Disease Control and Prevention: NIOSH Pocket Guide to Occupational Hazards. http://www.cdc.gov/niosh/npg (Um excelente resumo dos limites de exposição no local de trabalho e outras informações úteis sobre os produtos químicos industriais mais comuns.)
US Department of Transportation Pipeline and Hazardous Materials Safety Administration: Emergency Response Guidebook (ERG2008). http://phmsa.dot.gov/hazmat/library/erg
US National Library of Medicine: Wireless Information System for Emergency Responders (WISER). http://wiser.nlm.nih.gov (O WISER é um sistema projetado para ajudar os socorristas em incidentes que envolvem materiais perigosos. Fornece uma ampla gama de informações sobre substâncias perigosas, incluindo suporte para identificação de substâncias, características físicas, informações sobre saúde humana e avisos de contenção e supressão. Ele está disponível gratuitamente como ferramenta da *Web*, versão independente para *download* ou *download* móvel para vários dispositivos móveis.)

▶ AVALIAÇÃO DO PACIENTE COM EXPOSIÇÃO QUÍMICA OCUPACIONAL
Paul D. Blanc, MD, MSPH

Neste capítulo, são destacados os problemas toxicológicos comuns em locais de trabalho. A doença ocupacional aparece com frequência no ambiente ambulatorial. As estimativas da proporção de problemas clínicos relacionados com o trabalho nas práticas de cuidados primários alcançam 15 a 20%, embora isso inclua muitos pacientes com queixas musculoesqueléticas. No entanto, cerca de 5% de todas as consultas sintomáticas em centros de controle de intoxicações são de natureza ocupacional, o que sugere um grande número de exposições químicas. Os especialistas em medicina de emergência constituem o maior grupo de encaminhamento dessas chamadas.

I. Considerações gerais

A. A doença ocupacional raramente é patognomônica. A ligação entre doença e fatores existentes no local de trabalho é em geral obscura, a menos que um esforço específico seja feito para vincular a exposição à doença.

1. Eventos maciços ou catastróficos que conduzam ao início agudo de sintomas, como a liberação de um gás irritante, são relativamente raros.
2. Para a maior parte das exposições no local de trabalho, o início dos sintomas frequentemente é mais insidioso, seguindo um padrão subagudo ou crônico, como na intoxicação por metais pesados (p. ex., chumbo).
3. Uma latência longa, frequentemente de 10 anos, entre a exposição e a doença, dificulta ainda mais a ligação entre causa e efeito (p. ex., na doença pulmonar crônica ou no câncer ocupacional).

B. A avaliação ocupacional com frequência inclui componentes legais e administrativos.

1. A doença ocupacional, mesmo quando suspeita, mas não estabelecida, pode ser uma doença notificável em alguns estados dos EUA (p. ex., na Califórnia, por meio do sistema Doctor's First Report).*
2. Providenciar uma documentação quantificável de efeitos adversos no momento da exposição pode ser crucial para a atribuição futura de deficiência (p. ex., avaliação espirométrica logo após uma exposição por inalação irritante).
3. Embora a compensação dos trabalhadores seja, em teoria, um sistema simples de seguro "sem culpa", na prática é frequentemente misteriosa e contraditória. É importante lembrar que a pessoa a ser tratada é o paciente, não o empregador ou o advogado indicado.

II. Componentes da história de exposição ocupacional

A. Trabalho e processo de trabalho

1. Pedir detalhes sobre o trabalho. Não confiar em descrições limitadas a uma ocupação geral ou comercial, como "maquinista", "pintor", "trabalhador em eletrônica" ou "agricultor".
2. Descrever o processo industrial e os equipamentos utilizados no trabalho. Se um equipamento propulsor for utilizado, verificar como ele é alimentado para avaliar o risco de exposição ao monóxido de carbono.
3. Verificar se o processo de trabalho usa um sistema fechado (p. ex., um tanque de reação selado) ou um sistema aberto e quais outros processos ou estações de trabalho estão nas proximidades. Trabalhar sob um exaustor de laboratório pode ser efetivamente um sistema "fechado", mas não se a janela for muito aberta ou se o fluxo de ar não for calibrado.
4. Descobrir quem faz a manutenção e com que frequência ela é feita.

B. Nível de exposição

1. Perguntar se poeira, fumaça ou névoa podem ser observadas no ar no local de trabalho. Se sim, perguntar se os colegas do trabalho ou objetos próximos podem ser vistos claramente (níveis muito elevados obscurecem a visão). Uma história de escarro coberto de poeira ou corrimento nasal no fim do turno de trabalho também é um indicador de exposição pesada.
2. Perguntar se as superfícies de trabalho estão empoeiradas ou úmidas e se a tinta no local do trabalho está descascando ou descolorida (p. ex., a partir de uma atmosfera corrosiva).

---

* N. de R. T. No Brasil, também existem doenças ocupacionais de notificação compulsória, as quais estão listadas na Portaria nº 777/GM do Ministério da Saúde, publicada em 28 de abril de 2004.

3. Verificar se cheiros ou gostos fortes estão presentes e, em caso afirmativo, se eles diminuem ao longo do tempo, sugerindo fadiga olfativa.
4. Descobrir se há qualquer sistema de ventilação especial e onde a entrada de ar fresco está localizada (toxinas podem ser arrastadas e recirculadas por meio de um sistema de entrada de ar mal-localizado).
5. Verificar se a pessoa tem contato direto da pele com os materiais com que trabalha, especialmente solventes ou outros produtos químicos líquidos.
6. Trabalhar em um espaço confinado pode ser perigoso. Exemplos desses espaços incluem porões de navios, tanques de armazenamento e abóbadas subterrâneas.

C. **Equipamento de proteção individual** (p. 568). A proteção do sistema respiratório e da pele pode ser essencial para exposições em determinados locais de trabalho. Tão importante quanto a disponibilidade de equipamentos são sua seleção adequada, avaliação de adaptação e uso.
1. **Proteção respiratória.** Uma máscara de papel descartável é insuficiente para a maioria das exposições. Uma máscara de cartucho aparafusado cujos cartuchos raramente são trocados apresentam pouca probabilidade de serem eficazes. Em caso de respirador com fornecimento de ar com uma mangueira de alimentação de ar, verificar o local de entrada de ar.
2. **Proteção da pele.** Luvas e outras proteções para a pele devem ser impermeáveis ao(s) produto(s) químico(s) utilizado(s).

D. **Aspectos temporais de exposição**
1. A questão mais importante é se houve quaisquer alterações nos processos de trabalho, nos produtos usados ou nas funções de trabalho que poderiam ser temporariamente associadas ao início dos sintomas.
2. Padrões de sintomas recorrentes ligados ao plano de trabalho podem ser importantes – por exemplo, se os sintomas forem diferentes no primeiro dia da semana de trabalho, no fim do primeiro turno da semana, no fim da semana de trabalho ou em dias de folga ou de férias.

E. **Outros aspectos da exposição**
1. É essencial avaliar se alguém do local de trabalho também é sintomático e, nesse caso, identificar as funções exatas dessa pessoa no trabalho.
2. Alimentar-se em áreas de trabalho pode resultar em exposição por meio da ingestão; fumar no trabalho pode levar à inalação de materiais nativos ou de produtos tóxicos da pirólise.
3. Deve-se verificar se um uniforme é fornecido e quem o lava. Por exemplo, a intoxicação da família do trabalhador por chumbo pode ocorrer por meio de roupas de trabalho levadas para casa para serem lavadas. Após alguns tipos de contaminação (p. ex., com pesticidas), o uniforme deve ser destruído, e não lavado e reutilizado.
4. Descobrir o tamanho do local de trabalho, porque as operações de pequeno porte com frequência são as mais precariamente conservadas. Um comitê de segurança e saúde no trabalho sugere que uma melhor proteção geral está em vigor.

F. **Materiais tóxicos comuns de preocupação frequente que geralmente são abordados na história de exposição ocupacional**
1. **Colas, tintas ou revestimentos em duas partes** que devem ser misturadas logo antes da utilização, ou variantes de uma parte destas, como uretanos e epóxidos. Esses polímeros reativos frequentemente são irritantes ou sensibilizadores.
2. **Solventes ou desengraxantes**, especialmente se o nível de exposição por inalação ou por meio do contato com a pele for alto o suficiente para causar tonturas, náuseas, cefaleia ou sensação de intoxicação.
3. **Poeiras respiráveis**, como isolamento friável ou materiais resistentes ao calor, e areia ou pó de quartzo, especialmente a partir de moagem ou explosão.
4. **Produtos de combustão ou fumaça** de fogueiras, corte de chama, soldagem e outros processos de alta temperatura.

G. Identificar as exposições químicas específicas envolvidas pode ser difícil, porque o profissional pode não saber ou não ter sido devidamente informado sobre elas. Mesmo o fabricante pode não ter certeza, porque os componentes da mistura de produtos químicos foram obtidos em outros lugares, ou porque a exposição é causada por subprodutos indeterminados do processo. Por fim, a exposição pode ter ocorrido muito antes. Auxílios para a identificação da exposição incluem os seguintes:

1. **Rótulos dos produtos.** Obter os rótulos dos produtos, como um primeiro passo. No entanto, somente o rótulo provavelmente não fornecerá informação detalhada.
2. **Folhas de dados de segurança do material.** Entrar em contato com o fabricante diretamente para obter uma folha de dados de segurança de material (MSDS, do inglês *maternal safety data sheet*). Elas devem ser fornecidas mediante solicitação de um médico em casos de doença suspeita. *Não aceitar não como resposta*. Pode ser necessário complementar a informação da MSDS por meio da discussão direta com um técnico que trabalha para o fornecedor, pois a informação-chave pode não ser fornecida (p. ex., um ingrediente pode deixar de ser especificado porque constitui uma pequena porcentagem do produto ou porque é tratado como um "segredo do comércio").
3. **Bancos de dados computadorizados.** Consultar bases de dados informatizadas, como Poisindex, HSDB (Hazardous Substances Data Bank), Toxnet, TOMES (Toxicology Occupational Medicines and Environmental Sciences), NIOSHTIC (NIOSH Technical Information Center), e outras, para obter mais informações. Os centros regionais de controle de intoxicação nos EUA (1-800-222-1222) podem ser extremamente úteis (número do Brasil informado na p. 567).
4. **Cartazes de identificação do Department of Transportation.** Em casos de liberação no transporte, cartazes de identificação do DOT podem estar disponíveis (p. 570).
5. **Dados de exposição industrial.** Raramente, dados detalhados de higiene industrial podem estar disponíveis para delinear exposições específicas e níveis de exposição em casos de exposição contínua crônica.
6. **Dados existentes de exposição do processo.** Muitas vezes, supõe-se uma exposição com base em exposições conhecidas específicas ligadas a determinados processos de trabalho. Tipos específicos de exposição estão listados na Tabela IV-1.

III. **Toxíndromes ocupacionais de órgãos específicos.** A lista dos 10 principais doenças relacionadas ao trabalho e a lesões foi desenvolvida pelo National Institute for Occupational Safety and Health (NIOSH). Essa lista, organizada geralmente por sistemas de órgãos, está incluída na Tabela IV-2, junto com outros transtornos que não estão na lista original do NIOSH.

A. **Doenças ocupacionais pulmonares**

1. Na lesão pulmonar aguda por **irritantes inalados**, a exposição normalmente é de curta duração e intensa; o início dos sintomas ocorre em um período de minutos até 24 a 48 horas após a exposição. As respostas à exposição irritante, em ordem de gravidade crescente, são irritação das mucosas, olhos ardentes e corrimento nasal, traqueobronquite, rouquidão, tosse, laringospasmo, broncospasmo e edema pulmonar que evolui para síndrome do desconforto respiratório agudo (SDRA). Gases com menor hidrossolubilidade (dióxido de nitrogênio, ozônio e fosgênio) podem produzir pouca irritação da membrana mucosa da via aérea superior. A lesão decorrente de inalação de aerossóis de fluoropolímero repelentes à água apresenta-se de maneira semelhante à lesão decorrente de gases de baixa solubilidade. Qualquer irritante (de alta ou baixa solubilidade) pode causar edema pulmonar depois de uma exposição suficiente.
2. A pneumonite por **metal pesado** é clinicamente semelhante à lesão por inalação de irritantes. Tal como acontece com gases de baixa solubilidade, a irritação das membranas mucosas da via aérea superior é mínima; assim, a exposição pode ter propriedades de advertência precárias. Agentes agressores incluem o cádmio, o mercúrio e, em ambientes industriais limitados, o carbonilo de níquel.
3. As **síndromes inalatórias febris** são síndromes semelhantes à gripe, agudas e autolimitadas, que incluem o seguinte: **febre de fumaças metálicas** (causada por fumaças de metal galvanizado); **febre de fumaça de polímeros** (após degradação térmica de determinados fluoropolímeros – uma síndrome diferente da lesão por fluoropolímero repelente à água); e **síndrome tóxica da poeira orgânica** (STPO; após exposição excessiva a níveis elevados de pó orgânico, tal como ocorre ao trabalhar com acolchoado de serragem). Em nenhuma dessas síndromes a lesão pulmonar é acentuada. A presença de hipoxemia ou infiltrados pulmonares sugere um diagnóstico alternativo (ver Itens 1 e 2 supracitados).

TABELA IV-1 Processos de trabalhos selecionados com alto risco para exposições tóxicas específicas

Processo de trabalho	Exposição
Acabamento de móveis e pisos de madeira	Isocianatos
Aplicação de concreto	Ácido crômico
Aplicação de unha artificial	Metacrilato
Aço galvanizado de solda	Fumaças de óxido de zinco
Cola epóxi e uso de revestimentos	Anidrido trimelítico
Colheita de tabaco	Nicotina
Corte especial com lâmina metálica	Carbeto de tungstênio-cobalto
Corte ou solda com chama de folhas metálicas	Fumaça de cádmio
Desengraxante de metal	Solventes de hidrocarboneto clorado
Desinfecção de piscinas e banheiras	Cloro, bromo
Dopagem de *chip* microeletrônico	Gás arsina, gás diborano
Fabricação de cimento	Dióxido de enxofre
Fabricação de couro artificial, revestimento de tecidos	Dimetilformamida
Fabricação de *rayon*	Dissulfeto de carbono
Fogos de artifício	Monóxido de carbono, cianeto, acroleína
Fumigação	Brometo de metila, iodeto de metila, Vikane (fluoreto de sulfurila), fosfina
Galvanização de metal	Cianeto, névoas ácidas
Gravação de *chips* microeletrônicos	Ácido fluorídrico
Jato de areia, acabamento de concreto	Poeira de sílica
Limpeza a seco	Solventes de hidrocarbonetos clorados
Limpeza de carburador (reparo de carros)	Cloreto de metileno
Metal de solda contaminado com solvente	Fosgênio
Operação de empilhadeira *indoor* ou compressor	Monóxido de carbono
Operação de esterqueiras	Sulfeto de hidrogênio
Operação de fermentação	Dióxido de carbono
Pintura automotiva	Isocianatos
Raspagem de móveis	Cloreto de metileno
Reciclagem de baterias	Fumaças e poeiras de chumbo e cádmio
Refinamento de ouro	Vapor de mercúrio
Refrigeração comercial	Amônia, dióxido de enxofre
Remoção de unha artificial	Acetonitrila, nitroetano
Reparo de radiador	Fumaça de chumbo
Restauração estrutural de pintura	Fumaças e poeira de chumbo
Solda com blindagem a gás	Dióxido de nitrogênio
Trabalho com combustível de foguete e jato	Hidrazina, monometil-hidrazina
Trabalho com esterilizador hospitalar	Óxido de etileno, glutaraldeído
Trabalho com explosivos	Oxidantes de nitrato
Trabalho com polpa de celulose	Cloro, dióxido de cloro, ozônio
Trabalho com silagem fresca	Dióxido de nitrogênio
Trabalho de esgoto	Sulfeto de hidrogênio
Trabalho de limpeza	Cloro (hipoclorito + misturas de ácido)
Trabalhos em espaço aéreo e outros trabalhos com metais especializados	Berílio
Tratamento ou purificação da água	Cloro, ozônio
Uso de cola de cimento de borracha	*n*-Hexano, outros solventes
Vitrificação de cerâmica e fabricação de vidro	Poeira de chumbo

TABELA IV-2 Principais doenças e lesões relacionadas com o trabalho e sua importância para a toxicologia clínica

Doenças relacionadas com o trabalho	NIOSH[a]	Importância	Exemplos de condições importantes
Doença pulmonar ocupacional	Sim	Alta	Inalação irritante
Musculoesquelética	Sim	Baixa	Síndrome de Raynaud relacionada com produtos químicos
Câncer	Sim	Moderada	Leucemia aguda
Traumatismo	Sim	Baixa	Lesão por pistola de tinta de alta pressão
Doença cardiovascular	Sim	Moderada	Isquemia por monóxido de carbono
Distúrbios de reprodução	Sim	Baixa	Aborto espontâneo
Distúrbios neurotóxicos	Sim	Alta	Inibição de acetilcolinesterase
Perda auditiva induzida por ruído	Sim	Baixa	Potenciais interações medicamentosas
Condições dermatológicas	Sim	Moderada	Queimaduras por ácido fluorídrico
Transtornos psicológicos	Sim	Moderada	Transtorno de estresse pós-traumático
Lesão hepática	Não	Alta	Hepatite química
Doença renal	Não	Moderada	Necrose tubular aguda
Condições hematológicas	Não	Alta	Metemoglobinemia
Exposições físicas	Não	Baixa	Doença por radiação
Doença sistêmica	Não	Alta	Toxicidade por cianeto

[a] NIOSH = Lista do National Institute for Occupational Safety and Health de 10 principais doenças e lesões relacionadas com o trabalho.

4. **A asma relacionada com o trabalho** é um problema ocupacional comum. A asma ocupacional clássica normalmente ocorre após a sensibilização tanto por substâncias químicas de alto peso molecular (p. ex., proteínas estranhas inaladas) quanto por produtos químicos pequenos (os mais comuns deles são os isocianatos de uretano, como o **di--isocianato de tolueno** [TDI, do inglês *toluene dissocyanate*]). Após inalações agudas de alto nível de irritantes, por exemplo, **cloro**, uma asma crônica induzida por irritantes pode persistir (por vezes chamada síndrome de disfunção reativa da via aérea SDRVA).

5. **Doenças pulmonares ocupacionais fibrosadas crônicas** incluem a **asbestose** (p. 150), a **silicose**, a **pneumoconiose dos mineiradores de carvão**, e algumas outras doenças pulmonares fibrosadas menos comuns associadas a exposições ocupacionais a substâncias como **berílio**, metal duro (**carboneto de cobalto-tungstênio**) e fibras têxteis sintéticas de comprimento curto (pulmão de trabalhador de *flock**). Essas condições ocorrem após anos de exposição e têm uma longa latência, embora os pacientes possam apresentar-se para avaliação após uma exposição aguda. O encaminhamento para vigilância de acompanhamento é apropriado.

6. **Outras doenças pulmonares ocupacionais.** A **pneumonite por hipersensibilidade** (também chamada de **alveolite alérgica**) inclui um grupo de doenças mais comumente causadas por exposição crônica a materiais orgânicos, especialmente bactérias termofílicas. A mais comum dessas doenças é o **pulmão de fazendeiro**. Determinados produtos químicos podem também causar essa doença (p. ex., isocianatos). Embora o processo seja crônico, a doença aguda pode ocorrer em um hospedeiro sensibilizado após exposição excessiva ao agente agressor. Em tais casos, a doença pode ter de ser diferenciada da exposição a um inalante irritante que conduza a lesão pulmonar aguda. Outras síndromes pulmonares relacionadas com o trabalho incluem bronquiolite obliterante de diacetilo (p. ex., pulmão do trabalhador com pipoca de micro-ondas) e de dióxido de nitrogênio (p. ex., pulmão do enchedor de silo) e bronquiectasia após lesão grave por inalação de irritante.

---

* N. de R. T. *Flocking* é o nome dado ao processo industrial no qual finas fibras sintéticas, normalmente de náilon ou poliéster, são aplicadas sobre uma superfície adesiva, resultando em um tecido ou material com características de *"flock"* (aveludado).

B. **Condições musculoesqueléticas**, incluindo traumatismo mecânico agudo, constituem o problema mais comum da medicina ocupacional, mas raramente têm implicações toxicológicas diretas.
  1. A **síndrome de Raynaud** pode raramente estar associada a exposição química (p. ex., monômero de cloreto de vinil).
  2. **Lesões por injeção de alta pressão** (p. ex., a partir de pistolas de pulverização de tinta) são importantes, não devido à toxicidade sistêmica resultante da absorção de uma substância injetada (p. ex., diluentes), mas devido à necrose tecidual extensa relacionada com o irritante. A avaliação cirúrgica de emergência de tais casos é obrigatória.
C. O **câncer ocupacional** é uma das principais preocupações públicas e, muitas vezes, leva a encaminhamento para avaliação toxicológica. Uma variedade de cânceres tem sido associada à exposição no local de trabalho, umas mais do que outras. Identificar as causas químicas de câncer provou ser um grande desafio para os toxicologistas ocupacionais e epidemiologistas. Muitas vezes, o profissional depara-se com um paciente que busca uma avaliação da atribuição relativa da doença causada por exposições a produtos químicos em seu caso particular, para fins de obtenção de compensação ou para estabelecer responsabilidade. Esse processo, no entanto, tende a estar muito longe do local de cuidados agudos, e o tratamento oncológico clínico não é afetado diretamente por tais considerações etiológicas.
D. **Doença cardiovascular**
  1. A doença cardiovascular **aterosclerótica** é associada ao **dissulfeto de carbono**. Esse solvente químico é usado na fabricação de *rayon*, em aplicações especializadas e laboratórios de pesquisa. Também é o metabólito principal do **dissulfiram**.
  2. O **monóxido de carbono** (CO), em níveis elevados, pode causar infarto do miocárdio em indivíduos saudáveis em outros aspectos e, em níveis baixos, pode agravar uma isquemia em face de uma doença cardiovascular estabelecida. Muitas jurisdições concedem automaticamente a indenização trabalhista para bombeiros ou para policiais com doença arterial coronariana, considerando-a uma doença ocupacional "relacionada com o estresse", somada aos possíveis efeitos do CO no primeiro grupo.
  3. Espasmo de artéria coronária **induzido por abstinência de nitrato** tem sido relatado entre trabalhadores fortemente expostos aos nitratos durante a fabricação de munições.
  4. **Solventes de hidrocarbonetos**, especialmente os hidrocarbonetos clorados e propulsores de clorofluorocarbono, aumentam a sensibilidade do miocárdio a arritmias induzidas por catecolaminas.
E. **Desfechos reprodutivos adversos** têm sido associados a ou implicados nas exposições ocupacionais a **metais pesados** (p. ex., chumbo e mercúrio orgânico), exposição químicas hospitalares (incluindo **gases anestésicos** e **de esterilização**) e **dibromocloropropano** (fumigante do solo atualmente proibido nos EUA).
F. **Neurotoxinas ocupacionais**
  1. Toxicidade **aguda** do sistema nervoso central (SNC) pode ocorrer com muitos pesticidas (incluindo tanto os hidrocarbonetos de inibição de colinesterase como os clorados). O SNC é também alvo do **brometo de metila** (um fumigante estrutural [p. 168]), bem como de a toxina relacionada iodeto de metila. Gases asfixiantes citotóxicos e anóxicos (p. ex., monóxido de carbono, cianetos e sulfeto de hidrogênio) causam lesão aguda do SNC, bem como asfixiantes a granel (p. ex., dióxido de carbono). Os **solventes hidrocarbonetos** (p. 275) são normalmente depressores do SNC em níveis altos de exposição.
  2. Toxicidade **crônica** do SNC é a marca dos metais pesados. Estes incluem formas inorgânicas (**arsênico, chumbo** e **mercúrio**) e orgânicas (chumbo tetraetila e metilmercúrio). A exposição crônica ao **manganês** (p. 309) pode causar psicose e parkinsonismo. A lesão pós-anóxica, especialmente a partir de **monóxido de carbono** (p. 326), pode também levar ao parkinsonismo.
  3. Causas comprovadas de **neuropatia periférica** incluem arsênico, chumbo, mercúrio, dissulfureto de carbono (mencionado anteriormente em ligação com a doença cardíaca aterosclerótica), *n*-hexano (ampliado em combinação com metiletilcetona) e determinados compostos organofosforados.

G. **Ototoxicidade ocupacional** é comum, mas é geralmente induzida por ruído, em vez de quimicamente relacionada. A perda de audição induzida por ruído preexistente pode ampliar o impacto dos fármacos ototóxicos comuns.
H. **Distúrbios ocupacionais cutâneos**
   1. Dermatite de contato alérgica e irritativa e lesões químicas cáusticas ou ácidas são os problemas cutâneos mais comuns relacionados com a toxina. Pode ocorrer toxicidade sistêmica, mas não é um fator comum complicador.
   2. Queimaduras com **ácido fluorídrico** apresentam um conjunto específico de problemas de tratamento (p. 257). Ocupações relevantes incluem não só as da indústria microeletrônica, mas também trabalhos de manutenção ou reparo em que removedores de ferrugem contendo ácido fluorídrico são usados.
I. **Distúrbios psicológicos relacionados com o trabalho** incluem uma mistura heterogênea de diagnósticos. Entre eles, o "transtorno de estresse pós-traumático" e a "doença psicogênica de massa" podem ser extremamente relevantes para a toxicologia clínica, porque os pacientes podem acreditar que seus sintomas têm uma etiologia química. Após causas toxicológicas razoáveis serem excluídas, os diagnósticos psicológicos devem ser considerados quando os sintomas inespecíficos ou as queixas somáticas múltiplas não puderem ser ligadas a sinais anormais ou a efeitos fisiológicos.
J. **Hepatotoxinas químicas ocupacionais** (ver também p. 40)
   1. Causas de hepatite aguda química incluem a exposição a solventes industriais, como os **hidrocarbonetos halogenados** (cloreto de metileno, tricloroetileno, tricloroetano e tetracloreto de carbono, este último somente raramente encontrado na indústria moderna) e substâncias químicas não halogenadas, como **dimetilformamida**, **dinitropropano** e **dimetilacetamida**. Os componentes de combustível de jatos e foguetes **hidrazina** e **monometil-hidrazina** também são potentes hepatotoxinas não halogenadas.
   2. Outras respostas hepáticas que podem ser ocupacionalmente relacionadas incluem esteatose, lesão colestática, esclerose hepatoportal e porfíria hepática. O prestador de cuidados agudos deve sempre considerar uma etiologia química tóxica no diagnóstico diferencial de doença hepática.
K. **Doenças renais**
   1. A **necrose tubular aguda** pode ocorrer após alto nível de exposição a um número de toxinas, embora o cenário de exposição mais comum seja em tentativas de suicídio em vez de inalação no local de trabalho.
   2. A **nefrite intersticial** está associada à exposição crônica a metais pesados, enquanto a exposição a hidrocarbonetos tem sido epidemiologicamente associada à **nefrite glomerular**, sobretudo doença de Goodpasture.
L. **Toxicidade hematológica**
   1. Oxidantes industriais são uma causa potencial importante de **metemoglobinemia** quimicamente induzida (p. 319), especialmente nas indústrias de corantes e munições.
   2. A **medula óssea** é um órgão-alvo importante para determinados produtos químicos, como o **benzeno** e o **metilcelosolve**. Ambos podem causar pancitopenia. A exposição ao benzeno também provoca leucemia em seres humanos. O **chumbo** provoca anemia por meio da interferência na síntese de hemoglobina.
   3. O **gás arsina** (p. 148) é uma causa potente de hemólise maciça. Tem importância industrial na fabricação de microeletrônicos.
M. **Exposições físicas não químicas** no local de trabalho são importantes porque podem causar efeitos sistêmicos que imitam toxíndromes químicas. O exemplo mais importante é o **estresse por calor**, que é uma questão de saúde ocupacional importante. Outros tipos não químicos relevantes de exposição física, relacionados com o trabalho, incluem **radiação ionizante**, **radiação não ionizante** (p. ex., exposição a ultravioleta, infravermelho e micro--ondas) e **aumento da pressão barométrica** (p. ex., entre os trabalhadores de fundações submersas). Exceto para os extremos de exposição, os efeitos adversos desses fatores físicos são geralmente associados a condições crônicas.

TABELA IV-3 Escritórios regionais da Occupational Safety and Health Administration (OSHA)

Região	Escritório regional	Número de telefone	Estados atendidos
I	Boston	1-617-565-9860	Connecticut, Maine, Massachusetts, New Hampshire, Rhode Island, Vermont
II	Cidade de Nova Iorque	1-212-337-2378	Nova Iorque, Nova Jérsei, Porto Rico, Ilhas Virgens
III	Filadélfia	1-215-596-1201	Delaware, Distrito de Colúmbia, Maryland, Pensilvânia, Virgínia, Virgínia Ocidental
IV	Atlanta	1-404-562-2300	Alabama, Flórida, Geórgia, Kentucky, Mississippi, Carolina do Norte, Carolina do Sul, Tennessee
V	Chicago	1-312-353-2220	Illinois, Indiana, Michigan, Minnesota, Ohio, Wisconsin
VI	Dallas	1-214-767-4731	Arkansas, Louisiana, Novo México, Oklahoma, Texas
VII	Cidade do Kansas	1-816-426-5861	Iowa, Kansas, Missouri, Nebraska
VIII	Denver	1-303-844-1600	Colorado, Montana, Dakota do Norte, Dakota do Sul, Utah, Wyoming
IX	São Francisco	1-415-975-4310	Arizona, Califórnia, Havaí, Nevada, Guam
X	Seattle	1-206-553-5930	Alasca, Idaho, Oregon, Washington

N. Venenos sistêmicos não se encaixam bem nas categorias de sistema de órgãos, mas claramente são de grande importância na toxicologia ocupacional. Os principais exemplos são os asfixiantes citotóxicos **cianeto de hidrogênio** (sobretudo no revestimento de metal e no refino de metal [p. 184]), **sulfeto de hidrogênio** (importante como um subproduto natural de degradação de material orgânico [p. 378]) e **monóxido de carbono** (encontrado principalmente como um subproduto da combustão, mas também um metabólito do solvente cloreto de metileno [p. 326]). O **arsênio** (p. 144) é uma toxina de múltiplos órgãos com uma miríade de efeitos. Tem sido amplamente utilizado na agricultura e é um subproduto de fundição de metal importante. Uma **reação de dissulfiram** sistêmica (p. 225) pode ocorrer como uma interação medicamentosa com exposição concomitante a determinados produtos químicos industriais. A toxicidade do **dinitrofenol**, substância química industrial que desacopla a fosforilação oxidativa, é também melhor categorizada como um efeito sistêmico. O **pentaclorofenol** (p. 347), um conservante de madeira altamente restrito, atua de maneira semelhante.

IV. Exames laboratoriais
  A. O exame de toxinas ocupacionais específicas tem um papel limitado, mas importante. Alguns exames estão listados nas descrições de substâncias específicas na Seção II deste livro.
  B. Para exposições por inalação irritante significativas, além de avaliar a oxigenação e o estado radiográfico do tórax, a avaliação espirométrica precoce é muitas vezes importante.
  C. Os exames laboratoriais gerais para a avaliação da exposição crônica devem ser conduzidos pela potencial toxicidade do órgão delineada anteriormente. Recomendações-padrão genéricas (p. ex., documentos de critérios da NIOSH) muitas vezes incluem um hemograma completo, eletrólitos, provas de função renal e função hepática e exames radiográficos do tórax e da função pulmonar.

V. Tratamento
  A. Eliminar ou reduzir exposições adicionais são intervenções fundamentais no tratamento na toxicologia ocupacional. Isso inclui a prevenção da exposição aos colegas de trabalho. A **Occupational Safety and Health Administration (OSHA)** pode ser útil e deve ser imediatamente notificada sobre uma situação contínua de exposição de potencial risco de vida no local de trabalho. Informações de contato para escritórios regionais da OSHA estão listadas na Tabela IV-3. A modificação e o controle do local de trabalho, especialmente a substituição de materiais menos perigosos, deve ser sempre a primeira linha de defesa. O equipamento de proteção individual exigido pelo trabalhador é, em geral, menos preferido.

B. O tratamento médico de doenças tóxicas ocupacionais deve seguir os princípios gerais descritos anteriormente nesta seção e nas Seções I e II deste livro. Em particular, o uso de antídotos específicos deve ser adotado consultando-se um centro de controle regional de intoxicações (nos EUA, 1-800-222-1222 [número do Brasil informado na p. 45]) ou outros especialistas. Isto é particularmente verdadeiro antes da terapia de quelação ser iniciada para intoxicação por metais pesados.

▶ RISCOS TÓXICOS DOS PRODUTOS QUÍMICOS INDUSTRIAIS E OCUPACIONAIS

Paul D. Blanc, MD, MSPH, Patricia Hess Hiatt, BS e Kent R. Olson, MD*

Informações básicas sobre a toxicidade de muitos dos produtos químicos industriais encontrados com mais frequência e toxicologicamente significativos são apresentadas na Tabela IV-4. A tabela destina-se a acelerar o reconhecimento de situações de exposição potencialmente perigosas, fornecendo informações como pressões de vapor, propriedades de alerta, aparência física, padrões e diretrizes de exposição ocupacional e códigos de classificação de perigo, que também podem ser úteis na avaliação de uma situação de exposição. A Tabela IV-4 é dividida em três seções: **riscos para a saúde, diretrizes de exposição** e **comentários**. Para usar a tabela de forma correta, é importante compreender o alcance e as limitações das informações que ela fornece.

Os produtos químicos incluídos na Tabela IV-4 foram selecionados com base nos seguintes critérios: (1) potencial tóxico, (2) prevalência de utilização, (3) preocupação de saúde pública e (4) disponibilidade de informações adequadas de propriedade toxicológicas, reguladoras e físico-químicas. Várias listas governamentais e industriais de "produtos químicos perigosos" foram usadas. Uma série de produtos químicos foi omitida porque nenhuma informação toxicológica pode ser encontrada, não existem normas reguladoras ou elas têm um uso muito limitado. Os produtos químicos que eram de interesse específico, aqueles com as recomendações de exposição existentes e os de uso frequente (mesmo os de baixa toxicidade) foram incluídos.

I. Informações sobre risco à saúde. A seção sobre perigos para a saúde da Tabela IV-4 concentra-se principalmente nos perigos básicos associados à inalação possível de produtos químicos no local de trabalho ou à exposição da pele a eles. Ela baseia-se quase inteiramente na literatura de saúde ocupacional. Grande parte do conhecimento dos potenciais efeitos de produtos químicos na saúde humana é derivada de exposições ocupacionais, cujos níveis são muitas vezes maiores do que os de exposições ambientais. Além disso, as informações na Tabela IV-4 inevitavelmente enfatizam os efeitos *agudos* para a saúde. Sabe-se muito mais sobre os efeitos agudos de produtos químicos na saúde humana do que sobre os seus efeitos crônicos. O início rápido dos sintomas após a exposição torna a associação causal mais facilmente evidente para os efeitos agudos na saúde.
  A. A tabela ***não*** é uma fonte abrangente de toxicologia e informações clínicas necessárias para gerenciar um paciente gravemente sintomático ou intoxicado. As informações de tratamento clínico e os conselhos para intoxicações específicas são encontrados na Seção I (ver "Avaliação e Tratamento de Emergência", p. 1, e "Descontaminação", p. 46) e na Seção II (ver "Agentes Cáusticos e Corrosivos", p. 103, "Gases Irritantes", p. 271, e "Hidrocarbonetos", p. 275).
  B. Os **hidrocarbonetos**, definidos amplamente como produtos químicos que contêm carbono e hidrogênio, formam a maioria das substâncias da Tabela IV-4. Os hidrocarbonetos têm uma ampla gama de estruturas químicas e, não surpreendentemente, uma grande variedade de efeitos tóxicos. Existem algumas características comuns de exposição de hidrocarbonetos, e o leitor é direcionado à Seção II, p. 275, para obter informações sobre diagnóstico e tratamento geral. Algumas características comuns incluem:
   1. Pele. A dermatite causada por desengorduramento ou remoção de óleos na pele é comum, especialmente com contato prolongado. Alguns agentes podem causar queimaduras graves.
   2. Arritmias. Muitos hidrocarbonetos, sobretudo compostos fluorados, clorados e aromáticos, podem sensibilizar o coração para os efeitos arritmogênicos da epinefrina, resultando em

---

* Este capítulo e a Tabela IV-4 foram originalmente concebidos e criados por Frank J. Mycroft, PhD.

contrações ventriculares prematuras (CVPs), taquicardia ventricular ou fibrilação. Mesmo os compostos alifáticos simples, como butano, às vezes podem ter esse efeito.
    a. Pelo fato de as arritmias poderem não ocorrer imediatamente, o monitoramento cardíaco por 24 horas é recomendado para todas as vítimas que tiveram exposição significativa a hidrocarboneto (p. ex., síncope, coma e arritmias).
    b. As arritmias ventriculares são preferencialmente tratadas com um bloqueador β-adrenérgico (p. ex., esmolol [p. 494] ou propranolol [p. 551]) em vez de lidocaína, procainamida ou amiodarona.
  3. A **aspiração pulmonar** da maioria dos hidrocarbonetos, em especial aqueles com uma volatilidade relativamente elevada e baixa viscosidade (p. ex., gasolina, querosene e nafta), pode causar pneumonia química grave.
C. **Carcinógenos**. Para ampliar o âmbito de aplicação da tabela, os resultados de estudos em humanos e em animais relativos à toxicidade carcinogênica ou reprodutiva de um produto químico são incluídos, quando disponíveis. A **International Agency for Research on Cancer** (**IARC**) é a maior autoridade quando se trata de avaliar o potencial carcinogênico de agentes químicos para os seres humanos. As avaliações globais da IARC são fornecidas, quando disponíveis, na seção de perigos à saúde da tabela. As seguintes classificações da IARC baseiam-se principalmente em dados humanos e animais:
  1. Substâncias do **Grupo 1 da IARC** são considerados carcinógenos humanos; geralmente, há informação epidemiológica suficiente para apoiar uma associação causal entre a exposição e o câncer humano.
  2. Compostos do **Grupo 2 da IARC** são suspeitos de serem carcinogênicos para os seres humanos, com base em uma combinação de dados de estudos em animais e humanos. O Grupo 2 da IARC é subdividido em duas partes:
    a. Uma classificação **IARC 2A** indica que um produto químico é *provavelmente* carcinogênico para os seres humanos. Na maioria das vezes, há poucas evidências de carcinogênese em seres humanos combinados com provas suficientes de carcinogenicidade em animais.
    b. Já uma classificação **IARC 2B** indica que um produto químico é *possivelmente* carcinogênico para os seres humanos. Essa categoria pode ser usada quando há evidência limitada de estudos epidemiológicos e evidências menos que suficientes de carcinogenicidade em animais. Ela também pode ser usada quando há evidências inadequadas de carcinogenicidade em humanos e evidência suficiente em animais.
  3. Substâncias do **Grupo 3 da IARC** não podem ser classificadas em relação ao seu potencial carcinogênico para humanos porque os dados são insuficientes.
  4. Se um produto químico é descrito na tabela como carcinogênico, mas uma categoria da IARC não é fornecida, a IARC pode não ter classificado o produto químico ou categorizou-o no Grupo 3, embora outras fontes (p. ex., o US Environmental Protecton Agency e o California Department of Public Health Hazard Evaluation System and Information Service [HESIS]) considerem o produto carcinogênico.
D. **Problemas para avaliar os riscos à saúde.** A natureza e a magnitude dos riscos para a saúde associados a exposições ocupacionais ou ambientais a qualquer produto químico dependem da sua toxicidade intrínseca e das condições de exposição.
  1. A caracterização desses riscos é, muitas vezes, difícil. Considerações importantes incluem a potência do agente, a via de exposição, o nível e o padrão temporal da exposição, a suscetibilidade genética, o estado geral de saúde e os fatores de estilo de vida que podem alterar a sensibilidade individual (p. ex., o consumo de álcool pode causar "rubor do desengraxador" dos profissionais expostos ao tricloroetileno). Apesar do seu valor para estimar a probabilidade e a gravidade potenciais de um efeito, medições quantitativas do nível de exposição geralmente não estão disponíveis.
  2. Caracterizações de perigo não podem tratar sobre os efeitos na saúde ainda não descobertos ou desvalorizados. A pouca informação disponível sobre os efeitos na saúde da maioria dos produtos químicos torna esta uma grande preocupação. Por exemplo, entre os milhões de compostos conhecidos pela ciência, apenas cerca de 100 mil estão listados no Registry of

the Toxic Effects of Chemical Substances [RTECS, Registro dos Efeitos Tóxicos de Substâncias Químicas], publicado pelo National Institute for Occupational Safety and Health (NIOSH). Entre essas 100 mil substâncias, menos de 5 mil têm quaisquer estudos de toxicidade relativos aos seus potenciais efeitos tumorigênicos ou reprodutivos em animais ou em seres humanos. Devido a essas lacunas, a ausência de informação não significa ausência de perigo.

3. O valor preditivo dos achados de animais para seres humanos às vezes é incerto. Para muitos efeitos, no entanto, há grande concordância entre os testes com animais e com seres humanos.

4. A informação de toxicidade do desenvolvimento apresentada aqui não é uma base suficiente sobre a qual se pode fazer julgamentos clínicos sobre se uma determinada exposição pode afetar adversamente uma gravidez. Para a maioria dos produtos químicos conhecidos por terem efeitos adversos no desenvolvimento fetal em animais de teste, não há dados epidemiológicos suficientes em seres humanos. Acredita-se que o valor preditivo desses resultados com animais para os seres humanos, que normalmente estão expostos a níveis muito mais baixos do que os usados em ensaios em animais, seja precário. Em geral, muito pouco se sabe sobre os efeitos das substâncias no desenvolvimento fetal, sendo prudente gerenciar todas as exposições químicas de maneira conservadora. A informação aqui é apresentada somente para identificar aqueles compostos para os quais os dados disponíveis indicam ainda a necessidade de controlar a exposição.

II. **Diretrizes de exposição e classificações da National Fire Protection Association**

A. **Valores-limiares (TLVs, do inglês *threshold limit values*)** são diretrizes de exposição no local de trabalho estabelecidas pela American Conference of Governmental Industrial Hygienists (ACGIH), uma organização profissional não governamental. Embora a ACGIH não tenha nenhuma autoridade reguladora formal, suas recomendações são altamente consideradas e amplamente seguidas pela comunidade ocupacional de saúde e segurança. A base toxicológica para cada TLV varia. O TLV pode ser baseado em efeitos tão diversos quanto sensibilização respiratória, irritação sensorial, narcose e asfixia. Portanto, o TLVs não é um índice relativo de toxicidade. Como o grau de risco para a saúde é uma função contínua de exposição, os TLV não são linhas tênues que separam níveis seguros de exposição de níveis perigosos. O Documentation of the Threshold Limit Values and Biological Exposure Indices, que é publicado e atualizado pela ACGIH e descreve em detalhes a justificativa para cada valor, deve ser consultado para que se obtenham informações específicas sobre a importância toxicológica de um determinado TLV. Unidades comuns para um TLV são partes de um produto químico por milhão de partes de ar (**ppm**) e miligramas de um produto químico por metro cúbico de ar (**mg/m³**). **Quando em temperatura e pressão padrões, os valores do TLV em ppm podem ser convertidos em suas concentrações equivalentes em mg/m³**, multiplicando-se o TLV em ppm pelo peso molecular (PM) em miligramas da substância química e dividindo-se o resultado por 22,4 (1 mol de gás desloca 22,4 L de ar, em temperatura e pressão padrões):

$$mg/m^3 = \frac{ppm \times PM}{22,4}$$

1. O **tempo de valor-limiar – média ponderada de tempo (TLV-TWA)** refere-se aos contaminantes transmitidos pelo ar e à concentração da média ponderada de tempo em que quase todos os trabalhadores podem estar expostos repetidamente durante um dia de trabalho normal de oito horas e de uma semana de trabalho de 40 horas sem um efeito adverso. Salvo indicação contrária, os valores listados sob o título TLV da ACGIH são os TLV-TWAs. Pelo fato de os TLV-TWAs frequentemente serem definidos para proteger o trabalhador de desconforto, queixas de saúde menores e inespecíficas, como irritação dos olhos ou garganta, tosse, cefaleia e náuseas, podem indicar superexposição.

2. O **valor-limiar – teto (TLV-C)** é a concentração no ar que não deve ser excedida durante qualquer momento de uma exposição no trabalho. Diretrizes para o teto frequentemente são definidas para agentes de ação rápida para os quais um limite de exposição com média ponderada pelo tempo de oito horas seria inadequado. Os TLV-Cs estão listados sob o título TLV da ACGIH e são indicados por **"(C)"**.

3. O **valor-limiar – limite de exposição a curto prazo (TLV-STEL)** é uma exposição de média ponderada de tempo que não deve exceder qualquer período de 15 minutos e não mais do que quatro vezes em uma jornada de trabalho de oito horas. O TLV-STEL é definido para evitar irritação, efeitos adversos crônicos, comprometimento do desempenho no trabalho e lesões.
4. Os compostos para os quais o **contato com a pele** é uma via de exposição significativa são designados com **"S"**. Isso pode referir-se a potenciais efeitos corrosivos ou à toxicidade sistêmica, devido à absorção pela pele.
5. A ACGIH classifica algumas substâncias como **carcinógenos humanos confirmados (A1)** ou **suspeitos (A2)** ou **carcinógenos animais confirmados (A3)**. Essas designações são também fornecidas na tabela. A ACGIH não considera carcinógenos A3 como prováveis causadores de câncer humano. Essa classificação pode não estar de acordo com as designações da IARC.
6. Os TLVs são fortemente baseados nas exposições no local de trabalho e as condições que ocorrem dentro dos EUA.

B. As **normas** definidas e executadas pela **Occupational Safety and Health Administration (OSHA)**, um órgão do governo federal, dizem respeito à exposição aos contaminantes do ar.
1. O **limite de exposição permitido** (**PEL**, do inglês *permissible exposure limit*) definido pela OSHA é muito semelhante ao TLV-TWA da ACGIH. Na verdade, quando a OSHA foi criada em 1971, ela adotou formalmente os TLVs de 1969 da ACGIH para quase todos os seus PELs. Em 1988, a OSHA atualizou a maioria dos seus PELs, adotando as TLVs de 1986. Esses PELs revisados foram impressos na edição de 1990 deste manual. No entanto, no início de 1993, as revisões do PEL de 1988 foram anuladas, como resultado de desafios legais, e os valores anteriores foram restaurados. Pelo fato de esses valores restaurados não poderem ser adotados para proteger a saúde do trabalhador de maneira confiável e porque eles podem mudar de novo como resultado de uma ação administrativa ou legislativa adicional, os PELs não constam desta edição.
2. Substâncias especificamente **regulamentadas como carcinógenos** pela OSHA são indicadas por **"OSHA CA"** sob o título TLV da ACGIH. Para esses carcinógenos, aplicam-se outras regulamentações. A notação **"NIOSH CA"** na coluna para TLV identifica os produtos químicos que a NIOSH recomenda que sejam tratados como potenciais carcinogênicos humanos.
3. Alguns estados operam seus próprios programas de saúde e segurança ocupacionais em cooperação com a OSHA. Nesses estados, normas mais rigorosas podem ser aplicadas.

C. **Imediatamente perigoso à vida ou à saúde (IDLH)** representa "uma concentração máxima da qual seria possível escapar dentro de 30 minutos, sem quaisquer sintomas que prejudiquem a fuga ou quaisquer efeitos de saúde irreversíveis". Os valores de IDLH foram originalmente definidos em conjunto pela OSHA e pelo NIOSH com a finalidade de seleção do respirador. Eles foram atualizados pelo NIOSH.

D. As **Normas de Planejamento da Resposta de Emergência** (**ERPGs**, do inglês *Emergency Response Planning Guidelines*) foram desenvolvidas pela American Industrial Hygiene Association (AIHA) para 70 substâncias específicas. Os valores geralmente baseiam-se na experiência humana limitada, bem como em dados obtidos com animais e devem ser considerados estimativas. Embora esses valores sejam impressos na coluna IDLH, têm significados diferentes:
1. **ERPG-1** é "a concentração máxima do ar abaixo do qual se acredita que quase todos os indivíduos possam ser expostos por até uma hora sem sofrer efeitos de saúde adversos diferentes dos transitórios leves ou perceber um odor desagradável claramente definido".
2. **ERPG-2** é "a concentração máxima do ar abaixo da qual se acredita que quase todos os indivíduos podem ser expostos por até uma hora sem sofrer ou desenvolver efeitos para a saúde irreversíveis ou graves ou sintomas que possam prejudicar a sua capacidade de adotar medidas de proteção".
3. **ERPG-3** é a "concentração máxima de ar abaixo do qual se acredita que quase todos os indivíduos poderiam ser expostos durante até uma hora sem sofrer ou desenvolver efeitos para a saúde ameaçadores da vida".
4. As ERPGs foram desenvolvidas para fins de planejamento de emergência e resposta. Elas não são as diretrizes de exposição e não incorporam os fatores de segurança normalmente

utilizados no estabelecimento de limites de exposição aceitáveis. A confiança nas ERPGs para exposições com duração superior a uma hora não é segura.

E. Os **códigos da National Fire Protection Association (NFPA)** são parte do sistema criado por essa instituição para identificar e classificar os riscos potenciais de incêndio de materiais. O sistema tem três principais categorias de risco: **saúde** (**H**, do inglês *health*), **inflamabilidade** (**F**, do inglês *flammability*) e **reatividade** (**R**). Dentro de cada categoria, os riscos são classificados a partir de 4 (quatro), que indica um risco grave, até 0 (zero), indicando que não há riscos especiais. As classificações da NFPA para cada substância são listadas sob seus títulos apropriados. Os critérios para a classificação em cada categoria encontram-se na Figura IV-2, p. 568.

1. A classificação de perigo à saúde da NFPA baseia-se tanto na toxicidade intrínseca de um produto químico como nas toxicidades de sua combustão ou dos produtos de degradação. A classificação geral é determinada pela maior fonte de perigo para a saúde sob fogo ou outras situações de emergência. Perigos comuns decorrentes de combustão comum de materiais não são considerados nessas classificações.

2. Esse sistema destina-se a fornecer informações básicas para os bombeiros e para a equipe de resposta de emergência. Sua aplicação a situações específicas requer habilidade. As condições no local, como a quantidade de material em questão e a sua taxa de liberação, as condições do vento e a proximidade de várias populações e seu estado de saúde são tão importantes quanto as propriedades intrínsecas de um produto químico para determinar a magnitude de um perigo.

III. **Seção de comentários.** A coluna de comentários da Tabela IV-4 fornece informações complementares sobre as propriedades físicas e químicas das substâncias que podem ser úteis na avaliação de riscos à saúde. Informações como estado físico e aparência, pressões de vapor, propriedades de alerta e potenciais produtos de degradação estão incluídas. A seção de comentários também inclui, quando aplicável, uma breve nota sobre os usos comuns e os cenários de exposição.

A. Informações sobre o **estado físico** e a **aparência** de um composto pode ajudar na sua identificação e indicar se poeiras, névoas, vapores ou gases são meios prováveis de exposição no ar. *Nota:* Para muitos produtos, especialmente os pesticidas, a aparência e algumas propriedades perigosas podem variar de acordo com a formulação.

B. A **pressão de vapor** de uma substância determina sua concentração potencial máxima no ar e influencia o grau de exposição por inalação ou contaminação no ar. As pressões de vapor variam muito com a temperatura.

1. Substâncias com altas pressões de vapor tendem a volatilizar mais rapidamente e podem atingir concentrações máximas no ar maiores do que substâncias com baixa pressão de vapor. Algumas substâncias têm pressões de vapor tão baixas que a contaminação no ar é uma ameaça apenas se estiverem finamente dispersas em uma poeira ou fumaça.

2. Uma substância com uma **concentração de ar saturado** abaixo do seu TLV não representa um perigo significativo de inalação de vapor. A pressão de vapor pode ser convertida aproximadamente para uma concentração de ar saturado expressa em partes por milhão, multiplicando-se por um fator de 1.300. Isso equivale a dividir por 760 mmHg e depois multiplicar o resultado por 1 milhão para ajustar para a unidade original de partes por milhão (uma pressão de 1 atm corresponde a 760 mmHg):

$$\text{ppm} = \frac{\text{pressão de vapor (mmHg)}}{760} \times 10^6$$

C. **Propriedades de advertência**, como odor e irritação sensorial, podem ser indicadores valiosos de exposição. No entanto, devido a fadiga olfativa e diferenças individuais nos limiares de odor, o sentido do olfato é frequentemente pouco confiável na detecção de muitos compostos. Não há correlação entre a qualidade de um odor e a sua toxicidade. Compostos com cheiro agradável não são, necessariamente, menos tóxicos do que aqueles com mau cheiro.

1. As avaliações de aviso de propriedade na tabela são baseadas em avaliações da OSHA. Para os fins do presente manual, produtos químicos descritos como tendo *boas* propriedades de alerta podem ser detectados pelo cheiro ou por irritação em níveis abaixo do TLV pela maioria dos indivíduos. Os produtos químicos descritos como tendo proprieda-

des de aviso *adequadas* podem ser detectados em níveis de ar perto do TLV. Produtos químicos descritos como tendo propriedades de aviso *precárias* podem ser detectados apenas em níveis significativamente superiores ao TLV ou em nenhum.

2. Valores reportados para limiar de odor na literatura têm grande variação para muitos produtos químicos e, portanto, são incertos. Essas diferenças dificultam as avaliações das qualidades de alerta.

D. Produtos de degradação térmica. Em uma situação de incêndio, muitas substâncias orgânicas transformaram-se em outras substâncias tóxicas. As quantidades, os tipos e a distribuição de produtos de degradação variam com as condições de incêndio e não são facilmente modelados. As informações sobre os prováveis produtos de decomposição térmica estão incluídas devido à sua importância na avaliação de riscos à saúde em situações de incêndio.

1. Em geral, a combustão incompleta de *qualquer* material orgânico vai produzir algum monóxido de carbono (p. 326).

2. A combustão parcial de compostos contendo átomos de enxofre, nitrogênio ou fósforo também libera os seus óxidos (p. 339, 265 e 221).

3. Os compostos com átomos de cloro liberarão um pouco de cloreto de hidrogênio ou cloro (p. 190) quando expostos a temperaturas elevadas ou em caso de incêndio; alguns compostos clorados podem também gerar fosgênio (p. 265).

4. Os compostos que contêm o átomo de flúor são igualmente suscetíveis à degradação, produzindo um pouco de fluoreto de hidrogênio (p. 257) e flúor.

5. Alguns compostos (p. ex., poliuretano) que contêm uma ligação carbono-nitrogênio insaturada liberarão cianeto (p. 184) durante a decomposição.

6. Compostos policlorados aromáticos podem produzir dibenzodioxinas policloradas e dibenzofuranos policlorados (p. 222) quando aquecidos.

7. Além disso, a fumaça de um incêndio químico pode conter grandes quantidades de uma substância química volatilizada original e ainda outros produtos precariamente caracterizados de degradação parcial.

8. A informação sobre o produto de degradação térmica na Tabela IV-4 é derivado principalmente de dados da literatura e das considerações gerais supradescritas. Além dos códigos da NFPA, a Tabela IV-4 não abrange a reatividade química ou a compatibilidade das substâncias.

E. Outras informações de exposição. Quando particularmente relevante, comentários adicionais são fornecidos sobre as fontes mais comuns de exposição ocupacional ou ambiental para o produto químico em questão.

IV. Resumo. A Tabela IV-4 fornece informações básicas que descrevem os riscos potenciais à saúde associados à exposição a várias centenas de produtos químicos. A tabela não é uma lista completa de todos os perigos para a saúde possíveis para cada produto químico. As informações compiladas aqui vêm de uma grande variedade de fontes respeitadas (ver as referências que acompanham a tabela) e concentram-se nos efeitos de saúde mais prováveis ou comumente relatados. Publicações da NIOSH, OSHA, ACGIH, do California Hazard Evaluation System and Information Service e NFPA; livros importantes nas áreas de toxicologia e saúde ocupacional; e artigos de revisão importantes são as principais fontes das informações apresentadas aqui. Deve-se consultar as fontes originais para informações mais completas. A Tabela IV-4 é destinada principalmente a orientar os usuários na avaliação rápida qualitativa dos riscos tóxicos comuns. Sua aplicação a situações específicas requer habilidade. Devido às muitas lacunas de dados na literatura em toxicologia, as exposições em geral devem ser manejadas de maneira conservadora. Entrar em contato com um centro regional de controle de intoxicações (nos EUA, 1-800-222-1222 [número do Brasil informado na p. 567]) ou com um médico toxicologista para assistência especializada na gestão de exposições de emergência específicas.

TABELA IV-4 Resumo dos riscos à saúde causados por produtos químicos industriais e ocupacionais

As abreviações e designações utilizadas nesta tabela são definidas como segue:

IARC	=	classificação geral da International Agency for Research on Cancer (p. 582): 1 = carcinógeno humano conhecido; 2A = provável carcinógeno humano; 2B = possível carcinógeno humano; 3 = dados disponíveis insuficientes.	NIOSH CA	= regulamentado pelo NIOSH como um carcinógeno humano conhecido ou suspeito (p. 584).
			OSHA CA	= regulamentado pela OSHA como carcinógeno ocupacional (p. 584).
			IDLH	= imediatamente perigoso à vida ou à saúde (p. 584).
TLV	=	concentração no ar de média ponderada pelo tempo e valor-limiar (TLV-TWA) de oito horas da American Conference of Governmental Industrial Hygienists (ACGIH) (p. 583): A1 = carcinógeno humano confirmado pela ACGIH; A2 = carcinógeno humano suspeito pela ACGIH; A3 = carcinógeno animal da ACGIH.	LEL	= para esta substância, o valor de IDLH é definido em 10% do limite de exposição mais baixo.
			ERPG	= valores de concentração no ar das Normas de Planejamento da Resposta de Emergência para um período de 1 h de exposição (p. 584).
ppm	=	partes de produto químico por partes no ar por milhão.	Códigos da NFPA	= códigos de classificação de perigo da National Fire Protection Association (p. 584):
mg/m^3	=	miligramas de produto químico por metro cúbico de ar.		0 (sem perigo) <—> 4 (perigo grave)
mppcf	=	milhões de partículas de poeira por pé cúbico de ar.		H = perigo à saúde
(C)	=	concentração máxima no ar (TLV-C) que não deve ser excedida em nenhum momento.		F = perigo de incêndio
				R = perigo de reatividade
(STEL)	=	limite de exposição a curto prazo (15 min).		Ox = agente oxidante
S	=	a absorção pela pele pode ser uma via de exposição significativa.		W = substância reativa à água
SEN	=	potencial para sensibilização do profissional como resultado de contato dérmico ou exposição à inalação.		

			Códigos da NFPA	
Resumo dos perigos à saúde	TLV da ACGIH	IDLH	H F R	Comentários
Acetaldeído (CAS*: 75-07-0): Corrosivo; queimaduras graves nos olhos e na pele podem ocorrer. Vapores fortemente irritantes para os olhos e via aérea; evidência de efeitos adversos no desenvolvimento fetal em animais. Carcinógeno em animais de teste (IARC 2B).	25 ppm (C), A3 NIOSH CA	2.000 ppm ERPG-1: 10 ppm ERPG-2: 200 ppm ERPG-3: 1.000 ppm	2 4 2	Líquido incolor. Odor frutado e irritação são propriedades adequadas de alerta. A pressão de vapor é de 750 mmHg a 20ºC. Altamente inflamável.

*N. de R. T. Não é utilizado nesta aplicação no Brasil.

(C) = concentração máxima de ar (TLV-C); S = a absorção pela pele pode ser significativa; SEN = sensibilizador potencial; STEL = limite de exposição a curto prazo (15 min). A1 = carcinógeno humano confirmado pela ACGIH; A2 = carcinógeno humano suspeito pela ACGIH; A3 = carcinógeno animal pela ACGIH. ERPG = Normas de Planejamento da Resposta de Emergência (ver p. 584 para uma explicação sobre ERPG). IARC 1 = carcinógeno humano conhecido; IARC 2A = provável carcinógeno humano; IARC 2B = possível carcinógeno humano; IARC 3 = dados disponíveis insuficientes. Códigos de perigo da NFPA: H = saúde; F = fogo; R = reatividade; Ox = oxidante, W = reativo à água; 0 (nenhum) <—> 4 (grave).

(continua)

TABELA IV-4 Resumo dos riscos à saúde causados por produtos químicos industriais e ocupacionais *(Continuação)*

Resumo dos perigos à saúde	TLV da ACGIH	IDLH	Códigos da NFPA H F R	Comentários
Acetato de 2-etoxietilo (acetato de éter monoetílico de etilenoglicol, acetato de cellosolve) [CAS: 111-15-9]: Ligeiramente irritante em contato direto. Pode produzir depressão do SNC e lesão renal. O contato com a pele é uma das principais vias de absorção. É metabolizado, gerando 2-etoxietanol. Tem efeitos adversos sobre a fertilidade e sobre o desenvolvimento fetal em animais. Ver também p. 235.	5 ppm, S	500 ppm	2 2 0	Líquido incolor. Odor suave semelhante ao do éter ocorre no TLV e é uma boa propriedade de advertência. Inflamável.
Acetato de 2-metoxietilo (acetato de éter monometílico de etilenoglicol, acetato de metil cellosolve) [CAS: 110-49-6]: Ligeiramente irritante para os olhos ao contato direto. Dermicamente bem absorvido. Vapores são ligeiramente irritantes para a via aérea. Depressor do SNC em níveis elevados. Com base em estudos com animais, pode causar lesão renal, leucopenia, atrofia testicular e defeitos congênitos. Ver também p. 235.	0,1 ppm, S	200 ppm	2 2 0	Líquido incolor com odor suave e agradável. Inflamável.
Acetato de etila (CAS: 141-78-6): Ligeiramente irritante para olhos e pele. Vapores irritantes para olhos e via aérea. Depressor do SNC em níveis muito elevados. É metabolizado, gerando etanol (p. 233) e ácido acético, assim pode ter parte do potencial fetotóxico do etanol.	400 ppm	2.000 ppm [LEL]	1 3 0	Líquido incolor. Odor frutado ocorre no TLV e é uma boa propriedade de alerta. A pressão de vapor é de 76 mmHg a 20°C. Inflamável.
Acetato de isobutila (acetato de 2-metilpropila [CAS: 110-19-0]): Vapores são levemente irritantes para olhos e via aérea. Depressor do SNC em níveis elevados.	150 ppm	1.300 ppm [LEL]	1 3 0	Líquido incolor. Odor frutado agradável é uma boa propriedade de alerta. A pressão de vapor é de 13 mmHg a 20°C. Inflamável.
Acetato de metila (CAS: 79-20-9): Vapores são moderadamente irritantes para olhos e via aérea. Depressor do SNC em níveis elevados. Hidrolisado para metanol no corpo com possível toxicidade consequente semelhante à do metanol (p. 318).	200 ppm	3.100 ppm [LEL]	2 3 0	Líquido incolor com odor frutado agradável, que é uma boa propriedade de alerta. A pressão de vapor é de 173 mmHg a 20°C. Inflamável.
Acetato de n-propila (CAS: 109-60-4): Vapores são irritantes para olhos e via aérea. A inalação excessiva pode causar fraqueza, náuseas e aperto no peito. Com base em estudos com alta exposição em animais de teste, é depressor do SNC.	200 ppm	1.700 ppm	1 3 0	Líquido incolor. Odor frutado suave e propriedades irritantes são boas propriedades de alerta. A pressão de vapor é de 25 mmHg a 20°C. Inflamável.

Substância	Coluna 2	Coluna 3	Coluna 4	Observações
Acetato de sec-hexila (1,3-dimetilbutilacetato) [CAS: 108-84-9]: Em baixos níveis, vapores são irritantes para olhos e via aérea. Por meio de estudos com animais, mostrou-se um depressor do SNC em níveis elevados.	50 ppm	500 ppm	1 2 0	Líquido incolor. Odor frutado desagradável e irritação são boas propriedades de alerta. A pressão de vapor é de 4 mmHg a 20°C. Inflamável.
Acetato de vinila (CAS: 108-05-4): Altamente irritante quando em contato direto; podem ocorrer queimaduras da pele e oculares graves. Vapores irritantes para olhos e via aérea. Depressor leve do SNC em níveis elevados. Evidência limitada de efeitos adversos sobre a reprodução masculina em animais de teste em doses elevadas. IARC 2B.	10 ppm, A3	ERPG-1: 5 ppm ERPG-2: 75 ppm ERPG-3: 500 ppm	2 3 2	Líquido volátil, com odor frutado agradável em baixos níveis. A pressão de vapor é de 115 mmHg a 25°C. Inflamável. Polimeriza imediatamente. Deve conter inibidor para evitar a polimerização.
Acetato isoamílico (óleo de banana, acetato de 3-metilbutila [CAS: 123-92-2]): Pode ser irritante para a pele em contato prolongado. Vapores são levemente irritantes para olhos e via aérea. Os sintomas em homens expostos a 950 ppm por 30 minutos incluíram cefaleia, fraqueza, dispneia e irritação de nariz e garganta. Depressor do SNC com doses elevadas em animais de teste. Síndrome extrapiramidal em um relato de caso humano.	50 ppm	1.000 ppm	1 3 0	Líquido incolor. Odor semelhante ao de banana ou de pera e irritação ocorrem em níveis baixos e são boas propriedades de alerta. A pressão de vapor é de 4 mmHg a 20°C. Inflamável. Frequentemente usado para testar a preparação respiratória, inclusive em recrutas militares.
Acetato isopropílico (CAS: 108-21-4): Vapores são irritantes para olhos e via aérea. Depressor fraco do SNC.	100 ppm	1.800 ppm	2 3 0	Líquido incolor. Odor frutado e irritação são boas propriedades de alerta. A pressão de vapor é de 43 mmHg a 20°C. Inflamável.
Acetileno de metila (propino [CAS: 74-99-7]): Em animais de teste, é depressor do SNC e irritante respiratório em concentrações muito elevadas no ar.	1.000 ppm	1.700 ppm [LEL]	1 4 3	Gás incolor, com odor doce. Inflamável.
Acetofenona (fenilmeticetona [CAS: 98-86-2]): Contato direto irritante para os olhos e para a pele. Depressor do SNC em níveis elevados.	10 ppm		2 2 0	Amplamente utilizado na indústria (p. ex., revestimentos têxteis).
Acetona (dimeticetona, 2-propanona [CAS: 67-64-1]): Vapores levemente irritantes para olhos e via aérea. Um depressor do SNC em níveis elevados. Irritação nos olhos e cefaleia são sintomas comuns de superexposição moderada.	500 ppm	2.500 ppm [LEL]	1 3 0	Líquido incolor com um odor forte e aromático. Irritação dos olhos é uma propriedade de alerta adequada. A pressão de vapor é de 266 mmHg a 25°C. Altamente inflamável.

(C) = concentração máxima do ar (TLV-C); S = a absorção pela pele pode ser significativa; SEN = sensibilizador potencial; STEL = limite de exposição a curto prazo (15 min); A1 = carcinógeno humano confirmado pela ACGIH; A2 = carcinógeno humano suspeito pela ACGIH; A3 = carcinógeno animal pela ACGIH. ERPG = Normas de Planejamento da Resposta de Emergência (ver p. 584 para uma explicação sobre ERPG). IARC 1 = carcinógeno humano conhecido; IARC 2A = provável carcinógeno humano; IARC 2B = possível carcinógeno humano; IARC 3 = dados disponíveis insuficientes. Códigos de perigo da NFPA: H = saúde; F = fogo; R = reatividade; 0x = oxidante, W = reativo à água; 0 (nenhum) <> 4 (grave).

(continua)

TABELA IV-4 Resumo dos riscos à saúde causados por produtos químicos industriais e ocupacionais *(Continuação)*

Resumo dos perigos à saúde	TLV da ACGIH	IDLH	Códigos da NFPA H F R	Comentários
Acetonitrila (meticianeto cianometano, etanonitrilo [CAS: 75-05-8]): Vapores levemente irritantes para olhos e via aérea. Inibe vários sistemas enzimáticos metabólicos. Ocorre absorção dérmica. É metabolizado gerando cianeto (p. 184); exposições fatais foram relatadas. Os sintomas incluem cefaleia, náuseas, vômitos, fraqueza e estupor. Evidência limitada para efeitos adversos no desenvolvimento fetal em animais de teste que receberam doses grandes.	20 ppm, S	500 ppm	2 3 0	Líquido incolor. Odor semelhante ao do éter, detectável no TLV, é uma propriedade de alerta adequada. A pressão de vapor é de 73 mmHg a 20°C. Inflamável. Os produtos de degradação térmica incluem óxidos de nitrogênio e cianeto. Pode ser encontrado em produtos para remover unhas esculpidas.
Ácido 2,2-dicloropropiônico (CAS: 75-99-0): Corrosivo em contato direto com concentrado; podem ocorrer queimaduras graves. Vapores são levemente irritantes para olhos e vias aéreas.	5 mg/m³ (fração inalável)			Líquido incolor. O sal de sódio é um sólido.
Ácido 2,4-diclorofenoxiacético (2,4-D [CAS: 94-75-9]): O contato direto com a pele pode produzir erupções. Profissionais superexpostos manifestaram neuropatia periférica. Rabdomiólise grave e lesões hepática e renal menores podem ocorrer. Efeitos adversos no desenvolvimento fetal em doses elevadas em animais de teste. Há associações epidemiológicas fracas de herbicidas fenoxi com sarcomas de tecidos moles. IARC 2B (herbicidas clorofenoxi). Ver também p. 274.	10 mg/m³	100 mg/m³		Cristais brancos a amarelos. A aparência e algumas propriedades perigosas variam com a formulação. Inodoro. A pressão de vapor é insignificante a 20°C. Os produtos de decomposição térmica incluem cloreto de hidrogênio e fosgênio. Usado como herbicida.
Ácido 2,4,5-triclorofenoxiacético (2,4,5-T [CAS: 93-76-5]): Moderadamente irritante para olhos, pele e via aérea. A ingestão pode causar gastrenterite e lesão de SNC, músculos, rins e fígado. Desacoplador fraco da fosforilação oxidativa. Compostos de dibenzodioxina policlorada (dioxina) são contaminantes (p. 222). Há relatos de sarcomas que ocorrem em aplicadores. Efeitos adversos no desenvolvimento fetal de animais de teste.	10 mg/m³	250 mg/m³		Sólido incolor a castanho. A aparência e algumas propriedades perigosas variam com a formulação. Inodoro. A pressão de vapor é insignificante a 20°C. Não combustível. Os produtos de decomposição térmica incluem cloreto de hidrogênio e dioxinas. É um herbicida que já foi amplamente usado como desfolhante e também no Vietnã ("agente laranja").
Ácido 4-cloro-2-metilfenoxiacético (MCPA [CAS: 94-75-7]): Irritante gastrintestinal com menos toxicidade do que os fenóxi-herbicidas relacionados 2,4-D e mecoprope (p. 274).				Sólido cristalino branco.

Ácido acético (ácido de vinagre [CAS*: 64-19-7]): As soluções concentradas são corrosivas; queimaduras graves nos olhos e na pele podem ocorrer. Vapores altamente irritantes para olhos e via aérea.	10 ppm	50 ppm ERPG-1: 5 ppm ERPG-2: 35 ppm ERPG-3: 250 ppm		3 2 0	Líquido incolor. Odor pungente de vinagre e irritação ocorrem próximo ao TLV e são propriedades de alerta adequadas. A pressão de vapor é de 11 mmHg a 20°C. Inflamável.
Ácido acrílico (ácido propenoico [CAS: 79-10-7]): Corrosivo; podem ocorrer queimaduras graves. Vapores altamente irritantes para olhos, pele e trato respiratório. Evidência limitada de efeitos adversos no desenvolvimento fetal em doses elevadas em animais de teste. Com base em analogias estruturais, compostos contendo porção de acrilato podem ser carcinogênicos (IARC 3).	2 ppm, S	ERPG-1: 2 ppm ERPG-2: 50 ppm ERPG-3: 750 ppm		3 2 2	Líquido incolor com odor acre característico. O vapor de pressão é de 31 mmHg a 25°C. Inflamável. Inibidor adicionado para evitar autopolimerização explosiva.
Ácido crômico e cromatos (trióxido de cromo, dicromato de sódio, cromato de potássio): Altamente irritante em contato direto; ulceração grave nos olhos e na pele (úlceras de cromo) pode ocorrer. Poeiras e névoas são altamente irritantes para olhos e via aérea. Sensibilização cutânea e respiratória (asma) pode ocorrer. Trióxido de cromo é um teratógeno em animais de teste. Determinados compostos de cromo hexavalentes são carcinogênicos em animais de teste e em humanos (IARC 1). Compostos de cromo III e cromo metálico são menos fortemente associados ao câncer (IARC 3). Ver também p. 205.	0,5 mg/m³ (compostos de Cr III), 0,05 mg/m³, A1 (compostos de Cr VI hidrossolúveis), 0,01 mg/m³, A1 (compostos insolúveis de Cr IV) NIOSH CA	15 mg/m³ (Cr VI)		3 0 1 Ox (sólido)	Compostos de cromato solúveis são hidrorreativos. Cromatos são componentes comuns do cimento na fabricação de concreto.
Ácido fórmico (CAS: 64-18-6): O ácido é corrosivo; queimaduras graves podem resultar do contato dos olhos e da pele com o ácido concentrado. Vapores são altamente irritantes para olhos e via aérea. A ingestão pode produzir acidose metabólica grave. Ver "Metanol", p. 318.	5 ppm	30 ppm		3 2 0	Líquido incolor. Odor pungente e irritação ocorrem próximos do TLV e são propriedades de alerta adequadas. A pressão de vapor é de 30 mmHg a 20°C. Combustível.
Ácido fosfórico (CAS: 7664-38-2): Ácido corrosivo forte; queimaduras graves podem resultar do contato direto. Névoa ou vapores são irritantes para olhos e via aérea.	1 mg/m³	1.000 mg/m³		3 0 0	Líquido incolor, viscoso e inodoro. Solidifica a temperaturas inferiores a 20°C. A pressão de vapor é 0,03 mmHg a 20°C. Não combustível.

* N. de R.T. *Chemical abstract service number* – código numérico que identifica uma dada substância.

(C) = concentração máxima de ar (TLV-C); S = a absorção pela pele pode ser significativa; SEN = sensibilizador potencial; STEL = limite de exposição a curto prazo (15 min), A1 = carcinógeno humano confirmado pela ACGIH; A2 = carcinógeno humano suspeito pela ACGIH; A3 = carcinógeno animal pela ACGIH. ERPG = Normas de Planejamento da Resposta de Emergência (ver p. 584 para uma explicação sobre ERPG). IARC 1 = carcinógeno humano conhecido; IARC 2A = provável carcinógeno humano; IARC 2B = possível carcinógeno humano; IARC 3 = dados disponíveis insuficientes. Códigos de perigo da NFPA: H = saúde; F = fogo; R = reatividade; Ox = oxidante, W = reativo a água; 0 (nenhum) <> 4 (grave).

(continua)

TABELA IV-4 Resumo dos riscos à saúde causados por produtos químicos industriais e ocupacionais *(Continuação)*

Resumo dos perigos à saúde	TLV da ACGIH	IDLH	Códigos da NFPA H F R	Comentários
Ácido metacrílico (ácido 2-metilpropenoico [CAS: 79-41-4]): Corrosivo em contato direto; ocorrem queimaduras graves. Vapores são altamente irritantes para olhos e, possivelmente, via aérea. Com base em analogias estruturais, compostos que contêm uma porção de acrilato podem ser carcinogênicos. Não há avaliação da IARC.	20 ppm		3 2 2	Líquido com um odor acre, desagradável. A pressão de vapor é inferior a 0,1 mmHg a 20°C. Combustível. Polimeriza acima de 15°C, emitindo gases tóxicos.
Ácido nítrico (*aqua fortis*, "ácido do gravador" [CAS: 7697-37-2]): As soluções concentradas são corrosivas para olhos e pele; ocorrem queimaduras penetrantes muito graves. Vapores são altamente irritantes para olhos e via aérea; ocorreu edema pulmonar. A exposição crônica por inalação pode produzir bronquite e erosão dos dentes. Consultar também "Gases irritantes", p. 271.	2 ppm	25 ppm ERPG-1: 1 ppm ERPG-2: 6 ppm ERPG-3: 78 ppm	3 0 0 Ox (≤ 40%) 4 0 1 Ox (fumegante)	Líquido incolor, amarelo ou vermelho fumegante, com odor acre, sufocante. A pressão de vapor é de aproximadamente 62 mmHg a 25°C. Não combustível. A interação com materiais orgânicos pode liberar dióxido de nitrogênio. Ver também p. 339.
Ácido oxálico (ácido etanodioico [CAS: 144-62-7]): Ácido forte; corrosivo para os olhos e para a pele sob contato direto (p. 103). Vapores são irritantes para a via aérea. Altamente tóxico após ingestão; precipitação de cristais de oxalato de cálcio podem provocar hipocalcemia e lesão renal. Ver também p. 70.	1 mg/m³	500 mg/m³	3 1 0	Sólido incolor ou branco. Inodoro. A pressão de vapor é inferior a 0,001 mmHg a 20°C.
Ácido pícrico (2,4,6-trinitrofenol [CAS: 88-89-1]): Irritante em contato direto. A poeira mancha a pele de amarelo e pode causar dermatite de sensibilização. Os sintomas produzidos por baixo nível de exposição são cefaleia, tonturas e indisposição gastrintestinal. Pode induzir metemoglobinemia (p. 319). A ingestão pode causar hemólise, nefrite e hepatite. A coloração da conjuntiva e do humor aquoso pode conferir à visão uma tonalidade amarela. É um desacoplador fraco da fosforilação oxidativa.	0,1 mg/m³	75 mg/m³	3 4 4	Sólido ou pasta, cristalino amarelo-claro. Inodoro. A pressão de vapor é muito menor do que 1 mmHg a 20°C. Decompõe-se explosivamente acima de 120°C. Pode detonar quando se choca com algo. O contato com metais, amônia ou compostos de cálcio pode formar sais que são muito mais sensíveis à detonação quando há choque. A exposição pode ocorrer na fabricação de munições (historicamente, uma importante fonte de exposição).
Ácido propiônico (CAS: 79-09-4): Irritante para olhos e pele em contato direto com soluções concentradas; podem ocorrer queimaduras. Vapores são irritantes para olhos, pele e via aérea. Aditivo alimentar com baixa toxicidade sistêmica.	10 ppm		3 2 0	Líquido oleoso incolor, com odor pungente, um pouco rançoso. A pressão de vapor é de 10 mmHg a 39,7°C. Inflamável.

Substância	Valores	Códigos	Descrição
Ácido sulfúrico (óleo de vitriolo, H_2SO_4 [CAS: 7664-93-9]): Altamente corrosivo quando em contato direto; podem ocorrer queimaduras graves. Sua decomposição pode liberar dióxido de enxofre (p. 221). A exposição à névoa pode irritar olhos, pele e via aérea.	$0,2$ mg/m^3 (fração torácica), A2 (névoas fortes de ácido)	15 mg/m^3 ERPG-1: 2 mg/m^3 ERPG-2: 10 mg/m^3 ERPG-3: 30 mg/m^3	3 0 2 W	Líquido oleoso, denso, incolor a castanho-escuro. Inodoro. A irritação dos olhos pode ser uma propriedade de alerta adequada. Forte oxidante. A adição de água cria reação exotérmica forte. A pressão de vapor é inferior a $0,001$ mmHg a 20°C.
Ácido tioglicólico (ácido mercaptoacético [CAS: 68-11-1]): O contato do ácido concentrado com pele ou olhos provoca queimaduras graves. Vapores são irritantes para olhos e via aérea.	1 ppm, S			Líquido incolor. Odor desagradável semelhante ao do mercaptano. A pressão de vapor é de 10 mmHg a 18°C. Encontrado em algumas formulações para ondulação a frio e depilatórias.
Ácido tricloroacético (CAS: 76-03-9): Ácido forte. Proteína desnaturante. Corrosivo para olhos e pele ao contato direto. Dados insuficientes sobre carcinogenicidade (IARC 3).	1 ppm, A3			Sólido cristalino deliquescente. A pressão de vapor é de 1 mmHg a 51°C. Os produtos de decomposição térmica incluem ácido clorídrico e fosgênio.
Acrilamida (propenamida, amida acrílica [CAS: 79-06-1]): Soluções concentradas são ligeiramente irritantes. Bem absorvida por todas as vias. Uma potente neurotoxina que causa neuropatia periférica. Dermatite de contato também foi relatada. Toxicidade testicular em teste com animais. Substância carcinogênica em animais de teste (IARC 2A).	$0,03$ mg/m^3 (fração inalável e vapor), S, A3 NIOSH CA	60 mg/m^3	2 2 2	Sólido incolor. A pressão de vapor é de $0,007$ mmHg a 20°C. Não inflamável. Decompõe-se em torno de 80°C. Os produtos de decomposição incluem óxidos de nitrogênio. Monômero utilizado na síntese de materiais plásticos de poliacrilamida.
Acrilato de 2-hidroxipropila (acrilato de propilenoglicol, HPA [CAS: 999-61-1]): Altamente irritante em contato direto; pode causar queimaduras graves. Vapores são altamente irritantes para olhos e via aérea. Com base em analogias estruturais, compostos que contenham o grupo acrilato podem ser carcinogênicos. Nenhuma avaliação IARC.	$0,5$ ppm, S, SEN		3 1 2	Líquido combustível.

(C) = concentração máxima de ar (TLV-C); S = a absorção pela pele pode ser significativa; SEN = sensibilizador potencial; STEL = limite de exposição a curto prazo (15 min). A1 = carcinógeno humano confirmado pela ACGIH; A2 = carcinógeno humano suspeito pela ACGIH; A3 = carcinógeno animal pela ACGIH. ERPG = Normas de Planejamento da Resposta de Emergência (ver p. 584 para uma explicação sobre ERPG). IARC 1 = carcinógeno humano conhecido; IARC 2A = provável carcinógeno humano; IARC 2B = possível carcinógeno humano; IARC 3 = dados disponíveis insuficientes. Códigos de perigo da NFPA: H = saúde; F = fogo; R = reatividade; Ox = oxidante, W = reativo à água; 0 (nenhum) <-> 4 (grave).

(continua)

TABELA IV-4 Resumo dos riscos à saúde causados por produtos químicos industriais e ocupacionais *(Continuação)*

Resumo dos perigos à saúde	TLV da ACGIH	IDLH	Códigos da NFPA H F R	Comentários
Acrilato de etila (CAS: 140-88-5): Extremamente irritante em contato direto; podem ocorrer queimaduras graves. Sensibilizante da pele. Vapores altamente irritantes para olhos e via aérea. Em animais de teste, lesões de coração, fígado e rim foram observadas com altas doses. Substância carcinogênica em animais de teste (IARC 2B).	5 ppm NIOSH CA	300 ppm ERPG-1: 0,01 ppm ERPG-2: 30 ppm ERPG-3: 300 ppm	2 3 2	Líquido incolor. Odor acre ocorre abaixo do TLV e é uma boa propriedade de alerta. A pressão de vapor é de 29,5 mmHg a 20°C (68°F). Inflamável. Contém um inibidor para evitar autopolimerização perigosa.
Acrilato de metila (éster metílico do ácido 2-propenoico [CAS: 96-33-3]): Ácido metacrílico. Altamente irritante em contato direto; podem ocorrer queimaduras graves. Sensibilizador da pele. Vapores são altamente irritantes para olhos e via aérea. Com base em analogias estruturais, os compostos que contêm o grupo acrilato podem ser carcinogênicos (IARC 3).	2 ppm, S, SEN	250 ppm	3 3 2	Líquido incolor com odor frutado acentuado. A pressão de vapor é 68,2 mmHg a 20°C. Inibidor incluído para evitar a polimerização violenta. Pode ocorrer exposição por meio da aplicação de unhas artificiais (esculpidas).
Acrilonitrila (cianoetileno, vinil cianeto, propenonitrilo [CAS: 107-13-1]): O contato direto pode ser fortemente irritante para olhos e pele. Bem absorvida por todas as vias. Depressor do SNC em níveis elevados. Metabolizado gerando cianeto (p. 184). Superexposição aguda moderada produzirá cefaleia, fraqueza, náuseas e vômitos. Evidências de efeitos adversos no desenvolvimento fetal em doses elevadas em animais. Um agente carcinogênico em animais de teste com evidência epidemiológica limitada de carcinogenicidade em seres humanos (IARC 2B).	2 ppm, S, A3 OSHA CA NIOSH CA	85 ppm ERPG-1: 10 ppm ERPG-2: 35 ppm ERPG-3: 75 ppm	4 3 2	Líquido incolor com um odor suave. A pressão de vapor é de 83 mmHg a 20°C (68°F). Inflamável. Polimeriza rapidamente. Os produtos de decomposição térmica incluem cianeto de hidrogênio e óxidos de nitrogênio. Utilizado na fabricação de ABS (acrilonitrila-butadieno-estireno) e resinas SAN (estireno-acrilonitrila).
Acroleína (acrialdeído, 2-propenal [CAS: 107-02-8]): Altamente corrosivo; queimaduras graves nos olhos ou na pele podem ocorrer. Vapores extremamente irritantes para olhos, pele e via aérea; edema pulmonar tem sido relatado. Alterações da função pulmonar permanentes podem ocorrer; ver p. 271 (IARC 3).	0,1 ppm (C), S	2 ppm ERPG-1: 0,05 ppm ERPG-2: 0,15 ppm ERPG-3: 1,5 ppm	4 3 3	Líquido incolor ou amarelo. Odor desagradável. Irritação ocular ocorre em níveis baixos e fornece uma propriedade boa de alerta. Formado na pirólise de muitas substâncias. A pressão de vapor é de 214 mmHg a 20°C. Altamente inflamável. Subproduto de combustão comum na fumaça de incêndio.
Alacloro (CAS: 15972-60-8): Não irritante para os olhos. Levemente irritante para a pele. Sensibilizante da pele.				Amplamente utilizado como herbicida. Cristais incolores. O vapor de pressão é de 0,000022 mmHg a 25°C.

Substância			
Álcool alílico (2-propen-1-ol [CAS: 107-18-6]): Fortemente irritante para olhos e pele; queimaduras graves podem ocorrer. Vapores altamente irritantes para olhos e via aérea. Intoxicação sistêmica pode resultar de exposições dérmicas. Pode causar lesões hepática e renal.	0,5 ppm, S	20 ppm	4 3 1	Líquido incolor. Odor semelhante ao da mostarda e irritação ocorrem perto do TLV e são boas propriedades de alerta. A pressão de vapor é de 17 mmHg a 20°C. Inflamável. Usado em síntese química e como pesticida.
Álcool etílico (álcool, álcool de cereais, etanol, EtOH [CAS: 64-17-5]): Em níveis elevados, vapores são irritantes para olhos e via aérea. Depressor do SNC em níveis elevados de exposição. Forte evidência de efeitos adversos no desenvolvimento fetal em animais de teste e em seres humanos com infecção crônica (síndrome alcoólica fetal). Ver também p. 233.	1.000 ppm (STEL)	3.300 ppm [LEL]	0 3 0	Líquido incolor com odor suave e doce. A pressão de vapor é de 43 mmHg a 20°C. Inflamável.
Álcool furfurílico (CAS: 98-00-0): Ocorre absorção dérmica. Vapores são irritantes para olhos e via aérea. Depressor do SNC a níveis elevados no ar.	10 ppm, S	75 ppm	3 2 1	Líquido claro a incolor. Após a exposição à luz e ao ar, a cor muda para vermelho ou marrom. A pressão de vapor é de 0,53 mmHg a 20°C. Combustível.
Álcool isoamílico (3-metil-1-butanol [CAS: 123-51-3]): Vapores são irritantes para olhos e via aérea. Depressor do SNC em níveis elevados.	100 ppm	500 ppm	1 2 0	Líquido incolor. Odor irritante semelhante ao do álcool e irritação são boas propriedades de alerta. A pressão de vapor é de 2 mmHg a 20°C. Inflamável.
Álcool isobutílico (2-metil-1-propanol [CAS: 78-83-1]): Depressor do SNC em níveis elevados.	50 ppm, A3	1.600 ppm	1 3 0	Líquido incolor. Odor leve típico é uma boa propriedade de alerta. A pressão de vapor é de 9 mmHg a 20°C. Inflamável.
Álcool isopropílico (isopropanol, 2-propanol [CAS 67-63-0]): Os vapores produzem irritação leve dos olhos e da via aérea. Exposições elevadas podem produzir depressão do SNC. Ver também p. 114. IARC 3.	200 ppm	2.000 ppm [LEL]	1 3 0	Álcool de limpeza. Forte odor e irritação são propriedades de alerta adequadas. A pressão de vapor é de 33 mmHg a 20°C. Inflamável.

(C) = concentração máxima de ar (TLV-C); S = a absorção pela pele pode ser significativa; SEN = sensibilizador potencial; STEL = limite de exposição a curto prazo (15 min). A1 = carcinógeno humano confirmado pela ACGIH; A2 = carcinógeno humano suspeito pela ACGIH; A3 = carcinógeno animal pela ACGIH. ERPG = Normas de Planejamento da Resposta de Emergência (ver p. 584 para uma explicação sobre ERPG). IARC 1 = carcinógeno humano conhecido; IARC 2A = provável carcinógeno humano; IARC 2B = possível carcinógeno humano; IARC 3 = dados disponíveis insuficientes. Códigos de perigo da NFPA: H = saúde; F = fogo; R = reatividade; 0x = oxidante, W = reativo à água; 0 (nenhum) <> 4 (grave).

(continua)

TABELA IV-4 Resumo dos riscos à saúde causados por produtos químicos industriais e ocupacionais *(Continuação)*

Resumo dos perigos à saúde	TLV da ACGIH	IDLH	Códigos da NFPA H F R	Comentários
Álcool metílico, álcool da madeira [CAS: 67-56-1]: Ligeiramente irritante para olhos e pele. A toxicidade sistêmica pode resultar de absorção por todas as vias. Os metabólitos tóxicos são formato e formaldeído. Depressor do SNC. Os sinais e sintomas incluem cefaleia, náuseas, dor abdominal, tonturas, falta de ar, acidose metabólica e coma. Distúrbios visuais (neuropatia óptica) variam de visão turva a cegueira. Ver também p. 318.	200 ppm, S	6.000 ppm ERPG-1: 200 ppm ERPG-2: 1.000 ppm ERPG-3: 5.000 ppm	1 3 0	Líquido incolor com odor característico, forte, que é uma propriedade de alerta precária. Inflamável. Encontrado em líquidos para para-brisa e anticongelantes.
Álcool propargílico (2-propin-1-ol [CAS: 107-19-7]): Irritante para a pele após contato direto. Dermicamente bem absorvido. Depressor do SNC. Provoca lesões nos rins e no fígado em animais de teste.	1 ppm, S		4 3 3	Líquido claro a cor de palha com odor semelhante ao do gerânio. A pressão de vapor é de 11,6 mmHg a 20°C. Inflamável.
Álcool propílico (1-propanol [CAS: 71-23-8]): Vapores levemente irritantes para olhos e via aérea. Depressor do SNC. Ver também "Álcool isopropílico", p. 114.	100 ppm	800 ppm	1 3 0	Líquido volátil incolor. A pressão de vapor é de 15 mmHg a 20°C. Odor leve semelhante ao do álcool é uma propriedade de alerta adequada.
Álcool *sec*-butílico (CAS: 78-92-2): Vapores levemente irritantes para olhos e trato respiratório. Depressor do SNC em níveis elevados.	100 ppm	2.000 ppm	2 3 0	Líquido incolor. Odor agradável ocorre bem abaixo do TLV e é uma propriedade de alerta adequada. A pressão de vapor é de 13 mmHg a 20°C. Inflamável.
Álcool *sec*-butílico (CAS: 78-92-2): Vapores levemente irritantes para olhos e trato respiratório. Depressor do SNC em níveis elevados.	100 ppm	2.000 ppm	2 3 0	Líquido incolor. Odor agradável ocorre bem abaixo do TLV e é uma propriedade de alerta adequada. A pressão de vapor é de 13 mmHg a 20°C. Inflamável.
Álcool *terc*-butílico (CAS: 75-65-0): Vapores levemente irritantes para olhos e trato respiratório. Depressor do SNC em níveis elevados.	100 ppm	1.600 ppm	2 3 0	Líquido incolor. Odor semelhante ao da cânfora e irritação ocorrem ligeiramente abaixo do TLV e são boas propriedades de alerta. A pressão de vapor é de 31 mmHg a 20°C. Inflamável.
Aldicarbe (CAS: 116-06-3): Um potente inibidor de colinesterase do tipo carbamato (p. 285). Bem absorvido dermicamente (IARC 3).				A absorção sistêmica por frutas causou intoxicações em seres humanos.

Substância	Valor	Descrição
Aldrina (CAS: 309-00-2): Inseticida clorado (p. 348). Irritante menor da pele. Convulsivante. Hepatotoxina. Bem absorvido dermicamente. Evidências limitadas de carcinogenicidade em animais de teste (IARC 3).	0,05 mg/m³ (fração inalável e vapor), S, A3 NIOSH CA	25 mg/m³	Castanho a marrom-escuro. Odor químico suave. O vapor de pressão é de 0,000006 mmHg a 20°C (68°F). Não inflamável, mas se decompõe, produzindo gás cloreto de hidrogênio. A maioria dos usos foi proibida nos EUA.
α-Alumina (óxido de alumínio [CAS: 1344-28-1]): Pó incômodo e irritante físico.	1 mg/m³ (compostos de alumínio insolúveis, respiráveis)		"Pó McIntyre", predominantemente de óxido de alumínio, foi administrado anteriormente de forma intencional como um inalante para mineiros expostos à sílica, com o objetivo de prevenir doenças pulmonares, mas depois sua utilização foi interrompida por falta de eficácia.
Alumínio Métalico (CAS: 7429-90-5): Poeiras podem causar leve irritação nos olhos e na via aérea. A inalação a longo prazo de grandes quantidades de pó de alumínio fino ou de vapores de minério de alumínio (bauxita) foram associados a relatos de fibrose pulmonar (doença de Shaver). Exposições agudas em refino de alumínio ("fornos") foram associadas a respostas semelhantes à asma. Processos industriais utilizados para produzir alumínio têm sido associados a uma maior incidência de câncer em trabalhadores. Exposição não ocupacional com insuficiência renal está associada à neurotoxicidade potencial.	1 mg/m³ (compostos de metal e insolúveis, respiráveis)	0 3 1 (pó)	Oxida facilmente. Pós finos e flocos são inflamáveis e explosivos quando misturados com o ar. Reage com ácidos e soluções cáusticas, produzindo gás hidrogênio inflamável. O minério de bauxita pode conter traços de berílio.
4-Aminodifenil (p-aminobifenilo, p-fenilanilina [CAS: 92-67-1]): Potente carcinógeno da bexiga em seres humanos (IARC 1). Causa metemoglobinemia (p. 319).	S, A1 OSHA CA NIOSH CA		Cristais incolores.
2-Aminopiridina (CAS: 504-29-0): Irritante leve. Potente convulsivante do SNC em seres humanos. Muito bem absorvido por inalação e contato com a pele. Os sinais e sintomas incluem cefaleia, tonturas, náuseas, pressão arterial elevada e convulsões.	0,5 ppm	5 ppm	Sólido incolor com um odor característico e uma pressão de vapor muito baixa a 20°C. Combustível. Grande parte da experiência humana é derivada do seu uso para tratamento farmacêutico de algumas condições neurológicas.

(C) = concentração máxima de ar (TLV-C); S = a absorção pela pele pode ser significativa; SEN = sensibilizador potencial; STEL = limite de exposição a curto prazo (15 min). A1 = carcinógeno humano confirmado pela ACGIH; A2 = carcinógeno humano suspeito pela ACGIH; A3 = carcinógeno animal pela ACGIH, ERPG = Normas de Planejamento da Resposta de Emergência (ver p. 584 para uma explicação sobre ERPG); IARC 1 = carcinógeno humano conhecido; IARC 2A = provável carcinógeno humano; IARC 2B = possível carcinógeno humano; IARC 3 = dados disponíveis insuficientes. Códigos de perigo da NFPA: H = saúde; F = fogo; R = reatividade; Ox = oxidante, W = reativo à água; 0 (nenhum) <-> 4 (grave).

(continua)

TABELA IV-4 Resumo dos riscos à saúde causados por produtos químicos industriais e ocupacionais *(Continuação)*

Resumo dos perigos à saúde	TLV da ACGIH	IDLH	Códigos da NFPA H F R	Comentários
Amitrol (3-amino-1,2,4-triazol [CAS 61-82-5]): Irritante leve. Bem absorvido por inalação e contato com a pele. Mostra atividade antitireoidiana em animais de teste. Evidências de efeitos adversos sobre o desenvolvimento fetal em animais de teste em doses elevadas. Carcinógeno em animais de laboratório (IARC 3). A superexposição pode causar lesão pulmonar aguda.	0,2 mg/m³, A3 NIOSH CA			Utilizado como herbicida. Sólido cristalino. Aspecto e algumas propriedades perigosas variam com a formulação.
Amônia (CAS: 7664-41-7): Corrosivo; ocorrem queimaduras graves nos olhos e na pele. Vapores altamente irritantes para olhos e trato respiratório; edema pulmonar foi relatado. Reações graves estão associadas à amônia anidra ou a soluções de amônia concentradas (p. 116).	25 ppm	300 ppm ERPG-1: 25 ppm ERPG-2: 150 ppm ERPG-3: 750 ppm	3 1 0	Gás incolor ou solução aquosa. Odor pungente e irritação são boas propriedades de alerta. A amônia anidra é inflamável. Os produtos de degradação incluem óxidos de nitrogênio. Embora amplamente utilizada na indústria, formas concentradas são mais frequentemente encontradas na agricultura e em seu uso como refrigerante.
Anidrido acético (CAS: 108-24-7): Corrosivo; queimaduras graves nos olhos e na pele podem ocorrer. Sensibilização dérmica tem sido relatada. Vapores altamente irritantes para olhos e via aérea.	[proposto: 1 ppm]	200 ppm ERPG-1: 0,5 ppm ERPG-2: 15 ppm ERPG-3: 100 ppm	3 2 1	Líquido incolor. Odor e irritação ocorrem abaixo do TLV e são boas propriedades de alerta. A pressão de vapor é de 4 mmHg a 20°C. Inflamável. Desenvolve calor quando em contato com a água.
Anidrido ftálico (anidrido do ácido ftálico [CAS: 85-44-9]): Extremamente irritante em contato direto; ocorrem queimaduras químicas após contato prolongado. Poeiras e vapores são extremamente irritantes para via aérea. Sensibilizador potente da pele e da via aérea (asma).	1 ppm, SEN	60 mg/m³	3 1 0	Sólido cristalino branco com odor asfixiante em concentrações muito altas no ar. A pressão de vapor é de 0,05 mmHg a 20°C. Combustível. Os produtos de decomposição térmica incluem fumaças de ácido ftálico.
Anidrido maleico (2,5-furanodiona [CAS: 108-31-6]): Extremamente irritante em contato direto; podem ocorrer queimaduras graves. Vapores e névoas são extremamente irritantes para olhos, pele e via aérea. Sensibilizante da pele e da via aérea (asma). IARC 3.	[proposto: 0,01 mg/m³ (fração e vapor inalável)], SEN	10 mg/m³ ERPG-1: 0,2 ppm ERPG-2: 2 ppm ERPG-3: 20 ppm	3 1 1	Sólido incolor a branco. Odor forte e penetrante. Irritação nos olhos ocorre no TLV e é uma propriedade de alerta adequada. A pressão de vapor é de 0,16 mmHg a 20°C. Combustível.
Anidrido trimelítico (TMAN [CAS: 552-30-7]): Poeiras e vapores são extremamente irritantes para olhos, nariz, garganta, pele e via aérea. Sensibilizador respiratório potente (asma). Também pode causar hemorragia pulmonar difusa (hemossiderose pulmonar).	0,0005 mg/m³ (fração e vapor inalável), S, SEN			Sólido incolor. Hidrolisa produzindo ácido trimelítico, em soluções aquosas. A pressão de vapor é de 0,000004 mmHg a 25°C. O TMAN é um componente importante de certos revestimentos de epóxi.

Substância	Exposição	Limite	NFPA	Descrição
Anilina (aminobenzeno, fenilamina [CAS: 62-53-3]): Ligeiramente irritante para os olhos quando em contato direto, com possível lesão da córnea. Potente indutor de metemoglobinemia (p. 319). Bem absorvido por inalação e por via cutânea. Evidência limitada de carcinogênese em animais de teste (IARC 3).	2 ppm, S, A3 NIOSH CA	100 ppm	2 2 0	Líquido viscoso incolor a marrom. Odor característico de amina e irritação ocular leve ocorrem bem abaixo do TLV e são boas propriedades de alerta. A pressão de vapor é de 0,6 mmHg a 20ºC. Combustível. Produtos de degradação incluem óxidos de nitrogênio.
Antimônio e sais (tricloreto de antimônio, pentacloreto de antimônio [CAS: 7440-36-0]): Poeiras e fumaças irritantes para olhos, pele e via aérea. Toxicidade por meio de contaminação com sílica ou arsênico pode ocorrer. O trióxido de antimônio é carcinogênico em animais de teste, com evidência limitada de carcinogenicidade entre profissionais de produção de trióxido de antimônio (IARC 2B). Ver também p. 137.	0,5 mg/m³ (como Sb)	50 mg/m³ (como Sb)	3 0 1 (SbCl₅) 4 0 1 (SbF₅)	O metal é branco-prateado e tem um vapor de pressão muito baixo. Alguns sais de cloreto liberam HCl em contato com o ar.
ANTU (α-naftiltioureia [CAS: 86-88-4]): Bem absorvida pelo contato com a pele e por inalação. Edema pulmonar e lesão hepática podem resultar da ingestão. Exposições repetidas podem ferir a tireóide e as glândulas suprarrenais, produzindo hipotireoidismo. Possíveis traços de contaminação com α₂-naftilamina, uma substância carcinógena para a bexiga humana.	0,3 mg/m³, S		100 mg/m³	Pó incolor a cinza. Inodoro. Raticida. Os produtos de decomposição incluem óxidos de nitrogênio e dióxido de enxofre.
Arseniato de chumbo (CAS: 10102-48-4): Os sintomas mais comuns de intoxicação aguda são causados pelo arsênio, sendo o chumbo responsável pela toxicidade crônica. Os sintomas incluem dor abdominal, cefaleia, vômitos, diarreia, náuseas, prurido e letargia. É suspeito de ser carcinógeno. Lesão hepática e renal também pode ocorrer. IARC 2A (chumbo inorgânico). Ver "Chumbo", p. 179, e "Arsênio", p. 144.	(*Nota:* sem TLV; OSHA PEL para compostos de chumbo inorgânico: 50 µg/m³)			Pó branco frequentemente tingido de rosa. Não combustível.
Arseniato de metano monossódico (MSMA [CAS: 2163-80-6]): Herbicida arseniacal. Hepatoxina e neurotoxina auditiva.				Líquido amarelo-claro. Inodoro.

(C) = concentração máxima de ar (TLV-C); S = a absorção pela pele pode ser significativa; SEN = sensibilizador potencial; STEL = limite de exposição a curto prazo (15 min). A1 = carcinógeno humano confirmado pela ACGIH; A2 = carcinógeno humano suspeito pela ACGIH; A3 = carcinógeno animal pela ACGIH. ERPG = Normas de Planejamento da Resposta de Emergência (ver p. 584 para uma explicação sobre ERPG). IARC 1 = carcinógeno humano conhecido; IARC 2A = provável carcinógeno humano; IARC 2B = possível carcinógeno humano; IARC 3 = dados disponíveis insuficientes. Códigos de perigo da NFPA: H = saúde; F = fogo; R = reatividade; Ox = oxidante, W = reativo à água; 0 (nenhum) <-> 4 (grave).

(continua)

TABELA IV-4 Resumo dos riscos à saúde causados por produtos químicos industriais e ocupacionais *(Continuação)*

Resumo dos perigos à saúde	TLV da ACGIH	IDLH	Códigos da NFPA H F R	Comentários
Arsênio (CAS: 7440-38-2): Irritante para olhos e pele; hiperpigmentação, hiperceratose e cânceres de pele foram descritos. É um veneno celular geral. Pode causar supressão da medula óssea, neuropatia periférica e lesões gastrintestinal, hepática e cardíaca. Alguns compostos de arsênio têm efeitos adversos sobre o desenvolvimento fetal em animais de teste. Exposição ligada à pele, trato respiratório e câncer de fígado em trabalhadores (IARC 1). Ver também p. 144.	0,01 mg/m³ (como As), A1 OSHA CA NIOSH CA	5 mg/m³ (como As)		Formas elementares variam na aparência. Os cristais são cinza. Formas amorfas podem ser amarelas ou pretas. A pressão de vapor é muito baixa, cerca de 1 mmHg a 372°C.
Arsina (CAS: 7784-42-1): Agente hemolítico extremamente tóxico. Os sintomas incluem dor abdominal, icterícia, hemoglobinúria e insuficiência renal. Baixo nível de exposições crônicas relatadas como causadoras de anemia. Ver também p. 148.	0,005 ppm NIOSH CA	3 ppm ERPG-2: 0,5 ppm ERPG-3: 1,5 ppm	4 4 2	Gás incolor com um odor desagradável semelhante ao do alho. Inflamável. Os produtos de degradação incluem trióxido de arsênio e fumaças de arsênio. Utilizada na indústria de semicondutores.
Asbesto (crisotila, amosita, crocidolita, tremolita, antofilita): Efeitos da exposição incluem a asbestose (fibrose do pulmão), câncer de pulmão, mesotelioma e possível câncer do trato digestivo (IARC 1). Sinais de toxicidade geralmente levam de 15 a 30 anos para manifestar-se. Ver também p. 150.	0,1 fibra por cm³ (fibras respiráveis), A1 OSHA CA NIOSH CA			A exposição pode ocorrer por meio do trabalho de desconstrução e demolição em locais de uso anterior de asbesto.
Atrazina (2-cloro-4-etilamino-6-isopropilamino-s-triazina [CAS: 1912-24-9]): O herbicida mais fortemente utilizado de triazina. Irritante para pele e olhos. IARC 3.	5 mg/m³			Cristais incolores com pressão de vapor insignificante. Pouco sensíveis à luz.
Azida sódica (ácido hidrazoico, sal de sódio, NaN₃ [CAS: 26628-22-8]): Toxina celular potente; inibe a citocromo oxidase. Irritação nos olhos, bronquite, cefaleia, hipotensão e colapso têm sido relatados em trabalhadores superexpostos. Ver também p. 151.	0,29 mg/m³ (C) (como azida sódica), 0,11 ppm (C) (como vapor de ácido hidrazoico)			Sólido cristalino, branco e inodoro. Presente em *airbags* de veículos automotores.
Azinfos-metil (Guthion [CAS: 86-50-0]): Inseticida organofosforado anticolinesterásico de baixa potência (p. 285). Requer ativação metabólica.	0,2 mg/m³ (fração inalável e vapor), S, SEN	10 mg/m³		Sólido ceroso castanho com uma pressão de vapor insignificante. Não combustível. Os produtos de degradação incluem dióxido de enxofre, óxidos de nitrogênio e ácido fosfórico.

Substância		
Bário e compostos solúveis (CAS: 7440-39-3): Pós irritantes para olhos, pele e via aérea. Apesar de não ser típico de exposições no local de trabalho, a ingestão de sais de bário solúveis (em oposição aos compostos insolúveis usados em radiografia) estão associados à paralisia muscular. Ver também p. 155.	0,5 mg/m³ (como Ba)	50 mg/m³ (como Ba)	Compostos de bário mais solúveis (p. ex., cloreto de bário e carbonato de bário) são sólidos brancos inodoros. O bário elementar incendeia espontaneamente em contato com o ar e reage com a água formando gás hidrogênio inflamável. O carbonato de bário é um raticida; o estifinato de bário é um propulsor explosivo.
Benomil (metil-1- [butilcarbamoil] -2-benzimidazol-carbamato, Benlato [CAS: 17804-35-2]): Um carbamato inibidor da colinesterase (p. 285). Ligeiramente irritante para olhos e pele. De baixa toxicidade sistêmica em animais de teste por todas as vias. Evidência de efeitos adversos no desenvolvimento fetal em animais de teste.	1 mg/m³, SEN, A3		Sólido cristalino branco com uma pressão de vapor insignificante a 20ºC. Fungicida e acaricida. O aspecto e algumas propriedades perigosas variam com a formulação.
Benzeno (CAS: 71-43-2): Vapores levemente irritantes para olhos e via aérea. Bem absorvidos por todas as vias. Um depressor do SNC em níveis elevados. Os sintomas incluem cefaleia, náuseas, tremores, arritmias cardíacas e coma. A exposição crônica é, de modo causal, associada a depressão do sistema hematopoiético, anemia aplástica e leucemia (IARC 1). Ver também p. 156.	0,5 ppm, S, A1 OSHA CA NIOSH CA	500 ppm ERPG-1: 50 ppm ERPG-2: 150 ppm ERPG-3: 1.000 ppm	130 Líquido incolor. Odor de hidrocarboneto aromático. A pressão de vapor é de 75 mmHg a 20ºC. Inflamável. O termo genérico "benzina" é muitas vezes usado para solventes de gasolina ou semelhantes à gasolina e podem não se equiparar a matérias que contêm benzeno.
Benzidina (*p*-diaminodifenil [CAS: 92-87-5]): Extremamente bem absorvida por inalação e pela pele. Causa câncer de bexiga em trabalhadores expostos (IARC 1).	S, A1 OSHA CA NIOSH CA		Cristais sólidos brancos ou avermelhados. Os produtos de degradação incluem óxidos de nitrogênio. Encontrado em corantes, indústria de borracha e laboratórios de análise.

(C) = concentração máxima de ar (TLV-C); S = a absorção pela pele pode ser significativa; SEN = sensibilizador potencial; STEL = limite de exposição a curto prazo (15 min). A1 = carcinógeno humano confirmado pela ACGIH; A2 = carcinógeno humano suspeito pela ACGIH; A3 = carcinógeno animal pela ACGIH. ERPG = Normas de Planejamento da Resposta de Emergência (ver p. 584 para uma explicação sobre ERPG). IARC 1 = carcinógeno humano conhecido; IARC 2A = provável carcinógeno humano; IARC 2B = possível carcinógeno humano; IARC 3 = dados disponíveis insuficientes. Códigos de perigo da NFPA: H = saúde; F = fogo; R = reatividade; Ox = oxidante, W = reativo à água; 0 (nenhum) <-> 4 (grave).

(continua)

TABELA IV-4 Resumo dos riscos à saúde causados por produtos químicos industriais e ocupacionais *(Continuação)*

Resumo dos perigos à saúde	TLV da ACGIH	IDLH	Códigos da NFPA H F R	Comentários
Berílio (CAS: 7440-41-7): Exposição aguda muito alta a poeiras e fumaças provoca irritação nos olhos, na pele e na via aérea. No entanto, mais importantes são as exposições crônicas de baixo nível a poeiras de óxido de berílio, que podem produzir uma doença intersticial pulmonar chamada beriliose, uma condição semelhante à sarcoidose, que também pode ter manifestações extrapulmonares. Carcinogênico em animais de teste. Há evidência limitada de carcinogênese em humanos (IARC 1).	0,00005 ppm (fração inalável), S, SEN, A1 NIOSH CA	4 mg/m^3 (como Be) ERPG-2: 25 μg/m^3 ERPG-3: 100 μg/m^3	3 1 0	Metal ou poeiras branco-prateadas. Reage com alguns ácidos produzindo gás hidrogênio inflamável. Exposições ocorrem em trabalhadores nucleares e aeroespaciais; pode estar presente em qualquer liga de metal ou processo de fabricação de metalocerâmica; quantidades vestigiais naturalmente ocorrem na bauxita, levando à exposição na fundição de alumínio; os técnicos dentários também podem ser expostos.
Bifenilas policloradas (clorodifenilas, Aroclor 1242, PCBs): A exposição a altas concentrações é irritante para olhos, nariz e garganta. Trabalhadores cronicamente superexpostos têm cloracne e lesão hepática. Os sintomas relatados são anorexia, distúrbios gastrintestinais e neuropatia periférica. Alguns efeitos sobre a saúde podem ser causados por contaminantes ou produtos de decomposição térmica. Produz efeitos adversos no desenvolvimento fetal e na fertilidade em animais de teste. Substância carcinogênica em animais de teste (IARC 2A). Ver também p. 160.	1 mg/m^3 (cloro 42%), S NIOSH CA 0,5 mg/m^3 (cloro 54%), S, A3 NIOSH CA	5 mg/m^3 (cloro a 42% ou 54%)	2 1 0	42% clorado: líquido incolor a marrom-escuro com ligeiro odor de hidrocarboneto e pressão de vapor de 0,001 mmHg a 20°C. 54% clorado: líquido oleoso amarelo-claro com ligeiro odor de hidrocarboneto e pressão de vapor de 0,00006 mmHg a 20°C. Os produtos de decomposição térmica incluem dibenzofuranos clorados e clorodibenzodioxinas. Embora não sejam mais usados, transformadores antigos ainda podem conter PCBs.
Bifenilo (difenil [CAS: 92-52-4]): Fumaças levemente irritantes para os olhos. Superexposição crônica pode causar bronquite e lesão hepática. Neuropatia periférica e lesões do SNC também foram relatadas.	0,2 ppm	100 mg/m^3	1 1 0	Cristais brancos. Odor incomum, mas agradável. Combustível. Previamente utilizado como tratamento antimofo para papel (p. ex., no acondicionamento de cítricos). Um surto de parkinsonismo foi relatado nesse contexto.
Bis (clorometil) éter (BCME [CAS: 542-88-1]): Carcinógeno humano e animal (IARC 1).	0,001 ppm, A1 OSHA CA NIOSH CA	ERPG-2: 0,1 ppm ERPG-3: 0,5 ppm	4 3 1	Líquido incolor com um odor sufocante. A pressão de vapor é de 100 mmHg a 20°C. Usado na fabricação de resinas de troca iônica. Pode ser formado quando o formaldeído é misturado com o ácido clorídrico.

Substância	Limite	Características
Bisfenol A (BPA [CAS: 80-05-7]): Exposição crônica por meio de alimentos e contaminação ambiental pode causar efeitos adversos na reprodução e no desenvolvimento, potencialmente como um "disruptor endócrino".	NIOSH CA	Muito utilizado industrialmente como um material de partida para plásticos de carbonato, na formulação de resinas epóxi e como aditivo para outros plásticos. A exposição ocorre por meio da migração de BPA residual que não reagiu.
Bissulfeto de sódio (NaSH [CAS: 16721-80-5]): Decompõe-se na presença de água, formando sulfeto de hidrogênio (p. 378) e hidróxido de sódio (p. 103). Altamente corrosivo e irritante para olhos, pele e via aérea.		Substância cristalina, branca, com odor fraco de dióxido de enxofre.
Bissulfito de sódio (hidrossulfito de sódio, NaHSO$_3$ [CAS: 7631-90-5]): Irritante para olhos, pele e via aérea. Reações de hipersensibilidade (angiedema, broncospasmo ou anafilaxia) podem ocorrer.	5 mg/m^3	Sólido cristalino, branco, com odor fraco de dióxido de enxofre e sabor desagradável. Muito utilizado como conservante de alimentos e de produtos químicos.
Boratos (tetraborato de sódio anidro, bórax [CAS: 1303-96-4]): O contato com poeiras é altamente irritante para olhos, pele e via aérea. O contato com a umidade do tecido pode causar queimaduras térmicas, porque a hidratação de boratos gera calor. Ver também p. 69.	2 mg/m^3 (fração inalável)	Cristais sólidos brancos ou cinza-claros. Inodoro.
Brometo de etila (CAS: 74-96-4): Irritante para a pele em contato direto. Irritante para a via aérea. Depressor do SNC em níveis elevados e pode provocar arritmias cardíacas. O uso anterior como agente anestésico foi interrompido devido a lesão fatal no fígado, nos rins e miocárdica. Evidências de carcinogenicidade em animais de teste (IARC 3).	5 ppm, S, A3	2.000 ppm	2 1 0	Líquido incolor ou amarelo. Odor semelhante ao do éter é detectável apenas em níveis elevados, que são perigosos. A pressão de vapor é de 375 mmHg a 20°C. Altamente inflamável. Produtos de decomposição térmica incluem brometo de hidrogênio e bromo gasoso.
Brometo de hidrogênio (HBr [CAS: 10035-10-6]): O contato direto com soluções concentradas pode causar queimaduras típicas de ácido corrosivos. Vapores são altamente irritantes para olhos e via aérea; edema pulmonar pode ocorrer.	2 ppm (C)	30 ppm	3 0 0	Gás incolor ou líquido pressurizado. Odor acre e irritação ocorrem perto do TLV e são propriedades de alerta adequadas. Não combustível.

(C) = concentração máxima de ar (TLV-C); S = a absorção pela pele pode ser significativa; SEN = sensibilizador potencial; STEL = limite de exposição a curto prazo (15 min); A1 = carcinógeno humano confirmado pela ACGIH; A2 = carcinógeno humano suspeito pela ACGIH; A3 = carcinógeno animal pela ACGIH. ERPG = Normas de Planejamento da Resposta de Emergência (ver p. 584 para uma explicação sobre ERPG). IARC 1 = carcinógeno humano conhecido; IARC 2A = provável carcinógeno humano; IARC 2B = possível carcinógeno humano; IARC 3 = dados disponíveis insuficientes. Códigos de perigo da NFPA: H = saúde; F = fogo; R = reatividade; Ox = oxidante, W = reativo à água; 0 (nenhum) <-> 4 (grave).

(continua)

TABELA IV-4 Resumo dos riscos à saúde causados por produtos químicos industriais e ocupacionais *(Continuação)*

Resumo dos perigos à saúde	TLV da ACGIH	IDLH	Códigos da NFPA H F R	Comentários
Brometo de metila (bromometano [CAS: 74-83-9]): Causa irritação grave e queimaduras em contato direto. Vapores são irritantes para o pulmão; pode ocorrer edema pulmonar. SNC, fígado e rins são os órgãos-alvo principais; a intoxicação aguda provoca náuseas, vômitos, delírio e convulsões. Tanto a inalação quanto a exposição da pele podem causar toxicidade sistêmica. Exposições crônicas estão associadas à neuropatia periférica em humanos. Há evidência de efeitos adversos no desenvolvimento fetal em animais de teste. Evidência limitada de carcinogênese em animais de teste (IARC 3). Ver também p. 168 e "Cloropicrina" nesta tabela.	1 ppm, S NIOSH CA	250 ppm ERPG-2: 50 ppm ERPG-3: 200 ppm	3 1 0	Líquido incolor ou gás com odor leve semelhante ao do clorofórmio, que é uma propriedade de alerta precária. A cloropicrina, um lacrimejador, é frequentemente adicionada como agente de alerta. O brometo de metila foi amplamente utilizado como fumigante na agricultura e no controle de pesticidas estruturais, mas está sendo eliminado devido ao seu potencial de destruição do ozônio.
1-Brometo de n-propila, 1-BP [CAS: 106-94-5]): Hepatotoxina e toxina reprodutiva experimental. Neurotoxina humana.	10 ppm	46.000 ppm [LEL]		A pressão de vapor é de 111 mmHg a 25°C. Usado como alternativa aos solventes depletores de ozônio. Neurotoxicidade documentada após exposição ocupacional com uso de adesivo.
Brometo de vinila (CAS: 593-60-2): Em níveis altos no ar, é irritante para olhos e via aérea e depressor do SNC; toxina renal e hepática. Carcinógeno em animais (IARC 2A).	0,5 ppm, A2 NIOSH CA		2 4 1	Gás incolor, altamente inflamável, com odor característico.
Bromo (CAS: 7726-95-6): Corrosivo; podem ocorrer queimaduras graves na pele e nos olhos. Vapores altamente irritantes para olhos e trato respiratório; pode ocorrer edema pulmonar. Erupções semelhantes às que ocorrem no sarampo podem aparecer na pele várias horas após uma exposição severa.	0,1 ppm	3 ppm ERPG-1: 0,1 ppm ERPG-2: 0,5 ppm ERPG-3: 5 ppm	3 0 0 Ox	Líquido marrom-avermelhado, denso e fumegante. Limiares de odor e irritação estão abaixo do TLV e são propriedades de alerta adequadas. A pressão de vapor é de 175 mmHg a 20°C. Não combustível. Utilizado como uma alternativa ao cloro na purificação de água (p. ex., banheiras quentes).
Bromofórmio (tribromometano [CAS: 75-25-2]): Vapores altamente irritante para olhos e via aérea. Bem absorvido por inalação e pelo contato com a pele. Depressor do SNC. Pode ocorrer lesões hepática e renal. Dois testes preliminares indicaram que pode ser um carcinógeno animal (IARC 3).	0,5 ppm, A3	850 ppm		Líquido incolor a amarelo. Odor semelhante ao do clorofórmio e irritação são propriedades de alerta adequadas. A pressão de vapor é de 5 mmHg a 20°C. Não combustível. Os produtos de decomposição térmica incluem o brometo de hidrogênio e bromo.

Substância	Limites de exposição	NFPA	Observações
1,3-Butadieno (CAS: 106-99-0): Vapores levemente irritantes. Depressor do SNC em níveis muito elevados. Evidência de efeitos adversos sobre os órgãos reprodutivos e de desenvolvimento fetal em animais de teste. É um carcinógeno muito potente em animais de teste; evidência de carcinogenicidade em trabalhadores expostos (IARC 1).	2 ppm, A2 OSHA CA NIOSH CA	2.000 ppm [LEL] ERPG-1: 10 ppm ERPG-2: 200 ppm ERPG-3: 5.000 ppm	2 4 2	Gás incolor. Odor aromático leve é uma boa propriedade de alerta. Polimeriza prontamente. O inibidor 1,3-butadieno é adicionado para impedir a formação de peróxido. Utilizado na formação de estireno-butadieno e plásticos ABS (acrilonitrila-butadieno-estireno).
Butiletilcetona (3-heptanona [CAS: 106-35-4]): Ligeiramente irritante para os olhos em contato direto. Vapores irritantes para olhos e via aérea. Depressor do SNC em níveis elevados.	50 ppm	1.000 ppm	2 2 0	Líquido incolor. O odor frutado é uma boa propriedade de alerta. A pressão de vapor é de 4 mmHg a 20°C. Inflamável.
γ-Butirolactona (CAS: 96-48-0): Poucas informações sobre toxicidade em animais ou em seres humanos. Alguns relatórios indicam que os efeitos da exposição humana são semelhantes à do ácido γ-hidroxibutírico (GHB), produzindo depressão do SNC e respiratória (p. 267). IARC 3.			1 2 0	Solvente industrial. Presente em alguns removedores de esmalte "sem acetona" (agora restrito nos EUA).* Quando metabolizado, gera GHB. A pressão de vapor é de 1,5 mmHg a 20°C.
2-Butoxietanol (monobutiléter do etilenoglicol, butil cellosolve [CAS: 111-76-2]): Líquido muito irritante para os olhos e ligeiramente irritante para a pele. Vapores irritantes para olhos e via aérea. Depressor leve do SNC. Agente hemolítico em animais de teste. Bem absorvido dermicamente. Toxicidades hepática e renal em animais de teste. Toxicidade reprodutiva muito menor do que a de determinados éteres de glicol, como monometiléter do etilenoglicol. Ver também p. 235. IARC 3.	20 ppm, A3	700 ppm	3 2 0	Líquido incolor com um leve odor semelhante ao do éter. Irritação ocorre abaixo do TLV e é uma boa propriedade de alerta. A pressão de vapor é de 0,6 mmHg a 20°C. Inflamável.
Cádmio e seus compostos: Exposições agudas a fumaças e poeira podem lesionar o trato respiratório; edema pulmonar pode ocorrer. Exposições crônicas associadas principalmente a lesão renal e lesão pulmonar. Efeitos adversos sobre os testículos e no desenvolvimento fetal em animais de teste. Cádmio e alguns dos seus compostos são carcinogênicos em animais de teste. Evidências diretas limitadas para carcinogenicidade em humanos (IARC 1). Ver também p. 171.	0,01 mg/m³ (total de poeira, como Cd), 0,002 mg/m³ (fração respirável, como Cd), A2 OSHA CA NIOSH CA	9 mg/m³ (poeira e fumaças, como Cd)		Os compostos podem apresentar cores diferentes. Emite fumaça quando aquecido ou queimado. Propriedades de alerta geralmente precárias. O metal tem uma pressão de vapor de cerca de 1 mmHg a 394°C e reage com os ácidos produzindo gás hidrogênio inflamável. A "solda de prata" normalmente contém cádmio.

* N. de R. T. Não é utilizado nesta aplicação no Brasil.

(C) = concentração máxima de ar (TLV-C); S = a absorção pela pele pode ser significativa; SEN = sensibilizador potencial; STEL = limite de exposição a curto prazo (15 min). A1 = carcinógeno humano confirmado pela ACGIH; A2 = carcinógeno humano suspeito pela ACGIH; A3 = carcinógeno animal pela ACGIH. ERPG = Normas de Planejamento da Resposta de Emergência (ver p. 584 para uma explicação sobre ERPG); IARC 1 = carcinógeno humano conhecido; IARC 2A = provável carcinógeno humano; IARC 2B = possível carcinógeno humano; IARC 3 = dados disponíveis insuficientes. Códigos de perigo da NFPA: H = saúde; F = fogo; R = reatividade; Ox = oxidante, W = reativo à água; 0 (nenhum) <–> 4 (grave).

(continua)

TABELA IV-4 Resumo dos riscos à saúde causados por produtos químicos industriais e ocupacionais *(Continuação)*

Resumo dos perigos à saúde	TLV da ACGIH	IDLH	Códigos da NFPA H F R	Comentários
Canfeno clorado (toxafeno [CAS: 8001-35-2]): Moderadamente irritante em contato direto. Efeito convulsivante no SNC. Os sintomas agudos incluem náuseas, confusão, tremores e convulsões. Bem absorvido pela pele. Potencial para lesões hepática e renal. Ver também p. 348.	0,5 mg/m^3, S, A3 NIOSH CA	200 mg/m^3		Sólido de cor âmbar ceroso. As formulações variam na aparência. Odor semelhante ao da terebintina. A pressão de vapor é de cerca de 0,3 mmHg a 20ºC. O uso de agrotóxicos foi proibido nos EUA desde 1990.
Cânfora sintética (CAS: 76-22-2): Irritante para olhos e pele em contato direto. Vapores irritantes para olhos e nariz; pode causar a perda do sentido do olfato. Convulsivante em doses típicas de superdosagem por ingestão em vez de exposição industrial. Ver também p. 174.	2 ppm	200 mg/m^3	2 2 0	Sólido vítreo incolor. O odor forte, obnóxio e aromático perto do TLV é uma propriedade de alerta adequada. A pressão de vapor é de 0,18 mmHg a 20ºC. Combustível.
Caprolactama (CAS: 105-60-2): Altamente irritante para olhos e pele em contato direto. Vapores, poeiras e fumaças altamente irritantes para olhos e via aérea. Atividade convulsivante em animais de teste.	5 mg/m^3 (fração inalável e vapor)			Cristais brancos sólidos. Odor desagradável. A pressão de vapor é de 6 mmHg a 120ºC. Os produtos de degradação térmica incluem os óxidos de nitrogênio.
Captafol (Difolatan [CAS: 2425-06-01]): Poeiras irritantes para olhos, pele e via aérea. Sensibilizante da pele e do trato respiratório. Pode causar dermatite por fotoalergia. Evidências de carcinogenicidade em animais de teste (IARC 2A).	0,1 mg/m^3, S NIOSH CA			Cristais brancos sólidos. Odor pungente característico. Fungicida. Os produtos de decomposição térmica incluem cloreto de hidrogênio e óxidos de nitrogênio ou enxofre.
Carbaril (1-naftil-*N*-meticarbamato, sevin [CAS: 63-25-2]): Inibidor da colinesterase do tipo carbamato (p. 285). Evidência de efeitos adversos no desenvolvimento fetal em animais de teste com doses elevadas (IARC 3).	0,5 mg/m^3, S	100 mg/m^3		Sólido incolor branco ou cinza. Inodoro. A pressão de vapor é de 0,005 mmHg a 20ºC. Os produtos de degradação incluem óxidos de nitrogênio e metilamina.
Carbofurano (2,3-di-hidro-2, 2'-dimetil-7--benzofuranilmeticarbamato, furadan [CAS: 1563-66-2]): Inibidor da colinesterase do tipo carbamato (p. 285. Não é bem absorvido pelo contato com a pele.	0,1 mg/m^3 (fração inalável e vapor)			Cristais brancos sólidos. Inodoro. A pressão de vapor é de 0,00005 mmHg a 33ºC. Os produtos de decomposição térmica incluem óxidos de nitrogênio.

Catecol (1,2-benzenodiol [CAS: 120-80-9]): Altamente irritante em contato direto; ocorrem queimaduras graves nos olhos e na camada profunda da pele. Bem absorvido pela pele. Toxicidade sistêmica semelhante à do fenol (p. 252); no entanto, o catecol pode ter mais propensão a causar convulsões e hipertensão. Em doses elevadas, podem ocorrer lesões renal e hepática. IARC 2B.	5 ppm, S, A3	3 1 0 Cristais sólidos incolores.
Cério (óxido ou sal): Elemento terra rara. A exposição a fumaças e poeiras é associada à doença pulmonar intersticial humana.		Componente de ruge utilizado em polimento de vidro; fumaça produzida pelo uso de lâmpada a arco voltaico e aplicações especiais. Proposto como aditivo do diesel combustível.
Ceteno (etenona [CAS: 463-51-4]): Vapores extremamente irritantes para olhos e via aérea; pode ocorrer edema pulmonar, que pode ser atrasado por até 72 horas. Toxicidade semelhante à do fosgênio (p. 265), do qual ele é o análogo não clorado, tanto em magnitude como em evolução no tempo.	0,5 ppm	5 ppm Gás incolor com um odor acentuado. Polimeriza prontamente. Agente de acetilação. Hidrorreativo.
Chumbo (compostos inorgânicos, poeiras, e fumaça): Tóxico para SNC e nervos periféricos, rins e sistema hematopoiético. A toxicidade pode resultar de uma exposição aguda ou crônica. Inalação e ingestão são as principais vias de absorção. Os sinais e sintomas incluem dor abdominal, anemia, alterações do humor ou de personalidade e neuropatia periférica. Pode haver desenvolvimento de encefalopatia com os níveis sanguíneos elevados. Afeta de maneira adversa as funções reprodutivas de homens e mulheres. Produz efeitos adversos no desenvolvimento fetal em animais de laboratório. Esses compostos de chumbo inorgânicos são carcinogênicos em estudos com animais (IARC 2A). Ver também p. 179.	0,05 mg/m³, A3	100 mg/m³ (como Pb) O metal elementar é cinza-escuro. A pressão de vapor é baixa, cerca de 2 mmHg a 1.000°C. As principais fontes industriais incluem fundição, fabricação de baterias, reparo de radiadores e processamento de vidro e de cerâmica. Trabalho de construção e renovação envolvendo pinturas antigas com chumbo é outra fonte importante. Amadores e outros não assalariados que trabalham com artesanato também podem ser expostos ao chumbo (p. ex., fabricação de vitrais).

(C) = concentração máxima de ar (TLV-C); S = a absorção pela pele pode ser significativa; SEN = sensibilizador potencial; STEL = limite de exposição a curto prazo (15 min). A1 = carcinógeno humano confirmado pela ACGIH; A2 = carcinógeno humano suspeito pela ACGIH; A3 = carcinógeno animal pela ACGIH. ERPG = Normas de Planejamento da Resposta de Emergência (ver p. 584 para uma explicação sobre ERPG). IARC 1 = carcinógeno humano conhecido; IARC 2A = provável carcinógeno humano; IARC 2B = possível carcinógeno humano; IARC 3 = dados disponíveis insuficientes. Códigos de perigo da NFPA: H = saúde; F = fogo; R = reatividade; Ox = oxidante, W = reativo à água; 0 (nenhum) <-> 4 (grave).

(continua)

TABELA IV-4 Resumo dos riscos à saúde causados por produtos químicos industriais e ocupacionais *(Continuação)*

Resumo dos perigos à saúde	TLV da ACGIH	IDLH	Códigos da NFPA H F R	Comentários
Chumbo tetraetila (CAS: 78-00-2): Toxina potente do SNC. Dermicamente bem absorvida. Pode causar psicose, mania, convulsões e coma. Há relatos de contagem de espermatozoides reduzida e impotência em trabalhadores superexpostos. Consultar também "Chumbo", p. 179.	0,1 mg/m³ (como Pb), S	40 mg/m³ (como Pb)	3 2 3 W	Líquido incolor. Pode ser corado de azul, vermelho ou laranja. O odor fraco de mofo tem valor desconhecido como propriedade de alerta. A pressão de vapor é de 0,2 mmHg a 20°C. Combustível. Decompõe-se à luz. Como aditivo da gasolina, é amplamente descontinuado; forte exposição ocorreu historicamente por meio do uso inadequado da gasolina como solvente e também no uso da gasolina como substância de abuso.
Chumbo tetrametila (CAS: 75-74-1): Toxina potente do SNC, considerada semelhante ao chumbo tetraetila. Ver também "Chumbo", p. 179.	0,15 mg/m³ (como Pb), S	40 mg/m³ (como Pb)	2 3 3 W	Líquido incolor. Pode ser tingido de vermelho, laranja ou azul. O odor fraco de mofo tem valor desconhecido como propriedade de alerta. A pressão de vapor é de 22 mmHg a 20°C.
Cianamida (carbodi-imida) [CAS: 420-04-2]: Causa rubor vasomotor transitório. Altamente irritante e corrosivo para olhos e pele. Tem interação do tipo dissulfiram com o álcool, produzindo rubor, cefaleia e dispneia (p. 225).	2 mg/m³		4 1 3	Combustível. Os produtos de decomposição térmica incluem os óxidos de nitrogênio. Usado como produto químico agrícola para a regulação do crescimento de plantas.
Cianamida de cálcio (carbimida de cálcio, cal de nitrogênio [CAS: 156-62-7]): Poeiras altamente irritantes para olhos, pele e trato respiratório. Provoca dermatite de sensibilização. Sintomas sistêmicos incluem fadiga, náuseas, cefaleia, dor no peito e tremor. Uma interação semelhante à do dissulfiram com álcool (p. 225), "rubor por cianamida", pode ocorrer em trabalhadores expostos.	0,5 mg/m³			Material cristalino cinzento. Reage com a água, gerando amônia e acetileno inflamável.
Cianeto de hidrogênio (ácido cianídrico, ácido prússico, HCN [CAS: 74-90-8]): Asfixiante metabólico potente, de ação rápida, que inibe a citocromo oxidase e suspende a respiração celular. Ver também p. 184.	4,7 ppm (C), S	50 ppm ERPG-2: 10 ppm ERPG-3: 25 ppm	4 4 2 (vapores extremamente tóxicos)	Líquido incolor a azul-pálido ou gás incolor com odor doce e penetrante de amêndoa, que é uma propriedade de alerta inadequada, mesmo para aqueles sensíveis ao odor. A pressão de vapor é de 620 mmHg a 20°C. Sais de cianeto liberarão gás HCN com exposição a ácidos ou ao calor.

Ciclo-hexano (CAS: 110-82-7): Ligeiramente irritante em contato direto. Vapores são irritantes para olhos e via aérea. Depressor do SNC em níveis elevados. Animais de teste cronicamente expostos desenvolveram lesões hepática e renal.	100 ppm	1.300 ppm [LEL]	1 3 0	Líquido incolor com odor doce, semelhante ao do clorofórmio. A pressão de vapor é de 95 mmHg a 20°C. Altamente inflamável.
Ciclo-hexano (CAS: 110-82-7): Ligeiramente irritante em contato direto. Vapores são irritantes para olhos e via aérea. Depressor do SNC em níveis elevados. Animais de teste cronicamente expostos desenvolveram lesões hepática e renal.	100 ppm	1.300 ppm [LEL]	1 3 0	Líquido incolor com odor doce, semelhante ao do clorofórmio. A pressão de vapor é de 95 mmHg a 20°C. Altamente inflamável.
Ciclo-hexanol (CAS: 108-93-0): Irritante em contato direto. Vapores são irritantes para olhos e via aérea. Bem absorvido pela pele. Depressor do SNC em níveis elevados. Com base em animais de teste, pode lesionar o fígado e os rins em doses elevadas.	50 ppm, S	400 ppm	1 2 0	Líquido viscoso e incolor. Odor leve semelhante ao de cânfora. Irritação ocorre perto do TLV e é uma boa propriedade de alerta. A pressão de vapor é de 1 mmHg a 20°C. Combustível.
Ciclo-hexanona (CAS: 108-94-1): Irritante em contato direto. Os vapores irritam os olhos e a via aérea. Depressor do SNC em níveis muito elevados. Doses crônicas e moderadas causaram lesão hepática leve em animais de teste. IARC 3.	20 ppm, S, A3	700 ppm	1 2 0	Líquido amarelo-claro a pálido com odor semelhante ao de hortelã. A pressão de vapor é de 2 mmHg a 20°C. Inflamável.
Ciclo-hexeno (1,2,3,4-tetra-hidrobenzeno [CAS: 110-83-8]): Por analogia estrutural com o ciclo-hexano, pode causar irritação da via aérea. Depressor do SNC.	300 ppm	2.000 ppm	1 3 0	Líquido incolor com odor doce. A pressão de vapor é de 67 mmHg a 20°C. Inflamável. Facilmente forma peróxidos e polimeriza.
Ciclo-hexilamina (aminociclo-hexano [CAS: 108-91-8]): Corrosivo e altamente irritante em contato direto. Vapores são altamente irritantes para olhos e via aérea. Farmacologicamente ativo, possuindo atividade simpatomimética. Atividade de formação de metemoglobina fraca (p. 319). Evidências muito limitadas de efeitos adversos na reprodução em animais de teste. Estudos em animais sugerem que cérebro, fígado e rins são os órgãos-alvo.	10 ppm		3 3 0	Líquido com odor extremamente desagradável de peixe. Inflamável.

(C) = concentração máxima do ar (TLV-C); S = a absorção pela pele pode ser significativa; SEN = sensibilizador potencial; STEL = limite de exposição a curto prazo (15 min). A1 = carcinógeno humano confirmado pela ACGIH; A2 = carcinógeno humano suspeito pela ACGIH; A3 = carcinógeno animal pela ACGIH; ERPG = Normas de Planejamento da Resposta de Emergência (ver p. 584 para uma explicação sobre ERPG); IARC 1 = carcinógeno humano conhecido; IARC 2A = provável carcinógeno humano; IARC 2B = possível carcinógeno humano; IARC 3 = dados disponíveis insuficientes. Códigos de perigo da NFPA: H = saúde; F = fogo; R = reatividade; 0x = oxidante, W = reativo à água; 0 (nenhum) <-> 4 (grave).

(continua)

TABELA IV-4 Resumo dos riscos à saúde causados por produtos químicos industriais e ocupacionais (*Continuação*)

Resumo dos perigos à saúde	TLV da ACGIH	IDLH	Códigos da NFPA H F R	Comentários
Ciclonite (RDX, trinitrotrimetilenotriamina [CAS: 121-82-4]): Exposições dérmicas e de inalação afetam o SNC com sintomas de confusão, cefaleia, náuseas, vômitos, múltiplas convulsões e coma. Não tem toxicidade semelhante à do nitrato.	0,5 mg/m³, S			Sólido cristalino. A pressão de vapor é desprezível a 20°C. Os produtos de decomposição térmica incluem óxidos de nitrogênio. Explosivo. A exposição ocorre entre pessoas que trabalham com munições e militares.
Ciclopentadieno (CAS: 542-92-7): Ligeiramente irritante sob contato direto. Vapores irritantes para olhos e via aérea. Depressor do SNC em níveis elevados. Estudos em animais sugerem algum potencial de lesão renal e hepática em doses elevadas.	75 ppm	750 ppm		Líquido incolor. Odor doce, semelhante ao de aguarrás. Irritação ocorre perto do TLV e é uma propriedade boa de alerta. A pressão de vapor é elevada a 20°C. Inflamável.
Ciclopentano (CAS: 287-92-3): Ligeiramente irritante em contato direto. Vapores são irritantes para olhos e via aérea. Depressor do SNC em níveis muito elevados. Misturas de solventes que contêm ciclopentano causaram neuropatia periférica, embora isso possa estar relacionado com *n*-hexano em combinação.	600 ppm		1 3 0	Líquido incolor com um odor de hidrocarboneto leve. A pressão de vapor é cerca de 400 mmHg a 31°C. Inflamável.
Ciclotrametileno-tetranitramina (HMX, octogen [CAS: 26914-41-0]): Causa convulsões em seres humanos.				Pó branco. Inodoro. Explosivo. Quimicamente relacionado com RDX (hexa-hidro-1,3,5-trinitro-1,3,5-triazina). Pode ser uma causa potente de convulsões, mas não tão amplamente fabricado como o RDX.
Cimento Portland (mistura de silicato tricálcico, principalmente, e silicato dicálcico com alguma alumina, aluminato de cálcio e óxido de ferro): Irritante alcalino para olhos, nariz e pele; queimaduras corrosivas podem ocorrer. Exposição pesada a longo prazo foi associada a dermatite e bronquite.	1 mg/m³ (sem amianto e < 1% de sílica cristalina)	5.000 mg/m³		Pó cinzento. Inodoro. A fabricação de cimento Portland é normalmente associada à exposição ao dióxido de enxofre. O concreto é uma combinação de cimento (com cromato como aditivo) e agregados (com a areia como fonte potencial de exposição à sílica).

Substância	TLV-C	ERPG / outros	NFPA	Comentários
Cloramina (monocloramina) [CAS: 10599-90-3]): Vapores irritantes para olhos e via aérea, e podem causar pneumonite química (p. 271). O líquido é irritante para a pele. Funcionalidades químicas estreitamente relacionadas incluem dicloramina e tricloramina (tricloreto de nitrogênio). IARC 3.				Líquido incolor ou amarelo a 25°C, altamente solúvel em água. Muitas vezes, é uma mistura de mono-, di- e tricloraminas, produzido quando limpadores com branqueadores e amoníaco são combinados ou quando a urina entra em contato com água clorada. Está presente em pequenas quantidades de gás de piscinas públicas. Exposições ocupacionais incluem lavagem/embalagem e desinfecção da água.
Clordano (CAS: 57-74-9): Irritante para a pele. Efeito convulsivante no SNC. A absorção pela pele é rápida e provoca convulsões e morte. Hepatotóxico. Evidência de carcinogenicidade em animais de teste (IARC 2B). Ver também p. 348.	0,5 mg/m³, S, A3 NIOSH CA	100 mg/m³		Líquido âmbar viscoso. As formulações variam na aparência. Odor semelhante ao do cloro. A pressão de vapor é de 0,00001 mmHg a 20°C. Não combustível. Os produtos de decomposição térmica incluem cloreto de hidrogênio, fosgênio e gás de cloro. A EPA proibiu esse inseticida em 1976.
Cloreto de alilo (3-cloro-1-propeno [CAS: 107-05-1]): Altamente irritante para olhos e pele. Vapores altamente irritantes para olhos e trato respiratório. Bem absorvido pela pele, produzindo tanto irritação superficial como penetrante, e dor. Provoca lesões hepática e renal e neurotoxicidade em animais de teste. Exposições crônicas têm sido associadas a relatos de neuropatia periférica humana (IARC 3).	1 ppm, A3 [proposto: S]	250 ppm ERPG-1: 3 ppm ERPG-2: 40 ppm ERPG-3: 300 ppm	3 3 1	Líquido incolor, amarelo ou roxo. Odor pungente, desagradável e irritação ocorrem apenas nos níveis muito acima do TLV. A pressão de vapor é de 295 mmHg a 20°C. Altamente inflamável. Os produtos de degradação incluem cloreto de hidrogênio e fosgênio. Usado como um intermediário químico e na síntese de epicloridrina e glicerina.
Cloreto de benzila (α-clorotolueno, [clorometil] benzeno [CAS: 100-44-7]): Altamente irritante para pele e olhos. Lacrimejador potente. Vapores altamente irritantes para o trato respiratório. Os sintomas incluem fraqueza, cefaleia e irritabilidade. Pode prejudicar o fígado. Evidência limitada de carcinogenicidade e efeitos adversos no desenvolvimento fetal em animais de teste (IARC 2A).	1 ppm, A3	10 ppm ERPG-1: 1 ppm ERPG-2: 10 ppm ERPG-3: 50 ppm	3 2 1	Líquido incolor com odor pungente. A pressão de vapor é de 0,9 mmHg a 20°C. Combustível. Os produtos de degradação incluem fosgênio e cloreto de hidrogênio.

(C) = concentração máxima de ar (TLV-C); S = a absorção pela pele pode ser significativa; SEN = sensibilizador potencial; STEL = limite de exposição a curto prazo (15 min). A1 = carcinógeno humano confirmado pela ACGIH; A2 = carcinógeno humano suspeito pela ACGIH; A3 = carcinógeno animal pela ACGIH. ERPG = Normas de Planejamento da Resposta de Emergência (ver p. 584 para uma explicação sobre ERPG). IARC 1 = carcinógeno humano conhecido; IARC 2A = provável carcinógeno humano; IARC 2B = possível carcinógeno humano; IARC 3 = dados disponíveis insuficientes. Códigos de perigo da NFPA: H = saúde; F = fogo; R = reatividade; Ox = oxidante, W = reativo à água; 0 (nenhum) <-> 4 (grave).

(continua)

TABELA IV-4 Resumo dos riscos à saúde causados por produtos químicos industriais e ocupacionais *(Continuação)*

Resumo dos perigos à saúde	TLV da ACGIH	IDLH	Códigos da NFPA H F R	Comentários
Cloreto de cianogênio (CAS: 506-77-4): Vapores são extremamente irritantes para olhos e via aérea; edema pulmonar pode ocorrer. O cianeto interfere na respiração celular (p. 184).	0,3 ppm (C)	ERPG-2: 0,4 ppm ERPG-3: 4 ppm		Líquido incolor ou gás, com odor pungente. Os produtos de degradação térmica incluem cianeto de hidrogênio e cloreto de hidrogênio. Formado por reação com hipoclorito no tratamento de águas residuais que contém cianeto.
Cloreto de cromila (CAS: 14977-61-8): Hidrolisa em contato com a umidade produzindo trióxido de cromo, HCl, tricloreto crômico e cloro. Altamente irritante sob contato direto; queimaduras graves podem ocorrer. Névoas e vapores são altamente irritantes para olhos e via aérea. Determinados compostos de cromo VI hexavalente são carcinogênicos em animais de teste e em seres humanos. Não há avaliação da IARC. Ver também p. 205.	0,025 ppm NIOSH CA			Líquido fumegante vermelho-escuro. Hidrorreativo, produz cloreto de hidrogênio, gás cloro, ácido crômico e cloreto de cromo.
Cloreto de dimetilcarbamoil (CAS: 79-44-7): Rapidamente hidrolisado por umidade, produzindo dimetilamina, dióxido de carbono e ácido clorídrico. É provável que seja extremamente irritante em contato direto ou por inalação. Carcinógeno em animais de teste (IARC 2A).	0,005 ppm, S, A2 NIOSH CA			Líquido. Reage rapidamente com a umidade, produzindo dimetilamina e cloreto de hidrogênio.
Cloreto de etila (CAS: 75-00-3): Ligeiramente irritante para olhos e via aérea. Depressor do SNC em níveis elevados; causou arritmias cardíacas em doses anestésicas. Estudos em animais sugerem que os rins e o fígado são os órgãos-alvo em altas doses. Estruturalmente semelhante aos cloroetanos carcinogênicos. IARC 3.	100 ppm, A3, S	3.800 ppm [LEL]	2 4 0	Líquido incolor ou gás com odor pungente, semelhante ao do éter. Altamente inflamável. Os produtos de decomposição térmica incluem cloreto de hidrogênio e fosgênio.
Cloreto de hidrogênio (ácido clorídrico, ácido muriático, HCl [CAS: 7647-01-0]): O contato direto com soluções concentradas pode causar queimaduras com ácido corrosivo. Vapores são altamente irritantes para olhos e via aérea; ocorreu edema pulmonar. Ver p. 271.	2 ppm (C)	50 ppm ERPG-1: 3 ppm ERPG-2: 20 ppm ERPG-3: 150 ppm	3 0 1	Gás incolor com odor pungente e asfixiante. Ocorre irritação perto do TLV e é uma propriedade boa de alerta. Não combustível. O contato com a água, incluindo a umidade atmosférica, conduz à formação de ácido clorídrico.

Cloreto de metila (CAS: 74-87-3): Os sintomas incluem cefaleia, confusão, ataxia, convulsões e coma. Fígado, rins e medula óssea são outros órgãos-alvo. Evidência de efeitos adversos nos testículos e no desenvolvimento fetal em animais de teste, em doses elevadas (IARC 3).	50 ppm, S NIOSH CA	2.000 ppm ERPG-2: 400 ppm ERPG-3: 1.000 ppm	2 4 0	Gás incolor com odor doce e suave, que é uma propriedade de alerta precária. Altamente inflamável. Produto químico industrial anteriormente utilizado como anestésico e refrigerante.
Cloreto de metileno (dicloreto de metileno, diclorometano [CAS: 75-09-2]): Irritante em contato direto prolongado. Ocorre absorção dérmica. Vapores são irritantes para olhos e via aérea. Depressor do SNC. Pode causar arritmias cardíacas. Ocorre lesões hepática e renal em concentrações elevadas. É convertido em monóxido de carbono no corpo com resultante formação de carboxi-hemoglobina. Substância carcinogênica em animais de teste (IARC 2B). Ver também p. 189.	50 ppm, A3 OSHA CA NIOSH CA	2.300 ppm ERPG-1: 300 ppm ERPG-2: 750 ppm ERPG-3: 4.000 ppm	2 1 0	Líquido incolor denso com odor semelhante ao do clorofórmio, que é uma propriedade de alerta precária. A pressão de vapor é de 350 mmHg a 20°C. Possíveis produtos de degradação térmica incluem fosgênio e cloreto de hidrogênio. O cloreto de metileno é um solvente com muitos usos industriais e comerciais (p. ex., decapantes para móveis e produtos de limpeza do carburador).
Cloreto de vinila (CAS: 75-01-4): Irritante para olhos e via aérea em níveis elevados no ar. Degeneração das falanges distais com "acrosteólise", doença de Raynaud e esclerodermia tem sido associada a superexposições pesadas no local de trabalho. Depressor do SNC em níveis elevados; anteriormente utilizado como anestésico. Pode causar arritmias cardíacas. Provoca angiossarcoma do fígado em humanos (IARC 1).	1 ppm, A1 OSHA CA NIOSH CA	ERPG-1: 500 ppm ERPG-2: 5.000 ppm ERPG-3: 20.000 ppm	2 4 2	Gás incolor e altamente inflamável com odor doce, semelhante ao do éter. Polimeriza imediatamente. A exposição potencial atual é limitada à síntese de cloreto de vinila e à polimerização em cloreto de polvinila.
Cloreto de zinco (CAS: 7646-85-7): Cáustico e altamente irritante em contato direto; podem ocorrer queimaduras graves. Ulceração da pele exposta em decorrência de exposição a fumaças tem sido relatada. Fumaças são extremamente irritantes para a via aérea; ocorreu edema pulmonar.	1 mg/m³ (fumaça)	50 mg/m³		Pó branco ou cristais incolores que absorvem a umidade. A fumaça é branca e tem odor acre. A exposição ocorre principalmente por meio de bombas de fumaça.
Cloro (CAS: 7782-50-5): Extremamente irritante para olhos, pele e trato respiratório; queimaduras graves e edema pulmonar podem ocorrer. Os sintomas incluem lacrimejamento, dor de garganta, cefaleia, tosse e sibilo. Altas concentrações podem causar inchaço rápido dos tecidos e obstrução da via aérea por meio de edema de laringe. Ver também p. 190.	0,5 ppm	10 ppm ERPG-1: 1 ppm ERPG-2: 3 ppm ERPG-3: 20 ppm	4 0 0 Ox	Gás âmbar ou líquido amarelo-esverdeado. Odor irritante e irritação ocorrem perto do TLV e são duas boas propriedades de alerta. Pode ser formado quando produtos de limpeza ácidos são misturados com alvejantes contendo hipoclorito.

(C) = concentração máxima de ar (TLV-C); S = a absorção pela pele pode ser significativa; SEN = sensibilizador potencial; STEL = limite de exposição a curto prazo (15 min). A1 = carcinogênio humano confirmado pela ACGIH; A2 = carcinogênio humano suspeito pela ACGIH; A3 = carcinogênio animal pela ACGIH. ERPG = Normas de Planejamento da Resposta de Emergência (ver p. 584 para uma explicação sobre ERPG). IARC 1 = carcinogênio humano conhecido; IARC 2A = provável carcinogênio humano; IARC 2B = possível carcinogênio humano; IARC 3 = dados disponíveis insuficientes. Códigos de perigo da NFPA: H = saúde; F = fogo; R = reatividade; Ox = oxidante, W = reativo à água; 0 (nenhum) <-> 4 (grave).

(continua)

TABELA IV-4 Resumo dos riscos à saúde causados por produtos químicos industriais e ocupacionais *(Continuação)*

Resumo dos perigos à saúde	TLV da ACGIH	IDLH	Códigos da NFPA H F R	Comentários
1-Cloro-1-nitropropano [CAS: 600-25-9]: Com base em estudos com animais, constatou-se que possui vapores altamente irritantes para olhos e via aérea e pode causar edema pulmonar. Níveis elevados podem causar lesões no músculo cardíaco, no fígado e nos rins.	2 ppm	100 ppm	3 2 3	Líquido incolor. Odor desagradável e laceração ocorrem próximos do TLV e são boas propriedades de alerta. A pressão de vapor é de 5,8 mmHg a 20°C.
Cloroacetaldeído [CAS: 107-20-0]: Extremamente corrosivo em contato direto, resultando em queimaduras graves. Vapores extremamente irritantes para olhos, pele e via aérea.	1 ppm (C)	45 ppm		Líquido incolor com odor pungente e irritante. A pressão de vapor é de 100 mmHg a 20°C. Combustível. Polimeriza prontamente. Os produtos de decomposição térmica incluem fosgênio e cloreto de hidrogênio.
α-Cloroacetofenona (gás lacrimogênio, Mace químico [CAS: 532-27-4]): Extremamente irritante para mucosas e trato respiratório. Em caso de exposições inalatórias extremamente altas, é possível que a lesão respiratória seja menor. Potente sensibilizante da pele. Ver também p. 104.	0,05 ppm	15 mg/m^3	3 1 0	Odor forte e irritante e irritação ocorrem perto do TLV e são propriedades de alerta adequadas. A pressão de vapor é de 0,012 mmHg a 20°C. O Mace é um agente de controle comum de multidões.
Clorobenzeno (monoclorobenzeno [CAS: 108-90-7]): Irritante; queimaduras na pele podem resultar do contato prolongado. Vapores irritantes para olhos e via aérea. Depressor do SNC. Pode causar metemoglobinemia (p. 319). A exposição prolongada a níveis elevados causou lesões no fígado, no pulmão e nos rins em animais de teste.	10 ppm, A3	1.000 ppm	3 3 0	Líquido incolor. Odor aromático ocorre abaixo do TLV e é uma boa propriedade de alerta. A pressão de vapor é de 8,8 mmHg a 20°C. Inflamável. Os produtos de degradação térmica incluem o cloreto de hidrogênio e o fosgênio.
Clorobromometano (bromoclorometano, Hálon 1011 [CAS: 74-97-5]): Irritante em contato direto. Vapores levemente irritantes para olhos e via aérea. Depressor do SNC. Desorientação, náuseas, cefaleia, convulsões e coma foram relatados em alta exposição. Doses crônicas elevadas causaram lesões hepática e renal em animais de teste.	200 ppm	2.000 ppm		Líquido incolor a amarelo-pálido. Odor doce e agradável, detectável muito abaixo do TLV. A pressão de vapor é de 117 mmHg a 20°C. Os produtos de degradação térmica incluem cloreto de hidrogênio, brometo de hidrogênio e fosgênio.
Clorodifluorometano (Fréon 22 [CAS: 75-45-6]): Irritante em contato direto. Vapores levemente irritantes para olhos e trato respiratório. Depressor do SNC. Alto nível de exposição pode causar arritmias. Há evidências de efeitos adversos com doses elevadas sobre o desenvolvimento fetal em animais de teste (IARC 3). Ver também p. 266.	1.000 ppm			Gás incolor, quase inodoro. Não inflamável. Os produtos de decomposição térmica podem incluir fluoreto de hidrogênio. Resfriador amplamente utilizado comercialmente (p. ex., na indústria de frutos do mar).

Clorofórmio (triclorometano) [CAS: 67-66-3]: Ligeiramente irritante em contato direto; dermatite pode ocorrer com exposição prolongada. Vapores são ligeiramente irritantes para olhos e via aérea. Depressor do SNC. Níveis elevados (15.000 a 20.000 ppm) podem causar arritmia cardíaca e coma. Pode produzir lesão nos rins e no fígado. Evidência limitada de efeitos adversos no desenvolvimento fetal em animais de teste. Substância carcinogênica em animais de teste (IARC 2B). Ver também p. 384.	10 ppm, A3 NIOSH CA	500 ppm ERPG-2: 50 ppm ERPG-3: 5.000 ppm	2 0 0	Líquido incolor. Odor agradável e doce. Não combustível. A pressão de vapor é de 160 mmHg a 20°C (68°F). Os produtos de degradação incluem cloreto de hidrogênio, fosgênio e gás de cloro.
Clorometilmetiléter (CMME, éter meticlorometílico [CAS: 107-30-2]): Vapores irritantes para olhos e via aérea. Trabalhadores apresentam risco aumentado para câncer de pulmão, possivelmente devido à contaminação de CMME com BCME a 1 até 7% (IARC 1). Ver anteriormente.	A2 OSHA CA NIOSH CA	ERPG-2: 1 ppm ERPG-3: 10 ppm	3 3 2	Combustível. Os produtos de decomposição incluem óxidos de nitrogênio e cloreto de hidrogênio. Usado na fabricação de resinas de troca iônica.
β-Cloropreno (2-cloro-1,3-butadieno [CAS: 126-99-8]): Irritante em contato direto. Vapores irritantes para olhos e via aérea. Depressor do SNC em níveis altos. Fígado e rins são os principais órgãos-alvo. Evidências limitadas de efeitos adversos sobre o desenvolvimento fetal e sobre a reprodução masculina nos animais de teste. Evidências ambíguas de carcinogenicidade em animais de teste (IARC 2B).	10 ppm, S NIOSH CA	300 ppm	2 3 1	Líquido incolor com um odor semelhante ao do éter. A pressão de vapor é de 179 mmHg a 20°C. Altamente inflamável. Os produtos de degradação incluem cloreto de hidrogênio. Usado na fabricação de neoprene.
Cloropentafluoroetano (fluorocarbono 115 [CAS: 76-15-3]): Irritante em contato direto. Vapores levemente irritantes para olhos e via aérea. Causa coma e arritmias cardíacas, mas apenas em níveis muito elevados em animais de teste. Ver também p. 266.		1.000 ppm		Gás incolor e inodoro. Os produtos de degradação térmica incluem fluoreto de hidrogênio e cloreto de hidrogênio.

(C) = concentração máxima de ar (TLV-C); S = a absorção pela pele pode ser significativa; SEN = sensibilizador potencial; STEL = limite de exposição a curto prazo (15 min). A1 = carcinógeno humano confirmado pela ACGIH; A2 = carcinógeno humano suspeito pela ACGIH; A3 = carcinógeno animal pela ACGIH. ERPG = Normas de Planejamento da Resposta de Emergência (ver p. 584 para uma explicação sobre ERPG). IARC 1 = carcinógeno humano conhecido; IARC 2A = provável carcinógeno humano; IARC 2B = possível carcinógeno humano; IARC 3 = dados disponíveis insuficientes. Códigos de perigo da NFPA: H = saúde; F = fogo; R = reatividade; Ox = oxidante, W = reativo à água; 0 (nenhum) <-> 4 (grave).

(continua)

TABELA IV-4 Resumo dos riscos à saúde causados por produtos químicos industriais e ocupacionais *(Continuação)*

Resumo dos perigos à saúde	TLV da ACGIH	IDLH	Códigos da NFPA H F R	Comentários
Cloropicrina (tricloronitrometano [CAS: 76-06-2]): Extremamente irritante em contato direto; podem ocorrer queimaduras graves. Vapores extremamente irritantes para olhos, pele e via aérea; edema pulmonar tardio tem sido relatado. Lesões nos rins e no fígado têm sido observadas em animais de teste.	0,1 ppm	2 ppm ERPG-1: 0,1 ppm ERPG-2: 0,3 ppm ERPG-3: 1,5 ppm	4 0 3	Líquido incolor e oleoso. Odor forte e penetrante e lacrimejamento ocorrem perto do TLV e são boas propriedades de alerta. A pressão de vapor é de 20 mmHg a 20°C. Os produtos de degradação incluem óxidos de nitrogênio, fosgênio, cloreto de nitrosila e gás cloro. Utilizado como fumigante e também como aditivo devido as suas propriedades de alerta. Historicamente utilizado como agente químico de guerra na Primeira Guerra Mundial.
Clorpirifós (Dursban, 0,0-dietil-0-[3,5, 6-tricloro-2-piridinil] [CAS: 2921-88-2]): Inibidor da colinesterase do tipo organofosforado (p. 285). Há relato de neuropatia periférica.	0,1 mg/m³, S (fração inalável e vapor)			Cristais brancos sólidos. A pressão de vapor é de 0,00002 mmHg a 25°C.
Cobalto e compostos: Irritante em contato direto; dermatite e sensibilização da pele podem ocorrer. Fumaças e poeiras irritam a via aérea; pneumonite intersticial crônica e sensibilização da via aérea relatada. Cardiotoxicidade é associada à ingestão, mas não foi bem documentada com exposições ocupacionais. Evidência de carcinogenicidade em animais de teste (IARC 2B).	0,02 mg/m³ (compostos elementares e inorgânicos, como Co), A3	20 mg/m³ (como Co)		O cobalto elementar é um sólido preto ou cinzento, inodoro, com pressão de vapor desprezível. O "metal duro" usado em moagens e cortes especializados é um amálgama de carbeto de tungstênio-cobalto e provoca um padrão específico de pneumonite (de células gigantes).
Compostos de tântalo (como Ta): Possui baixa toxicidade aguda. Poeiras são levemente irritantes para os pulmões.		2.500 mg/m³ (poeiras de metal e óxido, como Ta)		O metal é um sólido cinza-escuro, mas é branco-platinado, se polido. Inodoro. O pentóxido de tântalo é um sólido incolor. Usado em ligas aeroespaciais e outras ligas especializadas.
Compostos de urânio: Muitos sais são irritantes para a via aérea; os sais solúveis são toxinas renais potentes. O urânio é um elemento pouco radioativo (emissor alfa); decompõe-se no radionuclídeo tório 230. O urânio tem potencial para causar lesão por radiação nos pulmões, nos linfonodos traqueobrônquicos, na medula óssea e na pele.	0,2 mg/m³ (compostos solúveis e insolúveis, como U), A1 NIOSH CA	10 mg/m³		Metal denso, branco-prateado, brilhante. Pós finamente divididos são pirofóricos. Radioativo (ver p. 367). Armamento contendo urânio depletado tem sido fonte potencial de exposição (p. ex., estilhaços retidos).

Substância	Limite	Descrição
Compostos de zircônio (óxido de zircônio, ZrO_2; oxicloreto de zircônio, ZrOCl; tetracloreto de zircônio, $ZrCl_4$): Os compostos de zircônio têm geralmente baixa toxicidade. Alguns compostos são irritantes: o tetracloreto de zircônio libera HCl ao entrar em contato com a umidade. Granulomas causados pela utilização de desodorantes contendo zircônio têm sido observados. Sensibilização da pele não tem sido relatada.	5 mg/m³ (como Zr) 50 mg/m³ (como Zr)	A forma elementar é um pó azul-escuro ou um metal branco-acinzentado brilhante. O pó finamente dividido pode ser inflamável.
Compostos e fumaça de manganês (CAS: 7439-96-5): A superexposição crônica resulta em toxicidade do SNC, que se manifesta como psicose, e que pode ser seguida por uma toxicidade progressiva, que se manifesta como parkinsonismo (manganismo). Ver também p. 309.	[proposto: 0,2 mg/m³ (fração inalável elementar, como Mn), 0,02 mg/m³ (compostos inorgânicos, como Mn)] 500 mg/m³ (compostos de Mn, como Mn)	O metal elementar é um sólido cinza, duro e quebradiço. Outros compostos podem variar em aparência. A exposição ocorre na mineração e moagem do metal, na produção de aço e ferro-manganês, por meio de solda a arco elétrico.
Creosoto (creosoto de alcatrão de carvão [CAS: 8001-58-9]): Irritante primário, fotossensibilizador e corrosivo. O contato visual direto pode causar ceratite grave e cicatrização da córnea. O contato prolongado com a pele pode causar acne química, alterações de pigmentação e queimaduras graves penetrantes. A exposição às fumaças ou aos vapores causa irritação das mucosas e do trato respiratório. Toxicidade sistêmica resulta de compostos fenólicos e cresólicos. Lesão hepática e renal pode ocorrer com exposição pesada. É carcinógeno em animais de teste. Há algumas evidências de carcinogenicidade em seres humanos (IARC 2A). Ver também "Compostos fenólicos e afins", p. 252.	NIOSH CA 2 2 0	Líquido oleoso e escuro. A aparência e algumas propriedades perigosas variam com a formulação. Odor forte e penetrante de fumaça. Combustível. O creosoto é produzido pela destilação fracionada do alcatrão de carvão. Ver entrada em voláteis do breu de alcatrão de carvão. O "creosoto" derivado de plantas é um material diferente que foi utilizado como agente medicinal no passado e não têm o mesmo potencial carcinogênico.

(C) = concentração máxima de ar (TLV-C); S = a absorção pela pele pode ser significativa; SEN = sensibilizador potencial; STEL = limite de exposição a curto prazo (15 min). A1 = carcinógeno humano confirmado pela ACGIH; A2 = carcinógeno humano suspeito pela ACGIH; A3 = carcinógeno animal pela ACGIH. ERPG = Normas de Planejamento da Resposta de Emergência (ver p. 584 para uma explicação sobre ERPG). IARC 1 = carcinógeno humano conhecido; IARC 2A = provável carcinógeno humano; IARC 2B = possível carcinógeno humano; IARC 3 = dados disponíveis insuficientes. Códigos de perigo da NFPA: H = saúde; F = fogo; R = reatividade; Ox = oxidante, W = reativo à água; 0 (nenhum) <-> 4 (grave).

(continua)

TABELA IV-4 Resumo dos riscos à saúde causados por produtos químicos industriais e ocupacionais   *(Continuação)*

Resumo dos perigos à saúde	TLV da ACGIH	IDLH	Códigos da NFPA H F R	Comentários
Cresol (metilfenol, ácido cresílico, hidroximetilbenzeno [CAS: 1319-77-3]): Corrosivo. O contato com pele e olhos pode causar queimaduras graves. A exposição pode ser prolongada devido à ação anestésica local sobre a pele. Bem absorvido por todas as vias. A absorção dérmica é uma via importante de intoxicação sistêmica. Induz metemoglobinemia (p. 319). Depressor do SNC. Os sintomas incluem cefaleias, náuseas e vômitos, zumbido, tontura, fraqueza e confusão. Lesões pulmonar, hepática e renal graves podem ocorrer. Ver também "Compostos fenólicos e afins", p. 252.	20 mg/m³ (fração inalável e vapor), S	250 ppm	3 2 0 (orto) (3 2 0) (meta, para)	Líquido incolor, amarelo ou rosa com odor fenólico. A pressão de vapor é de 0,2 mmHg a 20°C. Combustível.
Cromato de chumbo (cromo amarelo [CAS: 7758-97-6]): A toxicidade pode resultar tanto dos componentes do cromo como do chumbo. O cromato de chumbo é suspeito de ser um carcinógeno humano devido à carcinogenicidade do cromo hexavalente e dos compostos de chumbo inorgânicos (IARC 1). Ver "Chumbo", p. 179, e "Cromo", p. 205.	0,05 mg/m³ (como Pb), A2 0,012 mg/m³ (como Cr), A2			Pigmento amarelo em pó ou em forma de cristal.
Cromatos de zinco (cromato de zinco básico, ZnCrO₄; cromato de potássio de zinco, K₂Zn₂ (CrO₄)₂; zinco amarelo): Contém cromo hexavalente, que está associado a câncer de pulmão em trabalhadores. Ver também p. 205.	0,01 mg/m³ (como Cr), A1			O cromato de zinco básico é um pigmento amarelo; os dicromatos são de cor laranja.
Cromo metálico e sais de cromo insolúveis: Irritante em contato direto com pele e olhos; pode ocorrer dermatite. Ligas de ferrocromo possivelmente associadas a mudanças pneumoconióticas. Ver também p. 205.	0,5 mg/m³ (metal, como Cr), 0,01 mg/m³, A1 (compostos de Cr VI, como Cr) OSHA CA (Cr VI)	250 mg/m³ (compostos de Cr II) 25 mg/m³ (compostos de Cr III) 250 mg/m³ (metal de Cr)		Cromo metálico, brilho de prata; cromita de cobre, azul-esverdeado sólido. Inodoro.
Crotonaldeído (2-butenal [CAS: 4170-30-3]): Altamente irritante em contato direto; queimaduras graves podem ocorrer. Vapores altamente irritantes para olhos e edema pulmonar tardio pode ocorrer. Evidências de carcinogenicidade em animais de teste (IARC 3).	0,3 ppm (C), S, A3	50 ppm ERPG-1: 0,2 ppm ERPG-2: 5 ppm ERPG-3: 15 ppm	4 3 2	Líquido incolor a cor de palha. Odor pungente e irritante ocorre abaixo do TLV e é uma propriedade de alerta adequada. Um agente de alerta é adicionado aos gases combustíveis. A pressão de vapor é de 30 mmHg a 20°C. Inflamável. Polimeriza quando aquecido.

Crufomato (4-*terc*-butil-2-clorofenil-*N*-metil-*O*-metilfosforamidato [CAS: 299-86-5]): Inibidor organofosforado da colinesterase (p. 285).	5 mg/m³		Cristais ou óleo amarelo. Odor pungente. Inflamável.
Cumeno (isopropilbenzeno [CAS: 98-82-8]): Ligeiramente irritante em contato direto. Depressor do SNC em níveis moderados. Bem absorvido pela pele. Efeitos adversos no desenvolvimento fetal em ratos em doses elevadas.	50 ppm	900 ppm [LEL]	2 3 1	Líquido incolor. Odor forte e aromático abaixo do TLV é uma boa propriedade de alerta. A pressão de vapor é de 8 mmHg a 20°C. Inflamável.
DDT (dicloro-difenil-tricloroetano [CAS: 50-29-3]): Poeiras são irritantes para os olhos. A ingestão pode causar tremores e convulsões. A exposição crônica de baixo nível resulta em bioacumulação. Carcinógeno em animais de teste (IARC 2B). Ver também p. 348.	1 mg/m³, A3 NIOSH CA	500 mg/m³		Cristais sólidos incolores, brancos ou amarelos com ligeiro odor aromático. A pressão de vapor é de 0,0000002 mmHg a 20°C. Combustível. Proibido para uso nos EUA em 1973.
Decaborano (CAS: 17702-41-9): Toxina potente do SNC. Os sintomas incluem cefaleia, tonturas, náuseas, perda de coordenação e fadiga, podendo demorar de 1 a 2 dias para surgirem; convulsões ocorrem em intoxicações mais graves. Intoxicações sistêmicas podem resultar da absorção dérmica. Estudos em animais sugerem potencial para lesão hepática e renal.	0,05 ppm, S	15 mg/m³	3 2 2 W	Cristais sólidos incolores com odor pungente. A pressão de vapor é de 0,05 mmHg a 25°C. Combustível. Reage com a água, produzindo gás hidrogênio inflamável. Usado como aditivo de combustível de foguete e como agente de vulcanização da borracha.
Demeton (Systox, mercaptofós [CAS: 8065-48-3]): Inibidor organofosforado da colinesterase (p. 285).	0,05 mg/m³ (fração inalável e vapor), S	10 mg/m³		Odor semelhante ao de enxofre. Pressão de vapor muito baixa a 20°C. Os produtos de decomposição térmica incluem óxidos de enxofre.
Destilados de petróleo (nafta de petróleo, éter de petróleo): Vapores são irritantes para olhos e via aérea. Depressor do SNC. Se *n*-hexano, benzeno ou outros contaminantes tóxicos estiverem presentes, esses riscos devem ser abordados. Ver também p. 275.		1.100 ppm [LEL]	1 4 0 (éter de petróleo)	Líquido incolor. Odor semelhante ao de querosene em níveis abaixo do TLV serve como propriedade de alerta. Altamente inflamável. A pressão de vapor é de cerca de 40 mmHg a 20°C.
Di-hidrocloreto de piperazina (CAS: 142-64-3): Irritante em contato direto; podem ocorrer queimaduras. Sensibilizador moderado da pele e da via aérea. Náuseas, vômitos e diarreia são efeitos colaterais advindos do uso medicinal. A superdosagem tem causado confusão, letargia, coma e convulsões.	(proposto: remoção da lista de TLVs)			Sólido cristalino branco com leve odor de peixe. Usado internacionalmente como anti-helmíntico (ascaricida).

(C) = concentração máxima de ar (TLV-C); S = a absorção pela pele pode ser significativa; SEN = sensibilizador potencial; STEL = limite de exposição a curto prazo (15 min). A1 = carcinógeno humano confirmado pela ACGIH; A2 = carcinógeno humano suspeito pela ACGIH; A3 = carcinógeno animal pela ACGIH. ERPG = Normas de Planejamento da Resposta de Emergência (ver p. 584 para uma explicação sobre ERPG). IARC 1 = carcinógeno humano conhecido; IARC 2A = provável carcinógeno humano; IARC 2B = possível carcinógeno humano; IARC 3 = dados disponíveis insuficientes. Códigos de perigo da NFPA: H = saúde; F = fogo; R = reatividade; Ox = oxidante, W = reativo à água; 0 (nenhum) <-> 4 (grave).

(continua)

TABELA IV-4 Resumo dos riscos à saúde causados por produtos químicos industriais e ocupacionais *(Continuação)*

Resumo dos perigos à saúde	TLV da ACGIH	IDLH	Códigos da NFPA H F R	Comentários
Di-isobutilcetona (2,6-dimetil-4-heptanona [CAS: 108-83-8]): Ligeiramente irritante em contato direto. Vapores irritam levemente olhos e trato respiratório. Depressor do SNC em níveis elevados.	25 ppm	500 ppm	1 2 0	Líquido incolor com odor fraco semelhante ao do éter. A pressão de vapor é de 1,7 mmHg a 20°C.
Di-isocianato de isoforona (CAS: 4098-71-9): Com base em estudos em animais, mostrou-se extremamente irritante em contato direto; queimaduras graves podem ocorrer. Por analogia com outros isocianatos, é provável que vapores ou névoas sejam potentes sensibilizadores respiratórios, causando asma. Ver também p. 300.	0,005 ppm		2 1 1 W	Líquido incolor a amarelo-pálido. A pressão de vapor é de 0,0003 mmHg a 20°C. Possíveis produtos de decomposição térmica incluem óxidos de nitrogênio e cianeto de hidrogênio.
Di-isopropilamina (CAS: 108-18-9): Corrosivo. Altamente irritante em contato direto; queimaduras graves podem ocorrer. Vapores são muito irritantes para olhos e via aérea. Trabalhadores expostos a níveis de 25-50 ppm relataram visão turva, náuseas e cefaleia.	5 ppm, S	200 ppm	3 3 0	Líquido incolor com odor semelhante ao da amônia. A pressão de vapor é de 60 mmHg a 20°C. Inflamável. Os produtos de decomposição térmica incluem óxidos de nitrogênio.
Diacetila (CAS: 625-34-3): Irritante para olhos, pele e via aérea. Toxicidade respiratória, produzindo bronquiolite obliterante em profissionais expostos ("pulmão de pipoca" dos trabalhadores).				A pressão de vapor é 56,8 mm Hg a 25°C. Agente aromatizante artificial da manteiga. Removido das pipocas de micro-ondas nos EUA, mas ainda usado industrialmente e como aditivo para outros produtos.
Diacetona álcool (4-hidroxi-4-metil-2-pentanona [CAS: 123-42-2]): Irritante em contato direto. Vapores são muito irritantes para olhos e via aérea. Depressor do SNC em níveis elevados. Possivelmente há alguma atividade hemolítica.	50 ppm	1.800 ppm [LEL]	1 2 0	Líquido incolor com odor agradável. A pressão de vapor é de 0,8 mmHg a 20°C. Inflamável.
Diazinon (O,O-dietil-O-2-isopropil-4-metil-6-pirimidinil tiofosfato [CAS: 333-41-5]): Inibidor organofosforado da colinesterase (p 312). Bem absorvido dermicamente. Evidências limitadas de efeitos adversos sobre a reprodução masculina e desenvolvimento fetal em animais de teste em doses elevadas.	0,01 mg/m³ (fração inalável e vapor), S			Graus comerciais são líquidos amarelos a marrons com odor fraco. A pressão de vapor é de 0,00014 mmHg a 20°C. Os produtos de decomposição térmica incluem óxidos de nitrogênio e de enxofre.

Diazometano (azimetileno, diazirina [CAS: 334-88-3]): Extremamente irritante para olhos e via aérea; edema pulmonar foi relatado. Sintomas imediatos incluem tosse, dor no peito e dificuldade respiratória. Um potente agente metilante e sensibilizador respiratório. IARC 3.	0,2 ppm, A2		2 ppm	Gás amarelo com odor de mofo. Misturas de ar e líquidos comprimidos podem ser explosivos quando aquecidos ou submetidos a choque. Usado como agente metilante em síntese química.
Diborano (hidreto de boro [CAS: 19287-45-7]): Extremamente irritante para a via aérea; edema pulmonar pode ocorrer. Exposições repetidas foram associadas a cefaleia, fadiga e tonturas; fraqueza muscular ou tremores; e calafrios ou febre. Estudos em animais sugerem que o fígado e os rins são também órgãos-alvo.	0,1 ppm		15 ppm ERPG-2: 1 ppm ERPG-3: 3 ppm	4 4 3 W	Gás incolor. Odor muito desagradável nauseantemente doce. Altamente inflamável. Hidrorreativo; inflama-se espontaneamente com o ar úmido em temperatura ambiente. Agente redutor forte. Os produtos de degradação incluem vapores de óxido de boro. Utilizado na indústria de microeletrônica. Reage violentamente com agentes extintores halogenados.*
Dibrometo de etileno (1,2-dibromoetano, EDB [CAS: 106-93-4]): Altamente irritante em contato direto; ocorrem queimaduras graves. Altamente tóxico por todas as vias. Vapores altamente irritantes para olhos e via aérea. Lesões hepática e renal graves podem ocorrer. Depressor do SNC. Efeitos adversos nos testículos em animais de teste e, possivelmente, em seres humanos. Substância carcinogênica em animais de teste (IARC 2A). Ver p. 214.	S, A3 NIOSH CA		100 ppm	3 0 0	Líquido ou sólido incolor. Odor leve e doce é uma propriedade de alerta precária. A pressão de vapor é de 11 mmHg a 20°C. Não combustível. Os produtos de degradação térmica incluem brometo de hidrogênio e gás bromo. Fumigante e químico intermediário utilizado na síntese orgânica.
1,2-Dibromo-2,2-dicloroetildimetilfosfato (naled, Dibrom [CAS: 300-76-5]): Agente anticolinesterásico organofosforado (p. 285). Altamente irritante sob contato; lesão ocular é provável. Sensibilização dérmica pode ocorrer. Bem absorvido dermicamente; espasmo muscular localizado ocorre em poucos minutos de contato.	0,1 mg/m³ (fração inalável e vapor), S, SEN		200 mg/m³		Tem odor pungente. A pressão de vapor é de 0,002 mmHg a 20°C. Não combustível. Os produtos de decomposição térmica incluem brometo de hidrogênio, cloreto de hidrogênio e ácido fosfórico.
1,2-Dibromo-3-cloropropano (DBCP [CAS: 96-12-8]): Irritante para olhos e via aérea. Causou esterilidade (aspermia, oligospermia) em homens superexpostos. Bem absorvido pelo contato com a pele e por inalação. Carcinogênico em animais de teste (IARC 2B).	OSHA CA NIOSH CA				Líquido marrom com odor pungente. Combustível. Os produtos de decomposição térmica incluem brometo de hidrogênio e cloreto de hidrogênio. Não é mais usado como pesticida nos EUA.

* N. de R.T. Extintores de incêndio que empregam o composto Hálon 1301.

(C) = concentração máxima do ar (TLV-C); S = a absorção pela pele pode ser significativa; SEN = sensibilizador potencial; STEL = limite de exposição a curto prazo (15 min). A1 = carcinógeno humano confirmado pela ACGIH; A2 = carcinógeno humano suspeito pela ACGIH; A3 = carcinógeno animal pela ACGIH. ERPG = Normas de Planejamento da Resposta de Emergência (ver p. 584 para uma explicação sobre ERPG). IARC 1 = carcinógeno humano conhecido; IARC 2A = provável carcinógeno humano; IARC 2B = possível carcinógeno humano; IARC 3 = dados disponíveis insuficientes. Códigos de perigo da NFPA: H = saúde; F = fogo; R = reatividade; Ox = oxidante, W = reativo à água; 0 (nenhum) <-> 4 (grave).

(continua)

TABELA IV-4 Resumo dos riscos à saúde causados por produtos químicos industriais e ocupacionais (*Continuação*)

Resumo dos perigos à saúde	TLV da ACGIH	IDLH	Códigos da NFPA H F R	Comentários
Dibutil ftalato (CAS: 84-74-2): Ligeiramente irritante em contato direto. A ingestão produziu náuseas, tonturas, fotofobia e lacrimejamento, mas sem efeitos permanentes. Efeitos adversos no desenvolvimento fetal e na reprodução masculina em animais de teste em doses muito elevadas.	5 mg/m^3	4.000 mg/m^3	2 1 0	Líquido oleoso e incolor, com odor aromático leve. A pressão de vapor é menor que 0,01 mmHg a 20°C. Combustível.
Dicloreto de propileno (1,2-dicloropropano [CAS: 78-87-5]): Vapores são muito irritantes para olhos e via aérea. Causou depressão do SNC e lesões hepática e renal graves em doses modestas em estudos com animais. Houve toxicidade testicular em altas doses em animais de teste.	10 ppm, SEN NIOSH CA	400 ppm	2 3 0	Líquido incolor. Odor semelhante ao do clorofórmio é considerado uma propriedade de alerta adequada. A pressão de vapor é de 40 mmHg a 20°C. Inflamável. Os produtos de decomposição térmica incluem cloreto de hidrogênio. É um nematicida agrícola.
1,1-Dicloro-1-nitroetano (CAS: 594-72-9): Com base nos estudos com animais, é altamente irritante quando em contato direto. Vapores são altamente irritantes para olhos, pele e via aérea; pode ocorrer edema pulmonar. Em animais de teste, doses letais também lesionaram o fígado, o coração e os rins.	2 ppm	25 ppm	3 2 3	Líquido incolor. Odor desagradável e lacrimejamento ocorrem apenas em níveis perigosos e são propriedades de alerta precárias. A pressão de vapor é de 15 mmHg a 20°C.
1,3-Dicloro-5,5-dimetil-hidantoína (Halane, Dactin [CAS: 118-52-5]): Libera ácido hipocloroso e gás cloro (p. 190) em contato com a umidade. O contato direto com poeira ou soluções concentradas é irritante para olhos, pele e via aérea.	0,2 mg/m^3	5 mg/m^3		Sólido branco com odor semelhante ao do cloro. Odor e irritação nos olhos ocorrem abaixo do TLV e são propriedades de alerta adequadas. Não combustível. Os produtos de decomposição térmica incluem cloreto de hidrogênio, fosgênio, oxidos de nitrogênio e gás cloro.
1,2-Dicloroacetileno (CAS: 7572-29-4): Vapores são extremamente irritantes para olhos e via aérea; pode ocorrer edema pulmonar. A toxicidade do SNC inclui náuseas e cefaleia, vômitos, envolvimento do nervo trigêmeo e músculos faciais, e surtos de herpes facial. Evidência limitada de carcinogenicidade em animais de teste (IARC 3).	0,1 ppm (C), A3 NIOSH CA			Líquido incolor.

3,3'-Diclorobenzidina (CAS: 91-94-1): Bem absorvido por via cutânea. Estudos em animais sugerem que lesão grave nos olhos e irritação da via aérea podem ocorrer. Potente carcinógeno em animais de teste (IARC 2B).	S, A3 OSHA CA NIOSH CA		Formato de agulhas cristalinas, odor fraco.
Diclorodifluorometano (Fréon 12, fluorocarbono 12 [CAS: 75-71-8]): Irritante leve de olhos e via aérea. Exposições extremamente elevadas (p. ex; 100.000 ppm) podem provocar arritmias cardíacas e coma. Ver também p. 266.	1.000 ppm	15.000 ppm	Gás incolor. Odor semelhante ao do éter é uma propriedade de alerta precária. A pressão de vapor é de 5,7 mmHg a 20°C. Não combustível. Decompõe-se lentamente em contato com a água ou com o calor, produzindo cloreto de hidrogênio, fluoreto de hidrogênio e fosgênio.
1,2-Dicloroetano (dicloreto de etileno [CAS: 107-06-2]): Irritante quando em contato prolongado; queimaduras podem ocorrer. Bem absorvido dermicamente. Vapores são irritantes para olhos e via aérea. Depressor do SNC em níveis elevados; pode estar associado à encefalopatia tóxica crônica. Pode causar arritmias cardíacas. Lesões hepática e renal grave têm sido relatadas. Carcinogênico em animais de teste (IARC 2B).	10 ppm NIOSH CA	50 ppm ERPG-1: 50 ppm ERPG-2: 200 ppm ERPG-3: 300 ppm	2 3 0 Inflamável. Os produtos de decomposição térmica incluem cloreto de hidrogênio e fosgênio. Solvente industrial amplamente utilizado.
1,1-Dicloroetano (cloreto de etilideno [CAS: 75-34-3]): Irritante leve para olhos e pele. Vapores irritantes para via aérea. Depressor do SNC em níveis elevados. Por analogia com o seu isômero 1,2-, pode causar arritmias cardíacas. Estudos em animais sugerem algum potencial para lesão renal e hepática.	100 ppm	3.000 ppm	1 3 0 Líquido incolor e oleoso. Odor semelhante ao do clorofórmio ocorre no TLV. A pressão de vapor é 182 mmHg a 20°C. Inflamável. Os produtos de decomposição térmica incluem cloreto de vinila, cloreto de hidrogênio e fosgênio.
1,2-Dicloroetileno (1,2-dicloroetano, dicloreto de acetileno [CAS: 540-59-0]): Vapores são levemente irritantes para a via aérea. Depressor do SNC em níveis elevados; era utilizado como agente anestésico. Pode causar arritmias cardíacas. Ligeiramente hepatotóxico.	200 ppm	1.000 ppm	1 3 2 Líquido incolor com odor ligeiramente acre, semelhante ao do éter ou do clorofórmio. A pressão de vapor é cerca de 220 mmHg a 20°C. Os produtos de decomposição térmica incluem cloreto de hidrogênio e fosgênio.

(C) = concentração máxima de ar (TLV-C); S = a absorção pela pele pode ser significativa; SEN = sensibilizador potencial; STEL = limite de exposição a curto prazo (15 min). A1 = carcinógeno humano confirmado pela ACGIH; A2 = carcinógeno humano suspeito pela ACGIH; A3 = carcinógeno animal pela ACGIH. ERPG = Normas de Planejamento da Resposta de Emergência (ver p. 584 para uma explicação sobre ERPG). IARC 1 = carcinógeno humano conhecido; IARC 2A = provável carcinógeno humano; IARC 2B = possível carcinógeno humano; IARC 3 = dados disponíveis insuficientes. Códigos de perigo da NFPA: H = saúde; F = fogo; R = reatividade; Ox = oxidante, W = reativo à água; 0 (nenhum) <-> 4 (grave).

(continua)

TABELA IV-4 Resumo dos riscos à saúde causados por produtos químicos industriais e ocupacionais (Continuação)

Resumo dos perigos à saúde	TLV da ACGIH	IDLH	Códigos da NFPA H F R	Comentários
1,1-Dicloroetileno (cloreto de vinilidina [CAS: 75-35-4]): Irritante em contato direto. Vapores muito irritantes para olhos e via aérea. Depressor do SNC. Pode causar arritmias cardíacas. Em testes com animais, lesiona fígado e rins. Evidência limitada de carcinogênese em animais de teste (IARC 3).	5 ppm NIOSH CA	ERPG-1: 10 ppm ERPG-2: 500 ppm ERPG-3: 1.000 ppm	2 4 2	Líquido incolor. Odor doce, semelhante ao de éter ou clorofórmio ocorre abaixo do TLV e é uma boa propriedade de alerta. Polimeriza prontamente. Também é usado como copolímero com cloreto de vinila.
2,4-Diclorofenol (CAS: 120-83-2): Extremamente tóxico, mas o mecanismo de ação em mortes humanas não foi determinado.		ERPG-1: 0,2 ppm ERPG-2: 2 ppm ERPG-3: 20 ppm	3 1 0	Utilizado como precursor químico para a fabricação do ácido 2,4-diclorofenoxiacético (2,4-D). A exposição ocorre por meio de liberações não intencionais em ambientes industriais.
Diclorofluorometano (fluorocarbono 21, Fréon 21, Hálon 112 [CAS: 75-43-4]): Estudos em animais sugerem uma hepatotoxicidade muito maior do que a maioria dos clorofluorcarbonos comuns. Causa depressão do SNC, irritação respiratória e arritmias cardíacas em níveis muito elevados no ar (p. ex., 100.000 ppm). Evidência de efeitos adversos no desenvolvimento fetal (perdas pré-implantação) em animais de teste com níveis elevados. Ver também p. 266.	10 ppm	5.000 ppm		Líquido incolor ou gás com odor fraco semelhante ao do éter. Os produtos de decomposição térmica incluem cloreto de hidrogênio, fluoreto de hidrogênio e fosgênio.
1,3-Dicloropropano (1,3-dicloropropileno, Telone [CAS: 542-75-6]): Com base em estudos com animais, é irritante em contato direto. Bem absorvido dermicamente. Vapores são irritantes para olhos e via aérea. Em testes com animais, doses moderadas causaram lesões graves no fígado, no pâncreas e nos rins. Carcinogênico em animais de teste (IARC 2B).	1 ppm, S, A3 NIOSH CA		2 3 0	Líquido incolor ou cor de palha. Odor forte, semelhante ao do clorofórmio. Polimeriza prontamente. A pressão de vapor é de 28 mmHg a 25°C. Os produtos de degradação térmica incluem cloreto de hidrogênio e fosgênio.
Diclorotetrafluoroetano (fluorocarbono 114, Fréon 114 [CAS: 76-14-2]): Os vapores podem sensibilizar o miocárdio aos efeitos arritmogênicos da epinefrina em níveis modestamente elevados no ar (25.000 ppm). Outros efeitos com níveis mais elevados (100.000-200.000 ppm) incluem irritação respiratória e depressão do SNC. Ver também p. 266.	1.000 ppm	15.000 ppm		Gás incolor com odor suave semelhante ao do éter. Os produtos de decomposição térmica incluem cloreto de hidrogênio, fluoreto de hidrogênio e fosgênio.

Substância	Concentração	NFPA	Características
Diclorvós (DDVP, 2,2-diclorovinil-dimetilfosfato [CAS: 62-73-7]): Inibidor organofosforado da colinesterase (p. 285). Neuropatia periférica relatada. Extremamente bem absorvido pela pele. Evidência de carcinogenicidade em animais de teste (IARC 2B).	0,1 mg/m³ (fração inalável e vapor), S, SEN	100 mg/m³	3 1 –	Líquido incolor a âmbar com odor químico leve. A pressão de vapor é de 0,032 mmHg a 32°C.
Dicrotofós (*cis*-2-dimetilcarbamoil-1-metilvinilfosfato, Bidrin [CAS: 141-66-2]): Inibidor organofosforado da colinesterase (p. 285). Ocorre absorção dérmica.	0,05 mg/m³ (fração inalável e vapor), S			Líquido marrom com odor suave de éster.
Dieldrina (CAS: 60-57-1): Irritante menor da pele. Convulsivante potente e hepatotóxico. A absorção dérmica é uma importante via de intoxicação sistêmica. A superexposição causa tonturas, cefaleia, espasmos e convulsões. Evidência limitada para efeitos adversos no desenvolvimento fetal e de carcinogenicidade em animais de teste (IARC 3). Ver também p. 348.	0,1 mg/m³ (fração inalável e vapor), S, A3 NIOSH CA	50 mg/m³		Flocos sólidos marrom-claros com odor químico suave. O aspecto e algumas propriedades perigosas variam de acordo com a formulação. A pressão de vapor é de 0,0000002 mmHg a 32°C. Não combustível.
Dietilamina (CAS: 109-89-7): Corrosivo. Altamente irritante em contato direto; podem ocorrer queimaduras graves. Vapores são altamente irritantes para olhos e via aérea; edema pulmonar pode ocorrer. Estudos subagudos com animais sugerem que fígado e coração podem ser os órgãos-alvo.	5 ppm, S	200 ppm	3 3 0	Líquido incolor. Odor de peixe, semelhante ao da amônia, ocorre abaixo do TLV e é uma boa propriedade de alerta. A pressão de vapor é de 195 mmHg a 20°C. Altamente inflamável. Os produtos de decomposição térmica incluem óxidos de nitrogênio.
2-Dietilaminoetanol (*N*,*N*-dietiletanolamina, DEAE [CAS: 100-37-8]): Com base em estudos com animais, é altamente irritante em contato direto e sensibilizador da pele. Vapores provavelmente irritantes para olhos, pele e via aérea. Há relatos de náuseas e vômitos após exposição momentânea a 100 ppm.	2 ppm, S	100 ppm	3 2 0	Líquido incolor. Odor de fraco a nauseante de amônia. Inflamável. Os produtos de decomposição térmica incluem óxidos de nitrogênio.
Dietilcetona (3-pentanona [CAS: 96-22-0]): Ligeiramente irritante em contato direto. Vapores são levemente irritantes para olhos e via aérea.	200 ppm		1 3 0	Líquido incolor com odor semelhante ao da acetona. Inflamável.

(C) = concentração máxima de ar (TLV-C); S = a absorção pela pele pode ser significativa; SEN = sensibilizador potencial; STEL = limite de exposição a curto prazo (15 min). A1 = carcinógeno humano confirmado pela ACGIH; A2 = carcinógeno humano suspeito pela ACGIH; A3 = carcinógeno animal pela ACGIH. ERPG = Normas de Planejamento da Resposta de Emergência (ver p. 584 para uma explicação sobre ERPG). IARC 1 = carcinógeno humano conhecido; IARC 2A = provável carcinógeno humano; IARC 2B = possível carcinógeno humano; IARC 3 = dados disponíveis insuficientes. Códigos de perigo da NFPA: H = saúde; F = fogo; R = reatividade; Ox = oxidante, W = reativo à água; 0 (nenhum) <–> 4 (grave).

(continua)

TABELA IV-4 Resumo dos riscos à saúde causados por produtos químicos industriais e ocupacionais *(Continuação)*

Resumo dos perigos à saúde	TLV da ACGIH	IDLH	Códigos da NFPA H F R	Comentários
Dietilenotriamina (DETA [CAS: 111-40-0]): Corrosivo; altamente irritante em contato direto; podem ocorrer queimaduras graves. Vapores são altamente irritantes para olhos e via aérea. Sensibilização dérmica e respiratória pode ocorrer.	1 ppm, S		3 1 0	Líquido amarelo, viscoso, com odor semelhante ao da amônia. A pressão de vapor é de 0,37 mmHg a 20°C. Combustível. Os produtos de decomposição térmica incluem óxidos de nitrogênio.
Difluoreto de oxigênio (fluoreto de oxigênio, monóxido de flúor [CAS: 7783-41-7]): Extremamente irritante para olhos, pele e via aérea. Efeitos são semelhantes aos do ácido fluorídrico (p. 257). Com base em estudos em animais, também pode prejudicar os rins, os órgãos genitais internos e outros órgãos. Trabalhadores apresentaram cefaleias intensas após exposições a baixos níveis.	0,05 ppm (C)	0,5 ppm		Gás incolor com odor forte e desagradável. A fadiga olfativa é comum, tornando o odor uma propriedade de alerta fraca. Agente de oxidação forte.
Difluorodibromometano (dibromodifluorometano, Fréon 12B2 [CAS: 75-61-6]): Com base em testes com animais, vapores irritam a via aérea. Depressor do SNC. Por analogia com outros fréons, pode provocar arritmias cardíacas. Em animais de teste, exposições de alto nível causaram lesões no pulmão, no fígado e no SNC. Ver também p. 266.	100 ppm	2.000 ppm		Líquido denso, volátil, incolor, com odor característico desagradável. A pressão de vapor é de 620 mmHg a 20°C. Não combustível. Os produtos de degradação térmica incluem brometo de hidrogênio e fluoreto de hidrogênio.
1,1-Dimetil-hidrazina (DMH, UDMH [CAS: 57-14-7]): Corrosiva em contato direto; queimaduras graves podem ocorrer. Vapores são extremamente irritantes para olhos e via aérea; edema pulmonar pode ocorrer. Bem absorvida pela pele. Pode causar metemoglobinemia (p. 319) e hemólise. Hepatotoxina potente; carcinogênica em animais de testes (IARC 2B).	0,01 ppm, S, A3 NIOSH CA	15 ppm	4 3 1	Líquido incolor com fumaça amarela. Odor de amina. A pressão de vapor é de 1,3 mmHg a 20°C. Os produtos de decomposição incluem óxidos de nitrogênio. Aditivo de combustível de foguete. "Aerozine 50" é uma mistura de 50:50 de UDMH e hidrazina.
Dimetilacetamida (DMAC [CAS: 127-19-5]): Potente hepatotoxina. Inalação e contato com a pele são as principais vias de absorção. Evidência limitada para efeitos adversos no desenvolvimento fetal em animais de teste em doses elevadas.	10 ppm, S	300 ppm	2 2 0	Líquido incolor com um odor leve semelhante ao da amônia. A pressão de vapor é de 1,5 mmHg a 20°C. Combustível. Os produtos de decomposição térmica incluem óxidos de nitrogênio.
Dimetilamina (DMA [CAS: 124-40-3]): Corrosivo em contato direto; queimaduras graves podem ocorrer. Vapores são extremamente irritantes para olhos e via aérea. Estudos em animais sugerem que o fígado é um órgão-alvo.	5 ppm	500 ppm ERPG-1: 0,6 ppm ERPG-2: 100 ppm ERPG-3: 350 ppm	3 4 0	Líquido incolor ou gás. Odor de peixe ou semelhante ao da amônia muito abaixo do TLV e uma boa propriedade de alerta. Inflamável. Os produtos de decomposição térmica incluem óxidos de nitrogênio.

Substância	Valor	Observações
Dimetilamina borano (DMAB [CAS: 74-94-2]): Irritante para olhos, pele e via aérea. Absorvida através da pele intacta. Neurotoxina do SNC e periférica potente.	3 3 2	A pressão de vapor é de 266 mmHg a 25°C. Utilizada como agente redutor para revestimento não elétrico de semicondutores na indústria de microeletrônica.
4-Dimetilaminofenol (CAS: 619-60-3): Oxidante potente utilizado para induzir metemoglobinemia em alguns países fora dos EUA (especialmente na Alemanha).		
Dimetilmercúrio (mercúrio dimetílico [CAS: 593-74-8]): Líquido extremamente tóxico, facilmente absorvido por inalação ou pela pele íntegra; apenas 1 a 2 gotas em uma luva de látex provocaram a morte de um químico pesquisador. Efeitos neurotóxicos incluem ataxia progressiva, disartria, disfunções visuais e auditivas e coma. Ver também "Mercúrio", p. 311.	**Nota:** sem TLV; OSHA PEL para compostos de alquilmercúrio em geral: 0,01 mg/m^3	Líquido incolor com odor fraco e doce. Densidade de 3,2 g/mL. A pressão de vapor é de 50 a 82 mmHg a 20°C. Permeável através de luvas de látex, neoprene e borracha de butilo. (A OSHA recomenda luvas laminadas Silver Shield sob as luvas externas.)
Dinitrato de etilenoglicol (EGDN [CAS: 628-96-6]): Provoca vasodilatação de maneira semelhante à de outros compostos de nitrato. Cefaleia, hipotensão, rubor, palpitação, delírio e depressão do SNC podem ocorrer. Bem absorvido por todas as vias. Tolerância e dependência podem desenvolver efeitos vasodilatadores; cessação após exposições repetidas pode causar angina de peito. Indutor fraco de metemoglobinemia (p. 319).	0,05 ppm, S	75 mg/m^3 Líquido oleoso e amarelo. A pressão de vapor é de 0,05 mmHg a 20°C. Explosivo.
Dinitrato de propilenoglicol (1,2-propilenoglicol dinitrato, PGDN [CAS: 6423-43-4]): Ligeiramente irritante em contato direto. Ocorre absorção dérmica. Pode causar metemoglobinemia (p. 319). Provoca vasodilatação, inclusive nas artérias coronárias. Cefaleia e queda na pressão arterial são comuns. É bem absorvido por todas as vias. Tolerância à vasodilatação pode ocorrer; a cessação da exposição pode precipitar angina de peito em trabalhadores farmacologicamente dependentes. Consultar também "Nitratos e nitritos", p. 311.	0,05 ppm, S	Líquido incolor com odor desagradável. Os produtos de decomposição térmica incluem os óxidos de nitrogênio.

(C) = concentração máxima de ar (TLV-C); S = a absorção pela pele pode ser significativa; SEN = sensibilizador potencial; STEL = limite de exposição a curto prazo (15 min). A1 = carcinógeno humano confirmado pela ACGIH; A2 = carcinógeno humano suspeito pela ACGIH; A3 = carcinógeno animal pela ACGIH. ERPG = Normas de Planejamento da Resposta de Emergência (ver p. 584 para uma explicação sobre ERPG). IARC 1 = carcinógeno humano conhecido; IARC 2A = provável carcinógeno humano; IARC 2B = possível carcinógeno humano; IARC 3 = dados disponíveis insuficientes. Códigos de perigo da NFPA: H = saúde; F = fogo; R = reatividade; Ox = oxidante, W = reativo à água; 0 (nenhum) <> 4 (grave).

(continua)

TABELA IV-4 Resumo dos riscos à saúde causados por produtos químicos industriais e ocupacionais (*Continuação*)

Resumo dos perigos à saúde	TLV da ACGIH	IDLH	Códigos da NFPA H F R	Comentários
Dinitro-*o*-cresol (2-metil-4,6-dinitrofenol [CAS: 534-52-1]): Altamente tóxico; desacopla a fosforilação oxidativa em mitocôndrias, aumentando a taxa metabólica e levando à fadiga, à sudorese, à respiração rápida, à taquicardia e à febre. Podem ocorrer lesões hepática e renal. Os sintomas podem durar dias, uma vez que é excretado muito lentamente. Pode induzir metemoglobinemia (p. 319). Intoxicações podem resultar da exposição dérmica. A pele manchada de amarelo pode ser sinal de exposição.	0,2 mg/m³, S	5 mg/m³		Cristais sólidos amarelos. Inodoro. A poeira é explosiva. A pressão de vapor é de 0,00005 mmHg a 20°C. Os produtos de decomposição térmica incluem óxidos de nitrogênio.
Dinitrobenzeno (CAS: 528-29-0 [orto]; 100-25-4 [para]): Pode manchar tecidos de amarelo em contato direto. Os vapores são irritantes para a via aérea. Potente indutor de metemoglobinemia (p. 319). A exposição crônica pode resultar em anemia e em lesões hepáticas. Lesiona os testículos em animais de teste. Muito bem absorvido pela pele.	0,15 ppm, S	50 mg/m³	3 1 4 (orto)	Cristais amarelos-pálidos. Explosivo; detonado por calor ou choque. A pressão de vapor é muito menor do que 1 mmHg a 20°C. Os produtos de decomposição térmica incluem óxidos de nitrogênio.
2,4-Dinitrofenol (CAS: 25550-58-7): Desacoplador potente da fosforilação oxidativa. Achados iniciais incluem hipertensão, febre, dispneia e taquipneia. Pode causar metemoglobinemia e danos no fígado e nos rins. Pode manchar a pele no ponto de contato. Há evidência limitada de efeitos adversos no desenvolvimento fetal. Ver também p. 347.				Substância química de uso industrial e pesticida. Utilizado indevidamente como componente de suplemento dietético para perda de peso e no fisiculturismo. Hipertermia fatal foi relatada.
2,4-Dinitrotolueno (DNT [CAS: 25321-14-6]): Pode causar metemoglobinemia (p. 319). Desacopla a fosforilação oxidativa, conduzindo a aumento da taxa metabólica e hipertermia, taquicardia e fadiga. Hepatotóxico. Pode causar vasodilatação; cefaleia e queda da pressão arterial são comuns. A cessação da exposição pode precipitar angina de peito em trabalhadores farmacologicamente dependentes. Bem absorvido por todas as vias. Pode manchar a pele de amarelo. Lesiona testículos em animais de teste e, possivelmente, em trabalhadores expostos. Substância carcinogênica em animais de teste. Não há avaliação da IARC.	0,2 mg/m³, A3, S NIOSH CA	50 mg/m³	3 1 3	Sólido amarelo-alaranjado (puro) ou líquido oleoso com odor característico. Explosivo. Os produtos de decomposição térmica incluem óxidos de nitrogênio. A pressão de vapor é de 1 mmHg a 20°C. A exposição é encontrada na indústria de munições.

1,4-Dioxano (1,4-dióxido de dietilenoglicol [CAS: 123-91-1]): Vapores são irritantes para olhos e via aérea. Inalação ou exposições dérmicas podem causar desconforto gastrintestinal e lesões no fígado e nos rins. Substância carcinogênica em animais de teste (IARC 2B).	20 ppm, S, A3 NIOSH CA	500 ppm	2 3 1	Líquido incolor. Odor leve semelhante ao do éter ocorre apenas em níveis perigosos e é uma propriedade de alerta precária. A pressão de vapor é de 29 mmHg a 20°C. Inflamável. Solvente industrial e estabilizador de aditivo químico para solventes clorados.
Dioxationa (2,3-p-dioxanoditiol S,S-bis[O,O-dietil fosforoditioato] [CAS: 78-34-2]): Inibidor organofosforado da colinesterase (p. 285). Bem absorvido dermicamente.	0,1 mg/m³ (fração inalável e vapor), S			Líquido âmbar. A pressão de vapor é desprezível a 20°C. Os produtos de decomposição térmica incluem óxidos de enxofre.
Dióxido de carbono (ácido carbônico, gelo seco [CAS: 124-38-9]): Asfixiante agudo. Exposição a níveis elevados pode causar dor de cabeça, falta de ar e outros sintomas neurológicos.	5.000 ppm	40.000 ppm		Gás incolor e inodoro. Não inflamável. Mais denso que o ar. A exposição pode ocorrer por meio de fontes naturais (geológicas, incluindo minas de carvão) e de atividades artificiais (fermentação industrial, sublimação de gelo seco). Perigo em espaços fechados.
Dióxido de cloro (peróxido de cloro [CAS: 10049-04-4]): Extremamente irritante para olhos e via aérea. Os sinais e sintomas são os mesmos causados pelo cloro listados anteriormente (p. 190).	0,1 ppm	5 ppm ERPG-2: 0,5 ppm ERPG-3: 3 ppm		Gás ou líquido amarelo-esverdeado ou laranja. Forte odor no TLV é uma boa propriedade de alerta. Reage com água produzindo ácido perclórico. Decompõe-se explosivamente à luz solar, com o calor ou com choque, produzindo gás de cloro. Agente de branqueamento amplamente utilizado na indústria do papel.

(continua)

(C) = concentração máxima de ar (TLV-C); S = a absorção pela pele pode ser significativa; SEN = sensibilizador potencial; STEL = limite de exposição a curto prazo (15 min). A1 = carcinógeno humano confirmado pela ACGIH; A2 = carcinógeno humano suspeito pela ACGIH; A3 = carcinógeno animal pela ACGIH. ERPG = Normas de Planejamento da Resposta de Emergência (ver p. 584 para uma explicação sobre ERPG). IARC 1 = carcinógeno humano conhecido; IARC 2A = provável carcinógeno humano; IARC 2B = possível carcinógeno humano; IARC 3 = dados disponíveis insuficientes. Códigos de perigo da NFPA: H = saúde; F = fogo; R = reatividade; 0x = oxidante, W = reativo à água; 0 (nenhum) <> 4 (grave).

TABELA IV-4 Resumo dos riscos à saúde causados por produtos químicos industriais e ocupacionais *(Continuação)*

Resumo dos perigos à saúde	TLV da ACGIH	IDLH	Códigos da NFPA H F R	Comentários
Dióxido de enxofre (CAS: 7446-09-5): Forma ácido sulfuroso em contato com a umidade. Fortemente irritante para olhos e pele; podem ocorrer queimaduras. Extremamente irritante para via aérea; a irritação da via aérea superior pode provocar a obstrução destas e edema pulmonar. Pessoas com asma apresentam aumento documentado da sensibilidade aos efeitos broncoconstritores da poluição do ar por dióxido de enxofre. Dados insuficientes sobre carcinogenicidade (IARC 3). Ver também p. 221.	0,25 ppm (STEL)	100 ppm ERPG-1: 0,3 ppm ERPG-2: 3 ppm ERPG-3: 15 ppm	3 0 0 (liquefeito)	Gás incolor. Odor pungente, sufocante, com "gosto" e efeitos irritativos que são boas propriedades de alerta. Poluente do ar regulamentado. A queima de combustíveis fósseis é uma importante fonte.
Dióxido de nitrogênio (CAS: 10102-44-0): Gases e vapores são irritantes para olhos e via aérea; ocorreu edema pulmonar fatal. Os sintomas iniciais incluem tosse e dispneia. Edema pulmonar pode aparecer após um atraso de várias horas. A fase aguda pode ser seguida por uma fase secundária fatal, com febre e calafrios, dispneia, cianose e início tardio de edema pulmonar. Ver p. 269 e 339.	3 ppm	20 ppm ERPG-1: 1 ppm ERPG-2: 15 ppm ERPG-3: 30 ppm	3 0 0 Ox (óxidos de N, NO_x)	Líquido ou gás marrom-escuro, fumegante. Odor pungente e irritação ocorrem apenas ligeiramente acima do TLV e são propriedades de alerta adequadas. A pressão de vapor é de 720 mmHg a 20°C. Exposições importantes incluem: incêndios estruturais, silagem (enchimento com silo), solda com proteção por gás (MIG [gás inerte de metal] ou TIG [gás inerte de tungstênio]) e interação de ácido nítrico com materiais orgânicos.
Dióxido de selênio (óxido de selênio [CAS: 7446-08-4]): Vesicante forte; queimaduras graves resultam do contato direto. É convertido em ácido selenioso na presença de umidade. É bem absorvido dermicamente. Fumaças e poeiras são muito irritantes para olhos e via aérea. Ver também p. 375.				Sólido branco. Reage com a água formando ácido selenioso.
Dióxido de titânio (CAS: 13463-67-7): Irritante pulmonar leve. IARC 2B.	10 mg/m³ NIOSH CA	5.000 mg/m³		Pó inodoro branco. O rutilo é uma forma cristalina comum. A pressão de vapor é desprezível.
Dióxido de vinil ciclo-hexano (dióxido de vinil-hexano [CAS: 106-87-6]): Moderadamente irritante em contato direto; podem ocorrer queimaduras graves. Vapores são altamente irritantes para olhos e via aérea. Ocorreu atrofia testicular, leucemia e necrose do timo em animais de teste. Aplicação tópica provoca câncer de pele em estudos com animais (IARC 2B).	0,1 ppm, S, A3 NIOSH CA			Líquido incolor. A pressão de vapor é de 0,1 mmHg a 20°C.

Dipropilenoglicol-metiléter (DPGME [CAS: 34590-94-8]): Ligeiramente irritante para os olhos em contato direto. Depressor do SNC em níveis muito elevados.	100 ppm, S	600 ppm	2 2 0	Líquido incolor com odor suave semelhante ao do éter. A irritação nasal é uma boa propriedade de alerta. A pressão de vapor é de 0,3 mmHg a 20°C. Combustível.
Diquat (1,1'-etileno-2,2'-dibrometo de dipiridínio, Reglone, Dextrone [CAS: 85-00-7]): Irritante das mucosas; corrosivo em altas concentrações. Insuficiência renal aguda e lesão hepática podem ocorrer. Estudos de exposição crônica causaram catarata em animais de teste. Embora possa ocorrer edema pulmonar, ao contrário do que acontece com paraquat, fibrose pulmonar não foi demonstrada com exposições de seres humanos ao diquat. Ver também p. 344.	0,5 mg/m^3 (poeira total, fração inalável), 0,1 mg/m^3 (poeira respirável), S			Cristais sólidos amarelos. O aspecto e algumas propriedades perigosas variam de acordo com a formulação. Herbicida de contato não específico.
Dissulfeto de carbono (CAS: 75-15-0): Vapores levemente irritantes para olhos e trato respiratório. Depressor do SNC que provoca coma em concentrações altas. Bem absorvido por todas as vias. Sintomas agudos incluem cefaleia, tonturas, nervosismo e fadiga. Neuropatias, síndromes parkinsonianas e psicose podem ocorrer. Toxina hepática e renal. Agente aterogênico causador de AVC e doença cardíaca. Acomete adversamente os sistemas reprodutivos masculinos e femininos em animais de teste e em seres humanos. Evidência de efeitos adversos no desenvolvimento fetal em animais de teste. Ver também p. 224.	1 ppm, S	500 ppm ERPG-1: 1 ppm ERPG-2: 50 ppm ERPG-3: 500 ppm	3 4 0	Líquido incolor a amarelo-pálido. Odor desagradável ocorre abaixo do TLV e é uma boa propriedade de alerta. A pressão de vapor é de 300 mmHg a 20°C. Altamente inflamável. Seu principal uso é na fabricação de *rayon* viscose, mas também é utilizado na síntese química e como solvente industrial. Foi utilizado no passado como fumigante agrícola. É um dos produtos de degradação ambiental do agrícola químico sódio metame e é um metabólito do dissulfiram farmacêutico.
Dissulfiram (dissulfeto de tetraetiltiuram, Antabuse [CAS: 97-77-8]): Inibe a aldeído desidrogenase, uma enzima envolvida no metabolismo do etanol. A exposição concomitante ao dissulfiram e ao álcool produz rubor, cefaleia e hipotensão. O dissulfiram também pode interagir com outros solventes industriais que partilham vias metabólicas com o etanol. Há evidência limitada de efeitos adversos sobre o desenvolvimento fetal em animais de teste (IARC 3). Ver também p. 225.	2 mg/m^3			Sólido cristalino. Os produtos de decomposição térmica incluem óxidos de enxofre. As vias metabólicas incluem o dissulfeto de carbono (p. 224).

(C) = concentração máxima de ar (TLV-C); S = a absorção pela pele pode ser significativa; SEN = sensibilizador potencial; STEL = limite de exposição a curto prazo (15 min). A1 = carcinógeno humano confirmado pela ACGIH; A2 = carcinógeno humano suspeito pela ACGIH; A3 = carcinógeno animal pela ACGIH. ERPG = Normas de Planejamento da Resposta de Emergência (ver p. 584 para uma explicação sobre ERPG). IARC 1 = carcinógeno humano conhecido; IARC 2A = provável carcinógeno humano; IARC 2B = possível carcinógeno humano; IARC 3 = dados disponíveis insuficientes. Códigos de perigo da NFPA: H = saúde; F = fogo; R = reatividade; Ox = oxidante, W = reativo à água; 0 (nenhum) <-> 4 (grave).

(continua)

TABELA IV-4 Resumo dos riscos à saúde causados por produtos químicos industriais e ocupacionais (*Continuação*)

Resumo dos perigos à saúde	TLV da ACGIH	IDLH	Códigos da NFPA H F R	Comentários
Dissulfoton (0,0-dietil-S-etilmercaptoetil ditiofosfato [CAS: 298-04-4]): Inibidor organofosforado da colinesterase (p. 285). Dermicamente bem absorvido.	0,05 mg/m³ (fração inalável e vapor), S			A pressão de vapor é de 0,00018 mmHg a 20°C. Os produtos de decomposição térmica incluem óxidos de enxofre.
Dissulfureto de alilpropila (óleo de cebola [CAS: 2179-59-1]): Irritante das mucosas e lacrimejador.	0,5 ppm, SEN			Líquido com um odor pungente, irritante. É um aromatizante sintético e aditivo alimentar. Os produtos de degradação térmica incluem fumaças de óxido de enxofre.
Ditionopirofosfato de tetraetila (TEDP, sulfotepp [CAS: 3689-24-5]): Inseticida organofosforado anticolinesterásico (p. 285). É bem absorvido dermicamente.	0,1 mg/m³ (fração e vapor inalável), S	10 mg/m³		Líquido amarelo com odor de alho. Não combustível. Os produtos de decomposição térmica incluem dióxido de enxofre e névoa de ácido fosfórico.
Divinilbenzeno (DVB, vinilestireno [CAS: 1321-74-0]): Ligeiramente irritante em contato direto. Vapores são levemente irritantes para olhos e via aérea.	10 ppm		1 2 2	Líquido amarelo-pálido. Combustível. Deve conter inibidor para evitar a polimerização explosiva.
Endossulfan (CAS: 115-29-7): A inalação e a absorção pela pele são as principais vias de exposição. Os sintomas incluem náusea, confusão, excitação, espasmos e convulsões. Estudos em animais sugerem lesão hepática e renal decorrente de exposições muito elevadas. Evidência limitada de efeitos adversos na reprodução masculina e no desenvolvimento fetal em estudos com animais. Ver também p. 348.	0,1 mg/m³, S			Inseticida com hidrocarboneto clorado. Sólido ceroso, marrom-claro, com odor leve de dióxido de enxofre. Os produtos de decomposição térmica incluem óxidos de enxofre e cloreto de hidrogênio.
Endrina (CAS: 72-20-8): A endrina é o estereoisômero da dieldrina, e a sua toxicidade é muito semelhante. Bem absorvido pela pele. A superexposição pode produzir cefaleia, tonturas, náuseas, confusão, espasmos e convulsões. Ocorreram efeitos adversos sobre o desenvolvimento fetal em animais de teste (IARC 3). Ver também p. 348.	0,1 mg/m³, S	2 mg/m³		Sólido incolor, branco ou marrom-claro. Estereoisômero da dieldrina. Odor químico suave e pressão de vapor desprezível de 0,0000002 mmHg a 20°C. Não combustível. Os produtos de decomposição térmica incluem o cloreto de hidrogênio.

Substância	Concentração	Índices	Observações
Epicloridrina (óxido de cloropropileno [CAS: 106-89-8]): Extremamente irritante em contato direto; queimaduras graves podem ocorrer. Vapores são altamente irritantes para olhos e via aérea; edema pulmonar tem sido relatado. Outros efeitos incluem náuseas, vômitos e dor abdominal. Sensibilização foi relatada (dermatite de contato). Estudos em animais sugerem potencial para lesão de fígado e rins. Altas doses reduzem a fertilidade em animais de teste. Substância carcinogênica em animais de teste (IARC 2A).	0,5 ppm, S, A3 NIOSH CA	75 ppm ERPG-1: 5 ppm ERPG-2: 20 ppm ERPG-3: 100 ppm	4 3 2	Líquido incolor. O odor irritante semelhante ao do clorofórmio é detectável apenas em exposições extremamente altas e é uma propriedade de alerta precária. A pressão de vapor é de 13 mmHg a 20°C. Inflamável. Os produtos de degradação térmica incluem cloreto de hidrogênio e fosgênio. Usado na fabricação de resina epoxi.
EPN (fenilfosfonotioato de O-etil O-p-nitrofenil [CAS: 210464-5]): Inibidor organofosforado da colinesterase (p. 285).	0,1 mg/m³ (fração inalável), S	5 mg/m³		Sólido amarelo ou líquido marrom. A pressão de vapor é de 0,0003 mmHg a 100°C.
Estanho, compostos metálicos e inorgânicos: Poeiras irritantes para olhos, nariz, garganta e pele. A inalação prolongada pode causar anormalidades na radiografia de tórax. Alguns compostos reagem com a água, formando ácidos (tetracloreto de estanho, cloreto de estanho e sulfato de estanho) ou bases (estanato de sódio e potássio).	2 mg/m³ (como Sn)	100 mg/m³ (como Sn)		O estanho metálico é inodoro, com cor prateada sem brilho.
Estanho, compostos orgânicos: Altamente irritantes em contato direto; podem ocorrer queimaduras. Poeiras, fumaças ou vapores são altamente irritantes para olhos e via aérea. O trietilestanho é uma neurotoxina potente; o acetato de trifenilestanho é altamente hepatotóxico. Os trialquilestanhos são os mais tóxicos, seguidos, em ordem, por dialquilestanhos e monoalquilestanhos. Dentro de cada uma dessas classes, os compostos etilestanhos são os mais tóxicos. Todos são bem absorvidos pela via dérmica.	0,1 mg/m³, S (como Sn)	25 mg/m³ (como Sn)		Existem muitos tipos de compostos organoestanhos: existem compostos mono-, di-, tri- e tetra-alquilestanho e arilestanho. Combustíveis. Compostos orgânicos de estanho são usados em alguns polímeros e tintas.
Estibina (hidreto de antimônio [CAS: 7803-52-3]): Agente hemolítico potente semelhante à arsina. Gases são irritantes para os pulmões; pode ocorrer edema pulmonar. Fígado e rins são órgãos-alvo secundários. Ver também p. 137.	0,1 ppm	5 ppm ERPG-2: 0,5 ppm ERPG-3: 1,5 ppm	4 4 2	Gás incolor. Odor semelhante ao do sulfeto de hidrogênio, mas pode não ser uma propriedade de alerta confiável. Formado quando soluções de ácido de antimônio são tratadas com zinco ou com agentes redutores fortes.

(C) = concentração máxima de ar (TLV-C); S = a absorção pela pele pode ser significativa; SEN = sensibilizador potencial; STEL = limite de exposição a curto prazo (15 min), A1 = carcinógeno humano confirmado pela ACGIH; A2 = carcinógeno humano suspeito pela ACGIH; A3 = carcinógeno animal pela ACGIH. ERPG = Normas de Planejamento da Resposta de Emergência (ver p. 584 para uma explicação sobre ERPG). IARC 1 = carcinógeno humano conhecido; IARC 2A = provável carcinógeno humano; IARC 2B = possível carcinógeno humano; IARC 3 = dados disponíveis insuficientes. Códigos de perigo da NFPA: H = saúde; F = fogo; R = reatividade; Ox = oxidante, W = reativo à água; 0 (nenhum) <-> 4 (grave).

(continua)

TABELA IV-4 Resumo dos riscos à saúde causados por produtos químicos industriais e ocupacionais *(Continuação)*

Resumo dos perigos à saúde	TLV da ACGIH	IDLH	Códigos da NFPA H F R	Comentários
Estricnina (CAS: 57-24-9): Neurotoxina que se liga a receptores inibitórios pós-sinápticos de glicina, resultando em atividade excessiva do neurônio motor associada a convulsões e hiper-rigidez muscular, levando à deficiência ou à paralisia respiratória. Ver também p. 231.	0,15 mg/m^3	3 mg/m^3		Sólido branco. Inodoro. A pressão de vapor é desprezível a 20°C. Os produtos de decomposição térmica incluem óxidos de nitrogênio. Geralmente utilizada como raticida (isca para geomídeos).
Etanolamina (2-aminoetanol [CAS: 141-43-5]): Altamente irritante em contato direto; queimaduras graves podem ocorrer. O contato prolongado com a pele é irritante. Os estudos em animais sugerem que, em níveis elevados, os vapores são irritantes para olhos e via aérea; podem ocorrer lesões hepáticas e renais. Evidências limitadas de efeitos adversos no desenvolvimento fetal em estudos em animais.	3 ppm	30 ppm	3 2 0	Líquido incolor. Odor leve semelhante ao da amônia ocorre no TLV e é uma propriedade de alerta adequada. A pressão de vapor é inferior a 1 mmHg a 20°C. Combustível. Os produtos de decomposição térmica incluem óxidos de nitrogênio.
Éter aliglicidílico (AGE [CAS: 106-92-3]): Altamente irritante para olhos e pele; queimaduras graves podem ocorrer. Vapores irritantes para olhos e via aérea. Dermatite de sensibilização foi relatada. Toxicidades hematopoiética e testicular ocorrem em animais de teste, em doses moderadas. Bem absorvido pela pele.	1 ppm	50 ppm		Líquido incolor. Odor desagradável. A pressão de vapor é de 2 mmHg a 20°C. Inflamável.
Éter dicloroetílico (bis[2-cloroetil]éter, dicloroetil óxido [CAS: 111-44-4]): Irritante em contato direto; pode ocorrer lesão da córnea. Vapores são altamente irritantes para a via aérea. Depressor do SNC em níveis elevados. Ocorre absorção dérmica. Estudos em animais sugerem que o fígado e os rins também são órgãos-alvo em exposições elevadas. Evidência limitada de carcinogenicidade em animais de teste (IARC 3).	5 ppm, S NIOSH CA	100 ppm	3 2 1	Líquido incolor. Odor de solvente clorado desagradável ocorre ao TLV e é uma boa propriedade de alerta. Inflamável. Decompõe-se em contato com a água. Os produtos de decomposição térmica incluem cloreto de hidrogênio.
Éter diglicidílico (di[2,3-epoxipropil]-éter, DGE [CAS: 2238-07-5]): Extremamente irritante em contato direto; ocorrem queimaduras graves. Vapores são altamente irritantes para olhos e via aérea; pode ocorrer edema pulmonar. Atrofia testicular e efeitos adversos no sistema hematopoiético com doses baixas em animais de teste. Depressão do SNC também observada. Agente alquilante e carcinogênico em animais de teste. Não há avaliação da IARC.	0,01 ppm NIOSH CA	10 ppm		Líquido incolor com odor muito irritante. A pressão de vapor é de 0,09 mmHg a 25°C.

Substância	TLV	STEL/ERPG	NFPA	Observações
Éter etílico (éter dietílico, éter [CAS: 60-29-7]): Vapores são irritantes para olhos e via aérea. Depressor do SNC e agente anestésico; pode haver desenvolvimento de tolerância para esse efeito. A superexposição produz náuseas, cefaleia, tontura, anestesia e parada respiratória. Evidência de efeitos adversos no desenvolvimento fetal em animais de teste.	400 ppm	1.900 ppm [LEL]	1 4 1	Líquido incolor. Odor semelhante ao do éter ocorre em níveis baixos e é uma boa propriedade de alerta. A pressão de vapor é de 439 mmHg a 20°C. Altamente inflamável.
Éter feniglicidílico (PGE, 1,2-epoxi-3-fenoxipropano [CAS: 122-60-1]): Irritante em contato direto. Sensibilizador da pele. Com base em animais, os vapores são muito irritantes para olhos e via aérea. Em estudos de doses elevadas em animais, é um depressor do SNC que produz lesões no fígado, nos rins, no baço, nos testículos, no timo e no sistema hematopoiético. Substância carcinogênica em animais de teste (IARC 2B).	0,1 ppm, S, SEN, A3 NIOSH CA	100 ppm		Líquido incolor com odor desagradável e doce. A pressão de vapor é de 0,01 mmHg a 20°C. Combustível. Forma peróxidos facilmente.
Éter fenílico (difeniléter [CAS: 101-84-8]): Ligeiramente irritante quando em contato direto prolongado. Vapores são irritantes para olhos e via aérea. Com base em experimentos de altas doses em animais, lesões de fígado e rim podem ocorrer após a ingestão.	1 ppm	100 ppm	1 1 0	Líquido ou sólido incolor. Odor levemente desagradável detectado abaixo do TLV serve como boa propriedade de alerta. A pressão de vapor é de 0,02 mmHg a 25°C. Combustível.
Éter isopropílico (di-isopropiléter [CAS: 108-20-3]): Irritante da pele em contato prolongado com o líquido. Vapores são levemente irritantes para olhos e via aérea. Depressor do SNC.	250 ppm	1.400 ppm [LEL]	2 3 1	Líquido incolor. Odor ofensivo e forte semelhante ao do éter e irritação são boas propriedades de alerta. A pressão de vapor é de 119 mmHg a 20°C. Altamente inflamável. No contato com o ar, há formação de peróxidos explosivos.
Etil silicato (tetraetilortossilicato, tetraetoxisilano [CAS: 78-10-4]): Irritante em contato direto. Vapores são irritantes para olhos e via aérea. Todos os efeitos em humanos foram observados com exposições ao vapor acima do limiar de odor. Em testes subcrônicos com animais, os níveis elevados de vapor produziram lesões no fígado, no pulmão e nos rins e edema pulmonar de início tardio.	10 ppm	700 ppm ERPG-1: 25 ppm ERPG-2: 100 ppm ERPG-3: 300 ppm	2 3 1	Líquido incolor. Odor fraco semelhante ao do álcool e irritação são boas propriedades de alerta. A pressão de vapor é de 2 mmHg a 20°C. Inflamável.

(C) = concentração máxima de ar (TLV-C); S = a absorção pela pele pode ser significativa; SEN = sensibilizador potencial; STEL = limite de exposição a curto prazo (15 min). A1 = carcinógeno humano confirmado pela ACGIH; A2 = carcinógeno humano suspeito pela ACGIH; A3 = carcinógeno animal pela ACGIH. ERPG = Normas de Planejamento da Resposta de Emergência (ver p. 584 para uma explicação sobre ERPG); IARC 1 = carcinógeno humano conhecido; IARC 2A = provável carcinógeno humano; IARC 2B = possível carcinógeno humano; IARC 3 = dados disponíveis insuficientes. Códigos de perigo da NFPA: H = saúde; F = fogo; R = reatividade; Ox = oxidante, W = reativo à água; 0 (nenhum) <-> 4 (grave).

(continua)

TABELA IV-4 Resumo dos riscos à saúde causados por produtos químicos industriais e ocupacionais   (*Continuação*)

Resumo dos perigos à saúde	TLV da ACGIH	IDLH	Códigos da NFPA H F R	Comentários
Etilamilcetona (5-metil-3-heptanona [CAS: 541-85-5]): Irritante para os olhos em contato direto. Vapores irritam olhos e via aérea. Depressor do SNC em níveis elevados.	25 ppm	100 ppm		Líquido incolor com odor forte e característico. Inflamável.
Etilamina (CAS: 75-04-7): Corrosiva em contato direto; podem ocorrer queimaduras graves. Vapores altamente irritantes para olhos, pele e via aérea; pode causar edema pulmonar tardio. Estudos em animais sugerem potencial para lesão no fígado e nos rins em doses moderadas.	5 ppm, S	600 ppm	3 4 0	Líquido incolor ou gás, com odor semelhante ao da amônia. Altamente inflamável. Produtos de decomposição térmica incluem óxidos de nitrogênio.
Etilbenzeno (CAS: 100-41-4): Ligeiramente irritante para os olhos em contato direto. Pode causar queimaduras na pele em contato prolongado. Dermicamente bem absorvido. Vapores irritantes para olhos e via aérea. Depressor do SNC em níveis elevados de exposição. IARC 2B.	[proposto: 20 ppm], A3	800 ppm [LEL]	2 3 0	Líquido incolor. Odor aromático e irritação ocorrem em níveis próximos do TLV e são propriedades de alerta adequadas. A pressão de vapor é de 7,1 mmHg a 20°C. Inflamável.
Etilenocloridrina (2-cloroetanol [CAS: 107-07-3]): Irritante para os olhos em contato direto. O contato com a pele é extremamente perigoso, porque não é irritante e a absorção é rápida. Vapores são irritantes para olhos e via aérea; edema pulmonar foi relatado. Os efeitos sistêmicos incluem depressão do SNC, miocardiopatia, choque e lesões renais e hepáticas.	1 ppm (O), S	7 ppm	4 2 0	Líquido incolor com odor fraco semelhante ao do éter. A pressão de vapor é de 5 mmHg a 20°C. Combustível. Os produtos de decomposição térmica incluem cloreto de hidrogênio e fosgênio. Intermediário industrial na síntese química, mas pode ser reformado durante a esterilização com óxido de etileno de certos plásticos.
Etilenodiamina (CAS: 107-15-3): Altamente irritante em contato direto; podem ocorrer queimaduras. Sensibilização respiratória e dérmica pode ocorrer. Vapores irritantes para olhos e via aérea. Estudos em animais sugerem potencial de lesão renal em doses elevadas.	10 ppm, S	1.000 ppm	3 2 0	Líquido ou sólido viscoso incolor. Odor semelhante ao da amônia ocorre no PEL e pode ser uma propriedade de alerta adequada. A pressão de vapor é de 10 mmHg a 20°C. Inflamável. Os produtos de decomposição térmica incluem os óxidos de nitrogênio.

Substância	Limite de exposição	NFPA (H F R)	Descrição
Etilenoglicol (anticongelante) [CAS: 107-21-1]: Depressor do SNC. É metabolizado, gerando ácido oxálico e outros ácidos; pode causar acidose grave. A precipitação de cristais de oxalato de cálcio nos tecidos podem causar lesões extensas. Afeta negativamente o desenvolvimento fetal em estudos com animais, em doses muito altas. Não é bem absorvido por via dérmica. Ver também p. 235.	100 mg/m³ (C) (somente aerossol)	2 1 0	Líquido viscoso incolor. Inodoro e com uma pressão de vapor muito baixa.
Etilenoimina (aziridina) [CAS: 151-56-4]: Cáustico forte. Altamente irritante em contato direto; podem ocorrer queimaduras graves. Vapores irritantes para olhos e via aérea; pode ocorrer edema pulmonar de início tardio. A superexposição resultou em náuseas, vômitos, cefaleia e tontura. Bem absorvido dermicamente. Compostos semelhantes são sensibilizadores potentes. Um agente carcinogênico em estudos com animais (IARC 2B).	0,5 ppm, S, A3 OSHA CA NIOSH CA	100 ppm	4 3 3	Líquido incolor com um odor semelhante ao da amina. A pressão de vapor é de 160 mmHg a 20°C. Inflamável. Contém inibidor para prevenir a autopolimerização explosiva. Derivados de explosivos podem ser formados com a exposição à prata. Aminas polifuncionais derivadas da aziridina são amplamente usadas como endurecedoras e agentes de reticulação em vários produtos reativos.
Etiona (ácido fosforoditioico [CAS: 563-12-2]): Inibidor da colinesterase do tipo organofosforado (p. 285). Bem absorvido dermicamente.	0,05 mg/m³ (fração inalável e vapor), S		Líquido incolor e inodoro quando puro. Os produtos técnicos têm um odor desagradável. A pressão de vapor é de 0,000002 mmHg a 20°C. Os produtos de decomposição térmica incluem os óxidos de enxofre.
2-Etoxietanol (monoetiléter do etilenoglicol, EEEG, cellosolve [CAS: 110-80-5]): Ligeiramente irritante em contato direto. O contato com a pele é uma das principais vias de absorção. A superexposição pode reduzir a contagem de espermatozoides nos homens. É um agente teratogênico potente em ratos e coelhos. Grandes doses causam lesão de pulmão, fígado, testículos, rins e baço em animais de teste. Ver também p. 235.	5 ppm, S	500 ppm	1 2 0	Líquido incolor. Odor muito suave e doce ocorre apenas em níveis muito elevados e é uma propriedade de alerta precária. A pressão de vapor é de 4 mmHg a 20°C.
Fenamifós (etil-3-metil-4-[metiltio]fenil-[1-metiletil] fosforamida [CAS: 22224-92-6]): Inibidor da colinesterase do tipo organofosforado (p. 285). Bem absorvido dermicamente.	0,05 mg/m³ (fração inalável e vapor), S		Sólido castanho ceroso. A pressão de vapor é de 0,000001 mmHg a 30°C.

(C) = concentração máxima de ar (TLV-C); S = a absorção pela pele pode ser significativa; SEN = sensibilizador potencial; STEL = limite de exposição a curto prazo (15 min). A1 = carcinógeno humano confirmado pela ACGIH; A2 = carcinógeno humano suspeito pela ACGIH; A3 = carcinógeno animal pela ACGIH. ERPG = Normas de Planejamento da Resposta de Emergência (ver p. 584 para uma explicação sobre ERPG). IARC 1 = carcinógeno humano conhecido; IARC 2A = provável carcinógeno humano; IARC 2B = possível carcinógeno humano; IARC 3 = dados disponíveis insuficientes. Códigos de perigo da NFPA: H = saúde; F = fogo; R = reatividade; Ox = oxidante, W = reativo à água; 0 (nenhum) <-> 4 (grave).

(continua)

TABELA IV-4 Resumo dos riscos à saúde causados por produtos químicos industriais e ocupacionais   *(Continuação)*

Resumo dos perigos à saúde	TLV da ACGIH	IDLH	Códigos da NFPA H F R	Comentários
Fenil-hidrazina (CAS: 100-63-0): É uma base forte e corrosiva quando em contato direto. Potente sensibilizador da pele. Ocorre absorção dérmica. Vapores muito irritantes para olhos e via aérea. Pode causar anemia hemolítica com lesão renal secundária. Evidência limitada de carcinogênese em animais de teste. Não há avaliação da IARC.	0,1 ppm, S, A3 NIOSH CA	15 ppm	3 2 0	Cristais amarelos-claros ou líquido oleoso com exposição fracamente aromático. Escurece por exposição ao ar e à luz. A pressão de vapor é menor do que 0,1 mmHg a 20°C. Combustível. Produtos de decomposição térmica incluem óxidos de nitrogênio.
Fenilenodiamina (p-diaminobenzeno, p-aminoanilina [CAS: 106-50-3]): Irritante em contato direto. Pode causar sensibilização da pele e da via aérea (asma). Reações inflamatórias da laringe e da faringe são observadas frequentemente em trabalhadores expostos. Dados sobre carcinogenicidade insuficientes (IARC 3).	0,1 mg/m^3, A3	25 mg/m^3	3 1 0	Sólido branco a roxo-claro ou marrom, dependendo do grau de oxidação. Combustível. Os produtos de decomposição térmica incluem óxidos de nitrogênio.
Fenilfosfina (CAS: 638-21-1): Em animais, inalação subcrônica a 2 ppm causou perda de apetite, diarreia, tremores, anemia hemolítica, dermatite e degeneração testicular irreversível.	0,05 ppm (C)			Sólido cristalino. Espontaneamente inflamável no ar em altas concentrações.
Fenol (ácido carbólico, hidroxibenzeno [CAS: 108-95-2]): Ácido corrosivo e desnaturante de proteínas. O contato direto com olhos ou pele provoca lesão grave nos tecidos ou cegueira. Queimaduras profundas da pele podem ocorrer sem dor de alerta. Toxicidade sistêmica por todas as vias; ocorre absorção percutânea de vapor. Vapores são altamente irritantes para olhos e via aérea. Os sintomas incluem náuseas, vômitos, arritmias cardíacas, colapso circulatório, convulsões e coma. Tóxico para fígado e rim. É um promotor de tumor; no entanto, os dados sobre a carcinogenicidade são insuficientes (IARC 3). Ver também p. 252.	5 ppm, S	250 ppm ERPG-1: 10 ppm ERPG-2: 50 ppm ERPG-3: 200 ppm	4 2 0	Sólido incolor a cristalino cor-de-rosa ou líquido viscoso. Seu odor tem sido descrito como distinto, acre e aromático ou como doce e alcatroado. Quando o odor detectado é igual ou inferior ao TLV, isso é uma boa propriedade de alerta. A pressão de vapor é de 0,36 mmHg a 20°C. Combustível.
Fensulfotion (O, O-dietil-O-[4-(metilsulfinil)fenil] fosforotioato [CAS: 115-90-2]): Inibidor da colinesterase do tipo organofosforado (p. 285).	0,01 mg/m^3 (fração inalável e vapor), S			Líquido marrom.
Fention (O, O-dimetil-O-[3-metil-4-(metiltio)fenil] fosforotioato [CAS: 55-38-9]): Inibidor da colinesterase do tipo organofosforado (p. 285). Altamente lipossolúvel; a toxicidade pode ser prolongada. A absorção dérmica é rápida.	0,05 mg/m^3, S			Líquido amarelo a castanho, viscoso e com odor suave semelhante ao de alho. A pressão de vapor é de 0,00003 mmHg a 20°C.

Ferbam (dimetilditiocarbamato de ferro [CAS: 14484-64-1]): Tiocarbamatos não agem por meio da inibição da colinesterase. Poeiras irritam em contato direto; causa dermatite em pessoas sensíveis ao enxofre. As poeiras são irritantes leves da via aérea. Evidência limitada de efeitos adversos sobre o desenvolvimento fetal em animais de teste (IARC 3).	5 mg/m^3	800 mg/m^3	Sólido preto e inodoro. A pressão de vapor é desprezível a 20°C. Os produtos de decomposição térmica incluem óxidos de nitrogênio e enxofre. Usado como fungicida.
Fipronil (CAS: 120068-37-3): Inseticida de fenilpirazol; bloqueia canais de cloro ligados por GABA e pode causar convulsões. Levemente irritante para olhos e via aérea.			
Flúor (CAS: 7782-41-4): Reage rapidamente com a umidade, formando ozônio e ácido fluorídrico. O gás é um irritante grave para olhos, pele e via aérea; ocorreram queimaduras graves penetrantes e edema pulmonar. Hipocalcemia sistêmica pode ocorrer com exposição ao flúor ou ao fluoreto de hidrogênio. Ver também p. 257.	1 ppm	25 ppm ERPG-1: 0,5 ppm ERPG-2: 5 ppm ERPG-3: 20 ppm	4 0 4 W Gás amarelo-pálido. Odor forte é uma propriedade de alerta precária. Altamente reativo; inflama muitos materiais oxidáveis. Seus usos incluem oxidante de combustível de foguete.
Fluoreto de carbonila (COF$_2$ [CAS: 353-50-41]): Extremamente irritante para olhos e via aérea; pode ocorrer edema pulmonar. Resultados de toxicidade foram obtidas a partir da sua hidrólise em ácido fluorídrico (p. 257).	2 ppm		Gás incolor e inodoro. Decompõe-se em contato com a água, produzindo ácido fluorídrico. Pode ser um subproduto da combustão de polifluorocarbonos.
Fluoreto de hidrogênio (ácido fluorídrico, HF [CAS: 7664-39-3]): Produz queimaduras graves e penetrantes nos olhos, na pele e nos tecidos mais profundos em contato direto com soluções. O início da dor e o eritema podem ser atrasados até 12 a 16 horas. Como gás, é altamente irritante para olhos e via aérea; ocorreu edema pulmonar. Hipocalcemia grave pode ocorrer em caso de superexposição. Ver p. 257.	0,5 ppm (C) (como F), S	30 ppm ERPG-1: 2 ppm ERPG-2: 20 ppm ERPG-3: 50 ppm	4 0 1 Líquido fumegante incolor ou gás. Irritação ocorre em níveis abaixo do TLV e é uma propriedade de alerta adequada. A pressão de vapor é de 760 mmHg a 20°C. Não combustível. O HF concentrado é usado na indústria de microeletrônica. Produtos para remoção de ferrugem podem ser vendidos sem prescrição conter HF, mas geralmente em concentrações mais baixas (< 10%).

(C) = concentração máxima de ar (TLV-C); S = a absorção pela pele pode ser significativa; SEN = sensibilizador potencial; STEL = limite de exposição a curto prazo (15 min). A1 = carcinógeno humano confirmado pela ACGIH; A2 = carcinógeno humano suspeito pela ACGIH; A3 = carcinógeno animal pela ACGIH. ERPG = Normas de Planejamento da Resposta de Emergência (ver p. 584 para uma explicação sobre ERPG). IARC 1 = carcinógeno humano conhecido; IARC 2A = provável carcinógeno humano; IARC 2B = possível carcinógeno humano; IARC 3 = dados disponíveis insuficientes. Códigos de perigo da NFPA: H = saúde; F = fogo; R = reatividade; Ox = oxidante, W = reativo à água; 0 (nenhum) <-> 4 (grave).

(continua)

TABELA IV-4 Resumo dos riscos à saúde causados por produtos químicos industriais e ocupacionais   (Continuação)

Resumo dos perigos à saúde	TLV da ACGIH	IDLH	Códigos da NFPA H F R	Comentários
Fluoreto de sulfurila (Vikane, SO₂F₂ [CAS: 2699-79-8]): Irritante para olhos e via aérea; ocorreu edema pulmonar fatal. Alta exposição aguda provoca tremores e convulsões em animais de teste. Exposições crônicas podem causar lesões no rim e no fígado e fluoreto elevado.	5 ppm	200 ppm		Gás incolor, inodoro, sem propriedades de alerta. A cloropicrina, um lacrimejador, é muitas vezes adicionada, fornecendo propriedade de alerta. Os produtos de decomposição térmica incluem dióxido de enxofre e fluoreto de hidrogênio. Fumigante estrutural amplamente utilizado.
Fluoroacetato de sódio (composto 1080 [CAS: 62-74-8]): Veneno metabólico altamente tóxico. É metabolizado, gerando fluorocitrato, o que impede a oxidação do acetato no ciclo de Krebs. A dose oral letal em seres humanos varia de 2-10 mg/kg. Ver também p. 260.	0,05 mg/m³, S	2,5 mg/m³		Sólido branco fofo ou pó fino branco. Às vezes corado de preto. Higroscópico. Inodoro. A pressão de vapor é desprezível a 20°C. Não combustível. Os produtos de decomposição térmica incluem fluoreto de hidrogênio. Tem sido utilizado como raticida.
Fonofos (O-etil-S-fenilo etilfosfonotiolotionato, Difonato [CAS: 944-22-9]): Inibidor da colinesterase do tipo organofosforado (p. 285). Altamente tóxico; a toxicidade oral em animais de teste variou de 3 a 13 mg/kg para ratos, e coelhos morreram após a instilação ocular.	0,01 mg/m³ (fração inalável e vapor), S			A pressão de vapor é de 0,00021 mmHg a 20°C. Os produtos de decomposição térmica incluem os óxidos de enxofre.
Forato (O,O-dietil S-(etiltio)-metilfosforoditioato, Thimet, Timet [CAS: 298-02-2]): Inibidor organofosforado da colinesterase (p. 285). Bem absorvido por todas as vias.	0,05 mg/m³, (fração e vapor inalável), S			Líquido claro. A pressão de vapor é de 0,002 mmHg a 20°C.
Formaldeído (aldeído fórmico, metanal, HCHO, formalina [CAS: 50-00-0]): Altamente irritante para os olhos em contato direto; ocorrem queimaduras graves. Irritante para a pele; pode causar dermatite de sensibilização. Vapores são altamente irritantes para olhos e via aérea. Pode ocorrer sensibilização. Substância carcinogênica em animais de teste (IARC 1). Ver também p. 261.	0,3 ppm (C), SEN, A2 OSHA CA NIOSH CA	20 ppm ERPG-1: 1 ppm ERPG-2: 10 ppm ERPG-3: 25 ppm	3 2 0 (gás) 3 2 0 (formol)	Gás incolor com odor sufocante. Combustível. Soluções de formol (15% de metanol) são inflamáveis. Substância química industrial de ampla utilização, inclusive para materiais com ureia-formaldeído. Liberação de gás de formaldeído pode ocorrer a partir de materiais que contenham formaldeído, como aglomerados para isolamento empregados em construção.

Formamida (metanamida) [CAS: 75-12-7]: Em testes com animais, mostrou-se levemente irritante em contato direto. Efeitos adversos no desenvolvimento fetal em animais de teste com doses muito elevadas.	10 ppm, S		2 1 0	Líquido claro e viscoso. Inodoro. A pressão de vapor é de 2 mmHg a 70°C. Combustível. Os produtos de decomposição térmica incluem os óxidos de nitrogênio.
Formato de etila (CAS: 109-94-4): Levemente irritante para a pele após contato direto. Vapores são levemente irritantes para olhos e via aérea. Em animais de teste, níveis muito elevados causaram narcose rápida e edema pulmonar.	100 ppm	1.500 ppm	2 3 0	Líquido incolor. Odor frutado e irritação ocorrem próximos do TLV e são boas propriedades de alerta. A pressão de vapor é de 194 mmHg a 20°C. Altamente inflamável.
Formato de metila (CAS: 107-31-3): Vapores são altamente irritantes para olhos e via aérea. Depressor do SNC em níveis elevados. A exposição tem sido associada a perturbações visuais, incluindo cegueira temporária.	100 ppm	4.500 ppm	2 4 0	Líquido incolor com odor agradável em níveis elevados. O odor é uma propriedade de alerta precária. A pressão de vapor é de 476 mmHg a 20°C. Altamente inflamável.
Fosfato de dibutila (di-n-butilfosfato [CAS: 107-66-4]): Ácido moderadamente forte com probabilidade de ser irritante em contato direto. Vapores e névoas são irritantes para a via aérea e foram associados à cefaleia em níveis baixos.	5 mg/m³ (fração inalável e vapor), S	30 ppm		Líquido incolor a castanho. Inodoro. A pressão de vapor é muito menor do que 1 mmHg a 20°C. Decompõe-se a 100°C, produzindo fumaças de ácido fosfórico.
Fosfato de tilmicosina (Micotil 300 [CAS: 137330-13-3]): Alérgeno intenso e cardiotoxina humana aguda.				Líquido amarelo a âmbar. Antibiótico veterinário. Foi usado para autointoxicações intencionais. A exposição pode ocorrer por meio de acidente com seringa que provoque autoinjeção.
Fosfato de trifenila (CAS: 115-86-6): Atividade anticolinesterásica fraca em seres humanos (p. 285). Neuropatia tardia relatada em animais de teste.	3 mg/m³	1.000 mg/m³	1 1 0	Sólido incolor. Odor fenólico fraco. Não combustível. Os produtos de decomposição térmica incluem fumaça de ácido fosfórico.
Fosfato de triortocresil (TOCP [CAS: 78-30-8]): Inibe a acetilcolinesterase (p. 285). Potente neurotoxina que causa neuropatia periférica parcialmente reversível, tardia, por todas as vias.	0,1 mg/m³, S	40 mg/m³	1 1 0	Líquido viscoso, incolor. Inodoro. Não combustível. Embora seja inibidor da colinesterase, é amplamente utilizado como aditivo químico e na síntese química.

(C) = concentração máxima de ar (TLV-C); S = a absorção pela pele pode ser significativa; SEN = sensibilizador potencial; STEL = limite de exposição a curto prazo (15 min). A1 = carcinógeno humano confirmado pela ACGIH; A2 = carcinógeno humano suspeito pela ACGIH; A3 = carcinógeno animal pela ACGIH. ERPG = Normas de Planejamento da Resposta de Emergência (ver p. 584 para uma explicação sobre ERPG). IARC 1 = carcinógeno humano conhecido; IARC 2A = provável carcinógeno humano; IARC 2B = possível carcinógeno humano; IARC 3 = dados disponíveis insuficientes. Códigos de perigo da NFPA: H = saúde; F = fogo; R = reatividade; Ox = oxidante, W = reativo à água; 0 (nenhum) <-> 4 (grave).

(continua)

TABELA IV-4 Resumo dos riscos à saúde causados por produtos químicos industriais e ocupacionais (*Continuação*)

Resumo dos perigos à saúde	TLV da ACGIH	IDLH	Códigos da NFPA H F R	Comentários
Fosfina (fosfeto de hidrogênio) [CAS: 7803-51-2]: Extremamente irritante para a via aérea; ocorreu edema pulmonar fatal. Veneno multissistêmico. Os sintomas em trabalhadores moderadamente superexpostos incluem náusea, diarreia, vômitos, tosse, cefaleia e tonturas. Ver também p. 262.	0,3 ppm	50 ppm ERPG-2: 0,5 ppm ERPG-3: 5 ppm	4 4 2	Gás incolor. Odor de peixe ou de alho detectado bem abaixo do TLV é considerado como uma boa propriedade de alerta. Pode inflamar-se espontaneamente em contato com o ar. Fumigante comum, gerado pela combinação de fosfeto de alumínio ou zinco com umidade.
Fosfito trimetílico (trimetil éster do ácido fosfórico [CAS: 121-45-9]): Muito irritante em contato direto; podem ocorrer queimaduras graves. Vapores são altamente irritantes para a via aérea. Desenvolveu-se catarata em animais de teste expostos ao ar com níveis elevados. Evidência de efeitos adversos sobre o desenvolvimento fetal em animais de teste.	2 ppm		1 3 1	Líquido incolor com odor característico de peixe, forte ou semelhante ao de amônia. Sofre hidrólise em água. A pressão de vapor é de 24 mmHg a 25°C. Combustível.
Fosforeto de alumínio (CAS: 20859-73-8): Efeitos causados pelo gás fosfina, produzido em contato com a umidade. Irritante grave do trato respiratório. Ver "Fosforetos", p. 262.			4 4 2 W	Utilizado como fumigante estrutural (inclusive em habitações, silos e vagões) como um pó seco ou pastilha, semelhante ao fosforeto de zinco. Podem ocorrer exposições de pessoas que estiverem próximas ao local.
Fósforo (fósforo amarelo, fósforo branco, P [CAS: 7723-14-0]): Queimaduras penetrantes graves podem ocorrer em contato direto. O material pode inflamar em contato com a pele. Vapores irritantes para olhos e via aérea; edema pulmonar pode ocorrer. Hepatotoxina potente. Os sintomas sistêmicos incluem dor abdominal, icterícia e odor de alho na respiração. A intoxicação crônica causou necrose do osso da mandíbula ("fosfonecrose da mandíbula"). Ver também p. 264.	0,1 mg/m^3 (fósforo amarelo)	5 mg/m^3	4 4 2	Sólido branco a amarelo, ceroso ou cristalino com fumaças acres. Inflamável. A pressão de vapor é de 0,026 mmHg a 20°C. Inflama espontaneamente em contato com o ar. Os produtos de decomposição térmica incluem fumaça de ácido fosfórico. Exposições históricas envolveram a indústria de fósforo, que há muito tempo o substituiu por outras formas de fósforo. Usos atuais incluem munições (incluindo alguns fogos de artifício) e pesticidas.

Fosgênio (cloreto de carbonila, $COCl_2$ [CAS: 75-44-5]): Extremamente irritante para a via aérea inferior. A exposição pode ser insidiosa, porque a irritação e o odor são inadequados como propriedades de alerta para lesão pulmonar. Níveis mais elevados causam irritação nos olhos, na pele e em membranas mucosas. Ver também p. 265.	0,1 ppm S	2 ppm ERPG-2: 0,5 ppm ERPG-3: 1,5 ppm	4 0 1	Gás incolor. Odor doce semelhante ao do feno em baixas concentrações; odor pungente e forte em concentrações elevadas. Concentrações perigosas podem não ser detectadas pelo odor. Síntese química intermediária; pode ser um produto de decomposição de solventes clorados que são submetidos ao calor ou à luz ultravioleta.
Fumaça ambiental do tabaco: O tabagismo passivo causa irritação respiratória e pequenas reduções na função pulmonar. Ele aumenta a gravidade e a frequência dos ataques de asma em crianças. Pode causar tosse, produção de catarro no peito, desconforto e redução da função pulmonar em adultos. Causa toxicidade para o desenvolvimento em lactentes e crianças e toxicidade reprodutiva em adultos do sexo feminino. Estudos epidemiológicos mostram que o tabagismo passivo causa câncer de pulmão (IARC 1).				
Fumaça da combustão de *diesel*: Irritante respiratório. Pode atuar como adjuvante para sensibilização imunológica. Estudos epidemiológicos em animais e em humanos fornecem evidências de carcinogenicidade pulmonar (IARC 2A).	100 mg/m³ (fração inalável e vapor), S, A3 (líquido não combustível) NIOSH CA			Os motores a *diesel* emitem uma complexa mistura de gases, vapores e partículas inaláveis, incluindo muitos hidrocarbonetos policíclicos aromáticos e nitroaromáticos, e óxidos de nitrogênio, enxofre e carbono, incluindo monóxido de carbono.
Fumaça de óxido de ferro (CAS: 1309-37-1): As fumaças e as poeiras podem produzir uma pneumoconiose benigna (siderose) manifestada por opacidades radiográficas no tórax. A fumaça está associada epidemiologicamente à pneumonia infecciosa.	5 mg/m³ (fração respirável)	2.500 mg/m³ (como Fe)		Fumaça marrom-avermelhada com gosto metálico. A pressão de vapor é desprezível a 20°C.
Fumaça de óxido de magnésio (CAS: 1309-48-4): Ligeiramente irritante para olhos e via aérea superior. Há pouca evidência para apoiar o óxido de magnésio como causador de febre de vapores de metal (p. 247).	10 mg/m³ (fração e vapor inalável)	750 mg/m³		Fumaça branca.

(C) = concentração máxima de ar (TLV-C); S = a absorção pela pele pode ser significativa; SEN = sensibilizador potencial; STEL = limite de exposição a curto prazo (15 min). A1 = carcinógeno humano confirmado pela ACGIH; A2 = carcinógeno humano suspeito pela ACGIH; A3 = carcinógeno animal pela ACGIH. ERPG = Normas de Planejamento da Resposta de Emergência (ver p. 584 para uma explicação sobre ERPG). IARC 1 = carcinógeno humano conhecido; IARC 2A = provável carcinógeno humano; IARC 2B = possível carcinógeno humano; IARC 3 = dados disponíveis insuficientes. Códigos de perigo da NFPA: H = saúde; F = fogo; R = reatividade; Ox = oxidante, W = reativo à água; 0 (nenhum) <-> 4 (grave).

(continua)

TABELA IV-4 Resumo dos riscos à saúde causados por produtos químicos industriais e ocupacionais *(Continuação)*

Resumo dos perigos à saúde	TLV da ACGIH	IDLH	Códigos da NFPA H F R	Comentários
Fumaças de asfalto (CAS: 8052-42-4): Vapores e fumaças irritantes para olhos, pele e via aérea. O contato com a pele pode produzir hiperpigmentação, dermatite ou fotossensibilização. Alguns componentes são carcinogênicos para animais de teste (IARC 2B).	0,5 mg/m³ (fração inalável) NIOSH CA			Fumaça com odor acre. O asfalto é uma mistura complexa de hidrocarbonetos parafínicos, aromáticos e heterocíclicos formados pela evaporação de hidrocarbonetos mais leves do petróleo e da oxidação parcial do resíduo.
Fumaças, poeiras e sais de cobre: Irritação em contato direto varia de acordo com o composto. Os sais são mais irritantes e podem causar ulceração da córnea. A dermatite de contato alérgica é rara. Poeiras e névoa são irritantes para a via aérea; ulceração nasal foi descrita. A ingestão pode causar gastrenterite grave, lesão hepática e hemólise. Ver também p. 194.	1 mg/m³ (poeiras e névoas, como Cu), 0,2 mg/m³ (fumaças)	100 mg/m³ (como Cu)		Os sais variam de cor. Geralmente inodoros. Aplicações agrícolas como pesticidas, especialmente como sulfato de cobre (vitríolo azul).
Furfural (farelo de petróleo [CAS: 98-01-1]): Altamente irritante em contato direto; podem ocorrer queimaduras. Vapores são altamente irritantes para olhos e via aérea; pode ocorrer edema pulmonar. Os estudos com animais indicam que o fígado é um órgão-alvo. Hiper-reflexia e convulsões ocorrem com grandes doses em animais de teste. IARC 3.	2 ppm, S, A3	100 ppm ERPG-1: 2 ppm ERPG-2: 10 ppm ERPG-3: 100 ppm	3 2 1	Líquido incolor a castanho-claro. Odor semelhante ao de amêndoa ocorre abaixo do TLV e é uma boa propriedade de alerta. A pressão de vapor é de 2 mmHg a 20°C. Combustível. Os produtos de decomposição térmica incluem os óxidos de nitrogênio.
Gadolínio (CAS: 7440-54-2): Esclerose (fibrose) nefrogênica sistêmica em seres humanos.				Utilizado como contraste médico na ressonância magnética.

Gasolina (CAS: 8006-61-9): Embora a composição exata varie, a toxicidade aguda de todas as misturas de gasolina é semelhante. Vapores são irritantes para olhos e via aérea em níveis elevados. Depressor do SNC, os sintomas incluem perda de coordenação, tonturas, cefaleias e náuseas. O benzeno (geralmente < 1%) perigo crônico significativo à saúde. Outros aditivos, como o dibrometo de etileno e de chumbo de tetraetilo e de tetrametilo, estão presentes em quantidades baixas e podem ser absorvidos pela pele. Evidências muito limitadas de carcinogenicidade em animais de teste (IARC 2B). Ver também p. 275.	300 ppm, A3 NIOSH CA	1 3 0	Líquido claro a âmbar com odor característico. Altamente inflamável. A gasolina é por vezes utilizada inadequadamente como solvente. O abuso dessa substância por via inalatória tem sido relatado.
Glicidiléter isopropílico (CAS: 4016-14-2): Irritante em contato direto. Dermatites alérgicas podem ocorrer. Vapores são irritantes para olhos e via aérea. Em animais, é depressor do SNC em altas doses orais; exposições crônicas produziram lesão hepática. Alguns éteres glicidílicos possuem toxicidades à hematopoiética e testicular.	50 ppm	400 ppm	Inflamável. A pressão de vapor é de 9,4 mmHg a 25°C.
Glicidol (2,3-epóxi-1-propanol [CAS: 556-52-5]): É altamente irritante quando ocorre contato com os olhos; podem ocorrer queimaduras graves. Moderadamente irritante para a via aérea e para a pele. Evidência de carcinogenicidade e de toxicidade testicular em animais de teste (IARC 2A).	2 ppm, A3	150 ppm	Líquido incolor. A pressão de vapor é de 0,9 mmHg a 25°C. Combustível.
Glifosato (CAS: 1071-83-6): Herbicida. Autoenvenenamento intencional causou edema pulmonar não cardiogênico agudo e insuficiência renal; efeitos tóxicos podem resultar do componente de surfactante e não do próprio glifosato. Ver também p. 272.			Sólido branco ou incolor. Inodoro ou com odor suave de amina; a pressão de vapor é desprezível. Estável à luz e ao calor.
GLP (gás liquefeito de petróleo [CAS: 68476-85-7]): Asfixiante simples e possível depressor do SNC. Perigos de inflamabilidade superam grandemente as preocupações acerca da toxicidade. Ver também "Hidrocarbonetos", p. 275.	1.000 ppm	2.000 ppm [LEL]	Gás incolor. Um odorante geralmente é adicionado, já que o produto puro é inodoro. Altamente inflamável.

(C) = concentração máxima de ar (TLV-C); S = a absorção pela pele pode ser significativa; SEN = sensibilizador potencial; STEL = limite de exposição a curto prazo (15 min). A1 = carcinógeno humano confirmado pela ACGIH; A2 = carcinógeno humano suspeito pela ACGIH; A3 = carcinógeno animal pela ACGIH. ERPG = Normas de Planejamento da Resposta de Emergência (ver p. 584 para uma explicação sobre ERPG). IARC 1 = carcinógeno humano conhecido; IARC 2A = provável carcinógeno humano; IARC 2B = possível carcinógeno humano; IARC 3 = dados disponíveis insuficientes. Códigos de perigo da NFPA: H = saúde; F = fogo; R = reatividade; Ox = oxidante, W = reativo à água; 0 (nenhum) <-> 4 (grave).

(continua)

TABELA IV-4 Resumo dos riscos à saúde causados por produtos químicos industriais e ocupacionais   (Continuação)

Resumo dos perigos à saúde	TLV da ACGIH	IDLH	Códigos da NFPA H F R	Comentários
Glutaraldeído (1,5-pentanodial [CAS: 111-30-8]): A pureza e, por conseguinte, a toxicidade do glutaraldeído variam amplamente. Dermatite alérgica pode ocorrer. Altamente irritante ao contato; podem ocorrer queimaduras graves. Vapores são altamente irritantes para olhos e via aérea; sensibilização respiratória ou asma induzida por irritante pode ocorrer. Em estudos com animais, o fígado é um órgão-alvo em doses elevadas. Ver p. 139.	0,05 ppm (C), SEN	ERPG-1: 0,2 ppm ERPG-2: 1 ppm ERPG-3: 5 ppm		Cristais sólidos incolores. A pressão de vapor é de 0,0152 mmHg a 20°C. Pode sofrer autopolimerização perigosa. É utilizado com frequência como agente de esterilização em ambientes médicos.
Háfnio (CAS: 7440-58-6): Por meio de estudos com animais, constatou-se que as poeiras são levemente irritantes para olhos e pele. Pode ocorrer lesão hepática em doses muito elevadas.	0,5 mg/m^3	50 mg/m^3		O metal é um sólido cinza. Outros compostos variam de aparência.
Heptacloro (CAS: 76-44-8): Convulsivante do SNC. A absorção pela pele é rápida e causou convulsões e morte. Hepatotóxico. Armazena-se nos tecidos gordurosos. Há evidências limitadas de efeitos adversos sobre o desenvolvimento fetal em animais de teste em doses elevadas. Substância carcinogênica em animais de teste (IARC 2B). Ver também p. 348.	0,05 mg/m^3, S, A3 NIOSH CA	35 mg/m^3		Sólido ceroso, branco ou castanho-claro, com odor semelhante ao da cânfora. A pressão de vapor é de 0,0003 mmHg a 20°C. Os produtos de decomposição térmica incluem o cloreto de hidrogênio. Não combustível. Seu uso como agrotóxico foi proibido pela EPA em 1988.
Hexa-hidro-1,3,5-trinitro-1,3,5-triazina (RDX, hexogeno, ciclonite, explosivo de polinitramina [CAS: 82030-42-0]): Causa convulsões em seres humanos. Induz metemoglobinemia.				É o ingrediente ativo do explosivo C4. A exposição pode ocorrer por ingestão, inalação ou contato com a pele.
Hexaclorobutadieno (CAS: 87-68-3): Com base em estudos em animais, espera-se absorção dérmica rápida. O rim é o órgão-alvo principal. Substância carcinogênica em animais de teste (IARC 3).	0,02 ppm, S, A3 NIOSH CA	ERPG-1: 1 ppm ERPG-2: 3 ppm ERPG-3: 10 ppm	3 1 0	Líquido denso, incolor. Os produtos de decomposição térmica incluem cloreto de hidrogênio e fosgênio.
Hexaclorociclopentadieno (CAS: 77-47-4): Vapores são extremamente irritantes para olhos e via aérea; podem ocorrer lacrimejamento e salivação. Em estudos com animais, mostrou ser uma potente toxina para rins e fígado. Em níveis mais elevados, o cérebro, o coração e as glândulas suprarrenais foram acometidos. Tremores ocorreram com doses elevadas.	0,01 ppm			Líquido amarelo a âmbar com odor pungente. A pressão de vapor é de 0,08 mmHg a 20°C. Não combustível.

Substância	Limite	Descrição
Hexacloroetano (percloroetano) [CAS: 67-72-1]: Vapores quentes são irritantes para olhos, pele e membranas mucosas. Por meio de estudos com animais, constatou-se que causa depressão do SNC e lesão renal e hepática em doses elevadas. Evidência limitada de carcinogenicidade em animais de teste (IARC 2B).	1 ppm, S, A3 NIOSH CA	300 ppm	Sólido branco com odor semelhante ao da cânfora. A pressão de vapor é 0,22 mmHg a 20°C. Não combustível. Os produtos de decomposição térmica incluem fosgênio, gás cloro e cloreto de hidrogênio.
Hexacloronaftaleno (Halowax 1014 [CAS: 1335-87-1]): Com base em experiências de trabalho, é uma toxina potente que causa cloracne grave e lesão hepática grave, ocasionalmente fatal. Ver p. 222. Absorção pela pele pode ocorrer.	0,2 mg/m³, S	2 mg/m³	Sólido amarelo-claro com odor aromático. A pressão de vapor é inferior a 1 mmHg a 20°C. Não combustível.
Hexafluoreto de enxofre [CAS: 2551-62-4]: Considerado um gás essencialmente não tóxico. A asfixia por deslocamento de ar é sugerida como o maior perigo.		1.000 ppm	Gás denso, inodoro e incolor. Pode estar contaminado com outros fluoretos de enxofre, incluindo o pentafluoreto de enxofre altamente tóxico, que libera HF ou oxifluoretos em contato com a umidade.
Hexafluoreto de selênio [CAS: 7783-79-1]: Vesicante. Reage com a umidade, formando ácidos de selênio e ácido fluorídrico; queimaduras graves por HF podem resultar do contato direto (p. 375). Fumaças altamente são irritantes para olhos e via aérea; pode ocorrer edema pulmonar.	0,05 ppm	2 ppm	Gás incolor. Não combustível.
Hexafluoreto de telúrio [CAS: 7783-80-4]: Hidrolisa lentamente para liberar ácido fluorídrico (p. 257) e ácido telúrico. Extremamente irritante para olhos e via aérea; pode ocorrer edema pulmonar. Causou cefaleias, dispneia e odor de alho na respiração de trabalhadores superexpostos.	0,02 ppm	1 ppm	Gás incolor. Odor ofensivo. Não combustível. Os produtos de decomposição térmica incluem fluoreto de hidrogênio.
Hexametilfosforamida [CAS: 680-31-9]: Exposições a baixos níveis produziram câncer da cavidade nasal em ratos (IARC 2B). Causou feitos adversos sobre os testículos em animais de teste.	S, A3 NIOSH CA		Líquido incolor com odor aromático. A pressão de vapor é de 0,07 mmHg a 20°C. Os produtos de degradação térmica incluem os óxidos de nitrogênio.
Hexilenoglicol (2-metil-2,4-pentanodiol [CAS: 107-41-5]): Irritante em contato direto; vapores são irritantes para olhos e via aérea. Depressor do SNC em doses muito elevadas em estudos com animais.	25 ppm (C)	2 1 0	Líquido com odor ligeiramente doce. A pressão de vapor é 0,05 mmHg a 20°C. Combustível.

(C) = concentração máxima de ar (TLV-C); S = a absorção pela pele pode ser significativa; SEN = sensibilizador potencial; STEL = limite de exposição a curto prazo (15 min). A1 = carcinógeno humano confirmado pela ACGIH; A2 = carcinógeno humano suspeito pela ACGIH; A3 = carcinógeno animal pela ACGIH. ERPG = Normas de Planejamento da Resposta de Emergência (ver p. 584 para uma explicação sobre ERPG); IARC 1 = carcinógeno humano conhecido; IARC 2A = provável carcinógeno humano; IARC 2B = possível carcinógeno humano; IARC 3 = dados disponíveis insuficientes. Códigos de perigo da NFPA: H = saúde; F = fogo; R = reatividade; Ox = oxidante, W = reativo à água; 0 (nenhum) <-> 4 (grave).

(continua)

TABELA IV-4 Resumo dos riscos à saúde causados por produtos químicos industriais e ocupacionais *(Continuação)*

Resumo dos perigos à saúde	TLV da ACGIH	IDLH	Códigos da NFPA H F R	Comentários
Hidrazina (diamina [CAS: 302-01-2]): Corrosivo em contato direto; ocorrem queimaduras graves. Vapores são extremamente irritantes para olhos e via aérea; pode ocorrer edema pulmonar. Altamente hepatotóxico. Agente convulsivante e hemolítico. Os rins também são órgãos-alvo. Bem absorvido por todas as vias. Substância carcinogênica em animais de teste (IARC 2B).	0,01 ppm, S, A3 NIOSH CA	50 ppm ERPG-1: 0,5 ppm ERPG-2: 5 ppm ERPG-3: 30 ppm	4 4 3 (vapores explosivos)	Líquido viscoso, incolor, fumegante, com odor de amina. A pressão de vapor é de 10 mmHg a 20°C. Inflamável. Os produtos de decomposição térmica incluem os óxidos de nitrogênio. Usado como combustível de foguetes e em alguns sistemas de jato militar. Sua toxicidade é tratada com piridoxina (p. 544).
Hidreto de lítio (CAS: 7580-67-8): Vesicante forte e corrosivo alcalino. Extremamente irritante em contato direto; ocorrem queimaduras graves. Poeiras são extremamente irritantes para olhos e via aérea; pode desenvolver edema pulmonar. Os sintomas de toxicidade sistêmica incluem náuseas, tremores, confusão, visão turva e coma.	0,025 mg/m^3	0,5 mg/m^3 ERPG-1: 0,025 mg/m^3 ERPG-2: 0,1 mg/m^3 ERPG-3: 0,5 mg/m^3	3 2 2 W	Pó sólido translúcido *off-white* que escurece com exposição ao ar. Inodoro. Muito hidror-reativo, produzindo gás hidrogênio altamente inflamável e hidróxido de lítio cáustico. O pó finamente disperso pode inflamar-se de forma espontânea.
Hidrocarbonila de cobalto (CAS: 16842-03-8): Em testes com animais, a superexposição produz sintomas semelhantes aos de carbonila de níquel e pentacarbonila de ferro. Os efeitos incluem cefaleia, náuseas, vômitos, tonturas, febre e edema pulmonar.	0,1 mg/m^3 (como Co)	ERPG-2: 0,13 ppm ERPG-3: 0,42 ppm		Gás inflamável.
Hidroquinona (1,4-di-hidroxibenzeno [CAS: 123-31-9]): Altamente irritante para os olhos ao contato direto. Exposições ocupacionais crônicas podem causar coloração parcial e opacificação da córnea. Efeitos sistêmicos relatados resultam da ingestão e incluem zumbido, cefaleia, tonturas, dor de cabeça, desconforto gastrintestinal, excitação do SNC e despigmentação da pele. Pode causar metemoglobinemia (p. 319). Evidência limitada de carcinogenicidade em animais de teste (IARC 3).	1 mg/m^3, SEN, A3	50 mg/m^3	2 1 0	Cristais brancos e sólidos. A pressão de vapor é inferior a 0,001 mmHg a 20°C. Combustível.
Hidróxido de cálcio (cal hidratada, cal cáustica [CAS: 1305-62-0]): Corrosivo (p. 103); podem ocorrer queimaduras graves nos olhos e na pele. Poeiras moderadamente irritantes para olhos e trato respiratório.	5 mg/m^3			Pó cristalino branco, deliquescente. Inodoro.
Hidróxido de césio (hidrato de césio [CAS: 21351-79-1]): Corrosivo (p. 103). Altamente irritante em contato direto; podem ocorrer queimaduras graves. Poeiras são irritantes para olhos e via aérea.	2 mg/m^3			Cristais incolores ou amarelos que absorvem a umidade. Pressão de vapor desprezível.

Substância	Concentração	NFPA	Comentários
Hidróxido de potássio (KOH [CAS: 1310-58-3]): Álcali cáustico que causa queimaduras graves nos tecidos em contato direto. A exposição à poeira ou à névoa causa irritação nos olhos, no nariz e na via aérea.	2 mg/m³ (C)	3 0 1	Sólido branco que absorve a umidade. A pressão de vapor é desprezível a 20°C. Emite calor e névoa corrosiva quando em contato com a água.
Hidróxido de sódio (NaOH [CAS: 1310-73-2]): Álcali cáustico; pode causar queimaduras graves. Fumaças ou névoas são altamente irritante para olhos, pele e via aérea. Ver também p. 103.	2 mg/m³ (C)	3 0 1	Sólido branco que absorve umidade. Inodoro. Emite grande quantidade de calor quando dissolvido em água. A soda cáustica é uma solução aquosa.
Indeno (CAS: 95-13-6): Hidrocarboneto policíclico. O contato direto repetido com a pele produziu dermatite, mas não efeitos sistêmicos. Vapores são provavelmente irritantes para olhos e via aérea. Com base em estudos com animais, altos níveis no ar podem causar lesões no fígado e nos rins.	5 ppm		Líquido incolor. Utilizado industrialmente na produção de determinados polímeros.
Índio (CAS: 7440-74-6): Com base em estudos com animais, constatou-se que os sais solúveis são extremamente irritantes para os olhos em contato direto. Poeiras irritam olhos e via aérea. Em estudos com animais, os compostos de índio são altamente tóxicos por via parenteral, mas muito menos tóxicos VO.	0,1 mg/m³		A aparência varia conforme o composto. O metal elementar é um sólido brilhante branco-prateado. O óxido de índio-estanho é uma combinação de metal sinterizado utilizado em monitores de tela plana. Está associado à doença pulmonar intersticial relacionada à exposição ocupacional.
Iodeto de metila (iodometano [CAS: 74-88-4]): Agente de alquilação. Com base nas propriedades químicas, propenso a ser altamente irritante em contato direto; podem ocorrer queimaduras graves. Absorção dérmica é provável. Vapores são altamente irritantes para a via aérea; ocorreu edema pulmonar. Neurotóxico; os sinais e sintomas incluem náuseas, vômitos, tontura, fala arrastada, distúrbios visuais, ataxia, tremores, irritabilidade, convulsões e coma. Delírios e alucinações podem durar semanas durante a recuperação. Lesão hepática grave também pode ocorrer. Evidência limitada de carcinogenicidade em animais de teste (IARC 3).	2 ppm, S NIOSH CA	100 ppm ERPG-1: 25 ppm ERPG-2: 50 ppm ERPG-3: 125 ppm	Líquido incolor, amarelo, vermelho ou marrom. Não combustível. A pressão de vapor é de 375 mmHg a 20°C. Os produtos de decomposição térmica incluem iodo e iodeto de hidrogênio. É fumigante agrícola, proposto como substituto do brometo de metila; usado em combinação com a cloropicrina.

(C) = concentração máxima de ar (TLV-C); S = a absorção pela pele pode ser significativa; SEN = sensibilizador potencial; STEL = limite de exposição a curto prazo (15 min). A1 = carcinógeno humano confirmado pela ACGIH; A2 = carcinógeno humano suspeito pela ACGIH; A3 = carcinógeno animal pela ACGIH. ERPG = Normas de Planejamento da Resposta de Emergência (ver p. 584 para uma explicação sobre ERPG). IARC 1 = carcinógeno humano conhecido; IARC 2A = provável carcinógeno humano; IARC 2B = possível carcinógeno humano; IARC 3 = dados disponíveis insuficientes. Códigos de perigo da NFPA: H = saúde; F = fogo; R = reatividade; 0x = oxidante, W = reativo à água; 0 (nenhum) <–> 4 (grave).

(continua)

TABELA IV-4 Resumo dos riscos à saúde causados por produtos químicos industriais e ocupacionais *(Continuação)*

Resumo dos perigos à saúde	TLV da ACGIH	IDLH	Códigos da NFPA H F R	Comentários
Iodeto de metileno (iodofórmio [CAS: 75-47-8]): Toxina hepática grave. Causa comprometimento do SNC associado a níveis elevados de iodeto. É metabolizado, gerando monóxido de carbono. Carboxi-hemoglobina elevada (COHb) observada após a ingestão aguda pesada. Há toxicidade do iodeto com aplicação crônica em feridas e na pele não íntegra.	0,6 ppm	100 ppm ERPG-1: 25 ppm ERPG-2: 50 ppm ERPG-3: 125 ppm		Líquido incolor. Odor acre semelhante ao do éter. A pressão de vapor é de 400 mmHg a 25°C. Desinfetante de uso médico.
Iodo (CAS: 7553-56-2): Extremamente irritante em contato direto; ocorrem queimaduras graves. Vapores são extremamente irritantes e corrosivos para olhos e via aérea. Raramente, é um sensibilizador da pele. O uso medicinal de fármacos que contêm iodo foi associado ao bócio fetal, uma condição potencialmente ameaçadora da vida para um feto ou um lactente. O iodo provoca efeitos adversos sobre o desenvolvimento fetal em animais de teste. Ver também p. 298.	0,01 ppm (fração inalável e vapor)	2 ppm ERPG-1: 0,1 ppm ERPG-2: 0,5 ppm ERPG-3: 5 ppm		Cristais sólidos de coloração violeta. Odor forte característico é uma propriedade de alerta precária. A pressão de vapor é de 0,3 mmHg a 20°C. Não combustível.
Isocianato de bisfenil metileno (4,4-difenilmetano di-isocianato. MDI [CAS: 101-68-8]): Irritante em contato direto. Vapores e poeiras são altamente irritantes para olhos e via aérea. Potente sensibilizador da via aérea (asma). IARC 3.	0,005 ppm	75 mg/m^3 ERPG-1: 0,2 mg/m^3 ERPG-2: 2 mg/m^3 ERPG-3: 25 mg/m^3		Flocos brancos a amarelo-claros. Inodoro. A pressão de vapor é de 0,05 mmHg a 20°C. Possíveis produtos de degradação térmica incluem óxidos de nitrogênio e cianeto de hidrogênio. É componente de uretanos.
Isocianato de metila (MIC [CAS: 624-83-9]): Altamente reativo; altamente corrosivo quando em contato direto. Vapores são extremamente irritantes para olhos, pele e via aérea; ocorreram queimaduras graves e edema pulmonar. Agente sensibilizante. A toxicidade não está relacionada com o cianeto. Há evidência de que intoxicações graves apresentam efeitos adversos sobre o desenvolvimento fetal. Ver p. 300.	0,02 ppm, S	3 ppm ERPG-1: 0,025 ppm ERPG-2: 0,25 ppm ERPG-3: 1,5 ppm	4 3 2 W	Líquido incolor com odor forte e desagradável, que é uma propriedade de alerta precária. A pressão de vapor é de 348 mmHg a 20°C. Inflamável. Reage com a água para liberar metilamina. Polimeriza sob aquecimento. Os produtos de degradação térmica incluem cianeto de hidrogênio e óxidos de nitrogênio. Usado como um intermediário químico na síntese de pesticidas com carbamato. O MIC não está presente nos uretanos.

Substância	TLV-C	STEL	NFPA	Descrição
Isoforona (trimetilciclo-hexanona) [CAS: 78-59-1]: Vapores são irritantes para olhos e via aérea. Profissionais expostos a 5 até 8 ppm apresentaram fadiga e mal-estar depois de um mês. Exposições maiores resultam em náuseas, cefaleia, tontura e uma sensação de asfixia em 200 a 400 ppm. Evidências limitadas de efeitos adversos no desenvolvimento fetal em animais de teste.	5 ppm (C), A3	200 ppm	2 2 1	Líquido incolor com odor semelhante ao da cânfora. A pressão de vapor é de 0,2 mmHg a 20°C. Inflamável.
Isômeros de hexano (exceto *n*-hexano, iso-hexano, 2,3-dimetilbutano): Vapores são levemente irritantes para olhos e via aérea. Depressor do SNC em níveis elevados, produzindo tonturas, dor de cabeça e desconforto gastrintestinal.	500 ppm			Líquidos incolores com suave odor de petróleo. As pressões de vapor são elevadas a 20°C. Altamente inflamável.
Isopropilamina (2-aminopropano [CAS: 75-31-0]): Corrosivo em contato direto; queimaduras graves podem ocorrer. Vapores altamente irritantes para olhos e via aérea. Exposição aos vapores pode provocar edema de córnea transitório.	5 ppm	750 ppm	3 4 0	Líquido incolor. Forte odor de amônia e irritação são boas propriedades de alerta. A pressão de vapor é de 478 mmHg a 20°C. Altamente inflamável. Os produtos de decomposição térmica incluem os óxidos de nitrogênio.
2-Isopropoxietanol (isopropilcellosolve, éter monoisopropílico de etilenoglicol [CAS: 109-59-1]): Agente desengordurante que causa dermatite. Pode causar hemólise.	25 ppm, S		3 2 1	Líquido incolor claro com odor característico.
Ítrio e compostos (metal de ítrio, hexa-hidrato de nitrato de ítrio, cloreto de ítrio, óxido de ítrio): Os pós podem ser irritantes para olhos e via aérea.	1 mg/m³ (como Y)	500 mg/m³ (como Y)		A aparência varia conforme o composto.
Kepone (clordecona [CAS: 143-50-0]): Neurotoxina; a superexposição provoca fala arrastada, comprometimento da memória, perda de coordenação, fraqueza, tremores e convulsões. Provoca infertilidade em homens. Hepatotóxico. Bem absorvido por todas as vias. Substância carcinogênica em animais de teste (IARC 2B). Ver também p. 348.	NIOSH CA			Sólido. Não fabricado nos EUA desde 1978.

(C) = concentração máxima de ar (TLV-C); S = a absorção pela pele pode ser significativa; SEN = sensibilizador potencial; STEL = limite de exposição a curto prazo (15 min). A1 = carcinógeno humano confirmado pela ACGIH; A2 = carcinógeno humano suspeito pela ACGIH; A3 = carcinógeno animal pela ACGIH; ERPG = Normas de Planejamento da Resposta de Emergência (ver p. 584 para uma explicação sobre ERPG); IARC 1 = carcinógeno humano conhecido; IARC 2A = provável carcinógeno humano; IARC 2B = possível carcinógeno humano; IARC 3 = dados disponíveis insuficientes. Códigos de perigo da NFPA: H = saúde; F = fogo; R = reatividade; Ox = oxidante, W = reativo à água; 0 (nenhum) <–> 4 (grave).

(continua)

TABELA IV-4 Resumo dos riscos à saúde causados por produtos químicos industriais e ocupacionais (*Continuação*)

Resumo dos perigos à saúde	TLV da ACGIH	IDLH	Códigos da NFPA H F R	Comentários
Lindano (γ-hexaclorociclo-hexano [CAS: 58-89-9]): Estimulante do SNC e convulsivante. Os vapores são irritantes para olhos e membranas mucosas e causam cefaleias intensas e náuseas. Bem absorvido por todas as vias. Estudos com animais resultaram em lesão no pulmão, no fígado e nos rins. Pode lesionar a medula óssea. Evidência discutível de carcinogenicidade em animais de teste. Não há avaliação da IARC. Ver também p. 348.	0,5 mg/m^3, S, A3	50 mg/m^3		Substância cristalina branca com odor de mofo, se impura. Não combustível. O vapor é de 0,0000094 mmHg a 20°C. O uso como pesticida foi restrito pela EPA a aplicadores certificados. Não é mais usado nos EUA como escabicida tópico.
***m*-Toluidina (3-metilanilina [CAS: 108-44-1]):** Álcali corrosivo; pode causar queimaduras graves. Pode causar metemoglobinemia (p. 319). Ocorre absorção dérmica.	2 ppm, S			Líquido amarelo-claro. A pressão de vapor é inferior a 1 mmHg a 20°C.
Malationa (*O, O*-dimetilditiofosfato do mercaptossuccinato de dietila [CAS 121-75-5]): Inibidor da colinesterase do tipo organofosforado (p. 285). Pode causar sensibilização da pele. Dermicamente absorvido. IARC 3.	1 mg/m^3 (fração e vapor inalável), S	250 mg/m^3		Líquido incolor a castanho com odor suave semelhante ao de um gambá. A pressão de vapor é de 0,00004 mmHg a 20°C. Os produtos de decomposição térmica incluem óxidos de enxofre e fósforo.
Mancozebe (CAS: 1018-01-7): Fungicida ditiocarbamato que contém manganês. Com base em experiências com seres humanos e com animais de teste, tem baixa toxicidade aguda. Produz dermatite em alguns indivíduos.				Pó amarelo. Inodoro. A pressão de vapor é desprezível. Decompõe-se a temperaturas elevadas. Um herbicida relacionado que contém manganês, o manebe, tem sido associado ao parkinsonismo.
Mecoprope (MCPP [CAS: 93-65-2]): Ver "Herbicidas clorofenóxi", p. 274. IARC 2B (herbicidas clorofenóxi).				Cristais e flocos incolores ou brancos.
Melamina (CAS: 108-78-1): Irritante dos olhos e da via aérea. Os testes em animais e ingestão de alimentos para animais contaminados indicam a ocorrência de lesão e insuficiência renal. Dados de carcinogenicidade inadequados (IARC 3).				Cristais e flocos incolores ou brancos. Sublima-se. A decomposição produz cianetos e óxidos de nitrogênio. Além de exposições ocupacionais, o público leigo pode ser exposto por meio de alimentos contaminados.

Mercaptano etílico (etanotiol) [CAS: 75-08-1]: Vapores são levemente irritantes para olhos e via aérea. Paralisia respiratória e depressão do SNC ocorrem em níveis muito elevados. Cefaleia, náuseas e vômitos ocorrem provavelmente devido ao odor forte.	0,5 ppm	500 ppm	Líquido incolor. Odor penetrante, ofensivo, semelhante ao do mercaptano. A pressão de vapor é 442 mmHg a 20°C.
Mercúrio (*quicksilver*) [CAS: 7439-97-6]): A exposição aguda a níveis altos de vapor é relatada como causadora de pneumonite tóxica e de edema pulmonar. Bem absorvido por inalação. O contato com a pele pode produzir irritação e dermatite de sensibilização. Os sais de mercúrio, mas não o mercúrio metálico, são tóxicos, principalmente para os rins por ingestão aguda. Superexposições agudas ou crônicas elevadas podem resultar em toxicidade do SNC (eritrismo), doença renal crônica, lesão cerebral e neuropatia periférica. Alguns compostos inorgânicos de mercúrio apresentam efeitos adversos no desenvolvimento fetal em animais de teste. Ver também p. 311. IARC 3.	0,025 mg/m³ (inorgânico e elementar), S	10 mg/m³ ERPG-2: 0,25 ppm ERPG-3: 0,5 ppm	2 4 1 O metal elementar é um líquido denso e prateado. Inodoro. A pressão de vapor é de 0,0012 mmHg a 20°C. As fontes de exposição incluem operações de refinamento de ouro em pequena escala por amadores e instrumentos que contêm mercúrio. Aspirar mercúrio derramado pode levar a altos níveis no ar.
Mercúrio, compostos alquilados (metilmercúrio, dimetilmercúrio, dietilmercúrio, cloreto de etilmercúrio, acetato de fenilmercúrio): Bem absorvido por todas as vias. A excreção lenta pode possibilitar a ocorrência de acúmulo. Atravessa facilmente a barreira hematencefálica e a placenta. Pode causar lesão nos rins, doença orgânica do cérebro e neuropatia periférica. Alguns compostos são extremamente tóxicos. O metilmercúrio é um agente teratogênico em seres humanos. Ver também p. 311.	0,01 mg/m³ (compostos alquilados, como Hg), S	2 mg/m³ (como Hg)	Líquidos ou sólidos incolores. Muitos compostos alquilados possuem odor desagradável. O mercúrio inorgânico pode ser convertido em compostos de alquilmercúrio no ambiente. Podem acumular-se na cadeia alimentar. Nos EUA, a utilização de acetato de fenilmercúrio como fungicida foi proibida em tintas para interiores em 1990.
Metabissulfito de sódio (pirossulfito de sódio [CAS: 7681-57-4]): Muito irritante para olhos e pele ao contato direto. Poeiras são irritantes para olhos e via aérea; pode ocorrer edema pulmonar. Podem ocorrer reações de hipersensibilidade.		5 mg/m³	Pó branco ou material cristalino com odor fraco de dióxido de enxofre. Reage, formando dióxido de enxofre na presença de umidade.

(C) = concentração máxima de ar (TLV-C); S = a absorção pela pele pode ser significativa; SEN = sensibilizador potencial; STEL = limite de exposição a curto prazo (15 min). A1 = carcinógeno humano confirmado pela ACGIH; A2 = carcinógeno humano suspeito pela ACGIH; A3 = carcinógeno animal pela ACGIH. ERPG = Normas de Planejamento da Resposta de Emergência (ver p. 584 para uma explicação sobre ERPG). IARC 1 = carcinógeno humano conhecido; IARC 2A = provável carcinógeno humano; IARC 2B = possível carcinógeno humano; IARC 3 = dados disponíveis insuficientes. Códigos de perigo da NFPA: H = saúde; F = fogo; R = reatividade; Ox = oxidante, W = reativo à água; 0 (nenhum) <-> 4 (grave).

(continua)

TABELA IV-4 Resumo dos riscos à saúde causados por produtos químicos industriais e ocupacionais *(Continuação)*

Resumo dos perigos à saúde	TLV da ACGIH	IDLH	Códigos da NFPA H F R	Comentários
Metacrilato de metila (CAS: 80-62-6): Irritante em contato direto. Vapores são irritantes para olhos, pele e via aérea. É sensibilizador (asma e dermatite). Em níveis muito elevados, pode produzir cefaleia, náuseas, vômitos e tonturas. Há possível toxicidade do nervo periférico. Evidência limitada de efeitos adversos no desenvolvimento fetal em animais de teste. Evidência limitada de carcinogenicidade (IARC 3).	50 ppm, SEN	1.000 ppm	2 3 2	Líquido incolor com odor frutado pungente e amargo. A pressão de vapor é de 35 mmHg a 20°C. Inflamável. Contém inibidores para evitar a autopolimerização. Usado em polímeros de resina, incluindo aplicações médicas.
Metam sódico (metiditiocarbamato de sódio [CAS: 137-42-8]): Pesticida do solo. Irrita olhos, pele, mucosas e via aérea.				Líquido verde-oliva a amarelo-claro com odor bastante forte semelhante ao do enxofre. Miscível em água. Ponto de ebulição: 110°C. A pressão de vapor é de 21 mmHg a 25°C. Reage com água/umidade do ar produzindo isotiocianato de metila, gás irritante relacionado com o isocianato de metila. O dissulfeto de carbono também é um produto da sua decomposição. A combustão pode liberar óxidos de enxofre e nitrogênio.
Metil-2-cianoacrilato (CAS: 137-05-3): Vapores são irritantes para olhos e via aérea superior. Pode atuar como sensibilizador (pele e pulmões). É uma substância colante forte e de ação rápida que pode provocar a adesão de partes do corpo ou de uma superfície à outra. O contato direto com os olhos pode resultar em lesão mecânica se a ligação imediata das pálpebras for seguida por uma separação forçada.	0,2 ppm			Líquido viscoso e incolor. Este composto e os relacionados são conhecidos, geralmente, como "supercolas".
Metil-hidrazina (monometil-hidrazina [CAS: 60-34-4]): Semelhante à hidrazina em ações tóxicas. Os vapores provavelmente são altamente irritantes para olhos e via aérea. Causa metemoglobinemia (p. 319). Hemolisina potente. Altamente hepatotóxica. Provoca lesão renal. Convulsivante. Carcinogênica em animais de teste. Não há avaliação da IARC.	0,01 ppm, S, A3 NIOSH CA	20 ppm	4 3 2	Líquido incolor. A pressão de vapor é de 36 mmHg a 20°C. Inflamável. Além de potenciais usos industriais, a exposição à metil-hidrazina pode ocorrer a partir da ingestão de cogumelos morel falsos. Ver também "Cogumelos", p. 199.
Metil-n-amilcetona (2-heptanona [CAS: 110-43-0]): Os vapores são irritantes para olhos e via aérea. Depressor do SNC. Inflamável.	50 ppm	800 ppm	1 2 0	Líquido incolor ou branco com odor frutado. A pressão de vapor é de 2,6 mmHg a 20°C.

Substância			Descrição
Metil-n-butilcetona (MBK, 2-hexanona [CAS: 591-78-6]): Vapores são irritantes para olhos e via aérea em níveis elevados. Depressor do SNC em doses elevadas. Provoca neuropatia periférica por meio de um mecanismo considerado o mesmo do *n*-hexano. Bem absorvido por todas as vias. Causa toxicidade testicular em estudos com animais.	5 ppm, S	1.600 ppm	2 3 0	Líquido incolor com odor semelhante ao da acetona. A pressão de vapor é de 3,8 mmHg a 20°C. Inflamável. O limite de exposição recomendado pela NIOSH é de 1 ppm.
Metil-*terc*-butiléter (MTBE [CAS: 1634-04-4]): Vapores são levemente irritantes para olhos e via aérea. Depressor do SNC; a exposição aguda a níveis elevados pode causar náusea, vômitos, tontura e sonolência. Tem efeitos adversos sobre rins e fígado em animais de teste em níveis elevados. Há evidência de efeitos adversos na reprodução e carcinogenicidade em animais de teste expostos a concentrações muito altas (IARC 3).	50 ppm, A3	ERPG-1: 5 ppm ERPG-2: 1.000 ppm ERPG-3: 5.000 ppm		Líquido volátil incolor à temperatura ambiente. Aditivo da gasolina. A pressão de vapor é de 248 mmHg a 25°C.
Metilacrilonitrila (2-metil-2-propenonitrila [CAS: 126-98-7]): Ligeiramente irritante em contato direto. Bem absorvido dermicamente. Quando metabolizado, geram cianeto (p. 184). Em testes com animais, a inalação aguda em níveis elevados causou a morte, sem sinais de irritação, provavelmente por meio de um mecanismo semelhante ao da acrilonitrila. Níveis mais baixos produziram convulsões e perda de controle motor.	1 ppm, S		4 3 2	Líquido. A pressão de vapor é de 40 mmHg a 13°C.
Metial (dimetoximetano [CAS: 109-87-5]): Ligeiramente irritante para olhos e via aérea. Depressor do SNC em níveis muito elevados. Estudos com animais sugerem potencial de lesão ao coração, ao fígado, aos rins e aos pulmões quando os níveis no ar não estão muito elevados.	1.000 ppm	2.200 ppm [LEL]	1 3 1	Líquido incolor com odor pungente, semelhante ao do clorofórmio. Altamente inflamável.
Metilamina (CAS: 74-89-5): Corrosivo. Vapores são altamente irritantes para olhos, pele e via aérea; podem ocorrer queimaduras graves e edema pulmonar.	5 ppm	100 ppm ERPG-1: 10 ppm ERPG-2: 100 ppm ERPG-3: 500 ppm	3 4 0	Gás incolor com odor de peixe ou semelhante ao da amônia. O odor é uma propriedade de alerta precária devido à fadiga olfativa. Inflamável.

(C) = concentração máxima de ar (TLV-C); S = a absorção pela pele pode ser significativa; SEN = sensibilizador potencial; STEL = limite de exposição a curto prazo (15 min). A1 = carcinógeno humano confirmado pela ACGIH; A2 = carcinógeno humano suspeito pela ACGIH; A3 = carcinógeno animal pela ACGIH. ERPG = Normas de Planejamento da Resposta de Emergência (ver p. 584 para uma explicação sobre ERPG). IARC 1 = carcinógeno humano conhecido; IARC 2A = provável carcinógeno humano; IARC 2B = possível carcinógeno humano; IARC 3 = dados disponíveis insuficientes. Códigos de perigo da NFPA: H = saúde; F = fogo; R = reatividade; Ox = oxidante, W = reativo à água; 0 (nenhum) <–> 4 (grave).

(continua)

TABELA IV-4 Resumo dos riscos à saúde causados por produtos químicos industriais e ocupacionais *(Continuação)*

Resumo dos perigos à saúde	TLV da ACGIH	IDLH	Códigos da NFPA H F R	Comentários
Metilciclo-hexano (CAS: 108-87-2): Irritante em contato direto. Vapores são irritantes para olhos e via aérea. Depressor do SNC em níveis elevados. Com base em estudos com animais, algumas lesões hepáticas e renais podem ocorrer com doses elevadas.	400 ppm	1.200 ppm [LEL]	1 3 0	Líquido incolor com odor fraco semelhante ao do benzeno. A pressão de vapor é de 37 mmHg a 20°C. Altamente inflamável.
Metildemeton (O, O-dimetil 2-etilmercaptoetil tiofosfato [CAS: 8022-00-2]): Inibidor da colinesterase do tipo organofosforado. Ver p. 285.	0,5 mg/m³, S			Líquido incolor ou amarelo-pálido com odor desagradável. A pressão de vapor é de 0,00036 mmHg a 20°C. Os produtos de decomposição térmica incluem óxidos de enxofre e de fósforo.
4,4'-Metileno-bis(2-cloroanilina) (MOCA [CAS: 101-14-4]): Substância carcinogênica em animais de teste (IARC 1). Ocorre absorção dérmica.	0,01 ppm, S, A2 NIOSH CA			Sólido de cor acastanhada. Os produtos de decomposição térmica incluem óxidos de nitrogênio e cloreto de hidrogênio.
Metileno-bis(4-ciclo-hexilisocianato [CAS: 5124-30-1]): Irritante forte e sensibilizador da pele. Com base na analogia com outros isocianatos, os vapores provavelmente são irritantes e sensibilizantes potentes da via aérea.	0,005 ppm			Flocos sólidos brancos a amarelo-claros. Inodoro. Possíveis produtos de decomposição térmica incluem óxidos de nitrogênio e cianeto de hidrogênio.
4,4'-Metileno dianilina (4,4'-diaminodifenilmetano [CAS: 101-77-9]): Vapores são altamente irritantes para olhos e via aérea. Hepatotoxicidade (icterícia colestática) é observada em trabalhadores superexpostos. A toxicidade sistêmica pode resultar de inalação, ingestão ou contato com a pele. Podem ocorrer metemoglobinemia (p. 319), lesão renal, lesão da retina e há evidência de carcinogenicidade em animais (IARC 2B).	0,1 ppm, S, A3 OSHA CA NIOSH CA		2 1 0	Cristais sólidos castanho-claros com odor fraco de amina. Combustível. Os produtos de decomposição térmica incluem óxidos de nitrogênio.
α-Metilestireno (CAS: 98-83-9): Ligeiramente irritante em contato direto. Vapores irritam olhos e via aérea. Depressor do SNC em níveis elevados.	10 ppm, A3	700 ppm	1 2 1	Líquido incolor com odor característico. A irritação é uma propriedade de alerta adequada. A pressão de vapor é de 1,9 mmHg a 20°C. Inflamável.
Metiletilcetona (2-butanona, MEC [CAS: 78-93-3]): Vapores são irritantes para olhos e via aérea. Depressor do SNC em níveis elevados. Há evidência limitada de efeitos adversos no desenvolvimento fetal em animais de teste. Potencializa a neurotoxicidade da metilbutilcetona e do *n*-hexano.	200 ppm	3.000 ppm	1 3 0	Líquido incolor com suave odor de acetona. A pressão de vapor é de 77 mmHg a 20°C. Inflamável.

Metilisoamilcetona (5-metil-2-hexanona [CAS: 110-12-3]): Por analogia com outras cetonas alifáticas, os vapores podem ser irritantes para olhos e via aérea. Provável depressor do SNC.	50 ppm		1 3 0	Líquido incolor com odor agradável. A pressão de vapor é de 4,5 mmHg a 20°C. Inflamável.
Metiisobutilcetona (4-metil-2-pentanona, hexona [CAS: 108-10-1]): Irritante para os olhos em contato direto. Vapores irritam olhos e via aérea. Os sintomas sistêmicos relatados em humanos são fraqueza, tonturas, ataxia, náuseas, vômitos e cefaleia. Estudos com doses elevadas em animais sugerem um potencial de lesões hepática e renal.	20 ppm, A3	500 ppm	1 3 0	Líquido incolor com odor suave. A pressão de vapor é 7,5 mmHg a 25°C. Inflamável.
Metilmercaptano (CAS: 74-93-1): Causa edema pulmonar de início tardio. Efeitos no SNC incluem narcose e convulsões. Há relato de ter causado metemoglobinemia e hemólise em um paciente com deficiência de G6PD.	0,5 ppm	150 ppm ERPG-1: 0,005 ppm ERPG-2: 25 ppm ERPG-3: 100 ppm	4 4 1	Líquido incolor com odor ofensivo de ovo podre. Odor e irritação são boas propriedades de alerta.
Metiparation (O,O-dimetil-O-p-nitrofenilfosforotioato [CAS: 298-00-01]: Inibidor da colinesterase organofosforado altamente potente (p. 285). IARC 3.	0,02 mg/m³ (fração e vapor inaláveis), S			Líquido castanho com odor forte semelhante ao de alho. A pressão de vapor é de 0,5 mmHg a 20°C. O aspecto pode variar de acordo com a formulação.
Metilpropilcetona (2-pentanona [CAS: 107-87-9]): Vapores irritam olhos e via aérea. Com base em estudos com animais, é depressor do SNC em níveis elevados.	150 ppm (STEL)	1.500 ppm	2 3 0	Líquido incolor com odor característico. A pressão de vapor é de 27 mmHg a 20°C. Inflamável.
Metisilicato (tetrametoxissilano [CAS: 681-84-5]): Altamente reativo; corrosivo quando em contato direto; podem ocorrer queimaduras graves e perda de visão. Vapores são extremamente irritantes para olhos e via aérea; queimaduras graves nos olhos e edema pulmonar podem ocorrer.	1 ppm	ERPG-2: 10 ppm ERPG-3: 20 ppm	4 3 2	Cristais incolores. Reage com a água, formando ácido silícico e metanol.
Metomil (S-metil-N-[(meticarbamoil)oxi]tioacetimidato, Lannate, Nudrin [CAS: 16752-77-5]): Inibidor da colinesterase do tipo carbamato (p. 285).	2,5 mg/m³			Leve odor de enxofre. A pressão de vapor é de 0,00005 mmHg a 20°C. Os produtos de degradação térmica incluem óxidos de nitrogênio e de enxofre.

(C) = concentração máxima de ar (TLV-C); S = a absorção pela pele pode ser significativa; SEN = sensibilizador potencial; STEL = limite de exposição a curto prazo (15 min). A1 = carcinógeno humano confirmado pela ACGIH; A2 = carcinógeno humano suspeito pela ACGIH; A3 = carcinógeno animal pela ACGIH. ERPG = Normas de Planejamento da Resposta de Emergência (ver p. 584 para uma explicação sobre ERPG). IARC 1 = carcinógeno humano conhecido; IARC 2A = provável carcinógeno humano; IARC 2B = possível carcinógeno humano; IARC 3 = dados disponíveis insuficientes. Códigos de perigo da NFPA: H = saúde; F = fogo; R = reatividade; Ox = oxidante; W = reativo à água; 0 (nenhum) <–> 4 (grave).

(continua)

TABELA IV-4 Resumo dos riscos à saúde causados por produtos químicos industriais e ocupacionais *(Continuação)*

Resumo dos perigos à saúde	TLV da ACGIH	IDLH	Códigos da NFPA H F R	Comentários
Metoxicloro (dimetóxi-DDT, 2,2-bis(*p*-metoxifenol)-1,1,1-tricloroetano [CAS: 72-43-5]): Convulsivante em doses elevadas em animais de teste. Evidência limitada de efeitos adversos sobre a reprodução masculina e o desenvolvimento fetal em animais de teste com doses elevadas (IARC 3). Ver também p. 348.	10 mg/m³ NIOSH CA	5.000 mg/m³		Sólido incolor a castanho com odor frutado suave. A aparência e algumas propriedades perigosas variam de acordo com a formulação. A pressão de vapor é muito baixa a 20°C.
2-Metoxietanol (monometiléter do etilenoglicol, metil cellosolve [CAS: 109-86-4]): A superexposição no local de trabalho resultou em depressão do sistema hematopoiético e encefalopatia. Os sintomas incluem desorientação, letargia e anorexia. Bem absorvido dermicamente. Os testes em animais revelaram atrofia testicular e teratogenicidade em doses baixas. A superexposição está associada à redução na contagem de espermatozoides nos trabalhadores. Ver também p. 235.	0,1 ppm, S	200 ppm	1 2 1	Líquido claro, incolor, com odor fraco. A pressão de vapor é de 6 mmHg a 20°C. Inflamável.
Metribuzin (4-amino-6-[1,1-dimetiletil]-3-[metiltio]-1,2,4-triazina-5[4H]-ona [CAS: 21087-64-9]): Dados disponíveis sobre seres humanos não revelam irritação ou sensibilização após exposição dérmica. Em experiências com animais, foi precariamente absorvido pela pele e não produziu irritação direta na pele ou nos olhos. Doses elevadas repetidas causaram depressão do SNC e efeitos no fígado e na tireóide.	5 mg/m³			A pressão de vapor é de 0,00001 mmHg a 20°C. Os produtos de decomposição térmica incluem óxidos de enxofre e de nitrogênio.
Mevinfós (fosfato de 2-carbometóxi-1-metilvinildimetila, fosdrin [CAS: 7786-34-7]): Inibidor da colinesterase organofosforado (p. 285). Bem absorvido por todas as vias. Com exposições repetidas a níveis baixos, pode acumular-se, produzindo sintomas.	0,01 mg/m³ (fração e vapor inalável), S	4 ppm		Líquido incolor ou amarelo com odor fraco. A pressão de vapor é de 0,0022 mmHg a 20°C. Combustível. Os produtos de degradação térmica incluem névoa de ácido fosfórico.
Mica (CAS: 12001-25-2): Poeiras podem causar pneumoconiose após inalação crônica.	3 mg/m³ (fração respirável)	1.500 mg/m³		Flocos ou lâminas sólidas incolores. Inodoro. A pressão de vapor é desprezível a 20°C. Não combustível.

Substância	TLV-C/TWA	STEL/ERPG	NFPA	Descrição
Monocloreto de enxofre (CAS: 10025-67-9): Forma ácido clorídrico e dióxido de enxofre (p. 221) em contato com a água; o contato direto pode causar queimaduras. Vapores são altamente irritantes para olhos, pele e via aérea.	1 ppm (C)	5 ppm	3 1 1	Líquido oleoso, fumegante, âmbar a vermelho, com um odor pungente, irritante e enjoativo. A irritação dos olhos é uma boa propriedade de alerta. A pressão de vapor é de 6,8 mmHg a 20°C. Combustível. Os produtos de decomposição incluem sulfeto de hidrogênio, cloreto de hidrogênio e dióxido de enxofre.
Monocrotofós (fosfato de dimetil-2-metilcarbamoil-1-metilvinila [CAS: 6923-22-4]): Inibidor da colinesterase do tipo organofosforado (p. 285). Dados limitados em humanos indicam que ele é bem absorvido pela pele, mas é rapidamente metabolizado e excretado.	0,05 mg/m^3 (fração e vapor inalável), S			Sólido marrom-avermelhado com odor suave.
Monômero de estireno (vinilbenzeno [CAS: 100-42-5]): Irritante em contato direto. Ocorre absorção dérmica. Vapores são irritantes para a via aérea. Depressor do SNC. Os sintomas incluem cefaleia, náuseas, tontura e fadiga. Casos de neuropatia periférica têm sido relatados. Neurotóxico em estudos com animais. Há evidências limitadas de efeitos adversos sobre o desenvolvimento fetal e de câncer em animais de teste (IARC 2B).	20 ppm	700 ppm ERPG-1: 50 ppm ERPG-2: 250 ppm ERPG-3: 1.000 ppm	2 3 2	Líquido viscoso e incolor. Odor aromático doce em baixas concentrações é uma propriedade de alerta adequada. Em altos níveis, o odor é acre. A pressão de vapor é de 4,5 mmHg a 20°C. Inflamável. Um inibidor deve ser incluído para evitar polimerização explosiva. Usado em polímeros de SBR (borracha de butadieno-estireno), ABS (acrilonitrila-butadieno-estireno) e SAN (estireno-acrilonitrila).
Monômero de metacrilato de metila (CAS: 97-63-2): Agente irritante e sensibilizante.			2 3 2	Precursor de polímeros de metacrilato de etila. Inflamável.
Monometil-éter de propilenoglicol (1-metoxi-2-propanol [CAS: 107-98-2]): Vapores são muito irritantes para os olhos e, possivelmente, para a via aérea. Depressor suave do SNC.	100 ppm		1 3 0	Líquido incolor, inflamável.

(C) = concentração máxima de ar (TLV-C); S = a absorção pela pele pode ser significativa; SEN = sensibilizador potencial; STEL = limite de exposição a curto prazo (15 min). A1 = carcinógeno humano confirmado pela ACGIH; A2 = carcinógeno humano suspeito pela ACGIH; A3 = carcinógeno animal pela ACGIH. ERPG = Normas de Planejamento da Resposta de Emergência (ver p. 584 para uma explicação sobre ERPG). IARC 1 = carcinógeno humano conhecido; IARC 2A = provável carcinógeno humano; IARC 2B = possível carcinógeno humano; IARC 3 = dados disponíveis insuficientes. Códigos de perigo da NFPA: H = saúde; F = fogo; R = reatividade; Ox = oxidante, W = reativo à água; 0 (nenhum) <–> 4 (grave).

(continua)

TABELA IV-4 Resumo dos riscos à saúde causados por produtos químicos industriais e ocupacionais *(Continuação)*

Resumo dos perigos à saúde	TLV da ACGIH	IDLH	Códigos da NFPA H F R	Comentários
Monóxido de carbono (CAS: 630-08-0): Liga-se à hemoglobina, formando carboxi-hemoglobina e causando hipoxia celular. Pessoas com doenças cardíacas são mais suscetíveis. Sinais e sintomas incluem cefaleia, tontura, coma e convulsões. Comprometimento permanente do SNC e efeitos adversos no desenvolvimento fetal podem ocorrer após intoxicação grave. Ver também p. 326.	25 ppm	1.200 ppm ERPG-1: 200 ppm ERPG-2: 350 ppm ERPG-3: 500 ppm	2 4 0	Gás incolor e inodoro. Nenhuma propriedade de alerta. Importantes fontes internas de exposição incluem a utilização em locais fechados de motores de combustão interna, incêndios estruturais e aquecedores com defeito. Também é um poluente do ambiente regulamentado pela US Environmental Protection Agency. O solvente cloreto de metileno e o antisséptico iodofórmio são metabolizados, gerando monóxido de carbono.
Morfolina (tetra-hidro-1,4-oxazina [CAS: 110-91-8]): Corrosivo; extremamente irritante em contato direto; pode causar queimaduras graves. Bem absorvido dermicamente. Vapores irritam olhos e via aérea. A exposição aos vapores causou edema de córnea transitório. Pode causar lesões hepática e renal graves. Dados insuficientes sobre carcinogenicidade (IARC 3).	20 ppm, S	1.400 ppm [LEL]	3 3 1	Líquido incolor com odor leve semelhante ao da amônia. A pressão de vapor é de 7 mmHg a 20°C. Inflamável. Os produtos de decomposição térmica incluem óxidos de nitrogênio. Encontrado em alguns produtos de enceramento e brilho.
***n*-Acetato de amila (CAS: 628-63-7):** Desengordura a pele, produzindo dermatite. Vapores levemente irritantes para olhos e via aérea. Depressor do SNC em níveis muito elevados. Lesões hepática e renal reversíveis podem ocorrer com exposições muito elevadas.	50 ppm	1.000 ppm	1 3 0	Líquido incolor. Seu odor semelhante ao da banana, abaixo do TLV, é uma boa propriedade de alerta. A pressão de vapor é de 4 mmHg a 20°C. Inflamável.
***n*-Butil-lactato (CAS: 138-22-7):** Vapores irritantes para olhos e trato respiratório. Alguns trabalhadores relataram sonolência, cefaleia, tosse, náuseas e vômitos.	5 ppm		1 2 0	Líquido incolor. A pressão de vapor é de 0,4 mmHg a 20°C. Combustível.
***n*-Butilacetato (CAS: 123-86-4):** Vapores irritantes para olhos e via aérea. Depressor do SNC em níveis elevados. Evidência limitada para efeitos adversos no desenvolvimento fetal em animais de teste.	150 ppm	1.700 ppm [LEL] ERPG-1: 5 ppm ERPG-2: 200 ppm ERPG-3: 3.000 ppm	2 3 0	Líquido incolor. Odor frutado é uma boa propriedade de alerta. A pressão de vapor é de 10 mmHg a 20°C. Inflamável.

n-Butilacrilato (CAS: 141-32-2): Altamente irritante para pele e olhos; pode ocorrer necrose de córnea. Vapores altamente irritantes para olhos e via aérea. Com base em analogias estruturais, os compostos que contenham o grupo acrilato podem ser carcinogênicos (IARC 3).	2 ppm, SEN	ERPG-1: 0,05 ppm ERPG-2: 25 ppm ERPG-3: 250 ppm	3 2 2	Líquido incolor. A pressão de vapor é de 3,2 mmHg a 20°C. Inflamável. Contém inibidor para evitar a polimerização.
n-Butilamina (CAS: 109-73-9): Cáustico alcalino. Líquido altamente irritante para olhos e pele em contato direto; queimaduras graves podem ocorrer. Vapores altamente irritantes para olhos e trato respiratório. Pode causar a liberação de histamina.	5 ppm (C), S	300 ppm	3 3 0	Líquido incolor. Odor semelhante ao de amônia ou de peixe ocorre abaixo do TLV e é uma propriedade de alerta adequada. A pressão de vapor é de cerca de 82 mmHg a 20°C. Inflamável.
n-Butiléter glicidílico (BGE, glicidilbutiléter, 1,2-epóxi-3-butoxi-propano [CAS: 2426-08-06]): Líquido altamente irritante para olhos e pele. Os vapores são irritantes para o trato respiratório e causam desconforto gastrintestinal. Depressor do SNC. Causa dermatite de sensibilização com exposições repetidas. Atrofia testicular e lesão hematopoiética em animais de teste.	3 ppm, S, SEN	250 ppm		Líquido incolor. A pressão de vapor é de 3 mmHg a 20°C. Utilizado em formulações de epóxi.
n-Butilmercaptano (butanotiol [CAS: 109-79-5]): Vapores levemente irritantes para olhos e via aérea. Edema pulmonar ocorreu em altos níveis de exposição em animais de teste. Depressor do SNC em níveis muito elevados. Evidência limitada para efeitos adversos sobre o desenvolvimento fetal em animais de teste em doses altas.	0,5 ppm	500 ppm	1 3 0	Líquido incolor. Odor forte semelhante ao de alho. A pressão de vapor é de 35 mmHg a 20°C. Inflamável.
N-Etilmorfolina (CAS: 100-74-3): Irritante para os olhos em contato direto. Vapores são irritantes para olhos e via aérea. Profissionais expostos em níveis próximos ao TLV relataram sonolência e distúrbios visuais temporários, incluindo edema de córnea. Os testes em animais sugerem potencial de absorção pela pele.	5 ppm, S	100 ppm	2 3 0	Líquido incolor com odor semelhante ao da amônia. A pressão de vapor é de 5 mmHg a 20°C. Inflamável. Os produtos de decomposição térmica incluem os óxidos de nitrogênio.
n-Heptano (CAS: 142-82-5): Vapores são ligeiramente irritantes para olhos e via aérea. Pode causar euforia, tonturas, depressão do SNC e arritmias cardíacas em níveis elevados.	400 ppm	750 ppm	1 3 –	Líquido claro incolor. Odor suave semelhante ao da gasolina ocorre abaixo do TLV e é uma boa propriedade de alerta. A pressão de vapor é de 40 mmHg a 20°C. Inflamável.

(C) = concentração máxima do ar (TLV-C); S = a absorção pela pele pode ser significativa; SEN = sensibilizador potencial; STEL = limite de exposição a curto prazo (15 min). A1 = carcinógeno humano confirmado pela ACGIH; A2 = carcinógeno humano suspeito pela ACGIH; A3 = carcinógeno animal pela ACGIH. ERPG = Normas de Planejamento da Resposta de Emergência (ver p. 584 para uma explicação sobre ERPG). IARC 1 = carcinógeno humano conhecido; IARC 2A = provável carcinógeno humano; IARC 2B = possível carcinógeno humano; IARC 3 = dados disponíveis insuficientes. Códigos de perigo da NFPA: H = saúde; F = fogo; R = reatividade; Ox = oxidante, W = reativo à água; 0 (nenhum) <> 4 (grave).

(continua)

TABELA IV-4 Resumo dos riscos à saúde causados por produtos químicos industriais e ocupacionais *(Continuação)*

Resumo dos perigos à saúde	TLV da ACGIH	IDLH	Códigos da NFPA H F R	Comentários
***n*-Hexano (hexano normal [CAS: 110-54-3]):** Vapores são levemente irritantes para olhos e via aérea. Depressor do SNC em altos níveis, produzindo dor de cabeça, tontura e desconforto gastrintestinal. Superexposições ocupacionais resultaram em neuropatia periférica. A metilelicetona potencializa essa toxicidade. Toxicidade testicular em estudos com animais.	50 ppm, S	1.100 ppm [LEL]	– 3 0	Líquido incolor, claro, com ligeiro odor de gasolina. A pressão de vapor é de 124 mmHg a 20°C. Altamente inflamável. Solvente amplamente utilizado, em especial em colas do tipo borracha de cimento.
***N*-Metilanilina (CAS: 100-61-8):** Potente indutor de metemoglobinemia (p. 319). Bem absorvido por todas as vias. Estudos em animais sugerem potencial para lesões hepática e renal.	0,5 ppm, S			Líquido amarelo a marrom-claro com odor fraco semelhante ao da amônia. A pressão de vapor é inferior a 1 mmHg a 20°C. Os produtos de decomposição térmica incluem óxidos de nitrogênio.
***N*-Nitrosodimetilamina (dimetilnitrosamina [CAS: 62-75-9]):** Os trabalhadores excessivamente expostos apresentaram lesão hepática grave. Com base em estudos em animais, é bem absorvido por todas as vias. É um potente carcinogênico animal que produz cânceres de fígado, rim e pulmão (IARC 2A).	S, A3 OSHA CA NIOSH CA			Líquido viscoso e amarelo. Combustível.
***N,N*-Dimetil-*p*-toluidina (CAS: 99-97-8):** Agente oxidante que causa metemoglobinemia, presumivelmente por meio do seu metabólito *p*-metilfenil-hidroxilamina. Ver "Metemoglobinemia", p. 319.				Utilizado como acelerador de polimerização de monômero de metacrilato de etila. A exposição ocorre por meio de aplicação de unha artificial (esculpida).
***N,N*-Dimetilanilina (CAS: 121-69-7):** Causa metemoglobinemia (p. 319). Depressor do SNC. Bem absorvido dermicamente. Evidência limitada de carcinogenicidade em animais de teste (IARC 3).	5 ppm, S	100 ppm	3 2 0	Líquido cor de palha a marrom com odor semelhante ao da amina. A pressão de vapor é de menos de 1 mmHg a 20°C. Combustível. Os produtos de decomposição térmica incluem óxidos de nitrogênio.
***N,N*-Dimetilformamida (DMF [CAS: 68-12-2]):** Dermicamente bem absorvida. Os sintomas de superexposição incluem dor abdominal, náuseas e vômitos. Esse produto químico é uma potente hepatotoxina em seres humanos (elevações das enzimas hepáticas e alterações de gordura). Interfere no etanol, originando reações do tipo dissulfiram (p. 225). Associação epidemiológica limitada com aumento do risco de câncer de testículo (IARC 3). Evidência limitada para efeitos adversos sobre o desenvolvimento fetal em animais.	10 ppm, S	500 ppm ERPG-1: 2 ppm ERPG-2: 100 ppm ERPG-3: 200 ppm	2 2 0	Líquido incolor ou amarelo-pálido. Odor fraco semelhante ao da amônia é uma propriedade de alerta precária. A pressão de vapor é de 2,7 mmHg a 20°C. Inflamável. Os produtos de decomposição térmica incluem óxidos de nitrogênio. Múltiplas aplicações industriais como solvente, em particular, em revestimentos, e na fabricação de couro artificial.

Substância	TLV-C	Outros	NFPA	Descrição
Nafta VM&P (nafta dos impressores e nafta dos vernizes, ligroína [CAS: 8032-32-4]): Vapores são irritantes para olhos e via aérea. É depressor do SNC em níveis elevados. Pode conter pequena quantidade de benzeno. Ver também "Hidrocarbonetos", p. 275.			1 3 0	Líquido volátil incolor.
Naftaleno (CAS: 91-20-3): Altamente irritante para os olhos em contato direto. Os vapores são irritantes para os olhos e podem causar catarata após exposição crônica. Dermicamente bem absorvido. Pode induzir metemoglobinemia (p. 319). Os sintomas de superexposição incluem dores de cabeça e náuseas. Causa catarata e danos na retina em estudos com animais. Carcinógeno suspeito (IARC 2B).	10 ppm, S	250 ppm	2 2 0	Sólido branco a marrom. O odor de naftalina e a irritação da via aérea são boas propriedades de alerta. Nos EUA, as atuais formulações de naftalina em bolas não contêm naftaleno. A pressão de vapor é de 0,05 mmHg a 20°C. Combustível. Ver também p. 328.
β-Naftilamina (2-aminonaftaleno [CAS: 91-59-8]): Superexposições agudas podem causar metemoglobinemia (p. 319) ou cistite hemorrágica aguda. É bem absorvida pela pele. Carcinógeno conhecido da bexiga humana (IARC 1).	A1 OSHA CA NIOSH CA			Cristais brancos a avermelhados. A pressão de vapor é de 1 mmHg a 108°C. Combustível.
Negro de fumo (CAS: 1333-86-4): Causa irritação respiratória e nos olhos. Carcinógeno pulmonar em animais de teste (IARC 2B).	[proposto: 3 mg/m³ (fração inalável), A3] NIOSH CA			Formas em pó extremamente finas de carbono elementar; pode ter hidrocarbonetos policíclicos orgânicos adsorvidos.
Nicotina (CAS: 54-11-5): Potente agonista do receptor colinérgico nicotínico. Bem absorvida por todas as vias de exposição. Os sintomas incluem tonturas, confusão, fraqueza, náuseas e vômitos, taquicardia e hipertensão, tremores, convulsões e paralisia muscular. A morte por paralisia respiratória pode ser muito rápida. Ocorreram efeitos adversos no desenvolvimento fetal em estudos com animais. Ver também p. 329.	0,5 mg/m³, S	5 mg/m³	3 1 0	Líquido viscoso amarelo-claro a marrom-escuro com odor de peixe ou semelhante ao da amina. A pressão de vapor é de 0,0425 mmHg a 20°C. Combustível. Os produtos de decomposição térmica incluem os óxidos de nitrogênio. Embora geralmente considerado no contexto do uso do tabaco e de produtos de abstinência, a nicotina é amplamente utilizada como pesticida. A exposição dérmica pode ocorrer em colhedores de tabaco ("doença do tabaco verde").

(C) = concentração máxima de ar (TLV-C); S = a absorção pela pele pode ser significativa; SEN = sensibilizador potencial; STEL = limite de exposição a curto prazo (15 min). A1 = carcinógeno humano confirmado pela ACGIH; A2 = carcinógeno humano suspeito pela ACGIH; A3 = carcinógeno animal pela ACGIH. ERPG = Normas de Planejamento da Resposta de Emergência (ver p. 584 para uma explicação sobre ERPG). IARC 1 = carcinógeno humano conhecido; IARC 2A = provável carcinógeno humano; IARC 2B = possível carcinógeno humano; IARC 3 = dados disponíveis insuficientes. Códigos de perigo da NFPA: H = saúde; F = fogo; R = reatividade; Ox = oxidante, W = reativo à água; 0 (nenhum) <-> 4 (grave).

(continua)

TABELA IV-4 Resumo dos riscos à saúde causados por produtos químicos industriais e ocupacionais *(Continuação)*

Resumo dos perigos à saúde	TLV da ACGIH	IDLH	Códigos da NFPA H F R	Comentários
Níquel carbonila (níquel-tetracarbonila [CAS: 13463-39-3]): A inalação de vapores pode causar lesão pulmonar grave e sistêmica sem sinais de alerta irritantes. Os sintomas incluem cefaleia, náuseas, vômitos, febre e fraqueza extrema. Com base em estudos em animais, podem ocorrer lesões no fígado e no cérebro. Ocorreram efeitos adversos no desenvolvimento fetal em animais de teste. Carcinogênico em animais de teste. Não há avaliação da IARC.	0,05 ppm (como Ni) NIOSH CA	2 ppm (como Ni)	4 3 3	Líquido incolor ou gás. O odor de mofo é uma propriedade de alerta fraca. A pressão de vapor é de 321 mmHg a 20°C. Altamente inflamável. Exposições, em grande parte, limitadas ao refino de níquel.
Níquel metálico e sais inorgânicos solúveis (cloreto de níquel, sulfato de níquel, nitrato de níquel, óxido de níquel): Pode causar dermatite de sensibilização grave, "prurido por níquel" em contato repetido. Fumaças são altamente irritantes para a via aérea. Alguns compostos apresentam efeitos adversos sobre o desenvolvimento fetal em animais de teste. Alguns compostos são carcinogênicos nasais e pulmonares humanos (compostos de níquel, IARC 1°; níquel metálico, IARC 2B).	1,5 mg/m^3 (elementar); 0,1 mg/m^3 (compostos solúveis), como Ni; 0,2 mg/m^3, A1 (compostos insolúveis), como Ni NIOSH CA	10 mg/m^3 (como Ni)		Pó cinza metálico ou sólidos verdes. Todas as formas são inodoras.
Nitrato de *n*-propila (*n*-propiléster do ácido nítrico [CAS: 627-13-4]): Vasodilatador que causa cefaleia e hipotensão. Causa metemoglobinemia (p. 319). Consultar também "Nitratos e nitritos", p. 331.	25 ppm	500 ppm	2 3 3 Ox (pode explodir no calor)	Líquido amarelo-claro com odor desagradável e doce. A pressão de vapor é de 18 mmHg a 20°C. Inflamável. Os produtos de decomposição térmica incluem óxidos de nitrogênio.
Nitrobenzeno (CAS: 98-95-3): Irritante em contato direto; dermatite de sensibilização pode ocorrer. Bem absorvido por todas as vias. Causa metemoglobinemia (p. 319). Os sintomas incluem cefaleia, cianose, fraqueza e desconforto gastrintestinal. Pode provocar danos ao fígado. Provoca danos nos testículos nos animais. Há evidência limitada de efeitos adversos no desenvolvimento fetal em animais (IARC 2B).	1 ppm, S, A3	200 ppm	3 2 1	Líquido viscoso amarelo-claro a marrom-escuro. Odor semelhante ao de graxa de sapato é uma boa propriedade de alerta. A pressão de vapor é muito menor do que 1 mmHg a 20°C. Combustível. Os produtos de decomposição térmica incluem os óxidos de nitrogênio.
4-Nitrodifenil (4-nitrobifenilo [CAS: 92-93-3]): É extremamente bem absorvido pela pele. Produz câncer de bexiga em cães e coelhos. É metabolizado, gerando 4-aminodifenilo, que é um potente carcinógeno em seres humanos. Contudo, os dados sobre carcinogenicidade são insuficientes para esse produto químico (IARC 3).	S, A2 OSHA CA NIOSH CA			Sólido branco com odor doce. Os produtos de decomposição térmica incluem óxidos de nitrogênio.

Nitroetano (CAS: 79-24-3): Com base em estudos com alta exposição em animais, os vapores são irritantes para a via aérea. Depressor do SNC. Pode causar metemoglobinemia (p. 319). Provoca lesão no fígado com níveis elevados de exposição em animais de teste. Um composto estruturalmente semelhante, o 2-nitropropano, é carcinogênico. Não há avaliação da IARC.	100 ppm	1.000 ppm	2 3 3 (explode no calor)	Líquido viscoso incolor com odor frutado, que é uma propriedade de alerta fraca. A pressão de vapor é de 15,6 mmHg a 20°C. Inflamável. Os produtos de decomposição térmica incluem óxidos de nitrogênio.
Nitroglicerina (trinitrato de glicerol [CAS: 55-63-0]): Provoca vasodilatação, inclusive das artérias coronárias. Cefaleia e queda da pressão arterial são comuns. É bem absorvida por todas as vias. Pode ocorrer tolerância à vasodilatação; a cessação da exposição pode precipitar angina de peito em trabalhadores farmacologicamente dependentes. Ver também p. 331.	0,05 ppm, S	75 mg/m^3	2 3 4	Líquido viscoso amarelo-claro. A pressão de vapor é 0,00026 mmHg a 20°C. Altamente explosivo. A exposição pode ocorrer entre pessoas que trabalham com munições e produtos farmacêuticos.
Nitrometano (CAS: 75-52-5): Com base em estudos com altas doses em animais, causa irritação da via aérea, lesão hepática e renal e depressão do SNC, com ataxia, fraqueza, convulsões e, possivelmente, metemoglobinemia (p. 319). Foi associado a um surto de neuropatia periférica humana. Suposto carcinógeno (IARC 2B).	20 ppm, A3	750 ppm	2 3 4	Líquido incolor com odor frutado fraco, que é uma propriedade de alerta precária. A pressão de vapor é 27,8 mmHg a 20°C. Os produtos de decomposição térmica incluem óxidos de nitrogênio. Utilizado como solvente para remover unhas artificiais e como combustível em motores de modelos. Pode interferir em alguns exames clínicos de creatinina.
1-Nitropropano (CAS: 108-03-2): Vapores são levemente irritantes para olhos e via aérea. Pode ocorrer lesão hepática e renal.	25 ppm	1.000 ppm	2 3 2 (pode explodir no calor)	Líquido incolor com odor frutado fraco, que é propriedade de alerta precária. A pressão de vapor é 27,8 mmHg a 20°C. Inflamável. Os produtos de degradação térmica incluem óxidos de nitrogênio.

(C) = concentração máxima de ar (TLV-C); S = a absorção pela pele pode ser significativa; SEN = sensibilizador potencial; STEL = limite de exposição a curto prazo (15 min). A1 = carcinógeno humano confirmado pela ACGIH; A2 = carcinógeno humano suspeito pela ACGIH; A3 = carcinógeno animal pela ACGIH. ERPG = Normas de Planejamento da Resposta de Emergência (ver p. 584 para uma explicação sobre ERPG). IARC 1 = carcinógeno humano conhecido; IARC 2A = provável carcinógeno humano; IARC 2B = possível carcinógeno humano; IARC 3 = dados disponíveis insuficientes. Códigos de perigo da NFPA: H = saúde; F = fogo; R = reatividade; Ox = oxidante, W = reativo à água; 0 (nenhum) <-> 4 (grave).

(continua)

TABELA IV-4 Resumo dos riscos à saúde causados por produtos químicos industriais e ocupacionais *(Continuação)*

Resumo dos perigos à saúde	TLV da ACGIH	IDLH	Códigos da NFPA H F R	Comentários
2-Nitropropano (CAS: 79-46-9): Ligeiramente irritante e depressor do SNC com exposições elevadas. Altamente hepatotóxico; ocorreram mortes. Também ocorreu toxicidade renal. É bem absorvido por todas as vias. Há evidência limitada de efeitos adversos no desenvolvimento fetal em animais de teste. Carcinogênico em animais de teste (IARC 2B).	10 ppm, A3 NIOSH CA	100 ppm	2 3 2 (pode explodir no calor)	Líquido incolor. A pressão de vapor é de 12,9 mmHg a 20°C. Inflamável. Os produtos de degradação térmica incluem óxidos de nitrogênio.
Nitrotolueno (o-, m-, p-nitrotolueno [CAS: 99-08-1]): Indutor fraco de metemoglobinemia (p. 319). Por analogia com compostos estruturalmente semelhantes, a absorção dérmica é provável. Dados de carcinogenicidade insuficientes (IARC 3).	2 ppm, S	200 ppm	3 1 1	o-Nitrotolueno e m-nitrotolueno: líquido ou sólido amarelo; p-nitrotolueno: sólido de cor amarela. Todos esses isômeros têm odor aromático fraco. A pressão de vapor é de cerca de 0,15 mmHg a 20°C. Os produtos de degradação térmica incluem óxidos de nitrogênio. Intermediário na síntese de corantes e explosivos.
o-Anisidina [CAS: 29191-52-4]): Sensibilizante brando da pele que causa dermatite. Causa metemoglobinemia (p. 319). Bem absorvido pela pele. Cefaleias e tonturas são sinais de exposição. Possível lesão de fígado e rim. Carcinógeno em animais de teste (IARC 2B).	0,5 mg/m³, S, A3 NIOSH CA	50 mg/m³	2 1 0	Líquido incolor, vermelho ou amarelo com odor de peixe de aminas. A pressão de vapor é inferior a 0,1 mmHg a 20°C. Combustível. Usado principalmente nos corantes industriais.
o-Clorotolueno (2-cloro-1-metilbenzeno [CAS: 95-49-8]): Em animais de teste, o contato direto produziu irritação da pele e dos olhos; exposições elevadas ao vapor resultam em tremores, convulsões e coma. Por analogia com tolueno e compostos clorados, pode causar arritmias cardíacas.	50 ppm		2 2 0	Líquido incolor. A pressão de vapor é de 10 mmHg a 43°C. Inflamável.
o-Clorotolueno (2-cloro-1-metilbenzeno [CAS: 95-49-8]): Em animais de teste, o contato direto produziu irritação da pele e dos olhos; exposições elevadas ao vapor resultam em tremores, convulsões e coma. Por analogia com tolueno e compostos clorados, pode causar arritmias cardíacas.	50 ppm		2 2 0	Líquido incolor. A pressão de vapor é de 10 mmHg a 43°C. Inflamável.

Substância	Concentração	NFPA	Descrição
o-Diclorobenzeno (1,2-diclorobenzeno) [CAS: 95-50-1]: Irritante em contato direto; bolhas na pele e hiperpigmentação podem ocorrer devido a contato prolongado. Vapor também irritante para olhos e via aérea. Altamente hepatotóxico em animais de teste. Evidências de efeitos adversos na reprodução masculina em animais de teste (IARC 3).	25 ppm	200 ppm	2 2 0	Líquido incolor ou amarelo-pálido. Odor aromático e irritação dos olhos ocorrem bem abaixo do TLV e são propriedades de alerta adequadas. Produtos de decomposição térmica incluem cloreto de hidrogênio e gás cloro.
o-Meticiclo-hexanona [CAS: 583-60-8]: Em estudos com animais, mostrou-se irritante ao contato direto. Ocorre absorção dérmica. Vapores são irritantes para olhos e via aérea. Depressor do SNC em níveis elevados.	50 ppm, S	600 ppm	2 2 0	Líquido incolor com odor suave de menta. A irritação é uma boa propriedade de alerta. A pressão de vapor é de cerca de 1 mmHg a 20°C. Inflamável.
o-sec-Butilfenol [CAS: 89-72-5]: Irritante para a pele em contato direto e prolongado; ocorreram queimaduras. Vapores levemente irritantes para olhos e via aérea.	5 ppm, S			Líquido.
o-Toluidina (2-metilanilina) [CAS: 95-53-4]: Álcali corrosivo; pode causar queimaduras graves. Pode causar metemoglobinemia (p. 319). Ocorre absorção dérmica. Carcinógeno humano (IARC 1).	2 ppm, S, A3 NIOSH CA	50 ppm	3 2 0	Líquido incolor a amarelo-claro. O odor aromático fraco é considerado uma boa propriedade de alerta. A pressão de vapor é inferior a 1 mmHg a 20°C.
Octacloronaftaleno (Halowax 1051) [CAS: 2234-13-1]: Por analogia com outros naftalenos clorados, os trabalhadores superexpostos por inalação ou contato com a pele podem apresentar cloracne e lesões hepáticas. Para cloracne, ver também "Dioxinas", p. 222.	0,1 mg/m³, S	0,1 mg/m³ (IDLH efetivo)		Sólido amarelo-claro com odor aromático. A pressão de vapor é inferior a 1 mmHg a 20°C. Não combustível. Os produtos de decomposição térmica incluem cloreto de hidrogênio.
Octano [CAS: 111-65-9]: Vapores são levemente irritantes para olhos e via aérea. Depressor do SNC em concentrações muito elevadas.	300 ppm	1.000 ppm [LEL]	1 3 0	Líquido incolor. Odor semelhante ao da gasolina e irritação são boas propriedades de alerta. A pressão de vapor é de 11 mmHg a 20°C. Inflamável.
Oxicloreto de fósforo [CAS: 10025-87-3]: Reage com umidade, liberando ácidos fosfórico e clorídrico; altamente corrosivo quando em contato direto. Fumaças são extremamente irritantes para olhos e via aérea. Efeitos sistêmicos incluem cefaleia, tontura e dispneia. Toxicidade renal pode ocorrer.	0,1 ppm		4 0 2 W	Líquido claro, incolor a amarelo-claro, fumegante, que possui odor pungente. A pressão de vapor é de 40 mmHg a 27,3°C. Não combustível.

(C) = concentração máxima do ar (TLV-C); S = a absorção pela pele pode ser significativa; SEN = sensibilizador potencial; STEL = limite de exposição a curto prazo (15 min). A1 = carcinógeno humano confirmado pela ACGIH; A2 = carcinógeno humano suspeito pela ACGIH; A3 = carcinógeno animal pela ACGIH. ERPG = Normas de Planejamento da Resposta de Emergência (ver p. 584 para uma explicação sobre ERPG). IARC 1 = carcinógeno humano conhecido; IARC 2A = provável carcinógeno humano; IARC 2B = possível carcinógeno humano; IARC 3 = dados disponíveis insuficientes. Códigos de perigo da NFPA: H = saúde; F = fogo; R = reatividade; Ox = oxidante, W = reativo à água; 0 (nenhum) <> 4 (grave).

(continua)

TABELA IV-4 Resumo dos riscos à saúde causados por produtos químicos industriais e ocupacionais *(Continuação)*

Resumo dos perigos à saúde	TLV da ACGIH	IDLH	Códigos da NFPA H F R	Comentários
Oxicloreto de selênio (CAS: 7791-23-3): Vesicante forte. O contato direto pode causar queimaduras graves. É dermicamente bem absorvido. Fumaças são extremamente irritantes para olhos e via aérea; pode ocorrer edema pulmonar tardio.				Líquido incolor a amarelo. Cloreto de hidrogênio e fumaças de ácido selenioso são produzidos em contato com a umidade.
Óxido de boro (anidrido bórico, óxido bórico [CAS: 1303-86-2]): O contato com a umidade gera ácido bórico (p. 69). O contato direto dos olhos ou da pele com o pó é irritante. Exposição por inalação ocupacional tem causado irritação do trato respiratório. Há evidências de efeitos adversos sobre os testículos em animais de teste.	10 mg/m^3	2.000 mg/m^3		Grânulos, flocos ou pó vítreos incolores. Inodoro. Não combustível.
Óxido de cálcio (cal, cal virgem, cal queimada [CAS: 1305-78-8]): Corrosivo (p. 103). Reações exotérmicas com umidade. Altamente irritante para pele e olhos em contato direto. Poeiras altamente irritantes para pele, olhos e trato respiratório.	2 mg/m^3	25 mg/m^3	3 0 1	Pó sólido branco ou cinza. Inodoro. A hidratação gera calor.
Óxido de difenil clorado (CAS: 55720-99-5): Cloracne pode resultar até mesmo de exposições pequenas. Hepatotóxico em animais de teste cronicamente expostos. Os sinais e sintomas incluem distúrbios gastrintestinais, icterícia e fadiga. Ver também "Dioxinas" (p. 222).	0,5 mg/m^3	5 mg/m^3		Sólido ou líquido ceroso. A pressão de vapor é de 0,00006 mmHg a 20°C.
Óxido de etileno (CAS: 75-21-8): Altamente irritante em contato direto. Vapores irritantes para olhos e via aérea; edema pulmonar tardio foi relatado. Depressor do SNC em níveis muito elevados. Superexposições crônicas podem causar neuropatia periférica e possível comprometimento permanente do SNC. Efeitos adversos no desenvolvimento fetal e na fertilidade em animais de teste e evidências limitadas em seres humanos. Substância carcinogênica em estudos com animais. Evidência limitada de carcinogênese em seres humanos (IARC 1). Ver também p. 336.	1 ppm, A2 OSHA CA NIOSH CA	800 ppm ERPG-2: 50 ppm ERPG-3: 500 ppm	3 4 3	Incolor. Altamente inflamável. Odor semelhante ao do éter é uma propriedade de alerta precária. Uma importante fonte de exposição são as cirurgias de esterilização na indústria de cuidados de saúde.
Óxido de mesitila (4-metil-3-penten-2-ona [CAS: 141-79-7]): Causa dermatite ao contato prolongado. Vapores são muito irritantes para olhos e via aérea. Testes com animais mostraram que é depressor do SNC e lesiona rins e fígado em níveis elevados.	15 ppm	1.400 ppm [LEL]	3 3 1	Líquido viscoso incolor com odor semelhante ao da hortelã. A irritação é uma propriedade de alerta adequada. A pressão de vapor é de 8 mmHg a 20°C. Inflamável. Forma peróxidos facilmente.

Substância	Limites		Características
Óxido de propileno (2-epoxipropano) [CAS: 75-56-9]: Altamente irritante em contato direto; ocorrem queimaduras graves. Vapores são altamente irritantes para olhos e via aérea. Com base em estudos com doses elevadas em animais, pode causar depressão do SNC e neuropatia periférica. Carcinógeno em animais de teste (IARC 2B).	2 ppm, SEN, A3 NIOSH CA	400 ppm ERPG-1: 50 ppm ERPG-2: 250 ppm ERPG-3: 750 ppm	3 4 2 Líquido incolor. Seu odor doce, semelhante ao do éter, é considerado uma propriedade de alerta adequada. A pressão de vapor é de 442 mmHg a 20°C. Altamente inflamável. Polimeriza violentamente.
Óxido de zinco (CAS: 1314-13-2): Fumaças são irritantes para a via aérea. Provoca febre das fumaças metálicas (p. 246). Os sintomas incluem febre, cefaleia, calafrios e dores musculares.	2 mg/m³ (fração respirável)	500 mg/m³	Pó branco ou branco-amarelado. Fumaças de óxido de zinco formam-se quando o zinco elementar é aquecido. A exposição principal ocorre pela fundição de latão ou da solda em aço galvanizado.
Óxido nítrico (NO, monóxido de nitrogênio [CAS: 10102-43-9]): O óxido nítrico converte-se lentamente em dióxido de nitrogênio no ar; irritação dos olhos e das mucosas e edema pulmonar provavelmente são decorrentes do dióxido de nitrogênio. Há relatos de que as superexposições resultam em doenças agudas e crônicas obstrutivas da via aérea. Com base em estudos com animais, pode causar metemoglobinemia (p. 319). Liga-se à hemoglobina no mesmo local que o oxigênio, e isso pode contribuir para a sua toxicidade. Ver também p. 339.	25 ppm	100 ppm	Gás incolor ou marrom. O odor forte e doce ocorre abaixo do TLV e é uma boa propriedade de alerta.
Óxido nitroso (CAS: 10024-97-2): Depressor do SNC. Efeitos hematopoiéticos resultantes da exposição crônica incluem anemia megaloblástica. O abuso da substância resultou em neuropatia. Pode ter efeito adverso sobre a fertilidade humana e sobre o desenvolvimento fetal. Ver também p. 338.	50 ppm		Gás incolor. Odor doce. Não combustível. Amplamente utilizado como gás anestésico em odontologia e como produto químico inalante popular de uso abusivo.
Ozônio (oxigênio triatômico [CAS: 10028-15-6]): Irritante para olhos e via aérea. Edema pulmonar tem sido relatado. Ver também p. 270.	0,05 ppm (trabalho pesado), 0,08 ppm (trabalho moderado), 0,1 ppm (trabalho leve), 0,2 ppm (≤ 2 h)	5 ppm	Gás incolor ou azulado. Odor forte e característico é uma propriedade de alerta adequada. Agente de oxidação forte. Proteção a gás e soldagens especializadas são fontes potenciais de exposição, além de purificação de água e operações de branqueamento industrial.

(continua)

(C) = concentração máxima de ar (TLV-C); S = a absorção pela pele pode ser significativa; SEN = sensibilizador potencial; STEL = limite de exposição a curto prazo (15 min). A1 = carcinógeno humano confirmado pela ACGIH; A2 = carcinógeno humano suspeito pela ACGIH; A3 = carcinógeno animal pela ACGIH. ERPG = Normas de Planejamento da Resposta de Emergência (ver p. 584 para uma explicação sobre ERPG). IARC 1 = carcinógeno humano conhecido; IARC 2A = provável carcinógeno humano; IARC 2B = possível carcinógeno humano; IARC 3 = dados disponíveis insuficientes. Códigos de perigo da NFPA: H = saúde; F = fogo; R = reatividade; Ox = oxidante, W = reativo à água; 0 (nenhum) <-> 4 (grave).

TABELA IV-4 Resumo dos riscos à saúde causados por produtos químicos industriais e ocupacionais *(Continuação)*

Resumo dos perigos à saúde	TLV da ACGIH	IDLH	Códigos da NFPA H F R	Comentários
p-Diclorobenzeno (1,4-diclorobenzeno [CAS: 106-46-7]): Irritante em contato direto com o sólido. Vapores são irritantes para olhos e via aérea. Efeitos sistêmicos incluem cefaleias, náuseas, vômitos e lesão hepática. O ortoisômero é mais tóxico para o fígado. Carcinogênico em animais de teste (IARC 2B).	10 ppm, A3 NIOSH CA	150 ppm	2 2 0	Sólido incolor ou branco. Odor de naftalina e irritação ocorrem perto do TLV e são propriedades de alerta adequadas. A pressão de vapor é de 0,4 mmHg a 20°C. Combustível. Os produtos de decomposição térmica incluem cloreto de hidrogênio. Usado como desinfetante e repelente de traças. Industrialmente, é usado como intermediário químico para tintas e resinas de sulfeto de polifenileno.
p-Nitroanilina (CAS: 100-01-6): Irritante para os olhos em contato direto; pode ferir a córnea. Bem absorvida por todas as vias. A superexposição resulta em cefaleia, fraqueza, desconforto respiratório e metemoglobinemia (p. 319). Podem ocorrer lesões hepáticas.	3 mg/m³, S	300 mg/m³	3 1 2	Sólido amarelo com odor semelhante ao da amônia, que é uma propriedade de alerta fraca. A pressão de vapor é muito menor do que 1 mmHg a 20°C. Combustível. Os produtos de decomposição térmica incluem os óxidos de nitrogênio.
p-Nitroclorobenzeno (CAS: 100-00-5): Irritante em contato direto; dermatite de sensibilização pode ocorrer após exposições repetidas. Bem absorvido por todas as vias. Causa metemoglobinemia (p. 319). Os sintomas incluem cefaleia, cianose, fraqueza e desconforto gastrintestinal. Pode causar lesão hepática e renal.	0,1 ppm, S, A3 NIOSH CA	100 mg/m³	2 1 3	Sólido amarelo com odor doce. A pressão de vapor é de 0,009 mmHg a 25°C. Combustível. Os produtos de decomposição térmica incluem óxidos de nitrogênio e cloreto de hidrogênio.
p-terc-Butiltolueno (CAS: 98-51-1): Irritante leve para a pele mediante contato direto. Agente desengordurante que causa dermatite. Vapores irritantes para olhos e via aérea. Depressor do SNC. Evidência limitada de efeitos adversos no desenvolvimento fetal em animais de teste em doses altas.	1 ppm	100 ppm		Líquido incolor. Odor semelhante ao da gasolina e irritação ocorrem abaixo do TLV e são boas propriedades de alerta. Pressão de vapor inferior a 1 mmHg a 20°C. Combustível.
p-Toluidina (4-metilanilina [CAS: 106-49-0]): Álcali corrosivo; pode causar queimaduras graves. Pode causar metemoglobinemia (p. 319). Ocorre absorção dérmica. Substância carcinogênica em animais de teste. Não há avaliação da IARC.	2 ppm, S, A3 NIOSH CA		3 2 0	Sólido branco. A pressão de vapor é de 1 mmHg a 20°C.

Paraquat (1,1,-dimetil-4,4'-dicloreto de bipiridínio [CAS: 4687-14-7]): Extremamente irritante em contato direto; podem ocorrer queimaduras corrosivas graves. É bem absorvido pela pele. Toxina potente que causa falência aguda de múltiplos órgãos, bem como fibrose pulmonar progressiva fatal após superexposição. Ver também p. 344.	0,5 mg/m³, 0,1 mg/m³ (fração respirável)	1 mg/m³ (poeira total), 0,1 mg/m³ (fração respirável)	Sólido inodoro branco a amarelo. A pressão de vapor é desprezível a 20°C. Não combustível. Os produtos de decomposição térmica incluem óxidos de nitrogênio e enxofre e cloreto de hidrogênio. Embora amplamente utilizado como herbicida, a maioria das mortes ocorre como resultado da ingestão.
Paration (O,O-dietil-O-p-nitrofenilfosforotioato [CAS: 56-38-2]): Inibidor organofosforado da colinesterase altamente potente (p. 285). A toxicidade sistêmica resultou de inalação, ingestão e exposições dérmicas. Há evidência de efeitos adversos no desenvolvimento fetal em animais de teste com doses elevadas (IARC 3).	0,05 mg/m³ (fração e vapor inalável), S	10 mg/m³	Líquido amarelo a marrom-escuro com odor semelhante ao de alho. Limiar de odor de 0,04 ppm sugere que tem boas propriedades de alerta. A pressão de vapor é de 0,0004 mmHg a 20°C. Os produtos de decomposição térmica incluem óxidos de enxofre, nitrogênio e fósforo. No campo, intemperismo/oxidação pode converter paration em paraoxon, um organofosforado ainda mais tóxico.
Pentaborano (CAS: 19624-22-7): Altamente irritante em contato direto; podem ocorrer queimaduras graves. Vapores são irritantes para a via aérea. Toxina potente do SNC; os sintomas incluem cefaleia, náuseas, fraqueza, confusão, hiperexcitabilidade, tremores, convulsões e coma. Efeitos residuais do SNC podem persistir. Também podem ocorrer lesões hepática e renal.	0,005 ppm	1 ppm	4 4 2 Líquido incolor. A pressão do vapor é de 171 mmHg a 20°C. O odor pungente de leite azedo que ocorre apenas em níveis no ar bem acima do TLV é uma propriedade de alerta precária. Pode inflamar-se espontaneamente. Reage violentamente com extintores halogenados. Os produtos de decomposição térmica incluem ácidos de boro. Usado como dopante na indústria de microeletrônica.
Pentacarbonila de ferro (carbonila de ferro [CAS: 13463-40-6]): Toxicidade aguda é semelhante à da carbonila de níquel. A inalação de vapores pode causar lesão pulmonar e sistêmica, sem sinais de aviso. Os sintomas de superexposição incluem cefaleia, náuseas, vômitos e tonturas. Os sintomas de intoxicação grave são febre, fraqueza extrema e edema pulmonar; os efeitos podem ser adiados por até 36 horas.	0,1 ppm		Líquido viscoso incolor a amarelo. A pressão de vapor é de 40 mmHg a 30,3°C. Altamente inflamável. Usado em aplicações de síntese de produtos químicos especializados, como a formação de nanotúbulo.

(C) = concentração máxima de ar (TLV-C); S = a absorção pela pele pode ser significativa; SEN = sensibilizador potencial; STEL = limite de exposição a curto prazo (15 min), A1 = carcinógeno humano confirmado pela ACGIH; A2 = carcinógeno humano suspeito pela ACGIH; A3 = carcinógeno animal pela ACGIH. ERPG = Normas de Planejamento de Resposta de Emergência (ver p. 584 para uma explicação sobre ERPG). IARC 1 = carcinógeno humano conhecido; IARC 2A = provável carcinógeno humano; IARC 2B = possível carcinógeno humano; IARC 3 = dados disponíveis insuficientes. Códigos de perigo da NFPA: H = saúde; F = fogo; R = reatividade; Ox = oxidante, W = reativo à água; 0 (nenhum) <-> 4 (grave).

(continua)

TABELA IV-4 Resumo dos riscos à saúde causados por produtos químicos industriais e ocupacionais *(Continuação)*

Resumo dos perigos à saúde	TLV da ACGIH	IDLH	Códigos da NFPA H F R	Comentários
Pentacloreto de fósforo (CAS: 10026-13-8): Reage com a umidade, liberando ácidos clorídrico e fosfórico; altamente corrosivo quando em contato direto. Fumaças são extremamente irritantes para olhos e via aérea.	0,1 ppm	70 mg/m^3	3 0 2 W	Sólido amarelo-claro com odor semelhante ao do ácido clorídrico. Não combustível.
Pentaclorofenol (Penta, PCF [CAS: 87-86-5]): Irritante em contato direto; podem ocorrer queimaduras. Vapores são irritantes para olhos e via aérea. Veneno metabólico potente; desacopla a fosforilação oxidativa. É bem absorvido por todas as vias. Há evidência de efeitos adversos no desenvolvimento fetal e de carcinogenicidade em animais de teste (IARC 2B). Ver também p. 347. Há relatos de casos associando o PCF à toxicidade da medula óssea.	0,5 mg/m^3, S, A3	2,5 mg/m^3	3 0 0	Irritação dos olhos e do nariz ocorre ligeiramente acima do TLV e é uma boa propriedade de alerta. A pressão de vapor é de 0,0002 mmHg a 20°C. Não combustível. Os produtos de decomposição térmica incluem cloreto de hidrogênio, fenóis clorados e octaclorodibenzodioxina. Tem sido muito utilizado como conservante de madeira. Traço de contaminação de dioxina (p. 222) pode levar à cloracne.
Pentacloronaftaleno (Halowax 1013 [CAS: 1321-64-8]): A cloracne resulta de contato prolongado com a pele ou inalação. Pode causar lesão hepática grave potencialmente fatal ou necrose por todas as vias de exposição. Para cloracne, ver também "Dioxinas", p. 222.	0,5 mg/m^3, S	0,5 mg/m^3 (IDLH efetivo)		Sólido ceroso amarelo-claro com odor aromático agradável. O limiar de odor não é conhecido. A pressão de vapor é inferior a 1 mmHg a 20°C. Não combustível. Os produtos de composição térmica incluem vapores de cloreto de hidrogênio.
Pentafluoreto de bromo (CAS: 7789-30-2): Corrosivo; podem ocorrer queimaduras graves na pele e nos olhos. Vapores extremamente irritantes para olhos e trato respiratório. Superexposição crônica causou lesões hepática e renal graves em animais de teste.	0,1 ppm		4 0 3 W, Ox	Líquido amarelo-pálido. Odor pungente. Não combustível. Altamente reativo, inflamando a maioria dos materiais orgânicos e corroendo muitos metais. Altamente reativo com ácidos. Os produtos de degradação incluem bromo e flúor.
Pentafluoreto de enxofre (decafluoreto de dienxofre [CAS: 5714-22-7]): Os vapores são extremamente irritantes para os pulmões; provoca edema pulmonar em níveis baixos (0,5 ppm) em animais de teste.	0,01 ppm (C)	1 ppm		Líquido ou vapor incolor com odor semelhante ao do dióxido de enxofre. A pressão de vapor é de 561 mmHg a 20°C. Não combustível. Os produtos de decomposição térmica incluem dióxido de enxofre e fluoreto de hidrogênio.

Pentano (n-pentano) [CAS: 109-66-0]: Vapores são levemente irritantes para olhos e via aérea. Depressor do SNC em níveis elevados.	600 ppm	1.500 ppm [LEL]	1 4 0	Líquido incolor com odor semelhante ao da gasolina, que é uma propriedade de alerta adequada. A pressão de vapor é de 426 mmHg a 20°C. Inflamável.
Pentassulfeto de fósforo (CAS: 1314-80-3): Rapidamente reage com umidade e tecidos úmidos, formando sulfeto de hidrogênio (p. 378) e ácido fosfórico. Queimaduras graves podem ocorrer em decorrência do contato prolongado com tecidos. Poeiras ou fumaças são extremamente irritantes para olhos e via aérea. A toxicidade sistêmica é causada predominantemente pelo sulfeto de hidrogênio.	1 mg/m³	250 mg/m³	2 1 2 W	Sólido amarelo-esverdeado com odor de ovos podres. Fadiga olfativa reduz o valor do cheiro como uma propriedade de alerta. Os produtos de decomposição térmica incluem dióxido de enxofre, sulfeto de hidrogênio, pentóxido de fósforo e fumaças de ácido fosfórico. Inflama-se espontaneamente na presença de umidade.
Pentóxido de vanádio (CAS: 1314-62-1): Poeiras ou fumaças altamente irritantes para olhos, pele e via aérea. Superexposições agudas têm sido associadas à bronquite persistente e a respostas semelhantes à asma ("asma dos caldeireiros"). Dermatite de sensibilização relatada. Baixo nível de exposição pode causar coloração esverdeada na língua, paladar metálico e tosse. IARC 2B.	0,05 mg/m³ (fração inalável), A3	35 mg/m³ (como V)		Pó cristalino amarelo-alaranjado a marrom--ferrugem ou flocos cinza-escuros. Inodoro. Não combustível.
Permanganato de potássio (CAS: 7722-64-7): Oxidante poderoso. O contato com tecidos produz necrose, e a ingestão é frequentemente fatal devido à falência de múltiplos órgãos. O contato com os olhos produz danos graves. A exposição pode causar toxicidade devida ao manganês.	(proposto: 0,02 mg/m³ [fração respirável, como Mn])		3 0 3	Cristais roxo-acinzentados. Oxidante forte. A contaminação de drogas ilícitas tratadas com permanganato de potássio levou à toxicidade devida ao manganês após abuso de injeção.
Peróxido de benzoíla (CAS: 94-36-0): Poeiras causam irritação da pele, olhos e trato respiratório. É sensibilizante da pele. IARC 3.	5 mg/m³	1.500 mg/m³		Grânulos brancos ou sólidos cristalinos com um odor muito fraco. A pressão de vapor é desprezível a 20°C. Oxidante forte, reage com materiais combustíveis. Decompõe-se a 75°C. Instável e explosivo a altas temperaturas.

(C) = concentração máxima de ar (TLV-C); S = a absorção pela pele pode ser significativa; SEN = sensibilizador potencial; STEL = limite de exposição a curto prazo (15 min). A1 = carcinógeno humano confirmado pela ACGIH; A2 = carcinógeno humano suspeito pela ACGIH; A3 = carcinógeno animal pela ACGIH. ERPG = Normas de Planejamento da Resposta de Emergência (ver p. 584 para uma explicação sobre ERPG). IARC 1 = carcinógeno humano conhecido; IARC 2A = provável carcinógeno humano; IARC 2B = possível carcinógeno humano; IARC 3 = dados disponíveis insuficientes. Códigos de perigo da NFPA: H = saúde; F = fogo; R = reatividade; 0x = oxidante, W = reativo a água; 0 (nenhum) <-> 4 (grave).

(continua)

TABELA IV-4 Resumo dos riscos à saúde causados por produtos químicos industriais e ocupacionais (Continuação)

Resumo dos perigos à saúde	TLV da ACGIH	IDLH	Códigos da NFPA H F R	Comentários
Peróxido de hidrogênio (CAS: 7722-84-1): Agente oxidante forte. O contato direto com soluções concentradas pode produzir lesão grave nos olhos e irritação na pele, incluindo eritema e formação de vesículas. Vapores irritantes para olhos, pele, membranas mucosas e via aérea. Ver também p. 139. IARC 3.	1 ppm, A3	75 ppm ERPG-1: 10 ppm ERPG-2: 50 ppm ERPG-3: 100 ppm	2 0 3 0x (≥ 60%) 2 0 1 0x (40 a 60%)	Líquido incolor com odor ligeiramente acentuado, distintivo. A pressão de vapor é de 5 mmHg a 30°C. Devido à instabilidade, é normalmente encontrado em soluções aquosas (3% para uso doméstico, maior em alguns produtos de "alimentos saudáveis" e na indústria). Não é combustível, mas é um poderoso agente oxidante.
Peróxido de metiletilcetona (CAS: 1338-23-4): Com base na reatividade química, mostrou-se altamente irritante em contato direto; podem ocorrer queimaduras graves. Vapores ou névoas podem ser altamente irritantes para olhos e via aérea. Em testes com animais, a superexposição resultou em lesões hepática, renal e pulmonar.	0,2 ppm (C)			Líquido incolor com odor característico. Sensível a choque. Degrada-se acima de 50°C. Explode mediante aquecimento rápido. Pode conter aditivos, como ftalato de dimetila, peróxido de ciclo-hexanona e dialiftalato para adicionar estabilidade.
Picloram (ácido 4-amino-3,5,6-tricloropicolínico [CAS: 1918-02-01]): Poeiras são levemente irritantes para pele, olhos e via aérea. Tem baixa toxicidade oral em animais de teste. Limitada evidência de carcinogenicidade em animais (IARC 3).	10 mg/m³			Pó branco que tem odor semelhante ao de alvejante. A pressão de vapor é de 0,0000006 mmHg a 35°C. Os produtos de decomposição térmica incluem óxidos de nitrogênio e cloreto de hidrogênio. Também é usado como herbicida em combinação com 2,4-D.
Pindona (Pival, 2-pivaloil-1,3-indanodiona [CAS: 83-26-1]): Anticoagulante antagonista da vitamina K (p. 389).	0,1 mg/m³	100 mg/m³		Substância cristalina amarela-brilhante.
Piperidina (CAS: 110-89-4): Altamente irritante em contato direto; podem ocorrer queimaduras graves. Vapores são irritantes para olhos e via aérea. Pequenas doses inicialmente estimulam os gânglios autônomos; doses maiores os deprimem. Uma dose de 30 a 60 mg/kg pode produzir sintomas em seres humanos.			3 3 0	Inflamável.
Piretro (piretrina I ou II, cinerina I ou II, jasmolina I, ou II): Poeiras causam dermatite de contato primário e sensibilização da pele e da via aérea (asma). Possui toxicidade sistêmica muito baixa. Ver também p. 354.	5 mg/m³	5.000 mg/m³		A pressão de vapor é desprezível a 20°C. Combustível. Inseticida amplamente utilizado.

Piridina (CAS: 110-86-1): Irritante em contato direto e prolongado; há relatos ocasionais de sensibilização da pele. Vapores são irritantes para olhos e via aérea. Depressor do SNC. Causa metemoglobinemia (p. 319). A ingestão crônica de pequenas quantidades causou lesão hepática e renal fatal. Trabalhadores expostos a 6-12 ppm apresentaram cefaleia, tonturas e distúrbios gastrintestinais. Dermicamente bem absorvida. Dados sobre carcinogenicidade insuficientes (IARC 3).	1 ppm, A3	1.000 ppm	Líquido incolor ou amarelo com odor nauseante e "gosto" definido que servem como boas propriedades de alerta. A pressão de vapor é de 18 mmHg a 20°C. Inflamável. Os produtos de decomposição térmica incluem óxidos de nitrogênio e cianeto.
Pirofosfato de tetraetila (TEPP [CAS: 107-49-3]): Potente inibidor organofosforado da colinesterase (p. 285). Rapidamente absorvido através da pele.	0,01 mg/m³ (fração e vapor inalável), S		Líquido incolor a âmbar com um odor frutado fraco. Lentamente hidrolisado em água. A pressão de vapor é de 1 mmHg a 140°C. Não combustível. Os produtos de decomposição térmica incluem névoa de ácido fosfórico.
Pirogalol (1,2,3-tri-hidroxibenzeno, ácido pirogálico [CAS: 87-66-1]): Altamente irritante em contato direto; podem ocorrer queimaduras graves. Agente redutor potente e veneno celular geral. Causa metemoglobinemia (p. 319). Ataca o coração, os pulmões, o fígado, os rins, os eritrócitos, a medula óssea e os músculos. Provoca dermatite de sensibilização. Ocorreram mortes em decorrência da aplicação tópica de unguentos contendo pirogalol.		5 mg/m³	Sólido inodoro branco a cinza.
Pó de ferrovanádio (CAS: 12604-58-9): Irritante leve dos olhos e da via aérea.	1 mg/m³		Pós inodoros e de cor escura.
Pó de fluoreto (na forma de fluoreto): Irritante para olhos e via aérea. Profissionais expostos a níveis de 10 mg/m³ sofreram irritação e sangramento nasal. Exposições de nível inferior produziram náuseas e irritação dos olhos e da via aérea. Superexposições crônicas podem resultar em erupções cutâneas. Fluorose, uma doença óssea associada à ingestão crônica de alto nível de flúor, não está associada à inalação ocupacional de poeira. Ver também p. 256.	2,5 mg/m³ (como F)	250 mg/m³ (como F)	A aparência varia com o composto. O fluoreto de sódio é um sólido incolor a azul.
Pó de fluoreto (na forma de fluoreto): (continuação)		3 3 0	

(C) = concentração máxima do ar (TLV-C); S = a absorção pela pele pode ser significativa; SEN = sensibilizador potencial; STEL = limite de exposição a curto prazo (15 min). A1 = carcinógeno humano confirmado pela ACGIH; A2 = carcinógeno humano suspeito pela ACGIH; A3 = carcinógeno animal pela ACGIH. ERPG = Normas de Planejamento da Resposta de Emergência (ver p. 584 para uma explicação sobre ERPG). IARC 1 = carcinógeno humano conhecido; IARC 2A = provável carcinógeno humano; IARC 2B = possível carcinógeno humano; IARC 3 = dados disponíveis insuficientes. Códigos de perigo da NFPA: H = saúde; F = fogo; R = reatividade; Ox = oxidante, W = reativo à água; 0 (nenhum) <-> 4 (grave).

(continua)

TABELA IV-4 Resumo dos riscos à saúde causados por produtos químicos industriais e ocupacionais (Continuação)

Resumo dos perigos à saúde	TLV da ACGIH	IDLH	Códigos da NFPA H F R	Comentários
Poeira do algodão: A exposição crônica causa uma síndrome respiratória chamada bissinose. Os sintomas incluem tosse e sibilo, que geralmente aparecem no primeiro dia da semana de trabalho e continuam por alguns dias ou por toda a semana, embora possam desaparecer dentro de 1 hora após o indivíduo acometido deixar o trabalho. Pode levar à doença obstrutiva irreversível da via aérea. Uma doença parecida com a gripe, semelhante à febre das fumaças metálicas (p. 247), também ocorre entre os trabalhadores de algodão ("febre da segunda-feira de manhã").	0,1 mg/m³ (fração torácica)	100 mg/m³		Fabricação de algodão têxtil é a principal fonte de exposição. Trabalho de "sala do cartão" (estágio inicial da produção de fio de algodão) é a fonte mais significativa de exposição.
Prata (CAS: 7440-22-4): Compostos de prata causam argiria, uma coloração azul-acinzentada dos tecidos, que pode ser generalizada em todas as vísceras ou localizada na conjuntiva, no septo nasal e nas gengivas. Alguns sais de prata são corrosivos em contato direto com os tecidos.	0,01 mg/m³ (compostos solúveis, como Ag), 0,1 mg/m³	10 mg/m³ (compostos Ag, como Ag)		Os compostos variam de aparência. O nitrato de prata é um forte oxidante.
Produtos de decomposição do cloreto de polivinila: As fumaças são irritantes para a via aérea e podem causar asma dos "embaladores de carne".				Produzido pela quebra parcial em altas temperaturas de plásticos de cloreto de polivinila. Os produtos de decomposição incluem ácido clorídrico (p. 257).
Produtos de decomposição do politetrafluoroetileno: Superexposições resultam em febre da fumaça dos polímeros, doença com sintomas semelhantes aos da gripe, que incluem calafrios, febre e tosse. Ver também p. 575.				Produzidos por pirólise de Teflon e materiais relacionados. Perisofluorobutileno e fluoreto de carbonila estão entre os produtos da pirólise.
Propano (CAS: 74-98-6): Asfixiante simples. Ver também "Hidrocarbonetos", p. 275.	1.000 ppm	2.100 ppm [LEL]	2 4 0	Altamente inflamável.
Propilenoimina (2-metilaziridina [CAS: 75-55-8]): Muito irritante em contato direto; podem ocorrer queimaduras graves. Vapores são altamente irritantes para olhos e via aérea. Também pode lesionar fígado e rins. É bem absorvido dermicamente. Substância carcinogênica em animais de teste (IARC 2B).	0,2 ppm, S, A3 NIOSH CA	100 ppm		Líquido incolor fumegante com odor forte semelhante ao de amônia. Inflamável. Os produtos de decomposição térmica incluem óxidos de nitrogênio.

Propoxur (*o*-isopropoxifenil-*N*-metilcarbamato, Baygon [CAS: 114-26-1]): Inseticida anticolinesterásico de carbamato (p. 285). Há evidência limitada de efeitos adversos sobre o desenvolvimento fetal em animais de teste.	0,5 mg/m³, A3	Sólido cristalino branco com um odor fraco característico. A pressão de vapor é de 0,01 mmHg a 120°C. Inseticida comum encontrado em muitas formulações vendidas sem prescrição.
Quinona (1,4-ciclo-hexadienodiona, *p*-benzoquinona [CAS: 106-51-4]): Irritação grave dos olhos e da via aérea. Pode induzir metemoglobinemia (p. 319). A superexposição aguda a poeiras ou vapores pode causar irritação e coloração conjuntival, edema de córnea, ulceração e formação de cicatriz. As exposições crônicas podem reduzir permanentemente a acuidade visual. O contato com a pele pode causar irritação, ulceração e alterações na pigmentação. Dados de carcinogenicidade insuficientes (IARC 3).	0,1 ppm	100 mg/m³	3 2 0	Sólido cristalino amarelo-claro. O odor acre não é uma propriedade de alerta confiável. A pressão de vapor é de 0,1 mmHg a 20°C. Sublima quando aquecido.
Resorcinol (1,3-di-hidroxibenzeno [CAS: 108-46-3]): Ácido corrosivo e desnaturante de proteínas; extremamente irritante em contato direto; ocorrem queimaduras graves. Pode causar metemoglobinemia (p. 319). Sensibilizador. Dermicamente bem absorvido. Ver também "Compostos fenólicos e afins", p. 252. Dados de carcinogenicidade insuficientes (IARC 3).	10 ppm	3 1 0	Sólido cristalino branco com odor fraco. Pode tornar-se rosa em contato com o ar. A pressão de vapor é de 1 mmHg a 108°C. Combustível.
Ródio (sais solúveis): Irritante na via aérea. Irritação leve nos olhos. Atua como alérgeno de dermatite de contato e como potencial agente causador da asma.	0,01 mg/m³	A pressão de vapor é inferior a 0,1 mmHg a 25°C. Usado em revestimento de metais especiais (joias).
Ronnel (*O,O*-dimetil-*O*-(2,4,5-triclorofenil) fosforotioato, Fenclorfós [CAS: 299-84-3]): É um dos inseticidas organofosforados anticolinesterásicos menos tóxicos (p. 285).	5 mg/m³ (fração e vapor inalável)	300 mg/m³	A pressão de vapor é de 0,0008 mmHg a 20°C. Não combustível. Instável acima de 149°C; gases prejudiciais, como dióxido de enxofre, sulfeto de dimetila e triclorofenol, podem ser liberados.

(C) = concentração máxima de ar (TLV-C); S = a absorção pela pele pode ser significativa; SEN = sensibilizador potencial; STEL = limite de exposição a curto prazo (15 min). A1 = carcinógeno humano confirmado pela ACGIH; A2 = carcinógeno humano suspeito pela ACGIH; A3 = carcinógeno animal pela ACGIH. ERPG = Normas de Planejamento da Resposta de Emergência (ver p. 584 para uma explicação sobre ERPG). IARC 1 = carcinógeno humano conhecido; IARC 2A = provável carcinógeno humano; IARC 2B = possível carcinógeno humano; IARC 3 = dados disponíveis insuficientes. Códigos de perigo da NFPA: H = saúde; F = fogo; R = reatividade; Ox = oxidante; W = reativo à água; 0 (nenhum) <-> 4 (grave).

(continua)

TABELA IV-4 Resumo dos riscos à saúde causados por produtos químicos industriais e ocupacionais *(Continuação)*

Resumo dos perigos à saúde	TLV da ACGIH	IDLH	Códigos da NFPA H F R	Comentários
Rotenona (tubatoxin, raiz cúbica, raiz de dérris, derrin [CAS: 83-79-4]): Irritante em contato direto. Poeiras irritam a via aérea. Veneno metabólico; deprime a respiração celular e inibe a formação do fuso mitótico. A ingestão de grandes doses entorpece a mucosa oral e provoca náuseas e vômitos, tremores musculares e convulsões. A exposição crônica causou lesão hepática e renal em estudos com animais. Evidência limitada de efeitos adversos no desenvolvimento fetal em animais com doses elevadas.	5 mg/m³	2.500 mg/m³		Sólido cristalino, branco a vermelho. A pressão de vapor é desprezível a 20°C. Pesticida natural, extraído de plantas como timbó. Inodoro. Decompõe-se ao entrar em contato com o ar ou com a luz. Instável aos álcalis.
Sais de cianeto (cianeto de sódio, cianeto de potássio): Asfixiantes metabólicos potentes e rapidamente fatais que inibem a oxidase do citocromo e cessam a respiração celular. Bem absorvido pela pele; ação cáustica pode promover absorção dérmica. Ver também p. 184.	5 mg/m³ (C) (como cianeto), S	25 mg/m³ (como cianeto)		Sólidos. Odor leve semelhante ao de amêndoa. Na presença de umidade ou ácidos, cianeto de hidrogênio pode ser liberado. O odor é indicador precário de exposição ao cianeto de hidrogênio. Pode ser gerado em incêndios a partir da pirólise de produtos como o poliuretano e a poliacrilonitrila. Os sais de cianeto são utilizados no revestimento de metal e em operações de decapagem de metal.
Sais solúveis de platina (cloroplatinato de sódio, cloroplatinato de amônia, tetracloreto de platina): Sensibilizadores que causam asma e dermatite. A platina metálica não compartilha desses efeitos. Compostos solúveis de platina também são altamente irritantes para olhos, membranas mucosas e via aérea.	0,002 mg/m³ (como Pt)	4 mg/m³ (como Pt)		A aparência varia com o composto. Os produtos de decomposição térmica de alguns sais de cloreto incluem gás cloro. Utilizados como catalisadores industriais e em aplicações fotográficas especializadas.
Sarin (GB [CAS: 107-44-8]): Agente nervoso de arma química, extremamente tóxico (p. 105) por todas as vias de contato. É imediatamente absorvido por via aérea, pele e olhos. Potente inibidor da colinesterase com rápido início dos sintomas. Vapores são altamente irritantes.				Líquido claro e incolor. Inodoro. É o mais volátil dos agentes nervosos. A pressão de vapor é de 2,1 mmHg a 20°C. Não inflamável. Agente químico de guerra.
sec-Acetato de amila (acetato de α-metilbutil [CAS: 626-38-0]): Desengordura a pele, produzindo dermatite. Vapores levemente irritantes para olhos e via aérea. Um depressor do SNC em níveis muito elevados. Lesões hepática e renal reversíveis podem ocorrer com exposições muito elevadas.	50 ppm	1.000 ppm	1 3 0	Líquido incolor. Um odor frutado ocorre abaixo do TLV e é uma boa propriedade de alerta. A pressão de vapor é de 7 mmHg a 20°C. Inflamável.

Substância			
***sec*-Butilacetato (acetato de 2-butanol) [CAS: 105-46-4]:** Vapores irritantes para olhos e via aérea. Depressor do SNC em níveis elevados.	200 ppm	1.700 ppm [LEL]	
Seleneto de hidrogênio (CAS: 7783-07-5): Vapores são extremamente irritantes para olhos e via aérea. Sintomas sistêmicos de baixo nível de exposição incluem náuseas e vômitos, fadiga, gosto metálico na boca e hálito de alho. Estudos em animais indicam hepatotoxicidade.	0,05 ppm	1 ppm ERPG-2: 0,2 ppm ERPG-3: 2 ppm	1 3 0	Gás incolor. Odor fortemente ofensivo e irritação ocorrem apenas em níveis muito acima do TLV e são propriedades de alerta precárias. Inflamável. Reativo à água.
Selênio e compostos inorgânicos (como selênio): Fumaças, poeiras e vapores são irritantes para olhos, pele e via aérea; pode ocorrer edema pulmonar. Muitos compostos são bem absorvidos pela via dérmica. Veneno celular geral. A intoxicação crônica causa depressão, nervosismo, dermatite, desconforto gastrintestinal, gosto metálico na boca e odor de alho no hálito, cáries em excesso e perda de unhas das mãos ou de cabelo. O fígado e os rins também são órgãos-alvo. Descobriu-se que alguns compostos de selênio causam defeitos congênitos e câncer em animais de teste; no entanto, os dados sobre carcinogenicidade são insuficientes (IARC 3). Ver também p. 375.	0,2 mg/m³ (como Se)	1 mg/m³ (como Se)		O selênio elementar é um sólido preto, cinza ou vermelho cristalino ou um sólido amorfo e é inodoro. Usado como agente anticorrosivo na manutenção de armas. Os xampus que contêm selênio podem causar níveis elevados nos cabelos, mostrados em exames de metais pesados dos cabelos.
Sílica amorfa (terra de diatomáceas, sílica-gel e precipitada): Possui pouco ou nenhum potencial para causar silicose. A maioria das fontes de sílica amorfa contém quartzo (ver "Sílica cristalina", a seguir). Se mais do que 1% de quartzo estiver presente, o dano por quartzo deve ser avaliado. Quando terra de diatomáceas é fortemente aquecida (calcinada) com calcário, ela se torna cristalina e pode causar silicose. A sílica amorfa tem sido associada à fibrose do pulmão, mas o papel da contaminação da sílica cristalina permanece controverso. Para os silicatos, ao contrário da sílica (a seguir), os dados sobre carcinogenicidade são insuficientes (IARC 3).		3.000 mg/m³		Pós brancos a cinzas. Inodoro, com pressão de vapor desprezível. O TLV para poeiras é de 10 mg/m³ se não houver amianto e se menos do que 1% de quartzo estiver presente.

(C) = concentração máxima do ar (TLV-C); S = a absorção pela pele pode ser significativa; SEN = sensibilizador potencial; STEL = limite de exposição a curto prazo (15 min). A1 = carcinógeno humano confirmado pela ACGIH; A2 = carcinógeno humano suspeito pela ACGIH; A3 = carcinógeno animal pela ACGIH. ERPG = Normas de Planejamento da Resposta de Emergência (ver p. 584 para uma explicação sobre ERPG). IARC 1 = carcinógeno humano conhecido; IARC 2A = provável carcinógeno humano; IARC 2B = possível carcinógeno humano; IARC 3 = dados disponíveis insuficientes. Códigos de perigo da NFPA: H = saúde; F = fogo; R = reatividade; Ox = oxidante, W = reativo à água; 0 (nenhum) <-> 4 (grave).

(continua)

TABELA IV-4 Resumo dos riscos à saúde causados por produtos químicos industriais e ocupacionais *(Continuação)*

Resumo dos perigos à saúde	TLV da ACGIH	IDLH	Códigos da NFPA H F R	Comentários
Silica cristalina (quartzo, silica fundida amorfa, cristobalita, tridimita, tripoli [CAS: 14464-46-1]): A inalação de poeiras causa silicose, uma cicatrização fibrótica e progressiva dos pulmões. Indivíduos com silicose são muito mais suscetíveis à tuberculose. Algumas formas de silica cristalina são carcinogênicas (IARC 1).	0,025 mg/m³ (fração respirável), A2 NIOSH CA	25 mg/m³ (cristobalita, tridimita), 50 mg/m³ (quartzo, tripoli)		Sólido incolor, inodoro, com pressão de vapor desprezível. Componente de muitas poeiras minerais.
Silício (CAS: 7440-21-3): Pó incômodo que não causa fibrose pulmonar. A exposição parenteral tem sido associada à toxicidade sistêmica.				Cristais cinzas a pretos, brilhantes, semelhantes a uma agulha. A pressão de vapor é insignificante a 20°C.
Solvente Stoddard ("aguarrás"*, uma mistura de hidrocarbonetos alifáticos e aromáticos [CAS: 8052-41-3]): Pode ocorrer absorção dérmica. Vapores são irritantes para olhos e via aérea. Depressor do SNC. Superexposições crônicas são associadas à cefaleia, à fadiga, à hipoplasia da medula óssea e à icterícia. Pode conter pequena quantidade de benzeno. Ver também "Hidrocarbonetos", p. 275.	100 ppm		1 2 0	Líquido incolor. Odor semelhante ao de querosene e irritação são boas propriedades de alerta. A pressão de vapor é de aproximadamente 2 mmHg a 20°C. Inflamável.
Soman (GD [96-64-0]): Gás de nervos usado na guerra química, extremamente tóxico (p. 105) por todas as vias de contato. Facilmente absorvido por via aérea, pele e olhos. Potente inibidor da colinesterase com rápido início dos sintomas. Vapores são altamente irritantes.				Líquido claro e incolor. Odor fraco semelhante ao de cânfora que não é uma indicação adequada da exposição. A pressão de vapor é de 0,4 mmHg a 25°C.
Subtilisinas (enzimas proteolíticas do *Bacillus subtilis* [CAS: 1395-21-7]): Irritantes primários da pele e da via aérea. Sensibilizadoras potentes que causam broncoconstrição primária e asma.	0,06 µg/m³ (C)			Pó de cor clara. Asma ocupacional associada à introdução em uma formulação em pó de detergente.
Sulfato de dimetilo (CAS: 77-78-1): Tem ação vesicante poderosa; hidrolisa-se produzindo ácido sulfúrico e metanol. Extremamente irritante em contato direto; ocorreram queimaduras graves. Vapores são irritantes para olhos e via aérea; pode ocorrer edema pulmonar tardio. A absorção pela pele é rápida. Ocorre também toxicidade do sistema nervoso. Substância carcinogênica em animais de teste (IARC 2A).	0,1 ppm, S, A3 NIOSH CA	7 ppm	4 2 1	Líquido incolor e oleoso. O odor muito suave de cebola é quase imperceptível e é uma propriedade de alerta precária. A pressão de vapor é de 0,5 mmHg a 20°C. Combustível. Os produtos de degradação térmica incluem óxidos de enxofre. Agente metilante utilizado na síntese química.
Sulfato dietílico (CAS: 64-67-5): Irritante forte para olhos e vias aéreas. Há evidências suficientes de carcinogenicidade em animais de teste; evidência limitada (cânceres de laringe) em seres humanos (IARC 2A).			3 1 1	Agente de alquilação. Líquido oleoso, incolor, com odor de hortelã.

Sulfeto de hidrogênio (gás de esgoto) [CAS: 7783-06-4]): Vapores são irritantes para olhos e via aérea. Em níveis mais altos, é uma toxina sistêmica rápida e potente que causa asfixia celular e morte. Efeitos sistêmicos de baixo nível de exposição incluem cefaleia, tosse, náuseas e vômitos. Ver também p. 378.	1 ppm	100 ppm ERPG-1: 0,1 ppm ERPG-2: 30 ppm ERPG-3: 100 ppm	4 4 0	Gás incolor. Embora forte odor de ovo podre possa ser detectado em níveis muito baixos, ocorre fadiga olfativa. O odor, portanto, é uma propriedade de alerta precária. Inflamável. Produzido pela decomposição de material orgânico, como pode ocorrer em esgotos, fossas de dejetos e processamento de peixes. A produção de combustíveis fósseis também pode gerar o gás.
Sulprofós (*O*-etil-*O*-[4-(metiltio)fenil]-*S*-propilfosforoditioato [CAS: 35400-43-2]): Inseticida organofosforado anticolinesterásico (p. 285).	1 mg/m³ (fração e vapor inalável), S			Líquido de coloração castanha com odor típico de sulfeto.
Tabun (GA [CAS: 77-81-6]): Gás dos nervos de guerra química extremamente tóxico (p. 105) por todas as vias de contato. Facilmente absorvido por via aérea, pele e olhos. Potente inibidor da colinesterase com início rápido dos sintomas. Os vapores são altamente irritantes.				Líquido claro e incolor. Odor ligeiramente frutado que não é uma indicação adequada da exposição. A pressão de vapor é de 0,037 mmHg a 20°C.
Talco, não contendo fibras de amianto ou sílica cristalina (CAS: 14807-96-6): Irritante para os tecidos. A inalação pulmonar pode causar pneumonia; a injeção parenteral também pode causar doença pulmonar. Dados de carcinogenicidade insuficientes (IARC 3).	2 mg/m³ (fração respirável, sem fibras de amianto e < 1% de sílica cristalina)	1.000 mg/m³		
Tálio (CAS: 7440-28-0) e compostos solúveis (sulfato de tálio, acetato de tálio, nitrato de tálio): Potente toxina que causa diversos efeitos crônicos, incluindo psicose, neuropatia periférica, neurite óptica, alopecia, dor abdominal, irritabilidade e perda de peso. Pode ocorrer lesão hepática e renal. A ingestão causa gastrenterite hemorrágica grave. Possível absorção por todas as vias. Ver também p. 379.	0,02 mg/m³ (fração inalável, como Tl), S	15 mg/m³ (como Tl)		A aparência varia conforme o composto. A forma elementar é um metal pesado branco-azulado flexível, com pressão de vapor insignificante. O tálio tem sido usado como raticida.

* N. de R.T. Roedores comuns na América do Norte. Animais subterrâneos, frequentemente confundidos com toupeiras.

(C) = concentração máxima de ar (TLV-C); S = a absorção pela pele pode ser significativa; SEN = sensibilizador potencial; STEL = limite de exposição a curto prazo (15 min). A1 = carcinógeno humano confirmado pela ACGIH; A2 = carcinógeno humano suspeito pela ACGIH; A3 = carcinógeno animal pela ACGIH. ERPG = Normas de Planejamento da Resposta de Emergência (ver p. 584 para uma explicação sobre ERPG). IARC 1 = carcinógeno humano conhecido; IARC 2A = provável carcinógeno humano; IARC 2B = possível carcinógeno humano; IARC 3 = dados disponíveis insuficientes. Códigos de perigo da NFPA: H = saúde; F = fogo; R = reatividade; Ox = oxidante, W = reativo à água; 0 (nenhum) <-> 4 (grave).

(continua)

TABELA IV-4 Resumo dos riscos à saúde causados por produtos químicos industriais e ocupacionais *(Continuação)*

Resumo dos perigos à saúde	TLV da ACGIH	IDLH	Códigos da NFPA H F R	Comentários
Telúrio e compostos (como Te): Há relatos de sonolência, náuseas, gosto metálico e odor de alho na respiração e na transpiração, associados a exposições ocupacionais. Foi observada neuropatia em estudos com dose alta. O telureto de hidrogênio provoca irritação pulmonar e hemólise; no entanto, a sua decomposição imediata reduz a probabilidade de exposição tóxica. Alguns compostos de telúrio são fetotóxicos ou teratogênicos em animais de teste.	0,1 mg/m^3 (como Te)	25 mg/m^3 (como Te)		O telúrio metálico é um sólido com um brilho branco-prateado ou acinzentado. Utilizados nas ligas especializadas e na indústria de semicondutores.
Temefos (Abate, O,O,O',O'-tetrametil O,O-tiodi-p-fenilenofosforotioato [CAS: 3383-96-8]): Irritante primário para olhos, pele e via aérea; inibidor organofosforado da colinesterase moderadamente tóxico (p. 285). É bem absorvido por todas as vias.	1 mg/m^3 (fração e vapor inalável), S			
terc-Butilacetato (éster terc-butílico do ácido acético [CAS: 540-88-5]): Vapores irritantes para olhos e via aérea. Depressor do SNC em níveis elevados.	200 ppm	1.500 ppm [LEL]		
terc-Butilcromato (CAS: 1189-85-1): Líquido altamente irritante para olhos e pele; podem ocorrer queimaduras graves. Vapores ou névoas irritantes para olhos e via aérea. Toxina hepática e renal. Por analogia com outros compostos de Cr VI, é um possível carcinógeno. Não há avaliação da IARC.	0,1 mg/m^3 (C) (como CrO$_3$), S NIOSH CA	15 mg/m^3 (como Cr VI)		Líquido. Reage com umidade.
Terebintina (CAS: 8006-64-2): Irritante para os olhos em contato direto. Sensibilizador dérmico. Ocorre absorção dérmica. Vapores são irritantes para a via aérea. É depressor do SNC em níveis altos no ar. Ver também "Hidrocarbonetos", p. 275.	20 ppm, SEN	800 ppm	2 3 0	Líquido incolor a amarelo-claro, com odor típico semelhante ao de tinta, que serve como boa propriedade de alerta. A pressão de vapor é de 5 mmHg a 20°C. Inflamável.
Terfenilos (difenilbenzenos, trifenilas [CAS: 26140-60-3]): Irritante em contato direto. Vapores e névoas são irritantes para a via aérea; edema pulmonar ocorreu em níveis muito elevados com animais de teste. Estudos com animais sugerem também pequeno potencial para lesão hepática e renal.	5 mg/m^3 (C)	500 mg/m^3	1 1 0	Sólidos, cristalinos, brancos a amarelos-claros. A irritação é uma possível propriedade de alerta. A pressão de vapor é muito baixa a 20°C. Combustível. Graus comerciais são misturas de *o*-, *m*- e *p*-isômeros.
Tetra-hidreto de germânio (CAS: 7782-65-2): Agente hemolítico com efeitos semelhantes, mas menos potente do que os da arsina em animais. Os sintomas incluem dor abdominal, hematúria, anemia e icterícia.	0,2 ppm		4 4 3 W	Gás incolor. Altamente inflamável.

Tetra-hidrofurano (THF, óxido de dietileno) [CAS: 109-99-9]: Ligeiramente irritante em contato direto. Vapores são levemente irritantes para olhos e via aérea. Depressor do SNC em níveis elevados. Toxina hepática e renal com doses elevadas em animais de teste.	50 ppm, S, A3	2.000 ppm [LEL] ERPG-1: 100 ppm ERPG-2: 500 ppm ERPG-3: 5.000 ppm	2 3 1	Líquido incolor. Odor semelhante ao do éter é detectável muito abaixo do TLV e fornece uma boa propriedade de alerta. Inflamável. A pressão de vapor é de 145 mmHg a 20°C.
Tetra-hidrotiofeno (THT [CAS: 110-01-0]): Irritante para olhos e via aérea. Associado, em um relato de caso, à obstrução grave da via aérea.			1 3 0	Líquido amarelo-claro ou claro com odor pungente, agressivo. Aditivo odorante ao gás de cozinha. A pressão de vapor é de 18 mmHg a 25°C. Altamente inflamável. Usado como odorante (p. ex., adicionado ao gás natural).
Tetrabrometo de acetileno (tetrabrometoetano) [CAS: 79-27-6]): O contato direto é irritante para olhos e pele. Vapores irritantes para olhos e via aérea. Ocorre absorção dérmica. Altamente hepatotóxico; a lesão hepática pode resultar de baixo nível de exposições.	0,1 ppm (fração inalável e vapor)	8 ppm	3 0 1	Líquido viscoso, amarelo-pálido. Odor pungente, semelhante ao do clorofórmio. A pressão de vapor é inferior a 0,1 mmHg a 20°C. Não combustível. Os produtos de degradação térmica incluem brometo de hidrogênio e brometo de carbonila.
Tetrabrometo de carbono (tetrabromometano) [CAS: 558-13-4]): Altamente irritante para os olhos em contato direto. Vapores altamente irritantes para olhos e via aérea. O fígado e os rins também são prováveis órgãos-alvo.	0,1 ppm			Sólido branco a castanhado-amarelado. A pressão de vapor é de 40 mmHg a 96°C. Não inflamável. Os produtos de degradação térmica podem incluir brometo de hidrogênio e bromo.
Tetracloreto de carbono (tetraclorometano) [CAS 56-23-5]): Ligeiramente irritante se houver contato direto. Depressor do SNC. Pode provocar arritmias cardíacas. Altamente tóxico para rins e fígado. O abuso de álcool aumenta o risco de toxicidade hepática. Carcinógeno em animais de teste (IARC 2B). Ver também p. 384.	5 ppm, S, A2 NIOSH CA	200 ppm ERPG-1: 20 ppm ERPG-2: 100 ppm ERPG-3: 750 ppm	3 0 0	Incolor. Odor semelhante ao do éter é uma propriedade precária de alerta. A pressão de vapor é de 91 mmHg a 20°C. Não combustível. Os produtos de degradação incluem cloreto de hidrogênio, gás de cloro e fosgênio. Pode contaminar extintores de incêndio antigos.

(C) = concentração máxima de ar (TLV-C); S = a absorção pela pele pode ser significativa; SEN = sensibilizador potencial; STEL = limite de exposição a curto prazo (15 min). A1 = carcinógeno humano confirmado pela ACGIH; A2 = carcinógeno humano suspeito pela ACGIH; A3 = carcinógeno animal pela ACGIH. ERPG = Normas de Planejamento da Resposta de Emergência (ver p. 584 para uma explicação sobre ERPG). IARC 1 = carcinógeno humano conhecido; IARC 2A = provável carcinógeno humano; IARC 2B = possível carcinógeno humano; IARC 3 = dados disponíveis insuficientes. Códigos de perigo da NFPA: H = saúde; F = fogo; R = reatividade; Ox = oxidante, W = reativo à água; 0 (nenhum) <-> 4 (grave).

(continua)

TABELA IV-4 Resumo dos riscos à saúde causados por produtos químicos industriais e ocupacionais *(Continuação)*

Resumo dos perigos à saúde	TLV da ACGIH	IDLH	Códigos da NFPA H F R	Comentários
Tetracloreto de silício (tetraclorosilano [CAS: 10026-04-7]): Gera vapor de ácido clorídrico em contato com a umidade; queimaduras graves podem ocorrer. Extremamente irritante para olhos e via aérea; pode ocorrer edema pulmonar.		ERPG-1: 0,75 ppm ERPG-2: 5 ppm ERPG-3: 37 ppm	3 0 2 W	Não combustível.
1,1,2-Tetracloro-2,2-difluoroetano (halocarbono 112a, refrigerante 112a [CAS: 76-11-9]): Tem baixa toxicidade aguda. Níveis muito altos no ar são irritantes para olhos e via aérea. É depressor do SNC em níveis elevados. Por analogia com outros fréons, pode provocar arritmias cardíacas. Estudos com doses elevadas em animais sugerem possível lesão renal e hepática. Ver também p. 266.	100 ppm	2.000 ppm		Líquido ou sólido incolor com odor fraco semelhante ao do éter. A pressão de vapor é de 40 mmHg a 20°C. Não combustível. Os produtos de decomposição térmica incluem cloreto de hidrogênio e fluoreto de hidrogênio.
1,1,2,2-Tetracloro-1,2-difluoroetano (halocarbono 112, refrigerante 112 [CAS: 76-12-0]): Tem baixa toxicidade aguda. Já foi utilizado como anti-helmíntico. Níveis no ar muito elevados causam depressão do SNC. Vapores são levemente irritantes. Por analogia com outros fréons, pode provocar arritmias cardíacas. Ver também p. 266.	50 ppm	2.000 ppm		Líquido ou sólido incolor com odor fraco semelhante ao do éter. O papel do odor como propriedade de alerta é desconhecido. A pressão de vapor é de 40 mmHg a 20°C. Não combustível. Os produtos de decomposição térmica incluem cloreto de hidrogênio e fluoreto de hidrogênio.
2,3,7,8-Tetraclorodibenzo-p-dioxina (TCDD [CAS: 1746-01-6]): Uma forma potente de acne (cloracne) é um marcador específico de exposição. Carcinógeno humano (IARC 1). Ver também "Dioxinas", p. 222.	NIOSH CA			Sólido cristalino branco. Contaminante tóxico de inúmeros herbicidas clorados, incluindo 2,4,5-T e 2,4-D.
1,1,2,2-Tetracloroetano (tetracloreto de acetileno [CAS: 79-34-5]): A absorção dérmica pode causar toxicidade sistêmica. Vapores são irritantes para olhos e via aérea. É depressor do SNC. Por analogia com outros derivados de etano clorado (p. 387), pode provocar arritmias cardíacas. Pode causar lesão hepática ou renal. Há evidências insuficientes de carcinogenicidade em animais de teste (IARC 3).	1 ppm, S, A3 NIOSH CA	100 ppm		Líquido incolor a amarelo-claro. Odor doce, sufocante, semelhante ao do clorofórmio é uma boa propriedade de alerta. A pressão de vapor é de 8 mmHg a 20°C. Não combustível. Os produtos de decomposição térmica incluem cloreto de hidrogênio e fosgênio.

Substância	Limite		Observações
Tetracloroetileno (percloroetileno) [CAS: 127-18-4]: irritante quando em contato prolongado; podem ocorrer queimaduras leves. Vapores são irritantes para olhos e via aérea. É depressor do SNC. Por analogia com o tricloroetileno e outros solventes clorados, pode causar arritmias. Pode causar lesão hepática e renal. A superexposição crônica pode causar perda de memória de curto prazo e alterações de personalidade. Há evidência limitada de efeitos adversos sobre a função reprodutiva masculina e sobre o desenvolvimento fetal em animais de teste. Há evidências de carcinogenicidade em animais de teste (IARC 2A). Ver também p. 387.	25 ppm, A3 NIOSH CA	150 ppm ERPG-1: 100 ppm ERPG-2: 200 ppm ERPG-3: 1.000 ppm	2 0 0 Líquido incolor. Odor semelhante ao do clorofórmio ou do éter e irritação nos olhos são propriedades de alerta adequadas. A pressão de vapor é de 14 mmHg a 20°C. Não combustível. Os produtos de decomposição térmica incluem fosgênio e ácido clorídrico. Utilizado na indústria de limpeza a seco.
Tetracloronaftaleno (Halowax [CAS: 1335-88-2]): Causa cloracne e icterícia. Armazena-se na gordura corporal. Ocorre absorção dérmica. Para cloracne, ver também "Dioxinas", p. 222.	2 mg/m^3	50 mg/m^3 (IDLH efetivo)	Sólido branco a amarelo-claro. O odor aromático tem valor desconhecido como propriedade de alerta. A pressão de vapor é inferior a 1 mmHg a 20°C. Os produtos de decomposição térmica incluem cloreto de hidrogênio e fosgênio.
Tetrafluoreto de enxofre (SF$_4$ [CAS: 7783-60-0]): Facilmente hidrolisado por umidade para formar dióxido de enxofre (p. 221) e fluoreto de hidrogênio (p. 257). Extremamente irritante para a via aérea; pode ocorrer edema pulmonar. Vapores também são altamente irritantes para olhos e pele.	0,1 ppm (C)		Gás incolor. Reage com a umidade, formando dióxido de enxofre e fluoreto de hidrogênio.
Tetrametilsuccinonitrilo (TMSN [CAS: 3333-52-6]): Neurotoxina potente. Cefaleias, náuseas, tonturas, convulsões e coma ocorreram em trabalhadores submetidos à exposição excessiva.	0,5 ppm, S	5 ppm	Sólido incolor e inodoro. Os produtos de decomposição térmica incluem óxidos de nitrogênio.
Tetranitrometano (CAS: 509-14-8): Altamente irritante em contato direto; podem ocorrer queimaduras leves. Vapores são extremamente irritantes para olhos e via aérea; edema pulmonar foi relatado. Pode causar metemoglobinemia (p. 319). Ocorreram lesão hepática, renal e do SNC em animais de teste em doses elevadas. Superexposição associada a cefaleias, fadiga e dispneia. Consultar também "Nitratos e nitritos", p. 331. Substância carcinogênica em animais de teste (IARC 2B).	0,005 ppm, A3	4 ppm	Líquido ou sólido incolor a amarelo-claro com odor pungente e acre. Efeitos irritantes são uma boa propriedade de alerta. A pressão de vapor é de 8,4 mmHg a 20°C. Não combustível. Explosivo fraco e oxidante. Altamente explosivo na presença de impurezas.

(C) = concentração máxima de ar (TLV-C); S = a absorção pela pele pode ser significativa; SEN = sensibilizador potencial; STEL = limite de exposição a curto prazo (15 min). A1 = carcinógeno humano confirmado pela ACGIH; A2 = carcinógeno humano suspeito pela ACGIH; A3 = carcinógeno animal pela ACGIH. ERPG = Normas de Planejamento da Resposta de Emergência (ver p. 584 para uma explicação sobre ERPG). IARC 1 = carcinógeno humano conhecido; IARC 2A = provável carcinógeno humano; IARC 2B = possível carcinógeno humano; IARC 3 = dados disponíveis insuficientes. Códigos de perigo da NFPA: H = saúde; F = fogo; R = reatividade; Ox = oxidante, W = reativo à água; 0 (nenhum) <-> 4 (grave).

(continua)

TABELA IV-4 Resumo dos riscos à saúde causados por produtos químicos industriais e ocupacionais *(Continuação)*

Resumo dos perigos à saúde	TLV da ACGIH	IDLH	Códigos da NFPA H F R	Comentários
Tetril (nitramina, 2,4,6-trinitrofenilmetilnitramina [CAS: 479-45-8]): Causa dermatite de sensibilização grave. Poeiras são extremamente irritantes para olhos e via aérea. Mancha tecidos de amarelo-brilhante. Pode lesionar o fígado e os rins. Superexposições também estão associadas a mal-estar, cefaleia, náuseas e vômitos.	1,5 mg/m³	750 mg/m³		Sólido branco a amarelo. Inodoro. É um forte oxidante. A pressão de vapor é muito menor do que 1 mmHg a 20°C. Explosivo usado em detonadores e iniciadores.
Tetróxido de ósmio (ácido ósmico [CAS: 20816-12-0]): Corrosivo em contato direto; podem ocorrer queimaduras graves. A fumaça é altamente irritante para olhos e via aérea. Com base em estudos de altas doses em animais, lesões na medula óssea e nos rins podem ocorrer.	0,0002 ppm (como Os)	1 mg/m³ (como Os)		Sólido incolor a amarelo-claro com odor penetrante e irritante semelhante ao do cloro. A pressão de vapor é de 7 mmHg a 20°C. Não combustível. Catalisador e reagente de laboratório.
Thiram (dissulfeto de tetrametiltiuram [CAS: 137-26-8]): Poeiras são levemente irritantes para olhos, pele e via aérea. É alérgeno moderado e sensibilizador potente da pele. Tem efeitos semelhantes aos do dissulfiram em pessoas expostas que consomem álcool (p. 225). Goitrogênico experimental. Há efeitos adversos no desenvolvimento fetal em animais de teste com doses muito elevadas. Dados de carcinogenicidade insuficientes (IARC 3).	0,05 mg/m³, SEN	100 mg/m³		Pó branco a amarelo com odor característico. Pode ser tingido de azul. A pressão de vapor é desprezível a 20°C. Os produtos de decomposição térmica incluem dióxido de enxofre e dissulfeto de carbono. Utilizado na fabricação de borracha e como fungicida.
Tolidina (o-tolidina, 3,3'-dimetilbenzidina [CAS: 119-93-7]): Agente carcinogênico em animais de teste (IARC 2B).	S, A3 NIOSH CA			Sólido branco a avermelhado. Os óxidos de nitrogênio estão entre os produtos de decomposição térmica.
Tolueno (toluol, metilbenzeno [CAS: 108-88-3]): Vapores são levemente irritantes para olhos e via aérea. Depressor do SNC; o abuso intencional frequente pode causar lesão cerebral, renal e muscular. Pode causar arritmias cardíacas. Causa lesão hepática e renal com exposições pesadas. Inalação abusiva durante a gravidez associada a defeitos congênitos. Dados de carcinogenicidade insuficientes (IARC 3). Ver também p. 385.	20 ppm, S	500 ppm ERPG-1: 50 ppm ERPG-2: 300 ppm ERPG-3: 1.000 ppm	2 3 0	Líquido incolor. Odor aromático, semelhante ao do benzeno, detectável em níveis muito baixos. A irritação serve como boa propriedade de alerta. A pressão de vapor é de 22 mmHg a 20°C. Inflamável.

Substância	Coluna 2	Coluna 3	Observações
Tolueno de vinila (metilestireno) [CAS: 25013-15-4]: Vapores são irritantes para olhos e via aérea. É depressor do SNC em níveis elevados. Toxicidades hepática, renal e hematológica observadas com doses elevadas em animais de teste. Evidência limitada de efeitos adversos no desenvolvimento fetal em doses elevadas. Dados de carcinogenicidade insuficientes (IARC 3).	50 ppm	400 ppm	2 2 2	Líquido incolor. Odor forte e desagradável é considerado uma propriedade de alerta adequada. A pressão de vapor é de 1,1 mmHg a 20°C. Inflamável. Inibidor adicionado para evitar a polimerização explosiva.
Tolueno-2,4-di-isocianato (TDI [CAS: 584-84-9]): Sensibilizador potente da via aérea (asma) e irritante potente para olhos, pele e via aérea. Ocorreu edema pulmonar com exposições mais elevadas. Carcinogênico em animais de teste (IARC 2B). Ver também p. 300.	(proposto: 0,001 ppm [fração e vapor inalável], S, SEN) NIOSH CA	2,5 ppm ERPG-1: 0,01 ppm ERPG-2: 0,15 ppm ERPG-3: 0,6 ppm	3 1 2	Agulhas incolores ou líquido com odor forte e pungente. A pressão de vapor é cerca de 0,04 mmHg a 20°C. Combustível. Síntese do poliuretano; a exposição ao TDI pode ocorrer durante polimerização.
Tribrometo de boro (CAS: 10294-33-4): Corrosivo; decomposto pela umidade dos tecidos em brometo de hidrogênio (p. 170) e ácido bórico (p. 69). Queimaduras graves na pele e olhos podem resultar do contato direto. Vapores altamente irritantes para olhos e via aérea.	1 ppm (C)		3 0 2 W	Líquido fumegante incolor. Reage com a água, formando o brometo de hidrogênio e o ácido bórico. A pressão de vapor é de 40 mmHg a 14°C.
Tributil fosfato (CAS: 126-73-8): Altamente irritante em contato direto; causa lesão grave nos olhos e irritação da pele. Vapores ou névoas são irritantes para olhos e via aérea; exposição elevada em animais de teste causou edema pulmonar. Atividade anticolinesterásica fraca. Cefaleia e náuseas são relatadas.	0,2 ppm	30 ppm	3 1 0	Líquido incolor a amarelo-claro. Inodoro. A pressão de vapor é muito baixa a 20°C. Combustível. Os produtos de decomposição térmica incluem fumaça de ácido fosfórico.
Tricarbonilo ciclopentadienil de manganês (MCT [CAS: 12079-65-1]): O MCT é um composto orgânico de manganês usado como aditivo antidetonante da gasolina. Ver "Manganês", p. 309.	0,1 mg/m³ (como Mn elementar), S			O MCT é usado no Canadá, mas ainda está sob avaliação da EPA nos EUA. O manganês ultrafino é um subproduto da combustão.
Tricloreto de fósforo (CAS: 7719-12-2): Reage com a umidade, liberando ácidos fosfórico e clorídrico; altamente corrosivo quando em contato direto. Fumaças são extremamente irritantes para olhos e via aérea.	0,2 ppm	25 ppm ERPG-1: 0,5 ppm ERPG-2: 3 ppm ERPG-3: 15 ppm	4 0 2 W	Líquido incolor ou amarelo fumegante. A irritação fornece uma boa propriedade de alerta. A pressão de vapor é de 100 mmHg a 20°C. Não combustível.

(C) = concentração máxima de ar (TLV-C); S = a absorção pela pele pode ser significativa; SEN = sensibilizador potencial; STEL = limite de exposição a curto prazo (15 min). A1 = carcinógeno humano confirmado pela ACGIH; A2 = carcinógeno humano suspeito pela ACGIH; A3 = carcinógeno animal pela ACGIH. ERPG = Normas de Planejamento da Resposta de Emergência (ver p. 584 para a explicação sobre ERPG). IARC 1 = carcinógeno humano conhecido; IARC 2A = provável carcinógeno humano; IARC 2B = possível carcinógeno humano; IARC 3 = dados disponíveis insuficientes. Códigos de perigo da NFPA: H = saúde; F = fogo; R = reatividade; Ox = oxidante, W = reativo à água; 0 (nenhum) <-> 4 (grave).

(continua)

TABELA IV-4 Resumo dos riscos à saúde causados por produtos químicos industriais e ocupacionais *(Continuação)*

Resumo dos perigos à saúde	TLV da ACGIH	IDLH	Códigos da NFPA H F R	Comentários
1,1,2-Tricloro-1,2,2-trifluoroetano (Fréon 113 [CAS: 76-13-1]): Vapores são levemente irritantes para olhos e membranas mucosas. Níveis no ar muito elevados causam depressão do SNC e podem lesionar o fígado. Pode causar arritmias cardíacas em concentrações no ar de apenas 2.000 ppm em animais de teste. Ver também p. 266.	1.000 ppm	2.000 ppm		Líquido incolor. Odor doce, semelhante ao do clorofórmio, ocorre somente em concentrações muito elevadas e é uma propriedade de alerta fraca. A pressão de vapor é 284 mmHg a 20°C. Não combustível. Os produtos de decomposição térmica incluem cloreto de hidrogênio, fluoreto de hidrogênio e fosgênio.
1,2,4-Triclorobenzeno (CAS: 120-82-1): O contato prolongado ou repetido pode causar irritação cutânea e ocular. Vapores são irritantes para olhos, pele e via aérea. Exposições em animais com doses elevadas lesionam o fígado, os rins, os pulmões e o SNC. Não causa cloracne.	5 ppm (C)		2 1 0	Líquido incolor com odor desagradável, semelhante ao da naftalina. A pressão de vapor é de 1 mmHg a 38,4°C. Combustível. Os produtos de decomposição térmica incluem cloreto de hidrogênio e fosgênio.
1,1,1-Tricloroetano (meticlorofórmio, TCA [CAS: 71-55-6]): Vapores são levemente irritantes para olhos e via aérea. Depressor do SNC. Pode causar arritmias cardíacas. Ocorre alguma absorção dérmica. Lesão hepática e renal pode ocorrer. Ver também p. 387.	350 ppm	700 ppm ERPG-1: 350 ppm ERPG-2: 700 ppm ERPG-3: 3.500 ppm	2 1 0	Líquido incolor. A pressão de vapor é de 100 mmHg a 20°C. Não combustível. Os produtos de decomposição térmica incluem cloreto de hidrogênio e fosgênio. Solvente clorado amplamente utilizado.
1,1,2-Tricloroetano (CAS: 79-00-5): Absorção dérmica pode ocorrer. Vapores são levemente irritantes para olhos e via aérea. Depressor do SNC. Pode causar arritmias cardíacas. Provoca lesões nos rins e no fígado em animais de teste. Evidência limitada de carcinogenicidade em animais de teste (IARC 3). Ver também p. 387.	10 ppm, S, A3 NIOSH CA	100 ppm	2 1 0	Líquido incolor. Odor doce, semelhante ao do clorofórmio, tem valor desconhecido como propriedade de alerta. A pressão de vapor é de 19 mmHg a 20°C. Não combustível. Os produtos de decomposição térmica incluem ácido clorídrico e fosgênio.
Tricloroetileno (tricloroeteno, TCE [CAS: 79-01-6]): Absorção dérmica pode ocorrer. Vapores são levemente irritantes para olhos e via aérea. Depressor do SNC. Pode causar arritmias cardíacas. Pode causar neuropatia craniana e periférica e lesões no fígado. Tem efeito semelhante ao do dissulfiram, "rubor de desengraxadores" (p. 225). Apontado como causador de câncer de fígado e de pulmão em camundongos (IARC 2A). Ver também p. 387.	10 ppm, A2 NIOSH CA	1.000 ppm ERPG-1: 100 ppm ERPG-2: 500 ppm ERPG-3: 5.000 ppm	2 1 0	Líquido incolor. Odor doce, semelhante ao do clorofórmio. A pressão de vapor é de 58 mmHg a 20°C. Não combustível à temperatura ambiente. Os produtos de decomposição incluem cloreto de hidrogênio e fosgênio.

Triclorofluorometano (Fréon 11 [CAS: 75-69-4]): Vapores são levemente irritantes para olhos e via aérea. Depressor do SNC. Pode causar arritmias cardíacas. Ver também p. 266.	1.000 ppm (C)	2.000 ppm	Líquido incolor ou gás à temperatura ambiente. A pressão de vapor é 690 mmHg a 20°C. Não combustível. Os produtos de decomposição térmica incluem cloreto de hidrogênio e fluoreto de hidrogênio.
Tricloronaftaleno (Halowax [CAS: 1321-65-9]): Causa cloracne. Hepatotoxina em doses baixas, causa icterícia. Armazena-se na gordura corporal. A toxicidade sistêmica pode ocorrer após exposição dérmica. Para cloracne, ver também "Dioxinas", p. 222.	5 mg/m^3, S	20 mg/m^3 (IDLH efetivo)	Sólido incolor a amarelo-claro, com odor aromático de valor incerto como propriedade de alerta. A pressão de vapor é inferior a 1 mmHg a 20°C. Inflamável. Os produtos de decomposição incluem fosgênio e cloreto de hidrogênio.
Trietilamina (CAS: 121-44-8): Alcalino corrosivo; altamente irritante para olhos e pele; queimaduras graves podem ocorrer. Vapores são muito irritantes para olhos e via aérea; edema pulmonar pode ocorrer. Doses elevadas em animais provocam lesões cardíaca, hepática e renal. Estimulação do SNC, resultando, possivelmente, da inibição da monoaminoxidase.	1 ppm, S	200 ppm	3 3 0 — Líquido incolor. O odor de peixe, semelhante ao da amônia, tem valor desconhecido como propriedade de alerta. A pressão de vapor é de 54 mmHg a 20°C. Inflamável.
Trifluoreto de boro (CAS: 7637-07-2): Corrosivo; decomposto pela umidade dos tecidos em fluoreto de hidrogênio (p. 257) e ácido bórico (p. 69). Queimaduras graves na pele e nos olhos podem ocorrer. Vapores altamente irritantes para olhos, pele e via aérea.	1 ppm (C)	25 ppm ERPG-1: 2 mg/m^3 ERPG-2: 30 mg/m^3 ERPG-3: 100 mg/m^3	4 0 1 — Gás incolor. Fumaças densas, brancas e irritantes produzidas em contato com o ar úmido. Essas fumaças contêm ácido bórico e fluoreto de hidrogênio.
Trifluoreto de cloro (fluoreto de cloro [CAS: 7790-91-2]): Em contato com tecidos úmidos, hidrolisa formando cloro (p. 190), fluoreto de hidrogênio (p. 257), e dióxido de cloro. Extremamente irritante para olhos, pele e via aérea; queimaduras graves ou edema pulmonar tardio podem ocorrer.	0,1 ppm (C)	20 ppm ERPG-1: 0,1 ppm ERPG-2: 1 ppm ERPG-3: 10 ppm	4 0 3 W, Ox — Líquido ou gás amarelo-esverdeado ou incolor, ou sólido branco. Tem um odor sufocante e doce. Não combustível. Reativo com a água, produzindo fluoreto de hidrogênio e cloro gasoso. Usado como aditivo de combustível incendiário e de foguetes.
Trifluoreto de nitrogênio (fluoreto de nitrogênio [CAS: 7783-54-2]): Os vapores podem causar irritação nos olhos. Com base em estudos com animais, pode causar metemoglobinemia (p. 319) e lesões hepáticas e renais.	10 ppm	1.000 ppm ERPG-2: 400 ppm ERPG-3: 800 ppm	Gás incolor com odor de mofo, que é uma propriedade de alerta fraca. Não combustível. Altamente reativo e explosivo sob uma série de condições.

(C) = concentração máxima do ar (TLV-C); S = a absorção pela pele pode ser significativa; SEN = sensibilizador potencial; STEL = limite de exposição a curto prazo (15 min). A1 = carcinógeno humano confirmado pela ACGIH; A2 = carcinógeno humano suspeito pela ACGIH; A3 = carcinógeno animal pela ACGIH. ERPG = Normas de Planejamento da Resposta de Emergência (ver p. 584 para uma explicação sobre ERPG). IARC 1 = carcinógeno humano conhecido; IARC 2A = provável carcinógeno humano; IARC 2B = possível carcinógeno humano; IARC 3 = dados disponíveis insuficientes. Códigos de perigo da NFPA: H = saúde; F = fogo; R = reatividade; Ox = oxidante; W = reativo à água; 0 (nenhum) <-> 4 (grave).

(continua)

TABELA IV-4 Resumo dos riscos à saúde causados por produtos químicos industriais e ocupacionais *(Continuação)*

Resumo dos perigos à saúde	TLV da ACGIH	IDLH	Códigos da NFPA H F R	Comentários
Trifluorobromometano (Hálon 1301; Fréon 13B1 [CAS: 75-63-8]): Níveis extremamente altos no ar (150.000-200.000 ppm) podem causar depressão do SNC e arritmias cardíacas. Ver também p. 266.	1.000 ppm	40.000 ppm		Gás incolor com odor fraco, semelhante ao do éter, em níveis altos e de difícil detecção. Não combustível.
Trifluorometano (Fréon 23 [CAS: 75-46-7]): Vapores são levemente irritantes para olhos e mucosas. Níveis no ar muito elevados causam depressão do SNC e arritmias cardíacas. Ver também p. 266.				Não combustível.
Trimetilamina (CAS: 75-50-3): Corrosivo alcalino; altamente irritante em contato direto; podem ocorrer queimaduras graves. Vapores são muito irritantes para a via aérea.	5 ppm	ERPG-1: 0,1 ppm ERPG-2: 100 ppm ERPG-3: 500 ppm	3 4 0	Gás altamente inflamável com odor de peixe pungente, semelhante ao de amônia. Pode ser utilizado como agente de alerta de gás natural.
Trinitrotolueno (2,4,6-trinitrotolueno, TNT [CAS: 118-96-7]): Irritante em contato direto. Mancha os tecidos de amarelo. Provoca dermatite de sensibilização. Vapores são irritantes para a via aérea. Pode causar lesão hepática e metemoglobinemia (p. 319). Superexposição ocupacional associada à catarata. Provoca vasodilatação, inclusive das artérias coronárias. Cefaleia e queda da pressão arterial são comuns. É bem absorvido por todas as vias. Tolerância à vasodilatação pode ocorrer; interromper a exposição pode precipitar angina de peito em trabalhadores farmacologicamente dependentes. Consultar também "Nitratos e nitritos", p. 331. Dados de carcinogenicidade insuficientes (IARC 3).	0,1 mg/m³, S	500 mg/m³		Sólido cristalino, branco a amarelo-claro. Inodoro. A pressão de vapor é de 0,05 mmHg a 85°C. Explosivo após aquecimento ou choque. A exposição pode ocorrer com pessoas que trabalham com munições.
Tungstênio e compostos: Poucos relatos de toxicidade em humanos. Alguns sais podem liberar ácido em contato com a umidade. A exposição crônica aos amálgamas de carboneto de tungstênio-cobalto na indústria de metais rígidos pode estar associada à doença pulmonar fibrótica.	5 mg/m³ (compostos insolúveis) 1 mg/m³ (compostos solúveis)			O tungstênio elementar é um metal cinza, duro e quebradiço. Pós finamente divididos são inflamáveis. O metal duro é utilizado em lâminas de serra especiais e na lapidação de diamantes, entre outras aplicações.
Valeraldeído (pentanal [CAS: 110-62-3]): Muito irritante para olhos e pele; podem ocorrer queimaduras graves. Vapores são altamente irritantes para olhos e via aérea.	50 ppm		1 3 0	Líquido incolor com odor frutado. Inflamável.

Varfarina (CAS: 81-81-2): Anticoagulante por ingestão. Doses medicinais são associadas a efeitos adversos sobre o desenvolvimento fetal em animais de teste e em humanos. Ver também p. 389.	0,1 mg/m^3	100 mg/m^3	Substância cristalina incolor. Inodora. Usada como raticida. A exposição ocorre geralmente de modo involuntário ou pela ingestão deliberada e não pela contaminação no local de trabalho.
Voláteis de alcatrão de carvão (hidrocarbonetos aromáticos policíclicos particulados [CAS: 65996-93-2]): Irritante em contato direto. Dermatite de contato, acne, hipermelanose e fotossensibilização podem ocorrer. Vapores são irritantes para olhos e via aérea. Agente carcinogênico em animais de teste e em seres humanos (IARC 1).	0,2 mg/m^3, A1 NIOSH CA	80 mg/m^3	Mistura complexa constituída por porcentagem elevada de hidrocarbonetos aromáticos policíclicos. Odor de fumaça. Combustível. O creosoto é uma importante fonte de exposição.
VX (CAS: 50782-69-9): Gás de nervos de guerra química, extremamente tóxico (p. 105) por todas as vias de contato. Facilmente absorvido pela via aérea, pela pele e pelos olhos. Potente inibidor da colinesterase com rápido início dos sintomas. Vapores são altamente irritantes.		4 1 1	Líquido incolor ou âmbar. O menos volátil dos gases dos nervos químicos: a pressão de vapor é de 0,007 mmHg a 25°C. O odor não é um sinal adequado de exposição. Inflamabilidade desconhecida.
Xileno (mistura de o-, m- e p-dimetilbenzenos [CAS: 1330-20-7]): Vapores são irritantes para olhos e via aérea. É depressor do SNC. Por analogia com tolueno e benzeno, pode provocar arritmias cardíacas. Pode prejudicar os rins. Evidência limitada de efeitos adversos no desenvolvimento fetal em animais de teste em doses muito elevadas. Dados de carcinogenicidade insuficientes (IARC 3). Ver também p. 385.	100 ppm	900 ppm	2 3 0	Líquido ou sólido incolor. Odor fraco, um pouco doce e aromático. Efeitos irritantes são propriedades de alerta adequadas. A pressão de vapor é de cerca de 8 mmHg a 20°C. Inflamável.
Xilidina (dimetilanilina [CAS: 1300-73-8]): Pode causar metemoglobinemia (p. 319). Absorção dérmica pode ocorrer. Lesões hepáticas e renais foram observadas em animais de teste.	0,5 ppm (fração e vapor inalável), S, A3	50 ppm	3 1 0	Líquido amarelo-claro a marrom. Odor fraco de amina aromática é uma propriedade de alerta adequada. A pressão de vapor é inferior a 1 mmHg a 20°C. Combustível. Os produtos de decomposição térmica incluem óxidos de nitrogênio.

(C) = concentração máxima de ar (TLV-C); S = a absorção pela pele pode ser significativa; SEN = sensibilizador potencial; STEL = limite de exposição a curto prazo (15 min); A1 = carcinógeno humano confirmado pela ACGIH; A2 = carcinógeno humano suspeito pela ACGIH; A3 = carcinógeno animal pela ACGIH. ERPG = Normas de Planejamento da Resposta de Emergência (ver p. 584 para uma explicação sobre ERPG). IARC 1 = carcinógeno humano conhecido; IARC 2A = provável carcinógeno humano; IARC 2B = possível carcinógeno humano; IARC 3 = dados disponíveis insuficientes. Códigos de perigo da NFPA: H = saúde; F = fogo; R = reatividade; Ox = oxidante; W = reativo à água; 0 (nenhum) <-> 4 (grave).

REFERÊNCIAS

American Conference of Governmental Industrial Hygienists: *2010 TLVs and BEIs.* ACGIH, 2010. Available for purchase at http://www.acgih.org/store

American Industrial Hygiene Association, Emergency Response Planning Guidelines Committee: Current AIHA ERPG Values (2009). http://www.aiha.org/foundations/GuidelineDevelopment/ ERPG/Documents/ERP-erpglevels.pdf

Centers for Disease Control and Prevention: NIOSH Pocket Guide to Chemical Hazards. DHHS Publication No. 2005-149. http://www.cdc.gov/niosh/npg/default.html

Hathaway GJ, Proctor NH, Hughes JP: *Proctor and Hughes' Chemical Hazards of the Workplace*, 4th ed. Wiley, 1996.

Hayes WJ Jr: Pesticides Studied in Man. Williams & Wilkins, 1982.

International Agency for Research on Cancer (IARC): *IARC Monographs on the Evaluation of the Carcinogenic Risk of Chemicals to Humans*. International Agency for Research on Cancer, 2010. http://monographs.iarc.fr/ENG/Classification/index.php

National Fire Protection Association: *Fire Protection Guide on Hazardous Materials*, 2010 ed. National Fire Protection Association, 2010.

National Institute for Occupational Safety and Health: Documentation for Immediately Dangerous to Life or Health Concentrations (IDLH). NTIS Publication No. PB-94-195047. http://www.cdc.gov/niosh/idlh/idlh-1.html

Schardein JL: *Chemically Induced Birth Defects*. Marcel Dekker, 1985.

Spencer PS, Schaumburg HH, Ludolph AC (editors): *Experimental and Clinical Neurotoxicology*, 2nd ed. Oxford University Press, 2000.

State of California, Environmental Protection Agency, Office of Environmental Health Hazard Assessment, Safe DrinkingWater and Toxic Enforcement Act of 1986: Chemicals Known to the State to Cause Cancer or Reproductive Toxicity as of June 11, 2010. http://www.oehha.org/prop65/prop65 list/files/P65single061110.pdf

US Department of Health and Human Services, National Toxicology Program: 11th Report on Carcinogens (RoC). http://ntp.niehs.nih.gov/?objectidD72016262-BDB7-CEBAFA60E922B18C2540

US Department of Labor, Occupational Safety & Health Administration: Title 29, Code of Federal Regulations, Part 1910 (Occupational Safety and Health Standards), Subpart Z (Toxic and Hazardous Substances), 1910.1000 Table Z-1: Limits for Air Contaminants. http://www.osha.gov/pls/oshaweb/owadisp.show document?p tableDSTANDARDS&p idD9992

Índice

Abacateiro (folhas/sementes), 394-409t. Ver também vegetais, **392-410**
Abacavir. Ver também agentes antivirais e antirretrovirais, **93-98**
  farmacocinética do, 414t
  toxicidade do, 94-96t
Abate (temefós), 289t. Ver também inseticidas organofosforados e carbamatos, **285, 292**
  resumo dos perigos do, 587-691t
  toxicidade do, 289t
Abdome
  exame do, no diagnóstico de intoxicação, 30
  radiografias do
    nas lesões de agentes cáusticos e corrosivos, 104-105
    no diagnóstico de intoxicação, **45-46**, 45-46t
    pacotes de cocaína visualizados por, 197
Abrus precatorius, 394-409t. Ver também vegetais, **392-410**
Absinto/óleo de absinto, 175-176t, 394-409t. Ver também óleos essenciais, **174-176**; vegetais, **392-410**
  toxicidade do, 175-176t
Absorção de oxigênio, ruptura de, na hipoxia, 7
Abstinência de drogas/álcool
  confusão causada por, 24t
  convulsões causadas por, 23t
  delirium causado por, 24t
  diazepam e lorazepam no tratamento da, 459-463
    em recém-nascidos, 61, 65
  fenobarbital no tratamento da, 503-505
  hipertensão causada por, 17, 17t
  hipertermia causada por, 21t
  pentobarbital no tratamento da, 541-543
  propofol no tratamento da, 548-551, 550-551t
  taquicardia causada por, 12t
Abstinência de drogas/álcool
  confusão causada por, 24t
  convulsões causadas por, 23t
  delirium causado por, 24t
  diazepam e lorazepam no tratamento da, 459-463
    em recém-nascidos, 61, 65
  fenobarbital no tratamento da, 503-505
  hipertensão causada por, 17, 17t
  hipertermia causada por, 21t
  pentobarbital no tratamento da, 541-543
  propofol no tratamento da, 548-551, **550-551**t
  taquicardia causada por, 12t
Abuso
  de drogas, triagem toxicológica para, 42t, 45
  infantil, 57-59, **58-60**
  sexual, 57-58
Abuso de drogas, triagem toxicológica para, 42t, 45
Abuso de substâncias, triagem toxicológica para, 42t, 45
Abuso infantil, 57-59, **58-60**
Abuso sexual, 57-58
Acabamento para pisos de madeira, exposições tóxicas e, 576t
Acácia-do-Japão, 394-409t. Ver também vegetais, **392-410**
ACADA (Automatic Chemical Agent Detector Alarm), para detecção de armas químicas, 109-110
Açafrão. Ver também vegetais, **392-410**
  do outono (do prado), 203-204, 394-409t. Ver também colchicina, 203-205, 419t
  selvagem/pradaria, 394-409t

Açafrão/Anemone spp., 394-409t. Ver também vegetais, **392-410**
Açafrão-do-campo (açafrão do prado), 203-204, 394-409t. Ver também colchicina, **203-205**, 419t; vegetais, **392-410**
Açafrão-do-prado, 203-204. Ver também colchicina, **203-205**, 419t
Acarbose, 82t. Ver também agentes antidiabéticos (hipoglicemiantes), **80-84**
  farmacocinética do, 82t, 414t
  toxicidade do 82t,
Accupril. Ver quinapril, 434t
Acebutolol, 159-162, 162-163t. Ver também bloqueadores β-adrenérgicos, **159-163**
  farmacocinética do, 414t
  toxicidade do, 159-162, 162-163t
Acefato, 287t. Ver também inseticidas organofosforados e carbamatos, **285-292**
Ácer, 394-409t. Ver também vegetais, **392-410**
Acer negundo, 394-409t. Ver também vegetais, **392-410**
Acesso intraósseo, na avaliação/tratamento de problemas circulatórios, 8
Acesso venoso, na avaliação/tratamento de problemas circulatórios, 8
Acesso venoso central, na avaliação/tratamento de problemas circulatórios, 8
  na hipotensão, 16
Acetadote (acetilcisteína intravenosa), 442-444, 444t
Acetaldeído, resumo dos perigos do, 587-691t
Acetato de 2-butanol (sec-butilacetato), resumo dos perigos do, 587-691t
Acetato de 2-etoxietilo, resumo dos perigos dos, 587-691t
Acetato de 2-metilpropila (acetato isobutílico), resumo dos perigos do, 587-691t
Acetato de 2-metoxietiles, resumo dos perigos do, 587-691t
Acetato de 3-metilbutila (acetato isoamílico), resumo dos perigos do, 587-691t
Acetato de α-metilbutil (sec-amilacetato), resumo perigo do, 587-691t
Acetato de cellosolve (acetato de 2-etoxietilo), resumo dos perigos do, 587-691t
Acetato de fenilmercúrio. Ver também mercúrio, **311-316**
  resumo dos perigos do, 587-691t
Acetato de isobutila, resumo dos perigos do, 587-691t
Acetato de metila, resumo dos perigos do, 587-691t
Acetato de metilcellosolve (acetato de 2-metoxietilo), resumo dos perigos do, 587-691t
Acetato de n-propila, resumo dos perigos do, 587-691t
Acetato de potássio, 546. Ver também potássio, **545-546**
Acetato de vinila, resumo dos perigos do, 587-691t
Acetato do éter monometílico de etilenoglicol (acetato de 2-metoxietilA), resumo dos perigos do, 587-691t
Acetato etílico, resumo dos perigos para, 587-691t
Acetato isoamílico, resumo dos perigos do, 587-691t
Acetato isopropílico, resumo dos perigos do, 587-691t
Acetato/nitrato/sulfato de tálio, resumo dos perigos do, 587-691t
Acetazolamida. Ver também diuréticos, **227-228**
  farmacocinética da, 414t
  radiografia abdominal mostrando, 45-46t
  toxicidade da, 227-228t

---

* Um t após um número de página indica material de tabela, e um f indica uma ilustração. Tanto os nomes comerciais de uma substância quanto os genéricos são enumerados no índice. Quando um nome comercial é usado, o leitor é convidado a rever a referência completa sob o nome genérico para obter mais informações sobre o produto.

694 ÍNDICE

Acetilcisteína, **441-498**, 443 t, 444t
  difenidramina para reação à/infusão rápida de, 442, 485-486
  farmacologia/uso da, 441-498, 443t, 444t
  para ingestão de óleo de poejo/cravo, 175-176, 441-498, 443t, 444t
  para intoxicação por brometo de metila, 169-170
  para intoxicação por clorofórmio, 103, 385, 441-498, 443t, 444t
  para intoxicação por cogumelos amatoxina, 199, 202-203, 441-498, 443t, 444t
  para intoxicação por cromo, 205-206, 441-498, 443t, 444t
  para intoxicação por dibrometo de etileno (EDB), 214-215
  para intoxicação por metilmercúrio, 315-316, 441-498, 443t, 444t
  para intoxicação por tetracloreto de carbono, 103, 385, 441-498, 443t, 444t
  para superdosagem de paracetamol, 45t, 342-343, 441-498, 443t, 444t
  preparação intravenosa de (Acetadote), 442-444, 444t
  reação anafilática causada por, 27t, 442
Acetilcolinesterase (AChE), na intoxicação por inibidor de colinesterase, 285-286, 289-291. *Ver também* inseticidas organofosforados e carbamatos, **285-292**
  pralidoxima (2-PAM)/oximas para, 285-286, 290-292, 546-548
Acetildenafil, suplementos para aumentar a potência sexual masculina, 273-274, 358
Acetileno de metila, resumo dos perigos do, 587-691t
N-acetilpenicilamina, 132-134. *Ver também* penicilamina, **540-542**
N-acetilprocainamida (NAPA), 364-365, 364-365t. *Ver também* procainamida, 364-366, 364-365t
  eliminação da, 55-56t,
  toxicidade da, 364-365, 364-365t
  volume de distribuição da, 55-56t
Acetilsalicílico, ácido. *Ver também* salicilatos, **373-375**
  farmacocinética do, 415t
  interações ervas-fármacos e, 361
  risco para o feto/gravidez, 62-65t
  toxicidade do, 371, 373-374
Acetofenona, resumo dos perigos da, 587-691t
Aceto-hexamida, 82t, 81-83. *Ver também* agentes antidiabéticos (hipoglicemiantes), **80-84**
  farmacocinética da, 82t, 414t
  toxicidade da, 82t, 81-83
Acetona
  drogas ou toxinas que causam odor de, 31t
  álcool isopropílico, 31t, 114-115
  elevação de intervalo osmolar causado por, 32t
  em exames toxicológicos, 41t
  estimativa do nível a partir do intervalo osmolar, 32t
  resumo dos perigos da, 587-691t
Acetonitrila. *Ver também* cianeto, **184-186**
  processos de trabalho associados à exposição a, 576t
  resumo dos perigos do, 587-691t
  toxicidade do, 184, 195
ACGIH (American Conference of Governamental Industrial Hygienists)
  classificação de carcinógenos pela, 583-584
  valores-limite definidos pela, 582-584
AChE (acetilcolinesterase), na intoxicação por inibidores da colinesterase, 285-286, 289-291. *Ver também* inseticidas organofosforados e carbamatos, 285-292
  pralidoxima (2-PAM)/oximas para, 285-286, 290-292, 546-548
Achillea millefolium, 394-409t. *Ver também* vegetais, **392-410**
Aciclovir. *Ver também* agentes antivirais e antirretrovirais, **93-98**
  farmacocinética do, 414t

insuficiência renal causada por, 39t, 93-97, 141
  toxicidade do, 93-97, 94-96t, 141
Acidemia metabólica, tratamento da, 34
  bicarbonato para, 464-466
Acidente vascular cerebral, hipertensão arterial em, 18
Acidificação urinária, para superdosagem de fenciclidina, 250, 252
Ácido 4-cloro-2-metilfenoxiacético (MCPA), resumo dos perigos do, 587-691t
Ácido acético (vinagre)
  éster terc-butílico de (terc-butilacetato), resumo dos perigos do, 587-691t
  para intoxicação por cnidários, 179, 311
  resumo dos perigos do, 587-691t
Ácido acetilsalicílico. *Ver também* salicilatos, **373-375**
  farmacocinética do, 415t
  interações com fitoterápicos, 361
  risco para o feto/gravidez, 62-65t
  toxicidade do, 371, 373-374
Ácido butírico/lactona do ácido butírico. *Ver* gama-butirolactona, 267-269t, 423t
Ácido carbólico (fenol), **250-253**. *Ver também* agentes cáusticos e corrosivos, **103-105**; hidrocarbonetos, **275-278**
  convulsões causadas por, 23t, 251, 253
  farmacocinética do, 251, 253
  insuficiência hepática causada por, 40t
  limites de exposição para, 250, 252
  resumo dos perigos do 587-691t
  toxicidade do, 103-104t, 276t, **250-253**
  tratamento tópico para a exposição ao, 47-48t, 251, 253
Ácido cresílico, 250, 252. *Ver também* fenóis, **250-253**
  resumo dos perigos do, 587-691t
  toxicidade do, 250, 252
Ácido crômico. *Ver também* cromo, **205-206**
  limites de exposição do, 205-206
  processos de trabalho associados à exposição ao, 576t
  resumo dos perigos do, 587-691t
  toxicidade do, 193, 205-206
Ácido dimetilarsínico (DMA), 146-147
Ácido do gravador (ácido nítrico). *Ver também* gases irritantes, **582-583**
  limites de exposição do, 270-271t
  resumo dos perigos do, 587-691t
  toxicidade do, 270-271t
Ácido domoico, intoxicação alimentar causada por (intoxicação amnésica por crustáceos), 295-297, 296-297t. *Ver também* intoxicação alimentar, peixe e marisco, **295-298**
Ácido fólico/folato, **445, 509**
  deficiência de, toxicidade de óxido nitroso e, 338
  farmacologia/uso de, 445, 509
  para intoxicação por etilenoglicol, 238-239
  para intoxicação por formaldeído/formato, 262, 266
  para intoxicação por metanol, 318-319, 445, 509
Ácido folínico (leucovorina cálcica), **520-522**
  farmacologia/uso de, 520-522
  para intoxicação por metanol, 318-319, 520-522
  para superdosagem de metotrexato, 322-323, 520-522
  para superdosagem de trimetoprima, 129-130, 520-522
Ácido fórmico/formato. *Ver também* formaldeído, **261-262**
  acidose de intervalo aniônico causada por, 33t
  eliminação de, 55-56t, 317-318
  etil, resumo dos perigos para, 587-691t
  intoxicação por metanol e, 317-319
  metil, resumo dos perigos para, 587-691t
  resumo dos perigos do, 587-691t
  toxicidade do, 262, 266
  volume de distribuição de, 55-56t
Ácido fosfórico, resumo dos perigos do, 587-691t
Ácido γ-hidroxibutírico. *Ver* γ-butirolactona, 267-269t, 423t
Ácido γ-lactona do 4-hidroxibutanoico. *Ver* γ-butirolactona, 267-269t, 423t

ÍNDICE **695**

Ácido glicólico
    acidose de intervalo aniônico causada por, 33t
    níveis na intoxicação por etilenoglicol, 238-239
Ácido ibotênico, intoxicação com cogumelos que contêm, 200t.
    Ver também intoxicação por cogumelos, **199-202**
Ácido mefenâmico. *Ver também* fármacos anti-inflamatórios não esteroides, **242-245**
    convulsões causadas por, 23t, 243-245
    farmacocinética do, 428t
    toxicidade do, 242-245, 244t
Ácido *meso*-2,3-dimercaptossuccínico (succímero/DMSA), **555-559**
    farmacologia/uso de, 555-**559**
    para intoxicação por arsênio, 147-148, 555-**559**
    para intoxicação por chumbo, 182-183, 555-**559**
    para intoxicação por gás arsina, 149-150
    para intoxicação por mercúrio, 315-316, 555-**559**
Ácido metacrílico, resumo dos perigos do, 587-691t
Ácido muriático (cloreto de hidrogénio). *Ver também* gases irritantes, **269-272**
    limites de exposição para, 270-271t
    resumo dos perigos do 587-691t
    toxicidade do, 270-271t
Ácido N-(4- {[(2,4-diamino-6-pteridinil)metil]–metilamino} benzoil)-L-glutâmico. *Ver* metotrexato, **321-323**, 429t
Ácido nítrico de *n*-propiléster (nitrato de n-propila), resumo dos perigos do, 587-691t
Ácido ocadaico, intoxicação diarreica por marisco causada por, 295-296. *Ver também* intoxicação alimentar, peixe e marisco, **295-298**
Ácido ortobórico (sassolite), 69-70
Ácido oxálico/oxalatos, **70-71**. *Ver também* agentes cáusticos e corrosivos, **103-105**
    cálcio para intoxicação causada por, 47-48t, 70-71, 344, 472-**475**
    em vegetais, 70, 292, 392-**410**
    insuficiência renal causada por, 39t
    limites de exposição para, 70, 292
    resumo dos perigos do, 587-691t
    toxicidade do, 70-71, 103-104t
    tratamento tópico para exposição ao, 47-48t, 70-71, 344
Ácido sulfúrico, resumo dos perigos do, 587-691t
Ácido tioglicólico, resumo dos perigos do, 587-691t
Ácido tricloroacético, resumo dos perigos do, 587-691t
Ácido valproico, **71-73**
    acidose de intervalo aniônico causada por, 33t, 72
    coma causado por, 19t, 72
    eliminação do, 55-56t, 71, 389, 438t
    estupor causado por, 19t, 72
    farmacocinética do, 71, 389, 438t
    hipernatremia causada por, 35t, 72
    hipoglicemia causada por, 34t
    insuficiência hepática causada por, 40t, 72
    L-carnitina para superdosagem/toxicidade da, 73, 475-477
    miose causada por, 30t, 72
    naloxona para superdosagem de, 73, 529-532, 530t
    níveis quantitativos/intervenções potenciais, 45t, 72
    risco para o feto/gravidez e, 62-65t, 72
    toxicidade de, 71-73
    volume de distribuição do, 55-56t, 71, 389, 438t
"Ácido" (gíria). *Ver* dietilamida do ácido lisérgico (LSD), **215-219**, 216t, 427t
Ácidos. *Ver também* agentes cáusticos e corrosivos, **103-106**
    minerais
        acidose de intervalo aniônico causada por, 33t
        adsorção precária por carvão ativado, 50-51t
        lesão corrosiva causada por, 103, 385
    orgânicos
        acidose de intervalo aniônico causada por, 33t
        lesão corrosiva causada por, 103, 385
Ácidos acromélicos, intoxicação com cogumelos contendo, 200t. *Ver também* intoxicação por cogumelos, **199-202**

Ácidos carboxílicos. *Ver também* fármacos anti-inflamatórios não esteroides, **242-245**
    toxicidade das, 244t
Ácidos minerais
    acidose de intervalo aniônico causada por, 33t
    adsorção precária em carvão ativado, 50-51t
    lesão corrosiva causada por, 103, 385
Ácidos orgânicos
    acidose de intervalo aniônico causada por, 33t
    lesão corrosiva causada por, 103, 385
Acidose
    elevação do intervalo osmolar causado por, 32t
    hiperpotassemia na, 38t
    metabólica
        agentes antirretrovirais que causam, 33t, 93-98
        bicarbonato para, 464-466
        em superdosagem de salicilato, 33t, 371, 373-374
        intervalo aniônico, 33-34, 33t
        drogas e toxinas que causam, 33t
        etilenoglicol que causa, 33, 33t, 215, 235-239
        formaldeído que causa, 33t, 261-262
        intervalo osmolar com, 33-34
        metformina que causa, 33t, 80-83
        tratamento da, 34
Acidose láctica, 33, 33t
    bicarbonato para, 464-466
    elevação do intervalo osmolar causada por, 32t
    etilenoglicol que causa, 215, 235-238
    fármacos e toxinas que causam, 33, 33t
    medicamentos antirretrovirais que causam, 33t, 93-98
    metformina que causa, 33t, 80-83
Acidose metabólica
    agentes antirretrovirais que causam, 33t, 93-**98**
    bicarbonato para, 464-466
    intervalo aniônico, 33-34, 33t
    etilenoglicol que causa, 33, 33T, 215, 235-239
    fármacos e toxinas que causam, 33, 33t
    formaldeído que causa, 33t, 261-262
    intervalo osmolar com, 33-34
    metformina que causa, 33t, 80-81
    na superdosagem de salicilato, 33t, 371, 373-374
Acidose metabólica com intervalo aniônico, **33-34**, 33t
    etilenoglicol que causa, 33, 33t, 215, 235-239
    fármacos e toxinas que causam, 33t
    formaldeído que causa, 33t, 261-262
    intervalo osmolar com, 33-34
    metformina que causa, 33t
Acidúrias
    orgânicas, acidose de intervalo aniônico e, 33t
    piroglutâmicas, acetilcisteína para, 441-498, 443t, 444t
Aço galvanizado, soldagem, exposições tóxicas e, 576t
    febre do vapor de metal, 247-248, 316
Aconitina, 74-75
    toxicidade da, 74-75
Aconitum napellus, 74, 343, 394-409t. vegetais, **392-410**
Aconitum spp., 74-75, 394-409t. *Ver também* vegetais, 392-410
Acrilaldeído (acroleína). *Ver também* gases irritantes, **269-272**
    limites de exposição para, 270-271t
    processos de trabalhos associados à exposição ao, 576t
    resumo dos perigos do, 587-691t
    toxicidade do, 270-271t
Acrilamida, resumo dos perigos da, 587-691t
    neuropatia causada por, 31t
Acrilato de metila, resumo dos perigos do, 587-691t
Acrilato de propilenoglicol (acrilato 2-hidroxipropila), resumo dos perigos do, 587-691t
Acrílico, ácido, resumo dos perigos do, 587-691t
Acrilonitrila. *Ver também* cianeto, **184-186**
    acetilcisteína para intoxicação causada por, 441-498, 443t, 444t

696 ÍNDICE

resumo dos perigo do, 587-691t
toxicidade de, 184, 195
Acrivastina. *Ver também* anti-histamínicos, **126-129**
  farmacocinética da, 414t
  toxicidade da, 127t
Acrodinia, na intoxicação por mercúrio, 313-314
Acroleína. *Ver também* gases irritantes, **269-272**
  limites de exposição para, 270-271t
  processos de trabalhos associados à exposição à, 576t
  resumo dos perigos da 587-691t
  toxicidade da, 270-271t
ACT Enxaguante dental com fluoreto. *Ver* fluoreto de sódio, 256-257t
Actaea spp., 394-409t. *Ver também* vegetais, **392-410**
Acteia, erva-de-São-Cristóvão, 394-409t. *Ver também* vegetais, **392-410**
Actifed. *Ver*
  anti-histamínicos, 126-129
  pseudoefedrina, 362-363, 362-363t, 434t
  triprolidina, 127t, 438t
Actinolita (asbesto), **149-151**
  exposição ocupacional à, 575-578
  limites de exposição para, 150-151
  resumo dos perigos da, 587-691t
  toxicidade da, 149-151
Actinomicina D (dactinomicina). *Ver também* agentes antineoplásicos, **84-93**
  extravasamento de, 93, 245
  toxicidade da, 85-90t
Actiq. *Ver* fentanil, 334t, 422t
Actos. *Ver* pioglitazona, 82t
Acutrim. *Ver* fenilpropanolamina, 362-363, 362-363t, 433t
Adalat. *Ver* nifedipina, 123-124, 124-125t, 431t
Adam (3,4-metilenodioximetanfetamina/MDMA/*ecstasy*), 121-122, 215, 217t, 305. *Ver também* anfetaminas, **121-122**;
  alucinógenos, **215-219**
  atividade inibidora da monoaminoxidase do, 282, 325-326
  cafeína combinada com, 172-173
  convulsões causadas por, 23t
  farmacocinética do 429t
  hipertermia causada por, 21t, 218-219
  interação do inibidor da monoaminoxidase com, 282-284, 282-283t
  risco para feto/gravidez, 62-65t
  síndrome da secreção inapropriada de ADH causada por, 35t
  toxicidade do, 121-122, 215, 218-219, 305, 217t
Adderall. *Ver* dextroanfetamina, 121, 121t, 420t
Adefovir. *Ver também* agentes antivirais e antirretrovirais, **93-98**
  farmacocinética do, 414t
  toxicidade do, 94-96t
Adenium obesum, 394-409t. *Ver também* vegetais, **392-410**
Adenosina, 241-242t. *Ver também* fármacos antiarrítmicos, **239-242**
Adesivos de nicotina transdérmicos. *Ver também* nicotina, **329-332**, 431t
  toxicidade dos, 329-**331**
ADH (hormônio antidiurético)
  em equilíbrio/desequilíbrio de sódio, 35, 36
  síndrome da secreção inadequada de (SIADH), 37
  fármacos e toxinas que causam, 35t
  hiponatremia e, 35t, 37
Adipex-P. *Ver* fentermina, 121-122, 121t, 433t
Aditivo de gasolina (metilciclopentadienil manganês tricarbonil/MMT). *Ver também* manganês, **306**-**310**
  toxicidade do, 308-309
Adolescentes, intoxicação em, 57-60
Adonis spp,, 394-409t. *Ver também* vegetais, 392-410
Adrenalina. *Ver* epinefrina, **490-495**
β-adrenérgica, síndrome, 29, 29t
Adriamicina. *Ver* doxorrubicina, 85-90t

Adulterantes
  em produtos fitoterápicos e alternativos, 273-274, 358
  na urina, triagem toxicológica e, 45
Advil. *Ver* ibuprofeno, 244-245, 244t, 425t
Aerolate. *Ver* teofilina, **380-382**, 436t
Aerolin. *Ver* salbutamol, 230-231, 230-231t, 414t
Aesculina *Ver também* vegetais, **392-410**
  toxicidade da, 394-409t
Aesculus spp., 394-409t. *Ver também* vegetais, **392-410**
Aethusa cynapium, 394-409t. *Ver também* vegetais, **392-410**
Afrin 12 horas pulverizador nasal. *Ver* oximetazolina, 186-188, 432t
Agapanto (*Agapanthus* spp.), 394-409t. *Ver também* vegetais, 392-410
Agário-das-moscas, 129-130. *Ver também* agentes anticolinérgicos, **129-130**
Agave (*Agave* spp), 394-409t. *Ver também* vegetais, **392-410**
Agave, piteira, 394-409t. *Ver também* vegetais, **392-410**
AGE (éter alilglicidílico), resumo dos perigos do, 587-691t
Agenerase. *Ver* amprenavir, 94-96t, 415t
Agente Laranja, toxicidade de, 192, 220, 222, 274-275
Agentes α-adrenérgicos
  bloqueio atrioventricular (AV) causado por, 9, 9t
  bradicardia causada por, 9, 9t
  hipertensão causada por, 17
Agentes adrenérgicos, convulsões causadas por, 23t.
Agentes alquilantes. *Ver também* agentes antineoplásicos, **84-93**
  toxicidade das, 84-91, 85-90t, 139
Agentes antibacterianos, **75-81**, 76-79t
  como agentes antineoplásicos. *Ver também* agentes antineoplásicos, 84-93
  toxicidade dos, 84-91, 85-90t, *139*
  insuficiência renal causada por, 39t
  metemoglobinemia causada por, 319-320t
  para agentes de guerra biológica, 102-103, 105-108. *Ver também* agentes biológicos de guerra, 98-103
  reação anafilática causada por, 27t
  toxicidade dos, 75-81, 76-79t
Agentes anticolinérgicos, **129-130**, 129-130t
  coma causado por, 19t, 129-130
  como arma química, 103, 105-109. *Ver também* agentes de guerra químicos, 105-111
  confusão causada por, 24t
  delirium causado por, 24-25, 24t, 129-130
  discinesias causadas por, 25t, 129-130
  estupor causado por, 19t
  farmacocinética dos, 129-130
  fisostigmina para superdosagem de, 129-130, 505-507
  hipertensão causada por, 17, 17t
  hipertermia causada por, 21, 21t, 129-130
  midríase causada por, 30t, 129-130
  para distonia, 26
  taquicardia causada por, 12t, 13, 129-130
  toxicidade dos, 129-130, 129-130t
Agentes antidiabéticos (hipoglicemiantes), 80-84, 82-83t. *Ver também* insulina, 80-83, 82t, 515-517
  coma causada por, 19t
  diazóxido para superdosagem de, 35, 483-485
  estupor causado por, 19t
  farmacocinética dos, 82t
  glicose para superdosagem de, 83-84, 510-513
  hipoglicemia causada por, 34t, 35, 80-84
  hipotermia causada por, 20t
  octreotida para superdosagem de, 35, 83-84, 536-538
  risco para o feto/gravidez, 62-65t
  toxicidade dos, **80-84**, 82-83t
  em crianças, 58-59t
Agentes antimaláricos
  metemoglobinemia causada por, 319-320
  risco para o feto/gravidez, 62-65t

ÍNDICE 697

Agentes antineoplásicos, **84-93**, 85-91*t*
  extravasamento de, 92-93, 245
  tiossulfato para, 92, **557-558**
  farmacocinética dos, 85-91
  neuropatia causada por, 31*t*
  risco para o feto/gravidez, 62-65*t*
  toxicidade dos, 84-93, 85-91*t*
Agentes antineoplásicos de complexos de platina. *Ver também*
  agentes antineoplásicos, **84-93**
  toxicidade de, 84-91, 85-90*t*, 139
Agentes antipsicóticos atípicos, 93, 245-246*t* 498-500. *Ver também* agentes antipsicóticos, **245-247**, **498-500**
  distonia causada por, 25*t*, 26
  toxicidade dos, 93, 245-246*t*, 498-499
Agentes antirretrovirais, **93-98**, 94-97*t*
  intervalo aniônico/acidose láctica causada por, 33*t*, 93-98
  neuropatia causada por, 31*t*
  toxicidade de, 93-98, 94-97*t*
Agentes antivirais, 92
Agentes biológicos de guerra, **98-103**, 99-100*t*
Agentes bloqueadores neuromusculares, **466-471**, 467*t*
  farmacologia/uso de, 466-**471**, 467*t*
  glicopirrolato na reversão de, **453-456**
  insuficiência ventilatória causada por, 5*t*, 468-469
  neostigmina para reversão de, 505-507
  para convulsões induzidas por antidepressivos tricíclicos, 136-137
  para entubação orotraqueal, 466-**471**, 467*t*
  para hipertermia, 22, 466-**471**, 467*t*
  em agitação/*delirium*/psicose, 25
  em convulsões, 24, 466-**471**, 467*t*
  para intoxicação por estricnina, 221, 232-233, 466-**471**, 467*t*
  para tétano, 383, 466-**471**, 467*t*
Agentes bloqueadores neuromusculares despolarizantes. *Ver também* agentes bloqueadores neuromusculares, **466-471**
  farmacologia/uso de, 466-471, 467*t*
Agentes bloqueadores neuromusculares não despolarizantes. *Ver também* agentes bloqueadores neuromusculares, **466-471**
  farmacologia/uso de, 466-**471**, 467*t*
  glicopirrolato para reversão de, 453-**456**
  neostigmina para reversão de, 505-507
  para hipertermia, 22, 466-**471**, 467*t*
  convulsões em, 24, 466-**471**, 467*t*
  em agitação/*delirium*/psicose, 25
Agentes cáusticos, toxicidade dos, **103-105**, 385*t*
  detergentes, 209-212
Agentes citotóxicos, risco para o feto/gravidez, 62-65*t*
Agentes colinérgicos
  bloqueio atrioventricular (AV) causado por, 9*t*
  bradicardia causada por, 9*t*
  convulsões causadas por, 23*t*
  miose causada por, 30*t*
Agentes corrosivos, toxicidade dos, **103-105**, 385*t*
  detergentes, 209-212
Agentes de controle de menifestações (lacrimejantes), 103, 105-108, 107*t*. *Ver também* agentes químicos de guerra, **105-111**
Agentes de demetilação de DNA. *Ver também* agentes antineoplásicos, **84-93**
  toxicidade dos, 84-91, 85-90*t*, 139
Agentes de guerra
  biológicos, 98-103, 99-100*t*
  insuficiência ventilatória causada por, 5*t*
  pralidoxima (2-PAM)/oximas para intoxicação com, 109-111, 546-548
  químicos, 105-111, 106-107*t*. *Ver também* inseticidas organofosforados e carbamatos, 285-**292**
Agentes de guerra químicos, **105-111**, 106-107*t*, 285-286. *Ver também* inseticidas organofosforados e carbamatos, **285-292**
  insuficiência ventilatória causada por, 5*t*

pralidoxima (2-PAM)/oximas para intoxicação com, 109-111, **546-548**
Agentes de ligação, oral, **52-53**, 53-54*t*. *Ver também* carvão ativado, **50-52**, 51-52*t*, **476-478**
Agentes hipoglicemiantes orais, 82-83, 82*t*. *Ver também* agentes antidiabéticos (hipoglicemiantes), **80-84**
  toxicidade dos, 82-128, 82*t*
Agentes incapacitantes, como armas químicas, 103, 105-111. *Ver também* agentes químicos de guerra, **105-111**
Agentes lacrimogêneos, como armas químicas, 103, 105-108, 107*t*. *Ver também* agentes químicos de guerra, **105-111**
Agentes orais de ligação, **52-53**, 53-54*t*. *Ver também* carvão ativado, **50-52**, 50-52*t*, **476-478**
Agentes oxidantes
  insuficiência renal causada por, 39*t*
  lesão cáustica/corrosiva causada por, 103, 385
  nitritos como, 331-332
  taquicardia causada por, 12*t*
Agentes que causam bolhas (vesículas), como armas químicas, 103, 105-111, 106*t*. *Ver também* agentes químicos de guerra, **105-111**
Agentes que induzem choque, como armas químicas, 103, 105-111. *Ver também* agentes químicos de guerra, **105-111**
Agentes simpatolíticos
  bloqueio atrioventricular (AV) causado por, 9*t*
  bradicardia causada por, 9*t*
  coma causado por, 19*t*
  estupor causado por, 19*t*
  fentolamina para hipertensão após a retirada de, 501-**505**
  hipotensão causada por, 15*t*, 16
  insuficiência ventilatória causada por, 5*t*
  miose causada por, 30*t*
Agentes/efeitos vagotônicos
  bloqueio atrioventricular (AV), 9*t*
  bradicardia, 9*t*
  succinilcolina que causa, 468-469
Agitação, **24-25**, 24*t*
  agonistas β-adrenérgicos que causam, 230-231
  fármacos e toxinas que causam, 24*t*
  tratamento da, 25
  agentes antipsicóticos para, 25, **498-500**
  benzodiazepínicos/diazepam para, 25, 459-463, 498
  pentobarbital para, 541-543
Agkistrodon, envenenamento por, 350-351*t*. *Ver também* picadas de cobra, **350-353**
  antiveneno para *Crotalinae*, 352-353, 449-451, 449-450*t*
Agonistas/estimulantes β-adrenérgicos/agonistas β-adrenérgicos, 230-231, 230-231*t*
  esmolol para superdosagem de, 69, 230-231, **494-496**
  farmacocinética dos, 230-231
  hiperglicemia causada por, 34*t*, 230-231
  hipotassemia causada por, 38, 38*t*, 230-231
  hipotensão causada por, 15*t*, 16, 69, 230-231
  intervalo aniônico/acidose lática causada por, 33*t*, 230-231
  para broncospasmo, 8
  para hiperpotassemia, 38
  propranolol para superdosagem de, 69, 230-231, **550-553**
  toxicidade dos, 230-231, 230-231*t*
Agranulocitose, clozapina que causa, 245-247
Agressões facilitadas por drogas, tratamento de emergência/avaliação e, **65-68**, 66-67*t*
Agricultural Product Emergency Information Network (Syngenta), 345-347
Agridoce-americano, 394-409*t*. *Ver também* vegetais, **392-410**
Água (potável)
  arsênio na, 144-**146**
  brometos na, 170-171
  cádmio na, 171-173
  chumbo na, 179-181
  cobre na, 194-195

compulsiva (polidipsia psicogênica), hiponatremia causada
  por, 37
dibrometo de etileno na, 214-215
fluoreto na, 256, 337. *Ver também* fluoreto, 256-257, 423*t*
  nitratos na, metemoglobinemia e, 319-320, 331-332
  restrita, para hiponatremia, 37
  selênio na, 376-377
Água com sabão, para emese em descontaminação gastrintestinal, 49-50
Água de poço
  arsênio em, 144-**146**
  brometos em, 170-171
  nitratos em, metemoglobinemia e, 319-320, 331-332
Água quente, para intoxicação por peixe-leão (Scorpaenidae), 346-347
Água-viva, envenenamento por, **115, 179, 310-311**
Água-viva juba-de-leão (*Cyanea capitillata*), envenenamento por, tratamento de, 179, 311
Água-viva malva ferrão (*Pelagia noctiluca*), envenenamento por, tratamento do, 179, 311
Água-viva mortal, Antiveneno contra, 179, 311
AIHA (American Industrial Hygiene Association), Normas de Planejamento da Resposta de Emergência (ERPG), 584-585
AINEs (medicamentos anti-inflamatórios não esteroides), **242-245**, 244*t*
  coma e estupor causado por, 19*t*, 243-245
  farmacocinética dos, 242-243
  interação com varfarina e, 390*t*
  risco para o feto/gravidez, 62-65*t*
  toxicidade dos, 242-245, 244*t*
Aipo, 394-409*t. Ver também* vegetais, **392-410**
Air bags (automóvel), azida sódica em, 151-152. *Ver também* azida, sódica, **151-153**, 415*t*
Airbags para automóveis, azida sódica em, 151-152. *Ver também* azida, sódica, **151-153**, 415*t*
Akineton. *Ver* biperideno, 129-130*t*, 416*t*
Alacasia spp., 394-409*t. Ver também* vegetais, **392-410**
Alacloro, resumo dos perigos do, 587-691*t*
Álamo, 394-409*t. Ver também* vegetais, **392-410**
Alanicarbe, 287*t. Ver também* inseticidas organofosforados e carbamatos, **285-292**
Alatrofloxacino, farmacocinética da, 414*t*
α-latrotoxina, no veneno da aranha viúva, 142
Albuterol (salbutamol). *Ver também* agonistas β-adrenérgicos, **230-231**
  farmacocinética do, 414*t*
  hipotensão causada por, 15*t*
  para broncospasmo, 8
  para hiperpotassemia, 38
  toxicidade do, 230-231, 230-231*t*
Alcaine. *Ver* proparacaína, 118-119*t*
Alcalinização urinária
  bicarbonato para, 464-466
    potássio como complemento de, 545-546
  para intoxicação por formaldeído, 262, 266
  para intoxicação por herbicida clorofenóxi, 192, 274-275
  para rabdomiólise, 27
  para superdosagem de barbitúricos, 154-155
  para superdosagem de clorpropamida, 83-84
  para superdosagem de metotrexato, 168-169, 323
  para superdosagem de salicilato, 34, 45*t*, 54-56, 228, 374-375
Alcalinização urinária
  bicarbonato para, 464-466
    potássio como complemento para, 545-546
  para intoxicação por formaldeído, 262, 266
  para intoxicação por herbicida clorofenóxi, 192, 274-**275**
  para rabdomiólise, 27
  para superdosagem de barbitúrico, 154-155
  para superdosagem de clorpropamida, 83-84
  para superdosagem de metotrexato, 168-169, 323
  para superdosagem de salicilato, 34, 45*t*, 54-56, 228, 374-375
  para superdosagem de sulfonilureia, 83-84
Álcalis. *Ver também* agentes cáusticos e corrosivos, **103-105**
  adsorção precária por carvão ativado e, 50-51*t*
  lesão corrosiva causada por, 103, 385
  fabricação de GHB e, 269-270
Alcaloides de *veratrum*/*Veratrum* spp., 74, 343, 394-**409t**. *Ver também* vegetais, **392-410**; desbloqueadores dos canais de sódio, **74-75**
  toxicidade dos, 74, 343, 394-**409t**
Alcaloides pirrolizidínicos. *Ver também* vegetais, **392-410**
  insuficiência hepática causada por, 40*t*
  toxicidade dos, 394-409*t*
Alcalose
  hipopotassemia causada por, 38*t*
  na superdosagem de salicilato, 228, 371, 373-375
Alcaravia, cariz, 394-409*t. Ver também* vegetais, **392-410**
Álcool
  adsorção precária por carvão ativado, 50-51*t*
  alílico, resumo dos perigos do, 587-691*t*
  benzílico, acidose de intervalo aniônico causada por, 33*t*
  coma causado por, 19*t*
  diacetona, resumo dos perigos do, 587-691*t*
  em exames toxicológicos, 41*t*
  em termômetros, exposição acidental ao, 356*t*
  estimativa do nível a partir do intervalo osmolar, 32*t*
  estupor causado por, 19*t*
  etílico. *Ver* etanol, 233-235, 495-498
  furfurílico, resumo dos perigos do, 587-691*t*
  hipotermia causada por, 20*t*
  insuficiência ventilatória causada por, 5*t*
  isoamílico, resumo dos perigos do, 587-691*t*
  isobutílico, resumo dos perigos do, 587-691*t*
  isopropílico. *Ver* álcool isopropílico, 114, 302-310
  metílico. *Ver* metanol, 317-319
  propargílico, resumo dos perigos do, 587-691*t*
  propílico, resumo dos perigos do, 587-691*t*
  risco para o feto/gravidez, 62-65*t*, 496-497
  toxicidade do, 276. *Ver também* hidrocarbonetos, 275-278
  volume de distribuição de, 54-56*t*
Álcool de cereais. *Ver* álcool etílico, **233-235, 495-498**, 507
Álcool de madeira. *Ver também* metanol, **317-319**
  resumo dos perigos do, 587-691*t*
Álcool etílico (etanol), **233-235, 495-498**, 497-498*t*
  adsorção precária em carvão ativado, 50-51*t*
  coma causado por, 19*t*, 233-234
  elevação do intervalo osmolar causada por, 32
  eliminação de, 55-56*t*, 233-235
  em triagens toxicológicas, 41*t*, 234-235
    interferências, 43*t*
  painel de "uso abusivo de fármacos", 42*t*
  estimativa do nível do intervalo osmolar, 32*t*
  estupor causado por, 19*t*, 233-234
  farmacocinética do, 233-234
  farmacologia/uso de, 495-498, 497-498*t*
  hipoglicemia causada por, 34*t*, 233-234
  hipotermia causada por, 20*t*
  insuficiência hepática causada por, 40*t*, 234-235
  insuficiência ventilatória causada por, 5*t*, 233-234
  interação com dissulfiram, 224-227, 234-235, 496-497
  na agressão facilitada por drogas, 66-67*t*
  naloxona para superdosagem de, 214, 235, 529-532, 530*t*
  neuropatia causada por, 27*t*
  níveis quantitativos/intervenções potenciais, 45*t*, 234-235
  para intoxicação por etilenoglicol, 45*t*, 238-239, 495-498, 497-498*t*
  para intoxicação por fluoroacetato, 260-261, 292-293
  para intoxicação por formaldeído, 262, 266
  para intoxicação por metanol, 45*t*, 318-319, 495-498, 497-498*t*
  rabdomiólise causada por, 27*t*, 233-234

resumo dos perigos do, 587-691t
retirada de, 234-235
confusão causada por, 24t
convulsões causadas por, 23t, 234-235
delirium causado por, 24t, 234-235
diazepam e lorazepam no tratamento da, 214, 235, 459-463
fenobarbital no tratamento da, 503-505
hipertensão causada por, 17, 17t
hipertermia causada por, 21t
pentobarbital no tratamento da, 541-543
propofol no tratamento da, 548-551
taquicardia causada por, 12t, 234-235
risco para o feto/gravidez, 62-65t, 496-497
toxicidade do, 233-235, 496-497
volume de distribuição d, 55-56t, 233-234
Álcool furfurílico, resumo dos perigos do, 587-691t
Álcool isoamílico, resumo dos perigos do, 587-691t
Álcool isobutílico, resumo dos perigos do, 587-691t
Álcool isopropílico (isopropanol), **114-115**
elevação de gap osmolar causada por, 32t, 114-115
eliminação de, 55-56t, 114-115, 426t
em exames toxicológicos, 41t, 114-115
interferências e, 44t
estimativa do nível de gap osmolar, 32t, 114-115
farmacocinética de, 114-115, 426t
limites de exposição para, 114-115
odor causado pelo, 31t, 114-115
para exposições químicas na pele, 47-48t
resumo dos perigos para, 587-691t
toxicidade de, 114-115
volume de distribuição de, 55-56t, 114-115, 426t
Álcool metílico (metanol), **317-319**
ácido fólico para intoxicação com, 318-319, 445, 509
bicarbonato para intoxicação com, 464-466
convulsões causadas por, 23t, 317-318
elevação de intervalo aniônico/acidose causadas por, 33, 317-318
elevação de intervalo osmolar causada por, 32t, 33, 317-318
eliminação de, 55-56t, 317-318
em exames toxicológicos, 41t
estimativa do nível a partir do intervalo osmolar, 32t, 318-319
etanol para intoxicação com, 45t, 318-319, 495-**498**, 497-**498**t
farmacocinética do, 317-318
fomepizol para intoxicação com, 45t, 318-319, 445, 496-497, 509-**512**
formaldeído/ácido fórmico e, 261-262, 317-318
leucovorina (ácido folínico) para intoxicação com, 318-319, 520-**522**
limites de exposição para, 317-318
na formalina, 261-262
níveis quantitativos/intervenções potenciais, 45t, 318-319
resumo da perigos do, 587-691t
toxicidade do, 317-319
volume de distribuição do, 55-56t
Álcool n-butílico, resumo dos perigos do, 587-691t
Álcool propargílico, resumo dos perigos do, 587-691t
Álcool propílico, resumo dos perigos do, 587-691t
Álcool sec-butílico, resumo dos perigos do, 587-691t
Álcool terc-butílico, resumo dos perigos do, 587-691t
Alcoolismo, 234-235. Ver também etanol, **233-235**, **495-498**
terapia com tiamina no, 214, 235, **557-558**
Alcover. Ver γ-hidroxibutirato (GHB), **267-270**, 423t
Aldactone. Ver espironolactona, 227-228, 227-228t, 435t
Aldeído fórmico (formaldeído), **261-262**. Ver também agentes cáusticos e corrosivos, **103-105**; gases, irritantes, **269-272**
acidose de anion gap causada por, 33t, 261-262
intoxicação por metanol e, 261-262, 317-318
limites de exposição para, 261-262, 270-271t

resumo dos perigos do, 587-691t
toxicidade do, 103-104t, 261-262, 270-271t
Aldesleucina (interleucina-2). Ver também agentes antineoplásicos **84-93**
toxicidade da, 85-90t
Aldicarbe, 287T. Ver também inseticidas organofosforados e carbamatos, **285-292**
resumo dos perigos do, 587-691t
toxicidade do, 285-286, 287t
Aldomet. Ver metildopa, 186-188, 206
Aldrich-Mees (Mees), linhas de
na intoxicação por arsênio, 145-146
na intoxicação por tálio, 379-380
Aldrina. Ver também hidrocarbonetos clorados, **348-350**
resumo dos perigos do, 587-691t
toxicidade da, 189, 348-349, 348-349t
Alentuzumabe. Ver também agentes antineoplásicos, **84-93**
toxicidade do, 85-90t
Alergias/reações alérgicas
anafiláticas/anafilactoides, 27-28, 27t
broncespasmo causado por, 7t, 8
epinefrina para tratamento de, 490-495
por anestésicos locais, 118-120
por mofos, 190, 324-325
por picadas de Hymenoptera, 27t, 279-280
por produtos fitoterápicos e alternativos, 361
Aletrina. Ver também piretrinas/piretroides, **354-355**
toxicidade da, 354t
Aleurites fordii, 394-409t. Ver também vegetais, **392-410**
Aleurites spp., 394-409t. Ver também vegetais, **392-410**
α-butirolactona. Ver gama-butirolactona, 267-269t, 423t
Alfagan. Ver brimonidina, 186-188, 206
α-Latrotoxina, no veneno de aranha viúva-negra, 142
Alfeneiro, ligustra, 394-409t. Ver também vegetais, **392-410**
Alfuzosina, farmacocinética da, 414t
Algodão, selvagem, 394-409t. Ver também vegetais, **392-410**
Algodão-americano, choupo, 394-409t. Ver também vegetais, **392-410**
Alho, 359t. Ver também produtos fitoterápicos e alternativos, **358-362**
fármacos, ou toxinas que causam odor de, 31t
fosfina, 262-263, 266
fósforo, 263-265
organofosforados/carbamatos, 31t
selênio, 31t, 376-377
interações medicamentosas, 361
selvagem, 394-409t. Ver também vegetais, 392-410
Alimentos
brometos em, 170-171
broncespasmo causados por alergia a, 7t
contaminação por dioxina, 220, 222, 223
interação com inibidor da monoaminoxidase, 282-284, 282-283t
reação anafilática causada por, 27t
Alka-Seltzer. Ver ácido acetilsalicílico, 371, 373-374, 415t
Alkeran. Ver melfalano, 85-90t
Allegra. Ver fexofenadina, 126-129t, 423t
Allerest. Ver anti-histamínicos, **126-129**
Allium sativa (alho), 359t. Ver também produtos fitoterápicas e alternativos, **358-362**
fármacos ou toxinas que causam odor de, 31t
fosfina, 262-263, 266
fósforo, 263-265
organofosfonados/carbamatos, 31t
selênio, 31t, 376-377
interações medicamentosas e, 361
Alnus crispus, 394-409t. Ver também vegetais, **392-410**
Alocasia macrorrhia, 394-409t. Ver também vegetais, **392-410**
Aloe vera, 394-409t. Ver também vegetais, **392-410**
Alopurinol, interação de varfarina e, 390t

700 ÍNDICE

Alprazolam. Ver também benzodiazepinas, **157-162**, **459-463**
  farmacocinética do, 414t
  toxicidade do, 157-158, 158-159t
Alprenolol. Ver também bloqueadores β-adrenérgicos, **159-163**
  farmacocinética do, 414t
  toxicidade do, 162-163t
Alquilaminas. Ver também anti-histamínicos, **126-129**
  toxicidade das, 127t
Alstroemeria aurantiaca, 394-409t. Ver também vegetais, **392-410**
Alternaria spp. Ver também mofos, **324-326**
  toxicidade da, 190, 324
Altretamina. Ver também agentes antineoplásicos, **84-93**
  toxicidade da, 85-90t
Alucinação
  agitação/delirium/psicose e, 24
  cogumelos que causam, 200t
  drogas que causam, 215-219, 216-217t. Ver também alucinógenos, 215-219
Alucinógenos, **215-219**, 216-217t
  como armas químicas, 103, 105-108. Ver também agentes químicos, de guerra 105-111
  toxicidade dos, 215-219, 216-217t
α-alumina (óxido de alumínio), resumo dos perigos da, 587-691t
Alumínio metálico, resumo dos perigos de, 587-691t
Alupent. Ver metaproterenol, 230-231t, 428t
Alveolite alérgica (pneumonite por hipersensibilidade)
  causas ocupacionais de, 577-578
  mofos que causam, 324-325
  na intoxicação por cogumelos, 200t, 199-201
Amaciantes de tecidos. Ver também produtos não tóxicos/de baixa toxicidade, **355-357**
  exposição acidental a, 356t
Amanita cogumelos, 201, 200t. Ver também agentes anticolinérgicos, **129-130**; intoxicação por cogumelos, **199-201**
  acetilcisteína para intoxicação causada por, 199, 202-203, 441-498, 443t, 444t
  bisporigera, toxicidade do, 201, 200t
  muscaria
    taquicardia causada por, 12t
    toxicidade do, 129-130, 200t
  ocreata, toxicidade do, 201, 200t
  pantherina, toxicidade do, 200t
  phalloides, 201, 200t
    insuficiência hepática causada por, 40t, 200t
    insuficiência renal causada por, 39t
    toxicidade do, 201-202, 200t, 284-285
  proxima, toxicidade do, 200t
  rabdomiólise causada por, 27t
  silimarina/silibinina (cardo de leite) para intoxicação causada por, 199, 202-203, 554-555
  smithiana
    insuficiência renal causada por, 39t, 200t, 199-201
    toxicidade do, 200t, 199-201
  toxicidade do, 201, 200t
  verna, toxicidade do, 201, 200t
  virosa, toxicidade do, 201, 200t
Amanitina, 201. Ver também intoxicação por cogumelos, **201-203**
  acetilcisteína para intoxicação por, 199, 202-203, 441-498, 443t, 444t
  silimarina/silibinina (cardo de leite) para intoxicação causada por, 199, 202-203, **554-555**
  toxicidade da, 201
α-amanitina, 201. Ver também intoxicação por cogumelos, **201-203**
  acetilcisteína para intoxicação causada por, 199, 202-203, 441-498, 443t, 444t
  silimarina/silibinina (cardo de leite) para intoxicação causada por, 199, 202-203, 554-555
  toxicidade da, 201

Amantadina, **115-117**
  delirium/confusão causados por, 24t, 75, 115-116
  farmacocinética da, 75, 115-116, 414t
  risco para o feto/gravidez, 62-65t
  toxicidade da, 115-117
Amarelo cromo (cromato de chumbo). Ver também cromo, **205-206**
  resumos de perigos do, 587-691t
  toxicidade do, 193, 205
Amargoseira, cinamomo 394-409t. Ver também vegetais, **392-410**
Amarilis (Amaryllidaceae; Hippeastrum equestre), 394-409t. Ver também vegetais, **392-410**
Amaryl. Ver glimepirida, 82t, 424t
Amaryllis belladonna, 394-409t. Ver também vegetais, **392-410**
Amatoxinas, **201-203**, 200t
  farmacocinética das, 201
  hipotensão causada por, 15t, 201-202
  intoxicação por cogumelos que contêm, 200t, 199-203
  acetilcisteína para, 199, 202-203, 441-498, 443t, 444t
  silimarina/silibinina (cardo-de-leite) para, 199, 202-203, 554-555
Ambien. Ver zolpidem, 157-158, 158-159t, 439t
Ambiente com proteção para crianças, na prevenção de intoxicação, 58-60
Ambrosia artemisifolia, 394-409t. Ver também vegetais, **392-410**
Amedel. Ver pipobromano, 170-171
Ameixeira (caroços mastigados), 394-409t. Ver também vegetais, **392-410**
  cianeto que causa odor de, 31, 31t, 184-185
  toxicidade de, 394-409t
Ameixeira (caroços mastigados), 394-409t. Ver também vegetais, **392-410**
  ornamental, 394-409t
Amen. Ver medroxiprogesterona, 85-90t
American Conference of Governmental Industrial Hygienists (ACGIH)
  classificação de carcinógenos da, 583-584
  valores-limite definidos pela, 582-583
American Industrial Hygiene Association (AIHA), Normas de Planejamento da Resposta de Emergência (ERPG) de, 584-585
Amerício, 378-379. Ver também radiação ionizante, **366-371**
  agentes queladores/bloqueadores para exposição a, 370t
  DTPA, 370t, 487-489
  em "bomba suja", 366-367
Amicacina. Ver também agentes antibacterianos, **75-81**
  farmacocinética da, 414t
  toxicidade da, 76-79t
Amida acrílica (acrilamida), resumo dos perigos da, 587-691t
  neuropatia causada por, 31t
Amidalina. Ver também cianeto, **184-186**
  toxicidade do, 184, 195
Amido (spray). Ver também produtos não tóxicos/de baixa toxicidade, **355-357**
  exposição acidental a, 357t
Amido. Ver também produtos não tóxicos/de baixa toxicidade, **355-357**
  exposição acidental a, 356t
Amieiro-americano, 394-409t. Ver também vegetais, **392-410**
Amifostina, para toxicidade da cisplatina, 93, 245
n-Amilacetato, resumo do perigos de, 587-691t
Amilina, análogos da. Ver também agentes antidiabéticos (hipoglicemiantes), **80-84**
  toxicidade do, 80-81, 82t
Amilorida. Ver também diuréticos, **227-228**
  farmacocinética da, 414t
  toxicidade da, 227-228t

ÍNDICE 701

4-Amino-6-(1,1-dimetiletil)-3-(metiltio)-1,2,4-triazina-5[4H]--ona (metribuzin), resumo de perigo para, 587-691t
3-Amino-1,2,4-triazol (amitrol), resumo dos perigos do, 587-691t
4-Amino-3,5,6-tricloropicolínico (picloram), ácido, resumo dos perigos do, 587-691t
p-Aminoanilina (fenilenodiamina), resumo dos perigos da, 587-691t
Aminobenzeno (anilina), resumo dos perigos do, 587-691t
p-Aminobifenilo (4-aminodifenil), resumo dos perigos do, 587-691t
Aminociclo-hexano (ciclo-hexilamina), resumo dos perigos do, 587-691t
4-Aminodifenil, resumo dos perigos do, 587-691t
p-aminodifenil (4-aminobifenilo), resumo dos perigos do, 587-691t
2-Aminoetanol (etanolamina), resumo dos perigos do, 587-691t
Aminofenol, metemoglobinemia causada por, 319-320t
Aminofilina. *Ver também* teofilina, **380-382**, 436t
toxicidade da, 380-381
AminoFlex. *Ver* 1,4-butanodiol, 267-269, 269t, 416t
Aminoglicosídeos. *Ver também* agentes antibacterianos, **75-81**
insuficiência renal causada por, 39t
toxicidade dos, 76-79t, 76-79
Aminoglutetimida, risco para o feto/gravidez, 62-65t
2-Aminonaftaleno (β-naftilamina), resumo dos perigos do, 587-691t
2-Aminopiridina, resumo dos perigos da, 587-691t
2-Aminopropano (isopropilamina), resumo dos perigos do, 587-691t
Aminopterina, risco para o feto/gravidez, 62-65t
Aminoquinolinas, **192-193**
toxicidade das, 192-193
p-aminossalicílico, ácido risco para o feto/gravidez, 62-65t
Aminosteroides. *Ver também* agentes bloqueadores neuromusculares, **466-471**
efeitos adversos dos, 469-470
Amiodarona, 240-242, 241-242t. *Ver também* fármacos antiarrítmicos, **239-242**
arritmias ventriculares causadas por, 13t, 240-242
farmacocinética da, 414t
interação com varfarina, 390t
liberação de iodo por, 240-241, 280, 298-299
para arritmias ventriculares, 15
risco para o feto/gravidez, 62-65t
toxicidade da, 240-242, 241-242t
Amitriptilina, 132-134t, 134-135. *Ver também* antidepressivos tricíclicos, **134-136**
com clordiazepóxido, 134-135. *Ver também* benzodiazepínicos, 157-162, 459-463
com perfenazina, 134-135
radiografia abdominal mostrando, 45-46t
eliminação da, 55-56t, 414t
em exames toxicológicos, 41t
interferências, 43t
farmacocinética da, 414t
síndrome de secreção inapropriada de ADH causada por, 35t
toxicidade da, 132-134t, 134-135
volume de distribuição da, 55-56t, 414t
Amitrol, resumo dos perigos do, 587-691t
Amobarbital. *Ver também* barbitúricos, **152-155**
farmacocinética do 153-154t, 415t
toxicidade do, 153-154t
Amodiaquina. *Ver também* cloroquina, **192-193**, 418t
toxicidade da, 192-193
Amônia, **116-121**. *Ver também* gases irritantes, **269-272**
limites de exposição para, 116-117, 270-271t
misturas de cloro e, gás cloramina liberado pela, 116-117, 190-191, 270-271t
para intoxicação por cnidários, 179, 311

processos de trabalho associados à exposição à, 576t
resumo dos perigos do, 587-691t
toxicidade da, 103-104, 116-121, 270-271, 270-271t
Amônia anidra, 116-117. *Ver também* amônia, **116-121**;
gases irritantes, **269-272**
Amosita (asbesto), **149-151**
exposição ocupacional a, 575-578
limites de exposição para, 150-151
resumo dos perigos da, 587-691t
toxicidade da, 149-151
Amoxapina, 132-134t. *Ver também* antidepressivos tricíclicos, **134-136**
convulsões causadas por, 23t
farmacocinética da, 415t
hipertermia causada por, 21t
toxicidade da, 132-134t
Amoxicilina. *Ver também* agentes antibacterianos, **75-81**
farmacocinética da, 415t
toxicidade da, 76-79t
Amoxil. *Ver* amoxicilina, 76-79t, 415t
Ampicilina. *Ver também* agentes antibacterianos, **75-81**
farmacocinética da, 415t
toxicidade da, 76-79t
Amprenavir. *Ver também* agentes antivirais e antirretrovirais, **93-98**
farmacocinética do, 415t
toxicidade do, 94-96t
Anabasina. *Ver também* nicotina, **329-332**, 431t
toxicidade da, 329-331
Anafranil. *Ver* clomipramina, 132-134t, 419t
α-naftiltioureia (ANTU), resumo dos perigos da, 587-691t
Anágua-de-vênus, 394-409t. *Ver também* vegetais, **392-410**
Analgésicos
em exames toxicológicos, 41t
insuficiência renal causada por, 39t
metemoglobinemia causada por, 319-320t
risco para o feto/gravidez, 62-65t
Analgésicos agonistas de narcóticos, risco para o feto/gravidez, 62-65t
Analgésicos agonistas-antagonistas de narcóticos, risco para o feto/gravidez, 62-65t
Análise do cabelo
em agressões facilitadas por drogas, 67-68
na intoxicação por arsênico, 146-147
na intoxicação por mercúrio, 314-315
Análogos de hormônio liberador de gonadotropina, como agentes antineoplásicos. *Ver também* agentes antineoplásicos, **84-93**
toxicidade do, 85-90t
Análogos de incretinas. *Ver também* agentes antidiabéticos (hipoglicemiantes), **80-84**
toxicidade dos, 80-81, 82t
Análogos de sildenafil, em suplementos para aumentar a potência sexual masculina, 273-274, 358
Analpram. *Ver* pramoxina, 118-119t
Anastrozol. *Ver também* agentes antineoplásicos, **84-93**
toxicidade do, 85-90t
Anbesol. *Ver* benzocaína, 118-119t
Andrógenios
como agentes antineoplásicos. *Ver também* agentes antineoplásicos, 84-93
toxicidade dos, 85-90t
interação com varfarina, 390t
risco para o feto/gravidez, 62-65t
Androstenediona, 359t. *Ver também* produtos fitoterápicos e alternativos, **358-362**
Anemia
agentes antineoplásicos que causam, 92
chumbo que causa, 180-183, 579-580
imuno-hemolítica, intoxicação por cogumelos que causa, 200t
metemoglobinemia e, 319-320

Anêmona, 394-409t. *Ver também* vegetais, **392-410**
Anestésicos
  distúrbios reprodutivos associados à exposição a, 578-579
  fenciclidina/cetamina como, 248-249, 348
  hipertermia maligna causada por, 21
  local, 118-120, 118-119t
  confusão causada por, 24t, 118-120
  convulsões causadas por, 23t, 118-120
  delirium causado por, 24t
  emulsão lipídica por superdosagem de, 120, 164, 491-493
  farmacocinética dos, 118-120
  metemoglobinemia causada por, 118-120, 319-320, 319-320t
  tipo amida, 118-119t, 118-120
  tipo éster, 118-119t, 118-120
  toxicidade dos, 118-120, 118-119t
  propofol como, 548-551, 550-551t
Anestésicos locais, **118-120**, 118-119t
  confusão causada por 24t, 118-120
  convulsões causadas por, 23t, 118-120
  delirium causado por 24t
  do tipo amida, 118-119t, 118-120
  emulsão lipídica para superdosagem de, 120, 164, 491-493
  farmacocinética dos, 118-120
  metemoglobinemia causada por, 118-120, 319-320, 319-320t
  tipo éster, 118-119t, 118-120
  toxicidade, dos 118-120, 118-119t
Anethum graveolens, 394-409t. *Ver também* vegetais, **392-410**
Aneto, endro, 394-409t. *Ver também* vegetais, **392-410**
Anfetaminas, **121-122**, 121t
  agentes bloqueadores neuromusculares para superdosagem de, 466-471, 467t
  agitação causada por, 24t, 121-122
  arritmias ventriculares causadas por, 13, 13t, 121-122
  como armas químicas, 103, 105-108. *Ver também* agentes de guerra, químicos, 105-111
  convulsões causadas por, 23t
  discinesias causadas por, 25t
  em agressões sexuais facilitadas por drogas, 66-67t
  em exames toxicológicos, 41t, 121-122, 218-219
  interferências, 43t, 121-122
  painel de "drogas de abuso", 42t
  emulsão lipídica para superdosagem de, 491-493
  farmacocinética das, 121-122, 415t
  fentolamina para superdosagem de, 504-505
  hipertensão causada por, 17, 17t, 121-122
  hipertermia causada por, 21t, 121-122
  insuficiência renal provocada por, 39t
  interação com inibidor da monoaminoxidase, 282-283t
  midríase causada por, 30t
  propranolol para superdosagem de, 550-553
  psicose causada por, 24t
  rabdomiólise causada por, 27t, 39t
  risco para o feto, gravidez, 62-65t
  taquicardia causada por, 12-13t, 13
  toxicidade das, 121-122, 121t
  volume de distribuição das, 121-122, 415t
Angelica, 394-409t. *Ver também* vegetais, **392-410**
Angelica archangelica, 394-409t. *Ver também* vegetais, **392-410**
Angina de peito
  exposição ao nitrato e, 332, 339
  uso de cocaína e, 197, 198
Angioedema, bloqueadores da angiotensina/IECAs que causam, 164-165
Anidrido acético, resumo dos perigos do, 587-691t
Anidrido bórico (óxido de boro)
  resumo dos perigos do, 587-691t
  toxicidade do, **230-231**

Anidrido crômico. *Ver também* cromo, **205-206**
  toxicidade do, 193, 205
Anidrido ftálico (anidrido do ácido ftálico), resumo dos perigos do, 587-691t
Anidrido maleico, resumo dos perigos do, 587-691t
Anidrido trimelítico
  resumo dos perigos do, 587-691t
  processos de trabalho associados à exposição ao, 576t
Anilina
  metemoglobinemia causada por, 319-320, 319-320t
  resumo dos perigos da, 587-691t
Anilofós, 287t. *Ver também* inseticidas organofosforados e carbamatos, **285-292**
o-Anisidina, resumo dos perigos da, 587-691t
Anisotropina. *Ver também*: anticolinérgicos, **129-130**
  farmacocinética da, 415t
  toxicidade da, 129-130t
Anlodipino. *Ver também* antagonistas dos canais de cálcio, 123-126
  farmacocinética de, 414t
  hipotensão causada por, 15t
  toxicidade do, 123-125t
Anrinona. *Ver* inanrinone, **514-515**
Ansiedade, benzodiazepinas para, **459-463**
Antabuse. *Ver* dissulfiram, **224-227**, 420t
Antagonista do receptor de quimiocina. *Ver também* agentes antivirais e antirretrovirais, **93-98**
  toxicidade do, 94-97t
Antagonistas do ácido fólico, leucovorina cálcica para superdosagem de, **520-522**
Antagonistas do cálcio. *Ver* antagonistas dos canais de cálcio, 123-126, 124-125t
Antagonistas do receptor de H₁, **126-129**, 127-129, 137-138t. *Ver também* anti-histamínicos, **126-129**
Antagonistas dos canais de cálcio (bloqueadores dos canais de cálcio /antagonistas do cálcio), 123-126, 124-125t, 240-241
  bloqueio atrioventricular (AV) causado por, 9-10, 9t, 124-125
  bradicardia causada por, 9-10, 9t, 124-125
  cálcio para superdosagem de, 125-126, **472-475**
  emulsão lipídica para superdosagem de, 125-126, 491-493
  epinefrina para superdosagem de, 125-126, **490-495**
  farmacocinética dos, 124-125
  glucagon para superdosagem de, 125-126, **510-512**
  hipotensão causada por, 15t, 16, 124-125
  cálcio para, **472-475**
  inanrinone para superdosagem de, **514-515**
  terapia da hiperinsulina-euglicemia (HIE) para superdosagem de, 125-126, **510-513**, 515-517
  toxicidade dos, **123-126**, 124-125t
  em crianças, 58-59t
Antagonistas narcóticos. *Ver também* naloxona, 285, 336, 430t, **529-532**
  risco para o feto/gravidez, 62-65t
Anthemis cotula, 394-409t. *Ver também* vegetais, **392-410**
Antiácidos
  ingestão acidental de, 356t. *Ver também* produtos não tóxicos/de baixa toxicidade, 355-357
  que contenham alginato ou hidróxido de alumínio, para intoxicação por radiação, 370t
  que contenham alginato, para intoxicação por radiação, 370t
  que contenham cálcio. *Ver* cálcio, 472-475
  que contenham magnésio. *Ver* magnésio, 307-309, 523-525
AntiácidosAntiácidos que contêm hidróxido de alumínio, para intoxicação por radiação, 370t
Antiácidos Tums (carbonato de cálcio). *Ver também* cálcio, **472-475**
  para intoxicação por ácido oxálico, 70-71, 344, 472-475
  para intoxicação por fluoreto, 257, 260, 472-475
  radiografia X abdominal mostrando, 45-46t

ÍNDICE 703

Antiandrogênios. *Ver também* agentes antineoplásicos, **84-93**
  toxicidade das, 85-90*t*
Antiarrítmicos, fármacos, **239-242**, 241-242*t*
  bicarbonato para superdosagem de, 75, 242, 364-365, 464-466
  farmacocinética das, 240-241
  toxicidade das, 239-242, 241-242*t*
    em crianças, 58-59*t*
    agentes tipo I, 164-165, 239-241
    agentes do tipo Ia, 164-165, 239-241, 241-242*t*, 364-366, 364-365*t*
      bradicardia e bloqueio AV, 9
      contraindicações em caso de superdosagem de antidepressivos tricíclicos, 8, 136-137
    agentes de tipo Ib, 240-242*t*
    agentes do tipo Ic, 164-165, 239-241, 241-242*t*
      bradicardia e bloqueio AV, 9
      contraindicações em caso de superdosagem de antidepressivos tricíclicos, 136-137
    agentes do tipo II, 240-242*t*
    agentes do tipo III, 240-242*t*
    agentes do tipo IV, 240-242*t*
Antibióticos/agentes antibacterianos, **75-81**, 76-79*t*
  como agentes antineoplásicos. *Ver também* agentes antineoplásicos, 84-93
    toxicidade dos, 84-91, 85-90*t*, 139
  insuficiência renal causada por, 39*t*
  metemoglobinemia causada por, 319-320*t*
  para agentes de guerra biológica, 102-103, 105-108. *Ver também* agentes de guerra, biológicos, 98-103
  reação anafilática causada por, 27*t*
  toxicidade dos, 75-81, 76-79*t*
Anticoagulantes
  em raticidas, 389-391
  interação com varfarina, 390*t*
  interações erva-fármaco e, 361
  para toxicidade da ergotina, 209-210
  protamina para reversão de, 456, 552-553
  toxicidade do, 111, 389
Anticolinesterases, 285, 336. *Ver também* inseticidas organo-fosforados e carbamatos, **285-292**
  atropina para intoxicação com, 290-292, 453-456
  broncospasmo causado por, 7*t*, 8, 286, 289
  como armas químicas (agentes nervosos), 103, 105-111, 106t, 285-286. *Ver também* agentes de guerra químicos, 105-111
  glicopirrolato para intoxicação com, 453-456
  insuficiência respiratória causada por, 286, 289
  neurotoxicidade das, 286, 289, 578-579
  pralidoxima (2-PAM)/oximas para intoxicação com, 285-286, 290-292, 546-548
Anticongelante (etilenoglicol), **235-239**
  acidose/elevação do intervalo aniônico causada por, 33, 33*t*, 215, 235-239
  convulsões causadas por, 23*t*, 215, 235-238
  diferenciação da intoxicação com cetoacidose alcoólica, 234-235, 238-239
  elevação do intervalo osmolar causada por, 32-33, 32*t*, 215, 235-239
  eliminação de, 55-56*t*, 215, 235-238
  em exames toxicológicos, interferências, 43*t*, 238-239
  estimativa do nível a partir do intervalo osmolar, 32*t*, 238-239
  farmacocinética do, 215, 235-238
  hipoxia causada por, 6*t*
  insuficiência renal causada por, 39*t*, 215, 235-238
  níveis quantitativos/intervenções potenciais, 45*t*, 238-239
  rabdomiólise causada por, 27*t*
  resumo dos perigos do, 587-691*t*
  toxicidade de, 235-239
  tratamento da intoxicação causada por, 33, 45*t*, 238-239, 336-337
    ácido fólico para, 238-239
    adsorção precária em carvão ativado e, 50-51*t*
    bicarbonato para, 464-466
    etanol para, 45*t*, 238-239, 495-498, 497-498*t*
    fomepizol para, 45*t*, 238-239, 496-497, 509-512
    piridoxina para, 238-239, 456-457, 544, 554
    tiamina para, 238-239, 557-560
    volume de distribuição do, 55-56*t*, 215, 235-238
Anticonvulsivantes, 23-24, **130-132**, 130-131*t*. *Ver também* ácido valproico, **71-73**, 438*t*
  em exames toxicológicos, 41*t*
  farmacocinética dos, 130-131*t*
  risco para o feto/gravidez, 62-66*t*
  toxicidade dos, 130-132, 130-131*t*
Anticorpos específicos da colchicina, fragmentos Fab de, para superdosagem de colchicina, 194, 204-205
Anticorpos específicos de digoxina, fragmentos Fab de, para toxicidade de glicosídeo cardíaco, 45*t*, 220, 222, **445-447**, 446-447*t*
Anticorpos monoclonais, como agentes antineoplásicos. *Ver também* agentes antineoplásicos, **84-93**
  toxicidade dos, 84-91, 85-90*t*, 139
Antidepressivos
  convulsões causadas por, 23*t*, 135-136
  farmacocinética dos, 133-135
  não cíclicos, 131-135, 132-134*t*
  risco para o feto/gravidez, 62-65*t*
  toxicidade dos, 131-135, 132-134*t*
  tricíclicos. *Ver* antidepressivos tricíclicos, 132-134*t*, 134-136
  volume de distribuição dos, 54-56*t*, 133-134
Antidepressivos tricíclicos, 132-134*t*, **134-136**
  arritmias ventriculares causadas por, 13*t*, 14, 15, 135-136
  bicarbonato para superdosagem de, 136-137, 464-466
  bloqueio atrioventricular (AV) causado por, 9-10, 9*t*, 135-136
  bradicardia causada por, 9-10, 9*t*, 135-136
  coma causado por, 19*t*, 135-136
  convulsões causadas por, 23*t*, 135-137
  discinesias causadas por, 25*t*
  em triagens toxicológicas, 41*t*, 135-136
    interferências, 44*t*, 135-137
  estupor causado por, 19*t*
  farmacocinética dos, 134-135
  fisostigmina contraindicada na superdosagem de, 136-137, 503, 505-506
  hipertensão causada por, 17*t*, 134-135
  hipertermia causada por, 21*t*
  hipotensão causada por, 15*t*, 134-136
  hipotermia causada por, 20*t*
  hipoxia causada por, 6*t*
  insuficiência ventilatória causada por, 5*t*
  interação com inibidor da monoaminoxidase, 282-283
  midríase causada por, 30*t*
  prolongamento do intervalo QRS provocado por, 10-12, 10-11*t*, 10*t*, 135-136
  rabdomiólise causada por, 27*t*
  taquicardia causada por, 12*t*, 13-14, 13*t*, 134-136
  toxicidade dos, 132-134*t*, 134-**136**
    em crianças, 58-59*t*
Antidiarreicos, toxicidade dos, **304-305**
Antídotos
  estoque hospitalar de, 440-441
  uso na gravidez, 440, 441*t*
Antieméticos
  distonia causada por, 26
  na intoxicação por agente cáustico e corrosivo, 104-105
  para intoxicação alimentar, 294-295
Antiestrogênios. *Ver também* agentes antineoplásicos, **84-93**
  toxicidade dos, 85-90*t*

Anti-histamínicos, **126-129**, 127-129, 137-138t. Ver também bloqueadores H$_2$, **478-481**
 coma causada por, 19t
 confusão causada por, 24t
 convulsões causadas por, 23t, 126-128
 delirium causado por, 24t
 discinesias causadas por, 25t
 em exames toxicológicos, 41t
 estupor causado por, 19t
 farmacocinética dos, 126-128
 hipertensão causada por, 17t
 hipertermia causada por, 21t, 126-128
 insuficiência ventilatória causada por, 5t
 midríase causada por, 30t
 para intoxicação por marisco escombroide, 297-298, 478-481, 479-480t
 produtos de combinação que contenham, 126-128
 taquicardia causada por, 12t
 toxicidade dos, 126-129, 137-138t
Anti-inflamatórios não esteroides, fármacos. Ver fármacos anti--inflamatórios não esteroides, **242-245**, 244t
Antilewisita britânica. Ver BAL (dimercaprol), **458-460**
Antilirium. Ver fisostigmina, 129-130, **505-507**
Antimetabólitos. Ver também agentes antineoplásicos, **84-93**
 toxicidade das, 84-91, 85-90t, 139
Antimoniato de meglumina, **128-129**, **137-138**. Ver também antimônio, **137-139**
Antimônio, **137-139**
 resumo dos riscos do, 587-691t
 toxicidade do, 137-139
Antinamicina D. Ver dactinomicina, 85-90t
Antiperspirantes. Ver também produtos não tóxicos/de baixa toxicidade, **355-357**
 exposição acidental a, 356t
Antipirina. Ver também fármacos anti-inflamatórios não esteroides, **242-245**
 toxicidade da, 243-245
Antiplaquetários, fármacos
 interação com varfarina, 390t
 interações erva-fármaco e, 361
Antipsicóticos, agentes, **245-247**, 245-246t, **498-500**
 atípicos, 93, 245-246t, 498-500
 distonia causada por, 25t, 26
 toxicidade das, 93, 245-246t, 498-499
 convulsões causadas por, 23t, 245-247, 498-499
 distonia causada por, 25t, 26, 245-247
 benztropina para, 139, 247, 463-464
 farmacocinética dos, 245-247, 498
 farmacologia/uso de, 498-500
 hipertermia causada por, 21, 21t, 245-247
 insuficiência ventilatória causada por, 5t
 para agitação/delirium/psicose, 25, 498-500
 reações extrapiramidais causadas por, 26, 245-247, 498-499
 difenidramina para, 139, 247, 485-486
 síndrome neuroléptica maligna causada por, 21, 21t, 245-247, 498-499
 agentes bloqueadores neuromusculares para, 466-471, 467t
 bromocriptina para, 22, 471-473
 rigidez em, 21, 21t, 25t, 26
 toxicidade dos, 245-247, 245-246t, 498-499
 em crianças, 58-59t
Antissépticos/desinfetantes, **139-141**
 contendo mercúrio, toxicidade das, 312-313
Antissoros, reação anafilática causada por, 27t
Antitoxina botulínica bivalente (equina), 447-449
Antitoxina botulínica heptavalente, 447-349
Antitoxinas
 botulínicas, 103, 105-108, 166-167, 447-449
 farmacologia/uso de, 447-449
 pré-tratamento com difenidramina e, 485-486

 tétano (imunoglobulina antitetânica), 383, 559-560
 farmacologia/uso de, 559-560
Antiveneno para aranha viúva-negra (Latrodectus), 143-144, 231-232, 451-453
 farmacologia/uso de, **451-453**
Antiveneno Polivalente Crotalinae, 449, 449-450t
Antivenenos
 água-viva mortal (Chironex fleckeri), 179, 311
 centruoides, 394-409
 crotalinae (cascavel), 352-353, 449-451, 449-450t
 difenidramina/ranitidina/pré-tratamento com bloqueador de H$_2$ e, 450-454, 478-481, 479-480t, 485-486
 exótica, 352-353, 452-454
 latrodectus mactans (aranha viúva-negra), 143-144, 231-232, 451-453
 micrurus fulvius (cobra-coral), 352-353, 452-454
 para picadas de serpentes, 352-353, 449-454, 449-450t
 peixe-pedra, 346-347
 reação anafilática causada por, 27t, 449-454
Antivirais, agentes, toxicidade dos, **93-98**, 94-97t
Antofilita (asbesto), 149-151
 exposição ocupacional ao, 575-578
 limites de exposição para, 150-151
 resumo dos perigos do, 587-691t
 toxicidade do, **149-151**
Antraquinona. Ver também vegetais, **392-410**
 toxicidade da, 394-409t
Antraz, como arma biológica, 98-103, 99t
Antraz, vacina contra o, 103, 105-108
ANTU (alfa-naftiltioureia), resumo dos perigos da, 587-691t
 pomada Anusol para hemorroidária. Ver pramoxina, 118-119t
Antúrio (Anthurium spp.), 394-409t. Ver também vegetais, **392-410**
Apidae (abelhas), envenenamento por, 279-280, 298-299
Apidra. Ver insulina glulisina, 82t, 425t
Apium graveolens, 394-409t. Ver também vegetais, 392-410
Aplicação e acabamento de concreto, exposições tóxicas e, 576t
Apócino, 394-409t. Ver também vegetais, **392-410**
Apocynum spp., 394-409t. Ver também vegetais, 392-410
Apraclonidina, 186-187, 206
 toxicidade da, 186-188, 206
Aprobarbital. Ver também barbitúricos, **152-155**
 farmacocinética do, 153-154t, 415t
 toxicidade do 153-154t
Aqua fortis (ácido nítrico). Ver também gases irritantes, **269-272**
 limites de exposição para, 270-271t
 resumo dos perigos do, 587-691t
 toxicidade do 270-271t
AquaMEPHYTON. Ver fitonadiona (vitamina K$_1$), **563-564**
Aracnidismo necrótico, 142-**144**, 231-232
Aracytin. Ver citarabina, 85-90t
Arbus prectorius, 394-409t. Ver também vegetais, **392-410**
Arctium lappa, 394-409t. Ver também vegetais, **392-410**
Arctostaphylos uva-ursi, 394-409t. Ver também vegetais, **392-410**
Arduan. Ver pipecurônio, 466-471, 467t
Areia para gatos. Ver também produtos não tóxicos/de baixa toxicidade, **355-357**
 exposição acidental a, 356t
Arena fatua, 394-409t. Ver também vegetais, **392-410**
Arenque (em conserva), interação com inibidor da monoaminoxidase, 282-283t
Argemone mexicana, 394-409t. Ver também vegetais, **392-410**
Argila. Ver também produtos não tóxicos/de baixa toxicidade, **355-357**
 exposição acidental a, 356t
Arimidex. Ver anastrozol, 85-90t

Aripiprazol. *Ver também* agentes antipsicóticos, **245-247, 498-500**
  farmacocinética do, 415*t*
  toxicidade do, 245-246*t*, 245-247
Arisaema spp., 394-409t. *Ver também* vegetais, 392-410
Aristolochia serpentina, 394-409*t. Ver também* vegetais, 392-410
  toxicidade da, 361, 394-409*t*
Aristolóquico, ácido, 273-274, 358, 361. *Ver também* produtos fitoterápicos e alternativos, **358-362**
Aroclor 1242 (bifenilas policloradas), 160-161
  dioxinas formadas por, 160-161, 220, 222
  insuficiência hepática causada por, 40*t*
  limites de exposição para, 160-161
  resumo dos perigos do, 587-691*t*
  toxicidade do, 160-161, 220, 222, 223
Arritmias. *Ver também* taquicardia/taquiarritmias, **12-13**, 12*t*
  acônito/desbloqueadores do canal de sódio que causam, 74-75
  fármacos para tratamento de, 239-242, 241-242*t*
  bicarbonato, 464-466
  fenitoína, 501-503, 505-506
  toxicidade dos, 239-242, 241-242*t*
  hidrocarbonetos que causam, 13, 13*t*, 15, 190, 262, 266-267, 276, 277, 349-350, 578-579, 581-582
  lítio que causa, 302-303
  pseudoefedrina/fenilefrina/descongestionantes que causam, 363-364, 500-501, 505
  ventriculares, 13-15, 13*t*, 14*t*
  acônito/desbloqueadores do canal de sódio que causam, 74-75
  cocaína que causa, 12-13t, 13, 197, 198
  fármacos antiarrítmicos que causam, 240-242, 364-365
  fármacos e toxinas que causam, 13-14, 13*t*
  glicosídeos cardíacos que causam, 13*t*, 219-220, 222
  hidrocarbonetos que causam, 13, 13*t*, 15, 190, 262, 266-267, 276, 277, 349-350, 578-579, 581-582
  tratamento das, 14-15
  lidocaína para, 15, 491-492, 521-522
  propranolol para, 15, 550-553
  trióxido de arsênio/arsênio que causa, 13*t*, 144-148
Arritmias. *Ver também* taquicardia/taquiarritmias, **12-13**, 12*t*
  acônito/desbloqueadores dos canais de sódio que causam, 74-75
  fármacos para tratamento das, 239-242, 241-242*t*
  bicarbonato, 464-466
  fenitoína, 501-503, 505-506
  toxicidade dos, 239-242, 241-242*t*
  hidrocarbonetos que causam, 13, 13*t*, 15, 190, 262, 266-267, 276, 277, 349-350, 578-579, 581-582
  lítio que causa, 302-303
  pseudoefedrina/fenilefrina/descongestionantes que causam, 363-364, 500-501, 505
  ventriculares, 13-15, 13*t*, 14*t*
  acônito/ desbloqueadores dos canais de sódio que causam, 74-75
  arsênio/trióxido de arsênio que causa, 13*t*, 144-148
  cocaína que causa, 12-13t, 13, 197, 198
  fármacos antiarrítmicos que causam, 75, 240-242, 364-365
  fármacos e toxinas que causam, 13-14, 13*t*
  glicosídeos cardíacos que causam, 13*t*, 219-220, 222
  hidrocarbonetos que causam, 13, 13*t*, 15, 190, 262, 266-267, 276, 277, 349-350, 578-579, 581-582
  tratamento de, 14-15
  lidocaína para, 15, 491-492, 521-522
  propranolol para, 15, 550-553
  trióxido de arsênio/arsênio que causa, 13*t*, 144-148
Arritmias ventriculares, **13-15**, 13*t*, 14*t*
  acônito/desbloqueadores de canal de sódio que causam, 74-75

arsênio/trióxido de arsênio que causa, 13*t*, 144-148
  cocaína que causa, 13, 13*t*, 197, 198
  fármacos antiarrítmicos que causam, 240-242, 364-365
  fármacos e toxinas que causam, 13-14, 13*t*
  glicosídeos cardíacos que causam, 13*t*, 219-220, 222
  hidrocarbonetos que causam, 13, 13*t*, 15, 190, 262, 266-267, 276, 277, 349-350, 578-579, 581-582
  tratamento das, 14-15
  lidocaína para, 15, 491-492, 521-522
  propranolol para, 15, 550-**553**
Arruda, 394-409*t. Ver também* vegetais, **392-410**
  síria, 394-409*t*
Arruda síria, 394-409*t. Ver também* vegetais, **392-410**
Arsenato. *Ver também* arsênio, **97-98**, **144-148**
  toxicidade do, 144-145
Arseniato de chumbo, resumo dos perigos do, 587-691*t*
Arsênio, **97-98, 144-148**
  acetilcisteína para intoxicação causada por, 441-498, 443*t*, 444*t*
  agentes de ligação para, 53-54*t*, 147-148
  dimercaprol (BAL) para intoxicação causada por, 147-148, 458-460
  efeitos no sistema nervoso central, 578-579
  em carbarsona, risco para o feto/gravidez, 62-65*t*
  exposição ocupacional ao, 579-580
  hipotensão causada por, 15*t*, 147-148
  insuficiência hepática causada por, 40*t*
  limites de exposição para, 144-146
  neuropatia causada por, 31*t*, 144-146, 578-579
  odor causado por, 31*t*
  penicilamina para intoxicação causada por, 540-542
  radiografia abdominal mostrando, 45-46*t*
  resumo dos perigos do, 587-691*t*
  succímero (DMSA) para intoxicação causada por, 147-148, 555-559
  toxicidade do, 97-98, 144-148
  unitiol (DMPS/ácido 2,3-dimercaptopropanolssulfônico) para intoxicação causada por, 147-148, 558, 560-563
Arsenito. *Ver também* arsênio, **97-98, 144-148**
  toxicidade de, 144-145
Arsenoaçúcares. *Ver também* arsênio, **97-98, 144-148**
  em frutos do mar, 145-147
  toxicidade dos, 145-147
Arsenobetaína. *Ver também* arsênio, **97-98, 144-148**
  em frutos do mar, 145-147
Arsina, **147-150**
  dimercaprol (BAL) para intoxicação causada por, 149-150, 459-460
  hemólise causada por, 148-149, 579-580
  insuficiência renal provocada por, 39*t*, 148-149
  limites de exposição para, 148-149
  odor causado por, 31*t*, 148-149
  processos de trabalho associados à exposição à 147-149, 576*t*
  resumo dos perigos do, 587-691*t*
  toxicidade da, 147-150
Arsonatos de metano. *Ver também* arsênio, **97**-98, 144-148
  toxicidade dos, 144-145
Artane. *Ver* triexifenidil, 129-130*t*, 438*t*
Artemisia absinthium, 394-409*t. Ver também* vegetais, **392-410**
Artemisia spp., 394-409*t. Ver também* vegetais, **392-410**
Articaína, 118-119*t. Ver também* anestésicos locais, **118-120**
  toxicidade da, 118-119*t*
Arum (*Arum* spp.), 394-409*t. Ver também* vegetais, **392-410**
Arum-dragão, lírio-negro 394-409*t. Ver também* vegetais, **392-410**
Árvore-do-fumo, arbusto-do-fumo, 394-409*t. Ver também* vegetais, **392-410**
Asbesto, **149-151**
  exposição ocupacional ao, 575-578
  limites de exposição para, 150-151

resumo dos perigos do, 587-691t
toxicidade do, 149-151
Asbestose, 150-151, 575-578
Ascendin. *Ver* amoxapina, 132-134t, 415t
Asclepias spp., 394-409t. *Ver também* vegetais, **392-410**
Asclepias Syriaca, 394-409t. *Ver também* vegetais, **392-410**
Ascórbico, ácido (vitamina C)
  para intoxicação por crômio, 205-206
  para intoxicação por selênio, 371, 377-378
  para metemoglobinemia, 320-321
  toxicidade do, 410-411
Asenapina. *Ver também* agentes antipsicóticos, **245-247**, **498-500**
  toxicidade da, 245-246t
Asfixia
  na inalação de fumaça, 280-282
  na toxicidade do óxido nitroso, 338
AsH$_3$ (arsina), **147-150**
  dimercaprol (BAL) para intoxicação causada por, 149-150, 459-460
  hemólise causada por, 148-149, 579-580
  insuficiência renal causada por, 39t, 148-149
  limites de exposição para, 148-149
  odor causado por, 31t, 148-149
  processos de trabalho associados à exposição à, 147-149, 576t
  resumo dos perigos da, 587-691t
  toxicidade da, 147-150
Asma
  dióxido de enxofre exacerbando, 221-222, 382
  mofos que causam, 324-325
  ocupacional, 575-577
  relacionada com o trabalho, 575-577
Asparaginase. *Ver também* agentes antineoplásicos, **84-93**
  toxicidade da, 85-90t
Aspartame. *Ver também* produtos não tóxicos/de baixa toxicidade, **355-357**
  exposição acidental ao, 356t
Aspergillus spp. *Ver também* mofos, **324-326**
  toxicidade de, 190, 324
Aspiração
  de conteúdo gástrico
    broncospasmo causado por, 7
    hipoxia causada por, 6, 6t
  de hidrocarbonetos, 275-277, 276t, 581-582
  broncospasmo causado por, 7, 7t
Aspiração pulmonar
  de conteúdo gástrico, hipoxia causada por, 6, 6t
  de hidrocarbonetos, 275-277, 276t, 581-582
  broncospasmo causado por, 7t
  hipoxia causada por, 6, 6t
Associação de clonidina + clortalidona. *Ver*
  clonidina, 186-188, 206, 419t
  clortalidona, 227-228t, 418t
Associação de colchicina e probenecida. *Ver* colchicina, **203-205**, 419t
Associação de laminudina + zidovudina. *Ver*
  lamivudina, 94-96t, 426t
  zidovudina, 93-98, 94-96t, 141, 144, 439t
Astemizol. *Ver também* anti-histamínicos, **126-129**
  farmacocinética do, 415t
  prolongamento do intervalo QT/*torsade de pointes* causados por, 13t, 126-128
  retirada do mercado, 126-128
  toxicidade do, 126-129t
Astrágalo (*Astragalus* spp.), 394-409t. *Ver também* vegetais, **392-410**
Astrágalo (*Cannabis sativa*), 306, 309-310, 394-409t. *Ver também* maconha, **306-312**; vegetais, **392-410**
Atabrine. *Ver* quinacrina, 192-193, 434t
Ataques de abelhas africanas, 279-280, 298-299

Atazanavir. *Ver também* agentes antivirais e antirretrovirais, **93-98**
  farmacocinética do, 415t
  toxicidade do, 93-97, 94-96t, 141
Atenolol. *Ver também* bloqueadores β-adrenérgicos, **159-163**
  farmacocinética do, 415t
  toxicidade do, 162-163t
Atensina. *Ver* clonidina, **186-188**, 206, 419t
Atividade neuronal, barbitúricos que causam depressão, **152-155**, 153-154t
Atlansil. *Ver* amiodarona, 240-242t, 241-242, 414t
Atomoxetina, 121t, 121-122. *Ver também* anfetaminas, **121-122**
  farmacocinética da, 415t
  toxicidade da, 121t, 121-122
Atracúrio. *Ver* agentes bloqueadores neuromusculares, **466-471**
  farmacologia/uso de, 466-471, 467t
Atrazina, resumo dos perigos da, 587-691t
Atrohist Plus. *Ver* agentes anticolinérgicos, **129-130**
  atropina, 129-130t, 415t, 453-456
  clorfeniramina, 127t, 418t
  escopolamina, 129-130t, 435t
  fenilefrina, 354, 362-363, 362-363t, 433t, 500-502
  hiosciamina, 129-130t, 425t, 427t
Atropa belladonna, 129-130, 394-409t. *Ver também* agentes anticolinérgicos, **129-130**; vegetais, **392-410**
Atropina, 129-130t, 304-305, **453-456**. *Ver também* agentes anticolinérgicos, **129-130**
  com difenoxilato (Lomotil/Lonox), 304-305. *Ver também* agentes anticolinérgicos, 129-130
  com difenoxina (Motofen), 304-305. *Ver também* agentes anticolinérgicos, 129-130; antidiarreicos, 304-305
  toxicidade da, 304-305
  farmacocinética da, 415t
  farmacologia/uso de, 453-456
  hipertensão causada por, 17t
  midríase causada por, 30t
  para bloqueio atrioventricular (AV), 9, 453-456
  para bradicardia, 9, 453-456
  para broncospasmo, 8
  para envenenamento por escorpião, 229
  para exposições a agentes nervosos, 109-110, 453-456
  para intoxicação por muscarina de cogumelos, 199-201, 453-456
  para intoxicação por nicotina, 330-331
  para intoxicação por organofosfonados/carbamatos, 290-292, 453-456
  para superdosagem de glicosídeo cardíaco, 220, 222, 453-456
  taquicardia causada por, 12t
  toxicidade da, 129-130t, 304-305, 454-456
  em crianças, 58-59t, 304-305
Atrovent. *Ver* ipratrópio, 129-130t, 426t
Auralgan Otic. *Ver*
  antipirina, 243-245
  benzocaína, 118-119t
Aurorix. *Ver* moclobemida, 282-283, 430t
Automatic Chemical Agent Detector Alarm (ACADA), para a detecção de armas químicas, 109-110
Ava, cava-cava, 360t, 394-409t. *Ver também* produtos fitoterápicos e alternativos, **358-362**; vegetais, **392-410**
  insuficiência hepática causada por, 40t
Avaliação e tratamento de emergência, 1-**68**, 2-3f
  agressão facilitada por drogas e, 65-68, 66-67t
  circulação e, 2f, 8-18
  complicações diversas e, 3f, 25-28
  diagnóstico/identificação de substância em, 3f, 42-46
  disposição do paciente e, 3f, 56-58
  eliminação aumentada na, 3f, 53-57
  estado mental alterado e, 2-3f, 18-25

ÍNDICE **707**

lista de verificação de procedimentos para, 2-3f
 na paciente grávida, 61, 65-66, 62-66t
 no paciente pediátrico, 57-66, 58-59t
 para incidentes com materiais perigosos, 565-572, 566f, 568-569f,
 procedimentos de descontaminação em, 3f, 45-53
 respiração e, 2f, 5-8
 vias respiratórias e, 1-5, 2f, 4f
Avaliação psicossocial, 57-58
Avandia. Ver rosiglitazona, 82t, 435t
AVC
 cocaína que causa, 197
 fenilpropanolamina que causa, 362-363
 inibidores da COX-2 que causam, 243-245
Ave-do-paraíso (Streelizia reginae), 394-409t. Ver também vegetais, **392-410**
Aventyl. Ver nortriptilina, 132-134t, 431t
Axid. Ver nizatidina, 478-481, 479-480t
Axocet. Ver
 barbitúricos (butalbital), 153-154t, 416t
 paracetamol, 340-343, 414t
Ayahuasca (harmalina), 216t, 394-409t. Ver também alucinógenos, **215-219**; vegetais, 392-410
Azacitidina. Ver também agentes antineoplásicos, **84-93**
 toxicidade da, 85-90t
Azaléia falsa (Adenium obesum; Menziesia ferruginea), 394-409t. Ver também vegetais, **392-410**
Azametifós, 287t. Ver também inseticidas organofosforados e carbamatos, **285-292**
Azarcon, 179-180, 359t. Ver também produtos fitoterápicos e alternativos, **358-362**; chumbo, **179-184**
 toxicidade do, 179-180, 359t
Azaspirácido, intoxicação diarreica por marisco causada por, 295-297. Ver também intoxicação alimentar: peixes e marisco, **295-298**
Azatidina. Ver também anti-histamínicos, **126-129**
 farmacocinética da, 415t
 toxicidade da, 128-129, 137-138t
Azatioprina
 interação com varfarina, 390t
 risco para o feto/gravidez, 62-65t
Azeda, 394-409t. Ver também vegetais, **392-410**
Azedinha, óxalis, 394-409t. Ver também vegetais, **392-410**
Azelastina, farmacocinética da, 415t
Azevinho, 394-409t. Ver também vegetais, 392-410
Azida, sódica, **151-153**
 coma/estupor causados por, 19t, 151-152
 farmacocinética da, 415t
 intervalo aniônico/acidose láctica causados por, 33t, 151-153
 limites de exposição para, 151-152
 resumo dos perigos da, 587-691t
 toxicidade da, 151-153
Azida de chumbo, toxicidade da, 151-152
Azilect. Ver rasagilina, 282, 325-326
Azimetileno (diazometano), resumo dos perigos do, 587-691t
Azinfós-etílico, 287t. Ver também inseticidas organofosforados e carbamatos, **285-292**
Azinfos-metilo, 287t. Ver também inseticidas organofosforados e carbamatos, 285-292
 resumo dos perigos do, 587-691t
 toxicidade do, 287t
Aziridina (etilenoimina), resumo dos perigos do, 587-691t
Azitromicina. Ver também agentes antibacterianos, **75-81**
 farmacocinética da, 415t
 toxicidade da, 76-79t
AZT (zidovudina), 93-98, 94-96t, 141, 144. Ver também agentes antivirais e antirretrovirais, **93-98**
 farmacocinética do, 439t
 toxicidade do, 94-96t, 97-98, 144
Azul de metileno, **457-458**
 atividade inibidora da monoaminoxidase do, 282-283

farmacologia/uso de, 457-458, 526
 para metemoglobinemia, 45t, 320-321, 457-458, 526
 na inalação de fumaça, 281-282, 350
 na ingestão de detergente, 211-212
 na intoxicação por bromato, 167-168
 na intoxicação por clorato, 188-189
 na intoxicação por dinitrofenol, 347-348
 na intoxicação por fenol, 251, 253
 na intoxicação por óxido de nitrogênio, 339-340
 na intoxicação por permanganato de potássio, 140-141
 na superdosagem de dapsona, 129-130, 185-186, 206-209
 na superdosagem de nitrato/nitrito, 332, 339
 risco para o feto/gravidez, 62-65t, 457-458
Azul-da-prússia (hexacianoferrato férrico), **456-457**
 arritmias ventriculares causadas por, 13t
 como agente de ligação, 53-54t, 370t
 farmacologia/uso de, 456-457
 para intoxicação por radiação, 370t, 456-457
 para intoxicação por tálio, 380-381, 456-457
 toxicidade do, 379-381

BabyBIG (imunoglobulina botulínica intravenosa [humana]), para botulismo infantil, 166-167, 447-449
Bacillus anthracis (antraz), como arma biológica, 98-103, 99t
Bacillus cereus, intoxicação alimentar causada por, 293-294t. Ver também intoxicação alimentar: bacteriana, **260-261**, **292-295**
Bacillus subtilis, enzimas proteolíticas (de subtilisinas), resumo dos perigos de 587-691t
Bacitracina. Ver também agentes antibacterianos, **75-81**
 farmacocinética da, 415t
 toxicidade da, 76-79t
Baclofeno, 371-372t. Ver também relaxantes musculares, **371-372**
 farmacocinética da, 415t
 toxicidade do, 371-372t, 371-372t
Bactrim. Ver
 sulfonamidas (sulfametoxazol), 76-79t, 436t
 trimetoprima, 76-79t, 129-130, 438t
"Bad trip", 218-219
Bagas, ingestão de, **392-410**, 394-409t. Ver também vegetais, **392-410**
Bahia (Bahia oppositifolia), 394-409t. Ver também vegetais, **392-410**
Baiacu (fugu), intoxicação alimentar causada por, 295-296. Ver também intoxicação alimentar, peixe e marisco, **295-298**
BAL (dimercaprol), **458-460**
 farmacologia/uso de, 458-460
 para envenenamento por arsênio, 147-148, 458-460
 para exposições vesicantes, 110-111
 para intoxicação por brometo de metila, 169-170
 para intoxicação por chumbo, 182-183, 458-460
 para intoxicação por cobre, 184, 195
 para intoxicação por dibrometo de etileno (EDB), 214-215
 para intoxicação por gás arsina, 149-150, 458-460
 para intoxicação por mercúrio, 315-316, 458-460
 para intoxicação por tálio, 380-381
Balas que contêm chumbo, manejo de, 183-184
Balões de ar. Ver também produtos não tóxicos/de baixa toxicidade, 355-357
 exposição acidental a, 356t
Balões de Mylar. Ver também produtos não tóxicos/de baixa toxicidade, **355-357**
 exposição acidental a, 356t
Balsamina-de-purga, 394-409t. Ver também vegetais, **392-410**
Báltico, peixe do, doença de Haff causada por, rabdomiólise e, 27t, 297-298
Bancos de dados computadorizados, identificação de substância em exposição ocupacional e, 575-577

Banisteriopsis spp. (harmalina), 216*t*, 394-409*t*. *Ver também*
  alucinógenos, **215-219**; vegetais, **392-410**
Banobese. *Ver* fentermina, 121*t*, 121-122, 433*t*
Baptista tinctoria, 394-409*t*. *Ver também* vegetais, **392-410**
Barbitúricos, **152-155**, 153-154*t*. *Ver também* sedativos
  hipnóticos, **112-113**
  coma causada por, 19*t*, 153-155
  em agressões facilitadas por drogas, 66-67*t*
  em exames toxicológicos, 41*t*, 154-155
    painel de "uso abusivo de fármacos", 42*t*
  estupor causado por, 19*t*, 153-155
  farmacocinética dos, 153-154, 153-154*t*
  hipotensão causada por, 15*t*, 152-155
  hipotermia causada por, 20*t*, 153-154
  insuficiência ventilatória causada por, 5*t*
  interação com varfarina, 390*t*
  risco para o feto/gravidez, 62-65*t*
  toxicidade dos, 152-155, 153-154*t*
Bardana, 394-409*t*. *Ver também* vegetais, **392-410**
Bário, **154-157**
  farmacocinética do, 155-156
  hipopotassemia causada por, 38, 38*t*, 154-156
  magnésio para intoxicação causada por, 155-156, 523-525
  resumo dos perigos do, 587-691*t*
  toxicidade do, 154-157
Baritose, 155-156
Barrete-de-padre, 394-409t. *Ver também* vegetais, **392-410**
Bartrina. *Ver também* piretrinas/piretroides, **354-355**
  toxicidade do, 354*t*
"Baseado" (gíria). *Ver* maconha, **306-312**
Batata-inglesa (partes verdes/brotos), 394-409*t*. *Ver também*
  vegetais, **392-410**
Baterias em botão, toxicidade de, 103-105
Batom. *Ver também* produtos não tóxicos/de baixa toxicidade,
  355-357
  exposição acidental a, 356*t*
Baygon (propoxur), 289*t*. *Ver também* inseticidas organofosforados e carbamatos, **285-292**
  resumo dos perigos do, 587-691*t*
  toxicidade do, 289*t*
BCG (intravesical). *Ver também* agentes antineoplásicos, **84-93**
  toxicidade da, 85-90*t*
BCME (bis clorometil éter), resumo dos perigos do, 587-691*t*
BCNU (carmustina). *Ver também* agentes antineoplásicos,
  84-93
  extravasamento de, 92, 93, 245
  toxicidade do, 85-90*t*
BCNU (carmustina). *Ver também* agentes antineoplásicos,
  84-93
  extravasamento de, 92, 93, 245
  toxicidade do, 85-90*t*
1,4-BD/BDO (1,4-butanodiol/ precursor de GHB). *Ver também*
  gama-hidroxibutirato (GHB), **267-270**, 423*t*
  farmacocinética do, 416*t*
  toxicidade do, 267-269, 269*t*
Begônia (*Begonia rex*), 394-409*t*. *Ver também* vegetais,
  392-410
Beladona, 129-130, 394-409*t*. *Ver também* agentes anticolinérgicos, **129-130**; vegetais; **392-410**
Benadryl. *Ver* difenidramina, 126-128, 420*t*, **485-486**
Benatux xarope para tosse. *Ver* difenidramina, 126-128, 420*t*,
  485-486
Benazepril, farmacocinética do, 415*t*
Bendamustina. *Ver também* agentes antineoplásicos, **84-93**
  toxicidade da, 85-90*t*
Bendiocarbe, 287*t*. *Ver também* inseticidas organofosforados e
  carbamatos, **285-292**
Bendroflumetiazida. *Ver também* diuréticos, **227-228**
  farmacocinética da, 416*t*
  toxicidade da, 227-228*t*

Benfuracarbe, 287*t*. *Ver também* inseticidas organofosforados
  e carbamatos, **285-292**
BenGay. *Ver*
  cânfora, 174-176, 175-176*t*, 276*t*
  mentol, 175-176*t*
  salicilatos (metil salicilato), 371, 373
Benlato (benomil), resumo dos perigos do, 587-691*t*
Benomil, resumo dos perigos do, 587-691*t*
Bensulida, 287*t*. *Ver também* inseticidas organofosforados e
  carbamatos, **285-292**
Bentonita, como agente de ligação, 53-54*t*
Bentyl. *Ver* diciclomina, 129-130*t*, 420*t*
Benzeno, **156-158**. *Ver também* hidrocarbonetos, 275-278
  doenças hematológicas causadas por, 156-157, 579-580
  limites de exposição para 156-157
  resumo dos perigos do, 587-691*t*
  toxicidade do, 156-158
(clorometil) benzeno, (cloreto de benzila), resumo dos perigos
  do, 587-691*t*
1,2-Benzenodiol (catecol), resumo dos perigos do, 587-691*t*
Benzenos difenil (trifenis), resumo dos perigos dos, 587-691*t*
Benzfetamina, 121, 121*t*. *Ver também* anfetaminas, **121-122**
  farmacocinética da, 416*t*
  risco para o feto/gravidez, 62-65*t*
  toxicidade da, 121, 121*t*
Benzidina, resumo dos perigos do, 587-691*t*
Benzilisoquinolinas. *Ver também* agentes bloqueadores neuromusculares, **466-471**
  efeitos adversos das, 469-470
Benzocaína, 118-119*t*. *Ver também* anestésicos locais,
  118-120
  metemoglobinemia causada por, 118-120, 319-320*t*
  toxicidade do, 118-119*t*
  em crianças, 58-59*t*
Benzodiazepinas, **157-162**, 158-159*t*, **459-463**
  coma causado por, 19*t*, 158-159
  tratamento do, 20, 159-162
  em agressões facilitadas por drogas, 66-67*t*
  em exames toxicológicos, 41*t*, 158-162
  interferências, 43*t*
  painel de "uso abusivo de drogas", 42*t*
  estupor causado por, 19*t*, 158-159
  tratamento do, 20, 159-162, 460-462
  farmacocinética das, 158-159, 460-461
  farmacologia/uso de, 459-463
  flumazenil para superdosagem de, 20, 112-113, 159-162,
    280-281, 372, 461-462, 497-498, 507-509
  naloxona para superdosagem de, **529-532**, 530*t*
  para abstinência de fármaco/álcool, 214, 235
  para agitação/*delirium*/psicose, 25, 459-463
  para convulsões, 23, 459-463
  para discinesia, 26
  para hipertermia, 22
  risco para o feto/gravidez, 62-65*t*, 461-462
  toxicidade das, 157-162, 158-159*t*
Benzoilecgonina
  em agressões facilitadas por drogas, 66-67*t*
  em exames toxicológicos, 41*t*
  uso de cocaína e, 198
Benzonatato, 118-119*t*. *Ver também* anestésicos locais,
  118-120
  toxicidade do, 118-119*t*
Benztiazida, farmacocinética da, 416*t*
Benztropina, 129-130*t*, **463-464**. *Ver também* agentes anticolinérgicos, **129-130**
  em exames toxicológicos, 41*t*
  farmacocinética da, 416*t*
  farmacologia/uso de, **463-464**
  para distonia, 26, 139, 247, **463-464**
  toxicidade da, 129-130*t*, 464

Bepridil. *Ver também* antagonistas dos canais de cálcio, **123-126**
  arritmias ventriculares causadas por, 13*t*
  farmacocinética de, 416*t*
  retirada do mercado do, 123-125
  toxicidade do, 123-125, 124-125*t*
Berberis spp., 394-409*t*. *Ver também* vegetais, **392-410**
Berílio
  doença pulmonar fibrótica causada por, 575-578
  processos de trabalho associados à exposição ao, 576*t*
  resumo dos perigos para, 587-691*t*
Berinjela (partes verdes), 394-409*t*. *Ver também* vegetais, **392-410**
Berquélio, DTPA para exposição ao, **487-489**
"Beta Tech". *Ver* gama-butirolactona, 267-269*t*, 423*t*
Betaxolol. *Ver também* bloqueadores β-adrenérgicos, **159-163**
  farmacocinética do, 416*t*
  toxicidade do, 162-163*t*
Betoptic. *Ver* betaxolol, 162-163*t*, 416*t*
Bétula (casca/folhas), 394-409*t*. *Ver também* vegetais, **392-410**
Betula spp., 394-409*t*. *Ver também* vegetais, **392-410**
Bevacizumabe. *Ver também* agentes antineoplásicos, **84-93**
  toxicidade do, 85-90*t*
Bexaroteno. *Ver também* agentes antineoplásicos, **84-93**
  risco para o feto/gestação, 62-65*t*
  toxicidade do, 85-90*t*
Bextra. *Ver* valdecoxibe, 242-245, 244*t*, 438*t*
Bezoar
  de carvão, 50-52
  na intoxicação por ferro, 254-255
BGE (*n*-butiléter glicidílico), resumo dos perigos do, 587-691*t*
Bicalutamida. *Ver também* agentes antineoplásicos, **84-93**
  toxicidade da, 85-90*t*
Bicarbonato de sódio, **464-466**
  como agente de ligação, 53-54*t*
  farmacologia/uso de, **464-466**
  para alcalinização urinária, **464-466**
    como suplemento de potássio, 545-546
  para hiperpotassemia, 38, **464-466**
  para intoxicação por radiação, 370*t*, **464-466**
  para rabdomiólise, 27, **464-466**
  para superdosagem de antiarrítmico, 75, 242, 364-365, 464-466
  para superdosagem de antiarrítmico tipo Ia, 75, 242, 364-365, **464-466**
  para superdosagem de antidepressivos tricíclicos, 136-137, **464-466**
  para superdosagem de anti-histamínico, 128-129, 137-138
  para superdosagem de antipsicótico, 139, 247
  para superdosagem de bloqueador β-adrenérgico, 163, 230
  para superdosagem de cloroquina, 193, 205
  para superdosagem de opiáceo/opioide, 285, 336
  para superdosagem de quinina, 366-367
  para superdosagem de salicilato, 228, 374-375, **464-466**
  para rabdomiólise, 27, 464-466
  para toxicidade de cocaína, 198, **464-466**
  para superdosagem de salicilato, 228, 374-375, 464-466
  para toxicidade de cocaína, 198, 464-466
Bicarbonato de sódio hipertônico. *Ver* bicarbonato de sódio, **464-466**
Bicillin. *Ver* penicilinas, 76-79*t*
Bico injetor do Raid. *Ver*
  hidrocarbonetos (destilados de petróleo), 275-**278**
  piretrinas/piretroides, 354-355, 364
Bidrin (dicrotofós), 287*t*. *Ver também* inseticidas organofosforados e carbamatos, **285-292**
  resumo dos perigos do, 587-691*t*
  toxicidade do, 287*t*

Bifenilas policloradas (PCBs), **160-161**
  dibenzodioxinas Policloradas (PCDD), toxicidade das, 222-226, 160-161
  dioxinas formadas por, 160-161, 220, 222
  insuficiência hepática causada por, 40*t*
  limites de exposição para, 160-161
  resumo dos perigos das, 587-691*t*
  toxicidade das, 160-161, 220, 222, 223
Bifenilo, resumo dos perigos do, 587-691*t*
Bifluoreto de amônio, 256-257*t*. *Ver também* fluoreto, **256-257**, 423*t*
Biguanidas, 80-81, 82*t*. *Ver também* agentes antidiabéticos (hipoglicemiantes), **80-84**
  farmacocinética das, 82*t*
  toxicidade das, 80-81, 82*t*
Bioaletrina. *Ver também* piretrinas/piretroides, **354-355**
  toxicidade da, 354*t*
"Biocopia PM". *Ver* 1,4-butanodiol, 267-269, 269*t*, 416*t*
Biorresmetrina. *Ver também* piretrinas/piretroides, **354-355**
  toxicidade da, 354*t*
Biperideno, 129-130*t*. *Ver também* agentes anticolinérgicos, **129-130**
  farmacocinética do, 416*t*
  toxicidade da, 129-130*t*
2,2-Bis (*p*-metoxifenol)-1,1,1-tricloroetano (metoxicloro). *Ver também* hidrocarbonetos clorados, **348-350**
  resumo dos perigos do, 587-691*t*
  toxicidade do, 189, 348-349*t*
Bis(2-cloroetil) éter, éter dicloroetílico, resumo dos perigos do, 587-691*t*
Bis-clorometil éter (BCME), resumo dos perigos do, 587-691*t*
Bisfenol (fenilfenol), 250, 252. *Ver também* fenóis, **250-253**
Bisfenol A, resumo dos perigos do, 587-691*t*
Bisoprolol. *Ver também* bloqueadores β-adrenérgicos, **159-163**
  farmacocinética do, 416*t*
  toxicidade do, 162-163*t*
Bissulfeto de sódio, resumo dos perigos do, 587-691*t*
Bitis, envenenamento por, 350-351*t*. *Ver também* picadas de cobra, **350-353**
"Blast". *Ver* γ-butirolactona, 267-269*t*, 423*t*
Blenoxane. *Ver* bleomicina, 85-90*t*
Bleomicina. *Ver também* agentes antineoplásicos, **84-93**
  toxicidade da, 85-90*t*
Blighia sapida, 394-409*t*. *Ver também* vegetais, **392-410**
"BLO". *Ver* γ-butirolactona, 267-269*t*, 423*t*
Blocadren. *Ver* timolol, 162-163*t*, 437*t*
Bloqueadores α-adrenérgicos
  hipotensão causada por, 15*t*
  para superdosagem de IMAO, 201
  vasodilatação causada por, 391-392
Bloqueadores β-adrenérgicos, **159-163**, 162-163*t*
  bloqueio atrioventricular (AV) causado por, 9*t*, 10, 162-163
  bradicardia causada por, 9*t*, 10, 162-163, 230
  broncospasmo causado por, 7*t*, 8, 163, 230
  como agentes antiarrítmicos, 159-162, 240-242*t*
  convulsões causadas por, 23*t*, 162, 230-231
  emulsão lipídica para superdosagem de, 163, 230, **491-493**
  epinefrina para superdosagem de, 163, 230, **490-495**
  farmacocinética de, 162-163
  glicose/dextrose com insulina (HIE) para superdosagem de, 163, 230, **510-513**, **515-517**
  glucagon por superdosagem de, 163, 230, **510-512**
  hiperpotassemia causada por, 38*t*, 163, 230
  hipoglicemia causada por, 230-231
  hipotensão causada por, 15*t*, 16, 159-163
  hipoxia causada por, 6*t*
  inanrinona para superdosagem de, **514-515**
  intervalo QRS afetado por, 162-163, 230
  isoproterenol para superdosagem de, 163, 230, **518-520**
  na toxicidade da cocaína, 198

para intoxicação por cafeína, 173-174
risco para o feto/gravidez e, 62-65*t*
toxicidade dos, **159-163**, 162-163*t*
Bloqueadores da angiotensina/IECAs (inibidores da enzima de conversão da angiotensina), 164-165
farmacocinética dos, 120, 164
hiperpotassemia causada por, 38*t*, 164-165, 239
risco para o feto/gravidez, 62-65*t*
toxicidade dos, 164-165
Bloqueadores de cálcio. *Ver* antagonistas dos canais de cálcio, 123-126, 124-125*t*
Bloqueadores dos canais de cálcio. *Ver* antagonistas dos canais de cálcio, **123-126**, 124-125*t*
Bloqueio atrioventricular (AV), **9-10**, 9*t*
  antagonistas dos canais de cálcio que causam, 9-10, 9*t*, 124-125
  bloqueadores β-adrenérgicos que causam 9*t*, 10, 162-163
  fármacos e toxinas que causam, 9, 9*t*
  glicosídeos cardíacos (digitálicos) que causam, 9-10, 9*t*, 219-220, 222
  hipertensão com, 9, 17, 17*t*
  prolongamento do intervalo QRS e, 10*t*, 11
  pseudoefedrina/fenilefrina/descongestionantes que causam, 9, 363-364
  succinilcolina que causa, 468-469
  tratamento do, 9-10
  atropina e glicopirrolato por, 9, **453-456**
  isoproterenol para, 9, **518-520**
Bloqueio AV (atrioventricular), **9-10**, 9*t*
  antagonistas dos canais de cálcio que causam, 9-10, 9*t*, 124-125
  bloqueadores β-adrenérgicos que causam 9*t*, 10, 162-163
  fármacos e toxinas que causam, 9, 9*t*
  glicosídeos cardíacos (digitálicos) que causam, 9-10, 9*t*, 219-220, 222
  hipertensão com, 9, 17, 17*t*
  prolongamento do intervalo QRS e, 10*t*, 11
  pseudoefedrina/fenilefrina/descongestionantes que causam, 9, 363-364
  succinilcolina que causa, 468-469
  tratamento do, 9-10
  atropina e glicopirrolato para, 9, 453-456
  isoproterenol para, 9, 518-520
Bloqueio cardíaco, **9-10**, 9*t*
  antagonistas dos canais de cálcio que causam, 9-10, 9*t*, 124-125
  bloqueadores b-adrenérgicos que causam, 9*t*, 10, 162-163
  fármacos e toxinas que causam, 9, 9*t*
  glicosídeos cardíacos (digitálicos) que causam, 9-10, 9*t*, 219-220, 222
  hipertensão com, 9, 17, 17*t*
  prolongamento do intervalo QRS e, 10*t*, 11
  pseudoefedrina/fenilefrina/descongestionantes que causam, 9, 363-364
  succinilcolina que causa, 468-469
  tratamento do, 9-10
  atropina e glicopirrolato para, 9, 453-456
  isoproterenol para, 9, 518-520
Bloqueio de Bier, para administração de cálcio, 258-259, 378, 474-475
Bloqueio de condução. *Ver* bloqueio atrioventricular (AV), **9-10**, 9*t*
"Blue Moon". *Ver* γ-butirolactona, 267-269*t*, 423*t*
"Blue Nitro Vitality". *Ver* γ-butirolactona, 267-269*t*, 423*t*
"*BlueRaine*". *Ver* 1,4-butanodiol, 267-269, 269*t*, 416*t*
Boa-noite, 394-409*t*. *Ver também* vegetais, **392-410**
Boletus satanas, cogumelos. *Ver também* intoxicação por cogumelos, **199-202**
toxicidade de, 200*t*

Bolhas. *Ver também* produtos não tóxicos/de baixa toxicidade, **355-357**
  exposição acidental a, 356*t*
Bolhas luminosas. *Ver também* produtos não tóxicos/de baixa toxicidade, **355-357**
  exposição acidental a, 357*t*
"Bolhas" (gíria). *Ver* anfetaminas, **121-122**; mefedrona, 121-122, 216*t*
Bolota (tipo de fruto), 394-409*t*. *Ver também* vegetais, **392-410**
"Bomba suja", 366-367. *Ver também* radiação ionizante, **366-371**
  materiais radioativos em, 366-367
"Bombas de fumaça", 280-281, 372. *Ver também* inalação de fumaça, **280-282**
Bombidae (zangão), envenenamento por, 279-280, 298-299
Bontril. *Ver* fendimetrazina, 121, 121*t*, 432*t*
"Borametz". *Ver* 1,4-butanodiol, 267-269, 269*t*, 416*t*
Borano, dimetilamina (DMAB), resumo dos perigos do, 587-691*t*
Borato de sódio/tetraborato (boratos), **69-70**
  farmacocinética do, 69, 230-231
  resumo dos perigos do, 587-691*t*
  toxicidade do, 69-70
Boratos, **69-70**
  farmacocinética dos, 69, 230-231
  resumo dos perigos do, 587-691*t*
  toxicidade dos, 69-70
Bórax (tetraborato de sódio), 69-70
  farmacocinética do, 69, 230-231
  resumo dos perigos do, 587-691*t*
  toxicidade do, 69-70
Bordeaux, mistura de. *Ver também* cobre, **194-195**
  toxicidade da, 194-195
Bórico, ácido, **69-70**
  convulsões causadas por, 23*t*
  farmacocinética do, 69, 230-231
  toxicidade do, 69-70
Boro, toxicidade do, **230-231**
Borrachas. *Ver também* produtos não tóxicos/de baixa toxicidade, **355-357**
  exposição acidental a, 356*t*
Bortezomibe. *Ver também* agentes antineoplásicos, **84-93**
  toxicidade do, 85-90*t*
Bothrops, Envenenamento por, 350-351*t*. *Ver também* picadas de cobra, **350-353**
  antiveneno para *Crotalinae* para, 449-451
Botox (toxina botulínica tipo A), botulismo causado por, 165-166
Botulina/toxina botulínica, 165-166. *Ver também* botulismo, **165-167**
  como arma biológica, 98-103, 100*t*
  insuficiência ventilatória causada por, 5*t*, 165-166
Botulismo, **165-167**
  antitoxina botulínica para, 103, 105-108, 166-167, 447-449
  como arma biológica, 98-103, 100*t*
  insuficiência ventilatória causada por, 5*t*, 165-166
  vacina contra, 103, **105-108**
Botulismo de feridas, 165-167
Botulismo iatrogênico, 165-167
Botulismo infantil, 165-167
  tratamento de, 166-167, 447-449
Botulismo colonização intestinal do adulto, 165-167
1-BP (brometo de *n*-propila/1-bromopropano), resumo dos perigos do, 587-691*t*
BPA (bisfenol A), resumo dos perigos do, 587-691*t*
Bradicardia, **9-10**, 9*t*
  antagonistas dos canais de cálcio que causam, 9-10, 9*t*, 124-125
  bloqueadores b-adrenérgicos que causam, 9*t*, 10, 162-163, 230

fármacos e toxinas que causam, 9, 9t
glicosídeos cardíacos (digitálicos) que causam, 9-10, 9t, 219-220, 222
hipertensão com, 9, 17, 17t, 18
hipotensão com, 15t, 16
hipotermia com, 9, 20
no paciente pediátrico, 9, 60-61
pseudoefedrina/fenilefrina/descongestionantes que causam, 9, 363-364, 500-501, 505
reflexo, 9, 17, 18
succinilcolina que causa, 468-469
tratamento da, 9-10
atropina para, 9, **453-456**
isoproterenol para, 9, **518-520**
Bradicardia reflexa, 9, 17, 18
Bradicardia sinusal, na hipotermia, 9
Bretílio, 240-242, 241-242t. Ver também fármacos antiarrítmicos, **239-242**
farmacocinética do, 240-241, 416t
hipotensão causada por, 15t, 241-242
toxicidade do 240-242, 241-242t
Bretylol. Ver bretílio, 240-242, 241-242t, 416t
Brevetoxinas
broncospasmo causado por, 7t
intoxicação neurotóxica por marisco causada por, 295-297t, 297-298. Ver também envenenamento por alimentos: peixes e moluscos, 295-298
Brevibloc. Ver esmolol, 162-163t, 422t, **494-496**
Brevital. Ver metoexital, 153-154, 153-154t, 429t
Bricanyl. Ver terbutalina, 230-231t, 436t
Bricanyl. Ver terbutalina, 230-231t, 436t
Brimonidina, 186-187, 206
toxicidade da, 186-188, 206
Briônia, 394-**409t**. Ver também vegetais, **392-410**
Briquetes de carvão. Ver também produtos não tóxicos/de baixa toxicidade, **355-357**
exposição acidental a, 356t
Brodifacoum. Ver também varfarina, **389-391**
em raticidas, 111, 389
toxicidade do, 111, 389, 390
Bromadiolona. Ver também varfarina, **389-391**
em raticidas, 111, 389
toxicidade da, 111, 389
Bromato de potássio, toxicidade do, 167-171
Bromatos, **167-171**
insuficiência renal causada por, 39t, 167-168
metemoglobinemia causada por, 167-168, 319-320, 319-320t
tiossulfato para intoxicação causada por, 167-168, 557-558
toxicidade dos, **167-171**
Brometo de cetrimônio. Ver também detergentes, **209-212**
toxicidade do, 209-211t
Brometo de etila, resumo dos perigos do, 587-691t
Brometo de hidrogênio, resumo dos perigos do, 587-691t
Brometo de metila, **168-170**
convulsões causadas por, 23t, 169-170
farmacocinética do, 168-169, 323
limites de exposição para, 168-169, 323
processos de trabalho associados à exposição ao, 168-169, 323, 576t
resumo dos perigos do, 587-691t
toxicidade de, 168-170
efeitos no sistema nervoso central e, 169-170, 578-579
Brometo de n-Propilo (1-bromopropano), resumo dos perigos do, 587-691t
Brometo de vinila, resumo dos perigos do, 587-691t
Brometos, **170-172**
coma causado por, 19t, 170-171
confusão causada por, 24t, 170-171
de etila, resumo dos perigos da, 587-691t
de metila. Ver brometo de metila, **168-170**
de vinila, resumo dos perigos da, 587-691t
delirium causado por, 24t, 170-171
eliminação de, 55-56t, 170-171
estupor causado por, 19t, 170-171
farmacocinética dos, 170-171
hidrogênio, resumo dos perigos do, 587-691t
intervalo aniônico estreito causado por, 34, 170-171
n-propila (1-bromopropae), resumo dos perigos do, 587-691t
risco para o feto/gravidez, 62-65t, 170-171
toxicidade dos, **170-172**
bromidrato de dextrometorfano e, 212-213
volume de distribuição dos, 55-56t, 170-171
Bromfenac. Ver também fármacos anti-inflamatórios não esteroides, 242-245
farmacocinética do, 416t
toxicidade do, 244t, 243-245
Bromismo, 170-171
Bromisoval, 170-171. Ver também brometos, **170-172**
Bromo
processos de trabalho associados à exposição ao, 576t
resumo dos perigos do, 587-691t
2-Bromoacetaldeído, EDB convertido em, 214-215
Bromoclorometano (clorobromometano), resumo dos perigos do, 587-691t
Bromocriptina, 209-210, **471-473**. Ver também derivados do ergot, **209, 228-234**
farmacocinética da, 416t
farmacologia/uso de, 471-473
para síndrome neuroléptica maligna, 22, **471-473**
toxicidade da, 209-210, 471-473
Bromofeniramina. Ver também anti-histamínicos, **126-129**
farmacocinética da, 416t
radiografia abdominal mostrando, 45-46t
toxicidade da, 127t
Bromofórmio, resumo dos perigos do, 587-691t
Bromofume (dibrometo de etileno/dibromoetano/1,2-dibromoetano), **214**, **215, 235-238**
limites de exposição para, 214-215,
resumo dos perigos do, 587-691t
toxicidade dos, 214, 215, 235-238
Bromometano (brometo de metila), **168-170**
convulsões causadas por, 23t, 169-170
farmacocinética do, 168-169, 323
limites de exposição para, 168-169, 323
processos de trabalho associados à exposição ao, 168-169, 323, 576t
resumo dos perigos do, 587-691t
toxicidade do, 168-170
efeitos no sistema nervoso central, 169-170, 578-579
1-Bromopropano, resumo dos perigos do, 587-691t
Bromovaleriureia, 170-171. Ver também brometos, **170-172**
Broncodilatadores para broncospasmo, 8
Broncospasmo, **7-8**, 7t
bloqueadores β-adrenérgicos que causam, 7t, 8, 163, 230
em reações anafiláticas/anafilactoides, 27
fármacos e toxinas que causam, 7t
isoproterenol para alívio do, **518-520**
tratamento do, 8
Bronquite, dióxido de enxofre exacerbando, 221-222, 382
Brucina, 144, 231-232. Ver também estricnina, **231-233**, 436t
Brugmansia arborea, 394-409t. Ver também vegetais, **392-410**
Brunfelsia australis, 394-409t. Ver também vegetais, **392-410**
Bryonia spp., 394-409t. Ver também vegetais, **392-410**
Buclizina. Ver também anti-histamínicos, **126-129**
toxicidade da, 127t
"Buds" (gíria). Ver maconha, **306-307**
Bufferin. Ver ácido acetilsalicílico, 371, 373-374, 415t

Bufo spp., sapos
  alucinógenos na pele de, 216t. *Ver também* alucinógenos, 215-219
  glicosídeos cardíacos no veneno de, 213, 219, 359t. *Ver também* glicosídeos cardíacos (digitálicos), 219-220; produtos fitoterápicos e alternativos, **358-362**
Bufotenina (5-hidróxi-*N,N*-dimetiltriptamina), 359t, 216t. *Ver também* alucinógenos, **215-219**; produtos fitoterápicos e alternativos, **358-362**
  toxicidade da, 359t, 216t
Bufotoxina, 213, 219, 359t. *Ver também* glicosídeos cardíacos (digitálicos), **219-220**; produtos fitoterápicos e alternativos, **358-362**
Buganvília, três-marias (*Bougainvillea glabra*), 394-409t. *Ver também* vegetais, **392-410**
Bug-Geta Snail and Slug Killer. *Ver* metaldeído, **248**, **317-318**, 428t
Bulbo de tulipa/*Tulipa*, 394-409t. *Ver também* vegetais, **392-410**
Bulimia, intoxicação crônica por ipeca e, 48-49, 412-413
Bumetanida. *Ver também* diuréticos, **227-228**
  farmacocinética da, 416t
  toxicidade da, 227-228t
Bumex. *Ver* bumetanida, 227-228t, 416t
Bupivacaína, 118-119t, 118-120. *Ver também* anestésicos locais, **118-120**
  emulsão lipídica para superdosagem de, **491-493**
  farmacocinética da, 416t
  toxicidade da, 118-119t, 118-120
Buprenorfina, 334t. *Ver também* opioides, **334-336**
  para dependência de opioides, 335
  toxicidade da, 334t, 335
Bupropiona, 131-134t. *Ver também* antidepressivos não cíclicos, **131-135**
  bicarbonato para superdosagem de, **464-466**
  convulsões causadas por, 23t, 131-132
  emulsão lipídica para superdosagem de, **491-493**
  farmacocinética da, 416t
  prolongamento do intervalo QRS causado por, 10t
  toxicidade da, 131-134t
"Buraco K, caindo." *Ver* cetamina, **248-250**, 426t
Buspar. *Ver* buspirona, 112t, 112-113, 416t
Buspirona, 112t, 112-113. *Ver também* sedativos hipnóticos, **112-113**
  farmacocinética da, 416t
  interação com inibidor da monoaminaoxidase, 282-283t
  toxicidade da, 112t, 112-113
Bussulfano. *Ver também* agentes antineoplásicos, **84-93**
  radiografia abdominal, 45-46t
  toxicidade do, 85-90t
Butabarbital. *Ver também* barbitúricos, **152-155**
  farmacocinética do, 153-154t, 416t
  toxicidade do, 153-154t
Butacaína, 118-119t. *Ver também* anestésicos locais, **118-120**
  toxicidade do, 118-119t
1,3-Butadieno, resumo dos perigos do, 587-691t
Butalbital. *Ver também* barbitúricos, **152-155**
  em produtos combinados, 152-153
  farmacocinética do, 153-154t, 416t
  toxicidade do, 153-154t
Butamben, 118-119t. *Ver também* anestésicos locais, **118-120**
  toxicidade do, 118-119t
Butamifós, 287t. *Ver também* inseticidas organofosforados e carbamatos, **285-292**
1,4-Butanodiol (1,4-BD/butano-1,4-diol/precursor do GHB). *Ver também* γ-hidroxibutirato (GHB), **267-270**, 423t
  farmacocinética do, 416t
  toxicidade do, 267-269, 269t
1,2-Butanolida. *Ver* γ-butirolactona, 267-269t, 423t
1,4 Butanolida. *Ver* γ-butirolactona, 267-269t, 423t

2-Butanona (metiletilcetona), resumo dos perigos do, 587-691t
Butanotiol (*n*-butilmercaptano), resumo dos perigos do, 587-691t
2-Butenal (crotonaldeído), resumo dos perigos do, 587-691t
Buthus spp., envenenamento por escorpião, 229
n-Butilacetato, resumo dos perigos do 587-691t
sec-butilacetato, resumo dos perigos do 587-691t
terc-butilacetato, resumo dos perigos do, 587-691t
n-Butilacrilato, resumo dos perigos do, 587-691t
n-Butilamina, resumo dos perigos do, 587-691t
Butilcelosolve (monobutiléter etilenoglicol/2-butoxietanol/EGBE). *Ver também* glicóis, **235-239**
  resumo dos perigos do, 587-691t
  toxicidade do, 236t
1,4-Butilenoglicol (precursor de 1,4-butanodiol/1,4-BD/GHB).
  Ver também γ-hidroxibutirato (GHB), **267-270**, 423t
  farmacocinética do, 416t
  toxicidade do, 267-269, 269t
n-butiléter glicidílico, resumo dos perigos do, 587-691t
Butiletilcetona, resumo dos perigos da, 587-691t
o-sec-Butilfenol resumo dos perigos do 587-691t
di-*n*-Butilfosfato (fosfato de dibutilo), resumo dos perigos do, 587-691t
n-butil-lactato, resumo dos perigos do, 587-691t
n-Butilmercaptano, resumo dos perigos do, 587-691t
p-terc-Butiltolueno, resumo dos perigos do, 587-691t
Butiril lactona. *Ver* γ-butirolactona, 267-269t, 423t
Butirofenona, 93, 245-246t, 245-247. *Ver também* agentes antipsicóticos, **245-247**, **498-500**
  convulsões causadas por, 23t
  distonia causada por, 25t
  toxicidade das, 93, 245-246t, 245-247
Butirolactona. *Ver* γ-butirolactona, 267-269t, 423t
Butisol. *Ver* butabarbital, 153-154t, 416t
Butocarboxima, 287t. *Ver também* inseticidas organofosforados e carbamatos, **285-292**
Butorfanol, 334t, 335. *Ver também* opiáceos/opioides, **334-336**
  farmacocinética do, 334t, 416t
  toxicidade do, 334t, 335
Butoxicarboxima, 287t. *Ver também* inseticidas organofosforados e carbamatos, **285-292**
Butóxido de piperonila, em piretrinas/piretroides, 354
2-Butoxietanol (monobutiléter do etilenoglicol/butilcelosolve/EGBE). *Ver também* glicóis, **235-239**
  resumo dos perigos do, 587-691t
  toxicidade do, 236t
Buxinho, 394-409t. *Ver também* vegetais, **392-410**
Buxus spp., 394-409t. *Ver também* vegetais, **392-410**
Byetta. *Ver* exenatida, 80-83, 82t, 422t
BZ, como arma química, 103, 105-109. *Ver também* agentes químicos, de guerra, **105-111**

Cabelo-de-anjo. *Ver também* produtos não tóxicos/de baixa toxicidade, **355-357**
  exposição acidental a, 357t
Cacto (espinheiro), 394-409t. *Ver também* vegetais, **392-410**
Cádmio (Cd), **171-173**
  limites de exposição para, 171-172
  pneumonite ocupacional causada por, 171-172, 575-577
  processos de trabalho associados à exposição ao, 171-172, 576t
  resumo dos perigos do, 587-691t
  toxicidade do, **171-173**
Ca-DTPA
  farmacologia/uso de, **487-489**
  para intoxicação por radiação, 370t, **487-489**
Cadusafós, 287t. *Ver também* inseticidas organofosforados e carbamatos, **285-292**
Cafeeiro-de-Kentucky, 394-409t. *Ver também* vegetais, **392-410**

ÍNDICE 713

Cafeína, **172-174**
  agitação causada por, 24t, 173-174
  arritmias ventriculares causadas por, 13t, 173-174
  convulsões causadas por, 23t, 173-174
  discinesias causadas por, 25t
  dose repetida de carvão ativado para superdosagem de, 56-57t, 123-124, 174
  em triagem toxicológica, 41t, 173-174
  esmolol para superdosagem de, **123-124**, 173-174, 494-496
  farmacocinética da, 173-174, 417t
  hiperglicemia causada por, 34t, 173-174
  hipopotassemia causada por, 38, 38t, 173-174
  hipotensão causada por, 15t, 173-174
  intervalo aniônico/acidose láctica causada por, 33t
  propranolol para a intoxicação causada por, **173-174**, 550-553
  psicose causada por, 24t
  taquicardia causada por, 12t, 13t, 173-174
  toxicidade da, **172-174**
  vasopressina para superdosagem de, 123-124, 174
Cafeinismo, 173-174
Cafergot. Ver cafeína, **172-174**, 417t; ergotamina, 209-210, 421t
Café-selvagem, 394-409t. Ver também vegetais, **392-410**
Cal (óxido de cálcio)
  hidratada/cáustica (hidróxido de cálcio)
    resumo perigo da, 587-691t
    sulfato de cobre com (mistura de Bordeaux), 194-195. Ver também cobre, 194-195
    resumo dos perigos para, 587-691t
Cal cáustica (hidróxido de cálcio), resumo dos perigos da, 587-691t
Cal de nitrogênio (cianamida de cálcio), resumo dos perigos da, 587-691t
Cal hidratada (hidróxido de cálcio)
  resumo dos perigos do, 587-691t
  sulfato de cobre com (mistura de Bordeaux), 194-195. Ver também cobre, 194-195
Cal virgem (óxido de cálcio), resumo dos perigos do, 587-691t
Cala, 394-409t. Ver também vegetais, **392-410**
Caládio, tinhorão, 394-409t. Ver também vegetais, **392-410**
Caladryl. Ver pramoxina, 118-119t
Cálcio, **472-475**
  agente de ligação para, 53-54t
  farmacologia/uso de, 472-475
  para exposição dérmica ao ácido fluorídrico, 47-48t, 258-259, 378, **473-475**
  para hiperpotassemia, 38, **472-475**
  para ingestão de detergente contendo fosfato, 211-212
  para intoxicação por ácido oxálico, 47-48t, 70-71, 344, **472-475**
  para intoxicação/contaminação por flúor/fluoreto de hidrogênio e ácido fluorídrico, 47-48t, 256-260, 378, **472-475**
  para picadas de aranha Latrodectus, 143-144
  para superdosagem de antagonista de canais de cálcio, 125-126, **472-475**
  para superdosagem de magnésio, 308-309, **472-475**
  para toxicidade de glicosídeos cardíacos, 219-220
Calcose, 194-195. Ver também cobre, 194-195
Calgonate, para exposição dérmica ao ácido fluorídrico, 474-475
Calicanto, 394-409t. Ver também vegetais, **392-410**
Calicivírus semelhante ao Norwalk, gastroenterite de origem alimentar causada por, 260-261, 292-293
Califórnio para exposição ao, **487-489**
Calla palustris, 394-409t. Ver também vegetais, **392-410**
Calluna vulgaris, 394-409t. Ver também vegetais, **392-410**
Caltha palustris, 394-409t. Ver também vegetais, **392-410**
Calycanthus spp., 394-409t. Ver também vegetais, **392-410**
CAM (chemical agent monitor), para detecção de armas químicas, 109-110

Camellia sinensis (chá verde extrato), 172-173, 360t. Ver também cafeína, **172-174**, 417t; produtos fitoterápicos e alternativos, 358-362
toxicidade da, **273-274**, **358**, 360t
Camomila-fedorenta, 394-409t. Ver também vegetais, **392-410**
Camoquin. Ver amodiaquina, 192-193
Campho-Phenique. Ver cânfora, **174-176**, 175-176t, 276t
  fenóis, **250-253**
Campylobacter, intoxicação alimentar/infecção sistêmica causada por, 293-295, 293-294t. Ver também intoxicação alimentar, bacteriana, **260-261**, **292-295**
Canabinoides, 306, 309-310. Ver também maconha, **306**, **309-312**
  análogos sintéticos de, 306-307
  em agressões facilitadas por drogas, 66-67t
  toxicidade de, 306, 309-310
Canamicina. Ver também agentes antibacterianos, **75-81**
  farmacocinética da, 426t
  risco para o feto/gravidez e, 62-65t
  toxicidade da, 76-79t
Câncer
  exposição à dioxina e, 223
  exposição a o dibrometo de etileno e, 214-215
  exposição ao óxido de etileno e, 239, 336-337
  exposição à radiação que causa, 367-368
  exposição ao arsênio e, 144-147
  exposição ao cloreto de metileno e, 189-190
  exposição ao tetracloroetileno e ao tricloroetileno e, 387-389
  exposições ocupacionais e, 577-579, 577-578t, 581-584
  potencial de fármacos/substâncias químicas para causar, 581-584
Câncer de pele, exposição ao arsênio e, 146-147
Câncer de pulmão
  exposição ao arsênio e, 146-147
  exposição ao asbesto e, 150-151
Câncer ocupacional, 577-**579**, 577-578t, 581-**584**
Candesartana. Ver também bloqueadores da angiotensina/IECAs, 164-165
  farmacocinética da, 417t
  toxicidade da, 164-165, 239
Canetas. Ver também produtos não tóxicos/de baixa toxicidade, **355-357**
  caneta com ponta de feltro, exposição acidental a, 356t
  esferográfica, exposição acidental à tinta em, 356t
Canfeno clorado (toxafeno). Ver também hidrocarbonetos clorados, **348-350**
  resumo dos perigos do, 587-691t
  toxicidade do, 189, 348-349t
Cânfora, **174-176**, 175-176t, 276t
  convulsões causadas por, 23t
  resumo dos perigos do, 587-691t
  toxicidade da, **174-176**, 175-176t, 276t
  em crianças, 58-59t
Cânhamo/produtos de sementes de cânhamo, exame de urina para maconha afetado por, 306-307
"Cano de chumbo" (rigidez, na síndrome neuroléptica maligna, 21
Cânula nasal, para oxigenoterapia, 540-541
Caowu, aconitina em, 74, 343
Capecitabina. Ver também agentes antineoplásicos, **84-91**
  toxicidade de, 85-90t
Capoten. Ver captopril, 164-165, 417t
Caprolactama, resumo dos perigos da, 587-691t
Capsaicina sprays. Ver também produtos não tóxicos/de baixa toxicidade, **355-357**
  exposição acidental a, 357t
Capsicum annuum, 394-409t. Ver também vegetais, **392-410**
Capsicum spp., 394-409t. Ver também vegetais, **392-410**

714 ÍNDICE

Cápsulas de óleo de banho. *Ver também* produtos não tóxicos/
de baixa toxicidade, **355-357**
 exposição acidental a, 356*t*
Captafol, resumo dos perigos do, 587-691*t*
Captopril, 164-165. *Ver também* bloqueadores da angiotensina/IECAs, **164-165**
 farmacocinética do, 120, 164, 417*t*
 toxicidade de, 164-165
Capuz de frade (*Aconitum napellus*), 74, 343. *Ver também* acônito, **74-75**
 toxicidade do, 74-75, 273-274, 358, 359*t*, 394-409*t*
Caracóis, interação com inibidor da monoaminoxidase, 282-283*t*
Caravela-portuguesa, envenenamento por, 115, 179, 310-**311**
Carbamatos, **285-292**, 287-291*t*
 atropina para intoxicação causada por, 290-292, **453-456**
 bloqueio atrioventricular (AV) causado por, 9*t*
 bradicardia causada por, 9*t*, 286, 289
 broncospasmo causado por, 8, 286, 289
 convulsões causadas por, 23*t*, 286, 289
 farmacocinética dos, 285-286, 289
 glicopirrolato para intoxicação causada por, **453-456**
 hipotensão causada por, 15*t*
 insuficiência ventilatória causada por, 5*t*, 286, 289
 miose causada por, 30*t*, 286, 289
 neuropatia causada por, 286, 289
 pralidoxima (2-PAM)/oximas na intoxicação por, 285-286, 290-292, **546-548**
 toxicidade dos, 285-292, 287-291*t*
Carbamazepina, **176-178**, **224**
 bloqueio atrioventricular (AV) causado por, 9*t*, 177-178
 bradicardia causada por, 9*t*, 177-178
 coma causado por, 19*t*, 177-178
 convulsões causadas por, 23*t*, 177-178
 discinesias causadas por, 25*t*, 177-178,
 dose repetida de carvão ativado para superdosagem de, 45*t*, 56-57*t*, 178, 224
 eliminação de, 55-56*t*, 176-177, 417*t*
 estupor causado por, 19*t*, 177-178
 farmacocinética da, 176-177, 417*t*
 interação com varfarina, 390*t*
 midríase causada por, 30*t*, 177-178
 nas triagens toxicológicas, 41*t*, 177-178
 níveis quantitativos/intervenções potenciais, 45*t*, 177-178
 risco para o feto/gravidez, 62-65*t*
 toxicidade da, 176-178, 224
 volume de distribuição da, 54-56*t*, 176-177, 417*t*
Carbapenêmicos, 76-79*t*. *Ver também* agentes antibacterianos, **75-81**
Carbaril, 287*t*. *Ver também* inseticidas organofosforados e carbamatos, **285-292**
 pralidoxima (2-PAM)/oximas para intoxicação com, **546-548**
 resumo dos perigos do, 587-691*t*
 toxicidade do, 287*t*
Carbarsona (29% arsênico), risco para o feto/gravidez, 62-65*t*
Carbenicilina. *Ver também* agentes antibacterianos, **75-81**
 farmacocinética da, 417*t*
 toxicidade da, 76-79*t*
Carbetamida, 287*t*. *Ver também* inseticidas organofosforados e de carbamatos, **285-292**
Carbimazol, risco para o feto/gravidez, 62-65*t*
Carbimida de cálcio (cianamida de cálcio), resumo de perigos de, 587-691*t*
Carbinoxamina. *Ver também* anti-histamínicos, **126-129**
 farmacocinética da, 417*t*
 toxicidade de, 127*t*
Carbodi-imida (cianamida), resumo de perigos da, 587-691*t*
Carbofurano, 287*t*. *Ver também* inseticidas organofosforados e carbamatos, **285-292**
 resumo dos perigos do, 587-691*t*
 toxicidade de, 287*t*

Carbonato de cálcio. *Ver também* cálcio, **472-475**
 em antiácidos Tums, radiografia abdominal mostrando, 45-46*t*
 farmacologia/uso de, **472-475**
 no giz. *Ver também* produtos não tóxicos/de baixa toxicidade, 355-357
 exposição acidental a, 356*t*
 para exposição dérmica ao ácido fluorídrico, 258-259, 378, 473-475
 para intoxicação por ácido oxálico, 70-71, 344, **472-475**
 para intoxicação/contaminação por flúor/fluoreto de hidrogênio e ácido fluorídrico, 257-259, 378, **472-475**
Carboneto de cobalto-tungstênio, doença pulmonar fibrótica causada por, 575-578
Carbonila de ferro (pentacarbonil de ferro), resumo dos perigos da, 587-691*t*
Carbonila de níquel (tetracarbonilo de níquel)
 pneumonia causada por, 575-577
 resumo dos perigos do, 587-691*t*
Carboplatina. *Ver também* agentes antineoplásicos, **84-93**
 extravasamento de, 92
 toxicidade da, 85-90*t*
Carbosulfano, 287*t*. *Ver também* inseticidas organofosforados e carbamatos, **285-292**
Carboxiemoglobina, níveis quantitativos/intervenções potenciais, 45*t*
 inalação de fumaça e, 281-282, 350
 na intoxicação por cloreto de metileno, 189-190
 na intoxicação por monóxido de carbono, 7, 327-328
Carboxipeptidase G_2 (CPDG$_2$/glucarpidase), para superdosagem de metotrexato, 168-169, 322-323
Cardene. *Ver* nicardipina, 123-125*t*, 431*t*
Cardenolídeos, 213, 219. *Ver também* glicosídeos cardíacos (digitálicos), **219-220**
Cardiotoxicidade
 bicarbonato para, **464-466**
 da quinina, 365-366
 de fármacos antiarrítmicos, 240-242, 364-365
 de opiáceos e opioides, 335
Cardizem. *Ver* diltiazem, 123-125*t*, 420*t*
Cardo de leite (silimarina/silibinina/*Silybum marianum*), 360*t*, **554-555**. *Ver também* produtos fitoterápicos e alternativos, **358-362**
 farmacologia/uso de, 360*t*, 554-555
 para intoxicação por cogumelos amatoxina, 199, 202-203, 554-555
 toxicidade do, 360*t*, 554-555
Cardura. *Ver* doxazosina, 391-392, 421*t*
"Cargas". *Ver*
 codeína, 334*t*, 335, 419*t*
 glutetimida, 112*t*, 112-113, 375-376
Carisoprodol, 371-372, 371-372*t*, 377-378. *Ver também* relaxantes musculares, **371-372**
 discinesias causadas por, 25*t*
 em agressões farmacológicas para drogas, 66-67*t*
 em triagens toxicológicas, 41*t*
 farmacocinética do, 417*t*
 flumazenil para superdosagem de, 280-281, 372
 toxicidade do, 371-372*t*
Carmustina (BCNU). *Ver também* agentes antineoplásicos, **84-93**
 extravasamento de, 92, 93, 245
 toxicidade da, 85-90*t*
Carnes, defumadas/em conserva/maturada, interação com inibidor de monoaminoxidase, 282-283*t*
L-Carnitina
 farmacologia/uso de, 475-477
 para intoxicação por ácido valproico, 73, 475-477
Carnitor. *Ver* L-carnitina, **475-477**
Carprofeno. *Ver também* fármacos anti-inflamatórios não esteroides, **242-245**
 farmacocinética do, 417*t*
 toxicidade do, 244*t*

Cartazes de advertência, para veículos de transporte de materiais perigosos, 567-568, 570f
identificação da substância em exposição ocupacional e, 575-577
Carteolol. *Ver também* bloqueadores β-adrenérgicos, **159-163**
farmacocinética do, 417t
toxicidade do, 162-163t
Cartilagem de tubarão, 360t. *Ver também* produtos fitoterápicos e alternativos, **358-362**
Cartrol. *Ver* carteolol, 162-163t, 417t
Carukia barnesi, envenenamento pela água-viva 115, 179, 310-311
Carum carvi, 394-409t. *Ver também* vegetais, **392-410**
Caruru-de-cacho (*Phytolacca americana*), 394-409t. *Ver também* vegetais, **392-410**
frutos imaturos, 394-409t
Carvalho, 394-409t. *Ver também* vegetais, **392-410**
veneno, 394-409t
Carvalho-selvagem, 394-409t. *Ver também* vegetais, **392-410**
Carvão
ativado, 50-52, 50-52t, **476-478**
fármacos e toxinas precariamente absorvidos por 50-51t
para descontaminação gastrintestinal, **50-52**, 50-52t, **476-478**
com catártico, 51-53
com irrigação intestinal total, 52-53
em gestantes, 57-58, 110-111
de dose repetida, 50-52, 56-57, 56-57t, **476-478**
fármacos removidos por, 56-57t
para eliminação aumentada, 56-57, 56-57t
para intoxicação por tálio, 380-381
para superdosagem ácido de valproico, 45t, 73
para superdosagem de barbitúrico, 56-57t, 154-155
para superdosagem de carbamazepina, 45t, 56-57t, 178, 224
para superdosagem de colchicina, 194, 204-205
para superdosagem de dapsona, 56-57t, 129-130, 209-211
para superdosagem de digoxina/digitoxina, 56-57t, 220, 222
para superdosagem de fenciclidina, 250, 252
para superdosagem de salicilato, 56-57t, 228, 374-375
para superdosagem de teofilina, 45t, 56-57t, 278-279, 381-382
para superdosagem metotrexato, 168-169, 323
exposição acidental ao, 356t. *Ver também* produtos não tóxicos/de baixa toxicidade, 355-357
farmacologia/uso de, **476-478**
Carvão ativado, **50-52**, 50-52t, **476-478**
em doses repetidas, 50-52, 56-57, 56-57t, 476-478
fármacos removidos por, 56-57t
para eliminação aumentada, 56-57, 56-57t
para intoxicação por tálio, 380-381
para superdosagem de ácido valproico, 45t, 73
para superdosagem de barbitúrico, 56-57t, 154-155
para superdosagem de carbamazepina, 45t, 56-57t, 178, 224
para superdosagem de colchicina, 194, 204-205
para superdosagem de dapsona, 56-57t, 129-130, 209-211
para superdosagem de digoxina/digitoxina, 56-57t, 220, 222
para superdosagem de fenciclidina, 250, 252
para superdosagem de metotrexato, 168-169, 323
para superdosagem de salicilato, 56-57t, 228, 374-375
para superdosagem de teofilina, 45t, 56-57t, 381-382, 278-279
farmacologia/uso do, 476-478
fármacos e toxinas mal absorvidos por, 50-51t

para descontaminação gastrintestinal, 50-52, 50-52t, 476-478
com catártico, 51-53
com irrigação uso total, 52-53
em pacientes grávidas, 57-58, 110-111
Carvedilol, 159-162, 162-163t. *Ver também* bloqueadores β-adrenérgicos, **159-163**
farmacocinética do, 417t
toxicidade do, 159-162, 162-163t
Carya illinonensis, 394-409t. *Ver também* vegetais, **392-410**
Carybdea alata, envenenamento por, 115, 179, 310-311
Caryota urens, 394-409t. *Ver também* vegetais, **392-410**
Cáscara (*Rhamnus* spp.), 394-409t. *Ver também* vegetais, **392-410**
Cáscara, 359t, 394-409t. *Ver também* produtos fitoterápicos e alternativos, **358-362**; vegetais, **392-410**
Cascavel (*Crotalinae*), antiveneno para, 352-353, **449-451**, 449-450t
Cascavel, envenenamento por 281-282, 350-353, 350-351t. *Ver também* picadas de cobra, 350-353
antiveneno para, 352-353, 449-451, 449-450t
do Mojave, 351-353
antiveneno para, 352-353, 449-451, 449-450t
hipotensão causada por, 15t, 351-352
morfina para, 528-530
Casodex. *Ver* bicalutamida, 85-90t
Cassia angustifolia/*Cassia acutifolia*, 360t. *Ver também* produtos fitoterápicos e alternativos, **358-362**
Castanha-da-índia, 394-409t. *Ver também* vegetais, **392-410**
Castanhas, reação anafilática causada por, 27t
Castanheiro-da-África, 394-409t. *Ver também* vegetais, **392-410**
hipoglicemia causada por, 34t
toxicidade do, 394-409t
Cataflam. *Ver* diclofenaco, 244t, 420t
Catárticos
abuso de, hipernatremia causada por, 35t
magnésio em, 51-53, 307-308. *Ver também* magnésio, **307-309**, 427t, 523-525
para descontaminação gastrintestinal, **51-53**
Catecol, resumo dos perigos do, 587-691t
Cateter de Foley, no tratamento de problemas circulatórios, 9
Cateter urinário (Foley), no tratamento de problemas circulatórios, 9
Catha edulis, 121-122, 394-409t. *Ver também* anfetaminas, **121-122**; vegetais, **392-410**
Catharanthus roseus, 394-409t. *Ver também* vegetais, 392-410
Catinona, 121-122. *Ver também* anfetaminas, **121-122**
Caulophyllum thalictroides, 394-409t. *Ver também* vegetais, **392-410**
Cavalinha, 394-409t. *Ver também* vegetais, **392-410**
CAVH (hemofiltração arteriovenosa contínua), para eliminação aumentada, 56-57
na superdosagem de ácido valproico, 73
CAVHDF (hemodiafiltração arteriovenosa contínua), para eliminação aumentada, 56-57
"CCC" (gíria). *Ver* dextrometorfano, **211-213**, **219**, 420t
CCl_4 (tetracloreto de carbono), **384-385**
acetilcisteína para intoxicação causada por, 103, 385, 441-498, 443t, 444t
insuficiência hepática/lesão causada por, 40t, 384-385, 579-580
limites de exposição para, 384
oxigenoterapia hiperbárica para intoxicação causada por, **539-541**
resumo dos perigos de 587-691t
toxicidade de, 384-385
CCNU (lomustina). *Ver também* agentes antineoplásicos, **84-93**
toxicidade do, 85-90t

Cd (cádmio), **171-173**
   limites de exposição para, 171-172
   pneumonite ocupacional causada por, 171-172, 575-577
   processos de trabalho associados à exposição ao, 171-172, 576t
   resumo dos perigos de, 587-691t
   toxicidade do, 171-173
Cebola. *Ver também* vegetais, **392-410**
   falsa-cebola-do-mar, 394-409t
   selvagem, 394-409t
Cebola-do-mar, 213, 219. *Ver também* glicosídeos cardíacos (digitálicos), **219-220**
Cebola-selvagem, alho-selvagem, 394-409t. *Ver também* vegetais, **392-410**
Ceclor. *Ver* cefaclor, 76-79t, 417t
Cefaclor. *Ver também* agentes antibacterianos, **75-81**
   farmacocinética do, 417t
   toxicidade do, 76-79t
Cefalina (em xarope de ipeca), 299, 411-412
Cefaloridina. *Ver também* agentes antibacterianos, **75-81**
   farmacocinética da 417t
   toxicidade da, 76-79t
Cefalosporinas. *Ver também* agentes antibacterianos, **75-81**
   toxicidade das, 76-79t
Cefalotil. *Ver* cefazolina, 76-79t, 417t
Cefalotina. *Ver também* agentes antibacterianos, 75-81
   farmacocinética da, 417t
   toxicidade da, 76-79t
Cefamandol. *Ver também* agentes antibacterianos, **75-81**
   farmacocinética do, 417t
   toxicidade do, 76-79t
Cefazolina. *Ver também* agentes antibacterianos, **75-81**
   farmacocinética da, 417t
   toxicidade da, 76-79t
Cefditoren pivoxil, farmacocinética do, 417t
Cefmetazol. *Ver também* agentes antibacterianos, **75-81**
   farmacocinética do, 417t
   toxicidade do, 76-79t
Cefobid. *Ver* cefoperazona, 76-79t, 417t
Cefoperazona. *Ver também* agentes antibacterianos, **75-81**
   farmacocinética da, 417t
   toxicidade da, 76-79t
Cefotan. *Ver* cefotetano, 76-79t, 417t
Cefotetana. *Ver também* agentes antibacterianos, **75-81**
   farmacocinética da, 417t
   toxicidade de, 76-79t
Ceftriaxona. *Ver também* agentes antibacterianos, **75-81**
   farmacocinética da, 417t
   toxicidade de, 76-79t
Cegueira
   intoxicação por metanol e, 317-319
   superdosagem de quinina que causa, 365-367
Celastrus scandens, 394-409t. *Ver também* vegetais, **392-410**
Celebrex. *Ver* celecoxibe, 242-245, 244t, 417t
Celecoxibe. *Ver também* fármacos anti-inflamatórios não esteroides, **242-245**
   farmacocinética do, 242-243, 417t
   toxicidade do, 242-245, 244t
Celexa. *Ver* citalopram, 131-134t
Cellosolve. *Ver também* glicóis, **235-239**
   butilo (monobutiléter do etilenoglicol/2-butoxietanol/EGBE)
      resumo dos perigos do, 587-691t
      toxicidade do, 236t
   etil (monoetiléter do etilenoglicol/2-etoxietanol/EGEE)
      resumo dos perigos do, 587-691t
      toxicidade do, 236t
   isopropil (2-isopropoxietanol), resumo dos perigos do, 587-691t
   metil (2-metoxietanol/EGME monometiléter do etilenoglicol)
      doenças hematológicas causadas por, 579-580
      resumo dos perigos do, 587-691t
      toxicidade doe, 237t

"Celluplex". *Ver* 1,4-butanodiol, 267-269, 269t, 416t
Células de "Pseudo-Pelger-Huet", na superdosagem de colchicina, 194, 204-205
Cenas com neve. *Ver também* produtos não tóxicos/de baixa toxicidade, **355-357**
   exposição acidental a, 357t
Cenouras
   fármacos ou toxinas que causam odor de, 31t
   selvagem, 394-409t. *Ver também* vegetais, **392-410**
Centros de controle de venenos, regionais, 57-58
   para obter informações sobre substância envolvida em incidentes com materiais perigosos, 567-568
Centros de controle regionais de veneno, 57-58
   identificação de substância em exposição ocupacional e, 575-577
   informação sobre substância envolvida em incidente com materiais perigosos e, 567-568
Centruroides exilicauda (escorpião), intoxicação por, 229-112
Centruroides spp., envenenamento por, 394-409
Cephaline ipecacuanha, xarope de ipeca derivado de, 299, 411-412
Cera. *Ver também* produtos não tóxicos/de baixa toxicidade, **355-357**
   exposição acidental a, 356t
Cerastes, envenenamento por, 350-351t. *Ver também* picadas de cobra, **350-353**
Cerebyx. *Ver* fosfenitoína, 251, 423t, **501-503**, **505-506**
Cereja (ornamental) (sementes mastigadas), 394-409t. *Ver também* vegetais, **392-410**
Cereja (sementes mastigadas), 394-409t. *Ver também* vegetais, **392-410**
   cianeto que causa odor de, 31, 31t, 184-185
   toxicidade das, 394-409t
Cereja. *Ver também* vegetais, **392-410**
   Jerusalém, 394-409t
   ornamental (sementes mastigadas), 394-409t
   selvagem (sementes mastigadas), 394-409t
Cereja-branca, 394-409t. *Ver também* vegetais, **392-410**
Cério (óxido ou sal), resumo dos perigos do, 587-691t
Cerivastatina, rabdomiólise causada por, 27t
Cerveja, interação com inibidor da monoaminoxidase, 282-283t
Césio/césio-154-155. *Ver também* radiação ionizante, **366-371**
   agentes quelantes/bloqueadores para exposição ao, 370t
   azul-da-Prússia (hexocianoferrato férrico), 370t, 456-457
   hipopotassemia causada por, 38t
   na "bomba suja", 366-367
Cestrum diurnum, 394-409t. *Ver também* vegetais, **392-410**
Cestrum nocturnum, 394-409t. *Ver também* vegetais, **392-410**
Cetacaine spray. *Ver*
   benzocaína, 118-119t
   butamben, 118-119t
   tetracaína, 118-119t
Cetamina, **248-250**
   discinesias causadas por, 25t
   em agressões facilitadas por drogas, 66-67t
   farmacocinética da, 248-249, 426t
   toxicidade da, 248-250
Ceteno, resumo dos perigos do, 587-691t
Cetirizina. *Ver também* anti-histamínicos, **126-129**
   farmacocinética da 417t
   toxicidade da, 126-128, 127t
Cetoacidose
   alcoólica, 214, 234-235
      acidose de intervalo aniônico causada por, 33-34, 33t, 234-235
      elevação de intervalo osmolar causada por, 32t, 33, 34, 234-235

ÍNDICE 717

intoxicação por etilenoglicol diferenciada de, 234-235, 238-239
diabética
  acidose de intervalo aniônico causada por, 33-34, 33t
  elevação de intervalo osmolar causada por, 32t, 33, 34
  insulina para, 515-517
Cetoacidose alcoólica, 234-235
  acidose de intervalo aniônico causada por, 33-34, 33t, 234-235
  elevação de intervalo osmolar causada por, 32t, 33, 34, 234-235
  intoxicação por etilenoglicol diferenciada de, 234-235, 238-239
Cetoacidose diabética
  acidose de intervalo aniônico causada por, 33-34, 33t
  elevação de intervalo osmolar causada por, 32t, 33, 34
  insulina para, 515-517
Cetona isoamílica, metil, resumo dos perigos da, 587-691t
Cetonas. Ver também hidrocarbonetos, **275-278**
  em exames toxicológicos, interferências, 44t
  toxicidade das, 276
Cetoprofeno. Ver também fármacos anti-inflamatórios não esteroides, **242-245**
  farmacocinética do, 426t
  toxicidade do, 244t
Cetorolaco. Ver também fármacos anti-inflamatórios não esteroides, **242-245**
  farmacocinética do, 426t
  toxicidade do, 244t
Cetrimida. Ver também detergentes, **209-212**
  toxicidade da, 209-211t, 211-212
Cetuximabe. Ver também agentes antineoplásicos, 84-93
  toxicidade do, 85-90t
"Céu azul" (gíria). Ver álcool isopropílico, **301-302**
CFCs (clorofluorocarbonetos/freons), 262, 266-267
  arritmias ventriculares causadas por, 13, 13t, 262, 266-267, 578-579, 581-582
  limites de exposição para, 266-267
  propranolol para intoxicação causada por, 266-267, **550-553**
  toxicidade do, 262, **266-267**
Chan Su, 359t. Ver também bufotoxina, 213, 219, 359t
Chapéu-de-napoleão, 394-**409t**. Ver também vegetais, **392-410**
Chat (khat), 121-122, 394-409t. Ver também anfetaminas, 121-122; vegetais, 392-410
Chemet. Ver succímero (DMSA), **555-559**
Chemical Agent Monitor (CAM), para detecção de armas químicas, 109-110
CHEMTREC, para informações sobre substâncias envolvidas em incidente com materiais perigosos, 567-568
Chenodiol, risco para o feto/gravidez, 62-65t
CHI₃ (tri-iodometano/iodofórmio/iodeto de metileno), 280, 298-299. Ver também iodo, **298-299**
  resumo dos perigos do, 587-691t
  toxicidade do, 280, 298-299
Chiclete. Ver também produtos não tóxicos/de baixa toxicidade, **355-357**
  exposição acidental a, 356t
  nicotina. Ver também nicotina, 329-332, 431t
  toxicidade da, 329-331
Chironex fleckeri (água-viva), antiveneno para, 179, 311
Chironex fleckeri (água-viva), envenenamento por, 115, 179, 310-311
Chiropsalmus quadrumanus (água-viva), envenenamento por, 115, 179, 310-311
Chlorophyllum molybdites cogumelos. Ver também intoxicação por cogumelos, **199-202**
  toxicidade dos, 200t
Chlor-Trimeton. Ver clorfeniramina, 127t, 418t
Choque
  cocaína que causa, 197
  dopamina no tratamento do, 486-488
  intervalo aniônico/acidose láctica associadas a, 33t
  norepinefrina no tratamento do, 535-537
  vasodilatador
    azul de metileno para, 457-458
    vasopressina para, 562-564
Choque elétrico, risco para o feto/gravidez, 62-65t
Choque por vasodilatador
  azul de metileno para, 457-458
  vasopressina para, 562-564
Choupo, álamo, 394-409t. Ver também vegetais, **392-410**
Chrysaora quinquecirrha (urtiga-do-mar americana), intoxicação por, tratamento da, 179, 311
Chuanwu, aconitina no, 74, 343
Chumbo, **179-184**
  anemia causada por, 180-183
  confusão causada por, 24t, 180-181
  convulsões causadas por, 23t, 180-181
  delirium causado por, 24t, 180-181
  dimercaprol (BAL) para intoxicação causada por, 182-183, 458-460
  distúrbios reprodutivos associados à exposição ao, 181-184, 578-579
  EDTA-cálcio para intoxicação causada por, 182-184, 488-491, 493
  excreção urinária de, 181-182
  farmacocinética do, 179-180
  limites de exposição, 180-181, 183-184
  neuropatia causada por, 181, 180-181, 578-579
  níveis sanguíneos de, 181-184
  no osso, medição de fluorescência por raio x de, 182-183
  penicilamina para intoxicação causada por, 182-183, 540-542
  processos de trabalho associados à exposição a, 179, 311, 179-180, 183-184, 576t
  radiografia abdominal mostrando, 45-46t, 182-183
  resumo dos perigos do, 587-691t
  succímero (DMSA) para intoxicação causada por, 182-183, 555-559
tetraetila
  efeitos neurotóxicos do, 578-579
  resumo dos perigos do, 587-691t
tetrametila, resumo dos perigos do, 587-691t
  toxicidade do, 179-184
  efeitos hematológicos do, 180-181, 579-580
  efeitos no sistema nervoso central do, 180-181, 578-579
  em crianças, 179-184
unitiol (DMPS/2,3-dimercaptopropanolssulfônico) para intoxicação causada por, 182-183, 558, 560-563
Chumbo tetraetila
  resumo dos perigos do, 587-691t
  neurotoxicidade do, 578-579
tetraetilsuccinonitrilo, resumo dos perigos do, 587-691t
"Chuva amarela" (micotoxinas T-2), como arma biológica, 100t.
Ver também agentes biológicos de guerra, **98-103**
Cialis. Ver tadalafil, 332, 339
Cialotrina. Ver também piretrinas/piretroides, **354-355**
  toxicidade da, 354t
Cianamida, resumo dos perigos da, 587-691t
Cianamida de cálcio, resumo dos perigos de, 587-691t
Cianamida hidrogenada. Ver também cianeto, **184-186**
  toxicidade de, 184-185, 195
Cianeto, **184-186**
  acetilcisteína para intoxicação causada por, 441-498, 443t, 444t
  adsorção precária em carvão ativado e, 50-51, 50-51t
  coma causado por, 19t, 184-185
  como arma química, 103, 105-108, 107t, 108-111. Ver também agentes químicos de guerra, 105-111
  convulsões causadas por, 23t, 184-185
  em triagens toxicológicas, interferências, 43t

estupor causado por, 19t, 184-185
hidroxocobalamina para intoxicação causada por, 110-111,
185-186, 206, 512-515
na inalação de fumaça, 281-282, 350, 512-515
hipoxia causada por, 6t, 7
intervalo aniônico/acidose láctica causada por, 33t, 184-185
na inalação de fumaça, 184, 195, 280-282
nitritos para intoxicação causada por, 110-111, 184-186, 532-534, 533-534t
odor causado por, 31, 31t, 184-185
oxigenoterapia hiperbárica para intoxicação causada por, 185-186, 206, 539-541
processos de trabalho associados à exposição ao, 184, 195, 576t
resumo dos perigos do, 587-691t
taquicardia causada por, 12t
tiossulfato para intoxicação causada por, 110-111, 184-186, 557-558
na inalação de fumaça, 281-282, 350, 557-558
toxicidade do, 103, 105-110, 107t, 184-186, 332-333
efeitos no sistema nervoso central e, 578-579
nitroprussiato que causa, 184-185, 195, 332-333, 534-535
profilaxia/tratamento com hidroxocobalamina e, 185-186, 206, 333-334, 338, 512-515
profilaxia/tratamento com tiossulfato e, 185-186, 206, 333-334, 338, 557-558
Cianeto de potássio. *Ver também* cianeto, **184-186**
resumo dos perigos do, 587-691t
Cianeto de sódio. *Ver também* cianeto, **184-186**
resumo dos perigos para, 587-691t
Cianídrico ácido. *Ver também* gás cianeto de hidrogênio, 195, 184-186
resumo dos perigos do, 587-691t
Cianocobalamina, 110-111, 512-513. *Ver também* hidroxocobalamina (vitamina B$_{12}$), **512-515**
Cianoetileno (acrilonitrilo). *Ver também* cianeto, **184-186**
acetilcisteína por intoxicação causada por, 441-498, 443t, 444t
resumo dos perigos do, 587-691t
toxicidade do, 184, 195
Cianofós, 287t. *Ver também* inseticidas organofosforados e carbamatos, **285-292**
Cianogênio, resumo dos perigos do, 587-691t
Cianometano (acetonitrilo). *Ver também* cianeto, **184-186**
processos de trabalho associados à exposição ao, 576t
resumo dos perigos do, 587-691t
toxicidade do, 184, 195
Cianose
chocolate, em metemoglobinemia, 319-320
no diagnóstico de intoxicação, 31
Ciclame/*Cyclamen* sp., 394-409t. *Ver também* vegetais, **392-410**
Ciclizina. *Ver também* anti-histamínicos, **126-129**
toxicidade da, 127t
Ciclobenzaprina, 134-135, 371-372t. *Ver também* relaxantes musculares, **371-372**; antidepressivos tricíclicos, **134-136**
em agressões facilitadas por drogas, 66-67t
farmacocinética de, 419t
fisostigmina para superdosagem de, 280-281, 372
toxicidade de, 134-135, 371-372, 371-372t
Ciclofosfamida. *Ver também* agentes antineoplásicos, **84-93**
extravasamento de, 92
toxicidade da, 85-90t
1,4-Ciclohexadienodiona (quinona), resumo dos perigos da, 587-691t
Ciclo-hexanol, resumo dos perigos do, 587-691t
Ciclo-hexanona, resumo dos perigos do, 587-691t
Ciclo-hexeno, resumo dos perigos do, 587-691t
1-(1-Ciclo-hexil)piperidina (TCP), 248-249, 348. *Ver também* fenciclidina, **248-250**, 432t

Ciclohexilamina, resumo dos perigos da, 587-691t
Ciclonite (hexa-hidro-1,3,5-trinitro-1,3,5-triazina/RDX), resumo dos perigos da, 587-691t
Ciclopentadieno, resumo dos perigos do, 587-691t
Ciclopentano, resumo dos perigos do, 587-691t
Cicloserina
agitação/psicose causada por, 24t
piridoxina para superdosagem de, 456-457, 554
Ciclosporina, insuficiência renal causada por, 39t
Ciclotetrametileno-tetranitramina, resumo dos perigos do, 587-691t
Ciclotiazida. *Ver também* diuréticos, **227-228**
toxicidade da, 227-228t
Cicuta (*Cicuta maculata*), 394-409t. *Ver também* vegetais, **392-410**
convulsões causadas por, 23t
odor causado por, 31t
Cicuta. *Ver também* vegetais, **392-410**
aquática (cicutoxina/*Cicuta maculata*), 394-409t
convulsões causadas por, 23t
odor causado por, 31t
menor, 394-409t
rabdomiólise causada por, 27t
veneno, 394-409t
Cicuta maculata, 394-409t. *Ver também* vegetais, **392-410**
convulsões causadas por, 23t
odor causado por, 31t
Cicuta-da-europa, 394-**409**t. *Ver também* vegetais, **392-410**
Cidofovir. *Ver também* agentes antivirais e antirretrovirais, **93-98**
farmacocinética do, 418t
toxicidade do, 93-97, 94-96t, 141
Cigarros de cravo
inalação de eugenol e, 251, 253. *Ver também* fenóis, **250-253**
traqueobronquite causada por, 174-176, 251, 253
Cigua-Check, 297-298
Ciguatera/ciguatoxina
intoxicação alimentar causada por, 295-298, 296-297t, 261-262. *Ver também* intoxicação alimentar, peixe e marisco, 295-298
manitol para, 261-262, 297-298, 524-526
risco para o feto/gravidez, 62-65t
Cilastina/imipenem. *Ver também* agentes antibacterianos, **75-81**
farmacocinética de, 425t
toxicidade de, 76-79t
Cimento Portland, resumo dos perigos do, 587-691t
Cimetidina, **478-481**, 479-480t
confusão causada por, 24t
delirium causado por, 24t
farmacologia/uso de, **478-481**, 479-480t
interação com varfarina, 390t
para intoxicação do molusco escombroide, 297-298, **478-481**, 479-480t
para reações anafiláticas/anafilactoides, 478-481, 479-480t
para toxicidade da dapsona, 208-209
Cimicifuga. *Ver também* vegetais, **392-410**
azul, 394-409t
risco para o feto/gravidez, 62-65t
"cohoses", 394-409t
Cimicifuga racemosa, 394-409t. *Ver também* vegetais, **392-410**
Cimicifuga spp. 394-409t. *Ver também* vegetais, **392-410**
Cinarizina. *Ver também* anti-histamínicos, **126-129**
farmacocinética da 418t
toxicidade da, 127t
Cinchonismo
quinidina, que causa, 364-365
quinino que causa, 365-366
Cinerária, 394-409t. *Ver também* vegetais, **392-410**

Cinerina I ou II (piretro), resumo dos perigos da, 587-691t
Cinicifuga, 394-409t. *Ver também* vegetais, **392-410**
Cinzas de cigarro. *Ver também* produtos não tóxicos/de baixa toxicidade, **355-357**
 exposição acidental a, 356t
Cinzas de lareira. *Ver também* produtos não tóxicos/de baixa toxicidade, **355-357**
 exposição acidental a, 356t
Cinzas de madeira. *Ver também* produtos não tóxicos/de baixa toxicidade, **355-357**
 exposição acidental a, 356t
Cipermetrina. *Ver também* piretrinas/piretroides, **354-355**
 toxicidade da, 354, 354t
Cipramil. *Ver* citalopram, 131-134t
Cipro. *Ver* ciprofloxacino, 76-79t, 102, 418t
Ciprofloxacino. *Ver também* agentes antibacterianos, **75-81**
 farmacocinética do, 418t
 para agentes biológicos de guerra, 102
 toxicidade do, 76-79t,
Cipro-heptadina, 128-129, 137-138t, **480-481**. *Ver também* anti-histamínicos, **126-129**
 farmacocinética de, 419t
 farmacologia/uso da, 480-481
 para síndrome serotonérgica, 22, 134-135, 201, 480-481
 toxicidade da, 128-129, 137-138t, 480-481
Circulação, em avaliação/tratamento de emergência, 2f, **8-18**
 bradicardia/bloqueio atrioventricular (AV) e, 9-10, 9t
 arritmias ventriculares e, 13-15, 13t, 14f
 avaliação geral/tratamento inicial e, 8-9
 hipertensão e, 17-18, 17t
 hipotensão e, 15-17, 15t
 prolongamento do intervalo QRS e, 10-12, 10f-12f, 10t
 taquicardia e, 12-13, 12t
Cirurgia, para descontaminação gastrintestinal, 52-53
cis-2-dimetilcarbamoil-1-metilvinildimetilfosfato (dicrotofós), 287t. *Ver também* inseticidas organofosforados e carbamatos, **285-292**
 resumo dos perigos do, 587-691t
 toxicidade do, 287t
Cisaprida, arritmias ventriculares causadas por, 13t
Cisatracúrio. *Ver também* agentes bloqueadores neuromusculares, **466-471**
 farmacologia/uso de, 466-471, 467t
Cismetrina. *Ver também* piretrinas/piretroides, **354-355**
 toxicidade da, 354t
Cisplatina. *Ver também* agentes antineoplásicos, 84-93
 acetilcisteína para nefrotoxicidade causada por, 441-498, 443t, 444t
 amifostina para toxicidade causada por, 93, 245
 extravasamento de, 92
 tiossulfato para, 557-558
 tiossulfato para superdosagem de, **557-558**
 toxicidade da, 85-90t, 93, 245
Cissus rhombifolia, 394-409t. *Ver também* vegetais, **392-410**
Cistus incanus, 394-409t. *Ver também* vegetais, **392-410**
Citalopram, 131-134t. *Ver também* antidepressivos não cíclicos, **131-135**
 interação com inibidor do monoaminoxidase, 132-134
 toxicidade de, 131-134t, 133-134
Citarabina. *Ver também* agentes antineoplásicos, **84-93**
 toxicidade da, 85-90t
Citisina. *Ver também* nicotina, **329-332**, 431t; vegetais, **392-410**
 toxicidade do, 329-330, 394-409t
Citrato
 cálcio para superdosagem de, 472-475
 convulsões causadas por, 23t
Citrato de magnésio, 307-308. *Ver também* magnésio, **307-309**, 427t, **523-525**
 para descontaminação gastrintestinal, 52-53
 toxicidade do, 307-308

Citrus aurantium (laranja-amarga), 359t. *Ver também* produtos fitoterápicos e alternativos, 358-362
CK (cloreto de cianogênio)
 como arma química, 103, 105-108, 107t. *Ver também* agentes químicos de guerra, **105-111**
 resumo dos perigos do, 587-691t
 toxicidade do, 103, 105-108, 107t
CL (depuração), eficácia da eliminação aumentada e, 54-56, 55-56t
Cladosporium spp. *Ver também* mofos, 324-326
 toxicidade do, **190**, **324**
Cladribina. *Ver também* agentes antineoplásicos, 84-93
 toxicidade da, 85-90t
Clara de ovo, como agente de ligação, 53-54t
Clareamento (doméstico). *Ver também* gás de cloro/cloro, **190-192**; produtos não tóxicos/de baixa toxicidade, **355-357**
 exposição acidental a, 190-192, 356t
 misturas de amônia e gás cloramina liberado por, 116-117, 190-191, 270-271t
 processos de trabalho associados à exposição ao, 576t
 toxicidade do, 190-192
Clareamento doméstico. *Ver também* cloro/gás de cloro, 190-192; produtos não tóxicos/de baixa toxicidade, 355-357
 exposição acidental a, 190-192, 356t
 misturas de amônia e gás cloramina liberado por, 116-117, 190-191, 270-271t.
 processos de trabalho associados à exposição a, 576t
 toxicidade do, 190-192
Claritin. *Ver* loratadina, 126-129t, 427t
Claritin-D (loratadina mais pseudoefedrina). *Ver* loratadina, 126-129t, 427t
 pseudoefedrina, 354, 362-363, 362-363t, 434t
Claritromicina. *Ver também* agentes antibacterianos, **75-81**
 arritmias ventriculares causadas por, 13t
 farmacocinética da, 418t
 risco para o feto/gravidez, 62-65t
 toxicidade da, 76-79t
Classificação de risco da Organização Mundial de Saúde, 290-291t
 de pesticidas organofosforados e carbamatos, 287-289t
Classificação do FDA para gravidez, 62-66t, 65-66, 440, 441t
Classificação do Sistema Globalizado Organizado, 290-291t
 de pesticidas organofosforados e carbamatos, 287-289t
Classificação para gravidez do Food and Drug Administration (FDA), 62-66t, 65-66, 440, 441t
Claviceps purpurea, 209, 228. *Ver também* derivados do ergot, **209**, **228-234**
Clemastina. *Ver também* anti-histamínicos, 126-129
 farmacocinética da, 418t
 toxicidade da, 127t
Clêmatis/*Clematis* spp. 394-409t. *Ver também* vegetais, **392-410**
Clembuterol, 230-231, 230-231t. *Ver também* agonistas β'''-adrenérgicos, **230-231**
 farmacocinética de, 418t
 toxicidade do, 230-231, 230-231t
Clidínio. *Ver também* agentes anticolinérgicos, **129-130**
 farmacocinética de, 418t
 toxicidade de, 129-130t
Clindamicina. *Ver também* agentes antibacterianos, **75-81**
 farmacocinética da, 418t
 toxicidade de, 76-79t
Clinoril. *Ver* sulindac, 244t, 436t
Clitocybe, cogumelos. *Ver também* intoxicação por cogumelos, **199-202**
 acromelalgia, toxicidade do ácido acromélico e, 200t
 amoenolens, toxicidade de ácido acromélico e, 200t
 atropina e glicopirrolato para intoxicação par, 453-456
 cerusata, toxicidade muscarínica, 200t
 claviceps, toxicidade de coprina e, 200t
 dealbata, toxicidade muscarínica e, 200t
Clívia, 394-409t. *Ver também* vegetais, **392-410**

Clivia miniata, 394-409*t. Ver também* vegetais, **392-410**
Clobenzorex, interferência no exame de sangue para anfetamina e, 121-122
Clofarabina. *Ver também* agentes antineoplásicos, **84-93**
   toxicidade da, 85-90*t*
Clofibrato, síndrome da secreção inapropriada de ADH causada por, 35*t*
Clomifeno, risco para o feto/gravidez, 62-65*t*
Clomipramina, 132-134*t. Ver também* antidepressivos tricíclicos, **134-136**
   emulsão lipídica para superdosagem de, **491-493**
   farmacocinética da, 419*t*
   interação com inibidor da monoaminoxidase, 282-283*t*
   toxicidade da, 132-134*t*
Clonazepam. *Ver também* benzodiazepinas, **157-162**, **459-463**
   farmacocinética do, 419*t*
   risco para o feto/gravidez, 62-65*t*
   toxicidade do, 158-159*t*
Clonidina, **186-188**, **206**
   bloqueio atrioventricular (AV) causado por, 9*t*
   bradicardia causada por, 9*t*, 187-188
   coma causado por, 19*t*, 187-188
   em agressões facilitadas por drogas, 66-67*t*
   estupor causado por, 19*t*, 187-188
   farmacocinética da, 186-187, 206, 419*t*
   hipertensão após a retirada de, 17, 187-188
   fentolamina para, **504-505**
   hipertensão causada por, 17*t*, 187-188
   hipotensão causada por, 15*t*, 187-188
   insuficiência ventilatória causada por, 5*t*, 187-188
   miose causada por, 30*t*, 187-188
   naloxona para superdosagem de, 187-188, **529-532**, 530*t*
   para superdosagem de cetamina, 250, 252
   toxicidade da, **186-188**, 206
Cloracne
   bifenilas policloradas (PCBs) que causam, 160-161
   dioxinas que causam, 223
Clorambucil. *Ver também* agentes antineoplásicos, **84-93**
   toxicidade do, 85-90*t*
Cloramina, 116-117, 190-191, 270-271*t*
   resumo dos perigos da, 587-691*t*
Cloranfenicol. *Ver também* agentes antibacterianos, **75-81**
   farmacocinética do, 418*t*
   toxicidade do, 76-79*t*, 129-130
Clorato de bário. *Ver também* bário, 154-157
   toxicidade do, 188-189
Clorato de potássio, toxicidade do, 188-189
Clorato de sódio, toxicidade do, 188-189
Cloratos, **188-189**
   insuficiência renal causada por, 39*t*, 188-189
   metemoglobinemia causada por, 188-189, 319-320, 319-320*t*
   toxicidade dos, **188-189**
Clorazepato. *Ver também* benzodiazepinas, **157-162**, **459-463**
   farmacocinética do, 419*t*
   toxicidade do, 158-159*t*
Clordano. *Ver também* hidrocarbonetos clorados, **348-350**
   resumo dos perigos do, 587-691*t*
   toxicidade de, 189, 348-349, 348-349*t*
Clordecona (Kepone). *Ver também* hidrocarbonetos clorados, **348-350**
   dose repetida de carvão ativado para superdosagem de, 56-57*t*
   resumo dos perigos do, 587-691*t*
   toxicidade da, 189, 348-349*t*
Clordiazepóxido. *Ver também* benzodiazepinas, **157-162**, **459-463**
   com amitriptilina, 134-135. *Ver também* antidepressivos tricíclicos, **134-136**
   farmacocinética do, 418*t*
   toxicidade do, 158-159*t*

Cloreto
   de alilo, resumo dos perigos do, 587-691*t*
   de etila, resumo dos perigos do, 587-691*t*
   de vinila, resumo dos perigos do, 587-691*t*
   em triagens toxicológicas, interferências, 43*t*
   níveis séricos do, em intoxicação por brometo, 170-171
Cloreto de alilo, resumo dos perigos do, 587-691*t*
Cloreto de amônio, para intoxicação por radiação, 370*t*
Cloreto de benzalcônio. *Ver também* detergentes, 209-212
   toxicidade do, 209-211, 209-211*t*
Cloreto de benzetônio. *Ver também* detergentes, **209-212**
   toxicidade do, 209-211*t*
Cloreto de benzila, resumo dos perigos do, 587-691*t*
Cloreto de cálcio. *Ver também* cálcio, **472-475**
   em intoxicação/contaminação por fluoreto de hidrogênio e ácido fluorídrico, 258-259, **472-475**
   farmacologia/uso de, **472-475**
   para hiperpotassemia, 38, **472-475**
   para intoxicação por ácido oxálico, 70-71, 344, **472-475**
   para superdosagem de antagonistas dos canais de cálcio, 125-126, **472-475**
Cloreto de carbonila (fosgênio), **265-266**, 270-271, 270-271*t. Ver também* gases, irritantes, **269-272**
   como arma química, 103, 105-108, 106*t*, 252, 265-266. *Ver também* agentes químicos, de guerra, 105-111
   hipoxia causada por, 6*t*, 252, 265-266
   limites de exposição para, 252, 265-266, 270-271*t*
   processos de trabalho associados à exposição ao, 252, 265-266, 576*t*
   resumo dos perigos do 587-691*t*
   toxicidade do, 103, 105-108, 106*t*, 265-266, **270-271**, 270-271*t*
Cloreto de cetalcônio. *Ver também* detergentes, **209-212**
   toxicidade do, 209-211*t*
Cloreto de cetilpiridínio. *Ver também* detergentes, **209-212**
   toxicidade do, 209-211*t*
Cloreto de cianogênio
   como arma química, 103, 105-108, 107*t. Ver também* agentes químicos de guerra, 105-111
   resumo dos perigos do, 587-691*t*
   toxicidade do, 103, 105-108, 107*t*
Cloreto de cromila, resumo dos perigos do, 587-691*t*
Cloreto de dequalínio. *Ver também* detergentes, **209-212**
   toxicidade do, 209-211*t*
Cloreto de dimetilcarbamoil, resumo dos perigos do, 587-691*t*
Cloreto de estearalcônio. *Ver também* detergentes, **209-212**
   toxicidade do, 209-211*t*
Cloreto de etila, resumo dos perigos do, 587-691*t*
Cloreto de etilideno (1,1-dicloroetano), resumo dos perigos do, 587-691*t*
Cloreto de etilmercúrio. *Ver também* mercúrio, **311-316**
   resumo dos perigos do, 587-691*t*
Cloreto de hidrogênio. *Ver também* gases irritantes, **269-272**
   limites de exposição para, 270-271*t*
   resumo dos perigos do, 587-691*t*
   toxicidade do, 270-271*t*
Cloreto de magnésio. *Ver magnésio*, **307-309**, 427*t*, **523-525**
Cloreto de mercúrio, 307, 311-312. *Ver também* mercúrio, **311-316**
   toxicidade do, 307, 311-314
Cloreto de metila, resumo dos perigos do, 587-691*t*
Cloreto de metileno (diclorometano), **189-190**, 344. *Ver também* agentes cáusticos e corrosivos, **103-105**; hidrocarbonetos, **275-278**
   hepatite química causada por, 579-580
   limites de exposição para, 189-190
   processos de trabalho associados à exposição o, 189-190, 576*t*
   resumo dos perigos do, 587-691*t*
   toxicidade do, 103-104*t*, 189-190, 324

Cloreto de potássio, 546. *Ver também* potássio, **545-546**
  para hipopotassemia, 38-39, 545-546
  para intoxicação por bário, 155-156
Cloreto de sódio
  para intoxicação por brometo, 171-172
  radiografia abdominal mostrando, 45-46*t*
Cloreto de tróspio. *Ver também* anticolinérgicos, **129-130**
  farmacocinética da, 438*t*
  toxicidade da, 129-130*t*
Cloreto de vinil
  resumo dos perigos do, 587-691*t*
  síndrome de Raynaud associada à exposição ao, 577-578
Cloreto de vinilidina (1,1-dicloroetileno), resumo dos perigos
  do, 587-691*t*
Cloreto de zinco
  na "bomba de fumaça", 280-281, 372
  resumo dos perigos do, 587-691*t*
Cloretoxifós, 287*t*. *Ver também* inseticidas organofosforados e
  carbamatos, **285-292**
Clorexidina. *Ver também* antissépticos/desinfetantes, **139-141**
  toxicidade da, 139-141, 247
Clorfenesina, farmacocinética de, 418*t*
Clorfeniramina. *Ver também* anti-histamínicos, **126-129**
  em triagens toxicológicas, 41*t*
  farmacocinética da, 418*t*
  toxicidade da, 127*t*
Clorfenvinfós, 287*t*. *Ver também* inseticidas organofosforados
  e carbamatos, **285-292**
Clorídrico ácido (cloreto de hidrogênio). *Ver também* gases
  irritantes, **269-272**
  limites de exposição para, 270-271*t*
  resumo dos perigos do, 587-691*t*
  toxicidade do, 270-271*t*
Clormefós, 287*t*. *Ver também* inseticidas organofosforados e
  carbamatos, **285-292**
Cloro/gás cloro, **190-192**, **270-271**, 270-271*t*. *Ver também*
  gases irritantes, **269-272**
  asma causada por, 575-577
  broncospasmo/sibilos causados por, 7*t*, 190-192
  como arma química, 103, 105-108. *Ver também* agentes
  químicos de guerra, **105-111**
  hipóxia causada por, 6*t*
  limites de exposição para, 190-191, 270-271*t*
  misturas de amônia e, gás cloramina liberado por, 116-
  117, 190-191, 270-271*t*
  processos de trabalho associados à exposição ao, 576*t*
  resumo dos perigos do 587-691*t*
  toxicidade do, 103-104, 105-108, 190-192, 270-271,
  270-271*t*
2-Cloro-1,3-butadieno (beta-cloropreno), resumo dos perigos
  do, 587-691*t*
2-Cloro-1-metilbenzeno (*o*-clorotolueno), resumo dos perigos
  do, 587-691*t*
1-Cloro-1-nitropropano, resumo dos perigos do, 587-691*t*
3-Cloro-1-propeno (cloreto de alilo), resumo dos perigos do,
  587-691*t*
2-Cloro-4-etilamino-6-isoprilamino-*s*-triazina (atrazina), resumo dos perigos do, 587-691*t*
Cloroacetaldeído, resumo dos perigos do, 587-691*t*
α-cloroacetofenona (mace/CN)
  como arma química, 107*t*. *Ver também* agentes químicos
  de guerra, **105-111**
  resumo dos perigos do, 587-691*t*
  toxicidade da, 107*t*
Clorobenzeno, resumo dos perigos do, 587-691*t*
o-clorobenzilideno malonitrilo (CS)
  como arma química, 107*t*. *Ver também* agentes químicos
  de guerra, **105-111**
  resumo dos perigos do, 587-691*t*
  toxicidade do, 107*t*
Clorobromometano, resumo dos perigos do, 587-691*t*

Clorodifenilas (bifenilas policloradas/PCBs), **160-161**
  dioxinas formadas por, 160-161, 220, 222
  insuficiência hepática causada por, 40*t*
  limites de exposição para, 160-161
  resumo dos perigos das, 587-691*t*
  toxicidade das, 160-161, 220, 222, 223
Clorodifluorometano (Freon 22), resumo dos perigos do,
  587-691*t*
2-Cloroetanol (etileno cloroidrina), resumo dos perigos do,
  587-691*t*
Clorofacinona. *Ver também* varfarina, **111**, **389**, **391**
  em raticidas, 111, 389
  toxicidade da, 111, 389
2-(2-Clorofenil)-2-(metilamino)-ciclo-hexanona (cetamina),
  248-250
  discinesias causadas por, 25*t*
  em agressões facilitadas por drogas, 66-67*t*
  farmacocinética do, **248-249**, 426*t*
  toxicidade de, 248-250
Clorofeno (pentaclorofenol), **345-348**. *Ver também* fenóis,
  250-253
  dioxinas formadas durante a produção de, 220, 222
  exposição ocupacional ao, 579-580
  hipertermia causada por, 21*t*, 347-348
  limites de exposição para, 347-348
  resumo dos perigos do, 587-691*t*
  toxicidade do, **345-348**
Clorofluorocarbonos (CFCs/freons), **262**, **266-267**
  arritmias ventriculares causadas por, 13, 13*t*, 262, 266-
  267, 578-579, 581-582
  limites de exposição para, 266-267
  propranolol para a intoxicação causada por, 266-267, **550-
  553**
  toxicidade dos, 262, **266-267**
Clorofórmio (triclorometano), **384-385**
  acetilcisteína para intoxicação causada por, 103, 385, 441-
  498, 443*t*, 444*t*
  limites de exposição para 384
  metil (1,1,1-tricloroetano)
    limites de exposição para, 388-389
    resumo dos perigos do, 71, 387-691*t*
    toxicidade do, 384-385
Cloroidrina, etileno, resumo dos perigos do, 587-691*t*
(Clorometil) benzeno, (cloreto de benzila), resumo dos perigos
  do, 587-691*t*
Cloromicetina. *Ver* cloranfenicol, 76-79*t*, 129-130, 418*t*
Cloropentafluoroetano, resumo dos perigos do, 587-691*t*
Cloropicrina
  em brometo de metila, 168-170
  resumo dos perigos do, 587-691*t*
Cloroplatinato de amônio, resumo dos perigos do, 587-691*t*
Cloroplatinato de sódio, resumo dos perigos do, 587-691*t*
β-Cloropreno, resumo dos perigos do, 587-691*t*
Cloroprocaína, 118-119*t*. *Ver também* anestésicos locais,
  118-120
  toxicidade do, 118-119*t*
Cloroquina, **192-193**
  arritmias ventriculares causadas por, 13*t*, 192-193
  diazepam para superdosagem de, 193, 205, **459-463**
  farmacocinética da, 192-193, 418*t*
  metemoglobinemia causada por, 192-193, 319-320*t*
  prolongamento do intervalo QRS provocado por, 10, 10*t*,
  192-193
  toxicidade da, **192-193**
  em crianças, 58-59*t*
Clorotiazida. *Ver também* diuréticos, **227-228**
  farmacocinética da, 418*t*
  toxicidade da, 227-228*t*
α-clorotolueno (cloreto de benzila), resumo dos perigos do,
  587-691*t*

o-clorotolueno, resumo dos perigos do, 587-691t
Clorox 2 Pó alvejante para roupas. Ver detergentes (Carbonato de sódio), **209-212**
Clorox líquido alvejante. Ver hipoclorito, 190-192
Clorpirifós, 287T. Ver também inseticidas organofosforados e de carbamatos, **285-292**
 resumo dos perigos do, 587-691t
 toxicidade do, 287t
Clorpirifós-metílico, 287t. Ver também inseticidas organofosforados e de carbamatos, **285-292**
Clorpres. Ver
 clonidina, 186-188, 206, 419t
 clortalidona, 227-228t, 418t
Clorprofam, 287t. Ver também inseticidas organofosforados e carbamatos, **285-292**
Clorpromazina. Ver também antipsicóticos, **245-247**, **498-500**
 arritmias ventriculares causadas por, 13t
 em triagens toxicológicas, 41t
 farmacocinética da, 418t
 para hipertermia, 22
 para síndrome serotonérgica, 22, 134-135, 201
 toxicidade da, 245-246t
 em crianças, 58-59t
Clorpropamida, 82t, 81-83. Ver também agentes antidiabéticos (hipoglicemiantes), **80-84**
 bicarbonato para superdosagem de, 464-466
 farmacocinética da, 82t, 418t
 síndrome da secreção inapropriada de ADH causada por, 35t
 toxicidade da, 82t, 81-83
Clorprotixeno. Ver também agentes antipsicóticos, **245-247**, **498-500**
 farmacocinética do, 418t
 toxicidade do, 245-246t
Clortalidona. Ver também diuréticos, **227-228**
 farmacocinética da, 418t
 toxicidade da, 227-228t
Clorzoxazona, 371-372t. Ver também relaxantes musculares, **371-372**
 farmacocinética da, 418t
 flumazenil para superdosagem de, 280-281, 372
 toxicidade da, 371-372t
Clostridium botulinum, 69-70, 165. Ver também botulismo, **165-167**
 antitoxina para, 103, 105-108, 166-167, 447-449
 colonização intestinal do adulto por, 165-167
 como arma biológica, 98-103, 100t
 vacina contra, 103, 105-108
Clostridium perfringens, intoxicação alimentar causada por, 293-294t. Ver também intoxicação alimentar, bacteriana, **260-261**, **292-295**
Clostridium tetani, 221-222, 382, 383, 559. Ver também tétano, **382-383**
Clotrimazol, creme de. Ver também produtos não tóxicos/de baixa toxicidade, **355-357**
 exposição acidental a, 356t
Clozapina. Ver também agentes antipsicóticos, **245-247**, **498-500**
 convulsões causadas por, 23t
 farmacocinética da, 419t
 rabdomiólise causada por, 27t
 toxicidade da, 245-246t, 245-247
Clupeotoxismo/clupeotoxina, intoxicação por, 296-297t, 297-298. Ver também intoxicação alimentar, peixe e marisco, **295-298**
Clúsia, 394-409t. Ver também vegetais, **392-410**
Clusia rosea, 394-409t. Ver também vegetais, **392-410**
CMME (clorometilmetiléter), resumo dos perigos do, 587-691t
CN (mace/α-cloroacetofenona)
 como arma química, 107t. Ver também agentes químicos de guerra, 105-111

resumo dos perigos do, 587-691t
 toxicidade da, 107t
Cnidaria intoxicação por, **115**, **179**, **310-311**
Cnidoblastos, nematócitos em, 115, 310
CO. Ver monóxido de carbono, **326-328**, 327-328t
Cobalto/compostos de cobalto/cobalto-60-61. Ver também radiação ionizante, **366-367**, **371**, **373**
 agentes queladores/bloqueadores para exposição ao, 370t
 na "bomba suja", 366-367
 resumo dos perigos do, 587-691t
Cobra-coral (*Micrurus fulvius*), antiveneno para, 352-353, 452-454
 farmacologia/uso de, **452-454**
Cobra-coral (*Micrurus fulvius*), envenenamento por, 350-351t, 351-353. Ver também picadas de cobra, **350-353**
 antiveneno para, 352-353, **452-454**
Cobra-de-papo, envenenamento por,, 350-351t. Ver também picadas de cobra, **350-353**
Cobra-do-mar, Envenenamento por, 350-351t. Ver também picadas de cobra, **350-353**
Cobra-rei, envenenamento por, 350-351t. Ver também picadas de cobra, **350-353**
Cobre/sais de cobre, **194-195**
 insuficiência hepática causada por, 40t, 194-195
 limites de exposição para, 194-195
 penicilamina por intoxicação causada por, 184, 195, 540-542
 resumo dos perigos do, 587-691t
 toxicidade do, 194-195
Cobre-8-hidroxiquinolato. Ver também cobre, **194-195**
 toxicidade do, 194-195
Cocaetileno. Ver também cocaína, **196-198**, 419t
 toxicidade do, 196
Cocaína, **196-198**
 agentes bloqueadores neuromusculares para superdosagem de, 466-471, 467t
 agitação causada por, 24t, 197, 198
 arritmias cardíacas induzidas por, 13, 13t, 197, 198
 bicarbonato para superdosagem de, 198, 464-466
 bromocriptina para reduzir o desejo de, 471-473
 com heroína (*speedball*), 196
 como anestésico local, 118-119, 118-119t, 196. Ver também anestésicos locais, 118-120
 como arma química, 103, 105-108. Ver também agentes de químicos, guerra, 105-111
 convulsões causadas por, 23t, 196
 discinesias causadas por, 25t
 em triagens toxicológicas, 41t, 198
 painel de "uso abusivo de fármacos", 42t
 farmacocinética do, 196, 419t
 fentolamina para superdosagem de, 198, 500-505
 hipertensão causada por, 17t, 196, 198
 hipertermia causada por, 21t, 197
 hipoxia causada por, 6t
 insuficiência renal provocada por, 39t, 197
 interação com inibidor da monoaminoxidase e, 282-283t
 midríase causada por, 30t
 prolongamento do intervalo QRS provocado por, 10t, 196, 198
 propranolol contraindicado na superdosagem de, 198
 psicose causada por, 24t, 197
 rabdomiólise causada por, 27t, 39t, 197
 risco para o feto/gravidez e, 62-65t
 taquicardia causada por, 12-13t, 13, 197
 toxicidade do, 196-204
Cocaína "crack", 196. Ver também cocaína, **196-198**, 419t
Cocculus carolinus, 394-409t. Ver também vegetais, **392-410**
COCl₂ (fosgênio), **265-266**, 270-271, 270-271t. Ver também gases irritantes, **269-272**
 como arma química, 103, 105-108, 106t, 252, 265-266. Ver também agentes químicos de guerra químicos, 105-111

ÍNDICE 723

hipóxia causada por, 6t, 252, 265-266
limites de exposição para, 252, 265-266, 270-271t
processos de trabalho associados à exposição ao, 252, 265-266, 576t
resumo dos perigos do 587-691t
toxicidade do, 103, 105-108, 106t, **265-266**, 270-271, 270-271t
Codeína, 334t. *Ver também* opiáceos/opioides, 334-336
em triagens toxicológicas, 41t, 285, 336
interferências, 44t
farmacocinética da, 334t, 335, 419t
toxicidade da, 335
em crianças, 58-59t
Codiaeum spp, 394-409t. *Ver também* vegetais, **392-410**
COF_2 (fluoreto de carbonila), resumo dos perigos do, 587-691t
Cogentinr. *Ver* benztropina, 129-130t, 416t, **463-464**
Cogumelos irritantes gastrintestinais, 200t. *Ver também* intoxicação por cogumelos, **199-202**
Cogumelos que contêm ciclopeptídeos, **201**. *Ver também* intoxicação por cogumelos, **201-203**
Cogumelos tóxicos, **201-203**, 200t
"Cohosh" azul, 394-409t. *Ver também* vegetais, **392-410**
risco para o feto/gravidez, 62-65t
Cola. *Ver também* produtos não tóxicos/de baixa toxicidade, 355-357
cimento de borracha, exposição ocupacional a, 576t
de duas partes, exposição ocupacional a, 574-575, 576t
exposição acidental a, 356t
Cola nitida, 172-173, 394-409t. *Ver também* cafeína, **172-174**, 417t; vegetais, **392-410** Noz-de-cola (*Cola nitida*) cola (kola), 172-173, 394-409t. *Ver também* cafeína, **172-174**, 417t; vegetais, **392-410**
Colar-de-pérolas/contas, 394-409t. *Ver também* vegetais, **392-410**
Colas de cianoacrilato. *Ver também* produtos não tóxicos/de baixa toxicidade, **355-357**
exposição acidental a, 356t, 357t
Colas/tintas/revestimentos de duas partes, exposição ocupacional a, 574-575, 576t
Colchicina, **203-205**
Colchicum autumnale, 203-204, 394-409t. *Ver também* colchicina, **203-205**, 419t; vegetais, **392-410**
Cólera da estibina, 138-139
Colestase, exposições ocupacionais que causam, 579-580
Colestiramina, interação com varfarina, 390t
Colheita de tabaco, exposições tóxicas e, 329-330, 576t
Cólica do, chumbo, 180-182
EDTA – cálcio para, **488-491, 493**
Cólica por chumbo, 180-182
Colinesterase (plasma)/pseudocolinesterase (PChE), na intoxicação por inibidor de colinesterase, 285-286, 289-291. *Ver também* inseticidas organofosforados e carbamatos, **285-292**
Colírio Murine Plus. *Ver* tetra-hidrozolina, 186-**188, 206**, 436t
Colírio Visine. *Ver* tetra-hidrozolina, 186-**188, 206**, 436t
Colocasia esculenta, 394-409t. *Ver também* vegetais, **392-410**
Colocasia spp. 394-409t. *Ver também* vegetais, 392-410
Cólquico, 203-204, 394-409t. *Ver também* colchicina, **203-205**, 419t; vegetais, **392-410**
Coluber Intoxicação por, 350-351t. *Ver também* picadas de cobra, **350-353**
Colubridae Intoxicação por *Colubridae*, 350-351t, 351-352.
Ver também picadas de cobra, **350-353**
Colyte. *Ver* polietilenoglicóis, 52-53, 215, 235-238, 237t
"Com especial de LA". *Ver* cetamina, 248-250, 426t
Coma, **18-20**, 19t
benzodiazepinas que causam, 19t, 158-159
flumazenil para o tratamento de, 20, 112-113, 159-162, 280-281, 372, 445, 461-462, 497-498, 509
com imobilidade, rabdomiólise e insuficiência renal causada por, 27t, 39t

fármacos e toxinas que causam, 18, 19t
tratamento do, 19-20
glicose para, 510-513
nalmefeno para, 529-532, 530t
naloxona para, 19-20, 529-532, 530t
tiamina para, 19, 557-560
Comandante do incidente, no local de incidente com materiais perigosos, 565
Combate a incêndio, exposições tóxicas e, 576t
ComboPen. *Ver* diazepam, 157-158, 158-159t, 420t, **459-463**
Combustível de jato
exposições tóxicas e, 576t
hepatotoxicidade, 579-580
Combustível para foguete e jato
hepatotoxicidade, 579-580
Comigo-ninguém-pode (*Dieffenbachia* spp.), 394-409t.
sal de oxalato de cálcio na, 70, 292
toxicidade da, 70, 292, 394-409t
Compazine. *Ver* proclorperazina, 245-246t, 433t
Complexo do fator IX, para superdosagem de cumarina/varfarina, 391
Composto 1080 (fluoroacetato/fluoroacetato de sódio), **260-261**
farmacocinética do, 257, 260
resumo dos perigos do, 587-691t
toxicidade do, 260-261
Composto Darvon. *Ver*
ácido acetilsalicílico, 371, 373-374, 415t
cafeína, 172-174, 417t
propoxifeno, 334t, 335, 434t
Composto Soma. *Ver*
carisoprodol, 371-372, 371-372t, 417t
salicilatos, 373-**375**
Compostos de bismuto
penicilamina por intoxicação causada por, 540-542
unitiol (ácido DMPS/2,3-dimercaptopropanolssulfônico) para intoxicação causada por, 558, 560-563
Compostos de cromo hexavalente, toxicidade dos, 193, 205-206
Compostos de cromo trivalentes, toxicidade dos, 193, 205-206
Compostos de fenilarsênio. *Ver também* arsênio, **97-98, 144-148**
toxicidade das, 144-145
Compostos de organocobre. *Ver também* cobre, **194-195**
toxicidade dos, 194-195
Compostos de tântalo, resumo dos perigos do, 587-691t
Compostos detergentes de piridínio. *Ver também* detergentes, **209-212**
toxicidade dos, 209-211t
Compostos detergentes de quinolínicos. *Ver também* detergentes, **209-212**
toxicidade dos, 209-211t
Compostos orgânicos voláteis (VOCs), mofos que geram, 324-325
Compostos organofosforados (OFs)/organofosfatos, **285-292**, 287-291t
altamente lipofílicos, 285-286, 289
arritmias ventriculares causadas por, 13t, 286, 289
atropina para intoxicação causada por, 290-292, 453-**456**
bicarbonato de superdosagem de, 464-466
bloqueio atrioventricular (AV), causado por, 9t
bradicardia causada por, 9t, 286, 289
broncoespasmo causado por, 7t, 8, 286, 289
como armas químicas, 103, 105-109, 106t, 285-286. *Ver também* agentes químicos de guerra, 105-111
convulsões causadas por, 23t, 286, 289
farmacocinética, 285-286, 289
glicopirrolato por intoxicação causada por, 453-**456**
hipertensão causada por, 17, 17t
hipotensão causada por, 15t

insuficiência ventilatória causada por, 5t, 286, 289
miose causada por, 30t, 286, 289
neuropatia causada por, 31t, 286, 289, 578-579
odor causado por, 31t, 286, 289
pralidoxima (2-PAM)/oximas para intoxicação por, 285-286, 290-292, 546-548
toxicidade dos, 285-**292**, 287-291t
Compostos quaternários de amônio detergentes. *Ver também* detergentes, **209-212**
para exposição dérmica ao ácido fluorídrico, 259, 378
toxicidade dos, 209-211, 209-211t
Compressas, frio/quente, para extravasamento de antineoplásicos, 93, 245
Compressas de cálcio para exposições químicas da pele, 47-48t, **473-475**
Compressas frias. *Ver também* nitritos, **331-332**; produtos não tóxicos/de baixa toxicidade, **355-357**
exposição acidental a, 356t
Concentração de ar saturado, toxicidade e, 585-586
Concentração de oxigênio, para ventilação mecânica, 6
Concentração saturada do ar, toxicidade e, 585-586
Condições dermatológicas
arsênio que causa, 144-147
causas ocupacionais das, 577-578t, 578-579
hidrocarbonetos e, 276-278, 581-582
metotrexato que causa, 322-323
na intoxicação por bromo, 170-171
no diagnóstico de intoxicação, 30-31
Configurações do respirador, para insuficiência ventilatória, 6
Confrei, 359t, 394-409t. *Ver também* produtos fitoterápicos e alternativos, **358-362**; vegetais, **392-410**
Confusão, 24-25, 24t
drogas e toxinas que causam, 24, 24t
Congelamento, dióxido de enxofre líquido que causa, 221-222, 382
Coniina. *Ver também* nicotina, **329-332**, 431t; vegetais, **392-410**
toxicidade da, 329-330, 394-409t
Conium maculatum, 394-409t. *Ver também* vegetais, **392-410**
Conjuntiva, descontaminação da, 47-48
Conocybe cogumelos. *Ver também* intoxicação por cogumelo, **201-203**
toxicidade do, 201, 200t
Consciência, diminuição do nível de (coma e estupor), **18-20**, 19t
benzodiazepinas que causam, 19t, 158-159
flumazenil para o tratamento da, 20, 112-113, 159-162, 280-281, 372, 461-462, 497-498, 507-509
com imobilidade, rabdomiólise e insuficiência renal causada por, 27t
fármacos e toxinas que causam, 18, 19t
tratamento da, 19-20
glicose para, 510-513
nalmefeno para, 529-532, 530t
naloxona para, 19-20, 529-532, 530t
tiamina para, 19, 557-560
Conserva de arenque, interação com inibidor da monoaminoxidase, 282-283t
Conservantes de madeira
argyreia nervosa, 394-409t
arsênio em, 97-98, 144-145
pentaclorofenol em, 345-348
Consulta psiquiátrica, para risco de suicídio, 57-60
Contac. *Ver*
anti-histamínicos, 126-129
clorfeniramina, 127t, 418t
Contagem de linfócitos, na intoxicação por radiação, 368-369
Contaminação secundária, em incidentes com materiais perigosos, 567-568
Conteúdo gástrico, aspiração de
broncoespasmo causado por, 7
hipoxia causada por, 6, 6t

Contraceptivos orais. *Ver também* produtos não tóxicos/de baixa toxicidade, **355-357**
exposição acidental a, 357t
interação com varfarina, 390t
Contrachoque
para fibrilação ventricular, 14
para taquicardia ventricular sem pulso, 14-15
contrachoque de corrente direta
para fibrilação ventricular, 14
para taquicardia ventricular sem pulso, 14-15
Convallaria majalis (lírio-do-vale), 213, 219, 394-409t. *Ver também* glicosídeos cardíacos (digitálicos), **219-220**; vegetais, **392-410**
Convulsões, **22-24**, 23t
fármacos e toxinas que causam, 23t
hipertermia e, 21, 21t
intervalo aniônico/acidose láctica associada a, 33t
rabdomiólise associada a, 26, 27t
tratamento de, 23-24, 130-132, 130-131t
ácido valproico para, 71-73
agentes bloqueadores neuromusculares para, 24, 466-471, 467t
benzodiazepinas para, 23, 459-463
fenitoína para, 24, 251, 253, 501-503, 505-506
fenobarbital para, 23, 503-505
fosfenitoína para, 251, 501-503, 505-506,
glicose para, 510-513
pentobarbital para, 541-543
primidona para, 153-154
propofol para, 23, 548-551, 550-551t
Convulsões, **22-24**, 23t
fármacos e toxinas que causam, 23t
hipertermia e, 21, 21t
intervalo aniônico/acidose láctica associadas a, 33t
rabdomiólise associada a, 26, 27t
tratamento de, 23-24, 130-132, 130-131t
ácido valproico para, 71-73
agentes bloqueadores neuromusculares para, 24, 466-471, 467t
benzodiazepinas para, 23, 459-463
fenitoína para, 24, 251, 253, 501-503, 505-506
fenobarbital para, 23, 503-505
fosfenitoína para, 251, 501-503, 505-506
glicose para, 510-513
pentobarbital para, 541-543
primidona para, 153-154
propofol para, 23, 548-551, 550-551t
Cooximetria
na inalação de fumaça, 281-282, 350
na intoxicação por monóxido de carbono, 7, 327-328
na metemoglobinemia, 7, 320-321
na sulfemoglobinemia, 208-209
Co-oxímetro de pulso Masimo, 7
Copo-de-leite, 394-409t. *Ver também* vegetais, **392-410**
selvagem, 394-409t
Copper Green Wood Preservative. *Ver* cobre (naftenato de cobre), **194-195**
hidrocarbonetos (diluente), 275-278
Coprina, envenenamento por cogumelos que contêm, 200t. *Ver também* envenenamento por cogumelos, 199-202
Coprinus atramentarius, cogumelos. *Ver também* intoxicação por cogumelos, **199-202**
toxicidade do, 200t
"Coração de férias", abuso de etanol e, 234-235
Coração-partido, 394-409t. *Ver também* vegetais, **392-410**
Coral-de-fogo, envenenamento por, 115, 179, 310-311
Corante tartrazina, reação anafilática/anafilactoide causada por, 27t
Corantes de contraste osmóticos, elevação de intervalo osmolar causada por, 32t

Corantes de ovos de Páscoa. Ver também produtos não tóxicos/de baixa toxicidade, **355-357**
  exposição acidental a, 357t
Coreg. Ver carvedilol, 159-162, 162-163t, 417t
Coriaria (Coriaria spp.), 394-409t. Ver também plantas, **392-410**
Coricidinr. Ver
  anti-histamínicos, 126-129
  dextrometorfano, 211-213, 219, 420t
Córnea, descontaminação da, 47-48
Corniso, 394-409t. Ver também vegetais, **392-410**
Corniso-anão (*Cornus canadensis*), 394-**409t**. Ver também vegetais, **392-410**
Cornus canadensis, 394-409t. Ver também vegetais, **392-410**
Cornus sanguinea, 394-409t. Ver também vegetais, **392-410**
Coroa-de-Cristo, 394-409t. Ver também vegetais, **392-410**
Corpos estranhos metálicos, radiografia abdominal mostrando, 45-46t
Corpúsculos de Heinz
  na metemoglobinemia, 319-320
  na toxicidade por dapsona, 207-209
Corretivo líquido Liquid Paper. Ver tricloroetano, 71, 387-389
Corretivo líquido para máquina de escrever. Ver tricloroetano, 71, 387-389
Cortane-B Otic. Ver pramoxina, 118-119t
Corte especial com lâmina metalica, exposições tóxicas e, 576t
Corticosteroides
  hiperglicemia causada por, 34t
  ingestão acidental de, 356t. Ver também produtos não tóxicos/de baixa toxicidade, 355-357
  para broncospasmo, 8
  para hipotensão, 16
  para lesão por agente cáustico e corrosivo, 104-105
  para reações anafiláticas/anafilactoides, 28
  risco para o feto/gravidez, 62-65t
Cortinarius cogumelos. Ver também intoxicação por cogumelos, **199-202**
  insuficiência renal causada por, 39t, 200t
  orellanus, toxicidade do, 200t
  toxicidade do, 200t, 199-201
Corynanthe yohimbe, 361t, 394-409t. Ver também produtos fitoterápicos e alternativos, **358-362**; vegetais, **392-410**
Cosban (XMC), 289t. Ver também inseticidas organofosforados e carbamatos, **285-292**
Costela-de-adão, 394-409t. Ver também vegetais, **392-410**
Cotinina. Ver também nicotina, **329-332**, 431t
  níveis sanguíneos de, na intoxicação por nicotina, 330-331
Cotinus coggygria, 394-409t. Ver também vegetais, **392-410**
Cotonéaster/*Cotoneaster* spp. 394-409t. Ver também vegetais, **392-410**
Coumadin. Ver também varfarina, **389-391**
  farmacocinética do, 419t
  toxicidade da, 389-391, 390t
Coumafós, 287t. Ver também inseticidas e organofosforados carbamatos, **285-292**
Couro artificial, exposições tóxicas associadas à fabricação de, 576t
Covera. Ver verapamil, 123-125t, 439t
CPDG$_2$ (carboxipeptidase G$_2$/glucarpidase), para superdosagem de metotrexato, 168-169, 322-323
CPK (creatinofosfoquinase)
  na insuficiência renal, 39
  na rabdomiólise, 26, 27, 39
Crank (gíria). Ver metanfetamina, 121t, 121-122, 428t
Cravo, 394-409t. Ver também vegetais, **392-410**
Creatina (suplemento alimentar), 359t. Ver também produtos fitoterápicos e alternativos, **358-362**
Creatina, na insuficiência renal, 39
Creatinina
  na insuficiência renal, 39
  nas triagens toxicológicas, interferências, 39, 43t

Creatinofosfoquinase
  na insuficiência renal, 39
  na rabdomiólise, 26, 27, 39
Creme Avita. Ver tretinoína (ácido retinoico), 85-91t
Creme de barbear. Ver também produtos não tóxicos/de baixa toxicidade, **355-357**
  exposição acidental a, 356t
Creme de hidrocortisona. Ver também produtos não tóxicos/de baixa toxicidade, **355-357**
  exposição acidental a, 356t
Creme dental
  com fluoreto. Ver fluoreto, 256-257, 423t
  sem fluoreto, ingestão acidental de, 356t. Ver também produtos não tóxicos/de baixa toxicidade, 355-**357**
Creme EMLA. Ver anestésicos, locais, **118-120**
  lidocaína, 118-119t, 118-120, 427t, 491-492, 521-522
  prilocaína, 118-119t, 118-120
Creme Renova. Ver tretinoína (ácido retinoico), 85-91t
Creme Zonalon. Ver doxepina, 132-134t, 421t
Cremes esteroides. Ver também produtos não tóxicos/de baixa toxicidade, **355-357**
  exposição acidental a, 356t
Creosol, 250, 252. Ver também fenóis, **250-253**
  toxicidade do, 250, 252
Creosoto, 250, 252. Ver também fenóis, **250-253**
  resumo dos perigos do, 587-691t
  toxicidade do, 250, 252
Creosoto de alcatrão de carvão, 250, 252. Ver também fenóis, **250-253**
  resumo dos perigos do, 587-691t
  toxicidade do, 250, 252
Cresol, 250, 252. Ver também fenóis, **250-253**
  resumo dos perigos do, 587-691t
  toxicidade do, 250, 252
Crianças, **57-66**, 58-61t
  administração de propofol em, 550-551t
  bradicardia em, 9, 60-61
  distonias em, superdosagem de antipsicótico e, 245-247
  hiperglicemia em, insulina para, 3
  hiperpotassemia em, dextrose com insulina para, 38
  hipoglicemia em, 81-83
    dextrose/glicose para, 35, 83-84
  imunização contra o tétano em, **379-380**, 557-560
  intoxicação em, **57-66**, 58-61t
    abuso e, 57-60
    acetaminofeno, 341-342
    ácido bórico/borato/boro, 69, 230-231
    albuterol, 230-231
    anti-histamínico, 126-128
    cânfora, 58-59t
    chumbo, 179-184
    clorato, 188-189
    detergentes que causam, 209-211
    ferro, 58-59t, 254, 413
    glicosídeos cardíacos, 213, 219
    ingestão de planta e, **392-410**, 394-409t
    intencional, **57-60**
    Lomotil/Motofen, 58-59t, 304-305
    nicotina, 329-330
    nitrato, 331-332
    prevenção de, 58-60
    produtos não tóxicos/de baixa toxicidade e, 355-357, 356t, 357t
    tosse e medicamentos para gripe e, 362-363
    xarope de ipeca para, 48-49
  irrigação intestinal total em, 52-53
  sinais vitais em, 60-61, 60-61t
  terapia com líquidos/solução salina em, 8
  utilização de nitrito/nitrito de sódio em, 533-534, 533-534t

Crianças em idade pré-escolar. *Ver também* crianças, **57-66**, 58-61t,
  Intoxicação em, 58-59
  sinais vitais em, 60-61, 60-61t
Criolita, 256-257t. *Ver também* flúor, **256-257**, 423t
Crisântemo, 394-409t. *Ver também* vegetais, **392-410**
  derivados de piretrinas do, 354
  toxicidade do, 394-409t
Crisântemo/*Chrysanthemum* spp., 394-409t. *Ver também* vegetais, **392-410**
  piretrinas derivadas do, 354
  toxicidade do, 394-409t
Crise hipertensiva, diazóxido para, **483-485**
Crisotilo (asbesto), **149-151**
  exposição ocupacional à, 575-578
  limites de exposição para, 150-151
  resumo dos perigos da, 587-691t
  toxicidade da, 149-151
Cristais de lareira. *Ver também* produtos não tóxicos/de baixa toxicidade, **355-357**
  exposição acidental a, 357t
Cristal. *Ver* metanfetamina, 121t, 121-122, 428t
"Cristal" (gíria). *Ver* fenciclidina, **248-250**, 432t
Cristobolita (sílica), resumo dos perigos da, 587-691t
Cristodigin. *Ver* digitoxina, 213, 219, 220, 222, 420t
Crixivan. *Ver* indinavir, 93-98, 94-97t, 425t
Crocidolita (asbesto), **149-151**
  exposição ocupacional a, 575-578
  limites de exposição para, 150-151
  resumo dos perigos da, 587-691t
  toxicidade da, 149-151
CroFab. *Ver* Fabimunológico polivalente crotalíneo (ovinos), 449-451, 449-450t
Cromato de chumbo. *Ver também* cromo, **205-206**
  resumo dos perigos do, 587-691t
Cromato de potássio, resumo dos perigos do, 587-691t
Cromato de potássio de zinco, resumo dos perigos do, 587-691t
Cromatos. *Ver também* cromo, **205-206**
  resumo dos perigos do, 587-691t
Cromatos de zinco, resumo dos perigos do, 587-691t
Cromo (suplemento alimentar), 359t. *Ver também* produtos fitoterápicos e alternativos, 358-362
Cromo, 205-206
  acetilcisteína para intoxicação causada por, 205-206, 441-498, 443t, 444t
  limites de exposição para, 205-206
  resumo dos perigos do, 587-691t
  toxicidade do, **205-206**
Crotalária (púrpura), 394-409t. *Ver também* vegetais, **392-410**
Crotalaria spp. 394-409t. *Ver também* vegetais, **392-410**
Crotalinae (equino), antiveneno polivalente, 449, 449-450t
Crotalinae (ovinos), Fabimunológico polivalente, 449-451, 449-450t
Crotalinae, envenenamento, 350-353, 350-351t. *Ver também* picadas de cobra, 350-353
Crotalinae antiveneno, 352-353, **449-451**, 449-450t
  farmacologia/uso de, 449-451, 449-450t
Crotalus (cascavel),envenenamento por, 281-282, 350-353, 350-351t. *Ver também* picadas de cobra, **350-353**
  antiveneno para, 352-353, 449-451, 449-450t
  hipotensão causada por, 15t, 351-352
  morfina para, 528-530
  scutulatus (cascavel de Mojave), 351-353
    antiveneno para, 352-353, 449-451, 449-450t
Cróton/*Croton tiglium*, 394-409t. *Ver também* vegetais, **392-410**
Crotonaldeído, resumo dos perigos do, 587-691t
CRR*T* (terapia de substituição renal contínua), para eliminação aumentada, **56-57**
  na superdosagem de ácido valproico, 73
Crufomato, resumo dos perigos do, 587-691t

Cryptosporidium spp., gastrenterite de origem alimentar causada por, 260-261, 292-293
CS (*O*-clorobenzilideno malononitrilo)
  como arma química, 107t. *Ver também* agentes químicos de guerra, 105-111
  resumo dos perigos do, 587-691t
  toxicidade do, 107t
Cubozoário, envenenamento por, 115, 179, 310-311
Cuidados intensivos, admissão em, 57-58
Cumarinas, 111, 389. *Ver também* varfarina, **389-391**
  fitonadiona (vitamina K1) para superdosagem de, 391, 563-564
  risco para o feto/gravidez, 62-65t
  toxicidade das, 111, 389
Cumaru-ferro, 394-409t. *Ver também* vegetais, **392-410**
Cumeno, resumo dos perigos do, 587-691t
Cuprid. *Ver* trietil tetramina di-hidrocloreto, 184, 195
Cuprimina. *Ver* penicilamina, 540-542
Cúrio, DTPA para exposição ao, **487-489**
Cutex removedor de esmalte. *Ver* acetona, 587-691t
CVVH (hemofiltração venovenosa contínua), para eliminação aumentada, 56-57
CVVHDF (hemodiafiltração venovenosa contínua), para eliminação aumentada, 56-57
  na intoxicação por bário, 155-157
  na intoxicação por mercúrio, 247-248, 316
  na superdosagem de ácido valproico, 73
  na superdosagem de carbamazepina, 178, 224
  na superdosagem de lítio, 304-305
  na superdosagem de metformina, 126-128
  na superdosagem de salicilato, 228, 374-375
CX (fosgênio oxima)
  como arma química, 106t. *Ver também* agentes químicos de guerra, 105-111
  toxicidade do, 106t
Cyanea capillata (água-viva juba-de-leão), intoxicação por, tratamento da, 179, 311
Cyanokit. *Ver* hidroxocobalamina, 110-111, **512-515**
Cyclospora spp., gastrenterite de origem alimentar causada por, 260-261, 292-293
Cylert. *Ver* pemolina, 121t, 432t
Cymbalta. *Ver* duloxetina, 131-134, 421t
Cymetrina. *Ver também* piretrinas/piretroides, **354-355**
  toxicidade da 354t
Cynovene. *Ver* ganciclovir, 94-96t, 94-98, 144, 423t
Cyperus alternifolius, 394-409t. *Ver também* vegetais, **392-410**
Cypripedium spp., 394-409t. *Ver também* vegetais, 392-410
Cystospaz. *Ver* hioscamina, 129-130t, 425t, 427t
Cytisus scoparius, 394-409t. *Ver também* plantas, **392-410**
Cytisus spp., 394-409t. *Ver também* vegetais, **392-410**

d4T (estavudina). *Ver também* agentes antivirais e antirretrovirais, **93-98**
  farmacocinética da, 435t
  toxicidade da, 94-96t
Dacarbazina. *Ver também* agentes antineoplásicos, **84-93**
  extravasamento de, 92
  toxicidade da, 85-90t
Dactin (1,3-dicloro-5,5-dimetil-hidantoína), resumo dos perigos do, 587-691t
Dactinomicina. *Ver também* agentes antineoplásicos, **84-93**
  extravasamento de, 93, 245
  toxicidade da, 85-90t
Dalacin c. *Ver* clindamicina, 76-79t, 418t
Dalmane. *Ver* flurazepam, 158-159t, 423t
Dalteparina, protamina para superdosagem de, 456, **552-553**
Damasco, caroço de, 184, 195, 394-409t. *Ver também* cianeto, **184-186**; vegetais, **392-410**
Dantrium. *Ver* dantroleno, **480-482**

Dantroleno, **480-482**
  farmacologia/uso de, 480-482
  para hipertermia maligna, 22, 480-482
Daphne mezereum, 394-409*t. Ver também* vegetais, **392-410**
Dapne/*Daphne* spp., 394-409*t. Ver também* vegetais, **392-410**
Dapsona, 76-79*t*, 129-130, **185-186**, **206-211**. *Ver também* agentes antibacterianos, **75-81**
  dose repetida de carvão ativado para superdosagem de, 56-57*t*, 129-130, 209-211
  farmacocinética da, 207, 419*t*
  metemoglobinemia causada por, 129-130, 185-186, 206, 207, 319-320, 319-320*t*
  para intoxicação pela aranha *Loxosceles*, 144, 231-232
  toxicidade de, 76-79*t*, 129-130, 185-186, 206-211
Daptomicina. *Ver também* agentes antibacterianos, **75-81**,
  farmacocinética da, 419*t*
  toxicidade da, 76-79*t*
Daranide. *Ver* diclorfenamida, 227-228*t*, 420*t*
Darifenacina, 129-130*t. Ver também*: anticolinérgicos, **129-130**
  farmacocinética da, 419*t*, 129-130*t*
  Toxicidade da,129-130*t*
Darunavir. *Ver também* agentes antivirais e antirretrovirais, **93-98**
  farmacocinética do, 419*t*
  toxicidade do, 94-96*t*
Darvocet. *Ver* paracetamol, 340-343, 414*t*, propoxifeno, 334*t*, 335, 434*t*
Darvon. *Ver* propoxifeno, 334*t*, 335, 434*t*
Dasatinibe. *Ver também* agentes antineoplásicos, **84-93**
  toxicidade da, 85-90*t*
Datura inoxia, 394-409*t. Ver também* vegetais, **392-410**
Datura stramonium, 129-130, 394-409*t. Ver também* agentes anticolinérgicos, **129-130**; vegetais, **392-410**
Daubentonia spp., 394-409*t. Ver também* vegetais, **392-410**
Daucus carota, 394-409*t. Ver também* vegetais, **392-410**
Daunoblastina. *Ver* daunorrubicina, 85-90*t*
Daunorrubicina. *Ver também* agentes antineoplásicos, **84-93**
  extravasamento de, 92, 93, 245
  toxicidade da, 85-90*t*
DaunoXome. *Ver* daunorrubicina, **84-93**
Daypro. *Ver* oxaprozina, 244*t*, 431*t*
DBCP (1,2-dibromo-3-cloropropano/dibromocloropropano)
  distúrbios reprodutivos associados à exposição ao, 578-579
  resumo dos perigos do, 587-691*t*
DCM (diclorometano/cloreto de metileno), **189-190**, **324**. *Ver também* agentes cáusticos e corrosivos, **103-105**; hidrocarbonetos, **275-278**
  hepatite química causada por, 579-580
  limites de exposição para, 189-190
  processos de trabalho associados à exposição ao, 189-190, 576*t*
  resumo dos perigos do, 587-691*t*
  toxicidade do, 103-104*t*, 189-190, 324
D-con Rato Prufe. *Ver* varfarina, **389-391**
D-con Rato Prufe II. *Ver* brodifacoum, 111, 389
ddC (zalcitabina). *Ver também* agentes antivirais e antirretrovirais, **93-98**
  farmacocinética da, 439*t*
  toxicidade da, 94-96*t*
ddI (didanosina). *Ver também* agentes antivirais e antirretrovirais, **93-98**
  farmacocinética da, 420*t*
  toxicidade da, 94-96*t*
DDP-4 (dipeptidil peptidase-4), inibidores de, **80-81**, 81-83*t*.
  Ver também agentes antidiabéticos (hipoglicemiantes), 80-84
  toxicidade dos, 80-81, 81-83*t*
DDT. *Ver também* hidrocarbonetos clorados, 348-350
  resumo dos perigos do, 587-691*t*
  toxicidade do, **189**, **348-349**, 348-349*t*

DDVP (diclorvós), 287*t. Ver também* inseticidas organofosforados e carbamatos, **285-292**
  pralidoxima (2-PAM)/oximas para intoxicação com, 546-548
  resumo dos perigos do, 587-691*t*
  toxicidade da, 287*t*
DDVP (propoxur), 289*t*.
De cabeça para baixo, posição do lado esquerdo, no tratamento das vias aéreas, 1
Deadline Slung and Snail Killer. *Ver* metaldeído, **248**, **317-318**, 428*t*
DEAE (2-dietilaminoetanol), resumo dos perigos do, 587-691*t*
Deapril-STR. *Ver* derivados do ergot, **209**, **228-234**
Débito cardíaco, na hipotensão, 17
Decaborano, resumo dos perigos do, 587-691*t*
Decafluoreto de dienxofre dissulfúrico (pentafluoreto de enxofre), resumo dos perigos do, 587-691*t*
Decametrina. *Ver também* piretrinas/piretroides, **354-355**
  toxicidade da, 354*t*
Decitabina. *Ver também* agentes antineoplásicos, **84-93**
  toxicidade da, 85-90*t*
Declomicina. *Ver* demeclociclina, 76-79*t*, 419*t*
Decorações de feriados, exposição acidental a, 357*t*
Dedaleira, 213, 219, 394-409*t. Ver também* glicosídeos cardíacos (digitálicos), **219-220**; vegetais, **392-410**
Dedo-de-dama, 394-409*t. Ver também* vegetais, **392-410**
DEET (dietiltoluamida), convulsões causadas por, 23*t*
Deferoxamina, **482-484**
  farmacologia/uso de, 482-484
  para intoxicação por ferro, 45*t*, 254-255, 482-484
DEG (dietilenoglicol). *Ver também* glicóis, **235-239**
  toxicidade do, 215, 235-239, 236*t*
Deidroepiandrosterona (DHEA), 359*t. Ver também* produtos fitoterápicos e alternativos, **358-362**
Delavirdina. *Ver também* agentes antivirais e antirretrovirais, **93-98**
  farmacocinética da, 419*t*
  toxicidade da, 94-96*t*
Delirium, **24-25**, 24*t*
  drogas e toxinas que causam, 24, 24*t*
  tratamento do, 25
  agentes antipsicóticos para, 25, 498-500
Delirium tremens (DT), 234-235
Delphinium, 394-409*t. Ver também* vegetais, **392-410**
Delta-9-tetra-hidrocanabinol (THC), 306, 309-310. *Ver também* maconha, **306-312**
  em painel de "uso abusivo de fármacos", 42*t*
    interferências,44*t*
  fenciclidina, 248-249, 348
  toxicidade do, 306-310
Deltametrina. *Ver também* piretrinas/piretroides, **354-355**
  toxicidade da, 354, 354*t*
Demeclociclina. *Ver também* agentes antibacterianos, **75-81**
  farmacocinética da, 419*t*
  para a síndrome de secreção inapropriada de ADH, 37
  toxicidade da, 76-79*t*
Demerol. *Ver* meperidina, 334*t*, 428*t*
Demeton. *Ver também* inseticidas organofosforados e carbamatos, **285-292**
  metil, resumo dos perigos por, 587-691*t*
  pralidoxima (2-PAM)/oximas para intoxicação com, 546-548
  resumo dos perigos da, 587-691*t*
Demeton-S-metilo, 287*t. Ver também* inseticidas organofosforados e carbamatos, **285-292**
Dendroaspis, intoxicação por, 350-351*t. Ver também* picadas de cobra, **350-353**
Denileucina diftitox. *Ver também* agentes antineoplásicos, 84-93
  toxicidade da, 85-90*t*
Depakene. *Ver* ácido valproico, **71-73**, 438*t*

Depakote (divalproato de sódio). *Ver* ácido valproico, **71-73**, 438*t*
Department of Transportation (DOT)
 identificação da substância em exposição ocupacional, 575-577
 sistema de rotulagem para produtos químicos perigosos de, 567-568, 570*f*
Depen. *Ver* penicilamina, **540-542**
Depressão da medula óssea
 agentes antineoplásicos que causam, 92
 exposição à radiação que causa, 368-369
Depressores (SNC)
 agentes antipsicóticos, 245-247, 245-246*t*, 498-500
 álcool isopropílico, 114-115
 antidepressivos não cíclicos, 131-135, 132-134*t*
 antidepressivos tricíclicos, 132-134*t*, 134-136
 barbitúricos, 152-155, 153-154*t*
 benzodiazepinas, 157-162, 158-159*t*, 459-463
 carbamazepina e oxcarbazepina, 176-178, 224
 coma e estupor causado por, 19*t*
 como armas químicas, 103, 105-110. *Ver também* agentes químicos de guerra, 105-111
 etanol, 233-235
 magnésio, 307-309
 relaxantes musculares, 371-372, 371-372*t*
Deprilan. *Ver* selegilina, 282-283, 435*t*
Depuração (CL), eficácia da eliminação aumentada e, 54-56, 55-56*t*
Derivados do dimetilarsinoil ribosídeo. *Ver também* arsênio, **97-98, 144-148**
 toxicidade dos, 145-146
Derivados do ergot, **209, 228-234**
 farmacocinética dos, 209-210, 228
 hipertensão causada por, 17*t*
 nitroprussiato para superdosagem de, 209-210, 534-536
 risco para o feto/gravidez, 62-65*t*
 toxicidade dos, 209, 228-234
Derivados ergoloides, 209, 228. *Ver também* derivados do ergot, **209, 228-234**
 toxicidade do, 209, 228
Dermatite
 causas ocupacionais de, 578-579
  hidrocarbonetos e, 277, 257-258, 278, 581-582
 glifosato que causa, 272-274, 358
Dermatite de contato, exposições ocupacionais que causam, 578-579
Dermatite de contato alérgica, exposições ocupacionais que causam, 578-579
Dermatite de contato irritativa, exposições ocupacionais que causam, 578-579
Derrame pleural, exposição ao asbesto que causa, 150-151
Derrin (rotenona), resumo dos perigos do, 587-691*t*
Desbloqueadores de canal de sódio, **74-75**
 toxicidade dos, 74-75
Descongestionantes, **354, 362-363**, 362-363*t*
 farmacocinética dos, 362-363
 fentolamina para superdosagem de, 363-364
 toxicidade dos, 354, 362-363, de 362-363*t*
Descongestionantes nasais. *Ver* clonidina e fármacos relacionados, **186-188, 206**, 419*t*; descongestionantes, **354, 362-363**, 362-363*t*
Descontaminação
 gastrintestinal, 47-53, 50-54*t*
 inalação, 47-48
 na avaliação de emergência/tratamento, 3*t*, 45-53
 olhos, 47-48
  em local de incidente com materiais perigosos, 571
 para exposição a materiais perigosos
  no hospital, 571-572
  no local do incidente, 570-571
 para intoxicação por radiação, 371, 373

pele, 45-48, 47-48*t*
 no local do incidente com materiais perigosos, 571
 superfície, 45-48
Descontaminação de superfície, **45-48**
 inalação, 47-48
 olhos, 47-48
 pele, 45-**48**, 47-48*t*
Desengraxante de metal, exposições tóxicas e, 576*t*
Desengraxantes, exposição ocupacional a, 574-575
Desferal. *Ver* deferoxamina, **482-484**
Desfibrilação (contrachoque de corrente direta)
 para fibrilação ventricular, 14
 para taquicardia ventricular sem pulso, 14-15
Desidratação
 diuréticos que causam, 227-228
 hipernatremia com, 36
  tratamento da, 36
 hiponatremia com, 36
  tratamento da, 37
 hipotensão e, 15-17, 15*t*
Designação de Imediatamente perigoso à vida ou à saúde (IDLH), 584-585
Desinfecção de piscina, exposições tóxicas e, 576*t*
Desinfetante de limpeza Pinho Sol. *Ver* detergentes (surfactantes aniônicos), **209-212**
 álcool isopropílico, 114-115
 óleo de pinho, 275-**278**
Desinfetantes/antissépticos, **139-141**
Desipramina, 132-134*t*. *Ver também* antidepressivos tricíclicos, **134-136**
 em triagens toxicológicas, 41*t*
 farmacocinética da, 419*t*
 toxicidade da, 132-134*t*
  em crianças, 58-59*t*
Desloratadina. *Ver também* anti-histamínicos, **126-129**
 farmacocinética da, 419*t*
 toxicidade da, 126-129*t*
Desnutrição, terapia com tiamina e, **557-560**
Desodorantes. *Ver também* produtos não tóxicos/de baixa toxicidade, **355-357**
 exposição acidental a, 356*t*
Desoxyn. *Ver* metanfetamina, 121*t*, 121-122, 428*t*
Destilados de petróleo. *Ver também* hidrocarbonetos, **275-278**
 resumo dos perigos do, 587-691*t*
 toxicidade das, 275, 276
Desvenlafaxina, 131-134*t*. *Ver também* antidepressivos não cíclicos, **131-135**
 farmacocinética da, 419*t*
 toxicidade da, 131-134*t*
Desyrel. *Ver* trazodona donaren, 131-134, 132-134*t*, 437*t*
DETA (dietilenotriamina), resumo dos perigos para, 587-691*t*
Detergente para máquina de lavar louça elétrica. *Ver* agentes cáusticos e corrosivos (cloradas trissódico fosfato), 103-105, detergentes (fosfatos de sódio; silicatos de sódio), **209-212**
Detergentes, toxicidade dos, **209-212**, 209-211*t*
Detergentes aniônicos, toxicidade dos 209-212
Detergentes catiônicos, toxicidade dos, 209-212, 209-211*t*
Detergentes com baixo fosfato. *Ver também* detergentes, **209-212**
 toxicidade dos, 209-212
Detergentes não iônicos, toxicidade dos, **209-212**
Detergentes que contêm enzimas. *Ver também* detergentes, **209-212**
 toxicidade dos, 209-211
Detergentes que contêm fosfato. *Ver também* detergentes, **209-212**
 toxicidade dos, 209-212
"Dex" (gíria). *Ver* dextrometorfano, **211-213, 219**, 420*t*
Dexametasona, para superdosagem de metotrexato, 322-323
Dexatrim. *Ver* fenilpropanolamina, 362-363, 362-363*t*, 433*t*
Dexbronfeniramina. *Ver também* anti-histamínicos, **126-129**
 farmacocinética da, 419*t*

ÍNDICE 729

radiografia abdominal mostrando, 45-46t
toxicidade da, 127t
Dexclorfeniramina. *Ver também* anti-histamínicos, **126-129**
toxicidade da, 127t
Dexedriner (dextroanfetaminas), 121, 121t. *Ver também* anfetaminas, **121-122**
farmacocinética da, 420t
toxicidade da, 121, 121t
Dexfenfluramina, 121t, 121-122. *Ver também* anfetaminas, **121-122**
farmacocinética de, 419t
retirada do mercado, 121t, 121-122
toxicidade da, 121t, 121-122
Dexrazoxano
para extravasamento de infusão antineoplásica, 93, 245
para toxicidade antineoplásica, 93, 245
Dextroanfetamina (dexedrina), 121, 121t. *Ver também* anfetaminas, **121-122**
farmacocinética de, 420t
toxicidade de, 121, 121t
Dextrometorfano, **211-213, 219**, 334
agitação/psicose causada por, 24t
em triagens toxicológicas, 41t, 212-213, 219
farmacocinética do, 212-213, 420t
interação com IMAO, 212-213, 282-283, 282-283t
produtos de combinação contendo, 211-213
toxicidade do, 211-213, 219, 334, 335
Dextrone (diquat), **70-71, 344-347**. *Ver também* agentes cáusticos e corrosivos, **103-105**
coma causado por, 19t
estupor causado por, 19t
farmacocinética da, 344-345
resumo dos perigos para, 587-691t
toxicidade da, 70-71, 344-347
Dextrorfano. *Ver também* dextrometorfano, **211-213, 219**, 420t
toxicidade do, 211-213
Dextrose. *Ver também* glicose,
com insulina (hiperinsulinemia-euglicemia/terapia com HIE), 510-513, 515-517
para hiperpotassemia, 38, 510-513, 515-517
para superdosagem de antagonista de canais de cálcio, 125-126, 510-513, 515-517
para superdosagem de bloqueador β-adrenérgico, 163, 230, 510-513, 515-517
hiperglicemia causada por, 34t
para coma e estupor, 19
para hipernatremia com sobrecarga de volume, 36
para hipoglicemia, 35, 83-84
para problemas circulatórios, 8
Dextrostat. *Ver* dextroanfetamina, 121, 121t, 420t
DGE (éter diglicidílico), resumo dos perigos para, 587-691t
DHE-45R (di-hidroergotamina), 209, 228. *Ver também* derivados do ergot, **209, 228-234**
farmacocinética da, 420t
risco para o feto/gravidez, 62-65t
toxicidade da, 209, 228
DHEA (deidroepiandrosterona), 359t. *Ver também* produtos fitoterápicos e alternativos, **358-362**
Di (2,3-epoxipropil)-éter (éter diglicidílico), resumo dos perigos do, 587-691t
Diabeta. *Ver* gliburida, 82t, 81-83, 424t
Diabetes insípido nefrogênico, induzido por lítio, 35t, 36, 303-304
Diabetes melito
hiperglicemia no, 34t
toxicidade de agentes no tratamento do. *Ver* agentes antidiabéticos (hipoglicemiantes), 80-84, 82-83t
Diabinese. *Ver* clorpropamida, 82t, 81-83, 418t
Diacetil, resumo dos perigos para, 587-691t

Diacetilmorfina (heroína), 334, 31t. *Ver também* opiáceos/opioides, **334-336**
botulismo de feridas, 165-166
com cocaína (*speedball*), 196. *Ver também* cocaína, 196-204, 419t
em triagens toxicológicas, 285, 336
farmacocinética da, 334t, 424t
retirada de, em recém-nascidos, 61, 65
toxicidade da, 334, 334t
Diacetona álcool, resumo dos perigos para, 587-691t
Diaforese, no diagnóstico de intoxicação, 29t, 30
Diagnóstico de intoxicação, 3f, **28-46**
exame físico no, 28-31, 29t, 30t, 31t
exames laboratoriais no, 31-40
história no, 28
radiografias abdominais no, 45-46, 45-46t
triagem toxicológica no, 40-45
Diálise. *Ver também* hemodiálise, **54-56**, 55-56t
para eliminação aumentada, 54-56, 54-56t
peritoneal, para eliminação aumentada, 56-57
Diálise peritoneal, para eliminação aumentada, **56-57**
Diamina (hidrazina)
hepatotoxicidade da, 579-580
processos de trabalho associados à exposição à, 576t
resumo dos perigos da, 587-691t
p-diaminobenzeno (fenilenodiamina), resumo dos perigos para, 587-691t
p-diaminodifenil (benzidina), resumo dos perigos para, 587-691t
4,4'-diaminodifenilmetano (4,4' – metileno dianilina), resumo dos perigos, 587-691t
Dianthus barbatus, 394-409t. *Ver também* vegetais, **392-410**
Dianthus caryophyllus, 394-409t. *Ver também* vegetais, **392-410**
Diarreia
medicamentos para tratamento da, toxicidade dos, de 304-305
organismos de origem alimentar que causam
bactérias, 260-261, 292-295
frutos do mar/crustáceos, 295-297
vírus, 260-261, 292-293
verde-alcaloide, na intoxicação por ácido bórico, 69-70, 165
Diazepam, 157-158, 158-159t, **459-463**. *Ver também* benzodiazepinas, **157-162**
farmacocinética da, 420t, 460-461
farmacologia/uso de, 459-463
para agitação/*delirium*/psicose, 25, 459-463
para *bad trip*, 218-219
para convulsões, 23, 459-463
para discinesia, 26
para exposição a agente nervoso, 110-111, 459-463
para hipertermia, 24
para intoxicação por estricnina, 221, 232-233
para retirada de droga/álcool, 459-463
para superdosagem cloroquina, 193, 205, 459-463
para superdosagem de isoniazida, 114, 302
para tétano, 383
toxicidade do, 157-158, 158-159t, 460-462
Diazida. *Ver* hidroclorotiazida, 227-228t, 424t, triantereno, 227-228, 227-228t, 437t
Diazinon, 287t. *Ver também* inseticidas organofosforados e carbamatos, **285-292**
pralidoxima (2-PAM)/oximas para intoxicação por, 546-548
resumo dos perigos do, 587-691t
toxicidade do, 287t
Diazirina (diazometano), resumo dos perigos da, 587-691t
Diazometano, resumo dos perigos do, 587-691t
Diazóxido, 391-392, **483-485**. *Ver também* vasodilatadores, **391-392**
farmacocinética do, 420t
farmacologia/uso de, 483-485
hiperglicemia causada por, 34t, 483-484

para superdosagem por agente antidiabético, 35, 483-485
risco para o feto/gravidez, 62-65t, 483-484
toxicidade do, 391-392, 483-484
Dibenzilina. Ver fenoxibenzamina, 391-392, 433t
Dibenzodiazepínicos. Ver também agentes antipsicóticos, **245-247**, **498-500**
toxicidade das, 245-246t
Dibenzodioxinas policloradas (PCDD), toxicidade das, 160-161, 220, 222-226
Dibenzofuranos (PCDF), toxicidados de, 160-161, 220, 222-226
Diborano
processos de trabalho associados a exposição a, 576t
resumo dos perigos do, 587-691t
Dibrom (Naled/1,2-dibromo-2,2-dicloroetilodimetilfosfato), 288t. Ver também inseticidas organofosforados e carbamatos, **285-292**
resumo dos perigos do, 587-691t
toxicidade do, 288t
Dibrometo de etileno (EDB/dibromoetano/1,2-dibromoetano), **214-215**
limites de exposição para, 214-215
resumo dos perigos do, 587-691t
toxicidade do, 170-171, 214-215
Dibrometo de glicol (dibrometo de etileno/dibromoetano/1,2--dibromoetano), **214, 215, 235-238**
limites de exposição para, 214-215
resumo dos perigos do, 587-691t
toxicidade do, 214, 215, 235-238
1,2-Dibromo-2,2-dicloroetildimetilfosfato (Naled), 288t. Ver também inseticidas organofosforados e carbamatos, **285-292**
resumo dos perigos do, 587-691t
toxicidade do, 288t
1,2-Dibromo-3-cloropropano (dibromocloropropano/DBCP)
distúrbios reprodutivos associados à exposição a, 578-579
resumo dos perigos do, 587-691t
Dibromodifluorometano (difluorodibromometano/Freon 12B2), resumo dos perigos do, 587-691t
Dibromoetano/1,2-dibromoetano (dibrometode etileno/EDB), **214-215**
limites de exposição, 214-215
resumo dos perigos do, 587-691t
toxicidade do, 170-171, 214-215
Dibucaína, 118-119t. Ver também anestésicos locais, **118-120**
toxicidade da, 118-119t
Dibutil ftalato, resumo dos perigos do, 587-691t
Diciano (cianogênio), resumo dos perigos do, 587-691t
Diciclomina, 129-130t. Ver também agentes anticolinérgicos, **129-130**
farmacocinética da, 420t
toxicidade da, 129-130t
Diclofenaco. Ver também fármacos anti-inflamatórios, **242-245**
farmacocinética da, 420t
toxicidade do, 244t
Diclone. Ver diclonina, 118-119t
Diclonina, 118-119t. Ver também anestésicos locais, **118-120**
toxicidade da, 118-119t
Dicloreto de acetileno (1,2 dicloroetileno), resumo dos perigos do, 587-691t
Dicloreto de etileno (1,2-dicloroetano), resumo dos perigos do, 587-691t
Dicloreto de metileno (cloreto de metileno/diclorometano), **189-190, 324**. Ver também agentes cáusticos e corrosivos, **103-105**; hidrocarbonetos, **275-278**
hepatite química causada por, 579-580
limites de exposição para, 189-190
processos de trabalho associados à exposição ao, 189-190, 576t
resumo dos perigos do, 587-691t
toxicidade do, 103-104t, 189-190, 324

Dicloreto de propileno, resumo dos perigos do, 587-691t
Diclorfenamida. Ver também diuréticos, **227-228**
farmacocinética da, 420t
toxicidade da, 227-228t
Dicloridrato de piperazina, resumo dos perigos do, 587-691t
Dicloridrato de trietilo tetramina, para intoxicação por cobre, 184, 195
Dicloro (2-clorovinil) arsina (levisita)
como arma química, 103, 105-108, 106t, 144-145. Ver também agentes químicos de guerra, 105-111
queimaduras causadas por, 144-145
dimercaprol (BAL) para, 147-148, 459-460
toxicidade do, 103, 105-108, 106t, 144-145
1,1-Dicloro-1-nitroetano, resumo dos perigos do, 587-691t
1,3-Dicloro-5,5-dimetil, resumo dos perigos do, 587-691t
1,2-Dicloroacetileno, resumo dos perigos do, 587-691t
o-Diclorobenzeno (1,2-diclorobenzeno), resumo dos perigos do, 587-691t
p-Diclorobenzeno (1,4-diclorobenzeno), resumo dos perigos do, 587-691t
3,3'-Diclorobenzidina, resumo dos perigos da, 587-691t
Dicloro-difenil-tricloroetano (DDT). Ver também hidrocarbonetos clorados, **348-350**
resumo dos perigos do, 587-691t
toxicidade do, 189, 348-349, 348-349t
Diclorodifluorometano (Freon 12). Ver também freons, **262, 266-267**
limites de exposição para, 266-267
resumo dos perigos do, 587-691t
toxicidade de, 266-267
1,1-Dicloroetano, resumo dos perigos do, 587-691t
1,2-Dicloroetano (1,2-dicloroetileno), resumo dos perigos do, 587-691t
1,1-Dicloroetileno, resumo dos perigos do, 587-691t
1,2-Dicloroetileno, resumo dos perigos do, 587-691t
2,4-Diclorofenol, resumo dos perigos do, 587-691t
2,4-D (ácido 2,4-diclorofenoxiacético)
no Agente Laranja, 192, 274
resumo dos perigos do, 587-691t
toxicidade do, 274-275
2,4-Diclorofenoxiacético ácido, (2,4-D)
no Agente Laranja, 192, 274
resumo dos perigos do, 587-691t
toxicidade do, 274-275
Diclorofluorometano (Freon 21). Ver também freons, **262, 266-267**
limites de exposição para, 266-267
resumo dos perigos para, 587-691t
toxicidade de, 262, 266-267
Dicloromentano (cloreto de metileno), **189-190, 324**. Ver também agentes cáusticos e corrosivos, **103-105**; hidrocarbonetos, **275-278**
hepatite química causada por, 579-580
limites de exposição para, 189-190
processos de trabalho associados à exposição ao, 189-190, 576t
resumo dos perigos do, 587-691t
toxicidade do, 103-104t, 189-190, 324
Dicloromonofluorometano. Ver também freons, **262, 266-267**
toxicidade de, 266-267
1,2-Dicloropropano (dicloreto de propileno), resumo dos perigos do, 587-691t
1,3-Dicloropropano, resumo dos perigos do, 587-691t
1,3-Dicloropropileno (1,3-dicloropropano), resumo dos perigos do, 587-691t
2,2-Dicloropropiônico ácido, resumo dos perigos do, 587-691t
Diclorotetrafluoroetano (Freon 114). Ver também freons, **262, 266-267**
resumo dos perigos do, 587-691t
toxicidade do, 262, 266

ÍNDICE 731

2,2-Diclorovinil dimetilfosfato (diclorvós), 287t. *Ver também* inseticidas organofosforados e carbamatos, 285-292
 pralidoxima (2-PAM)/oximas para intoxicação por, 546-548
 resumo dos perigos do, 587-691t
 toxicidade do, 287t
Diclorvós (DDVP), 287t. *Ver também* inseticidas organofosforados e carbamatos, **285-292**
 pralidoxima (2-PAM)/oximas para intoxicação por, 546-548
 resumo dos perigos do, 587-691t
 toxicidade do, 287t
Dicromato de sódio, resumo dos perigos do, 587-691t
Dicrotofós, 287t. *Ver também* inseticidas organofosforados e carbamatos, **285-292**
 resumo dos perigos do, 587-691t
 toxicidade do, 287t
Dictamno, 394-409t. *Ver também* vegetais, **392-410**
Dictamnus albus, 394-409t. *Ver também* vegetais, **392-410**
Dicumarol. *Ver também* varfarina, **389-391**
 toxicidade do, 111, 389
Didanosina. *Ver também* agentes antivirais e antirretrovirais, **93-98**
 farmacocinética da, 420t
 toxicidade da, 94-96t
Dieldrina. *Ver também* hidrocarbonetos clorados, **348-350**
 resumo dos perigos da, 587-691t
 toxicidade da, 189, 348-349, 348-349t
Dieta, interações com IMAO, 282-283, 282-283t
Dietilamida do ácido lisérgico (LSD), **215-219**, 216t
 agitação causada por, 24t
 como arma química, 103, 105-109. *Ver também* agentes químicos de guerra, 105-111
 farmacocinética do, 427t
 hipertensão causada por, 17t, 218-219
 hipertermia causada por, 21t, 218-219
 interação com inibidor da monoaminoxidase, 282-283t
 midríase causada por, 30t, 218-219
 psicose causada por, 24t
 risco para o feto/gravidez, 62-65t
 toxicidade do, 215-219, 216t
Dietilamina, resumo dos perigos da, 587-691t
2-Dietilaminoetanol (DEAE), resumo dos perigos do, 587-691t
Dietilcetona, resumo dos perigos da, 587-691t
Dietilenoglicol (DEG). *Ver também* glicóis, **235-239**
 toxicidade do, 215, 235-239, 236t
Dietilenotriamina (DETA), resumo dos perigos da, 587-691t
Dietilenotriaminopentacético (Zn-DTPA/Ca-DTPA), **487-489**
 farmacologia/uso de, 487-489
 para intoxicação por radiação, 370t, 487-489
Dietilestilbestrol. *Ver também* agentes antineoplásicos, **84-93**
 toxicidade do, 85-90t
Dietilmercúrio, resumo dos perigos do, 587-691t
O,O-Dietil-O-(3,5,6)-tricloro-2-piridinil (clorpirifós), 287t. *Ver também* inseticidas organofosforados e carbamatos, **285-292**
 resumo dos perigos do, 587-691t
 toxicidade do, 287t
O,O-dietil-O-(4-[metilsulfinil]fenil) fosforotioato (fensulfotion). *Ver também* inseticidas organofosforados e carbamatos, **285-292**
 resumo dos perigos do, 587-691t
O-O-dietil-O-2-isopropil-4-metil-6-pirimidiniltiofosfato (diazinon), 287t. *Ver também* inseticidas organofosforados e carbamatos, **285-292**
 pralidoxima (2-PAM)/oximas para intoxicação por, 546-548
 resumo dos perigos do, 587-691t
 toxicidade da, 287t
O,O-dietil-O-p-nitrofenilfosforotioato (paration), 288t. *Ver também* inseticidas organofosforados e carbamatos, 285-292
 farmacocinética do, 285-286
 metil (O,O-dimetil-O-p-nitrofenilfosforotioato), 288t
 resumo dos perigos do, 587-691t
 pralidoxima (2-PAM)/oximas para intoxicação por, 546-548

resumo dos perigos do, 587-691t
 toxicidade da, 288t
Dietilpropiona, 121, 121t. *Ver também* anfetaminas, **121-122**
 farmacocinética da, 420t
 toxicidade da, 121, 121t
N,N-Dietiltanolamina (2-dietilaminoetanol/DEAE), resumo dos perigos da, 587-691t
Dietiltoluamida (DEET), convulsões causadas por, 23t
Difacinona. *Ver também* varfarina, **389-391**
 em raticidas, 111, 389
 toxicidade da, 111, 389
Difenacoum. *Ver também* varfarina, **389-391**
 em raticidas, 111, 389
 toxicidade do, 111, 389
Difenidramina, 126-128, **485-486**. *Ver também* anti-histamínicos, **126-129**
 bicarbonato para superdosagem de, 464-466
 convulsões causadas por, 23t
 em agressões facilitadas por drogas, 66-67t
 em reações de acetilcisteína, 442, 485-486
 em triagens toxicológicas, 41t
 farmacocinética da, 126-128, 420t
 farmacologia/uso de, 485-486
 para distonia, 26, 139, 247
 para efeitos colaterais/superdosagem de fármacos antipsicóticos, 139, 247, 485-486
 para intoxicação por marisco escombrídeo, 297-298, 485-486
 para reações anafiláticas/anafilactoides, 28, 485-486
 pré-tratamento antiveneno e, 450-454, 485-486
 prolongamento do intervalo QRS causado por, 10t, 126-128
 toxicidade da, 126-128, 485-486
Difenil (bifenil), resumo dos perigos do, 587-691t
Difenilamina arsina (DM)
 como arma química, 107t. *Ver também* agentes químicos de guerra, 105-111
 toxicidade da, 107t
Difeniléter (éter fenílico), resumo dos perigos dos, 587-691t
4,4-Difenilmetano di-isocianato (isocianato de bisfenil metileno), resumo dos perigos do, 587-691t
Difenilpiralina. *Ver também* anti-histamínicos, **126-129**
 toxicidade da, 127t
Difenoxilato
 com atropina (Lomotil/Lonox), 304-305. *Ver também* agentes anticolinérgicos, 129-130
 toxicidade do, 304-305
 em crianças, 58-59t, 304-305
 farmacocinética do, 420t
 toxicidade do, 304-305
Difenoxina, 304-305
 com atropina (Motofen). *Ver também* agentes anticolinérgicos, 129-130; antidiarreicos, 304-305
 toxicidade da, 304-305
Diflunisal. *Ver também* fármacos anti-inflamatórios, **242-245**
 farmacocinética do, 420t
 toxicidade do, 242-245, 244t
Difluoreto de oxigênio (fluoreto de oxigênio), resumo dos perigos do, 587-691t
Difluorobromometano (Freon 12B2), resumo dos perigos do, 587-691t
Difolatan (captafol), resumo dos perigos do, 587-691t
Difonato (fonofós). *Ver também* inseticidas organofosforados e carbamatos, **285-292**
 resumo dos perigos do, 587-691t
Digibind. *Ver* anticorpos específicos de digoxina, 220, 222, **445-447**
DigiFab. *Ver* anticorpos específicos de digoxina, 220, 222, **445-447**

732 ÍNDICE

Digitalis purpurea (dedaleira), 213, 219, 394-409t. Ver também glicosídeos cardíacos (digitálicos), **219-220**; vegetais, **392-410**
Digitoxina, 213, 219, 220, 222. Ver também glicosídeos cardíacos (digitálicos), **219-220**
   agente de ligação para, 53-54t
   anticorpos específicos de digoxina para superdosagem de, 220, 222, 445, 446-447t, 447, **484-485**, 485t
   dose repetida de carvão ativado para superdosagem de, 56-57t, 220, 222
   eliminação de, 55-56t, 213, 219, 220, 222, 420t
   farmacocinética da, 213, 219, 420t
   toxicidade da, 213, 219, 220, 222
   volume de distribuição da, 55-56t, 213, 219, 220, 222, 420t
Digoxina, **219-220**
   anticorpos específicos de digoxina para superdosagem de, 45t, 220, 222, 445, 446-447t, 447, **484-485**, 485t
   eliminação de, 55-56t, 213, 219, 220, 222
   em triagens toxicológicas, interferências, 43t
   farmacocinética da, 213, 219
   hiperpotassemia causada por, 38
   níveis quantitativos/intervenções potenciais, 45t, 219-220
   toxicidade da, 219-220
   volume de distribuição da, 54-56t, 213, 219, 220, 222
2,3-Dihidro-2,2'-dimetil-7-benzofuranilmetilcarbamato (carbofurano), 287t. Ver também inseticidas organofosforados e carbamatos, **285-292**
   resumo dos perigos do, 587-691t
   toxicidade do, 287t
Dihidro-2(3H)-furanona. Ver gama-butirolactona, 267-269t, 423t
4,9-Di-hidro-7-metóxi-1-metil-3-pirido-(3,4)-indol (harmalina), 216t, 394-409t. Ver também alucinógenos, **215-219**; vegetais, **392-410**
Di-hidroergocornina, 209, 228. Ver também derivados do ergot, **209, 228-234**
   toxicidade da, 209, 228
Dihidroergocriptina, 209, 228. Ver também derivados do ergot, **209, 228-234**
   toxicidade da, 209, 228
Dihidroergocristina, 209, 228. Ver também derivados do ergot, **209, 228-234**
   toxicidade da, 209, 228
Dihidroergotamina (DHE-45), 209, 228. Ver também derivados do ergot, **209, 228-234**
   farmacocinética da, 420t
   risco para o feto/gravidez, 62-65t
   toxicidade da, 209, 228
Dihidropiridinas. Ver também antagonistas dos canais de cálcio, **123-126**
   toxicidade das, 123-124, 174
1,3-Dihidroxibenzeno (resorcinol). Ver também fenóis, **250-253**
   resumo dos perigos do, 587-691t
1,4-Dihidroxibenzeno (hidroquinona), 250, 252. Ver também fenóis, **250-253**; vegetais, **392-410**
   resumo dos perigos do, 587-691t
   toxicidade do, 250, 252, 394-409t
1,4-Dihidroxibutano-(1,4-butanodiol/1,4-BD/precursor do GHB). Ver também gama-hidroxibutirato (GHB), **267-270**, 423t
   farmacocinética do, 416t
   toxicidade do, 267-269, 269t
Dihisobutilcetona, resumo dos perigos da, 587-691t
Dihisopropilamina, resumo dos perigos da, 587-691t
Di-isocianato de hexametileno (HDI). Ver também isocianatos, **255, 300-301**
   limites de exposição para, 255, 300
Di-isocianato de metileno (MDI), toxicidade do, 255, 300-301
2,6 Di-isopropilfenol (propofol), **548-551**, 550-551t
   farmacologia/uso de, 548-551, 550-551t

intervalo aniônico gap/acidose láctica causada por, 33t, 549-550
   para convulsões, 23, 548-551, 550-551t
Dilacor. Ver diltiazem, 123-125t, 420t
Dilacoron. Ver verapamil, 123-125t, 439t
Dilantin. Ver fenitoína, **251-252, 265-266**, 433t, **501-503, 505-506**
Dilatação arteriolar, hipotensão causada por, 15-16, 15t
Dilatação venosa periférica, hipotensão causada por, 15-16, 15t
Dilaudid. Ver hidromorfona, 334t, 425t
Diltiazem. Ver também antagonistas dos canais de cálcio, **123-126**
   em triagens toxicológicas, 41t, 125-126
   farmacocinética do, 420t
   hipotensão causada por, 15t
   toxicidade de, 123-125t
Dimaval. Ver unitiol, **558, 560-563**
Dimelor. Ver acetohexamida, 82t, 81-83, 414t
Dimenidrinato. Ver também anti-histamínicos, **126-129**
   farmacocinética do, 420t
   toxicidade do, 127t
Dimercaprol (BAL/2,3-dimercaptopropanol), **458-460**
   farmacologia/uso de, 458-460
   para exposições vesicantes, 110-111
   para intoxicação por arsênio, 147-148, 458-460
   para intoxicação por brometo de metila, 169-170
   para intoxicação por chumbo, 182-183, 458-460
   para intoxicação por cobre, 184, 195
   para intoxicação por dibrometo de etileno (EDB), 214-215
   para intoxicação por gás arsina, 149-150, 459-460
   para intoxicação por mercúrio, 315-316, 458-460
   para intoxicação por tálio, 380-381
2,3-Dimercaptopropanolssulfônico ácido, (DMPS/unitiol), **558, 560-563**
   farmacologia/uso de, 558, 560-563
   para intoxicação por arsênio, 147-148, 558, 560-563
   para intoxicação por chumbo, 182-183, 558, 560-563
   para intoxicação por cobre, 184, 195
   para intoxicação por gás arsina, 149-150
   para intoxicação por mercúrio, 315-316, 558, 560-563
2,3-Dimercaptosuccinato, sódio, 556-557. Ver também ácido 2,3-dimercaptosuccínico (succímero/DMSA), **555-559**
2,3-dimercaptosuccinato de sódio, 556-557. Ver também ácido meso-2,3-dimercaptossuccínico (succímero/DMSA), **555-559**
2,3-Dimercaptosuccínico ácido, (succímero /DMSA), **555-559**
   farmacologia/uso de, 555-559
   para intoxicação por arsênio, 147-148, 555-559
   para intoxicação por chumbo, 182-183, 555-559
   para intoxicação por gás arsina, 149-150
   para intoxicação por mercúrio, 315-316, 555-559
Dimetano. Ver bronfeniramina, 127t, 416t
Dimetapp. Ver bronfeniramina, 127t, 416t, pseudoefedrina, 354, **362-363**, 362-363t, 434t
Dimetapp Elixir. Ver anti-histamínicos, 126-129, bronfeniramina, 127t, 416t
O, O-Dimetil 2-etilmercaptoetil tiofosfato (metildemeton), resumo dos perigos do, 587-691t
1,1'-Dimetil-4,4'-dicloreto de bipiridínio (paraquat), 70-71, 344-347. Ver também agentes cáusticos e corrosivos, 103-105
   acetilcisteína para intoxicação causada por, 441-498, 443t, 444t
   agente de ligação para, 53-54t
   contaminação por maconha, 306-307, 344-345
   contraindicações de oxigenoterapia, 345-347, 539-540
   eliminação de, 55-56t, 344-345
   farmacocinética do, 344-345
   hipoxia causada por, 6t
   resumo dos perigos do, 587-691t
   toxicidade do, 70-71, 103-104t, 344-347

ÍNDICE 733

2,6-Dimetil-4-heptanona (di-isobutil), resumo dos perigos da, 587-691t
Dimetilacetamida (DMAC)
 hepatotoxicidade da, 579-580
 resumo dos perigos da, 587-691t
Dimetilamina (DMA), resumo dos perigos da, 587-691t
Dimetilamina borano (DMAB), resumo dos perigos, 587-691f
4-Dimetilaminofenol, resumo dos perigos da, 587-691t
4-Dimetilaminofenolato (4-DMAP), metemoglobinemia causada por, 319-320t
Dimetilaminopropionitrila, neuropatia causada por, 31t
Dimetilanilina (xilidina), resumo dos perigos da, 587-691t
N, N-dimetilanilina, resumo dos perigos da, 587-691t
Dimetilbenzeno (xileno), 279, 385-388
 cinética do, 279, 385-386
 limites de exposição para, 386-387
 resumo dos perigos do, 587-691t
 toxicidade do, 279, 385-388
3,3'-Dimetilbenzidina (tolidine), resumo dos perigos da, 587-691t
2,3-Dimetilbutano (isômero hexano), resumo dos perigos do, 587-691t
2,3-Dimetilbutano, resumo dos perigos do, 587-691t
1,3-Dimetilbutilacetato (acetato de sec-hexila), resumo dos perigos do, 587-691t
Dimetilcetona (acetona)
 elevação do intervalo osmolar causada por, 32t
 em triagens toxicológicas, 41t
 estimativa do nível a partir do intervalo osmolar, 32t
 fármacos ou toxinas que causam odor de, 31t
 álcool isopropílico, 31t, 114-115
 resumo dos perigos da, 587-691t
Dimetilditilcarbamato de ferro (ferbam), resumo dos perigos do, 587-691t
Dimetildítiocarbamatode ferro (ferbam), resumo dos perigos do, 587-691t
O,O-dimetil-ditiofosfato de mercaptossuccinato de dietila (malation), 288t. Ver também inseticidas organofosforados e carbamatos, **285-292**
 farmacocinética do, 285-286
 pralidoxima (2-PAM)/oximas para intoxicação por, 546-548
 resumo dos perigos do, 587-691t
 toxicidade da, 288t
O,O-dimetil-ditiofosfato de mercaptosuccinato de tietila (malation), 288t. Ver também inseticidas organofosforados e carbamatos, **285-292**
 farmacocinética do, 285-286
 pralidoxima (2-PAM)/oximas para intoxicação por, 546-548
 resumo dos perigos do, 587-691t
 toxicidade da, 288t
Dimetilformamida/N,N-dimetilformamida (DMF)
 insuficiência/lesão hepática causada por, 40t, 579-580
 processos de trabalho associados à exposição à, 576t
 resumo dos perigos da, 587-691t
1,1-Dimetilhidrazina (DMH/UDMH), resumo dos perigos da, 587-691t
Dimetilmercúrio. Ver também mercúrio, **311-316**
 resumo dos perigos do, 587-691t
 toxicidade do, 312-313
Dimetilnitrosamina (N-nitrosodimetilamina), resumo dos perigos da, 587-691t
O,O-dimetil-O-(3-metil-4-[metiltio]-fenil) fosforotioato (fentiona), 288t. Ver também inseticidas organofosforados e carbamatos, **285-292**
 farmacocinética do, 285-286
 pralidoxima (2-PAM)/oximas para intoxicação por, 546-548
 resumo dos perigos do, 587-691t
 toxicidade do, 288t
O, O-dimetil-O-p-nitrofenilfosforotioato (metilparation), 288t.
 Ver também inseticidas organofosforados e carbamatos, **285-292**
 resumo dos perigos do, 587-691t

N,N-dimetil-p-toluidina, resumo dos perigos do, 587-691t
Dimetilsulfóxido (DMSO)
 elevação do intervalo osmolar causada por, 32t
 para extravasamento de infusão antineoplásica, 92
N,N-dimetiltriptamina (DMT). Ver também alucinógenos, **215-219**
 toxicidade da, 216t
Dimetindeno. Ver também anti-histamínicos, **126-129**
 toxicidade do, 127t
Dimetoato, 287t. Ver também inseticidas organofosforados e carbamatos, **285-292**
2,5-Dimetóxi-4-bromoanfetamina (DOB). Ver também anfetaminas, **121-122**; alucinógenos, 215-219
 toxicidade de, 216t, 218-219
2,5-Dimetóxi-4-metilanfetamina (DOM/STP). Ver também anfetaminas, **121-122**; alucinógenos, **215-219**
 toxicidade de, 216t, 218-219
Dimetóxi-DDT (metoxicloro). Ver também hidrocarbonetos clorados, **348-350**
 resumo dos perigos do, 587-691t
 toxicidade do, 189, 348-349t
Dimetoximetano (metilal), resumo dos perigos do, 587-691t
Dimetrina. Ver também piretrinas/piretroides, **354-355**,
 toxicidade da, 354t
Dinitrato de etilenoglicol (EGDN), resumo dos perigos do, 587-691t
Dinitrato de isossorbida, 331-332. Ver também nitratos, **331-332**
 farmacocinética do, 426t
 toxicidade do, 331-332
Dinitrato de propilenoglicol (1,2-propilenoglicol dinitrato), resumo dos perigos do, 587-691t
Dinitrobenzeno, resumo dos perigos do, 587-691t
2-Metil-4,6-Dinitrofenol (dinitro-o-cresol), resumo dos perigos do, 587-691t
Dinitrofenol/2,4-dinitrofenol, **345-348**. Ver também fenóis, **250-253**
 exposição ocupacional ao, 579-580
 hipertermia causada por, 21t, 347-348
 resumo dos perigos do, 587-691t
 toxicidade do, 345-348
Dinitro-o-cresol, resumo dos perigos do, 587-691t
Dinitropropano, hepatotoxicidade do, 40t, 579-580
2,4-Dinitrotolueno (DNT), resumo dos perigos do, 587-691t
Dinofisistoxinas, intoxicação diarreica por marisco causada por, 295-296. Ver também intoxicação alimentar, peixe e marisco, **295-298**
Dinoflagelados "Maré Vermelha"
 insuficiência ventilatória causada por, 5t
 intoxicação por peixes e mariscos causada por, 295-296. Ver também intoxicação alimentar, peixe e marisco, 295-**298**
Dinosam. Ver dinitrofenol, **345-348**
Diol 1-4 B (1,4-butanodiol/1,4-BD/precursor do GHB). Ver também gama-hidroxibutirato (GHB), **267-270**, 423t
 farmacocinética do, 416t
 toxicidade do, 267-269, 269t
2,3-Di-p-Dioxaneditiol S,S-bis-(O,O-dietil fosforoditioato) (Dioxationa), resumo dos perigos do, 587-691t
Dioxano/1,4-dioxano. Ver também glicóis, **235-239**
 resumo dos perigos do, 587-691t
 toxicidade do, 236t
Dioxationa (2,3-di-p-dioxaneditiol S,S-bis-[O,O-dietil fosforoditioato]), resumo dos perigos do, 587-691t
Dióxido de carbono
 hipoxia causada por, 6t
 neurotoxicidade do, 578-579
 pressão parcial de (P_{CO_2}), na insuficiência ventilatória, 5, 6
 processos de trabalho associados à exposição ao, 576t
 resumo dos perigos do, 587-691t
Dióxido de cloro (peróxido de cloro)
 processos de trabalho associados à exposição ao, 576t
 resumo dos perigos do, 587-691t

1,4-Dióxido de dietilenoglicol (dioxano/1,4-dioxano). *Ver também* glicóis, **235-239**
  resumo dos perigos do, 587-691*t*
  toxicidade do, 236*t*
Dióxido de enxofre, **221-222**, 270-271*t*. *Ver também* gases irritantes, **269-272**
  limites de exposição para, 221-222, 270-271*t*, 382
  processos de trabalho associados à exposição ao, 221-222, 382, 576*t*
  resumo dos perigos do, 587-691*t*
  toxicidade do, 221-222, 270-271*t*
Dióxido de nitrogênio. *Ver também* gases irritantes, **269-272**; óxidos de nitrogênio, **332, 339-340**
  hipoxia causada por, 6*t*
  limites de exposição para, 270-271*t*, 339-340
  metemoglobinemia causada por, 319-320*t*, 339-340
  processos de trabalho associados à exposição ao, 332, 339, 576*t*
  resumo dos perigos do, 587-691*t*
  toxicidade do, 270-271, 270-271*t*, 332, 339-340
Dióxido de selênio (óxido de selênio), 375-376*t*. *Ver também* selênio, **375-378**
  resumo dos perigos do, 587-691*t*
  toxicidade do, 375-376*t*, 376-377
Dióxido de titânio, resumo dos perigos do, 587-691*t*
Dióxido de vinilciclo-hexeno (dióxido de vinil-hexeno), resumo dos perigos do, 587-691*t*
Dioxinas, toxicidade das, **220, 222-226**
Diprivan. *Ver* propofol, **548-551**
Dipropileno glicol-metiléter (DPGME), resumo dos perigos do, 587-691*t*
Dipropilenoglicol. *Ver também* glicóis, **235-239**
  toxicidade do, 215, 235-238, 236*t*
Dipteryx odorata, 394-409*t*. *Ver também* vegetais, **392-410**
Diquat, **70-71, 344-347**. *Ver também* agentes cáusticos e corrosivos, **103-105**
  coma causado por, 19*t*
  estupor causado por, 19*t*
  farmacocinética do, 344-345
  resumo dos perigos do, 587-691*t*
  toxicidade do, 70-71, 344-347
Diritromicina. *Ver também* agentes antibacterianos, **75-81**
  farmacocinética da, 420*t*
  toxicidade da, 76-79*t*
Discinesia, **25-26**, 25*t*
  fármacos e toxinas que causam, 25*t*
  tratamento da, 26
Disfunção erétil, inibidores da fosfodiesterase no tratamento de, uso de nitrato e, 332, 339
Disopiramida, 364-366, 364-365*t*
  arritmias ventriculares causadas por, 13*t*, 364-365
  bloqueio atrioventricular (AV) causado por, 9*t*
  bradicardia causada por, 9*t*, 364-365
  farmacocinética da, 420*t*
  hipotensão causada por, 15*t*, 123-124, 174
  hipoxia causada por, 6*t*
  prolongamento do intervalo QRS provocado por, 10*t*, 364-365
  toxicidade da, 364-366, 364-365*t*
Dispholidus envenenamento por,, 350-351*t*. *Ver também* picadas de cobra, **350-353**
Disposição do paciente, na avaliação/tratamento de emergência, 3*f*, **56-58**
Disposição do paciente, no tratamento das vias aéreas, 1-4
Dispositivo bolsa válvula/máscara, para insuficiência ventilatória, 5
Dispositivos de aspiração, para picadas de cobra, 141, 353
Dispositivos extraglóticos para vias aéreas, **5**
Dissecantes. *Ver também* produtos não tóxicos/de baixa toxicidade, **355-357**
  exposição acidental a, 356*t*
Dissulfeto de alilpropila, resumo dos perigos do, 587-691*t*

Dissulfeto de carbono, **178, 224-225**
  como metabólito do dissulfiram, 178, 224-226
  doença cardíaca aterosclerótica associada ao, 224-225, 578-579
  limites de exposição para, 224-225
  neuropatia causada por, 31*t*, 224-225, 578-579
  processos de trabalho associados à exposição ao, 178, 224, 576*t*
  resumo dos perigos do, 587-691*t*
  toxicidade do, 178, **224-225**
Dissulfeto de tetraetiltiuram (dissulfiram), **224-227**
  coexposições químicas e, 579-580
  coma causado por, 19*t*, 226-227
  confusão causada por, 24*t*, 226-227
  delirium causado por, 24*t*
  dissulfeto de carbono como metabólito de, 178, 224-226
  doença aterosclerótica e, 578-579
  estupor causado por, 19*t*, 226-227
  farmacocinética do, 224-226, 420*t*
  interação com etanol, 224-**227**, 234-235, 496-497
  interação com varfarina, 390*t*
  intoxicação por cogumelo e, 200*t*
  neuropatia causada por, 31*t*, 226-227
  resumo dos perigos do, 587-691*t*
  toxicidade do, 224-227
Dissulfeto de tetrametiltiuram (thiram), resumo dos perigos do, 587-691*t*
Dissulfoton (O,O-dietil-S-etilmercaptoetil ditiofosfato), 287*t*. *Ver também* inseticidas organofosforados e carbamatos, **285-292**
  farmacocinética do, 285-286
  resumo dos perigos do, 587-691*t*
  toxicidade do, 287*t*
Dissulfureto de alilpropil, resumo dos perigos do, 587-691*t*
Distonia, **25-26**, 25*t*
  antipsicóticos que causam, 25*t*, 26, 245-247
  fármacos e toxinas que causam, 25*t*, 26
  tratamento da, 26, 139, 247
  benztropina para, 26, 139, 247, 463-464
Distribuição, volume de (Vd), acessibilidade à remoção por eliminação aumentada e, 53-54, 54-56*t*
Distúrbios alimentares, intoxicações crônicas e ipeca, 48-49, 412-413
Distúrbios cardiovasculares
  agentes antipsicóticos que causam, 245-247, 498-499
  agonistas β_2-adrenérgicos que causam, 230-231
  antidepressivos não cíclicos que causam, 133-134
  antidepressivos tricíclicos que causam, 134-136
  arsênio que causa, 145-148
  causas ocupacionais de, 577-578*t*, 578-579
  cocaína que causa, 197
  etanol que causa, 234-235
  glifosato/produtos surfactantes que causam, 272-273
  inibidores da COX-2 que causam, 243-245
  relaxantes musculares que causam, 371-372
Distúrbios endócrinos, hipoglicemia em 34*t*
Distúrbios musculoesqueléticos, causas ocupacionais de, 577-578, 577-578*t*
Distúrbios neurológicos
  abuso de álcool e, 31*t*, 234-235
  causas ocupacionais de, 577-578*t*, 578-579
  intoxicação por arsênio e, 144-**146**
  na hipertensão, 18
  na intoxicação por cogumelos, 200*t*
  toxicidade do metotrexato e, 322-323
Distúrbios neurotóxicos
  agentes antivirais e antirretrovirais que causam, 93-97, 141
  causas ocupacionais de, 578-579
Distúrbios reprodutivos
  causas ocupacionais de, 577-578*t*, 578-579
  exposição ao chumbo e, 181-184, 578-579
  exposição ao óxido nitroso e, 333-334, 338

Distúrbios visuais/cegueira, intoxicação por metanol e, 317-319
Ditiofosfato, O,O-dietil-S-etilmercaptoetil (dissulfoton), 287t. *Ver também* inseticidas organofosforados e de carbamatos, 285-292
 farmacocinética do, 285-286
 resumo dos perigos do, 587-691t
 toxicidade do, 287t
Ditionopirofosfato de tetraetila (TEDP/sulfotepp), 289t. *Ver também* inseticidas organofosforados e carbamatos, 285-292
 resumo dos perigos do, 587-691t
 toxicidade do, 289t
Ditionopirofosfato de tetraetila (TEDP/sulfotepp), 289t. *Ver também* inseticidas organofosforados e carbamatos, **285-292**
 resumo dos perigos do, 587-691t
 toxicidade do, 289t
Diucardin. *Ver* hidroflumetiazida, 227-228t, 424t
Diurese
 forçada, para eliminação aumentada, 54-56
 na intoxicação por radiação, 370t
 na superdosagem de lítio, 304-305
 na superdosagem de magnésio, 308-309
 osmótica, para intoxicação por gás arsina, 149-150
Diuréticos, **227-228**, 227-228t
 de alça
 para hipernatremia com sobrecarga de volume, 36
 para hiponatremia, 37
 toxicidade de, 227-228t
 hiperpotassemia causada por, 227-228
 hiponatremia causada por, 35t, 209, 228
 hipopotassemia causada por, 38, 38t, 227-228
 risco para o feto/gravidez, 62-65t
 tiazídicos
 hiperglicemia causada por, 34t, 209, 228
 para diabetes insípido nefrogênico induzido por lítio, 36, 303-304
 toxicidade dos, 227-228, 227-228t
Diuréticos poupadores de potássio. *Ver também* diuréticos, **227-228**
 toxicidade do, 227-228, 227-228t
Diuril. *Ver* clorotiazida, 227-228t, 418t
Divalproato de sódio (Depakote). *Ver* ácido valproico, **71-73**, 438t
Divinilbenzeno (DVB), resumo dos perigos do, 587-691t
DM (difenilamina arsina)
 como arma química, 107t. *Ver também* agentes químicos de guerra, 105-111
 toxicidade da, 107t
DMA (ácido dimetilarsínico), 146-147
DMA (dimetilamina), resumo dos perigos da, 587-691t
DMAB (dimetilamina borano), resumo dos perigos da, 587-691t
DMAC (dimetilacetamida)
 hepatotoxicidade da, 579-580
 resumo dos perigos da, 587-691t
4-DMAP (4-dimetilaminofenolato), metemoglobinemia causada por, 319-320t
DMF (dimetilformamida/N,N-dimetilformamida)
 insuficiência/lesão hepática causada por, 40t, 579-580
 processos de trabalho associados à exposição à, 576t
 resumo dos perigos do, 587-691t
DMH (1,1-dimetil-hidrazina), resumo dos perigos da, 587-691t
DMPS (unitiol/2,3-dimercaptopropanossulfônico), **558, 560-563**
 farmacologia/uso de, 558, 560-563
 para intoxicação por arsênio, 147-148, 558, 560-563
 para intoxicação por chumbo, 182-183, 558, 560-563
 para intoxicação por cobre, 184, 195
 para intoxicação por gás arsina, 149-150
 para intoxicação por mercúrio, 315-316, 558, 560-563

DMSA (succímero/ácido meso-2,3-dimercaptosuccínico), **555-559**
 farmacologia/uso de, 555-559
 para intoxicação por arsênio, 147-148, 555-559
 para intoxicação por chumbo, 182-183, 555-559
 para intoxicação por gás arsina, 149-150
 para intoxicação por mercúrio, 315-316, 555-559
DMSO (dimetilsulfóxido)
 elevação do intervalo osmolar causado por, 32t
 para extravasamento de infusão antineoplásica, 92
DMT (N,N-dimetiltriptamina). *Ver também* alucinógenos, **215-219**
 toxicidade da, 216t
DNOC. *Ver* dinitrofenol, **345-348**
DNP (dinitrofenol/2,4-dinitrofenol), **345-348**. *Ver também* fenóis, **250-253**
 exposição ocupacional ao, 579-580
 hipertermia causada por, 21t, 347-348
 resumo dos perigos do, 587-691t
 toxicidade do, 345-348
DNT (2,4-dinitrotolueno), resumo dos perigos do, 587-691t
DOB (2,5-dimetóxi-4-bromoanfetamina). *Ver também* anfetaminas, **121-122**; alucinógenos, **215-219**
 toxicidade da, 216t, 218-219
Doces do Halloween, envenenados/adulterados 357t
Docetaxel. *Ver também* agentes antineoplásicos, **84-93**, 93, 245
 extravasamento de, 93, 245
 toxicidade do, 85-90t
Documentos de expedição, para identificação de substâncias em local de incidente com materiais perigosos, 567-568
Doença cardiovascular aterosclerótica, causas ocupacionais de, 578-579
Doença de Addison, hipoglicemia na, 34t
Doença de Goodpasture, causas ocupacionais de, 579-580
Doença de Haff, 297-298
 rabdomiólise e, 27t, 297-298
Doença de *itai-itai* (ai-ai), cádmio que causa, 172-173
"Doença do tabaco verde", 329-330. *Ver também* nicotina, **329-332**, 431t
Doença hepática. *Ver* insuficiência hepática/hepatotoxicidade, **40**, 40t
Doença psicogênica de massa, 578-580
Doença pulmonar fibrótica
 exposição ao asbesto e, 150-151, 575-578
Doença pulmonar ocupacional, 575-**578**, 577-578t
Doença renal. *Ver* doença/insuficiência renal, **39-40**, 39t
Doença rosa, em intoxicação por mercúrio, 313-314
Doença sistêmica
 exposição ocupacional e, 577-578t, 579-580
 na intoxicação por chumbo, 180-181
Doença/insuficiência renal, **39-40**, 39t
 ácido aristolóquico que causa, 273-274, 358, 361
 agentes antirretrovirais que causam, 93-**98**
 causas de, 39t
 cocaína que causa, 39t, 197
 EDTA-cálcio que causa, 39t, 489-490
 elevação do intervalo osmolar em, 32t, 33
 exposições ocupacionais e, 577-578t, 579-580
 gás arsina que causa, 39t, 148-149
 hipernatremia em, 36
 hiperpotassemia em, 38
 hipoglicemia em, 34t, 81-83
 metotrexato que causa, 322-323
 na intoxicação por bromato, 39t, 167-168
 na intoxicação por chumbo, 180-181
 na intoxicação por cogumelos, 39t, 201-202, 200t
 na intoxicação por tetracloreto de carbono/clorofórmio, 384-385
paracetamol que causa, 39t, 340-342
rabdomiólise e, 26-27, 27t, 39, 39t

Doenças hematológicas
   arsênio/gás arsina que causa, 144-146, 148-149, 579-580
   causas ocupacionais das, 577-578t, 579-580
   chumbo que causa, 180-181, 579-580
   toxicidade do metotrexato e, 322-323
"Doenças inespecíficas relacionadas com edifícios", 324-325
Dofetilida, 240-242, 241-242t. Ver também fármacos antiarrítmicos, **239-242**
   arritmias ventriculares causadas por, 13t, 240-242
   farmacocinética da, 240-241, 421t
   toxicidade da, 240-242, 241-242t
Dolobid. Ver diflunisal, 242-245, 244t, 420t
Dolofina. Ver metadona, 334t, 335, 428t
DOM (2,5-dimetóxi-4-metilanfetamina/STP). Ver também anfetaminas, **121-122**; alucinógenos, **215-219**
   toxicidade da, 216t, 218-219
Domperidona, arritmias ventriculares causadas por, 13t
Donnagel. Ver agentes anticolinérgicos, **129-130**
Donnatal.
   agentes anticolinérgicos, 129-130
   atropina, 129-130t, 415t, 453-456
   barbitúricos, 152-155
   fenobarbital, 152-155, 153-154t, 433t, 503-505
   hiosciamina, 129-130t, 425t, 427t
L-Dopa, interação com IMAO, 282-283t
Dopamina, **486-488**
   farmacologia/uso de, 486-488
   midríase causada por, 30t
   para hipotensão, 16, 486-488
Dor torácica, cocaína que causa, 197
Doripenem. Ver também agentes antibacterianos, **75-81**
   farmacocinética do, 421t
   toxicidade do, 76-79t
"Dormir". Ver 1,4-butanodiol, 267-269, 269t, 416t
Dose repetida de carvão ativado, 50-52, **56-57**, 56-57t, **476-478**
   fármacos removidos por, 56-57t
   para eliminação aumentada, 56-57, 56-57t
   para intoxicação por tálio, 380-381
   para superdosagem de ácido valproico, 45t, 73
   para superdosagem de barbitúrico, 56-57t, 154-155
   para superdosagem de carbamazepina, 45t, 56-57t, 178, 224
   para superdosagem de colchicina, 194, 204-205
   para superdosagem de dapsona, 56-57t, 129-130, 209-211
   para superdosagem de digoxina/digitoxina, 56-57t, 220, 222
   para superdosagem de fenciclidina, 250, 252
   para superdosagem de metotrexato, 168-169, 323
   para superdosagem de salicilato, 56-57t, 228, 374-375
   para superdosagem de teofilina, 45t, 56-57t, 278-279, 381-382
DOT (Department of Transportation)
   identificação da substância em exposição ocupacional e, 575-577
   sistema de rotulagem para produtos químicos perigosos de, 567-568, 570f
"Doutor Morte" (gíria). Ver p-metoxianfetamina (PMA), 121-122, 217t, 218-219, 282, 325-326
Doxacúnio. Ver também agentes bloqueadores neuromusculares, **466-471**
   farmacologia/uso de, 466-471, 467t
Doxazosina, 391-392. Ver também vasodilatadores, **391-392**
   farmacocinética da, 421t
   hipotensão causada por, 15t
   toxicidade da, 391-392
Doxepina, 132-134t. Ver também antidepressivos tricíclicos, **134-136**
   em triagens toxicológicas, 41t
   farmacocinética da, 421t
   toxicidade da, 132-134t

Doxiciclina, para agentes biológicos de guerra, 102
Doxil. Ver doxorrubicina, 85-90t
Doxilamina. Ver também anti-histamínicos, **126-129**
   farmacocinética da, 421t
   toxicidade da, 127t
Doxorrubicina. Ver também agentes antineoplásicos, **84-93**
   acetilcisteína para intoxicação causada por, 441-498, 443t 444t
   extravasamento de, 92, 93, 245
   toxicidade da, 85-90t
DPGME (dipropilenoglicol-metiléter), resumo dos perigos do, 587-691t
Dracunculus vulgaris, 394-409t. Ver também vegetais, **392-410**
Dramamine. Ver dimenidrinato, 127t, 420t
Drano cristal concentrado desentupidor de ralos. Ver agentes cáusticos e corrosivos, **103-105**
   hidróxido de sódio, 587-691t
Drano líquido desentupidor de ralos. Ver agentes cáusticos e corrosivos, 103-105
   hidróxido de sódio, 587-691t
   hipoclorito, 190-192
Dristan. Ver anti-histamínicos, **126-129**
Drixoral. Ver anti-histamínicos, 126-129, descongestionantes, 354, 362-363, 362-363t, dexbronfeniramina, 127t, 419t
"Droga do amor". Ver 3,4-metilenodioxianfetamina (MDA), 216t, 218-219; 3,4-metilenodioximetanfetamina (MDMA/ecstasy), 121-122, 215, 217t, 218-219, 305, 429t
Drogas de "estupro", 66-67, 66-67t
   GHB como, 66-67t, 267-268
Dronabinol, 306, 309-310. Ver também maconha, **306-312**
   farmacocinética do, 421t
   toxicidade do, 306, 309-310
Dronedarona, 240-242, 241-242t. Ver também antiarrítmicos, **239-242**
   farmacocinética da, 421t
   toxicidade da, 240-242, 241-242t
Droperidol, 245-246t, **498-500**. Ver também agentes antipsicóticos, **245-247**
   arritmias ventriculares causadas por, 13t, 498-499
   farmacocinética do, 498
   farmacologia/uso de, 498-500
   para agitação/delirium/psicose, 25, 498-500
   toxicidade do, 245-246t, 498-499
DT (delirium tremens), 234-235
DT, 557, 559-560. Ver também toxoide tetânico, **559-560**
DTaP, 557, 559-560. Ver também toxoide tetânico, **559-560**
DTIC. Ver dacarbazina, 85-90t
DTPA (dietilenotriaminopentacético), **487-489**
   farmacologia/uso de, 487-489
   para intoxicação por radiação, 370t, 487-489
Duloxetina, 131-134t. Ver também antidepressivos não cíclicos, **131-135**
   farmacocinética da, 421t
Duract. Ver bromfenac, 244t, 243-245, 416t
Duranest. Ver etidocaína, 118-119t, 422t
Duranta (Duranta repens), 394-409t. Ver também vegetais, **392-410**
Duratuss HD (hidrocodona/pseudoefedrina/guaifenesina). Ver guaifenesina, 356t
   hidrocodona, 334t, 424t
   pseudoefedrina, 354, 362-363, 362-363t, 434t
Dursban (clorpirifós), 287t. Ver também inseticidas organofosforados e carbamatos, **285-292**
   resumo dos perigos do, 587-691t
   toxicidade do, 287t
DVB (divinilbenzeno), resumo dos perigos do, 587-691t
"DXM" (gíria). Ver dextrometorfano, **211-213, 219**, 420t
DynaCirc. Ver isradipina, 123-125t, 426t
Dyrenium. Ver triantereno, 227-228, 227-228t, 437t

ÍNDICE 737

E. coli, intoxicação alimentar/infecção sistêmica causada por, 293-294, 293-294t. Ver também intoxicação alimentar, bacteriana, **260-261, 292-295**
E. coli produtora de toxina Shiga (STEC), intoxicação alimentar/infecção sistêmica causada por, 293-295, 293-294t. Ver também intoxicação alimentar, bacteriana, **260-261, 292-295**
EA2192, formador de VX, 108-109
"Easy Lay" (gíria). Ver gama-hidroxibutirato (GHB), **267-270**, 423t
Easy-Off Limpa Forno Aerossol. Ver agentes cáusticos e corrosivos, **103-105**
  hidróxido de sódio, 587-691t
ECG (eletrocardiograma)
  na avaliação da função circulatória, 8
  na hiperpotassemia, 11, 11f, 37
  na hipopotassemia, 38
  na hipotermia, 12, 12f, 20
  na superdosagem de antidepressivos tricíclicos, 135-136
  na toxicidade da cocaína, 197, 198
Echinacea (Echinacea angustifolia/pallida /purpurea), 359t. Ver também produtos fitoterápicos e alternativos, 358-362
Echinodorus cordifolius, 394-409t. Ver também vegetais, **392-410**
Echis envenenamento por, 350-351t. Ver também picadas de cobra, **350-353**
Echium vulgare, 394-409t. Ver também vegetais, **392-410**
"Eclipse". Ver gama-butirolactona, 267-269t, 423t
Ecotrin. Ver ácido acetilsalicílico, 371, 373-374, 415t
Ecstasy (3,4-metilenodioximetanfetamina/MDMA), 121-122, 215, 217t, 305. Ver também anfetaminas, **121-122**; alucinógenos, **215-219**
  atividade do inibidor de monoaminoxidase, 282, 325-326
  cafeína combinada com, 172-173
  convulsões causadas por, 23t
  farmacocinética do, 429t,
  hipertermia causada por, 21t, 218-219
  interação com inibidor de monoaminoxidase, 282-284, 282-283t
  risco para o feto/gravidez, 62-65t
  síndrome de secreção inapropriada de ADH causada por, 35t
  toxicidade do, 121-122, 215, 217t, 218-219, 305
"Ecstasy vegetal." Ver também efedrina, 360t, 361-363, 362-363t, 421t
"Ecstasy" (gíria). Ver gama-hidroxibutirato (GHB), **267-270**, 423t
EDB (dibrometo de etileno/dibromoetano/1,2-dibromoetano), **214, 215, 235-238**
  limites de exposição para, 214-215
  resumo dos perigos para, 587-691t
  toxicidade do, 170-171, 214-215
Edecrin. Ver ácido etacrínico, 227-228, 227-228t, 422t
Edema pulmonar, 6
  em exposições de inalação, 47-48
  hipoxia no, 6, 6t, 7
  morfina para, 528-530
  na superdosagem de antidepressivos tricíclicos, 135-136
  tratamento do, 7
Edema pulmonar, 6
  hipoxia em, 6, 6t, 7
  morfina para, 528-530
  na superdosagem de antidepressivos tricíclicos, 135-136
  nas exposições à inalação, 47-48
  tratamento de, 7
Edetato de cálcio. Ver EDTA-cálcico, **488-491, 493**
Edetato de dicobalto, para intoxicação por cianeto, 185-186, 206
Edetato dissódico (EDTA-sódio), utilização inadvertida de, 489-490
Edifenfós, 287t. Ver também inseticidas organofosforados e carbamatos, **285-292**

Edrofônio, risco para o feto/gravidez, 62-65t
EDTA
  cálcio (EDTA dissódico de cálcio/edetato dissódico de cálcio/versenato dissódico de cálcio), 488-491, 493
  farmacologia/uso de, 488-491, 493
  insuficiência renal causada por, 39t, 489-490
  para intoxicação por chumbo, 182-184, 488-491, 493
  para intoxicação por cromo, 205-206
  para intoxicação por radiação, 370t
  de sódio, uso inadvertido, 489-490
EDTA-de sódio (edetato dissódico), utilização inadvertida de, 489-490
Efavirenz. Ver também agentes antivirais e antirretrovirais, **93-98**
  farmacocinética do, 421t
  toxicidade do, 93-97, 94-96t, 141
Efedra, 394-409t. Ver também vegetais, **392-410**
Efedrina, 360t, 361-363, 362-363t. Ver também produtos fitoterápicos e alternativos, **358-362**
  convulsões causadas por, 23t
  farmacocinética da, 421t
  fentolamina para superdosagem de, 500-505
  hipertensão causada por, 17t
  interação com inibidor da monoaminoxidase, 282-283t
  medição de, 361, 275
  taquicardia causada por, 12t
  toxicidade da, 360t, 361-363, 362-363t
Efeitos anticolinérgicos
  da intoxicação por Lomotil/antidiarreico, 304-305
  de agentes antipsicóticos, 245-246, 245-246t, 498-499
  de antidepressivos tricíclicos, 134-136
  de anti-histamínicos, 126-128
Efeitos mediados pela bradicinina, bloqueadores da angiotensina/IECAs que causam, 164-165
Efeitos muscarínicos da intoxicação por organofosforados e carbamatos, 286, 289
Efeitos nicotínicos da intoxicação por organofosforados e carbamatos, 286, 289
Effexor. Ver venlafaxina, 131-134t, 439t
EGBE (etilenoglicol do monobutiléter do /2-butoxietanol/butilcelosolve). Ver também glicóis, **235-239**
  resumo dos perigos do, 587-691t
  toxicidade do, 236t
EGDN (dinitrato de etilenoglicol), resumo dos perigos do, 587-691t
EGEE (monometiléter do etilenoglicol/2-etoxietanol/ etilcellosolve). Ver também glicóis, **235-239**
  doenças hematológicas causadas por, 579-580
  resumo dos perigos do, 587-691t
  toxicidade do, 237
EGME (monometiléter do etilenoglicol/2-metoxietanol/metilcelosolve). Ver também glicóis, **235-239**
  resumo dos perigos do, 587-691t
  toxicidade do, 236t
EL (emulsão lipídica), **491-493**
  farmacologia/uso de, 491-493
  para hipotensão, 16, 491-493
  para intoxicação por glifosato, 273-274, 358
  para superdosagem de bloqueador β-adrenérgico, 163, 230, 491-493
  para superdosagem/toxicidade de anestésico local, 120, 164, 491-493
  para toxicidade de antagonistas de canais de cálcio, 125-126, 491-493
Elapidae envenenamento por, 350-351t, 351-352. Ver também picadas de cobra, **350-353**
  antiveneno para, 352-353, 452-454
Elavil. Ver amitriptilina, 132-134t, 134-135, 414t
Eldepryl. Ver selegilina, 282-283, 435t
Eletrocardiograma (ECG)
  na avaliação da função circulatória, 8
  na hiperpotassemia, 11, 11f, 37

na hipopotassemia, 38
na hipotermia, 12, 12f, 20
na superdosagem de antidepressivos tricíclicos, 135-136
na toxicidade da cocaína, 197, 198
Eletromiografia, na intoxicação por organofosforados e carbamatos, 290-291
Eliminação aumentada de drogas e toxinas, na avaliação/tratamento de emergência, 3f, **53-57**
Eliminação de fármacos e toxinas
em recém-nascidos, 61, 65
em tratamento de emergência/avaliação, 3f, 53-57, 55-56t
Elixir Benadryl. Ver difenidramina, 126-128, 420t, **485-486**
Elixofilina. Ver teofilina, **380-382**, 436t
Elspar. Ver asparaginase, 85-90t
Embolia gasosa, ingestão de peróxido de hidrogênio que causa, 139-141, 247
Emcyt. Ver estramustina, 85-90t
Emetina (no xarope de ipeca), 299, 411-412
Emilia sonchifolia, 394-409t. Ver também vegetais, **392-410**
Empirin. Ver ácido acetilsalicílico, 371, 373-374, 415t
Emsam, Ver selegilina, 282-283, 435t
Emulsão lipídica, **491-493**
farmacologia/uso de, 491-493
na superdosagem de antidepressivos tricíclicos, 136-137
para hipotensão, 16, 491-493
para intoxicação por glifosato, 273-274, 358
para superdosagem de bloqueador β-adrenérgico, 163, 230, 491-493
para superdosagem/toxicidade de anestésico local, 120, 164, 491-493
para toxicidade de antagonista de canais de cálcio, 125-126, 491-493
Emulsão lipídica intravenosa (Intralipid)
para hipotensão, 16
para superdosagem de antidepressivos tricíclicos, 136-137
para superdosagem/toxicidade de anestésico local, 120, 164
para toxicidade de antagonistas dos canais de cálcio, 125-126
Enalapril, 120, 164. Ver também bloqueadores da angiotensina/IECAs, 164-165
farmacocinética do, 421t
toxicidade do, 120, 164
Encainida, 241-242t. Ver também antiarrítmicos, 239-242
bloqueio atrioventricular (AV) causado por, 9t
bradicardia causada por, 9t
farmacocinética do, 421t
hipotensão causada por, 15t
prolongamento do intervalo QRS causado por, 10t
toxicidade da, 241-242t
Encaminhamento para serviços sociais, para intoxicações em crianças, 57-60
Encefalopatia
ifosfamida relacionada, azul de metileno para, **457-458**
por chumbo, 180-183
dimercaprol (BAL) para, 182-183, 459-460
EDTA-cálcio para, 488-491, 493
Encefalopatia de Wernicke, alcoolismo e, 234-235
Encefalopatia por chumbo, 180-183
dimercaprol (BAL) para, 182-183, 459-460
EDTA-cálcio para, 488-491, 493
Endoscopia, em lesões causadas por agente cáustico e corrosivo, 104-105
Endossulfan. Ver também hidrocarbonetos clorados, **348-350**
resumo dos perigos do, 587-691t
toxicidade do, 189, 348-349, 348-349t
Endrina. Ver também hidrocarbonetos clorados, 348-350
resumo dos perigos da, 587-691t
toxicidade da, 189, 348-349, 348-349t
"Energia 1" (gíria). Ver 3,4-metilenodioxipirovalerona (MDPV), 121-122, 217t

Enfuvirtida. Ver também agentes antivirais e antirretrovirais, **93-98**
farmacocinética da, 421t
toxicidade da, 94-97, 94-97t
Enliven. Ver 1,4-butanodiol, 267-269, 269t, 416t
Enólicos ácidos. Ver também fármacos anti-inflamatórios não esteroides, **242-245**
toxicidade dos, 244t
Enoxaparina, protamina para superdosagem de, **552-553, 456**
Entactógenos (alucinógenos), toxicidade dos, **215-219**, 216-217t
Entecavir. Ver também agentes antivirais e antirretrovirais, **93-98**
farmacocinética do, 421t
toxicidade do, 94-96t
Enterotoxina B estafilocócica, como arma biológica, 100t. Ver também agentes biológicos de guerra, **98-103**
Enterovírus, gastrenterite de origem alimentar causada por, 260-261, 292-293
entricitabina (FTC). Ver também agentes antivirais e antirretrovirais, **93-98**
farmacocinética da, 421t
toxicidade da, 94-96t
Entubação endotraqueal, 4-5, 4f
descontaminação inalatória e, 47-48
para hipoxia, 7
para insuficiência ventilatória, 6
para lavagem gástrica, 49-50
via nasotraqueal para, 4, 4f
via orotraqueal para, 4-5, 4f
bloqueadores neuromusculares para, 466-471, 467t
Entubação nasotraqueal, 4f
Entubação orotraqueal, 4-5, 4f
bloqueadores neuromusculares para, 466-**471**, 467t
Envelhecimento, na toxicidade dos organofosforados, 285-286, 290-292, 546, 547
Envenenamento
morfina para dor associada a, 528-530
por águas-vivas (cnidários), 115, 179, 310-311
por aranha, 141-144
rigidez causada por, 25t, 142
por cobra, 350-353, 350-351t
antivenenos para, 352-353, 449-454, 449-450t
hipotensão causada por, 15t, 351-352
insuficiência ventilatória causada por, 5t
rabdomiólise causada por, 26
por escorpião, 228, 374-375, 112
por inseto, 279-280, 298-299
reação anafilática causada por, 27t, 279-280
por peixe-leão (Scorpaenidae), 302-303, 346-347
Envenenamento pelo escorpião Androctonus spp., 229
Envenenamento por, aranha-marrom reclusa (Loxosceles), **141-144**
Envenenamento por, Bungarus, 350-351t. Ver também picadas de cobra, **350-353**
Envenenamento por aranha, **141-144**
rigidez causada por, 25t, 142
Envenenamento por aranha viúva (Latrodectus), 141-144
antiveneno para, 143-144, 231-232, 451-453
durante a gravidez, 451-452
metocarbamol para, 143-144, 525-**526**
morfina para, 143-144, 528-530
rigidez causada por, 25t, 142
Envenenamento por cobra cabeça-de-cobre, 350-351t. Ver também picadas de cobra, 350-353
antiveneno para Crotalinae para, 352-353, 449-451, 449-450t
Envenenamento por cobra-azul, 350-351t. Ver também picadas de cobra, **350-353**

Envenenamento por *Crotalinae* da subfamília Viperidae, 350-353, 350-351*t*. *Ver também* picadas de cobra, **350-353**
  antiveneno de *Crotalinae* para, 352-353, 449-451, 449-450*t*
Envenenamento por crotalíneos, 350-353, 350-351*t*. *Ver também* picadas de cobra, **350-353**
  antiveneno de *Crotalinae* para, 352-353, **449-451**, 449-450*t*
Envenenamento por escorpiões, 229-112
Envenenamento por Hognose, 350-351*t*. *Ver também* picadas de cobra, **350-353**
Envenenamento por Hydrophidae, 350-351*t*. *Ver também* picadas de cobra, **350-353**
Envenenamento por medusa, 115, 179, 310-**311**
Envenenamento por peixe-pedra australiano (*Synanceja*), 346-347. *Ver também* envenenamento por peixe-leão, **302-303, 346-347**
Envenenamento por *Synanceja* (peixe pedra australiano), 346-347. *Ver também* envenenamento por peixe leão, **302-303, 346-347**
Envenenamento por tarântula, 141-144
Envenenamento por vespa, 279-280, 298-299
  vespa-do-mar australiana, 115, 179, 310-311
Envenenamento por vespas jaquetas-amarelas, 279-280, 298-299
Envenenamento por víbora, Boca-de-leão, 350-351*t*. *Ver também* picadas de cobra, **350-353**
  antiveneno para *Crotalinae* para, 352-353, 449-451, 449-450*t*
Envenenamento por víbora escama-da-serra, 350-351*t*. *Ver também* picadas de cobra, **350-353**
Envenenamento por *Viperinae* da subfamília de Viperidae, 350-351*t*. *Ver também* picadas de cobra, **350-353**
Enxaguatório bucal antisséptico Listerine. *Ver* etanol, **233-235, 495-498**
Enxaguatório bucal Scope. *Ver* etanol, **233-235, 495-498**
Ephedra viridis, 394-409t. *Ver também* vegetais, **392-410**
Epicloridrina, resumo dos perigos da, 587-691*t*
Epifoam. *Ver* pramoxina, 118-119*t*
Epinefrina, **490-495**
  com lidocaína, 118-119t. *Ver também* anestésicos locais, 118-120
    toxicidade da, 118-119*t*
  farmacologia/uso de, **490-495**
  hiperglicemia causada por, 34*t*
  hipertensão causada por, 17*t*, 493-494
  hipopotassemia causada por, 38*t*, 493-494
  para reações alérgicas/anafiláticas/anafilactoides, 28, 490-495
  para superdosagem de bloqueador β-adrenérgico, 163, 230, 490-495
  para superdosagem de cloroquina, 193, 205
  para toxicidade de antagonista de canal de cálcio, 125-126, 490-495
  risco para o feto/gravidez, 62-65*t*, 493-494
EpiPen. *Ver* epinefrina, **490-495**
Epipremnum aureum, 394-409t. *Ver também* vegetais, **392-410**
Epirrubicina. *Ver também* agentes antineoplásicos, 84-93
  extravasamento de, 92, 93, 245
  toxicidade da, 85-90*t*
Epitol. *Ver* carbamazepina, **176-178, 224**, 417*t*
Epivir. *Ver* lamivudina, 94-96*t*, 426*t*
Eplerenona. *Ver também* diuréticos, **227-228**
  toxicidade da, 227-228*t*
EPN (fenilfosfonotioato de *O*-etil *O-p*-nitrofenil), 287*t*. *Ver também* inseticidas, organofosforados e carbamatos, **285-292**
  resumo dos perigos do, 587-691*t*
  toxicidade dos, 287*t*
2,3-Epóxi-1-propanol (glicidol), resumo dos perigos para, 587-691*t*

1,2-epóxi-3-butoxipropano (*n*-butiléter glicidílico éter), resumo dos perigos do, 587-691*t*
1,2 epóxi-3-fenoxipropano (éter fenilglicidílico), resumo dos perigos do, 587-691*t*
Epóxidos/cola epóxi, exposição ocupacional a, 574-575, 576*t*
2-Epoxipropano (óxido de propileno), resumo dos perigos do, 587-691*t*
Eprosartana, farmacocinética da, 421*t*
Equagesic. *Ver*
  ácido acetilsalicílico, 371, 373-374, 415*t*
  meprobamato, 112*t*, 112-113, 375-376, 428*t*
Equanil. *Ver* meprobamato, 112*t*, 112-113, 375-376, 428*t*
Equipamento, de proteção
  informações sobre a história da exposição ocupacional, 574-575
  para descontaminação de superfície, 45-46
  para resposta a incidentes com materiais perigosos, 568
Equipamentos de proteção respiratória
  informações sobre história de exposição ocupacional, 574-575
  para resposta a incidente com materiais perigosos, 568-570
Equipe de salvamento
  equipamento de proteção individual para, 568-570
  limites de exposição de radiação para, 367-368
  manejo de vítimas expostas a fontes de radiação emissoras de partículas e, 371, 373
Equipes para materiais perigosos (HazMat), 565
  médico responsável, 565-566
  para descontaminação de armas químicas, 110-111
  para descontaminação no hospital, 571-572
Equisetum spp., 394-409t. *Ver também* vegetais, **392-410**
Eretismo, na intoxicação por mercúrio, 313-314
Ergamisol. *Ver* levamisol, 85-91*t*
Ergomar. *Ver* ergotamina, 209-210, 421*t*
Ergonovina, 209, 228. *Ver também* derivados do ergot, **209, 228-234**
  farmacocinética da, 421*t*
  toxicidade da, 209, 228
Ergostat, *Ver* ergotamina, 209-210, 421*t*
Ergotamina, 209-210, 228. *Ver também* derivados do ergot, **209, 228-234**
  farmacocinética da, 421*t*
  risco para o feto/gravidez, 62-65*t*
  toxicidade da, 209-210, 228
Ergotismo, 209-210, 228
Ergotrate. *Ver* ergonovina, 209, 228, 421*t*
Erigerão, 394-409*g*. *Ver também* vegetais, **392-410**
Erigeron spp../*Erigeron karvinskianus*, 394-409t. *Ver também* vegetais, **392-410**
Eritema eritrodérmico (aparência de "lagosta fervida"), na intoxicação por ácido bórico, 69-70, 165
Eritrodisestesia palmoplantar, induzida pelo agente antineoplásico e, 92
Eritromelalgia, na intoxicação por cogumelos, 200*t*
Eritromicina. *Ver também* agentes antibacterianos, **75-81**
  arritmias ventriculares causadas por, 13*t*
  farmacocinética da, 421*t*
  risco para o feto/gravidez, 62-65*t*
  toxicidade da, 76-79*t*
Erlotinibe. *Ver também* agentes antineoplásicos, **84-93**
  toxicidade de 85-90*t*
ERPGs (Normas de Planejamento da Resposta de Emergência), 584-585
Erros de medicação, superdosagem em crianças e, 58-60
Ertapenem. *Ver também* agentes antibacterianos, **75-81**
  farmacocinética da, 421*t*
  toxicidade do, 76-79*t*
"Erva" (gíria). *Ver* maconha, **306-312**
Erva-de-São-Cristóvão, 394-409*t*. *Ver também* vegetais, **392-410**

Erva-de-São-João (*Hypericum perforatum*), 360*t*, 394-409*t*. *Ver também* produtos fitoterápicos e alternativos, **358-362**; atividade inibidora da monoaminoxidase de, 282, 325-326
interações medicamentosas, 361, 282, 325-326
Erva-dos-gatos, gatária, 394-409*t*. *Ver também* vegetais, **392-410**
Erva-leitera, 394-409*t*. *Ver também* vegetais, **392-410**
Erva-mate, 172-173, 394-409*t*. *Ver também* vegetais, **172-174, 417***t*; vegetais, **392-410**
toxicidade da, 172-173
Erva-moura, 394-409*t*. *Ver também* vegetais, **392-410**
Ervas chinesas, aconitina em, 74, 343
Ervilha-de-cheiro, ervilha-doce, 394-409*t*. *Ver também* vegetais, **392-410**
Erythrina spp., 394-409*t*. *Ver também* vegetais, **392-410**
Escapamento de *diesel*, resumo dos perigos do, 587-691*t*
Escherichia coli, intoxicação alimentar/infecção sistêmica causada por, 293-294, 293-294*t*. *Ver também* intoxicação alimentar, bacteriana, **260-261, 292-295**
Escherichia coli êntero-hemorrágica, intoxicação alimentar/infecção sistêmica causada por toxina Shiga (EHEC), 293-294*t*, 294-295. *Ver também* intoxicação alimentar, bacteriana, **260-261, 292-295**
Escherichia coli enteroinvasiva, intoxicação alimentar causada por, 293-294*t*. *Ver também* intoxicação alimentar, bacteriana, **260-261, 292-295**
Escherichia coli enterotoxigênica, intoxicação alimentar causada por, 293-294*t*. *Ver também* intoxicação alimentar, bacteriana, **260-261, 292-295**
Eschscholzia californica, 394-409*t*. *Ver também* vegetais, **392-410**
Escitalopram, 131-134*t*. *Ver também* antidepressivos não cíclicos, **131-135**
farmacocinética do, 422*t*
toxicidade do, 131-134*t*
Esclerose hepatoportal, exposições ocupacionais que causam, 579-580
Escombroides/escombrotoxinas
intoxicação alimentar causada por, 295-**297***t*, 297-298.
Ver também intoxicação alimentar, peixe e marisco, 295-**298**
cimetidina/bloqueadores de H_2 para, 297-298, 478-481, 479-480*t*
difenidramina para, 297-298, 485-486
reação anafilactoide causada por, 27*t*
Escopolamina, 129-130*t*. *Ver também*: anticolinérgicos, **129-130**
como arma química, 103, 105-109. *Ver também* agentes químicos de guerra, 105-111
em agressões facilitadas por drogas, 66-67*t*
farmacocinética da, 435*t*
toxicidade da, 129-130*t*
Escorpiões, envenenamento por, **228-229**
Escutelária, 394-409*t*. *Ver também* vegetais, **392-410**
Esfingomielinase D, no veneno da aranha Loxosceles, 142
Esgic. *Ver*
ácido acetilsalicílico, 371, 373-374, 415*t*
barbitúricos (butalbital), 153-154*t*, 416*t*
cafeína, 172-174, 417*t*
Eskalith. *Ver* lítio, **302-305**, 427*t*
Esmalte de unha (seco). *Ver também* produtos não tóxicos/de baixa toxicidade, **355-357**
exposição acidental a, 356*t*
Esmolol, 162-163*t*, **494-496**. *Ver também* bloqueadores β'''-adrenérgicos, **159-163**
farmacocinética do, 422*t*
farmacologia/uso de, 494-496
para arritmias induzidas por pseudoefedrina/fenilefrina/descongestionante, 363-364
para hipertensão, 18, 494-496
para intoxicação com tetracloreto de carbono, 103, 385
para intoxicação por cafeína, **123-124**, 173-174, 494-496

para intoxicação por cloreto de metileno, 190, 324
para intoxicação por clorofórmio, 103, 385
para intoxicação por tolueno e xileno, 386-387
para intoxicação por tricloroetano/tricloroetileno/tetracloroetileno, 71, 389
para superdosagem de β-agonista, 69, 230-231, 494-496
para superdosagem de hormônio tireoidiano, 279, 385-386
para superdosagem de sedativos hipnóticos, 112-113
para superdosagem de teofilina, 381-382, 494-496
para taquicardia, 13, 15, 494-496
para tétano, 379-380
para toxicidade da cocaína, 198
para toxicidade do freon, 266-267
por superdosagem de hidrato de cloral, 15, 112-113, 494-496
toxicidade do, 162-163*t*, 494-496
Esôfago, em lesões por agente cáustico e corrosivo, 103-105, 188-189
Esparfloxacina. *Ver também* agentes antibacterianos, **75-81**
arritmias ventriculares causadas por, 13*t*
farmacocinética da, 435*t*
toxicidade da, 76-79*t*
Espasmo do músculo masseter, succinilcolina que causa, 470-471
Espasmo muscular
medicamentos para o tratamento de
benzodiazepinas, 459-**463**
metocarbamol, 525-526
toxicidade dos, 371-372, 371-372*t*
na intoxicação por estricnina, 231-233
no tétano, 383
Espasmos da artéria coronária
cocaína que causa, 197, 198
derivados do ergot que causam, 209-210
na retirada de nitrato, 332, 339, 578-579
Espécies exóticas, picadas de cobra de, 351-353
antivenenos para, 352-353, 452-454
Espectinomicina. *Ver também* agentes antibacterianos, 75-**81**
farmacocinética da, 435*t*
toxicidade da, 76-79*t*
Espermicidas (nonoxinol-9). *Ver também* produtos não tóxicos/de baixa toxicidade, **355-357**
exposição acidental a, 356*t*
Espinheiro (*Karwinskia humboldtiana*/coyotilo), 394-409*t*. *Ver também* vegetais, **392-410**
neuropatia causada por, 31*t*
toxicidade do, 394-409*t*
Espirometria, intoxicação por organofosforados e carbamatos, 290-291
Espironolactona. *Ver também* diuréticos, **227-228**
farmacocinética da, 435*t*
toxicidade da, 227-228, 227-228*t*
Espirulina, 360*t*. *Ver também* produtos fitoterápicos e alternativos, **358-362**
Espora, 394-409*t*. *Ver também* vegetais, **392-410**
Esporos botulínicos, botulismo causado por ingestão de, 165-167
Espuma para banho e. *Ver também* produtos não tóxicos/de baixa toxicidade, **355-357**
exposição acidental a, 356*t*
Esquizofrenia, agentes antipsicóticos para o tratamento de, 498-500
Essências minerais (solvente Stoddard), resumo, dos perigos das 587-691*t*
Estado de mal epiléptico. *Ver também* convulsões, **22-24**, 23*t*
ácido valpróico para, 71, 389
benzodiazepinas para, 460-462
fenitoína para, 251, 253, 501-503, 505-506
fenobarbital para, 501-503, 505-506
fosfenitoína para, 501-503, 505-506
insuficiência renal/rabdomiólise causada por, 39*t*

ÍNDICE **741**

na superdosagem de carbamazepina/oxcarbazepina, 177-178
na superdosagem de cocaína, 196
na superdosagem de teofilina, 381-382
pentobarbital para, 541-543
propofol para, 548-**551**, 550-551*t*
uso de agente bloqueador neuromuscular e, 466-468, 532
Estado mental alterado, 2-3*f*, **18-25**
agitação/*delirium*/psicose, 24-25, 24*t*
arsênio que causa, 145-146
coma e estupor, 18-20, 19*t*
convulsões e, 22-24, 23*t*
hipertermia e, 21-22, 21*t*
hipotermia e, 20-21, 20*t*
Estanho
compostos orgânicos de, resumo dos perigos do, 587-691*t*
metais e compostos inorgânicos de, resumo dos perigos do, 587-691*t*
Estavudina (d4T). *Ver também* agentes antivirais e antirretrovirais, **93-98**
farmacocinética da, 435*t*
toxicidade da, 94-96*t*
Estazolam. *Ver também* benzodiazepinas, **157-162**, **459-463**
farmacocinética da, 422*t*
toxicidade do, 158-159*t*
Esteatose hepática
exposições ocupacionais que causam, 579-580
fármacos antirretrovirais que causam, 93-97, 141
Éster do ácido gama-hidroxibutírico cíclico. *Ver* gama-butirolactona, 267-269*t*, 423*t*
Éster metílico do ácido 2-propenoico (acrilato de metilo), resumo dos perigos do, 587-691*t*
Esterilizador hospitalar
distúrbios reprodutivos associados ao uso de, 578-579
exposição tóxica associada à utilização de, 576*t*
Esterilizadores, gás de
distúrbios reprodutivos associados ao uso de, 578-579
exposições tóxicas e, 576*t*
Esterilizadores de gás
distúrbios reprodutivos associados ao uso de, 578-579
exposições tóxicas e, 576*t*
Esteroides
agitação causada por, 24*t*
anabolizantes, 359*t*. *Ver também* produtos fitoterápicos e alternativos, 358-**362**
interação com varfarina, 390*t*
ingestão acidental de, 356*t*. *Ver também* produtos não tóxicos/de baixa toxicidade, 355-**357**
para broncospasmo, 8
para hipotensão, 16
psicose causada por, 24*t*
Esteroides anabolizantes, 359*t*. *Ver também* produtos fitoterápicos e alternativos, **358-362**
Interação com varfarina, 390*t*
Estibina, **137-139**
odor causado por, 31*t*, 128-129, 137-138
resumo dos perigos da, 587-691*t*
toxicidade da, 137-139
Estibogluconato de sódio, 128-129, 137-138. *Ver também* antimônio, **137-139**
Estilhaços, que contêm chumbo, manejo de, 183-184
Estimulação, *overdrive*, para taquicardia ventricular atípica/polimórfica (*torsade de pointes*), 15
na intoxicação por sotalol, 163, 230
na superdosagem de antidepressivos tricíclicos, 136-137
Estimulantes (SNC)
agentes bloqueadores neuromusculares para superdosagem de, 466-471, 467t pentobarbital para superdosagem de, 541-543
anfetaminas, 121-122, 121*t*
cocaína, 196-204
como armas químicas, 103, 105-110. *Ver também* agentes químicos de guerra, 105-111

em triagens toxicológicas, 41*t*
fentolamina para superdosagem de, 500-505
Estramustina. *Ver também* agentes antineoplásicos, **84-93**
toxicidade da, 85-90*t*
Estrela-de-belém, 394-409*t*. *Ver também* vegetais, **392-410**
Estreptomicina. *Ver também* agentes antibacterianos, **75-81**
farmacocinética da, 436*t*
para agentes biológicos de guerra, 102
risco para o feto/gravidez e, 62-65*t*
toxicidade da, 76-79*t*
Estreptozocina. *Ver também* agentes antineoplásicos, **84-93**
hipoglicemia causada por, 34*t*
toxicidade da, 85-91*t*
Estresse por calor, ocupacional, 579-580
Estricnina, 144, **231-233**, 394-409*t*. *Ver também* vegetais, **392-410**
agentes bloqueadores neuromusculares para intoxicação causada por, 221, 232-233, 466-471, 467*t*
atividade semelhante à convulsão causada por, 23*t*, 221, 232-233
diazepam para intoxicação causada por, 221, 232-233
em triagens toxicológicas, 41*t*
farmacocinética da, 144, 231-232, 436*t*
insuficiência renal causada por, 39*t*, 144, 231-233
insuficiência ventilatória causada por, 5*t*, 221, 232-233
metocarbamol para intoxicação causada por, 525-**526**
pancurônio para intoxicação causada por, 221, 232-233
rabdomiólise causada por, 27*t*, 39*t*, 144, 231-233
resumo dos perigos da, 587-691*t*
rigidez causada por, 25*t*, 144, 231-233
toxicidade da, 144, 231-233, 394-409*t*
Estrogênios
como agentes antineoplásicos. *Ver também* agentes antineoplásicos, 84-93
toxicidade dos, 85-90*t*
risco para o feto/gravidez, 62-65*t*
Estrôncio/estrôncio-90. *Ver também* radiação (ionizante), **366-371**
agentes quelantes/bloqueadores para exposição ao, 370*t*
em "bomba suja", 366-367
Estupor, **18-20**, 19*t*
benzodiazepinas que causam, 19*t*, 158-159
flumazenil para o tratamento do, 20, 112-113, 159-162, 280-281, 372, 461-462, 497-498, 507-509
fármacos e toxinas que causam, 18, 19*t*
tratamento do, 19-20
glicose para, 510-513
nalmefeno para, 529-532, 530*t*
naloxona para, 19-20, 529-532, 530*t*
tiamina para, 19, 557-**559**
Eszopiclona. *Ver também* benzodiazepinas, **157-162**, **459-463**
farmacocinética da, 422*t*
toxicidade da, 157-158, 158-159*t*
Etacrínico ácido. *Ver também* diuréticos, **227-228**
farmacocinética da, 422*t*
toxicidade do, 227-228, 227-228*t*
Etambutol. *Ver também* agentes antibacterianos, **75-81**
toxicidade do, 76-79*t*
Etanodioico ácido (ácido oxálico), **70-71**. *Ver também* agentes cáusticos e corrosivos, **103-105**
cálcio para intoxicação causada por, 47-48*t*, 70-71, 344, 472-475
em vegetais, 70, 292, 392-410
insuficiência renal causada por, 39*t*
limites de exposição para, 70, 292
resumo dos perigos do, 587-691*t*
toxicidade do, 70-71, 103-104*t*
tratamento tópico para exposição ao, 47-48*t*, 70-71, 344
Etanol (álcool etílico), **233-235**, **495-498**, 497-498*t*
adsorção precária por carvão ativado, 50-51*t*
coma causado por, 19*t*, 233-234
convulsões causadas por, 23*t*, 234-235

delirium causado por, 24*t*, 234-235
diazepam e lorazepam no tratamento do, 214, 235, 459-463
elevação do intervalo osmolar causada por, 32
eliminação do, 55-56*t*, 233-234
em caso de agresão facilitada por drogas, 66-67*t*
em triagens toxicológicas, 41*t*, 234-235
  interferências, 43*t*
  painel de "uso abusivo de fármacos", 42*t*
estimativa do nível do intervalo osmolar, 32*t*
estupor causado por, 19*t*, 233-234
farmacocinética do, 233-234
farmacologia/uso de, 495-498, 497-498*t*
fenobarbital no tratamento do, 503-505
hipertensão causada por, 17, 17*t*
hipertermia causada por, 21*t*
hipoglicemia causada por, 34*t*, 233-234
hipotermia causada por, 20*t*
insuficiência hepática causada por, 40*t*, 234-235
insuficiência ventilatória causada por, 5*t*, 233-234
interação com dissulfiram, 224-227, 234-235, 496-497
naloxona para superdosagem de, 214, 235, 529-532, 530*t*
neuropatia causada por, 31*t*, 234-235
níveis quantitativos/intervenções potenciais, 45*t*, 234-235
para intoxicação por etilenoglicol, 45*t*, 238-239, 495-498, 497-498*t*
para intoxicação por fluoroacetato, 260-261, 292-293
para intoxicação por formaldeído, 262, 266
para intoxicação por metanol, 45*t*, 318-319, 495-498, 497-498*t*
pentobarbital no tratamento do, 541-543
propofol no tratamento do, 548-551
rabdomiólise causada por, 27*t*, 233-234
resumo dos perigos do, 587-691*t*
retirada do, 234-235
  confusão causada pela, 24*t*
risco para o feto/gravidez, 62-65*t*, 496-497
taquicardia causada por, 12*t*, 234-235
toxicidade do, 233-235, 496-497
volume de distribuição do, 55-56*t*, 233-234
Etanolaminas. *Ver também* anti-histamínicos, **126-129**
  toxicidade das, 127*t*
Etanonitrilo (acetonitrila). *Ver também* cianeto, **184-186**
processos de trabalho associados à exposição ao, 576*t*
resumo dos perigos do, 587-691*t*
toxicidade do, 184, 195
Etanotiol (mercaptano etílico), resumo dos perigos do, 587-691*t*
Etclorvinol, 112*t*, 112-113, 375-376. *Ver também* sedativos hipnóticos, **112-113**
eliminação de, 55-56t 422*t*
em triagens toxicológicas, 41*t*
farmacocinética do, 422*t*
hipoxia,causada por, 6*t*
odor causado por, 31*t*, 112-113
toxicidade do, 112*t*, 112-113, 375-376
volume de distribuição do, 55-56*t*, 422*t*
Etenona (ceteno), resumo dos perigos da, 587-691*t*
Éter, resumo dos perigos do, 587-691*t*
Éter aliglicidílico, resumo dos perigos do, 587-691*t*
Éter de petróleo. *Ver também* hidrocarbonetos, **275-278**
  resumo dos perigos do, 587-691*t*
  toxicidade do, 276*t*
Eter dicloroetílico (bis [2-Cloroetil], resumo dos perigos do, 587-691*t*
Éter dietílico (éter etílico)
  elevação do intervalo osmolar causada por, 32*t*
  resumo dos perigos do, 587-691*t*
Éter diglicidílico (DGE) resumo dos perigos do, 587-691*t*
Éter di-isopropil (éter isopropílico), resumo dos perigos do, 587-691*t*
Éter fenílico, resumo dos perigos do, 587-691*t*

Éter isopropílico, resumo dos perigos do, 587-691*t*
Éter metilclorometílico (clorometiléter/CMME), resumo dos perigos do, 587-691*t*
Éter monoisopropílico do etilenoglicol (2-isopropoxietanol), resumo dos perigos para, 587-691*t*
Éteres. *Ver também* hidrocarbonetos, **275-278**
aliIglicidil, resumo dos perigos para, 587-691*t*
bis (clorometil) éter (BCME) resumo dos perigos para, 587-691*t*
clorometilmetílico (CMME), resumo dos perigos para, 587-691*t*
dicloroetil (bis [2-cloro-etil]), resumo dos perigos para, 587-691*t*
dietil (etil)
  elevação do intervalo osmolar causada por, 32*t*
  resumo dos perigos do, 587-691*t*
difenil (fenil), resumo dos perigos do, 587-691*t*
diglicidil (di-[2,3-epoxipropil]), resumo dos perigos de, 587-691*t*
diisopropil (isopropil), resumo dos perigos do, 587-691*t*
dipropilenoglicol-metil (DPGME), resumo dos perigos do, 587-691*t*
etil
  elevação do intervalo osmolar causada por, 32*t*
  resumo dos perigos do, 587-691*t*
fenil (difenil), resumo dos perigos do, 587-691*t*
fenilglicidil, resumo dos perigos do, 587-691*t*
glicol. *Ver também* glicóis, 235-239
  toxicidade do, 215, 235-239, 236-237*t*
isopropil, resumo dos perigos do, 587-691*t*
isopropilglicidil, resumo dos perigos do, 587-691*t*
metil terc-butil, resumo dos perigos do, 587-691*t*
monobutil do etilenoglicol (EGBE/2-butoxietanol/butilcelosolve). *Ver também* glicóis, 235-239
  resumo dos perigos do, 587-691*t*
  toxicidade do, 236*t*
monoetil do etilenoglicol (EGEE/2-etoxietanol/etilcel losolve). *Ver também* glicóis, 235-239
  resumo dos perigos do, 587-691*t*
  toxicidade do, 236*t*
monoisopropil do etilenoglicol (2 isopropoxietanol), resumo dos perigos do, 587-691*t*
monometil do etilenoglicol (EGME/2-metoxietanol/metilcelosolve). *Ver também* glicóis, 235-239
  distúrbios hematológicos causados por, 579-580
  resumo dos perigos do, 587-691*t*
  toxicidade do, 237*t*
n-butil-glicidílico, resumo dos perigos para, 587-691*t*
petróleo. *Ver também* hidrocarbonetos, 275-278
  resumo dos perigos do, 587-691*t*
  toxicidade do, 276*t*
propilenoglicol monometil, resumo dos perigos do, 587-691*t*
  toxicidade do, 276
Éteres de glicol. *Ver também* glicóis, **235-239**
  toxicidade do, 215, 235-239, 236-237*t*
Etidocaína, 118-119*t*. *Ver também* anestésicos locais, **118-120**
  farmacocinética da, 422*t*
  toxicidade da, 118-119*t*
O-etil O-(4 – [metiltio]-fenil)-S propilfosforoditioato (sulprofós). *Ver também* inseticidas organofosforados e carbamatos, **285-292**
  resumo dos perigos do, 587-691*t*
O-etil S-fenil o etilfosfonotiolotionato (fonofós). *Ver também* inseticidas organofosforados e carbamatos, **285-292**
  resumo dos perigos do, 587-691*t*
Etil-3-metil-4-(metiltio)-fenil-(1-metiletil) fosforamida (fenamifós), 288*t*. *Ver também* inseticidas organofosforados e carbamatos, **285-292**
  resumo dos perigos do, 587-691*t*
  toxicidade do, 288*t*

Etilamilcetona, resumo dos perigos da, 587-691t
Etilamina, resumo dos perigos da, 587-691t
Etilan. *Ver também* hidrocarbonetos clorados, **348-350**
   toxicidade do 189, 348-349t
Etilbenzeno resumo dos perigos do, 587-691t
1,1-Ftileno-2, 2'-dibrometo de dipiridínio (diquat), **70-71, 344-347**. *Ver também* agentes cáusticos e corrosivos, **103-105**
   coma causado por, 19t
   estupor causado por, 19t
   farmacocinética do, 344-345
   resumo perigo do, 587-691t
   toxicidade do, 70-71, 344-347
Etilenocloroidrina, resumo dos perigos a, 587-691t
Etilenodiamina, resumo dos perigos da, 587-691t
Etilenodiaminas. *Ver também* anti-histamínicos, **126-129**
   toxicidade das, 127t
etilenodiaminotetracético ácido (EDTA)
   cálcio (EDTA-cálcio dissódico/edetato dissódico de cálcio/versenato dissódico de cálcio), 488-491, 493
   farmacologia/uso de, 488-491, 493
   insuficiência renal causada por, 39t, 489-490
   para intoxicação por chumbo, 182-184, 488-491, 493
   para intoxicação por cromo, 205-206
   para intoxicação por radiação, 370t
   sódio, uso inadvertido de, 489-490
Etilenoglicol (EGEE/2-etoxietanol/etilcelosolve). *Ver também* glicóis, **235-239**
   distúrbios hematológicos causados por, 579-580
   resumo dos perigos do, 587-691t
   toxicidade do, 237t
Etilenoglicol, **235-239**
   convulsões causadas por, 23t, 215, 235-238
   diferenciação da intoxicação por cetoacidose alcoólica, 234-235, 238-239
   elevação de intervalo aniônicoacidose causada por, 33, 33t, 215, 235-239
   elevação do intervalo osmolar causado por, 32-33, 32t, 215, 235-239
   eliminação de, 55-56t, 215, 235-238
   em triagens toxicológicas, interferências, 43t, 238-239
   estimativa do nível a partir do intervalo osmolar, 32t, 238-239
   farmacocinética do, 215, 235-238
   hipoxia causada por, 6t
   insuficiência renal causada por, 39t, 215, 235-238
   níveis quantitativos/intervenções potenciais, 45t, 238-239
   rabdomiólise causada por, 27t
   resumo dos perigos do, 587-691t
   toxicidade do, 235-239
   tratamento da intoxicação causada por, 33, 45t, 238-239, 336-337
      ácido fólico para, 238-239
      adsorção precária em carvão ativado e, 50-51t
      bicarbonato para, 464-466
      etanol para, 45t, 238-239, 495-498, 497-498t
      fomepizol para, 45t, 238-239, 496-497, 509-512
      piridoxina para, 238-239, 456-457, 544, 554
      tiamina para, 238-239, 557-560
   volume de distribuição de, 55-56t, 215, 235-238
(Etilenoglicol monoetiléter de etilcelosolve/2-etoxietanol/EGEE). *Ver também* glicóis, **235-239**
   resumo dos perigos do, 587-691t
   toxicidade do, 236t
Etilenoimina, resumo dos perigos da, 587-691t
Etiléter
   elevação do intervalo osmolar causada por, 32t
   resumo dos perigos do, 587-691t
Etilmercaptano, resumo dos perigos do, 587-691t
O,O-dietil-S-etilmercaptoetil ditiofosfato (dissulfoton), 287t.
Ver também inseticidas organofosforados e carbamatos, **285-292**
   farmacocinética do, 285-286

resumo dos perigos do, 587-691t
toxicidade do, 287t
Etilmercúrio. *Ver também* mercúrio, **311-316**
   toxicidade do, 313-314
N-etilmorfolina, resumo dos perigos da, 587-691t
Etilsilicato, resumo dos perigos do, 587-691t
O,O-dietil-S-(etiltio)-metilfosforoditioato (forato), 288t. *Ver também* inseticidas organosforados e de carbamatos, **285-292**
   resumo dos perigos do, 587-691t
   toxicidade do, 288t
Etiofencarbe, 287t. *Ver também* inseticidas organofosforados e carbamatos, **285-292**
Etiona, 287t. *Ver também* inseticidas organofosforados e carbamatos, **285-292**
   resumo dos perigos do, 587-691t
   toxicidade do, 287t
Etionamida, 287t. *Ver também* agentes antibacterianos, **75-81**
   farmacocinética da, 422t
   toxicidade da, 76-79t
Etmozina. *Ver* moricizina, 240-242t, 430t
Etodolaco. *Ver também* fármacos anti-inflamatórios não esteroides, **242-245**
   farmacocinética do, 422t
   toxicidade do, 244t
EtOH. *Ver* álcool etílico (etanol), **233-235, 495-498**
Etoposida. *Ver também* agentes antineoplásicos, **84-93**
   extravasamento de, 93, 245
   toxicidade da, 85-90t
Etoprofós, 288t. *Ver também* inseticidas organofosforados e carbamatos, **285-292**
Etopropazina. *Ver também* antipsicóticos, **245-247, 498-500**
   toxicidade da, 245-246t
Etotoína, risco para o feto/gravidez, 62-65t
2-etoxietanol (monoetiléter do etilenoglicol/EGEE/etilcelosolve).
Ver também glicóis, **235-239**
   resumo dos perigos do, 587-691t
   toxicidade do, 236t
Etrafon (amitriptilina com perfenazina). *Ver*
   amitriptilina, 132-134t, 134-135, 414t
   perfenazina, 245-246t, 432t
Etravirina. *Ver também* agentes antivirais e antirretrovirais, **93-98**
   farmacocinética da, 422t
   toxicidade da, 94-96t
Eucalipto (*Eucalyptus* spp..)/óleo de eucalipto, 175-176t, 394-409t. *Ver também* óleos essenciais, **174-176**; vegetais, **392-410**
   toxicidade do 175-176t, 394-409t
Eufórbia, 394-409t. *Ver também* as vegetais, **392-410**
Euforbiácea. *Ver também* vegetais, **392-410**
   toxicidade da, 394-409t
Eugenol, 250-253. *Ver também* óleos essenciais, **174-176**; fenóis, **250-253**
Eulexina. *Ver* flutamida, 85-90t
Euonymus spp., 394-409t. *Ver também* vegetais, **392-410**
Eupatorium rugosum, 394-409t. *Ver também* vegetais, **392-410**
Euphorbia spp., 394-409t. *Ver também* vegetais, **392-410**
"Eve" (3,4-metilenodióxi-A7-etilanfetamina/MDE). *Ver também* anfetaminas, **121-122**; alucinógenos, **215-219**
   resumo dos perigos do, 217t
Everolímus. *Ver também* agentes antineoplásicos, **84-93**
   toxicidade de 85-90t
Exame com retinol, na toxicidade da vitamina A, 98, 411
Exame físico, no diagnóstico de intoxicação, 28-31, 29t, 30t, 31t
Exames de sangue
   em agressões facilitadas por drogas, 67-68
   para triagem toxicológica, 45
Exames diagnósticos
   no diagnóstico de intoxicação, 31-40. *Ver também* triagem toxicológica, 40-45

para substâncias utilizadas em agressões facilitadas por drogas, 67-68
para toxinas ocupacionais, 579-581
Exames laboratoriais
no diagnóstico de intoxicação, 31-40. Ver também triagem toxicológica, 40-45
para substâncias utilizadas em agressões facilitadas por drogas, 67-68
para toxinas ocupacionais, 579-581
Excedrin enxaqueca. Ver
ácido acetilsalicílico, 371, 373-374, 415t
cafeína, 172-174, 417t
paracetamol, 340-343, 414t
Excedrin PM. Ver
anti-histamínicos, 126-129
difenidramina, 126-128, 420t, 485-486
paracetamol, 340-343, 414t
Excedrin Potência Extra (ES). Ver
ácido acetilsalicílico, 371, 373-374, 415t
cafeína, 172-174, 417t
paracetamol, 340-343, 414t
Exemestano. Ver também agentes antineoplásicos, **84-93**
toxicidade do, 85-90t
Exenatida, 80-83, 82t. Ver também agentes antidiabéticos (hipoglicemiantes), **80-84**
farmacocinética da, 82t, 422t
toxicidade da, 80-83, 82t
Exercício, reação anafilática/anafilactoide causada por, 27t
Exogonium purga, 394-409t. Ver também vegetais, **392-410**
Expectorante Triaminic. Ver guaifenesina, 356t
Explosão. Ver γ-butirolactona, 267-269t, 423t
Explosivo de polinitramina (ciclonite/hexa-hidro-1,3,5-trinitro--1,3,5-triazina/RDX), resumo dos perigos do, 587-691t
Exposição (ambiental), hipotermia causada por, 20
Exposição a substâncias químicas. Ver produtos químicos perigosos, exposição industrial/profissional para, **565-586**
Exposição industrial/dados de higiene, identificação de substância em exposição ocupacional e, 575-577
Exposições físicas, ocupacionais, 577-578t
Exsanguineotransfusão
para intoxicação por ferro, 255, 300
para intoxicação por gás arsina, 149-150
para metemoglobinemia, 321-322
para superdosagem de nitrato/nitrito, 332, 339
Extintores de incêndio. Ver também produtos não tóxicos/de baixa toxicidade, **355-357**
exposição acidental a, 357t
Extrato de chá verde, 172-173, 360t. Ver também cafeína, **172-174, 417t**, produtos fitoterápicos e alternativos, **358-362**
toxicidade do, 273-274, 358, 360t
Extrato de óleo de pinho (1,4-butanodiol/1,4-BD/precursor do GHB). Ver também gama-hidroxibutirato (GHB), **267-270**, 423t
farmacocinética do, 416t
toxicidade do, 267-269, 269t
Extrato de semente de uva, 360t. Ver também produtos fitoterápicos e alternativos, **358-362**
Extrator Sawyer, para picadas de cobras, 141, 353
Extratos de alérgenos, imunoterapia com, reação anafilática causada por, 27t
Extratos de alérgenos para imunoterapia, reação anafilática causada por, 27t
Extravasamento
de agentes antineoplásicos, 92-93, 245
para tiossulfato, 92, 557-558
de agentes vasoconstritores, fentolamina para, 500-505

Fabricação de cimento, exposições tóxicas e, 576t
Fabricação de couro artificial, exposições tóxicas e, 576t
Fabricação de rayon, exposições tóxicas e, 576t
Fabricação de vidro, exposições tóxicas e, 576t

Fagus crenta, 394-409t. Ver também vegetais, **392-410**
Fagus sylvatica, 394-409t. Ver também vegetais, **392-410**
Faia-europeia, 394-409t. Ver também vegetais, **392-410**
Faia-japonesa, 394-409t. Ver também vegetais, **392-410**
Faia-japonesa, Faia-europeia, 394-409t. Ver também vegetais, **392-410**
Falotoxinas, 201. Ver também intoxicação por cogumelos, **201-203**
Falsa-acácia, 394-409t. Ver também vegetais, **392-410**
Falsa-cebola-do-mar, 394-409t. Ver também vegetais, **392-410**
Falsa-seringueira, 394-409t. Ver também vegetais, **392-410**
Famotidina
farmacocinética da, 422t
farmacologia/uso de, 478-481, 479-480t
Famphur, 288t. Ver também inseticidas organofosforados e carbamatos, **285-292**
Fanciclovir. Ver também agentes antivirais e antirretrovirais, **93-98**
farmacocinética do, 422t
toxicidade do, 94-96t
"Fantasy" (gíria). Ver gama-hidroxibutirato (GHB), **267-270**, 423t
Fármacos anti-inflamatórios não esteroides (AINEs), **242-245**, 244t
coma e estupor causados por, 19t, 243-245
farmacocinética dos, 242-243
interação com varfarina, 390t
risco para o feto/gravidez, 62-65t
toxicidade dos, **242-245**, 244t
Fármacos antimuscarínicos. Ver agentes anticolinérgicos, **129-130**
Fármacos bloqueadores do canal de potássio, 240-241. Ver também fármacos antiarrítmicos, **239-242**
Fármacos bloqueadores dos canais de sódio, 164-165, 239-241, 364-366, 364-365t. Ver também fármacos antiarrítmicos, **239-242**
arritmias ventriculares causadas por, 15
bicarbonato de sódio para superdosagem de, 464-466
bloqueio atrioventricular (AV) causado por, 9
bradicardia causada por, 9
toxicidade de, 364-366, 364-365t
Fármacos de estatina (inibidores da HMG-CoA redutase)
rabdomiólise causada por, 27t
risco para o feto/gravidez, 62-65t
Fármacos depressores da membrana
bloqueio atrioventricular (AV) causado por, 9-10, 9t
bradicardia causada por, 9-10, 9t
hipotensão causada por, 15t, 16
prolongamento do intervalo QRS provocado por, 10
Fármacos e toxinas nefrotóxicos, 39t. Ver também doença/insuficiência renal, **39-40**, 39t
Fármacos radiopacos e venenos, 45-46, 45-46t
Fasciculações musculares, succinilcolina que causa, 468-469
Fastin. Ver fentermina, 121t, 121-122, 433t
Fator de citrovorum (leucovorina cálcica), **520-522**
farmacologia/uso de, **520-522**
para intoxicação por metanol, 318-319, **520-522**
para superdosagem de metotrexato, 322-323, **520-522**
para superdosagem de trimetoprima, 129-130, **520-522**
"Fator de edema", em toxicidade por antraz, 98, 411
Fator estimulador de colônias de granulócitos (G-CSF), para superdosagem de colchicina, 194, 204-205
"Fator letal", na toxicidade do antraz, 98, 411
Fator VIIa recombinante ativado, para superdosagem de cumarina/varfarina, 391
Favas, 394-409t. Ver também vegetais, **392-410**
interação com inibidor da monoaminoxidase, 282-283t
Favas e feijões, interação com inibidor da monoaminoxidase, 282-283t
Febre da fumaça de polímeros, 575-577

ÍNDICE 745

Febre de fumaças metálicas, **247-248**, 575-577
   cobre que causa síndrome semelhante à, 194-195
   hipertermia causada por, 21*t*
   hipoxia causada por, 6*t*
"Febre do feno", mofos que causam, 324-325
Febres hemorrágicas virais, como armas biológicas, 99*t*. *Ver também* agentes biológicos de guerra, **98-103**
Feijão-coral, 394-409*t*. *Ver também* vegetais, **392-410**
Felbamato, 130-131, 130-131*t*. *Ver também* anticonvulsivantes, **130-132**,
   farmacocinética do, 130-131*t*, 422*t*
   toxicidade do, 130-131, 130-131*t*
Felbatol. *Ver* felbamato, 130-131, 130-131*t*, 422*t*
Feldene. *Ver* piroxicam, 242-243, 245, 244*t*, 433*t*
Felodipino. *Ver também* antagonistas dos canais de cálcio, **123-126**
   farmacocinética do, 422*t*
   toxicidade do, 123-125*t*
Fenacetina
   insuficiência renal causada por, 39*t*
   metemoglobinemia causada por, 319-320*t*
Fenamifós, 288*t*. *Ver também* inseticidas organofosforados e carbamatos, **285-292**
   resumo dos perigos do, 587-691*t*
   toxicidade de, 288*t*
Fenazopiridina, metemoglobinemia causada por, 319-320*t*
Fenciclidina (PCP), **248-250**
   agentes bloqueadores neuromusculares para superdosagem de, 466-471, 467*t*
   agitação causada por, 24*t*, 249-250, 252
   coma causado por, 19*t*, 249-250
   convulsões causadas por, 23*t*, 249-250
   discinesias causadas por, 25*t*
   em triagens toxicológicas, 41*t*, 249-250
   interferências, 44*t*
   painel de "uso abusivo de fármacos", 42*t*
   estupor causado por, 19*t*, 249-250
   farmacocinética da, 248-249, 348, 432*t*
   hipertermia causada por, 21*t*, 249-250
   insuficiência renal causada por, 39*t*
   psicose causada por, 24*t*, 249-250
   rabdomiólise causada por, 27*t*, 39*t*, 249-250
   rigidez causada por, 25*t*, 249-250
   risco para o feto/gravidez, 62-65*t*
   taquicardia causada por, 12*t*, 249-250
   toxicidade da, 248-250
   volume de distribuição da, 54-56*t*, 248-249, 348, 432*t*
Fenclorfós (ronnel), resumo dos perigos do, 587-691*t*
Fendimetrazina, 121, 121*t*. *Ver também* anfetaminas, **121-122**
   farmacocinética da, 432*t*
   toxicidade da, 121, 121*t*
Fenelzina, 282, 325-326. *Ver também* inibidores da monoaminoxidase, **282-285**
   toxicidade da, 282-284, 325-326
Fenergan. *Ver* prometazina, 127*t*, 245-246*t*, 245-247, 434*t*
"Fen-fen." *Ver também* anfetaminas, **121-122**
   toxicidade do, 121-122
Fenfluramina, 121-122, 121*t*. *Ver também* anfetaminas, **121-122**
   farmacocinética da, 422*t*
   retirada do mercado, 121*t*, 121-122
   risco para o feto/gravidez, 62-65*t*
   toxicidade da, 121-122, 121*t*
Fenformina, intervalo aniônico/acidose láctica causada por, 33*t*, 80-83
Fenil glicidil éter (PGE), resumo dos perigos do, 587-691*t*
Fenil metil cetona (acetofenona), resumo dos perigos do, 587-691*t*
Fenilalquilaminas. *Ver também* antagonistas dos canais de cálcio, **123-126**
   toxicidade das, 123-124, 174
Fenilamina (anilina), resumo dos perigos do, 587-691*t*

p-Fenilanilina (4-aminodifenil), resumo dos perigos da, 587-691*t*
Fenilbutazona. *Ver também* fármacos anti-inflamatórios não esteroides, **242-245**
   convulsões causadas por, 23*t*, 243-245
   dose repetida de carvão ativado para superdosagem de, 56-57*t*
   farmacocinética da, 433*t*
   hemoperfusão com carvão ativado para superdosagem de, 243-245
   toxicidade da, 242-245, 244*t*, 355
1-(1-Fenilciclo-hexil)-piperidina, 248-249, 348. *Ver também* fenciclidina, **248-250**, 432*t*
1-Fenilciclo-hexiletilamina (PCE), 248-249, 348. *Ver também* fenciclidina, **248-250**, 432*t*
Fenilciclohexilpirrolidina (PHP), 248-249, 348. *Ver também* fenciclidina, **248-250**, 432*t*
Fenilefrina, **354, 362-363**, 362-363*t*, **500-502**
   bradicardia/bloqueio atrioventricular (AV) e, 9, 363-364, 500-501, 505
   farmacocinética da, 362-363, 433*t*
   farmacologia uso de, 500-502
   hipertensão causada por, 17*t*, 363-364, 500-501, 505
   interação com inibidor da monoaminoxidase, 282-283*t*
   para intoxicação por cafeína, 123-124, 174
   risco para o feto/gravidez, 62-65*t*, 501-502
   toxicidade da, 354, 362-363, 362-363*t*, 500-502
Fenilenodiamina, resumo dos perigos do, 587-691*t*
Fenilfenol (bisfenol), 250, 252. *Ver também* fenóis, **250-253**
Fenilfosfina, resumo dos perigos do, 587-691*t*
Fenilfosfonotioato de *O*-etil-*O*-*p*-nitrofenea (EPN), 287*t*. *Ver também* inseticidas organofosforados e carbamatos, **285-292**
   resumo dos perigos do, 587-691*t*
   toxicidade do, 287*t*
Fenilfosfonotioato de *O*-etil-*O*-*p*-nitrofenil (EPN), 287*t*. *Ver também* inseticidas organofosforados e carbamatos, **285-292**
   resumo dos perigos do, 587-691*t*
   toxicidade do, 287*t*
Fenilfosfonotioato *O*-etil *O*-*p*-nitrofenil (EPN), resumo dos perigos do, 587-691*t*
Fenil-hidrazina, resumo dos perigos do, 587-691*t*
Fenilmercúrio. *Ver também* mercúrio, **311-316**
   toxicidade do, 313-314
Fenilmetano (tolueno), **279, 385-388**
   cinética do, 279, 385-386
   hipopotassemia causada por, 38*t*, 386-387
   limites de exposição para, 386-387
   resumo dos perigos do, 587-691*t*
   toxicidade do, 279, 385-388
Fenilpropanolamina, 362-363, 362-363*t*
   bloqueio atrioventricular (AV) causado por, 9, 9*t*
   bradicardia causada por, 9, 9*t*
   convulsões causadas por, 23*t*
   farmacocinética da, 433*t*
   hipertensão causada por, 17*t*
   interação com inibidor da monoaminoxidase, 282-283*t*
   remoção de do mercado, 362-363
   toxicidade da, 362-363, 362-363*t*
Fenitoloxamina. *Ver também* anti-histamínicos, **126-129**
   farmacocinética da, 433*t*
   toxicidade de, 127*t*
Fenindamina. *Ver também* áńti-histamínicos, **126-129**
   toxicidade da, 128-129, 137-138*t*
Feniramina. *Ver também* anti-histamínicos, **126-129**
   farmacocinética da, 432*t*
   toxicidade de, 127*t*
Fenitoína, **251-253, 265-266, 501-503, 505-506**
   dose repetida de carvão ativado para superdosagem de, 56-57*t*, 252, 265-266
   eliminação de, 55-56*t*, 251, 433*t*
   em triagens toxicológicas, 41*t*, 251

farmacocinética da, 251, 433t
farmacologia/uso de, 501-503, 505-506
interação com varfarina, 390t
para convulsões, 24, 251, 253, 501-503, 505-506
risco para o feto/gravidez, 62-65t, 502-503
toxicidade da, 251-253, 265-266, 502-503
volume de distribuição da, 55-56t, 251, 433t
Fenitrotiom, 288t. Ver também inseticidas organofosforados e carbamatos, **285-292**
Fenmetrazina, 121, 121t. Ver também anfetaminas, **121-122**
farmacocinética da, 433t
toxicidade de, 121, 121t
Fenobarbital, 153-155, 153-154t, **503-505**. Ver também barbitúricos, **152-155**
bicarbonato para superdosagem de, 464-466
dose repetida de carvão ativado para superdosagem de, 56-57t, 154-155
eliminação de, 55-56t, 153-154t, 433t
em agentes de combinação, 152-153
em triagens toxicológicas, 41t, 154-155
farmacocinética do, 153-154t, 433t
farmacologia/uso de, 503-505
para convulsões, 23, 503-505
toxicidade do, 153-155, 153-154t, 503-504, 543
volume de distribuição do, 54-56t, 433t
Fenobucarb, 288t. Ver também inseticidas organofosforados e carbamatos, **285-292**
Feno-grego, 359t. Ver também produtos fitoterápicos e alternativos, **358-362**
Fenóis, **250-253**. Ver também agentes cáusticos e corrosivos, 103-**105**; hidrocarbonetos, 275-**278**
convulsões causadas por, 23t, 251, 253
farmacocinética dos, 251, 253
insuficiência hepática causada por, 40t
limites de exposição para, 250, 252
resumo dos perigos do, 587-691t
toxicidade dos, 103-104t, 276t, 250-253
tratamento tópico para exposição dos, 47-48t, 251, 253
Fenoldopam, 391-392. Ver também vasodilatadores, **391-392**
farmacocinética do, 422t
toxicidade do, 391-392
Fenoprofen. Ver também fármacos anti-inflamatórios não esteroides, **242-245**
farmacocinética do, 422t
toxicidade do, 244, 245, 244t
Fenothrin. Ver também piretrinas/piretroides, **354-355**
toxicidade do, 354t
Fenotiazinas, 127t, **245-247**, 245-246t. Ver também anti-histamínicos, **126-129**; agentes antipsicóticos, 245-247, **498-500**
arritmias ventriculares causadas por, 13t
coma causado por, 19t
convulsões causadas por, 23t
distonia causada por, 25t
em triagens toxicológicas, 41t
estupor causado por, 19t
farmacocinética das, 245-247
hipertermia causada por, 21t
hipotensão causada por, 15t
hipotermia causada por, 20t
insuficiência ventilatória causada por, 5t
miose causada por, 30t
prolongamento do intervalo QRS causado por, 10t
síndrome de secreção inapropriada de ADH causada por, 35t
taquicardia causada por, 12t
toxicidade das, 127t, 245-247, 245-246t
volume de distribuição das, 54-56t
Fenotrina. Ver também piretrinas/piretroides, **354-355, 364**
toxicidade da, 354t

Fenoxibenzamina, 391-392. Ver também vasodilatadores, **391-392**
farmacocinética da, 433t
toxicidade da, 391-392
Fenoxicarbe, 288t. Ver também inseticidas organofosforados e carbamatos, **285-292**
Fensulfotion. Ver também inseticidas organofosforados e carbamatos, **285-292**
resumo dos perigos da, 587-691t
Fensuximida, risco para o feto/gravidez, 62-65t
Fentanil, 334t. Ver também opiáceos/opioides, **334-336**
como arma química, 103, 105-108. Ver também agentes químicos de guerra,, 105-111
farmacocinética do, 334t, 335, 422t
toxicidade do, 334t
Fentermina, 121t, 121-122. Ver também anfetaminas, **121-122**
farmacocinética da, 433t
risco para o feto/gravidez, 62-65t
toxicidade do, 121t, 121-122
Fenthiocarb, 288t. Ver também inseticidas organofosforados e carbamatos, **285-292**
Fention, 288t. Ver também inseticidas organofosforados e carbamatos, **285-292**
farmacocinética da, 285-286
pralidoxima (2-PAM)/oximas para intoxicação com, 546-548
resumo dos perigos da, 587-691t
toxicidade da, 288t
Fentoato, 288t. Ver também inseticidas organofosforados e carbamatos, **285-292**
Fentolamina, 391-392, **501-505**. Ver também vasodilatadores, **391-392**
farmacocinética da, 433t
farmacologia/uso de, 501-**505**
para hipertensão, 18, 501-**505**
para superdosagem/interações com inibidor da monoaminoxidase, 201, 501-**505**
para toxicidade de ergot, 209-210
para toxicidade de cocaína, 198, 501-**505**
para toxicidade de pseudoefedrina/fenilefrina/descongestionante, 363-364
toxicidade da, 391-392, 500-501, 505
Fenvalerato. Ver também piretrinas/piretroides, **354-355**
toxicidade do, 354t
Feocromocitoma, hipertensão e, 18
FeoSol. Ver ferro, **254-255**
FEP (protoporfirina eritrocítica livre), na intoxicação por chumbo, 181-182
Ferbam, resumo dos perigos do, 587-691t
Fer-In-Sol. Ver ferro, **254-255**
Ferro, **254-255**
adsorção precária em carvão ativado, 50-51t, 255, 300
agente de ligação para, 53-54t, 254-255
deferoxamina para superdosagem de, 45t, 254-255, 482-484
em exames toxicológicos, interferências, 43t
hiperglicemia causada por, 34t, 254, 413
hipotensão causada por, 15t, 254, 413
insuficiência hepática causada por, 40t, 254, 413
intervalo aniônico/acidose láctica causada por, 33t, 413, 254-255
níveis quantitativos/intervenções potenciais, 45t, 254-255
radiografia abdominal mostrando, 45-46t, 413, 254-255
toxicidade do, 254-255
em crianças, 58-59t, 254, 413
Ferrugem. Ver também produtos não tóxicos/de baixa toxicidade, **355-357**
exposição acidental a, 356t
Fertilizante para plantas. Ver também produtos não tóxicos/de baixa toxicidade, **355-357**
exposição acidental a, 356t

ÍNDICE 747

Fertilizantes. *Ver também* produtos não tóxicos/de baixa toxicidade, **355-357**
  exposição acidental a, 356*t*
Fertilizantes à base de nitrogênio. *Ver também* produtos não tóxicos/de baixa toxicidade, **355-357**
  exposição acidental a, 356*t*
Fertilizantes de ácido fosfórico. *Ver também* produtos não tóxicos/de baixa toxicidade, **355-357**
  exposição acidental a, 356*t*
Fesoterodina. *Ver também*: agentes anticolinérgicos, **129-130**
  farmacocinética da, 422*t*
  toxicidade da, 129-130*t*
Feto, efeitos adversos de fármacos/produtos químicos e, 61, 65-66, 65-66*t*, 440, 441*t*
Fexofenadina. *Ver também* anti-histamínicos, **126-129**,
  farmacocinética da, 423*t*
  toxicidade da, 126-129*t*
Fezes "fumegantes", na intoxicação por fósforo, 264-265
Fibrilação ventricular
  fármacos e toxinas que causam, 13*t*
  hipotermia que causa, 20, 21
  tratamento da, 14
  magnésio no, 523-525
Ficus benjamina, 394-409*t*. *Ver também* vegetais, **392-410**
Ficus carica, 394-409*t*. *Ver também* vegetais, **392-410**
Ficus elastica, 394-409*t*. *Ver também* vegetais, **392-410**
Fígado de galinha, interação com inibidor da monoaminoxidase, 282-283*t*
Figo, 394-409*t*. *Ver também* vegetais, **392-410**
  chorão (seiva), 394-409*t*
  figueira lira, 394-409t. *Ver também* vegetais, 392-410
  rastejante/trepadeira, 394-409*t*
Figo/*Ficus* spp., 394-409*t*. *Ver também* vegetais, **392-410**
Figueira (seiva), 394-409*t*. *Ver também* vegetais, **392-410**
Figueira-lisa, 394-409*t*. *Ver também* vegetais, **392-410**
Filodendro, 394-409*t*. *Ver também* vegetais, **392-410**
Filodendro/*Philodendron* spp, 394-**409**t. *Ver também* vegetais, **392-410**
  folhas cordiformes, 394-409*t*
  folhas palminérveas, 394-409*t*
Filtro de cigarro (não fumados). *Ver também* produtos não tóxicos/de baixa toxicidade, **355-357**
  exposição acidental a, 356*t*
Finasterida, farmacocinética da, 423*t*
Fioricet. *Ver*
  barbitúricos, 152-155
  butalbital, 153-154*t*, 416*t*
  cafeína, 172-174, 417*t*
  paracetamol, 340-343, 414*t*
Fiorinal. *Ver*
  ácido acetilsalicílico, 371, 373-374, 415*t*
  barbitúricos, 152-155
  butalbital, 153-154*t*, 416*t*
  cafeína, 172-174, 417*t*
Fipronil
  convulsões causadas por, 23*t*
  resumo dos perigos do, 587-691*t*
Fisostigmina, 129-130, **505-507**
  bloqueio atrioventricular (AV) causado por, 9*t*, 129-130, 503, 505-506
  bradicardia causada por, 9*t*, 503, 505-506
  contraindicações para na superdosagem de antidepressivos tricíclicos, 136-137, 503-506
  farmacologia/uso de, 505-507
  miose causada por, 30*t*
  para *delirium* induzido por anticolinérgico, 25, 498, 505-507
  para superdosagem de anticolinérgico, 129-130, 505-507
  para superdosagem de Lomotil/antidiarreico, 215, 305
  para superdosagem de relaxante muscular, 280-281, 372
  para taquicardia induzida por anticolinérgico, 13, 505-507
  por superdosagem de anti-histamínico, 128-129, 137-138

Fitonadiona (vitamina K_1), **563-564**
  farmacologia/uso de, 563-564
  para superdosagem de cumarina/varfarina, 391, 563-564
  para superdosagem de fármacos anti-inflamatórios não esteroides, 243-245
Flagyl. *Ver* metronidazol, 76-79*t*, 429*t*
Flanax. *Ver* naproxeno, 244*t*, 430*t*
Flashbacks, com o uso de drogas alucinógenas, 218-219
Flavoxato, 129-130*t*. *Ver também* agentes anticolinérgicos, **129-130**
  farmacocinética do, 423*t*
  toxicidade do, 129-130*t*
Flecainida, 240-242*t*. *Ver também* antiarrítmicos, **239-242**
  arritmias ventriculares causadas por, 240-241
  bloqueio atrioventricular (AV) causado por, 9*t*, 240-241
  bradicardia causada por, 9*t*, 240-241
  farmacocinética da, 240-241, 423*t*
  hipotensão causada por, 15*t*, 240-241
  prolongamento do intervalo QRS provocado por, 10, 10*t*, 240-241
  toxicidade da, 240-242*t*
  em crianças, 58-59*t*
Flexeril. *Ver* ciclobenzaprina, 134-135, 371-372, 371-372*t*, 419*t*
Floxuridina. *Ver também* agentes antineoplásicos, **84-93**
  toxicidade da, 85-90*t*
Flucitosina, risco para feto/gravidez, 62-65*t*
Fluconazol, risco para feto/gravidez, 62-65*t*
Fludara. *Ver* fludarabina, 85-90*t*
Fludarabina. *Ver também* agentes antineoplásicos, **84-93**
  toxicidade da, 85-90*t*
Flufenazina. *Ver também* antipsicóticos, **245-247**, **498-500**
  farmacocinética da, 423*t*
  risco para o feto/gravidez, 62-65*t*
  toxicidade da, 245-246*t*
Fluidos leves. *Ver também* hidrocarbonetos, **275-278**
  toxicidade de, 276
Flumazenil, 1, 461-462, **507-509**
  convulsões causadas por, 20, 507-508
  farmacologia/uso de, 507-509
  para coma e estupor induzido por benzodiazepina, 20, 112-113, 159-162, 280-281, 372, 461-462, 497-498, 507-509
  para superdosagem de relaxante muscular, 280-281, 372
Flumetiazida. *Ver também* diuréticos, **227-228**
  toxicidade da, 227-228*t*
Flunarizina. *Ver também* anti-histamínicos, **126-129**
  farmacocinética da, 423*t*
  toxicidade da, 127*t*
Flunitrazepam. *Ver também* benzodiazepinas, **157-162**, **459-463**
  em agressões facilitadas por drogas, 67-68
  farmacocinética da, 423*t*
  toxicidade do, 158-159*t*
Flúor. *Ver também* gases irritantes, **269-272**
  limites de exposição para, 270-271*t*
  resumo dos perigos do, 587-691*t*
  toxicidade do, 270-271*t*
Fluoreto, **256-257**, 256-257*t*
  adsorção precária em carvão ativado, 50-51*t*
  arritmias ventriculares causadas por, 13*t*, 256-257
  cálcio para intoxicação causado por, 256-257, 260, 472-475
  convulsões causadas por, 23*t*
  farmacocinética do, 256, 337, 423*t*
  hiperpotassemia causada por, 38, 38*t*, 256-257
  hipotensão causada por, 15*t*
  limites de exposição para, 256-257
  resumo dos perigos do, 587-691*t*
  toxicidade do, 256-257, 256-257*t*
Fluoreto de carbonila, resumo dos perigos do, 587-691*t*

Fluoreto de hidrogênio, 256-257t, 257-259, 270-271t. Ver
 também agentes cáusticos e corrosivos, **103-105**; flúor, **256-
 257**, 423t; gases irritantes, **269-272**
 cálcio para contaminação/intoxicação causada por, 47-48t,
  258-259, 378, 472-475
 exposição ocupacional ao, 257-258, 278
 limites de exposição para, 257-258, 270-271t, 278
 resumo dos perigos do, 587-691t
 toxicidade do, 103-104t, 256-257t, 257-259, 270-271t
 tratamento tópico para exposição ao, 47-48t, 258-259,
  378
Fluoreto de nitrogênio (trifluoreto de nitrogênio), resumo dos
 perigos do, 587-691t
Fluoreto de sódio, 256-257t. Ver também fluoreto, **256-257**,
 423t
Fluoreto de sulfurila (Vikane)
 processos de trabalho associados à exposição ao, processos de trabalho associado com a exposição a, 576t
 resumo dos perigos do, 587-691t
Fluoreto estanoso, 256-257t. Ver também fluoreto, **256-257**,
 423t
Fluorídrico ácido, **257-259**. Ver também agentes corrosivos,
 103-105
 cálcio para contaminação/intoxicação causada por, 47-48t,
  258-259, 378, 472-475
 exposição ocupacional ao, 257-258, 278, 576t, 578-579
 limites de exposição para, 257-258, 270-271t, 278
 resumo dos perigos do, 587-691t
 toxicidade do, 103-104t, 257-259
 tratamento tópico para exposição ao, 47-48t, 258-259,
  378
Fluoroacetamida (composto 1081). Ver também fluoroacetato,
 260-261
 toxicidade da, 260-261
Fluoroacetato (fluoroacetato de sódio/composto 1080), **260-
 261**
 farmacocinética do, 257, 260
 resumo dos perigos do, 587-691t
 toxicidade do, 260-261
Fluoroacetato de sódio (fluoroacetato/composto 1080), **260-
 261**
 farmacocinética do, 257, 260
 resumo dos perigos do, 587-691t
 toxicidade do, 260-261
Fluorocarbonetos (freons), **262, 266-267**
 arritmias ventriculares causadas por, 13, 13t, 262, 266-
  267, 578-579, 581-582
 limites de exposição para, 266-267
 propranolol para intoxicação causada por, 266-267, 550-
  553
 toxicidade dos, 262, 266-267
Fluorocarbono 114 (Freon 114/diclorotetrafluoroetano). Ver
 também freons, **262, 266-267**
 resumo dos perigos do, 587-691t
 toxicidade do, 262, 266
Fluorocarbono 115 (cloropentafluoroetano), resumo dos perigos
 do, 587-691t
Fluorocarbono 12 (diclorodifluorometano/Freon 12). Ver também freons, **262, 266-267**
 limites de exposição para, 266-267
 resumo dos perigos do, 587-691t
 toxicidade do, 266-267
Fluorocarbono 21 (Freon 21/diclorofluorometano/21). Ver
 também freons, **262, 266-267**
 limites de exposição para, 266-267
 resumo dos perigos do, 587-691t
 toxicidade do, 262, 266-267
Fluorose esquelética (osteosclerose), 256-257
5-Fluorouracil. Ver também agentes antineoplásicos, **84-93**
 risco para o feto/gravidez, 62-65t
 toxicidade do, 85-90t

Fluossilicato de sódio, 256-257t. Ver também fluoreto, **256-
 257**, 423t
Fluoxetina, 131-134t. Ver também antidepressivos não cíclicos, **131-135**
 farmacocinética da, 423t
 interação com inibidor da monoaminoxidase, 132-134,
  282-283t, 283-284
 toxicidade da, 131-134t
Flurazepam. Ver também benzodiazepinas, **157-162, 459-463**
 farmacocinética do, 423t
 toxicidade do, 158-159t
Flutamida. Ver também agentes antineoplásicos, **84-93**
 toxicidade da, 85-90t
Fluvoxamina, 131-134t. Ver também antidepressivos não
 cíclicos, **131-135**
 farmacocinética da, 423t
 interação com inibidor da monoaminoxidase, 132-134,
  282-283t
 toxicidade da, 131-134t
Folato de sódio (Folvite). Ver ácido fólico, **445, 509**
Folha de Dados de Segurança (MSDS)
 para obter informações sobre a substância envolvida em
  incidente com materiais perigosos, 567-568
 para obter informações sobre a substância envolvida na
  exposição ocupacional, 574-577
Folvite. Ver ácido fólico, **445, 509**
Fomepizol, **445, 509-512**
 farmacologia/uso de, 445, 509-512
 para intoxicação por etilenoglicol, 45t, 238-239, 496-497,
  509-512
 para intoxicação por metanol, 45t, 318-319, 445, 496-
  497, 509-512
 para toxicidade do dissulfiram, 226-227
Fomepizole. Ver fomepizol, **445, 509-512**
Fonofós. Ver também inseticidas organofosforados e carbamatos, **285-292**
 resumo dos perigos do, 587-691t
Fontes de radiação emissoras de partículas, 366-367, 371,
 373. Ver também radiação ionizante, **366-371**
 tratamento de vítimas expostas a partículas, 371, 373
Fonto. Ver ácido acetilsalicílico, 371, 373-374, 415t
 cafeína, 172-174, 417t
Foradentro, 394-409t. Ver também vegetais, **392-410**
Forato, 288t. Ver também inseticidas organofosforados e
 carbamatos, **285-292**
 resumo dos perigos do, 587-691t
 toxicidade do, 288t
Formaldeído, **261-262**. Ver também agentes cáusticos e corrosivos, **103-105**; gases irritantes, **269-272**
 acidose de intervalo aniônico causada por, 33t, 261-262
 intoxicação por metanol e, 261-262, 317-318
 limites de exposição para, 261-262, 270-271t
 resumo dos perigos do, 587-691t
 toxicidade do, 103-104t, 261-262, 270-271t
Formalina (solução aquosa de formaldeído), 261-262. Ver
 também formaldeído, **261-262**
 metanol em, 261-262
 resumo dos perigos da, 587-691t
 toxicidade da, 261-262
Formamida, resumo dos perigos da, 587-691t
Formato de etila, resumo dos perigos do, 587-691t
Formetanato, 288t. Ver também inseticidas organofosforados e
 carbamatos, **285-292**
Formiato de metila, resumo dos perigos do, 587-691t
Fórmula Unisom Duplo Alívio. Ver
 anti-histamínicos, 126-**129**
 difenidramina, 126-128, 420t; 485-486
 paracetamol, 340-**343**, 414t
Fortovase. Ver saquinavir, 93-97, 94-97t, 141, 435t
Fosamina, 288t. Ver também inseticidas organofosforados e
 carbamatos, **285-292**

ÍNDICE 749

Fosamprenavir. *Ver também* agentes antivirais e antirretrovirais, **93-98**
   farmacocinética do, 423*t*
   toxicidade do, 94-97, 94-97*t*
Foscarnet. *Ver também* agentes antivirais e antirretrovirais, **93-98**
   convulsões causadas por, 23*t*, 94-97
   farmacocinética do, 423*t*
   insuficiência renal causada por, 39*t*, 94-97
   toxicidade do, 94-96*t*, 94-97
Foscavir. *Ver* foscarnet, 94-96*t*, 94-97, 423*t*
Fosdrin (mevinfós), 288*t*. *Ver também* inseticidas organofosforados e carbamatos, **285-292**
   resumo dos perigos do, 587-691*t*
   toxicidade do, 288*t*
Fosfamidona, 288*t*. *Ver também* inseticidas organofosforados e carbamatos, **285-292**
Fosfato de 2-carbometóxi-1-metilvinildimetila (mevinfós), 288*t*. *Ver também* inseticidas organofosforados e carbamatos, **285-292**
   resumo dos perigos do, 587-691*t*
   toxicidade de, 288*t*
Fosfato de dibutila, resumo dos perigos do, 587-691*t*
Fosfato de dimetil-2-metilcarbamoil-1-metilvinila (monocrotofós), 288*t*. *Ver também* inseticidas organofosforados e carbamatos, **285-292**
   resumo dos perigos para, 587-691*t*
   toxicidade do, 288*t*
Fosfato de sódio, celulose, como agente de ligação, 53-54*t*
fosfato de tilmicosina, resumo dos perigos do, 587-691*t*
Fosfato de trifenila, resumo dos perigos do, 587-691*t*
Fosfato de triortocresil, resumo dos perigos do, 587-691*t*
Fosfato sódico de celulose, como agente de ligação, 53-54*t*
Fosfenitoína, 251, **501-503, 505-506**. *Ver também* fenitoína, **251-253, 265-266**
   farmacocinética da, 423*t*
   farmacologia/uso de, 501-503, 505-506
   toxicidade da, 251, 502-503
Fosfeto de alumínio, 262-263, 266. *Ver também* fosfetos, **262-264**
   resumo dos perigos do, 587-691*t*
   toxicidade do, 262-263, 266
Fosfeto de hidrogênio (fosfina), **262-266**
   limites de exposição para, 262-263, 266
   processos de trabalho associados à exposição ao, 262-263, 266, 576*t*
   resumo dos perigos do, 587-691*t*
   toxicidade do, 262-266
Fosfeto de magnésio, 262-263, 266. *Ver também* fosfetos, **262-266**
Fosfeto de zinco, 262-263, 266. *Ver também* fosfetos, **262-266**
   toxicidade do, 262-263, 266
Fosfetos, toxicidade dos, **262-264**
Fosfito trimetílico, resumo dos perigos do, 587-691*t*
Fosfonecrose da mandíbula ("phossy jaw"), 264-265
N-(fosfonometil) glicina (glifosato), **271-274, 358**
   resumo dos perigos do, 587-691*t*
   toxicidade do, 271-274, 358
4-Fosforiloxi-*N*-*N*-dimetiltriptamina (psilocibina). *Ver também* alucinógenos, **215-219**; intoxicação por cogumelos, **199-202**
   intoxicação com cogumelos que contêm, 200*t*
   toxicidade da, 217*t*, 200*t*
Fósforo, **263-264, 392-393**. *Ver também* agentes cáusticos e corrosivos, **103-105**
   insuficiência hepática causada por, 40*t*, 264-265
   limites de exposição para, 264-265
   radiografia abdominal que mostra, 45-46*t*
   resumo dos perigos do, 587-691*t*
   toxicidade do, 103-104*t*, 263-264, 392-393
   tratamento tópico para exposição ao, 47-48*t*, 264-393

Fósforo branco/amarelo, 263-264. *Ver também* fósforo, 103-104*t*, **263-264, 392-393**
   limites de exposição para, 264-265
   resumo dos perigos do, 587-691*t*
   toxicidade do, 263-**265**
   tratamento tópico para exposição ao, 47-48*t*, 264-265, 392-393
Fósforo vermelho, 263-264. *Ver também* fósforo, 103-104*t*, **263-264, 392-393**
Fosforoditioico, Ácido (etiona), 287*t*. *Ver também* inseticidas organofosforados e carbamatos, **285-292**
   resumo dos perigos do, 587-691*t*
   toxicidade do, 287*t*
Fósforos (menos de 3 carteiras). *Ver também* produtos não tóxicos/de baixa toxicidade, **355-357**
   exposição acidental a, 356*t*
Fosgênio, 270-271, 270-271*t*, 252, 262-266. *Ver também* gases irritantes, 269-272
   como arma química, 103, 105-108, 106*t*, 252, 265-266. *Ver também* agentes químicos de guerra, **105-111**
   hipóxia causada por, 6*t*, 252, 265-266
   limites de exposição para, 252, 265-266, 270-271*t*
   processos de trabalho associados à exposição ao, 252, 265-266, 576*t*
   resumo dos perigos do 587-691*t*
   toxicidade do, 103, 105-108, 106*t*, 252, **262-266**, 270-271, 270-271*t*
Fosgênio, 270-271, 270-271*t*, **252, 262-266**. *Ver também* gases irritantes, **269-272**
   como arma química, 103, 105-108, 106*t*, 252, 265-266. *Ver também* agentes químicos de guerra, 105-111
   hipoxia causada por, 6*t*, 252, 265-266
   limites de exposição para, 252, 265-266, 270-271*t*
   processos de trabalho associados a exposição ao, 252, 265-266, 576*t*
   resumo dos perigos do, 587-691*t*
   toxicidade do, 103, 105-108, 106*t*, 252, **262-266**, 270-271, 270-271*t*
Fosgênio oxima (CX)
   como arma química, 106*t*. *Ver também* agentes químicos de guerra, 105-111
   toxicidade do, 106*t*
Fosinopril, farmacocinética de, 423*t*
Fosmete, 288*t*. *Ver também* inseticidas organofosforados e carbamatos, **285-292**
Fotínia, 394-409*t*. *Ver também* vegetais, **392-410**
Fotografias. *Ver também* produtos não tóxicos/de baixa toxicidade, **355-357**
   exposição acidental a, 356*t*
Fraldas descartáveis. *Ver também* produtos não tóxicos/de baixa toxicidade, **355-357**
   exposição acidental a, 356*t*
Francisella tularensis (tularemia), como arma biológica, 98-103, 99*t*
Frângula (*Karwinskia humboldtiana*), 394-409*t*. *Ver também* vegetais, **392-410**
   neuropatia causada por, 31*t*
   toxicidade do, 394-409*t*
Frângula (*Rhamnus frangula*), 394-409*t*. *Ver também* vegetais, **392-410**
Fraxinus spp., 394-409*t*. *Ver também* vegetais, **392-410**
Freixo, 394-409*t*. *Ver também* vegetais, **392-410**
Freon 11 (triclorofluorometano). *Ver também* freons, **262, 266-267**
   resumo dos perigos do, 587-691*t*
   toxicidade do, 262, 266
Freon 113 (1,1,2-tricloro-1,2,2-trifluoroetano). *Ver também* freons, **262, 266-267**
   resumo dos perigos do, 587-691*t*
   toxicidade do, 262, 266

Freon 114 (diclorotetrafluoroetano). *Ver também* freons, **262, 266-267**
   resumo dos perigos do, 587-691*t*
   toxicidade do, 262, 266
Freon 12 (diclorodifluorometano). *Ver também* freons, **262, 266-267**
   limites de exposição para, 266-267
   resumo dos perigos do, 587-691*t*
   toxicidade de, 266-267
Freon 12B2 (difluorodibromometano), resumo dos perigos do, 587-691*t*
Freon 13B1 (trifluorobromometano), resumo dos perigos do, 587-691*t*
Freon 21 (diclorofluorometano). *Ver também* freons, **262, 266-267**
   limites de exposição para, 266-267
   resumo dos perigos do, 587-691*t*
   toxicidade do, 262, 266-267
Freon 22 (clorodifluorometano), resumo dos perigos do, 587-691*t*
Freon 23 (trifluorometano), resumo dos perigos do, 587-691*t*
Freons (hidrocarbonetos fluorados), **262, 266-267**
   arritmias ventriculares causadas por, 13, 13*t*, 262, 266-267, 578-579, 581-582
   limites de exposição para, 266-267
   propranolol para intoxicação causada por, 266-267, 550-553
   toxicidade dos, 262, 266-267
Frequência cardíaca
   avaliação da, 8
   em pacientes pediátricos, 60-61, 60-61*t*
   no diagnóstico de intoxicação, 29*t*
Frequência de pulso/ritmo
   avaliação de, 8
   em lactentes e crianças, 60-61, 60-61*t*
   no diagnóstico de intoxicação, 29*t*
Frequência respiratória, no paciente pediátrico, 60-61*t*
Frutos do mar
   intoxicação alimentar causada por, 295-**298**, 296-297*t*
   mercúrio em, 307, 311-313. *Ver também* mercúrio, 311-316
   organoarsênicos em, 145-**147**
Ftalatos, em termômetros, exposição acidental a, 356*t*
Ftaltrina. *Ver também* piretrinas/piretroides, **354-355, 364**
   toxicidade da, 354*t*
FTC (encitrabina). *Ver também* agentes antivirais e antirretrovirais, **93-98**
   farmacocinética da, 421*t*
   toxicidade da, 94-96*t*
Fugu (baiacu), intoxicação alimentar causada por, 295-296. *Ver também* intoxicação alimentar, peixe e marisco, **295-298**
Fulvestrante. *Ver também* agentes antineoplásicos, **84-93**
   toxicidade do, 85-90*t*
Fumaça ambiental do tabaco, resumo dos perigos da, 587-691*t*
Fumaças, combustão, exposição ocupacional a, 574-575
Fumaças de asfalto, resumo dos perigos das, 587-691*t*
Fumaças de óxido de ferro, resumo dos perigos das, 587-691*t*
Fumaças de óxido de magnésio, resumo dos perigos das 587-691*t*
Fumigação, exposições tóxicas e, 576*t*
Fumo-de-jardim, tabaco-de-flor-longa, 394-409*t*. *Ver também* vegetais, **392-410**
Fungicidas, pentaclorofenol e dinitrofenol, **345-348**
Fungos (bolores), tóxicos, **324-326**
Furadan (carborufano), 287*t*. *Ver também* inseticidas organofosforados e carbamatos, **285-292**
   resumo dos perigos do, 587-691*t*
   toxicidade do, 287*t*
Furametrina. *Ver também* piretrinas/piretroides, **354-355**
   toxicidade da, 354*t*
"Furano". *Ver* gama-butirolactona, 267-269*t*, 423*t*

2,5-furanodiona (anidrido maleico), resumo dos perigos da, 587-691*t*
"Furanone Extreme". *Ver* gama-butirolactona, 267-269*t*, 423*t*
Furatiocarbe, 288*t*. *Ver também* inseticidas organofosforados e carbamatos, **285-292**
Furfural, resumo dos perigos do, 587-691*t*
Furfural, resumo dos perigos do, 587-691*t*
"Furomax". *Ver* gama-butirolactona, 267-269*t*, 423*t*
Furosemida. *Ver também* diuréticos, **227-228**
   farmacocinética da, 423*t*
   para hipernatremia com sobrecarga de volume, 36
   para hiponatremia, 37
   para intoxicação por brometo, 171-172
   toxicidade da, 227-228, 227-228*t*
Fusarium spp.. *Ver também* mofos, **324-326**
   toxicidade do, 190, 324
"FX Rush". *Ver* 1,4-butanodiol, 267-269, 269*t*, 416*t*

"G3". *Ver* gama-butirolactona, 267-269*t*, 423*t*
GA (tabun). *Ver também* inseticidas organofosforados e carbamatos, **285-292**
   como arma química, 103, 105-108, 106*t*. *Ver também* agentes químicos de guerra, 105-111
   oximas para intoxicação com, 546-548
   resumo dos perigos do, 587-691*t*
   toxicidade do, 103, 105-108, 106*t*
Gabapentina, 130-131*t*, 131-132. *Ver também* anticonvulsivantes, **130-132**
   farmacocinética da, 130-131*t*, 423*t*
   para intoxicação por molusco ciguatera, 261-262
   toxicidade da, 130-131*t*, 131-132
Gabitril. *Ver* tiagabina, 130-131*t*, 131-132, 437*t*
Gadolínio, resumo dos perigos do, 587-691*t*
Galerina Cogumelos, 201, 200*t*. *Ver também* intoxicação por cogumelo, **201-203**
   autumnalis, toxicidade dos, 201, 200*t*
   marginata, toxicidade dos, 201, 200*t*
   toxicidade dos, 201-202, 200*t*
Gálio, em termômetros, exposição acidental a, 356*t*
Gama bl. *Ver* gama-butirolactona, 267-269*t*, 423*t*
"Gama G". *Ver* gama-butirolactona, 267-269*t*, 423*t*
Gama OH. *Ver* gama-hidroxibutirato (GHB), **267-270**, 423*t*
"Gama Ram". *Ver* gama-butirolactona, 267-269*t*, 423*t*
Gama-6480. *Ver* gama-butirolactona, 267-269*t*, 423*t*
Gama-butanolida. *Ver* gama-butirolactona, 267-269*t*, 423*t*
Gama-butirolactona (precursor GBL/GHB), 267-268. *Ver também* gama-hidroxibutirato (GHB), **267-270**, 423*t*
   farmacocinética da, 423*t*
   resumo dos perigos do, 587-691*t*
   toxicidade da, 267-269*t*
Gama-desoxitetrônico ácido. *Ver* gama-butirolactona, 267-269*t*, 423*t*
Gama-hexaclorociclo-hexano (lindano). *Ver também* hidrobonetos clorados, **348-350**
   resumo dos perigos do, 587-691*t*
   toxicidade do, 189, 348-349, 348-349*t*
   em crianças, 58-59*t*, 189, 348-349
   volume de distribuição do, 54-56*t*
Gama-hidrato. *Ver* gama-hidroxibutirato (GHB), **267-270**, 423*t*
Gama-hidroxibutirato (GHB)/ácido gama-hidroxibutírico, **267-270**, 269*t*
   coma causado por, 19*t*, 269
   convulsões causadas por, 23*t*, 269
   discinesias causadas por, 25*t*
   em agressão facilitadas por drogas, 66-67*t*, 267-268
   estupor causado por, 19*t*, 269
   farmacocinética do, 268, 423*t*
   insuficiência ventilatória causada por, 5*t*
   sal de sódio de, 269*t*
   toxicidade do, 267-270, 269*t*
Gama-hidroxibutirolactona. *Ver* gama-butirolactona, 267-269*t*, 423*t*

ÍNDICE 751

Gama-lactona. Ver gama-butirolactona, 267-269t, 423t
Ganciclovir. Ver também agentes antivirais e antirretrovirais, **93-98**
   farmacocinética do, 423t
   toxicidade do, 94-96t, 94-98, 144
Garamicina. Ver gentamicina, 76-79t, 102, 424t
Gás arsina que causa, 148-149, 579-580
   dapsona que causa, 207-209
   em metemoglobinemia, 319-320
   insuficiência renal e, 39t
   no envenenamento por cogumelos, 200t
Gás cianeto de hidrogênio. Ver também cianeto, 184-186
   como arma química, 103, 105-108, 107t. Ver também agentes químicos de guerra, 105-111
   exposição ocupacional ao, 579-580
   limites de exposição para, 184-185
   resumo dos perigos do, 587-691t
   toxicidade do, 103, 105-108, 184-186, 195, 107t
Gás de esgoto (sulfeto de hidrogênio), **259, 378-379**
   coma causado por, 19t, 378-379
   convulsões causadas por, 23t, 378-379
   estupor causado por, 19t, 378-379
   exposição ocupacional a, 259, 378, 576t, 579-580
   hidroxicobalamina para intoxicação causada por, 378-379
   hipoxia causada por, 6t, 7
   intervalo aniônico/acidose láctica causada por, 33t
   limites de exposição para, 378-379
   nitritos para intoxicação causada por, 378-379, 532-**534**, 533-534t
   odor causado por, 31t, 378-379
   oxigenoterapia hiperbárica para intoxicação causada por, 378-379, 539-541
   resumo dos perigos do, 587-691t
   taquicardia causada por, 12t,
   toxidade do, 259, 378-379
      efeitos no sistema nervoso central e, 378-379, 578-579
"Gás do pântano." Ver sulfeto de hidrogênio, **259, 378-379**
Gás fosfina, **262-264**
   limites de exposição para, 262-263, 266
   processos de trabalho associados à exposição ao, 262-263, 266, 576t
   resumo dos perigos do, 587-691t
   toxicidade do, 262-264
Gás hilariante. Ver óxido nitroso, **338**
Gás lacrimogêneo
   cloroacetofenona (spray químico mace/CN)
      como arma química, 107t. Ver também agentes químicos de guerra, 105-111
      resumo dos perigos do, 587-691t
      toxicidade de, 107t
   clorobenzilideno malonitrilo (CS)
      como arma química, 107t. Ver também agentes químicos de guerra, 105-111
      resumo dos perigos, 587-691t
      toxicidade do, 107t
Gás liquefeito de petróleo (GLP), resumo dos perigos do, 587-691t
Gás mostarda
   como arma química, 103, 105-108, 106t. Ver também agentes químicos de guerra, 105-111
   toxicidade do, 103, 105-108, 106t
Gases. Ver também tipo específico
   corrosivo, 103-104
   inerte, hipoxia causada por, 6t
   irritante, 269-272, 270-271t
      broncospasmo causado por, 7-8, 7t
      exposição acidental a, 357t
      exposição ocupacional a, 575-577
      hipoxia causada por, 6, 6t
      inalação de fumaça e, 280-282, 372, 350
      limites de exposição para, 270-271, 270-271t

      procedimentos de descontaminação para, 47-48
      produtos não tóxicos/de baixa toxicidade, 357t
      toxicidade de, 269-272, 270-271t
Gases de nervos
   atropina para intoxicação com, 109-110, 453-**456**
   benzodiazepinas para intoxicação com, 110-111, 459-**463**
   como armas químicas, 103, 105-111, 106t, 285-286. Ver também inseticidas organofosforados e carbamatos, 285-**292**; agentes químicos de guerra, 105-111
   pralidoxima (2-PAM)/oximas para intoxicação com, 109-111, 546-548
   glicopirrolato para intoxicação com, 453-**456**
   insuficiência ventilatória causada por, 5t
Gases inertes, hipoxia causada por, 6t
Gases irritantes, **269-272**, 270-271t
   broncospasmo causado por, 7-8, 7t
   exposição acidental a, 357t
   exposição ocupacional a, 575-577
   hipoxia causada por, 6, 6t
   inalação de fumaça e, 280-282
   limites de exposição para, 270-271, 270-271t
   procedimentos de descontaminação para, 47-48
   produtos não tóxicos/de baixa toxicidade, 357t
   toxicidade dos, 269-272, 270-271t
Gasolina. Ver também hidrocarbonetos, **275-278**
   resumo dos perigos da, 587-691t
   toxicidade da, 275, 276, 276t
      chumbo e, 181-182
Gasometria arterial
   na hipoxia, 7
   na inalação de fumaça, 281-282, 350
   na insuficiência respiratória, 5, 6
   na intoxicação por monóxido de carbono, 7, 327-328
   na metemoglobinemia, 320-321
Gastrenterite
   hipernatremia causada por, 35t
   na intoxicação alimentar bacteriana, 260-261, 292-295, 293-294t
   na intoxicação alimentar por peixes e moluscos, 295-298, 296-297t
   na intoxicação por cogumelos, 201-203, 200t
   na intoxicação por cogumelos do tipo amatoxina, 201-202, 200t
Gatifloxacina. Ver também agentes antibacterianos, **75-81**
   farmacocinética da, 424t
   toxicidade da, 76-79t
Gaultéria
   fármacos ou toxinas que causam odor de, 31t
   óleo de. Ver também óleos essenciais, 174-176; salicilatos, 373-**375**
   toxicidade da, 175-176t
GB (Sarin). Ver também inseticidas organofosforados e carbamatos, **285-292**
   como arma química, 103, 105-108, 106t. Ver também agentes químicos de guerra, 105-111
   pralidoxima (2-PAM)/oximas para intoxicação com, 546-548
   resumo dos perigos do, 587-691t
   toxicidade do, 103, 105-108, 106t
GBL (precursor do gama-butirolactona/GHB), 267-268. Ver também gama-hidroxibutirato (GHB), **267-270**, 423t
   farmacocinética da, 423t
   resumo dos perigos do, 587-691t
   toxicidade da, 267-269t
"G-capes" (gíria). Ver gama-hidroxibutirato (GHB), **267-270**, 423t
G-CSF (fator estimulador de colônias de granulócitos), para superdosagem de colchicina, 194, 204-205
GD (soman). Ver também inseticidas organofosforados e carbamatos, **285-292**
   como arma química, 103, 105-108, 106t. Ver também agentes químicos de guerra, 105-111

752 ÍNDICE

pralidoxima (2-PAM)/oximas intoxicação com, 546-548
  resumo dos perigos do, 587-691*t*
  toxicidade do, 103, 105-108, 106*t*
Gefitinibe. *Ver também* agentes antineoplásicos, **84-93**
  toxicidade do, 85-90*t*
Gelsemium sempervirens, 394-409*t*. *Ver também* vegetais, **392-410**
Gencitabina. *Ver também* agentes antineoplásicos, **84-93**
  toxicidade da, 85-90*t*
Genfibrozila, rabdomiólise causada por, 27*t*
Gengibre, interações medicamentosas e, 361
Gengraf. *Ver* ciclosporina 39*t*
Gentamicina. *Ver também* agentes antibacterianos, **75-81**
  farmacocinética da, 424*t*
  para agentes biológicos de guerra, 102
  toxicidade da, 76-79*t*
Gentuzumabe ozogamicina. *Ver também* agentes antineoplásicos, **84-93**
  toxicidade do, 85-90*t*
Genuxal. *Ver* ciclofosfamida, 85-90*t*
"GenX". *Ver* gama-butirolactona, 267-269*t*, 423*t*
Geocillin. *Ver* carbenicilina, 76-79*t*, 417*t*
Geodon. *Ver* ziprasidona, 245-246*t*, 439*t*, **498-500**
"Georgia Home Boy" (gíria em inglês). *Ver* gama-hidroxibutirato (GHB), **267-270**, 423*t*
Gerânio, 394-409*t*. *Ver também* vegetais, **392-410**
  Califórnia, 394-409*t*
Gerente da cena, em local de incidente com materiais perigosos, 565
Gesso. *Ver também* produtos não tóxicos/de baixa toxicidade, **355-357**
  exposição acidental a, 356*t*
GF. *Ver também* inseticidas organofosforados e carbamatos, **285-292**
  como arma química, 103, 105-108. *Ver também* agentes químicos de guerra, 105-111
  toxicidade do, 103, 105-108
"GH Gold (GHG)". *Ver* gama-butirolactona, 267-269*t*, 423*t*
"GH Release". *Ver* gama-butirolactona, 267-269*t*, 423*t*
"GH Releasing extract (GHRE)". *Ver* 1,4-butanodiol, 267-269, 269*t*, 416*t*
"GH relief". *Ver* gama-butirolactona, 267-269*t*, 423*t*
"GH revitalizar". *Ver* gama-butirolactona, 267-269*t*, 423*t*
GHB (gama-hidroxibutirato), **267-270**, 269*t*
  coma causado por, 19*t*, 269
  convulsões causadas por, 23*t*, 269
  discinesias causadas por, 25*t*
  em agressões facilitadas por drogas, 66-67*t*, 267-268
  estupor causado por, 19*t*, 269
  farmacocinética do, 267-268, 423*t*
  insuficiência ventilatória causada por, 5*t*
  sal de sódio de, 269*t*
  toxicidade do, 267-270, 269*t*
"GHRE (GH reliasing extract)". *Ver* 1,4-butanodiol, 267-269, 269*t*, 416*t*
GHS (globally harmonized systen, sistema organizado globalizado), 290-291*t*
  de pesticidas organofosforados e carbamatos, 287-289*t*
Giardia, intoxicação alimentar causada por, 294-295. *Ver também* intoxicação alimentar, bacteriana, **260-261**, **292-295**
Giesta-das-vassouras 394-409*t*. *Ver também* vegetais, **392-410**
Ginkgo (Ginkgo biloba), 360*t*, 394-409*t*. *Ver também* produtos fitoterápicos e alternativos, 358-362; vegetais, 392-410
  interação com varfarina, 361, 390*t*
  interações medicamentosas, 361
Ginseng, 360*t*. *Ver também* produtos fitoterápicos e alternativos, **358-362**
  interações medicamentosas, 361
Ginura, 394-409*t*. *Ver também* vegetais, **392-410**

Gipsita. *Ver também* Produtos de uso doméstico atóxicos ou minimamente tóxicos, **355-357**
  exposição acidental a, 356*t*
Giz. *Ver também* produtos não tóxicos/de baixa toxicidade, 355-357
  exposição acidental ao, 356*t*
Giz chinês. *Ver também* piretrinas/piretroides, **354-355**
  toxicidade do, 354, 355, 364
Giz para extermínio de baratas. *Ver* giz chinês, 354, 355, 364
Glecoma hederacea, 394-409*t*. *Ver também* vegetais, **392-410**
Gliadel. *Ver* carmustina, 85-90*t*
Gliburida, 82*t*, 81-83. *Ver também* agentes antidiabéticos (hipoglicemiantes), **80-84**
  farmacocinética da, 82*t*, 424*t*
  forma micronizada, farmacocinética da, 424*t*
  toxicidade da, 82*t*, 81-83
Glicanos. *Ver também* mofos, **324-326**
  toxicidade dos, 190, 324-325
Gliceril monoacetato (monoacetina), na intoxicação por fluoroacetato, 260-261, 292-293
Glicerina. *Ver também* produtos não tóxicos/de baixa toxicidade, **355-357**
  exposição acidental a, 356*t*
Glicidilbutiléter (éter n-butílico glicidil), resumo dos perigos do, 587-691*t*
Glicidiléter
  alílico, resumo dos perigos do, 587-691*t*
  fenílico, resumo dos perigos do, 587-691*t*
  isopropílico, resumo dos perigos do, 587-691*t*
Glicidiléter isopropílico, resumo dos perigos do, 587-691*t*
Glicidol, resumo dos perigos do, 587-691*t*
Glicínia/*Wisteria*, 394-409*t*. *Ver também* vegetais, **392-410**
Glicóis, **235-239**, 236-237*t*
  acidose de intervalo aniônico causada por, 33*t*
  elevação do intervalo osmolar causada por, 32, 32*t*
  estimativa do nível a partir do intervalo osmolar, 32*t*
  toxicidade dos, 235-239, 236-237*t*
Glicolato, insuficiência renal causada por, 39*t*
Gliconato de cálcio. *Ver também* cálcio, **472-475**
  farmacologia/uso de, **472-475**
  para exposição dérmica ao ácido fluorídrico, 258-259, 378, 473-475
  para hiperpotassemia, **472-475**
  para intoxicação por ácido oxálico, 70-71, 344, **472-475**
  para intoxicação por radiação, 370*t*
  para intoxicação/contaminação por flúor/fluoreto de hidrogênio e ácido fluorídrico, 256-259, 378, **472-475**
  para superdosagem de antagonistas dos canais de cálcio, 125-126, **472-475**
Glicopirrolato, 129-130*t*, **453-456**. *Ver também* anticolinérgicos, **129-130**
  farmacocinética do, 424*t*
  farmacologia/uso de, 453-456
  toxicidade do, 129-130*t*, 454-456
Glicosamina, 360*t*. *Ver também* produtos fitoterápicos e alternativos, **358-362**
Glicose, **510-513**
  alterações nos níveis séricos de, 34-35, 34*t*
  com insulina (hiperinsulinemia-euglicemia/terapia HIE), 510-513, 515-517
  para hiperpotassemia, 38, 510-513, 515-517
  para superdosagem de antagonista dos canais de cálcio, 125-126, 510-513, 515-517
  para superdosagem de bloqueador β-adrenérgico, 163, 230, 510-513, 515-517
  em exames toxicológicos, interferências, 43*t*
  farmacologia/uso de, 510-513
  para hipertermia, 22
  para hipoglicemia, 83-84, 510-513
  para superdosagem de agente antidiabético, 83-84, 510-513

Glicosídeos cardíacos (digitálicos), **219-220**
  anticorpos específicos de digoxina para superdosagem de, 45t, 220, 222, 445, 446-447t, 447, **484-485**, 485t
  arritmias ventriculares causadas por, 13t, 219-220, 222
  bloqueio atrioventricular (AV) causado por, 9-10, 9t, 219-220, 222
  bradicardia causada por, 9-10, 9t, 219-220, 222
  farmacocinética dos, 213, 219
  hiperpotassemia causada por, 38, 38t, 219-220
  prolongamento do intervalo QRS causado por, 10t, 11
  toxicidade dos, 219-220
Glicosídeos cianogênicos. *Ver também* cianeto, **184-186**; vegetais, **392-410**
  toxicidade dos, 184-185, 195, 394-409t
Glicosídeos digitálicos (cardíacos), **219-220**
  anticorpos específicos de digoxina para superdosagem de, 45t, 220, 222, 445, 446-447t, 447, **484-485**, 485t
  arritmias ventriculares causadas por, 13t, 219-220, 222
  bloqueio atrioventricular (AV) causado por, 9-10, 9t, 219-220, 222
  bradicardia causada por, 9-10, 9t, 219-220, 222
  farmacocinética dos, 213, 219
  hiperpotassemia causada por, 38, 38t, 219-220
  prolongamento do intervalo QRS causado por, 10t, 11
  toxicidade dos, 219-220
Glifosato, **271-274, 358**
  resumo dos perigos do, 587-691t
  toxicidade do, 271-274, 358
Glimepirida. *Ver também* agentes antidiabéticos (hipoglicemiantes), **80-84**
  farmacocinética da, 82t, 424t
  toxicidade da, 82t
Glipizida, 82t, 81-83. *Ver também* agentes antidiabéticos (hipoglicemiantes), **80-84**
  farmacocinética da, 82t, 424t
  forma de liberação prolongada, farmacocinética da, 424t
  toxicidade da, 82t, 81-83
Glitazonas, 80-81, 82t. *Ver também* agentes antidiabéticos (hipoglicemiantes), **80-84**
  farmacocinética da, 82t
  toxicidade da, 80-81, 82t
Glitter. *Ver também* produtos não tóxicos/de baixa toxicidade, **355-357**
  exposição acidental a, 356t
Glória-da-manhã, 394-409t. *Ver também* vegetais, **392-410**
Gloriosa superba, 203-204. *Ver também* colchicina, **203-205**, 419t
GLP (gás liquefeito de petróleo), resumo dos perigos do, 587-691t
GlucaGen. *Ver* glucagon, **510-512**
Glucagon, **510-512**
  farmacologia/uso de, 510-512
  hiperglicemia causada por, 34t, 510-512
  para superdosagem de bloqueador β-adrenérgico, 163, 230, 510-512
  para toxicidade do antagonista de canal de cálcio, 125-126, 510-512
Glucarpidase (carboxipeptidase G$_2$/CPDG$_2$), para superdosagem de metotrexato, 168-169, 322-323
Glucophage. *Ver* metformina, 80-83, 82t, 126-128, 428t
Glucotrol. *Ver* glipizida, 82t, 81-83, 424t
Glucovance. *Ver*
  gliburida, 82t, 81-83, 424t
  metformina, 80-83, 82t, 126-128, 428t
Glutaraldeído. *Ver também* antissépticos/desinfetantes, **139-141**
  processos de trabalho associados à exposição ao, 576t
  resumo dos perigos do, 587-691t
  toxicidade do, 139-141, 247
Glutetimida, 112t, 112-113, 375-376. *Ver também* sedativos hipnóticos, **112-113**
  eliminação de, 55-56t, 424t

em exames toxicológicos, 41t
farmacocinética da, 424t
interação com varfarina, 390t
midríase causada por, 30t, 112-113
toxicidade da, 112t, 112-113, 375-376
volume de distribuição da, 55-56t, 424t
Glycyrrhiza lepidata, 394-409t. *Ver também* vegetais, **392-410**
Glynase. *Ver* gliburida, 82t, 81-83, 424t
Glysetr. *Ver* miglitol, 82t, 430t
GoLytely. *Ver* polietilenoglicóis, 52-53, 215, 235-238, 237t
Goma. *Ver também* produtos não tóxicos/de baixa toxicidade, **355-357**
  exposição acidental a, 356t
  nicotina. *Ver também* nicotina, 329-332, 431t
  toxicidade da, 329-331
Goma-laca (seca). *Ver também* produtos não tóxicos/de baixa toxicidade, **355-357**
  exposição acidental a, 356t
"Goon" (gíria). *Ver* fenciclidina, **248-250**, 432t
Goserelina. *Ver também* agentes antineoplásicos, **84-93**
  toxicidade da, 85-90t
Gotas Cortic para ouvido. *Ver* pramoxina, 118-119t
Grafite, em lápis. *Ver também* produtos não tóxicos/de baixa toxicidade, **355-357**
  exposição acidental a, 356t
Gramicidina. *Ver também* agentes antibacterianos, **75-81**
  toxicidade da, 76-79t
Gramoxone Inteon. *Ver* paraquat, **70-71,** 103-104t, **344-347**
Gravidez
  envenenamento por viúva-negra durante, 451-452
  exposição à radiação durante, 62-65t, 367-368
  exposição ao chumbo e, 181-184
  exposição ao mercúrio e, 312-313
  exposição ao óxido nitroso e, 333-334, 338
  exposições ocupacionais que afetam, 577-578t, 578-579
  indesejada, superdosagem e, 57-60
  intoxicação alimentar por Listeria e, 293-295
  manejo de superdosagem/intoxicação na, 57-58
  uso de fármacos/substâncias químicas e, 57-58, 61, 65-66, 62-66t
    ácido valproico, 62-65t, 72
    antídotos, 440, 441t
    metotrexato, 62-65t, 322-323
    paracetamol, 340-341
Graxa para sapato. *Ver também* produtos não tóxicos/de baixa toxicidade, **355-357**
  exposição acidental a, 356t
Gray (Gy), limites de exposição à radiação e, 367-368
Grepafloxacina, farmacocinética da, 424t
Greta, 179-180, 359t. *Ver também* produtos fitoterápicos e alternativos, **358-362**; chumbo, **179-184**
  toxicidade da, 179-180, 359t
"Grievous Bodily Harm" (gíria em inglês). *Ver* gama-hidroxibutirato (GHB), **267-270**, 423t
Groselha-indiana, 394-409t. *Ver também* vegetais, **392-410**
Guaiaco (*Guaiacum officinale*), 394-409t. *Ver também* vegetais, **392-410**
Guaiacol, 175-176t. *Ver também* óleos essenciais, **174-176**
Guaifenesina. *Ver também* produtos não tóxicos/de baixa toxicidade, **355-357**
  exposição acidental a, 356t
Guanabenzo. *Ver também* clonidina, **186-188, 206**, 419t
  farmacocinética do, 424t
  toxicidade do, 186-188, 206
Guanetidina, interação com inibidor da monoaminoxidase, 282-283t
Guanfacina. *Ver também* clonidina, **186-188, 206**, 419t
  farmacocinética da, 424t
  toxicidade da, 186-187, 206
Guanidina, para botulismo, 166-167

Guaraná (*Paulinia cupana*), 172-173, 360t, 361. *Ver também* cafeína, **172-174, 417**t; produtos fitoterápicos e alternativos, **358-362**
  toxicidade do, 172-173, 360t, 361
Guthion (azinfós-metílico), 287t. *Ver também* inseticidas organofosforados e carbamatos, **285-292**
  resumo dos perigos do, 587-691t
  toxicidade do, 287t
Gy (gray), limites de exposição à radiação e, 367-368
Gymaocladus dioica, 394-409t. *Ver também* vegetais, **392-410**
Gynergen. *Ver* ergotamina, 209, 228, 421t
Gynura segetum, 394-409t. *Ver também* vegetais, **392-410**
Gyromitra (*Helvella*) *esculenta*, cogumelos. *Ver também* intoxicação por cogumelos, **199-202**
  insuficiência hepática causada por, 40t, 200t
  piridoxina para intoxicação por monometil-hidrazina causada por, 199-201, 456-457, 544, 554
  toxicidade dos, 200t

H₂ bloqueadores, 126-128, **478-481**, 479-480t
  farmacologia/uso de, 478-481, 479-480t
  para reações anafiláticas/anafilactoides, 28
  pré-tratamento antiveneno e, 450-454
H₂SO₄ (ácido sulfúrico), resumo dos perigos do, 587-691t
HAART (terapia antirretroviral altamente ativa), 93-97, 141. *Ver também* agentes antivirais e antirretrovirais, **93-98**
Habitrol. *Ver* nicotina, **329-332**, 431t
Háfnio, resumo dos perigos do, 587-691t
Halano (1,3-dicloro-5,5-dimetil-hidantoína), resumo dos perigos do, 587-691t
Halcion. *Ver* triazolam, 157-158, 158-159t, 438t
Haldol. *Ver* haloperidol, 245-246t, 424t, **498-500**
Halocarbono 112 (1,1,2,2-tetracloro-1,2-difluoroetano) resumo dos perigos do, 587-691t
Halofantrina, arritmias ventriculares causadas por, 13t
Halon 1011 (clorobromometano), resumo dos perigos do, 587-691t
Halon 112 (diclorofluorometano/Freon 21). *Ver também* freons, **262, 266-267**
  limites de exposição para, 266-267
  resumo dos perigos do, 587-691t
  toxicidade do, 262, 266-267
Halon 1301 (trifluorobromometano), resumo dos perigos do, 587-691t
Halons, toxicidade dos, **262, 266-267**
Haloperidol, 245-246t, **498-500**. *Ver também* agentes antipsicóticos, **245-247**
  arritmias ventriculares causadas por, 13t, 498-499
  convulsões causadas por, 23t, 498-499
  distonia causada por, 25t
  farmacocinética de, 424t, 498
  farmacologia/uso de, 498-500
  para agitação/*delirium*/psicose, 25, 498-500
  toxicidade do, 245-246t, 498-499
Halotano
  brometo de, 167-168
  insuficiência hepática causada por, 40t
Halowax (tetracloronaftaleno), resumo dos perigos do, 587-691t
Halowax (tricloronaftaleno), resumo dos perigos do, 587-691t
Halowax 1013 (pentacloronaftaleno), resumo dos perigos do, 587-691t
Halowax 1014 (hexacloronaftaleno), resumo dos perigos do, 587-691t
Halowax 1051 (octacloronaftaleno), resumo dos perigos do, 587-691t
Hamamélis, 394-409t. *Ver também* vegetais, **392-410**
Hamamelis virginiana, 394-409t. *Ver também* vegetais, **392-410**

Hapalopilus rutilans Cogumelos. *Ver também* envenenamento por cogumelos, **199-202**
  toxicidade dos, 200t
Haplopappus heterophyllus, 394-409t. *Ver também* vegetais, **392-410**
Harmala, 394-409t. *Ver também* vegetais, **392-410**
Harmalina (4,9-di-hidro-7-metoxi-1-metil-3-pirido (3,4)-indol), 216t, 394-409t. *Ver também* alucinógenos, **215-219**; vegetais, **392-410**
Haxixe (óleo de haxixe), 306, 309-310. *Ver também* maconha, **306-312**
  toxicidade de, 306-307, 309-310
HazMat (materiais perigosos) equipes de, 565
  médico responsável por, 565-566
  para descontaminação de armas químicas, 110-111
  para descontaminação no hospital, 571-572
H-BAT (antitoxina botulínica heptavalente), 447-449
HBPM (heparina de baixo peso molecular); protamina para superdosagem de, **456, 552-553**
HBr (brometo de hidrogênio), resumo dos perigos do, 587-691t
HCHO (formaldeído), **261-262**. *Ver também* agentes cáusticos e corrosivos, **103-105**; gases irritantes, **269-272**
  acidose de intervalo aniônico causada por, 33t, 261-262
  intoxicação por metanol e, 261-262, 317-318
  limites de exposição para, 261-262, 270-271t
  resumo dos perigos do, 587-691t
  toxicidade do, 103-104t, 261-262, 270-271t
HCI (cloreto de hidrogênio). *Ver também* gases irritantes, **269-272**
  limites de exposição para, 270-271t
  resumo dos perigos do, 587-691t
  toxicidade do, 270-271t
HCN (gás cianeto de hidrogênio). *Ver também* cianeto, **184-186**
  como arma química, 103, 105-108, 107t. *Ver também* agentes químicos de guerra, 105-111
  exposição ocupacional o, 579-580
  limites de exposição, 184-185
  resumo dos perigos do, 587-691t
  toxicidade do, 103, 105-108, 184-186, 195, 107t
HCTZ. *Ver* hidroclorotiazida, 227-228t, 424t
HD (gás mostarda)
  como arma química, 103, 105-108, 106t. *Ver também* agentes químicos de guerra, 105-111
  toxicidade do, 103, 105-108, 106t
HDI (di-isocianato de hexametileno). *Ver também* isocianatos, **255, 300-301**
  limites de exposição para, 255, 300
Hedera helix, 394-409t. *Ver também* vegetais, **392-410**
Hedera spp., 394-409t. *Ver também* vegetais, **392-410**
Heléboro-verde, 74, 343. *Ver também* desbloqueadores dos canais de sódio, **74-75**
Heliotropio (*Heliotropium* spp.), 394-409t. *Ver também* vegetais, **392-410**
Helleborus niger, 394-409t. *Ver também* vegetais, **392-410**
Helvella (*Gyromitra*) *esculenta* Cogumelos. *Ver também* intoxicação por cogumelos, **199-202**
  insuficiência hepática causada por, 40t, 200t
  piridoxina para intoxicação por monometil-hidrazina causada por, 199-201, 456-457, 544, 554
  toxicidade dos, 200t
Hematêmese, para diagnóstico de intoxicação, 30
Hemoderivados, reação anafilactoide causada por, 27t
Hemodiafiltração, contínua
  arteriovenosa (CAVHDF), para eliminação aumentada, 56-57
  venovenosa (CVVHDF), para eliminação aumentada, 56-57
  na intoxicação por bário, 155-157
  na intoxicação por mercúrio, 247-248, 316
  na superdosagem de ácido valproico, 73
  na superdosagem de carbamazepina, 178, 224
  na superdosagem de lítio, 304-305

na superdosagem de metformina, 126-128
na superdosagem de salicilato, 228, 374-375
Hemodiafiltração arteriovenosa contínua (CAVHDF), para eliminação aumentada, 56-57
Hemodiafiltração venovenosa contínua (HDFNC), para eliminação aumentada, 56-57
na intoxicação por bário, 155-157
na intoxicação por mercúrio, 247-248, 316
na superdosagem de ácido valproico, 73
na superdosagem de carbamazepina, 178, 224
na superdosagem de metformina, 126-128
na superdosagem de salicilato, 228, 374-375
na superdosagem superdosagem de lítio, 304-305
Hemodiálise, **54-56**, 55-56t
anticoagulação regional em, protamina para reversão de, 456, 552-553
para eliminação aumentada, 54-56, 55-56t
para eliminação de tiocianato na superdosagem de nitroprussiato, 333-334, 338
para hiperpotassemia, 38
para intoxicação por ácido/borato/boro, 69-70, 165
para intoxicação por álcool isopropílico, 55-56t, 115, 310
para intoxicação por bário, 155-156
para intoxicação por bromento, 55-56t, 171-172
para intoxicação por etilenoglicol, 45t, 55-56t, 239, 336-337
para intoxicação por formaldeído, 262, 266
para intoxicação por gás arsina, 149-150
para intoxicação por herbicidas clorofenóxi, 192, 274-275
para intoxicação por mercúrio, 247-248, 316
para intoxicação por metanol, 45t, 55-56t, 318-319
para superdosagem de ácido valproico, 45t, 55-56t, 73
para superdosagem de barbitúrico, 154-155
para superdosagem de carbamazepina, 55-56t, 178, 224
para superdosagem de disopiramida, 364-365
para superdosagem de gabapentina, 131-132
para superdosagem de lítio, 45t, 55-56t, 303-305
para superdosagem de magnésio, 308-309
para superdosagem de metformina, 55-56t, 126-128
para superdosagem de metotrexato, 168-169, 323
para superdosagem de N-acetilprocainamida (NAPA), 55-56t, 365-366
para superdosagem de procainamida, 55-56t, 365-366
para superdosagem de salicilato, 45t, 55-56t, 228, 374-375
para superdosagem de teofilina, 55-56t, 278-279, 382
para superdosagem de topiramato, 131-132
para toxicidade do etanol, 214, 235
toxicidade do cobre e, 184, 195
Hemofiltração, contínua
arteriovenosa (CWH), para eliminação aumentada, 56-57
na superdosagem de ácido valproico, 73
venovenosa (HWC), para aumento da eliminação, 56-57
na superdosagem de ácido valproico, 73
Hemofiltração arteriovenosa contínua (CAVH), para eliminação aumentada, 56-57
para superdosagem de ácido valproico, 73
Hemofiltração venovenosa, contínua (CVVH), para eliminação aumentada, 56-57
Hemoglobinúria
gás arsina que causa, 148-149
na intoxicação por cromo, 205-206
Hemólise
Hemoperfusão, **55-57**, 55-56t
para eliminação aumentada, 55-57, 55-56t
para superdosagem de ácido valproico, 55-56t, 73
para superdosagem de barbitúrico, 154-155
para superdosagem de carbamazepina, 45t, 55-56t, 178, 224
para superdosagem de cloranfenicol, 129-130
para superdosagem de clorpropamida, 83-84
para superdosagem de dapsona, 209-211

para superdosagem de disopiramida, 364-365
para superdosagem de etclorvinol, 55-56t, 375-376
para superdosagem de fenilbutazona, 243-245
para superdosagem de meprobamato, 55-56t, 375-376
para superdosagem de N-acetilprocainamida(NAPA), 55-56t, 365-366
para superdosagem de procainamida, 55-56t, 365-366
para superdosagem de salicilato, 55-56t, 228, 374-375
para superdosagem de teofilina, 45t, 55-56t, 278-279, 382
Hemoperfusão com carvão. Ver também hemoperfusão, 55-57, 55-56t
Hemoperfusão de resina, para superdosagem de etclorvinol, 375-376
Hemorragia intracraniana
miose causada por, 30t
pseudoefedrina/fenilefrina/descongestionantes que causam, 363-364
Hemorragia subaracnoide, miose causada por, 30t
Heparina
para toxicidade de ergotina, 209-210
protamina para superdosagem de, 456, 552-553
Heparina de baixo peso molecular, protamina para superdosagem de, **456, 552-553**
Hepatite. Ver também insuficiência hepática/hepatotoxicidade, **40**, 40t
de hipersensibilidade, dantroleno que causa, 481-482
na intoxicação por cogumelos, 200t
química, 579-580
Heptacloro. Ver também hidrocarbonetos clorados, **348-350**
resumo dos perigos do, 587-691t
toxicidade do, 189, 348-349t
n-Heptano, resumo dos perigos do, 587-691t
2,6-dimetil-4-Heptanona (cetona de di-isobutil), resumo dos perigos da, 587-691t
2-Heptanona (metil-n-amilcetona), resumo dos perigos da, 587-691t
3-Heptanona (butiletilcetona), resumo dos perigos da, 587-691t
5-metil-3-Heptanona (etilamilcetona), resumo dos perigos da, 587-691t
Heptenofós, 288t. Ver também insecticidas organofosforados e carbamatos, **285-292**
Hera, 394-409t. Ver também vegetais, **392-410**
americana, 394-409t
cipó uva, 394-409t
de Boston, 394-409t
do diabo, 394-409t
falsa hera, 394-409t
inglesa, 394-409t
trepadeira, 394-409t
veneno, 394-409t
Heracleum mantegazzianum, 394-409t. Ver também vegetais, **392-410**
Hera-terrestre, 394-409t. Ver também vegetais, **392-410**
Hera-venenosa/carvalho-venenoso/sumagre-venenoso/videira-venenosa, 394-409t. Ver também vegetais, **392-410**
Herbicidas
arsênico em, 144-145
clorofenóxi, 274-275
bicarbonato para superdosagem de, 464-466
rabdomiólise causada por, 27t, 274-275
toxicidade dos, 274-275

glifosato, 271-274, 358
paraquat e diquat, 70-71, 344-347
Herbicidas clorofenóxi, **274-275**
bicarbonato para superdosagem de, 464-466
rabdomiólise causada por, 27t, 274-275
toxicidade dos, 274-275
Herbicidas dipiridílicos. *Ver* paraquat e diquat, **70-71,** 103-104t, **344-347**
Heroína (diacetilmorfina), 334, 334t. *Ver também* opiáceos/opióides, **334-336**
 abstinência de, em recém-nascidos, 61, 65
 botulismo de feridas e, 165-166
 com cocaína (speedball), 196. *Ver também* cocaína, 196-198, 419t
 em exames toxicológicos, 285, 336
 farmacocinética da, 334t, 424t
 toxicidade da, 334, 334t
Heroína "tarja preta", botulismo de ferimentos e, 165-166
Heterodon, Envenenamento por, 350-351t. *Ver também* picadas de cobra, **350-353**
Heteromeles (folhas), 394-409t. *Ver também* vegetais, **392-410**
Heteromeles arbutifolia, 394-409t. *Ver também* vegetais, **392-410**
Hexacianoferrato, férrico (azul-da-prússia), **456-457**
 como agente de ligação, 53-54t, 370t
 farmacologia/uso de, 456-457
 para intoxicação por radiação, 370t, 456-457
 para intoxicação por tálio, 380-381, 456-457
Hexacianoferrato férrico (azul-da-prússia), **456-457**
 como agente de ligação, 53-54t, 370t
 farmacologia/uso de, 456-457
 para intoxicação por radiação, 370t, 456-457
 para intoxicação por tálio, 380-381, 456-457
Hexaclorobenzeno. *Ver também* hidrocarbonetos clorados, **348-350**
 toxicidade do, 189, 348-349t
Hexaclorobutadieno, resumo dos perigos do, 587-691t
Hexaclorociclopentadieno, resumo dos perigos do, 587-691t
Hexacloroetano (percloroetano), resumo dos perigos do, 587-691t
Hexaclorofeno, 250, 252. *Ver também* fenóis, **250-253**
 dioxinas formadas durante a produção de, 220, 222
 toxicidade do, 250, 252
Hexacloronaftaleno, resumo dos perigos do, 587-691t
Hexafluoreto de enxofre, resumo dos perigos do, 587-691t
Hexafluoreto de selênio (fluoreto de selênio), 375-376t. *Ver também* selênio, **375-378**
 resumo dos perigos do, 587-691t
 toxicidade do, 375-376t, 376-377
Hexafluoreto de telúrio, resumo dos perigos do, 587-691t
Hexa-hidro-1,3,5-trinitro-1,3,5-triazina (ciclonite/RDX), resumo dos perigos da, 587-691t
Hexaleno. *Ver* altretamina, 85-90t
Hexametilfosforamida, resumo dos perigos da, 587-691t
n-Hexano
 neuropatia causada por, 31t, 578-579
 processos de trabalho associados à exposição ao, 576t
 resumo dos perigos do, 587-691t
2-Hexanona (metil-*n*-butilcetona)
 neuropatia causada por, 31t
 resumo dos perigos do, 587-691t
5-metil-2-hexanona (metilisoamilcetona), resumo dos perigos da, 587-691t
Hexilcaína, 118-119t. *Ver também* anestésicos locais, **118-120**
 toxicidade da, 118-119t
Hexilenoglicol, resumo dos perigos do, 587-691t
Hexilresorcinol. *Ver também* antissépticos/desinfetantes, **139-141**
 toxicidade do, 139-141, 247

Hexocíclio. *Ver também* anticolinérgicos, **129-130**
 toxicidade do, 129-130t
Hexogeno (ciclonite/hexa-hidro-1,3,5-trinitro-1,3,5-triazina/RDX), resumo dos perigos do, 587-691t
Hexona (metilisobutilcetona), resumo dos perigos da, 587-691t
HF (fluoreto de hidrogênio/ácido fluorídrico), 256-257t, 257-259, 270-271t. *Ver também* agentes cáusticos e corrosivos, **103-105**; flúor, **256-257**, 423t; gases irritantes, **269-272**
 cálcio para contaminação/intoxicação causada por, 47-48t, 258-259, 378, 472-475
 exposição ocupacional ao, 257-258, 278, 576t, 578-579
 limites de exposição para, 257-258, 270-271t, 278
 resumo dos perigos do, 587-691t
 toxicidade do, 103-104t, 256-257t, 257-259, 270-271t
 tratamento tópico para exposição ao, 47-48t, 258-259, 378
HI-6, 546, 547. *Ver também* oximas, **546-548**
 para exposições a gás de nervos, 215, 235-238, 547
Hialuronidase, para extravasamento de infusão de antineoplásico, 93, 245
Hidralazina, 391-392. *Ver também* vasodilatadores, **391-392**
 farmacocinética da, 424t
 hipotensão causada por, 15t
 toxicidade da, 391-392
Hidrato de cloral (tricloroetanol), 112t, 112-113. *Ver também* sedativos hipnóticos, **112-113**
 arritmias ventriculares causadas por, 13t, 15, 112-113
 eliminação de, 55-56t, 418t
 em agressão facilitada por drogas, 66-67t
 em triagens toxicológicas, 41t
 esmolol para superdosagem de, 15, 112-113, **494-496**
 farmacocinética do, 418t
 interação com varfarina, 390t
 odor causado por, 31t
 propranolol para superdosagem de, 15, 112-113, **550-553**
 radiografia abdominal mostrando, 45-46t, 112-113
 toxicidade do, 112t, 112-113
 volume de distribuição do, 55-56t, 418t
Hidrato de terpina, risco para o feto/gravidez, 62-65t
Hidrazina
 hepatotoxicidade da, 579-580
 piridoxina para toxicidade causada por, 456-457, 544, 554
 processos de trabalho associados à exposição à, 576t
 resumo dos perigos da, 587-691t
Hidrazoico, ácido
 farmacocinética do, 424t
 sal de sódio de. *Ver também* azida, sódica, 151-153, 415t
 resumo dos perigos do, 587-691t
 toxicidade do, 151-152
Hidreto de antimônio (estibina), 137-139
 odor causado por, 31t, 128-129, 137-138
 resumo dos riscos do, 587-691t
 toxicidade do, **137-139**
Hidreto de boro (diborano)
 processos de trabalho associados à exposição ao, 576t
 resumo dos perigos do, 587-691t
Hidreto de lítio, resumo dos perigos do, 587-691t
Hidreto de selênio (seleneto de hidrogênio), 375-376t. *Ver também* selênio, **375-378**
 resumo dos perigos do, 587-691t
 toxicidade do, 375-376t, 376-377
Hidrocarbonetos, **275-278**, 276t, 581-582
 alifáticos, 275
 toxicidade dos, 276
 aromáticos, 275, 276
 particulados policíclicos, resumo dos perigos dos, 587-691t
 arritmias ventriculares causadas por, 13t, 15, 581-582
 toxicidade dos, 276, 276t

aspiração de, 275-277, 276t, 581-582
broncospasmo causado por, 7, 7t
hipoxia causada por, 6, 6t
clorados, 189, 348-350, 348-349t
agente de ligação para, 53-54t
arritmias ventriculares causadas por, 13, 13t, 190, 349-350, 578-579, 581-582
convulsões causadas por, 23t, 190, 349-350
doença cardiovascular causada por, 190, 349-350, 578-579
efeitos no sistema nervoso central, 190, 349-350, 578-579
esmolol para intoxicação causada por, 494-496
farmacocinética dos, 189, 348-349
insuficiência hepática causada por, 40t, 190, 349-350
insuficiência renal causada por, 39t, 190, 349-350
processos de trabalho associados à exposição aos, 576t
propranolol para intoxicação causada por, 550-553
toxicidade dos, 348-350, 348-349t
fluorados (CFCs), 262, 266-267
arritmias ventriculares causadas por, 13, 13t, 262, 266-267, 578-579, 581-582
limites de exposição para, 266-267
propranolol para intoxicação causada por, 266-267, 550-553
toxicidade dos, 262, 266-267
halogenados, 275, 276, 276t
intoxicação por organofosforados e carbamatos e, 285-286
toxicidade dos, 276, 276t
hepatite e, 579-580
lesão corrosiva causada por, 103, 385
toxicidade das, 275-278, 276t, 581-582
arritmias e, 13, 13t, 15, 190, 262, 266-267, 276, 277, 349-350, 578-579, 581-582
doenças cardiovasculares e, 190, 349-350, 578-579, 581-582
efeitos na pele/dermatológicos e, 276-278, 581-582
efeitos no sistema nervoso central e, 190, 349-350, 578-579
em crianças, 58-59t
Hidrocarbonetos alifáticos, 275. *Ver também* hidrocarbonetos, **275-278**
toxicidade das, 276
Hidrocarbonetos aromáticos, 275, 276, 276t. *Ver também* hidrocarbonetos, **275-278**
arritmias ventriculares causadas por, 13t, 15, 581-582
policíclicos particulados, resumo dos perigos dos, 587-691t
toxicidade dos, 276, 276t
Hidrocarbonetos clorados, **189, 348-350**, 348-349t
agente de ligação para, 53-54t
arritmias ventriculares causadas por, 13, 13t, 190, 349-350, 578-579, 581-582
convulsões causadas por, 23t, 190, 349-350
doença cardiovascular causada por, 190, 349-350, 578-579
efeitos no sistema nervoso central, 190, 349-350, 578-579
esmolol para intoxicação causada por, **494-496**
farmacocinética dos, 189, 348-349
insuficiência hepática causada por, 40t, 190, 349-350
insuficiência renal causada por, 39t, 190, 349-350
processos de trabalho associados à exposição ao, 576t
propranolol para intoxicação causada por, **550-553**
toxicidade dos, 189, **348-350**, 348-349t
Hidrocarbonetos fluorados (freons), **262, 266-267**
arritmias ventriculares causadas por, 13, 13t, 262, 266-267, 578-579, 581-582
limites de exposição para, 266-267

propranolol para intoxicação causada por, 266-267, 550-553
toxicidade dos, 262, 266-267
Hidrocarbonetos halogenados, 275, 276, 276t. *Ver também* hidrocarbonetos, **275-278**
toxicidade dos, 276, 276t
hepatite e, 579-580
Hidrocarbonetos policíclicos aromáticos, particulados, resumo dos perigos das, 587-691t
Hidrocarbonila de cobalto, resumo dos perigos do, 587-691t
Hidroclorotiazida. *Ver também* diuréticos, **227-228**
farmacocinética da, 424t
para diabetes insípido nefrogênico induzido por lítio, 36
toxicidade da, 227-228t
Hidrocodona, 334t. *Ver também* opiáceos/opioides, **334-336**
em exames toxicológicos, 41t, 285, 336
farmacocinética da, 334t, 424t
toxicidade da, 334t
em crianças, 58-59t
Hidrocortisona
para hiponatremia na insuficiência suprarrenal, 37
para hipotensão, 16
para intoxicação por fosfina/fosfeto, 263-264
para reações anafiláticas/anafilactoides, 28
Hidroflumetiazida. *Ver também* diuréticos, **227-228**
farmacocinética da, 424t
toxicidade da, 227-228t
Hidrólise, para descontaminação de armas químicas, 111, 389
Hidrólise alcalina, para descontaminação de armas químicas, 111, 389
Hidromorfona, 334t. *Ver também* opiáceos/opioides, **334-336**
em exames toxicológicos, 285, 336
farmacocinética da, 334t, 425t
toxicidade da, 334t
Hidroquinona, 250, 252. *Ver também* fenóis, **250-253**; vegetais, **392-410**
a toxicidade de, 250, 252, 394-409t
resumo dos perigos da, 587-691t
Hidrossulfito de sódio (bissulfito de sódio), resumo dos perigos do, 587-691t
Hidroxibenzeno. *Ver também* fenóis, **250-253**
resumo dos perigos do, 587-691t
4-Hidroxibutanoico ácido. *Ver* gama-hidroxibutirato (GHB), **267-270**, 423t
4-Hidroxi-butirato, sódio. *Ver* gama-hidroxibutirato (GHB), **267-270**, 423t
β-Hidroxibutirato, níveis de, na diferenciação da intoxicação por etilenoglicol e cetoacidose alcoólica, 234-235, 238-239
Hidroxicloroquina. *Ver também* cloroquina, **192-193**, 418t
diazepam para superdosagem de, 193, 205, 459-463
farmacocinética da, 192-193, 425t
toxicidade de, 192-193
Hidróxido de cálcio, resumo dos perigos da, 587-691t
Hidróxido de césio (hidrato de césio), resumo dos perigos do, 587-691t
Hidróxido de potássio, resumo dos perigos do, 587-691t
Hidróxido de sódio, resumo dos perigos para, 587-691t
4-Hidróxi-gama-lactona. *Ver* gama-butirolactona, 267-269t, 423t
Hidroximetilbenzeno (cresol), 250, 252. *Ver também* fenóis, **250-253**
resumo dos perigos do, 587-691t
toxicidade do, 250, 252
5-Hidróxi-*N*, *N*-dimetiltriptamina (bufotenina), 359t, 216t. *Ver também* alucinógenos, **215-219**; produtos fitoterápicos e alternativos, **358-362**
toxicidade da, 359t, 216t
2-Hidroxipropil acrilato, resumo dos perigos do, 587-691t
Hidroxiureia. *Ver também* agentes antineoplásicos, **84-93**
toxicidade da, 85-90t

Hidroxizina. *Ver também* anti-histamínicos, **126-129**
 convulsões causadas por, 23*t*
 farmacocinética da, 425*t*
 toxicidade da, 127*t*
Hidroxocobalamina (vitamina B$_{12}$), **512-515**
 deficiência de, toxicidade de óxido nitroso e, 338
 farmacologia/uso de, 512-515
 para intoxicação por cianeto, 110-111, 185-186, 206, 512-515
  induzida por nitroprussiato, 185-186, 206, 333-334, 338, 512-515
  na inalação de fumaça, 281-282, 350, 512-515
  para intoxicação por sulfeto de hidrogênio, 378-379
L-Hiosciamina/hiosciamina. *Ver também* agentes anticolinérgicos, **129-130**
 farmacocinética da, 425*t*, 427*t*
 toxicidade da, 129-130*t*
Hiperamonemia, L-carnitina para, **475-477**
Hiperatividade, benzodiazepinas para, **459-463**
hiperatividade muscular
 Hipertermia e, 21, 21*t*
  na agitação/*delirium*/psicose, 25
  rabdomiólise causada por, 26, 27*t*
Hipercabia, na insuficiência ventilatória, 5
Hiperglicemia, 34*t*, **35**
 causas da, 34*t*
 diazóxido que causa, 34*t*, 483-484
 epinefrina que causa, 34*t*, 493-494
 insulina para, 35, 515-517
 pseudo-hiponatremia e, 36
 tratamento da, 35, 515-517
Hiperlipidemia, elevação de intervalo osmolar e, 33
Hipermagnesemia, 307-309. *Ver também* magnésio, **307-309**, 427*t*, **523-525**
 cálcio para, 308-309, 472-475
 catárticos à base de magnésio que causam, 52-53, 307-308
Hipernatremia, 35*t*, **36**
 catárticos para descontaminação gastrintestinal e, 51-52
 fármacos e toxinas que causam, 35*t*
Hiperosmolaridade, catárticos para descontaminação gastrintestinal e, 51-52
Hiperpotassemia, **37-38**, 37*t*
 administração de potássio que causa, 38*t*, 545
 bloqueadores β-adrenérgicos que causam, 38*t*, 163, 230
 bloqueadores da angiotensina/IECAs que causam, 38*t*, 164-165, 239
 cálcio para, 38, 472-475
 causas de, 37*t*
 diuréticos que causam, 227-228
 glicose/dextrose com insulina para, 38, 510-513, 515-517
 glicosídeos cardíacos (digitálicos) que causam, 38, 38*t*, 219-220
 na insuficiência renal, 38*t*, 39
 na intoxicação/contaminação por fluoreto/fluoreto de hidrogênio e ácido fluorídrico, 38, 38*t*, 256-259, 378
 prolongamento do intervalo QRS na, 10*t*, 11, 11*t*, 37
 rabdomiólise e, 27*t*, 38*t*
 succinilcolina que causa, 466-470
Hipersensibilidade, reações de, broncospasmo causado por, 7*t*, 8
Hipertensão, **17-18**, 17*t*
 anfetaminas que causam, 17, 17*t*, 121-122
 bradicardia/bloqueio atrioventricular (AV) e, 9, 17, 17*t*, 18
 cocaína que causa, 17*t*, 196-198
 com anormalidade neurológica, 18
 epinefrina que causa, 17*t*, 493-494
 fármacos e toxinas que causam, 17, 17*t*
 idiopática, 18
 no diagnóstico de intoxicação, 29*t*
 no paciente pediátrico, 60-61, 60-61*t*

pseudoefedrina/fenilefrina/descongestionantes que causam, 17*t*, 363-364, 500-501, 505
 tratamento da, 18
 benzodiazepinas para, 459-463
 clonidina/fármacos relacionados para, 186-188, 206
 diuréticos para, 227-228, 227-228*t*
 esmolol para, 18, 494-496
 fentolamina para, 18, 500- 505
 labetalol para, 18, 519-521
 nitroprussiato para, 18, 332-333, 534-536
 propranolol para, 18, 550-553
Hipertensão idiopática, 18
 no paciente pediátrico, 60-61
Hipertensão intracraniana
 agentes de bloqueio neuromuscular em pacientes com, 466-471, 467*t*
 hipertensão arterial sistêmica e, 18
 pentobarbital no tratamento da, 541-543
 toxicidade da vitamina A, 410-411
  manitol para, 524-526
Hipertermia, **21-22**, 21*t*
 alucinógenos que causam, 215-219
 anfetaminas que causam, 21*t*, 121-122
 cocaína que causa, 21*t*, 197
 fármacos e toxinas que causam, 21, 21*t*
 hipotensão e, 15*t*
 insuficiência renal causada por, 39*t*
 maligna, 21, 21*t*
 contraindicações para bloqueador neuromuscular e, 468-469
 rigidez causada por, 21, 25*t*, 26
 tratamento da, 22
  dantroleno na, 22, 480-482
  na agitação/*delirium*/psicose, 25
  na superdosagem de amantadina, 116-117
  rabdomiólise associada a, 26, 27*t*, 39*t*
  tratamento da, 22
 agentes bloqueadores neuromusculares para, 22, 25, 466-471, 467*t*
 dantroleno para, 22, 480-482
Hipertermia maligna, 21, 21*t*
 rigidez causada por, 21, 25*t*, 26
 succinilcolina que causa, 468-471
 tratamento da, 22
  dantroleno na, 22, 480-482
Hiperventilação, para superdosagem de antidepressivos tricíclicos, 136-137
Hipnóticos. *Ver* barbitúricos, **152-155**; sedativos-hipnóticos, **112-113**
Hipocalcemia
 cálcio para, 472-475
 na intoxicação por ácido oxálico, 70, 292
 na intoxicação/contaminação por fluoreto/fluoreto de hidrogênio e ácido fluorídrico, 256-259, 337, 378
 uso inadvertido de EDTA de sódio e, 489-490
Hipoclorito
 cálcio/sódio, para descontaminação de armas químicas, 111, 389
 misturas de amônia e gás cloramina liberadas por, 116-117, 190-191, 270-271*t*
 na água sanitária doméstica, exposição acidental a, 190-192, 356*t*
 processos de trabalho associados à exposição ao, 576*t*
 toxicidade do, 190-192
Hipoglicemia, 34*t*, **35**
 agentes antidiabéticos que causam, 34*t*, 35, 80-84
 bloqueadores β-adrenérgicos que causam, 230-231
 causas de, 34*t*
 etanol que causa, 34*t*, 233-234
 glicose para, 83-84, 510-513
 insulina que causa, 34*t*, 35, 82*t*, 81-84, 515-516
 octreotida para, 35, 83-84, 536-538

ÍNDICE 759

Hipomagnesemia
  magnésio para, 256-257, 523-525
  na intoxicação/contaminação por fluoreto/fluoreto de hidrogênio/ácido fluorídrico, 256, 337, 256-259
Hiponatremia, 35t, 36-37
  fármacos e toxinas que causam, 35t
Hiponatremia euvolêmica, 36-37
  tratamento da, 37
Hipopituitarismo, hipoglicemia no, 34t
Hipopotassemia, 38-39, 38t
  causas de, 38t
  diuréticos que causam, 38, 38t, 227-228
  epinefrina que causa, 38t, 493-494
  na intoxicação por bário, 38, 38t, 154-156
  potássio para, 38-39, 545-546
  rabdomiólise causada por, 27t, 38
  teofilina que causa, 38, 38t, 381-382
Hipotensão, 15-17, 15t
  agentes antipsicóticos que causam, 139, 245-246t, 247, 498-499
  antagonistas dos canais de cálcio que causam, 15t, 16, 124-125
  cálcio para, 472-475
  azida (sódica), que causa, 151-152
  barbitúricos que causam, 15t, 152-155
  bloqueadores β-adrenérgicos que causam 15t, 16, 159-163
  bloqueadores da angiotensina/IECAs que causam, 164-165, 239
  em pacientes pediátricos, 60-61, 60-61t
  fármacos e toxinas que causam, 15t
  hipertermia e, 15t
  hipotermia e, 15-16, 15t, 20
  inibidores da monoaminoxidase que causam, 283-284
  nitratos/nitritos que causam, 15t, 331-332, 339, 532-533
  no diagnóstico de intoxicação, 29t
  tratamento da, 16-17
    dopamina para, 16, 486-488
    emulsão lipídica para, 16, 491-493
    epinefrina para, 490-495
    fenilefrina para, 500-505
    norepinefrina para, 16, 535-537
    terapia com líquidos/solução salina para, 16
    vasopressina para, 562-564
Hipotermia, 20-21, 20t
  alterações eletrocardiográficas em, 12, 12t, 20
  barbitúricos que causam, 20t, 153-154
  bradicardia e, 9, 20
  fármacos e toxinas que causam, 20t
  hipotensão e, 15-16, 15t, 20
  tratamento da, 20-21. Ver também reaquecimento, 9, 16, 20, 21
Hipovolemia
  hipernatremia com, 36
    tratamento da, 36
  hiponatremia com, 36
    tratamento da, 37
  hipotensão e, 15-17, 15t
Hipoxia, 6-7, 6t
  causas de, 6t
  celular, 6t, 7
  coma e estupor e, 19t
  convulsões e, 23t
  taquicardia e, 12t
  intervalo aniônico/acidose láctica associada a, 33t
  na insuficiência ventilatória, 5
  oxigenoterapia para, 7, 539-541
  tratamento da, 7
Hippeastrum equestre, 394-409t. Ver também vegetais, 392-410
Hippobroma longiflora, 394-409t. Ver também vegetais, 392-410

Hismanal. Ver astemizol, 126-129t, 415t
História
  exposição ocupacional ao, 573-577
  no diagnóstico de intoxicação, 28
História de exposição ocupacional, 573-577
Histrelina. Ver também agentes antineoplásicos, 84-93
  toxicidade da, 85-90t
Hivid. Ver zalcitabina, 94-96t, 439t
HMG-CoA redutase (estatinas)
  rabdomiólise causada por, 27t
  risco para o feto/gravidez, 62-65t
HMX (ciclotetrametileno-tetranitramina), resumo dos perigos do, 587-691t
Hormônio antidiurético (ADH)
  em equilíbrio/desequilíbrio de sódio, 35, 36
  síndrome da secreção inadequada de (SIADH), 37
  fármacos e toxinas que causam, 35t
  hiponatremia e, 35t, 37
Hormônio da tireoide, 278-279, 382t
  desidratado, 278-279, 278-279t
  farmacocinética do, 437t
  toxicidade do, 278-279, 278-279t
  hipertermia causada por, 21t, 278-279, 382
  taquicardia causada por, 12t, 278-279, 382
  toxicidade do, 278-279, 382t
Hormônios
  como agentes antineoplásicos. Ver também agentes antineoplásicos, 84-93
  toxicidade dos, 84-91, 85-90t, 139
  risco para o feto/gravidez, 62-65t
Hortênsia/Hydrangea spp., 394-409t. Ver também vegetais, 392-410
HPA (acrilato de 2-hidroxipropila), resumo dos perigos para, 587-691t
HSDB (Hazardous Substances Data Bank), 575-577
Humalog. Ver insulina lispro, 82t, 425t
Humulin R. Ver insulina, 80-83, 82t, 515-517
Humulus lupulus, 394-409t. Ver também vegetais, 392-410
Hura crepitans, 394-409t. Ver também vegetais, 392-410
Hurricaine. Ver benzocaína, 118-119t
Hycamtin. Ver topotecana, 85-90t
Hycodan (hidrocodona e homatropina). Ver hidrocodona, 334t, 424t
Hycomine. Ver
  cafeína, 172-174, 417t
  clorfeniramina, 127t, 418t
  fenilefrina, 354, 362-363, 362-363t, 433t, 500-505
  hidrocodona, 334t, 424t
  paracetamol, 340-343, 414t
Hydergine. Ver derivados do ergot, 209, 228-234
Hydrastis spp., 360t, 394-409t. Ver também produtos fitoterápicos e alternativos, 358-362; vegetais, 392-410
Hydrea. Ver hidroxiureia, 85-90t
Hydrocotyle asiatica, 394-409t. Ver também vegetais, 392-410
HydroDIURIL. Ver hidroclorotiazida, 227-228t, 424t
Hydromet (metildopa mais hidroclorotiazida). Ver
  hidroclorotiazida, 227-228t, 424t
  metildopa, 186-188, 206
Hyland comprimidos para dentição do bebê. Ver
  agentes anticolinérgicos, 129-130
  atropina, 129-130t, 415t, 453-456
Hymenoptera intoxicação por, 279-280, 298-299
  reação anafilática causada por, 27t, 279-280
Hyoscyamus niger, 394-409t. Ver também vegetais, 392-410
Hyoscyamus spp., 394-409t. Ver também vegetais, 392-410
Hypericum perforatum (erva-de-são-joão), 360t, 394-409t. Ver também produtos fitoterápicos e alternativos, 358-362; inibidores da monoaminoxidase, 282-285; vegetais, 392-410
  atividade do inibidor da monoaminoxidase de, 282, 325-326
  interações medicamentosas e, 361, 282, 325-326

Hyperstat. Ver diazóxido, 391-392, 420t, **483-485**
Hytrin. Ver terazosina, 391-392, 436t

IARC (International Agency for Research on Cancer), avaliação de potenciais carcinogênicos por, 581-583
Ibritumomabe tiuxetano. Ver também agentes antineoplásicos, **84-93**
   toxicidade do, 85-90t
Ibuprofeno. Ver também fármacos anti-inflamatórios não esteroides, **242-245**
   acidose de intervalo aniônico causada por, 33t, 243-245
   farmacocinética do, 242-243, 425t
   insuficiência renal causada por, 39t, 243-245
   toxicidade do, 244-245, 244t
Ibutilida, 241-242t. Ver também antiarrítmicos, **239-242**
   arritmias ventriculares causadas por, 13t
   farmacocinética da, 425t
   toxicidade da, 241-242t
ICAM (Improved chemical Agent Monitor, monitor de agente químico melhorado), para detecção de armas químicas, 109-110
"Ice". Ver metanfetamina, 121t, 121-122
Ictamol (ictiol). Ver também antissépticos/desinfetantes, **139-141**
   toxicidade do, 140-141
Ictioalieinotoxismo (envenenamento alucinógeno por peixes), 297-298. Ver também intoxicação alimentar, peixe e marisco, **295-298**
Idamicina. Ver idarrubicina, 85-90t
Idarrubicina. Ver também agentes antineoplásicos, **84-93**
   extravasamento da, 92, 93, 245
   toxicidade de, 85-90t
IECAs (inibidores da enzima conversora de angiotensina)/ bloqueadores da angiotensina, 164-165
   farmacocinética dos, 120, 164
   hipercalemia causada por, 38t, 164-165, 239
   risco para o feto/gravidez, 62-65t
   toxicidade dos, 164-165
Iessotoxina, intoxicação alimentar causada por, 295-**297**. Ver também envenenamento por alimentos, peixe e molusco, **295-298**
Ifex. Ver ifosfamida, 85-90t
Ifosfamida. Ver também agentes antineoplásicos, **84-93**
   azul de metileno para encefalopatia causada por, 457-458, 526
   extravasamento de, 92
   toxicidade da, 85-90t
IgE (imunoglobulina E), em reações anafiláticas/anafilactoides, 27t, 28
Íleo
   metoclopramida para, 527-529
   no diagnóstico de intoxicação, 30
Ílex (*Ilex glabra*; *Phytolacca americana*/uva-de-rato/erva-mate), 394-409t. Ver também vegetais, **392-410**
   frutos verdes, 394-409t
Ilex glabra, 394-409t. Ver também vegetais, **392-410**
Ilex paraguaiensis, 394-409t. Ver também vegetais, **392-410**
Ilex spp., 394-409t. Ver também vegetais, **392-410**
Iloperidona. Ver também agentes antipsicóticos, 245-247, **498-500**
   toxicidade da, 245-246t
IMAOs (inibidores da monoaminoxidase), **282-285**, 282-283t
   agentes bloqueadores neuromusculares para superdosagem de, 466-471, 467t
   hipertensão causada por, 17t, 283-284
      fentolamina para, 201, 500- 505
   hipertermia causada por, 21t, 283-284
   interações medicamentosas/alimentares, 282-**284**, 282-283t, 325-326
      com dextrometorfano, 212-213, 282-283, 282-283t
   midríase causada por, 30t, 283-284
   rabdomiólise causada por, 27t

rigidez causada por, 25t
síndrome serotonérgica causada por, 21, 133-134, 282-284
toxicidade dos, 282-285, 282-283t
Imatinibe. Ver também agentes antineoplásicos, **84-93**
   toxicidade do, 85-90t
Imdur. Ver mononitrato de isossorbida, 331-332, 426t
Imidocloprid. Ver também nicotina, **329-332**, 431t
   toxicidade da, 329-330
Imipenéem/cilastina. Ver também agentes antibacterianos, **75-81**
   farmacocinética de, 425t
   toxicidade de, 76-79t
Imipramina, 132-134t. Ver também antidepressivos tricíclicos, **134-136**
   em exames toxicológicos, 41t
   farmacocinética da, 425t
   toxicidade da, 132-134t
   em crianças, 58-59t
Imobilidade
   insuficiência renal provocada por, 39t
   rabdomiólise causada por, 26, 27t, 39t
Imodium. Ver loperamida, 304-305, 427t
Improved Chemical Agent Monitor, monitor de agente químico melhroado (ICAM), para detecção de armas químicas, 109-110
Imunoglobulina, farmacologia/uso de, 559-560
Imunoglobulina botulínica de origem humana (BabyBIG), para botulismo infantil, 166-167, 447-449
Imunoglobulina E (IgE), em reações anafiláticas/anafilactoides, 27t, 28
Imunoglobulina tetânica, 383, **559-560**
   farmacologia/uso de, 559-560
Inalação de fumaça, **280-282**
   broncospasmo causado por, 7t
   hipoxia causada por, 6t
   intoxicação por cianeto associada a, 184, 195, 280-282
      hidroxocobalamina (vitamina B_{12}) para, 281-282, 350, 512-515
      tiossulfato para, 281-282, 350, 557-558
   metemoglobinemia causada por, 319-320, 281-282, 350
Inaladores de nicotina. Ver também nicotina, **329-332**, 431t
   toxicidade dos, 329-331
Inanrinona, farmacologia/uso de, **514-515**
Inapsina. Ver droperidol, 245-246t, **498-500**
Incapacidade transitória precoce, na intoxicação por radiação, 368-369
Incenso. Ver também produtos não tóxicos/de baixa toxicidade, **355-357**
   exposição acidental a, 356t
Incidentes com materiais perigosos, resposta de emergência médica a, **565-572**, 566-566f, 569f, 570f
   avaliação do potencial dos perigos e, 566-568, 568-569f
   contaminação secundária, 567-568
   equipamentos de proteção individual e, 568-570
   identificação das substâncias envolvidas em, 566-568, 568-569f
   informações sobre a toxicidade das substâncias envolvidas em, 567-568
   organização de, 565-566, 566f
   reconhecimento do ambiente perigoso, 567-568
   transporte em ambulâncias e, 571
   tratamento da vítima e, 570-571
   tratamento hospitalar e, 571-572
Indapamida. Ver também diuréticos, **227-228**
   farmacocinética da, 425t
   toxicidade da, 227-228t
Indeno, resumo dos perigos do, 587-691t
Inderal. Ver propranolol, 159-163, 162-163t, 434t, **550-553**
Inderide. Ver
   hidroclorotiazida, 227-228t, 424t
   propranolol, 159-163, 162-163t, 434t, 550-553

ÍNDICE 761

Índigo-selvagem, 394-409t. *Ver também* vegetais, **392-410**
Indinavir. *Ver também* agentes antivirais e antirretrovirais, **93-98**
  farmacocinética do, 425t
  insuficiência renal causada por, 39t, 93-98
  toxicidade do, 93-98, 94-97t
Índio, resumo dos perigos do, 587-691t
Indocin. *Ver* indometacina, 244t, 425t
Indometacina. *Ver também* fármacos anti-inflamatórios nao esteroides, **242-245**
  farmacocinética da, 425t
  para diabetes insípido nefrogênico induzido por lítio, 36, 303-304
  toxicidade da, 244t
Indoramina, 391-392. *Ver também* vasodilatadores, **391-392**
  farmacocinética da, 425t
  toxicidade da, 391-392
Indução anestésica, propofol para, **548-551**, 550-551t
Indústria aeroespacial, exposições tóxicas e, 576t
Infarto agudo do intestino, 30
Infarto do miocárdio
  abuso de cocaína e, 197, 198
  exposição a monóxido de carbono e, 224-225, 326-327, 578-579
  exposição ao nitrato e, 332, 339
  inibidores da COX-2 que causam, 243-245
  pseudoefedrina/fenilefrina/descongestionantes que causam, 363-364
Infarto pontino, miose causada por, 30t
Infecção por Aids/HIV, tratamento da, **93-98**, 94-97t
  intervalo aniônico/acidose láctica causada por agentes utilizados na, 33t, 93-98
  neuropatia causada por agentes utilizados na, 31t
  toxicidade dos agentes utilizados na, 93-98, 94-97t
Infecção por HIV/Aids, tratamento da, **93-98**, 94-97t
  intervalo aniônico/acidose láctica causada por agentes utilizados no, 33t, 93-98
  neuropatia causada por agentes utilizados no, 31t
  toxicidade de agentes utilizados no, 93-98, 94-97t
Informação sobre perigos à saúde, 581-583, 587-691t. *Ver também substância específica*
INH (isoniazida), 76-79t, 129-130, **301-302**. *Ver também* agentes antibacterianos, **75-81**
  convulsões causadas por, 23t, 301-302,
  farmacocinética da, 301, 426t
  intervalo aniônico/acidose láctica causada por, 33t, 301-302
  neuropatia causada por, 31t, 301
  piridoxina para superdosagem de, 24, 114, 129-130, 302, 456-457, 544, 554
  toxicidade da, 76-79t, 129-130, 301-302
Inibição da butirilcolinesterase, 285-286. *Ver também* inseticidas organofosforados e
Inibidor da integrase. *Ver também* agentes antivirais e antirretrovirais, **93-98**
  toxicidade do, 94-97t
Inibidores da α-glicosidase, 80-81, 82t. *Ver também* agentes antidiabéticos (hipoglicemiantes), **80-84**
  farmacocinética dos, 82t
  toxicidade dos, 80-81, 82t
Inibidores da anidrase carbônica. *Ver também* diuréticos, **227-228**
  toxicidade dos, 209, 228, 227-228t
Inibidores da aromatase. *Ver também* agentes antineoplásicos, **84-93**
  toxicidade dos, 85-90t
Inibidores da colinesterase, 285, 336. *Ver também* inseticidas organofosforados e de carbamatos, **285-292**
  atropina para intoxicação por, 290-292, **453-456**
  broncospasmo causado por, 7t, 8, 286, 289

como armas químicas (agentes nervosos), 103, 105-111, 106t, 285-286. *Ver também* agentes químicos de guerra, **105-111**
  glicopirrolato para intoxicação por, 453-456
  insuficiência respiratória causada por, 286, 289
  neurotoxicidade dos, 286, 289, 578-579
  pralidoxima (2-PAM)/oximas para intoxicação com, 285-286, **290-292**, 546-548
Inibidores da COX-2, 242-243, 244t. *Ver também* fármacos anti-inflamatórios não esteroides, **242-245**
  retirada de medicamentos do mercado e, 244t, 243-245
  toxicidade dos, 242-245, 244t
Inibidores da fosfodiesterase, uso de nitrato e, 332, 339
Inibidores da monoaminoxidase (IMAOs), **282-285**, 282-283t
  agentes bloqueadores neuromusculares para superdosagem de, 466-**471**, 467t
  hipertensão causada por, 17t, 283-284
  fentolamina para, 201, 500-**505**
  hipertermia causada por, 21t, 283-284
  interações medicamento/alimento e, 282-**284**, 282-283t, 325-326
    com dextrometorfano, 212-213, 282-283, 282-283t
  midríase causada por, 30t, 283-284
  rabdomiólise causada por, 27t
  rigidez causada por, 25t
  síndrome serotonérgica causada por, 21, 133-134, 282-**284**
  toxicidade dos, 282-285, 282-283t
Inibidores da protease, 93-97, 94-97t, 141. *Ver também* agentes antivirais e antirretrovirais, **93-98**
  toxicidade dos, 94-**97**t
Inibidores da proteína tirosina quinase. *Ver também* agentes antineoplásicos, **84-93**
  toxicidade dos, 84-91, 85-90t, *139*
Inibidores da recaptação de norepinefrina-dopamina (IRNDs), 131-132. *Ver também* antidepressivos, não cíclicos, **131-135**
Inibidores da tirosina quinase. *Ver também* agentes antineoplásicos, **84-93**
  toxicidade dos, 84-91, 85-90t, *139*
Inibidores da topoisomerase. *Ver também* agentes antineoplásicos, **84-93**
  toxicidade dos, 84-91, 85-90t, *139*
Inibidores de ciclooxigenase-2 (COX-2), 242-243, 244t. *Ver também* fármacos anti-inflamatórios não esteroides, **242-245**
  retirada de medicamentos do mercado e, 244t, 243-245
  toxicidade dos, 242-245, 244t
Inibidores de dipeptidil peptidase-4 (DPP-4), 80-81, 81-83t. *Ver também* agentes antidiabéticos (hipoglicemiantes), **80-84**
  toxicidade dos, 80-81, 81-83t
Inibidores de fusão. *Ver também* agentes antivirais e antirretrovirais, **93-98**
  toxicidade dos, 94-97t
Inibidores mitóticos. *Ver também* agentes antineoplásicos, **84-93**
  toxicidade dos, 84-91, 85-90t, *139*
Inibidores não nucleosídeos da transcriptase reversa. *Ver também* agentes antivirais e antirretrovirais, **93-98**
  toxicidade dos, 94-96t
Inibidores nucleosídeos/nucleotídeos da transcriptase reversa. *Ver também* agentes antivirais e antirretrovirais, **93-98**
  toxicidade dos, 94-96t
Inibidores seletivos da captação da serotonina. *Ver* inibidores seletivos da recaptação da serotonina (ISRSs), 131-134
Inibidores seletivos da recaptação de serotonina (ISRSs), 131-132. *Ver também* antidepressivos não cíclicos, **131-135**
  agitação causada por, 24t
  convulsões causadas por, 23t
  discinesias causadas por, 25t
  interação com inibidor da monoaminoxidase, 21, 132-134, 282-283
  interação com varfarina, 390t
  psicose causada por, 24t

síndrome serotonérgica causada por, 21, 132-134
toxicidade dos, 131-134
Inibidores seletivos da recaptação de serotonina-norepinefrina (ISRSNs), 131-132. *Ver também* antidepressivos não cíclicos, **131-135**
Injeção de pentetato trissódico de cálcio. *Ver* Ca-DTPA, 370*t*, 487-489
Injeção de pentetato trissódico de zinco. *Ver* Zn-DTPA, 370*t*, 487-489
Injeção intratecal, de metotrexato, toxicidade e, 321-323
"*Ink jet cleaner*". *Ver* 1,4-butanodiol, 267-269, 269*t*, 416*t*
"Inner G". *Ver* 1,4-butanodiol, 267-269, 269*T*, 416*t*
INNTR (inibidores não nucleosídeos da transcriptase reversa). *Ver também* agentes antivirais e antirretrovirais, **93-98**
toxicidade dos, 94-96*t*
Inocor. *Ver* inanrinona, **514-515**
Inocybe, cogumelos. *Ver também* intoxicação por cogumelos, **199-202**
atropina e glicopirrolato para intoxicação com, 453-456
cincinnata, toxicidade de, 200*t*
toxicidade dos, 200*t*
Inotropin. *Ver* dopamina, **486-488**
Inseticida Miracoloso Clalk. *Ver* deltametrina, 354, 354*t*
Inseticidas, intoxicação por, pralidoxima (2-PAM)/oximas para, 285-286, 290-292, **546-548**
Inseticidas. *Ver*
hidrocarbonetos clorados, 348-350
inseticidades organofosforados e carbamatos, 285-292
piretrinas piretroides, 354-355
Inseticidas neonicotinoides. *Ver também* nicotina, **329-332**, 431*t*
toxicidade das, 329-**331**
Inseto, envenenamento por, **279-280, 298-299**
difenidramina para prurido causado por, 485-486
reação anafilática causada por, 27*t*, 279-280
Insolação
hipertermia causada por, 21*t*
miose causada por, 30*t*
Insom-X. *Ver* gama-butirolactona, 267-269*t*, 423*t*
Insuficiência hepática/hepatotoxicidade, **40**, 40*t*
dantroleno que causa, 481-482
etanol que causa, 40*t*, 234-235
exposições ocupacionais e, 577-578*t*, 579-580
fármacos e toxinas que causam, 40*t*
hipoglicemia na, 34*t*, 81-83
metotrexato que causa, 322-323
na intoxicação por cogumelos do tipo amatoxina, 40*t*, 201-202, 200*t*
na intoxicação por tetracloreto de carbono/clorofórmio, 40*t*, 384-385, 579-580
paracetamol que causa, 40*t*, 340-342, 342*f*
silimarina/silibinina (cardo de leite) para, 199, 202-203, 554-555
Insuficiência suprarrenal, na hipotensão, 16
Insuficiência ventilatória, **5-6**, 5*t*
agentes bloqueadores neuromusculares que causam, 5*t*, 468-469
fármacos e toxinas que causam, 5*t*
inibidores da colinesterase que causam, 286, 289
toxina botulínica que causa, 5*t*, 165-166
tratamento da, 5-6
Insulina, 80-83, 82*t*, **515-517**. *Ver também* agentes antidiabéticos (hipoglicemiantes), **80-84**
com dextrose/glicose (hiperinsulinemia-euglicemia/terapia HIE), 510-513, 515-517
para hiperpotassemia, 38, 510-513, 515-517
para superdosagem de antagonista dos canais de cálcio, 125-126, 510-513, 515-517
para superdosagem de bloqueador β-adrenérgico, 163, 230, 510-513, 515-517
farmacocinética da, 82*t*
farmacologia/uso de, 515-517

hipoglicemia causada por, 34*t*, 35, 82*t*, 81-84, 515-516
para hiperglicemia, 35, 515-517
toxicidade da, 80-81, 82*t*, 515-516
Insulina aspart, 82*t*. *Ver também* insulina, 80-83, 82*t*, **515-517**
farmacocinética da, 82*t*, 425*t*
toxicidade da, 82*t*
Insulina detemir, 82*t*. *Ver também* insulina, 80-83, 82*t*, **515-517**
farmacocinética da, 82*t*, 425*t*
toxicidade da, 82*t*
Insulina glargina, 82*t*. *Ver também* insulina, 80-83, 82*t*, **515-517**
farmacocinética da, 82*t*, 425*t*
toxicidade da, 82*t*
Insulina glulisina, 82*t*. *Ver também* insulina, 80-83, 82*t*, **515-517**
farmacocinética de, 82*t*, 425*t*
toxicidade da, 82*t*
Insulina isofano, 82*t*. *Ver também* insulina, 80-83, 82*t*, **515-517**
farmacocinética da, 82*t*, 425*t*
toxicidade da, 82*t*
Insulina lente (insulina de zinco), 82*t*. *Ver também* insulina, 80-83, 82*t*, **515-517**
farmacocinética da, 82*t*, 426*t*
toxicidade da, 82*t*
Insulina lispro, 82*t*. *Ver também* insulina, 80-83, 82*t*, **515-517**
farmacocinética da, 82*t*, 425*t*
Insulina NPH (isofano), 82*t*. *Ver também* insulina, 80-83, 82*t*, **515-517**
farmacocinética da, 82*t*, 425*t*
toxicidade da, 82*t*
Insulina rápida de zinco, 82*t*. *Ver também* insulina, 80-83, 82*t*, **515-517**
farmacocinética da, 82*t*
toxicidade de, 82*t*
Insulina regular, 82*t*, 515-516. *Ver também* insulina, 80-83, 82*t*, **515-517**
farmacocinética da, 82*t*, 426*t*
toxicidade de 82*t*,
Insulina semilenta (insulina zinco de ação rápida), 82*t*. *Ver também* insulina, 80-83, 82*t*, **515-517**
farmacocinética da, 82*t*, 425*t*
toxicidade de 82*t*
Insulina ultralente (insulina zinco prolongada), 82*t*. *Ver também* insulina, 80-83, 82*t*, **515-517**
farmacocinética da, 82*t*, 426*t*
toxicidade da, 82*t*
Insulina zinco (lente), 82*t*. *Ver também* insulina, 80-83, 82*t*, **515-517**
farmacocinética da, 82*t*, 426*t*
toxicidade da, 82*t*,
Insulina zinco estendida, 82*t*. *Ver também* insulina, 80-83, 82*t*, **515-517**
farmacocinética da, 82*t*
toxicidade de, 82*t*
Insulina zinco protamina, 82*t*. *Ver também* insulina, 80-83, 82*t*, **515-517**
farmacocinética da, 82*t*
toxicidade da, 82*t*
Interações erva-fármaco, 361
Interleucina-2 (aldesleucina). *Ver também* agentes antineoplásicos, **84-93**
toxicidade da, 85-90*t*
International Agency for Research on Cancer (IARC), avaliação de possíveis carcinogênicos por, 581-583
Intervalo aniônico, normal, 33
Intervalo osmolar
no diagnóstico de intoxicação, 32-33, 32*t*
com acidose de intervalo aniônico, 33

elevação do
  causas da, 32-33, 32t
  níveis de álcool e glicol estimados de, 32t
  tratamento da, 33
  normal, 32
Intoxicação
  avaliação e tratamento de emergência, 1-68, 2-3f. Ver também aspecto específico
  agressão facilitada por drogas e, 65-68, 66-67t
  circulação e, 2f, 8-18
  complicações diversas e, 3f, 25-28
  diagnóstico/identificação da substância em, 3f, 28-46
  disposição do paciente e, 3f, 56-58
  eliminação aumentada em, 3f, 53-57
  estado mental alterado e, 2-3f, 18-25
  lista de verificação de procedimentos para, 2-3f
  na gestante, 61, 62-66t, 65-66
  no paciente pediátrico, 57-66, 58-59t
  procedimentos de descontaminação em, 3f, 45-53
  respiração e, 2f, 5-8
  vias aéreas e, 1-5, 2f, 4f
  em crianças, 57-66, 58-61t
  intencionais, 57-60
  prevenção de, 58-60
Intoxicação alimentar. Ver também intoxicação por cogumelo, 201, 328-329
  bacteriana, 260-261, 292-295, 293-294t
  botulismo, 165-167
  tratamento da, 166-167, 447-449
  peixes e mariscos, 295-298, 296-297t
Intoxicação alucinógena por peixes (ictioalieinotoxismo), 297-298. Ver também intoxicação alimentar, peixes e mariscos, 295-298
Intoxicação amnésica por marisco (intoxicação alimentar por ácido domoico), 295-297, 296-297t. Ver também intoxicação alimentar, peixes e mariscos, 295-298
Intoxicação diarreica por marisco, 295-297, 296-297t. Ver também intoxicação alimentar, peixe e marisco, 295-298
Intoxicação por abelhas (Apidae), 279-280, 298-299
Intoxicação por cogumelo, 199-202, 200t
  acetilcisteína para, 199, 202-203, 441-498, 443t, 444t
  alcaloides anticolinérgicos e, 129-130. Ver também agentes anticolinérgicos, 129-130
  atropina e glicopirrolato para, 453-456
  do tipo amatoxina, 201-203, 200t
  hipotensão causada por, 15t
  insuficiência hepática causada por, 40t, 201-202, 200t
  insuficiência renal causada por, 39f, 201-202, 200t
  piridoxina para, 199-201, 456-457, 544, 554
  rabdomiólise causada por, 26, 27t, 200t
  silimarina/silibinina (cardo de leite) para, 199, 202-203, 554-555
  taquicardia causada por, 12t
Intoxicação por Loxosceles (aranha-marrom solitária)/loxoscelismo, 141-144
Intoxicação por marisco neurotóxico, 295-297t, 297-298. Ver também intoxicação alimentar, peixe e marisco, 295-298
Intoxicação por marisco paralítico, 295-297t, 297-298. Ver também intoxicação por peixe e marisco, 295-298
Intoxicação por níquel, penicilamina dos, 540-542
Intoxicação por peixe-pedra (australiano), 346-347. Ver também intoxicação por peixe-leão, 302-303, 346-347
Intoxicação por peixe-peru, 346-347. Ver também intoxicação por peixe-leão, 302-303, 346-347
Intoxicação por radiação, 366-371, 370t
  agentes quelantes/bloqueadores para, 370, 370t
  azul-da-prússia (hexocianoferrato férrico) para, 370t, 456-457
  bicarbonato para, 370t, 464-466
  DTPA para, 370t, 487-489
  iodeto de potássio para, 370t, 516-519
  vítimas irradiadas versus contaminadas e, 366-367

Intoxicação por urtiga, água-viva/água-viva americana, 115, 179, 310-311
Intoxicação por víbora-do-gabão, 350-351t. Ver também picadas de cobra, 350-353
Intoxicação por vípora de Cleópatra, 350-351t. Ver também picadas de cobra, 350-353
Intralipid, 492-493, 523. Ver também emulsão lipídica, 491-493
  para hipotensão, 16
  para toxicidade dos antagonistas dos canais de cálcio, 125-126
INtRs (inibidores nucleosídeos da transcriptase reversa). Ver também agentes antivirais e antirretrovirais, 93-98
  toxicidade dos, 94-96t
INtTRs (inibidores nucleotídeos da transcriptase reversa). Ver também agentes antivirais e antirretrovirais, 93-98
  toxicidade dos, 94-96t
Inversina. Ver mecamilamina, 330-331
Invigorate. Ver gama-butirolactona, 267-269t, 423t
Invirase. Ver saquinavir, 93-97, 94-97t, 141, 435t
Iodeto. Ver também iodo, 298-299
  de metileno, 280, 298-299. Ver também iodo, 298-299
  resumo dos perigos do, 587-691t
  toxicidade dos, 280, 298-299
  de potássio (KI), 516-519
  farmacologia/uso de, 516-519
  para intoxicação por radiação, 370t, 516-519
  toxicidade do, 280, 298-299, 517-518
  de sódio, toxicidade do, 280, 298-299
  metila
  neurotoxicidade do, 578-579
  processos de trabalho associados à exposição ao, 576t
  resumo dos perigos do, 587-691t
  risco para o feto/gravidez, 62-65t
Iodo, 298-299
  limites de exposição para, 280, 298-299
  radioativo, 280, 298-299. Ver também radiação ionizante, 366-371
  agentes queladores/bloqueadores para exposição ao, 370t
  iodeto de potássio, 370t, 516-519
  risco para o feto/gravidez, 62-65t
  resumo dos perigos do, 587-691t
  risco para o feto/gravidez, 62-65t
  toxicidade do, 298-299
Iodo-125, risco para o feto/gravidez, 62-65t
Iodo-131. Ver também radiação (ionizante), 366-371
  agentes quelagadores/bloqueadores para exposição ao, 370t
  iodeto de potássio, 370t, 516-519
  risco para o feto/gravidez, 62-65t
  resumo dos perigos do, 587-691t
  toxicidade de, 280, 298-299
Iodofórmio (iodeto de metileno), 280, 298-299. Ver também iodo, 298-299
  resumo dos perigos do, 587-691t
  toxicidade de, 280, 298-299
Iodóforos, 280, 298-299. Ver também iodo, 298-299
  toxicidade dos, 280, 298-299
Iodometano (iodeto de metila)
  neurotoxicidade do, 578-579
  processos de trabalho associados à exposição ao, 576t
  resumo dos perigos do, 587-691t
Iodopovidona. Ver também iodo, 298-299
  toxicidade do, 298-299
Ionamin. Ver fentermina, 121t, 121-122, 433t
Iopanoico, Ácido para superdosagem de hormônio da tireoide, 279, 385-386
Ipomoea alba, 394-409t. Ver também vegetais, 392-410
Ipomoea violacea, 394-409t. Ver também vegetais, 392-410
Ipratrópio, 129-130t. Ver também: anticolinérgicos, 129-130
  farmacocinética do, 426t
  para broncospasmo, 8
  toxicidade do, 129-130t

Irbesartano. *Ver também* bloqueadores da angiotensina/IECAs, **164-165**
  farmacocinética do, 426*t*
  toxicidade do, 164-165, 239
Irídio, em "bomba suja", 366-367
Irinotecano. *Ver também* agentes antineoplásicos, **84-93**
  toxicidade do, 85-90*t*
Íris/*Iris* spp., 394-409*t. Ver também* vegetais, **392-410**
  selvagem (*Iris versicolor*), 394-409*t*
IRND (inibidores da recaptação de norepinefrina-dopamina), 131-132. *Ver também* antidepressivos não cíclicos, **131-135**
Irrigação
  intestinal total, para descontaminação gastrintestinal, 52-53
    na intoxicação por ferro, 254-255
    na intoxicação por vegetais, 160, 409-410
    na superdosagem de ácido valproico, 73
    na superdosagem de lítio, 303-304
    na superdosagem de salicilato, 228, 374-375
  para descontaminação da pele, 47-48
    em local de incidente com materiais perigosos, 571
  para descontaminação dos olhos, 47-48
    em local de incidente com materiais perigosos, 571
Irritantes inalados. *Ver também* gases irritantes, **269-272**
  exposição acidental a, 357*t*
  exposição ocupacional a, 575-577
  limites de exposição para, 270-271, 270-271*t*
  procedimentos de descontaminaçã para, 47-48
  produtos não tóxicos/de baixa toxicidade, 357*t*
Irritantes respiratórios. *Ver também* gases irritantes, **269-272**
  exposição acidental a, 357*t*
  exposição ocupacional a, 575-577
  limites de exposição para, 270-271, 270-271*t*
  procedimentos de descontaminação para, 47-48
  produtos não tóxicos/de baixa toxicidade, 357*t*
Ismo. *Ver* mononitrato de isossorbida, 331-332, 426*t*
Isocarboxazida, 282, 325-326. *Ver também* inibidores da monoaminoxidase, **282-285**
  toxicidade da, 282-284, 325-326
Di-isocianato de isoforona, resumo dos perigos da, 587-691*t*
Isocianato de bisfenil metileno, resumo dos perigos do, 587-691*t*
Isocianato de metila, 255, 300
  resumo dos perigos do, 587-691*t*
Isocianatos, **255, 300-301**
  broncospasmo causado por, 7*t*
  limites de exposição para, 255, 300
  processos de trabalho associados à exposição, 255, 300, 576*t*
  toxicidade dos, 255, 300-301
Isoforona, resumo dos perigos da, 587-691*t*
Iso-hexano (isômero hexano), resumo dos perigos do, 587-691*t*
Isoniazida (INH), 76-79*t*, 129-130, **301-302**. *Ver também* agentes antibacterianos, **75-81**
  convulsões causadas por, 23*t*, 301-302
  farmacocinética da, 301, 426*t*
  intervalo aniônico/acidose láctica causada por, 33*t*, 301-302
  neuropatia causada por, 31*t*, 301
  piridoxina para superdosagem de, 24, 114, 129-130, 302, 456-457, 544, 554
  toxicidade da, 76-79*t*, 129-130, 301-302
Isoprocarbe (MIPC), 288*t. Ver também* inseticidas organofosforados e carbamatos, **285-292**
Isopropamida. *Ver também* anticolinérgicos, **129-130**
  toxicidade da, 129-130*t*
Isopropanol (álcool isopropílico), **114-115**
  elevação de intervalo osmolar causada por, 32*t*, 114-115
  eliminação de, 55-56*t*, 114-115, 426*t*
  em exames toxicológicos, 41*t*, 114-115
  interferências, 44*t*

estimativa de nível de diferença de intervalo osmolar, 32*t*, 114-115
farmacocinética do, 114-115, 426*t*
limites de exposição para, 114-115
odor causado pelo, 31*t*, 114-115
para exposição a produtos químicos na pele, 47-48*t*
resumo dos perigos do, 587-691*t*
toxicidade do, 114-115
volume de distribuição do, 55-56*t*, 114-115, 426*t*
Isopropilamina, resumo dos perigos da, 587-691*t*
Isopropilbenzeno (cumeno), resumo dos perigos do, 587-691*t*
Isopropilcelosolve (2-isopropoxietanol), resumo dos perigos do, 587-691*t*
2-Isopropoxietanol, resumo dos perigos do, 587-691*t*
o-Isopropoxifenil-*N*-metilcarbamato (propoxur), 289*t. Ver também* inseticidas organofosforados e carbamatos, **285-292**
  resumo dos perigos do, 587-691*t*
  toxicidade do, 289*t*
Isoproterenol, **518-520**
  farmacologia/uso de, 518-520
  para bloqueio atrioventricular (AV), 9, 518-520
  para bradicardia, 9, 518-520
  para superdosagem de bloqueador β-adrenérgico, 163, 230, 518-520
  para taquicardia ventricular atípica/polimórfica (*torsade de pointes*), 15, 163, 230, 518-520
Isoptin. *Ver* verapamil, 123-125*t*, 439*t*
Isordil. *Ver* dinitrato de isossorbida, 331-332, 426*t*
Isoxationa, 288*t. Ver também* inseticidas organofosforados e carbamatos, **285-292**
Isradipina. *Ver também* antagonistas dos canais de cálcio, **123-126**
  farmacocinética da, 426*t*
  toxicidade da, 123-125*t*
ISRSNs (inibidores seletivos da recaptação de serotonina-norepinefrina), 131-132. *Ver também* antidepressivos, não cíclicos **131-135**
ISRSs (inibidores seletivos da recaptação da serotonina), 131-132. *Ver também* antidepressivos não cíclicos, **131-135**
  agitação causada por, 24*t*
  convulsões causadas por, 23*t*
  discinesias causadas por, 25*t*
  interação com inibidor da monoaminoxidase, 21, 132-134, 282-283
  interação com varfarina, 390*t*
  psicose causada por, 24*t*
  síndrome serotonérgica causada por, 21, 132-**134**
  toxicidade dos, 131-**134**
Isuprel. *Ver* isoproterenol, **518-520**
Itai-itai, doença, cádmio que causa, 172-173
Ítrio (cloreto de ítrio/metal/nitrato hexa-hidrato/óxido), resumo dos perigos do, 587-691*t*
Ixabepilona. *Ver também* agentes antineoplásicos, **84-93**
  toxicidade da, 85-90*t*

Jacinto/*Hyacinthus* spp., 394-409*t. Ver também* vegetais, **392-410**
Jalapa, 394-409*t. Ver também* vegetais, **392-410**
Januvia. *Ver* sitagliptina, 81-83*t*, 435*t*
Jararaca, envenenamento por, 350-351*t. Ver também* picadas de cobra, **350-353**
  antiveneno de *Crotalinae* para, 352-353, 449-451, 449-450*t*
Jasmim. *Ver também* vegetais, **392-410**
  -do-campo (*Gelsemium sempervirne*), 394-409*t*
  -diurno, 394-409*t*
  -da-noite, jasmim-verde, 394-409*t*
  jasmineiro-galego, 394-409*t*
  jasmim-carolina/*Carolina jessamine* (*Gelsemium sempervirens*), 394-409*t*
Jasminum officinale, 394-409*t. Ver também* vegetais, **392-410**

Jasmolin I ou II (piretro), resumo dos perigos do, 587-691t
Jateamento, exposições tóxicas e, 576t
"Jato" (gíria). Ver cetamina, **248-250**, 426t
Jatropha curcas, 394-409t. Ver também vegetais, **392-410**
Jatropha gossypifolia, 394-409t. Ver também vegetais, **392-410**
Jatropha spp., 394-409t. Ver também vegetais, **392-410**
Jejum, hipoglicemia causada por, 34t
Jequiriti, alcaçuz-silvestre, 394-409t. Ver também vegetais, **392-410**
Jiboia, 394-409t. Ver também vegetais, **392-410**
Jiboia, hera-do-diabo (Epipremnum aureum), 394-409t. Ver também vegetais, **392-410**
Jiboia, hera-do-diabo (Scindapsus aureus), 394-409t. Ver também vegetais, **392-410**
Jin bu huan, 360t. Ver também produtos fitoterápicos e alternativos, **358-362**
"Jolt". Ver gama-butirolactona, 267-269t, 423t
Jornal. Ver também produtos não tóxicos/de baixa toxicidade, **355-357**
exposição acidental a, 356t
Juglans spp., 394-409t. Ver também vegetais, **392-410**
JWH-018. Ver também maconha, **306-312**
toxicidade de, 306-307
"K" (gíria em inglês). Ver cetamina, **248-250**, 426t

K027/K048/K074/K075, 547. Ver também oximas, **546-548**
"K2" (gíria em inglês). Ver maconha, **306-312**
Kadian. Ver morfina, 334-335, 334t, 430t, **528-530**
Kalentra
lopinavir, 94-97t, 427t
ritonavir, 94-97t, 435t
Kalmia latifolia, 74, 343. Ver também desbloqueadores dos canais de sódio, **74-75**
Kalmia spp., 394-409t. Ver também vegetais, **392-410**
Kanna, 394-409t. Ver também vegetais, **392-410**
Kaolin. Ver também produtos não tóxicos/de baixa toxicidade, **355-357**
exposição acidental a, 356t
Karwinskia humboldtiana (espinheiro), 394-409t. Ver também vegetais, **392-410**
neuropatia causada por, 31t
toxicidade da, 394-409t
Kayexalate (poliestireno sulfonato de sódio)
como agente de ligação, 53-54t
para hiperpotassemia, 38
para superdosagem de lítio, 303-305
KCl (cloreto de potássio). Ver também potássio, **545-546**
para hipopotassemia, 38-39, 545-546
para intoxicação por bário, 155-156
Kefzol. Ver cefazolina, 76-79t, 417t
Kemadrin. Ver prociclidina, 129-130t, 434t
Kepone (clordecona). Ver também hidrocarbonetos clorados, **348-350**
dose repetida de carvão ativado para superdosagem de, 56-57t
resumo dos perigos do, 587-691t
toxicidade do, 189, 348-349t
Keppra. Ver levetiracetam, 130-131t, 426t
Kerlone. Ver betaxolol, 162-163t, 426t
Ketalar. Ver cetamina, **248-250**, 426t
Khat, 121-122, 394-409t. Ver também anfetaminas, **121-122**; vegetais, **392-410**
Kit autoaplicável Mark -1. Ver atropina, 129-130t, 290-292, **453-456**
pralidoxima, 285-286, 290-292, 546-548
kit M256/M256A1, para detecção de armas químicas, 109-110
kit M258A1, para descontaminação de armas químicas, 111, 389
kit M291, para descontaminação de armas químicas, 110-111, 389

"KJ" (gíria em inglês). Ver maconha, **306-312**; fenciclidina, **248-250**, 432t
KI (iodeto/iodeto de potássio), **516-519**. Ver também iodo, **298-299**
farmacologia /uso de, 516-519
para intoxicação por radiação, 370t, 516-519
toxicidade do, 280, 298-299, 517-518
Klonopin. Ver clonazepam, 158-159t, 419t
"Knock out". Ver gama-butirolactona, 267-269t, 423t
Kochia spp., 394-409t. Ver também vegetais, **392-410**
KOH (hidróxido de potássio), resumo dos perigos do, 587-691t
Korsakoff, Psicose de, alcoolismo e, 234-235
Krait, envenenamento por, 350-351t. Ver também picadas de cobra, **350-353**
Kwell. Ver lindano, 189, 348-349, 348-349t
KZn₂ (CrO₄) (cromato de potássio e zinco), resumo dos perigos do, 587-691t

L (levisita)
como arma química, 103, 105-108, 106t, 144-145. Ver também agentes químicos de guerra, 105-111
queimaduras causadas por, 144-145
dimercaprol (BAL) para, 147-148, 459-460
toxicidade da, 103, 105-108, 106t, 144-145
Labetalol, 159-162, 162-163t, **519-521**. Ver também bloqueadores β-adrenérgicos, **159-163**
farmacocinética do, 426t
farmacologia/uso de, 519-521
inamrinona para superdosagem de, 514-515
para hipertensão, 18, 519-521
para superdosagem de inibidor da monoaminoxidase, 201
toxicidade do, 159-162, 162-163t, 519-520
Laburno, 394-409t. Ver também vegetais, **392-410**
Laburnum anagyroides, 394-409t. Ver também vegetais, **392-410**
Lactase. Ver também produtos não tóxicos/de baixa toxicidade, **355-357**
exposição acidental a, 356t
Lactona de ácido gama hidroxibutírico. Ver gama-butirolactona, 267-269t, 423t
Lactona de ácido gama-hidroxibutanoico. Ver gama-butirolactona, 267-269t, 423t
Lactona de ácido hidroxibutírico. Ver gama-butirolactona, 267-269t, 423t
Lactulose, hipernatremia causada por, 35t
Lado esquerdo, posição de cabeça para baixo, no manejo de via aérea, 1
Lamictal. Ver lamotrigina, 130-131t, 131-132, 426t
Lamivudina. Ver também agentes antivirais e antirretrovirais, **93-98**
farmacocinética da, 426t
toxicidade da, 94-96t
Lamotrigina, 130-131t, 131-132. Ver também anticonvulsivantes, **130-132**
convulsões causadas por, 23t
emulsão lipídica para superdosagem de, 491-493
farmacocinética da, 130-131t, 426t
prolongamento do intervalo QRS causado por, 10t, 131-132
toxicidade de, 130-131t, 131-132
Lâmpadas fluorescentes. Ver também produtos não tóxicos/de baixa toxicidade, **355-357**
exposição acidental a, 357t
Lampropeltis envenenamento por, 350-351t. Ver também picadas de cobra, **350-353**
Lanacane creme. Ver benzocaína, 118-119t
Lannate (metomil), 288t. Ver também inseticidas organofosforados e carbamatos, **285-292**
resumo dos perigos do, 587-691t
toxicidade do, 288t

Lanolina. *Ver também* produtos não tóxicos/de baixa toxicidade, **355-357**
  exposição acidental a, 356t
Lanoxicaps. *Ver* digoxina, **219-220**
Lanoxin. *Ver* digoxina, **219-220**
Lantadeno. *Ver também* vegetais, **392-410**
  toxicidade do, 394-409t
Lantana (*Lantana camara*), 394-409t. *Ver também* vegetais, **392-410**
Lantus. *Ver* insulina glargina, 82t, 425t
Lapatinibe. *Ver também* agentes antineoplásicos, **84-93**
  toxicidade do, 85-90t
Lápis de cera. *Ver também* produtos não tóxicos/de baixa toxicidade, **355-357**
  exposição acidental a, 356t
Laranja-amarga (*Citrus aurantium*), 359t. *Ver também* produtos fitoterápicos e alternativos, **358-362**
Lariam. *Ver* mefloquina, 192-193, 428t
Laringospasmo, agentes bloqueadores neuromusculares para, **466-471**, 467t
Lasix. *Ver* furosemida, 227-228t, 423t
Lathyrus odoratus, 394-409t. *Ver também* vegetais, **392-410**
Latrodectus (aranha viúva-negra)
  antiveneno para, 143-144, 231-232, 451-453
  durante a gravidez, 451-452
  farmacologia/uso de, 451-453
  metocarbamol para, 143-144, 525-526
  morfina para, 143-144, 528-530
  rigidez causada por, 25t, 142
Laurus nobilis, 394-409t. *Ver também* vegetais, **392-410**
Lavagem gástrica, para descontaminação gastrintestinal, **49-51**
  em ingestão de agente cáustico e corrosivo, 104-105
  ingestões químicas/tóxicas perigosas e, 571
  na gestante, 57-58
  na intoxicação por ferro, 254-255
  na intoxicação por vegetais, 160, 409-410
  na superdosagem de lítio, 303-304
L-carnitina
  farmacologia/uso de, 475-477
  para superdosagem de ácido valproico, 73, 475-477
L-dopa, interação com inibidor da monoaminoxidase, 282-283t
Leflunomida, riscos para o feto/gravidez, 62-65t
Legalon. *Ver* silimarina, 360t, **554-555**
Leite, como agente de ligação, 53-54t
Leite de magnésia. *Ver* magnésio, **307-309**, 427t, **523-525**
Leiurus spp., envenenamento pelo escorpião, 229
Lenços umedecidos. *Ver também* produtos não tóxicos/de baixa toxicidade, **355-357**
  exposição acidental a, 356t
Leonotis leonurus, 394-409t. *Ver também* vegetais, **392-410**
Lepiota, cogumelos, 201, 200t. *Ver também* intoxicação por cogumelos, **199-202**
  toxicidade dos, 201, 200t
Leponex. *Ver* clozapina, 245-246t, 245-247, 419t
Lesão cerebral, coma causado por, 18
Lesão na coluna, agentes bloqueadores neuromusculares utilizados em pacientes com, **466-471**, 467t
Lesão térmica, inalação de fumaça, 280-282
Lesões causadas por injeção de alta pressão, relacionadas com o trabalho, 577-578
Lesões de feridas, tétano causado por, 383
  toxoide tetânico/imunoglobulina para, 383, 559-560
Letrozol. *Ver também* agentes antineoplásicos, **84-93**
  toxicidade do, 85-90t
Leucemia, causas ocupacionais de, 579-580
Leucopenia, agentes antineoplásicos que causam, 85-92
Leucovorina de cálcio (ácido folínico), **520-522**
  farmacologia/uso de, 520-522
  para intoxicação por metanol, 318-319, 520-522
  para superdosagem de metotrexato, 322-323, 520-522
  para superdosagem de trimetoprima, 129-130, 520-522

Leukeran. *Ver* clorambucil, 85-90t
Leuprolida. *Ver também* agentes antineoplásicos, **84-93**
  risco para o feto/gravidez, 62-65t
  toxicidade da, 85-90t
Leustatina. *Ver* cladribina, 85-90t
Levamisol. *Ver também* agentes antineoplásicos, **84-93**
  cocaína adulterada com, 196
  toxicidade do, 85-91t
Levatol. *Ver* pembutolol, 159-162, 162-163t, 432t
Levbid. *Ver* hiosciamina, 129-130t, 425t, 427t
Levedura, interação com inibidor da monoaminoxidase e, 282-283t
Levemir. *Ver* insulina detemir, 82t, 425t
Levetiracetam. *Ver também* anticonvulsivantes, **130-132**
  farmacocinética do, 130-131t, 426t
  toxicidade do, 130-131t
Levisita
  como arma química, 103, 105-108, 106t, 144-145. *Ver também* agentes químicos de guerra, 105-111
  queimaduras causadas por, 144-145
  dimercaprol (BAL) para, 147-148, 459-460
  toxicidade da, 103, 105-108, 106t, 144-145
Levitra. *Ver* vardenafil, 332, 339
Levobunolol. *Ver também* bloqueadores β-adrenérgicos, **159-163**
  farmacocinética do, 426t
  toxicidade do, 162-163t
Levobupivacaína, 118-119t. *Ver também* anestésicos locais, **118-120**
  toxicidade da, 118-119t
Levocarnitina (L-carnitina)
  farmacologia/uso de, 475-477
  para superdosagem de ácido valproico, 73, 475-477
Levocetirizina. *Ver também* anti-histamínicos, **126-129**
  farmacocinética da, 427t
  toxicidade da, 126-128, 127t
Levodopa
  bromocriptina para a retirada de, 471-473
  confusão causada por, 24t
  delirium causado por, 24t
  discinesias causadas por, 25t
  hipertensão causada por, 17t
  piridoxina para discinesias causadas por, 456-457, 544, 554
Levofloxacino. *Ver também* agentes antibacterianos, **75-81**
  farmacocinético de, 427t
  toxicidade do, 76-79t
Levometadil, arritmias ventriculares causadas por, 13t
Levophed. *Ver* norepinefrina, **535-537**
Levotiroxina, 278-279, 382, 382t. *Ver também* hormônio da tireoide, **278-279**
  farmacocinética da, 278-279, 382, 382t
Levoxyl. *Ver* levotiroxina, 278-279, 382, 382t, 427t
Levsin. *Ver* hiosciamina, 129-130t, 425t, 427t
Lexapro. *Ver* escitalopram, 131-134t, 422t
Lexxel. *Ver*
  enalapril, 120, 164, 421t
  felodipino, 123-125t, 422t
L-hiosciamina/hioscimina. *Ver também* agentes anticolinérgicos, **129-130**
  farmacocinética da, 425t, 427t
  toxicidade, da 129-130t
Librax. *Ver*
  clidínio, 129-130t, 418t
  clordiazepóxido, 158-159t, 418t
Librium. *Ver* clordiazepóxido, 158-159t, 418t
Lidocaína, **491-492, 521-522**. *Ver também* antiarrítmicos, **239-242**
  com epinefrina, 118-119t
  toxicidade da, 118-119t

ÍNDICE 767

como anestésico local, 118-120, 118-119t. Ver também
 anestésicos locais, 118-120
confusão causada por, 24t, 522-523
convulsões causadas por, 23t, 522-523
delirium causado por, 24t
em exames toxicológicos, 41t, 120, 164
farmacocinética da, 427t
farmacologia/uso de, 491-492, 521-522
metemoglobinemia causada por, 118-120, 319-320t
para arritmias ventriculares, 15, 491-492, 521-522
para superdosagem de antidepressivos tricíclicos, 136-137
para toxicidade da cocaína, 198
toxicidade da, 118-120t, 522-523
Ligação às proteínas, acessibilidade à remoção por eliminação aumentada e, 53-54
Ligroína (nafta VM&P), resumo dos perigos da, 587-691t
Ligustrum spp., 394-409t. *Ver também* vegetais, **392-410**
Limbitrol (amitriptilina com clorodiazepóxido). *Ver* amitriptilina, 132-134t, 134-135, 414t
clordiazepóxido, 158-159t, 418t
Limite de exposição permitido (PEL), 583-585
Limpador de banheiro/cozinha Lime-A-Way
 fórmula com fosfato (ácido hidroxiacético, ácido fosfórico).
 Ver agentes cáusticos e corrosivos, 103-105
 fórmula sem fosfato (ácido cítrico, ácido hidroxiacético, ácido sulfâmico). *Ver* agentes cáusticos e corrosivos, 103-105
Limpador de forno aerossol Mr. Músculo. *Ver* agentes cáusticos e corrosivos, **103-105**
 etilenoglicol monobutiléter do (EGBE/2-butoxietanol/butilcelosove), 236t
Limpeza a seco, exposições tóxicas e, 71, 387-389, 576t
Limpeza do carburador, exposições tóxicas e, 576t
Lincomicina. *Ver também* agentes antibacterianos, **75-81**
 farmacocinética da, 427t
 toxicidade da, 76-79t
Lindano. *Ver também* hidrocarbonetos clorados, **348-350**
 resumo dos perigos do, 587-691t
 toxicidade do, 189, 348-349, 348-349t
 em crianças, 58-59t, 189, 348-349
 volume de distribuição do, 54-56t
Linezolida, 76-79t, 282, 325-326. *Ver também* agentes antibacterianos, **75-81**; inibidores da monoaminoxidase, **282-285**
 atividade inibidora da monoaminoxidase da, 282, 325-326
 farmacocinética da, 427t
 toxicidade da, 76-79t, 282, 325-326
Linho, 394-409t. *Ver também* vegetais, **392-410**
Linum usitatissimum, 394-409t. *Ver também* vegetais, **392-410**
Liotironina (tri-iodotironina/T₃), 278-279, 382, 382t. *Ver também* hormônio da tireoide, **278-279**
 farmacocinética da, 427t
 toxicidade da, 278-279, 382, 382t
Liotrix (tri-iodotironina e levotiroxina), 278-279, 382. *Ver também* hormônio da tireoide, **278-279**
 toxicidade do, 278-279, 382
Lipobay. *Ver* cerivastatina, 27t
Lipodistrofia, agentes antirretrovirais que causam, 93-97, 141
Liposyn, 492-493, 523. *Ver também* emulsão lipídica, **491-493**
Liquid libido. *Ver* gama-butirolactona, 267-269t, 423t
Liquid Plumr. *Ver*
 agentes cáusticos e corrosivos, 103-105
 hidróxido de sódio, 587-691t
 hipoclorito, 190-192
Líquido corretivo White-out. *Ver*
 dióxido de titânio, 587-691t
 tricloroetano, 71, 387-389
Liquiprin. *Ver* paracetamol, **340-343**, 414t
Liraglutida, 80-83, 80-81t. *Ver também* agentes antidiabéticos (hipoglicemiantes), **80-84**
 farmacocinética da, 82t, 427t
 toxicidade da, 80-83, 80-81t

Lírio. *Ver também* vegetais, **392-410**
 clívia, 394-409t
 da paz, 394-409t
 glorioso, 203-204. *Ver também* colchicina, 203-205, 419t
 negro, 394-409t
 peruano, 394-409t
 do vale, 213, 219, 394-409t. *Ver também* glicosídeos cardíacos (digitálicos), **219-220**; vegetais, **392-410**
 do nilo, 394-409t. *Ver também* vegetais, **392-410**
Lisinopril, 164-165. *Ver também* bloqueadores da angiotensina/IECAs, **164-165**
 farmacocinética do, 427t
 toxicidade do, 164-165
Listeria monocytogenes, intoxicação alimentar/infecção sistêmica causada por (listeriose), 293-295, 293-294t. *Ver também* intoxicação alimentar, bacteriana, **260-261, 292-295**
Listermint com fluoreto. *Ver* fluoreto, **256-257**, 423t
Litargírio. Ver também chumbo, **179-184**
 toxicidade do, 179-180
Lithobid. *Ver* lítio, **302-305**, 427t
Lithonate. *Ver* lítio, **302-305**, 427t
Lithotabs. *Ver* lítio, **302-305**, 427t
Lítio, **302-305**
 adsorção precária em carvão ativado, 50-51t, 303-304
 agente de ligação para, 53-54t
 bloqueio atrioventricular (AV) causado por, 9t
 bradicardia causada por, 9t, 302-303
 coma causado por, 19t, 302-303
 confusão causada por, 24t, 302-303
 convulsões causadas por, 23t, 302-303
 delirium causado por, 24t, 302-303
 diabetes insípido nefrogênico causado por, 35t, 36; 303-304
 discinesias causadas por, 25t
 eliminação de, 55-56t, 302-303, 427t
 em exames toxicológicos, interferências, 44t
 estupor causado por, 19t, 302-303
 farmacocinética do, 302-303, 427t
 hipernatremia causada por, 35t, 36, 303-304
 hiperpotassemia causada por, 38t
 hipertermia causada por, 21t, 302-303
 níveis quantitativos/intervenções potenciais, 45t, 303-304
 rabdomiólise causada por, 27t
 rigidez causada por, 25t, 302-303
 risco para o feto/gravidez, 62-65t
 toxicidade do, 302-305
 volume de distribuição do, 54-56t, 302-303, 427t
Lobélia, 394-409t. *Ver também* vegetais, **392-410**
Lobelia berlandieri, 394-409t. *Ver também* vegetais, **392-410**
Lobelia inflata, 394-409t. *Ver também* vegetais, **392-410**
Lobelia spp., 394-409t. *Ver também* vegetais, **392-410**
Lobelina. *Ver também* nicotina, **329-332**, 431t; vegetais, **392-410**
 toxicidade da, 329-330, 394-409t
Local de trabalho. *Ver também* toxicologia ocupacional, **565-586**
 diretrizes de exposição para, 582-585, 587-691t. *Ver também* substância específica
Loção de calamina. *Ver também* produtos não tóxicos/de baixa toxicidade, **355-357**
 exposição acidental a, 356t
Loção para bebê. *Ver também* produtos não tóxicos/de baixa toxicidade, **355-357**
 exposição acidental a, 356t
Loção Prax. *Ver* pramoxina, 118-119t
Loções bronzeadoras. *Ver também* produtos não tóxicos/de baixa toxicidade, **355-357**
 exposição acidental a, 356t
Loções solares bloqueadoras. *Ver também* produtos não tóxicos/de baixa toxicidade, **355-357**
 exposição acidental a, 356t

Loções/cremes corporais. *Ver também* produtos não tóxicos/de baixa toxicidade, **355-357**
 exposição acidental a, 356*t*
Lodine. *Ver* etodolaco, 244*t*, 422*t*
Lomefloxacino, farmacocinética do, 427*t*
Lomotil (difenoxilato e atropina), **304-305**. *Ver também:* agentes anticolinérgicos, **129-130**
 toxicidade do, 304-305
 em crianças, 58-59*t*, 304-305
Lomustina (CCNU). *Ver também* agentes antineoplásicos, **84-93**
 toxicidade da, 85-90*t*
Loniten. *Ver* minoxidil, 391-392, 430*t*
Lonox (difenoxilato e atropina). *Ver* Lomotil, **304-305**
Loperamida, 304-305. *Ver também* antidiarreicos, **304-305**
 farmacocinética da, 427*t*
 toxicidade da, 304-305
Lophophora williamsii, 394-409t. *Ver também* vegetais, **392-410**
Lopinavir. *Ver também* agentes antivirais e antirretrovirais, **93-98**
 farmacocinética do, 427*t*
 toxicidade do, 94-97*t*
Lopressor. *Ver* metoprolol, 162-163*t*, 429*t*
Lopril D. *Ver*
 captopril, 164-165, 417*t*
 hidroclorotiazida, 227-228*t*, 424*t*
Loratadina. *Ver também* anti-histamínicos, **126-129**
 farmacocinética da, 427*t*
 toxicidade da, 126-129*t*
Lorax. *Ver* lorazepam, 158-159*t*, 427*t*, **459-463**
Lorazepam, 158-159*t*, **459-463**. *Ver também* benzodiazepinas, **157-162**
 farmacocinética do 427*t*, 460-461
 farmacologia/uso de, 459-463
 para agitação/*delirium*/psicose, 25, 459-463
 para convulsões, 23, 459-463
 para discinesia, 26
 para hipertermia, 22
 para retirada de fármaco/álcool, 459-463
 toxicidade do, 158-159*t*, 460-462
Lorcet. *Ver*
 hidrocodona, 334*t*, 424*t*
 paracetamol, 340-343, 414*t*
Lortab. *Ver* hidrocodona, 334*t*, 424*t*
Losartano, farmacocinética do, 427*t*
Lotensin. *Ver* benazepril, 415*t*
Lotensin HCT. *Ver*
 benazepril 415*t*
 hidroclorotiazida, 227-228*t*, 424*t*
Lotrel. *Ver* anlodipina, 123-125*t*, 414*t*
Louro, 394-409*t*. *Ver também* vegetais, **392-410**
 cereja, 394-409*t*
 da montanha, 74, 343, 394-409t. *Ver também* desbloqueadores dos canais de sódio, 74-75
 americano, 74, 343, 394-409*t*. *Ver também* vegetais, **392-410**; desbloqueadores dos canais de sódio, **74-75**
Loxapina. *Ver também* agentes antipsicóticos, **245-247**, **498-500**
 convulsões causadas por, 23*t*
 farmacocinética da, 427*t*
 toxicidade da, 245-246*t*
Loxitane. *Ver* loxapina, 245-246*t*, 427*t*
Lozol. *Ver* indapamida, 227-228*t*, 425*t*
LSD (dietilamida do ácido lisérgico), **215-217**, 216*t*
 agitação causada por, 24*t*
 como arma química, 103, 105-109. *Ver também* agentes químicos de guerra, 105-111
 farmacocinética da, 427*t*
 hipertensão causada por, 17*t*, 218-219
 hipertermia causada por, 21*t*, 218-219
 interação com inibidor da monoaminoxidase, 282-283*t*

midríase causada por, 30*t*, 218-219
psicose causada por, 24*t*
risco para o feto/gravidez, 62-65*t*
toxicidade do, 215-217, 216*t*
L-triptofano, 273-274, 358, 361*t*. *Ver também* produtos fitoterápicos e alternativos, **358-362**
 interação com inibidor da monoaminoxidase, 282-283, 282-283*t*
 toxicidade do, 273-274, 358, 361*t*
Luminal. *Ver* fenobarbital, 153-155, 153-154*t*, 433*t*, **503-505**
Lupinus spp., 394-409t. *Ver também* vegetais, **392-410**
Lupron. *Ver* leuprolida, 85-90*t*
Lúpulo, 394-409*t*. *Ver também* vegetais, **392-410**
 briônia, 394-409t
Luride. *Ver* fluoreto, **256-257**, 423*t*
Luvox. *Ver* fluvoxamina, 131-134*t*, 423*t*
Luzes decorativas de árvore de Natal, cloreto de metileno em. *Ver* cloreto de metileno, 103-104*t*, **189-190**, **324**
Lycoperdon, Cogumelos. *Ver também* intoxicação por cogumelos, **199-202**
 toxicidade dos, 200*t*
Lycoris spp., 394-409*t*. *Ver também* vegetais, **392-410**
Lysodren. *Ver* mitotano, 85-91*t*
Lysol. *Ver* bisfenol, 250, 252

Ma huang, 360*t*, 361-363. *Ver também* efedrina, 360*t*, 361-363, 362-363*t*, 421*t*, produtos fitoterápicos e alternativos, **358-362**
Maalox. *Ver* magnésio, **307-309**, 427*t*, **523-525**
Maçã-silvestre (ornamental) (sementes mastigadas), 394-409*t*. *Ver também* vegetais, **392-410**
Mace (α-cloroacetofenona/CN)
 como arma química, 107t. *Ver também* agentes químicos de guerra, 105-111
 resumo dos perigos do, 587-691*t*
 toxicidade de, 107*t*
Mace (α-cloroacetofenona/CN)
 como arma química, 107t. *Ver também* agentes químicos de guerra, 105-111
 resumo dos perigos do, 587-691*t*
 toxicidade do, 107*t*
Macieira (sementes mastigadas), 394-409*t*. *Ver também* vegetais, **392-410**
 ornamental, 394-409t *Ver também* vegetais
Maconha, **306-312**, 394-409*t*
 agitação causada por, 24*t*
 em painel de "uso abusivo de fármacos", 42*t*
 interferências, 44*t*
 produtos de cânhamo/sementes de cânhamo, 306-307
 farmacocinética da, 306-307
 fenciclidina e, 248-249, 348
 hipertensão causada por, 17*t*
 paraquat usado na, 306-307, 344-345
 psicose causada por, 24*t*, 306-307
 risco para o feto/gravidez, 62-65*t*
 toxicidade da, 306-312, 394-409*t*
Macrobid. *Ver* nitrofurantoína, 76-79*t*, 431*t*
Macrolídeos. *Ver também* agentes antibacterianos, **75-81**
 toxicidade dos, 76-79*t*, 76-79
Magnésio, **307-309**, 307-308*t*, **523-525**
 elevação de intervalo osmolar causada por, 32*t*
 farmacocinética do, 307-308, 427*t*
 farmacologia/uso de, 307-308, 523-525
 para intoxicação por bário, 155-156, 523-525
 para intoxicação por fosfina/fosforeto, 263-264
 para superdosagem de bloqueador β-adrenérgico, 163, 230
 para taquicardia ventricular atípica/polimórfica (torsade de pointes), 15, 163, 230, 523-525
 para tétano, 383
 toxicidade dos, 307-309, 307-308*t*, 523-524

Mahuang (efedrina)/*Ephedra* spp.., 360*t*, 361. *Ver também*
efedrina, 361-363, 360-363*t*, 421*t*, produtos fitoterápicos e
alternativos, **358-362**
Maitotoxina, intoxicação alimentar causada por, 295-297*t*. *Ver
também* intoxicação alimentar, peixe e marisco, **295-298**
Malation, 288*t*. *Ver também* inseticidas organofosforados e
carbamatos, **285-292**
   farmacocinética do, 285-286
   pralidoxima (2-PAM)/oximas para intoxicação com, 546-
     548
   resumo dos perigos do, 587-691*t*
   toxicidade do, 288*t*
Malus domestica, 394-409*t*. *Ver também* vegetais, **392-410**
Malus spp., 394-409*t*. *Ver também* vegetais, **392-410**
Mamba, envenenamento por, 350-351*t*. *Ver também* picadas
de cobra, **350-353**
   antiveneno para, 352-353, 452-454
Mamona, 100*t*, 394-409*t*. *Ver também* vegetais, **392-410**
Manacá, 394-409*t*. *Ver também* vegetais, **392-410**
Mancozebe, resumo dos perigos do, 587-691*t*
Mandioca, 184, 195, 394-409*t*. *Ver também* cianeto, **184-
186**; vegetais, **392-410**
Mandol. *Ver* cefamandol, 76-79*t*, 417*t*
Mandrágora (*Mandragora officinarum*), 394-409*t*. *Ver também*
vegetais, **392-410**
Mandrágora-americana, 394-409*t*. *Ver também* vegetais,
392-410
Maneb. *Ver* manganês, **306-310**
Manerix. *Ver* moclobemida, 282-283, 430*t*
Manganês, **306-310**
   limites de exposição do, 308-309
   resumo dos perigos do, 587-691*t*
   toxicidade do, 306-310
   efeitos no sistema nervoso central, 306-310, 578-579
Manihot esculenta (mandioca), 184, 195, 394-409*t*. *Ver também* cianeto, **184-186**; vegetais, **392-410**
Manipulação urinária, para eliminação aumentada, **54-56**
Manitol, **524-526**
   elevação de intervalo osmolar causada por, 32*t*
   farmacologia/uso de, 524-526
   hipernatremia causada por, 35*t*
   para intoxicação por marisco ciguatera, 261-262, 297-
     298, 524-526
   para rabdomiólise, 27, 524-526
   por intoxicação por gás arsina, 149-150
Manjerona, selvagem, 394-409*t*. *Ver também* vegetais,
392-410
Manobra de "tração da mandíbula", 1
Maprotilina, 132-134*t*. *Ver também* antidepressivos tricíclicos,
134-136
   farmacocinética da, 427*t*
   hipertermia causada por, 21*t*
   toxicidade da, 132-134*t*
Maquiagem. *Ver também* produtos não tóxicos/de baixa toxicidade, **355-357**
   exposição acidental a, 356*t*
Maracujá, 394-409*t*. *Ver também* vegetais, **392-410**
Marah oreganus, 394-409*t*. *Ver também* vegetais, **392-410**
Maraviroque. *Ver também* agentes antivirais e antirretrovirais,
93-98
   farmacocinética do, 428*t*
   toxicidade do, 94-97*t*
Marax. *Ver*
   efedrina, 360*t*, 361-363, 362-363*t*, 421*t*
   hidroxizina, 127*t*, 425*t*
   teofilina, 380-382, 436*t*
Marcadores. *Ver também* produtos não tóxicos/de baixa toxicidade, 355-357
   hidrográficos, exposição acidental a, 356*t*
   indeléveis, exposição acidental a, 356*t*

Marcadores e canetas com ponta de feltro. *Ver também* produtos não tóxicos/de baixa toxicidade, **355-357**
   exposição acidental a, 356*t*
Marcadores mágicos. *Ver também* produtos não tóxicos/de
baixa toxicidade, **355-357**
   exposição acidental a, 356*t*
Margarida, 394-409*t*. *Ver também* vegetais, **392-410**
   de beira-mar, 394-409*t*
melanpodium, 394-409*t*
Marinol (dronabinol), 306, 309-310. *Ver também* maconha,
306-312
   farmacocinética do, 421*t*
   toxicidade do, 306, 309-310
Marmite, interação com inibidor da monoaminoxidase, 282-283*t*
Marplan. *Ver* isocarboxazid, 282, 325-326
MARS terapia (sistema recirculante de absorção molecular),
   para superdosagem de teofilina, 278-279, 382
Máscara. *Ver também* produtos não tóxicos/de baixa toxicidade, **355-357**
   exposição acidental a, 356*t*
Máscara laríngea (ML), 4
Máscaras
   de papel
     informações sobre, na história de exposição ocupacio-
       nal, 574-575
     para proteção pessoal durante a resposta a incidentes
       com materiais perigosos; 570
     para oxigenoterapia, 540-541
Máscaras faciais, para oxigenoterapia, 540-541
Massa de vidraceiro. *Ver também* produtos não tóxicos/de
baixa toxicidade, **355-357**
   exposição acidental a, 356*t*
Massaroco, 394-409*t*. *Ver também* vegetais, **392-410**
Massaroco/*Echium* spp., 394-409*t*. *Ver também* vegetais,
392-410
Matulane. *Ver* procarbazina, 85-91*t*, 282, 325-326, 433*t*
Mavik. *Ver* trandolapril, 437*t*
Maxidone. *Ver*
   hidrocodona, 334*t*, 424*t*
   paracetamol, 340-343, 414*t*
Maxzide. *Ver*
   hidroclorotiazida, 227-228*t*, 424*t*
   trianter[e]no, 227-228, 227-228*t*, 437*t*
Mazindol, 121*t*. *Ver também* anfetaminas, **121-122**
   farmacocinética do, 428*t*
   toxicidade do, 121*t*
MBDB (*n*-metil-1-[1,3-benzodioxol-5-il]-2-butanamina). *Ver
também* alucinógenos, **215-219**
   toxicidade do, 216*t*
MBK (metil-*n*-butilcetona)
   neuropatia causada por, 31*t*
   resumo dos perigos do, 587-691*t*
"M-Cat" (gíria). *Ver* mefedrona, 121-122, 216*t*
MCPA (ácido 4-cloro-2-metilfenoxiacético), resumo dos perigos
   do, 587-691*t*
MCPP (mecoprope), resumo dos perigos do, 587-691*t*
MCT (tricarbonilo ciclopentadienil de manganês), resumo dos
   perigos do, 587-691*t*
MDA (3,4-metilenodioxianfetamina). *Ver também* anfetaminas,
121-122; alucinógenos, **215-219**
   toxicidade da, 216*t*, 218-219
MDE (3,4-metilenodióxi-A7-etilanfetamina/"Eve"). *Ver também*
anfetaminas, **121-122**; alucinógenos, **215-219**
   toxicidade da, 217*t*
MDI (di-isocianato de metileno), toxicidade do, 255, 300-301
MDI (isocianato de bisfenil metileno), resumo dos perigos do,
   587-691*t*
MDMA (3,4-metilenodioximetanfetamina/*ecstasy*), 121-122,
   215, 219*t*, 305. *Ver também* anfetaminas, **121-122**; alucinógenos, **215-219**
   atividade do inibidor da monoaminoxidase de, 282, 325-
     326

cafeína combinada com, 172-173
convulsões causadas por, 23t
farmacocinética da, 429t
hipertermia causada por, 21t, 218-219
interação com inibidor da monoaminoxidase, 282-284,
   282-283t
risco para o feto/gravidez, 62-65t
síndrome de secreção inapropriada de ADH causada por,
   35t
toxicidade da, 121-122, 215, 217t, 218-219, 305
MDPV (3,4-metilenodioxipirovalerona), 121-122, 217t. Ver
   também anfetaminas, **121-122**; alucinógenos, **215-219**
toxicidade da, 121-122, 217t
Mebaral. Ver mefobarbital, 153-154t, 428t
Mecamilamina, para intoxicação por nicotina, 330-331
Mecarbam, 288t. Ver também inseticidas organofosforados e
   carbamatos, **285-292**
Meclin. Ver meclizina, 127t, 428t
Meclizina. Ver também anti-histamínicos, **126-129**
farmacocinética da, 428t
radiografia abdominal mostrando, 45-46t
toxicidade da, 127t
Meclofenamato. Ver também medicamentos anti-inflamatórios
   não esteroides, **242-245**
farmacocinética do, 428t
toxicidade do, 244t
Mecloretamina. Ver também agentes antineoplásicos, **84-93**
extravasamento de, 92
   tiossulfato para, 92, 557-558
toxicidade da, 85-90t
Mecoprope, resumo dos perigos do, 587-691t
Medicamento para gripe Nighttime Nyquil. Ver
   anti-histamínicos, 126-**129**
dextrometorfano, 211-**213**, 219, 420t
doxilamina, 127t, 421t
etanol, 233-235, 495-**498**, 507
paracetamol, 340-**343**, 414t
pseudoefedrina, 354, 362-363, 362-363t, 434t
Medicamentos alternativos, toxicidade dos, **358-362**, 359-361t
Médico, em equipe de HazMat, 565-566
Medroxiprogesterona. Ver também agentes antineoplásicos,
   84-93
toxicidade da, 85-90t
Medula óssea, exposições ocupacionais que afetam, 579-580
Mees (Aldrich-Mees), linhas
na intoxicação por arsênio, 145-146
na intoxicação por tálio, 379-380
Mefedrona (4-metilmetcatinona), 121-122, 216t. Ver também
   anfetaminas, **121-122**; alucinógenos, **215-219**
Mefloquina. Ver também cloroquina, **192-193**, 418t
farmacocinética da, 428t
toxicidade da, 192, 274-**275**
Mefobarbital. Ver também barbitúricos, **152-155**
farmacocinética do 153-154t, 428t
risco para o feto/gravidez e, 62-65t
toxicidade do, 153-154t
Megace. Ver megestrol, 85-90t
Megestrol. Ver também agentes antineoplásicos, **84-93**
toxicidade do, 85-90t
Meglitinidas, 80-84, 82t. Ver também agentes antidiabéticos
   (hipoglicemiantes), **80-84**
farmacocinética das, 82t
toxicidade da, 80-84, 82t
Meglumina, antimoniato de, 128-129, 137-138. Ver também
   antimônio, **137-139**
Meia-vida ($T_{1/2}$), eficácia da eliminação aumentada e, 54-56
Meimendro negro, 394-409t. Ver também vegetais, **392-410**
Meios de contraste
iodado, reação anafilactoide causada por, 27t
nefropatia causada por, acetilcisteína na prevenção de,
   441-498, 443t, 444t
osmótico, elevação de intervalo osmolar causado por, 32t

MEK (metiletilcetona), resumo dos perigos da, 587-691t
Mel
botulismo infantil causado por, 165-166
intoxicação por graianotoxina e, 74-75
Melaleuca, 394-409t. Ver também vegetais, **392-410**
Melaleuca alternifolia/ óleo de melaleuca (tea tree), 175-176t,
   361t. Ver também óleos essenciais, **174-176**; produtos fitoterápicos e alternativos, **358-362**
toxicidade do, 175-176t, 361t
Melaleuca leucadendron, 394-409t. Ver também vegetais,
   392-410
Melamina, resumo dos perigos da, 587-691t
Melatonina, 360t. Ver também produtos fitoterápicos e alternativos, **358-362**
farmacocinética da, 428t
Melfalano. Ver também agentes antineoplásicos, **84-93**
toxicidade do, 85-90t
Melia azedarach, 394-409t. Ver também vegetais, **392-410**
Melilotus alba/Melilotus spp., 394-**409t**. Ver também vegetais,
   392-410
Mellaril. Ver tioridazina, 245-246t, 245-247, 436t
Meloxicam. Ver também medicamentos anti-inflamatórios não
   esteróides, **242-245**
farmacocinética do, 428t
toxicidade do, 244t
Menadiol, risco para o feto/gravidez, 62-65t
Menadiona (vitamina K_3)
risco para o feto/gravidez, 62-65t
vitamina K_1 (fitomenadiona) diferenciada de, 391, 563-564
Menisperm, 394-409t. Ver também vegetais, **392-410**
Menispermaceae, 394-409t. Ver também vegetais, **392-410**
Mentha pulegium (óleo de poejo), 175-176t, 394-409t. Ver
   também óleos essenciais, **174-176**; vegetais, **392-410**
insuficiência hepática causada por, 40t
acetilcisteína na prevenção de, 175-176, 441-498,
   443t, 444t
toxicidade da, 175-176t, 394-409t
Mentholatum. Ver
cânfora, 174-176, 175-176t, 276t
mentol, 175-176t
óleo de eucalipto, 175-176t
terebintina, 275, 276t
Mentol. Ver também óleos essenciais, **174-176**
toxicidade do, 175-176t
Menziesia, 394-409t. Ver também vegetais, **392-410**
Menziesia ferruginea, 394-**409t**. Ver também vegetais, **392-410**
Mepenzolato. Ver também anticolinérgicos, **129-130**
toxicidade do, 129-130t
Mepergan. Ver
meperidina, 334t, 428t
prometazina, 127t, 245-246t, 245-247, 434t
Meperidina, 334t. Ver também opiáceos/opioides, **334-336**
convulsões causadas por, 23t, 335
em exames toxicológicos, 41t
farmacocinética da, 334t, 428t
Interação com inibidor da monoaminoxidase, 282-283,
   282-283t
toxicidade da, 334t, 335
Mephyton. Ver fitonadiona (vitamina K_1), **563-564**
Mepivacaína, 118-119t. Ver também anestésicos locais,
118-120
emulsão lipídica para superdosagem de, 491-493
toxicidade da, 118-119t
Meprobamato, 112t, 112-113, 375-376. Ver também sedativos hipnóticos, **112-113**
eliminação de, 55-56t, 428t
em agressões facilitado por drogas, 66-67t
em exames toxicológicos, 41t
farmacocinética do, 428t
risco para o feto/gravidez e, 62-65t
toxicidade do, 112t, 112-113, 375-376
volume de distribuição do, 55-56t, 375-376, 428t

ÍNDICE 771

Mercaptanos
etil, resumo dos perigos do, 587-691*t*
metil, resumo dos perigos do, 587-691*t*
n-butil, resumo dos perigos do, 587-691*t*
odor causado por, 31*t*
Mercaptoacético (ácido tioglicólico), ácido, resumo dos perigos do, 587-691*t*
Mercaptopos (demeton). *Ver também* inseticidas organofosforados e carbamatos, **285-292**
metil, resumo dos perigos do, 587-691*t*
pralidoxima (2-PAM)/oximas para intoxicação por, 546-548
resumo dos perigos do, 587-691*t*
6-Mercaptopurina. *Ver também* agentes antineoplásicos, **84-93**
toxicidade da 85-90*t*
Mercúrio dimetílico(dimetilmercúrio). *Ver também* mercúrio, **311-316**
resumo dos perigos do, 587-691*t*
toxicidade do, 312-313
Mercúrio/vapor de mercúrio, **311-316**, 312-313*t*
agentes de ligação para, 53-54*t*
agitação causada por, 24*t*
compostos alquílicos de, 307, 311-314, 312-313*t*
resumo dos perigos do, 587-691*t*
dimercaprol (BAL) para intoxicação provocada por, 315-316, 458-**460**
distúrbios reprodutivos associados à exposição ao, 312-313, 578-579
em termômetros, exposição acidental a, 357*t*
hipoxia causada por, 6*t*
insuficiência renal causada por, 39*t*, 312-313*t*, 313-316
limites de exposição para, 312-313
neuropatia causada por, 31*t*, 313-314, 578-579
penicilamina para intoxicação causada por, 315-316, 540-**542**
pneumonite ocupacional causada por, 312-313, 315-316, 575-577
processos de trabalho associados à exposição ao, 307, 311-312, 576*t*
psicose causada por, 24*t*
resumo dos perigos do, 587-691*t*
succímero (DMSA) para intoxicação causado por, 315-316, 555-**559**
toxicidade do, 311-316, 312-313*t*
efeitos no sistema nervoso central, 312-315, 312-313*t*, 578-579
unitiol (DMPS/ácido 2,3-dimercaptopropanossulfônico) para intoxicação causada por, 315-316, 558, 560-**563**
Mercurocromo. *Ver também* mercúrio, **311-316**
toxicidade de, 312-313
Meropenem. *Ver também* agentes antibacterianos, **75-81**
farmacocinética do, 428*t*
toxicidade do, 76-79*t*
Merremia tuberosa, 394-**409t**. *Ver também* vegetais, **392-410**
Mescalina (3,4,5-trimetoxifenetilamina). *Ver também* alucinógenos, **215-219**
toxicidade da, 217*t*
Mesna, para toxicidade antineoplásica, 93, 245
Mesoridazina. *Ver também* agentes antipsicóticos, **245-247**, **498-500**
arritmias ventriculares causadas por, 13*t*
farmacocinética da, 428*t*
toxicidade da, 245-246*t*
Mesotelioma, exposição ao asbesto e, 150-151
Metabissulfito de sódio, resumo dos perigos do, 587-691*t*
Metacrifós, 288*t*. *Ver também* inseticidas organofosforados e carbamatos, **285-292**
Metacrilato
de metila, resumo dos perigos do, 587-691*t*
processos de trabalho associados à exposição ao, 576*t*
Metadona, 334*t*. *Ver também* opiáceos/opioides, **334-336**
arritmias ventriculares causadas por, 13*t*, 335

em exames toxicológicos, 41*t*
interferências, 44*t*
farmacocinética da, 335, 428*t*
retirada de, em recém-nascidos, 61, 65
toxicidade de, 334*t*, 335
em crianças, 58-59*t*
Metadoxil. *Ver* piridoxina (vitamina B₆), 410-411, 434*t*, **456-457**, **544**, **554**
Metais pesados
agentes de ligação para, 53-54*t*
confusão causada por, 24*t*
convulsões causadas por, 23*t*
delirium causado por, 24*t*
distúrbios reprodutivos associados a, 578-579
efeitos neurotóxicos de, 578-579
em produtos fitoterápicos e alternativos, 273-274, 358
insuficiência renal causada por, 39*t*
má adsorção em carvão ativado, 50-51*t*
pneumonite causada por, 575-577
Metaldeído, **248, 317**-318
acidose de intervalo aniônico causada por, 33*t*, 248, 317
convulsões causadas por, 23*t*, 248, 317
elevação de intervalo osmolar causada por, 32*t*, 248, 317
farmacocinética do, 248, 317, 428*t*
toxicidade do, 248, 317-318
Metam sódico
dissulfeto de carbono como produto da decomposição de, 178, 224
resumo dos perigos do, 587-691*t*
Metamidofós, 288*t*. *Ver também* inseticidas organofosforados e carbamatos, **285-292**
Metanal (formaldeído), **261-262**. *Ver também* agentes cáusticos e corrosivos, **103-105**; gases irritantes, **269-272**
acidose de intervalo aniônico causada por, 33*t*, 261-262
intoxicação por metanol e, 261-262, 317-318
limites de exposição para, 261-262, 270-271*t*
resumo dos perigos do, 587-691*t*
toxicidade do, 103-104*t*, 261-262, 270-271*t*
Metanamida (formamida), resumo dos perigos do, 587-691*t*
Metanfetamina, 121*t*, 121-122. *Ver também* anfetaminas, **121-122**
farmacocinética da, 428*t*
toxicidade da, 121*t*, 121-122
Metano, hipoxia causada por, 6*t*
Metano arsonato monossódico
resumo dos perigos do, 587-691*t*
toxicidade do, 144-145
Metanol (álcool metílico), **317-319**
ácido fólico para intoxicação com, 318-319, 445, 509
bicarbonato para intoxicação com, 464-466
convulsões causadas por, 23*t*, 317-318
elevação de intervalo aniônico/acidose causada por, 33, 317-318
elevação de intervalo osmolar causada por, 32*t*, 33, 317-318
eliminação de, 55-56*t*, 317-318
em exames toxicológicos, 41*t*
estimativa do nível a partir do intervalo osmolar, 32*t*, 318-319
etanol para intoxicação com, 45*t*, 318-319, 495-498, 497-498*t*
fomepizol para intoxicação com, 45*t*, 318-319, 445, 496-497, 509-**512**
formaldeído/ácido fórmico e, 261-262, 317-318
leucovorina (ácido folínico) para intoxicação com, 318-319, 520-**522**
limites de exposição para, 317-318
na formalina, 261-262
níveis quantitativos/intervenções potenciais e, 45*t*, 318-319
resumo dos perigos do, 587-691*t*

toxicidade do, 317-319
volume de distribuição do, 55-56t
Metantelina. Ver também anticolinérgicos, **129-130**
 toxicidade da, 129-130t
Metaproterenol. Ver também agonistas β-adrenérgicos, **230-231**
 farmacocinética do, 428t
 propranolol para superdosagem de, 550-**553**
 toxicidade do 230-231t
Metaqualona, 112t, 112-113. Ver também sedativos hipnóticos, **112-113**
 eliminação da, 55-56t, 428t
 em exames toxicológicos, 41t
 farmacocinética da, 428t
 rigidez causada por, 25t
 risco para o feto/gravidez, 62-65t
 toxicidade da, 112t, 112-113
 volume de distribuição da, 55-56t, 428t
Metaraminol
 interação com inibidor da monoaminoxidase e, 282-283t
 risco para o feto/gravidez, 62-65t
Metaxalona, 371-372t. Ver também relaxantes musculares, **371-372**
 farmacocinética da, 428t
 toxicidade da, 371-372t
Metazolamida. Ver também diuréticos, **227-228**
 farmacocinética da, 429t
 toxicidade da, 227-228t
Metcatinona, 121-122. Ver também anfetaminas, **121-122**
Metdilazina. Ver também anti-histamínicos, **126-129**
 toxicidade da, 127t
Metemoglobina/metemoglobinemia, **319-322**, 319-321t
 agentes que causam, 319-320, 319-320t
  benzocaína/prilocaína/lidocaína, 118-120, 319-320t
  bromatos, 167-168, 319-320, 319-320t
  cloratos, 188-189, 319-320, 319-320t
  cromo, 205-206
  dapsona, 129-130, 185-186, 206, 207, 319-320, 319-320t
  detergentes, 211-212
  dinitrofenol, 347-348
  fenóis, 251, 253
  nitritos, 319-320, 319-320t, 331-**332**, 532-533
  óxidos de nitrogênio, 319-320, 319-320t, 339-340
  permanganato de potássio, 140-141, 319-320t
 azul de metileno para o tratamento de, 45t, 320-321, 457-458
 causas ocupacionais de, 319-320, 579-580
 coma em, 19t, 319-320
 em exames toxicológicos, interferências e, 44t
 estupor em, 19t, 319-320
 hipoxia na, 6t, 7, 319-320
 inalação de fumaça, 319-320, 281-282, 350
 oxigenoterapia hiperbárica para, 321-322, 539-**541**
 quantitativas níveis/intervenções potenciais/sintomas, 45t, 320-321t
  taquicardia em, 12t
Metescopolamina. Ver também agentes anticolinérgicos, **129-130**
 farmacocinética da, 429t
 toxicidade da, 129-130t
Metformina, 80-83, 82t, 126-128. Ver também agentes antidiabéticos (hipoglicemiantes), **80-84**
 eliminação da, 55-56t, 428t
 farmacocinética da, 82t, 428t
 hemodiálise para superdosagem de, 55-56t, 126-128
 intervalo anionico/acidose láctica causada por, 33t, 80-83
 toxicidade da, 80-83, 82t
 volume de distribuição da, 55-56t, 428t
Meticilina. Ver também agentes antibacterianos, **75-81**
 farmacocinética da, 429t
 toxicidade da, 76-79t

Meticlotiazida. Ver também diuréticos, **227-228**
 farmacocinética da, 429t
 toxicidade da, 227-228t
Metidationa, 288t. Ver também inseticidas organofosforados e carbamatos, **285-292**
Metiditiocarbamato de sódio (metam sódico)
 dissulfeto de carbono como produto de decomposição do, 178, 224
 resumo dos perigos do, 587-691t
Metiditiocarbamato de sódio (sódio sódico)
 dissulfeto de carbono como produto de decomposição do, 178, 224
 resumo dos perigos do, 587-691t

N-metil-1(1,3-benzodioxol-5-il-2-butanamina (MBDB). Ver também alucinógenos, **215-219**
 toxicidade do, 216t
Metil-1-(butilcarbamoil)-2-benzimidazolcarbamato (benomil), resumo dos perigos do, 587-691t
3-Metil-1-butanol (álcool isoamílico), resumo dos perigos do, 587-691t
2-Metil-1-propranol (álcool isobutílico), resumo dos perigos do, 587-691t
2-Metil-2,4-pentanodiol (hexilenoglicol), resumos perigos do, 587-691t
Metil-2-cianoacrilato, resumo dos perigos do, 587-691t
5-Metil-2-hexanona (metilisoamilcetona), resumo dos perigos da, 587-691t
4-Metil-2-pentanona (metilisobutilcetona), resumo dos perigos da, 587-691t
2-Metil-2-propenenitrila (metilacrilonitrila), resumo perigo do, 587-691t
5-Metil-3-heptanona (etilamilcetona), resumo dos perigos da, 587-691t
4-Metil-3-penten-2-ona (óxido de mesitila), resumo dos perigos da, 587-691t
2-Metil-4,6-dinitrofenol (dinitro-o-cresol), resumo dos perigos do, 587-691t
Metilacrilonitrilo, resumo dos perigos do, 587-691t
Metilal, resumo dos perigos do, 587-691t
Metilamina, resumo dos perigos da, 587-691t
3-metilanilina (m-toluidina), resumo dos perigos da, 587-691t
2-metilanilina (o-toluidina), resumo dos perigos da, 587-691t
4-metilanilina (p-toluidina), resumo dos perigos da, 587-691t
N-metilanilina, resumo dos perigos da, 587-691t
2-Metilaziridina (propileoimina), resumo dos perigos da, 587-691t
Metilbenzeno (tolueno), 279, 385-388
 cinética do, 279, 385-386
 hipopotassemia causada por, 38t, 386-387
 limites de exposição para, 386-387
 resumo dos perigos do, 587-691t
 toxicidade do, **279, 385-388**
Metilbenzol (tolueno), **279, 385-388**
 cinética do, 279, 385-386
 hipopotassemia causada por, 38t, 386-387
 limites de exposição para, 386-387
 resumo dos perigos do, 587-691t
 toxicidade do, 279, 385-388
Metilcelosolve (monometiléter do etilenoglicol/2-metoxietanol/EGME). Ver também glicóis, **235-239**
 doenças hematológicas causadas por, 579-580
 resumo dos perigos do, 587-691t
 toxicidade do, 237t
Metilcianeto (acetonitrila). Ver também cianeto, **184-186**
 processos de trabalho associados à exposição ao, 576t
 resumo dos perigos do, 587-691t
 toxicidade do, 184, 195
Metilciclo-hexano, resumo dos perigos dos, 587-691t
o-Metilciclo-hexanona, resumo dos perigos do, 587-691t

Metilciclopentadienil manganês tricarbonil (MMT). *Ver também* manganês, **306-310**
toxicidade, do, 308-309
Metilclorofórmio (1,1,1-tricloroetano)
limites de exposição para, 388-389
resumo dos perigos do, 587-691*t*
toxicidade do, 71, 387-389
Metildemeton, resumo dos perigos do, 587-691*t*
Metildopa, 186-187, 206. *Ver também* clonidina, **186-188, 206**, 419*t*
coma causado por, 19*t*
estupor causado por, 19*t*
farmacocinética da, 429*t*
hipotensão causada por, 15*t*
interação com inibidor da monoaminoxidase, 282-283*t*
toxicidade da, 186-**188, 206**
3,4-Metilenedioximetcatinona (metilona). *Ver também* alucinógenos, **215-219**
toxicidade da, 217*t*
3-4-Metilenedioxipirovalerona (MDPV), 121-122, 217*t*. *Ver também* anfetaminas, **121-122**; alucinógenos, **215-219**
toxicidade da, 121-122, 217*t*
4,4'-Metileno dianilina, resumo dos perigos do, 587-691*t*
4,4'-Metileno-bis(2-cloroanilina), resumo dos perigos do, 587-691*t*
Metileno-bis(4-ciclo-hexilisocianato), resumo dos perigos do, 587-691*t*
3,4-Metilenodióxi-A7-etilanfetamina (MDE/*Eve*). *Ver também* anfetaminas, **121-122**; alucinógenos, **215-219**
toxicidade do, 217*t*
3,4-metilenodióxi-A7-etilanfetamina (MDE/*Eve*). *Ver também* anfetaminas, **121-122**; alucinógenos, **215-219**
toxicidade da, 217*t*
3,4-Metilenodioximetanfetamina (MDMA/*ecstasy*), 121-**122**, 215, 217t, 305. *Ver também* anfetaminas, **121-122**; alucinógenos, **215-219**
atividade de inibidor da monoaminoxidase da, 282, 325-326
cafeína combinada com, 172-173
convulsões causadas por, 23*t*
farmacocinética da 429*t*
hipertermia causada por, 21*t*, 218-219
interação com inibidor da monoaminoxidase, 282-**284**, 282-283*t*
risco para o feto/gravidez, 62-65*t*
síndrome de secreção inapropriada de ADH causada por, 35*t*
toxicidade da, 121-**122**, 215, 217t, 218-219, 305
Metilergonovina
farmacocinética da, 429*t*
intoxicação neonatal por ergotina e, 209-210
risco para o feto/gravidez, 62-65*t*
Metilestireno (viniltolueno), resumo dos perigos do, 587-691*t*
α-Metilestireno, resumo dos perigos do, 587-691*t*
Metiletilcetona, resumo dos perigos do, 587-691*t*
Metilfenidato, 121, 121*t*. *Ver também* anfetaminas, **121-122**
farmacocinética da, 429*t*
interação com inibidor da monoaminoxidase, 282-283*t*
toxicidade do, 121, 121*t*
Metilfenol (cresol), 250, 252. *Ver também* fenóis, **250-253**
resumo dos perigos do, 587-691*t*
toxicidade do, 250, 252
4-cloro-2-Metilfenoxiacético, ácido (MCPA), resumo dos perigos do, 587-691*t*
4-*terc*-butil-2-clorofenil-*N*-metil-*O*-metilfosforamidato (crufomato), resumo dos perigos do, 587-691*t*
Metil-hidrazina (monometil-hidrazina)
hepatotoxicidade da, 579-580
intoxicação com cogumelos, 200*t*, 199-201. *Ver também* intoxicação por cogumelos, 199-**202**
piridoxina para, 199-201, 456-457, 544, 554

processos de trabalho associados a exposição à, 576*t*
resumo dos perigos da, 587-691*t*
Metilina. *Ver* metilfenidato, 121, 121*t*, 429*t*
Metilisoamilcetona, resumo dos perigos da, 587-691*t*
Metilisobutilcetona, resumo dos perigos da, 587-691*t*
Metilmercaptano, resumo dos perigos do, 587-691*t*
Metilmercúrio, 307, 311-312. *Ver também* mercúrio, **311-316**
acetilcisteína para intoxicação por, 315-316, 441-498, 443*t*, 444*t*
limites de exposição para, 312-313
resumo dos perigos do, 587-691*t*
toxicidade do, 311-316
efeitos no sistema nervoso central, 312-313*t*, 313-315, 578-579
4-Metilmetcatinona (mefedrona), 121-122, 216*t*. *Ver também* anfetaminas, **121-122**; alucinógenos, **215-219**
S-Metil-*N*-([meticarbamoil]oxi)tioacetimidato (metomil), 288*t*. *Ver também* inseticidas organofosforados e carbamatos, **285-292**
resumo dos perigos do, 587-691*t*
toxicidade do, 288*t*
Metil-*n*-amilcetona, resumo dos perigos da, 587-691*t*
Metil-*n*-butilcetona
neuropatia causada por, 31*t*
resumo dos perigos do, 587-691*t*
Metilona (3,4-metilenediximetcatinona). *Ver também* alucinógenos, **215-219**
toxicidade da, 217*t*
Metilparabeno, em anestésicos locais, reações alérgicas, 118-120
Metilparation, 288*t*. *Ver também* inseticidas organofosforados e carbamatos, **285-292**
resumo dos perigos do, 587-691*t*
4-Metilpirazol (4-MP/fomepizol), **445, 509-512**
farmacologia/uso de, 445, 509-**512**
para intoxicação por etilenoglicol, 45*t*, 238-239, 496-497, 509-512
para intoxicação por metanol, 45*t*, 318-319, 445, 496-497, 509-**512**
para toxicidade do dissulfiram, 226-227
Metilprednisolona, para reações anafiláticas/anafilactoides, 28
2-Metilpropenoico, ácido (ácido metacrílico), resumo dos perigos do, 587-691*t*
Metilpropilcetona, resumo dos perigos da, 587-691*t*
Metilsilicato, resumo dos perigos do, 587-691*t*
Metil-terc-butiléter, resumo dos perigo do, 587-691*t*
Metiltolueno (xileno), **279, 385-388**
cinética da, 279, 385-386
limites de exposição para, 386-387
resumo dos perigos do, 587-691*t*
toxicidade do, 279, 385-388
Metimazol, risco para o feto/gravidez, 62-65*t*
Metiocarbe, 288*t*. *Ver também* inseticidas organofosforados e carbamatos, **285-292**
Metionina, para toxicidade do óxido nitroso, 333-334, 338
Metiprilona. *Ver também* sedativos hipnóticos, **112-113**
farmacocinética da, 429*t*
toxicidade da, 112*t*
Metisergida, 209-210, 228. *Ver também* derivados do ergot, **209, 228-234**
farmacocinética da, 429*t*
toxicidade da, 209-210, 228
Metocarbamol, 371-372*t*, **525-526**. *Ver também* relaxantes musculares, **371-372**
farmacocinética da, 429*t*
farmacologia/uso de, 525-526
para picadas de aranha *Latrodectus*, 143-144, 525-526
toxicidade do, 371-372*t*, 525-526
Metoclopramida, **527-529**
distonia causada por, 25*t*
benztropina para, 463-464
farmacologia/uso de, 527-529

metemoglobinemia causada por, 319-320t
para náuseas e vômitos associados a antineoplásicos, 92
para vômitos induzidos por paracetamol, 341-342, 527-529
Metoexital. Ver também barbitúricos, **152-155**
   farmacocinética do 153-154t, 429t
   toxicidade do, 153-154, 153-154t
Metolazona. Ver também diuréticos, **227-228**
   farmacocinética da, 429t
   toxicidade da, 227-228t
Metolcarbe, 288t. Ver também inseticidas organofosforados e carbamatos, **285-292**
Metomil, 288t. Ver também inseticidas organofosforados e carbamatos, **285-292**
   resumo dos perigos do, 587-691t
   toxicidade do, 288t
Metoprolol. Ver também bloqueadores β-adrenérgicos, **159-163**
   farmacocinética do, 429t
   para arritmias induzidas por pseudoefedrina/fenilefrina/descongestionantes, 363-364
   para toxicidade da cocaína, 198
   toxicidade do, 162-163t
Metotrexato, **321-323**. Ver também agentes antineoplásicos, **84-93**
   bicarbonato para superdosagem de, 464-466
   eliminação de, 55-56t, 321-322, 429t
   farmacocinética do, 321-322, 429t
   injeção intratecal de, 321-322
   leucovorina de cálcio para superdosagem de, 322-323, 520-**522**
   risco para o feto/gravidez, 62-65t, 322-323
   toxicidade do, 85-90t, 321-323
   volume de distribuição do, 55-56t, 321-322, 429t
Metoxamina, hipertensão causada por, 17t
1-Metóxi-2-propanol (propilenoglicol monometiléter do), resumo dos perigos do, 587-691t
3-Metóxi-4,5-dimetileno-dioxialilbenzeno (miristicina/óleo de miristica/noz-moscada). Ver também óleos essenciais, **174-176**; alucinógenos, **215-219**; vegetais, **392-410**
   toxicidade do, 175-176t, 217t, 394-409t
p-Metoxianfetamina (PMA), 121-**122**, 217t. Ver também anfetaminas, **121-122**; alucinógenos, **215-219**
   atividade inibidora da monoaminoxidase de, 282, 325-326
   toxicidade da, 121-**122**, 217t, 218-219, 282, 325-326
o-Metoxianilina (o-anisidina), resumo dos perigos da, 587-691t
Metoxicloro. Ver também hidrocarbonetos clorados, **348-350**
   resumo dos perigos do, 587-691t
   toxicidade do, 189, 348-349t
2-Metoxietanol (EGME/monometiléter do etilenoglicol/metilcelosolve). Ver também glicóis, **235-239**
   doenças hematológicas causadas por, 579-580
   resumo dos perigos do, 587-691t
   toxicidade do, 237t
2,2-bis (p-Metoxifenol)-1,1,1-tricloroetano (metoxicloro). Ver também hidrocarbonetos clorados, **348-350**
   resumo dos perigos do, 587-691t
   toxicidade do, 189, 348-349t
Metribuzin, resumo dos perigos do, 587-691t
MetroCream. Ver metronidazol, 76-79t, 429t
MetroGel. Ver metronidazol, 76-79t, 429t
Metronidazol. Ver também agentes antibacterianos, **75-81**
   farmacocinética do, 429t
   toxicidade do, 76-79t
Mevinfós, 288t. Ver também inseticidas organofosforados e carbamatos, **285-292**
   resumo dos perigos do, 587-691t
   toxicidade do, 288t
Mexiletina, 240-**242**t. Ver também antiarrítmicos, **239-242**
   farmacocinética da, 429t
   toxicidade da, 240-**242**t
Mexitil. Ver mexiletina, 240-**242**t, 429t

Mezereu, 394-409t. Ver também vegetais, **392-410**
Mezlin. Ver mezlocilina, 76-79t, 429t
Mezlocilina. Ver também agentes antibacterianos, **75-81**
   farmacocinética da, 429t
   toxicidade da, 76-79t
Mg (magnésio), **307-309**, 307-308t, **523-525**
   elevação de intervalo osmolar causada por, 32t
   farmacocinética do, 307-308, 427t
   farmacologia/uso de, 307-308, 523-525
   para intoxicação por bário, 155-156, 523-525
   para intoxicação por fosfina/fosfeto, 263-264
   para superdosagem de bloqueador β-adrenérgico, 163, 230
   para taquicardia ventricular atípica/polimórfica (torsade de pointes), 15, 163, 230, 523-525
   para tétano, 383
   toxicidade do, 307-**309**, 307-308t, 523-524
"Miau Miau" (gíria). Ver anfetaminas, **121-122**; mefedrona, 121-122, 216t
Mibefradil. Ver também antagonistas dos canais de cálcio, **123-126**
   farmacocinética do, 429t
   retirada do mercado de, 123-125
   toxicidade do, 123-125
MIC (isocianato de metila), 255, 300
   resumo dos perigos do, 587-691t
Mica, resumo dos perigos do, 587-691t
Miconazol. Ver também produtos não tóxicos/de baixa toxicidade, **355-357**
   exposição acidental ao, 356t
Micotil 300 (fosfato de tilmicosina), resumo dos perigos do, 587-691t
Micotoxinas. Ver também mofos, **324-326**
   T-2, como armas biológicas, 100t. Ver também agentes biológicos de guerra, 98-103
   toxicidade das, 190, 324-**325**
Micotoxinas tricotecenas, como armas biológicas, 100t. Ver também agentes biológicos de guerra, **98-103**
Micronase. Ver gliburida, 82t, 81-83, 424t
Micrurus Fulvius (cobra coral), envenenamento por, 350-351t, 351-353. Ver também picadas de cobra, **350-353**
   antiveneno para, 352-353, 452-**454**
Micrurus fulvius (cobra coral), antiveneno para, 352-353, **452-454**
   farmacologia/uso de, **452-454**
Midamor. Ver amilorida, 227-228t, 414t
Midazolam, 157-158, 158-159t, **459-463**. Ver também benzodiazepinas, **157-162**
   farmacocinética do, 429t, 460-461
   farmacologia/uso de, 459-**463**
   para agitação/delirium/psicose, 25, 459-**463**
   para convulsões, 23, 459-**463**
   para discinesia, 26
   para hipertermia, 22
   para intoxicação por estricnina, 221, 232-233
   para tétano, 383
   toxicidade do, 157-158, 158-159t, 460-462
Midol. Ver
   ácido acetilsalicílico, 371, 373-374, 415t
   cafeína, 172-174, **417**t
   efedrina, 267, 361-363, 362-363t, 421t
Midríase, causas selecionadas de, 30t
Mifepristone (RU 486), risco para o feto/gravidez, 62-65t
Miglitol, 82t. Ver também agentes antidiabéticos (hipoglicemiantes), **80-84**
   farmacocinética do, 82t, 430t
   toxicidade do, 82t
Mil-folhas, 394-409t. Ver também vegetais, **392-410**
Miltown. Ver meprobamato, 112t, 112-113, 375-376, 428t
Minério de cinábrio, mercúrio em, 307, 311-312. Ver também mercúrio, **311-316**
Minipress. Ver prazosina, 391-392, 433t

Minizide. *Ver* politiazida, 227-228*t*
Minociclina. *Ver também* agentes antibacterianos, **75-81**
  farmacocinética da, 430*t*
  toxicidade da, 76-79 *t*
Minocin. *Ver* minociclina, 76-79*t*, 430*t*
Minoxidil, 391-392. *Ver também* vasodilatadores, **391-392**
  farmacocinética do, 430*t*
  hipotensão causada por, 15*t*, 391-392
  toxicidade do, 391-392
Mioglobinúria, agentes de bloqueio neuromuscular que causam, 469-470
Miopatia, doença crítica (síndrome de miopatia aguda tetraplégica), bloqueio neuromuscular e, 470-471
Miose, causas selecionadas de, 30*t*
MIPC (isoprocarbe), 288*t*. *Ver também* inseticidas organofosforados e carbamatos, **285-292**
Mirabilis jalapa, 394-409*t*. *Ver também* vegetais, **392-410**
Miragyna spp., 394-409*t*. *Ver também* vegetais, **392-410**
Mirex. *Ver também* hidrocarbonetos clorados, **348-350**
  toxicidade do 189, 348-349*t*,
Mirtazapina, 131-134, 132-134*t*. *Ver também* antidepressivos não cíclicos, **131-135**
  farmacocinética da, 430*t*
  toxicidade da, 131-134, 132-134*t*
Misoprostol, risco para o feto/gravidez, 62-65*t*
Mitomicina. *Ver também* agentes antineoplásicos, **84-93**
  extravasamento de, 92
  toxicidade da, 85-90*t*
Mitotano. *Ver também* agentes antineoplásicos, **84-93**
  toxicidade do, 85-91*t*
Mitoxantrona. *Ver também* agentes antineoplásicos, **84-93**
  toxicidade da, 85-90*t*
Mitragina, 394-409*t*. *Ver também* vegetais, **392-410**
Mitragynas spp., 394-**409t**. *Ver também* vegetais, **392-410**
Mitramicina (plicamicina), risco para o feto/gravidez, 62-65*t*
Mivacron. *Ver* mivacúrio, 466-**471**, 467*t*
Mivacúrio. *Ver também* agentes bloqueadores neuromusculares, **468-471**
  farmacologia/uso de, 466-**471**, 467*t*
Mixedema, hipoglicemia no, 34*t*
ML (máscara laríngea), 4
MMA (ácido monometilarsônico), urinário, 146-147
  doença crônica relacionada com arsênio e, 145-146
MMT (metilciclopentadienil manganês tricarbonil). *Ver também* manganês, **306-310**
  toxicidade de, 308-309
Moban. *Ver* molindona, 245-246*t*
MOCA (4,4'-metileno-bis-[2-cloroanilina]), resumo dos perigos da, 587-691*t*
Moclobemida, 282-283. *Ver também* inibidores da monoaminoxidase, **282-285**
  farmacocinética da, 430*t*
  toxicidade da, 325-326, 282-284
Modafinil, 121*t*, 121-122. *Ver também* anfetaminas, **121-122**
  farmacocinética do, 430*t*
  toxicidade do, 121*t*, 121-122
Moexipril, farmacocinética do, 430*t*
Mofos, toxicidade dos, **324-326**
Mofos tóxicos, **324-326**
Molindona. *Ver também* agentes antipsicóticos, **245-247**, **498-500**
  toxicidade da, 245-246*t*
Molusco
  intoxicação alimentar causada por, 295-**298**, 296-297*t*
  mercúrio em, 307, 311-**315**. *Ver também* mercúrio, 311-316
  reação anafilática causada por, 27*t*
Momordica balsamina, 394-409*t*. *Ver também* vegetais, **392-410**
Monoacetina (monoacetatogliceril), na intoxicação por fluoroacetato, 260-261, 292-293

Monobutiléter do etilenoglicol (EGBE/2-butoxietanol/butilcelosolve). *Ver também* glicóis, **235-239**
  resumo dos perigos do, 587-691*t*
  toxicidade do, 236*t*
Monocloramina (cloramina), 116-117, 190-191, 270-271*t*
  resumo dos perigos da, 587-691*t*
Monocloreto de enxofre, resumo dos perigos do, 587-691*t*
Monoclorobenzeno (clorobenzeno), resumo dos perigos do, 587-691*t*
Monocrotofós, 288*t*. *Ver também* inseticidas organofosforados e carbamatos, **285-292**
  resumo dos perigos do, 587-691*t*
  toxicidade do, 288*t*
Monofluoroacetato de sódio (SMFA/fluoroacetato/composto 1080), **260-261**
  farmacocinética de, 257, 260
  resumo dos perigos do, 587-691*t*
  toxicidade do, 260-261
Monofluorofosfato de sódio, 256-257*t*. *Ver também* fluoreto, **256-257**, 423*t*
Monômero de estireno, resumo dos perigos do, 587-691*t*
Monômero de metacrilato de metila, resumo dos perigos do, 587-691*t*
Monometilarsônico, Ácido (MMA), urinário, 146-147
  doenças crônicas relacionadas com arsênio e, 145-146
Monometiléter do etilenoglicol (EGME/2-metoxietanol/metilcelosolve). *Ver também* glicóis, **235-239**
  resumo dos perigos do, 587-691*t*
  toxicidade do, 236*t*
Monometiléter do propilenoglicol, resumo dos perigos do, 587-691*t*
Monometil-hidrazina (metil-hidrazina)
  hepatotoxicidade da, 579-580
  intoxicação com cogumelos contendo, 200*t*, 199-201. *Ver também* intoxicação por cogumelos, 199-**202**
  piridoxina para, 199-201, 456-457, 544, 554
  processos de trabalho associados à exposição à, 576*t*
  resumo dos perigos do, 587-691*t*
Mononitrato de isossorbida, 331-332. *Ver também* nitratos, **331-332**
  farmacocinética do, 426*t*
  toxicidade do, 331-332
Monopril. *Ver* fosinopril, 423*t*
Monóxido de carbono, **326-328**, 327-328*t*
  acetilcisteína para intoxicação causada por, 441-498, 443*t*, 444*t*
  cloreto de metileno metabolizado gerando, 103-104*t*, 189-190
  coma causado por, 19*t*, 224-225, 326-327
  confusão causada por, 24*t*
  convulsões causadas por, 23*t*, 224-225, 326-327
  delirium causado por, 24*t*
  estupor causado por, 19*t*, 224-225, 326-327
  exposição ocupacional e, 576*t*, 578-580
  farmacocinética do, 224-225, 326-327
  hipoxia causada por, 6*t*, 7, 224-225, 326-327
  intervalo aniônico/acidose láctica causados por, 33*t*, 327-328
  limites de exposição para, 224-225, 326-327
  na inalação de fumaça, 280-282
  oxigenoterapia hiperbárica para a intoxicação causada por, 327-328, 327-328*t*, 384, **539-541**
    na inalação de fumaça, 281-282, 350
  oxigenoterapia para a intoxicação causada por, 7, 327-328, 327-328*t*, **539-541**
  rabdomiólise causada por, 26, 27*t*
  resumo dos perigos do, 587-691*t*
  taquicardia causada por, 12*t*
  toxicidade do, 326-328, 327-328*t*
  efeitos no sistema nervoso central e, 578-579
Monóxido de flúor (difluoreto de oxigênio), resumo dos perigos do, 587-691*t*

776 ÍNDICE

Monóxido de nitrogênio (óxido nítrico). *Ver também* gases, irritantes, **269-272**; óxidos de nitrogênio, **332, 339-340**
 limites de exposição para, 270-271*t*, 339-340
 metemoglobinemia causada por, 319-320*t*, 339-340
 resumo dos perigos do, 587-691*t*
 toxicidade do, 270-271*t*, 332, 339-**340**
Monstera deliciosa, 394-**409t**. *Ver também* vegetais, **392-410**
Montelucaste, farmacocinética do, 430*t*
Mop and Glo. *Ver* amônia, **116-121**
Morfina, 334, 334*t*, **528-530**. *Ver também* opiáceos/opioides, **334-336**
 em exames toxicológicos, 41*t*, 285, 336
 interferências, 44*t*
 farmacocinética da, 334*t*, 335, 430*t*
 farmacologia/uso de, 528-**530**
 para intoxicação por estricnina, 221, 232-233
 para picadas da aranha *Latrodectus*, 143-144, 528-**530**
 para tétano, 383
 reação anafilactoide causada por, 27*t*
 toxicidade da, 334, 334*t*, 528-**530**
 em crianças, 58-59*t*
Morfolina, resumo dos perigos da, 587-691*t*
Moricizina, 240-**242***t*. *Ver também* antiarrítmicos, **239-242**
 farmacocinética da, 430*t*
 toxicidade da, 240-**242***t*
Morte encefálica, triagem toxicológica e, 45
"Morte" (gíria). *Ver* p-metoxianfetamina (PMA), 121-122, 217*t*, 218-219, 282, 325-326
Mostarda nitrogenada, como arma química, 103, 105-108. *Ver também* agentes químicos de guerra, **105-111**
Mostardas
 como armas químicas, 103, 105-108, 106*t*. *Ver também* agentes químicos de guerra, 105-111
 toxicidade das, 103, 105-108, 106*t*
Motherisk, 65-66
Motofen (difenoxina e atropina), 304-305. *Ver também* agentes anticolinérgicos, **129-130**; antidiarreicos, **304-305**
 toxicidade do, 304-305
Motrin. *Ver* ibuprofeno, 243-245, 244*t*, 425*t*
Moxalactam. *Ver também* agentes antibacterianos, **75-81**
 farmacocinética do, 430*t*
 toxicidade do, 76-79*t*
4-MP (fomepizol), **445, 509-512**
 farmacologia/uso de, 445, 509-**512**
 para intoxicação por etilenoglicol, 45*t*, 238-239, 496-497, 509-512
 para intoxicação por metanol, 45*t*, 318-319, 445, 496-497, 509-**512**
 para toxicidade do dissulfiram, 226-227
MPMC (xililcarbe), 288*t*. *Ver também* inseticidas organofosforados e carbamatos, **285-292**
MS Contin. *Ver* morfina, 334-335, 334*t*, 430*t*, **528-530**
MSDSs (folhas de dados de material de segurança)
 para obter informações sobre a substância envolvida em incidente com materiais perigosos, 567-568
 para obter informações sobre a substância envolvida na exposição ocupacional, 574-**577**
MSIR. *Ver* morfina, 334-335, 334*t*, 430*t*, **528-530**
MSMA (arsonato de metano monossódico). *Ver também* arsênio, **97-98, 144-148**
 resumo dos perigos do, 587-691*t*
 toxicidade do, 144-145
MTBE (metil-*terc*-butiléter), resumo dos perigos do, 587-691*t*
Mucomyst. *Ver* acetilcisteína, **441-498**
Mucosil. *Ver* acetilcisteína, **441-498**
"Mulas"
 irrigação intestinal total para, 52-53, 198
 remoção cirúrgica, 52-53, 198
 toxicidade de cocaína e, 197, 198
Munição de caça, contendo chumbo, manejo de, 183-184
Muscarina, intoxicação com cogumelos que contêm, 200*t*, 199-201. *Ver também* intoxicação por cogumelos, **199-202**

Muscimol, intoxicação com cogumelos que contêm, 200*t*. *Ver também* intoxicação por cogumelos, **199-202**
Mutagênicos, 57-58
 categorias do FDA de gravidez para, 62-**66***t*, 65-66, 440, 441*t*
Mylanta. *Ver* magnésio, **307-309**, 427*t*, **523-525**
Myleran. *Ver* bussulfano, 85-90*t*
Myristica fragans (noz-moscada). *Ver também* óleos essenciais, **174-176**; alucinógenos, **215-219**; vegetais, **392-410**
 toxicidade da, 175-176*t*, 217*t*, 394-409*t*
Mysoline. *Ver* primidona, 153-154, 433*t*
N,N-dimetiltriptamina (DMT). *Ver também* alucinógenos, **215-219**
 toxicidade da, 216*t*
Nabumetona. *Ver também* fármacos anti-inflamatórios não esteroides, **242-245**
 toxicidade da, 244*t*
N-acetilcisteína (NAC), **441-498**, 443*t*, 444*t*
 difenidramina para reação à/infusão rápida de, 442, 485-486
 farmacologia/uso de, 441-498, 443*t*, 444*t*
 para ingestão de óleo de poejo/cravo, 175-176, 441-498, 443*t*, 444*t*
 para intoxicação por brometo de metilo, 169-170
 para intoxicação por clorofórmio, 103, 385, 441-498, 443*t*, 444*t*
 para intoxicação por cogumelos amatoxina, 199, 202-203, 441-498, 443*t*, 444*t*
 para intoxicação por cromo, 205-206, 441-498, 443*t*, 444*t*
 para intoxicação por dibrometo de etileno (EDB), 214-215
 para intoxicação por metilmercúrio, 315-316, 441-498, 443*t*, 444*t*
 para intoxicação por tetracloreto de carbono, 103, 385, 441-498, 443*t*, 444*t*
 para superdosagem de paracetamol, 45*t*, 342, 74, 343, 441-498, 443*t*, 444*t*
 preparação intravenosa de (Acetadote), 442-444, 444*t*
 reação anafilática causada por, 27*t*, 442
N-acetilprocainamida (NAPA), 364-365, 364-365*t*. *Ver também* procainamida, 364-366, 364-365*t*
 eliminação de, 55-56*t*
 toxicidade da, 364-365, 364-365*t*
 volume de distribuição da, 55-56*t*
Nadolol. *Ver também* β-adrenérgicos, **159-163**
 dose repetida de carvão ativado para superdosagem de, 56-57*t*
 eliminação de, 55-56*t*, 430*t*
 farmacocinética do, 430*t*
 toxicidade do, 162-163*t*
 volume de distribuição do, 55-56*t*, 430*t*
Nafcilina. *Ver também* agentes antibacterianos, **75-81**
 farmacocinética da, 430*t*
 interação com varfarina, 390*t*
 toxicidade da, 76-79*t*
α-nafitiltioureia (ANTU), resumo dos perigos do, 587-691*t*
Nafta diluente de tintas (VM&P), resumo dos perigos da, 587-691*t*
Nafta de petróleo. *Ver também* hidrocarbonetos, **275-278**
 resumo dos perigos da, 587-691*t*
 toxicidade da, 275, 276*t*
Naftaleno, **328-330**
 farmacocinética do, 328-329
 insuficiência renal causada por, 39*t*
 odor causado por, 31*t*, 328-329
 resumo dos perigos do, 587-691*t*
 toxicidade do, 328-**330**
Naftalina, 328-329. *Ver também* naftaleno, **328-330**
 fármacos ou toxinas que causam odor de, 31*t*, 328-329
β-Naftilamina, resumo dos perigos da, 587-691*t*

1-Naftil-*N*-metilcarbamato (carbaril), 287*t*. *Ver também* inseticidas organofosforados e carbamatos, **285-292**
pralidoxima (2-PAM)/oximas para intoxicação com, 546-548
resumo dos perigos do, 587-691*t*
toxicidade do, 287*t*
NaHSO₃ (bissulfito de sódio), resumo dos perigos do, 587-691*t*
Naja, envenenamento por, 350-351*t*. *Ver também* picadas de cobra, **350-353**
Nalbufina, 334*t*. *Ver também* opiáceos/opioides, **334-336**
farmacocinética da, 334*t*, 430*t*
toxicidade da 334*t*
Naled (1,2-dibromo-2,2-dicloroetil fosfato de dimetilo), 288*t*. *Ver também* inseticidas organofosforados e carbamatos, **285-292**
resumo dos perigos do, 587-691*t*
toxicidade do, 288*t*
Nalfon. *Ver* fenoprofeno, 243-245, 244*t*, 422*t*
Nalidíxico, Ácido. *Ver também* agentes antibacterianos, **75-81**
farmacocinética do, 430*t*
toxicidade do, 76-79*t*
Nalmefeno, 285, 336, **529-532**, 530*t*
farmacologia/uso de, 529-532, 530*t*
para superdosagem de opiáceos/opioides, 285, 336, 529-532, 530*t*
Naloxona, 1, 285, 336, **529-532**, 530*t*
farmacocinética da, 430*t*
farmacologia/uso de, 529-532, 530*t*
para coma e estupor, 19-20, 529-532, 530*t*
para convulsões, 23
para superdosagem de ácido valproico, 73, 529-532, 530*t*
para superdosagem de clonidina, 187-188, 529-532, 530*t*
para superdosagem de dextrometorfano, 213, 219
para superdosagem de lomotil/antidiarreico, 215, 305
para superdosagem de opiáceo/opioide, 285, 336, 529-532, 530*t*
para toxicidade do etanol, 214, 235, 529-532, 530*t*
risco para o feto/gravidez, 62-65*t*, 530
Naltrexona, 529-530
farmacocinética da, 430*t*
NaN₃ (azida sódica), **151-153**
acidose de intervalo aniônico causada por, 33*t*, 151-**153**
coma/estupor causado por, 19*t*, 151-152
farmacocinética da, 415*t*
limites de exposição para, 151-152
resumo dos perigos da, 587-691*t*
toxicidade da, 151-**153**
NaOH (hidróxido de sódio), resumo dos perigos do, 587-691*t*
NAPA (*N*-acetilprocainamida), 364-365, 364-365*t*. *Ver também* procainamida, 364-366, 364-365*t*
eliminação de, 55-56*t*
toxicidade da, 364-365, 364-365*t*
volume de distribuição da, 55-56*t*
Naprosyn. *Ver* naproxeno, 244*t*, 430*t*
Naproxeno. *Ver também* medicamentos anti-inflamatórios não esteróides, **242-245**
farmacocinética do, 242-243, 430*t*
toxicidade do, 244*t*
Narcan. *Ver* naloxona, 285, 336, 430*t*, **529-532**
Narciso (bulbo), 394-409*t*. *Ver também* vegetais, **392-410**
Narciso, 394-409*t*. *Ver também* vegetais, **392-410**
-branco, 394-409*t*
Narciso-branco, 394-409*t*. *Ver também* vegetais, **392-410**
Narcissus spp., 394-**409***t*. *Ver também* vegetais, **392-410**
Nardil. *Ver* fenelzina, 282, 325-326
NaSH (bissulfeto de sódio), resumo dos perigos do, 587-691*t*
Nateglinida, 82*t*, 81-83. *Ver também* agentes antidiabéticos (hipoglicemiantes), **80-84**
farmacocinética da, 82*t*, 430*t*
toxicidade da, 82*t*, 81-83

National Fire Protection Association (NFPA)
diretrizes para exposição a produtos químicos perigosos, 584-585
sistema de rotulagem para produtos químicos perigosos, 566-**568**, 568-569*f*
National Institute for Occupational Safety and Health (NIOSH), regulação carcinogênica, 584-585
National Institute for Occupational Safety and Health Technical Information Center (NIOSHTIC), 575-577
Natural sleep-500. *Ver* γαμα-hidroxibutirato (GHB), **267-270**, 423*t*
Náuseas e vômitos
metoclopramida para, 92, 527-**529**
ondansetron para, 92, 537-540
toxicidade a agente antineoplásico e, 92
Navane. *Ver* tiotixeno, 245-246*t*, 436*t*
Navelbina. *Ver* vinorelbina, 85-90*t*
Nebcin. *Ver* tobramicina, 76-79*t*, 437*t*
Nebivolol, 159-162. *Ver também* bloqueadores β-adrenérgicos, **159-163**
toxicidade do, 159-162
Nebulizador doméstico para insetos. *Ver* piretrinas/piretroides (fenvalerato), **354-355**
1,1,1-tricloroetano, 71, 387-389
Necrose tubular aguda
causas ocupacionais de, 579-580
na rabdomiólise, 26-27
Nectarina (sementes mastigadas), 394-409*t*. *Ver também* vegetais, **392-410**
Nefazodona. *Ver também* antidepressivos não cíclicos, **131-135**
farmacocinética da, 431*t*
toxicidade da, 132-134*t*
Nefazolina, 186-187, 206
toxicidade da, 186-187, 206
Nefrite
glomerular, causas ocupacionais de, 579-580
intersticiais, causas ocupacionais de, 579-580
Nefropatia
induzida por radiocontraste, acetilcisteína na prevenção de, 441-498, 443*t*, 444*t*
vegetal chinesa, 361
NegGram. *Ver* ácido nalidíxico, 76-79*t*, 430*t*
Negro de carbono, resumo dos perigos do, 587-691*t*
Nelarabina. *Ver também* agentes antineoplásicos, **84-93**
toxicidade da, 85-90*t*
Nelfinavir. *Ver também* agentes antivirais e antirretrovirais, **93-98**
farmacocinética do 431*t*
toxicidade do, 94-97*t*
Nematocistos, veneno contido em, 115, 310
Nembutal. *Ver* pentobarbital, 153-154, 153-154*t*, 432*t*, **541-543**
Neomicina. *Ver também* agentes antibacterianos, **75-81**
toxicidade da, 76-79*t*
Neonatos, **60**-**61, 65**
abstinência de fármaco em, 61, 65
farmacocinética em, 60-61, 65
intoxicação por ergotina em, 209-210
sinais vitais em, 60-61, 60-61*t*
tétano em, 383
Neoral. *Ver* ciclosporina, 39*t*
Neo-Sinefrina. *Ver* fenilefrina, **354, 362-363**, 362-363*t*, 433*t*, **500-505**
Neosporin Plus. *Ver* pramoxina, 118-119*t*
Neostigmina, **505-507**
bradicardia/bloqueio atrioventricular (AV) causados por, 9*t*, 503, 505-506
farmacologia/uso de, 505-507
para intoxicação por tetrodotoxina, 261-262
para superdosagem de anticolinérgico, 129-130, 503, 505-507

para taquicardia induzida por anticolinérgico, 13, 503, 505-507
Nepeta cataria, 394-409*t*. *Ver também* vegetais, **392-410**
Nerium oleander (espirradeira, oleandro), 213, 219, 394-409*t*.
Ver também, glicosídeos cardíacos (digitálicos), **219-220**; vegetais, **392-410**
Nesiritida, 391-392. *Ver também* vasodilatadores, **391**-**392**
toxicidade da, 391-392
Neurolépticos (agentes antipsicóticos), **245-247**, 245-246*t*, **498-500**
atípicos, 93, 245-246*t*, 498-500
distonia causada por, 25*t*
toxicidade dos, 93, 245-246*t*, 498-499
convulsões causadas por, 23*t*, 245-247, 498-499
distonia causada por, 25*t*, 26, 245-247
benztropina para, 139, 247, 463-464
farmacocinética dos, 245-247, 498
hipertermia causada por, 21, 21*t*, 245-247
insuficiência ventilatória causada por, 5*t*
para agitação/*delirium*/psicose, 25, 498-500
reações extrapiramidais causadas por, 26, 245-247, 498-499
difenidramina para, 139, 247, 485-486
síndrome neuroléptica maligna causada por, 21, 21*t*, 245-247, 498-499
agentes bloqueadores neuromusculares para, 466-**471**, 467*t*
bromocriptina para, 22, 471-473
rigidez em, 21, 21*t*, 25*t*, 26
toxicidade dos, 245-247, 245-246*t*, 498-499
em crianças, 58-59*t*
NeuroMod. *Ver* 1,4-butanodiol, 267-269, 269*t*, 416*t*
Neurontin. *Ver* gabapentina, 130-131*t*, 131-132, 423*t*
Neuropatia
arsênio que causa, 31*t*, 144-**146**, 578-579
causas ocupacionais de, 578-579
chumbo que causa, 31*t*, 180-181, 578-579
etanol que causa, 31*t*, 234-235
na intoxicação por organofosforados e carbamatos, 31*t*, 286, 289, 578-579
no diagnóstico de intoxicação, 30, 31*t*
Neutralizadores de onda permanentes, intoxicação por bromato, 167-168
Neutropenia, na intoxicação por radiação, 368-369
Nevirapina. *Ver também* agentes antivirais e antirretrovirais, **93-98**
farmacocinética da, 431*t*
toxicidade da, 94-96*t*, 97-98, 144
Névoa de oxigênio *blow-by* (peça em T), para ventilação mecânica, 6
Névoas ácidas, processos de trabalho associados à exposição a, 576*t*
NFPA (National Fire Protection Association)
diretrizes para exposição a produtos químicos perigosos, 584-585
sistema de rotulagem para produtos químicos perigosos, 566-**568**, 568-569*f*
NH₃. *Ver* amônia, **116-121**
Niacina
difenidramina para superdosagem/toxicidade de, 485-486
farmacocinética da, 431*t*
insuficiência hepática causada por, 40*t*
toxicidade da, 410-411
Niacinamida (nicotinamida), farmacologia/uso de, **471, 532-533**
Niaspan. *Ver* niacina, 410-411, 431*t*
Nicardipina. *Ver também* antagonistas dos canais de cálcio, **123-126**
farmacocinética da, 431*t*
hipotensão causada por, 15*t*
toxicidade da, 123-125*t*
Nicoderm. *Ver* nicotina, **329-332**, 431*t*

Nicorette, goma. *Ver* nicotina, **329-332**, 431*t*
Nicotiana longiflora, 394-409*t*. *Ver também* vegetais, **392-410**
Nicotiana spp., 330-331, 394-409*t*. *Ver também* nicotina, **329-332**, 431t; vegetais, **392-410**
Nicotina, **329-332**. *Ver também* vegetais, **392-410**
convulsões causadas por, 23*t*, 330-331
farmacocinética da, 329-330, 431*t*
hipertensão causada por, 17, 17*t*, 330-331
insuficiência ventilatória, causada por, 5*t*, 330-331
midríase causada por, 30*t*, 330-331
miose causada por, 30*t*, 330-331
processos de trabalho associados à exposição à, 329-330, 576*t*
resumo dos perigos da 587-691*t*
toxicidade da, 329-**332**, 394-409*t*
Nicotina, adesivos de, transdérmicos. *Ver também* nicotina, **329-332**, 431*t*
toxicidade dos, 329-**331**
Nicotina, goma de mascar de *Ver também* nicotina, **329-332**, 431*t*
toxicidade da, 329-**331**
Nicotina, pastilhas de. *Ver também* nicotina, **329-332**, 431*t*
toxicidade das, 329-**331**
Nicotina, sistemas de inalação de. *Ver também* nicotina, **329-332**, 431*t*
toxicidade dos, 329-**331**
Nicotina, *spray* nasal de. *Ver também* nicotina, **329-332**, 431*t*
toxicidade do, 329-**331**
Nicotinamida (niacinamida), farmacologia/uso de, **471, 532-533**
Nicotrol. *Ver* nicotina, **329-332**, 431*t*
Nifedipina. *Ver também* antagonistas dos canais de cálcio, **123-126**
farmacocinética da, 431*t*
hipotensão causada por, 15*t*
para a toxicidade da ergotina, 209-210
toxicidade da, 123-125*t*
em crianças, 58-59*t*
Nigella damascena, 394-409*t*. *Ver também* vegetais, **392-410**
Nilotinibe. *Ver também* agentes antineoplásicos, **84-93**
toxicidade do, 85-90*t*
Nilutamida. *Ver também* agentes antineoplásicos, **84-93**
toxicidade do, 85-90*t*
Nimbex. *Ver* cisatracúrio, 466-471, 467*t*
Nimodipina. *Ver também* antagonistas dos canais de cálcio, **123-126**
toxicidade da, 123-124, 174
NIOSH, regulação de carcinógenos, 584-585
NIOSHTIC (NIOSH Technical Information Center), 575-577
Nipent. *Ver* pentostatina, 85-90*t*
Niprida. *Ver* nitroprussiato, **332-334, 338**, 431*t*, **534-536**
Níquel (metal), resumo dos perigos do, 587-691*t*
Nisoldipina. *Ver também* antagonistas dos canais de cálcio, **123-126**
farmacocinética da, 431*t*
toxicidade da, 123-125*t*
Nistagmo de olhar horizontal, no diagnóstico de intoxicação, 30
Nitramina (tetril), resumo dos perigos da, 587-691*t*
Nitrato, oxidantes de, processos de trabalho associados à exposição aos, 576*t*
Nitrato de amônio, 331-332. *Ver também* nitratos, **331-332**
metemoglobinemia causada por, 319-320*t*
toxicidade do, 331-332
Nitrato de *n*-propila, resumo dos perigos do, 587-691
Nitrato de prata, 331-332. *Ver também* agentes cáusticos e corrosivos, **103-105**, 105-106*t*
para exposição o fósforo branco, 264-265, 392-393
toxicidade do, 103-104*t*, 331-332
Nitrato de sódio, 331-332. *Ver também* nitratos, **331-332**
metemoglobinemia causada por, 319-320*t*
toxicidade do, 331-332

Nitrato/nitrito de potássio, 331-332. *Ver também* nitratos, **331-332**
   metemoglobinemia causada por, 319-320*t*
   toxicidade do, 331-332
Nitratos, **331-332**
   abstinência de, espasmos da artéria coronária causados por, 332, 339, 578-579
   contaminação de água de poço e, 319-320, 331-332
   hipotensão causada por, 331-**332**
   intervalo aniônico estreito causado por, 34
   metemoglobinemia causada por, 319-320, 319-320*t*, 331-**332**
   toxicidade dos, 331-**332**
Nitrendipino. *Ver também* antagonistas dos canais de cálcio, **123-126**
   farmacocinética do, 431*t*
   toxicidade do, 124-125*t*
Nítrico, ácido. *Ver também* gases irritantes **269-272**
   limites de exposição para, 270-271*t*
   resumo dos perigos do, 587-691*t*
   toxicidade do, 270-271*t*
Nitrilas alifáticos. *Ver também* cianeto, **184-186**
   toxicidade dos, 184, 195
Nitrito amílico, 331-332, **532-534**. *Ver também* nitritos, **331-332**
   farmacologia/uso do, **532-534**
   metemoglobinemia causada por, 319-320, 319-320*t*, 532-533
   para intoxicação por cianeto, 110-111, 184-186, 532-534
   toxicidade do, 331-332, 532-533
Nitrito butílico, 331-332. *Ver também* nitritos, **331-332**
   metemoglobinemia causada por, 319-320, 319-320*t*, 331-332
   toxicidade de, 331-332
Nitrito de sódio, 331-332, **532-534**, 533-534*t*. *Ver também* nitritos, **331-332**
   farmacologia/uso de, 532-**534**, 533-534*t*
   para intoxicação por cianeto, 110-**111**, 184-**186, 532-534**, 533-534*t*
   toxicidade do, 331-332, 532-533
Nitrito etílico, 331-332. *Ver também* nitritos, **331-332**
   toxicidade do, 331-332
Nitrito isobutílico, 331-332. *Ver também* nitritos, **331-332**
   metemoglobinemia causada por, 319-320*t*
   toxicidade do, 331-332
Nitritos, **331-332**, **532-534**, 533-534*t*
   farmacologia/uso de, 532-**534**, 533-534*t*
   hipotensão causada por, 15*t*, 331-**332**, 532-533
   metemoglobinemia causada por, 319-320, 319-320*t*, 331-**332**, 532-533
   para intoxicação por cianeto, 110-**111, 184-186, 532-534**, 533-534*t*
   para intoxicação por sulfeto de hidrogênio, 378-379, 532-**534**, 533-534*t*
   toxicidade de, 331-332, 532-533
Nitro Dur. *Ver* nitroglicerina, 331-332
p-Nitroanilina, resumo dos perigos do, 587-691*t*
Nitrobenzeno
   metemoglobinemia causada por, 319-320*t*
   resumo dos perigos do, 587-691*t*
4-Nitrobifenilo (4-nitrodifenilo), resumo dos perigos do, 587-691*t*
p-Nitroclorobenzeno, resumo dos perigos do, 587-691*t*
4-Nitrodifenilo, resumo dos perigos do, 587-691*t*
Nitroetano
   metemoglobinemia causada, por, 319-320*t*
   processos de trabalho associados à exposição ao, 576*t*
   resumo dos perigos do, 587-691*t*
Nitrofurantoína. *Ver também* agentes antibacterianos, **75-81**
   acetilcisteína para intoxicação causada por, 441-498, 443*t*, 444*t*
   farmacocinética da, 431*t*

neuropatia causada por, 31*t*
toxicidade da, 76-79*t*
Nitrogênio, hipoxia causada por, 6*t*
Nitroglicerina, 331-332. *Ver também* nitratos, **331-332**
   contraindicações para uso de sildenafil e, 332, 339
   metemoglobinemia causada por, 319-320*t*, 331-332
   para toxicidade da ergotina, 209-210
   resumo dos perigos da, 587-691*t*
   toxicidade da, 331-332
Nitrometano, resumo perigo do, 587-691*t*
Nitropress. *Ver* nitroprussiato, **332-334, 338**, 431*t*, **534-536**
1-Nitropropano, resumo dos perigos do, 587-691*t*
2-Nitropropano
   insuficiência hepática causada por, 40*t*
   resumo dos perigos do, 587-691*t*
Nitroprussiato, **332-334, 338, 534-536**
   cianeto liberado de, 184-185, 195, 332-334, 534-535
   farmacocinética do, 431*t*
   farmacologia/uso de, 534-**536**
   hipotensão causada por, 15*t*, 332-334, 338
   intoxicação causada por tiocianato, 332-334, 338, 534-535
   para hipertensão, 18, 332-333, 534-**536**
   para toxicidade da ergotina, 209-210, 534-**536**
   para toxicidade da pseudoefedrina/fenilefrina/descongestionante, 363-364
   profilaxia/tratamento com hidroxocobalamina e, 185-186, 206, 333-334, 338, 512-**515**
   profilaxia/tratamento com tiossulfato e, 185-186, 206, 333-334, 338, 557-558
   toxicidade do, 332-**334**, 338, 534-535
Nitrostat. *Ver* nitroglicerina, 331-332
Nitrotolueno (o-, m-, p-nitrotolueno), resumo dos perigos do, 587-691*t*
Níveis de β-hidroxibutirato, na diferenciação da intoxicação por etilenoglicol decorrente de cetoacidose alcoólica, 234-235, 238-239
Níveis de exposição/diretrizes, 582-585, 587-691*t*. *Ver também* substância específica
   informações sobre, na história da exposição ocupacional, 573-575
Níveis de protoporfirina, na intoxicação por chumbo, 181-182
Nível de consciência, diminuição (estupor e coma), **18-20**, 19*t*
   benzodiazepinas que causam, 19*t*, 158-159
   flumazenil para o tratamento de, 20, 112-113, 159-162, 280-281, 372, 461-462
   com imobilidade, rabdomiólise e insuficiência renal causada por, 27*t*, 39*t*
   drogas e toxinas que causam, 18, 19*t*
   tratamento da, 19-20
   glicose para, 510-513
   nalmefeno para, 529-532, 530*t*
   naloxona para, 19-20, 529-532, 530*t*
   tiamina para, 19, 557, 559-558
Nível limite de exposição – limite de exposição a curto prazo (TLV-STEL), 583-584
Nível limite de exposição – média ponderada pelo tempo (TLV-TWA), 583-584
Nível limite de exposição – teto (TLV-C), 583-584
Nível limite de exposição (TLV), 582-584
Nizatidina, farmacologia/uso de, 478-**481**, 479-480*t*
N-Nitrosodimetilamina, resumo dos perigos da, 587-691*t*
NO (Óxido nítrico) *Ver também* gases irritantes, **269-272**;
óxidos de nitrogênio, **332, 339-340**
   limites de exposição para, 270-271*t*, 339-340
   metemoglobinemia causada por, 319-320*t*, 339-340
   resumos dos perigos do, 587-691*t*
   toxicidade do, 270-271*t*, 332, 339-**340**
NoDoz. *Ver* cafeína, **172-174, 417***t*
Nogueira de iguape, tungue 394-409*t*. *Ver também* vegetais, **392-410**

Nolahist. *Ver* fenindamina, 128-129, 137-138*t*
Nolvadex. *Ver* tamoxifeno, 85-90*t*
Nomograma de Done, na superdosagem de salicilato, 373-374
Nonoxinol-9, em espermicidas. *Ver também* produtos não tóxicos/de baixa toxicidade, **355-357**
   exposição acidental a, 356*t*
Norco. *Ver*
   hidrocodona, 334*t*, 424*t*
   paracetamol, 340-**343**, 414*t*
Norcuron. *Ver* vecurônio, 466-**471**, 467*t*
Norepinefrina, **535-537**
   farmacologia/uso de, 535-**537**
   hipertensão causada por, 17*t*, 535-536
   para a hipotensão, 16, 535-**537**
   risco para o feto/gravidez, 62-65*t*, 535-536
Norflex. *Ver* orfenadrina, 371-372, 371-372*t*, 431*t*
Norfloxacino. *Ver também* agentes antibacterianos, **75-81**
   farmacocinética do, 431*t*
   toxicidade do, 76-79*t*
Norgesic. *Ver*
   ácido acetilsalicílico, 371, 373-374, 415*t*
   cafeína, 172-174, **417***t*
   orfenadrina, 371-372, 371-372*t*, 431*t*
Norleucina alênica, intoxicação por cogumelos que contêm, 200*t*. *Ver também* intoxicação por cogumelos, **199-202**
Normas de Planejamento da Resposta de Emergência (ERPG), 584-585
Normodina. *Ver* labetalol, 159-162, 162-163*t*, 426*t*, **519-521**
Norpace. *Ver* disopiramida, 364-366, 364-365*t*, 420*t*
Norpramina. *Ver* desipramina, 132-134*t*, 419*t*
Nortriptilina, 132-134*t*. *Ver também* antidepressivos tricíclicos, **134-136**
   eliminação de, 55-56*t*, 431*t*
   em triagens toxicológicas, 41*t*
   farmacocinética da, 431*t*
   toxicidade da, 132-134*t*
   volume de distribuição da, 55-56*t*, 431*t*
Norvasc. *Ver* anlodipina, 123-125*t*, 414*t*
Norvir. *Ver* ritonavir, 94-97*t*, 435*t*
Norwalk vírus, gastrenterite de origem alimentar causada por, 260-261, 292-295
Notação NIOSH CA, 584-585
Notificação obrigatória, abuso/negligência infantil, 58-60
Novantrona. *Ver* mitoxantrona, 85-90*t*
NovoLog. *Ver* insulina aspart, 82*t*, 425*t*
NovoSeven. *Ver* fator VIIa, 391
Novulin R. *Ver* insulina, 80-83, 82*t*, **515-517**
Noz (*Cola nitida*) de *Kola* (cola), 172-173, 394-409*t*. *Ver também* cafeína, **172-174, 417***t*; vegetais, **392-410**
Noz-moscada (3-metóxi-4,5-metilenodioxialilbenzeno). *Ver também* óleos essenciais, **174-176;** alucinógenos, **215-219**; vegetais, **392-410**
   toxicidade da, 175-176*t*, 217*t*, 394-409*t*
"NRG3". *Ver* 1,4-butanodiol, 267-269, 269*t*, 416*t*
Nubain. *Ver* nalbufina, 334*t*, 430*t*
Nucynta. *Ver* tapentadol, 334*t*, 335, 436*t*
Nudrin (metomil), 288*t*. *Ver também* inseticidas organofosforados e carbamatos, **285-292**
   resumo dos perigos do, 587-691*t*
   toxicidade do, 288*t*
NuLev. *Ver* hiosciamina, 129-130*t*, 425*t*, 427*t*
Nu-Life. *Ver* gama-butirolactona, 267-269*t*, 423*t*
Nupercainal. *Ver* dibucaína, 118-119*t*
Nuprin. *Ver* ibuprofeno, 243-245, 244*t*, 425*t*
Nuromax. *Ver* doxacúrio, 466-**471**, 467*t*
Nytol cápsula. *Ver* pirilamina, 127*t*
Nytol comprimido com DPH. *Ver* difenidramina, 126-128, 420*t*, **485-486**

O-dimetil-*O*-(2,4,5-triclorofenil) fosforotioato (ronnel), resumo dos perigos do, 587-691*t*

Obidoxima, 546. *Ver também* oximas, **546-548**
   para exposições a gases de nervos, 110-111, 546
Oby-cap. *Ver* fentermina, 121*t*, 121-**122**, 433*t*
OCBM (*o*-clorobenzilideno malonitrilo/CS)
   como arma química, 107*t*. *Ver também* agentes químicos de guerra, 105-111
   resumo dos perigos do, 587-691*t*
   toxicidade do, 107*t*
Occupational Safety and Health Administration (OSHA), 580-581
   escritórios regionais da, 580-581*t*
   limites de exposição definidos pela, 583-585
   regulação de carcinógenos e, 584-585
Octacloronaftaleno, resumo dos perigos do, 587-691*t*
Octano, resumo dos perigos do, 587-691*t*
Octanosulfonato de amônio (ictamol). *Ver também* antissépticos/desinfetantes, **139-141**
   toxicidade do, 140-141
Octogen (ciclotetrametileno-tetranitramina), resumo dos perigos do, 587-691*t*
Octreotida, **536-538**
   farmacologia/uso de, 536-**538**
   para superdosagem de agente antidiabético, 35, 83-84, 536-**538**
Odor acre, drogas ou toxinas que causam, 31*t*
Odor aromático pungente, fármacos ou toxinas que causam, 31*t*
Odor de ovos podres, fármacos ou toxinas que causam, 31*t*
   estibina, 31*t*, 128-129, 137-138
   sulfeto de hidrogênio, 31*t*, 378-379
Odor semelhante ao da pera, fármacos ou toxinas que causam, 31*t*
Odores, no diagnóstico de intoxicação, 31, 31*t*
Odores corporais, no diagnóstico de intoxicação, 31, 31*t*
Odores no hálito, no diagnóstico de intoxicação, 31, 31*t*
Ofloxacina. *Ver também* agentes antibacterianos, **75-81**
   farmacocinética do, 431*t*
   toxicidade de, 76-79*t*
OHB. *Ver* oxigenoterapia hiperbárica, **539-541**
Olanzapina, **498-500**. *Ver também* agentes antipsicóticos, **245-247**
   convulsões causadas por, 23*t*, 498-499
   farmacocinética da, 431*t*, 498
   farmacologia/uso de, 498-500
   rabdomiólise causada por, 27*t*
   toxicidade da, 245-246*t*, 498-499
Olea europaea, 394-409*t*. *Ver também* vegetais, **392-410**
Oleandro, 213, 219, 394-409*t*. *Ver também* glicosídeos cardíacos (digitálicos), **219-220**; vegetais, **392-410**
   chapéu-de-napoleão (amarelo), 394-**409***t*
Óleo canforado. *Ver* cânfora, **174-176**, 175-176*t*, 276*t*
Óleo de *Tea Tree* (melaleuca), 175-176*t*, 361*t*. *Ver também* óleos essenciais, **174-176**; produtos fitoterápicos e alternativos, **358-362**
Óleo de banana (acetato isoamílico), resumo dos perigos do, 587-691*t*
Óleo de bebê. *Ver também* produtos não tóxicos/de baixa toxicidade, **355-357**
   exposição acidental a, 356*t*
Óleo de bétula. *Ver também* óleos essenciais, **174-176**
   toxicidade do, 175-176*t*
Óleo de canela. *Ver também* óleos essenciais, **174-176**
   toxicidade do, 175-176*t*
Óleo de cebola (dissulfureto alilpropila), resumo dos perigos do, 587-691*t*
Óleo de cravo. *Ver também* óleos essenciais, **174-176**
   lesão hepática causada por, acetilcisteína para prevenção de, 175-176, 441-498, 443*t*, 444*t*
   toxicidade do, 175-176*t*

Óleo de gaultéria. *Ver também* óleos essenciais, **174-176**; salicilatos, **373-375**
  toxicidade do, 175-176*t*, 371, 373
Óleo de hortelã. *Ver também* óleos essenciais, **174-176**
  toxicidade do, 174-176, 175-176*t*
Óleo de lavanda. *Ver também* óleos essenciais, **174-176**
  toxicidade do, 175-176*t*
Óleo de mirística (3-metoxi-4, 5-metileno-dioxiallilbenzeno/ noz-moscada). *Ver também* óleos essenciais, **174-176**; alucinógenos **215-219**, vegetais, **392-410**
  toxicidade do, 175-176*t*, 217*t*, 394-409*t*
Óleo de motor. *Ver também* hidrocarbonetos, **275-278**
  toxicidade do, 276*t*
Óleo de pinho. *Ver também* hidrocarbonetos, **275-278**
  toxicidade de, 276*t*
Óleo de poejo, 175-176*t*, 394-409*t*. *Ver também* óleos essenciais, **174-176**; vegetais, **392-410**
  insuficiência hepática causada por, 40*t*
    acetilcisteína para a prevenção de, 175-176, 441-498, 443*t*, 444*t*
  toxicidade do, 175-176*t*, 394-409*t*
Óleo de vitríolo (ácido sulfúrico), resumo dos perigos do, 587-691*t*
Óleo mineral, para exposições químicas na pele, 47-48*t*
Óleo mineral selante. *Ver também* hidrocarbonetos, **275-278**
  toxicidade do, 276*t*
Óleo para mobiliário Old English. *Ver* hidrocarbonetos, **275-278**
Óleos essenciais, toxicidade dos, **174-176**, 175-176*t*
Óleos voláteis, toxicidade dos, **174-176**, 175-176*t*
Olestra, para intoxicação por dioxina, 224-226
Olhos
  descontaminação dos, 47-48
  no local do incidente com materiais perigosos, 571
  exame no diagnóstico de intoxicação, 30, 30*t*
  glifosato que causa distúrbios nas, 272-274, 358
  lesão corrosiva dos, 103-104
  morfina para, 528-530
  queimaduras por Levisita, 144-145
    dimercaprol (BAL) para, 147-148, 459-460
Oligúria
  gás arsina que causa, 148-149
  na insuficiência renal, 39
Oliveira, 394-409*t*. *Ver também* vegetais, **392-410**
Olmo, 394-409*t*. *Ver também* vegetais, **392-410**
Ometoato, 288*t*. *Ver também* inseticidas organofosforados e carbamatos, **285-292**
Omnipen. *Ver* ampicilina, **75-81**, 415*t*
Oncaspar. *Ver* pegaspargase, 85-91*t*
Oncovin. *Ver* vincristina, 85-90*t*
Onda (J) de Osborne, na hipotermia, 12, 12*f*, 20
"Onda de Marfim" (gíria). *Ver* anfetaminas, **121-122**; 3,4-metilenodioxipirovalerona (MDPV), 121-122, 217*t*
Onda J, na hipotermia, 12, 12*f*, 20
Ondansetron, **537-540**
  farmacologia/uso de, 537-540
  para náuseas e vômitos associados a antineoplásicos, 92, 537-540
  para vômitos induzidos por paracetamol, 341-342, 537-540
Onglyza. *Ver* saxagliptina, 81-83*t*, 435*t*
Operação de compressor, em ambiente fechado, exposições tóxicas e, 576*t*
Operação de empilhadeira, *indoor*, exposições tóxicas e, 576*t*
Operação de fermentação, exposições tóxicas e, 576*t*
Operação em fossa de estrume, exposições tóxicas e, 576*t*
Opiáceos/opioides, **334-336**, 334*t*
  abstinência de, 335
    em recém-nascidos, 61, 65
  propofol para, 548-551
  bloqueio atrioventricular (AV) causado por, 9*t*
  bradicardia causada por, 9*t*, 335

coma causado por, 19*t*, 335
como armas químicas, 103, 105-108. *Ver também* agentes químicos de guerra, 105-111
convulsões causadas por, 335
em agressões facilitadas por drogas, 66-67*t*
em triagens toxicológicas, 41*t*, 285, 336
  painel de "uso abusivo de drogas", 42*t*
estupor causado por, 19*t*, 335
farmacocinética de, 335
hipotensão causada por, 15*t*, 335
hipotermia causada por, 20*t*
hipoxia causada por, 6*t*
insuficiência ventilatória causada por, 5*t*, 335
miose causada por, 30*t*, 335
nalmefeno para superdosagem de, 285, 336, 529-532, 530*t*
naloxona para superdosagem de, 285, 336, 529-532, 530*t*
reação anafilactoide causada por, 27*t*
toxicidade de, 334-336, 334*t*
  em crianças, 58-59*t*
  na intoxicação por Lomotil/antidiarreico, 304-305
volume de distribuição de, 54-56*t*, 335
Opistótono
  na intoxicação por estricnina, 144, 231-232
  no tétano, 383
Opúncia, pera-espinhosa, 394-409*t*. *Ver também* vegetais, **392-410**
Opuntia spp., 394-409*t*. *Ver também* vegetais, **392-410**
Oramorph. *Ver* morfina, 334-335, 334*t*, 430*t*, **528-530**
Orap. *Ver* pimozida, 245-246*t*
Orelanina, intoxicação por cogumelos que contêm, 200*t*. *Ver também* intoxicação por cogumelos, **199-202**
Orelha de elefante, 394-409*t*. *Ver também* vegetais, **392-410**
Orfenadrina, 371-372*t*. *Ver também* relaxantes musculares, **371-372**
  farmacocinética da, 431*t*
  fisostigmina para superdosagem de, 280-281, 372
  toxicidade da, 371-372, 371-372*t*
Organismos marinhos/peixe
  intoxicação alimentar causada por, 295-298, 296-297*t*
  organoarsênicos em, 145-147
  reação anafilática causada por, 27*t*
Organoarsênicos. *Ver também* arsênico, **97-98, 144-148**
  toxicidade dos, 145-147
Origanum vulgare, 394-409*t*. *Ver também* vegetais, **392-410**
Ornamentos para árvore de Natal. *Ver também* produtos não tóxicos/de baixa toxicidade, **355-357**
  exposição acidental a, 357*t*
Ornithogalum caudatum, 394-409*t*. *Ver também* vegetais, **392-410**
Ornithogalum spp., 394-409*t*. *Ver também* vegetais, **392-410**
Orudis. *Ver* cetoprofeno, 244*t*, 426*t*
Oruvail. *Ver* cetoprofeno, 244*t*, 426*t*
Oseltamivir. *Ver também* agentes antivirais e antirretrovirais, **93-98**
  farmacocinética da, 431*t*
  toxicidade do, 94-96*t*
OSHA (Occupational Safety and Health Administration), 580-581
  escritórios regionais da, 580-581*t*
  limites de exposição definidos pela, 583-585
  regulamentação sobre carcinógenos e, 584-585
Osmolalidade
  interferências em triagens toxicológicas e, 44*t*
  sérica, 32-33, 32*t*
    na síndrome de secreção inapropriada de ADH (SIADH), 37
    normal, 32
  urinária
    na hipernatremia, 36
    na síndrome de secreção inapropriada de ADH (SIADH), 37

Osmômetro, 32
Osmômetro de pressão de vapor, 32, 33
Osmômetro para depressão do ponto de congelamento, 32
Ossos, medição de chumbo nos, por fluorescência de raio X, 182-183
Osteosclerose (fluorose esquelética), 256-257
Ototoxicidade ocupacional, 578-579
Ouro, intoxicação por
 acetilcisteína para, 441-498, 443t, 444t
 dimercaprol (BAL) para, 458-460
Ouro, refinamento de, exposições tóxicas e, 576t
Oxalato de cálcio. Ver também ácido oxálico/oxalato, **70-71**
 em plantas, 70, 292, 392-410
 toxicidade do, 70-71
Oxaliplatina. Ver também agentes antineoplásicos, **84-93**
 extravasamento de, 92, 93, 245
 toxicidade da, 85-90t
Óxalis, 394-409t. Ver também vegetais, **392-410**
Oxalis spp., 394-**409t**. Ver também vegetais, **392-410**
Oxalonitrilo (cianogênio), resumo dos perigos do, 587-691t
Oxamil, 288t. Ver também inseticidas organofosforados e de carbamatos, **285-292**
Oxaprozina. Ver também medicamentos anti-inflamatórios não esteroides, **242-245**
 farmacocinética da, 431t
 toxicidade da, 244t
Oxazepam. Ver também benzodiazepinas, **157-162, 459-463**
 farmacocinética do, 431t
 toxicidade do, 158-159t
Oxcarbazepina, **176-178, 224**
 farmacocinética da, 176-177, 431t
 toxicidade da, 176-**178**, 224
Oxibato de sódio. Ver gama-hidroxibutirato (GHB), **267-270**, 423t
Oxibutinina. Ver também agentes anticolinérgicos, **129-130**
 farmacocinética da, 431t
 toxicidade da, 129-130t
Oxicloreto de fósforo, resumo dos perigos do, 587-691t
Oxicloreto de selênio, resumo dos perigos do, 587-691t
Oxicodona, 334t. Ver também opiáceos/opioides, **334-336**
 em triagens toxicológicas, 41t
 farmacocinética da, 335, 432t
 toxicidade da, 334t
Oxidação, para descontaminação de armas químicas, 111, 389
Oxidemeton-metílico, 288t. Ver também inseticidas organofosforados e de carbamatos, **285-292**
Óxido bórico (óxido de boro)
 resumo dos perigos do, 587-691t
 toxicidade do, **230-231**
Óxido crômico. Ver também cromo, **205-206**
 toxicidade do, 193, 205
Óxido de alumínio (α-Alumina), resumo dos perigos do, 587-691t
Óxido de boro
 resumo dos perigos do, 587-691t
 toxicidade do, 69-70
Óxido de cálcio, resumo dos perigos do, 587-691t
Óxido de cloropropileno (epicloridrina), resumo dos perigos do, 587-691t
Óxido de dietileno (tetra-hidrofurano), resumo dos perigos do, 587-691t
Óxido de difenil clorado, resumo dos perigos do, 587-691t
Óxido de etileno, **336-337**
 limites de exposição do, 239, 336-337
 processos de trabalho associados à exposição ao, 239, 336-337, 576t
 resumo dos perigos para, 587-691t
 toxicidade do, 336-337
Óxido de fósforo. Ver também fósforo, 103-104t, **263-264, 392-393**
 toxicidade do, 264-265
Óxido de mesitila, resumo dos perigos do, 587-691t

Óxido de propileno, resumo dos perigos do, 587-691t
Óxido de selênio (dióxido de selênio), 375-376t. Ver também selênio, 375-378
 resumo dos perigos do, 587-691t
 toxicidade do, 375-376t, 376-377
Óxido de zinco
 febre de fumaças metálicas causadas por, 247-248
 limites de exposição para, 247-248, 316
 processos de trabalho associados à exposição ao, 247-248, 316, 576t
 resumo dos perigos do, 587-691t
Óxido dicloroetilo (éter dicloroetílico), resumo dos perigos do, 587-691t
Óxido nítrico. Ver também gases, irritantes, **269-272**; óxidos de nitrogênio, **332, 339-340**
 limites de exposição para, 270-271t, 339-340
 metemoglobinemia causada por, 319-320t, 339-340
 resumo dos perigos do 587-691t
 toxicidade do, 270-271t, 332, 339-340
Óxido nitroso, **333-334, 338, 242-243**
 limites de exposição para, 333-334, 338
 neuropatia causada por, 31t, 333-334, 338
 resumo dos perigos do, 587-691t
 toxicidade do, **333**-334, 338, 242-243
Óxidos de nitrogênio, **332, 339-340**. Ver também gases irritantes, **269-272**
 limites de exposição para, 339-340
 metemoglobinemia causada por, 319-320t, 319-320t, 339-340
 toxicidade dos, 332, 339-340
Oxifembutazona. Ver também anti-inflamatórios não esteroides, **242-245**
 farmacocinética da, 432t
 toxicidade da, 242-245, 244t
Oxifenciclimina. Ver também anticolinérgicos, **129-130**
 farmacocinética da, 432t
 toxicidade da, 129-130t
Oxigênio. Ver também oxigenoterapia, **539-541**
 farmacologia/uso de, 539-**541**
 na hipoxia, 6
 pressão parcial de (PO$_2$)
 na intoxicação por monóxido de carbono, 7, 327-328
 níveis de manutenção na oxigenoterapia e, 539-541
 no tratamento de edema pulmonar, 7
 triatômico (ozônio). Ver também gases irritantes, 269-**272**
 limites de exposição para, 270-271t
 processos de trabalho associados à exposição ao, 576t
 resumo dos perigos do 587-691t
 toxicidade do, 270-271t
Oxigênio triatômico (ozônio). Ver também gases irritantes, **269-272**
 limites de exposição para, 270-271t
 processos de trabalho associados à exposição ao, 576t
 resumo dos perigos do, 587-691t
 toxicidade do, 270-271t
Oxigenoterapia, **539-541**
 hiperbárica, 539-**541**
 para envenenamento pela aranha Loxosceles, 144, 231-232
 para ingestão de peróxido de hidrogênio, 140-141
 para intoxicação por cianeto, 185-186, 206, 539-**541**
 para intoxicação por cloreto de metileno, 190, 324
 para intoxicação por monóxido de carbono, 327-328, 327-328t, 384, 539-**541**
 na inalação de fumaça, 281-282, 350
 para intoxicação por sulfeto de hidrogênio, 378-379, 539-**541**
 para metemoglobinemia, 321-322, 539-**541**
 para broncoespasmo, 8
 para edema pulmonar, 7
 para hipoxia, 7, 539-**541**
 para inalação de fumaça, 281-282, 350

para insuficiência ventilatória, 6, 539-**541**
para intoxicação por carboxiemoglobina, 45*t*
para intoxicação por cloreto de metileno, 190, 324
para intoxicação por cobre, 184, 195
para intoxicação por cromo, 205-206
para intoxicação por gás cloro, 190-191
para intoxicação por monóxido de carbono, 7, 327-328, 327-328*t*, 539-**541**
na inalação de fumaça, 281-282, 350
Oximas, **546-548**
 farmacologia/uso de, 546-548
 para inseticida inibidor de colinesterase e exposições a agentes nervosos, 546-548
 envelhecimento e, 285-286, 290-292, 546
Oximetazolina, 186-187, 206
 coma causado por, 19*t*
 estupor causado por, 19*t*
 farmacocinética da, 432*t*
 hipertensão causada por, 17*t*, 187-188
 hipotensão causada por, 15*t*
 miose causada por, 30*t*
 toxicidade da, 186-**188, 206**
Oximetria
 na inalação de fumaça, 281-282, 350
 na intoxicação por monóxido de carbono, 7, 327-328
 na metemoglobinemia, 7, 320-321
 na sulfemoglobinemia, 208-209
Oxi-sleep. Ver γαμα-hidroxibutirato (GHB), **267-270**, 423*t*
Oxitocina, síndrome de secreção inapropriada de ADH causada por, 35*t*
5-Oxoprolinúria
 acetilcisteína para, 441-498, 443*t*, 444*t*
 acidose de intervalo aniônico *gap* e, 33*t*
Oxprenolol. *Ver também* bloqueadores β-adrenérgicos, **159-163**
 farmacocinética do, 432*t*
 toxicidade do, 162-163*t*
OxyContin. *Ver* oxicodona, 334*t*, 335, 432*t*
OxyFAST. *Ver* oxicodona, 334*t*, 335, 432*t*
OxylR. *Ver* oxicodona, 334*t*, 335, 432*t*
Ozônio. *Ver também* gases irritantes, **269-272**
 limites de exposição para, 270-271*t*
 processos de trabalho associados à exposição ao, 576*t*
 resumo dos perigos do, 587-691*t*
 toxicidade do, 270-271*t*

P (fósforo), **263-393**. *Ver também* agentes cáusticos e corrosivos, **103-105**
 insuficiência hepática causada por, 40*t*, 264-265
 limites de exposição para, 264-265
 radiografia abdominal mostrando, 45-46*t*
 resumo dos perigos do, 587-691*t*
 toxicidade do, 103-104*t*, 263-393
 tratamento tópico para exposição ao, 47-48*t*, 264-265, 392-393
P2S. *Ver também* oximas, **546-548**
 para exposição a agente nervoso, 110-111
Pacerona. *Ver* amiodarona, 240-**242***t*, 241-242, 414*t*
Pacientes pediátricos, 57-66, 58-61*t*
 administração de propofol em, 550-551*t*
 bradicardia em, 9, 60-61
 distonias em, superdosagem de antipsicótico e, 245-247
 hiperglicemia em, insulina para, 35
 hiperpotassemia, dextrose com insulina para, 38
 hipoglicemia em, 81-83
 dextrose/glicose para, 35, 83-84
 imunização contra o tétano em, 379-380, 559-560
 intoxicação em, 57-66, 58-61*t*
  abuso e, 57-60
  ácido bórico/borato/boro, 69, 230-231
  anti-histamínico, 126-128
  cânfora, 58-59*t*

chumbo, 179-183
clorato, 188-189
detergentes que causam, 209-211
ferro, 58-59*t*, 254, 413
glicosídeo cardíaco, 213, 219
ingestão de planta/baga e, 392-**410**, 394-409*t*
intencional, 57-60
Lomotil/Motofen, 58-59*t*, 304-305
nicotina, 329-330
nitrato, 331-332
paracetamol, 341-342
prevenção de, 58-60
produtos não tóxicos/de baixa toxicidade e, 355-**357**, 356*t*, 357*t*
salbetamol, 230-231
tosse e medicamentos para gripe e, 362-363
xarope de ipeca para, 48-49
irrigação intestinal total em, 52-53
sinais vitais em, 60-61, 60-61*t*
terapia com líquido/solução salina em, 8
utilização de nitrito/nitrito de sódio, 533-534, 533-534*t*
Paclitaxel. *Ver também* agentes antineoplásicos, **84-93**
 extravasamento de, 93, 245
 toxicidade do, 85-90*t*
Pacote antídoto de anticianeto, 110-111, 184-186, 532-534. *Ver também* nitritos, **331-332, 532-534**; tiossulfato, **557-558**
Painel de "Uso abusivo de fármacos", 41, 42*t*
 em agressões facilitadas por drogas, 67-68
Palidez, no diagnóstico de intoxicação, 30
palma (espinhos), 394-409*t*
rabo-de-peixe, 394-409*t*
Paliperidona. *Ver também* agentes antipsicóticos, **245-247, 498-500**
 farmacocinética da, 432*t*
 toxicidade da, 245-246*t*
Palitoxina, intoxicação alimentar causada por, 295-**297***t*, 297-298. *Ver também* intoxicação por alimento, peixe e marisco, **295-298**
Palmeira-anã, 360*t*. *Ver também* produtos fitoterápicos e alternativos, **358-362**
Palmeira-rabo-de-peixe, palmeira brava, 394-409*t*. *Ver também* vegetais, **392-410**
2-PAM (pralidoxima), **546-548**
 farmacologia/uso de, 546-548
 para exposições a inseticida inibidor de colinesterase e agente nervoso, 109-111, 285-286, 290-292, 546-548
 envelhecimento e, 285-286, 290-292, 546
Pamelor. *Ver* nortriptilina, 132-134*t*, 431*t*
Pamprin. *Ver* anti-histamínicos, **126-129**
Panadol. *Ver* paracetamol, **340-343**, 414*t*
Panaeolina foenisecii, cogumelos. *Ver também* intoxicação por cogumelos, **199-202**
 toxicidade dos, 200*t*
Pancitopenia, causas ocupacionais de, 579-580
Pancurônio. *Ver também* agentes bloqueadores neuromusculares, **466-471**
 farmacologia/uso de, 466-471, 467*t*
 para hipertermia na agitação/*delirium*/psicose, 25
 para intoxicação por estricnina, 221, 232-233
 para tétano, 383
Panex ginseng/Panex quinquefolim (ginseng), 360*t*. *Ver também* produtos fitoterápicos e alternativos, **358-362**
Panitumumabe. *Ver também* agentes antineoplásicos, **84-93**
 toxicidade do, 85-90*t*
Papaver orientale, 394-409*t*. *Ver também* vegetais, **392-410**
Papaver somniferum, 394-409*t*. *Ver também* opiáceos/opioides, **334-336**; vegetais, **392-410**
 opiáceos derivados do, 334
papel M8/M9, para detecção de armas químicas, 109-110

Papel-alumínio. Ver também produtos não atóxicos de baixa toxicidade, **355-357**
  exposição acidental à, 356t
Papoula. Ver também opiáceos/opioides, **334-336**; vegetais, **392-410**
  da Califórnia, 394-409t
  dormideira, 394-409t
  espinhosa, 394-409t
  opiáceos derivados da, 334
  oriental, 394-409t
Paracetamol, **340-341**, **343**, 342f
  acetilcisteína para superdosagem de, 45t, 342-343, 441-498, 443t, 444t
  com dextrometorfano, 212-213
  combinação de produtos que contenham, 212-213, 340-341
  de liberação prolongada
    farmacocinética do, 340-341
    tratamento da ingestão de, 74, 343
  doença renal/insuficiência causada por, 39t, 340-342
  eliminação do, 55-56t, 414t
  em exames toxicológicos, 41t, 341-342
    interferências, 43t, 341-342
  farmacocinética do, 340-341, 414t
  insuficiência hepática/hepatotoxicidade causada por, 40t, 340-342, 342f
  interação com varfarina, 390t
  intervalo aniônico/acidose láctica causada por, 33t, 340-341
  metoclopramida para vômitos causados por, 341-342, 527-529
  níveis quantitativos/intervenções potenciais, 45t, 341-343, 342f
  ondansetron para vômitos causados por, 341-342, 537-540
  silimarina (cardo de leite) para superdosagem de, 554-555
  toxicidade do, 340-341, 343, 342f
  volume de distribuição do, 55-56t, 340-341, 414t
Parada cardíaca, hipotermia que causa, 20, 21
Paradiclorobenzeno, **328-330**
  farmacocinética do, 328-329
  odor causado por, 31t, 328-329
  toxicidade do, 328-330
Parafina. Ver também produtos não tóxicos/de baixa toxicidade, **355-357**
  exposição acidental a, 356t
Paraldeído, 112t. Ver também sedativos-hipnóticos, **112-113**
  farmacocinética do, 432t
  odor causado por, 31t
  toxicidade do, 112t
"Paralisia do jengibre jamaicano", 286, 289
Paralisia por carrapato, neuropatia associada a, 31t
Parametadiona, risco para o feto/gravidez, 62-65t
Parametoxianfetamina (PMA), 121-**122**, 217t. Ver também anfetaminas, **121-122**; alucinógenos, **215-219**
  atividade inibidora da monoaminoxidase da, 282, 325-326
  toxicidade da, 121-**122**, 217t, 218-219, 282, 325-326
Paraplatin. Ver carboplatina, 85-90t
Paraquat, **70-71**, **344-347**. Ver também agentes cáusticos e corrosivos, **103-105**
  acetilcisteína para intoxicação causada por, 441-498, 443t, 444t
  agentes de ligação para, 53-54t
  contaminação da maconha por, 306-307, 344-345
  contraindicações de oxigenoterapia e, 345-347, 539-540
  eliminação de, 55-56t, 344-345
  farmacocinética do, 344-345
  hipoxia causada por, 6t
  resumo dos perigos do, 587-691t
  toxicidade do, 70-71, 103-104t, 344-347
  volume de distribuição do, 55-56t, 344-345

Paration, 288t. Ver também inseticidas organofosforados e carbamatos, **285-292**
  farmacocinética do, 285-286
  metil, 288t
  resumo dos perigos do, 587-691t
  pralidoxima (2-PAM)/oximas para intoxicação com, 546-548
  resumo dos perigos do, 587-691t
  toxicidade do, 288t
Parkinsonismo, neurotoxinas ocupacionais e, 578-579
Parlodel. Ver bromocriptina, 209-210, 416t, **471**-**473**
Parnate. Ver tranilcipromina, 282, 325-326, 437t
Paroxetina, 131-**134**t. Ver também antidepressivos não cíclicos, **131**-**135**
  farmacocinética da, 432t
  interação com inibidor da monoaminoxidase, 132-134, 282-283t
  toxicidade da, 131-**134**t
Parthenocissus spp., 394-**409t**. Ver também vegetais, **392-410**
Pássaro-do-paraíso (Poinciana gillesi), 394-409t. Ver também vegetais, **392-410**
Passiflora caerulea, 394-409t. Ver também vegetais, **392-410**
Passiflora incarnata, 394-409t. Ver também vegetais, **392-410**
Pasta de bicarbonato de sódio, para envenenamento por cnidários, 179, 311
Pastilhas, nicotina. Ver também nicotina, **329-332**, 431t
  toxicidade das, 329-331
Pastilhas de gliconato de zinco, 361t. Ver também produtos fitoterápicos e alternativos, **358-362**
Pastinaca, 394-409t. Ver também vegetais, **392-410**
Pastinaca sativa, 394-**409t**. Ver também vegetais, **392-410**
Paulinia cupana (guaraná), 172-173, 360t, 361. Ver também cafeína, **172-174**, **417**t; produtos fitoterápicos e alternativos, **358-362**
  toxicidade da, 172-173, 360t, 361
Pavulon. Ver pancurônio, 466-471, 467t
Paxil. Ver paroxetina, 131-**134**t, 432t
Paxillus involutus, Cogumelos. Ver também intoxicação por cogumelos, **199-202**
  toxicidade dos, 200t
"Paz". Ver 2,5-dimetóxi-4-metil-anfetamina (DOM/STP), 216t, 218-219
p-Benzoquinona (quinona), resumo dos perigos da, 587-691t
PCBs (bifenilas policloradas), **160-161**
  dioxinas formadas por, 160-161, 220, 222
  insuficiência hepática causada por, 40t
  limites de exposição para, 160-161
  resumo dos perigos das, 587-691t
  toxicidade das, 160-161, 220, 222, 223
PCC (1-piperidonociclo-hexanecarbinol), 248-249, 348. Ver também fenciclidina, **248-250**, 432t
PCDDs (dibenzodioxinas policloroadas), toxicidade das, 160-161, 220, 222-226
PCDFs (dibenzofuranos), toxicidade dos, 160-161, 220, 222-226
PCE (1-fenilciclo-hexiletilamina), 248-249, 348. Ver também fenciclidina, **248-250**, 432t
PChE (pseudocolinesterase), na intoxicação por inibidor da colinesterase, 285-286, 289-291. Ver também inseticidas organofosforados e carbamatos, **285-292**
p-Cloranilina, metemoglobinemia causada por, 319-320t
PCO$_2$, na insuficiência ventilatória, 5, 6
PCP (gíria). Ver fenciclidina, **248-250**, 432t
PCP (pentaclorofenol). Ver pentaclorofenol, **345-348**
Peça em T, para ventilação mecânica, 6
Pectenotoxinas, intoxicação diarreica semelhante a do marisco causada por, 295-**297**. Ver também intoxicação alimentar, peixe e marisco, 295-**298**
PediaCare. Ver anti-histamínicos, 126-**129**

Pediacare 3. *Ver* clorfeniramina, 127*t*, 418*t*
pseudoefedrina, 354, 362-363, 362-363*t*, 434*t*
PediaProfen. *Ver* ibuprofeno, 243-245, 244*t*, 425*t*
Pediazole suspensão. *Ver* eritromicina, 76-79*t*, 421*t*
sulfonamidas (sulfametoxazol), 76-79*t*, 436*t*
Pediculicidas, piretrinas em, 354-355, 364
Pedilanthus tithymaloides, 394-409*t*. *Ver também* vegetais, **392-410**
Pedra (gíria). *Ver* cocaína, **196-204**, 419*t*
"Pedra do amor" (veneno de sapo), glicosídeos cardíacos em, 213, 219, 359*t*. *Ver também* glicosídeos cardíacos (digitálicos), **219-220**; produtos fitoterápicos e alternativos, **358-362**
Peganum harmala, 394-**409t**. *Ver também* vegetais, **392-410**
Pegaspargase. *Ver também* agentes antineoplásicos, **84-93** toxicidade de, 85-91*t*
Peiote, 394-409*t*. *Ver também* alucinógenos, **215-219**; mescalina, 217*t*; vegetais, **392-410**
Peiote, 394-409*t*. *Ver também* vegetais, **392-410**
Peixe
intoxicação alimentar causada por, 295-298, 296-297*t*
mercúrio em, 307, 311-315. *Ver também* mercúrio, 311-316
organoarsênicos em, 145-147
reação anafilática causada por, 27*t*
"Peixe dos sonhos", envenenamento alucinógeno por peixes (ictioalienotoxismo) causada por, 297-298. *Ver também* intoxicação alimentar, peixe e marisco, 295-298
Peixe-búfalo, doença de Haff causada por, rabdomiólise e, 27*t*, 297-298
Peixe-leão, envenenamento por, **302-303, 346-347**
PEL (limite de exposição permitido), 583-585
Pelagia noctiluca (pequena medusa luminescente lilás), intoxicação por, tratamento de, 179, 311
Pelargônio, 394-409*t*. *Ver também* vegetais, **392-410**
Pelargonium spp., 394-**409t**. *Ver também* vegetais, **392-410**
Pele
absorção do fármaco em recém-nascidos e, 61, 65
descontaminação da, 45-48, 47-48*t*
no local de incidentes com materiais perigosos, 571
exame da, no diagnóstico de intoxicação, 30-31
exposição de fluorídrico e, 257-259, 378, 578-579
exposições ocupacionais associadas a distúrbios de, 577-578*t*, 578-579
glifosato que causa distúrbios de, 272-**274**, 358
hidrocarbonetos que causam distúrbios de, 276-278, 581-582
lesão corrosiva da, 103-104
morfina para, 528-530
na intoxicação por arsênio, 144-147
na intoxicação por brometo, 170-171
na toxicidade por metotrexato, 322-323
pálida, no diagnóstico de intoxicação, 30
queimaduras por levisita, 144-145
dimercaprol (BAL) para, 147-148
vermelha (ruborizada)
na intoxicação por monóxido de carbono, 30, 327-328
no diagnóstico de intoxicação, 30
Pembutolol, 159-162, 162-163*t*. *Ver também* bloqueadores β-adrenérgicos, **159-163**
farmacocinética do, 432*t*
toxicidade do, 159-162, 162-163*t*
Pemetrexede. *Ver também* agentes antineoplásicos, **84-93**
toxicidade da, 85-90*t*
Pemolina, 121*t*. *Ver também* anfetaminas, **121-122**
farmacocinética da, 432*t*
toxicidade da, 121*t*
Penciclovir. *Ver também* agentes antivirais e antirretrovirais, **93-98**
farmacocinética do, 432*t*
toxicidade do, 94-96*t*

Penclor. *Ver* pentaclorofenol, **345-348**
Pencloro. *Ver* pentaclorofenol, **345-348**
Penicilamina, **540-542**
farmacologia/uso de, 540-542
para intoxicação por chumbo, 182-183, 540-542
para intoxicação por cobre, 184, 195, 540-542
para intoxicação por mercúrio, 315-316, 540-542
risco para o feto/gravidez, 62-65*t*, 541-542
Penicilinas. *Ver também* agentes antibacterianos, **75-81**
antipseudomonas, toxicidade das, 76-79*t*
farmacocinética das, 432*t*
para intoxicação por cogumelos amatoxina, 199, 202-203
reação anafilática causada por, 27*t*
toxicidade das, 76-79*t*
Penicillium spp. *Ver também* mofos, **324-326**
toxicidade do, 190, 324
Penta. *Ver* pentaclorofenol, **345-348**
Pentaborano, resumo dos perigos do, 587-691*t*
Pentacarbonila de ferro, resumo dos perigos da, 587-691*t*
Pentacloreto de antimônio, resumo dos riscos do, 587-691*t*
Pentacloreto de fósforo, resumo dos perigos do, 587-691*t*
Pentaclorofenol (pentaclorofenato), **345-348**. *Ver também* fenóis, **250-253**
dioxinas formadas durante a produção de, 220, 222
exposição ocupacional ao, 579-580
hipertermia causada por, 21*t*, 347-348
limites de exposição para, 347-348
resumo dos perigos do, 587-691*t*
toxicidade do, 345-348
Pentacloronaftaleno, resumo dos perigos do, 587-691*t*
Pentafluoreto de bromo, resumo dos perigos do, 587-691*t*
Pentafluoreto de enxofre, resumo dos perigos do, 587-691*t*
Pentamidina
arritmias ventriculares causadas por, 13*t*
hipoglicemia causada por, 34*t*
Pentanal (valeraldeído), resumo dos perigos do, 587-691*t*
1,5-Pentandial (glutaraldeído). *Ver também* antissépticos/desinfetantes, **139-141**
processos de trabalho associados à exposição ao, 576*t*
resumo dos perigos do, 587-691*t*
toxicidade do, 139-141, 247
Pentano (*n*-pentano), resumo dos perigos do, 587-691*t*
2-Metil-2,4-pentanodiol (hexilenoglicol), resumo dos perigos do, 587-691*t*
4-Hidróxi-4-metil-2-pentanona (diacetona álcool), resumo dos perigos do, 587-691*t*
3-Pentanona (dietilcetona), resumo dos perigos do, 587-691*t*
4-Metil-2-pentanona (metilisobutilcetona), resumo dos perigos do, 587-691*t*
2-Pentanona (metilpropilcetona), resumo dos perigos do, 587-691*t*
Pentassulfeto de fósforo, resumo dos perigos do, 587-691*t*
Pentazocina, 334*t*. *Ver também* opiáceos/opioides, **334-336**
em triagens toxicológicas, 41*t*
farmacocinética da, 334*t*, 432*t*
Pentobarbital, 153-154, 153-154*t*, **541-543**. *Ver também* barbitúricos, **152-155**
eliminação do, 55-56*t*, 153-154*t*, 432*t*
em produtos para eutanásia veterinária, 152-153
farmacocinética do, 153-154*t* 432*t*
farmacologia/uso de, 541-543
para convulsões, 23, 541-543
toxicidade do, 153-154, 153-154*t*, 542-543
volume de distribuição do, 55-56*t*, 432*t*
Pentostatina. *Ver também* agentes antineoplásicos, **84-93**
toxicidade de, 85-90*t*
Pentóxido de vanádio, resumo dos perigos do, 587-691*t*
Pepcid/Pepcid AC/Pepcid RPD. *Ver* famotidina, 422*t*, 478-481, 479-480*t*
Pepino-selvagem, 394-409*t*. *Ver também* vegetais, **392-410**

786 ÍNDICE

Pepto-Bismol (subsalicilato de bismuto). *Ver também* salicilatos, **373-375**
 radiografia abdominal mostrando, 45-46*t*
Pequena cicuta, 394-409*t. Ver também* vegetais, **392-410**
Pera. *Ver também* vegetais, **392-410**
 -de-bradford, 394-**409t**
 ornamental, 394-409*t*
 sementes mastigadas, 394-409*t*
Perclorato, para intoxicação por radiação, 370*t*
Percloroetano (hexacloroetano), resumo dos perigos do, 587-691*t*
Percloroetileno (tetracloroetileno), **71, 387-389**
 limites de exposição para, 388-389
 resumo dos perigos do, 587-691*t*
 toxicidade do, 71, 387-389
Percocet. *Ver*
 oxicodona, 334*t*, 335, 432*t*
 paracetamol, 340-**343**, 414*t*
Percodan. *Ver*
 ácido acetilsalicílico, 371, 373-374, 415*t*
 oxicodona, 334*t*, 335, 432*t*
Percolone. *Ver* oxicodona, 334*t*, 335, 432*t*
Perda auditiva induzida por ruído, causas ocupacionais de, 577-578*t*, 578-579
Perda de líquidos, hipotensão causada por, 15-16, 15t
Perda de sal, na hiponatremia, 35*t*, 36
Perda de volume
 hipernatremia com, 36
  tratamento da, 36
 hiponatremia causada por, 36
  tratamento da, 37
 hipotensão causada por, 15-17, 15*t*
Perfenazina. *Ver também* agentes antipsicóticos, **245-247**, **498-500**
 com amitriptilina, 134-135
 radiografia abdominal mostrando, 45-46*t*
 farmacocinética da, 432*t*
 toxicidade da, 245-246*t*
Pergolida, 209-210, 228. *Ver também* derivados de ergot, **209-210**
 farmacocinética da, 432*t*
 toxicidade de, 209-210, 228
Periactin. *Ver* cipro-heptadina, 128-129, 137-138*t*, 201, 419*t*, **480-481**
Perindopril. *Ver também* bloqueadores da angiotensina/IECAs, **164-165**
 farmacocinética do, 432*t*
 toxicidade do, 164-165, 239
Peristaltismo, no diagnóstico de intoxicação, 29*t*, 30
Permanganato (de potássio). *Ver também* antissépticos/desinfetantes, **139-141**; agentes cáusticos e corrosivos, **103-105**
 metemoglobinemia causada por, 140-141, 319-320*t*
 resumo dos perigos da, 587-691*t*
 toxicidade do, 103-104*t*, 140-141
Permax. *Ver* pergolida, 209-210, 228, 432*t*
Permetrina. *Ver também* piretrinas/piretroides, **354-355, 364**
 toxicidade do, 354*t*
Peróxido (peróxido de hidrogênio). *Ver também* antissépticos/desinfetantes, **139-141**
 resumo dos perigos do, 587-691*t*
 toxicidade do, 139-141, 247
Peróxido de benzoíla, resumo dos perigos do, 587-691*t*
Peróxido de carbamida. *Ver também* produtos não tóxicos/de baixa toxicidade, **355-357**
 exposição acidental ao, 356*t*
Peróxido de metiletilcetona, resumo dos perigos do, 587-691*t*
Persea americana, 394-409*t. Ver também* vegetais, **392-410**
Perthane. *Ver* etilan, 189, 348-349*t*
Pêssego (caroços mastigados), 394-409*t. Ver também* vegetais, **392-410**
Peste, como arma biológica, 98-103, 99*t*
Pesticida contra formigas, ácido bórico em, 69-70

Pesticidas
 brometo de metila, 168-170
 domésticos. *Ver também* produtos não tóxicos/de baixa toxicidade, 355-**357**
  exposição acidental a, 357*t*
 hidrocarbonetos clorados, 189, 348-350, 348-349*t*
 neurotoxicidade de, 578-579
 organofosforados e carbamatos, 285-**292**, 287-291t
 paraquat e diquat, 70-71, 344-347
 piretrinas/piretroides, 354-355, 364, 354*t*
 pralidoxima (2-PAM)/oximas para intoxicação com, 285-286, 290-292, 546-548
 que contêm estricnina, 144, 221, 231-232
 que contêm fosfeto, 262-266
 que contêm supervarfarina, 389-391
Pethidine. *Ver* meperidina, 334*t*, 428*t*
p-Fenilanilina (4-aminodifenil), resumo dos perigod do, 587-691*t*
PG (propilenoglicol). *Ver também* glicóis, **235-239**
 elevação do intervalo osmolar causada por, 32*t*
 em preparações com fenitoína, toxicidade do, 251, 502-503
 estimativa do nível a partir do intervalo osmolar, 32*t*
 toxicidade do, 215, 235-238, 237*t*
PGDN (dinitrato de propilenoglicol), resumo dos perigos do, 587-691*t*
PGE (éter fenilglicidílico), resumo dos perigos do, 587-691*t*
PH (pneumonite por hipersensibilidade/alveolite alérgica)
 causas ocupacionais de, 577-578
 mofo que causa, 324-325
 no intoxicação por cogumelos, 200*t*, 199-201
Phidippus spp., envenenamento por, 142. *Ver também* envenenamento por aranha, **141-144**
Phoradendron flavescens, 394-409*t. Ver também* vegetais, **392-410**
Photinia arbutifolia, 394-**409t**. *Ver também* vegetais, **392-410**
Phoxim, 289*t. Ver também* inseticidas organofosforados e carbamatos, **285-292**
PHP (feniciclo-hexilpirrolidina), 248-249, 348. *Ver também* fenciclidina, **248-250**, 432*t*
Physalia spp. (caravela-portuguesa), envenenamento por, 115, 179, 310-**311**
Phytolacca americana, 394-**409t**. *Ver também* vegetais, **392-410**
Picadas de cobra, **350-353**, 350-351*t*
 antivenenos para, 352-353, 449-454, 449-450*t*
 hipotensão causada por, 15*t*, 351-352
 insuficiência ventilatória causada por, 5*t*
 rabdomiólise causada por, 26
Picadas de formiga (Formicidae), 279-280, 298-299
Picloram, resumo dos perigos do, 587-691*t*
Picolinato de cromo, 193, 205, 204*t. Ver também* cromo, **205-206**; produtos fitoterápicos e alternativos, **358-362**
 toxicidade do, 193, 205, 359*t*
Pícrico, ácido. *Ver também* agentes cáusticos e corrosivos, **103-105**
 resumo dos perigos do, 587-691*t*
 toxicidade do, 103-104*t*
Pieris japonica, 394-409*t. Ver também* vegetais, **392-410**
Pilocarpina, miose causada por, 30*t*
"Pílula da paz" (giria). *Ver* fenciclidina, **248-250**, 432*t*
Pílulas para controle da natalidade. *Ver também* produtos não tóxicos/de baixa toxicidade, 355-**357**
 exposição acidental a, 357*t*
 interação com varfarina, 390*t*
Pimenta. *Ver também* vegetais, **392-410**
 mezereu, 394-409*t*
 pimentão (ornamental), 394-409*t*
Pimozida. *Ver também* agentes antipsicóticos, **245-247**, **498-500**
 arritmias ventriculares causadas por, 13*t*
 toxicidade da, 245-246*t*

Pinça de Magill, para limpeza das vias aéreas, 4
Pindolol, 159-162, 162-163t. Ver também bloqueadores β'''
 -adrenérgicos, **159-163**
  farmacocinética do, 433t
  toxicidade de, 159-162, 162-163t
Pindona. Ver também varfarina, **389-391**
  em raticidas, 111, 389
  resumo dos perigos do, 587-691t
  toxicidade da, 111, 389
Pinhão-de-barbados, pinhão-de-purga, 394-409t. Ver também vegetais, **392-410**
Pinhão-de-purga, 394-**409t**. Ver também vegetais, **392-410**
Pinhão-roxo, 394-409t. Ver também vegetais, **392-410**
Pioglitazona, 82t. Ver também agentes antidiabéticos (hipoglicemiantes), **80-84**
  farmacocinética da, 82t, 433t
  toxicidade da, 82t
Pipecurônio. Ver também agentes bloqueadores neuromusculares, 466-471
  farmacologia/uso de, 466-471, 467t
Piper methysticum, 360t, 394-409t. Ver também produtos fitoterápicos e alternativos, 358-**362**; vegetais, 392-**410**
Piperacilina. Ver também agentes antibacterianos, **75-81**
  farmacocinética da, 433t
  toxicidade da, 76-79t
Piperazinas. Ver também anti-histamínicos, **126-129**
  toxicidade das, 127t
Piperidina, resumo dos perigos da, 587-691t
1-Piperidonociclo-hexanocarbinol (PCC), 248-249, 348. Ver também fenciclidina, **248-250**, 432t
Piperofós, 289t. Ver também inseticidas organofosforados e carbamatos, **285-292**
Pipobromano, 170-171. Ver também brometos, **170-172**
Pipracil. Ver piperacilina, 76-79t, 433t
Piracanta, 394-409t. Ver também vegetais, **392-410**
Piracanta/Pyracantha, 394-**409t**. Ver também vegetais, **392-410**
Piraclofós, 289t. Ver também inseticidas organofosforados e carbamatos, **285-292**
Pirazinamida. Ver também agentes antibacterianos, **75-81**
  farmacocinética da, 434t
  toxicidade da, 76-79t
Pirazofós, 289t. Ver também inseticidas organofosforados e carbamatos, **285-292**
Piretrina I ou II (piretro), resumo dos perigos da, 587-691t
Piretrinas/piretroides, **354-355, 364**, 354f
  resumo dos perigos da, 587-691t
  toxicidade das, 354-355, 364, 354f
Piretro, resumo dos perigos do, 587-691t
Piridafentiona, 289t. Ver também inseticidas organofosforados e carbamatos, **285-292**
Piridina, resumo dos perigos do, 587-691t
Piridostigmina, toxicidade do carbamato e, 285-286
Piridoxina (vitamina B₆), 410-411, **544**
  farmacocinética da, 434t
  farmacologia/uso de, 456-457, 544, 554
  neuropatia causada por, 31t, 410-411, 544, 554
  para intoxicação por etilenoglicol, 238-239, 456-457, 544, 554
  para intoxicação por monometil-hidrazina, 199-201, 544
  para toxicidade de isoniazida, 24, 114, 129-130, 302, 456-457, 544, 554
  toxicidade da, 410-411, 544, 554
Pirilamina. Ver também anti-histamínicos, **126-129**
  em triagens toxicológicas, 41t
  toxicidade de, 127t
Pirimetamina. Ver também agentes antibacterianos, **75-81**
  farmacocinética da, 434t
  leucovorina de cálcio para superdosagem de, 520-522
  toxicidade da, 76-79t
Pirimicarbe, 289t. Ver também inseticidas organofosforados e carbamatos, **285-292**

O-O-Dietil-O-2-isopropil-4-metil-6-pirimidiniltiofosfato (diazinon), 287t. Ver também inseticidas organofosforados e carbamatos, **285-292**
  pralidoxima (2-PAM)/oximas para intoxicação com, 546-548
  resumo dos perigos do, 587-691t
  toxicidade do, 287t
Pirinato A-200. Ver piretrinas/piretroides, **354-355**
Pirofosfato de tetraetila. Ver também inseticidas organofosforados e carbamatos, **285-292**
  resumo dos perigos do, 587-691t
Pirogalol (ácido pirogálico), resumo dos perigos do, 587-691t
Pirossulfito de sódio (metabissulfito de sódio), resumo dos perigos do, 587-691t
Pirovalerona. Ver também alucinógenos, **215-219**
  toxicidade da, 217t
Piroxicam. Ver também fármacos anti-inflamatórios não esteroides, **242-245**
  convulsões causadas por, 23t, 243-245
  farmacocinética do, 433t
  toxicidade do, 242-245, 244t
Pirrobutamina. Ver também anti-histamínicos, **126-129**
  toxicidade da, 127t
Pitressina. Ver vasopressina, 562-564
Pival (pindona). Ver também varfarina, **389-391**
  em raticidas, 111, 389
  resumo dos perigos do, 587-691t
  toxicidade do, 111, 389
2-Pivaloil-1,3-indanodiona (pindona). Ver também varfarina, 389-391
  em raticidas, 111, 389
  resumo dos perigos do, 587-691t
  toxicidade do, 111, 389
Placa de reboco. Ver também produtos não tóxicos/de baixa toxicidade, **355-357**
  exposição acidental a, 356t
Placas pleurais, exposição ao asbesto que causa, 150-151
Placidyl. Ver etclorvinol, 112t, 112-113, 375-376, 422t
Plana-cistrosa, 394-409t. Ver também vegetais, **392-410**
  selvagem, 394-409t. Ver também vegetais, 392-**410**
Plaquenil. Ver hidroxicloroquina, 192, 274-**275**, 425t
Plasma fresco congelado/sangue total, para superdosagem de cumarina/varfarina, 391
Plasmaférese, para intoxicação por herbicida clorofenóxi, 192, 274-**275**
Plástico. Ver também produtos não tóxicos/de baixa toxicidade, **355-357**
  exposição acidental a, 356t
Platina, sais solúveis de, resumo dos perigos do, 587-691t
Platinol. Ver cisplatina, 85-90t, 93, 245
Playdoh. Ver também produtos não tóxicos/de baixa toxicidade, **355-357**
  exposição acidental a, 356t
Pledge aerossol. Ver hidrocarbonetos (propulsores e destilados de petróleo de isobutano/propano), **275-278**
Plegine. Ver fendimetrazina, 121, 121t, 432t
Plendil. Ver felodipina, 123-125t, 422t
Plicamicina (mitramicina), risco para ofeto/gravidez e, 62-65t
Plutônio/plutônio-258-259. Ver também radiação (ionizante), **366-371**
  agentes quelantes/bloqueadores para exposição ao, 370t
  DTPA, 370t, 487-489
PMA (p-metoxianfetamina), 121-**122**, 217t. Ver também anfetaminas, **121-122**; alucinógenos, **215-219**
  atividade inibidora da monoaminoxidase de, 282, 325-326
  toxicidade da, 121-**122**, 217t, 218-219, 282, 325-326
Pneumoconiose dos mineradores de carvão, 575-578
Pneumonia
  aspiração, hidrocarbonetos que causam, 275-277, 276t, 581-582
  broncospasmo e, 7, 7t
  hipoxia e, 6, 6t

hipoxia em, 6, 6*t*, 7
 tratamento da, 7
Pneumonite
 aspiração de hidrocarboneto que causa, 275-277, 276*t*,
  581-582
 de hipersensibilidade (alveolite alérgica)
  causas ocupacionais de, 577-578
 mofos que causam, 324-325
 na intoxicação por cogumelos, 200*t*, 199-201
 inalação de poeira de cobre que causa, 194, 204-205
 metais pesados que causam, 575-577
 toxicidade do metotrexato e, 322-323
Pneumonite intersticial, toxicidade de metotrexato e, 322-323
PNU (Vacor)
 hiperglicemia causada por, 34*t*
 nicotinamida para intoxicação causada por, 471, 532-533
 "Pó angelical" (gíria). *Ver* fenciclidina, **248-250**, 432*t*
Pó de ferrovanádio, resumo dos perigos do, 587-691*t*
Pó de flúor, resumo dos perigos da, 587-691*t*
Pó para bebê. *Ver também* produtos não tóxicos/de baixa
  toxicidade, **355-357**
 com talco, exposição acidental a, 357*t*
 sem talco, exposição acidental a, 356*t*
PO₂
 na intoxicação por monóxido de carbono, 7, 327-328
 níveis de manutenção na oxigenoterapia e, 539-541
 no tratamento do edema pulmonar, 7
Podocarpus macrophylla, 394-409*t*. *Ver também* vegetais,
 392-410
Podofilox, risco para o feto/gravidez, 62-65*t*
Podophyllum peltatum, 394-**409t**. *Ver também* vegetais,
 392-410
POEA (polioxietilenoamina), em glifosato, toxicidade da,
 271-272
Poeira de algodão, resumo dos perigos do, 587-691*t*
Poeiras, partículas/respiráveis
 broncospasmo provocado por, 7*t*
 exposição ocupacional ao, 574-575
Poeiras de arsênio inorgânico, arsênio em, 144-145
Poeiras respiráveis
 broncospasmo causado por, 7*t*
 exposição ocupacional a, 574-575
Poinciana gillesi, 394-409*t*. *Ver também* vegetais, **392-410**
Poinsétia, bico-de-papagaio, 394-409*t*. *Ver também* plantas,
 392-410
Poisindex, 575-577
Polidipsia psicogênica, hiponatremia causada por, 37
Polidores de mobília. *Ver também* hidrocarbonetos, **275-278**
 toxicidade de, 276
Polietilenoglicóis. *Ver também* glicóis, **235-239**
 toxicidade dos, 215, 235-238, 237*t*
 para irrigação intestinal total, 52-53
Polimixina B. *Ver também* agentes antibacterianos, **75-81**
 farmacocinética da, 433*t*
 toxicidade da, 76-79*t*
Polimixina E. *Ver também* agentes antibacterianos, **75-81**
 toxicidade da, 76-79*t*
Poliomintha incana, 394-409*t*. *Ver também* vegetais, 392-**410**
Polioxietilenoamina (POEA), em glifosato, toxicidade da,
 271-272
Polipórico, ácido, intoxicação com cogumelos que contêm,
 200*t*. *Ver também* intoxicação por cogumelos, **199-202**
Polipropilenoglicol. *Ver também* glicóis, **235-239**
 toxicidade de, 215, 235-238
Politiazida. *Ver também* diuréticos, **227-228**
 toxicidade da 227-228*t*
Polocaine.`*Ver* mepivacaína, 118-119*t*
Polônio-210, unitiol (DMPS/ ácido 2,3-dimercaptopropanossul-
 fônico) para intoxicação causada por, **558**, **560-563**
Polyscias guilfoyei, 394-**409**t. *Ver também* vegetais, **392-410**

Pomada de óxido de zinco. *Ver também* produtos não tóxicos/
 de baixa toxicidade, **355-357**
 exposição acidental à, 356*t*
Pomada para assaduras. *Ver também* produtos não tóxicos/de
 baixa toxicidade, **355-357**
 exposição acidental à, 356*t*
Pomadas antibióticas. *Ver também* produtos não tóxicos/de
 baixa toxicidade, **355-357**
 exposição acidental a, 356*t*
Pondimin. *Ver* fenfluramina, 121-122, 121t, 422*t*
Ponstel. *Ver* ácido mefenâmico, 242-245, 244*t*, 428*t*
Populus deltoides, 394-409*t*. *Ver também* vegetais, **392-410**
Populus spp., 394-409*t*. *Ver também* vegetais, **392-410**
Populus tremuloides, 394-409*t*. *Ver também* vegetais, **392-
 410**
Porfímer. *Ver também* agentes antineoplásicos, **84-93**
 toxicidade do, 85-91*t*
Porfiria hepática, exposições ocupacionais que causam,
 579-580
Posição de "cheirar", 1
Posicor. *Ver* mibefradil, 123-125, 429*t*
Potássio, **545-546**
 adsorção precária em carvão ativado e, 50-51*t*
 agente de ligação para, 53-54*t*
 alterações nos níveis séricos de, 37-39, 38*t*
 na hiperpotassemia, 37, 38
 na hipopotassemia, 38
 farmacologia/uso de, 545-546
 hiperpotassemia causada por, 38*t*, 545
 radiografia abdominal mostrando, 45-46*t*
Potencial carcinogênico
 avaliação de, 581-584
 de brometo de etileno, 214-215
 de cloreto de metileno, 189-190
 de dioxinas, 223
 de óxido de etileno, 239, 336-337
 de tetracloroetileno e tricloroetileno, 387-389
 dos arsênios, 144-147
 exposição à radiação e, 367-368
 exposições ocupacionais e, 577-579, 577-578*t*, 581-584
Potomania de cerveja, hiponatremia e, 35*t*, 37
PPA. *Ver* fenilpropanolamina, 362-363, 362-363*t*, 433*t*
Pralidoxima (2-PAM), **546-548**
 farmacologia/uso de, 546-548
 para inseticida inibidor de colinesterase e exposições a
  gases de nervos, 109-111, 256, 290-292, 337, 546-548
 envelhecimento e, 285-286, 290-292, 546, 547
Pramlintida, 80-83, 82*t*. *Ver também* agentes antidiabéticos
 (hipoglicemiantes), **80-84**
 farmacocinética da, 80-83, 82*t*, 433*t*
Pramoxina, 118-119*t*. *Ver também* anestésicos locais, **118-
 120**
 toxicidade da, 118-119*t*
Pramsone. *Ver* pramoxina, 118-119*t*
Prandin. *Ver* repaglinida, 82*t*, 81-83, 435*t*
Prata, resumo dos perigos da, 587-691*t*
Prazosina, 391-392. *Ver também* vasodilatadores, **391-392**
 farmacocinética da, 433*t*
 hipotensão causada por, 15*t*, 391-392
 toxicidade da, 391-392
Precose. *Ver* acarbose, 82*t*, 414*t*
Prednisona
 agitação/psicose causada por, 24*t*
 ingestão acidental de, 356*t*. *Ver também* produtos não
  tóxicos/de baixa toxicidade, **355-357**
Prelu-2. *Ver* fendimetrazina, 121, 121*t*, 432*t*
Preparações com revestimento entérico, radiografia abdominal
 mostrando, 45-46*t*
Preparações de liberação prolongada, radiografia abdominal
 mostrando, 45-46*t*

ÍNDICE 789

Preservantes de árvores de Natal. *Ver também* produtos não tóxicos/de baixa toxicidade, **355-357**
exposição acidental a, 357*t*
Pressão arterial
avaliação da, 8
no diagnóstico de intoxicação, 29*t*
no paciente pediátrico, 60-61, 60-61*t*
normal, 17
redução, no tratamento da hipertensão, 18
Pressão barométrica aumentada, exposição ocupacional a, 579-580
Pressão de vapor, toxicidade e, 585-586
Pressão expiratória final positiva (PEEP), para hipoxia, 7
Prilocaína, 118-119*t. Ver também* anestésicos, locais, **118-120**
metemoglobinemia causada por, 118-120, 319-320*t*
toxicidade da, 118-119*t*
Primaquina. *Ver também* cloroquina, **192-193**, 418*t*
farmacocinética da, 192-193, 433*t*
metemoglobinemia causada por, 192-193, 319-320*t*
toxicidade da, 192, 274-**275**
Primidona, 153-154. *Ver também* barbitúricos, **152-155**
em triagens toxicológicas, 41*t*
farmacocinética da, 153-154*t*, 433*t*
risco para o feto/gravidez, 62-65*t*
Primifós-metílico, 289*t. Ver também* inseticidas organofosforados e carbamatos, **285-292**
Prímula, 394-409*t. Ver também* vegetais, **392-410**
Primula vulgaris, 394-409*t. Ver também* vegetais, **392-410**
Pristiq. *Ver* desvenlafaxina, 131-**134***t*, 419*t*
Privinil. *Ver* lisinopril, 164-165, 427*t*
Pro-Banthine. *Ver* propantelina, 129-130*t*, 434*t*
Probucol, arritmias ventriculares causadas por, 13*t*
Procaína, 118-119*t. Ver também* anestésicos locais, **118-120**
agitação/psicose causada por, 24*t*
toxicidade da, 118-119*t*
Procainamida, 364-366, 364-365*t*
bloqueio atrioventricular (AV) causado por, 9*t*
bradicardia causada por, 9*t*
contraindicações para, na superdosagem de antidepressivos tricíclicos, 8, 136-137
eliminação da, 55-56*t*, 433*t*
em arritmias ventriculares causadas por, 13*t*
em triagens toxicológicas, 41*t*
farmacocinética da, 433*t*
hipotensão causada por, 15*t*
hipoxia causada por, 6*t*
prolongamento do intervalo QRS causado por, 10*t*
toxicidade da, 364-366, 364-365*t*
volume de distribuição da, 55-56*t*, 433*t*
Procanbid. *Ver* procainamida, 364-366, 364-365*t*, 433*t*
Procarbazina. *Ver também* agentes antineoplásicos, **84-93**; inibidores da monoaminoxidase, **282-285**
atividade inibidora da monoaminoxidase da, 282, 325-326
farmacocinética da, 433*t*
toxicidade da, 85-91*t*, 282, 325-326
Procardia. *Ver* nifedipina, 123-125*t*
Procianidinas, 360*t. Ver também* produtos fitoterápicos e alternativos, **358-362**
Prociclidina. *Ver também* agentes anticolinérgicos, **129-130**
farmacocinética da, 434*t*
toxicidade da, 129-130*t*
Proclorperazina. *Ver também* antipsicóticos, **245-247**, **498-500**
distonia causada por, 25*t*
em triagens toxicológicas, 41*t*
farmacocinética da, 433*t*
radiografia abdominal mostrando, 45-46*t*
toxicidade da, 245-246*t*
Produto para limpeza pesada de banheiros sem escova
fórmula com fosfato (ácido hidroxiacético, ácido fosfórico).
Ver agentes cáusticos e corrosivos, 103-**105**

Produtos de decomposição de cloreto de polivinila, resumo dos perigos do, 587-691*t*
Produtos de decomposição de politetrafluoroetileno, resumo dos perigos do, 587-691*t*
Produtos de degradação térmica, 585-586
Produtos de tabaco sem fumaça, nicotina em, 329-330. *Ver também* nicotina, **329-332**, 431*t*
Produtos domésticos de baixa toxicidade, exposição acidental a, **355-357**, 356*t*, 357*t*
Produtos domésticos não tóxicos, exposição acidental a, **355-357**, 356*t*, 357*t*
Produtos fitoterápicos/alternativos, **358-362**, 359-361*t*
interações medicamentosas e, 361
toxicidade dos, 358-362, 359-361*t*
Produtos para controle de pulgas (tópico). *Ver também* produtos não tóxicos/de baixa toxicidade, **355-357**
exposição acidental a, 357*t*
inseticidas neonicotinoides em, 329-332. *Ver também* nicotina, 329-332, 431*t*
Produtos químicos perigosos
classificação da Organização Mundial da Saúde (OMS) de, 290-291*t*
classificação do sistema organizado globalizado (GHS) de, 290-291*t*
exposição industrial/profissional a, 565-586
avaliação do paciente e, 573-581, 576*t*-578*t*, 580-581*t*
informações sobre perigos à saúde, 581-583, 587-691*t*
produtos de degradação térmica, 585-586
propriedades de alerta e, 585-586
resposta à emergência médica e, 565-572, 566*f*, 568-570*f*
riscos tóxicos de, 580-586, 587-691*t*
diretrizes de exposição e, 582-585, 587-691*t*
informações sobre, em história de exposição ocupacional, 573-575
toxíndromes específicas de órgãos em, 575-580, 577-578*t*
informações sobre toxicidade, 567-568
potencial carcinogênico e, 577-579, 577-578*t*, 581-584
sistemas de rotulagem para, 566-568, 568-570*f*
Produtos/vapores de combustão, exposição ocupacional a, 574-575
Profenofós, 289*t. Ver também* inseticidas organofosforados e carbamatos, **285-292**
Progesterona, risco para o feto/gravidez, 62-65*t*
Progestinas, como agentes antineoplásicos. *Ver também* agentes antineoplásicos, **84-93**
toxicidade das, 85-90*t*
Proglycem. *Ver* diazóxido, 391-392, 420*t*, **483-485**
Proguanil, com cloroquina. *Ver também* cloroquina, **192-193**, 418*t*
toxicidade do, 192-193
Proleucina. *Ver* aldesleucina, 85-90*t*
Prometazina. *Ver também* anti-histamínicos, **126-129**; agentes antipsicóticos, **245-247**, **498-500**
em triagens toxicológicas, 41*t*
farmacocinética da, 434*t*
toxicidade da, 127*t*, 245-246*t*, 245-247
Promusol. *Ver* 1,4-butanodiol, 267-269, 269*t*, 416*t*
Pronestyl. *Ver* procainamida, 364-366, 364-365*t*, 433*t*
Propacet. *Ver*
paracetamol, 340-**343**, 414*t*
propoxifeno, 334*t*, 335, 434*t*
Propafenona, 240-**242***t. Ver também* antiarrítmicos, **239-242**
farmacocinética da, 434*t*
toxicidade da, 240-**242***t*
Propanil, metemoglobinemia causada por, 319-320, 319-320*t*
Propano
1,2-epóxi-3-butoxipropano-(n-butiléter glicidílico), resumo dos perigos do, 587-691*t*

hipoxia causada por, 6t
resumo dos perigos do, 587-691t
1-Propanol (álcool propílico), resumo dos perigos do, 587-691t
2,3-epóxi-1-Propanol (glicidol), resumo dos perigos do,
587-691t
2-Propanol (álcool isopropílico), **114-115**
elevação do intervalo osmolar causado por, 32t, 114-115
eliminação de, 55-56t, 114-115
em triagens toxicológicas, 41t, 114-115
interferências, 44t
estimativa do nível a partir do intervalo osmolar, 32t, 114-115
farmacocinética do, 114-115
limites de exposição para, 114-115
odor causado por, 31t, 114-115
para exposição da rede a produtos químicos, 47-48t
resumo dos perigos do, 587-691t
toxicidade do, 114-115
volume de distribuição de, 55-56t, 114-115
2-propanona (acetona)
elevação do intervalo osmolar causado por, 32t
em triagens toxicológicas, 41t
estimativa do nível a partir do intervalo osmolar, 32t
fármacos ou toxinas que causam odor de, 31t
álcool isopropílico, 31t, 114-115
resumo de risco para, 587-691t
Propantelina. Ver também agentes anticolinérgicos, **129-130**
farmacocinética da, 434t
toxicidade da, 129-130t
Proparacaína, 118-119t. Ver também anestésicos locais, **118-120**
toxicidade da, 118-119t
2-propen-1-ol (álcool alílico), resumo dos perigos do, 587-691t
2-Propenal (acroleína). Ver também gases irritantes, **269-272**
limites de exposição para, 270-271t
processos de trabalho associados à exposição ao, 576t
resumo dos perigos do, 587-691t
toxicidade do, 270-271t
Propenamida (acrilamida)
neuropatia causada por, 31t
resumo dos perigo da, 587-691t
Propenoico, ácido (ácido acrílico), resumo dos perigos do, 587-691t
2-Metil-2-propenonitrila (metilacrilonitrila), resumo dos perigos do, 587-691t
Propenonitrilo (acrilonitrila). Ver também cianeto, **184-186**
acetilcisteína para intoxicação causada por, 441-498, 443t, 444t
resumo dos perigos do, 587-691t
toxicidade do, 184, 195
Propetanfós, 289t. Ver também inseticidas organofosforados e carbamatos, **285-292**
Propilenoglicol (PG). Ver também glicóis, **235-239**
elevação do intervalo osmolar causado por, 32t
em preparações de fenitoína, toxicidade de, 251, 502-503
estimativa do nível a partir do intervalo osmolar, 32t
toxicidade do, 215, 235-238, 237t
Propilenoimina, resumo dos perigos do, 587-691t
Propiltiouracil, para superdosagem de hormônio da tireoide, 279, 385-386
2-Propin-1-ol (álcool propargílico), resumo dos perigos do, 587-691t
Propino (acetileno de metila), resumo dos perigos do, 587-691t
propiônico, ácido
acidose de intervalo aniônico causada por, 33t
resumo dos perigos do, 587-691t
Propionitrila. Ver também cianeto, **184-186**
toxicidade do, 184, 195
Propofol, **548-551**, 550-551t
farmacologia/uso de, 548-**551**, 550-551t
intervalo aniônico/acidose láctica causada por, 33t, 549-550
para convulsões, 23, 548-**551**, 550-551t

Propoven. Ver propofol, **548-551**
Propoxicaína, 118-119t. Ver também anestésicos locais, **118-120**
toxicidade de, 118-119t
Propoxifeno, 334t. Ver também opiáceos/opioides, **334-336**
bicarbonato de sódio para superdosagem de, 464-466
bloqueio atrioventricular (AV) causado por, 9t
bradicardia causada por, 9t
cardiotoxicidade do, 335
em triagens toxicológicas, 41t
farmacocinética do, 334t, 434t
hipotensão causada por, 15t
prolongamento do intervalo QRS causado por, 10t
toxicidade do, 334t, 335
Propoxur, 289t. Ver também inseticidas organofosforados e carbamatos, **285-292**
resumo dos perigos do, 587-691t
toxicidade do, 289t
Propranolol, 159-163, 162-163t, **550-553**. Ver também bloqueadores β-adrenérgicos, **159-163**
bicarbonato de sódio para superdosagem de, 464-466
bloqueio atrioventricular (AV) causado por, 9t, 162-163, 551-552
bradicardia causada por, 9t, 551-552
contraindicações na toxicidade da cocaína, 198
convulsões causadas por, 23t, 159-162
em triagens toxicológicas, 41t
farmacocinética da, 434t
farmacologia/uso de, 550-**553**
hipoglicemia causada por, 34t
hipotensão causada por, 15t, 551-552
para hipertensão, 18, 550-**553**
para intoxicação por cafeína, 173-174, 550-553
para intoxicação por cloreto de metileno, 190, 324
para intoxicação por clorofórmio, 103, 385
para intoxicação por tetracloreto de carbono, 103, 385
para intoxicação por tolueno e xileno, 386-387
para intoxicação por tricloroetano/tricloroetileno/tetracloroetileno, 71, 389
para superdosagem de β-agonista, 69, 230-231, 550-553
para superdosagem de hormônio da tireoide, 279, 385-386, 550-**553**
para superdosagem de sedativos hipnótico, 112-113
para superdosagem de teofilina, 381-382, 550-**553**
para taquicardia, 15, 550-**553**
para toxicidade de freon, 266-267, 550-**553**
prolongamento do intervalo QRS causado por, 10, 10t, 162-163
toxicidade do, 159-163, 162-163t, 551-552
Propriedades de alerta, de produtos químicos perigosos, 585-586
ProSom. Ver estazolam, 158-159t, 422t
Prostep. Ver nicotina, **329-332**, 431t
Prostigmine. Ver neostigmina, **505-507**
Protamina, farmacologia/uso de, **552-553**
Proteção da pele
informações sobre, a história de exposição ocupacional, 574-575
para resposta a incidentes com materiais perigosos, 535-536
Protetor labial. Ver também produtos não tóxicos/de baixa toxicidade, **355-357**
exposição acidental a, 356t
Protiofós, 289t. Ver também inseticidas organofosforados e carbamatos, **285-292**
Protoanemonina. Ver também vegetais, **392-410**
toxicidade da, 394-409t
Protopam. Ver pralidoxima (2-PAM), 109-111, 285-286, 290-292, **546-548**
Protoporfirina eritrocítica livre (FEP), na intoxicação por chumbo, 181-182

Protriptilina, 132-134t. *Ver também* antidepressivos tricíclicos, **134-136**
  em triagens toxicológicas, 41t
  farmacocinética da, 434t
  toxicidade da, 132-134t
Proventil. *Ver* salbutemol, 230-231, 230-231t, 414t
Provera. *Ver* medroxiprogesterona, 85-90t
Prozac. *Ver* fluoxetina, 131-**134**t, 423t
Prunus laurocerasus, 394-409t. *Ver também* vegetais, **392-410**
Prunus spp., 394-**409**t. *Ver também* cianeto, **184-186**; vegetais, **392-410**
Prunus virginiana, 394-409t. *Ver também* vegetais, **392-410**
Prurido, difenidramina para, **485-486**
Prússico, ácido. *Ver também* gás cianeto de hidrogênio, 195, 184-**186**
  resumo dos perigos do, 587-691t
Pseudocolinesterase (PChE), na intoxicação por inibidor de colinesterase, 285-286, 289-291. *Ver também* inseticidas organofosforados e carbamatos, **285-292**
Pseudoefedrina, 354, 362-363, 362-363t
  farmacocinética da, 362-363, 434t
  hipertensão causada por, 17t, 363-364
  propranolol para superdosagem de, 550-**553**
  taquicardia causada por, 12t
  toxicidade da, 354, 362-363, 362-363t
Pseudo-hiponatremia, 36
Pseudotumor cerebral, induzido por vitamina A, 410-411
  manitol para, 524-526
Psicose, **24-25**, 24t
  antipsicóticos/haloperidol/droperidol para, 25, 498-500
  fármacos e toxinas que causam, 24t
  tratamento da, 25, 498-500
  toxicidade de fármacos para, 93, 139, 247, 245-246t
Psilocibina (4-fosforilóxi-*N*-*N*-dimetiltriptamina). *Ver também* alucinógenos, **215-219**; intoxicação por cogumelos, **199-202**
  intoxicação com cogumelos que contêm, 200t
  toxicidade da, 217t, 200t
Psilocybe cubensis, cogumelos. *Ver também* intoxicação por cogumelos, **199-202**
  toxicidade dos, 200t
Psilocyn, intoxicação com cogumelos que contêm, 200t. *Ver também* intoxicação por cogumelos, **199-202**
Pteridium aquilinum, 394-409t. *Ver também* vegetais, **392-410**
Pterois, envenenamento por, 346-347. *Ver também* envenenamento por peixe-leão, **302-303, 346-347**
Pulmão do agricultor, 577-578
Pulmão do fazendeiro, 577-578
Pulseira fluorescente/joias. *Ver também* produtos não tóxicos/ de baixa toxicidade, **355-357**
  exposição acidental a, 356t
Pupilas contraídas (miose)/dilatadas (midríase), no diagnóstico de intoxicação, 29-30t, 30
Purificadores de ar. *Ver também* produtos não tóxicos/de baixa toxicidade, **243-334**
  exposição acidental a, 356t
  informações sobre a história da exposição ocupacional, 574-575
  para a proteção pessoal durante a resposta a incidentes com materiais perigosos, 570
Respiradores com suprimento de ar
Purinethol. *Ver* 6-mercaptopurina, 85-90t
Pyrus calleryana, 394-409t. *Ver também* vegetais, **392-410**
Pyrus spp., 394-409t. *Ver também* vegetais, **392-410**
PZI (insulina protamina-zinco), 82t. *Ver também* insulina, 80-83, 82t, **515-517**
  farmacocinética da, 82t, 425t
  toxicidade da, 82t

QNB (3-quinuclidinil benzilato/BZ), como arma química, 103, 105-109. *Ver também* agentes químicos de guerra, **105-111**

QRS, Prolongamento do intervalo, **10-12**, 10-12f, 10t
  agentes antiarrítmicos que causam, 240-241, 364-365
  antipsicóticos que causam, 139, 245-247, 498-499
  cocaína que causa, 10t, 196-198
  com taquicardia sinusal e taquicardia supraventricular, 12
  difenidramina que causa, 10t, 126-128
  fármacos e toxinas que causam, 10-11, 10t, 11f
  na hiperpotassemia, 10t, 11, 11f, 37
  tratamento do, 12
QT, prolongamento de, 14
  agentes antiarrítmicos que causam, 240-242, 364-365
  antipsicóticos/droperidol/haloperidol que causam, 13t, 139, 245-246t, 245-247, 498-499
  cocaína que causa, 196
  fármacos e toxinas que causam, 13t
  sotalol que causa, 159-163
  terfenadina ou astemizol que causa, 13t, 126-128
Quadrinal. *Ver*
  efedrina, 360t, 361-363, 362-363t, 421t
  fenobarbital, 153-155, 153-154t, 433t, 503-505
  iodeto de potássio, 280, 298-299, 370t, 516-519
  teofilina, 380-**382**, 436t
Quartzo (sílica), resumo dos perigos do, 587-691t
Quatro horas, 394-409t. *Ver também* vegetais, **392-410**
Quazepam. *Ver também* benzodiazepinas, **157-162, 459-463**
  farmacocinética do, 434t
  toxicidade do, 158-159t
"Queda do punho", em intoxicação por chumbo, 180-181
Queijo, interação com inibidor da monoamina oxidase, 282-283t
"Queimaduras de cocaína", 197. *Ver também* cocaína, **196-198**, 419t
quelonotoxismo, 297-298. *Ver também* intoxicação alimentar, peixe e marisco, **295-298**
Quercus spp., 394-**409**t. *Ver também* vegetais, **392-410**
Querosene. *Ver também* hidrocarbonetos, **275-278**
  toxicidade de, 276, 276t
  em crianças, 58-59t
Quetiapina. *Ver também* agentes antipsicóticos, **245-247, 498-500**
  farmacocinética da, 434t
  hipotensão causada por, 15t
  toxicidade da, 245-246t, 245-247
Quicksilver. *Ver também* mercúrio, **311-316**
  resumo dos perigos do, 587-691t
Quimioterapia (câncer). *Ver* agentes antineoplásicos, **84-93**
Quimioterapia do câncer. *Ver* agentes antineoplásicos, **84-93**
Quinacrina. *Ver também* cloroquina, **192-193**, 418t
  farmacocinética da, 434t
  metemoglobinemia causada por, 319-320t
  toxicidade da, 192, 274-**275**
Quinacris. *Ver* cloroquina, 192-193, 418t
Quinaglute. *Ver* quinidina, **364-366**, 434t
Quinalfós, 289t. *Ver também* inseticidas organofosforados e carbamatos, **285-292**
Quinapril, farmacocinética do, 434t,
Quincardine. *Ver* quinidina, **364-366**, 434t
Quinetazona. *Ver também* diuréticos, **227-228**
  toxicidade da, 227-228t
Quinidex. *Ver* quinidina, **364-366**, 434t
Quinidina, **364-366**, 364-365t
  arritmias ventriculares causadas por, 13t, 364-365
  bloqueio atrioventricular (AV) causado por, 9, 9t
  bradicardia causada por, 9, 9t, 364-365
  em triagens toxicológicas, 41t
  farmacocinética da, 434t
  hipotensão causada por, 15t
  hipoxia causada por, 6t
  interação com varfarina, 390t
  prolongamento do intervalo QRS causado por, 10, 10t, 364-365t
  toxicidade da, 364-366, 364-365t
  em crianças, 58-59t

792 ÍNDICE

Quinina, **365-367**
em triagens toxicológicas, 41t
farmacocinética da, 434t
octreotida para hipoglicemia causada por, 536-538
risco para o feto/gravidez, 62-65t
toxicidade da, 365-367
Quinolizidina. Ver também vegetais, **392-410**
toxicidade da, 394-409t
Quinolonas. Ver também agentes antibacterianos, **75-81**
risco para o feto/gravidez, 62-65t
toxicidade das, 76-79t, 76-79
Quinona, resumo dos perigos da, 587-691t
3-quinuclidinil benzilato (BZ/QNB), como arma química, 103, 105-109. Ver também agentes de guerra químicos, **105-111**
Quitosana, 359t. Ver também produtos fitoterápicos e alternativos, **358-362**

R (roentgen), limites de exposição à radiação e, 367-368
Rabdomiólise, **26-27**, 27t, 39
agentes bloqueadores neuromusculares que causam, 469-470
bicarbonato para, 27, 464-466
causada por 26, 27t
dantroleno para, 480-482
fármacos e toxinas que causam, 26, 27t, 39t
herbicidas clorofenóxi que causam, 27t, 274-275
hiperpotassemia associada a, 27t 38t
hipopotassemia associada a, 27t, 38
insuficiência renal e, 26-27, 39, 39t
interação diltiazem-estatina e, 124-125
manitol para, 27, 524-526
na intoxicação por cogumelos, 26, 27t, 200t
Rabo-de-leão, 394-409t. Ver também vegetais, **392-410**
Rad, limites de exposição à radiação e, 367-368
Radiação
exposição ocupacional a, 579-580
limites de exposição e, 367-368
ionizante, 366-367
exposição ocupacional à, 579-580
toxicidade de, 366-371, 370t
não ionizante, 366-367
exposição ocupacional a, 579-580
toxicidade da, 366-**371**, 370t
Radiação eletromagnética, 366-367, 370, 371, 373
ionizante, 366-367
exposição ocupacional à, 579-580
não ionizante, 366-367
exposição ocupacional à, 579-580
tratamento de vítimas expostas, 371, 373
Radiation Emergency Assistance Center and Training Site (REAC/TS-Centro de Assistência de Emergência à Radiação e Setor de Treinamento), 368-369
Radiofármacos, risco para o feto/gravidez, 62-65t
Radiogardase. Ver azul-da-prússia, 370t, 380-381, **456-457**
Radiografia do tórax, em lesões por agente cáustico e corrosivo, 104-105
RADS (síndrome da disfunção reativa das vias aéreas), 575-577
Raios X, limites de exposição ocupacional, 367-368
Raiz cúbica (rotenona), resumo dos perigos da, 587-691t
Raiz da Rainha, 394-409t. Ver também tipo específico
Raiz de alcaçuz, 394-409t. Ver também vegetais, **392-410**
Raiz de dérris (rotenona), resumo dos perigos do, 587-691t
Raiz-gigante, 394-409t. Ver também vegetais, **392-410**
Raltegravir. Ver também agentes antivirais e antirretrovirais, **93-98**
farmacocinética de, 434t
toxicidade de, 94-97t
Ramelteon, 112t, 112-113. Ver também sedativo hipnóticos, **112-113**
farmacocinética do, 434t
toxicidade do, 112t, 112-113

Ramipril, farmacocinética do, 434t
Ranitidina
farmacologia/uso de, 478-481, 479-480t
para reações anafiláticas/anafilactoides, 28, 478-481, 479-480t
pré-tratamento antiveneno e, 450-**454**, 478-481, 479-480t
Ranúnculo, 394-409t. Ver também vegetais, **392-410**
Ranúnculos, 394-409t. Ver também vegetais, **392-410**
Ranunculus spp., 394-**409t**. Ver também vegetais, **392-410**
Rapé, nicotina em, 329-330. Ver também nicotina, **329-332**, 431t
Rasagilina, 282, 325-326. Ver também inibidores da monoaminoxidase, **282-285**
Rasburicase. Ver também agentes antineoplásicos, **84-93**, toxicidade da 85-90t
"Rastro dos Tentáculos", em intoxicação por cnidários, 179, 311
Raticidas
que contêm estricnina, 231-233
que contêm fosfeto, 262-**266**
que contêm supervarfarina, 389-391
que contêm Vacor (PNU)
hiperglicemia causada por, 34t
nicotinamida para intoxicação causada por, 471, 532-533
Razão Normalizada Internacional (RNI), em intoxicação por raticida à base de anticoagulante, 391
RDX (ciclonite/hexa-hidro-1,3,5-trinitro-1,3,5-triazina), resumo dos perigos do, 587-691t
REAC/TS (Centro de Assistência de Emergência à Radiação e Setor de Treinamento), 368-369
Reações anafiláticas/anafilactoides, **27-28**, 27t
a acetilcisteína, 27t, 442
fármacos e toxinas que causam, 27t
picadas de insetos causadoras de, 27t, 279-280
tratamento com antiveneno e, 27t, 449-454
tratamento de, 28
cimetidina/bloqueadores dos receptores de H$_2$ para, 28, 478-481, 479-480t
epinefrina para, 28, 490-495
ReActive. Ver γ-butirolactona, 267-269t, 423t
Reaquecimento, 21
bradicardia em pacientes hipotérmicos e, 9, 20
hipotensão em pacientes hipotérmicos e, 16
"Rebite" (gíria). Ver anfetaminas, **121-122**; mefedrona, 121-122, 216t
Reboco. Ver também produtos não tóxicos/de baixa toxicidade, **355-357**
exposição acidental a, 356t
Recém-nascidos, **60-61, 65**
abstinência de fármacos em, 61, 65
farmacocinética em, 60-61, 65
intoxicação por ergotina em, 209-210
sinais vitais em, 60-61, 60-61t
tétano em, 383
Reciclagem de baterias, exposições tóxicas e, 179-180, 576t
Recipientes resistentes a crianças, na prevenção de intoxicação, 58-60
Red Bull. Ver cafeína, **172-174, 417**t
Rede de Informação de Emergência de Produtos Agrícolas Syngenta, 345-347
Redux. Ver dexfenfluramina, 121t, 121-122, 419t
"Reefers" (gíria em inglês). Ver maconha, **306-312**
Reflexo barorreceptor, bradicardia/bloqueio atrioventricular (AV)/hipertensão e, 9, 17, 17t
Reflexo de Cushing, 18
Reflexo de tosse, avaliação de via aérea e, 1
Reflexo do vômito (tosse), avaliação de via aérea e, 1
Refrigeração comercial, exposições tóxicas e, 576t
Refrigerante 112 (1,1,2,2-tetracloro-1,2-difluoroetano), resumo dos perigos do, 587-691t

Refrigerante 112a (1,1,1,2-tetracloro-2,2-difluoroetano), resumo dos perigos do, 587-691t
Regenerize. *Ver* gama-butirolactona, 267-269t, 423t
Regitine. *Ver* fentolamina, 391-392, 433t, **501-505, 505**
Reglan. *Ver* metoclopramida, **527-529**
Reglone (diquat), **70-71, 344-347**. *Ver também* agentes cáusticos e corrosivos, **103-105**
  coma causado por, 19t
  estupor causado por, 19t
  farmacocinética do, 344-345
  resumo dos perigos do, 587-691t
  toxicidade do, 70-71, 344-347
"Re-juvnight". *Ver* 1,4-butanodiol, 267-269, 269t, 416t
Relafen. *Ver* nabumetona, 244t, 430t
Relaxantes musculares, **371-372**, 371-372t
  benzodiazepinas como, 459-**463**
  toxicidade dos, 371-372, 371-372t
Relaxantes musculares, **371-372**, 371-372t
  benzodiazepinas como, 459-463
  farmacocinética dos, 371-372
  toxicidade do, 371-372, 371-372t
Rem (limites de exposição à radiação), 367-368
Remédios para gripe, descongestionantes em, 354, 362-363, 362-363t
"Remedy-GH". *Ver* γ-butirolactona, 267-269t, 423t
Remeron. *Ver* mirtazapina, 131-134, 132-134t, 430t
"Remforce". *Ver* γ-butirolactona, 267-269t, 423t
Removedor de mancha de ferrugem Whink. *Ver* ácido fluorídrico, **257-259**
Removedor de manchas instantâneo mildew. *Ver* agentes cáusticos e corrosivos, 103-**105**
  hidróxido de sódio, 587-691t
  hipoclorito, 190-192
Removedor de Tintas e Epóxi Jasco Chemical. *Ver* cloreto de metileno, 103-104t, 189-190, 324
  metanol, 317-319
Removedor de tintas Speedomatic Jasco Chemical. *Ver* cloreto de metileno, 103-104t, 189-190, 324
  metanol, 317-319
Removedores de tinta, cloreto de metileno em. *Ver* cloreto de metileno, 103-104t, **189-190, 324**
Removedores de verniz, cloreto de metileno em. *Ver* cloreto de metileno, 103-104t, **189-190, 324**
Remulcentos, como agentes de ligação, 53-54t
Renewsolvent. Ver γ-butirolactona, 267-269t, 423t
Repaglinida, 82t, 81-83. *Ver também* agentes antidiabéticos (hipoglicemiantes), **80-84**
  farmacocinética da, 82t, 435t
  toxicidade da, 82t, 81-83
Reparo de carros, exposições tóxicas e, 576t
Reparo de radiador, exposições tóxicas e, 576t
Repolho-de-gambá, 394-409t. *Ver também* vegetais, **392-410**
Reposição do fator de coagulação, para superdosagem de cumarina/varfarina, 391
Rescriptor. *Ver* delavirdina, 94-96t, 419t
Reserpina
  hipotensão causada por, 15t
  interação com inibidor da monoaminoxidase e, 282-283t
Resfriamento, para hipertermia, 22
  em convulsões, 24
Resíduos de minas, arsênio em, 144-145
Resina de colestiramina, como agente de ligação, 53-54t
Resina de politiol, para intoxicação crônica por metilmercúrio, 247-248, 316
Resistência vascular sistêmica, na hipotensão, 17
Resmetrina. *Ver também* piretrinas/piretroides, **354-355, 364**
  toxicidade da, 354t
Resorcinol. *Ver também* fenóis, **250-253**
  resumo dos perigos do, 587-691t
Respbid. *Ver* teofilina, **380-382**, 436t
Respiração, na avaliação/tratamento de emergência, 2f, **5-8**
  broncospasmo e, 7-8, 7t

hipoxia e, 6-7, 6t
insuficiência ventilatória e, 5-6, 5t
Respiradores, filtro com suprimento de ar e cartucho
  informações sobre, na história de exposição ocupacional, 574-575
  para proteção pessoal durante a resposta a incidentes com materiais perigosos, 570
Respiradores de filtro de cartucho
  informações sobre, em história de exposição ocupacional, 574-575
  para proteção pessoal durante a resposta a incidentes com materiais perigosos, 570
Restauração estrutural da pintura, exposições tóxicas e, 576t
Restauração de pintura, exposições tóxicas e, 576t
Rest-eze. Ver γ-butirolactona, 267-269t, 423t
Restoril. *Ver* temazepam, 158-159t, 436t
Rest-Q. Ver 1,4-butanodiol, 267-269, 269t, 416t
Retemil. *Ver* oxibutinina, 129-130t, 431t
Retin-A. *Ver* ácido retinoico (tretinoína), 85-91t
Retinoico, ácido, (tretinoína). *Ver também* agentes antineoplásicos, **84-93**
  risco para o feto/gravidez e, 62-65t
  toxicidade do, 85-91t
Retinoides, risco para o feto/gravidez, 62-65t
Retrovir. *Ver* zidovudina, 93-98, 94-96t, 141, 144, 439t
Revestimento de metal, exposições tóxicas e, 576t
Revestimento de tecido, exposições tóxicas e, 576t
Revex. *Ver* nalmefeno, 285, 336, **529-532**
ReVia. *Ver* naltrexona, 430t, 529-530
Revitalize Plus. *Ver* 1,4-butanodiol, 267-269, 269t, 416t
Revitalizer. *Ver* γ-butirolactona, 267-269t, 423t
Revivarant/Revivarant-G. *Ver* γ-butirolactona, 267-269t, 423t
Reward. *Ver* diquat, **70-71, 344-347**
Rhamnus spp./*Rhamnus frangula*/*Rhamnus purshiana*, 359t, 394-**409t**. *Ver também* produtos fitoterápicos e alternativos, **358-362**; vegetais, **392-410**
Rheum rhaponticum, 394-409t. *Ver também* vegetais, **392-410**
Rheumatrex. *Ver* metotrexato, 85-90t, **321-323**, 429t
Rhumex spp., 394-409t. *Ver também* vegetais, **392-410**
Ribavirina. *Ver também* agentes antivirais e antirretrovirais, **93-98**
  farmacocinética da, 435t
  risco para o feto/gravidez, 62-65t
  toxicidade da, 94-96t, 97-98, 144
Riboflavina, toxicidade da, 98, 411
Ricina, 392-393. *Ver também* vegetais, **392-410**
  como arma biológica, 100t. *Ver também* agentes biológicos de guerra, **98-103**
Ricinus communis, 100t, 394-409t. *Ver também* vegetais, **392-410**
RID. *Ver* piretrinas/piretroides, **354-355, 364**
Rifadin. *Ver* rifampicina, 76-79t, 435t
Rifamate. *Ver*
  isoniazida, 76-79t, 129-130, 301-302, 426t
  rifampicina, 76-79t, 435t
Rifampicina. *Ver também* agentes antibacterianos, **75-81**
  farmacocinética da, 435t
  interação com varfarina, 390t
  toxicidade de, 76-79t
Rigidez, **25-26**, 25t
  fármacos e toxinas que causam, 25t, 26
  na hipertermia/síndrome neurolépticos maligna, 21, 21t, 25t, 26
  na intoxicação por estricnina, 25t, 231-233
  na síndrome serotonérgica, 21, 26, 133-134
  rabdomiólise associada a, 27t
  tratamento de, 26
Rigidez muscular. *Ver* rigidez, **25-26**, 25t
Rinite alérgica, mofos que causam, 324-325
Risperdal. *Ver* risperidona, 245-246t, 245-247, 435t

794　ÍNDICE

Risperidona. *Ver também* agentes antipsicóticos, 245-247, **498-500**
　farmacocinética da, 435*t*
　toxicidade da, 245-246*t*, 245-247
Ritalina. *Ver* metilfenidato, 121, 121*t*, 429*t*
Ritodrina. *Ver também* agonistas β-adrenérgicos, **230-231**
　farmacocinética da, 435*t*
　toxicidade da, 230-231*t*
Ritonavir. *Ver também* agentes antivirais e antirretrovirais, **93-98**
　farmacocinética do, 435*t*
　toxicidade do, 94-97*t*
Rituximabe. *Ver também* agentes antineoplásicos, **84-93**
　toxicidade do, 85-90*t*
Rivina (*Rivina humilis*), 394-409*t*. *Ver também* vegetais, **392-410**
Rivina humilis, 394-409*t*. *Ver também* vegetais, **392-410**
RNI (Razão Normalizada Internacional), em intoxicação por raticida à base de anticoagulante, 391
Roach Prufe da Copper Brite. *Ver* ácido ortobórico, 69-70
Robaxin. *Ver* metocarbamol, 371-372*t*, 429*t*, **525-526**
Robaxisal (metocarbamol mais ácido acetilsalicílico). *Ver* ácido acetilsalicílico, 371, 373-374, 415*t*
　metocarbamol, 371-372*t*, 429*t*, 525-**526**
Robinia pseudoacacia, 394-409*t*. *Ver também* vegetais, **392-410**
Robinul. *Ver* glicopirrolato, 129-130*t*, 424*t*, **453-456**
Robitussin CF. *Ver* guaifenesina, 356*t*
Robitussin DM. *Ver*
　dextrometorfano, 211-213, 219, 420*t*
　guaifenesina, 356*t*
"Robo" (gíria). *Ver* dextrometorfano, **211-213, 219**, 420*t*
Rocephin. *Ver* ceftriaxona, 76-79*t*, 417*t*
Rocurônio. *Ver também* agentes bloqueadores neuromusculares, **466-471**
　farmacologia/uso de, 466-471, 467*t*
　para intoxicação por estricnina, 221, 232-233
　sugamadex para reversão de, 466-468, 532
Rododendro/gênero *Rhododendron*, 74, 213, 219, 343, 394-**409t**. *Ver também* glicosídeos cardíacos (digitálicos), **219-220**; vegetais, **392-410**; desbloqueadores dos canais de sódio, **74-75**
　graianotoxins das, 74, 343
Rododentro (mel louco), 394-409*t*. *Ver também* vegetais, **392-410**
Rododentro, 394-409*t*. *Ver também* vegetais, **392-410**
　falsa azalea (Adenium obesum; Menziesia ferruginea), 394-409*t*
　graianotoxinas da, 74, 343
Roentgen (R), limites de exposição à radiação e, 367-368
Rofecoxibe. *Ver também* fármacos anti-inflamatórios não esteroides, **242-245**
　farmacocinética do, 242-243, 435*t*
　retirada do mercado, 244*t*, 243-245
　toxicidade do, 242-245, 244*t*
Rogaine. *Ver* minoxidil, 391-392, 430*t*
Rohypnol. *Ver* flunitrazepam, 67-68, 158-159*t*, 423*t*
Rolaids (carbonato de cálcio). *Ver também* cálcio, **472-475**
　para intoxicação por flúor, 257, 260, 472-475
Romazicon. *Ver* flumazenil, 112-113, 159-162, 280-281, 372, 461-462, **507-509**
Rondec. *Ver*
　bronfeniramina, 127*t*, 416*t*
　pseudoefedrina, 354, 362-363, 362-363*t*, 434*t*
Ronnel, resumo dos perigos do, 587-691*t*
Ropivacaína, 118-119*t*. *Ver também* anestésicos locais, **118-120**
Rosa (folhas), 394-409*t*. *Ver também* vegetais, **392-410**
Rosa spp., 394-409*t*. *Ver também* vegetais, **392-410**
Rosiglitazona, 82*t*. *Ver também* agentes antidiabéticos (hipoglicemiantes), **80-84**
　farmacocinética da, 82*t*, 435*t*
　toxicidade da, 82*t*

Rotavírus, gastrenterites de origem alimentar causada por, 260-261, 292-293
Rotenona, resumo dos perigos da, 587-691*t*
Rótulos de produto
　para informações sobre a substância envolvida em incidente com materiais perigosos, 566-**568**, 568-570f
　para informações sobre a substância envolvida na exposição ocupacional, 574-575
Roundup. *Ver* glifosato, **271**-**274, 358**
Roundup concentrado. *Ver* glifosato, **271-274, 358**
Roundup QuikPro. *Ver* diquat, **70**-**71, 344**-**347**; *Ver* glifosato, **271**-**274, 358**
Roxanol. *Ver* morfina, 334-335, 334*t*, 430*t*, **528-530**
Roxicet. *Ver*
　oxicodona, 334*t*, 335, 432*t*
　paracetamol, 340-**343**, 414*t*
Roxicodone. *Ver* oxicodona, 334*t*, 335, 432*t*
RU 495-496 (mifepristone), risco para o feto/gravidez, 62-65*t*
Rubbing alcohol. *Ver* álcool isopropílico, **114-115**
Rubor dos desengraxadores, 387-389, 582-583
Rudbeckia hirta, 394-409*t*. *Ver também* vegetais, **392-410**
Ruge. *Ver também* produtos não tóxicos/de baixa toxicidade, **355-357**
　exposição acidental a, 356*t*
Ruibarbo (folhas), 394-409*t*. *Ver também* vegetais, **392-410**
Rúmex. *Ver*
Rumex spp., 394-409*t*. *Ver também* vegetais, **392-410**
Russula subnigricans, cogumelos. *Ver também* intoxicação por cogumelos, **199-202**
　rabdomiólise causada por, 26, 27*t*, 200*t*
　toxicidade dos, 200*t*
Ruta graveolens, 394-409*t*. *Ver também* vegetais, **392-410**
Ru-Tuss. *Ver* agentes anticolinérgicos, **129-130**
Ryna-12. *Ver*
　fenilefrina, 354, 362-363, 362-363*t*, 433*t*, 500-**502**
　pirilamina, 127*t*
Rynatan. *Ver*
　clorfeniramina, 127*t*, 418*t*
　fenilefrina, 354, 362-363, 362-363*t*, 433*t*, 500-**502**
Rythmol. *Ver* propafenona, 240-**242***t*, 434*t*

Sabão. *Ver também* detergentes, **209-212**
　barra/líquido. *Ver também* produtos não tóxicos/de baixa toxicidade, 355-**357**
　　exposição acidental a, 356*t*
Sabão líquido, para lavar mãos e louça. *Ver também* produtos não tóxicos/de baixa toxicidade, **355-357**
　exposição acidental a, 356*t*
Sabão líquido para lavar louça. *Ver também* produtos não tóxicos/de baixa toxicidade, **355-357**
　toxicidade do, 209-211
Sabão para máquina de lavar louça elétrica. *Ver também* detergentes, **209-212**
　toxicidade do, 209-211
Sabonete em barra. *Ver também* produtos não tóxicos/de baixa toxicidade, **355-357**
　exposição acidental a, 356*t*
Sabonete para mãos. *Ver também* produtos não tóxicos/de baixa toxicidade, **355-357**
　exposição acidental a, 356*t*
Sabugueiro, 394-409*t*. *Ver também* vegetais, **392-410**
Sacarina. *Ver também* produtos não tóxicos/de baixa toxicidade, **355-357**
　exposição acidental a, 356*t*
S-adenosil-L-metionina (SAMe), 360*t*. *Ver também* produtos fitoterápicos e alternativos, **358-362**
"Sais de banho" (gíria). *Ver* anfetaminas, **121-122**
Sais de cianeto. *Ver também* cianeto, **184-186**
　resumo dos perigos dos, 587-691*t*

Sais de cromo
 insolúveis, resumo dos perigos do, 587-691t
 toxicidade dos, 193, 205-206
Sais de dicromato. Ver também cromo, **205-206**
 toxicidade dos, 193, 205
Sais de níquel (cloreto/nitrato/óxido/sulfato de níquel), resumo dos perigos dos, 587-691t
Sais de ródio, resumo dos perigos do, 587-691t
Sais inorgânicos, adsorção precária em carvão ativado, 50-51t
Sal de selênio. Ver também selênio, **375-378**
 toxicidade do, 376-378
Salagen. Ver pilocarpina, 30t
Salbutamol (albuterol). Ver também agonistas β-adrenérgicos, **230-231**
 farmacocinética do, 414t
 hipotensão causada por, 15t
 para broncospasmo, 8
 para hiperpotassemia, 38
 toxicidade do, 230-231, 230-231t
Salgueiro, 394-409t. Ver também vegetais, **392-410**
Salgueiro-chorão, 394-409t. Ver também vegetais, **392-410**
Salicilato de metila, 371, 373. Ver também salicilatos, **373-375**
 odor causado por, 31t
 toxicidade do, 371, 373
 em crianças, 58-59t
Salicilatos, **373-375**
 alcalinização urinária para a remoção de, 34, 45t, 54-56, 228, 374-375
 bicarbonato para superdosagem de, 228, 374-375, 464-466
 coma causado por, 19t, 373-374
 confusão causada por, 24t, 373-374
 convulsões causadas por, 23t, 373-374
 delirium causado por, 24t
 dose repetida de carvão ativado para superdosagem de, 56-57t, 228, 374-375
 eliminação de, 55-56t, 371, 373
 em triagens toxicológicas, 41t, 373-374
 interferências, 44t
 estupor causado por, 19t, 373-374
 farmacocinética dos, 371, 373
 fitonadiona (vitamina K1) para superdosagem de, 563-564
 hipertermia causada por, 21t, 373-374
 hipoglicemia causada por, 34t, 373-374
 hipoxia causada por, 6t
 interação com varfarina, 390t
 intervalo aniônico/acidose láctica causada por, 33t, 371, 373-374
 metil, 371, 373
  odor causado por, 31t
  toxicidade do, 371, 373
  em crianças, 58-59t
 níveis quantitativos/intervenções potenciais, 45t, 373-374
 toxicidade dos, 373-**375**
 volume de distribuição dos, 54-56t, 371, 373
Salix babylonica, 394-409t. Ver também vegetais, **392-410**
Salix caprea, 394-409t. Ver também vegetais, **392-410**
Salmão, doença de Haff causada por, 297-298
Salmonella, intoxicação alimentar/infecção sistêmica causada por, 293-294t, 294-295. Ver também intoxicação alimentar, bacteriana, **260-261, 292-295**
Salsa. Ver também vegetais, **392-410**
 cicuta, 394-409t
 pequena cicuta, 394-409t
Salsicha, Verão, interação com inibidor da monoaminoxidase, 282-283t
"Salty-D." Ver sálvia/Salvia divinorum, 217t, 394-409t
Sálvia, 394-409t. Ver também vegetais, **392-410**
Sálvia/Salvia divinorum, 217t, 394-409t. Ver também alucinógenos, **215-219**; vegetais, **392-410**
Samambaia-águia, 394-409t. Ver também vegetais, **392-410**

Sambucus ssp., 394-409t. Ver também vegetais, **392-410**
SAMe, 360t. Ver também produtos fitoterápicos e alternativos, **358-362**
Sandália-de-Vênus, 394-409t. Ver também vegetais, **392-410**
Sandostatin. Ver octreotida, **536-538**
Sangramento gastrintestinal, toxicidade do etanol que causa, 234-235
Sangue marrom-chocolate, em metemoglobinemia, 320-321
Sangue total, para superdosagem de cumarina/varfarina, 391
Sanguinária, 394-409t. Ver também vegetais, **392-410**
Sanguinária. Ver também vegetais, **392-410**
 toxicidade da, 394-409t
Sanguinaria canadensis, 394-409t. Ver também vegetais, **392-410**
Sansert. Ver metisergida, 209-210, 228, 429t
Saphora japonica, 394-409t. Ver também vegetais, **392-410**
Saponina. Ver também vegetais, **392-410**
 toxicidade da, 394-409t
Saquinavir, 93-97, 94-97t, 141. Ver também agentes antivirais e antirretrovirais, **93-98**
 farmacocinética do, 435t
 toxicidade do, 94-97t
Sarin (GB). Ver também inseticidas organofosforados e carbamatos, **285-292**
 como arma química, 103, 105-108, 106t. Ver também agentes químicos, de guerra 105-111
 pralidoxima (2-PAM)/oximas para intoxicação com, 546-548
 resumo dos perigos do, 587-691t
 toxicidade do, 103, 105-108, 106t
Sassafrás (Sassafras spp.), 394-409t. Ver também vegetais, **392-410**
Sassolite (ácido ortobórico), 69-70
Saturação de oxigênio
 na intoxicação por dióxido de carbono, 7
 venosa, na intoxicação por cianeto, 7, 184-185
Saturação de oxigênio venoso, na intoxicação por cianeto, 7, 184-185
Savene. Ver dexrazoxano, 93, 245
Saxagliptina, 81-83t. Ver também agentes antidiabéticos (hipoglicemiantes), **80-84**
 farmacocinética da, 81-83t, 435t
 toxicidade da 81-83t
Saxitoxina
 insuficiência ventilatória causada por, 5t
 intoxicação por marisco paralítico causada por, 295-**297**t, 297-298. Ver também intoxicação alimentar, peixe e marisco, 295-**298**
 resumo dos perigos do, 587-691t
Sb (antimônio), **137-139**
 toxicidade do, 137-139
SbH₃ (estibina), **137-139**
 odor causado por, 31t, 128-129, 137-138
 resumo dos perigos do, 587-691t
 toxicidade da, 137-139
SCBA (equipamento de respiração autônoma), para proteção individual durante resposta a incidentes com materiais perigosos, 570
Sceletium tortuosum, 394-409t. Ver também vegetais, **392-410**
Scilla, 394-409t. Ver também vegetais, **392-410**
Scindapsus aureus, 394-**409t**. Ver também vegetais, **392-410**
"Scoop" (gíria). Ver γ-hidroxibutirato (GHB), **267-270**, 423t
Scorpaenidae, envenenamento por, **302-303, 346-347**
Scutellaria lateriflora, 394-409t. Ver também vegetais, **392-410**
SDRA (síndrome do desconforto respiratório agudo), hipoxia em, 6
Sec-Amilacetato, resumo dos perigos do, 587-691t
Sec-Hexyl acetato, resumo dos perigos do, 587-691t
Secobarbital. Ver também barbitúricos, **152-155**
 farmacocinética do, 153-154t, 435t
 toxicidade do, 153-154t

Seconal. Ver secobarbital, 153-154t, 435t
Sectral. Ver acebutolol, 159-162, 162-163t, 414t
Sedação consciente
 flumazenil para reversão de, 507-509
 midazolam para, 459-463
 propofol para, 548-551, 550-551t
Sedação/sedação consciente
 abstinência de
  confusão causada por, 24t
  convulsões causadas por, 23t
  delirium causado por, 24t
  diazepam e lorazepam para, 459-463
  fenobarbital no tratamento da, 503-505
  hipertensão causada por, 17, 17t
  hipertermia causada por, 21t
  pentobarbital no tratamento da, 541-543
  propofol no tratamento da, 548-**551**
  taquicardia causada por, 12t
 coma causado por, 19t, 112-113
 em triagens toxicológicas, 41t
 estupor causado por, 19t, 112-113
 flumazenil para reversão de, 507-509
 hipotensão causada por, 15t, 112-113
 hipotermia causada por, 20t
 hipoxia causada por, 6t
 insuficiência ventilatória causada por, 5t
 midazolam para, 459-463
 para discinesia, 26
 para rigidez, 26
 propofol para, 548-**551**, 550-551t
 relaxantes musculares como, 371-372
Sedativo hipnóticos, **112-113**, 112t. Ver também barbitúricos, **152-155**
 toxicidade dos, 112-113, 112t
Seldane. Ver terfenadina, 126-**129**t, 436t
Selegilina, 282-283. Ver também inibidores da monoaminoxidase, **282-285**
 farmacocinética da, 435t
 interferência de teste sanguíneo para anfetamina, 121-122
 toxicidade da, 325-326, 282-284
Selenato de sódio, 375-376t. Ver também selênio, **375-378**
 toxicidade do, 375-376t, 376-377
Seleneto de hidrogênio (hidreto de selênio), 375-376t. Ver também selênio, **375-378**
 resumo dos perigos do, 587-691t
 toxicidade do, 375-376t, 376-377
selênico, Ácido, 375-376t. Ver também selênio, **375-378**
 toxicidade do 375-376t
Selênio/selênio elementar, **375-378**, 375-376t
 exposição ocupacional a, 376-377
 limites de exposição para, 376-377
 neuropatia causada por, 31t
 odor causado por, 31t, 376-377
 resumo dos perigos do, 587-691t
 toxicidade de, 375-378, 375-376t
selenioso, Ácido, (lubrificação), 375-376t. Ver também selênio, **375-378**
 toxicidade de, 375-378, 375-376t
  em crianças, 58-59t
Selenito de hidrogênio (ácido selenioso), 375-376t. Ver também selênio, **375-378**
 toxicidade do, 375-377, 375-376t
  em crianças, 58-59t
Selenito de sódio, 375-376t. Ver também selênio, **375-378**
 toxicidade do, 375-376t
Selenito de sódio, 375-376t. Ver também selênio, **375-378**
 toxicidade de, 375-376t, 376-377
Semprex-D. Ver
 acrivastina, 127t, 414t
 pseudoefedrina, 354, 362-363, 362-363t, 434t
Sene, 360t. Ver também produtos fitoterápicos e alternativos, **358-362**

Senecio leucostachys, 394-409t. Ver também vegetais, **392-410**
Senecio ssp., 394-**409t**. Ver também vegetais, **392-410**
Sensorcaine. Ver bupivacaína, 118-119t, 416t
Septra. Ver
 sulfonamidas (sulfametoxazol), 76-79t, 436t
 trimetoprima, 76-79t, 129-130, 438t
Sequoia sempervirens, 394-409t. Ver também vegetais, **392-410**
Serafem. Ver fluoxetina, 131-**134**t, 423t
Serax. Ver oxazepam, 158-159t, 431t
Serenidade. Ver 1,4-butanodiol, 267-269, 269t, 416t; 2,5-dimetóxi-4-metilanfetamina (DOM/STP), 216t, 218-219
Serenoa repens, 360t. Ver também produtos fitoterápicos e alternativos, **358-362**
Serentil. Ver mesoridazina, 245-246t, 428t
Seronoa repens (Palmeira-anã), 360t. Ver também produtos fitoterápicos e alternativos, **358-362**
Seroquel. Ver quetiapina, 245-246t, 245-247, 434t
Serpentária, 394-409t. Ver também vegetais, **392-410**
Sertralina, 131-134t. Ver também antidepressivos não cíclicos, **131-135**
 farmacocinética da, 435t
 interação com inibidor da monoaminoxidase e, 132-134, 282-283t
 toxicidade da, 131-**134**t
Serzone. Ver nefazodona, 132-134t, 431t
Sevin (carbaril), 287t. Ver também inseticidas organofosforados e carbamatos, **285-292**
 pralidoxima (2-PAM)/oximas para intoxicação com, 546-548
 resumo dos perigos do, 587-691t
 toxicidade do, 287t
SF_4 (tetrafluoreto de enxofre), resumo dos perigos do, 587-691t
"Sherms" (cigarros Sherman misturados com PCP). Ver fenciclidina, **248-250**, 432t
Shigella, intoxicação alimentar/infecção sistêmica causada por, 293-295, 293-294t. Ver também intoxicação alimentar, bacteriana, **260-261, 292-295**
SIADH (síndrome de secreção inadequada de ADH), 37
 fármacos e toxinas que causam, 35t
 hiponatremia e, 35t, 37
SieVert (Sv), limites de exposição à radiação e, 367-368
Silagem, exposição ocupacional a, 576t
Sildenafil, 391-392. Ver também vasodilatadores, **391-392**
 toxicidade do, 391-392
 uso de nitrato e, 332, 339
Silibinina (silimarina/cardo de leite/Silybum marianum), 360t, **554-555**. Ver também produtos fitoterápicos e alternativos, **358-362**
 farmacologia/uso de, 360t, 554-555
 para intoxicação por cogumelos amatoxina, 199, 202-203, 554-555
 toxicidade da, 360t, 554-555
Silica
 amorfa
  fundida, resumo dos perigos para, 587-691t
  resumo dos perigos da, 587-691t
 cristalina
  processos de trabalho associados à exposição à, 576t
  resumo dos perigos para da, 587-691t
 gel. Ver também produtos não tóxicos/de baixa toxicidade, **355-357**
  exposição acidental a, 356t
  resumo dos perigos do, 587-691t
Silício, resumo dos perigos do, 587-691t
Silicose, 575-**578**
Silimarina (cardo de leite/silibinina/Silybum marianum), 360t, **554-555**. Ver também produtos fitoterápicos e alternativos, **358-362**
 farmacologia/uso de, 360t, 554-555

para intoxicação por cogumelos amatoxina, 199, 202-203, 554-555
toxicidade da, 360t, 554-555
Silipide. *Ver* silibinina, 360t, **554-555**
Silly putty. *Ver também* produtos não tóxicos/de baixa toxicidade, **355-357**
exposição acidental a, 356t
Simeticona. *Ver também* produtos não tóxicos/de baixa toxicidade, **355-357**
exposição acidental a, 356t
Simpaticomiméticos
arritmias ventriculares causadas por, 13t
convulsões causadas por, 23t
hipertensão causada por, 17t
midríase causada por, 30t
propranolol para superdosagem de, 550-**553**
taquicardia causada por, 12-13t, 13
Simply Sleep. *Ver* difenidramina, 126-128, 420t, **485-486**
Sinais vitais, em lactentes e crianças, 60-61, 60-61t
"Sinal de Hammond," 197
Síndrome α-adrenérgica, 29, 29t
Síndrome anticolinérgica (antimuscarínico), 29-30, 29t, 129-130
fisostigmina para, 129-130, 505-507
na superdosagem de anti-histamínico, 126-128
Síndrome antimuscarínica (anticolinérgicos), 29-30, 29t, 129-130
fisostigmina para, 129-130, 505-507
na superdosagem de anti-histamínico, 126-128
Síndrome colinérgica
mista, 29, 29t
muscarínica, 29, 29t
na intoxicação por cogumelos, 200t
nicotínica, 29, 29t
Síndrome colinérgica muscarínica, 29, 29t
Síndrome colinérgica nicotínica, 29, 29t
Síndrome da disfunção reativa das vias aéreas (RADS), 575-577
Síndrome da imunodeficiência adquirida (aids), tratamento da, **93-98**, 94-97t
intervalo aniônico/acidose láctica causada por agentes utilizados na, 33t, 93-98
neuropatia causada por agentes utilizados na, 31t
toxicidade das agentes utilizados na, 93-98, 94-97t
Síndrome da lise tumoral, toxicidade do agente antineoplásico e, 92
"Síndrome da luva púrpura", fenitoína que causa, 251, 502-503
Síndrome da perda de sal cerebral, hiponatremia e, 35t, 36
Síndrome da radiação aguda (SRA), 367-369
Síndrome da resposta inflamatória sistêmica (SRIS), toxicidade de agente antineoplásico e, 92
Síndrome da secreção inapropriada de ADH (SIADH), 37
fármacos e toxinas que causam, 35t
hiponatremia e, 35t, 37
Síndrome de Brugada/padrão, 11, 14
na superdosagem de antidepressivos tricíclicos, 135-136
na toxicidade de lítio, 302-303
nas triagens toxicológicas, 303-304
"Síndrome de eosinofilia-mialgia," L-triptofano que causa, 273-274, 358, 361t
Síndrome de infusão de propofol, 549-550
Síndrome de Irukandji, 115, 179, 310-311
Síndrome de miopatia aguda quadriplégica, bloqueio neuromuscular e, 470-471
Síndrome de Munchausen por procuração, 58-60
intoxicação por ipeca, 412-413
Síndrome de Raynaud, exposições a produtos químicos associados à, 577-578
Síndrome de vazamento capilar, toxicidade de agente antineoplásico e, 92
Síndrome de *wash-out*, no abuso de cocaína, 197

Síndrome de Wernicke-Korsakoff, tiamina para, **557-559**
Síndrome do desconforto respiratório agudo (SDRA), hipoxia na, 6
Síndrome do edifício doente, 324-325
Síndrome do isoxazol, intoxicação por cogumelos que causa, 200t
Síndrome fetal de hidantoína, fenitoína que causa, 502-503
Síndrome intermediária, dosagem de 2-PAM inadequada e, 547
Síndrome mão-pé, toxicidade por agente antineoplásico e, 92
Síndrome mista α-e β-adrenérgica, 29, 29t
síndrome mista colinérgica, 29, 29t
Síndrome neuroléptica maligna, 21, 21t, 245-247, 498-499
agentes bloqueadores neuromusculares para, 466-**471**, 467t
bromocriptina para, 22, 471-473
rigidez em, 21, 21t, 25t, 26
Síndrome serotonérgica, 21, 132-**134**, 201
agentes bloqueadores neuromusculares para, 466-471, 467t
cipro-heptadina para, 22, 134-135, 201, 480-481
dextrometorfano/dextrorfano que causa, 212-213
hipertermia e, 21, 21t, 133-134
propranolol para, 550-**553**
rigidez na, 21, 26, 133-134
superdosagem/interações com inibidor da monoaminoxidase que causam, 21, 133-134, 282-**284**, 201
tratamento da, 22, 133-135
Síndrome simpatolítica, 29, 29t
Síndrome tóxica de poeira orgânica (STPO), 324-325, 575-577
Síndromes autonômicas, 28-30, 29t
Síndromes inalatórias febris, 575-577
Sinemet. *Ver* levodopa, 17t, 24t, 25t
Sinequan. *Ver* doxepina, 132-134t, 421t
Singônio, 394-409t. *Ver também* vegetais, **392-410**
Sintomas extrapiramidais, agentes antipsicóticos que causam, 26, 245-246t, 245-247, 498-499
difenidramina para, 139, 247, 485-486
SIRS (síndrome da resposta inflamatória sistêmica), toxicidade de agente antineoplásico e, 92
Sistema de comando de incidentes, para resposta a incidentes com materiais perigosos, 565
Sistema gastrintestinal
câncer do, exposição ao asbesto e, 150-151
descontaminação do, 47-53, 50-54t
agentes de ligação oral para, 52-53, 53-54t
carvão ativado para, 50-52, 50-52t, 476-478
catárticos para, 51-53
cirurgia para, 52-53
emese para, 48-50
irrigação intestinal completa para, 52-53
lavagem gástrica para, 49-51
exposição à radiação que afeta o, 368-369
lesões corrosivas do, 103-105
morfina para, 528-530
na intoxicação por arsênio, 144-146
na intoxicação por brometo, 170-171
na intoxicação por chumbo, 179-181
na intoxicação por glifosato, 272-274, 358
produtos não tóxicos/de baixa toxicidade que causam desconforto e, 356, 356t
toxicidade de agente antineoplásico e, 92
toxicidade do metotrexato e, 321-322
Sistema nervoso central
em intoxicação por inseticidas organofosforados e carbamatos, 286, 289, 578-579
em superdosagem de bloqueador β-adrenérgico, 162-163
exposição à radiação que afeta, 368-369
exposições ocupacionais que afetam, 577-578t, 578-579
fármacos antiarrítmicos tipo Ia que afetam, 364-365
fármacos depressores
agentes antipsicóticos, 245-247, 245-246t, 498-500

álcool isopropílico, 114-115
antidepressivos não cíclicos, **131-135**, 132-134*t*
antidepressivos tricíclicos, 132-134*t*, **134-136**
barbitúricos, **152-155**, 153-154*t*
benzodiazepinas, **157-162**, 158-159*t*, **459-463**
carbamazepina e oxcarbazepina, **176-178**, 224
coma e estupor causados por, 19*t*
como armas químicas, 103, 105-110. *Ver também* agentes químicos de guerra, **105-111**
etanol, **233-235**
magnésio, **307-309**
relaxantes musculares, 371-372, 371-372*t*
fármacos estimulantes
agentes bloqueadores neuromusculares para superdosagem de, **466-471**, 467*t*
anfetaminas, **121-122**, 121*t*
cocaína, 196-198
como armas químicas, 103, **105-110**. *Ver também* agentes químicos de guerra, 105-111
fentolamina para superdosagem de, **500-505**
na triagem toxicológica, 41*t*
pentobarbital para superdosagem de, 541-543
na intoxicação por chumbo, 180-181, 578-579
na intoxicação por cogumelos, 200*t*
na intoxicação por tolueno e xileno, 279, 385-386
Sistema transdérmico Duragesic. *Ver* fentanil, 334*t*, 422*t*
Sitagliptina, 81-83*t*. *Ver também* agentes antidiabéticos (hipoglicemiantes), **80-84**
farmacocinética da, 81-83*t*, 435*t*
toxicidade da 81-83*t*
Ska Pastora. *Ver* sálvia/*Salvia divinorum*, 217*t*, 394-409*t*
Skelaxin. *Ver* metaxalona, 371-372*t*, 428*t*
"Skittles" (gíria em inglês). *Ver* dextrometorfano, **211-213, 219**, 420*t*
Sleep Eze 3. *Ver* difenidramina, 126-128, 420*t*, **485-486**
Sleepinal Força Máxima. *Ver* difenidramina, 126-128, 420*t*, **485-486**
Slo-Bid. *Ver* teofilina, **380-382**, 436*t*
Slo-Niacin. *Ver* niacina, 410-411, 431*t*
Slo-Phyllin. *Ver* teofilina, **380-382**, 436*t*
Slug Killer. *Ver* metaldeído, **248, 317-318**, 428*t*
SNM (síndrome neuroléptica maligna), 21, 21*t*, 245-247
agentes de bloqueio neuromuscular para, 466-471, 467*t*
bromocriptina para, 22, 471-473
rigidez em, 21, 21*t*, 25*t*, 26
SO₂F₂ (fluoreto de sulfurila/Vikane)
processos de trabalho associados a exposição ao, 576*t*
resumo dos perigos do, 587-691*t*
Sobrecarga de volume
hipernatremia com, tratamento da, 36
hiponatremia com, 36
tratamento da, 37
Sódio
alterações nos níveis séricos de, 35-37, 35*t*
fármacos e toxinas associados a, 35*t*
níveis séricos/urinários de
na hipernatremia, 36
na hiponatremia, 36
superdosagem de, hipernatremia causada por, 35*t*
Solandra grandiflora, 394-409*t*. *Ver também* vegetais, **392-410**
Solanina. *Ver também* vegetais, **392-410**
toxicidade da, 394-409*t*
Solanum melongena, 394-409*t*. *Ver também* vegetais, **392-410**
Solanum nigrum, 394-**409t**. *Ver também* vegetais, **392-410**
Solanum pseudocapsicum, 394-**409t**. *Ver também* vegetais, **392-410**
Solanum ssp., 394-**409t**. *Ver também* vegetais, **392-410**
Solanum tuberosum, 394-409*t*. *Ver também* vegetais, **392-410**
Solarcaine. *Ver* benzocaína, 118-119*t*

Soldagem
blindagem a gás, exposições tóxicas e, 576*t*
de aço galvanizado, exposições tóxicas e, 576*t*
febre de fumaça de metal, 247-248, 316, 317
de metal contaminado com solventes, exposições tóxicas e, 576*t*
Soldagem a gás, exposições tóxicas e, 576*t*
Solução de Betadine. *Ver* povidona-iodo, 280, 298-299
solução de Lugol. *Ver*
iodeto de potássio, 280, 298-299, 370*t*, 516-519
iodo, 298-299
Solução de sal Epsom, para exposição dérmica a ácido fluorídrico, 259, 378
Solução para cobertura de armas (ácido selenioso), 375-376*t*. *Ver também* selênio, **375-378**
toxicidade da, 375-378, 375-376t
em crianças, 58-59*t*
Solução salina hipertônica, para hiponatremia, 37
Solvente Stoddard, resumo dos perigos do, 587-691*t*
Solventes
arritmias ventriculares causadas por, 13*t*
exposição ocupacional a, 574-575
distúrbios cardiovasculares causados por, 578-579
efeitos neurotóxicos da, 578-579
processos de trabalho associados a, 576*t*
intoxicação por organofosforados e carbamatos e, 285-286
Soma. *Ver* carisoprodol, 371-372, 371-372*t*, 417*t*
Soma Solutions (gíria). *Ver* carisoprodol, 371-372, 371-372*t*, 417*t*
"*Soma Solutions*". *Ver* 1,4-butanodiol, 267-269, 269*t*, 416*t*
Soman (GD). *Ver também* inseticidas organofosforados e carbamatos, **285-292**
como arma química, 103, 105-108, 106t. *Ver também* agentes químicos de guerra, 105-111
pralidoxima (2-PAM)/oximas para intoxicação com, 546-548
resumo dos perigos do, 587-691*t*
toxicidade do, 103, 105-108, 106*t*
"Somatomax PM". *Ver* γ-hidroxibutirato (GHB), **267-270**, 423*t*
Sominex. *Ver* pirilamina, 127*t*
Sominex 2. *Ver* difenidramina, 126-128, 420*t*, **485-486**
Sominex 2 Fórmula de alívio da dor. *Ver*
difenidramina, 126-128, 420*t*, 485-486
paracetamol, 340-**343**, 414*t*
Somsanit. *Ver* γ-hidroxibutirato (GHB), **267-270**, 423*t*
Sonata. *Ver* zaleplon, 157-158, 158-159*t*, 439*t*
Sophora secundiflora, 394-409*t*. *Ver também* vegetais, **392-410**
Sorafenibe Tosilato. *Ver também* agentes antineoplásicos, **84-93**
toxicidade do, 85-90*t*
Sorbitol, para descontaminação gastrintestinal, 52-53
com carvão, 51-53
Sotacar. *Ver* sotalol, 159-163, 162-163*t*, 230, 435*t*
Sotalol, 159-163, 162-163*t*, 230. *Ver também* bloqueadores β-adrenérgicos, **159-163**
arritmias ventriculares causadas por, 13*t*, 159-163
farmacocinética do, 435*t*
toxicidade do, 159-163, 162-163*t*, 230
Spathiphyllum, 394-409*t*. *Ver também* vegetais, **392-410**
Spathiphyllum sp., 394-409*t*. *Ver também* vegetais, **392-410**
"*Speed*" (gíria). *Ver* metanfetamina, 121*t*, 121-122, 428*t*
"*Speedball*" (gíria), 196. *Ver também* cocaína, **196-204**, 419t; heroína, 334, 334*t*, 424*t*
"*Spice*" (gíria). *Ver* maconha, **306-312**
Spray aerossol Solarcaine. *Ver* benzocaína, 118-119*t*
Spray de amido. *Ver também* produtos não tóxicos/de baixa toxicidade, **355-357**
exposição acidental a, 357*t*
Spray nasal, nicotina. *Ver também* nicotina, **329-332**, 431*t*
toxicidade de, 329-**331**
Spray repelente de insetos Off. *Ver* dietiltoluamida (DEET), 23*t*

Sprays de neve. *Ver também* produtos não tóxicos/de baixa toxicidade, **355-357**
  exposição acidental a, 357*t*
SPS (sulfonato de poliestireno de sódio/Kaiexalato)
  como agente de ligação, 53-54*t*
  para hiperpotassemia, 38
  para superdosagem de lítio, 303-305
Squalus acanthias (cartilagem de tubarão), 360*t*. *Ver também* produtos fitoterápicos e alternativos, 358-**362**
SRA (síndrome da radiação aguda), 367-369
Stachybotrys spp. *Ver também* mofos, **324-326**
  toxicidade do, 190, 324-325
Stadol. *Ver* butorfanol, 334*t*, 335, 416*t*
Staphylococcus aureus, intoxicação alimentar causada por, 293-294*t*. *Ver também* intoxicação alimentar, bacteriana, **260-261, 292-295**
Starlix. *Ver* nateglinida, 82*t*, 81-83, 430*t*
STEC (*Escherichia coli* êntero-hemorrágica), intoxicação alimentar/infecção sistêmica causada por, 293-295, 293-294*t*. *Ver também* intoxicação alimentar, bacteriana, **260-261, 292-295**
Stelazine. *Ver* trifluoperazina, 245-246*t*, 438*t*
Stephania fangchi, toxicidade da, 273-274, 358
STP (2,5-dimetóxi-4-metilanfetamina/DOM). *Ver também* anfetaminas, **121-122**; alucinógenos, **215-219**
  toxicidade do, 216*t*, 218-219
STPO (síndrome tóxica da poeira orgânica), 324-325, 575-577
Strelizia reginae, 394-409*t*. *Ver também* vegetais, **392-410**
Strychnos nux-vomica, 144, 394-409*t*, 231-232. *Ver também* vegetais, **392-410**; estricnina, **144, 231-233**, 436*t*
Styrofoam. *Ver também* produtos não tóxicos/de baixa toxicidade, **355-357**
  exposição acidental ao, 356*t*
Subnitrato de bismuto, **331-332**. *Ver também* nitratos, 331-332
  toxicidade de, 331-332
Suboxona, 335. *Ver também* buprenorfina, 334*t*, 335; naloxona, 285, 336, 430*t*, **529-532**
Subsalicilato de bismuto. *Ver também* salicilatos, **373-375**
  radiografia abdominal mostrando, 45-46*t*
Substâncias Perigosas Data Bank, Hazardons Substances Data Bank (HSDB), 575-577
Substituição de fator, para superdosagem de cumarina/varfarina, 391
Substituição do fator de coagulação para superdosagem de cumarina/varfarina, 391
Subtilisinas, resumo dos perigos das, 587-691*t*
Succímero (DMSA/ácido *meso*-2,3-dimercaptosuccínico), **555-559**
  farmacologia/uso de, 555-**559**
  para intoxicação por arsênio, 147-148, 555-**559**
  para intoxicação por chumbo, 182-183, 555-**559**
  para intoxicação por gás arsina, 149-150
  para intoxicação por mercúrio, 315-316, 555-**559**
Succinato de solifenacina. *Ver também* agentes anticolinérgicos, **129-130**
  farmacocinética do, 435*t*
  toxicidade do, 129-130*t*
Succinilcolina, 466-471, 467*t*
Succinilcolina. *Ver também* agentes bloqueadores neuromusculares, **466-471**
  farmacologia/uso de, 466-471, 467*t*
  hipertermia maligna causada por, 21, 468-469
Sucol R. *Ver* 1,4-butanodiol, 267-269, 269*t*, 416*t*
Sudafed. *Ver* pseudoefedrina, **354, 362-363**, 362-363*t*, 434*t*
Sudorese, no diagnóstico de intoxicação, 29*t*, 30
Sugamadex, para reversão de rocurônio, 466-468, 532
Suicídio/tentativas de suicídio
  agentes antipsicóticos em, 93, 245
  antidepressivos tricíclicos em, 134-135
  arsênio em, 145-146
  consulta psiquiátrica para pacientes com risco de, 57-60,
  em adolescentes, 57-60
  etanol em, 233-234
Sular. *Ver* nisoldipina, 123-125*t*, 431*t*
Sulfametoxazol, farmacocinética do, 436*t*
Sulfas, antigos, odor causado por, 31*t*
Sulfato crômico. *Ver também* cromo, **205-206**
  toxicidade do, 193, 205
Sulfato de bário para intoxicação por radiação, 370*t*
Sulfato de cobre. *Ver também* cobre, **194-195**
  hipotensão causada por, 15*t*
  para exposição a fósforo branco, 47-48*t*, 264-265, 392-393
  toxicidade do, 194-195
Sulfato de condroitina, 359*t*. *Ver também* produtos fitoterápicos e alternativos, **358-362**
Sulfato de dimetilo, resumo dos perigos do, 587-691*t*
Sulfato de magnésio, 307-308, 524-525. *Ver também* magnésio, **307-309**, 427*t*, **523-525**
  para intoxicação por bário, 155-156, 523-525
  para intoxicação por fluoreto, 256-257
  para taquicardia ventricular atípica/polimórfica (*torsade de pointes*), 15, 163, 230, 523-525
  toxicidade do, 307-308
Sulfato de sódio, para intoxicação por bário, 155-156
Sulfato de vanadila (vanádio), 361*t*. *Ver também* produtos fitoterápicos e alternativos, **358-362**
Sulfato de zinco, radiografia abdominal que mostra, 45-46*t*
Sulfato dietílico, resumo dos perigos do, 587-691*t*
Sulfemoglobinemia
  dapsona que causa, 207-209
  hipoxia na, 6*t*
  na intoxicação por dióxido de enxofre, 221-222, 382
Sulfeto de hidrogênio, **259, 378-379**
  coma causado por, 19*t*, 378-379
  convulsões causadas por, 23*t*, 378-379
  estupor causado por, 19*t*, 378-379
  exposição ocupacional ao, 259, 378, 576*t*, 579-580
  hidroxicobalamina para intoxicação causada por, 378-379
  hipoxia causada por, 6*t*, 7
  intervalo aniônico/acidose láctica causados por, 33*t*
  limites de exposição para, 378-379
  nitritos para intoxicação causada por, 378-379, 532-534, 533-534*t*
  odor causado por, 31*t*, 378-379
  oxigenoterapia hiperbárica para intoxicação causada por, 378-379, 539-541
  resumo dos perigos do, 587-691*t*
  taquicardia causada por, 12*t*
  toxicidade do, 259, 378-379
  efeitos no sistema nervoso central, 378-379, 578-579
Sulfitos
  broncoespasmo causado por, 7*t*
  reação anafilática/anafilactoide causada por, 27*t*
Sulfonamidas. *Ver também* agentes antibacterianos, **75-81**
  interação com varfarina, 390*t*
  metemoglobinemia causada por, 319-320, 319-320*t*
  risco para o feto/gravidez, 62-65*t*
  toxicidade das, 76-79*t*
Sulfonato de poliestireno de sódio (Kaiexalato)
  como agente de ligação, 53-54*t*
  para hiperpotassemia, 38
  para superdosagem de lítio, 303-305
Sulfonilureias, 80-83, 82*t*. *Ver também* agentes antidiabéticos (hipoglicemiantes), **80-84**
  eliminação aumentada para superdosagem de, 83-84
  farmacocinética das, 82*t*
  hipoglicemia causada por, 34*t*, 35, 81-83
  octreotida para superdosagem de, 35, 83-84, 536-538
  toxicidade das, 80-83, 82*t*
  em crianças, 58-59*t*

Sulfotepp (ditionopirofosfato tetraetila), 289t. *Ver também* inseticidas organofosforados e carbamatos, **285-292**
   resumo dos perigos do, 587-691t
   toxicidade do, 289t
Sulindac. *Ver também* fármacos anti-inflamatórios não esteroides, **242-245**
   farmacocinética do, 436t
   toxicidade do, 244t
Sulprofós. *Ver também* inseticidas organofosforados e carbamatos, **285-292**
   resumo dos perigos do, 587-691t
Sumagre-venenoso, 394-409t. *Ver também* vegetais, **392-410**
Sunitinibe. *Ver também* agentes antineoplásicos, **84-93**
   toxicidade do 85-90t
"Super C" (gíria). *Ver* cetamina, **248-250**, 426t
Supercola. *Ver também* produtos não tóxicos/de baixa toxicidade, **355-357**
   exposição acidental a, 356t
Supermetrina. *Ver também* piretrinas/piretroides, **354-355, 364**
   toxicidade da, 354t
Supervarfarinas
   em raticidas, 389-391
   toxicidade das, 389-391
Suplementos alimentares "termogênicos", toxicidade dos, cafeína e, 172-174
Suplementos dietéticos, toxicidade dos, **358-362**, 359-361t cafeína e, 172-174
Suplementos nutricionais, toxicidade dos, **358-362**, 359-361t cafeína e, 172-174
Suplementos para aumentar a potência sexual, toxicidade dos, 273-274, 358
Suplementos para aumento da potência sexual masculina, toxicidade dos 273-274, 358
Supressor do apetite, fenilpropanolamina, como, 362-363
Supressor do sono, cafeína como, 172-174. *Ver também* cafeína, **172-174, 417**t
Surdez, intoxicação por bromato que causa, 167-168
Surfactantes, em glifosato, toxicidade e, 272-273
Surmontil. *Ver* trimipramina, 132-134t, 438t
Sustiva. *Ver* efavirenz, 93-97, 94-96t, 141, 421t
Suzana dos-olhos-negros, 394-409t. *Ver também* vegetais, **392-410**
Sv (sieVert), limites de exposição à radiação e, 367-368
Symlin. *Ver* pramlintida, 80-83, 82t, 433t
Symmetrel. *Ver* amantadina, **115-117**, 414t
Symphoricarpos ssp., 394-**409t**. *Ver também* vegetais, **392-410**
Symphytum officinale, 359t, 394-409t. *Ver também* produtos fitoterápicos e alternativos, **358-362**; vegetais, **392-410**
Symplocarpus foetidus, 394-409t. *Ver também* vegetais, **392-410**
Syngonium podophyllum, 394-**409t**. *Ver também* vegetais, **392-410**
Synthroid. *Ver* tiroxina, 278-279, 278-279t
Systox (demeton). *Ver também* inseticidas organofosforados e carbamatos, **285-292**
   metil, resumo dos perigos do, 587-691t
   pralidoxima (2-PAM)/oximas para intoxicação com, 546-548
   resumo dos perigos do, 587-691t

$T_{1/2}$ (Meia-vida), eficácia da eliminação aumentada e, 54-56
T_3 (tri-iodotironina/liotironina), 278-279, 278-279t. *Ver também* hormônio da tireoide, **278-279**
   farmacocinética de, 427t
   toxicidade de, 278-279, 278-279t
T_4 (tiroxina/levotiroxina), 278-279, 278-279t. *Ver também* hormônio da tireoide, **278-279**
   farmacocinética de, 427t
   toxicidade de, 278-279, 278-279t

Tabaco, 329-330. *Ver também* nicotina, **329-332**, 431t; vegetais, **392-410**
   árvore do, 330-331
   (em floração), 394-409t
   fumaça ambiental do, resumo dos perigos da, 587-691t
   indiano, 394-**409t**
   selvagem, 394-409t
   toxicidade do, 329-330, 394-409t
Tabaco, 394-409t. *Ver também* vegetais, **392-410**
Tabaco árvore do, 330-331. *Ver também* nicotina, **329-332**, 431t
Tabaco de cigarro. *Ver também* nicotina, **329-332**, 431t
   toxicidade do, 329-330
Tabaco mastigável, a nicotina em, 329-332. *Ver também* nicotina, **329-332**, 431t
Tabaco-indiano, 394-409t. *Ver também* vegetais, **392-410**
Tabaco-selvagem, tabaco-indiano, 394-409t. *Ver também* vegetais, **392-410**
Tabagismo
   bupropiona para cessação do, 131-132
   intoxicação por benzeno e, 156-157
   produtos de nicotina para cessação do, 329-330. *Ver também* nicotina, 329-332, 431t
   tabagismo passivo e, resumo dos perigos para, 587-691t
   toxicidade do asbesto e, 150-151
Tabagismo
   bupropiona para cessação do, 131-132
   intoxicação por benzeno e, 156-157
   passivo, resumo dos perigos do, 587-691t
   produtos de nicotina para a cessação do. *Ver também* nicotina, 329-332, 431t
   toxicidade dos, 329-**331**
   toxicidade do asbesto e, 150-151
Tabagismo passivo, resumo dos perigos do, 587-691t
Tabun (GA). *Ver também* inseticidas organofosforados e carbamatos, **285-292**
   como arma química, 103, 105-108, 106t. *Ver também* agentes químicos, de guerra, 105-111
   oximas para intoxicação com, 546-548
   resumo dos perigos do, 587-691t
   toxicidade do 103, 105-108, 106t
Tacrolimus, risco para o feto/gravidez, 62-65t
Tadalafil, uso de nitrato e, 332, 339
Tagamet. *Ver* cimetidina, **478-481**
Talacen. *Ver*
   paracetamol, 340-**343**, 414t
   pentazocina, 334t, 432t
Talco
   em pó para bebês. *Ver também* produtos não tóxicos/de baixa toxicidade, 355-**357**
   exposição acidental a, 357t
   resumo dos perigos do, 587-691t
Talidomida, risco para o feto/gravidez, 62-65t
Tálio, **379-381**
   agente de ligação para, 53-54t, 380-381
   insuficiência hepática causada por, 40t
   neuropatia causada por, 31t, 379-380
   odor causado por, 31t
   resumo dos perigos do, 587-691t
Talwin. *Ver* pentazocina, 334t, 432t
Talwin NX. *Ver*
   naloxona, 285, 336, 430t, 529-532
   pentazocina, 334t, 432t
Tambocor. *Ver* flecainida, 240-**242**t, 423t
Tamoxifeno. *Ver também* agentes antineoplásicos, **84-93**
   risco para o feto/gravidez, 62-65t
   toxicidade do, 85-90t
Tampas *RenewTrient/RenewTrient. Ver* γ-butirolactona, 267-269t, 423t
Tanaceto, risco para o feto/gravidez. *Ver também* produtos fitoterápicos e alternativos, **358-362**
Tanaceto, tanásia, 394-**409t**. *Ver também* vegetais, **392-410**

ÍNDICE 801

Tanaceto, tanásia 394-409t. Ver também vegetais, **392-410**
Tanacetum parthenium, 359t. Ver também produtos fitoterápicos e alternativos, **358-362**
Tanacetum spp., 394-409t. Ver também vegetais, **392-410**
Tanafed. Ver
  clorfeniramina, 127t, 418t
  pseudoefedrina, 354, 362-363, 362-363t, 434t
Tanino. Ver também vegetais, **392-410**
  toxicidade do, 394-409t
Tansulosina, 391-392. Ver também vasodilatadores, **391-392**
  farmacocinética da, 436t
  toxicidade da, 391-392
Tapentadol, 334t, 335. Ver também opiáceos/opioides, **334-336**
  farmacocinética do, 334t, 436t
  toxicidade do, 334t, 335
Taquicardia reflexa, 12t
Taquicardia sinusal, 12
  propranolol no controle da, 550-**553**
Taquicardia supraventricular, 12
  esmolol para, 494-496
Taquicardia ventricular. Ver também arritmias ventriculares, **13-15**, 13t, 14t
  com pulso, 15
  fármacos e toxinas que causam, 13t
  glicosídeos cardíacos que causam, 13t, 219-220, 222
  sem pulso, 14-15
  tratamento da, 14-15
    esmolol no, 15, 494-496
    magnésio no, 307-308, 492-493, 523-525
Taquicardia ventricular atípica (torsade de pointes), 14-15, 14f
  agentes antipsicóticos/droperidol/haloperidol que causam, 13t, 139, 247, 498-499
  antidepressivos tricíclicos que causam, 135-136
  fármacos antiarrítmicos que causam, 240-242, 364-365
  fármacos e toxinas que causam, 13t
  sotalol que causa, 159-163
  terfenadina ou astemizol que causa, 13t, 126-128
  tratamento da, 15
    isoproterenol para, 15, 163, 230, 518-520
    magnésio para, 15, 163, 230, 523-525
    sobrestimulação para, 15, 163, 230
Taquicardia ventricular polimórfica (torsade de pointes), 14-15, 14f
  agentes antipsicóticos/droperidol/haloperidol que causa, 13t, 139, 247, 498-499
  antidepressivos tricíclicos que causam, 135-136
  fármacos antiarrítmicos que causam, 240-242, 364-365
  fármacos e toxinas que causam, 13t
  sotalol que causa, 159-163
  terfenadina ou astemizol que causa, 13t, 126-128
  tratamento da, 15
    estimulação de overdrive para, 15, 163, 230
    isoproterenol para, 15, 163, 230, 518-520
    magnésio para, 15, 163, 230, 523-525
Taquicardia/taquiarritmias, **12-13**, 12t
  na superdosagem de por amantadina, 116-117
  anfetaminas que causam, 12-13t, 13, 121-122
  agonistas β-adrenérgicos que causam, 230-231
  cocaína que causa, 12-13t, 13, 197, 198
  fármacos e toxinas que causam, 12, 12t
  hipertensão com, 17t, 18
  hipotensão com, 15t, 16
  no paciente pediátrico, 60-61
  reflexa, 12t
  tratamento de, 13
    esmolol para, 13, 15, 494-496
    hipertensão e, 18
    propranolol para, 15, 550-**553**

ventricular. Ver também arritmias ventriculares, 13-15, 13t, 14t
  acônito/desbloqueadores dos canais de sódio que causam, 74-75
  com pulso, 15
  fármacos e toxinas que causam, 13-14, 13t
  glicosídeos cardíacos que causam, 13t, 219-220, 222
  sem pulso, 14-15
  tratamento de, 14-15
    esmolol no, 15, 494-496
    magnésio no, 307-308, 492-493, 523-525
Tarka. Ver
  trandolapril, 437t
  verapamil, 123-125t, 439
Taro, 394-**409t**. Ver também vegetais, **392-410**
Tartarato de antimônio e potássio, 128-129, 137-138. Ver também antimônio, **137-139**
"Tártaro emético," 128-129, 137-138
Tartarugas (marinhas), quelonotoxismo causado pela ingestão de, 297-298. Ver também envenenamento por alimentos, peixe e molusco, **295-298**
Tavist. Ver anti-histamínicos, **126-129**
Taxa metabólica aumentada, hipertermia e, 21, 21t
Taxol. Ver paclitaxel, 85-90t
Taxotere. Ver docetaxel, 85-90t
Taxus cuspidata, bicarbonato para intoxicação causada por, 464-465
Taxus spp., 394-409t. Ver também vegetais, **392-410**
TCA (1,1,1-tricloroetano/metilclorofórmio)
  limites dos perigos do, 388-389
  resumo de risco para, 587-691t
  toxicidade do, 71, 387-389
TCDD (2,3,7,8-tetraclorodibenzeno-p-dioxina). Ver também dioxinas, **222-226**
  no Agente Laranja, 192, 220, 222, 274
  resumo dos perigos do, 587-691t
  toxicidade do, 192, 220, 222, 223, 274-275
TCE (tricloroetileno), **71, 387-389**
  hepatite química causada por, 579-580
  limites de exposição para, 388-389
  resumo dos perigos do, 587-691t
  toxicidade do, 71, 387-389
TCP (1-[1-ciclo-hexil]piperidina), 248-249, 348. Ver também fenciclidina, **248-250**, 432t
Td (toxoide tetânico), 383, **559-560**
  farmacologia/uso de, 559-560
TDI (tolueno-2,4-di-isocianato), 255, 300-301
  asma causada por, 575-577
  de-Mórmon, 394-409t
  limites de exposição para, 255, 300
  resumo dos perigos do, 587-691t
  toxicidade do, 255, 300-301
Tebupirimifós, 289t. Ver também inseticidas organofosforados e, **285-292**
TEDP (dionopirofosfato de tetraetila/sulfotepp), 289t. Ver também inseticidas organofosforados e carbamatos, **285-292**
  resumo dos perigos do, 587-691t
  toxicidade do, 289t
Tegenaria agrestis intoxicação por, 142. Ver também envenenamento por aranha, **141-144**
Tegretol. Ver carbamazepina, **176-178, 224**, 417t
Teixo, 394-409t. Ver também vegetais, **392-410**
  bicarbonato para intoxicação causada por, 464-465
  japonês, 394-409t
Telavancina. Ver também agentes antibacterianos, **75-81**
  farmacocinética da, 436t
  toxicidade da, 76-79t
Telbivudina. Ver também agentes antivirais e antirretrovirais, **93-98**
  farmacocinética da, 436t
  toxicidade da, 94-96t
Telmisartano, farmacocinética do, 436t

802 ÍNDICE

Telone (1,3-dicloropropano), resumo dos perigos do, 587-691t
Telúrio, resumo dos perigos do, 587-691t
Temazepam. *Ver também* benzodiazepinas, **157-162, 459-463**
  farmacocinética do, 436t
  toxicidade do, 158-159t
Temefós, 289t. *Ver também* inseticidas organofosforados e carbamatos, **285-292**
  resumo dos perigos do, 587-691t
  toxicidade da, 289t
Temozolomida. *Ver também* agentes antineoplásicos, **84-93**
  toxicidade de, 85-90t
Temperatura corporal
  em convulsões, 24
  na hipertermia, 21
  na hipotermia, 20
Tempo de protrombina (TP), em intoxicação por raticida à base de anticoagulante, 390
Tempra. *Ver paracetamol,* **340-343**, 414t
Tenex. *Ver* guanfacina, 186-187, 206, 424t
Tenildiamina. *Ver também* anti-histamínicos, **126-129**
  toxicidade da, 127t
Teniposide. *Ver também* agentes antineoplásicos, **84-93**
  extravasamento do, 93, 245
  toxicidade do, 85-90t
Tenofovir. *Ver também* agentes antivirais e antirretrovirais, **93-98**
  farmacocinética de, 436t
  toxicidade de, 94-96t
Tenoretic. *Ver*
  atenolol, 162-163t, 415t
  clortalidona, 227-228t, 418t
Tenormin. *Ver* atenolol, 162-163t, 415t
Tensirolimus. *Ver também* agentes antineoplásicos, **84-93**
  toxicidade do, 85-90t
Teofilina, **380-382**
  agitação causada por, 24t
  arritmias ventriculares causadas por, 13t, 381-382
  convulsões causadas por, 23t, 381-382
  fenobarbital para, 503-505
  dose repetida de carvão ativado para superdosagem de, 45t, 56-57t, 278-279, 381-382
  eliminação de, 55-56t, 380-381, 436t
  em triagens toxicológicas, interferências, 44t, 381-382
  esmolol para superdosagem de, 381-382, 494-496
  farmacocinética da, 380-381, 436t
  hiperglicemia causada por, 34t, 381-382
  hipopotassemia causada por, 38, 38t, 381-382
  hipotensão causada por, 15t, 381-382
  intervalo aniônico/acidose láctica causada por, 33t, 381-382
  metoclopramida para vômitos causados por, 527-**529**
  níveis quantitativos/intervenções potenciais, 45t, 381-382
  propranolol para superdosagem, 381-382, 550-**553**
  psicose causada por, 24t
  ranitidina para vômitos causados por, 478-481, 479-480t
  taquicardia causada por, 12t, 381-382
  toxicidade da, 380-**382**
  em crianças, 58-59t, 381-382
  volume de distribuição da, 54-56t, 380-**382**, 436t
TEPP (pirofosfato de tetraetila). *Ver também* inseticidas organofosforados e carbamatos, **285-292**
  resumo dos perigos do, 587-691t
Terapia antirretroviral altamente ativa (HAART), 93-97, 141. *Ver também* agentes antivirais e antirretrovirais, **93-98**
Terapia com sistema recirculante de absorção molecular (MARS), para superdosagem de teofilina, 278-279, 382
Terapia com solução salina/líquidos
  hiponatremia causada por, 35t
  no tratamento de problemas circulatórios, 8
  para exposição ao gás arsina, 149-150
  para hipernatremia, 36
  para hiponatremia, 37

para hipotensão, 16
para intoxicação alimentar bacteriana, 294-295
para intoxicação por brometo, 171-172
para rabdomiólise, 27
Terapia de hiperinsulinemia-euglicemia (HIE), **510-513, 515-517**
  para hiperpotassemia, 38, 510-513, 515-517
  para superdosagem de antagonistas dos canais de cálcio, 125-126, 510-513, 515-517
  para superdosagem de bloqueador β-adrenérgico, 163, 230, 510-513, 515-517
"Terapia de hiperoxigênio", com peróxido de hidrogênio, 140-141
Terapia de quelação
  para intoxicação por arsênio, 147-148
  com dimercaprol (BAL), 147-148, **458-460**
  com penicilamina, **540-542**
  com succímero (DMSA), 147-148, **555-559**
  com unitiol (DMPS/2,3-dimercaptopropanolssulfônico), 147-148, 558, **560-563**
  para intoxicação por chumbo, 182-183
  com dimercaprol (BAL), **458-460**
  com EDTA de cálcio, 182-184, **488-491**, 493
  com succímero (DMSA), 182-183, **555-559**
  com unitiol (DMPS/2,3-dimercaptopropanolssulfônico), 558, **560-563**
  profilática, 183-184, 489-491, 493, 556-557
  para intoxicação por cobre, 184, 195
  para intoxicação por ferro, 45t, 254-255, **482-484**
  para intoxicação por gás arsina, 149-150, 459-460
  para intoxicação por radiação, 370, 370t
  para intoxicação por tálio, 380-381
Terapia de substituição renal, contínua, para eliminação aumentada, **56-57**
  para superdosagem de ácido valproico, 73
Terapia HIE (hiperinsulinemia/euglicemia), **510-513, 515-517**
  para hiperpotassemia, 38, 510-513, 515-517
  para superdosagem de antagonista dos canais de cálcio, 125-126, 510-513, 515-517
  para superdosagem de bloqueador β-adrenérgico, 163, 230, 510-513, 515-517
Terapia intravenosa com líquidos
  hiponatremia causada por, 35t
  no tratamento de problemas circulatórios, 8
  para exposição ao gás arsina, 149-150
  para hipernatremia, 36
  para hiponatremia, 37
  para hipotensão, 16
  para intoxicação alimentar bacteriana, 294-295
  para intoxicação por brometo, 171-172
  para rabdomiólise, 27
Teratógenos, 57-58
  categorias de gravidez do FDA para, 62-66t, 65-66, 440, 441t
Terazosina, 391-392. *Ver também* vasodilatadores, **391-392**
  farmacocinética da, 436t
  hipotensão causada por, 15t
  toxicidade da, 391-392
Terbufós, 587-691t. *Ver também* inseticidas organofosforados e carbamatos, **285-292**
Terbutalina. *Ver também* agonistas β-adrenérgicos, **230-231**
  farmacocinética da, 436t
  toxicidade da, 230-231t
4-*terc*-Butil-2-clorofenil-*N*-metil-*O*-metilfosforamidato (crufomato), resumo dos perigos do, 587-691t
terc-butilcromato, resumo dos perigos do, 587-691t
Terceiro espaço, hipotensão causada por, 15t
Terebintina. *Ver* gama-butirolactona, 267-269t, 423t
Terebintina. *Ver também* hidrocarbonetos, **275-278**
  resumo dos perigos do, 587-691t
  toxicidade da, 275, 276t

Terfenadina. *Ver também* anti-histamínicos, **126-129**
  farmacocinética da, 436t
  prolongamento do intervalo QT/*torsade de pointes* causado por, 13t, 126-128
  retirada do mercado, 126-128
  toxicidade da, 126-**129**t
Terfenilos, resumo dos perigos do, 587-691t
Termômetros. *Ver também* produtos não tóxicos/de baixa toxicidade, **355-357**
  exposição acidental a, 356t 357t
Termorregulação, comprometida/interrompida, hipertermia, e, 21t
Terra. *Ver também* produtos não tóxicos/de baixa toxicidade, **355-357**
  ingestão acidental de, 356t
Terra de diatomáceas (sílica, amorfa), resumo dos perigos da, 587-691t
Terra de Fuller, como agente de ligação, 53-54t
Terrorismo
  agentes de guerra biológicas e, 98-103, 99-100t
  agentes de guerra químicos e, **105-111**, 106-107t, 285-286
  "bomba suja" usada em, 366-367
Teslac. *Ver* testolactona, 85-90t
TESPA (tiotepa). *Ver também* agentes antineoplásicos, **84-93**
  toxicidade do, 85-90t
Tessalon. *Ver* benzonatato, 118-119t
Teste de Meixner, para amatoxinas, 201-202
"Teste do tapinha", em picadas de escorpião, 229
Testes de função pulmonar, na intoxicação por organofosforados e carbamatos, 290-291
Testolactona. *Ver também* agentes antineoplásicos, **84-93**
  toxicidade da, 85-90t
Tétano, **382-383**
  agentes bloqueadores neuromusculares para, 383, 466-471, 467t
  insuficiência ventilatória causada por, 5t
  metocarbamol para, 525-**526**
  pancurônio para, 383
  rabdomiólise no, 27t
  rigidez no, 25t, 383
Tétano cefálico, 383
Tetanospasmina. *Ver também* tétano, **382-383**
  toxicidade da, 221-222, 382-383, 559
Tetraborato de sódio anidro (boratos), **69-70**
  farmacocinética do, 69, 230-231
  resumo dos perigos do, 587-691t
  toxicidade do, 69-70
Tetrabrometo de acetileno, resumo de perigo de, 587-691t
Tetrabrometo de carbono, resumo dos perigos do, 587-691t
Tetrabromoetano (tetrabrometo de acetileno), resumo dos perigos do, 587-691t
Tetrabromometano (tetrabrometo de carbono), resumo dos perigos do, 587-691t
Tetracaína, 118-119t. *Ver também* anestésicos locais, **118-120**
  toxicidade da, 118-119t
Tetraciclinas. *Ver também* agentes antibacterianos, **75-81**
  farmacocinética da, 436t
  risco para o feto/gravidez, 62-65t
  toxicidade da, 76-79t
Tetracloreto de acetileno (1,1,2,2-tetracloroetano), resumo dos perigos do, 587-691t
Tetracloreto de carbono, **384-385**
  acetilcisteína para intoxicação causada por, 103, 385, 441-498, 443t, 444t
  insuficiência hepática/lesão causada por, 40t, 384-385, 579-580
  limites de exposição para, 384
  oxigenoterapia hiperbárica para intoxicação causada por, **539-541**

resumo dos perigos do 587-691t
toxicidade do, 384-385
Tetracloreto de platina, resumo dos perigos do, 587-691t
Tetracloreto de silício, resumo dos perigos do, 587-691t
1,1,2,2-Tetracloro-1,2-difluoroetano, resumo dos perigos do, 587-691t
1,1,1,2-Tetracloro-2,2-difluoroetano, resumo dos perigos do, 587-691t
2,3,7,8-tetraclorodibenzo-*p*-dioxina (TCDD). *Ver também* dioxinas, **220, 222-226**
  no Agente Laranja, 192, 220, 222, 274
  resumo dos perigos do, 587-691t
  toxicidade da, 192, 220, 222, 274-**275**, 223
1,1,2,2-tetracloroetano, resumo dos perigos do, 587-691t
Tetracloroetileno, **71, 387-389**
  limites de exposição para, 388-389
  resumo dos perigos do, 587-691t
  toxicidade do, 71, 387-389
Tetraclorometano (tetracloreto de carbono), **384-385**
  acetilcisteína para intoxicação causada por, 103, 385, 441-498, 443t, 444t
  insuficiência hepática/lesão causada por, 40t, 384-385, 579-580
  limites de exposição para, 384
  oxigenoterapia hiperbárica para intoxicação causada por, 539-541
  resumo dos perigos do, 587-691t
  toxicidade do, 384-385
Tetracloronaftaleno, resumo dos perigos do, 587-691t
Tetraclorossilano (tetracloreto de silício), resumo dos perigos do, 587-691t
Tetraclorvinfós, 289t. *Ver também* inseticidas organofosforados e carbamatos, **285-292**
Tetraetilortosilicato (etil silicato), resumo dos perigos do, 587-691t
Tetraetoxisilano (etil silicato), resumo dos perigos do, 587-691t
Tetrafluoreto de enxofre, resumo dos perigos do, 587-691t
Tetra-hidreto de germânio, resumo dos perigos do, 587-691t
Tetra-hidro-1,4-oxazina (morfolina), resumo dos perigos do, 587-691t
Tetra-hidro-2-furanona. *Ver* gama-butirolactona, 267-269t, 423t
1,2,3,4-Tetra-hidrobenzeno (ciclo-hexeno), resumo dos perigos do, 587-691t
Tetra-hidrofurano, resumo dos perigos do, 587-691t
Tetra-hidropalmatina, 360t. *Ver também* produtos fitoterápicos e alternativos, **358-362**
Tetra-hidrotiofeno, resumo dos perigos do, 587-691t
Tetra-hidrozolina, 186-187, 206
  coma causado por, 19t
  estupor causado por, 19t
  farmacocinética, 436t
  hipertensão causada por, 17t, 187-188
  hipotensão causada por, 15t
  miose causada por, 30t
  toxicidade da, 186-**188, 206**
Tetraiodotironina (tiroxina/levotiroxina), 278-279, 278-279t. *Ver também* hormônio da tireoide, **278-279, 385-386**
  farmacocinética da, 427t
  toxicidade do, 278-279, 278-279t
O,O,O',O'-Tetrametil O,O-tiodi-p-fenileno-fosforotioato (temefos), 289t. *Ver também* inseticidas organofosforados e carbamatos, **285-292**
  resumo dos perigos do, 587-691t
  toxicidade do, 289t
Tetrametil Succinonitrilo, resumo dos perigos do, 587-691t
Tetrametileno-1,4-diol (1,4-butanodiol/1,4-BD/precursor do GHB). *Ver também* γ-hidroxibutirato (GHB), **267-270**, 423t
  farmacocinética da, 416t
  toxicidade do, 267-269, 269t

1,4-tetrametilenoglicol (1,4-butanediol/1,4-BD/ precursor do GHB). Ver também γ-hidroxibutirato (GHB), **267-270**, 423t
farmacocinética do, 416t
toxicidade do, 267-269, 269t
Tetrametrina. Ver também piretrinas/piretroides, **354-355, 364**
toxicidade da, 354t
Tetranitrometano, resumo dos perigos do, 587-691t
Tetril, resumo dos perigos do, 587-691t
Tetrodotoxina
insuficiência ventilatória causada por, 5t, 297-298
intoxicação alimentar causada por, 261-262, 295-**297**t, 297-298. Ver também intoxicação alimentar, peixe e marisco, 295-**298**
Tetróxido de ósmio (ácido ósmico), resumo dos perigos do, 587-691t
Thalomid. Ver talidomida, 62-65t
THC (delta-9-tetra-hidrocanabinol), 306, 309-310. Ver também maconha, **306-312**
em painel de uso abusivo de fármacos, 42t
interferências, 44t
fenciclidina e, 248-249, 348
toxicidade do, 306-**310**
Theo-24. Ver teofilina, **380-382**, 436t
Theobid. Ver teofilina, **380-382**, 436t
Theo-Dur. Ver teofilina, **380-382**, 436t
Theolair. Ver teofilina, **380-382**, 436t
Theo-X. Ver teofilina, **380-382**, 436t
Thevetia peruviana, 394-**409**t. Ver também vegetais, **392-410**
THF (tetra-hidrofurano), resumo dos perigos do, 587-691t
Thimet (forato), 288t. Ver também inseticidas organofosforados e carbamatos, **285-292**
resumo dos perigos do, 587-691t
toxicidade do, 288t
Thiofanox, 289t. Ver também inseticidas organofosforados e carbamatos, **285-292**
Thioplex. Ver tiotepa, 85-90t
Thiram, resumo dos perigos do, 587-691t
Thisilyn. Ver cardo de leite, 360t, **554-555**
Thorazine. Ver clorpromazina, 245-246t, 201, 418t
Thuja occidentalis, 394-409t. Ver também vegetais, **392-410**
Thuja spp., 394-409t. Ver também vegetais, **392-410**
"Thunder Nectar". Ver 1,4-butanodiol, 267-269, 269t, 416t
"Thunder". Ver γ-butirolactona, 267-269t, 423t
Thyro-Block. Ver iodeto de potássio, 280, 298-299, 370t, **516-519**
Thyrolar. Ver liotrix, 278-279, 382
Tiagabina, 130-131t, 131-132. Ver também anticonvulsivantes, **130-132**
convulsões causadas por, 23t, 131-132
farmacocinética da, 130-131t, 437t
toxicidade da, 130-131t, 131-132
Tiamina (vitamina B₁), **557-559**
com dextrose, para hipoglicemia, 35
deficiência de, 557, 559-560
alcoolismo e, 234-235
farmacologia/uso de, 557-**559**
para coma e estupor, 19, 557-**559**
para distúrbios relacionados com álcool, 214, 235, 557-**559**
para intoxicação por etilenoglicol, 238-239, 557-**559**
Radiografia abdominal que mostra, 45-46t
Tiazac. Ver diltiazem, 123-125t, 420t
Tiazolidinedionas (glitazonas), 80-81, 82t. Ver também agentes antidiabéticos (hipoglicemiantes), **80-84**
farmacocinética das, 82t
toxicidade das, 80-81, 82t
Ticar. Ver ticarcilina, 76-79t, 437t
Ticarcilina. Ver também agentes antibacterianos, **75-81**
farmacocinética da, 437t
toxicidade da, 76-79t
TIG (imunoglobulina humana do tétano), 383, **559-560**
farmacologia/uso de, 559-560

Tigan. Ver trimetobenzamida, 245-246t, 438t
Tigeciclina. Ver também agentes antibacterianos, **75-81**
farmacocinética da, 437t
toxicidade da, 76-79t
Tilmicosina. Ver também agentes antibacterianos, **75-81**
hipotensão causada por, 15t
toxicidade da, 76-79t
Timerosal (etilmercúrio tiossalicilato). Ver também mercúrio, **311-316**
toxicidade do, 313-314
Timet (forato), 288t. Ver também inseticidas organofosforados e carbamatos, **285-292**
resumo dos perigos do, 587-691t
toxicidade do, 288t
Timida, intoxicação por bromato que causa, 167-168
Timol. Ver também óleos essenciais, **174-176**
toxicidade do, 175-176t
Timolide. Ver
hidroclorotiazida, 227-228t, 424t
timolol, 162-163t, 437t
Timolol. Ver também bloqueadores β-adrenérgicos, **159-163**
farmacocinética da, 437t
toxicidade do, 162-163t
Timopiol. Ver timolol, 162-163t, 437t
Timoptic. Ver timolol, 162-163t, 437t
Tinidazol. Ver também agentes antibacterianos, **75-81**
farmacocinética da, 437t
toxicidade da, 76-79t
Tinta
contendo chumbo. Ver também chumbo, 179-184
exposição ocupacional a, 179-180, 183-184
radiografia abdominal mostrando, 45-46t, 182-183
toxicidade de, 179-180
corporal, exposições tóxicas e, 576t
de aquarela. Ver também produtos não tóxicos/de baixa toxicidade, 355-**357**
exposição acidental a, 356t
de duas partes, exposição ocupacional, a, 574-575
de látex. Ver também produtos não tóxicos/de baixa toxicidade, 355-**357**
exposição acidental a, 356t
para suportes estruturais, exposições tóxicas e, 576t
Tinta (sem corantes de anilina). Ver também produtos não tóxicos/de baixa toxicidade, **355-357**
exposição acidental a, 356t
Tinta de caneta esferográfica. Ver também produtos não tóxicos/de baixa toxicidade, **355-357**
Tinta de látex. Ver também produtos não tóxicos/de baixa toxicidade, **355-357**
exposição acidental a, 356t
Tinta para almofada de carimbo. Ver também produtos não tóxicos/de baixa toxicidade, **355-357**
Tintas de aquarela. Ver também produtos não tóxicos/de baixa toxicidade, **355-357**
exposição acidental a, 356t
Tintura de iodo. Ver iodo, **298-299**
Tinzaparina protamina para superdosagem de, **552-553**
Tiodicarbe, 289t. Ver também inseticidas organofosforados e carbamatos, **285-292**
6-Tioguanina. Ver também agentes antineoplásicos, **84-93**
toxicidade do, 85-90t
Tiometona, 289t. Ver também inseticidas organofosforados e carbamatos, **285-292**
Tiopental. Ver também barbitúricos, **152-155**
farmacocinética do, 153-154t, 436t
toxicidade do, 153-154t
Tioridazina. Ver também agentes antipsicóticos, **245-247, 498-500**
arritmias ventriculares causadas por, 13t
em triagens toxicológicas, 41t

ÍNDICE 805

farmacocinética da, 436t
prolongamento do intervalo QRS causado por, 10t
toxicidade da, 245-246t, 245-247
em crianças, 58-59t
Tiossalicilato de etilmercúrio (timerosal). *Ver também* mercúrio, **311-316**
 toxicidade do, 313-314
Tiossulfato de sódio, **557-558**
 farmacologia/uso de, 557-558
 para exposição vesicante, 110-111
 para extravasamento de infusão antineoplásica, 92, 557-558
 para intoxicação por bromato, 167-168, 557-558
 para intoxicação por cianeto, 110-111, 184-186, 557-558
  induzida por nitroprussiato, 185-186, 206, 333-334, 338, 557-558
  na inalação de fumaça, 281-282, 350, 557-558
 para intoxicação por clorato, 188-189
 para intoxicação por iodo, 299, 411-412
Tiossulfato de sódio, **557-558**
 farmacologia/uso de, 557-558
 para exposição a vesicantes, 110-111
 para extravasamento de infusão antineoplásica, 92, 557-558
 para intoxicação por bromato, 167-168, 557-558
 para intoxicação por cianeto, 110-111, 184-186, 557-558
  induzida por nitroprussiato, 185-186, 206, 333-334, 338, 557-558
  na inalação de fumaça, 281-282, 350, 557-558
 para intoxicação por clorato, 188-189
 para intoxicação por iodo, 299, 411-412
Tiotepa. *Ver também* agentes antineoplásicos, **84-93**
 toxicidade da, 85-90t
Tiotixeno. *Ver também* agentes antipsicóticos, **245-247, 498-500**
 farmacocinética do, 436t
 toxicidade do, 245-246t
Tiotrópio. *Ver também* anticolinérgicos, **129-130**
 toxicidade do, 129-130t
Tipranavir. *Ver também* agentes antivirais e antirretrovirais, **93-98**
 farmacocinética do, 437t
 toxicidade do, 94-97t
Tiramina, interação com inibidor da monoaminoxidase, 282-283
Tireoide de animal desidratada, 278-279, 382, 382t. *Ver também* hormônio da tireoide, **278-279**
 farmacocinética da, 437t
 toxicidade da, 278-279, 382, 382t
Tireotoxicose, 278-279
Tiroxina (levotiroxina), 278-279, 278-279t. *Ver também* hormônio da tireoide, **278-279**
 farmacocinética da, 427t
 toxicidade da, 278-279, 278-279t
Tityus spp. Envenenamento pelo escorpião, 229
Tizanidina, 186-187, 206, 371-372, 371-372t. *Ver também* clonidina, **186-188**, 419t; relaxantes musculares, **371-372**
 farmacocinética de, 437t
 toxicidade da, 186-187, 206, 371-372t
TLV (nível limite de exposição), 582-584
TLV-C (nível limite de exposição – teto), 583-584
TLV-STEL (nível limite de exposição – limite de exposição de curto prazo), 583-584
TLV-TWA (nível limite de exposição – média ponderada pelo tempo), 583-584
TMAN (anidrido trimelítico)
 processos de trabalho associados à exposição ao, 576t
 resumo dos perigos do, 587-691t
TMSN (tetrametilsuccinonitrilo), resumo dos perigos do, 587-691t
TNT (trinitrotolueno), resumo dos perigos do, 587-691t

Tobramicina. *Ver também* agentes antibacterianos, **75-81**
 farmacocinética da, 437t
 toxicidade da, 76-79t
Tocainida, 240-**242**t. *Ver também* antiarrítmicos, **239-242**
 farmacocinética da, 240-241, 437t
 toxicidade da, 240-**242**t
TOCP (fosfato de triortocresil), resumo dos perigos do, 587-691t
Tofranil. *Ver* imipramina, 132-134t, 425t
Tolazamida, 82t. *Ver também* agentes antidiabéticos (hipoglicemiantes), **80-84**
 farmacocinética da, 82t, 437t
 toxicidade da, 82t
Tolazolina, 391-392. *Ver também* vasodilatadores, **391-392**
 contraindicações a, para superdosagem de clonidina, 187-188
 farmacocinética da, 437t
 toxicidade da, 391-392
Tolbutamida, 82t. *Ver também* agentes antidiabéticos (hipoglicemiantes), **80-84**
 farmacocinética da, 82t, 437t
 toxicidade de, 82t
Tolectin. *Ver* tolmetina, 244t
Tolidina (o-tolidina), resumo dos perigos do, 587-691t
Tolmetina. *Ver também* fármacos anti-inflamatórios não esteroides, **242-245**
 farmacocinética da, 437t
 toxicidade da, 244t,
Tolterodina. *Ver também* agentes anticolinérgicos, **129-130**
 farmacocinética da, 437t
 toxicidade da, 129-130t
Tolueno, **279, 385-388**
 cinética do, 279, 385-386
 hipopotassemia causada por, 38t, 386-387
 limites de exposição para, 386-387
 resumo dos perigos do, 587-691t
 toxicidade de, 279, 385-388
F-tolueno-2,4-di-isocianato (TDI), 255, 300-301
 asma causada por, 575-577
 limites de exposição para, 255, 300
 resumo dos perigos do, 587-691t
 toxicidade do, 255, 300-301
Tolueno de vinila, resumo dos perigos do, 587-691t
m-Toluidina, resumo dos perigos da, 587-691t
N,N-dimetil-*p*-toluidina, resumo dos perigos do, 587-691t
o-Toluidina, resumo dos perigos do, 587-691t
p-Toluidina, resumo dos perigos do, 587-691t
Toluol (tolueno), **279, 385-388**
 cinética do, 279, 385-386
 hipopotassemia causada por, 38t, 386-387
 limites de exposição para, 386-387
 resumo dos perigos do, 587-691t
 toxicidade de, 279, 385-388
TOMES (Toxicology Occupational Medicines and Environmental Sciences), 575-577
Tonocard. *Ver* tocainida, 240-**242**t, 437t
Topamax. *Ver* topiramato, 130-131t, 131-132, 437t
Topiramato, 130-131t, 131-132. *Ver também* anticonvulsivantes, **130-132**
 farmacocinética do, 130-131t, 437t
 toxicidade do, 130-131t
Topotecana. *Ver também* agentes antineoplásicos, **84-93**
 toxicidade da, 85-90t
Toprol. *Ver* metoprolol, 162-163t, 429t
Toradol. *Ver* cetorolaco, 244t, 426t
Torcicolo, 26
Toremifeno. *Ver também* agentes antineoplásicos, **84-93**
 toxicidade de, 85-90t
Torsade de pointes, 14-15, 14f
 agentes antipsicóticos/droperidol/haloperidol que causam, 13t, 139, 247, 498-499
 antidepressivos tricíclicos que causam, 135-136

fármacos antiarrítmicos que causam, 240-242, 364-365
fármacos e toxinas que causam, 13*t*
sotalol que causa, 159-163
terfenadina ou astemizol que causa, 13*t*, 126-128
tratamento do, 15
  estimulação de *overdrive* para, 15, 163, 230
  isoproterenol para, 15, 163, 230, 518-520
  magnésio para, 15, 163, 230, 523-525
Torsemida. *Ver também* diuréticos, **227-228**
  farmacocinética da, 437*t*
  toxicidade da, 227-228*t*
Tositumomabe. *Ver também* agentes antineoplásicos, **84-93**
  toxicidade do, 85-90*t*
Tosse, bloqueadores da angiotensina/ECAs que causam, 164-165
Tosse e preparações para gripe
  contraindicações em crianças pequenas, 362-363
  descongestionantes em, 354, 362-363, 362-363*t*
  dextrometorfano em, 211-213
Totect. *Ver* dexrazoxano, 93, 245
Toxafeno (canfeno clorado). *Ver também* hidrocarbonetos clorados, **348-350**
  resumo dos perigos do, 587-691*t*
  toxicidade do, 189, 348-349*t*
Toxalbumina. *Ver também* vegetais, **392-410**
  toxicidade da, 394-409*t*
Toxicidade do alumínio, dantroleno para, 482-484
Toxicidade do tiocianato, 184-185, 332-333
  a partir de infusão de nitroprussiato, 332-334, 338, 534-535
  eliminação, 55-56*t*, 184-185, 332-333
Toxicidade sobre a retina, da quinina, 365-367
Toxicocinética, eliminação aumentada e, 53-54
Toxicodendron spp., 394-409*t*. *Ver também* vegetais, **392-410**
Toxicologia ambiental, **565-586**
  avaliação do paciente em exposição a substâncias químicas e, 573-581, 576*t*-578*t*, 580-581*t*
  resposta clínica de emergência incidentes com materiais perigosos e, 565-572, 566*f*, 568-570*f*
  riscos tóxicos de exposição a produtos químicos e, 580-586, 587-691*t*
  diretrizes de exposição e, 582-585, 587-691*t*
  informações sobre, na história de exposição ocupacional, 573-575
  informação sobre perigos à saúde e, 581-583, 587-691*t*
  produtos de degradação térmica e, 585-586
  propriedades de alerta e, 585-586
  toxíndromes específicas de órgãos em, 575-580, 577-578*t*
Toxicologia industrial. *Ver* toxicologia ocupacional, **565-586**
Toxicologia ocupacional, **565-586**
  avaliação do paciente em, 573-581, 576t-578t, 580-581*t*
  resposta de emergência médica a incidentes com materiais perigosos e, 565-572, 566*f*, 568-570*f*
  riscos tóxicos de exposição a produtos químicos e, 580-**586**, 587-691*t*
  diretrizes de exposição e, 582-**585**, 587-691*t*
  informações sobre história de exposição ocupacional, 573-**575**
  informações sobre perigos à saúde e, 581-**583**, 587-691*t*
  produtos de degradação térmica e, 585-**586**
  propriedades de alerta e, 585-586
  toxíndromes específicas de órgãos em, 575-**580**, 577-578*t*
Toxicology Occupational Medicines and Environmental Sciences (TOMES), 575-577
Toxina botulínica tipo A (Botox), botulismo causado por, 165-166
Toxnet, 575-577
Toxoide tetânico, 383, **559-560**
  farmacologia/uso de, 559-560

TP (tempo de protrombina), em intoxicação por raticida à base de anticoagulante, 390
Trabalhadores de fundações submersas, aumento da exposição à pressão barométrica e, 579-580
Trabalho com explosivos, exposições tóxicas e, 576*t*
Trabalho com folhas de metal, exposições tóxicas e, 576*t*
Trabalho com silagem, exposições tóxicas e, 576*t*
Trabalho de *chips* microeletrônicos, exposições tóxicas e, 576*t*
Trabalho de esgoto, exposições tóxicas e, 576*t*
Trabalho de limpeza, exposições tóxicas e, 576*t*
Trabalho de polpa de celulose, exposições tóxicas e, 576*t*
trabalhos com metal, exposições tóxicas e, 576*t*
Tracrium. *Ver* atracúrio, 466-471, 467*t*
Tramadol, 334-335, 334*t*. *Ver também* opiáceos/opioides, **334-336**
  convulsões causadas por, 23*t*, 335
  farmacocinética do, 334*t*, 437*t*
  interação com inibidor da monoaminoxidase, 282-283, 282-283*t*
  risco para o feto/gravidez, 62-65*t*
  toxicidade do, 334-335, 334t
Trandate. *Ver* labetalol, 159-162, 162-163*t*, 426*t*, **519-521**
Trandolapril, farmacocinética do, 437*t*
Tranilcipromina, 282, 325-326. *Ver também* inibidores da monoaminoxidase, **282-285**
  farmacocinética da, 437*t*
  radiografia abdominal mostrando, 45-46*t*
  toxicidade da, 282-284, 325-326
Tranquilidade. *Ver* 2,5-dimetóxi-4-metilanfetamina (DOM/STP), 216*t*, 218-219
"Tranquilizante animal" (gíria). *Ver* fenciclidina, **248-250**, 432*t*
Transderm Scop. *Ver* escopolamina, 129-130*t*, 435*t*
Transfusão de sangue
  exsanguínea
  para intoxicação por ferro, 255, 300
  para intoxicação por gás arsina, 149-150
  para metemoglobinemia, 321-322
  para superdosagem de nitrato/nitrito, 332, 339
  para superdosagem de varfarina, 390, 391
Transplante de fígado
  para insuficiência hepática induzida por intoxicação por cogumelo amatoxina, 199, 202-203
  para insuficiência hepática induzida por paracetamol, 341-342
Transporte em ambulância, para vítimas de incidente com materiais perigosos, 571
Transtorno de estresse pós-traumático, relacionado com o trabalho, 578-580 Potash (fertilizante). *Ver também* produtos não tóxicos/de baixa toxicidade, **355-357**
  exposição acidental a, 356*t*
Transtornos psicológicos
  na intoxicação por bromento, 170-171
  relacionados com o trabalho, 577-578*t*, 578-580
Tranxene. *Ver* clorazepato, 158-159*t*, 419*t*
Trastuzumabe. *Ver também* agentes antineoplásicos, **84-93**
  toxicidade do, 85-90*t*
Tratamento anti-HIV, **93-98**, 94-97*t*
  intervalo aniônico/acidose láctica causada por, 33*t*, 93-98
  neuropatia causada por, 31*t*
  toxicidade do, **93-98**, 94-97*t*
Tratamento de vítima, em acidente com materiais perigosos, 570-571
Tratamento hospitalar, para as vítimas de incidente com materiais perigosos, 571-572
  descontaminação e, 571-572
Tratamento/purificação de água, exposições tóxicas e, 576*t*
Tratamentos de nebulização, para broncospasmo, 8
Trauma
  causas ocupacionais de, 577-578, 577-578*t*
  rabdomiólise associada a, 27*t*

ÍNDICE 807

Trazodona, 131-**134**, 132-134*t*. *Ver também* antidepressivos não cíclicos, **131-135**
  interação com inibidor da monoaminoxidase, 132-134, 282-283*t*
  farmacocinética da, 437*t*
  toxicidade da, 131-**134**, 132-134*t*
Tremoço, 394-409*t*. *Ver também* vegetais, **392-410**
Tremolita (arbesto), **149-151**
  exposição ocupacional à, 575-**578**
  limites de exposição para, 150-151
  resumo dos perigos do, 587-691*t*
  toxicidade da, 149-151
Tremores
  agonistas β-adrenérgicos que causam, 230-231
  mercúrio que causa, 313-314
Trepadeira-elefante, 394-409*t*. *Ver também* vegetais, **392-410**
"Três passinhos". *Ver* aldicarbe, 285-286, 287*t*
3TC (lamivudina). *Ver também* agentes antivirais e antirretrovirais, **93-98**
  farmacocinética da, 426*t*
  toxicidade da, 94-96*t*
Tretinoína (ácido retinoico). *Ver também* agentes antineoplásicos, **84-93**
  risco para o feto/gravidez, 62-65*t*
  toxicidade da, 85-91*t*
Trevo, 394-409*t*. *Ver também* vegetais, **392-410**
Trevo-doce, 394-409*t*. *Ver também* vegetais, **392-410**
Triagem toxicológica, **40-45**
  abordagem a, 45, 45*t*
  adulteração e, 45
  agentes comumente incluídos na, 41, 41*t*, 42*t*
  agentes não incluídos no, 42*t*
  em agressões facilitadas por drogas, 67-68
  interferências na, 42, 43-44*t*
  limitações da, 41-42, 41*t*-44*t*
  usos para, 45
Triagem/exame de urina, 41, 41*t*, 45
  em agressões facilitados por drogas, 67-68
  interferências, 43-44*t*
  para antidepressivos tricíclicos, 135-137
  para arsênio, 146-147
  para fenobarbital, 154-155
  para mercúrio, 313-315
  para níveis de cloreto de metileno, 189-190
  para opiáceos/opioides, 285, 336
Triaminic. *Ver* anti-histamínicos, **126-129**
Triaminic Nite Lite. *Ver*
  clorfeniramina, 127*t*, 418*t*
  pseudoefedrina, 354, 362-363, 362-363*t*, 434*t*
Triantereno. *Ver também* diuréticos, **227-228**
  farmacocinética do 437*t*
  risco para o feto/gravidez, 62-65*t*
  toxicidade do, 227-228, 227-228*t*
Triatec. *Ver* ramipril, 434*t*
Triavil (amitriptilina com perfenazina). *Ver*
  amitriptilina, 132-134*t*, 134-135, 414*t*
  perfenazina, 245-246*t*, 432*t*
4-amino-6-(1,1-dimetiletil)-3-(metiltio)-1,2,4-Triazina-5(4H)--ona (metribuzin), resumo dos perigos do, 587-691*t*
Triazofós, 289*t*. *Ver também* inseticidas organofosforados e carbamatos, **285-292**
3-amino-1,2,4-Triazol (amitrol), resumo dos perigos do, 587-691*t*
Triazolam. *Ver também* benzodiazepinas, **157-162**, **459-463**
  farmacocinética do, 438*t*
  toxicidade do, 157-158, 158-159*t*
Tribrometo de boro, resumo dos perigos do, 587-691*t*
Tribromometano (bromofórmio), resumo dos perigos do, 587-691*t*
Tributil fosfato, resumo dos perigos do, 587-691*t*
Tricarbonilo ciclopentadienil de manganês, resumo dos perigos do, 587-691*t*

Trichoderma spp. *Ver também* mofos, **324-326**
  toxicidade do, 190, 324
Tricholoma equestre, cogumelos. *Ver também* intoxicação por cogumelos, **199-202**
  rabdomiólise causada por, 26, 27*t*, 200*t*
  toxicidade dos, 200*t*
Tricloreto de antimônio, resumo dos perigos do, 587-691*t*
Tricloreto de fósforo, resumo dos perigos do, 587-691*t*
Triclorfon, 289*t*. *Ver também* inseticidas organofosforados e carbamatos, **285-292**
Triclormetiazida. *Ver também* diuréticos, **227-228**
  farmacocinética de, 437*t*
  toxicidade da, 227-228*t*
1,1,2-Tricloro-1,2,2-trifluoroetano (Freon 113). *Ver também* freons, **262, 266-267**
  resumo dos perigos do, 587-691*t*
  toxicidade do, 262, 266
1,2,4-Triclorobenzeno, resumo dos perigos do, 587-691*t*
1,1,1-Tricloroetano (metilclorofórmio)
  limites de exposição para, 388-389
  resumo dos perigos do, 587-691*t*
  toxicidade do, 71, 387-389
1,1,2-tricloroetano
  limites de exposição para, 388-389
  resumo dos perigos do, 587-691*t*
  toxicidade do, 71, 387-389
2,2-bis (*p*-metoxifenol)-1,1,1-tricloroetano (metoxicloro). *Ver também* hidrocarbonetos clorados, **348-350**
  resumo dos perigos do, 587-691*t*
  toxicidade do, 189, 348-349*t*
Tricloroetanol (hidrato de cloral), 112*t*, 112-113. *Ver também* sedativos-hipnóticos, **112-113**
  arritmias ventriculares causadas por, 13*t*, 15, 112-113
  eliminação de, 55-56*t*, 418*t*
  em agressões facilitadas por drogas, 66-67*t*
  em triagens toxicológicas, 41*t*
  esmolol para superdosagem de, 15, 112-113, 494-496
  farmacocinética do, 418*t*
  interação com varfarina, 390*t*
  odor causado por, 31*t*
  propranolol para superdosagem de, 15, 112-113, 550-**553**
  radiografia abdominal mostrando, 45-46*t*, 112-113
  toxicidade do, 112*t*, 112-113
  volume de distribuição do, 55-56*t*, 418*t*
Tricloroetileno (tricloroetileno/TCE), **71, 387-389**
  hepatite química causada de, 579-580
  limites de exposição para, 388-389
  resumo dos perigos do, 587-691*t*
  toxicidade do, 71, 387-389
2,4,5-T (ácido 2,4,5-triclorofenoxiacético)
  dioxinas formadas durante a produção de, 220, 222
  no Agente Laranja, 192, 274
  resumo dos perigos do, 587-691*t*
  toxicidade do, 274-275
Triclorofluorometano (Freon 11). *Ver também* freons, **262, 266-267**
  resumo dos perigos do, 587-691*t*
  toxicidade do, 262, 266
Triclorometano (clorofórmio), **384-385**
  acetilcisteína para intoxicação causada por, 103, 385, 441-498, 443*t*, 444*t*
  limites de exposição para 384,
  metil (1,1,1-tricloroetano)
    limites de exposição para, 388-389
    resumo dos perigos do, 587-691*t*
    toxicidade do, 71, 387-389
  resumo dos perigos do, 587-691*t*
  toxicidade do, 384-385
Tricloronaftaleno, resumo dos perigos do, 587-691*t*
Tricloronitrometano (cloropicrina)
  no brometo de metila, 168-170
  resumo dos perigos do, 587-691*t*

4-Amino-3,5,6-tricloropicolínico ácido (picloram), resumo dos perigos do, 587-691*t*
Tridiexetil. *Ver também* anticolinérgicos, **129-130**
  toxicidade do, 129-130*t*
Tridimita (sílica), resumo dos perigos da, 587-691*t*
Trien. *Ver* dicloridrato de trietilo tetramina, 184, 195
Trietilamina, resumo dos perigos da, 587-691*t*
Trietilenoglicol. *Ver também* glicóis, **235-239**
  toxicidade do, 237*t*
Trietilenotiofosforamida (tiotepa). *Ver também* agentes antineoplásicos, **84-93**
  toxicidade da, 85-90*t*
Triexifenidil. *Ver também* agentes anticolinérgicos, **129-130**
  em triagens toxicológicas, 41*t*
  farmacocinética do, 438*t*
  toxicidade do, 129-130*t*
Trifenis (terfenilos), resumo dos perigos do, 587-691*t*
Trifluoperazina. *Ver também* agentes antipsicóticos, **245-247, 498-500**
  em triagens toxicológicas, 41*t*
  farmacocinética da, 438*t*
  radiografia abdominal mostrando, 45-46*t*
  toxicidade da, 245-246*t*
Trifluoreto de boro, resumo dos perigos do, 587-691*t*
Trifluoreto de cloro (fluoreto de cloro), resumo dos perigos do, 587-691*t*
Trifluoreto de nitrogênio, resumo dos perigos dos, 587-691*t*
Trifluorobromometano, resumo dos perigos do, 587-691*t*
Trifluorometano (Freon 23), resumo dos perigos do, 587-691*t*
Trifluridina. *Ver também* agentes antivirais e antirretrovirais, **93-98**
  toxicidade da, 94-96*t*
Trifolium spp., 394-409*t*. *Ver também* vegetais, **392-410**
Trigonella foenumgracum, 359*t*. *Ver também* produtos fitoterápicos e alternativos, **358-362**
1,2,3-Tri-hidroxibenzeno (pirogalol), resumo dos perigos do, 587-691*t*
Tri-iodometano (CHI$_3$/iodofórmio/iodo de metileno), 280, 298-299. *Ver também* iodo, **298-299**
  resumo dos perigos do, 587-691*t*
  toxicidade do, 280, 298-299
Tri-iodotironina (T$_3$), 278-279, 278-279*t*. *Ver também* hormônio da tireoide, **278-279**
  farmacocinética da, 427*t*
  toxicidade da, 278-279, 278-279*t*
Trilafon. *Ver* perfenazina, 245-246*t*, 432*t*
Trileptal. *Ver* oxcarbazepina, **176-178, 224**, 431*t*
Trimazosina, 391-392. *Ver também* vasodilatadores, **391-392**
  farmacocinética da, 438*t*
  toxicidade da, 391-392
Trimedoxima, 546. *Ver também* oximas, **546-548**
Trimeprazina. *Ver também* anti-histamínicos, **126-129**
  farmacocinética da, 438*t*
  radiografia abdominal mostrando, 45-46*t*
  toxicidade da, 127*t*
Trimetadiona, risco para o feto/gravidez, 62-65*t*
Trimetafana, risco para o feto/gravidez, 62-65*t*
Trimetilamina, resumo dos perigos do, 587-691*t*
Trimetilciclo-hexanona (isoforona), resumo dos perigos do, 587-691*t*
Trimetiléster ácido fosfórico (fosfito trimetílico), resumo dos perigos do, 587-691*t*
Trimetobenzamida. *Ver também* agentes antipsicóticos, **245-247, 498-500**
  farmacocinética da, 438*t*
  toxicidade da, 245-246*t*
Trimetoprima. *Ver também* agentes antibacterianos, **75-81**
  leucovorina de cálcio para superdosagem de, 129-130, 520-522
  metemoglobinemia causada por, 319-320*t*, farmacocinética da, 438*t*

risco para o feto/gravidez, 62-65*t*
  toxicidade da, 76-79*t*, 129-130
3,4,5-Trimetoxifenetilamina (mescalina). *Ver também* alucinógenos, **215-219**
  toxicidade da, 217*t*
Trimetoxissilano (metilsilicato), resumo dos perigos do, 587-691*t*
Trimipramina, 132-134*t*. *Ver também* antidepressivos tricíclicos, **134-136**
  farmacocinética da, 438*t*
  toxicidade da, 132-134*t*
Trinalin (azatidina e pseudoefedrina). *Ver* azatidina, 128-129, 137-138*t*, 415*t*
  Pseudoefedrina, **354, 362-363**, 362-363*t*, 434*t*
Trinitrato de glicerol (nitroglicerina), 331-332. *Ver também* nitratos, **331-332**
  contraindicações ao uso de sildenafil e, 332, 339
  metemoglobinemia causada por, 319-320*t*, 331-332
  para toxicidade do ergot, 209-210
  resumo dos perigos do, 587-691*t*
  toxicidade do, 331-332
2,4,6-Trinitrofenilmetilnitramina (tetril), resumo dos perigos do, 587-691*t*
2,4,6-Trinitrofenol (ácido pícrico). *Ver também* agentes cáusticos e corrosivos, 103-**105**
  resumo dos perigos do, 587-691*t*
  toxicidade do, 103-104*t*
Trinitrotolueno (2,4,6-trinitrotolueno), resumo dos perigos do, 587-691*t*
Trinitrotrimetilenotriamina (ciclonite/hexa-hidro-1,3,5-trinitro--1,3,5-triazina/RDX), resumo dos perigos do, 587-691*t*
Trióxido crômico. *Ver também* cromo, 205-206
  resumo dos perigos do, 587-691*t*
  toxicidade do, 193, 205
Trióxido de antimônio, resumo dos perigos do, 587-691*t*
Trióxido de arsênio, 85-90*t*, 144-145. *Ver também* agentes antineoplásicos, **84-93**; arsênio, **97-98, 144-148**
  arritmias ventriculares causadas por, 13*t*, 144-146
  toxicidade do, 85-90*t*, 144-145
Trióxido de selênio (selenito de sódio), 375-376*t*. *Ver também* selênio, **375-378**
  toxicidade do, 375-376*t*, 376-377
Tripelenamina. *Ver também* anti-histamínicos, **126-129**
  farmacocinética da, 438*t*
  toxicidade da, 127*t*
"Triplo C" (gíria). *Ver* dextrometorfano, **211-213, 219**, 420*t*
Triplo X. *Ver* piretrinas/piretroides, **354-355, 364**
Trípoli (sílica), resumo dos perigos do, 587-691*t*
Triprolidina. *Ver também* anti-histamínicos, **126-129**
  farmacocinética da, 438*t*
  toxicidade da, 127*t*
Triptorelina. *Ver também* agentes antineoplásicos, 84-**93**
  toxicidade de 85-90*t*
Trisenox. *Ver* arsênio, **97-98, 144-148**
Trisilate (trissalicilato de magnésio colina). *Ver* salicilatos, 373-**375**
Trismo, 26
  no tétano, 383
  succinilcolina que causa, 470-471
Trítio. *Ver também* radiação (ionizante), **366-371**
  quelante/agentes bloqueadores para exposição ao, 370*t*
Trizivir. *Ver*
  abacavir, 94-96*t*, 414*t*
  lamivudina, 94-96*t*, 426*t*
  zidovudina, 93-98, 94-96*t*, 141, 144, 439*t*
Troca de líquido cerebrospinal, para superdosagem de metotrexato, 322-323
Troglitazona. *Ver também* agentes antidiabéticos (hipoglicemiantes), **80-84**
  insuficiência hepática causada por, 40*t*
  retirada do mercado da, 80-81
  toxicidade da, 80-81

Trombeta-de-anjo (*Datura* spp.), 394-409*t. Ver também* vegetais, **392-410**
Trombeta-do-diabo (*Datura stramonium*), 129-130, 394-409*t*.
  Ver também agentes anticolinérgicos, **129-130**; vegetais, **392-410**
Trombeteira, 129-130, 394-409*t. Ver também* anticolinérgicos, **129-130**; vegetais, **392-410**
Trombocitopenia
  agentes antineoplásicos que causam, 85-91
  na intoxicação por radiação, 368-369
Trovafloxacina. *Ver também* agentes antibacterianos, **75-81**
  farmacocinética de, 438*t*
  toxicidade de, 76-79*t*
TSPA (tiotepa). *Ver também* agentes antineoplásicos, **84-93**
  toxicidade do, 85-90*t*
Tubatoxina (rotenona), resumo dos perigos da, 587-691
Tuberculose, isoniazida para, 301-302
Tubocurarina, reação anafilática causada por, 27*t*
Tuia, 394-409*t. Ver também* vegetais, **392-410**
  branco, 394-409*t*
Tuinal. *Ver* amobarbital, 153-154*t*, 415*t*
Tularemia, como arma biológica, 98-103, 99*t*
Tungstênio
  processos de trabalho associados a exposição ao, 576*t*
  resumo dos perigos do, 587-691*t*
Tungue, aleurite, 394-409*t. Ver também* vegetais, **392-410**
Tussi-Organidin DM-S. *Ver* guaifenesina, 356*t*
Tussi-Organidin-S. *Ver*
  codeína, 334*t*, 335, 419*t*
  guaifenesina, 356*t*
Tylenol. *Ver* paracetamol, **340-343**, 414*t*
  farmacocinética do, 340-341
  tratamento da superdosagem de, 74, 343
Tylenol com codeína. *Ver*
  codeína, 334*t*, 335, 419*t*
  paracetamol, 340-**343**, 414*t*
Tylenol de liberação prolongada. *Ver também* paracetamol, **340-343**, 414*t*
  farmacocinética do, 340-341
  tratamento de superdosagem de, 74, 343
Tylenol multissintomas. *Ver*
  clorfeniramina, 127*t*, 418*t*
  paracetamol, 340-**343**, 414*t*
  pseudoefedrina, 354, 362-363, 362-363*t*, 434*t*
Tylenol PM (paracetamol mais difenidramina). *Ver*
  difenidramina, 126-128, 420*t*, 485-486
  paracetamol, 340-**343**, 414*t*
Tylox. *Ver*
  oxicodona, 334*t*, 335, 432*t*
  paracetamol, 340-**343**, 414*t*
Tympagesic Otic. *Ver*
  antipirina, 243-245
  benzocaína, 118-119*t*
  fenilefrina, 354, 362-363, 362-363*t*, 433*t*, 500-502

UDMH (1,1-dimetil-hidrazina), resumo dos perigos do, 587-691*t*
Ulmus parvifolia, 394-409*t. Ver também* vegetais, **392-410**
Ultracet (tramadol mais paracetamol). *Ver*
  paracetamol, 340-**343**, 414*t*
  tramadol, 334-335, 334*t*
Ultradiol. *Ver* 1,4-butanodiol, 267-269, 269*t*, 416*t*
Ultram. *Ver* tramadol, 334-335, 334*t*
Unhas
  artificiais, exposições tóxicas associadas à aplicação e à remoção de, 576*t*
  concentrações de arsênio em, 146-147
  estrias nas (linhas de Aldrich-Mees/Mees)
  na intoxicação por tálio, 379-380
  na toxicidade por arsênio, 145-146
Uni-Dur. *Ver* teofilina, **380-382**, 436*t*
Unipen. *Ver* nafcilina, 76-79*t*, 430*t*
Uniphyl. *Ver* teofilina, **380-382**, 436*t*
Uniretic. *Ver*
  hidroclorotiazida, 227-228*t*, 424*t*
  moexipril, 430*t*
Unisom. *Ver* doxilamina, 127*t*, 421*t*
United States Department of Transportation (DOT)
  identificação de substância em exposição ocupacional e, 575-577
  sistema de rotulagem para produtos químicos perigosos do, 567-568, 570*f*
Unitiol (DMPS/2,3-dimercaptopropanolssulfônico), **558, 560-563**
  farmacologia/uso de, 560-563
  para intoxicação por arsênio, 147-148, 558, 560-563
  para intoxicação por chumbo, 182-183, 558, 560-563
  para intoxicação por cobre, 184, 195
  para intoxicação por gás arsina, 149-150
  para intoxicação por mercúrio, 315-316, 558, 560-563
Urânio, resumo dos perigos do, 587-691*t*
Urânio 233/235/238. *Ver também* radiação (ionizante), **366-371**
  quelantes/agentes bloqueadores para exposição ao, 370*t*
  bicarbonato, 370*t*, 464-466
Urapidil, 391-392. *Ver também* vasodilatadores, **391-392**
  farmacocinética de, 438*t*
  toxicidade de, 391-392
Uretanos, exposição ocupacional a, 574-575
Urginea maritima, 394-409*t. Ver também* vegetais, **392-410**
Urised. *Ver* agentes anticolinérgicos, **129-130**
Urispas. *Ver*
  agentes anticolinérgicos, 129-130
  flavoxato, 129-130*t*, 423*t*
Urtica spp., 394-**409t**. *Ver também* vegetais, **392-410**
Urtiga-do-mar americana (*Chrysaora quinquecirrha*) envenenamento, tratamento da, 179, 311
Urtiga-irritante, 394-**409t**. *Ver também* vegetais, **392-410**
Uva-de-urso, uva-ursina, 394-409*t. Ver também* vegetais, **392-410**
Uva-do-mato, 394-409*t. Ver também* vegetais, **392-410**

"V-3". *Ver* gama-butirolactona, 267-269*t*, 423*t*
"Vaca maluca" (gíria). *Ver* anfetaminas, **121-122**; mefedrona, 121-122, 216*t*
Vacina com toxoide botulínico, 103, 105-108
Vacina contra a caxumba, risco para o feto/gravidez, 62-65*t*
Vacina contra a varicela, risco para o feto/gravidez, 62-65*t*
Vacina contra encefalite equina venezuelana (VEE TC-84), risco para o feto/gravidez, 62-65*t*
Vacina contra rubéola, risco para o feto/gravidez, 62-65*t*
Vacina contra sarampo, risco para o feto/gravidez, 62-65*t*
Vacina contra varíola, 103, 105-108
  farmacocinética do, 257, 260
  resumo dos perigos dp, 587-691*t*
  risco para o feto/gravidez, 62-65*t*
SMFA (monofluoroacetato de sódio/fluoroacetato/composto 1080), **260-261**
  toxicidade do, 260-261
Vacina contra febre amarela, risco para o feto/gravidez, 65-66*t*
Vacinas
  para agentes biológicos de guerra, 103, 105-108
  reação anafilática causada por, 27*t*
  risco para o feto/gravidez, 62-65*t*
  timerosal em, toxicidade do, 313-314
Vacor
  hiperglicemia causada por, 34*t*
  nicotinamida para intoxicação causada por, 471, 532-533
Valaciclovir. *Ver também* agentes antivirais e antirretrovirais, **93-98**
  farmacocinética do, 438*t*
  toxicidade do, 94-96*t*

Valdecoxibe. *Ver também* fármacos anti-inflamatórios não esteroides, **242-245**
  farmacocinética do, 438*t*
  retirada do mercado do, 244*t*, 243-245
  toxicidade do, 242-245, 244*t*
Valeraldeído, resumo dos perigos do, 587-691*t*
Valeriana (*Valeriana officinalis/Valeriana edulis*), 361*t*, 394-409*t*. *Ver também* produtos fitoterápicos e alternativos, **358-362**; vegetais, **392-410**
Valganciclovir. *Ver também* agentes antivirais e antirretrovirais, **93-98**
  farmacocinética do, 438*t*
  toxicidade do, 94-96*t*
Valium. *Ver* diazepam, 157-158, 158-159*t*, 420*t*, **459-463**
Valone. *Ver também* varfarina, **389-391**
  em raticidas, 111, 389
  toxicidade do, 111, 389
Valrubicina. *Ver também* agentes antineoplásicos, **84-93**
  toxicidade da, 85-90*t*
Valsartano, farmacocinética do, 438*t*
Valtrex. *Ver* valaciclovir, 94-96*t*, 438*t*
Vamidotiona, 289*t*. *Ver também* inseticidas organofosforados e carbamatos, **285-292**
Vanádio/sulfato de vanádio, 361*t*. *Ver também* produtos fitoterápicos e alternativos, **358-362**
Vancomicina. *Ver também* agentes antibacterianos, **75-81**
  farmacocinética da, 438*t*
  toxicidade da, 76-79, 76-79*t*
Vantage. *Ver* glifosato, **271-274, 358**
Vara-de-ouro, 394-409*t*. *Ver também* vegetais, **392-410**
Vardenafil, uso de nitrato e, 332, 339
Varfarina, **389-391**, 390*t*
  em raticidas, 389-391
  fitonadiona (vitamina K1) para superdosagem de, 391, 563-564
  interações erva-fármaco e, 361
  interações medicamentosas, 111, 389, 390*t*
  resumo dos perigos do, 587-691*t*
  risco para o feto/gravidez, 62-65*t*
  toxicidade da, 389-391, 390*t*
Varíola, como arma biológica, 98-103, 99*t*
Variola major (varíola), como arma biológica, 98-103, 99*t*
Varredura com os dedos, para limpeza das vias aéreas, 4
Vascor. *Ver* bepridil, 123-125, 124-125*t*, 416*t*
Vaselina. *Ver também* hidrocarbonetos, **275-278**
  toxicidade da, 276*t*
Vaselina. *Ver também* produtos não tóxicos/de baixa toxicidade, **355-357**
  exposição acidental a, 356*t*
Vaseretic. *Ver* enalapril, 120, 164, 421*t*
  hidroclorotiazida, 227-228*t*, 424*t*
Vasoconstrição/vasoconstritores, derivados do ergot e, 209, 228
Vasocort. *Ver* bepridil, 123-125, 124-125*t*, 416*t*
Vasodilatadores, **391-392**
  agonistas β-adrenérgicos como, 230-231
  azul de metileno para choque causado por, 457-458
  fenilefrina para superdosagem de, **500-502**
  hipotensão causada por, 15*t*, 391-392
  hipotermia causada por, 20*t*
  nitratos/nitritos como, 331-332
  nitroprussiato como, 332-333, 534-535
  para toxicidade da ergotina, 209-210
  taquicardia causada por, 12*t*, 391-392
  toxicidade dos, 391-392
  vasopressina para superdosagem de, 562-564
Vasopressina, **562-564**
  farmacologia/uso de, 562-564
  para intoxicação por cafeína, 123-124, 174
Vasospasmo
  anfetaminas que causam, 121-122
  derivados do ergot que causam, 209-210, 228

Vasospasmo arterial
  anfetaminas que causam, 121-122
  derivados do ergot que causam, 209-210
Vasotec. *Ver* enalapril, 120, 164, 421*t*
Vd (volume de distribuição), acessibilidade à remoção por eliminação aumentada e, 53-54, 54-56t
Vectrin. *Ver* minociclina, 76-79*t*, 430*t*
Vecurônio. *Ver também* agentes bloqueadores neuromusculares, **466-471**
  farmacologia/uso de, 466-471, 467*t*
  intoxicação por estricnina, 221, 232-233
  para hipertermia, 22
  em convulsões, 24
Vedação de Água Thompson. *Ver* hidrocarbonetos alifáticos, 275
VEE TC-84 (vacina contra a encefalite equina venezuelana), risco para o feto/gravidez, 62-65*t*
Vegetais/toxinas de vegetais, 392-**410**, 394-409*t*
  anticolinérgicos, 129-130. *Ver também* agentes anticolinérgicos, **129-130**
  convulsões causadas por, 23*t*
  taquicardia causada por, 12*t*
Velas. *Ver também* produtos não tóxicos/de baixa toxicidade, **355-357**
  exposição acidental a, 356*t*
Velban. *Ver* vimblastina, 85-90*t*
Veneno de rato
  que contém estricnina, 231-233
  que contém fosfeto, 262-266
  que contém supervarfarina, 389-391
  que contém Vacor (PNU)
    hiperglicemia causada por, 34*t*
    nicotinamida para intoxicação causada por, 471, 532-533
Veneno de sapo, glicosídeos cardíacos em, 213, 219, 359*t*. *Ver também* glicosídeos cardíacos (digitálicos), **219-220**; produtos fitoterápicos e alternativos, **358-362**
Veneno para baratas, ácido bórico em, 69-70
Veneno para caracóis, metaldeído em. *Ver* metaldeído, **248, 317-318**, 428*t*
Veneno para caracol, metaldeído em. *Ver* metaldeído, **248, 317-318**, 428*t*
Venlafaxina, 131-**134***t*. *Ver também* antidepressivos não cíclicos, **131-135**
  convulsões causadas por, 23*t*
  farmacocinética da, 439*t*
  interação com inibidor da monoaminoxidase, 132-134, 282-283, 282-283*t*
  prolongamento do intervalo QRS causado por, 10*t*
  toxicidade da, 131-**134***t*, 133-134
Ventilação mandatória intermitente, na insuficiência ventilatória, 6
Ventilação mecânica
  para hipoxia, 7
  para insuficiência ventilatória, 6
Ventilação PEEP (pressão expiratória final positiva), para hipoxia, 7
Ventimask, para oxigenoterapia, 540-541
Ventolin. *Ver* salbutamol, 230-231, 230-231*t*, 414*t*
Verapamil. *Ver também* antagonistas dos canais de cálcio, **123-126**
  cálcio para superdosagem de, 472-475
  em triagens toxicológicas, 41*t*, 125-126
  emulsão lipídica para superdosagem de, 491-493
  farmacocinética do, 124-125, 439*t*
  hipotensão causada por, 15*t*
  hipoxia causada por, 6*t*
  toxicidade do, 123-125*t*
  em crianças, 58-59*t*
Verato, 74, 343, 394-409*t*. *Ver também* vegetais, **392-410**; desbloqueadores dos canais de sódio, **74-75**

Veratridina, 74-75. *Ver também* desbloqueadores dos canais de sódio, **74-75**
Veratro, falso, 74, 343, 394-409t. *Ver também* vegetais, **392-410**; desbloqueadores dos canais de sódio, **74-75**
Verbena (*Verbena officinalis/Verbena hastata*), 394-409t. *Ver também* vegetais, **392-410**
Vercyte. *Ver* pipobromano, 170-171
Verelan. *Ver* verapamil, 123-125t, 439t
Versed. *Ver* midazolam, 157-158, 158-159t, 429t, **459-463**
Versenato. *Ver* cálcio-EDTA, **488-491, 493**
"Verve". *Ver* gama-butirolactona, 267-269t, 423t
Vesanoid. *Ver* tretinoína (ácido retinoico), 85-91t
Vesicantes (agentes em blíster), como armas químicas, 103, 105-111, 106t. *Ver também* agentes químicos de guerra, **105-111**
Vespa, envenenamento por, 279-280, 298-299
Vespa-do-mar australiana, Envenenamento por, 115, 179, 310-**311**
Vespidae, Envenenamento por, 279-280, 298-299
Via aérea artificial nasofaríngea, 4
Via aérea artificial orofaríngea, 4
"Viagem do homem de negócio." *Ver* N,N-dimetiltriptamina (DMT), 216t
Viagra. *Ver* sildenafil, 332, 339, 391-392
Vias aéreas, em avaliação/tratamento de emergência, **1-5**, 2f, 4f
abertura, 4
avaliação e, 1
dispositivos extraglóticos das vias aéreas e, 5
entubação endotraqueal e, 4-5, 4f
intoxicação do paciente e, 1-4
lesões cáusticas e corrosivas e, 104-105
tratamento e, 1-5, 4f
Vibrio parahaemolyticus, intoxicação alimentar causada por, 293-294t. *Ver também* intoxicação alimentar bacteriana, **260-261, 292-295**
Vicia faba (fava), 394-409t. *Ver também* vegetais, **392-410**
interação com inibidor da monoaminoxidase, 282-283t
Vicks Formula 44-D. *Ver*
anti-histamínicos, 126-**129**
paracetamol, 340-**343**, 414t
Vicks Vaporub. *Ver*
cânfora, 174-176, 175-176t, 276t
mentol, 175-176t
óleo de eucalipto, 175-176t
terebintina, 275, 276t
Vicodin. *Ver*
hidrocodona, 334t, 424t
paracetamol, 340-**343**, 414t
Vicoprofen. *Ver*
hidrocodona, 334t, 424t
ibuprofeno, 244-245, 244t, 425t
Victoza. *Ver* liraglutida, 80-83, 80-81t, 427t
Vidarabina. *Ver também* agentes antivirais e antirretrovirais, **93-98**
farmacocinética da, 439t
risco para o feto/gravidez, 62-65t
toxicidade da, 94-96t
Videx. *Ver* didanosina, 94-96t, 420t
Vigabatrina, 130-131, 130-131t. *Ver também* anticonvulsivantes, **130-132**
farmacocinética da, 130-131t, 439t
toxicidade da, 130-131, 130-131t
Vikane (fluoreto de sulfurila)
processos de trabalho associados à exposição ao, 576t
resumo dos perigos do, 587-691t
Vimblastina. *Ver também* agentes antineoplásicos, **84-93**
extravasamento de, 93, 245
toxicidade da, 85-90t
Vinagre (ácido acético)
éster terc-butílico de ácido acético (terc-butilacetato), resumo de risco para, 587-691t

para envenenamento por cnidários, 179, 311
resumo dos perigos do, 587-691t
Vinca rosea, 394-409t. *Ver também* vegetais, **392-410**
Vincristina. *Ver também* agentes antineoplásicos, **84-93**
extravasamento de, 93, 245
toxicidade da, 85-90t
Vinho (tinto), interação com inibidor da monoaminoxidase, 282-283t
Vinil cianeto (acrilonitrila). *Ver também* cianeto, **184-186**
acetilcisteína para intoxicação causada por, 441-498, 443t, 444t
resumo dos perigos do, 587-691t
toxicidade do, 185-186, 206
Vinilbenzeno (monômero de estireno), resumo dos perigos do, 587-691t
Vinilestireno (divinilbenzeno), resumo dos perigos do, 587-691t
Vinorelbina. *Ver também* agentes antineoplásicos, **84-93**
extravasamento de, 93, 245
toxicidade da, 85-90t
Vioxx. *Ver* rofecoxibe, 242-245, 244t, 435t
Viracept. *Ver* nelfinavir, 94-97t, 431t
Virotoxina, 201. *Ver também* intoxicação por cogumelos, **201-203**
Vírus
gastrenterite transmitida por alimentos causada por, 260-261, 292-293
tratamento de infecções causadas por, 93-**98**, 94-**97**t. *Ver também* agentes antivirais e antirretrovirais, 93-**98**
Vírus da imunodeficiência humana (HIV)
tratamento da infecção causada por, 93-98, 94-97t
acidose de intervalo aniônico/láctica causadas por agentes utilizados no, 33t, 93-98
neuropatia causada por agentes utilizados no, 31t
toxicidade de agentes utilizados no, 93-98, 94-97t
Visco. *Ver também* vegetais, **392-410**
foradendro (fio pale em visco), 394-409t
Viscum album, 394-409t. *Ver também* plantas, **392-410**
Vistaril. *Ver* hidroxizina, 127t, 425t
Vistonuridina, para toxicidade antineoplásica, 93, 245
"Vita G" (gíria). *Ver* gama-hidroxibutirato (GHB), **267-270**, 423t
Vitadínia, 394-409t. *Ver também* vegetais, **392-410**
Vitamina A
risco para o feto/gravidez, 62-65t
toxicidade da, 98, 410-411
hipertensão intracraniana/pseudotumor cerebral associado à, 112
manitol para, 524-526
Vitamina B$_1$ (tiamina/tiamina), **557-559**
com dextrose, para hipoglicemia, 35
deficiência de, 557, 559-560
alcoolismo e, 234-235
farmacologia/uso de, 557-**559**
para coma e estupor, 19, 557-**559**
para distúrbios relacionados com o álcool, 214, 235, 557-**559**
para intoxicação por etilenoglicol, 238-239, 557-**559**
radiografia abdominal mostrando, 45-46t
Vitamina B$_{12}$ (hidroxocobalamina), **512-515**
deficiência de, toxicidade de óxido nitroso e, 333-334, 338, 242-243
farmacologia/uso de, 512-515
para intoxicação por cianeto, 110-111, 185-186, 206, 512-515
induzida por nitroprussiato, 185-186, 206, 333-334, 338, 512-515
na inalação de fumaça, 281-282, 350, 512-515
Vitamina B$_3$ (nicotinamida), farmacologia/uso de, **471, 532-533**
Vitamina B$_6$ (piridoxina), 410-411, **456-457, 544, 554**
farmacocinética da, 434t, farmacologia/uso de, 456-457, 544, 554

neuropatia causada por, 31*t*, 544, 554
para intoxicação por etilenoglicol, 238-239, 456-457, 544, 554
para intoxicação por monometil-hidrazina, 199-201, 456-457, 544, 554
para toxicidade da isoniazida, 24, 114, 129-130, 302, 456-457, 544, 554
toxicidade da, 410-411, 544, 554
Vitamina C (ácido ascórbico)
para intoxicação por cromo, 205-206
para intoxicação por selênio, 371, 377-378
para metemoglobinemia, 320-321
toxicidade da, 410-411
Vitamina D
risco para o feto/gravidez, 62-65*t*
toxicidade da, 410-411
Vitamina E, toxicidade da, 410-411
Vitamina K
deficiência de, vitamina K₁ (fitonadiona) para, 563-564
toxicidade da, 410-411
varfarina/supervarfarinas que afetam, 111, 389
Vitamina K (gíria). *Ver* cetamina, **248-250**, 426*t*
Vitamina K₁ (fitonadiona), **563-564**
farmacologia/uso de, 563-564
para superdosagem de cumarina/varfarina, 391, 563-564
para superdosagem de fármacos anti-inflamatórios não esteroides, 243-245
Vitamina K₃ (menadiona)
risco para o feto/gravidez e, 62-65*t*
vitamina K₁ (fitonadiona) diferenciada de, 391, 563-564
Vitaminas, toxicidade das, **410-411**
Vitaminas B, toxicidade das 98, 411
exposição acidental a, 356*t*
Vítimas de incêndio, inalação de fumaça em, 280-282
Vitrificação de cerâmica, exposições tóxicas e, 576*t*
Vitríolo (ácido sulfúrico), resumo dos perigos do, 587-691*t*
Vivactil. *Ver* protriptilina, 132-134*t*, 434*t*
VOCs (compostos orgânicos voláteis), mofos que geram, 324-325
Voláteis de alcatrão de carvão, resumo dos perigos dos, 587-691*t*
Volume corrente, para ventilação mecânica, 6
Volume de distribuição (Vd), acessibilidade à remoção por eliminação aumentada e, 53-54, 54-56*t*
Vômito
azul, na intoxicação por iodo, 299, 411-412
metoclopramida para, 527-529
na ingestão de detergente, 209-212
na intoxicação alimentar
bacteriana, 260-261, 292-295, 293-294*t*
peixes e moluscos, 295-298, 296-297*t*
na superdosagem de paracetamol, 341-342
no diagnóstico de intoxicação, 30
ondansetron para, 92, 537-540
para descontaminação gastrintestinal, 48-50
na paciente grávida, 57-58
xarope de ipeca, 48-50
transporte dos pacientes com ingestão tóxica e, 571
verde-azulado
na intoxicação por ácido bórico, 69-70, 165
na intoxicação por cobre, 194-195
Voriconazol, risco para o feto/gravidez, 62-65*t*
Vorinostat. *Ver também* agentes antineoplásicos, **84-93**
toxicidade do, 85-91*t*
Vumon. *Ver* teniposide, 85-90*t*
VX. *Ver também* inseticidas organofosforados e carbamatos, **285-292**
como arma química, 103, 105-108, 106*t*. *Ver também* agentes químicos de guerra, 105-111
pralidoxima (2-PAM)/oximas para intoxicação por, 546-548
resumo dos perigos do, 587-691*t*
toxicidade do, 103, 105-108, 106*t*

WD-40. *Ver* hidrocarbonetos (petróleo destilado, óleo de base de petróleo), **275-278**
"*Weight belt cleaner*" *Ver* 1,4-butanodiol, 267-269, 269*t*, 416*t*
Wellbutrin. *Ver* bupropiona, 131-**134***t*, 416*t*
Wellcovorin. *Ver* leucovorina, **520-522**
"Whippets" (gíria em inglês). *Ver* óxido nitroso, **338**
Wigraine. *Ver*
cafeína, 172-174**, 417***t*
ergotamina, 209, 228, 421*t*
Wycillin. *Ver* penicilinas, 76-79*t*
Wygesic. *Ver*
paracetamol, 340-**343**, 414*t*
propoxifeno, 334*t*, 335, 434*t*
Wymox. *Ver* amoxicilina, 76-79*t*, 415*t*
Wytensin. *Ver* guanabenzo, 186-**188, 206**, 424*t*

X 14 Mildew Removedor Instantâneo de Manchas. *Ver* hipoclorito, 190-192
Xampu. *Ver também* produtos não toxicos/de baixa toxicidade, **355-357**
exposição acidental a, 356*t*
Xampu para bebê. *Ver também* produtos não tóxicos/de baixa toxicidade, **355-357**
exposição acidental a, 356*t*
Xanax. *Ver* alprazolam, 157-158, 158-159*t*, 414*t*
Xanthosoma spp., 394-409*t*. *Ver também* os vegetais, **392-410**
Xântio/*Xanthium sibiricum*, 361*t*. *Ver também* produtos fitoterápicos e alternativos, **358-362**
Xarope de ipeca, **411-413**
para emese na descontaminação gastrintestinal, 48-50
em gestantes, 57-58
em paciente pediátrico, 48-49
toxicidade do, 411-413
Xarope para gripe para múltiplos sintomas triaminicol. *Ver*
anti-histamínicos, 126-**129**
clorfeniramina, 127*t*, 418*t*
Xileno (dimetilbenzeno/xilol), **279**, **385-388**
cinética de, 279, 385-386
limites de exposição para, 386-387
resumo dos perigos do, 587-691*t*
toxicidade do, 279, 385-388
Xilidina, resumo dos perigos do, 587-691*t*
Xilicarbe (MPMC), 288*t*. *Ver também* inseticidas organofosforados e carbamatos, **285-292**
Xilocaína. *Ver* lidocaína, 118-119*t*, 118-120, 427*t*, **491-492, 521-522**
XMC (cosban), 289*t*. *Ver também* inseticidas organofosforados e carbamatos, **285-292**
Xopenex (levalbuterol). *Ver* salbutamol, 230-231, 230-231*t*, 414*t*
Xylocaína. *Ver* lidocaína, 118-119*t*, 118-120, 427*t*, **491-492, 521-522**
Xyrem. *Ver* gama-hidroxibutirato (GHB), **267-270**, 423*t*

Yersinia enterocolitica, intoxicação alimentar causada por, 293-294*t*. *Ver também* intoxicação alimentar, bacteriana, **260-261, 292-295**
Yersinia pestis (peste), como arma biológica, 98-103, 99*t*
Yutopar. *Ver* ritodrina, 230-231*t*, 435*t*

Zalcitabina. *Ver também* agentes antivirais e antirretrovirais, **93-98**
farmacocinética da, 439*t*
toxicidade da, 94-96*t*
Zaleplon. *Ver também* benzodiazepinas, **157-162, 459-463**
farmacocinética da, 439*t*
toxicidade do, 157-158, 158-159*t*
Zanaflex. *Ver* tizanidina, 186-187, 206, 371-372, 371-372*t*, 437*t*
Zanamivir. *Ver também* agentes antivirais e antirretrovirais, **93-98** farmacocinética do, 439*t*
toxicidade do, 94-96*t*

ÍNDICE 813

Zangão (Bombidae), envenenamento, 279-280, 298-299
Zantac. *Ver* ranitidina, 478-481, 479-480t
Zantedeschia spp., 394-409t. *Ver também* os vegetais, **392-410**
Zantryl. *Ver* fentermina, 121t, 121-122, 433t
Zaroxolyn. *Ver* metolazona, 227-228t, 429t
Zebeta. *Ver* bisoprolol, 162-163t, 416t
Zelapar. *Ver* selegilina, 282-283, 435t
Zemuron. *Ver* rocurônio, 466-471, 467t
Zen. *Ver* 1,4-butanodiol, 267-269, 269t, 416t
Zephiran, para exposição dérmica ao ácido fluorídrico, 259, 378
Zerit. *Ver* estavudina, 94-96t, 435t
Zestril. *Ver* lisinopril, 164-165, 427t
Ziac. *Ver*
 bisoprolol, 162-163t, 416t
 hidroclorotiazida, 227-228t, 424t
Ziagen. *Ver* abacavir, 94-96t, 414t
Zidovudina (AZT), 93-98, 94-96t, 141, 144. *Ver também* agentes antivirais e antirretrovirais, **93-98**
 farmacocinética da, 439t
 toxicidade da, 94-96t, 97-98, 144
Zigadenus, 74, 343, 394-409t. *Ver também* vegetais, **392-410**; desbloqueadores dos canais de sódio, **74-75**
Zigadenus spp., 74, 343, 394-**409t**. *Ver também* vegetais, **392-410**; desbloqueadores dos canais de sódio, **74-75**
Zilactin-B. *Ver* benzocaína, 118-119t
Zilactin-L. *Ver* lidocaína, 118-119t, 118-120, 427t, **491-492, 521-522**
Zimbro/*Juniperus* spp., 394-409t. *Ver também* vegetais, **392-410**
Zinco, 361t. *Ver também* produtos fitoterápicos e alternativos, **358-362**
Zinco amarelo, resumo dos perigos do, 587-691t
Zinco protoporfirina (ZPP), na intoxicação por chumbo, 181-182
Ziprasidona, **498-500**. *Ver também* agentes antipsicóticos, **245-247**
 distonia causada por, 25t
 farmacocinética da, 439t, 498
 farmacologia/uso de, 498-500
 para agitação/*delirium*/psicose, 25, 498-500
 toxicidade da, 245-246t, 498-499
Zircônio (óxido de zircônio/oxicloreto/tetracloreto), resumo dos perigos do, 587-691t
Zithromax. *Ver* azitromicina, 76-79t, 415t
ZnCrO$_4$ (cromato de zinco), resumo dos perigos do, 587-691t
Zn-DTPA
 farmacologia/uso de, 487-489
 para intoxicação por radiação, 370t, 487-489
Zofran. *Ver* ondansetron, **537-540**
Zoloft. *Ver* sertralina, 131-**134**t, 435t
Zolpidem. *Ver também* benzodiazepinas, **157-162, 459-463**
 farmacocinética do, 439t
 toxicidade do, 157-158, 158-159t

Zona "morna" (zona de redução de contaminação), em local de incidente com materiais perigosos, 565, 566f
 descontaminação da vítima na, 570-571
Zona amarela (zona de redução de contaminação), no local de incidente com materiais perigosos, 565, 566f
 descontaminação da vítima na, 570-571
Zona de apoio (zona "fria" ou "verde"), em local de incidente com materiais perigosos, 565, 566f
 manejo da vítima na, 571
Zona de exclusão (zona quente ou vermelha), no local de incidentes com materiais perigosos, 565, 566f
 descontaminação da vítima na, 570-571
 estabilização da vítima na, 570
Zona de redução de contaminação (zona quente ou amarela), em local de incidente com materiais perigosos, 565, 566f
 descontaminação da vítima na, 570-571
Zona fria (zona de apoio), em local de incidente com materiais perigosos, 565, 566f
 tratamento da vítima na, 571
Zona quente (zona de exclusão), em local de incidentes com materiais perigosos, 565, 566f
 descontaminação da vítima na, 570-571
 estabilização da vítima na, 570
Zona verde (zona de apoio), em local de incidente com materiais perigosos, 565, 566f
 tratamento da vítima na, 571
Zona vermelha (zona de exclusão), no local de incidente com materiais perigosos, 565, 566f
 descontaminação da vítima na, 570-571
 estabilização da vítima na, 570
Zonas de controle (zonas de risco), no local de incidente com materiais perigosos, 565, 566f
Zonas de risco, em local de incidente com materiais perigosos, 565, 566f
Zonisamida, 130-131t. *Ver também* anticonvulsivantes, **130-132**
 farmacocinética da, 130-131t, 439t
 risco para o feto/gravidez, 65-66t
 toxicidade de, 130-131t
Zoto-HC. *Ver* pramoxina, 118-119t
Zovirax. *Ver* aciclovir, 93-97, 94-96t, 141, 414t
ZPP (zinco protoporfirina), na intoxicação por chumbo, 181-182
ZrCl$_4$ (tetracloreto de zircônio), resumo dos perigos do, 587-691t
ZrO$_2$ (óxido de zircônio), resumo dos perigos do, 587-691t
ZrOCl (oxicloreto de zircônio), resumo dos perigos do, 587-691t
Zyban. *Ver* bupropiona, 131-**134**t, 416t
Zydone. *Ver*
 hidrocodona, 334t, 424t
 paracetamol, 340-**343**, 414t
Zyprexa. *Ver* olanzapina, 245-246t, 431t, **498-500**
Zyrtec. *Ver* cetirizina, 126-128, 127t, 417t
Zyvox. *Ver* linezolida, 76-79t, 282, 325-326, 427t